Oliver Razum | Petra Kolip (Hrsg.)
Handbuch Gesundheitswissenschaften

Oliver Razum | Petra Kolip (Hrsg.)

Handbuch
Gesundheitswissenschaften

7., überarbeitete Auflage

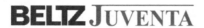

Das Werk einschließlich aller seiner Teile ist urheberrechtlich geschützt. Jede Verwertung ist ohne Zustimmung des Verlags unzulässig. Das gilt insbesondere für Vervielfältigungen, Übersetzungen, Mikroverfilmungen und die Einspeicherung und Verarbeitung in elektronische Systeme.

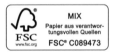

Dieses Buch ist erhältlich als:
ISBN 978-3-7799-3857-6 Print
ISBN 978-3-7799-4960-2 E-Book (PDF)

7., überarbeitete Auflage 2020

© 2020 Beltz Juventa
in der Verlagsgruppe Beltz · Weinheim Basel
Werderstraße 10, 69469 Weinheim
Alle Rechte vorbehalten

Herstellung: Ulrike Poppel
Satz: Helmut Rohde, Euskirchen
Druck und Bindung: Beltz Grafische Betriebe, Bad Langensalza
Printed in Germany

Weitere Informationen zu unseren Autor_innen und Titeln finden Sie unter: www.beltz.de

Inhalt

Vorwort zur 7. Auflage
Oliver Razum und Petra Kolip — 9

Aus dem Vorwort zur 1. Auflage 1993
Klaus Hurrelmann und Ulrich Laaser — 15

Gesundheitswissenschaften: eine Einführung
Oliver Razum und Petra Kolip — 19

GRUNDLAGEN DER GESUNDHEITSWISSENSCHAFTEN

Geschichte und Gesundheitswissenschaften
Axel Flügel — 46

Humanbiologische Grundlagen der Gesundheitswissenschaften
Hanna Bednarz und Karsten Niehaus — 80

Medizinische Grundlagen der Gesundheitswissenschaften
Christoph Trautner — 114

Psychologische Ansätze in den Gesundheitswissenschaften
Emily Finne und Hannah Gohres — 141

Soziologische Grundlagen der Gesundheitswissenschaften
Olaf von dem Knesebeck und Bernhard Badura — 170

Ethik in den Gesundheitswissenschaften
Peter Schröder-Bäck, Jan-Christoph Heilinger und Verina Wild — 192

METHODEN, PROZESSE UND FORSCHUNGSFELDER DER GESUNDHEITSWISSENSCHAFTEN

Statistische Methoden der Gesundheitswissenschaften
Christian Stock — 214

Epidemiologie in den Gesundheitswissenschaften
Oliver Razum, Jürgen Breckenkamp und Patrick Brzoska — 251

Demografische Prozesse und Methoden in den
Gesundheitswissenschaften
Ralf E. Ulrich — 302

Sozialwissenschaftliche Verfahren in den Gesundheitswissenschaften
Siegfried Geyer 326

Methoden der gesundheitsökonomischen Evaluation
Wolfgang Greiner 357

Gesundheitsberichterstattung
Bärbel-Maria Kurth, Anke-Christine Saß und Thomas Ziese 390

Gesundheitssystem- und Versorgungsforschung
Reinhard Busse und Julia Röttger 421

Interventions- und Transferforschung
Holger Pfaff und Gisela Nellessen-Martens 448

Gesundheitskommunikation
Eva Baumann, Claudia Lampert und Bettina Fromm 465

Electronic Public Health
Christoph Dockweiler 493

Evidenzbasierung in Public Health
Ansgar Gerhardus 513

DETERMINANTEN DER GESUNDHEIT

Soziale Ungleichheit und Gesundheit
Thomas Lampert 530

Arbeit(swelt) und Gesundheit
Tobias Staiger 560

Umwelt und Gesundheit
Rainer Fehr, Claudia Hornberg und Heinz-Erich Wichmann 585

Diversität und Diskriminierung am Beispiel der Gesundheit und
gesundheitlichen Versorgung von Migrant*innen und Geflüchteten
Oliver Razum, Nurcan Akbulut und Kayvan Bozorgmehr 621

Geschlecht und Gesundheit
Birgit Babitsch, Antje Ducki und Ulrike Maschewsky-Schneider 647

Gesundheitskompetenz
Doris Schaeffer, Dominique Vogt und Eva-Maria Berens 672

GESUNDHEITSFÖRDERUNG UND PRÄVENTION

Krankheitsprävention und Gesundheitsförderung: Begründung,
Konzepte und politischer Rahmen
Petra Kolip ... 686

Zielgruppenspezifische Gesundheitsförderung. Das Beispiel
ungleicher Lebenslagen
Ullrich Bauer und Uwe H. Bittlingmayer ... 710

Partizipation von Zielgruppen in der Prävention
und Gesundheitsförderung
Susanne Hartung ... 736

STRUKTUREN DES VERSORGUNGSSYSTEMS

Ambulante ärztliche Versorgung
Michael Simon und Bernhard Gibis ... 748

Krankenhausversorgung
Karl Blum ... 777

Regionale Variationen in der Versorgung
Verena Vogt und Hanna Ermann ... 805

Öffentlicher Gesundheitsdienst
Joseph Kuhn und Manfred Wildner ... 815

Versorgungsstrukturen und -bedarfe psychisch kranker Kinder,
Jugendlicher und Erwachsener in Deutschland
Steffi Koch-Stoecker und Michael Kölch ... 833

Rehabilitative Versorgung
Thorsten Meyer und Anke Menzel-Begemann ... 876

Pflegerische Versorgung
Klaus Wingenfeld ... 900

Selbsthilfe
Bernhard Borgetto, Isabel Wünsche, Silke Schwinn und
Andrea Pfingsten ... 932

ORGANISATION UND STEUERUNG DES GESUNDHEITSSYSTEMS

Gesundheitspolitik
Thomas Gerlinger und Rolf Rosenbrock — 954

Inanspruchnahme von Versorgungsleistungen
Holger Gothe und Christoph Ohlmeier — 999

Gesundheits- und Sozialprofessionen
Johanne Pundt — 1017

Evaluation und Qualitätssicherung im Gesundheitswesen
Eva Maria Bitzer, Friedrich W. Schwartz und Ulla Walter — 1034

Internationale Organisationen mit gesundheitspolitischer Bedeutung
Albrecht Jahn, Oliver Razum und Maike Voss — 1063

SACHREGISTER — 1090

AUTOR*INNENREGISTER — 1100

Vorwort zur 7. Auflage

Oliver Razum und Petra Kolip

1 Zum Handbuch Gesundheitswissenschaften

1.1 Ziel und Zielgruppen

Das Handbuch Gesundheitswissenschaften soll dem Feld der Gesundheitswissenschaften ein wissenschaftliches Fundament verleihen. Es präsentiert den Stand der theoretischen und methodischen Zugänge sowie die wissenschaftliche Evidenz in den verschiedenen, die Gesundheitswissenschaften konstituierenden Disziplinen. Es beleuchtet die thematischen relevanten Felder und vermittelt dabei einen Eindruck von der fachlichen Breite der Gesundheitswissenschaften. Das Handbuch zeugt aber vor allem davon, wie gewinnbringend es ist, wenn verschiedene Disziplinen gemeinsam einen Blick auf die Probleme der Gesundheit der Bevölkerung, auf Prävention und Versorgung einschließlich Rehabilitation und Pflege und auf die Steuerung und Finanzierung des Gesundheitssystems werfen. Bereits die von Klaus Hurrelmann und Ulrich Laaser herausgegebene und 1993 erschienene 1. Auflage des Handbuches hatte diesen Anspruch. Wir verfolgen ihn auch mit der 7. Auflage weiter.

Klaus Hurrelmann scheidet nach 25 Jahren als Herausgeber aus. Oliver Razum, seit der 4. Auflage mit dabei, gibt das Handbuch nunmehr zusammen mit Petra Kolip heraus. Wir haben den Wechsel zum Anlass genommen, auch das Team der Autor*innen zu verändern und zu erweitern. Die Grundstruktur des Handbuchs ist weitgehend erhalten geblieben. Viele Kapitel sind aber komplett neu geschrieben, andere grundlegend überarbeitet. In den Kapiteln wird sichtbar, wie sich das Feld im Laufe der Jahre verändert hat. Die Autor*innen setzen neue Akzente, z. B. mit stärkerem Blick auf Vielfalt, Global Health, stärkere Zielgruppen- und Evidenzbasierung sowie Theorieorientierung z. B. in der Gesundheitsförderung. Weiterhin aber sind alle Kapitel unter Beteiligung besonders ausgewiesener Wissenschaftler*innen entstanden – das Verzeichnis der Autor*innen liest sich deshalb wie ein „Who is Who" der Gesundheitswissenschaften und der Public Health in Deutschland.

Mit dem Handbuch Gesundheitswissenschaften sprechen wir Studierende an, die neugierig sind und sich Hintergründe zum Lehrstoff erarbeiten wollen. Wir richten uns außerdem an Wissenschaftler*innen, die im Bereich Public Health tätig sind oder in Fächern arbeiten, die einen Bezug zu Public Health haben – beispielsweise in der Soziologie, in der Geografie, in der Rechtswissenschaft oder der Biologie. Es ist aber auch für Expert*innen in der Praxis relevant, die sich das wissenschaftliche Fundament ihres Feldes über die Grenzen der fachwissenschaftlichen Expertise hinaus erarbeiten wollen.

1.2 Vielfalt der Perspektiven

Fachliche Breite und Interdisziplinarität führen dazu, dass sich Themen aus dem Bereich Public Health aus ganz unterschiedlichen Perspektiven darstellen und analysieren lassen. Unterschiedliche Sichtweisen können durchaus zu unterschiedlichen Ergebnissen führen. „Wie mache ich etwas?" lässt sich manchmal eindeutiger beantworten als „Wie deute ich etwas?" Oft gibt es mehrere konkurrierende, vielleicht sogar widersprüchliche Interpretationen einer Wirklichkeit, je nach angelegter Linse oder nach Sicht des beteiligten Faches. Im Handbuch Gesundheitswissenschaften streben wir keine einheitliche Lesart an, sondern geben unterschiedlichen disziplinären Herangehensweisen und Interpretationen Raum. Leser*innen sind also aufgefordert, kritisch nachzudenken und sich selbst ein Bild zu machen. Aus unserer Sicht ist das ein elementarer Bestandteil von Wissenschaft – gerade, weil es häufig nicht die eine richtige oder falsche Lösung gibt. Das ist auch für die praktische Tätigkeit von Bedeutung. Selbst bei guter Evidenzlage gibt es politische Widerstände gegen Veränderungen im Gesundheitssystem und in der Gesellschaft. Um damit umgehen zu können, ist ein Verständnis unterschiedlicher Positionen unabdingbar. Was wir nicht bieten, ist ein Anleitungsbuch im Sinne eines „How-to-do" (aber manchmal einen Wegweiser durch komplexe Systeme oder komplexes Denken).

Trotz – oder gerade wegen – der ausgewiesenen Autor*innen und des strikten Redaktionsprozesses sind die Aussagen im Handbuch also klar, aber nicht notwendig widerspruchsfrei. Lediglich der Rahmen ist allen Beiträgen gemeinsam: ein Public-Health-immanenter Bezug auf Bevölkerungen und einer Orientierung an die Menschen, ihren Bedürfnissen und Sichtweisen.

Wir haben uns entschlossen, in der Neuauflage des Handbuchs nunmehr durchgehend zu gendern – und das mit einem typografisch auffallenden Sternchen. Wir sehen das Gendern als eine wichtige Erinnerung daran, dass unsere Gesellschaft vielfältig ist, dass der Umgang mit der Vielfalt aber noch nicht immer angemessen gelingt. Mehr noch: Ein konstruktiver und dem (vermeintlich) Anderen zugewandter Umgang mit Diversität gehört heute – zusammen mit Fragen der Nachhaltigkeit – zu den größten gesellschaftlichen und damit letztlich gesundheitlichen Herausforderungen. Für Ästhet*innen: Man gewöhnt sich erstaunlich schnell an das Sternchen.

2 Die Fakultät für Gesundheitswissenschaften in Bielefeld

Die Geschichte des Handbuchs ist eng mit der Entstehung der Fakultät für Gesundheitswissenschaften an der Universität Bielefeld verbunden. Auch viele der Autor*innen der 7. Auflage arbeiten an der Fakultät oder waren früher dort tätig. Viele Überlegungen des Gründungsteams der Fakultät flossen in das Handbuch ein. Und vieles, was wir im Handbuch beschreiben, versuchen wir an der Fakultät umzusetzen. Daher beschreiben wir hier die Fakultät als Wiege und (teilweise) Heimat des Handbuchs.

Die Fakultät für Gesundheitswissenschaften wurde 1994 nach dem Vorbild angloamerikanischer, unabhängiger „Schools of Public Health" gegründet. „Unabhängig" bedeutet in diesem Kontext, dass es sich um eine eigenständige Fakultät handelt (und nicht, wie an anderen Universitäten, um eine Abteilung innerhalb der Medizinischen Fakultät). Dieses Konzept erlaubt es der Fakultät, eigenständige Prioritäten zu setzen, die sich von denen der klinischen Medizin unterscheiden können, und sich sozialwissenschaftlichen wie auch naturwissenschaftlichen Fragestellungen zu widmen und entsprechende Methoden einzusetzen. Das ermöglicht eine gleichberechtigte Kooperation mit Beschäftigten in Einrichtungen des Gesundheitswesens und anderen gesundheitsrelevanten Institutionen genauso wie mit Wissenschaftler*innen anderer Fakultäten wie beispielsweise der Soziologie oder der Psychologie.

Bereits dem Gründerteam (stellvertretend seien hier Paul Wolters und Bernhard Badura genannt) war an einer interdisziplinären und problemorientierten Arbeitsweise der Fakultät gelegen. Dazu bindet die Fakultät alle für Public Health relevanten wissenschaftlichen Bezugsdisziplinen ein. Klaus Hurrelmann und Ulrich Laaser, beide zählen zu den ersten Professoren der Fakultät, haben sich ausführlich mit der Begrifflichkeit der Gesundheitswissenschaften sowie mit dem Verhältnis der beteiligten Fächer zueinander auseinandergesetzt. Ihre Überlegungen haben sie im Vorwort der ersten Auflage des „Handbuchs Gesundheitswissenschaften" kurz und prägnant zusammengefasst (ihr Vorwort ist auch in diesem Band abgedruckt).

Seit ihrer Gründung ist die Fakultät in Arbeitsgruppen (AGs, entsprechend traditionellen Lehrstühlen) organisiert, die jeweils bestimmte Forschungsfelder vertreten und entsprechende Lehrveranstaltungen anbieten. In den vergangenen Jahren sind zusätzlich zwei professorale Forschungseinheiten entstanden (siehe Tabelle 1). Einige Forschungsansätze wie die Versorgungsforschung sind in mehreren AGs/Forschungseinheiten verankert, auch wenn sie dies nicht explizit in ihrem Namen tragen.

Tabelle 1: Arbeitsgruppen und Forschungseinheiten der Fakultät

Die Fakultät ist in acht Arbeitsgruppen (AGs) und zwei Forschungseinheiten organisiert (Stand: Anfang 2020), welche die wichtigsten Felder der Gesundheitswissenschaften abdecken:

- AG 1 Gesundheitssysteme, Gesundheitspolitik und Gesundheitssoziologie
- AG 2 Bevölkerungsmedizin und Versorgungsforschung
- AG 3 Epidemiologie und International Public Health
- AG 4 Prävention und Gesundheitsförderung
- AG 5 Gesundheitsökonomie und Gesundheitsmanagement
- AG 6 Versorgungsforschung und Pflegewissenschaft
- AG 7 Umwelt und Gesundheit
- AG 8 Demografie und Gesundheit
- Forschungseinheit Rehabilitative Versorgungsforschung
- Forschungseinheit *electronic Public Health Research*

Die Wissenschaftler*innen der Fakultät forschen zu den Ursachen, Rahmenbedingungen und Folgen von Gesundheit und Krankheit. Dazu betreiben sie Theoriebildung, Methodenentwicklung, Grundlagen- sowie problemorientierte Forschung. Die AGs akquirieren Forschungsprojekte entsprechend ihrer jeweiligen fachlichen Ausrichtung. Sie arbeiten dabei häufig mit anderen AGs, anderen Fakultäten der Universität oder Partner*innen außerhalb der Universität Bielefeld zusammen – das können andere Forschungseinrichtungen oder Praxispartner sein.

Die Fakultät hat sich ein Leitbild gegeben, in dem auch die eigenen Ansprüche in der Lehre sowie die Ansprüche an Studierende dargelegt sind (siehe Kasten 1).

Das Leitbild informiert auch detailliert über unser Verständnis eines gesunden und familienfreundlichen Arbeitsplatzes, unserem Eintreten gegen Diskriminierung sowie über unsere demokratische Entscheidungsfindung.

Zukünftige Herausforderungen der Fakultät liegen in der Erschließung weiterer neuer Themenfelder, die bislang zu wenig Aufmerksamkeit erhalten haben (hier sind besonders globale gesundheitliche Determinanten zu nennen); in der Abdeckung weiterer konstituierender Fächer und Wissenschaftsbereiche der Gesundheitswissenschaften mit Professuren wie etwa der für 2020 geplanten Professur für Gesundheitskommunikation; in der Entwicklung einer gleichberechtigten Zusammenarbeit mit der an der Universität Bielefeld neu entstehenden medizinischen Fakultät; und in einer innovativen und qualitativ hochwertigen Lehre in Zeiten hoher Studierendenzahlen und weniger kalkulierbarer Mittelzuweisungen. Mit dem großen Engagement der Lehrenden, dem Innovationspotenzial gerade auch neuer Kolleg*innen und der Erfahrung aus 25 Jahren wird die Fakultät auch diese Herausforderungen meistern.

Kasten 1: Lehrleitbild der Fakultät für Gesundheitswissenschaften

Ziel unserer Lehre ist es, Studierenden die Möglichkeit zu geben, fachliche und persönliche Kompetenzen auf- und auszubauen, die als professionelle Mitarbeiterinnen und Mitarbeiter in den unterschiedlichsten Bereichen des Gesundheitswesens von ihnen erwartet werden. Wir verstehen Lehren und Lernen als einen partizipatorischen, wechselseitigen Prozess. Ziel ist die Vermittlung fach- und berufsspezifischer Kenntnisse und Methoden, der Erwerb zentraler Schlüsselqualifikationen, wie selbstverantwortliches lebenslanges Lernen, Kommunikations- und Teamfähigkeit, sowie die Befähigung zu einer verantwortlichen und kritischen Reflexion der wissenschaftlichen und gesellschaftlichen Bezugssysteme und deren Herausforderungen an die Gesundheitswissenschaften.

Als Lehrende fördern wir inhaltlich und methodisch den interdisziplinären Dialog mit den Kolleginnen und Kollegen sowie mit den Studierenden. Wir setzen uns für eine kritische Auseinandersetzung mit den Inhalten und Methoden der Lehrveranstaltungen ein. Wir reflektieren unsere didaktischen und methodischen Kompetenzen und erweitern diese durch regelmäßige Teilnahme an Fort- und Weiterbildungen.

Als Studierende verstehen wir uns als selbstverantwortlich und selbstbestimmt Lernende. Wir bringen uns mit unseren vorhandenen Qualifikationen und Professionen aktiv in die Gestaltung der Lehre und in das Fakultätsleben ein. Im Zentrum des gemeinsamen Lernens stehen die kontinuierliche Auseinandersetzung mit den vermittelten Inhalten und eine aktive Teilnahme an den Lehrveranstaltungen.

Der dialogische Prozess von Lehrenden und Lernenden spiegelt sich im Prozess der Qualitätsentwicklung wider und erfährt seitens der Fakultät aktive Förderung. Hierzu gehören der Erfahrungsaustausch, die gemeinsame Entwicklung von Curricula, die Koordination der Lehrinhalte der verschiedenen Veranstaltungen sowie deren kontinuierliche Evaluation und Anpassung.

Quelle: www.uni-bielefeld.de/gesundhw/faculty/leitbild.html (Leitbild der Fakultät für Gesundheitswissenschaften, Zugriff am 15.09.2019)

---

3 Danksagung der Herausgeber*innen

Wir danken allen Autor*innen für ihre kompetenten und engagierten Beiträge, aber auch für ihre Geduld und Kooperationsbereitschaft hinsichtlich unserer vielen Überarbeitungswünsche. Ein besonderes Dankeschön gilt Klaus Hurrelmann für sein Vertrauen, das Handbuch in unsere Hände zu geben. Der Verlag

Beltz Juventa hat eine Neuauflage angeregt und damit gezeigt, dass weiterhin Interesse an einem wissenschaftlichen Übersichtswerk über das Feld besteht. Auch hierfür bedanken wir uns.

Schließlich danken wir Lisa Wandschneider für die Erstellung des Sachregisters sowie Silvina Jostmeier und Diana Neben, die die Literaturdatenbank für die Beiträge erstellt haben. Ilona Benecke und Claudia Zensen haben uns in den redaktionellen Prozessen unterstützt.

Ihnen als Leser*innen danken wir für Ihr Interesse am Handbuch. Wir wünschen Ihnen viel Spaß beim Lesen und Diskutieren der Beiträge!

Aus dem Vorwort zur 1. Auflage 1993

Klaus Hurrelmann und Ulrich Laaser

Mit diesem Handbuch betreten wir wissenschaftliches Neuland. Die „Gesundheitswissenschaften" als eigenständige Gruppe wissenschaftlicher Disziplinen gibt es im deutschen Sprachraum noch nicht. Die deutsche Entwicklung, die sich mit Namen aus der frühen Sozialmedizin wie Rudolf Virchow (1821–1902) oder Salomon Neumann (1819–1908) verbindet, wurde unter dem Nationalsozialismus beendet. Der Anspruch, den Gottstein, Schlossmann und Teleky (1925) im Vorwort zu ihrem „Handbuch der Sozialen Hygiene und Gesundheitsfürsorge" durch die Wahl des Singulars „Gesundheitswissenschaft" formulierten, konnte nicht mehr eingelöst werden. Nach dem zweiten Weltkrieg blieben der historische Abbruch des Projektes Gesundheitswissenschaft im Westen Deutschlands und die sozialistische Perversion im Osten nebeneinander stehen.

Vier Gründe sprechen für einen Neubeginn:

1. Die Wissenschaftsgeschichte neigt sich nach Jahrzehnten der zunehmenden Differenzierung und Spezialisierung wieder den interdisziplinären, ganzheitlichen Ansätzen zu.
2. Der Wandel des Krankheitspanoramas von akuten zu chronischen Krankheiten erzwingt eine multifaktorielle und präventive Betrachtungsweise, die im Paradigma der Gesundheitsförderung ihren deutlichsten Ausdruck gefunden hat.
3. Die zunehmend komplexen Steuerungsprobleme im Gesundheitswesen, die sich vor allem mit einer Stabilisierung der Kostenentwicklung verbinden, haben zu Effizienzüberlegungen im Sinne prioritärer Gesundheitsziele geführt, deren Verwirklichung ein Mehr an Transparenz und Partizipation bei Alternativentscheidungen erfordert.
4. Die Bedrohung der Gesundheit durch Umweltzerstörung in der nördlichen Hemisphäre und soziale Unterentwicklung in der südlichen macht gemeinsame gesundheitswissenschaftliche und auch gesundheitspolitische Anstrengungen unaufschiebbar.
5. In Deutschland werden Lehre, Forschung und Praxis in allen Fragen, die mit Gesundheit zu tun haben, sehr stark durch die Medizin in einem naturwissenschaftlich-biomedizinisch ausgerichteten Selbstverständnis geprägt.

Die Medizin hat sich nahezu eine Monopolstellung für die Erforschung der Entstehung und Entwicklung, der Heilung und Rehabilitation von Krankheiten erworben: Sie ist – durchaus im guten Sinne des Wortes – Krankheitswissenschaft par excellence. Immer deutlicher wird aber, dass auch eine noch so effektive, biomedizinisch ausgerichtete Forschung und biomedizinisch gesteuerte Praxis den neuen Herausforderungen der Interdisziplinarität, der Gesundheitsförderung, der effizienten Steuerung und des globalen Gleichgewichts nicht gewachsen ist.

Obwohl das Gesundheits- und Krankheitswesen eine der kostenträchtigsten Institutionen der modernen Industriegesellschaft geworden ist und einen Wirtschafts- und auch Beschäftigungsfaktor erster Ordnung darstellt, der mit zunehmender Alterung der Bevölkerung weiter wachsen wird, sind die wissenschaftlichen Grundlagen für die Arbeit auf diesem Feld unzureichend. Auch von Seiten der Medizin wird zunehmend anerkannt, dass in Erweiterung und Ergänzung der biomedizinischen Zugangsweisen sozial- und verhaltenswissenschaftliche, organisations- und managementbezogene, gesundheitsökonomische und gesundheitspolitische sowie ökologische Disziplinen benötigt werden, um eine genaue Bestandsaufnahme und Problemanalyse vorzunehmen und die nötigen interventiven, vor allem organisatorischen und institutionellen Konsequenzen abzuleiten und umzusetzen. Interdisziplinäres, arbeitsteiliges Vorgehen ist sowohl notwendig, um das Grundlagenwissen über die Bedingungen von Gesundheit und Krankheit zu erweitern als auch, um die Kompetenzen für die Planung und Steuerung des Gesundheitswesens zu verbessern.

In den Vereinigten Staaten (Gründung der Johns Hopkins School of Hygiene and Public Health 1917) und in einigen europäischen Ländern hat sich bereits in den letzten Jahrzehnten unter dem Terminus „Public Health" die Lehre, die Forschung und die Praxis der Förderung, Erhaltung und Wiederherstellung einer sowohl physisch wie psychisch und sozial verstandenen Gesundheit (nach der Definition der Weltgesundheitsorganisation) etabliert. Mit dem Stichwort Public Health wird dabei mehr als nur das öffentliche Gesundheitswesen gefasst. Meist werden unter diesem Sammelbegriff alle Fragestellungen bearbeitet, die über eine individualmedizinische Betrachtung von Gesundheit und Krankheit hinausgehen und sich auf die Gesunderhaltung ganzer Populationen und die dazu notwendigen Maßnahmen in allen wichtigen, also auch nicht-medizinischen, Versorgungsbereichen beziehen. Als Aufgabe und Ziel des wissenschaftlichen Arbeitsbereichs Public Health wird die Bewahrung der Gesundheit und des Wohlergehens eines jeden Mitglieds der Gesellschaft betont, außerdem die Analyse und Beobachtung der Gesundheit ganzer Bevölkerungsgruppen mit ihren sozialen Gradienten, die Identifizierung von Gesundheitsbedürfnissen und schließlich die Unterstützung der Gesundheitsverwaltung und -politik durch Gesundheitsplanung und Programmevaluation. Public Health umfasst nach diesem Verständnis also mehr als die klassische kurativmedizinische Versorgung, schließt diese aber als Gegenstand ihrer Betrachtung mit ein.

Die wörtliche Übersetzung von Public Health als „öffentliche Gesundheit" ist im Deutschen sprachlich unbefriedigend. Auch die oft gewählten Übertragungen „Bevölkerungsmedizin" und „öffentliches Gesundheitswesen" akzentuieren falsch, da es sich nicht nur um eine medizinische Sicht oder um die abgegrenzte Institution des öffentlichen Gesundheitsdienstes handelt, sondern um alle Umstände und Aktivitäten, die die Gesundheit von breiten Schichten der Bevölkerung beeinträchtigen oder begünstigen.

Angesichts dieses sprachlichen Dilemmas ist auch vorgeschlagen worden, den englischen Terminus im Deutschen zu übernehmen. Wir haben uns dagegen vor allem aus der Überlegung heraus entschieden, dass die Bezeichnung eines Wissenschaftsgebietes in der Landessprache möglich sein muss, um seine Identität zu sichern und zu entfalten. Eine unmittelbare Übernahme aus dem Englischen würde aber auch die deutsche Vergangenheit mit ihren ersten Ansätzen um die Jahrhundertwende missachten.

Für dieses Handbuch bot sich daher der Rückgriff auf die gesundheitswissenschaftliche Begriffsbildung in den zwanziger Jahren an, die in der nötigen Offenheit den Gegenstandsbereich Gesundheit bezeichnet und sich in ihrem historischen Umfeld mit einer Orientierung auf die Bevölkerung verbindet. Allerdings ziehen wir im Gegensatz zu Gottstein und seinen Koautoren den Plural „Gesundheitswissenschaften" vor, um zum Ausdruck zu bringen, dass es sich nach dem heutigen Stand der wissenschaftlichen Arbeitsweisen um ein interdisziplinäres Gebiet handelt, wenn auch die Denkweise der Epidemiologie von der Krankheitsverteilung und ihren Determinanten mehr und mehr in den methodologischen Mittelpunkt rückt. Noch in der Zukunft liegende zentripetale Entwicklungen vorwegnehmend könnte man auch heute schon von der Gesundheitswissenschaft im Singular sprechen: mit einem Gegenstandsbereich „Gesundheit der Bevölkerung" und einer methodischen Basis, der Epidemiologie. Allerdings ist die Epidemiologie dann nicht zu beschränken auf eine medizinische Epidemiologie im engeren Sinne, sondern muss die moderne Sozialepidemiologie einschließen.

Die Begriffsbildung „Gesundheitswissenschaften" entspricht der sich in den letzten Jahren im deutschen Sprachraum verbreitenden Prägung „Umweltwissenschaften", die ebenfalls zu einer ersten gemeinsamen Identitätsstiftung der entsprechenden Arbeitsbereiche geführt hat. Dabei bestehen zwischen Gesundheits- und Umweltwissenschaften vielerlei Brücken und Beziehungen. Gleiches gilt für die sich zurzeit vollziehende Formierung der Pflegewissenschaften. (...)

Das vorliegende Handbuch soll zu einer Wiederbelebung der Gesundheitswissenschaften beitragen und diese wichtige, in Deutschland bisher verschüttete Tradition in Lehre, Forschung und Praxis wieder aufnehmen. Der gegenwärtige Stand der Kenntnisse im In- und Ausland wird in den großen Sachkapiteln ausführlich dokumentiert.

Es ist uns als Herausgebern klar, dass wir ein Handbuch für einen Arbeitsbereich vorlegen, der zurzeit in der akademischen Lehre und Forschung nicht als eigenständiger Bereich definiert ist. Genau hier liegen aber auch die Herausforderungen und Chancen, die mit diesem Handbuch verbunden sind: Es könnte gelingen, durch eine überzeugende Dokumentation der wichtigsten Teilbereiche der Gesundheitswissenschaften, dieses Gebiet auch im deutschen Sprachraum wissenschaftlich wieder zu etablieren, damit Anschluss an die eigene deutsche Tradition zu finden und zugleich auch Anschluss an die internationale Entwicklung in diesem Feld. Von der Publikation des Handbuchs der Gesundheitswissenschaften werden, so hoffen wir, wichtige Impulse für die Festigung und Konsolidierung des Gebietes im deutschen Sprachraum mit Ausstrahlung vor allem auch nach Osteuropa ausgehen. (...)

Gesundheitswissenschaften: eine Einführung

Oliver Razum und Petra Kolip

„Gesundheitswissenschaften" steht als Sammelbegriff für diejenigen Einzelwissenschaften, welche die wissenschaftliche Grundlage für Public Health schaffen. Public Health ist durch einen Bevölkerungs- und Systembezug gekennzeichnet. Sie identifiziert gefährdende und fördernde Einflüsse auf die Bevölkerungsgesundheit. Solche Einflüsse umfassen neben individuellen Faktoren wie Bewegungsmangel (Verhalten) und genetischer Prädisposition beispielsweise die physische Umwelt, die politischen und ökonomischen Verhältnisse, in denen Menschen leben, sowie das Gesundheitssystem (Kurativmedizin, öffentlicher Gesundheitsdienst) und seine Organisationsformen. Entsprechend breit ist das Spektrum der Einzelwissenschaften, die – häufig in Fächer übergreifender (interdisziplinärer) Kooperation – Beiträge zu Public Health leisten. Zum einen zählen hierzu methodisch ausgerichtete Wissenschaftsbereiche wie Epidemiologie, Biostatistik, quantitative und qualitative empirische Sozialforschung, Gesundheitsökonomie und Demografie. Sie tragen dazu bei, dass Evidenz geschaffen und Interventionen zur Änderung von Verhalten oder Verhältnissen evaluiert werden können. Inhaltlich leisten unter anderem Soziologie, Politikwissenschaften, Umweltwissenschaften, Psychologie und Humanbiologie/Medizin wesentliche Beiträge. Zunehmend komplexere gesundheitsbezogene Herausforderungen erweitern das Spektrum der Einzelwissenschaften beispielsweise um die Rechtswissenschaft und die Ethik (Philosophie) bei Fragen des Anspruchs auf gesundheitliche Leistungen oder um die Tiermedizin bei der Bekämpfung von Antibiotikaresistenzen. Dementsprechend kann eine Auflistung von „Gesundheitswissenschaften" nie vollständig sein – sie ist immer nur zeitbezogen. Dies gilt ähnlich für die Aufgaben von Public Health, die sich über die Zeit verändern.

Nach den Verbrechen des Nationalsozialismus, die sich auch Elementen aus dem Bereich bedient hatten, den wir heute als Public Health bezeichnen, erlebt Deutschland eine nachholende Entwicklung in Public Health sowie bei der institutionellen Bündelung gesundheitswissenschaftlicher Aktivitäten. Bislang gibt es erst wenige Fakultäten oder Einrichtungen, an denen Wissenschaftler*innen über Fächergrenzen hinweg gemeinsam arbeiten (Interdisziplinarität) sowie mit Umsetzern gemeinsam wissenschaftliche Fragestellungen entwickeln und bearbeiten (Transdisziplinarität).

1 Gesundheit, Krankheit und ihre Determinanten

In dieser Einführung erläutern wir zunächst, was wir mit „Gesundheit" meinen, wie sie in Bevölkerungen erfasst werden kann und warum zu ihrer Verbesserung Fächer übergreifende Ansätze erforderlich sind. Auf dieser Grundlage erläutern wir Definitionen von Public Health und Gesundheitswissenschaften: Public Health befasst sich mit der Verbesserung der Gesundheit der Bevölkerung oder bestimmter Gruppen in der Bevölkerung; die Gesundheitswissenschaften liefern dafür die wissenschaftlichen Grundlagen. Wir zeigen, dass die Gesundheitswissenschaften weit mehr umfassen als eine Anleitung zum gesünderen Leben oder die Akademisierung der Gesundheitsberufe, und in welcher Hinsicht ihre Perspektive über diejenige der Medizin hinausgeht.

1.1 Was ist Gesundheit?

Für jüngere Menschen mag es naheliegen, über „gesund" und „krank" im Sinne einer Dichotomie nachzudenken: Entweder bin ich gesund oder ich bin krank, etwa durch einen grippalen Infekt oder einen gebrochenen Knochen im Bein. Dann erwarte ich aber, in absehbarer Zeit wieder gänzlich gesund zu werden – nötigenfalls mithilfe meiner Hausärztin oder (im Falle des gebrochenen Beins) der medizinisch-technischen Leistungen eines Krankenhauses. Bei „Gesundheit" und „Krankheit" würde es sich somit um zwei klar abgrenzbare Zustände handeln, die sich zudem gegenseitig ausschließen. Eine solche Betrachtungsweise vereinfacht offensichtlich, denn sie wirft sogleich Fragen auf: Was ist, wenn krankheitsbedingte Einschränkungen über längere Zeit bestehen bleiben? Gibt es Abstufungen zwischen gesund und krank? Wie lassen sich dann die Abstufungen von Gesundheit oder Krankheit objektiv erfassen, also messbar machen? Die Beschreibung von Gesundheit und Krankheit erfordert ein umfassenderes Konzept als die schlichte Dichotomie.

Die Weltgesundheitsorganisation (WHO) definiert seit 1946 Gesundheit als den „Zustand des vollständigen körperlichen, geistigen und sozialen Wohlbefindens und nicht nur des Freiseins von Krankheit und Gebrechen" (WHO 1946/1948). Diese Definition ist auch heute noch gängig, denn sie hat eine Reihe von Stärken: Sie zeigt Gesundheit als ein für alle Menschen anzustrebendes Ideal auf. Der Begriff „Wohlbefinden" wurde von der WHO zudem mit Bedacht gewählt, denn er verweist auf die subjektive Komponente der Gesundheit und löst Gesundheit und Krankheit damit aus der Definitionsmacht von Mediziner*innen. Die Definition berücksichtigt, dass ein Mensch sich auch dann nicht notwendigerweise gesund fühlt, wenn alle Knochen intakt sind und keine Infektionen vorliegen. Und sie erklärt, woran das liegen kann: Menschen können nicht nur körperlich erkranken, sondern auch psychisch. Eine Krankheit muss nicht notwendig biologische Ursachen haben, sie kann auch sozial bedingt sein. Um vollkommen gesund zu sein, müssen sich Menschen auch in ihrer Umgebung – etwa in der Familie, in der Nachbarschaft, am Arbeitsplatz – gut aufgehoben fühlen. Gesundheit und Krankheit sind also keine rein individuellen Phänomene, sie haben auch gesellschaftliche Aspekte. Einerseits beeinflussen gesellschaftliche Faktoren (man spricht auch von sozialen Determinanten) die Gesundheitschancen: So verschlechtert beispielsweise die Ausgrenzung von Menschen, etwa aufgrund ihrer Hautfarbe, sexuellen Orientierung, Herkunft oder Religion, ihre Gesundheit. Entsprechend formuliert die WHO im zweiten Satz der Präambel: „Über den bestmöglichen Gesundheitszustand zu verfügen ist eines der Grundrechte jedes Menschen, ohne Unterschied der Rasse, der Religion, der politischen Anschauung und der wirtschaftlichen oder sozialen Stellung" (WHO 1946/1948) (eigene Übersetzung). Andererseits erleichtern (oder ermöglichen sogar erst) gesellschaftliche Faktoren die Heilung erkrankter Menschen. Die Regierungen der Staatengemeinschaft sind in der WHO-Verfassung aufgerufen, die bestmöglichen Rahmenbedingungen für ein Aufwachsen in Gesundheit zu schaffen. Dabei hilft ein kuratives Gesundheitssystem mit niedergelassenen Ärzt*innen und Krankenhäusern. Dieses aufzubauen, zu regulieren und zu finanzieren ist eine äußerst komplexe gesellschaftliche Leistung.

Die WHO-Definition von Gesundheit weist aber auch offensichtliche Probleme auf: Ist das Ideal eines *völligen* Wohlbefindens zeitgleich in allen drei genannten Dimensionen wirklich erreichbar? Das erscheint fraglich. Aber bis zu welchem Punkt des Nicht-Erreichens kann man Menschen noch als „gesund" definieren? Ab welchem Punkt muss das Gesundheitssystem eingreifen? Unklar bleibt zudem, ob Menschen mit einer körperlichen Einschränkung nach der WHO-Definition überhaupt gesund sein können. Menschen, die ohne Gehör zur Welt kommen, haben nach der WHO-Definition ein Gebrechen. In einem unterstützenden Umfeld können sie aber den Zustand des völligen körperlichen, geistigen und sozialen Wohlbefindens erreichen. Die Begriffe „Krankheit" und „Gebrechen" weisen noch eine weitere Unschärfe auf: Sie gehen weder auf die Schwere noch auf die Dauer des Zustands ein. So werden sich Menschen mit einem grippalen Infekt zwar ein paar Tage krank fühlen (für kurze Zeit vielleicht sogar sehr krank), aber vermutlich erheblich weniger krank (und somit „gesünder") als Menschen mit einem progredienten (voranschreitenden) Krebsleiden ohne Aussicht auf vollständige Heilung.

Die WHO-Definition von Gesundheit hat ihre Grenzen, wenn es darum geht, „Gesundheit" zu operationalisieren, das heißt, sie im Alltag oder in der Forschung *messbar* zu machen. Sie hilft aber dabei, über *Determinanten* von Gesundheit nachzudenken, also über Faktoren, die krank oder gesund machen, und über die dabei wirksamen Mechanismen. Die WHO-Definition lässt sich als gesundheitspolitische Vision verstehen, als ein für alle Menschen anzustrebendes Ideal.

1.2 Wie Krankheit entsteht: Pathogenese

Medizin und Biologie haben die Entstehung von Krankheit (Pathogenese) für viele Krankheitsbilder recht gut untersucht. Ein grippaler Infekt tritt auf, wenn eine Person Kontakt mit dem Erreger (in diesem Fall ein Virus) hat und keine ausreichende Immunabwehr aufbauen kann. Der Erreger vermehrt sich im Körper des Infizierten, was zu Krankheitssymptomen (in diesem Fall Abgeschlagenheit, erhöhte Temperatur, eine laufende Nase und Husten) führen kann. Nach einer gewissen Zeit gelingt es dem Immunsystem, Antikörper gegen den Erreger zu bilden und dessen weitere Vermehrung zu verhindern. Die Symptome lassen nach, die erkrankte Person gesundet wieder.

Ein Beinbruch tritt auf, wenn zu hohe Kräfte auf einen Knochen des Ober- oder Unterschenkels einwirken. Die Schulmedizin hat sich intensiv mit den Prozessen befasst, die bei und nach einer solchen Fraktur ablaufen und kann entsprechend wirksam das Zusammenwachsen des Knochens unterstützen sowie Schädigungen der umliegenden Gefäße, Nerven und Muskeln verhindern oder vermindern. Aber selbst an diesem zunächst weitgehend bio-mechanisch verursacht erscheinendem Krankheitsbild wird die Rolle von Umwelt- und gesellschaftlichen Faktoren deutlich: Die erforderlichen hohen mechanischen Kräfte können bei einem Unfall auftreten, beispielsweise beim direkten Einwirken einer Autostoßstange auf das Bein von Fußgänger*innen oder Radfahrer*innen. In einer Gesellschaft, die mehr Ressourcen für sichere Fuß- und Radwege ausgibt und Alkoholkonsum am Steuer stärker sanktioniert, wird das Krankheitsbild seltener auftreten als in Gesellschaften, die das nicht tun. Bricht eine Gesellschaft gewaltsam auseinander, etwa in einem Bürgerkrieg, so wird dieses Krankheitsbild (neben vielen anderen) gehäuft auftreten. Neben proximalen, „nahen" Faktoren wie dem Virus oder der unmittelbaren Gewalteinwirkung gibt es also meist noch „distale", also weiter entfernt und damit häufig auf Umwelt- oder gesellschaftlicher Ebene liegende Krankheitsursachen. Deren gemeinsames Wirken zeigt sich besonders eindrücklich am Zusammenhang zwischen sozialer Benachteiligung und Gesundheit: In Bevölkerungsgruppen mit niedrigerem Einkommen und geringerer Bildung treten viele Krankheiten häufiger (oder früher im Leben) auf als unter Wohlhabenden und Gebildeten. Ein gleich gerichteter sozialer Gradient findet sich auch bei der Lebenserwartung. „Arme sterben früher" – eine solche Aussage mag zunächst sehr plakativ klingen, aber diese und ähnliche Aussagen treffen selbst für ein insgesamt wohlhabendes Land wie Deutschland zu (Lampert et al. 2017). Wiederum zeigt sich: Es ist nicht (oder nicht nur) individuelles *Verhalten*, das krank macht; es sind (auch) die *Verhältnisse*, unter denen Menschen leben.

1.3 Wie Gesundheit entsteht: Salutogenese (Antonovsky)

Krankmachende Faktoren und Mechanismen werden seit Langem untersucht. Aber wie entsteht Gesundheit, und welche Faktoren tragen zu ihrer Entstehung bei? Untersuchungen zur Entstehung von Gesundheit (Salutogenese) haben eine im Vergleich zur Erforschung der Pathogenese viel kürzere Tradition. Ein Pionier in diesem Bereich war der Medizinsoziologe Aaron Antonovsky (1923–1994). Antonovsky untersuchte, wie es Menschen gelingt, auch unter schwierigen Bedingungen gesund zu bleiben. Er konnte zeigen, dass das Gefühl, Zusammenhänge des Lebens zu verstehen, das Leben selbst gestalten zu können und einen Sinn im Leben erkennen zu können – von Antonovsky als Kohärenzsinn (*Sense of coherence*) bezeichnet – eine wichtige Determinante von Gesundheit ist (Antonovsky 1987). Zudem ging er nicht von einem dichotomen Modell von Gesundheit und Krankheit aus, sondern von einem Kontinuum. Menschen bewegen sich auf diesem Kontinuum zwischen Gesundheit und Krankheit, beeinflusst durch personale (z. B. Immunsystem, Problemlösekompetenz) und soziale Faktoren (z. B. Schul- und Betriebsklima, soziale Sicherung). Ein ausgeprägtes Kohärenzgefühl (eine personale Ressource) kann einen Menschen auch dann in Richtung Gesundheit positionieren, wenn er seit Geburt gehörlos ist – oder selbst dann noch (in einem gewissen Maße), wenn er an einer nicht heilbaren Krankheit leidet. Das Modell der Salutogenese überwindet also viele der zu Beginn des Kapitels genannten Einschränkungen einfacher dichotomer Vorstellungen von Krankheit und Gesundheit sowie der WHO-Definition von Gesundheit. Solchen Überlegungen tragen jüngere Gesundheitsdefinitionen der WHO Rechnung. So wird in der Ottawa-Charta zur Gesundheitsförderung Gesundheit nicht mehr als fernes (und utopisches) Lebensziel gefasst, sondern als Prozess betrachtet (WHO Europe 1986).

1.4 Determinanten von Gesundheit

Krankheit und Gesundheit werden durch viele und vielfältige Faktoren determiniert. Die betreffenden Determinanten sind nicht allein auf Ebene des Individuums angesiedelt, sondern auch in dessen physischer und sozialer Umwelt. Um alle relevanten Determinanten auf systematische Weise erfassen zu können, lassen sich unterschiedliche Ebenen definieren, vom Individuum über sein direktes Umfeld bis hin zu Makro-Ebenen mit Einflüssen, die auf ganze Gesellschaften wirken. Im Falle der physischen Umwelt umfasst eine solche Gliederung die unmittelbare Nachbarschaft bis hin zur globalen Umwelt, die beispielsweise über das Klima Einfluss auf Gesundheit und Krankheit nehmen kann. Im Falle der sozialen Umwelt reicht sie von persönlichen Netzwerken bis hin zu Makro-Ebenen wie dem politischen System eines Landes oder dem wirtschaftlichen System einer Weltregion.

1.4.1 Das Regenbogen-Modell

Göran Dahlgren und Margaret Whitehead haben individuelle, physische und soziale Determinanten von Gesundheit 1991 grafisch in einem „Regenbogen-Modell" zusammengefasst (siehe Abb. 1) (Dahlgren/Whitehead 1991). Im Zentrum stehen Individuen mit ihren persönlichen (proximalen) Determinanten wie Geschlecht, Alter und genetischer Konstitution. Um die Individuen herum sind weitere Determinanten in konzentrischen Halbkreisen angeordnet, beginnend mit Lebensstilfaktoren. Je weiter außen (also je distaler) der Halbkreis angesiedelt ist, desto breiter wirkten die entsprechenden Faktoren – ganz außen liegen wirtschaftliche, kulturelle und umweltbezogene Faktoren. In einer anderen Fassung dieses Modells (hier nicht abgebildet) ist ein zusätzlicher Halbkreis den Lebens- und Arbeitsbedingungen gewidmet, bei denen Interventionen zu einer Reduktion gesundheitlicher Ungleichheit ansetzen können. Dazu gehören so unterschiedliche (und sehr breit definierte) Bereiche wie Bildung, Wasserversorgung und Sanitation sowie das Gesundheitssystem.

Das Regenbogen-Modell hatte großen Einfluss auf die Diskussion um gesundheitliche Determinanten und um gesundheitliche Ungleichheit. Seine Grenzen wurden aber schnell deutlich: Unter einem gemeinsamen Oberbegriff oder in einem Halbkreis waren jeweils sehr unterschiedliche Determinanten zusammengefasst. Das erschwerte es, anhand des Modells gezielte Interventionen zur Verbesserung der Gesundheit zu definieren. Die Übersichtlichkeit und der plakative Charakter des Regenbogen-Modells waren somit Stärke und Schwäche zugleich.

Abbildung 1: Das Regenbogen-Modell nach Dahlgren/Whitehead (1991)

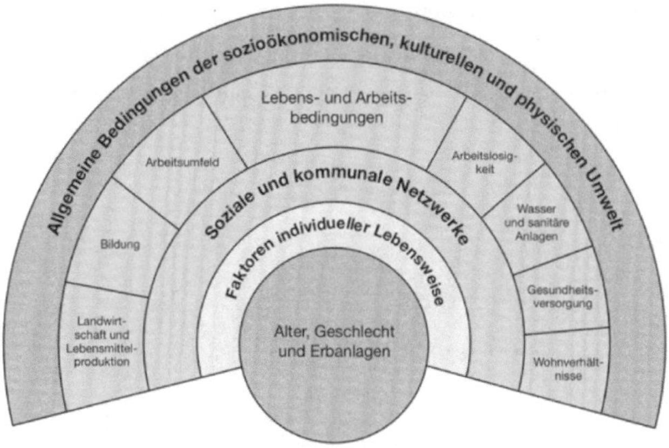

Quelle: Hurrelmann/Richter (2018); mit freundlicher Genehmigung der Autoren

1.4.2 Das humanökologische Modell

Seit 1991 entstand eine Reihe von Weiterentwicklungen des Regenbogen-Modells, die ihrerseits jeweils spezifische Stärken und Schwächen aufweisen. Beispielhaft stellen wir hier das humanökologische Modell der Gesundheitsdeterminanten nach Barton und Grant (2006) vor (siehe Abb. 2). Es differenziert die Determinanten und Ebenen deutlich stärker als das Regenbogen-Modell. Wichtiger noch: Es spiegelt die gestiegene Aufmerksamkeit gegenüber den Einflüssen des Ökosystems und des Klimas auf die Gesundheit von Individuen und Gesellschaften viel besser wider als das frühere Modell von Dahlgren und Whitehead. Die gesundheitliche Relevanz ökologischer Nachhaltigkeit wird deutlicher erkennbar. Verglichen mit dem Regenbogen-Modell fehlen im humanökologischen Modell jedoch wichtige Sektoren, in denen Interventionen notwendig sein könnten, um die Gesundheit der Bevölkerung zu verbessern. Dazu gehören insbesondere der Bildungs- und der Gesundheitssektor. Beide Modelle erwähnen zwar die Bedeutung des gesellschaftlichen Zusammenhalts für die Gesundheit (z. B. durch soziale Netzwerke). Negative soziale Einflüsse auf die Gesundheit etwa durch Rassismus berücksichtigen sie aber nur indirekt; diese und andere Formen der Menschenfeindlichkeit wären im humanökologischen Modell auf der Ebene „Gemeinde" zu verorten. Das wird aber nicht explizit formuliert, trotz ihres nachweislich negativen Einflusses auf Wohlbefinden und Gesundheit. Um die gesundheitlichen Folgen von Rassismus und andere Formen der Diskriminierung zu verstehen, ist Antonovskys Modell besser geeignet: Sie führen zu einem mangelnden Kohärenzgefühl, das über neurobiologische Mechanismen mit einem erhöhten Risiko für körperliche und psychische Erkrankungen einhergeht.

Abbildung 2: Das humanökologische Modell der Gesundheitsdeterminanten nach Barton und Grant (2006)

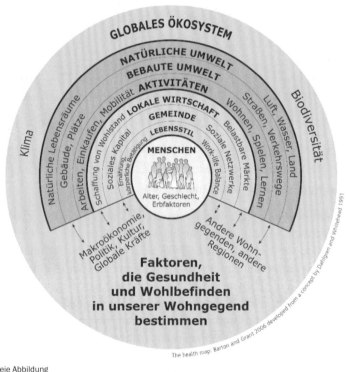

gemeinfreie Abbildung

1.4.3 Das Modell sozialer Determinanten von Gesundheit

Ziel der Beschreibung gesundheitlicher Determinanten ist es, Interventionen definieren zu können, welche die Gesundheit auf Bevölkerungsebene verbessern und gesundheitliche Ungleichheiten reduzieren. Im Jahr 2008 legte eine von der WHO eingesetzte Kommission unter der Leitung von Michael Marmot ihren Abschlussbericht unter dem Titel *Closing the gap in a generation: health equity through action on the social determinants of health* (SDH) vor (WHO Commission on Social Determinants on Health 2008). Der Bericht wies – wie bereits das humanökologische Modell – auf die Lebensumstände als wichtige Determinante von Gesundheit und Krankheit hin. Besonders aber hob der Bericht die ungleiche Verteilung von Ressourcen (einschließlich politischer und ökonomischer Macht) als Ursachen gesundheitlicher Ungleichheit hervor. Als eine wesentliche Voraussetzung zur Verringerung gesundheitlicher Ungleichheiten sah es die Kommission an, diese Ungleichheiten, ihre Determinanten sowie Erfolge von Interventionen zur Reduzierung von Ungleichheiten besser messbar zu machen. Das erforderte ein Modell, das differenzierter auf die Zusammenhänge zwischen den verschiedenen Ebenen eingeht, auf denen die Determinanten jeweils angesiedelt sind, und das es ermöglicht, die jeweilige Bedeutung von einzelnen Determinanten abzuschätzen. Das SDH-Modell von Solar und Irwin (2010) kommt diesen Ansprüchen nahe (siehe: Abb. 3).

Abbildung 3: Das SDH-Modell nach Solar und Irwin (2010)

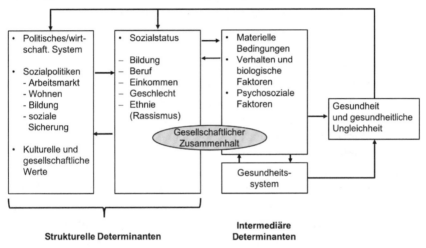

vereinfachte, eigene Darstellung

Das SDH-Modell betrachtet sowohl das Gesundheitssystem (besonders im Hinblick auf Zugangsbarrieren) als auch den gesellschaftlichen Zusammenhalt explizit als Determinanten von Gesundheit. Es ist analytischer als das Regenbogen-Modell, indem es strukturelle von intermediären Determinanten unterscheidet. Das gibt Hinweise auf zugrunde liegende Mechanismen, was wiederum präzisere Überlegungen zu Ansatzpunkten für Interventionen ermöglicht als eine Untergliederung lediglich nach konzentrisch dargestellten Ebenen mit eher proximalen und eher distalen Determinanten. Selbst in der dargestellten Version des SDH-Modells werden die Mechanismen, über welche die aufgeführten Determinanten ihre Wirkung entfalten, nicht weiter aufgeschlüsselt. Sie sind lediglich als Pfeile zwischen den Teilbereichen dargestellt, teilweise, weil sie noch nicht in allen Einzelheiten erforscht sind.

1.4.4 Das Lebenslaufmodell von Gesundheit

Eine Schwäche der bislang vorgestellten Modelle ist das Fehlen einer expliziten zeitlichen Dimension. Ein Umweltfaktor wirkt vermutlich stärker auf die Gesundheit, wenn Menschen ihm länger ausgesetzt sind. Dies versucht das Lebenslaufmodell (*life course model*) zu berücksichtigen. Es betrachtet die Auswirkungen schützender und schadender Einflüsse (Expositionen) über den Lebenslauf hinweg. Zudem postuliert es, dass manche Expositionen zu bestimmten Lebensphasen (beispielsweise vorgeburtlich oder in der Kindheit) besonders folgenreich wirken oder dass ihre Effekte über die Zeit akkumulieren (Kuh et al. 2003). Gemäß diesem Modell wird die Gesundheit beispielsweise von Migrant*innen auch durch Expositionen während der früheren Lebensphase in ihrem Herkunftsland mit bestimmt. Das Lebenslaufmodell ist einleuchtend, aber erst in Teilen empirisch gestützt. Um es prüfen zu können, muss man eine größere Zahl von Personen über längere Zeiträume – und am besten bereits vorgeburtlich – beobachten können – was nur große und entsprechend teure Kohortenstudien leisten können. Die deutsche NAKO Gesundheitsstudie beispielsweise beobachtet 200.000 Teilnehmer*innen über 20 bis 30 Jahre. Sie berücksichtigt aber zunächst nur Erwachsene und kann so über vorgeburtliche und die Kindheit betreffende Einflüsse auf Gesundheit nur sehr beschränkt Aussagen machen.

Abschließend bleibt festzuhalten, dass es ein perfektes Modell gesundheitlicher Determinanten nicht geben kann: Modelle müssen immer einen Kompromiss zwischen der übersichtlichen Darstellung wichtiger Aspekte und Vollständigkeit eingehen (ein Ansatz, der *alle* Aspekte von Gesundheit umfassend und optimal abbildet, würde – falls es ihn überhaupt gibt – einen immensen Aufwand erfordern, der in der Forschungspraxis kaum zu leisten ist). Je nach Fragestellung oder untersuchtem Gesundheitsproblem kann daher jeweils ein anderes Modell zielführend sein: das humanökologische Modell etwa, um Einflüsse der Umwelt auf die Gesundheit zu untersuchen, das SDH-Modell, um Interventionen zur Verringerung sozialer und ökonomischer Ursachen gesundheitlicher Ungleichheit zu planen.

1.5 Messen von Gesundheit und Krankheit

Wissenschaft geht reduktionistisch vor: Sie reduziert ein komplexes Phänomen wie Gesundheit oder Krankheit auf relevante Aspekte, die mit vorhandenen Methoden untersuchbar sind (und sie legt klar dar, welche Einschränkungen sich durch diese Engführung ergeben). Krankheitsbilder und Todesursachen werden nach einem international standardisierten System klassifiziert, der *In-*

ternational Classification of Diseases (ICD), die im Jahr 1900 erstmals herausgegeben wurde und seitdem in etwa zehnjährigem Abstand überarbeitet und aktualisiert wird. Demografische und epidemiologische Ansätze arbeiten im einfachsten Fall mit der Sterblichkeit oder der Lebenserwartung als Maßen für Gesundheit. Diese Maße können verfeinert werden, etwa als gesunde Lebenserwartung, bei der von der Lebenserwartung die Jahre mit gesundheitlichen Beeinträchtigungen abgezogen werden. Gesundheitsökonomische Verfahren kennen weitere Maße, welche z. B. die Lebensqualität mit standardisierten Verfahren erheben und so einbeziehen können. Sie haben gemeinsam, dass sie vor allem Krankheit und gesundheitliche Beeinträchtigungen abbilden, nicht aber Gesundheit und Wohlbefinden.

Die genannten Ansätze sind hoch standardisiert, um Indikatoren von Gesundheit und Krankheit in unterschiedlichen Bevölkerungsgruppen erheben und dann vergleichen zu können. Das ist die Voraussetzung, um gesundheitliche Ungleichheiten erkennen zu können. Diese Ansätze haben aber den Nachteil, ein komplexes Geschehen stark vereinfacht abzubilden. Komplexere Modelle bilden die Realität möglicherweise besser ab, sind aber entsprechend schwieriger zu operationalisieren. Dazu ein Beispiel: Besonders ältere Menschen (aber nicht nur sie) können chronisch erkranken, ohne Aussicht, wieder zu gesunden. Die Krankheit entwickelt sich über die Zeit (man spricht von einem Trajekt) mit stabilen Phasen und Verschlechterungen, bis hin zu Pflegebedürftigkeit und Tod. Nicht mehr Heilung ist das Primärziel; es sollen vielmehr ein selbstständiges Leben sowie möglichst weitgehende gesellschaftliche Teilhabe ermöglicht werden. Dementsprechend bedarf es je nach der aktuellen Phase auch unterschiedlicher Maße für die jeweils erreichbare Gesundheit (Santoni et al. 2017).

1.6 Alternativen zum naturwissenschaftlichen Modell

Die beschriebene Pathogenese eines Knochenbruchs folgt einem naturwissenschaftlich-medizinischen Modell. Dieses Modell hat den Vorteil, dass es handlungsleitend für die Medizin ist und damit wirksame Behandlungsmöglichkeiten eröffnet – sei es konservativ mittels eines Gipsverbandes oder (bei komplizierteren Frakturen) operativ. Viele Menschen ziehen aber auch andere Erklärungsmodelle für ihre Erkrankung heran, sei es alternativ oder ergänzend zum naturwissenschaftlichen Modell. So könnten sich Betroffene den Knochenbruch auch als Schicksal erklären, oder als eine Strafe durch höhere Mächte. Eine Heilung würde dann nicht nur einen Gipsverband erfordern, sondern auch eine geeignete Kommunikation mit besagten höheren Mächten – eine Aufgabe, die die kurative Medizin nicht leisten kann. Dieses Beispiel mag zunächst exotisch klingen. Die Relevanz für die Gesundheitsversorgung in Deutschland wird deutlich, wenn man es auf den grippalen Infekt überträgt. Hier kann die Schulmedizin nur eine Linderung der Symptome durch Nasentropfen und Kopfschmerztabletten anbieten. Viele Menschen glauben, durch Einnahme von Vitaminpräparaten ihr Immunsystem zu stärken und dadurch einen grippalen Infekt vermeiden zu können. Andere versuchen, den Infekt mittels Globuli zu behandeln, gemäß den Lehren der Homöopathie. Auch wenn sich solche Präventions- und Behandlungsversuche auf individueller Ebene abspielen, so haben sie doch gesellschaftliche Aspekte. Weder für die Vorbeugung durch Vitaminpräparate noch für die Behandlung mit Globuli kann ein Wirksamkeitsnachweis erbracht werden: Sie kosten Geld, führen aber im Vergleich zu einem Scheinmedikament (Placebo) weder zu niedrigeren Erkrankungsraten noch zu einer Linderung der Symptome oder einer schnelleren Gesundung. Angesichts dieser Evidenzlage müssten homöopathische Behandlungen eigentlich von einer Übernahme durch die Gesetzliche Krankenversicherung (GKV) ausgeschlossen sein. Dennoch gibt es Krankenkassen, die eine Behandlung mit Globuli erstatten – in der Erwartung, dass sie mit diesem Angebot eine jüngere und überwiegend gesunde Klientel an sich ziehen und dadurch ihre wirtschaftliche Lage letztendlich verbessern.

Vielen Menschen erscheinen das naturwissenschaftliche Modell der Pathogenese und die sich daraus ergebenden biomedizinischen Behandlungsansätze ausreichend, wenn sie an grippalen Infekten oder Knochenbrüchen leiden. Das kann sich ändern, wenn eine unheilbare oder zum Tode führende Erkrankung auftritt. Dann gewinnen spirituelle Aspekte wie beispielsweise Fragen nach dem Jenseits oder dem Sinn von Leben und Sterben an Bedeutung. Sie sind in den gängigen Definitionen und Modellen von Krankheit und Gesundheit teilweise angedeutet (beispielsweise in der WHO-Definition von Gesundheit, die versucht, auf alle Aspekte des Wohlbefindens einzugehen), aber nicht überzeugend operationalisiert (also messbar gemacht). Teilweise fehlen sie vollständig, wie etwa im humanökologischen Modell, das stark biologisch-soziologisch ausgerichtet ist. Zumindest in Medizin und Pflege gibt es mittlerweile Bemühungen, spirituelle Aspekte in der Betreuung Sterbender zu berücksichtigen und sie damit als Determinanten von Gesundheit zu akzeptieren (Schnabel 2013).

2 Public Health

Um Menschen gesund zu erhalten, bedarf es mehr als einer kurativen Medizin, die einzelne Patient*innen versorgt. Mit Blick auf das humanökologische Modell oder das SDH-Modell wird deutlich, dass viele Determinanten von Gesundheit bestimmte Bevölkerungsgruppen oder die gesamte Bevölkerung betreffen. Gesundheit, ihre Erhaltung und ggf. ihre Wiederherstellung sind somit eine Herausforderung nicht nur auf der Ebene des einzelnen Menschen – das wäre der Blick der Medizin. Es ist vielmehr eine Herausforderung auch auf der Ebene von Bevölkerungen oder bestimmten Bevölkerungsgruppen – das ist die Perspektive von Public Health. Wenn Determinanten von Gesundheit beispielsweise in der Wohngemeinde oder in der bebauten Umwelt angesiedelt sind, bedarf es dementsprechend auch gesellschaftlicher Bemühungen, um Verbesserungen herbeizuführen. Entsprechend weitet sich der Blick: Bewegungsmangel wird nicht mehr nur als gesundheitsgefährdendes individuelles Verhalten interpretiert, wie es die Medizin tut. Public Health stellt darüber hinaus die Frage, warum sich bestimmte Bevölkerungsgruppen im Durchschnitt weniger bewegen als andere oder warum es ihnen schwerer gelingt, ihre Gewohnheiten zu ändern: Trägt dazu die physische Umwelt bei, in der sie leben? Menschen, die keine Grünanlagen in der Nähe ihrer Wohnung vorfinden, werden weniger häufig spazieren gehen. Oder tragen die ökonomischen Verhältnisse bei, unter denen Menschen bis spät in den Abend arbeiten und dann kein ausreichendes Tageslicht mehr für Aktivitäten im Freien haben? Dann müssten Interventionen zur Verbesserung der Gesundheit nicht nur beim Individuum ansetzen, sondern (auch) an den Lebenswelten der jeweils betroffenen Bevölkerungsgruppen.

2.1 Definition von Public Health

Aus diesen Überlegungen lässt sich eine Definition von Public Health herleiten. Tatsächlich gibt es viele solcher Definitionen, die keineswegs immer deckungsgleich sind. Im Kern aber versteht man unter Public Health „eine von der Gesellschaft organisierte, gemeinsame Anstrengung, mit dem Ziel der Erhaltung und Förderung der Gesundheit der gesamten Bevölkerung oder von Teilen der Bevölkerung, Vermeiden von Krankheit und Invalidität [und die] Versorgung der Bevölkerung mit präventiven, kurativen und rehabilitativen Diensten" (Egger/Razum/Rieder 2017, 1).

Das Verständnis von Public Health wandelt sich über die Zeit, entsprechend den jeweils vorherrschenden gesundheitsbezogenen Herausforderungen (Berridge 2016). Bis in die Mitte des 20. Jahrhunderts gehörten übertragbare Krankheiten zu den größten gesundheitlichen Problemen. Zur Vorbeugung und Eindämmung von Infektionskrankheiten und Epidemien standen Maßnahmen im Vordergrund, die später als „Old Public Health" bezeichnet wurden. Sie umfassten beispielsweise Trinkwasserhygiene, Umwelthygiene und die Sicherstellung einer ausreichenden Ernährung. Durch solche Maßnahmen, unterstützt durch steigenden Wohlstand und die Einführung von sozialen Sicherungssystemen, stieg die Lebenserwartung; insbesondere die Kindersterblichkeit sank stark, lange bevor Antibiotika (seit den 1940er Jahren) und Impfungen gegen „Kinderkrankheiten" wie Masern (seit den 1960er Jahren) verfügbar waren (McKeown 1977; Szreter 1988). Durch weiter verbesserte Vorbeugung und medizinische Behandlungsmöglichkeiten setzte – zunächst in den wohlhabenden Ländern des Nordens, später auch in den Ländern mit mittleren und niedrigen Einkommen – ein gesundheitlicher Übergang ein (in der Literatur auch als demografischer oder epidemiologischer Übergang bezeichnet): Die Sterblichkeit an Infektionskrankheiten sank, die Lebenserwartung stieg an, damit nahmen Häufigkeit und Dauer chronischer, nichtübertragbarer Erkrankungen zu. Ein neues Verständnis von „New Public Health" bezog dementsprechend die Vorbeugung nichtübertragbarer Erkrankungen und Aspekte der Salutogenese mit ein. Dabei ersetzte „New Public Health" nicht etwa „Old Public Health", sondern ergänzte sie, denn deren Elemente sind bis heute von Bedeutung. Herausforderungen wie Antibiotikaresistenzen heben die Rolle der Umwelthygiene erneut hervor; das Phänomen Impfmüdigkeit trägt zu Ausbrüchen vermeidbarer Erkrankungen wie Masern bei; und die Folgen des Klimawandels werden dem Thema „ausreichende Trinkwasserversorgung" auch in Deutschland Aktualität verleihen. In den weniger wohlhabenden Ländern des Südens bestanden und bestehen die Herausforderungen für „Old Public Health" in weitaus stärkerem Maße als in den wohlhabenden Regionen weiter. Jedoch nehmen auch dort die chronischen, nichtübertragbaren Krankheiten zu – eine doppelte Herausforderung für Gesellschaften und Gesundheitssysteme, die nur über geringe Ressourcen für geeignete Lösungsstrategien verfügen und dazu entsprechende Unterstützung der Weltgemeinschaft benötigen.

Viel diskutiert wird, welches der passende deutschsprachige Begriff für „Public Health" sein könnte. „Bevölkerungsgesundheit" deckt nur einen Teilaspekt (nämlich das Ziel) von Public Health ab, es fehlt aber u. a. die interventionsbezogene Komponente. Ähnliches gilt für „öffentliche Gesundheit", ein Begriff, der allenfalls auf die erforderlichen gesellschaftlichen Anstrengungen hindeutet, die von Public Health erbracht werden. Zudem scheint er zu implizieren, es gebe eine davon getrennte „private" Gesundheit – was so nicht zutrifft, denn eine gute individuelle Gesundheit setzt Public-Health-Aktivitäten voraus. Im frühen 20. Jahrhundert hätte man von „Sozialmedizin" gesprochen, seinerzeit aber mit dem Blick auf Ärzte als alleinige (oder zumindest wesentliche) Akteure. Einige Autor*innen verwenden den Begriff „Gesundheitswissenschaften" als deutsches Synonym für Public Health. Wir sehen Gesundheitswissenschaften eher als ein Dach über den Fächern, die eine wissenschaftliche Grundlage für Public Health schaffen und benutzen den Begriff im Folgenden entsprechend (wir sind dabei nicht ganz konsistent, denn wir bezeichnen unsere Fakultät für Gesundheitswissenschaften an der Universität Bielefeld auf Englisch als *School of Public Health*).

2.2 Zentrale Handlungsfelder von Public Health

Charles-Edward Winslow beschrieb 1920 erstmals zentrale Handlungsfelder von Public Health (Winslow 1920). Hierzu gehörten (Umwelt-)Hygiene, die Eindämmung von Infektionskrankheiten durch präventive Maßnahmen, Gesundheitserziehung, eine präventive und frühdiagnostische Ausrichtung des medizinischen Systems, die Einbindung nichtmedizinischer Berufsgruppen in das Versorgungssystem sowie der Abbau gesundheitlicher und sozialer Ungleichheit.

Durch die Entwicklung der „New Public Health" sind neue Handlungsfelder hinzugekommen. Mit den zehn *Essential Public Health Operations* (EPHOs) formulierte die WHO Europe die aus ihrer Sicht zentralen Aktionsfelder für Public Health (siehe Tabelle 1) (WHO Europe, ohne Jahr). Sie haben das Ziel, nachhaltige Gesundheit und Wohlbefinden für die europäischen Bevölkerungen zu schaffen. Die Aktionsfelder gliedern sich in Kernfelder (Bereiche Information mit EPHOs 1, 2 und 10 sowie Verfügbarmachen gesundheitsbezogener Dienstleistungen mit EPHOs 3–5) sowie unterstützende Felder (politische Steuerung Personal, Organisationsstrukturen sowie Kommunikation, EPHOs 6–9).

Tabelle 1: Die 10 *Essential Public Health Operations* **(EPHOs) der WHO Europe**

1. Surveillance von Gesundheit und Wohlbefinden der Bevölkerung,
2. Beobachtung von Gesundheitsgefahren und gesundheitlichen Notlagen und Gegenmaßnahmen,
3. Gesundheitsschutzmaßnahmen (u. a. in den Bereichen Umwelt-, Arbeits- und Nahrungsmittelsicherheit),
4. Gesundheitsförderung, einschließlich Maßnahmen in Bezug auf soziale Determinanten und gesundheitliche Maßnahmen,
5. Krankheitsprävention, einschließlich Früherkennung,
6. Gewährleistung von Politikgestaltung und Steuerung (Governance) für mehr Gesundheit und Wohlbefinden,
7. Gewährleistung einer ausreichenden Zahl von fachkundigem Personal im Bereich der öffentlichen Gesundheit,
8. Gewährleistung von nachhaltigen Organisationsstrukturen und Finanzierung,
9. Überzeugungsarbeit, Kommunikation und soziale Mobilisation für die Gesundheit,
10. Förderung der Forschung im Bereich der öffentlichen Gesundheit zwecks Anwendung in Politik und Praxis.

Deutsche Übersetzung: Robert Koch-Institut
(www.rki.de/DE/Content/Institut/Public_Health/Beitrag_Jubilaeumsbuch.html)

Die zehn zentralen Aktionsfelder fokussieren allerdings überwiegend auf intermediäre Determinanten von Gesundheit. Anders als das SDH-Modell sprechen sie nicht explizit strukturelle Determinanten wie das Politik- und Wirtschaftssystem und deren Beiträge zur Produktion gesundheitlicher Ungleichheit an.

2.3 Gesundheit in allen Politikbereichen (Health in All Policies)

Das Konzept der *Health in All Policies* (HiAP), also der Berücksichtigung von Gesundheit in allen Politikbereichen, wurde ebenfalls von der WHO Europe entwickelt (WHO 2014). Es baut auf der Ottawa-Charta für Gesundheitsförderung auf, die Gesundheit als Querschnittsaufgabe aller Politikbereiche definiert (WHO 1986). HiAP zielt darauf ab, dass alle Ministerien oder andere öffentliche Entscheidungsträger die Auswirkungen von Politikentscheidungen auf Gesundheit und Wohlbefinden der Bevölkerung, auf gesundheitliche Determinanten und auf das Gesundheitssystem explizit mitberücksichtigen. Die Verantwortlichkeit der Entscheidungsträger erstreckt sich somit auch auf unbeabsichtigte gesundheitliche Folgen von Entscheidungen, die im eigenen Ressort getroffen werden. Ein Beispiel ist die Auswirkung des Baus einer Stadtautobahn auf die Gesundheit der Anwohner*innen. HiAP erkennt ausdrücklich gesundheitsbezogene Rechte der Bevölkerung an und setzt sich für nachhaltige Politiken ein. Es geht damit einen wichtigen Schritt weiter als die zentralen Aktionsfelder von Public Health (EPHOs).

3 Gesundheitswissenschaften

Regenbogen-Modell, humanökologisches Modell und SDH-Modell zeigen, dass ein breites Spektrum von Einzelwissenschaften (oder Disziplinen) sowie von Wissenschaftsbereichen erforderlich ist, um Public Health zu betreiben. „Gesundheitswissenschaften" ist ein sprachlicher Oberbegriff, oder bildlich gesehen ein Dach, um diese Disziplinen und Bereiche zu bündeln. Zu den Gesundheitswissenschaften zählen zum einen methodisch ausgerichtete Wissenschaftsbereiche und Disziplinen wie Epidemiologie, Biostatistik, quantitative und qualitative empirische Sozialforschung, Gesundheitsökonomie und Demografie. Sie tragen dazu bei, dass Evidenz geschaffen und Interventionen zur Änderung von Verhalten oder Verhältnissen evaluiert werden können. Disziplinen und Fachbereiche wie Soziologie, Politikwissenschaft, Umweltwissenschaften, Kommunikationswissenschaft, Psychologie und Humanbiologie/Medizin leisten in jeweils unterschiedlicher Hinsicht wesentliche Beiträge, beispielsweise zur Entwicklung von Theorien, zum Verständnis von Mechanismen, aber auch zur Entwicklung von Interventionen. Zunehmend komplexere gesundheitsbezogene Herausforderungen erweitern das Spektrum der Einzelwissenschaften beispielsweise um die Rechtswissenschaft und die Ethik (Philosophie) bei Fragen des Anspruchs auf gesundheitliche Leistungen oder um die Tiermedizin bei der Bekämpfung von Antibiotikaresistenzen. Dementsprechend kann eine Auflistung von konstituierenden Fächern und Wissenschaftsbereichen der „Gesundheitswissenschaften" nie vollständig sein – sie ist immer nur zeitbezogen aktuell. Unabhängig von den beteiligten Fächern sind für die Gesundheitswissenschaften – neben dem bereits dargestellten Bevölkerungs- und Systembezug – drei Elemente konstitutiv: (1) der Anspruch, interdisziplinär zu arbeiten, also mit einer Disziplinen übergreifenden Zusammenarbeit einen Beitrag zur Analyse von gesundheitswissenschaftlichen Problemen zu leisten und Lösungsvorschläge zu erarbeiten, zu erproben und zu evaluieren; (2) Bearbeitung von Fragestellungen aus der Lebenswelt in Kooperation mit Praxispartner*innen (Transdisziplinarität) und (3) eine politikberatende Funktion.

3.1 Interdisziplinarität

Die Gesundheitswissenschaften, auch wenn sie sich mit einem sprachlichen Oberbegriff bezeichnen, können nicht den Anspruch erheben, eine „Meta-Wissenschaft" zu sein, also eine Disziplin, die andere Einzelwissenschaften zusammenführt und zu einem neuen Fach vereinigt. Das wird an zwei Aspekten deutlich: Zum einen sind es oftmals nur bestimmte Theorien, Methoden oder Forschungsansätze aus einem viel umfassenderen Spektrum einer Einzelwissenschaft, die zu den Gesundheitswissenschaften beitragen (hierfür ist die Tiermedizin ein unmittelbar einleuchtendes Beispiel). Zum anderen erheben die Gesundheitswissenschaften zwar den Anspruch auf Interdisziplinarität. Mit Blick auf die in Kapitel 1.4 vorgestellten Modelle erscheint es nahezu zwingend, Beiträge unterschiedlicher Disziplinen heranzuziehen, um Gesundheit und ihre Determinanten zu untersuchen oder Ansatzpunkte für Interventionen zu finden. Diese disziplinäre Vielfalt tragen die Gesundheitswissenschaften bereits im Namen – es ist ja ausdrücklich die Rede von Wissenschaften im Plural. Ihren Anspruch, interdisziplinär zu arbeiten, können die Gesundheitswissenschaften jedoch nicht regelmäßig umsetzen. Interdisziplinäres Arbeiten bezeichnet das wissenschaftliche Arbeiten an gemeinsamen Themen über traditionelle Fächergrenzen hinweg (und nicht etwa nur an unterschiedlichen Teilbereichen eines gemeinsamen Projekts). Ein Beispiel ist die Zusammenarbeit zwischen Biologie und Chemie bei der Untersuchung von Vorgängen in lebenden Zellen. Erfolgreiche interdisziplinäre Zusammenarbeit ist daran zu erkennen, dass sie erstens neue wissenschaftliche Erkenntnisse produziert, die den fachlichen Rahmen der jeweiligen einzelnen beteiligten Disziplinen überschreitet. Zweitens kann sich aus dieser Zusammenarbeit, sofern sie über einen längeren Zeitraum hinweg besteht, eine eigene Fachrichtung entwickeln, im genannten Beispiel die Biochemie. Ein eigenes Fach ist daran zu erkennen, dass es eigene Theorien und Methoden hervorbringt (Weingart/Padberg 2014).

In den Gesundheitswissenschaften wird eine solche Entwicklung hin zu einem eigenen Fach noch nicht deutlich. Die eingesetzten Methoden und Theorien sind nicht originär den Gesundheitswissenschaften zugehörig; sie entstammen vielmehr weiterhin unterschiedlichen Fächern (Razum/Dockweiler 2015; Schnabel 2015). Zudem bleibt zu diskutieren, wie erfolgreich gesundheitswissenschaftliche Forschung darin ist, im Rahmen von fächerübergreifender Zusammenarbeit Erkenntnisse zu produzieren, die tatsächlich fachliche Grenzen überschreiten. Dem steht nicht zuletzt ein Modell der Forschungsförderung entgegen, das sich an traditionellen Fächergrenzen orientiert (Gerhardus et al. 2016). Die Gesundheitswissenschaften sind somit weiterhin ein Fächerkanon mit einer Sprach- und Methodenvielfalt, die in der täglichen Zusammenarbeit eine Herausforderung darstellt.

3.2 Transdisziplinarität

Das Forschen in den Gesundheitswissenschaften zielt nicht nur auf reinen Erkenntnisgewinn, wie das in der Grundlagenforschung, beispielsweise der Astronomie, der Fall ist. Die wissenschaftlichen Fragestellungen ergeben sich häufig durch praktische Probleme in der Lebenswelt oder sie werden in enger Zusammenarbeit mit Praktiker*innen formuliert. Dementsprechend müssen die Forschungsergebnisse auch in der Praxis umsetzbar sein. Das Zusammenwirken von Wissenschaften und den späteren Umsetzer*innen in den Prozessen der Identifikation, Strukturierung und Bearbeitung von Fragestellungen wird als Transdisziplinarität bezeichnet. Auch das transdisziplinäre Arbeiten stellt eine Herausforderung dar: Fachliche Anforderungen, die sich aus Sicht der Wissenschaftler*innen ergeben, sind nicht immer einfach in Einklang zu bringen mit den Erwartungen und Interessen der Praxispartner*innen oder der interessierten Bürger*innen.

3.3 Politikrelevanz

Neben Lebens-, Arbeits- und Umweltbedingungen ist auch das politische und wirtschaftliche System eine bedeutende Determinante von Gesundheit, auch wenn dies oft übersehen wird (WHO Commission on Social Determinants on Health 2008). Die Gesundheitswissenschaften befassen sich unter anderem mit der Frage, wie solche Determinanten verändert werden müssten, um die Gesundheit der Menschen zu verbessern. Mehr noch: Sie untersuchen, ob Unterschiede zwischen Bevölkerungsgruppen bezüglich dieser Determinanten vermeidbar wären und somit zu gesundheitlichen Ungerechtigkeiten führen. Nicht jede Ungleichheit ist eine Ungerechtigkeit: So haben ältere Menschen eine niedrigere fernere Lebenserwartung als jüngere. Das ist zweifellos eine Ungleichheit, aber nicht zu ändern. Dass jedoch ärmere Menschen eine niedrigere Lebenserwartung haben als wohlhabende (wie es in Deutschland der Fall ist), ist wäre durchaus vermeidbar und ist daher unfair. Es handelt sich um eine Ungerechtigkeit, die beseitigt werden müsste. Wie das geschehen kann, wird kontrovers diskutiert: Wie wirksam sind Interventionen, und auf welcher Ebene müssen sie ansetzen – beim Individuum oder durch staatliche Umverteilung? Eine solche Diskussion sollte sich nicht in Ideologien verlieren, sondern auf der Basis wissenschaftlicher Evidenz ausgetragen werden. Sie wirft zugleich ethische Fragen auf, etwa bei der Priorisierung von Maßnahmen angesichts beschränkter Mittel. An diesen Überlegungen zeigt sich: Gesundheitswissenschaften sind eminent politisch.

Es besteht der Anspruch, gesundheitswissenschaftliche Erkenntnisse in den politischen Diskurs einzuspeisen und (gesundheits-)politische Entscheidungsprozesse mit wissenschaftlicher Evidenz zu unterlegen. Zahlreiche Public-Health-Wissenschaftler*innen engagieren sich deshalb auch in Gremien der Politikberatung, etwa in wissenschaftlichen Beiräten von Bundesoberbehörden und in Sachverständigenkommissionen, aber auch in Landes- oder kommunalen Gremien, etwa den Landes- oder Kommunalen Gesundheitskonferenzen. Dabei kann Public Health nicht „neutral" im engeren Sinne sein, da sie oftmals alternative (auch politische) Handlungsoptionen gegeneinander abwägen und zu einer Entscheidung beitragen müssen. Wichtig ist dabei, unterschiedliche Argumente kritisch gegeneinander abzuwägen (viel wichtiger als der Versuch, parteipolitisch neutral zu bleiben). Fast nie gibt es *die* eine, ganz richtige und die andere, ganz falsche Herangehensweise. Daher müssen Wissenschaftler*innen Argumente anhören, sorgfältig prüfen, und dann auf Basis des bestmöglichen Kenntnisstandes entscheiden. Das schützt nicht vor Irrwegen: Vielleicht wird eine zukünftige Studie noch bessere Evidenz bringen, die zu einer revidierten Entscheidung führt. Eine wissenschaftliche Herangehensweise erhebt nicht den Anspruch, unverrückbare Wahrheiten zu finden. Sie macht Entscheidungsfindungen aber transparent und damit nachprüfbar – anders als politisch-ideologisch gefärbte Entscheidungen oder als „Bauchentscheidungen", die durch Gefühle, Vorurteile, Missstimmungen oder nicht belegbare Informationen beeinflusst sind. Wissenschaftliche Meinungsverschiedenheiten sind Teil des Prozesses, die bestmögliche Evidenz zu finden. Sie sind daher ausdrücklich erwünscht. Sie werden aber auf Basis sachlicher Argumente ausgetragen und beinhalten respektvollen Umgang miteinander.

Bislang konzentrierte sich Kommunikation in den Gesundheitswissenschaften auf die geeignete Vermittlung von Fachwissen an Individuen, Bevölkerungsgruppen und Entscheidungsträger. Die Diskussion mit Rechtspopulist*innen und neurechten Gruppierungen stellt neue Anforderungen an die inhaltliche und rhetorische Vorbereitung. Solche Gruppen bringen ein oft hohes Aggressionsniveau in die Debatte ein und neigen dazu, wissenschaftlichen Argumenten beispielsweise durch Themenwechsel, Opferinszenierung oder emotionale Ansichten zu begegnen. Hinweise zum Umgang damit gibt es in der Literatur (Amadeu Antonio Stiftung 2019; Leo/Steinbeis/Zorn 2017). Wichtig bleibt aber, die Diskussion auf der Basis solide recherchierter wissenschaftlicher Evidenz führen zu können.

Kasten 1: Politische Neutralität in der Lehre

Zum wissenschaftlichen Arbeiten gehört die Vermittlung der gewonnenen Erkenntnisse an die Öffentlichkeit, unter anderem im Rahmen der akademischen Lehre. Verbeamtete Lehrende an Hochschulen in Deutschland unterliegen dabei dem „Gebot der Mäßigung und der beruflichen Neutralität" (BVerfGE 108, 282, 316). Das Mäßigungsgebot besagt u. a., dass sich die Amtsführung nicht nach persönlichen politischen Überzeugungen ausrichten darf. Konkret bedeutet das beispielsweise, dass in der akademischen Lehre keine Wahlempfehlungen für oder gegen bestimmte politische Parteien ausgesprochen werden dürfen.

Mäßigungs- und Neutralitätsgebot hindern Lehrende der Gesundheitswissenschaften aber nicht daran, Stellung zu beziehen. Werden im politischen oder gesellschaftlichen Kontext Positionen vertreten, die rassistisch oder menschenfeindlich sind, also gegen bestimmte, durch Geschlecht, ethnische Zuordnung, Religion, Aufenthaltsstatus o. ä. definierte Gruppen gerichtet sind, so kann man diese in der Lehre aufgreifen. Voraussetzung ist, dass die kritisierten Positionen wissenschaftsrelevant sind. Im konkreten Beispiel ließe sich wie folgt argumentieren: Rassistische und menschenfeindliche Positionen wirken diskriminierend und führen bei den betroffenen Gruppen ganz offensichtlich zu sozialen Beeinträchtigungen. Schon hier kann eine gesundheitswissenschaftliche Diskussion solcher Positionen anknüpfen, denn die WHO-Definition von Gesundheit zielt ja auch auf vollständiges soziales Wohlbefinden als Teil von Gesundheit. Zudem gibt es wissenschaftliche Belege, dass rassistische oder menschenfeindliche Verbalattacken bei den Adressat*innen zu Beeinträchtigungen der psychischen und körperlichen Gesundheit führen. Solche Äußerungen können zudem weitere indirekte gesundheitliche Auswirkungen haben, wenn sie zu verbaler oder körperlicher Gewalt gegen bestimmte Gruppen anstiften und damit entsprechende Handlungsabsichten erleichtern. Rassismus und menschenfeindliche Äußerungen sind somit zweifelsfrei Faktoren, die die Gesundheit und das Wohlergehen bestimmter Gruppen in der Bevölkerung beeinflussen. Damit sind sie ein Thema für Lehre und Forschung in den Gesundheitswissenschaften. Ihre sachliche Diskussion in Lehrveranstaltungen verstößt nicht gegen das Mäßigungsgebot.

Man kann diese Argumentation sogar noch weiterführen: Rassistische und menschenfeindliche Äußerungen verletzen ein zentrales, im Grundgesetz (Artikel 1) festgeschriebenes Rechtsgut, nämlich das der Einhaltung von Grund- und Menschenrechten. Die Grund- und Menschenrechte sind aber ein zentraler rechtlicher Maßstab für die akademische Lehre. Hieraus lässt sich nicht nur eine Rechtfertigung, sondern sogar eine Verpflichtung ableiten, rassistische und menschenfeindliche Positionen, die öffentlich (etwa von politischen Parteien) geäußert werden, in der Lehre kritisch zu thematisieren. Politische Dokumente wie die Kleine Anfrage 19/1444 der AfD-Fraktion (Weidel/Gauland/AfD-Fraktion 2018), die implizit abwertende Äußerungen zu Schwerbehinderten enthält, stellen somit legitimes Material für kritische Diskussionen in der gesundheitswissenschaftlichen Lehre dar.

Studierende oder andere Wissenschaftler*innen dürfen hierzu selbstverständlich abweichende Meinungen äußern. Der von Rechtspopulist*innen gerne zitierte Artikel 5 des Grundgesetzes verbindet die Meinungsfreiheit allerdings mit der Treue zur Verfassung und enthält damit ein Bekenntnis zur Würde des Menschen. Wo diese klar verletzt wird, beispielsweise durch menschenfeindliche Äußerungen, sind der Meinungsfreiheit Grenzen gesetzt, selbstverständlich auch in akademischen Lehrveranstaltungen.

4 Aktuelle inhaltliche Herausforderungen für die Gesundheitswissenschaften und für Public Health

Die Herausforderungen an die Gesundheitswissenschaften ändern sich ähnlich schnell wie die soziale und politische Situation im Land oder der Weltregion, in der sie betrieben werden. Ein Vergleich des „Regenbogen-Modells" der gesundheitlichen Determinanten von 1991 (siehe Abb. 1) mit dem humanökologischen Modell von 2006 (siehe Abb. 2) zeigt einen deutlichen Wandel innerhalb von nur 15 Jahren, mit einem viel größeren Gewicht auf global wirkenden Faktoren. Verlängert man den Betrachtungszeitraum um 10 Jahre in beide Richtungen, so wird die Dynamik des Wandels noch deutlicher. 1981 erschien die Welt in zwei Blöcke aufgeteilt, die fundamental andere Wirtschafts- und Gesellschaftssysteme vertraten. Im kapitalistischen Block war die Lebenserwartung höher und die individualmedizinische Versorgung fortgeschrittener; im sozialistischen Block dagegen waren die primärmedizinische Versorgung besser ausgebaut und bestimmte Determinanten gesundheitlicher Ungleichheit wie Arbeitslosigkeit von vergleichsweise geringer Relevanz. Mit dem Zusammenbruch des sozialistischen Systems schien es zunächst, als werde sich das überlegene kapitalistische, liberale System weltweit durchsetzen – das viel zitierte „Ende der Geschichte" (Fukuyama 1989). Dessen Erfolg ging aber einher mit einer Zunahme der wirtschaftlichen Ungleichheit innerhalb der Gesellschaften der wohlhabenden Länder, in denen schlechter gestellte Menschen weniger von gesundheitlichen Zugewinnen profitieren konnten als Bessergestellte. Auch international partizipierten die Bevölkerungsmehrheiten in ärmeren Ländern nur unterdurchschnittlich am zunehmenden Wohlstand. Hingegen verfügt eine kleine Zahl von Superreichen weltweit über einen zunehmenden Anteil des Vermögens. Viele Unternehmen und Stiftungen sind wirtschaftlich stärker als Nationalstaaten und können (gesundheits-)politische Entscheidungen beeinflussen, die in der Vergangenheit allein demokratische Instanzen getroffen hatten. Ein Beispiel ist die einflussreiche Rolle der *Bill and Melinda Gates Foundation* in der globalen Gesundheitspolitik.

Ähnliche Trends sind auf politischer Ebene zu beobachten, wo scheinbar fest etablierte supranationale Organisationen wie die Europäische Union erneut um ihre Mitglieder und ihren Wertekanon kämpfen müssen. Nationalstaaten verlieren Einfluss an global ausgerichtete Wirtschaftsunternehmen, gewinnen aber in einem überwunden geglaubten Maße wieder an Bedeutung als Identifikationsträger. Das geht fast regelhaft mit der Ausgrenzung bestimmter Gruppen von Menschen einher, die als nicht zur Nation zugehörig definiert werden. Einerseits betrifft das religiöse oder ethnische Minderheiten innerhalb eines Landes, wie beispielsweise Muslime in Deutschland oder kurdische Bevölkerungsgruppen in der Türkei und Syrien. Andererseits werden zugewanderte oder geflüchtete Menschen mit scherenschnittartigen Äußerungen ausgegrenzt, etwa durch rechte und rechtspopulistische Parteien in Deutschland, bei der Brexit-Kampagne in Großbritannien oder dem Präsidentschaftswahlkampf von Donald Trump in den USA. Solche Verluste an gesellschaftlichem Zusammenhalt haben negative gesundheitliche Auswirkungen auf Bevölkerungsebene, wie das SDH-Modell zeigt.

Die globalisierte Wirtschaft führt zu offensichtlichen, auch gesundheitlichen Vorteilen für wohlhabende Menschen und Länder: Frisches Obst und Gemüse aller Sorten ist ganzjährig und in ausreichenden Mengen verfügbar, soziale Kontakte können mit geringem Aufwand gepflegt und Informationen – auch gesundheitlicher Art – so einfach beschafft und ausgetauscht werden, wie das nie zuvor der Fall war. Technische Fortschritte in der Medizin tragen zu besserer Gesundheit bei (auch wenn die Rolle der Medizin gegenüber Public-Health-Interventionen und verbesserten Lebensverhältnissen auf der Bevölkerungsebene eher überschätzt wird). Erkauft werden diese Errungenschaften mit einer über lange Zeit unkritischen Akzeptanz von Primaten der Industrie. Ein Beispiel ist die Freigiebigkeit der meisten Konsument*innen hinsichtlich persönlicher Daten. Ein zweites Beispiel sind die lange Zeit vernachlässigten Folgen des nicht nachhaltigen, extraktiven Wirtschaftens: Umweltschäden, Verlust an Biodiversität und Klimawandel zeitigen gesundheitliche und wirtschaftliche Folgen. Sie betreffen in besonderem Maße ausgerechnet die Bevölkerungen der weniger wohlhabenden Länder des Südens, die zu ihrer Entstehung vergleichsweise wenig beigetragen haben. Zudem verfügen diese Länder über die geringsten Ressourcen, um die Folgen des Klimawandels für die Bevölkerung abzumildern. Nachhaltigkeit und der Umgang mit den Folgen eines nicht nachhaltigen Wirtschaftens sind somit eine der großen aktuellen Herausforderungen, auch für die Gesundheitswissenschaften und Public Health.

Eine weitere Folge der Globalisierung ist die schnellere geografische Ausbreitung von Krankheitserregern. Pandemien, also Krankheitsausbrüche, die sich über Kontinente hinweg ausbreiten, gab es bereits im Altertum. Im 14. Jahrhundert fiel der Pest vermutlich ein Viertel der Bevölkerung Europas zum Opfer. Bessere hygienische Verhältnisse vermindern heute das Risiko, Krankheitserreger zu übertragen; Impfungen und Antibiotika bieten Schutz oder Behandlungsmöglichkeiten. Durch Viren hervorgerufene Krankheiten lassen sich jedoch nicht mit Antibiotika behandeln; passende Impfstoffe müssen zunächst entwickelt und dann in den gefährdeten Bevölkerungen flächendeckend verimpft werden, was wiederum Herausforderungen in den Bereichen Datenerhebung, Logistik, Aufklärung und Prioritätensetzung (angesichts der damit verbundenen Kosten) mit sich bringt. Ein Beispiel ist der Ausbruch der „Schweinegrippe" (H1N1-Pandemie) im Jahr 2009. Zunächst wurden Erinnerungen an die Spanische Grippe 1918/19 wach, der mindestens 25 Millionen Menschen zum Opfer fielen. Entsprechend besorgt waren die Verantwortlichen im Öffentlichen Gesundheitsdienst und es wurden unter hohem Kosteneinsatz Impfstoffe sowie ein angeblich gegen Grippeviren wirksames Medikament (Tamiflu$^©$) für einen größeren Anteil der Bevölkerung Deutschlands eingekauft und bereitgehalten (die verausgabten öffentlichen Mittel standen dementsprechend für anderer Zwecke nicht mehr zur Verfügung). Tatsächlich erreichte die Pandemie weder das befürchtete Ausmaß, noch verliefen die Erkrankungen so schwer wie befürchtet. Ein Großteil des Impfstoffs wurde nicht eingesetzt und musste verworfen werden. Zudem erwies sich Tamiflu$^©$ als weitgehend unwirksam. Wissenschaftler*innen und Vertreter*innen der Zivilgesellschaft diskutierten nach Abklingen der Epidemie kritisch, ob die Pharmaindustrie die Sorge vor dem Ausbruch geschürt habe (oder sogar Einfluss auf politisch Verantwortliche genommen habe), um ihre Profite zu erhöhen. Das Beispiel Schweinegrippe zeigt die Schwierigkeiten von nicht eindeutigen Daten, mangelnder Evidenz bis hin zu Interessenkonflikten, die (unter anderem) bei der Pandemieplanung auftreten. Der vorausschauende Umgang mit dem fortbestehenden Risiko von Pandemien bleibt auch in wohlhabenden, technisch fortgeschrittenen Gesellschaften eine Herausforderung für die Gesundheitswissenschaften und für Public Health.

Literatur

Amadeu Antonio Stiftung (2019). *Demokratie in Gefahr. Handlungsempfehlungen zum Umgang mit der AfD*. Berlin: Amadeu Antonio Stiftung.

Antonovsky, A. (1987). *Unraveling the mystery of health: how people manage stress and stay well* (1st ed.). San Francisco: Jossey-Bass.

Barton, H./Grant, M. (2006). A health map for the local human habitat. *J R Soc Promot Health*, *126*(6), 252–253.

Berridge, V. (2016). *Public health: a very short introduction* (First edition. ed.). Oxford, UK; New York, NY, USA: Oxford University Press.

Dahlgren, G./Whitehead, M. (1991). Policies and strategies to promote social equity in health. Background document to WHO – Strategy paper for Europe. *Institute for Futures Studies, Arbetsrapport, 14*.

Egger, M./Razum, O./Rieder, A. (2017). *Public Health Kompakt*. Berlin: De Gruyter.

Fukuyama, F. (1989). The End of History? *The National Interest* 16 (Summer 1989), 3–18.

Gerhardus, A./Becher, H./Groenewegen, P./Mansmann, U./Meyer, T./Pfaff, H./Hummers-Pradier, E. (2016). Applying for, reviewing and funding public health research in Germany and beyond. *Health Res Policy Syst*, *14*(43), 1–9.

Hurrelmann, K./Richter, M. (2018). Determinanten von Gesundheit. In: *Leitbegriffe der Gesundheitsförderung und Prävention*. Köln: Bundeszentrale für gesundheitliche Aufklärung. Verfügbar unter www.leitbegriffe.bzga.de/alphabetisches-verzeichnis/determinanten-von-gesundheit/ (Zugriff am 13.11.2019).

Kuh, D./Ben-Shlomo, Y./Lynch, J./Hallqvist, J./Power, C. (2003). Life course epidemiology. *Journal of Epidemiology and Community Health*, *57*(10), 778–783.

Lampert, T./Hoebel, J./Kuntz, B./Müters, S./Kroll, L. E. (2017). *Gesundheitliche Ungleichheit in verschiedenen Lebensphasen*. Berlin: Robert Koch-Institut.

Leo, P., Steinbeis, M./Zorn, D. P. (2017). *Mit Rechten reden: Ein Leitfaden*. Stuttgart: Klett-Cotta.

McKeown, T. (1977). *The Modern Rise of Population*. London: Edward Arnold.

Razum, O./Dockweiler, C. (2015). GeneralistInnen oder SpezialistInnen? Interdisziplinarität und fachliche Differenzierung innerhalb von Public Health in Deutschland. *Gesundheitswesen*, *77*(11), 831–833.

Santoni, G./Marengoni, A./Calderon-Larranaga, A./Angleman, S./Rizzuto, D./Welmer, A. K./Fratiglioni, L. (2017). Defining Health Trajectories in Older Adults With Five Clinical Indicators. *J Gerontol A Biol Sci Med Sci*, *72*(8), 1123–1129.

Schnabel, P. E. (2013). *Mit Tod und Sterben leben lernen. Ein Konzept zur Förderung von Überlebenskompetenz und Gesundheit*. Weinheim und Basel: Beltz Juventa.

Schnabel, P. E. (2015). *Einladung zur Theoriearbeit in den Gesundheitswissenschaften. Wege, Anschlussstellen, Kompatibilitäten*. Weinheim und Basel: Beltz Juventa.

Solar, O./Irwin, A. (2010). *A Conceptual Framework for Action on the Social Determinants of Health*. Geneva: World Health Organization.

Szreter, S. (1988). The Importance of Social Intervention in Britain's Mortality Decline c.1850–1914: a Re-interpretation of the Role of Public Health. *Social History of Medicine*, *1*(1), 1–38.

Weidel, A./Gauland, A./AfD-Fraktion (2018). *Kleine Anfrage der Abgeordneten Nicole Höchst, Franziska Gminder, Jürgen Pohl, Verena Hartmann und der Fraktion der AfD: Schwerbehinderte in Deutschland*. Verfügbar unter www.dip21.bundestag.de/dip21/btd/19/014/1901444.pdf (Zugriff am 14.11.2019).

Weingart, P./Padberg, B. (Hrsg.) (2014). *University Experiments in Interdisciplinarity. Obstacles and Opportunities*. Bielefeld: Transcript.

WHO (1946/1948). *Constitution of the World Health Organization*. Verfügbar unter www.apps.who.int/gb/bd/PDF/bd47/EN/constitution-en.pdf?ua=1 (Zugriff am 14.11.2019).

WHO (2014). *Health in all policies: Helsinki statement. Framework for country action*. Geneva: WHO.

WHO Commission on Social Determinants on Health (2008). *Closing the gap in a generation: health equity through action on the social determinants of health: Commission on Social Determinants of Health final report*. Geneva: WHO.

WHO Europe (1986). Ottawa Charter for Health Promotion. Ohne Ort: WHO Europe.

WHO Europe (o. J.). *The 10 Essential Public Health Operations*. Verfügbar unter www.euro.who.int/en/health-topics/Health-systems/public-health-services/policy/the-10-essential-public-health-operations (Zugriff am 14.11.2019).

Winslow, C. E. A. (1920). The Untilled Fields of Public Health. *Science, 51*(1306), 23–33.

Grundlagen der Gesundheitswissenschaften

Geschichte und Gesundheitswissenschaften

Axel Flügel

Zur modernen Gesellschaft gehört ein ausgebautes Gesundheitswesen. Unbeschadet dieser allgemeinen Bestimmung besitzt jedes nationale Gesundheitssystem Eigenheiten, die sich allein durch eine funktionale, eine effizienzorientierte oder rechtlich-ethische Analyse nicht plausibel aufschlüsseln lassen. Diese spezifischen Merkmale an Institutionen, Finanzierungsmodellen oder Werthaltungen sind zu einem großen Teil eine Folge historischer Entscheidungen. Am deutschen Beispiel skizziert der Artikel daher, die Grundzüge der Entwicklung unseres Gesundheitswesens im 19. und 20. Jahrhundert. Die historische Perspektive interessiert sich aber nicht für die vergangenen Entscheidungen an sich, sondern für die Umstände und Werthaltungen, aus denen heraus sie gefällt wurden. Umstände und Werthaltungen können sich mit der Zeit ganz oder in Teilen wandeln oder fortbestehen. In der einen oder anderen Form wirken sie aber in der Gegenwart als Chancen oder Hindernisse einer Adaptation des Gesundheitssystems, und zwar unabhängig davon, ob sie anerkannt werden oder nicht. Die historische Perspektive kann die Unsicherheit hinsichtlich anstehender Entscheidungen im Gesundheitswesen nicht abschaffen, aber sie kann ihren eigenständigen Beitrag im Sinne einer informierten Entscheidung leisten.

1 Einleitung: Wozu Geschichte?

Die Gesundheitswissenschaften sind eine multidisziplinäre Unternehmung, welche im Gegensatz zur kurativ und auf den Einzelnen ausgerichteten Medizin die Bevölkerungsgesundheit in den Mittelpunkt der wissenschaftlichen Diskussion stellt (siehe den Beitrag von Razum und Kolip). Ähnlich dem Bildungswesen machen die Einrichtungen zur Erhaltung der Bevölkerungsgesundheit ein abgrenzbares Teilsystem der Gesellschaft aus: das Gesundheitswesen mit den zu ihm gehörenden Problemen, Verfahren und Konzepten. Die Ausstattung, Finanzierung, Leistungsfähigkeit und der Aufgabenkatalog des Gesundheitswesens bilden bereits einen komplexen Ereignis- und Erkenntniszusammenhang, der die Existenz eines eigenen wissenschaftlichen Faches rechtfertigt. Daher stellt sich gleich zu Anfang unvermeidlich die Frage: Warum dann auch noch Geschichte? Die Antwort auf diese Frage ergibt sich zum einen sachlich, weil die Geschichte in sozialen und kulturellen Zusammenhängen tatsächlich eine Rolle spielt, zum anderen pragmatisch, weil die Kenntnis der Vergangenheit zwar keine direkten Lösungen für heutige Probleme bietet, aber bei der rationalen Diskussion möglicher Lösungen helfen kann.

Unabhängig davon, ob man sich mit der Geschichte des Gesundheitswesens beschäftigt und sie für sinnvoll hält, ist im heutigen Gesundheitswesen in doppelter Weise Geschichte enthalten. Erstens bestimmen Entscheidungen, die in der Vergangenheit getroffen worden sind, die heutigen Verhältnisse im Gesundheitswesen und beeinflussen dadurch sowohl den heutigen Handlungsspielraum als auch die Erwartungen an das Gesundheitswesen. Aufgrund früherer Entscheidungen wurden Einrichtungen begründet, Orientierungen geschaffen und in der Folge starke Interessen etabliert, die einen Entwicklungspfad festlegten. Weitere Wünsche nach Änderungen oder Reformen sind daher in der Regel gezwungen, innerhalb der einmal geschaffenen Strukturen und Spielregeln zu verfahren. So hat z. B. die Einführung der gesetzlichen Krankenkasse für Arbeiter im 19. Jahrhundert mit dem paritätischen Beitragsanteil von Arbeitgebern und Arbeitnehmern eine Strukturentscheidung getroffen, die bis heute nachwirkt. Die Regelung mag aus rechtlichen Grundsätzen oder in rein ökonomischer Perspektive als problematisch empfunden werden, aber sie hat darüber hinaus eine historische Dimension, die sowohl sozialpolitisch wie kulturell nicht ohne Einfluss ist. Ebenso unterscheiden sich die nationalen Gesundheitssysteme und Einstellungen zum Gesundheitswesen sehr stark. Warum in Deutschland die gesetzliche Krankenversicherungspflicht vorherrscht, in England dagegen der über Steuern finanzierte *National Health Service* und in den Vereinigten Staaten von Amerika die reine Privatversicherung, lässt sich aus Gründen der Zweckmäßigkeit nicht befriedigend erklären, sondern nur mit Rücksicht auf die jeweiligen historischen Umstände und die spezifischen nationalen Entwicklungen.

Die Rolle der Geschichtswissenschaft in Fällen wie diesen besteht darin, an die Umstände und Motive zu erinnern, die damals in Deutschland zur Festlegung paritätischer Beiträge geführt haben. Sie kann also verdeutlichen, dass Festlegungen dieser Art keineswegs irrational oder einfach zweckwidrig sind, auch wenn sie heute dem ersten Eindruck nach so erscheinen mögen. Damit kann die Geschichtswissenschaft zwar von sich aus nicht sagen, ob diese Regelung beibehalten werden sollte oder ob sie als veraltet und überlebt abgeschafft werden kann, denn die Umstände und die Motive wandeln sich bekanntlich mit der Zeit.[1] Aber zu einer gesundheitspolitischen Debatte, ob heute eine paritäti-

---

1   So wurde der Grundsatz der paritätischen Finanzierung der Krankenkasse von der Bundesregierung aus CDU/CSU und FDP zum 1. Januar 2011 aufgehoben, indem Arbeitnehmer*innen vom auf 15,5 % gestiegenen Beitragssatz künftig 8,2 % zahlen sollten, Arbeitgeber aber nur 7,3 %. Im Jahr 2018 vereinbarte die Große Koalition aus CDU/CSU und SPD die Rückkehr zum paritätischen Beitragssatz am 1. Januar 2019.

sche Finanzierung der Krankenkasse weiter bestehen soll, kann die Geschichtswissenschaft ihren Beitrag leisten, indem sie verdeutlicht, dass diese Regelung gute Gründe hat. So leistet sie neben den häufig dominierenden ökonomischen oder rechtlichen Argumenten einen Beitrag zu einer rationalen Diskussion, ob die Gründe für eine paritätische Finanzierung weiterhin gelten sollen oder ob und inwieweit eine Abkehr von ihr gerechtfertigt sein kann.

Außer in vergangenen Entscheidungen, die bis heute fortwirken, findet sich der historische Einfluss zweitens in heute alltäglich gebrauchten Begriffen, die auf eine mehr oder weniger lange Geschichte verweisen, welche den Inhalt und die Ausrichtung der Begriffe mitbestimmt. Denn Geschichte spielt nicht nur in den Entscheidungen eine Rolle, die in der Vergangenheit getroffen worden sind. Sie ist darüber hinaus auch in den Begriffen gegenwärtig, die wir in der Wissenschaft oder im Alltag ständig verwenden. Die Bezeichnung Bundesrepublik Deutschland steckt nicht nur den rechtlichen und politischen Rahmen für das Gesundheitssystem ab. Sie ist historisch gesättigt mit den republikanischen Verfassungsprinzipien von rechtlicher Gleichheit und Freiheit des Handelns einerseits und der langen föderalen Struktur Deutschlands seit dem Mittelalter andererseits, die also eine bestimmte demokratische Kultur und Lebensform zusammenfassen. Historische Erfahrungen liegen der Praxis zugrunde, Individuen nicht als Untertanen, sondern als Bürger*innen zu bezeichnen und dementsprechend zu behandeln. Ob die Krankenkassen Beitragszahler*innen, Mitglieder, Genoss*innen oder Klient*innen repräsentieren, macht nicht nur einen sprachlichen Unterschied. Die verschiedenen Benennungen bezeichnen einen je unterschiedlichen Status, der stärker passiv oder mitbestimmend ausfällt und Einfluss auf die Unternehmenspolitik ausübt. Ob eine Krankenkasse ein vorrangig privatwirtschaftliches Unternehmen, eine Versicherung oder ein genossenschaftlich orientierter Verein sein soll, ist daher nicht nur eine rechtliche oder ökonomische Frage, sondern ebenso eine der historischen Erfahrungen und Traditionen, die für die allgemeine Wertschätzung und den alltäglichen Umgang mit der jeweiligen Einrichtung des Gesundheitswesens mehr oder weniger deutliche Auswirkungen haben.

Die in den Begriffen gespeicherten historischen Erfahrungen bezeichnen sowohl zahlreiche europäische Gemeinsamkeiten als auch die jeweilige nationale Geschichte. Sie sind daher nicht vollständig in eine andere Sprache übersetzbar, weil sie immer auch eine nationale Färbung besitzen. Im deutschen Kontext haben vor allem die nationalsozialistischen Verbrechen großen Einfluss auf die heutige Haltung zu Fragen der Datenerhebung und Datensicherheit, der Patientensouveränität, der Gesundheitskosten oder zu ethischen Bewertungen im Gesundheitswesen wie der Organtransplantation, der eugenischen Beratung oder der Sterbehilfe, wie sie in anderen Nationen nicht in dieser Weise präsent sind. Die internationale Zusammenarbeit reibt sich daher häufig an solchen aus der Geschichte herrührenden Unterschieden und Empfindlichkeiten, deren Missachtung oder Unkenntnis zu Unstimmigkeiten und Konflikten führen kann.

2 Die historische Perspektive: Analytischer und historisch-kontextueller Ansatz

In einer sehr allgemeinen und vorläufigen Weise bezeichnet die historische Perspektive, dass man sich mit der Vergangenheit beschäftigt, als Vorgeschichte aktueller Ereignisse, Institutionen oder kultureller Werte und Ideen. Es ist aber eine verkürzte und veraltete Vorstellung zu glauben, Geschichte beschäftige sich nur mit Ereignissen und Personen in der Vergangenheit und erzähle in strikter Zeitfolge, was früher Jahr für Jahr einmal passiert ist. Wie jede andere Wissenschaft zielt auch die Geschichtswissenschaft in ihrem Bemühen um Erkenntnis auf Begriffe, auf historische Begriffe. Diese sind manchmal nicht leicht zu erkennen, weil die historische Sprache der Alltagssprache nahesteht. Dennoch haben viele Ausdrücke auch einen spezifisch historisch-fachwissenschaftlichen Sinn. So findet man sowohl bei Historiker*innen als auch Jurist*innnen und Ökonom*innen den Ausdruck „bürgerliche Gesellschaft" oder die „Gesellschaft bürgerlichen Rechts". Aber in der Geschichte versteht man darunter spezifisch die nach der Französischen Revolution von 1789 das 19. Jahrhundert kennzeichnenden Verhältnisse, von denen eine ganze Reihe für das moderne Gesundheitswesen prägend geworden sind. Historische Begriffe oder Begriffe mit historischer Dimension im engeren Sinne sind beispielsweise Approbation, Assanierung, Bakteriologie, Hospital, Hygiene, Krankenhaus, Quacksalber, Quarantäne, Variolation, Wundarzt oder öffentliche Gesundheitspflege.

Die historische Perspektive oder die Beschäftigung mit der Vergangenheit verfügt vor allem über zwei deutlich unterscheidbare Formen, die (ältere) Entwicklungsgeschichte und die (neuere) historisch-kontextuelle Auffassung (Labisch 2016). Ein Verständnis dieser Unterscheidung kann den Umgang mit der historischen Fachliteratur deutlich erleichtern. Die Entwicklungsgeschichte verfolgt einen ausgeprägt analytischen Ansatz. Sie geht von den Zuständen der Gegenwart oder von einer formalen Definition aus. Ein derart bestimmtes modernes Element des Gesundheitswesens wird dann in der Vergangenheit gesucht und diese selbst als der Weg von den Ursprüngen bis zu den heutigen Verhältnissen betrachtet. So kann z. B. jedes mittelalterliche Hospital zur Geschichte des Krankenhauses gerechnet werden, auch wenn sein Zweck vorrangig nicht in der medizinischen Behandlung lag. Oder die Geschichte der Medizin wird als Kette von großen Entdeckungen und Durchbrüchen präsentiert, die dann den heutigen Wissensstand ergeben: die Entdeckung des Blutkreislaufs (William Harvey 1628), die Sauerstoff-Verbrennung (Antoine Laurent de Lavoisier 1774/75), die Pockenimpfung durch Vakzination (Edward Jenner 1798), die Narkose mittels Äther (William Thomas Green Morton 1846), die Untersuchung der Cholera-Ausbreitung (John Snow 1849/54), die Zellularpathologie (Rudolf Virchow 1858), die Bakteriologie (Robert Koch 1876/82 und Louis Pasteur 1878).

Die Entwicklungsgeschichte kann auf diese Weise eine Erklärung des heutigen Wissens liefern, darin liegt ihre Stärke, ihre Plausibilität und allgemeine Beliebtheit. Gesamtdarstellungen der Medizingeschichte (Porter 2000) oder Handbücher und Lexika berühmter Ärzte sind weiterhin erfolgreiche Buchpublikationen. Aber die Entwicklungsgeschichte nimmt zugleich deutliche Schwächen in Kauf. Die Vergangenheit wird bei ihr einerseits zu einer Ansammlung bloßer, aber inzwischen überwundener Irrtümer. Andererseits wird die Entwicklungsgeschichte, wie sie gerade in der Medizingeschichte lange vorherrschend war, zu einer Kette spektakulärer wissenschaftlicher Durchbrüche und genialer Forscher und Erfinder auf dem Weg zur heutigen modernen Medizin. Zwar ist die Gegenwart für sie ein Produkt der Geschichte, aber die Vorstellung, dass der geschichtliche Prozess allein oder vor allem genau auf die heutige Zeit zuläuft und in ihr kumuliert, ist nichts anderes als eine perspektivische Illusion. Nur in der Rückschau kann eine Entwicklung derart aussehen, aber tatsächlich hat es sich nicht in der Weise zugetragen, dass alle früheren Anstrengungen und Leistungen genau und einzig unsere heutigen Zustände bezweckten.

Dem neueren historisch-kontextuellen Ansatz in der Sozialgeschichte, Neuen Kulturgeschichte und Wissenschaftsgeschichte geht es demgegenüber genau um diese Rekonstruktion der Verhältnisse und Vorstellungen, um die Einbettung der Personen und ihres Handelns in ihre eigene Zeit. Isaac Newton (1643–1727) z. B. ist für sie nicht nur der geniale Mathematiker, der die Grundlagen der klassischen Mechanik schuf, sondern auch der Alchimist und spekulative Theologe, der er zugleich gewesen ist. Die neueren Ansätze konzentrieren sich also nicht auf die oft erst Jahrzehnte oder Jahrhunderte später eintretenden historischen Wirkungen, sondern auf die konkreten, also jeweils zeitgenössischen Umstände oder den historischen Kontext. Daher kann dieser Ansatz ältere wissenschaftliche Ansätze und Sichtweisen in ganz anderer Weise ernstnehmen und würdigen als die Entwicklungsgeschichte, da er die Wahrnehmungshorizonte der damals handelnden Personen berücksichtigt, wenn er vergangenes Handeln – seine Möglichkeiten und Grenzen, seine Bedeutung – verständlich machen will. Erst dann können die vergangenen Zustände und Ereignisse mit unserer heutigen Welt vermittelt werden. Mit der kontextuellen Geschichte traten auch zuvor vernachlässigte Themen in den Mittelpunkt, insbesondere wurde jetzt die Geschichte der Patient*innen erforscht oder die Krankenhausgeschichte, also der medizinische Alltag der Ärzte und Patientinnen und Patienten und nicht mehr nur die wissenschaftlichen Höhepunkte (Paul/Schlich 1998; Stollberg/Vanja/Kraas 2011). Eine Konsequenz der neueren Ansätze ist in der Regel, dass sich die Zeitspanne der jeweiligen „Vorgeschichte" unserer Einrichtungen und Vorstellungen deutlich verkürzt. Die Hygiene beginnt nun nicht mit den Vorschriften des Alten Testaments oder den Praktiken der Ägypter und Römer, sondern mit dem 18./19. Jahrhundert.

Die historische Perspektive leistet in der älteren wie in der neueren Form einen Beitrag zur Diskussion gesellschaftlicher oder wissenschaftlicher Fragen, die nicht allein unter den Gesichtspunkten der funktionalen Zweckmäßigkeit (Natur- und Sozialwissenschaften), der rechtlichen Zulässigkeit (Rechtswissenschaft) oder der Vertretbarkeit (Ethik) verhandelt werden sollten. Wie eine historische Perspektive auf die Geschichte von *Public Health* aussehen kann, skizzieren die folgenden Abschnitte. Die Beschäftigung mit Fragen der Bevölkerungsgesundheit ist historisch gesehen ein gemeineuropäisches Phänomen. Die Einrichtung einer öffentlichen Gesundheitspflege im 19. Jahrhundert kennzeichnete alle europäischen Staaten und Nordamerika (Porter 1994). Darüber hinaus pflegten Naturwissenschaftler, Ärzte, Juristen und Ingenieure bis weit in das 19. Jahrhundert den intellektuellen Austausch und entwickelten die heute bekannte Kultur internationaler wissenschaftlicher Kongresse. Die folgende Darstellung konzentriert sich aber nur auf den Ausschnitt, der vornehmlich die deutsche Geschichte betrifft.

3 Die Begründung der öffentlichen Gesundheitspflege oder Public Health im 19. Jahrhundert

Die nationalen Gesundheitssysteme sind in weiten Teilen eine Reaktion auf das bis zur Französischen Revolution von 1789 in Europa vorherrschende *Ancien Régime* der Fürstenstaaten. Daher ist das moderne Gesundheitswesen ohne die vorhergehende alteuropäische Geschichte nicht zu verstehen (Flügel 2012). Die Umbruchzeit um 1800 trennt zwei große Abschnitte der europäischen Geschichte, die als „Alteuropa" (12. bis 18. Jh.) und der seitdem sich durchsetzenden „Moderne" bezeichnet werden. Die auch im Bereich des Gesundheitswesens weit verbreitete Bezeichnung „modern" – z. B. in Bezug auf das Allgemeinkrankenhaus als modernes Krankenhaus – verweist auf den Unterschied dieser beiden historischen Epochen.

Das Gesundheitswesen, wie wir es heute als ein voll ausgebautes gesellschaftliches Teilsystem kennen, ist weitgehend ein Produkt des 19. Jahrhunderts (Hudemann-Simon 2000). Seine Anlage und Ausrichtung ist in großen

Teilen eine Reaktion und Folge des grundlegenden gesellschaftlichen Wandels, der seit dem Ende des 18. Jahrhunderts alle Lebensbereiche erfasste und umgestaltete. Begrifflich lässt sich dieser Wandel als Übergang von der Gesellschaft Alteuropas zur „bürgerlichen Gesellschaft des 19. Jahrhunderts" fassen. Politisch bedeutete das, die traditionellen Privilegien des Adels, der Kirche, der Handwerkszünfte und Korporationen abzuschaffen zugunsten der rechtlichen Gleichheit und allgemeinen Handlungsfreiheit. An die Stelle der Untertanen trat der (zunächst nur: männliche) Bürger. Die Staatsbürger erhielten im modernen Verfassungsstaat erstmals eine regelmäßig erneuerte politische Mitsprache. Den politischen Umbruch nach 1800 begleitete in sozialer Hinsicht ein ganzes Bündel von längerfristigen Prozessen. Die wichtigsten sind das äußerst dynamische Bevölkerungswachstum seit dem letzten Drittel des 18. Jahrhunderts, das anhaltende Wachstum der Städte (Urbanisierung), die Beschleunigung des Transportwesens durch die Eisenbahn, die Privatisierung der Religion und schließlich wirtschaftlich der Wandel von einer Agrargesellschaft zur Industrialisierung der Landwirtschaft und des Gewerbes in der Fabrikindustrie (Condrau 2005; Ehmer 2004; Ziegler 2005). In der Folge entstanden unter anderem die politischen Parteien und soziale Bewegungen wie die Frauenbewegung und die Gewerkschaften. In der Summe führten diese Prozesse zu einer grundlegend veränderten modernen Lebensweise, auf die sich das politische Handeln und die kulturellen Wertorientierungen nun einzustellen hatten. Aufgrund dieser Veränderungen erschien auch die Gesundheit des Einzelnen und der Bevölkerung in einem veränderten Licht.

Das *Ancien Régime* bzw. die alteuropäische Gesellschaft vor 1800 funktionierte auf der Basis ständischer Ungleichheit. Die einzelnen sozialen Stände vom Adel, Stadtbürger und Handwerker bis zum häuslichen Gesinde, den Ehefrauen und Töchtern oder den leibeigenen Bauern verfügten über je spezifische Kompetenzen und Rechte, die zusammen genommen im Haushalt wie in der Gesellschaft eine harmonische Gesamtordnung ergeben sollten. Gegenüber dem Fürsten oder anderen Obrigkeiten waren die Stände wie die Einzelnen aber bloße Untertanen und zu Gehorsam verpflichtet. Die Regierungsgewalt war im Besitz der herrschenden Dynastie, deren aktuell regierende Vertreter über ihr kriegerisches oder politisches Handeln nicht rechenschaftspflichtig waren. Dennoch handelte es sich beim europäischen Fürstenstaat des Mittelalters und der Frühen Neuzeit nicht um eine Willkürherrschaft. Der regierende Fürst war nicht nur Herrscher, er verwaltete auch ein Amt, also eine öffentliche Funktion. Der Amtscharakter der fürstlichen Regierung legte dem Herrscher bestimmte Pflichten auf. Zur Amtspflicht des Fürsten gehörte erstens der militärische Schutz der Untertanen, zweitens der Schutz der Kirche, drittens der Schutz der individuellen Rechte der Korporationen, der Stände und jedes einzelnen Untertanen durch die Gewährung einer ordentlichen Rechtspflege mittels öffentlicher Gerichte und viertens der Schutz der Witwen und Waisen, zum einen durch Wahrung ihrer Rechte, zum anderen durch die Einrichtung z. B. von Waisenhäusern.

Diese alteuropäische Rechtstradition besaß eine hohe praktische Relevanz. Im Hinblick auf das Gesundheitswesen führte sie zur Einrichtung der gerichtlichen oder forensischen Medizin, also der von Amtswegen vorgenommen Untersuchung der Todesfälle durch einen Arzt, einen Wundarzt oder eine Hebamme unter der Frage, ob im konkreten Fall ein gewaltsam herbeigeführter oder ein natürlicher Tod vorliege. Auf diese Weise sollten Mord oder Kindstötung gerichtlich verfolgt werden. Aus der Pflicht zur Fürsorge gegenüber den Untertanen leitete sich auch der Anspruch ab, die Approbation der Ärzte und der Apotheker durch Medizinal-Ordnungen vorzuschreiben und die Arbeit und Ausbildung der Hebammen zu kontrollieren. Zur Erfüllung seiner Amtspflichten verfügte der Fürst über ausgedehnten Grundbesitz. Darüber hinaus konnte er zur Deckung seiner Ausgaben Zölle, Handels- und Verbrauchsabgaben erheben sowie direkte Steuern, aus denen die Richter und Landesbeamten besoldet wurden.

In sozialer Hinsicht gehört zur alteuropäischen Tradition die Trennung zwischen den beiden Bereichen der häuslichen Herrschaft einerseits und der öffentlichen oder politischen Herrschaft andererseits. Nur der – abgesehen von den Witwenhaushalten immer männliche – Haushaltsvorstand verfügte über den Zugang zur öffentlichen Sphäre, die übrigen Mitglieder des Haushalts waren von ihr ausgeschlossen. Daraus erwächst die wichtige Unterscheidung zwischen den Angelegenheiten innerhalb des „Hauses", nämlich der privaten Sphäre, und der öffentlich-politischen Sphäre. In die Privatsphäre griff die fürstliche Regierung nicht ein, da sie daran kein genuines Interesse hatte. Die Gesundheit der Mitglieder der Gesellschaft war zunächst und prinzipiell allein eine Sache der privaten Haushalte. Die Regierung sorgte nur dafür, Schaden abzuwenden, indem sie Apotheker und Ärzte überwachte. Damit sollte ein gewisser Qualitätsstandard gesichert werden und außerdem sollten die als Quacksalber bezeichneten nicht-approbierten Anbieter aus dem Markt gedrängt werden. Darüber hinaus wurden die Obrigkeiten nur fallweise aktiv, insbesondere wenn eine Epidemie zu Quarantänemaßnahmen zwang. Mit dem Abklingen einer Seuche schliefen auch die behördlichen Aktivitäten wieder ein. Die alte Bedeutung des Hauses als privater Sphäre wirkte sich im 19. Jahrhundert noch in den industriellen Zuständen der Fabriken aus. Rechtlich gehörten die Arbeiter wie Gesinde zum erweiterten Haus des Unternehmers. Die Staatsgewalt hatte daher besondere Schwierigkeiten zu überwinden, wenn sie die hygienische oder gesundheitliche Lage in den Fabriken verbessern wollte, da sie damit immer auch in das Privateigentum eingriff.

Ende des 18. Jahrhunderts begannen die fürstlichen Regierungen, die Gesundheit mehr und mehr in ihre regulierende Tätigkeit einzubeziehen. Unter dem Stichwort der „Medicinal-Policey" wurden zahlreiche Verordnungen erlassen, die gesundheitliche Fragen behandelten. Das Ziel der Regierungen bzw. der Verfasser der entsprechenden Werke zur Gesundheit ging durchaus dahin, den Untertanen eine gesunde Lebensführung vorzuschreiben. Der Wille zur Bevormundung wurde nur durch die völlig unzureichenden Mittel einer anhaltenden und konsequenten Durchführung der entsprechenden Maßnahmen in recht engen Schranken gehalten. Die damalige Ausweitung der Staatstätigkeit erfolgte vor allem aus dem Interesse an einer *Peuplierung* genannten Vermehrung der untertänigen Bevölkerung, da die Steuerkraft und die Rekrutierung zum Militär ziemlich direkt von der Bevölkerungszahl abhingen. Die Bevölkerungszunahme wiederum war aufgrund der vielen Kriege unter den europäischen Fürstenstaaten ein eminent politisches Ziel.

Mit dem Übergang zum modernen Verfassungsstaat und zur bürgerlichen Gesellschaft des 19. Jahrhunderts wurden die aus der alteuropäischen Geschichte stammenden Einrichtungen und Ideen neu sortiert und neu bewertet. Eine ganze Reihe alteuropäischer Traditionen wurde in die neuen Verhältnisse hinein übernommen, insbesondere die kulturell breit verankerte Tradition der Herrschaft des Rechts und der Verwaltung durch öffentliche Beamte und Richter. Rechtlich trat nun der (männliche) Staatsbürger an die Stelle des Untertanen, Gleichheit und Freiheit ersetzten die ständischen Unterschiede. Politisch wandelten sich die Fürstenstaaten in konstitutionelle Monarchien, indem politische Verfassungen ausgearbeitet und gewählte Landtage mit festen Wahlperioden eingeführt wurden. Die bürgerliche Gesellschaft bestand weiterhin aus den patriarchalisch geführten Haushalten, die jetzt zu der veränderten Regierungsweise in ein neues Verhältnis gesetzt werden mussten. Dies geschah über die von Juristen vorgenommene Definition der Staatsziele. Hintergrund der entsprechenden Bemühungen im Hinblick auf das Thema Gesundheit war die schwere Cholera-Epidemie, die seit 1827 aus Asien kommend unaufhaltsam nach Europa vorrückte und 1831 Preußen erreichte (Dettke 1995). Die Cholera war im 19. Jahrhundert die Leitkrankheit, an der die Wirkungslosigkeit der bis dahin üblichen Quarantänemaßnahmen diskutiert und nach Möglichkeiten einer verbesserten öffentlichen Gesundheitspflege gesucht wurde. Im letzten Drittel des 19. Jahrhunderts löste dann die Tuberkulose die Cholera als vordringliche Leitkrankheit ab. Bis in die 1960er Jahre hinein blieb die Tuberkulose-Bekämpfung eine prominente und wichtige Aufgabe des öffentlichen Gesundheitsdienstes (Lindner 2004).

Der Staatsrechtler und Politiker Robert von Mohl (1799–1875) sprach im Jahr 1832 erstmals ausdrücklich vom „Rechtsstaat" und prägte damit eine für die Zukunft wichtige allgemeine politische Formel. Das Privateigentum und der

Schutz der Privatsphäre erhielten hohe Priorität, der (bürgerliche) Eigentümer und der Schutz vor willkürlicher Bevormundung ersetzten das Leitbild einer obrigkeitlich garantierten Harmonie der Stände. Einerseits wurden im Verfassungsstaat die Möglichkeiten zu einer Regierung durch bloße Verordnungen stark eingeschränkt, andererseits wurden die legitimen Staatsaufgaben über den traditionellen Rechtsschutz und die militärische Sicherheit hinaus erweitert. Der Staat erhielt neue Zuständigkeiten. Zum einen übernahm der Staat die Zuständigkeit für die Schulbildung von den Kirchen und Kommunen, zum anderen erklärte von Mohl auch die Gesundheit zur Staatsaufgabe. Seine liberale Auffassung fasste er 1838 in dem Artikel „Gesundheitspolizei" im sechsten Band des Staats-Lexikons von von Rotteck und Welcker zusammen. Seine Grundsätze zur Gesundheit der Menschen (und übrigens auch der Haustiere, also der Veterinärmedizin) lauteten:

1. Die körperliche Gesundheit ist das höchste Gut für den Einzelnen.
2. Auch für die gesamte bürgerliche Gesellschaft ist die Gesundheit ihrer Mitglieder ein Gegenstand von größter Wichtigkeit.
3. Die Hauptfrage liegt in der richtigen Bestimmung der Staatstätigkeit. Sie hat dem Grundsatz zu folgen, dass der Staat nur dann helfend einschreitet, wo die Kräfte des einzelnen Bürgers oder freier Vereine nicht hinreichen, die Hindernisse wegzuräumen, welche dem allgemeinen Zweck [die Erhaltung der Gesundheit] im Wege stehen.
4. Zwangsmaßnahmen sind nur dort erlaubt und geboten, wo die Nichtteilnahme Einzelner verhindert, den gesetzten Zweck zu erreichen [z. B. durch eine gesetzliche Pflicht zur Pockenimpfung].
5. Die Hauptbemühung geht mehr dahin, den Ausbruch einer Krankheit zu verhindern, als die ausgebrochene Krankheit wieder zu heilen.

Damit waren von juristischer Seite die Notwendigkeit und der Sinn einer öffentlichen, aus Steuermitteln finanzierten Gesundheitspflege begründet, noch bevor sich die moderne klinisch-experimentelle Medizin durchgesetzt hatte. Die Grundlegung geschah allerdings in einer sehr bezeichnenden Form, denn von Mohl hielt am strikten Vorrang der privaten Sphäre vor der öffentlichen Sphäre fest. Er orientierte sich an einer positiven Anthropologie, die von der Annahme ausging, dass sich die Individuen bzw. Hausvater und Hausmutter um die eigene Gesundheit und die der Haushaltsangehörigen kümmern würden, weil sie in ihrem direkten Eigeninteresse lagen. Gesundheitsfragen im Sinne der kurativen Medizin und der gesunden Lebensführung blieben daher den privaten Haushalten überlassen. Eine obrigkeitliche Gängelung wie im Fürstenstaat des 18. Jahrhunderts war weder nötig noch erlaubt. Dennoch gehörte selbstverständlich die Information der Bevölkerung über den Kenntnisstand der Medizin weiterhin zu den Aufgaben der Regierung. Der Schwerpunkt staatlicher Maßnahmen lag auf dem Vorrang und Vorteil des einzelnen Staatsbürgers. Der Staat oder die Gemeinschaft partizipierten nur indirekt an der verbesserten Gesundheitspflege. Die staatliche Tätigkeit richtete sich vor allem auf die Prävention, nicht auf die Gesundheitserziehung. Karl Brater z. B. ermahnte die staatlichen Stellen, „Wohltaten", d. h. Maßnahmen, die anders als die Seuchenbekämpfung allein dem Einzelnen Vorteile gewähren, dürften den Staatsbürgern nicht aufgedrängt werden (Brater 1859). In der öffentlichen Gesundheitspflege ging es also nicht nur um die Rechte der Bürger und die Kompetenzen der Staatsgewalt, die positive Anthropologie begleitete auch eine praktisch-moralische Forderung, nämlich sich beim Missionieren der Bevölkerung zurückzuhalten, die große Einsicht in die Bedeutung sozialer Prozesse und kultureller Faktoren zeigt.

Ein Katalog der Maßnahmen, die Mitte des 19. Jahrhunderts anstanden, findet sich in dem 1848 erschienenen „Handbuch der medicinischen Policei nach den Grundsätzen des Rechtsstaates" von Ignaz Heinrich Schürmayer (1802–1881). Der erste Teil des Buches zur öffentlichen Gesundheitspflege ist der Entfernung der Krankheitsursachen gewidmet. Unter dieser Überschrift behandelt er die Verhinderung erblicher Krankheiten, die Beseitigung schädlicher äußerer Einwirkungen, wozu auch eine gesunde physische Erziehung der Kinder und die heute als Lebensmittelhygiene bezeichnete Sorge um gesunde Nahrungsmittel gehört. Außerdem geht es Schürmayer um gesunde Wohnplätze, um gesunde Strafanstalten und um die mögliche gesundheitsschädliche Einwirkung verschiedener Werkstoffe und „Fabricate", und eine effiziente Aufsicht, die sich um die Verbreitung von Giftpflanzen, die Ausbreitung von Tierseuchen oder die Unfallgefahr in Städten durch schadhafte Dächer, fehlende Abdeckung von Brunnen und mangelhafte Straßenbeleuchtung kümmert. Schließlich gehört für ihn die „Sorge für einen der Gesundheit möglichst schadlosen Betrieb der Gewerbe" zum Katalog der öffentlichen Gesundheitspflege.

Ein weiteres Kapitel behandelt die Schutzanstalten gegen ansteckende Krankheiten, also die Fragen der Seuchenbekämpfung und der Bekämpfung ansteckender Krankheiten. Der zweite Teil des Buches gehört dem Fragenkreis der öffentlichen Krankenpflege, also der Heilung bereits ausgebrochener Krankheiten. Hier gilt seine Sorge der Bereitstellung der Heilmittel, wozu er tüchtiges ärztliches Personal, Arzneien und Apotheker, Krankenwärter, chirurgische Instrumente und Blutegel, Bandagen, Badeanstalten und Gesundbrunnen zählt. Ein Abschnitt, der traditionell für die öffentliche Gesundheitspflege zentral war, ist der Armenpflege gewidmet, weil von den Armen bzw. den Unterschichten sowohl gesundheitliche wie gesellschaftliche Gefahren auszugehen schienen, deren Kontrolle und Unterdrückung den Bürgern angeraten wurde.

Das Buch beschließt ein Kapitel zu den für die Erfüllung der vorgesehen Aufgaben nötigen Medizinalbehörden als einen eigenen Zweig der inneren Verwaltung. Abgesehen vom Aufbau eines regelrechten Gesundheitswesens konzentrierte sich die Tätigkeit der öffentlichen Gesundheitspflege auf eine verbesserte Hygiene und die Bekämpfung der Epidemien, insbesondere durch Impfkampagnen. Der direkte Einfluss auf Berufskrankheiten oder die Sozialpolitik blieb dagegen gering.

Bereits von Mohl kannte das Argument, ein Kranker könne nichts zur Erhaltung und Vermehrung des Volksvermögens beitragen, sondern stelle einen Kostenfaktor dar. Die Auseinandersetzung über den Vorrang des Individualinteresses oder den Vorrang der Gemeinschaft durchzieht seit dem 19. Jahrhundert in verschiedenen Mischungen immer wieder die Geschichte des Gesundheitswesens. Phasen der Orientierung am Vorteil der einzelnen Staatsbürger wechselten mit solchen, die eine Überordnung des Gemeinschaftsinteresses verlangten, so insbesondere in der Sozialhygiene zu Beginn des 20. Jahrhunderts, in der Propagierung der Volksgesundheit im Nationalsozialismus oder im Umbau des Sozialstaats durch die Agenda 2010. Die Sorge um den Bestand des Gemeinwesens geht regelmäßig einher mit einer negativen Anthropologie, die unterstellt, die jeweils als Gefährder ausgemachten Individuen wären unfähig oder gar unwillig zu ihrer Gesundheit oder zur Begrenzung der Gesundheitskosten beizutragen, sodass Einschränkungen, Kürzungen und Zwangsmaßnahmen als eine Art staatlicher Notwehr erforderlich seien. Die wissenschaftliche und politische Auseinandersetzung um Individualwohl und Gemeinwohl gehört folglich zum festen Bestandteil des Gesundheitswesens und seiner Anpassung an die immer wieder veränderten Umstände.

Die Aufgabe der öffentlichen Gewalt zu Beginn des 19. Jahrhunderts bestand aus v. Mohls Überlegungen vorrangig in der Pflicht, für den Ausbau eines landesweiten öffentlichen Gesundheitswesens zu sorgen. Sie war definiert als der Bereich, den die Individuen nicht aus eigener Kraft erschaffen konnten. Daher musste es damals in erster Linie darum gehen, ein das gesamte Land versorgendes Gesundheitswesen bestehend aus niedergelassenen Ärzten, Apotheken und Hebammen aufzubauen, damit die Bürger im Krankheits- oder Bedarfsfall auch entsprechende Hilfe in ihrer Nachbarschaft finden konnten (siehe auch Loetz 1993). Um dieses Ziel zu erreichen, mussten die nötigen Bildungseinrichtungen geschaffen, Lehrpläne und Prüfungsordnungen entwickelt werden. Schließlich musste die Bevölkerung durch Information über die nützlichsten gesundheitlichen Maßnahmen unterrichtet werden. Im Unterschied zum *Ancien Régime* war das Regierungshandeln in den neuen Staatslehren bezogen und zurückgebunden an das Wohl der einzelnen Staatsbürger und nicht an den Nutzen für den Staat. Die kurative Medizin hatte in dieser Zeit noch kaum große Fortschritte gemacht, die therapeutischen Möglichkeiten waren immer noch sehr beschränkt. Die alte Trennung zwischen den akademischen Medizinern und den Wundärzten bzw. Chirurgen als Praktikern war noch nicht überwunden. Das aus der Antike übernommene Modell der Humoraltheorie oder Säftelehre und der Kanon der galenischen Schriften beherrschten noch lange das Feld (Corbin 2005; Jankrift 2003; Jütte 1991). Der Aderlass war immer noch die am weitesten verbreitete und am häufigsten genutzte medizinische Therapie (Fischer 1995).

Die von Juristen wie Robert von Mohl bis zur Mitte des 19. Jahrhunderts aufgestellten Grundsätze und Forderungen passten dann, wie sich in den folgenden Jahrzehnten zeigen sollte, hervorragend sowohl zu den im Verlauf des 19. Jahrhunderts in Stadt und Land eintretenden sozialen Veränderungen als auch zu den wissenschaftlichen Fortschritten in der Medizin. Festzuhalten bleibt, dass die öffentliche Gesundheitspflege nicht zuletzt deshalb als ein energischer Versuch der Verhältnisprävention entstand, weil der akademischen Medizin zunächst noch die theoretischen Konzepte und die praktischen Möglichkeiten zu größeren therapeutischen Erfolgen fehlten, sodass in der Medizingeschichte sogar von einer Phase des „therapeutischen Nihilismus" gesprochen werden konnte. In der Zeit von 1820 bis 1880 dominierte in der öffentlichen Gesundheitspflege demgegenüber politisch gesehen eine liberale, auf allgemeine soziale und rechtliche Reformen hin orientierte Haltung.

4 Der Ausbau des Gesundheitswesens im 19. Jahrhundert

Das Gesundheitswesen ist ein komplexes Gebilde, in dem eine Vielzahl von Akteuren, Interessen und Wissensformen zusammenwirken. Allerdings waren die heute selbstverständlichen Einrichtungen und Einstellungen erst zu entwickeln und für die Medizin war eine einheitliche Wissensbasis noch zu schaffen. Im Ausbau des Gesundheitswesens lassen sich somit verschiedene Phasen oder Schwerpunkte hervorheben. Der Eintritt in eine neue Phase bedeutet aber nicht, dass die älteren Aufgaben wie z. B. die Seuchenbekämpfung erledigt oder abgeschlossen sind. Die Phasen lösen einander nicht ab, sie dauern vielmehr fort, auch wenn sie in der Aufmerksamkeit gegenüber den Neuheiten etwas in den Hintergrund treten. So ist z. B. die Versorgung mit Apotheken, der Kampf gegen die Tuberkulose oder die Impfung gegen Kinderlähmung, Masern und andere ansteckende Krankheiten weiterhin wichtig, aber abgesehen von immer wieder auftretenden aktuellen Skandalen steht sie nicht mehr im Mittelpunkt der Überlegungen (Thießen 2017).

Zu den wichtigsten sozialen Prozessen, die sich im 19. Jahrhundert entfalteten, gehört das beschleunigte Bevölkerungswachstum und der seit 1870 sich abzeichnende demografische Übergang. Im Jahr 1816 zählte man im Gebiet des

Deutschen Bundes 23,5 Mio. Menschen, im Deutschen Kaiserreich stieg die Zahl der Einwohner*innen bis 1914 auf 67,8 Mio. Die vermehrte Bevölkerungszahl wohnte in ansteigender Quote in Städten. Im Kaiserreich nahm der Anteil der städtischen Bevölkerung in Gemeinden über 2000 Einwohner von 36,1 % im Jahr 1871 auf 60 % im Jahr 1910 zu (Statistisches Reichsamt 1930). Besonders dynamisch wuchsen die größeren Städte. In Großstädten über 100.000 Einwohner*innen lebten 1871 erst 4,8 % der Bevölkerung, 1910 aber 21,3 % und 1925 mit 26,8 % ein gutes Viertel. Dieser Vorgang hält bis heute an und hat für Deutschland im Jahr 2016 fast ein Drittel erreicht, nämlich 31,8 %. Die Verstädterung ist inzwischen sogar ein weltweites Phänomen. Die Städte und der ländliche Raum wurden durch ein dichtes Netz von Eisenbahnlinien verbunden und erschlossen, die eine hohe Bewegung von Gütern des Lebensbedarfes, später auch eine größere Mobilität von Personen ermöglichte. Im Zuge des demografischen Übergangs stieg die durchschnittliche Lebenserwartung bei Geburt und in der Folge veränderte sich die Zusammensetzung der Alterskohorten in der Gesellschaft, die häufig als Alterung der Gesellschaft bezeichnet wird (Laslett 1995, siehe hierzu den Beitrag von Ulrich). Die jeweilige Zusammensetzung der Alterskohorten stellt naturgemäß ihre je spezifischen, aber möglicherweise nicht immer willkommenen Anforderungen an das bestehende Gesundheitssystem.

Das wirtschaftliche Gegenstück zur veränderten modernen Lebensweise war die Fabrikindustrialisierung, welche die von den überkommenen Zunft- und Zollschranken entfesselte kapitalistische Wirtschaftsweise begleitete und deren Symbol der rauchende Schornstein wurde. Mit der Fabrik bildete sich eine neue soziale Gruppe heraus: die in der Textilindustrie tätige weibliche und die im Bergbau und der Schwerindustrie tätige männliche Arbeiterschaft, auch Proletariat oder vierter Stand genannt. Die außerhäusige Arbeit stellte einerseits eine neue gesellschaftlich relevante Lebensform dar, andererseits blieben die Arbeiter in der bürgerlichen Gesellschaft zunächst im Status des Gesindes, bis sie sich politisch organisierten und durch Gewerkschaften und eigene politische Parteien ihre gesellschaftliche Anerkennung durchsetzten. Die Tätigkeit der zahlreichen Fabriken brachte eine neue Belastung der Umwelt durch die Verschmutzung der Luft und die Verunreinigung des Wassers. Die Fabrikarbeiter litten unter neuen Berufskrankheiten oder unter den exzessiven Arbeitsstunden und niedrigen Lohnsätzen. Obwohl die Arbeitsmedizin zu den frühen, schon im 18. Jahrhundert entwickelten Zweigen der öffentlichen Gesundheitspflege gehörte, machte sie an den Fabriktoren weitgehend halt (Porter 1994). Es bedurfte und bedarf daher besonderer Anstrengungen, diese Grenze zu überwinden und die öffentliche Gesundheitspflege nicht auf die leichtere, aber auch ineffizientere Gesundheitserziehung des Individuums einzuengen.

Das halbe Jahrhundert von 1830 bis 1880 bildet die hohe Zeit der Hygienebewegung (*sanitary movement*, *hygiène publique*) als erste Phase einer aktiven Fürsorge für die Bevölkerungsgesundheit. Die wichtigsten Beispiele sind hier die geregelte Wasserversorgung, die Abschaffung der öffentlichen Brunnen und der Bau der Abwasserkanäle und Berieselungsanlagen. Die als „Assanierung" bezeichnete Umgestaltung des Stadtbildes war zwar gesundheitlich nützlich, insbesondere aber konnte durch sie langfristig das erneute Auftreten der Cholera verhindert werden. Ihre Durchführung mittels Anschlusszwangs an das Wassernetz und die neue eingeführte Erhebung von Wassergeld war jedoch für viele Haushalte auch mit sozialen Härten verbunden. Außerdem wurden Bauvorschriften erlassen oder verändert, um die Bevölkerung mit gesünderem Wohnraum zu versorgen.

Parallel zur Begründung einer öffentlichen Gesundheitspflege liefen Bestrebungen um eine Reform des ärztlichen Standes und der ärztlichen Ausbildung, die stärker klinisch und praktisch ausgerichtet werden sollte. Einerseits hob der neu eingeführte „praktische Arzt" die Trennung in Wundärzte und akademische Mediziner auf und die Ärzte erhielten eine vereinheitlichte universitäre Ausbildung. Andererseits änderte sich die ärztliche Tätigkeit von der Konsultation in der Wohnung des Kranken hin zum Betrieb einer Praxis mit fester Sprechstunde (Frevert 1984; Huerkamp 1985). Die berufliche Stellung des Arztes blieb in der ersten Jahrhunderthälfte umstritten. Der Arzt war bisher vor allem Hausarzt im Haushalt adeliger oder bürgerlicher Klienten gewesen, die sich seine Anstellung leisten konnten. Er bekam in der Regel ein Jahresgehalt, zählte daher aber auch zum Gesinde wie die Köchin, der Gärtner oder Kutscher. Außerdem bestimmte der Klient mit seinen Wünschen letztlich Art und Ausmaß der Behandlung und nicht der Arzt. Ansonsten gab es noch den von den Gemeinden bezahlten Armenarzt, der die Kranken unentgeltlich zu versorgen hatte. Von einer Anstellung als Armenarzt ließ sich aber kein bürgerlicher Haushalt finanzieren, sie blieb eine wenig attraktive Nebentätigkeit, die entweder von angehenden Ärzten oder sozialpolitisch besonders engagierten Ärzten übernommen wurde.

Dem Modell einer beamteten Anstellung des Arztes, die aus dem schlecht entlohnten nebenberuflichen Armenarzt eine sichere Anstellung machen sollte (Neumann 1847), stand das Ideal des niedergelassenen Arztes als selbständiger Unternehmer gegenüber, der für seine Einzelleistung bezahlt wurde. Der erste Fall widersprach dem Selbstbewusstsein der Mediziner als Teil der höheren sozialen Klassen, der zweite Fall ließ völlig offen, wie die ärztliche Versorgung ländlicher Gebiete oder weniger attraktiver bzw. zahlungsfähiger Gruppen gesichert werden könnte. Nach 1848 setzte sich rasch das Modell des selbständigen niedergelassenen Arztes durch. Die Versorgungsprobleme sollten mithilfe der korporativen Organisation der Ärzte in Ärztekammern gemildert werden. Dabei ist es bis heute geblieben. Ihre Standesinteressen vertreten die Mediziner seit 1873 auf eigenen Ärztetagen. Zuvor waren sie Teil der 1822 gegründeten „Gesellschaft deutscher Naturforscher und Ärzte" gewesen. Soziologisch wird dieser Vorgang, der zur Bildung einer abgeschlossenen und autonom agierenden Expertengruppe führt, als Professionalisierung bezeichnet.

Parallel zur Expertenkultur der Professionalisierung der Medizin bzw. der Ärzte verläuft der gesellschaftliche Prozess der Medikalisierung, in dem Experten anhand ihrer reduktionistischen Wissenschaftsprogramme Lösungen für komplexe gesundheitliche Fragen und deren soziale und kulturelle Zusammenhänge versprechen. Bis zur Mitte des 20. Jahrhunderts waren die meisten Geburten noch Hausgeburten, erst seit 1954 werden mehr Kinder im Krankenhaus geboren als zu Hause (Bundesminister für Gesundheitswesen 1970). Bestimmte Ereignisse, wie z. B. die Geburt (Pleiger/Egger 1985), oder Eigenschaften, z. B. Weiblichkeit (Kolip 2000), werden einem spezifisch medizinischen Blick unterworfen, der häufig in eine paternalistische Verfügung über die jeweils davon Betroffenen führt. Die Untersuchung dieser Entwicklungen hat daher zahlreiche kritische Kommentare gegen die verschiedenen Formen der Entmündigung hervorgebracht.

Die Veränderung der Wissensformen im 19. Jahrhundert betraf zum einen den Aufbau einer laufenden statistischen Beobachtung der Gesellschaft und zum anderen die naturwissenschaftliche Ausrichtung der modernen Medizin. Aufbauend auf vereinzelten Vorarbeiten im 18. Jahrhundert führten die neuen Verfassungsstaaten ab etwa 1830 regelmäßig wiederholte und systematisch angelegte statistische Erhebungen der Bevölkerungszahl, der Todesursachen und der Wirtschaftsleistung durch, für die in den Ländern eigene Behörden, die „statistischen Bureaus", eingerichtet wurden (Desrosières 2005). Die amtlichen Statistiken blieben nicht mehr geheim und wurden in eigenen Jahrbüchern veröffentlicht. Damit waren die Voraussetzungen für ein statistisches Zeitalter und für eine sich auf Statistiken gründende Epidemiologie geschaffen. Führend in der Entwicklung quantitativer, bevölkerungsbezogener Verfahren waren französische, belgische und englische Mediziner wie Louis René Villermé (1782–1863), Pierre-Charles Alexandre Louis (1787–1872), Lambert Adolphe Jacques Quetelet (1796–1874) und John Snow (1813–1858). Villermé erforschte u. a. auf der Grundlage einer statistischen Untersuchung von Paris aus dem Jahr 1821 die Zusammenhänge zwischen der Lage und sozialen Struktur verschiedener Pariser Stadtviertel und der Höhe der Mortalität. In England entwickelte William Farr (1807–1883) durch den Vergleich der lokalen Sterblichkeitsraten das Konzept der *Healthy City* (Eyler 1979). Aus dem Vergleich mehrerer Stadtgemeinden hinsichtlich der Sterblichkeitsrate konnte er folgern, dass die Sterblichkeit (oder Übersterblichkeit) in einer bestimmten Gemeinde einen entsprechenden Handlungsbedarf anzeige, um diese Gemeinde auf das Niveau der Städte mit den besten Werten zu führen. Die entwickelte Medizinalstatistik und die Epidemiologie ersetzten die älteren qualitativen Berichte, die unter dem Namen der „medizinischen Topografie" häufig von Amtsärzten verfasst worden waren, als Grundlage einer systematisch vorgehenden öffentlichen Gesundheitspflege. Wie die Theorien, Konzepte und Begriffe hat die Entwicklung brauchbarer Messwerte und Instrumente zur Analyse der Bevölkerungsgesundheit eine eigene Geschichte, die nicht nur sachliche Lösungen enthält (Hacking 1990). In die neuen Instrumente gingen vielmehr politische Aspekte und moralische Wertungen ein. So ist die Entwicklung der statistischen Verfahren durch Karl Pearson (1857–1936) eng verknüpft mit seinem Interesse an Darwinismus, Eugenik und Rassenlehre (Porter 1986, 2004).

Eine Medizinalstatistik, die brauchbare Informationen liefern sollte, erforderte eine Klassifizierung und einheitliche Bezeichnung bzw. Diagnostik der Krankheiten, die es bis dahin nicht gab. Seit dem ersten Statistischen Kongress in Brüssel 1853 arbeiteten Mediziner und Statistiker unter der Leitung von William Farr und Jacques Bertillon (1851–1922) an einer solchen international brauchbaren Klassifikation der Krankheiten, aus der später die von der WHO herausgegebene ICD-Liste hervorging (Bertillon 1903). Im Jahr 1900 verabschiedete eine internationale Konferenz aus 26 Staaten die erste ICD und vereinbarte, die bestehende Liste alle zehn Jahre im Licht der neuen wissenschaftlichen Erkenntnisse zu revidieren. Die einheitliche Klassifizierung wurde leichter, als sich ab 1850 die klinisch-experimentelle Medizin allgemein durchsetzte, die sich als Naturwissenschaft verstand. Die neue Medizin fand ihr Feld in den neuen Allgemeinen Krankenhäusern von Paris, Wien und Berlin am Krankenbett und im Anatomiesaal der Pathologie, wo sie in größeren Reihenuntersuchungen den Krankheitsursachen nachgehen konnte (Eckart 2017). Die kritische Wissenschaftsgeschichte hat an diesem Vorgang die Entmündigung der Patienten betont und ihn als Überwältigungsprozess beschrieben (Foucault 1963/2008).

Mit der modernen klinisch-experimentellen Medizin entstand ein neuer sozialer Typus, der Arzt als Experte, der sich aufgrund seiner naturwissenschaftlichen Kenntnisse berechtigt glaubt, nicht mehr nur seinem Klienten individuell diätetische Regeln vorzuschlagen oder Medikamente zu verordnen, sondern allgemeine moralische und politische Ratschläge zu erteilen, wie es bis dahin nur die Geistlichen und die Juristen für sich beansprucht hatten. Daraus wurde das häufig zitierte, aber oft missverstandene Schlagwort von der Medizin als „socialer Wissenschaft" (Neumann 1847) geboren. Die selbsternannte Kompetenz der Mediziner zur Gesellschaftsreform war auch deshalb plausibel, weil sich die Sozialwissenschaften noch nicht aus dem traditionellen Kanon der Philosophischen Fakultät gelöst und zu einer eigenen universitären Disziplin formiert hatten. Das geschah erst am Ende des 19. Jahrhunderts. Insoweit ist die

Sozialmedizin ein traditioneller Überhang aus dieser Zeit, als die Mediziner zugleich als Sozialepidemiologen, Rechts- und Bildungsreformer auftraten.

Ein Paradebeispiel für die Verbindung von Wissenschaft, Medizin, Politik und öffentlicher Gesundheitspflege, in dem die Möglichkeiten und Tendenzen der Epochen gebündelt sind, findet sich in der Person von Rudolf Virchow (1821–1902) (Goschler 2002). Er war, wie viele seiner prominenten medizinischen Zeitgenossen, ein Zögling der militärmedizinischen Einrichtungen. Virchow arbeitete in Berlin und Würzburg als Pathologe und veröffentlichte 1856 bahnbrechende medizinische Studien zur Zellularpathologie. Darüber hinaus engagierte er sich für den Bau moderner Krankenhäuser, einer umfassenden Kanalisation in Berlin und für die Trichinenschau. Virchow hielt zahlreiche öffentliche Vorträge, er war Mitglied der Berliner Stadtverordnetenversammlung und des Reichstages. Außerdem unternahm er Forschungsreisen zu Ausgrabungsstätten und führte anthropologische Studien durch. Seine frühe Schrift zur Typhusepidemie in Schlesien 1847 ist ein Klassiker der gesundheitswissenschaftlichen Literatur. In ihr machte er vor allem die gedrückte Lebenslage der Bevölkerung und die systematische Hilfslosigkeit rein karitativer Tätigkeiten angesichts der bestehenden Probleme für den Verlauf der Epidemie verantwortlich. Die berühmt gewordenen Schlussfolgerungen aus seiner Untersuchung an die preußische Regierung lauteten:

„Die logische Antwort auf die Frage, wie man in Zukunft ähnliche Zustände, wie sie in Oberschlesien vor unsern Augen gestanden haben, vorbeugen könne, ist also sehr leicht und einfach: Bildung mit ihren Töchtern Freiheit und Wohlstand. Weniger leicht und einfach ist aber die faktische Antwort, die Lösung dieses großen sozialen Problems. […] Wir haben so logisch consequent den Standpunkt erreicht, den wir in der Abhandlung ‚über die naturwissenschaftliche Methode' vielfach angedeutet haben; die Medicin hat uns unmerklich in das sociale Gebiet geführt und uns in die Lage gebracht, jetzt selbst an die großen Fragen unserer Zeit zu stoßen. […] [E]s handelt sich für uns nicht mehr um die Behandlung dieses oder jenes Typhuskranken durch Arzneimittel und Regulirung der Nahrung, Wohnung und Kleidung; nein die Cultur von 1½ Millionen unserer Mitbürger, die sich auf der untersten Stufe moralischer und physischer Gesunkenheit befinden, ist unsere Aufgabe geworden.
Bei anderthalb Millionen kann man nicht erst mit Palliativmitteln anfangen; will man etwas, so muß man radical sein." (Virchow 1848/1968, 223 f.)

Virchows Forderungen sind zeittypisch für die bei ihm und den politisch engagierten Medizinern dieser Zeit häufig anzutreffende, dezidiert liberale politische Einstellung, die oft mit einer deutlichen Distanz zu den etablierten Kirchen einherging.

Die epidemiologischen Einsichten zur Beeinflussung der gesundheitlichen Zustände durch die topografische Lage, die soziale Schicht, das Geschlecht oder andere Merkmale beziehen sich auf größere Kohorten bzw. auf statistische Wahrscheinlichkeiten, die sich nicht auf einen konkreten Einzelfall anwenden lassen. Sie eröffnen vielmehr Handlungsmöglichkeiten über die enge kurative Orientierung der Medizin hinaus. Auf diese Weise wird sichtbar, dass eine höhere Bildung, also höhere Ausgaben für Schulgebäude, Lehrer und längeren Schulunterricht, verbesserte Frauenrechte oder ein höherer Mindestlohn in der Summe ähnliche oder größere positive Effekte auf die Gesundheit der betroffenen Menschengruppe bewirken können als eine noch so ambitionierte Aufklärungskampagne oder eine umfassendere medikamentöse Versorgung. Die sozialstatistischen Methoden der Epidemiologie lassen ganz andere Zusammenhänge erkennen, als diejenigen, die durch den klinischen Blick der Medizin erreichbar sind. Insofern bleiben kurativ orientierte Medizin und bevölkerungsbezogene Gesundheitswissenschaften unterschiedliche Disziplinen, die auch organisatorisch und institutionell besser ihre eigenen, getrennten Wege gehen.

Institutionell bedeutsam ist in der zweiten Hälfte des 19. Jahrhunderts parallel zu den Fortschritten der Medizin, vor allem hinsichtlich der Antisepsis und der Narkosen, die Durchsetzung des modernen Krankenhauses geworden (Labisch/Spree 1996; Murken 1995). Mit der Urbanisierung und Industrialisierung wurden seit der Mitte des 19. Jahrhunderts in den rasch wachsenden Städten mit einer großen Arbeiterbevölkerung zahlreich neue kommunale Krankenhäuser gegründet oder bestehende Hospitäler umgewidmet. Auch die Konfessionen, v. a. die katholische und die evangelische Kirche, wurden auf dem Gebiet der Versorgung mit Krankenbetten aktiv und es bildete sich die bekannte Dreiteilung der Krankenhäuser in städtische, freigemeinnützige und private heraus.

Wissenschaftlich, sozial und politisch bedeutet die Bakteriologie einen gravierenden Einschnitt für die öffentliche Gesundheitspflege. Mit ihr entstand ein äußerst erfolgreiches reduktionistisches Modell. Der Mediziner Robert Koch (1843-1910) in Breslau und Berlin und der Chemiker Louis Pasteur (1822-1895) in Straßburg, Lille und Paris gelten als die Begründer der Bakteriologie als wissenschaftlicher Disziplin (Gradmann 2005). Weitere Vertreter dieser oft als Heroengeschichte erzählten wissenschaftlichen Richtung in Deutschland sind Friedrich Loeffler (1852-1915), Paul Ehrlich (1854-1915) und Emil von Behring (1854-1917). Die ersten vier erhielten nach ihnen benannte Forschungsinstitute. Letzterer war im Jahr 1901 der erste Nobelpreisträger für Medizin und gründete 1904 die Behringwerke, die ein Diphterieserum und später Impfstoffe herstellten. Seit etwa 1875 konnten die Bakteriologen nahezu Jahr für Jahr eine Serie von spektakulären Entdeckungen präsentieren. Lange bekannte Krankheiten wie die Lepra, der Milzbrand, die Tuberkulose, die Cholera oder die Diphtherie konnten auf einen spezifischen Mikroorganismus als Krankheitsverursacher zurückgeführt werden. Damit war im Prinzip die Möglichkeit einer zielgenauen Therapie eröffnet, in dem die akute Infektion bekämpft oder einer Erkrankung durch Impfung vorgebeugt wurde. Der Traum der Bakteriologen sah die Möglichkeit, einer Krankheit genau eine Ursache, den krankmachenden Keim, und eine Abhilfe, das spezifische Medikament als Zauberkugel (Paul Ehrlich) zuzuordnen. Allerdings traten akademisches medizinisches Wissen, das im Labor nach einer Reduktion auf die Krankheitsursache schlechthin suchte, und ärztliches Handeln, das im ärztlichen Alltag weiterhin mit der Komplexität der einzelnen Krankheitsfälle konfrontiert blieb, auseinander.

In der Bakteriologie ging es nicht einfach nur um medizinische Fortschritte für die Menschheit. Die neuere, kritische Wissenschaftsforschung hat inzwischen die Selbststilisierungen, Vorurteile, Schwächen und Irrationalitäten der Naturforscher herausgearbeitet (Fleck 1935/2017; Lengwiler/Madarász 2010; Sarasin et al. 2007; Spree 2016). Die wissenschaftlichen Fortschritte der Bakteriologen waren zudem bis 1914 eingebettet in einen Wettbewerb zwischen Frankreich und Deutschland, der keineswegs der wissenschaftlichen Erkenntnis diente, sondern zu einer hypertrophen nationalistischen Konkurrenz geriet. Für die öffentliche Gesundheitspflege hatten die Erfolge der Bakteriologie zum Teil negative Folgen. Der Aufschwung der kurativen medizinischen Therapie schien die von ihr betriebene und vergleichsweise kostspielige Prävention durch sanitäre Maßnahmen, soziale Verbesserungen der Umwelt- und Lebensbedingungen oder die verbesserte Allgemeinbildung aller Bürger überflüssig zu machen. Mit dem Penicillin und den übrigen Antibiotika erlebte diese Utopie nach 1945 für mehrere Jahrzehnte noch einmal eine zweite Blüte.

Die Bakteriologie blieb schon zeitgenössisch nicht unwidersprochen. Frühe Epidemiologen wie Adolf Gottstein (1857–1941) oder Ferdinand Hueppe (1852–1938) opponierten gegen Robert Koch und seine Schule (Gottstein 1897). Die Entdeckung, dass bestimmte Personen als Keimträger und Ausscheider identifiziert werden konnten, ohne selbst zu erkranken, war für die strengen Bakteriologen ein irritierendes Faktum. Der Hochmut der Bakteriologen, die Lösung für alle Gesundheitsprobleme zu haben, rief in der Medizin Gegenbewegungen hervor, die sich vor allem hinter der Konstitutionslehre versammelten (Metzger 2016, 2017), einer modernen Chimäre. Sie verband sich häufig mit sozialhygienischen, rassischen, anthropologischen und eugenischen Spekulationen. Medizinisch blieb die Rede von der „Konstitution" und „individuellen Disposition" zur Krankheit weitgehend fruchtlos. Insgesamt kann sie zu den Krisensymptomen einer verunsicherten bürgerlichen Gesellschaft um 1900 gerechnet werden. Wissenschaftlich ist sie insofern von Interesse, als sie belegt, dass die Berufung auf Naturwissenschaft und Statistik und ihre Methoden nicht schon von sich aus vor Irrtümern und wissenschaftlichen Irrgängen schützt.

Aus den Erkenntnissen der bakteriologischen Laborwissenschaft ging die praktische Anwendung hervor, Krankheiten durch eine medikamentöse Behandlung zu bekämpfen bzw. durch eine Impfung ihr Auftreten zu verhindern. Medikamente in Großserie, Serumtherapie oder Chemotherapie gaben die Grundlage für eine gesonderte pharmazeutische Industrie ab (Wimmer 1994). Die Herstellung der Medikamente begann von den Apotheken, die sie bislang sowohl hergestellt als auch verteilt hatten, zur Großindustrie abzuwandern. Die Engel-Apotheke von Heinrich Emanuel Merck (1794–1855) in Darmstadt entwickelte sich seit 1850 zum Pharma-Unternehmen und brachte im Jahr 1903 das Schlafmittel Veronal in den Verkauf. Der Berliner Apotheker Ernst Christian Friedrich Schering (1824–1889) gründete 1864 eine chemische Fabrik, um möglichst reine Präparate für den Apothekengebrauch herzustellen und zu vertreiben. Henry Solomon Wellcome (1853–1936), ein britisch-amerikanischer Apotheker, gründete 1880 das Unternehmen Burroughs Wellcome & Co, das 1884 in England den Verkauf von Medikamenten in Tablettenform einführte. Aus seinem Vermögen ging 1936 die Stiftung „Wellcome Trust" hervor, die bis heute aktiv ist und außer biomedizinischer Forschung am University College der Universität London auch wissenschaftliche und historische Studien zur öffentlichen Gesundheitspflege und Medizin fördert. Weitere frühe Unternehmen mit pharmazeutischen Abteilungen waren die Farbwerke Hoechst (gegründet 1862, Arzneimittel seit 1883), Bayer (gegründet 1863, Arzneimittel seit 1891, u. a. 1896 Heroin und 1897 Aspirin) oder die Firma Hoffmann-La Roche in Basel (1896). Mit der pharmazeutischen Industrie entstand ein weiteres mächtiges Interessenkonglomerat, das sich für die Bearbeitung gesundheitlicher Probleme vorrangig mithilfe von Medikamenten einsetzt und für eine entsprechende Allokation der finanziellen Ressourcen zu seinen Gunsten eintritt. Schließlich ist noch die Medizintechnik als neue Unternehmensbranche zu nennen, z. B. der mit dem Fuß angetriebene Bohrer für die Narkoseapparate oder die Röntgengeräte. Nachdem Wilhelm Conrad Röntgen 1895 die Fähigkeiten der Röntgenstrahlen entdeckt hatte, reichte die Firma Siemens & Halske am 24. März 1896 beim Deutschen Reichspatentamt eine Schrift über eine Röntgenlampe ein.

Den Schlussstein im Aufbau des modernen Gesundheitswesens bildet die Sozialversicherung, insbesondere die gesetzliche Krankenversicherung (Ritter 1989). Für die moderne industrielle Welt mit allgemeiner außerhäusiger Berufstätigkeit ist die gesundheitliche Fürsorge im privaten Haushalt, ergänzt um die gelegentliche und nur fallweise wirksame christliche oder bürgerliche Barmherzigkeit nicht adäquat. Abhilfe für die arbeitenden Schichten hatten selbstorganisierte Krankenhilfevereine auf der Basis bestimmter Berufsgruppen,

z. B. der Tischlergesellen eines Ortes, geregelt oder sie wurde über eine Betriebskrankenkasse versucht. Aus politischen Gründen, nämlich dem Ziel, in der unruhigen Arbeiterschaft eine stärkere Loyalität gegenüber dem Kaiserreich zu erreichen, setzte der Staatssekretär Theodor Lohmann unter der Kanzlerschaft Otto von Bismarcks die gesetzliche Krankenversicherung der Arbeiter durch. Seit dem Gesetz vom 15. Juni 1883 zahlten die Arbeitgeber und die Arbeiter*innen je zur Hälfte die Beiträge. Die Kasse übernahm die Kosten der ärztlichen Behandlung und der Heilmittel, nach drei Karenztagen wurde Krankengeld gezahlt, aber höchstens für dreizehn Wochen. Die Versicherungspflicht galt für alle Beschäftigten mit einem Jahresverdienst unter 2.000 Mark. Die gesetzliche Krankenversicherung der Arbeiter eröffnete den niedergelassenen Ärzten neue und sichere Einkommenschancen an den „Kassentrögen" (Huerkamp 1985). Die Bergarbeiter besaßen in den Knappschaften eine eigene Versicherung. Die pensionsberechtigten Beamten und die Angestellten, die sich später in den Ersatzkassen organisierten, sowie die Selbständigen blieben außerhalb des Systems der gesetzlichen Krankenversicherung von 1883. Die politischen Umstände und aktuelle Interessenlagen führten auf diese Weise zur Teilung der Krankenversicherung in die verschiedenen Zweige der Arbeiter, der Angestellten, der Beamten und der Selbständigen, die sich als nur noch schwer zu überwindende Struktur des Gesundheitswesens in Deutschland etablierte.

Zur Abrundung des modernen Systems der Daseinsvorsorge folgten weitere Einrichtungen. Im Jahr 1884 verabschiedete der Reichstag das Gesetz über die Unfallversicherung der Arbeiter und 1889 folgte mit dem Gesetz zur Invaliditäts- und Altersversicherung schließlich die gesetzliche Rentenversicherung. Die staatliche Ausrichtung wandelte sich langsam noch stärker vom Rechtsstaat, der in Verfassung, Regierung, Gerichtswesen und Verwaltung die Gemeinschaft organisierte und die Rechte der Gesellschaftsmitglieder sicherte, zum Sozialstaat, der aktiv in wirtschaftliche und soziale Bereiche intervenierte. Alle drei Gesetzespakete waren nicht einmalige Kraftakte, welche die behandelten Materien einer Lösung zuführten. Vielmehr bildeten sie den Auftakt für neue dynamische Politikfelder, die durch regelmäßige Novellierungen immer wieder neu auf die Tagesordnung kamen (und kommen) und zur Ausweitung der einbezogenen Personenkreise oder Verbesserung der gewährten Leistungen führten. Im Jahr 1914 waren 25 % der Bevölkerung bei den gesetzlichen Krankenkassen versichert; einschließlich der Familienangehörigen profitierte bereits die Mehrheit der Bevölkerung von der Versicherungspflicht (Ritter/Tenfelde 1992). Zu den Auswirkungen der Sozialversicherung gehörte laut Ritter und Tenfelde (1992, 703):

„Nicht zuletzt erweiterte die Sozialversicherung den Patientenstamm und mehrte die Einkommensmöglichkeiten der Ärzte, so daß auch die Arztdichte zwischen 1885 und 1913 von 35 auf 51 Ärzte pro 100.000 Einwohner anstieg. Die Anzahl der Zahnärzte nahm von 1887 bis 1913 sogar von 548 auf 11.213 um annähernd das Zwanzigfache zu, und das Bettenangebot der Krankenhäuser steigerte sich zwischen 1882 und 1913 um das Zweieinhalbfache. Die Krankenhäuser wurden überdies modernisiert, so daß sich die medizinische Betreuung verbesserte."

Der Ausbau des Gesundheitswesens führte demnach nicht nur zu steigenden Kosten und Aufwendungen. Es entstand vielmehr eine eigene wirtschaftliche Branche, die in erheblichem Umfang Einkommen und Gewinne generierte und Beschäftigungsmöglichkeiten bot. Dies gilt nicht nur für die Mediziner, die sich als Ärzte niederließen. Gerade Frauen, die nach Möglichkeiten für eine außerhäusige Beschäftigung suchten, ergriffen erfolgreich die Chance als Hebamme oder Krankenschwester zu arbeiten bzw. Medizin zu studieren (Lindner/Niehuss 2002). Allerdings gelang es dem Einfluss der evangelischen und katholischen Kirche sehr lange zu verhindern, dass die pflegerische Tätigkeit im Krankenhaus eine rein weltliche, qualifizierte moderne Berufstätigkeit wurde.

Um 1900 sind die verschiedenen Elemente des komplexen modernen Gesundheitswesens und der öffentlichen Gesundheitspflege vorhanden: eine Neubestimmung der Staatsaufgaben, welche die Erhaltung der Gesundheit zum Ziel hat; ein neues Wissenssystem in der naturwissenschaftlichen Medizin und Bakteriologie; eine ausgebaute Medizinalstatistik für epidemiologische Erhebungen; neue Institutionen wie das moderne Krankenhaus und das universitäre klinische Studium der Medizin; erste lokale Gesundheitsämter und spezialisierte Institute wie das Robert Koch-Institut von 1891 in Berlin; ein professionalisierter einheitlicher Ärztestand; die gesetzliche Kranken-, Unfall und Rentenversicherung, die einen kaufkräftigen Markt medizinischer und gesundheitlicher Dienstleistungen ermöglicht; sowie eine spezialisierte Pharmaindustrie und Medizintechnik. Im Einzelnen weiterentwickelt oder abgewandelt, in der Grundanlage, in den Prinzipien, Verfahren, Praktiken und Werten aber beibehalten, bestimmen sie bis heute die Verhältnisse.

5 Die weitere Entwicklung im 20. Jahrhundert

Zeitgleich und parallel zu den wissenschaftlichen Erfolgen der Bakteriologie lässt sich im letzten Drittel des 19. Jahrhunderts ein allgemeiner Klimawandel in der bürgerlichen Gesellschaft beobachten. Der liberale Impetus des Fortschrittsdenkens verliert an Überzeugungskraft. An seine Stelle tritt mehr und mehr ein wissenschaftlich befeuerter Gefährdungsdiskurs. Die Vertreter der öffentlichen Gesundheitspflege hatten in den Jahren 1820 bis 1880 eine optimistische Sicht vertreten, die von der Aufklärung beeinflusst war. Sie bestimmte die moralische oder natürliche Aufgabe des Menschen als Streben nach einer möglichst vollständigen Ausbildung seiner Anlagen und Fähigkeiten. Zu diesem Zweck gründeten die Menschen auch die mit politischer Regierungsgewalt ausgestattete staatliche Gesellschaft. Die Liberalen lebten in dem Vertrauen, mit dem Fortschritt der Zivilisation würden sich alle Menschen dieser bürgerlichen Gesellschaft anschließen. Die bürgerliche Zielutopie schien nun aber in der Auffassung einer heterogenen Gruppe von Sozialdarwinisten, Demografen, Sozialhygienikern, Eugenikern und Rassebiologen durch Industrialisierung und Urbanisierung, Klassenkampf und Sozialismus, Frauenbewegung und Migration grundlegend gefährdet zu sein (Bryant 2010; Kühl 1997; Planert 1998). Die gesellschaftliche Entwicklung schien gerade nicht zur höheren Zivilisation zu führen. Im „Lebenskampf" schienen sich gerade nicht die als sozial und kulturell höher angesehenen bürgerlichen Schichten durchzusetzen, sondern – schon aufgrund ihrer überlegenen Anzahl – weit mehr die niederen Schichten das Feld zu behaupten. Die liberale Vorstellung von der Integration der Arbeiterschaft in die bürgerliche Gesellschaft schien an der Realität des Klassenkampfes und der staatlichen Repression der Sozialdemokraten als „vaterlandloser Gesellen" gescheitert zu sein.

Derartige Beobachtungen und Einschätzungen eines drohenden Niedergangs, einer „Degeneration", wurden z. B. an der Kinderzahl und dem Heiratsalter festgemacht oder am unerwünschten Ausleseprozess des Krieges. Die epidemiologischen Befunde, dass besonders in den städtischen Armenvierteln Seuchen grassierten oder dass unter den Arbeitern und Arbeiterinnen ein moralisch verwerflicher und erblicher Alkoholismus wüte, wurden nicht mehr als Ausdruck einer Lebenslage gesehen, die durch Reformen, durch höhere Löhne und durch mehr Bildung zu verbessern wäre, sondern als Alarmsignal an die bürgerliche Gesellschaft gewertet, der im Innern Feinde entstanden seien, die entschieden zu bekämpfen, zu isolieren und zu unterdrücken waren. Ähnlich negativ wurden körperliche Behinderungen oder psychische Beeinträchtigungen bewertet. Im Mittelpunkt der neuen Bestrebungen standen nicht mehr die Bürger und Bürgerinnen, sondern die als Gefahr ausgemachten Randgruppen, Fremden und Unterschichten. Gerade in der Biologie, Medizin und Hygiene breitete sich ein Gefährdungsdiskurs aus.

Zu den Sondergruppen zählten in der bürgerlichen Gesellschaft des 19. Jahrhunderts auch die Frauen, deren soziale und politische Teilhabebestrebungen heftigen Widerstand hervorriefen (Planert 1998). Seit der Konstruktion des weiblichen Geschlechtscharakters um 1800 (Honegger 1991) schwankte die paternalistische Sicht auf die Frauen zwischen Gefährderin des Kindeswohls in der Schwangerschaft, alleinverantwortlicher Erzieherin der jungen Generation im Haus und dem schwachen Weib, das den Gefahren der Moderne ausgesetzt ist. Im Bereich der Frauenarbeit in der modernen Industrie nahm diese bürgerlich-männliche Konstruktion der Frau als „Arbeiterin, Hausfrau und Mutter" in den Arbeiterinnen-Schutzgesetzen seit den 1880er Jahren konkrete Formen an, in dem sie ein spezifisches gesellschaftliches, vorwiegend symbolisches Ordnungsmodell zu etablieren suchte (Schmitt 1995).

Die öffentliche Gesundheitspflege transformierte sich unter dem Titel der Sozialhygiene von einer allgemeinen gesellschaftlichen Einrichtung zu einem Missionsprojekt der Ärzte und Sozialarbeiter, wenn nicht gar zu einem regelrechten Kreuzzug gegen die vorgestellten Übel. Im Zuge dieser Programme konnten Gesundheitsberatung und Aufklärung schnell als wirkungslos abgetan werden. An ihre Stelle traten Bevormundung und Entmündigung. Nun sollte zu Zwangsmaßnahmen gegriffen werden, die von der Wegnahme der Kinder über Zwangseinweisungen in Heime bis zu Zwangssterilisationen reichten. Gerechtfertigt wurden diese Maßnahmen mit der Überordnung des Gemeinwohls über das individuelle Wohl und über die Rechte der Einzelperson. In der liberalen öffentlichen Gesundheitspflege vor 1880 war dagegen das Gemeinwohl noch mit dem Wohl jedes einzelnen Bürgers identisch gewesen. Für sie blieb die Rede von der „öffentlichen Gesundheit" eine Metapher und sprachliche Abkürzung, die aber kein eigenes Wesen oder eigenen Wert darstellte, den man dem Wohlergehen des Einzelnen paternalistisch überordnen oder gar entgegensetzen konnte. Mit dem konservativeren Klima seit dem Ende des 19. Jahrhunderts änderten sich die Auffassungen (Moser 2002). Die öffentliche Gesundheitspflege wurde wieder, wie im 18. Jahrhundert, auf eine ausdrückliche Armenfürsorge eingeschränkt. An die Stelle der Unterstützung aller Staatsbürger*innen traten ein erneuerter Paternalismus und Maßnahmen, denen die zu Bedürftigen deklarierten Personen unterworfen werden sollten. Zunächst blieben viele dieser demografischen, sozialdarwinistischen, eugenischen oder rassistischen Vorstellungen im Kaiserreich und in der Weimarer Republik aber noch bloßes Programm.

Die neue pessimistische Sichtweise erhielt große Unterstützung durch ökonomische Berechnungen, welche die Krankheitskosten oder die Kosten durch vorzeitigen Tod ins Verhältnis zu den Leistungen der jeweiligen Personen setzte. Die schon länger bekannte Argumentationsfigur wurde aber nicht mehr wie bei Max von Pettenkofer (1818–1901) als Werbung für den Sinn und Nutzen hygienischer Maßnahmen und der mit ihnen verbundenen finanziellen Aufwendungen verwendet, sondern radikal individualisiert und aggressiv gegen die Betroffenen als Verursacher und Schuldige gewendet. Es ging nun nicht mehr um die Entfaltung der individuellen Persönlichkeit. Die negative Kostenbilanz wurde vorrangig als Verlust für die Gesellschaft oder die Allgemeinheit gebucht, wenn sie nicht gar als eine verwerfliche Beraubung der Gesellschaft galt, welcher sich die betroffenen Personen schuldig machten. Außerdem enthüllten diese, so der zugrundeliegende Tenor, dadurch zugleich ihre moralische Verworfenheit. Die zeitgenössischen Annahmen verdichteten sich in der Vorstellung, einen Prozess der „Degeneration" oder „Entartung" mitzuerleben, eines schleichenden allgemeinen Verfalls. Typisch für diese Epoche ist z. B. die Überschrift eines Kapitels in Weyls Handbuch der Hygiene von Alfred Grotjahn (1869–1931), das „Soziale Hygiene, Geburtenrückgang und das Problem der körperlichen Entartung" betitelt ist (Grotjahn 1918). Das erschütterte Selbstbewusstsein und die verlorene Zukunftsgewissheit mündeten um 1900, die Zeit des *Fin de Siècle*, in ein umfassendes Krisenbewusstsein der bürgerlichen Gesellschaft, seiner (adeligen) Eliten und der konstitutionellen Monarchie, das sich 1914 im Ersten Weltkrieg, der europäischen Urkatastrophe (George F. Kennan), gewaltsam und verheerend entlud.

Die finanziellen Engpässe in der Weimarer Republik nach dem verlorenen Krieg und die hohe Zahl an Kriegsversehrten schienen der pessimistischen Sicht neue Dringlichkeit zu verleihen. Die Tendenzen und Versatzstücke einer rigorosen Sozialkontrolle, wie sie im wilhelminischen Kaiserreich und in der Weimarer Republik von einzelnen Experten entwickelt und gefordert worden waren, erhielten schließlich durch die Herrschaft der Nationalsozialisten seit dem 30. Januar 1933 die Rückendeckung einer staatlichen Politik, die den gesunden „Volkskörper" und die „rassische Reinheit" zur obersten Leitlinie erhob. Im Hinblick auf gesundheitliche Fragen kam ihr die „willfährige Instrumentalisierung der Medizin" (Eckart 2012, 14) und der Ärzt*innen zur Hilfe, die sich mit großer Radikalität am „völkischen Rassenstaat" beteiligten.

Die „öffentliche Gesundheit" wurde zum „gesunden Volkskörper" übersteigert und verdinglicht. Es ist in diesem Zusammenhang wichtig zu verstehen, dass die nationalsozialistische Rede vom „Volk" keine empirische Vorstellung bezeichnet, also nicht das wirklich vorhandene Volk, sondern eine voluntaristische Fiktion. Denn ganz nach Belieben der Machthaber konnte jede missliebige Gruppe aus dem Volk herausdefiniert werden und die betroffenen Menschen verloren jeden Rechtsschutz – was das Regime dann auch in umfassender Weise exerzierte, angefangen von den jüdischen Bürger*innen, über Sinti und Roma, Kommunist*innen und Sozialdemokrat*innen, Homosexuellen, Behinderten und weiteren als kriminell und wertlos gestempelten Personen. Selbst hinsichtlich der „Volksgenossen", die dieses „Volk" bilden wollten, muss nachdrücklich daran erinnert werden, dass sie vor allem zu gehorchen und wenig zu sagen hatten, da sie auf lokaler Ebene wie gesamtgesellschaftlich völlig einer paternalistischen Lenkung und Bevormundung durch Experten und Parteigremien unterworfen waren.

Inzwischen haben zahlreiche Untersuchungen und Studien die nationalsozialistische Volksgesundheits- und Rassenpolitik und die mit ihr verbundenen

Verbrechen aufgearbeitet (Arias 2006; Baader/Peter 2018; Mackensen 2004; Schmuhl 2005; Woelk/Vögele 2002). Die Vorgänge und Maßnahmen werden auch nicht mehr isoliert und eingeschränkt auf die ominösen zwölf Jahre behandelt, sondern im Zusammenhang mit ihrer unmittelbaren Vorgeschichte im wilhelminischen Kaiserreich bzw. in der Weimarer Republik und ebenso in ihren Nachwirkungen, in ihrer langen Nachgeschichte in der alten Bundesrepublik betrachtet (Hüntelmann/Vossen/Czech 2006; Woelk/Vögele 2002).

Die 1933 installierte Politik wurde rasch in einer Reihe von Gesetzen fixiert, welche den Weg in die Instrumentalisierung, Bevormundung und Entrechtlichung der Bevölkerung formalrechtlich ummäntelte. Als ihr Ziel proklamierte z. B. der Würzburger Hygieniker Ludwig Schmitt-Kehl 1934, das Wohl des Einzelnen dürfe nicht mehr im Vordergrund stehen (Eckart 2012, 125). Es ist auch kein Zufall, dass Schmitt-Kehl in diesem Zusammenhang von der „aristokratisch wertenden Rassenhygiene" spricht. Das „Gesetz zur Verhütung erbkranken Nachwuchses" vom 25. Juli 1933 ermöglichte die Zwangssterilisation in zahlreichen Fällen und bereitete die verschiedenen Maßnahmen zur Euthanasie vor. Die Nürnberger Rassegesetze vom 15. September 1935 und weitere Verordnungen verboten die Eheschließung mit jüdischen Deutschen, mit Angehörigen der Sinti und Roma, mit Schwarzen und mit deren „Mischlingen". Infolge dieses Gesetzes entstand auch eine abstruse Kasuistik von „Halbjuden" und „Vierteljuden", die unterschiedlich harten Diskriminierungen unterworfen wurden. Die toxischen ideologischen Versatzstücken wie Rasse, Volkskörper und Eugenik gingen eine Verbindung ein mit den technokratischen Machbarkeitsfantasien männlicher Experten, die auf die bestehenden Vorstellungen von Recht, Moral und Anstand keine Rücksicht mehr nehmen wollten.

Mit dem „Gesetz zur Vereinheitlichung des Gesundheitswesens" vom 3. Juli 1934 erzwang das Regime die landesweite Gründung von lokalen Gesundheitsämtern (Labisch/Tennstedt 1985, 35–66; Donhauser 2007). Dem öffentlichen Gesundheitsdienst wurden Aufgaben im Bereich der traditionellen Seuchenbekämpfung, der Hygiene und Impfung übertragen, aber auch die Durchsetzung der nationalsozialistischen „Erbgesundheits- und Rassenpflege" zugeteilt. Zugleich wurden die schon bestehenden oder neu gegründeten Einrichtungen der kommunalen öffentlichen Gesundheitspflege einer zentralisierten staatlichen Kontrolle unterworfen, die sie zu einem Instrument gesundheitspolitischer Kampagnen machen sollte. Im Jahr 1935 gab es insgesamt 642 Gesundheitsämter, die als Leiter jeweils einen staatlichen Amtsarzt hatten. Dieser Ausbau lokaler Gesundheitsämter bewirkte in formaler Hinsicht zwar eine gewisse Modernisierung der Infrastruktur im Gesundheitswesen, aufgrund der ideologischen Ausrichtung und der anhaltenden Konkurrenz mit Parteistellen und weiteren NS-Unterorganisationen brachte das Gesetz keinen wirklichen Fortschritt.

Am Ende des Zweiten Weltkrieges stand die völlige militärische und moralische Niederlage im Jahr 1945. Der Sieg der Alliierten mündete allerdings rasch in die Systemkonkurrenz von Kapitalismus und Kommunismus und für über zwei Jahrzehnte in eine lange Phase des Kalten Krieges. Die deutsche Nation war seit 1949 für vierzig Jahre in zwei Staatswesen geteilt. In der BRD herrschte der Versuch vor, im Gesundheitswesen die nationalsozialistische Zeit möglichst rasch hinter sich zu lassen und zu den bürgerlichen Verhältnissen aus der Zeit vor 1933 zurückzukehren. Die gesundheitliche Versorgung lief weiterhin in den etablierten Bahnen der niedergelassenen Ärzt*innen und der städtischen bzw. kirchlichen Krankenhäuser (Lindner 2004). Allerdings wurde der Rassegedanke – zumeist stillschweigend – wieder fallengelassen. Die Einrichtung der Gesundheitsämter blieb dagegen erhalten. Auch im Bereich der Wissenschaft und der Universitäten waren die Ergebnisse der nationalsozialistischen Herrschaft vielfach verheerend. Die Unterbrechung des internationalen Austausches, die Vertreibung und Ermordung jüdischer und oppositioneller Wissenschaftler*innen sowie die maßlos einseitige Politisierung der Wissenschaft hatten in vielen Fächern zu einer eklatanten Stagnation geführt. Die im Nationalsozialismus favorisierten Konzepte waren wissenschaftlich weithin unbrauchbar. Insbesondere die vor 1933 in Deutschland recht lebendige Demografie hatte einen schweren Schlag erhalten, von dem sie sich wissenschaftlich, personell und im allgemeinen Ansehen unbestritten ihrer großen Bedeutsamkeit bis heute nicht wieder erholt hat. Die meisten der stark politisierten Vorstellungen der Bevölkerungswissenschaftler vom „Aussterben", „Volkstod", „Degeneration", „Entartung" oder „Überalterung" waren empirisch unbegründet und irreführend. Im Grundgesetz vom 23. Mai 1949 wurde als Reaktion auf das nationalsozialistische Regime, seine völkische Ideologie und seine zahlreichen Verbrechen die (individuelle) Menschenwürde an die Spitze gestellt, die als oberste, verbindliche Leitlinie für alle staatliche Gewalt deutlich über den traditionellen Kanon der Menschen- und Bürgerrechte hinausweist. Sie ist seitdem auch im Gesundheitswesen und in der öffentlichen Gesundheitspflege die in Theorie und Praxis, im Handeln und Entscheiden maßgebende Orientierung.

Die öffentliche Gesundheitspflege hatte es im Westen aufgrund der nationalsozialistischen Politik schwer, ihre Arbeit fortzusetzen und gesellschaftliche Anerkennung zu finden. Die menschenfeindliche Rede vom „lebensunwerten Leben" und die Theorie und Praxis der Euthanasie im Nationalsozialismus (Schmuhl 1987) wurden zur Hypothek für sozialhygienische Bestrebungen in der BRD. Die öffentliche Gesundheitspflege hat erst seit dem Reimport aus Nordamerika in den 1980er Jahren, jetzt als „Public Health", wieder einen neuen Schub erhalten (Ellerbrock 2011).

In der DDR gestalteten sich die Dinge unter der kommunistischen Diktatur der SED, die den Aufbau des Sozialismus zum Programm erhoben hatte, deutlich anders. An die Stelle des selbständigen niedergelassenen Arztes wurde ein System von Polikliniken und Ambulatorien zur gesundheitlichen Grundversorgung eingerichtet (Moser 2002; Thiele 1990). Die Sozialisierung und Enteignung der Wirtschaftsbetriebe ermöglichten zudem den Aufbau eines umfassenden Betriebsgesundheitswesens. Im Osten konnten Mediziner wie Verwaltungen daher viel leichter an die Leistungen und Konzepte der Sozialhygiene, wie sie in der Weimarer Republik entwickelt worden waren, anknüpfen (Interessengemeinschaft Medizin und Gesellschaft e. V. 1996–2003). Allerdings beeinträchtigten der Mangel an finanziellen Ressourcen und die politische Gängelung die Modernisierung und Weiterentwicklung der Wirtschaft. In der anhaltenden Systemkonkurrenz der beiden deutschen Staaten konnte damit auch die Leistungsfähigkeit des ostdeutschen Gesundheitswesens nur beschränkt mithalten.

Trotz der günstigen Rahmenbedingungen hat das Gesundheitswesen der DDR seine Möglichkeiten daher nicht ausgeschöpft, da die dazu nötige ökonomische Leistungsfähigkeit fehlte und die kulturelle Unterstützung durch eine ungehinderte, debattenfreundliche Zivilkultur nur in engen Grenzen möglich war. Die paternalistische Bevormundung der Bürger*innen konnte unter der sowjetischen Besatzungsmacht bzw. der Herrschaft der SED nicht abgeschüttelt werden. Gemessen an der Lebenserwartung bei der Geburt standen die DDR und die alte BRD 1950 auf dem gleichen Stand. Für das Jahr 1990 ermittelten die Statistiker*innen für die Männer im Osten eine Lebenserwartung von 70 Jahren und im Westen von 72,9 Jahren bzw. für die Frauen von 76,2 Jahren im Osten und 79,2 Jahre im Westen (Statistisches Bundesamt [Destatis] 1994, 82). Mit dem Beitritt der DDR wurden die ostdeutschen Einrichtungen der öffentlichen Gesundheitspflege weitgehend kassiert zugunsten des in der BRD dominierenden übermächtigen konventionellen Modells.

6 Ausblick

Der Blick in die Geschichte der öffentlichen Gesundheitspflege kann die Errungenschaften und Probleme, die Eigenheiten und Lücken der bestehenden wissenschaftlichen und politischen Praxis deutlicher konturieren. Die historische Perspektive auf die eigene wissenschaftliche und politische Tradition im Bereich der Gesundheitsfragen liefert damit noch keine Leitlinien des Handelns, aber sie kann Ansatzpunkte und Materialien für die aktuellen Debatten und Entscheidungen vermitteln und auf ihre Weise in den unvermeidbaren Diskussionen eine Hilfe sein. Öffentliche Gesundheitspflege (Public Health) als bevölkerungsbezogene Einrichtung ist immer ein politisches Unternehmen, das sich überhaupt nur im Zusammenhang strittiger politischer Präferenzen und gesellschaftlicher Werte konstituieren lässt. Einen rein technokratischen Ansatz, der eine schlechthin sachgemäße Lösung für die aktuellen Gesundheitsprobleme liefert, hat es in der Vergangenheit nicht gegeben und ist auch in der Gegenwart ausgeschlossen. Die verschiedenen Deklarationen der Weltgesundheitsorganisation wie die Ottawa-Charta (1986), die Deklaration von Alma Ata (1978) sowie die *Millennium Development Goals* (MDGs) und die *Sustainable Development Goals* (SDGs) der Vereinten Nationen dokumentieren beispielhaft diese Verschränkung von politischen Wertungen und Gesundheitsförderung (siehe hierzu auch den Beitrag von Maike Voss und Albrecht Jahn). Aber auch die wissenschaftliche Diskussion im engeren Sinne berücksichtigt nicht nur Mittel und Wege, Ziele und Instrumente, sondern auch politische und kulturelle Werte.

Darüber hinaus kann eine Berücksichtigung der historischen Entwicklung der öffentlichen Gesundheitspflege aufzeigen, welche inneren Spannungen und nicht aufhebbaren Problemlagen in der Gesundheitswissenschaft vorhanden sind. Dazu gehören erstens die naturwüchsige Tendenz die Verhältnisprävention zugunsten der Verhaltensänderung durch Gesundheitserziehung zu vernachlässigen, weil sie schneller und leichter durchführbar erscheint, wohingegen jede Reform der vorliegenden Verhältnisse mit mächtigen Interessen in Wirtschaft, Politik und Verwaltung zu kämpfen hat; zweitens gehört der unablässige Streit um den Vorrang des individuellen Wohls oder die Bewahrung des Gemeinwohls dazu; drittens wird das Problem der Finanzierung der Gesundheitskosten oder das der wirtschaftlichen Effizienz im Gesundheitswesen aufgrund der gestiegenen individuellen Erwartungen, aufgrund des Einflusses demografischer Faktoren und durch Veränderungen im medizinischen Wissen nie dauerhaft zu schlichten sein.

Die demnach immer nur temporäre Lösung der vorliegenden Problemlagen kann vernünftigerweise nur mit Rücksicht auf die jeweils aktuellen Umstände erfolgen und muss in Zusammenarbeit mit den übrigen Fach-Disziplinen der Soziologie, Ökonomie, Rechtswissenschaft, Ethik und Medizin erfolgen. Die Unterschiede zwischen öffentlicher Gesundheitspflege (Public Health) und Medizin sind jedoch derart gewichtig, dass sie nur als je eigene Fächer gedeihen können. Allerdings reicht eine Berücksichtigung der Fortschritte in den naturwissenschaftlichen Kenntnissen und in der medizinischen Diagnostik und Therapie nicht aus. Denn für die auf Bevölkerung bezogene öffentliche Gesundheitspflege sind auch demografische Prozesse, ferner soziale und technische Veränderungen und nicht zuletzt die individuellen Erwartungen der Bürger*innen an ein gesundes Leben und an eine gesunde Umwelt von unmittelbarer Relevanz. So fallen zurzeit z. B. aufgrund der neuen Möglichkeiten der Kommunikation in großem Umfang Daten an, deren Sammlung und Auswertung zahlreiche neue Fragen und Probleme aufwerfen.

Die historische Perspektive auf die Begründung der öffentlichen Gesundheitspflege im 19. Jahrhundert zeigt schließlich, dass die heutigen Einrichtungen politisch, ökonomisch, institutionell und kulturell noch in einem engen Verhältnis zu der liberalen Gründungsphase der bürgerlichen Gesellschaft stehen. Sie legt demnach nahe, dass in einem demokratischen Gemeinwesen wie der Bundesrepublik Deutschland, die Teil der europäischen Gemeinschaft ist und auch Verantwortung in der globalisierten Welt übernimmt, der Nachdruck weiterhin so weit wie möglich auf der Verhältnisprävention und auf dem Wohl der einzelnen Bürger*innen – und Migrant*innen – liegen sollte.

Literatur

Arias, I. (Hrsg.) (2006). „Im Dienste der Volksgesundheit". Frauen – Gesundheitswesen – Nationalsozialismus. Wien: Verlagshaus der Ärzte.

Baader, G./Peter, J. (Hrsg.) (2018). Public Health, Eugenik und Rassenhygiene in der Weimarer Republik und im Nationalsozialismus. Gesundheit und Krankheit als Vision der Volksgemeinschaft. Frankfurt am Main: Mabuse.

Bertillon, J. (1903). Nomenclatures des maladies (statistique de morbidité-statistique des causes de décès). Montévrain: Imprimerie Typographique de l'École d'Alembert.

Brater, K. (1859). Gesundheitspflege, Gesundheitspolizei. In: J. C. Bluntschli/K. Brater (Hrsg.): Deutsches Staats-Wörterbuch. Stuttgart: Expedition des Staats-Wörterbuchs, Bd. 4, 300–308.

Bryant, T. (2010). Friedrich Burgdörfer (1890–1967). Eine diskursbiographische Studie zur deutschen Demographie im 20. Jahrhundert. Stuttgart: Steiner.

Bundesminister für Gesundheitswesen (1970). Statistische Berichte über das Gesundheitswesen der Bundesrepublik 1966–1969. Stuttgart: Kohlhammer.

Condrau, F. (2005). Die Industrialisierung in Deutschland. Darmstadt: Wissenschaftliche Buchgesellschaft.

Corbin, A. (2005). Pesthauch und Blütenduft. Eine Geschichte des Geruchs. Berlin: Wagenbach.

Desrosières, A. (2005). Die Politik der großen Zahlen. Eine Geschichte der statistischen Denkweise. Heidelberg: Springer VS.

Dettke, B. (1995). Die asiatische Hydra. Die Cholera von 1830/31 in Berlin und den preußischen Provinzen Posen, Preußen und Schlesien. Berlin: de Gruyter.

Donhauser, J. (2007). Das Gesundheitsamt im Nationalsozialismus. Der Wahn vom „gesunden Volkskörper" und seine tödlichen Folgen. Eine Dokumentation. Sonderheft „Das Gesundheitswesen". Stuttgart: Thieme.

Eckart, W. U. (2012). Medizin in der NS-Diktatur. Ideologie, Praxis, Folgen. Köln: Böhlau.

Eckart, W. U. (2017). Geschichte, Theorie und Ethik der Medizin. 8. überarbeitete Auflage. Berlin: Springer VS.

Ehmer, J. (2004). Bevölkerungsgeschichte und historische Demographie 1800–2000. München: Oldenbourg.

Ellerbrock, D. (2011). Die Etablierung von Public Health in der BRD. In: Gesundheit Berlin-Brandenburg (Hrsg.): Dokumentation zum 16. Kongress Armut und Gesundheit vom 3./4. Dezember 2010. Verwirklichungschancen für Gesundheit. Berlin: Gesundheit Berlin-Brandenburg.

Eyler, J. M. (1979). *Victorian Social Medicine. The Ideas and Methods of William Farr*. Baltimore: Johns Hopkins University Press.

Fischer, M. (1995). *Über den Aderlaß im 19. Jahrhundert. Inaugural-Dissertation zur Erlangung des Doktorgrades der Medizin der Medizinischen Fakultät der Eberhard-Karls-Universität Tübingen*.

Fleck, L. (1935/2017). *Entstehung und Entwicklung einer wisschenschaftlichen Tatsache. Einführung in die Lehre vom Denkstil und Denkkollektiv*. Frankfurt am Main: Suhrkamp.

Flügel, A. (2012). *Public Health und Geschichte*. Weinheim und München: Juventa.

Foucault, M. (1963/2008). *Die Geburt der Klinik. Eine Archäologie des ärztlichen Blicks*. Frankfurt am Main: Fischer.

Frevert, U. (1984). *Krankheit als politisches Problem 1770–1880. Soziale Unterschichten in Preußen zwischen medizinischer Polizei und staatlicher Sozialversicherung*. Göttingen: Vandenhoeck & Ruprecht.

Goschler, C. (2002). *Rudolf Virchow. Mediziner – Anthropologe – Politiker*. Köln: Böhlau.

Gottstein, A. (1897). *Allgemeine Epidemiologie*. Leipzig: Georg H. Wigand.

Gradmann, C. (2005). *Krankheit im Labor. Robert Koch und die medizinische Bakteriologie*. Göttingen: Wallstein.

Hacking, I. (1990). *The Taming of Chance*. Cambridge: Cambridge University Press.

Honegger, C. (1991). *Die Ordnung der Geschlechter. Das Wissen vom Menschen und das Weib 1750–1850*. Frankfurt am Main: Campus.

Hudemann-Simon, C. (2000). *Die Eroberung der Gesundheit 1750–1900*. Frankfurt am Main: Fischer.

Huerkamp, C. (1985). *Der Aufstieg der Ärzte im 19. Jahrhundert. Vom gelehrten Stand zum professionellen Experten. Das Beispiel Preußen*. Göttingen: Vandenhoeck & Ruprecht.

Hüntelmann, A. C./Vossen, J./Czech, H. (Hrsg.) (2006). *Gesundheit und Staat. Studien zur Geschichte der Gesundheitsämter in Deutschland 1870–1950*. Husum: Matthiesen.

Interessengemeinschaft Medizin und Gesellschaft e. V. (Hrsg.). (1996–2003). *Dokumentation zur Geschichte des Gesundheitswesens der DDR [1945–1989]* (sechs Bände). Berlin: trafo.

Jankrift, K. P. (2003). *Krankheit und Heilkunde im Mittelalter*. Darmstadt: Wissenschaftliche Buchgesellschaft.

Jütte, R. (1991). *Ärzte, Heiler und Patienten. Medizinischer Alltag in der frühen Neuzeit*. München und Zürich: Artemis & Winkler.

Kolip, P. (Hrsg.) (2000). *Weiblichkeit ist keine Krankheit. Die Medikalisierung körperlicher Umbruchphasen im Leben von Frauen*. Weinheim und München: Juventa.

Kühl, S. (1997). *Die Internationale der Rassisten. Aufstieg und Niedergang der internationalen Bewegung für Eugenik und Rassenhygiene im 20. Jahrhundert*. Frankfurt am Main: Campus.

Labisch, A. (2016). Geschichte-Medizin-Biologie. Ein selbstkritischer Rück- und Ausblick auf die Sozialgeschichte der Medizin. In: J. Vögele/S. Knöll/T. Noack (Hrsg.): *Epidemien und Pandemien in historischer Perspektive*. Wiesbaden: Springer VS, 399–430.

Labisch, A./Spree, R. (1996). *„Einem jeden Kranken in einem Hospitale sein eigenes Bett". Zur Sozialgeschichte des Allgemeinen Krankenhauses in Deutschland im 19. Jahrhundert*. Frankfurt am Main: Campus.

Labisch, A./Tennstedt, F. (1985). *Der Weg zum „Gesetz über die Vereinheitlichung des Gesundheitswesens"*. Düsseldorf: Akademie für öffentliches Gesundheitswesen.

Laslett, P. (1995). *Das dritte Alter. Historische Soziologie des Alters*. Weinheim und München: Juventa.

Lengwiler, M./Madarász, J. (Hrsg.) (2010). *Das präventive Selbst. Eine Kulturgeschichte moderner Gesundheitspolitik*. Bielefeld: Transcript.

Lindner, U. (2004). *Gesundheitspolitik in der Nachkriegszeit. Großbritannien und die Bundesrepublik im Vergleich*. München: Oldenbourg.

Lindner, U./Niehuss, M. (Hrsg.) (2002). *Ärztinnen – Patientinnen. Frauen im deutschen und britischen Gesundheitswesen des 20. Jahrhunderts*. Köln: Böhlau.

Loetz, F. (1993). *Vom Kranken zum Patienten. „Medikalisierung" und medizinische Vergesellschaftung am Beispiel Badens 1750–1850*. Stuttgart: Franz Steiner.

Mackensen, R. (Hrsg.) (2004). *Bevölkerungslehre und Bevölkerungspolitik im „Dritten Reich"*. Opladen: Leske + Budrich.

Metzger, N. (2016). „Auf strengster wissenschaftlicher Grundlage". Die Etablierung der modernen Konstitutionslehre 1911 bis 1921. *Medizinhistorisches Journal, 51*, 209–245.

Metzger, N. (2017). „Es sind noch große Forschungserträge zu erhoffen". Entwicklungen der Konstitutionslehre in den 1920er Jahren. *Medizinhistorisches Journal, 52*, 270–307.

Moser, G. (2002). *„Im Interesse der Volksgesundheit …". Sozialhygiene und öffentliches Gesundheitswesen in der Weimarer Republik und der frühen SBZ/DDR. Ein Beitrag zur Sozialgeschichte des deutschen Gesundheitswesens im 20. Jahrhundert*. Frankfurt am Main: VAS Verlag für Akademische Schriften.

Murken, A. H. (1995). *Vom Armenhospital zum Großklinikum. Die Geschichte des Krankenhauses vom 18. Jahrhundert bis zur Gegenwart*. 3. veränderte Auflage. Köln: Dumont.

Neumann, S. (1847). *Die öffentliche Gesundheitspflege und das Eigenthum. Kritisches und Positives mit Bezug auf die preußische Medizinalverfassungs-Frage*. Berlin: Rieß.

Paul, N./Schlich, T. (Hrsg.). (1998). *Medizingeschichte. Aufgaben, Probleme, Perspektiven*. Frankfurt am Main: Campus.

Planert, U. (1998). *Antifeminismus im Kaiserreich. Diskurs, soziale Formation und politische Mentalität*. Göttingen: Vandenhoeck & Ruprecht.

Pleiger, D./Egger, E. (1985). *Geburt ist keine Krankheit. Hausgeburt ist auch eine Möglichkeit zu entbinden*. Wien: Wiener Frauenverlag.

Porter, D. (Hrsg.) (1994). *The History of Public Health and the Modern State*. Amsterdam: Editions Rodopi.

Porter, R. (2000). *Die Kunst des Heilens. Eine medizinische Geschichte der Menschheit von der Antike bis heute*. Heidelberg: Spektrum.

Porter, T. M. (1986). *The Rise of Statistical Thinking 1820–1900*. Princeton: Princeton University Press.

Porter, T. M. (2004). *Karl Pearson. The Scientific Life in a Statistical Age*. Princeton: Princeton University Press.

Ritter, G. A. (1989). *Der Sozialstaat. Entstehung und Entwicklung im internationalen Vergleich*. München: Oldenbourg.

Ritter, G. A./Tenfelde, K. (1992). *Arbeiter im Deutschen Kaiserreich 1871 bis 1914*. Bonn: J. H. W. Dietz.

Sarasin, P./Berger, S./Hänseler, M./Spörri, M. (2007). *Bakteriologie und Moderne. Studien zur Biopolitik des Unsichtbaren 1870–1920*. Frankfurt am Main: Suhrkamp.

Schmitt, S. (1995). *Der Arbeiterinnenschutz im deutschen Kaiserreich. Zur Konstruktion der schutzbedürftigen Arbeiterin*. Stuttgart: J. B. Metzler.

Schmuhl, H.-W. (1987). *Rassenhygiene, Nationalsozialismus, Euthanasie. Von der Verhütung zur Vernichtung „lebensunwerten Lebens" 1890–1945*. Göttingen: Vandenhoeck & Ruprecht.

Schmuhl, H.-W. (2005). *Grenzüberschreitungen. Das Kaiser-Wilhelm-Institut für Anthropologie, Menschliche Erblehre und Eugenik 1927–1945*. Göttingen: Wallstein.

Schürmayer, I. H. (1848). *Handbuch der medicinischen Policei nach den Grundsätzen des Rechtsstaates. Zu academischen Vorlesungen und zum Selbstunterricht für Ärzte und Juristen*. Erlangen: Enke.

Spree, R. (2016). Seuchen in historischer Perspektive. Wissen – Moral – Politik. In: J. Vögele/S. Knöll/T. Noack (Hrsg.): *Epidemien und Pandemien in historischer Perspektive*. Wiesbaden: Springer VS, 221–234.

Statistisches Bundesamt (1994). *Statistisches Jahrbuch für die Bundesrepublik Deutschland 1994*. Wiesbaden: Metzler Poeschel.

Statistisches Reichsamt (1930). *Statistisches Jahrbuch für das Deutsche Reich*. Berlin: Verlag Reimar Hobbing.

Stollberg, G./Vanja, C./Kraas, E. (2011). *Krankenhausgeschichte heute. Was heißt und zu welchem Ende studiert man Hospital- und Krankenhausgeschichte?* Münster: LIT-Verlag.

Thiele, W. (Hrsg.) (1990). *Das Gesundheitswesen der DDR. Aufbruch oder Einbruch? Denkanstöße für eine Neuordnung des Gesundheitswesens in einem deutschen Staat*. Sankt Augustin: Asgard.

Thießen, M. (2017). *Immunisierte Gesellschaft. Impfen in Deutschland im 19. und 20. Jahrhundert*. Göttingen: Vandenhoeck & Ruprecht.

Virchow, R. (1848/1968). *Mittheilungen über die in Oberschlesien herrschende Typhus-Epidemie*. Hildesheim: Olms.

von Mohl, R. (1838). Gesundheitspolizei. In: K. von Rotteck/C. T. Welcker (Hrsg.): *Staats-Lexikon*. Bd. 6. Altona: Johann Friedrich Hammerich, 762–775.

von Rotteck, K./Welcker, C. T. (Hrsg.) (1838). *Staats-Lexikon*. Bd. 6. Altona: Johann Friedrich Hammerich.

Wimmer, W. (1994). *„Wir haben fast immer was Neues". Gesundheitswesen und Innovationen der Pharma-Industrie in Deutschland 1880–1935*. Berlin: Duncker & Humblot.

Woelk, W./Vögele, J. (Hrsg.). (2002). *Geschichte der Gesundheitspolitik in Deutschland. Von der Weimarer Republik bis in die Frühgeschichte der „doppelten Staatsgründung"*. Berlin: Duncker & Humblot.

Ziegler, D. (2005). *Die Industrielle Revolution*. Darmstadt: Wissenschaftliche Buchgesellschaft.

Humanbiologische Grundlagen der Gesundheitswissenschaften

Hanna Bednarz und Karsten Niehaus

Der Mensch als biologisches Wesen kann als Ergebnis seines speziellen, jahrtausendelangen Evolutionsprozesses gesehen werden, in Zuge dessen seine speziellen Eigenschaften und Merkmale ihren Ursprung finden. Die elementarsten molekularen und zellbiologischen Grundlagen teilt der Mensch mit der gesamten biologischen Welt. Insofern hat er auch eine gemeinsame Basis mit allen anderen Lebewesen. Die gesamte Information zum Aufbau und zur Funktion sowie der Reproduktion von Leben wird über genetische Erbanlagen von der Ursprungszelle an die reproduzierte Zelle weitergegeben. Über kleinste Mutationen, die kleinste Veränderungen der Erbinformation darstellen, und die Selektion besser angepasster Individuen entsteht die gesamte uns bekannte Vielfalt des Lebens auf dieser Welt. Doch nicht nur die in Genen gespeicherte Information wirkt sich auf die Ausprägung und Phänotyp-Ausbildung aus. Die Umwelt hat einen direkten Einfluss auf die Ausprägung von Erbanlagen und kann sogar die Weitergabe einer modifizierten Erbinformation (Epigenetik) bewirken. Kleinere epigenetische Regulationsmechanismen greifen erstaunlich flexibel in dieses System ein und bewirken so eine schnellere Anpassung an eine sich verändernde Umwelt. Das komplexe System Mensch besteht nicht nur aus höchst funktionalen Zellen, die Verbünde und anschließend Organe ausbilden, die alle miteinander in Verbindung stehen. Der Mensch trägt mit sich ebenfalls Myriaden an einzelligen Mikroorganismen, mit denen er in einer engen, verwobenen Wechselwirkung steht. Diese Mikroorganismen haben eine erstaunliche Symbiose mit dem Menschen etabliert. Andere Keime wiederum fordern den Schutzmechanismus des Menschen, das Immunsystem, heraus und versuchen dieses zwecks Infizierung des Systems zu überlisten. Das menschliche Immunsystem ist höchst adaptiv und effektiv in der Erkennung und Unterscheidung von „Teilen des Systems" und „systemfremd" sowie in der Ausführung einer adäquaten Reaktion. In einem stetigen Austausch steht der Mensch mit seiner direkten Umgebung und in einem größeren Wirkungskreis mit der Umwelt in Verbindung. Diese Faktoren werden über verfügbare Sinnesrezeptoren aufgenommen und einer Verarbeitung unterzogen, womit sie differenzielle Antworten des Körpers auslösen. Manche Antworten sind kurzfristig, akut und im Fall einer Gefahrensituation notwendig, andere können als permanenter Stress oder Schmerz einen stark negativen Effekt auf die menschliche Gesundheit haben. Der Mensch als Individuum aber auch als gesellschaftliches Wesen stellt zusammen mit seiner Umwelt im Idealfall ein ausbalanciertes fließendes Gleichgewicht her.

1 Einleitung

Die Biologie des Menschen ist facettenreich und kann aus vielen fachlichen Blickwinkeln betrachtet werden. Sie befindet sich somit in einem interdisziplinären Fokus von naturwissenschaftlichen Fachdisziplinen. Zu diesen gehören molekulare Grundlagen (Molekularbiologie), biochemische Enzymreaktionen und Stoffwechselumsetzungen (Biochemie, Metabolomik und Immunologie), biophysikalische Signalweiterleitung (Neurobiologie), spezielle Humanmikrobiologie, ökologisch-soziale Perspektive der Wechselwirkung mit der Gesellschaft und der Umwelt aber auch funktional-medizinische Zusammenhänge (Biomedizin) sowie natürlich das soziale Verhalten und die Psychologie (Anthropologie). Erkenntnisse aus diesen Forschungsrichtungen haben einen enormen Einfluss auf das Individuum sowie die gesamte humane Population. Forschungsergebnisse aus Studien im Fach humaner Biologie haben in den letzten Jahren einen enormen Zuwachs erhalten, angetrieben durch die Entwicklung und Etablierung moderner, hoch-sensitiver Methoden mit hohem Durchsatz wie z. B. der DNA-Sequenzierung, der Omics-Analysemethoden oder auch von zellbasierten biologischen Testverfahren. Die systemische Erkenntnis aus diesen Ergebnissen muss zukünftig erst in einem interdisziplinären Austausch und Kooperation aus den einzelnen Puzzlestücken aufgebaut werden, um komplexen Fragen wie den Ursachen einer Tumorentstehung auf den Grund gehen zu können.

In den folgenden Kapiteln versuchen Autorin und Autor, einen thematischen Umriss des Systems *Homo sapiens* und seiner Wechselwirkung mit der Umwelt aus der Sicht von Molekularbiologie und Biomedizin zu geben.

2 Molekular- und zellbiologische Grundlagen

Die Erforschung der molekular- und zellbiologischen Grundlagen des Lebens hat zu einem tiefgreifenden Verständnis aller Lebensvorgänge geführt. Ungeachtet der Tatsache, dass auch heute viele basale Vorgänge des Lebens noch nicht vollständig verstanden sind, erlaubt der aktuelle Wissenstand ein rationales Verständnis von Lebensvorgängen. Für die moderne Gesundheitsvorsorge und Medizin wird damit die Tür zu einer ursachenorientierten Therapie eröffnet.

2.1 Die Zelle als kleinste funktionale Grundeinheit des Lebens

Im Jahr 1665 untersuchte der britische Naturforscher Robert Hooke Dünnschnitte aus der Rinde der Korkeiche und beobachtete dort viele kleine Kammern, die er mit dem lateinischen Begriff „*cellula*" belegte. Es dauerte mehr als 170 Jahre, bis der Botaniker Matthias Schleiden und der Physiologe Theodor Schwann 1839 das hinter dieser Beobachtung liegende Grundkonzept formulierten: Alle Lebewesen sind aus Zellen aufgebaut. Damit war das Grundprinzip der heutigen Zellbiologie formuliert. Um 1850 wurde das Konzept durch den Berliner Arzt Rudolf Virchow für die Medizin erweitert. Virchow nahm an, dass Krankheiten auf Störungen der einzelnen Zelle zurückzuführen sind. Für Erkrankungen wie Krebs, Diabetes mellitus und viele andere kann dies heute als gesichert gelten. Im Jahr 1855 formulierte Virchow den berühmt gewordenen Satz, dass jede Zelle aus einer Vorläuferzelle entsteht („*Omnis cellula e cellula*"). Dieses Konzept hat bis heute Bestand; jeder Organismus besteht aus Zellen, welche die kleinste Einheit des Lebens bilden (Alberts et al. 2017). Es ist daher von herausragender Bedeutung, den Aufbau und die Funktion von Zellen als kleinste Einheiten des Lebendigen zu verstehen.

Jede Zelle ist immer von einer Zellmembran umhüllt. Diese Lipiddoppelschicht bildet die Grenze der Zelle zu benachbarten Zellen oder zur Umwelt. Proteine, die sich in der Zellmembran befinden, können (Nähr-)Stoffe nach innen oder Stoffwechselprodukte nach außen transportieren. Andere Proteine in der Zellmembran sind Rezeptoren, die Signale aus der Umwelt, aus dem Körper (z. B. Hormone) oder das Vorhandensein anderer Zellen erkennen und diese Information in das Innere der Zelle leiten, wo diese verarbeitet wird und zu spezifischen Reaktionen der Zelle führen kann. Schließlich finden sich in der Zellmembran Ionenkanäle und Ionenpumpen, die ein elektrisches Potenzial über die Zellmembran aufbauen können; dies ermöglicht zum Beispiel die Weiterleitung einer Information durch Neuronen. Bei sehr einfachen Zellen wie denen der Bakterien, die zu den Prokaryoten gezählt werden, finden sich in der Zelle keine weiteren Membranen. Alle Bestandteile der Zelle können hier in direkten Kontakt miteinander treten. Höher entwickelte Zellen wie die des Menschen enthalten membranumhüllte Strukturen, die man als Organelle bezeichnet, ein Charakteristikum der eukaryotischen Zelle. Alle Zellen enthalten zunächst einen Zellkern, in dem die Erbinformation gespeichert ist. In seltenen Fällen kann dieser Zellkern, wie bei unseren roten Blutkörperchen, im Zuge der Differenzierung verloren gehen. Im mit der Kernmembran umhüllten Zellkern findet sich die Desoxyribunukleinsäure (DNA), das Speichermolekül der Erbinformation. Die Kernmembran steht mit einem Membransystem, dem Endoplasmatischem Retikulum (ER) in Verbindung, welches für Transportvorgänge in der Zelle notwendig ist. Ribosomen, an denen Proteine synthetisiert werden, können sich an das ER anlagern und Proteine so direkt für den Transport in andere Organelle oder auch den Export in den extrazellulären Raum vorbereiten. Ein weiteres, aus Membranen gebildetes Organell ist der Golgi-Apparat. Das ER kann kleine Membranbläschen, die Vesikel, abschnüren, die dann Proteine und andere Stoffe aus dem ER zum Golgi-Apparat transportieren. Hier können die Proteine modifiziert und weiter zu anderen Organellen oder an die Oberfläche der Zelle gebracht werden. Speziell werden so auch Lysosomen produziert, die dem Abbau von aufgenommenen Substanzen dienen und auch die Autolyse („Selbstverdauung") von Zellen einleiten. Generell gibt es einen intensiven und hochregulierten Transport von Inhaltstoffen in der Zelle, der über Membranvesikel, die Endosomen, funktioniert. Ein weiteres unverzichtbares Organell ist das Mitochondrium. Dieses von einer Doppelmembran umhüllte Organell dient der Zelle zur Energiegewinnung („Kraftwerke der Zelle"); es ist der Ort der Zellatmung. Mitochondrien enthalten selbst DNA als Erbgut, das anhand der Organisation der Gene an das Erbgut der Bakterien erinnert. Aufgrund dieser Beobachtung und anderer Indizien gehen wir heute davon aus, dass die Mitochondrien vormals eigenständige Lebewesen waren, die vor langer Zeit von einer eukaryotischen Vorläuferzelle aufgenommen wurden. Diese Vorstellung wird allgemein als Endosymbionten-Theorie bezeichnet. Neben diesen membranumgebenen Organellen finden sich in den Zellen auch noch Ribosomen. Diese aus Proteinen und Ribonukleinsäure (RNA) bestehenden Organellen sind die Orte der Proteinbiosynthese. Dabei können die nach dem Plan des Erbgutes gebildeten Proteine in das Cytoplasma der Zelle gelangen oder über das ER an andere Organelle, Membranen oder den Außenraum der Zelle verteilt werden. Wesentlich für den Aufbau der Zelle sind die im Cytoplasma liegenden Proteine des Cytoskeletts. Das Cytoskelett besteht aus fadenförmigen Proteinstrukturen (Filamenten), welche die Form der Zelle bestimmen, die Bewegung einzelner Zellen erlauben und Transportprozesse innerhalb einer Zelle ermöglichen. Mutationen, die zu Veränderungen in diesen Proteinen führen, zeigen sich oft in schweren Erkrankungsverläufen (Brodehl/Gaertner-Rommel/Milting 2018).

2.2 Zellen, Gewebe und Organe als Funktionseinheiten von Lebewesen

Für den menschlichen Körper können wir von mehr als 300 verschieden Zelltypen ausgehen, die sich alle aus der befruchteten Eizelle herleiten, ein Vorgang, den wir als Ontogenese bezeichnen (Alberts et al. 2017). Die meisten im Zuge der Ontogenese gebildeten Zellen sind Körperzellen, sogenannte „somatische Zellen", die sich zu Zellen mit ganz spezifischen Körperfunktionen differenzieren. Demgegenüber müssen die Zellen der Keimbahn, die Gameten (auch Geschlechtszellen oder Keimzellen genannt), unterschieden werden. Nur diese Zellen, beim Menschen in Form von Eizellen und Spermien, sind der Ausgangspunkt einer erneuten Ontogenese. Das bedeutet auch, dass nur die Erbinformation der Keimbahn an die Nachkommen weitergegeben wird. Veränderungen in somatischen Zellen, zum Beispiel durch die Mutation von Hautzellen verursachten Melanome (Hautkrebs) werden nicht vererbt. Die Empfänglichkeit für eine spezifische Krebserkrankung kann jedoch im Erbgut der Eltern vorliegen und an die Kinder weitergegeben werden (Ait Ouakrim et al. 2013).

Eine einmal differenzierte Zelle des Menschen wechselt in der Regel ihren Zelltyp nicht mehr. Ist diese zu einer Zelle des Hautgewebes, der Epidermalzelle, differenziert, kann sie sich zwar noch teilen, wird dabei aber immer nur neue Epidermalzellen erzeugen. Da sich der Körper fortwährend regeneriert, werden abgestorbene Zellen kontinuierlich durch neu gebildete Zellen ersetzt. Im Zuge der Wundheilung kann diese Regeneration auch spezifisch induziert werden. Im Unterschied dazu haben die während der Embryonalentwicklung wichtigen Stammzellen die Fähigkeit, sich noch in alle 300 Zelltypen des Menschen zu differenzieren. Diese embryonalen Stammzellen (ES-Zellen) können sich selbst teilen und neue Stammzellen generieren, die wiederum in alle Zellen des Körpers ausdifferenzieren können. Diese Eigenschaft macht humane ES-Zellen (hES) für eine Zellersatztherapie interessant. Die hES-Zellen können aus menschlichen Embryonen gewonnen werden, die im Rahmen einer künstlichen (*in vitro*) Befruchtung entstehen. Bei Erkrankungen, die auf fehlende, geschädigte oder gestörte Zellen zurückgehen (z. B. Parkinson-Erkrankung, Diabetes mellitus Typ 1, Querschnittslähmung), könnten hES-Zellen die geschädigten Zellen ersetzen und so zu einer Milderung oder Heilung der Erkrankung führen. Die Gewinnung der hES-Zellen aus frühen Stadien der Embryonalentwicklung hat zu einer sehr umfangreichen ethischen wie juristischen Kontroverse geführt (Ach/Denkhaus 2016). In Deutschland ist die Herstellung, Klonierung und Zerstörung menschlicher Embryonen (also auch der Blastozysten, einer sehr frühen Form der Entwicklung eines Menschen) durch das Embryonenschutzgesetz verboten. Die hES-Zellkulturen jedoch, welche vor dem 1. Mai 2007 erzeugt wurden, dürfen importiert und verwendet werden. Künstlich reprogrammierte Stammzellen (induzierte pluripotente Stammzellen, iPS-Zellen) können hingegen aus differenzierten Zellen, zum Beispiel aus Zellen des Bindegewebes durch das Einbringen und der Expression von vier Genen (c-Myc, Klf-4, Oct-4 und Sox-2) erzeugt werden (Xiao et al. 2016). Dieses Vorgehen ist ethisch weniger bedenklich, hat aber den großen Nachteil, dass die vier Gene über eine Virusinfektion eingebracht werden müssen. Im Tierversuch konnten mit diesem Ansatz die Symptome einer Parkinson-Erkrankung gelindert werden (Baden/Yu/Deleidi 2019). Es zeigte sich aber auch, dass iPS-Zellen zur Ausbildung von Tumoren führen können, was ihre therapeutische Anwendung in weite Ferne rückt. Während hES- und iPS-Zellen noch in alle Zelltypen differenzieren können, zeigen adulte Stammzellen, die in vielen Geweben des Menschen noch vorkommen, diese Eigenschaft nicht mehr. Diese Vorläufer- oder Progenitorzellen sind Nachkommen der embryonalen und im Gewebe ruhenden Stammzellen, die zum Beispiel bei einer Verletzung zur Regeneration beitragen. Adulte Stammzellen können zwar nicht mehr jede der 300 verschiedenen Zelltypen bilden, sind aber je nach ihrer Herkunft in der Lage, spezifische Zellen und Gewebe zu bilden. Die Möglichkeit, diese Zellen zur Therapie einzusetzen, wird zurzeit erforscht. Bei vielen Erkrankungen kommt es zu charakteristischen Veränderungen im Gewebe. Die Histologie und speziell die Histopathologie versucht, diese mikroskopischen Veränderungen zur Diagnostik zu verwenden. Viele Tumore werden entsprechend dieser Gewebsveränderungen identifiziert und nach Graden der Erkrankung eingeteilt (Böcker et al. 2012).

Zellen und Gewebe bilden schließlich die Organe, die als abgegrenzte, größere Funktionseinheiten in ihrem Zusammenspiel den Organismus bilden. Neben den klar abgegrenzten Organen wie dem Herzen, dem Darm oder der Lunge wird das Blut als „flüssiges Organ" bezeichnet, da es wie diese aus vielen Zelltypen besteht und das Plasma als extrazelluläre Matrix enthält. Das Blutsystem verbindet alle Organe und versorgt diese mit Sauerstoff, entfernt gebildetes Kohlendioxyd, stellt Nährstoffe zur Verfügung und transportiert Abfallstoffe des Stoffwechsels ab. Eine wesentliche Funktion des Blutes ist aber auch die Abwehr von Infektionen. Schließlich übernimmt der Blutkreiskauf auch die Verbreitung biochemischer Botenstoffe, der Hormone, die von spezialisierten Zellen der endokrinen Drüsen gebildet werden und in den adressierten Zielorganen zu physiologischen Reaktionen führen.

2.3 Die Desoxyribonukleinsäure als Speicher der Erbinformation

Grundlage für alle Lebensvorgänge ist die in der Desoxyribonukleinsäure (DNA) gespeicherte Erbinformation. Im Jahr 1953 veröffentlichen die Briten James Watson und Frederick Crick die Doppelhelix-Struktur der DNA (Watson/Crick 1953). Die DNA besteht aus zwei langen Molekülen, in denen sich der Zucker (Desoxyribose) und ein Phosphatrest abwechseln. In diesem strukturellen Teil des Moleküls liegt keine Information. An der Desoxyribose ist aber immer auch eine der vier Basen Adenin (A), Thymin (T), Guanin (G) oder Cytosin (C) gebunden. Adenin und Thymin sowie Guanin und Cytosin stehen sich in den beiden Halbsträngen der DNA immer gegenüber; man spricht in der Abkürzung daher auch von A-T- oder G-C-Basenpaaren. Die Basenpaare sind mit Wasserstoffbrücken verbunden und halten so die beiden Halbstränge der DNA zusammen. Allen Lebewesen unseres Planeten ist diese Struktur des Erbgutes gemeinsam. Einfachste Bakterien, Pflanzen, Tiere und wir Menschen besitzen die gleiche Art des Erbgutes in Form der DNA. Dies ermöglicht es auch, die Verwandtschaft von Organismen auf Grundlage der Analyse dieses Moleküls festzustellen.

Bei der Replikation entstehen immer auch „Abschreibfehler", die zu einer minimalen Veränderung des Erbgutes führen. Bei Bakterien ist eine Fehlerrate zu beobachten, die zwischen 10^{-5} und 10^{-6} Mutationen je Genort und Generation liegt. Beim Menschen ist die Mutationsrate noch größer, sodass auch bei einem Neugeborenen keine 100-prozentige Übereinstimmung zum Erbgut der Eltern vorliegt. Dabei gehen etwa 20 % der Mutationen auf die Eizelle der Frau zurück und 80 % auf die Spermien des Mannes; die absolute Zahl der Mutationen nimmt mit dem Alter der Eltern zu. Die erhöhte Mutationsrate bei den Spermien erklärt sich durch die kontinuierliche Produktion dieser Zellen, die eine kontinuierliche Replikation erfordern. Die größere Zahl der Zellteilungen akkumuliert daher auch mehr Fehler in der Replikation (Goriely 2016). Mutationen, die in Spermien oder Eizellen vorliegen, werden an die Nachkommen weitergegeben, man spricht hier von Keimbahnmutationen. Diese Mutationen spielen eine zentrale Rolle in der Evolution, da sie von Generation zu Generation weitergegeben werden. Demgegenüber spielen Mutationen in anderen Körperzellen, die somatischen Mutationen, keine Rolle für die Nachkommen. Beide Mutationstypen sind von einer hohen klinischen Relevanz. Ein Beispiel für eine über die Keimbahn weitergegebene Mutation ist ein Defekt in einem Gen des Blutgerinnungssystems. Mutationen, die zu nicht funktionierenden oder fehlenden Gerinnungsfaktoren führen, resultieren in einer fehlenden oder sehr langsamen Blutgerinnung. Die Betroffenen sind daher auch bei kleinen Wunden, die eventuell auch bei einer starken körperlichen Belastung auftreten können, bereits sehr gefährdet. Die Therapie mit Bluttransfusionen oder aus menschlichem Blut gewonnenen Gerinnungsfaktoren spielt heute nur noch in seltenen Fällen eine Rolle. Der bei Hämophilie A fehlende Gerinnungsfaktor VIII wird gentechnisch erzeugt und kann von den Betroffenen selbst verabreicht werden. Die gentechnische Erzeugung des Faktor VIII ist besonders sicher, da so keine Viren aus menschlichem Blut übertragen werden. Für die Behandlung der Hämophilie B wird derzeit an einer Gentherapie gearbeitet, die den Effekt der Mutation korrigieren soll (Stephens et al. 2019; van den Driessche/Chuah 2017). Somatische Mutationen spielen besonders bei der Entstehung von Krebs eine große Rolle. Die Replikation der DNA und die Zellteilung sind genau reguliert, sodass es normalerweise nicht zur unkontrollierten Vermehrung von Zellen kommt. Mutationen in diesem Kontrollsystem können zu einem Kontrollverlust führen, der in Konsequenz zu einer ungehemmten Vermehrung der Zellen führt. Hier wird die Rolle der Umwelt für die Mutationsrate und damit auch für die Entstehung von Krebs besonders deutlich. Die ultraviolette (UV)-Strahlung der Sonne führt zu einer chemischen Veränderung der Base Thymin in der DNA. In Konsequenz werden bei der Replikation an diesen Stellen Mutationen erzeugt, die ggf. zu einem Krebsgeschehen Anlass geben. Für die Entstehung von Hautkrebs (Melanomen) ist dieser Zusammenhang sehr gut belegt (Dimitriou et al. 2018).

2.4 Die Realisierung der Erbinformation

Die Funktion der DNA als Träger der Erbinformation ist heute unumstritten. Wie die Erbinformation realisiert wird, ist Gegenstand aktueller Forschung. Die DNA weist einzelne Bereiche auf, die wir als Gene bezeichnen. Diese Bereiche dienen als Vorlage zur Erstellung einer Arbeitskopie des betreffenden Gens. Der Vorgang wird als Genexpression oder auch als Transkription bezeichnet. Die gebildete Ribonukleinsäure (RNA) ist das primäre Produkt der Genexpression. Viele RNAs werden zunächst noch modifiziert, bevor sie gereift den Zellkern verlassen. Wichtige Gruppen der RNA sind die ribosomalen RNAs (rRNA), die Transfer-RNAs (tRNA), die Boten-RNAs (mRNA) und eine große Gruppe von unterschiedlichen regulatorischen RNAs. Die Boten-RNA (mRNA) kann am Ribosom mithilfe der rRNA und tRNA in ein Protein übersetzt werden, ein Vorgang der als Translation bezeichnet wird, denn die Information der mRNA wird in die Aminosäureabfolge eines Proteins übersetzt (Alberts et al. 2017). Die Proteine können als Strukturproteine das Cytoskelett einer Zelle bilden, Stoffwechselprodukte oder Ionen über die Zellmembran transportieren, Signalstoffe erkennen und die Information weiterleiten, als Transkriptionsfaktoren die Genexpression regulieren oder als Enzyme Stoffwechselprozesse katalysieren. Der Stoffwechsel ist essenziell für jede lebende Zelle, denn er liefert die Baustoffe und Energie für alle Lebensvorgänge. Die Stoffwechselprodukte werden auch als Metabolite bezeichnet. Die rasante technologische Entwicklung im Bereich der Bioanalytik macht es heute möglich, die Gesamtheit der Erbinformation (Genom), die Gesamtheit der abgelesenen Gene (Transkriptom), fast die Gesamtheit aller Proteine (Proteom) und einen großen Teil der Stoffwechselprodukte (Metabolom) zu erfassen. Alle vier Ebenen sind höchst komplex und regulatorisch miteinander verbunden. Ziel der Systembiologie ist es, ein Gesamtbild dieser Vorgänge in Abhängigkeit von der Zeit zu bekommen und wenn möglich das Gesamtsystem mathematisch so zu beschreiben, dass es im Computer simuliert werden kann. Diese ebenso holistische wie dynamische Sicht auf lebende Systeme wie Zellen, Gewebe, Organe oder ganze Individuen verspricht ein tiefes Verständnis des Lebens generell. In der Systemmedizin wird nun versucht, dieses Konzept der naturwissenschaftlich-ganzheitlichen Betrachtung auf den Menschen zu übertragen.

Mitte der 1970er Jahre wurde von dem britischen Biochemiker Frederick Sanger eine Methode vorgestellt, mit der es möglich ist, die Abfolge der Basen Thymin (T), Adenin (A), Guanin (G) und Cytosin (C) in einem kleinen Stück isolierter DNA zu bestimmen. Das bis heute verwendete Verfahren wird zu Ehren seines Entwicklers als „Sanger-Sequenzierung" bezeichnet. Die Verwendung von nicht-radioaktiv, sondern mit Fluoreszenzfarbstoffen markierter DNA, die Miniaturisierung, extreme Parallelisierung der Abläufe und die fast vollständige Automatisierung haben zu einer enormen Leistungssteigerung und extrem gefallenen Kosten für die DNA-Sequenzierung geführt. Die neuen Methoden werden daher auch als *Next Generation Sequencing* (NGS) bezeichnet. Die Sequenzierung eines bakteriellen Genoms kostete anfänglich mehrere Mio. Euro und dauerte Jahre. Heute ist dies an einem halben Tag (mit der neuen Methode der Nanoporen-Sequenzierung sogar in etwa einer Stunde) möglich und kostet etwa 30 Euro. Eine wesentliche Triebfeder für diese rasante Entwicklung war das Ziel, das humane Genom zu sequenzieren. Bereits im Jahr 1990 wurde in den USA das *Human Genome Project* (HGP) gegründet, welches sich zum Ziel gesetzt hatte, die komplette Basenabfolge des menschlichen Genoms mit mehr als drei Mrd. Basenpaaren zu entschlüsseln. Ab 1998 bekam das Projekt Konkurrenz von der privaten Firma Celera und ihrem Gründer Craig Venter. Im Jahr 2001 verkündeten sowohl das öffentlich geförderte Konsortium wie ebenfalls Craig Venter die vollständige Sequenzierung des humanen Genoms. Die Kosten für das öffentlich geförderte Projekt betrugen ca. 2,7 Mrd. US-Dollar (www.genome.gov/11006943/). Der schnelle Erfolg der Firma Celera lag in einem massiven Einsatz der modernen Bioinformatik. Erbkrankheiten haben ihre Ursache in einer fehlerhaften DNA-Sequenz, hier dient die DNA-Sequenzierung heute der direkten Diagnose. Dies spielt besonders bei rezessiv vererbten Erkrankungen eine Rolle, denn eine Person kann dabei Träger des Erbdefektes sein, ohne es zu wissen. Mehr und mehr zeigt sich aber, dass auch die Empfänglichkeit (Prädisposition) für bestimmte Erkrankungen wie dem plötzlichen Herztod mit spezifischen DNA-Sequenzen in Verbindung gebracht werden kann (Heinz Nixdorf Recall „Mehr Generationen Studie"). Die in diesen Studien erhobenen Daten sind überaus umfangreich (*Big Data*) und erfordern eine weitere Verbesserung der Bioinformatik, um sie nutzbar zu machen. Um Genominformationen für eine personalisierte Medizin zu nutzen, wurde bereits 2001 von der amerikanischen Gesundheitsbehörde NIH das „*1.000 Dollar Genom*" gefordert. Im Jahr 2018 bot die Firma Dante Labs die Sequenzierung des humanen Genoms für jedermann auf Amazon Prime für 349 Dollar an (www.dantelabs.com). Heute sind Preise von unter 200 Euro möglich. Grundsätzlich ist mehr Information zu begrüßen, immer dann, wenn sie verhaltens- oder therapierelevant ist. Das Vorliegen bestimmter DNA-Sequenzen sowie einer damit verbundenen Prädisposition kann zur Anpassung des Lebensstils und einer engmaschigeren Überwachung der Gesundheit beitragen und damit im Idealfall das Auftreten der Erkrankung verzögern oder gar verhindern. So kann zum Beispiel bei spezifischen Kardiomyopathien die DNA-Sequenzierung Klarheit über die Ursache schaffen und als diagnostische Grundlage für die Implantation eines Defibrillators dienen. Generell kann die Vernetzung von klassischen Patientendaten zusammen mit selbst über mobile Geräte und Apps erhobenen Daten sowie der DNA-Sequenzinformationen zu einer präziseren Diagnose, Prophylaxe und Therapie führen. Das Zusammenführen dieser Daten von vielen Menschen wird es erlauben, generelle Zusammenhänge zwischen DNA-Daten und Erkrankungen abzuleiten (Morganti et al. 2019). Die allgemeine Verfügbarkeit der DNA-Sequenzierung des gesamten Genoms eines Menschen (*whole genome sequencing*, HGS) wirft aber auch ethische, rechtliche und gesellschaftliche Fragen auf. Soll die Diagnose einer erst später auftretenden unheilbaren Erkrankung mitgeteilt werden? Wer darf die persönlichen DNA-Sequenzdaten einsehen? Wie verhindert man eine Diskriminierung aufgrund spezifischer DNA-Sequenzen, die mit möglichen Erkrankungen assoziiert werden? Ausführliche Stellungnahmen zu dieser Problematik finden sich beim Deutschen Ethikrat (www.ethikrat.org).

Das Auffinden einer Veränderung im Genom allein gibt oft keine kausale Erklärung für die Konsequenz in der Zelle, dem Organ oder dem Menschen. Es müssen daher alle Ebenen betrachtet werden, um im Rahmen einer systembiologischen Analyse die Funktionen zu verstehen. Hier nimmt die Bioanalytik eine Schlüsselstellung ein. Charakteristisch für die moderne Bioanalytik ist das Zusammenwachsen der Einzeldisziplinen Biologie, Bioinformatik, Chemie und der Physik (Lottspeich/Engels 2012).

3 Die Rolle der Genetik und Epigenetik

Die Humangenetik beschäftigt sich grundlegend mit dem Erbgut und der Vererbung des Menschen und verbindet dafür Methodik und Kenntnisse aus medizinischer Diagnostik und Molekularbiologie, um Forschung, Vorhersage, Therapie und Prävention von Erbkrankheiten zu realisieren. Die deutsche Ärztekammer definiert die Humangenetik als Aufklärung, Erkennung und Behandlung genetisch bedingter Erkrankungen einschließlich genetischer Beratung.

Der Mensch als Individuum kann als Gesamtheit seiner Gene und ihrer Ausprägung verstanden werden. Daraus folgt zuerst ein deprimierender Gedanke: Ist das individuelle biologische Schicksal bereits vollständig besiegelt bei der Verschmelzung von Keimzellen, die das genetische Material der Eltern einem neuen Leben zugrunde legen? Ein solcher Vorgang wäre für die Evolution zu unflexibel und zu langsam, wie die moderne Forschung bewies. Diese hat der reinen Geninformation eine weitere regulatorische Ebene aufgesetzt. Die neusten Forschungsbemühungen finden daher auf dem Feld der Epigenetik, der „Auf"-Genetik statt.

3.1 Vererbung und Stammbaumanalysen

In jeder Zelle des menschlichen Körpers (mit der Ausnahme der kernlosen roten Blut-Erythrozyten) liegt die Erbinformation eukaryoten-typisch aufgeteilt in einer Vielzahl von Chromosomen vor. Die DNA in diesen Chromosomen kann relaxiert vorliegen, um der molekularen Maschinerie Zugang zu der Nukleotidsequenz gewährleisten zu können zwecks Replikation oder Transkription der Erbinformation. Während der Zellteilung allerdings liegt die DNA sehr stark (insgesamt um den Faktor 10.000) kondensiert vor und wird dabei über Proteinkomplexe wie z. B. Histone stabilisiert. Nach einer spezifischen Färbung können diese Chromosomen unter dem Mikroskop in der bekannten, aufgeräumten Darstellung als ein Karyogramm sichtbar gemacht werden.

Viele Chromosomenaberrationen, d. h. Deletionen, Insertionen, Duplikationen, Translokationen, Inversionen von Bereichen des DNA-Doppelstranges im Chromosom sowie durch zusätzliche oder fehlende Chromosomen haben oftmals schwerwiegendste Folgen und sind mit dem Leben nicht vereinbar, d. h. bei lebenden Menschen nicht bekannt und führen wahrscheinlich bereits in frühen Zellteilungsphasen zur Früh-/Fehlgeburt. Andere Aberrationen können zum Teil zu ernsthaften Folgen führen wie Trisomie 21 (dreifache Kopie des Chromosoms 21 oder dessen Teilen), die zur Ausbildung des Down-Syndroms führt, Trisomie 13 (Pätau-Syndrom), Trisomie 18 (Edwards-Syndrom), Deletion des kurzen Arms von Chromosom 1 (vermutlich die häufigste Deletion bei 1:5.000–10.000 Geburten), die zur schweren geistigen Behinderung führt. Abweichungen in der Zahl der Geschlechtschromosomen können sehr variabel und klinisch unauffällig oder unbemerkt sein, aber auch schwere Folgen haben.

Neben den strukturellen Veränderungen an Chromosomen können einzelne, lokale Veränderungen der DNA-Gensequenz aufgrund von fehlerhaften Reparaturmechanismen bei der Replikation der genetischen Erbinformation oder durch chemische Agenten oder UV-Licht induziert werden und ggf. auch auf die Nachkommen vererbt werden. Diese Variabilität der DNA-Sequenz ist sehr individuell und kann zur eindeutigen Identifizierung eines Menschen z. B. in der Forensik genutzt werden. Die lokalen Austausche der Nukleotidsequenz werden als *single nucleotide polymorphisms* (SNPs) bezeichnet und können als eine stille Mutation keinerlei Folgen für das an dem Lokus kodierte Gen haben oder zu schweren gesundheitlichen Komplikationen führen. Mutationen oder Chromosomenaberrationen können über die Keimzellen auch auf die Nachkommen vererbt werden. Da im Regelfall jede Zelle zwei Allele eines Gens, eine Kopie auf dem Mutterchromosom, eine auf dem Vaterchromosom trägt, können manche Funktionsausfälle durch die zweite Genkopie ausgeglichen werden. Diese Personen können medizinisch unauffällig sein, sind aber Träger*innen des Erbdefektes. In manchen schweren Krankheitsverläufen werden daher im Zuge einer genetischen Beratung Stammbaumanalysen für spezielle vererbte Merkmale erstellt. Der Modus eines Erbgangs für die Merkmalausprägung kann dominant sein, in diesem Fall kann ein verändertes Allel zur Ausprägung führen wie beispielsweise in der Chorea-Huntington-Krankheit. Beim rezessiven Erbgang tritt der Phänotyp erst bei zwei veränderten Allelen auf, in dem Fall, wenn die Trägerin oder der Träger dasselbe Merkmal von beiden Elternteilen geerbt hat. Beispiele hierfür sind cystische Fibrose und der Albinismus. Zusätzlich können Genmutationen auch über die Geschlechtschromosomen vererbt werden. Jeder Phänotyp kann jedoch einen spezifischen Grad der Expressivität aufweisen, die sogenannte „Penetranz der Erkrankung", eine prozentuale Wahrscheinlichkeit, mit der ein bestimmter Genotyp zur Ausprägung kommt. Vollständige Penetranz besteht z. B. bei Neurofibromatose und der Huntington-Krankheit. Unvollständige Penetranz kann zu einem bestimmten Grad der Expressivität führen, z. B. tragen BRCA1-gen-abhängige Brustkrebserkrankungen der Frau klinisch eine etwa 8,5%ige Penetranz. Die Hintergründe für eine graduell verminderte Expressivität eines Phänotyps können in modifizierenden Genen, Zufall oder der Epigenetik liegen.

3.2 Flexible Regulation der Genexpression über epigenetische Mechanismen

Über eine geraume Zeit wurde nach einem möglichen natürlichen Mechanismus gesucht, der erklären würde, wie die Ausprägung eines genetischen Merkmals reguliert wird, unabhängig von und ohne Änderung der Erbinformation, die in der Nukleotidabfolge der DNA gespeichert wird. Bis dahin hatte das Dogma Bestand, dass die reine Basenabfolge der geerbten DNA-Sequenz allein über die Gesundheit oder die mögliche Erkrankung, die Intelligenz oder bestimmte hormonale Level und die Wesensausprägung usw. entscheiden würde. Die Identifizierung der genomweiten epigenetischen Mechanismen revolutionierte diese Betrachtungsweise – es gibt außerhalb der reinen genetischen Information eine Ebene der plastischen und flexiblen Wechselwirkung zwischen dem Menschen, seiner Umwelt, seinen Erfahrungen, der Lebensweise und der

Ausprägung der grundlegenden genetischen Merkmale. Daher wird das Forschungsfeld als „*Epi*" – also die „Auf"-Genetik bezeichnet. So können zum Beispiel Umweltfaktoren zu einer Modifikation des Erbgutes führen, die an die Nachkommen weitergegeben werden. Hierbei handelt es sich nicht um Mutationen der DNA-Sequenz, sondern um Modifikationen, die zu einer veränderten Aktivität der Gene führen.

Der grundlegende Mechanismus ist bereits länger bekannt: über Modifizierungen von Genabschnitten durch das Anhängen einer Methyl-Gruppe kann die Expression eines Gens herabreguliert werden. Darüber hinaus können die DNA-kondensierenden Proteine, v. a. Histone so modifiziert werden, dass sie ganze Abschnitte der Chromosomen inaktiv halten oder aber kurzfristig aktivieren. Der Mechanismus der zeitabhängigen Deaktivierung von Genen ist bereits länger bekannt aus der Erforschung der ersten zellbiologischen Entwicklungsphasen eines Organismus. Nach der Befruchtung der Eizellen sind die ersten, durch Zellteilungen entstandenen Zellen noch in der Lage, sich in jede Körperzelle mit jeder beliebigen Morphologie und physiologischen Funktion zu differenzieren; sie werden als *totipotent* bezeichnet. Erst im Zuge der gesteuerten Ausbildung von funktionalisierten Organen werden die jeweils nicht benötigten Genfunktionen in den Chromosomen „ausgeschaltet" und die Zellen differenzieren allmählich zu hochspezialisierten Zellen wie z. B. Endothel- oder Leberzellen.

Die große wissenschaftliche und öffentliche Aufmerksamkeit erhielt der Effekt der epigenetischen Regulation als überraschendes Ergebnis aus vergleichenden Studien von Zwillingen (Fraga et al. 2005). Die untersuchten Zwillingspaare haben Jahre ihrer Leben entweder in lokaler Nähe zueinander und in ähnlicher Lebensweise verbracht oder in Kontrast dazu geografisch voneinander getrennt, z. B. auf dem Land versus in der urbanen Stadtumgebung. Über die Jahre divergierten die untersuchten epigenetischen Regulationsmuster aller Zwillinge immer stärker auseinander, vermutlich als diese als aufwachsende Individuen jeweils ihre eigenen Erfahrungen gemacht und spezielle Charakteristika in der Lebensweise angenommen haben. Signifikant höher allerdings sind diese Unterschiede in Zwillingspaaren aufgetreten, die in einer räumlichen Distanz zueinander und unter gänzlich divergierenden Bedingungen aufgewachsen sind. Seitdem werden stetig neue Studien präsentiert, die den Effekt der gemachten Erfahrungen eines Individuums auf die Unterdrückung oder Ausprägung von Merkmalen beschreiben. Diskutiert wird darüber hinaus die Möglichkeit, dass diese Effekte über Generationen hinweg vererbt werden. Zwar werden die männlichen und weiblichen Keimzellen von jeglichen vorhandenen epigenetischen Markern befreit, damit in einer Art *Tabula rasa* eine reine Tafel für die Entwicklung eines neuen Lebens besteht. Manche Studien belegen aber die Möglichkeit, dass gewisse epigenetische Marker bestehen bleiben können und generationsübergreifend Folgeausprägung finden. Neben physiologischen Reizen wie „Hunger" spielen Stressfaktoren eine Rolle bei der Anlage epigenetischer Veränderungen der DNA. Endgültige Beweise für eine psychisch induzierte Vererbung konnten jedoch bisher nicht präsentiert werden (Nagy/Turecki 2015). Grundlegend bestätigt sind die Korrelationen von diversen Erkrankungen mit vorliegenden epigenetischen Mustern im Genom, darunter bei Allergien, Diabetes, kardiovaskulären und Tumorerkrankungen, entzündlichen rheumatischen Prozessen sowie Erkrankungen der menschlichen Psyche (Ballestar/Li 2017; Brunet/Berger 2014). Berühmtheit erreichten Studien an Mäusen, in denen Nahrungsbeigaben von Folsäure, Cholin, Betain und Vitamin B12 über epigenetische Regulation einerseits die Ausprägung der Fellfarbe beeinflussten sowie interessanterweise gleichzeitig eine positive Wirkung auf die Gesundheit der folgenden Generation festgestellt werden konnte (Waterland/Jirtle 2003). Die Studien resultierten in verordneten Beigaben von Folsäure zu Getreideprodukten in mehreren Ländern dieser Welt, da diese Maßnahme über epigenetische Prägung das Risiko der Ausbildung einer Neuralrohrfehlbildung, der Spina bifida bei späteren Schwangerschaften verringern soll. Die Mechanismen der einzelnen epigenetischen Regulationen, samt der molekularen und physiologischen Konsequenzen oder sich daraus ergebenden möglichen Angriffspunkten für aktive Intervention und Prävention müssen jedoch noch im Detail geklärt werden. Wir befinden uns momentan in der Zeit der wachsenden wissenschaftlichen Erkenntnis, wie stark die biologische Antwort des menschlichen Körpers auf individuelle Erfahrungen und Wechselwirkungen mit der Umwelt sein kann.

4 Die Koevolution des Menschen mit Mikroorganismen

Der Mensch stellt ein wandelndes, ganzheitliches und dynamisches Ökosystem von Mikroben dar. In der als Mikrobiom bezeichneten Welt interagieren die Populationen der unterschiedlichen Mikroben untereinander. Der Einfluss auf den Menschen ist viel stärker als früher vermutet. Seit jeher erlebt der Mensch eine Koevolution mit seinen harmlosen Mikroorganismen und pathogenen Krankheitserregern. Diese Koevolution zwischen Pathogen und seinem Wirt führt zur allmählichen Veränderung der Interaktion wie z. B. in der Korrelation zwischen Malaria-verursachendem *Plasmodium falciparum*-Parasiten und dem Ursprung der humanen HbS Sichelzellenanämie vor ca. 100.000 Jahren. Im folgenden Kapitel werden die Wechselwirkungen zwischen dem Menschen und seinen kommensalen, symbiotischen und pathogenen Mikroorganismen in einem Umriss der aktuellen Studien präsentiert.

4.1 Das Mikrobiom des Menschen: Mikroorganismen + Mensch = Holobiont

Der menschliche Körper ist von hunderten verschiedenen Spezies von Bakterien bewohnt, ihre Gesamtzahl allerdings unterliegt Schwankungen. Nach neusten Studien entspricht diese in etwa der Gesamtzahl aller Körperzellen menschlichen Ursprungs. Ein 70 kg, 20 bis 30 Jahre alter und 1,70 m hoher „Referenzmann" trägt geschätzt 30 Billionen menschlicher Zellen und 39 Billionen Bakterienzellen (Sender/Fuchs/Milo 2016).

Bakterien besiedeln alle Nischen des menschlichen Körpers mit besonders hohen Konzentrationen im Darm. Sie bewohnen aber auch die Haut, Körperflüssigkeiten und Geschlechtsorgane. Jede dieser Nischen wird von einer spezialisierten und diversen Gemeinschaft besiedelt, die in der Regel eine optimale Anpassung an die vorliegenden Gegebenheiten vorweist (Gordo 2019). Aufgrund der Rolle dieser Koexistenz mit symbiotischen Partnern können wir den Menschen als einen Holobionten oder einen „Superorganismus" bezeichnen.

Das Mikrobiom scheint mit vielen, wenn nicht allen Organen des Körpers zu interagieren, wird beeinflusst durch die Ernährung, den Lebensstil, Geschlecht, Lebensalter, Physiologie sowie auch die allgemeine Tagesform. Erkrankungen führen oftmals zu Veränderungen im Mikrobiom; Korrelationen wurden im Zusammenhang mit entzündlichen, metabolischen, neoplastischen und neurodegenerativen Erkrankungen beobachtet. Es muss an dieser Stelle betont werden, dass die meisten Studien lediglich Korrelationen zwischen einem veränderten Mikrobiom und dem untersuchten Kontext darstellen, Rückschlüsse oder gar Handlungsempfehlungen können zum aktuellen Zeitpunkt nur schwer formuliert werden.

Von allen besiedelten Bereichen des menschlichen Körpers findet das Darmmikrobiom bisher die stärkste Beachtung und wird in Forschungsstudien prominent untersucht (Kundu et al. 2017). Die Studien der menschlichen Darmflora, die auf der Basis von Stuhlproben von Personen aus allen Teilen dieser Welt, allerdings mit einem etwas stärkeren Fokus auf Europa und Nordamerika durchgeführt wurden, ergaben erstaunlicherweise das Vorkommen von drei distinkten mikrobiellen Gesellschaften, den sogenannten „Enterotypen" (Costea et al. 2018). Diese Unterteilung in drei unterschiedliche Typen von Gemeinschaften konnte bisher nicht über direkte Faktoren erklärt werden, wie Alter, Geschlecht, Gesundheitszustand oder *Body Mass Index* (BMI). Sie spiegeln metabolische Netzwerke wider, deren Struktur und Einfluss noch nicht verstanden ist. Der Enterotyp I wird dominiert von der Gattung *Bacteroides*, Typ II von *Prevotella* und Typ III von *Ruminococcus*.

Unser erstes Mikrobiom erhalten wir bereits beim Geburtsprozess (Ferretti et al. 2018); es wird sogar eine *in utero* Ausstattung mit ersten Mikroorganismen diskutiert. Studien ergaben, dass insbesondere Actinobakterien und die Gattung *Bacteroides* bei einer vaginalen Geburt von der Mutter übertragen werden und als dominante Spezies im Darm von Neugeborenen verbleiben (Korpela et al. 2018). Dieser Vorgang scheint kontrolliert zu sein und über die Verdauung von Muttermilch verstärkt zu werden. Kinder, die mittels eines Kaiserschnittes auf die Welt gekommen sind, missen diese erste „Infektion" und weisen ein unspezifisches, wechselndes initiales Spektrum an verschiedenen Bakterienspezies auf. Dieselbe Studie (Korpela et al. 2018) verweist ebenfalls auf einen starken Einfluss der familiären Umgebung auf das Mikrobiom in den späteren Lebensjahren der Kinder.

Das Darmmikrobiom unterliegt über die verschiedenen Phasen eines Lebens einer stetigen Veränderung, wobei noch keine Aussage dazu getroffen werden kann, ob diese Veränderungen lediglich Folgen dieser Lebensumstände sind oder einen aktiven, auslösenden Beitrag leisten. Die Hinweise verdichten sich hinsichtlich einer Rolle in der humanen Entwicklung und Erhaltung der allgemeinen Homöostase. Das Darmmikrobiom unterstützt die Verdauung und das Immunsystem, es produziert notwendige Vitamine und verteidigt die besetzten Nischen vor pathogenen Mikroorganismen. Das Mikrobiom kann aber auch durch äußere Einflüsse drastisch und dauerhaft ins Ungleichgewicht fallen. Eine Therapie mit Antibiotika greift zum Beispiel nicht nur das infektionsauslösende Pathogen, sondern ebenfalls die empfindliche Darmflora an (Palleja et al. 2018). Zwar erholt sich diese etwa ein halbes Jahr später von dieser Behandlung, allerdings nicht vollständig: Einige Bakterienarten scheinen nicht zurückzukehren. Zusätzlich steigt erfahrungsgemäß die Anzahl der vorhandenen Antibiotika-Resistenzgene in den verbleibenden Bakterien.

Die Diversität des Darmmikrobioms eines modernen, urbanen *Homo sapiens* ist bereits durch die ballaststoffarme Ernährung und die hohen Hygienestandards stark gesunken im Vergleich zu naturnahen Völkern und seit der Abspaltung der Abstammungslinie von letzten Primaten (Martínez et al. 2015; Moeller 2017). Eine erniedrigte Diversität kann eventuell Hinweise liefern auf verminderte Stabilität des Systems und schnellere Selektion einer dominierenden Spezies, die nicht immer nur positive Eigenschaften vermittelt; ein Ungleichgewicht kann unter Umständen entstehen.

Therapien von Störungen des Mikrobioms befinden sich noch in der Minderzahl (Schmidt/Raes/Bork 2018). Einerseits fehlt oftmals noch das vollständige Verständnis der mikrobiellen Gesellschaften und ihres Einflusses; darüber hinaus sind viele Stämme im Labor nicht kultivierbar, für eine Anzucht der gesamten mikrobiellen Community fehlen die methodischen Werkzeuge. Die einzigen Möglichkeiten bestehen heutzutage in Transplantationen des Stuhls, samt seiner Bewohner. Dies geschieht entweder rektal oder oral mit Kapseln nach der induzierten Senkung des Säuregehaltes des Magens. Diese in mehreren Ländern bereits durchgeführte Therapie zeigt sehr gute Ergebnisse in der Heilung von chronisch-entzündlichen Darmerkrankungen, die durch *Clostridium difficile* verursacht werden. In diesem Fall wird die Probe von einer gesunden Patientin oder einem gesunden Patienten „gespendet". Erfolgreich ist aber auch die Transplantation einer eigenen Stuhlprobe, die zeitlich vor einer verordneten Antibiotikabehandlung eingefroren wurde, z. B. bei Stammzelltherapien im Fall von Leukämien oder Lymphomen (autologes fäkales Mikrobiomtransplantat). Eine Heilung durch Verabreichung von standardisierten Probiotika scheint nur in manchen Fällen die Erholung des Darmes zu fördern, in den meisten Fällen kann sie die Heilung sogar verzögern (Zmora et al. 2018). Der Grund dafür ist voraussichtlich die fehlende individuelle Anpassung der Probiotika-Beigabe an den persönlichen Enterotyp der Darmgesellschaft. Daher kann momentan von einer häufig angebotenen Untersuchung von Stuhlproben zur Analyse der Darmflora zwecks reiner Ableitung von Ernährungsempfehlungen abgeraten werden.

Der Darm wurde bereits früher als das zweite Gehirn bezeichnet. Dieser Vergleich passt durchaus, denn er ist stark mit Nervenenden versetzt und in einem komplexen Netzwerk mit dem Gehirn verbunden. Die Kommunikation zwischen Gehirn und dem Darm verläuft bidirektional und wird als die Mikrobiota-Darm-Hirn-Achse bezeichnet. Erstaunlicherweise laufen dabei sehr viel mehr Signale vom Darm zum Gehirn als umgekehrt. Die Mechanismen der Signalübermittlung sind sehr komplex und nicht vollständig verstanden, sie basieren auf neuronalen, endokrinen, immunologischen und metabolischen Netzwerken. Die neuronale Kommunikation verläuft über den *Vagus*-Nerv, den größten Nerv des Parasympathikus. Viele Darmbakterien sind zusätzlich in der Lage, Neurotransmitter herzustellen und auch Tryptophan, Zytokine und kurzkettige Fettsäuren werden zur Kommunikation genutzt. In den Neurowissenschaften bringt diese Wechselwirkung einen Paradigmenwechsel, indem Untersuchungen auf eine Rolle der Mikrobiota-Darm-Hirn-Achse in der Ätiologie von Erkrankungen wie Depressionen, Autismus oder Parkinson hinweisen (Alam/Abdolmaleky/Zhou 2017; Dinan/Cryan 2017). Überlegungen, ob und wie diese kommunizierende Gemeinschaft den freien Willen des Menschen zu beeinflussen in der Lage sein könnte, werden an dieser Stelle der Kontemplation und Recherche des/der Leser*in überlassen.

4.2 Die Rolle pathogener Mikroorganismen als Krankheitserreger des Menschen

In einem ständigen Wechselspiel aus Infektion, Ausbildung von Schutzmechanismen einer Immunantwort durch den Wirt und wiederum Adaptation der

Angriffsmodi und Überwindung dieser Schutzsysteme sind zusammen mit dem Menschen auch pathogene Mikroorganismen evolviert (Achtman 2016; Gagneux 2012). Die Keime nutzen den Menschen meist als Wirt oder Zwischenwirt für die eigene Vermehrung und Verbreitung. Die Pathogenität eines Mikroorganismus wird über seine Toxizität und Aggressivität charakterisiert – die Aggressivität über Mechanismen des Befalls, der Vermehrung und der Persistenz in seinem Wirt; die Toxizität dagegen über die Fähigkeit zur Bildung kleiner Effektormoleküle, der Toxine, die dem Körper ihrer Wirte direkten Schaden zuführen können. Pathogene, die dabei zwar höchst ansteckend sind aber zu schnell eine starke toxische Wirkung entfalten, können manchmal evolutionär nicht erfolgreich sein. Ist die Infektion zwar effizient, aber mit schweren Verläufen für den Wirt verbunden, die eventuell im Tod des befallenen Organismus enden, kann dieser Vorgang auch eine Sackgasse für die Infektionskette des Pathogens bedeuten. Evolutionär erfolgreicher sind häufig Pathogene, die eine direkte Immunreaktion vermeiden und somit die eigene Vermehrung erreichen, sowie die Wahrscheinlichkeit der Übertragung auf weitere Wirte erhöhen. Bei pathogenen Viren ist dieser Vergleich besonders deutlich: So sind über 90 % der deutschen Bevölkerung Träger des Herpes-Virus, ohne stark ausgeprägte Symptome. Der Ebola-Virus hingegen löscht sich oftmals bedingt durch die schwere Toxizität selbst aus, indem die/der befallene Trägerin/Träger verstirbt, noch bevor die Transmission des Erregers zum weiteren Menschen erfolgen konnte.

Neben ubiquitär vorkommenden Mikroorganismen, die generell im Boden, in der Umwelt, den Tieren und den Menschen vorkommen, zählen heutzutage durch Menschen geschaffene Nischen zu der Ausbreitung von potenziell gefährlichen bakteriellen Subspezies. Speziell in Krankenhäusern und in der intensiven Tierhaltung kommt es durch den Selektionsdruck zum Gentransfer von Resistenzmarkern, Toxizitätskassetten oder Virulenzfaktoren unter Humanpathogenen, die ihre jeweilige vorhandene Pathogenität deutlich erhöhen können (ebenfalls bezeichnet als *hospital-, healthcare-associated* oder *livestock-associated infections*). Pathogene, die über konzentrierte Menschenansammlungen Verbreitung finden, wie Schulen, Kasernen, den öffentlichen Nahverkehr usw. werden dagegen als *community-acquired* bezeichnet.

5 Das Immunsystem des Menschen

Das Immunsystem des Menschen ist ein überaus hoch entwickeltes System der „Selbst- versus Nicht-Selbst-Erkennung" auf molekularer Basis. Der älteste Teil des Immunsystems des Menschen ist die angeborene Immunität. Diese stellt einen schon bei der Geburt vorhandenen Schutz gegenüber Infektionen dar.

Die adaptive oder erworbene Immunabwehr bildet sich dagegen erst später aus, wenn es zu einem Kontakt mit Krankheitserregern kommt. Beide Teile des Immunsystems bestehen aus löslichen Proteinen und einer Vielzahl von spezialisierten Zellen der Immunabwehr. Neben der Abwehr von Infektionen durch Krankheitserreger ist das Immunsystem essenziell, um Krebserkrankungen vorzubeugen. Zellen des Immunsystems können Krebszellen in einem sehr frühen Stadium erkennen und eliminieren (Murphy/Weaver 2018).

5.1 Die angeborene Immunabwehr des Menschen

Der entwicklungsgeschichtlich älteste Teil des Immunsystems des Menschen ist die angeborene Immunität. Im Unterschied zur erworbenen Immunität ist die angeborene Immunität nicht fähig zu lernen, welche Erreger schon einmal Kontakt mit uns hatten. Die Stärke der angeborenen Immunität liegt im Potenzial, die Erreger am Eindringen in den Körper zu hindern und bei einer eventuellen Durchbrechung dieser Barriere binnen weniger Minuten die Bekämpfung durchführen zu können.

5.1.1 Mechanische und physiologische Barrieren hindern Pathogene an der Infektion

Eine wesentliche Strategie der Verteidigung ist es, Pathogene gar nicht erst in den Körper gelangen zu lassen. Eine wichtige Funktion übernimmt dabei die Haut. Die dicht geschlossene und sich kontinuierlich erneuernde Schicht aus Hautzellen verhindert effektiv das einfache Eindringen von Krankheitserregern. Unterstützt wird diese mechanische Schutzfunktion durch Enzyme, die als fremd erkannte DNA, RNA und Proteine der Pathogene angreifen. Seit einigen Jahren wächst die Erkenntnis über die Bedeutung des Hautmikrobioms für die Schutzfunktion. Auch die gesunde Haut des Menschen ist von einer Vielzahl von Bakterien besiedelt. Die Zusammensetzung des Mikrobioms der Haut unterscheidet sich dabei nach dem Ort am Körper; in der Achselhöhle haben wir ein anderes Mikrobiom als im Ohr. Die natürlich vorkommenden Mikroorganismen besetzen dabei die Plätze, die sonst von Pathogenen eingenommen werden können. Hauterkrankungen wie zum Beispiel Neurodermitis gehen mit einer Veränderung des Mikrobioms einher; die Zahl pathogener Bakterien wie *Staphylococcus aureus* wächst (Rademaker et al. 2018). Verletzungen und Schädigungen der Haut stellen daher auch immer ein besonderes Infektionsrisiko dar.

Da der Mensch atmen muss, können über diesen Weg Keime in das Innere des Körpers gelangen. Die Schleimhäute der Nase und des Bronchialtraktes stellen aber eine effiziente Barriere dar. Der gebildete Schleim bindet Bakterien und trägt mit den darin enthaltenen Enzymen zur Inaktivierung der Pathogene bei. Die Flimmerhärchen der Bronchien transportieren den Schleim dann kontinuierlich ab. Ein weiteres wesentliches Merkmal der Schleimhäute ist die Knappheit von frei verfügbarem Eisen. Da Eisen auch von Krankheitserregern zum Wachstum benötigt wird, hat der Körper so eine gute Strategie entwickelt, die Etablierung einer Infektion zu verhindern. Die Mundhöhle und Augen sind durch einen kontinuierlichen Speichel- und Tränenfluss geschützt. Sowohl der Speichel- wie auch die Tränenflüssigkeit enthalten das Enzym Lysozym, welches die Zellwand von Bakterien angreift. Mit der Nahrung aufgenommene Krankheitserreger werden sehr effektiv im Magen durch die 0,8%ige Salzsäure und durch proteolytische Enzyme (Pepsin) zerstört. Bakterien, die es dennoch schaffen, diese Barriere zu überwinden, sehen sich mit einer überaus reichhaltigen Darmflora von nützlichen Bakterien konfrontiert, gegen die sich ein Pathogen durchsetzen muss. Mechanische und physiologische Barrieren stellen damit einen überaus wichtigen und effizienten Schutz gegen Krankheitserreger dar.

5.1.2 Die zellulären Bestandteile der angeborenen Immunität

Gelingt es einem Krankheitserreger, die genannten Barrieren zu überwinden, wehrt sich der Körper mit speziellen Zellen der angeborenen Immunität. Wichtige Zellen dieser Abwehr sind die weißen Blutkörperchen, die Leukozyten und hier speziell die Granulozyten, die Makrophagen und die natürlichen Killerzellen (NK-Zellen). Granulozyten werden im Knochenmark gebildet und an das Blut abgegeben. Sie haben ihren Namen nach ihrem Aussehen im Mikroskop erhalten; die Zellen erscheinen granulär, weil ihr Zytoplasma mit vielen Vesikeln gefüllt ist, die Abwehrstoffe enthalten. Granulozyten geben aber auch Enzyme ab, die Verbindungen zwischen den Zellen in Geweben lösen. Der Granulozyt kann so durch das Gewebe wandern und dort eingedrungene Pathogene erreichen. Granulozyten nehmen Bakterien auf und können diese abtöten; sie werden daher auch als Fresszellen bezeichnet. Makrophagen, auch als Riesenfresszellen bezeichnet, wandern ebenfalls in das Gewebe ein, nehmen eingedrungene Pathogene über die Phagozytose auf und verdauen diese. Bruchstücke der Proteine des Pathogens werden dann an der Oberfläche des Makrophagen präsentiert. Makrophagen tragen dazu ein spezielles Protein in ihrer Plasmamembran, das als *major histocompatibility complex* II (kurz MHC II) bezeichnet wird. Dieses Protein bindet die Bruchstücke des Pathogens. T-Zellen der adaptiven Immunantwort erkennen die vom Makrophagen so präsentierten Bruchstücke und leiten daraufhin die adaptive Immunabwehr ein. Natürliche Killerzellen übernehmen eine weitere Aufgabe. Fast alle Körperzellen können Bruchstücke aufgenommener Pathogene, speziell aber auch die von eingedrungenen Viren, an ihrer Zelloberfläche präsentieren. Ohne diese Systeme wäre ein in die Zelle eingedrungenes Pathogen versteckt und könnte von unserem Immunsystem nicht erkannt werden. Im Unterschied zum Makrophagen präsentieren Körperzellen, die nicht zum Immunsystem gehören, die Bruchstücke über den *major histocompartibility complex* I (kurz MHC I). T-Zellen können daran virusinfizierte Zellen erkennen und vernichten. Es gibt aber auch Viren, die den MHC-I-Komplex zerstören und so unbemerkt in der Zelle vorliegen. Genau dieses Problem löst die NK-Zelle, indem sie erkennt, dass einer Körperzelle der MHC-I-Komplex fehlt. Nach dem schwedischen Immunologen Klas Kärre wird diese Erkennung des Fehlens des MHC-I-Komplexes auch als *Missing-self*-Hypothese bezeichnet. Die NK-Zelle tötet dann die potenziell virusinfizierte Zelle ab. Da viele Tumorzellen auch keinen oder wenig MHC-I-Komplex zeigen, werden auch Tumorzellen von den NK-Zellen abgetötet. Das Immunsystem erkennt über diesen Mechanismus nicht nur infizierte, sondern auch entartete Tumorzellen (Murphy/Weaver 2018).

5.1.3 Die humoralen Bestandteile der angeborenen Immunität

Neben den Abwehrzellen besteht die angeborene Immunität aber auch aus den im Blut, den Lymphen und der Gewebeflüssigkeit gelösten Abwehr- und Signalproteinen. Zu den Signalproteinen sind besonders die Interleukine zu rechnen, die Zellen des Immunsystems anlocken, aktivieren und zur Vermehrung dieser Zellen beitragen. Neben den Interleukinen spielt das Komplementsystem eine wesentliche Rolle bei der Abwehr von Pathogenen. Die überwiegend in der Leber gebildeten und über das Blut im ganzen Körper verbreiteten Proteine bilden ein sehr komplexes Netzwerk aus Proteinen, die sich an Pathogene binden und diese somit zwecks Erkennung zum Beispiel durch Makrophagen markieren. Proteine des Komplementsystems binden aber auch Antikörper, die ihrerseits ein Zielmolekül eines eingedrungenen Erregers gebunden haben. Diese Bindung setzt eine komplexe Reaktionskaskade in Gang, in der verschiedene Proteine des Komplementsystems gespalten werden. Einige Spaltprodukte können sich dann zusammenlagern und den „Membranangriffskomplex" bilden. Dieser Proteinkomplex setzt sich in die Membran der Zielzelle und bildet so eine Pore, über welche die angegriffene Zelle Nährstoffe und Elektrolyte verliert und so abstirbt.

5.2 Die erworbene Immunabwehr des Menschen

Neben der angeborenen Immunität gibt es einen entwicklungsgeschichtlich jüngeren Teil des Immunsystems, welcher sich an Pathogene erinnert, mit denen er konfrontiert war. Die erworbene Immunität ist in der Lage, flexibel auf neue Pathogene zu reagieren, diese abzutöten, um bei einer erneuten Konfrontation mit dem gleichen Erreger besonders schnell und effektiv zu reagieren. Viele Mikroorganismen haben kurze Generationszeiten, sodass sich Pathogene sehr schnell an das Immunsystem anpassen können. Die erworbene Immunität ist in der Regel in der Lage, diese neuen Varianten zu erkennen und damit eine effiziente Abwehr zu leisten. Dies wird sich zum Beispiel bei der Grippeimpfung zunutze gemacht. Hier ist es jedoch essenziell, mit der richtigen, also gerade sich verbreitenden Variante des Influenzavirus, zu impfen. Das adaptive Immunsystem merkt sich dann Charakteristika der betreffenden Variante und reagiert schnell und effizient bei einem erneuten Kontakt mit diesem Virus (Murphy/Weaver 2018).

5.2.1 Die Rolle von T-Zellen und B-Zellen bei der Ausbildung der erworbenen Immunität

Für die adaptive Immunantwort sind zwei Familien von Zellen von besonderer Bedeutung: Die im Thymus ausreifenden T-Zellen und die im Knochenmark (*bone marrow*) gebildeten Antikörper-produzierenden B-Zellen. T- und B-Zellen können in eine Vielzahl von Untergruppen mit speziellen Funktionen unterteilt werden.

T-Zellen werden genau wie B-Zellen im Knochenmark gebildet, reifen dann aber im Thymus aus, bevor sie durch den Körper wandern und Pathogen-infizierte Zellen oder Krebszellen erkennen und die Immunabwehr einleiten. Fast alle Unterformen der T-Zelle tragen in ihrer Zellmembran den T-Zell-Antigenrezeptor (TCR). Dieser Rezeptor erkennt zum einen den MHC-II-Komplex auf Zellen des Immunsystems wie den Makrophagen oder aber den MHC-I-Komplex auf anderen Körperzellen. Zum anderen erkennt der TCR das über den MHC-Komplex präsentierte Bruchstück eines Proteins (Peptid) des Pathogens. Sofern beides nach dem Schlüssel-Schloss-Prinzip zusammenpasst, wird die T-Zelle aktiviert. Kurz nach der Geburt beginnt der Körper, T-Zellen zu bilden, die sich alle in ihrem TCR leicht unterscheiden. Nach einem Zufallsprinzip wird das Gen des TCR neu kombiniert und so verändert, dass Millionen von Varianten des TCR entstehen, die infolgedessen den MHC-Komplex mit den unterschiedlichsten gebundenen Peptiden erkennen. Da die Varianten des TCR zufällig gebildet werden, erkennen die zuerst gebildeten T-Zellen auch die eigenen Körperzellen. In einer doppelten negativen Selektion werden diese T-Zellen eliminiert, sodass nur T-Zellen übrigbleiben, die nicht den eigenen Körper angreifen. Die verbleibenden T-Zellen sind dann in der Lage, fremde Zellen wie die von eindringenden Pathogenen zu erkennen. Das System ist so sensibel, dass nach einer Organtransplantation, selbst bei Zwillingen, das transplantierte

Organ vom Immunsystem zerstört würde. Es ist daher in diesen Fällen notwendig, das Immunsystem partiell zu unterdrücken. Wichtige Vertreter der T-Zellen sind die cytotoxischen T-Zellen, die infizierte Zellen und Krebszellen eliminieren, die T-Helferzellen, welche die B-Zellen zur Produktion von Antikörpern stimulieren, die regulatorischen-T-Zellen, welche übermäßige Reaktionen des Immunsystems bremsen und die T-Gedächtniszellen, welche nach der Aktivierung durch ein Antigen im Körper verbleiben und bei einem erneuten Kontakt mit dem Pathogen sehr schnell und effizient reagieren (Murphy/Weaver 2018). Infektionen mit dem humanen Immundefizienz Virus (HIV) betreffen ganz überwiegend die T-Helferzellen. Da T-Helferzellen eine zentrale Rolle bei der Aktivierung anderer Zellen des Immunsystems haben, kommt es durch deren Schädigung zu einer generellen Immunschwäche, die als erworbenes Immundefizienz Syndrom (AIDS) bezeichnet wird. Da das HI-Virus in die DNA seiner Wirtszelle integriert ist, ist eine Heilung zurzeit nicht möglich. Die Behandlung einer HIV-Infektion mit antiviralen Medikamenten und einer kontinuierlichen Überwachung der HIV-Variante hat in den letzten Jahren ganz erhebliche Fortschritte erbracht (Lehmann et al. 2019). HIV-Infektionen haben sich damit zu einer chronischen Erkrankung verbessern lassen.

Während T-Zellen fremde Proteine nur dann erkennen, wenn sie von einer Zelle über den MHC-Komplex präsentiert werden, können B-Zellen mit ihrem B-Zellrezeptor lösliche Proteine und auch andere Bestandteile von Pathogenen wie Polysaccharide oder Bruchstücke der Zellwand erkennen. Ähnlich wie bei T-Zellen wird der B-Zellrezeptor über die Neukombination von einzelnen Genfragmenten und durch Mutation in vielen Millionen Varianten gebildet. B-Zellen, die körpereigene Stoffe erkennen, werden auch bei der B-Zelldifferenzierung eliminiert. Der B-Zellrezeptor kann als eine membranständige Variante eines Antikörpers angesehen werden. Wenn eine B-Zelle über ihren Rezeptor ein Antigen bindet und gleichzeitig von einer ebenfalls aktivierten T-Helferzelle stimuliert wird, geht sie in einen aktiven Zustand über. Die aktivierte B-Zelle wandert in einen Lymphknoten oder in die Milz und beginnt dort, sich rasch zu teilen. Aus diesem Grund schwellen Lymphknoten bei einer akuten Infektion auch an. Diese Zellen differenzieren zu sogenannten „Plasmazellen", die dann in großen Mengen Antikörper abgeben, die das Antigen erkennen, welches die betreffende B-Zelle stimuliert hat. Die gebildeten Antikörper haben drei wesentliche Funktionen: Antikörper binden an eingedrungene Pathogene oder andere Fremdstoffe und Toxine und markieren diese auf eine Weise, die sie für Fresszellen besser sichtbar macht. Gebundene Antikörper können zudem das bereits geschilderte Komplementsystem aktivieren und so die Bildung des Membrantoxischen Komplexes einleiten, der eingedrungene Bakterien tötet. Schließlich tragen Antikörper durch ein Vernetzen von Pathogenen zu ihrer Inaktivierung bei. Auch von B-Zellen gibt es eine Reihe von Unterformen, die spezifische Aufgaben erfüllen. Von besonderer Bedeutung sind die B-Gedächtniszellen. Es handelt sich um spezielle Zellen, die aus einer aktivierten B-Zelle hervorgehen und die nach ihrer Differenzierung über viele Jahre im Menschen verbleiben. Kommt eine B-Gedächtniszelle erneut mit dem Antigen, über das sie stimuliert wurde, in Berührung, so erfolgen eine sehr schnelle Aktivierung, massive Vermehrung und Antikörperproduktion, die den Ausbruch der Infektion verhindern. B-Gedächtniszellen sind neben den T-Gedächtniszellen ein wichtiger Teil der erworbenen Immunität und die wichtigsten Zellen bei einer Impfung (Murphy/Weaver 2018). Schwere Erkrankungen wie die Kinderlähmung, die entgegen ihrer Bezeichnung auch bei Erwachsenen auftreten kann, haben durch die Impfung ihren Schrecken verloren. Ein fehlgeleitetes Immunsystem kann hingegen zu ernsten Autoimmunerkrankungen führen.

6   Das Hormonsystem des Menschen

Das Hormonsystem spielt eine herausragende Rolle für die Entwicklung und Gesundheit des Menschen. Hormone sind Botenstoffe, die von spezialisierten Zellen gebildet werden und direkt auf benachbarte Zellen und Gewebe wirken (parakrin) oder über den Blutkreislauf entfernte Zellen und Gewebe erreichen (endokrin), um dort ihre Wirkung zu entfalten. Hormone regulieren unter anderem die Körpertemperatur, den Blutzuckerspiegel, die Herzfrequenz, die Funktion vieler Organe, den Geschlechtstrieb, unser Verhalten und den Schlafrhythmus. Dabei gibt es eine enge Verknüpfung des Nervensystems zu den hormonausschüttenden Zellen, es wird hier auch vom neuroendokrinen System gesprochen. Störungen in der Hormonsynthese, deren Perzeption durch Zielzellen aber auch psychosomatische Störungen geben daher Anlass zu ernsten Erkrankungen. Viele Medikamente haben eine Beeinflussung unseres Hormonsystems zum Ziel. Als Beispiel sei hier nur das Hormon Insulin genannt, welches bei einem Diabetes mellitus Typ 1 immer extern zugeführt werden muss. Ein weiteres Beispiel stellen die weit verbreiteten „Betablocker" dar, die zur Behandlung eines Bluthochdrucks gegeben werden und sich als Antagonisten an den Rezeptor für das Stresshormon Adrenalin binden und so die Ruhefrequenz des Herzens senken. Umweltchemikalien wie zum Beispiel das Bisphenol A, die mit der Hormonwirkung interferieren (endokrine Disruptoren), sind daher von besonderer Brisanz.

6.1 Das endokrine und parakrine Hormonsystem

Das Hormonsystem kann nach dem Bildungs- und Wirkungsort der Hormone, ihrer chemischen Natur wie auch nach den hormonbildenden Organen unterschieden werden. Bildungsorte für wichtige endokrine Hormone sind Hoden oder Eierstöcke, die Nebennieren, die Bauchspeicheldrüse, der Thymus, die Schilddrüse, die Hypophyse, der Hypothalamus und die Zirbeldrüse. Hormonbildende Zellen mit endokriner Wirkung finden sich aber auch in anderen Organen und Geweben wie dem Darm. Hier wird sogar ein Einfluss des Mikrobioms des Darms auf das Hormonsystem des Menschen postuliert. Das endokrine und parakrine Hormonsystem sind nicht vollkommen voneinander getrennt. So können endokrine Hormone auch auf die sie bildende Zelle zurückwirken und parakrine Hormone auch transportiert werden, um in entfernteren Geweben eine Wirkung zu zeigen. Generell kann festgehalten werden, dass viele Hormone in Hormon-Kaskaden wirken. Als Beispiel sei hier die „hypothalamisch-hypophysär-gonotrope Achse" genannt, in der das Gonadotropin-Releasing Hormon aus Neuronen des Hypothalamus die Hypophyse anregt, Gonadotropine freizusetzen, die ihrerseits in den Geschlechtsorganen die Bildung von Sexualhormonen anregen.

Dem Hypothalamus und der im Gehirn des Menschen dicht benachbart liegenden Hypophyse (Hirnanhangsdrüse) kommt eine besondere Bedeutung unter den hormonbildenden Organen zu. Der Hypothalamus ist ein wesentlicher Teil des vegetativen Nervensystems, der mit seinen hormonbildenden Zellen eine zentrale Schnittstelle zwischen den neuronalen Aktivitäten und der Regulation durch Hormone darstellt. Hormone des Hypothalamus steuern den Elektrolythaushalt, die Körpertemperatur, das Sättigungszentrum, Emotionen wie Wut und Aggression. Der Hypothalamus ist das zentrale Bindeglied zwischen Nervensystem und Hormonsystem. Viele Hormone des Hypothalamus wirken dabei nicht direkt auf die Zielorgane, sondern indirekt über andere hormonbildende Organe. Ein ganz besonders enger Kontakt besteht zwischen dem Hypothalamus und der Hypophyse. Die „Releasing Hormone (RH)" des Hypothalamus regen die Hypophyse an, ihrerseits Hormone zu entlassen, während „inhibierende Hormone (IH)" diese Freisetzung bremsen. Der Hypothalamus reguliert aber auch die Schilddrüse und setzt das Hormon Adiuretin (ADH) frei, welches über die Nieren den Wasserhaushalt reguliert; wie auch Oxytocin, welches während der Schwangerschaft die Wehentätigkeit einleitet und zur Bildung von Muttermilch führt. Die nur ca. ein Zentimeter große Hirnanhangsdrüse (Hypophyse) stellt in mehrfacher Hinsicht eine zentrale Schnittstelle dar. Zum einen wird sie durch die RH/IH Hormone des Hypothalamus reguliert und gibt dann ihrerseits Hormone ab, die eine Hormonfreisetzung von Schilddrüse, Nebenniere, Gonaden und anderen steuern. Die Hypophyse bildet aber auch das wachstumsregulierende Hormon Somatropin. Ein Mangel an Somatropin führt zu einem Kleinwuchs, der heute durch Gabe des Hormons korrigiert werden kann. Die Hypophyse ist zudem der einzige Teil des Gehirns, in dem die Blut-Hirn-Schranke überwunden werden kann. Damit können im Gehirn gebildete Hormone das Gehirn verlassen und in anderen Teilen des Körpers wirken (Kleine/Rossmanith 2014).

Die Nebenniere ist dem vegetativen Nervensystem und den bereits geschilderten Hormonregulationen untergeordnet, bildet aber selbst wichtige endokrine Hormone. Das Nebennierenmark ist eng mit dem vegetativen Nervensystem verbunden und setzt die Hormone Adrenalin und Noradrenalin frei. Adrenalin, oft auch als Stresshormon bezeichnet, erhöht unter anderem die Herzfrequenz und versetzt den Körper so in Alarmbereitschaft. Weiterhin wichtig ist die Produktion und Freisetzung von Glukocorticoidhormonen, die neben anderen Funktionen die Aktivität des Immunsystems modulieren. Die Nebennierenrinde bildet aber auch Sexualhormone – die Androgene, welche die Ausbildung männlicher Merkmale steuern.

Stellvertretend für hormonbildende Organe soll hier noch die Bauchspeicheldrüse genannt werden. Sie gibt als exokrine Drüse zunächst Verdauungsenzyme in den Zwölffingerdarm ab. Die Bauchspeicheldrüse ist aber auch eine endokrine Drüse, welche die Hormone Insulin und Glukagon in den Blutkreislauf abgibt. Insulin und Glukagon regulieren die Glukoseaufnahme in die Körperzellen und damit den Blutzuckergehalt. Insulin ist essenziell für die Stimulation der Aufnahme von Glukose in Zellen; es senkt damit den Blutzuckerspiegel. Glukagon bewirkt das Gegenteil, es stimuliert den Abbau des Speicherstoffes Glykogen in der Leber, was zu einer Ausschüttung von Glukose in das Blut führt. Bei einem Diabetes mellitus Typ 1 wendet sich das Immunsystem gegen Insulin-produzierende Beta-Zellen der Bauchspeicheldrüse und zerstört diese. Die genauen Ursachen für diesen Vorgang sind bis heute nicht geklärt. Diabetes mellitus Typ 1 ist bis heute nicht heilbar, Erkrankte müssen den Blutzuckerspiegel genau kontrollieren und die benötigte Menge an Insulin subkutan injizieren.

6.2 Hormone und hormonbildende Zelle des Menschen

Bei der parakrinen Sekretion werden Hormone von Zellen gebildet, die auf weitere Zellen in der unmittelbaren Umgebung wirken. Die autokrine Sekretion ist ein spezieller Fall der parakrinen Sekretion, bei der das Hormon auf die hormonbildende Zelle selbst zurückwirkt. Parakrine Hormone spielen eine große Rolle bei der Differenzierung der Gewebe und hier besonders als Wachstumsfaktoren. Besonders gut untersuchte Hormone aus der Gruppe der

Wachstumsfaktoren sind der epidermale Wachstumsfaktor (*epidermal growth factor*, EGF) und der die Bildung von neuen Blutgefäßen steuernde *vascular endothelial growth factor* (VEGF). Beide Hormone spielen eine große Rolle bei der Differenzierung der Gewebe und bei der Wundheilung, bei der zerstörtes Gewebe und Blutgefäße regeneriert werden. Beide Hormone stimulieren Zielzellen, sich zu teilen und zu Epidermal- oder Gefäßzellen zu differenzieren. Mutationen in Genen, die für Rezeptoren von Wachstumsfaktoren kodieren, können die Ursache eines Krebsgeschehens sein, denn in diesem Fall ist es möglich, dass die betroffenen Zellen fälschlicherweise fortwährend das Signal zur Teilung erhalten. Wichtige parakrine Hormone regulieren zudem die Differenzierung und Aktivität des Immunsystems. Eine besondere Rolle spielen dabei Peptidhormone aus der Gruppe der Interleukine. Interleukine, von denen bereits mehr als 40 verschiedene beschrieben sind, steuern die Aktivität von Leukozyten, T-Helferzellen, Monozyten und Makrophagen sowie weiterer Immunzellen bei der Abwehr von Infektionen (Kleine/Rossmanith 2014).

Grob lassen sich Hormone in wasserlösliche und fettlösliche unterteilen. Die wasserlöslichen Hormone binden in der Regel an Rezeptoren in der äußeren Membran der Zellen. Die Bindung des Hormons löst dann eine Signaltransduktionskaskade aus, die zu einer spezifischen Reaktion der Zelle führt. So bindet das Hormon Insulin an seinen Rezeptor auf Muskelzellen und induziert über mehrere Schritte der Signalweitergabe die Fusion von Vesikeln, die den Glukosetransporter (Glut4) enthalten, mit der Zellmembran. Der Glukosetransporter kann nun Glukose in die Zelle pumpen und diese so mit dem Brennstoff für die Energiegewinnung versorgen. Die fettlöslichen Hormone binden in der Regel an Rezeptoren im Zellkern, da sie die Membran der Zelle passieren können. Zu diesen Hormonen gehören besonders die Steroidhormone. Ein Beispiel dafür sind Östrogene, die eine wichtige Gruppe der Sexualhormone bilden. Östrogene binden an Östrogenrezeptoren, die zu den kernständigen Rezeptoren gehören und als DNA-bindende Transkriptionsfaktoren die Aktivität der Genexpression steuern. Die Herstellung künstlicher Östrogene wie das Ethinylestradiol öffneten den Weg zur Familienplanung mithilfe der Antikonzeptiva.

6.3 Der Einfluss der Umwelt auf die Hormonbildung und Hormonwirkung

Die Umwelt hat einen nicht unerheblichen Einfluss auf unsere Hormonbildung. Viele Stoffwechselprodukte zeigen über den Tag einen charakteristischen Konzentrationsverlauf, der wesentlich von unserer inneren Uhr, dem circadianen Rhythmus bestimmt wird (Skene et al. 2018). Das mit unserem Tag-Nacht-

Rhythmus verknüpfte Hormon ist das Melatonin, dessen Bildung in der Zirbeldrüse bei Licht gehemmt wird. Wenn im Winter durch geringe Tageslängen der Melatonin-Spiegel auch am Tage hoch bleibt, führt dies zur Müdigkeit und wird mit einer Winterdepression in Verbindung gebracht. Weiterhin wird ein ähnlicher Effekt im Zusammengang mit der Schichtarbeit diskutiert. Hier kommen aber komplexe Anpassungen an verschiedene Stressoren hinzu.

Unsere Ernährung hat ebenfalls einen erheblichen Einfluss auf den Hormonhaushalt. Besonders gut untersucht ist die Wirkung von sogenannten „Phytoöstrogenen", wie sie zum Beispiel in der Sojabohne vorkommen. Diesen Innhaltstoffen wird eine positive Wirkung auf Gefäßkrankheiten und die Knochenbildung zugeschrieben. Als Hauptwirkstoffe konnten Flavonoide wie Genistein, Daidzein und Coumestrol identifiziert werden. Die hormonelle Wirkung der verschiedenen Pflanzeninhaltsstoffe konnte in Laborexperimenten bestätigt werden, in denen sich diese Stoffe als endokrine Disruptoren herausstellten. Sie können also die Wirkung körpereigener Hormone blockieren oder modulieren. In Asien, wo der Verzehr von Soja verbreitet ist, ist das Risiko für Frauen, an Brustkrebs zu erkranken, um etwa 25 % geringer als in Europa. Da die häufige epitheliale Brustkrebsvariante stark hormonabhängig ist, könnte der Verzehr von Sojaprodukten mit hohen Genistein-Gehalten eine kausale Ursache für das geringere Risiko sein (Senthilkumar/Fata/Kennelly 2018). Im gesamten Gebiet der Phytoöstrogene ist aber noch viel Forschung erforderlich, um gesundheitliche Chancen, aber auch vorhandene Risiken abzuwägen. Da der Einsatz von Hormonen zur Tiermast seit vielen Jahren in der EU verboten ist, gilt die Aufnahme künstlicher Hormone über den Verzehr von Fleisch als eher unwahrscheinlich. In den USA ist dagegen der Einsatz von Hormonen in der Rindermast noch erlaubt.

Eine große Bedeutung haben künstlich erzeugte hormonaktive Substanzen erlangt, die wir mit der Nahrung oder aus der Umwelt aufnehmen und die als endokrine Disruptoren fungieren. Nach Angaben der WHO sind etwa 800 Chemikalien bekannt, die nachgewiesen oder vermutet als endokrine Disruptoren wirken. So wirken die in der Umwelt durch den Menschen weit verbreiteten polychlorierten Biphenyle (PCBs) als Suppressoren der Schilddrüsenhormone. Das immer noch weit verbreitete Bisphenol A, welches in Haushaltsprodukten aus Plastik enthalten sein kann, wirkt beim Menschen als Östrogen und wird daher auch mit einer verminderten Fruchtbarkeit in Verbindung gebracht (Nowak/Jabłońska/Ratajczak-Wrona 2019).

7 Die Wahrnehmung, der Stress und Einfluss von Umweltfaktoren

Der Mensch steht in einem ständigen Austausch mit seiner Umgebung. Über die Sinneszellen nimmt der Mensch viele Impulse seiner direkten Umwelt wahr, diese werden von dem Nervensystem verarbeitet, weitergeleitet sowie in einer Antwort an die Organe, das Hormon- oder das Immunsystem interpretiert. Neben dem zentralen Nervensystem (Gehirn und Rückenmark) und dem peripheren Nervensystem (Hirnnerven und Spinalnerven) entwickelte sich im Laufe der Evolution auch das vegetative Nervensystem, das der autonomen Versorgung der inneren Organe dient. Das vegetative Nervensystem besteht aus den Bereichen des Sympathikus und des Parasympathikus und ist eng mit dem endokrinen System verbunden. Während der Sympathikus bei Stresssituationen aktiviert wird, ist der Parasympathikus für die Aufrechterhaltung von normalen Körperfunktionen zuständig. Eine Vielzahl von Umweltfaktoren wirkt sich auf den Menschen aus, einige können eine stimulierende Wirkung entfalten, andere können eine Stressantwort oder einen Schmerzreiz auslösen und in einigen Ausnahmefällen zur Ausbildung krankhafter Zustände führen.

7.1 Allgemeine Sinneswahrnehmung und zentrales Nervensystem

Die klassischen, seit der Antike unterschiedenen fünf Sinne des Menschen: Tasten, Sehen, Hören, Riechen und Schmecken werden in der modernen Auslegung ergänzt um Temperatur- und Schmerzempfindung, Gleichgewichtssinn und Tiefensensibilität. Neben diesen direkten Sinneseindrücken existiert eine Vielzahl von Faktoren, die im Allgemeinen als Umweltfaktoren zusammengefasst werden und einen Einfluss sowohl auf den Menschen wie auch auf seine Gesundheit ausüben können. An der Wahrnehmung der Umweltreize sind im menschlichen Körper vielzählige spezialisierte Sinneszellen beteiligt. Für die Signalweiterleitung und Verarbeitung sind die Nervenzellen oder Neurone zuständig. Die Signalweitergabe erfolgt über die Ausbreitung von elektrischen Potenzialen entlang der Zellmembran. Die Nervenzellen besitzen einen Zellkörper (Soma), einen Zellkern und in der Regel ein Netzwerk aus entweder stark verzweigten oder auch sehr langen Fortsätzen. Über diese Dendriten nehmen die Neuronen Informationssignale an und leiten diese über Axone weiter. Zwischen dem Ende eines Axons und dem Dendriten der benachbarten Nervenzelle wird das Signal chemisch, in Form von freigesetzten Neurotransmittern über den synaptischen Spalt übermittelt. Auf den Stoffwechsel dieser Neurotransmitter und die Wechselwirkung mit ihren jeweiligen Rezeptoren kann eine Vielzahl von Substanzen Einfluss ausüben. Zum einen kann der Körper selbst zum Beispiel durch Endorphine die Signalweitergabe modulieren, zum anderen tut der Mensch dies selbst über Psychopharmaka, Rauschmittel oder Koffein.

7.2 Die spezifische Sinneswahrnehmung des Schmerzes

Die Schmerzwahrnehmung wird über Nozisensoren oder Nozizeptoren, feine Nervenendungen, vermittelt und primär zum somatosensorischen Cortex geleitet sowie diffus zu verschiedenen anderen Arealen im Gehirn. Auf dem Signalweg über das Rückenmark kann es zu einer Modulation des Schmerzempfindens kommen. Die Auslösung der Schmerzantwort kann durch plötzliche Verletzung: Stich, Druck, Schnitt über aktive Nozisensoren erfolgen und sorgt primär für eine schnelle Reaktion des Körpers, um einer möglichen Gefahrensituation zu entkommen. Dieser akute Schmerz also hat eine notwendige Schutzfunktion. Der chronische, dauerhafte Schmerz kann über eine andauernde Aktivierung und lokale Rekrutierung von Nozizeptoren erfolgen und für die betroffene Person eine ständige Belastung bedeuten. Je nach Lokalisation der Schmerzauslösung im Körper wird zwischen dem somatischen Schmerz, der in der Haut, dem Bindegewebe und dem Bewegungsapparat entsteht und dem Oberflächenschmerz (Haut) und Tiefenschmerz (Muskelgewebe und Gelenke) unterschieden. Viszerale Schmerzen betreffen die Eingeweide und können als Ursache Entzündungen oder Koliken der glatten Muskulatur haben. Neurogene Schmerzen resultieren aus Nervenentzündungen oder Phantomschmerzen. Während akute Schmerzen durch Verabreichung von Analgetikum kurzfristig behandelt werden können, sollten Ursachen für chronische Schmerzen frühzeitig erkannt und behandelt werden, um körperliche Folgereaktionen zu vermeiden oder zugrunde liegende Erkrankungen (z. B. Tumore) auszuschließen oder erkennen und behandeln zu können (Clauss/Clauss 2018).

7.3 Der individuelle und psychosoziale Stress

Situationen, die Stress im Körper auslösen, können von vielfältiger Natur sein. So kann eine potenzielle Gefahrsituation die Stressantwort induzieren wie körperliche Anstrengung, eine Infektion oder ein psychischer Induktor. Die Stressreaktion verläuft zweistufig und betrifft mehrere Organe. Der Impuls setzt zuerst im Hypothalamus die Ausschüttung des *Corticotropin-Releasing*-Hormons (CRH) frei, das seinerseits in der Hypophyse die Ausschüttung von ACTH (adrenocorticotropes Hormon) auslöst. In der Nebennierenrinde wird dadurch die Ausschüttung von Glukokortikoiden stimuliert. In der zweiten Phase erfolgt die Stimulation des Nebennierenmarks über das sympathische Nervensystem

(SNS), die mit der Freisetzung von Katecholaminen wie Adrenalin und Noradrenalin antwortet. Als Reaktion auf diese Ausschüttung werden diverse Organe und Körperfunktionen in Alarmbereitschaft für eine gesteigerte Leistungsfähigkeit gesetzt. Die Herzfrequenz erhöht sich sowie auch die Atmung, Muskelkontraktionskraft und Glukosefreisetzung in der Leber. Nicht jeder stressauslösende Faktor hat damit negative Folgen für den Organismus: Der Distress kann aus negativen Erfahrungen resultieren, während der Eustress eine positive Aktivierung und Leistungssteigerung auslösen kann. Eine akute Stressantwort des Körpers stellt also eine notwendige und adaptive Reaktion dar, andauernde Stressexposition jedoch kann zu einer permanenten Dysregulation des umrissenen Stresssystems führen. Diese sogenannte „allostatische Belastung" resultiert in einer Ermüdung von Körper und Gehirn. Physiologische Folgen von andauerndem Distress konnten mit diversen gesundheitlichen Folgen assoziiert werden wie Autoimmun-, Herz-Kreislauf-Erkrankungen, metabolischen und mentalen Krankheiten.

Der chronische Stress kann eindeutig durch traumatische Erlebnisse ausgelöst werden, neuerdings findet auch die Überlegung Betrachtung, ob eine indirekte Übertragung von Stress durch sozialen Kontakt zu einem herausgeforderten Individuum stattfinden kann (Engert/Linz/Grant 2018). Der Mensch als soziales Wesen verfügt über eine stark ausgeprägte Empathie und kann als Antwort auf fremden Stress in einer physiologischen Resonanzreaktion diesen Stresszustand spiegeln. Die Übertragung von Stresserfahrungen wurde zwischen Müttern und ihren Kindern in diversen Studien festgehalten. Allerdings wird diese Form vom sozialen Stress auch im Alltagsgeschehen speziell in unseren komplexen sozialen Netzwerken und großen urbanen Gemeinschaften beobachtet. Diese Konzepte werden als „Stressansteckung", „empathischer Stress" oder „Stressresonanz" bezeichnet.

7.4 Der Mensch in Wechselwirkung mit seiner Umwelt

Der *Homo sapiens* kann wie geschildert aus verschiedenen Perspektiven betrachtet werden, einmal als individueller Organismus mit grundlegender universeller Biologie, als ein Holobiont bestehend aus eigenen Körperzellen und Myriaden kommunizierender Mikroorganismen, als ein systemisches Teil der sozialen Gemeinschaft anderer Menschen in einer gemeinsamen fortlaufenden Evolution. Trotz der Vielfalt an Möglichkeiten, das eigene Umfeld nach eigener Vorstellung zu modifizieren und einzugreifen, sieht sich der Mensch auch inmitten des anthropozäischen Zeitalters vielen Faktoren ausgeliefert, die sein Wohlbefinden und seine Gesundheit auf extreme Weise beeinflussen können. Hier beginnt der Übergang von humaner Biologie zur humanen Ökologie.

Neben abiotischen, unbelebten Faktoren der Umwelt wie Sonnenlicht, Wasser, Wind, Temperatur, der Zusammensetzung der Atmosphäre (Sauerstoff, Kohlendioxid) und toxischen Schadstoffen können auch biotische (belebte, organische) Faktoren genannt werden, folglich Krankheitserreger, Parasiten, Tiere, Nahrung, zwischenmenschliche Kontakte, Familie und Gesellschaft. Nur im Kontext der Betrachtung aller dieser Faktoren kann der Mensch den Zustand der Homöostase – einer biologisch/sozialen Balance – erreichen.

Literatur

Ach, J. S./Denkhaus, R. (2016). *Forschung an humanen embryonalen Stammzellen: Aktuelle ethische Fragestellungen.* Münster: LIT-Verlag.

Achtman, M. (2016). How old are bacterial pathogens? *Proceedings. Biological Sciences, 283,* 20160990.

Ait Ouakrim, D./Lockett, T./Boussioutas, A./Hopper, J. L./Jenkins, M. A. (2013). Screening Participation for People at Increased Risk of Colorectal Cancer Due to Family History: A Systematic Review and Meta-Analysis. *Familial Cancer, 12*(3), 459–472.

Alam, R./Abdolmaleky, H. M./Zhou, J.-R. (2017). Microbiome, Inflammation, Epigenetic alterations, and Mental Diseases. *American Journal of Medical Genetics. Part B, Neuropsychiatric Genetics, 174*(6), 651–660.

Alberts, B./Johnson, A. D./Lewis, J./Morgan, D./Raff, M./Roberts, K. et al. (2017). *Molekularbiologie der Zelle.* 6. Auflage, Weinheim: Wiley-VCH.

Baden, P./Yu, C./Deleidi, M. (2019). Insights into GBA Parkinson's Disease Pathology and Therapy with Induced Pluripotent Stem Cell Model Systems. *Neurobiology of Disease, 127,* 1–12.

Ballestar, E./Li, T. (2017). New Insights into the Epigenetics of Inflammatory Rheumatic Diseases. *Nature Reviews Rheumatology, 13*(10), 593–605.

Böcker, W./Denk, H./Heitz, P. U./Moch, H./Höfler, G./Kreipe, H. (Hrsg.) (2012). *Pathologie.* 5. Auflage, München: Urban & Fischer.

Brodehl, A./Gaertner-Rommel, A./Milting, H. (2018). Molecular Insights into Cardiomyopathies Associated with Demin (DES) Mutations. *Biophysical Reviews, 10*(4), 983–1006.

Brunet, A./Berger, S. L. (2014). Epigenetics of Aging and Aging-Related Disease. *The Journals of Gerontology: Series A, Biological Sciences and Medical Sciences, 69*(1), 17–20.

Clauss, W./Clauss, C. (2018). *Humanbiologie kompakt.* 2. Auflage. Berlin: Springer.

Costea, P. I./Hildebrand, F./Arumugam, M./Bäckhed, F./Blaser, M. J./Bushman, F. D. et al. (2018). Enterotypes in the Landscape of Gut Microbial Community Composition. *Nature Microbiology, 3*(1), 8–16.

Dimitriou, F./Krattinger, R./Ramelyte, E./Barysch, M. J./Micaletto, S./Dummer, R. et al. (2018). The World of Melanoma: Epidemiologic, Genetic, and Anatomic Differences of Melanoma Across the Globe. *Current Oncology Reports, 20*(11), 87.

Dinan, T. G./Cryan, J. F. (2017). The Microbiome-Gut-Brain Axis in Health and Disease. *Gastroenterology Clinics of North America, 46*(1), 77–89.

Engert, V./Linz, R./Grant, J. A. (2018). Embodied Stress: The Physiological Resonance of Psychosocial Stress. *Psychoneuroendocrinology, 105,* 138–146.

Ferretti, P./Pasolli, E./Tett, A./Asnicar, F./Gorfer, V./Fedi, S. et al. (2018). Mother-to-Infant Microbial Transmission from Different Body Sites Shapes the Developing Infant Gut Microbiome. *Cell Host & Microbe, 24,* 133–145.

Fraga, M. F./Ballestar, E./Paz, M. F./Ropero, S./Setien, F./Ballestar, M. L. et al. (2005). Epigenetic Differences Arise During the Lifetime of Monozygotic Twins. *Proceedings of the National Academy of Sciences of the United States of America, 102*(30), 10604–10609.

Gagneux, S. (2012). Host-Pathogen Coevolution in Human Tuberculosis. *Philosophical Transactions of the Royal Society of London: Series B, Biological Sciences, 367*(1590), 850–859.

Gordo, I. (2019). Evolutionary Change in the Human Gut Microbiome: From a Static to a Dynamic View. *PLoS Biology, 17*(2), e3000126.

Goriely, A. (2016). Decoding Germline de Novo Point Mutations. *Nature Genetics, 48*(8), 823–824.

Kleine, B./Rossmanith, W. (2014). *Hormone und Hormonsystem – Lehrbuch der Endokrinologie.* 3. Auflage. Berlin: Springer.

Korpela, K./Costea, P. I./Coelho, L. P./Kandels-Lewis, S./Willemsen, G./Boomsma, D. I. et al. (2018). Selective Maternal Seeding and Environment Shape the Human Gut Microbiome. *Genome Research, 28*(4), 561–568.

Kundu, P./Blacher, E./Elinav, E./Pettersson, S. (2017). Our Gut Microbiome: The Evolving Inner Self. *Cell, 171*(7), 1481–1493.

Lehmann, C./Malin, J./Suárez, I./Fätkenheuer, G. (2019). Moderne HIV-Therapie. *Der Internist, 60*(4), 411–419.

Lottspeich, F./Engels, J. W. (2012). *Bioanalytik.* 3. Auflage. Berlin: Springer.

Martínez, I./Stegen, J. C./Maldonado-Gómez, M. X./Eren, A. M./Siba, P. M./Greenhill, A. R. et al. (2015). The Gut Microbiota of Rural Papua New Guineans: Composition, Diversity Patterns, and Ecological Processes. *Cell Reports, 11*(4), 527–538.

Moeller, A. H. (2017). The Shrinking Human Gut Microbiome. *Current Opinion in Microbiology, 38,* 30–35.

Morganti, S./Tarantino, P./Ferraro, E./D'Amico, P./Viale, G./Trapani, D. et al. (2019). Complexity of Genome Sequencing and Reporting: Next Generation Sequencing (NGS) Technologies and Implementation of Precision Medicine in Real Life. *Critical Reviews in Oncology/Hematology, 133,* 171–182.

Murphy, K. M./Weaver, C. (2018). *Janeway Immunologie* (9. Aufl.). Berlin: Springer.

Nagy, C./Turecki, G. (2015). Transgenerational Epigenetic Inheritance: An Open Discussion. *Epigenomics, 7*(5), 781–790.

Nowak, K./Jabłońska, E./Ratajczak-Wrona, W. (2019). Immunomodulatory Effects of Synthetic Endocrine Disrupting Chemicals on the Development and Functions of Human Immune Cells. *Environment International, 125,* 350–364.

Palleja, A./Mikkelsen, K. H./Forslund, S. K./Kashani, A./Allin, K. H./Nielsen, T. et al. (2018). Recovery of Gut Microbiota of Healthy Adults Following Antibiotic Exposure. *Nature Microbiology, 3*(11), 1255–1265.

Rademaker, M./Agnew, K./Anagnostou, N./Andrews, M./Armour, K., Baker, C. et al. (2018). Psoriasis and infection. A clinical practice narrative. *Australasian Journal of Dermatology, 60*(2), 91–98.

Schmidt, T. S. B./Raes, J./Bork, P. (2018). The Human Gut Microbiome: From Association to Modulation. *Cell, 172*(6), 1198–1215.

Sender, R./Fuchs, S./Milo, R. (2016). Revised Estimates for the Number of Human and Bacteria Cells in the Body. *PLoS Biology, 14*(8), e1002533.

Senthilkumar, A. H./Fata, J. E./Kennelly, E. J. (2018). Phytoestrogens: The Current State of Research Emphasizing Breast Pathophysiology. *Phytotherapy Research, 32*(9), 1707–1719.

Skene, D. J./Skornyakov, E./Chowdhury, N. R./Gajula, R. P./Middleton, B./Satterfield, B. C. et al. (2018). Separation of Circadian- and Behavior-Driven Metabolite Rhythms in Humans Provides a Window on Peripheral Oscillators and Metabolism. *Proceedings of the National Academy of Sciences of the United States of America, 115*(30), 7825–7830.

Stephens, C. J./Lauron, E. J./Kashentseva, E./Lu, Z. H./Yokoyama, W. M./Curiel, D. T. (2019). Long-Term Correction of Hemophilia B Using Adenoviral Delivery of CRISPR/Cas9. *Journal of Controlled Release, 298*, 128–141.

Van den Driessche, T./Chuah, M. K. (2017). Hemophilia Gene Therapy: Ready for Prime Time? *Human Gene Therapy, 28*(11), 1013–1023.

Waterland, R. A./Jirtle, R. L. (2003). Transposable Elements: Targets for Early Nutritional Effects on Epigenetic Gene Regulation. *Molecular and Cellular Biology, 23*(15), 5293–5300.

Watson, J. D./Crick, F. (1953). Molecular Structure of Nucleic Acids: A Structure for Deoxyribose Nucleic Acid. *Nature, 171*(4356), 737–738.

Xiao, X./Li, N./Zhang, D./Yang, B./Guo, H./Li, Y. (2016). Generation of Induced Pluripotent Stem Cells with Substitutes for Yamanaka's Four Transcription Factors. *Cellular Reprogramming, 18*(5), 281–297.

Zmora, N./Zilberman-Schapira, G./Suez, J./Mor, U./Dori-Bachash, M./Bashiardes, S. et al. (2018). Personalized Gut Mucosal Colonization Resistance to Empiric Probiotics Is Associated with Unique Host and Microbiome Features. *Cell, 174*(6), 1388–1405.e21.

Medizinische Grundlagen der Gesundheitswissenschaften[2]

Christoph Trautner

Die medizinische Grundlage der Gesundheitswissenschaften umfasst die gesamte Medizin. Insofern ließe sich hier einfach auf einschlägige Handbücher, Enzyklopädien und voluminöse Standardwerke der verschiedenen medizinischen Disziplinen und Spezialgebiete verweisen. Die auf die Gesundheit von Populationen gerichteten Forschungsgebiete der Gesundheitswissenschaften sehen jedoch diese medizinischen Grundlagen von einem anderen Blickwinkel aus als die individualmedizinische Diagnostik und Therapie. Deshalb sollen hier einige für die Gesundheit der Bevölkerung in den deutschsprachigen Ländern besonders relevante Krankheitsbilder herausgegriffen werden. An ihnen soll exemplarisch aufgezeigt werden, welche Faktoren Gesundheit und Krankheit in besonderer Weise beeinflussen, und welche Interventionsmöglichkeiten sich auf den verschiedenen Ebenen ergeben. Ein besonderer Schwerpunkt soll dabei auf die vielfältigen Ansatzpunkte der Prävention gelegt werden.

Für ausgewählte häufige Erkrankungen werden im folgenden Beitrag Häufigkeit, epidemiologische Bedeutung, natürlicher Verlauf, Behandlung und Präventionsmöglichkeiten aufgezeigt. Wichtige aktuelle Aspekte der evidenzbasierten Medizin lassen sich wie folgt benennen:

- Die Senkung eines erhöhten Blutdrucks hat hohe Priorität. Erhöhter Blutdruck („arterielle Hypertonie") ist eine sehr häufige Ursache von Folgekrankheiten wie Schlaganfall, Arteriosklerose und Herzerkrankungen. Der Nutzen der Senkung eines erhöhten Blutdrucks ist nachgewiesen.
- Auch bei Diabetes mellitus Typ 2 ist in vielen Fällen die Blutdrucksenkung wichtiger als die Senkung des Blutzuckers. Statistisch und epidemiologisch signifikante Senkungen der Inzidenz von Amputationen und Erblindungen in der diabetischen Bevölkerung konnten gezeigt werden.
- Viele Regeln für eine vermeintlich gesunde Ernährung sind wissenschaftlich nicht begründet. Die Gefahren eines mäßigen Übergewichts werden häufig überschätzt.
- Impfungen zählen zu den erfolgreichsten Methoden medizinischer Prävention.
- Für die Kostenerstattung durch die gesetzliche Krankenversicherung wird ein wissenschaftlicher Nutzennachweis gefordert. Patientenrelevante Endpunkte wie Sterblichkeit, Morbidität und systematisch gemessene Lebensqualität müssen untersucht werden. Die Verbesserung allein von Laborwerten reicht als Nutzennachweis nicht mehr aus.

---

2 Prof. Dr. med. Michael Berger (verstorben 2002) hat zu früheren Fassungen dieses Artikels (1993 bis 1998) wesentlich beigetragen.

1 Herz-Kreislauf-Erkrankungen

Herz-Kreislauf-Erkrankungen stehen heute an der Spitze der Todesursachen in Deutschland und anderen wohlhabenden Ländern. Auch wenn sich hinter der Mortalitätsstatistik manche Schwierigkeiten der exakten Erfassung, Definition und Bewertung von Erkrankungen und Todesursachen verbergen, muss man doch davon ausgehen, dass hier ein wesentliches Gesundheitsproblem der heute in diesen Ländern lebenden Bevölkerung liegt.

Laut amtlicher Statistik waren Krankheiten des Kreislaufsystems im Jahr 2015 die zahlenmäßig häufigste Todesursache. 92 % der daran Verstorbenen waren allerdings bereits über 65 Jahre alt. (In jüngeren Jahren überwiegen äußere Ursachen wie Unfälle, in mittleren Jahren Tumorerkrankungen) (Bundesministerium für Gesundheit [BMG] 2018). Dies entspricht der Grunderkenntnis der Public-Health-Forschung, dass mit dem Anstieg der Lebenserwartung grundsätzlich eine Zunahme der Herz-Kreislauf-Erkrankungen als Todesursache verbunden ist. Bei einem Anstieg der Lebenserwartung einer Bevölkerung über den *Turning Point* von ca. 55 Jahren wird der Herz-Kreislauf-Tod zwangsläufig zur Mortalitätsursache der ersten Ordnung (Preston 1976). Jegliches ehrgeizige Präventionsprojekt findet hier an der menschlichen Sterblichkeit seine Grenze.

Im Laufe des Lebens kommt es zu einer zunehmenden Verhärtung und Wandstarre der Arterien. Es bilden sich Ablagerungen an den Wänden der Arterien, die sich als Thromben mit dem Blutstrom fortbewegen und zur Verlegung kleinerer Arterien führen können oder durch zunehmendes Wachstum zu einer immer weiteren Einengung der Gefäße und letztlich zum gänzlichen Verschluss führen. Die pathogenetischen Mechanismen, die bei diesem als Arteriosklerose bekannten Vorgang zusammenwirken, sind komplex und noch keineswegs in allen Einzelheiten verstanden. Als wesentliche Faktoren gelten unter anderem die Erhöhung des arteriellen Blutdrucks, Störungen des Fettstoffwechsels mit erhöhten Blutlipiden sowie eine verstärkte Neigung der an der Blutgerinnung beteiligten Thrombozyten, sich zusammenzuballen und Gerinnsel zu bilden. Dabei kann der erhöhte Blutdruck einerseits ein Faktor der Arterioskleroseentstehung sein. Auf der anderen Seite führt die bereits eingetretene Wandstarre der Arterien zur Blutdruckerhöhung. Es wird auch angenommen, dass eine genetische Disposition zur Arteriosklerose bestehen kann. Eine Reihe von Studien konnte Zusammenhänge zwischen Entzündungsmarkern und Arteriosklerose nachweisen, ohne jedoch die kausalen Mechanismen definitiv zu klären (Danesh et al. 2004).

Je nachdem, an welcher Stelle des Gefäßsystems der Verschluss auftritt, kommt es zu verschiedenen klinischen Krankheitsbildern: Ein Verschluss der für die Sauerstoffversorgung des Herzens notwendigen Herzkranzgefäße (Koronarien) zeigt sich als Herzinfarkt. Ein Verschluss von Hirngefäßen führt zum apoplektischen Insult (Schlaganfall). Sind periphere Arterien betroffen, z. B. an den Beinen, kommt es zu Durchblutungsstörungen als Ausdruck einer peripheren arteriellen Verschlusskrankheit. In der Regel sind durch die Arteriosklerose viele Gefäßregionen betroffen. Die Krankheit entwickelt sich über Jahrzehnte, bis es unter Umständen plötzlich zu einem möglicherweise tödlichen Verschluss kommen kann.

Diagnostische Maßnahmen bei der Arteriosklerose zielen darauf ab, Anzeichen der Gefäßerkrankung und Risikofaktoren zu erkennen: Messung des Blutdrucks, Suche nach Frühzeichen einer Herzerkrankung im EKG, vor allem Belastungs-EKG, Suche nach Gefäßeinengungen besonders der Hals-, Bauch- und Beingefäße durch Auskultation (Strömungsgeräusche) und Dopplersonografie, sowie weitergehende angiologische Untersuchungen wie die arteriografische Darstellung der Gefäße. Die Therapie der Arteriosklerose besteht einerseits in der invasiven (interventionell-angiologischen oder gefäßchirurgischen) Beseitigung des Verschlusses mit Einsetzen von Stents oder Bypass-Chirurgie und andererseits in der therapeutischen Bemühung, den arteriosklerotischen Prozess im Sinne der Sekundärprävention zum Stillstand zu bringen oder zu verlangsamen.

Den aus der pathophysiologischen Forschung bekannten Zusammenhängen steht das Konzept der Risikofaktoren gegenüber, das aus der Forschungstradition der Epidemiologie stammt. Beginnend zu Ende der vierziger Jahre des 20. Jahrhunderts mit der inzwischen legendären Framingham-Studie wurde in einer Vielzahl von Studien versucht, leicht zu messende physiologische oder Verhaltens-Faktoren herauszufinden, die mit einem erhöhten Risiko für das Neuauftreten (Inzidenz) der Arteriosklerose und ihrer Folgekrankheiten korrelieren (siehe hierzu auch den Beitrag von Razum, Breckenkamp und Brzoska). Dabei wurden im Wesentlichen die folgenden „Risikofaktoren" ausgemacht: Rauchen, Bluthochdruck (Hypertonie), erhöhte Konzentrationen vor allem des Cholesterins, aber möglicherweise auch anderer Fette (Triglyceride) im Blutserum. Darüber hinaus wurden auch Bewegungsarmut, Übergewicht und zum Teil auch bestimmte psychische Faktoren (die sogenannte „Typ-A-Persönlichkeit") als Risikofaktoren angesehen.

Wiewohl man die verschiedenen Krankheitsrisiken des Zigarettenrauchens nicht in Form von prospektiven randomisierten Interventionsstudien untersuchen kann, ist der schwerwiegende Risikocharakter des aktiven Rauchens in einer Vielzahl von Studien dokumentiert und unbestritten akzeptiert.

Insgesamt wurden aufgrund von epidemiologischen Untersuchungen unterschiedlicher Wertigkeit und Relevanz in der Literatur bis zur Mitte der 1980er Jahre ca. 250 Risikofaktoren „identifiziert". Diese hohe Zahl an hypothetischen Risikofaktoren mag als Hinweis auf die vielfach unseriöse Basis der

Risikofaktorenmedizin als eines zurzeit wuchernden (und prosperierenden) Zweiges der Präventivmedizin an dieser Stelle genügen. Ein großer Teil des Aufwandes in der heutigen Medizin zielt auf die „Verbesserung" von Laborbefunden, ohne dass der Effekt auf Lebensqualität und Mortalität nachgewiesen wäre. Vor solchen Trugschlüssen sei hier daher ausdrücklich gewarnt (Skrabanek/McCormick 1989).

Seit den 1980er Jahren wurden Interventionsstudien durchgeführt, die die Frage nach dem Erfolg einer gezielten Beeinflussung von in epidemiologischen Studien identifizierten Risikofaktoren in einer Bevölkerung untersuchen sollten. Nur bei positivem Ausfall dieser Studien kann man für den betreffenden Risikofaktor tatsächlich davon ausgehen, dass es sich um einen „kausalen" Risikofaktor handelt. Anderenfalls sollte man allenfalls von einem „Risikomarker" sprechen. Auch wenn ein Risikofaktor wirklich kausal ist, muss durch Interventionsstudien der Nutzen einer bestimmten Behandlung (z. B. Blutdrucksenkung mit ACE-Hemmern) für eine bestimmte Population (z. B. Gesunde einer definierten Altersgruppe mit bestimmten Risikofaktoren) im Hinblick auf patientenrelevante Endpunkte (z. B. Herzinfarkt) nachgewiesen werden. Diese Sichtweise hat in den letzten Jahren zunehmend an Einfluss gewonnen. Eine wichtige Rolle in Deutschland spielt hierbei das IQWiG (Institut für Qualität und Wirtschaftlichkeit im Gesundheitswesen). Nach dem AMNOG (Arzneimittelneuordnungsgesetz) wird seit 2011 für alle neuen Arzneimittel ein Nutzennachweis nach den Kriterien der evidenzbasierten Medizin gefordert. Dazu gehören patientenrelevante Endpunkte wie Überlebenszeit und Lebensqualität. Surrogatparameter reichen in der Regel nicht mehr aus. Wird der Nachweis nicht geführt, gibt es nur noch eine unattraktive Kostenerstattung (Institut für Qualität und Wirtschaftlichkeit im Gesundheitswesen [IQWiG] 2017).

Für die Hypertonie konnten verschiedene Interventionsstudien mit eindeutig positivem Nachweis des schweren/mittelschweren Bluthochdrucks als kausaler Risikofaktor für die kardiovaskuläre Morbidität und Mortalität vorgelegt werden. Darüber hinaus wurden Untersuchungen publiziert, die auch für die milde Hypertonie ein kausales Risiko darlegen. In der HOPE-3-Studie wurden Männer ab 55 Jahren und Frauen ab 65 Jahren ohne kardiovaskuläre Erkrankungen mit mittlerem kardiovaskulärem Risiko zu Blutdrucksenkung oder Plazebo randomisiert und im Mittel 5,6 Jahre beobachtet. Ein Nutzen der Blutdrucksenkung im Hinblick auf kardiovaskuläre Ereignisse ergab sich nur für Personen mit einem systolischen Ausgangsblutdruck über 140 mm Hg (Lonn 2016). Dies bestätigt die schon aufgrund von anderen Studien geäußerte Vermutung, dass Gesunde mit grenzwertigem Blutdruck keiner Behandlung bedürfen (Lonn 2016). Bei Menschen mit manifesten Erkrankungen müssen die Studien für die jeweilige Risikokonstellation herangezogen werden. Von erheblicher Bedeutung ist in diesem Zusammenhang die Definition von Normalwerten. Bis vor einigen Jahren wurde beispielsweise der Normbereich für die Cholesterinkonzentration im Serum so wie in vielen Bereichen der Medizin üblich definiert: als Mittelwert plus/minus die doppelte Standardabweichung einer repräsentativen Stichprobe aus einer Population ohne erkennbare Krankheitszeichen. Mit dieser Methode kam man auf eine obere Normgrenze von etwa 260 mg/dl. Epidemiologische Studien haben jedoch ergeben, dass das Risiko einer koronaren Herzerkrankung schon ab etwa 180 mg/dl mit der Cholesterinkonzentration steigt. Deshalb wird jetzt vielfach schon ein Wert von 200 mg/dl als Grenzwert betrachtet, mit der Konsequenz, dass *per definitionem* ein sehr großer Anteil, in den höheren Altersgruppen sogar die Mehrheit der Bevölkerung ohne erkennbare Erkrankung außerhalb des so definierten Normbereichs liegt. Es bedarf gründlicher Abwägung von möglichem Nutzen und Risiken, bevor aus solchermaßen definierten Normwerten therapeutische oder irgendwelche anderen Konsequenzen gezogen werden.

Hinsichtlich des Serumcholesterins zeigten zahlreiche Interventionsstudien mit Substanzen aus der Gruppe der Statine Verringerungen der Mortalität in der Sekundärprävention (also bei Menschen mit bereits manifester Herzerkrankung, 4S-Studie) und in der Primärprävention (HOPE-3-Studie) (Scandinavian Simvastatin Survival Study Group 1994; Yusuf 2016). Auch bei Interventionen mit nachgewiesener Wirksamkeit muss bedacht werden, dass meist viele Menschen über Jahre hinweg behandelt werden müssen, um wenigen von ihnen zu nutzen (vgl. das Konzept der *Number Needed to Treat*). Den größten Nutzen haben bei der Cholesterinsenkung ebenso wie bei den meisten anderen Interventionen Personen mit hohem Risiko. Dies erfordert eine sehr sorgfältige, oft zu wenig durchdachte, Abwägung von Nutzen und Nebenwirkungen, vor allem in der Primärprävention bei Menschen ohne manifeste Erkrankungen.

In der bereits erwähnten HOPE-3-Studie wurden die Personen ohne kardiovaskuläre Erkrankungen ebenfalls zu einem cholesterinsenkenden Statin oder Plazebo randomisiert. Es zeigte sich eine verringerte Inzidenz von kardiovaskulären Ereignissen in der Statingruppe auch bei niedrigen Ausgangskonzentrationen des Cholesterins (Yusuf 2016). Dieser Nutzen der Cholesterinsenkung mit Statinen – unter Beachtung von individueller Verträglichkeit und möglichen Kontraindikationen wie Lebererkrankungen – ist gegenüber der Gefahr von Muskelschädigungen durch Statine, bis hin zu schweren und sogar tödlichen Rhabdomyolysen (Muskelauflösung), abzuwägen. Aktuelle Leitlinien gehen deshalb von einer Betrachtung des individuellen Gesamtrisikos aus. Eine Therapie mit Statinen gilt demnach als gerechtfertigt, wenn die Lebenserwartung noch mindestens zehn Jahre beträgt und das Risiko eines kardiovaskulären Ereignisses in den nächsten zehn Jahren bei mindestens 20 % liegt. Dies ist auch das Kriterium für die Verordnungsfähigkeit zulasten der gesetzlichen Krankenversicherung (Deutsche Gesellschaft für Allgemeinmedizin und Familienmedizin [DEGAM] 2017, dort Verweis auf internationale Leitlinien und zugrundeliegende Evidenz).

Für die Cholesterinsenkung durch andere Substanzklassen konnte dagegen kein klarer Nutzen gezeigt werden, in einigen Studien schnitten sogar die Probanden mit medikamentös gesenktem Cholesterin schlechter ab als diejenigen ohne Medikation. Vermutlich spielen neben der Cholesterinsenkung noch andere Eigenschaften der Statine eine Rolle.

Vor einigen Jahren wurde die Diskussion um die Prävention der Herz-Kreislauf-Erkrankungen um den provozierenden Vorschlag der sogenannten „Polypill" erweitert. Die vereinzelte Beobachtung von Studienergebnissen, nach denen z. B. blutdrucksenkende Medikamente auch bei Menschen ohne erhöhten Blutdruck und cholesterinsenkende Medikamente auch bei Menschen ohne erhöhte Blutfette eine positive Wirkung zeigten, führte zu dem Vorschlag, eine Mixtur aus einer Reihe derartiger populärer Substanzen in niedriger Dosierung praktisch der gesamten Bevölkerung ab einem gewissen Lebensalter (genannt wird 55 Jahre) zu verabfolgen. Eine minimale Risikosenkung in der Gesamtbevölkerung soll nach dieser Vorstellung insgesamt einen sehr großen positiven Effekt erzielen, der möglicherweise sogar deutlich größer sein soll als durch die medizinische Behandlung der (viel kleineren) Gruppe der Hochrisikopersonen. Das Konzept der *Polypill* beruht auf der Annahme, dass auch bei Gesunden mit normalem oder sogar niedrigem Blutdruck (auch in den unteren Quartilen der Normalverteilung) eine medikamentöse Drucksenkung das kardiovaskuläre Risiko etwas vermindert. Analoges gilt für Cholesterin. Auch eine Hemmung der Blutgerinnung (Thrombozytenfunktion) durch Acetylsalicylsäure (ASS) und eine Verminderung des Homocysteins durch die Gabe von Folsäure in der Gesamtbevölkerung soll eine Verminderung des Risikos bewirken. Dadurch soll eine Reduktion von kardiovaskulären Erkrankungen in der Gesamtbevölkerung um über 80 % möglich sein. Die Befürworter der *Polypill* haben hierzu Modellrechnungen vorgelegt (Wald/Law 2003). Dies reicht jedoch nicht aus. Solche Annahmen bedürfen der Überprüfung durch Interventionsstudien. Mittlerweile wurden Daten zur gleichzeitigen Senkung von Blutdruck und Cholesterin bei Gesunden vorgelegt, mit dem expliziten Hinweis auf das Konzept der *Polypill (Yusuf 2016)*. Die von Wald und Law vorgeschlagene Mischung wurde so jedoch nicht untersucht.

Die *Polypill* würde einerseits eine sehr große Zahl von gesunden Menschen einer fragwürdigen medikamentösen Behandlung mit der Gefahr unerwünschter, auch schwerwiegender, Wirkungen aussetzen. Auch seltene negative Wirkungen würden bei einer Behandlung einer großen Anzahl von Personen eine hohe absolute Zahl von Fällen ausmachen. Bei einer Behandlung Gesunder sind negative Wirkungen bei weitem weniger akzeptabel als bei Menschen mit schweren Erkrankungen. Auch das Prinzip *Primum nil nocere* (Vor allem nicht schaden) gehört zu den medizinischen Grundlagen der Gesundheitswissenschaften. Auf der anderen Seite würde die Verteilung der *Polypill* an alle, auch Kranke und Hochrisikopersonen, wie von Wald und Law vorgeschlagen, letztere einer Untertherapie mit Vernachlässigung der aktuellen medizinischen Möglichkeiten aussetzen. Auch müsste bei einem seriösen Vorgehen das Vorliegen von Kontraindikationen in jedem Fall individuell geprüft werden.

Der fehlende Nutzen einer Blutdrucksenkung bei Gesunden mit normalen oder leicht erhöhten Werten, mangelnde Evidenz für den Nutzen der Gabe von Folsäure und ein unklares Nutzen-Risiko-Verhältnis der ASS-Gabe sprechen gegen das Konzept der *Polypill*. Deshalb wird sie auch von aktuellen Leitlinien nicht empfohlen (Piepoli et al. 2016; Yusuf 2016). Die Anpassung von medikamentösen und anderen Therapien an individuelle Krankheitszustände und Risiken (individualisierte Medizin) erscheint aus den genannten Gründen sinnvoller als die *Polypill*.

2 Diabetes mellitus

Ursache des Diabetes mellitus („Zuckerkrankheit") ist der Mangel an Insulin, das von den Inselzellen der Bauchspeicheldrüse (Pankreas) gebildet wird. Die aus dem Griechischen stammende Bezeichnung der Erkrankung könnte man etwa mit „honigsüßer Durchlauf" übersetzen. Sie nimmt darauf Bezug, dass bei schweren Formen die Kranken große Mengen Flüssigkeit trinken, die gleich wieder mit dem Urin ausgeschieden werden. In Ermangelung moderner Labormethoden tauchten in alter Zeit die Ärzte (Ärztinnen gab es damals noch nicht) den Finger in ein Gefäß mit Urin. Beim Lecken am Finger ergab sich der süße Geschmack.

Es muss grundsätzlich zwischen zwei Formen unterschieden werden: Beim Typ-1-Diabetes liegt ein *absoluter* Insulinmangel vor, sodass es lebenslang von außen in Form von Spritzen zugeführt werden muss. Pathogenetisch werden bei dieser Form des Diabetes die Inselzellen (daher „Insulin") des Pankreas durch entzündliche und Autoimmun-Vorgänge zerstört. Der Anteil des Typ-1-Diabetes an der Gesamtzahl der Zuckerkranken liegt bei weniger als 5 %. Beim Typ-2-Diabetes dagegen besteht bei einer Verminderung der Insulinempfindlichkeit des Organismus (Insulinresistenz) ein *relativer* Insulinmangel. Dieser ist mit weniger Aufwand zu behandeln. Hier geht es zunächst um die Durchführung nicht-medikamentöser Therapiemaßnahmen, d. h. um Gewichtsnormalisierung durch eine geeignete Ernährung und gegebenenfalls eine Steigerung der körperlichen Aktivität. In der Praxis sind die genannten Therapieversuche allerdings eher selten von Erfolg gekrönt, sodass in der Regel zur medikamentösen Behandlung gegriffen wird (zu den psychologischen Grundlagen der Verhaltensänderung siehe den Beitrag von Finne und Gohres). Allerdings kann es auch beim Typ-2-Diabetes schließlich zu einem so weitgehenden Versagen der Insulinproduktion kommen, dass Insulin gespritzt werden muss. Während der Typ-1-Diabetes vorwiegend (aber nicht nur) bei jüngeren Menschen auftritt, manifestiert sich ein Typ-2-Diabetes vor allem bei älteren, übergewichtigen Personen. Für die überwiegende Mehrzahl der Menschen mit Typ-2-Diabetes ist die Zuckerkrankheit eine geriatrische Erkrankung im Rahmen der Multimorbidität der letzten Lebensabschnitte.

Genaue Daten zur Prävalenz des Diabetes mellitus liegen für Deutschland nicht vor. Aktuelle Schätzungen liegen bei etwa 7 % bis 8 % der erwachsenen Bevölkerung (Deutsche Diabetes Gesellschaft [DDG] und diabetesDE – Deutsche Diabetes-Hilfe 2018). Dabei ist zu berücksichtigen, dass die Verteilung der Blutglukosekonzentration in der Bevölkerung ein Kontinuum darstellt und somit eine klare Abgrenzung zwischen noch normalen und schon diabetischen Werten nicht möglich ist, zumal auch schon unterhalb der Schwelle eines manifesten Diabetes eine statistische Assoziation zwischen (relativ) hohen Blutzuckerwerten und Anzeichen der Arteriosklerose besteht (sogenannte „IFG", *impaired fasting glucose*). Daher hängt die gemessene Prävalenz des Typ-2-Diabetes stark von den angewandten diagnostischen Kriterien ab. Letztere wurden Ende der 1990er Jahre gemäß dem Vorschlag der *American Diabetes Association* verschärft. Über die letzten Jahrzehnte dürfte es in Deutschland zu einer Zunahme des Typ-2-Diabetes gekommen sein. Dies ist auf der Grundlage einer erheblichen genetischen Belastung durch die Veränderungen der Lebensweise (Abnahme der körperlichen Aktivität, Zunahme des Körpergewichts) und die Zunahme der mittleren Lebenserwartung der Bevölkerung bedingt. Eine Prävention der Entwicklung des Typ-2-Diabetes im Rahmen eines sehr aufwendigen Programms zur Ernährungsumstellung und Steigerung der körperlichen Aktivität bei Hochrisikopersonen erwies sich als möglich (Diabetes Prevention Program Research Group 2002). Der Erfolg einer Umsetzung unter Alltagsbedingungen ist jedoch skeptisch zu betrachten.

Der Durchbruch in der Behandlung des Typ-1-Diabetes gelang mit der Einführung der Insulintherapie 1922. Während die Krankheit vorher stets tödlich verlief, wurde nun ein längerfristiges Überleben möglich. Die Substitution durch exogen zugeführtes Insulin entspricht jedoch nur unvollkommen dem physiologischen Ablauf. Während bei Gesunden Insulin nach den Mahlzeiten als Reaktion auf den Anstieg des Glucose-Spiegels im Blut ausgeschüttet wird, wurde bei den früher meist üblichen Behandlungsschemata Insulin nur ein oder zweimal täglich als Verzögerungsinsulin subkutan injiziert, das langsam in die Blutbahn abgegeben wird. Infolge der Mängel der Insulinsubstitution ist eine vollständige Normalisierung des Stoffwechsels kaum möglich. Es kommt bei einem Großteil der Betroffenen nach einiger Zeit zu Schäden an den Gefäßen. Die *Mikroangiopathie* zeigt sich als Schädigung der Nieren (diabetische Nephropathie) und Netzhaut (Retinopathie), die zum Nierenversagen bzw. zur Erblindung führen können. Die *Makroangiopathie* manifestiert sich als Arteriosklerose (unter anderem als koronare Herzkrankheit) mit den Folgen Herzinfarkt und Schlaganfall. Ferner kommt es zu einer Schädigung der peripheren Nerven mit Sensibilitätsstörungen (Missempfindungen und Sensibilitätsausfälle), Reflexabschwächung und vermindertem Vibrationsempfinden (diabetische Polyneuropathie) sowie der die inneren Organe versorgenden vegetativen Nervenfasern (autonome Polyneuropathie) mit kardiovaskulären Dysregulationen bis hin zu tödlichen Rhythmusstörungen. Durchblutungs- und Sensibilitätsstörungen führen zum Syndrom des diabetischen Fußes, das bis zur Gangrän (Absterben und Zerfall von Gewebe) mit der Notwendigkeit der Amputation führen kann. Die Pflege der Füße ist daher eine vorrangige Aufgabe bei der Behandlung des Diabetes, um einer solchen Entwicklung vorzubeugen.

Durch intensivierte Insulintherapie mithilfe von Spritzen oder der Insulinpumpe ist es möglich, dem physiologischen Ablauf der Insulinsekretion und des Stoffwechsels sehr viel näher zu kommen als bei der früher üblichen Behandlung. Die Betroffenen lernen bei einem strukturierten Schulungsprogramm, die Dosis einer mehrmals täglich vorzunehmenden Injektion eines kurz wirkenden Insulins in Abhängigkeit von dem Ergebnis einer Selbstmessung des Blutzuckers selbst zu bestimmen. Studien haben gezeigt, dass die Qualität der mittelfristigen Stoffwechseleinstellung deutlich besser ist als bei den konventionell Behandelten. Als Maß dient das HbA1c, die an den Blutfarbstoff gebundene Glucose, die umso niedriger liegt, je physiologischer der Glucosespiegel im Blut sich über die letzten Wochen verhalten hat. Prospektive Interventionsstudien haben gezeigt, dass durch diese nachgewiesene Verbesserung der Stoffwechseleinstellung sich auch die langfristigen Folgekrankheiten des Diabetes reduzieren lassen (The Diabetes Control and Complications Trial Research Group 1993). Auch der Tagesablauf kann flexibler gestaltet werden. Die so Behandelten bedürfen seltener der stationären Krankenhausbehandlung und sind seltener arbeitsunfähig. Durch diese Einsparungen werden die Mehraufwendungen für die intensivierte Insulintherapie ungefähr aufgewogen (Trautner 1995). Darüber hinaus konnte die akute Stoffwechselkomplikation der diabetischen Ketoazidose fast vollständig eliminiert werden. Das Auftreten der schweren Hypoglykämie – der gefürchtetsten Akutkomplikation der Insulintherapie – wurde ebenfalls vermindert. Aus diesen Gründen hat sich die intensivierte Insulintherapie weitgehend durchgesetzt.

Bei Typ-2-Diabetes konnte Ende der 1990er Jahre im Rahmen der sogenannten „UKPDS" (*United Kingdom Prospective Diabetes Study*) zum ersten Mal ein – allerdings begrenzter – Nutzen der oralen Antidiabetika im Hinblick auf die Verringerung *mikrovaskulärer* Spätschäden durch Senkung des Blutzuckers bzw. des HbA1c gezeigt werden. Jedoch konnte während der zehnjährigen Studiendauer weder durch eine intensive Therapie mit oralen blutzuckersenkenden Medikamenten noch mit Insulin eine signifikante Risikoreduktion hinsichtlich der *Makroangiopathie* erzielt werden (UK Prospective Diabetes Study Group [UKPDS] 1998a, 1998b). Demgegenüber führte eine konsequente Blutdrucksenkung zu einer signifikanten Reduktion von mikro- wie makrovaskulären Folgeerkrankungen (UKPDS 1998c). Nach Abschluss der zehn Jahre dauernden Interventionsstudie wurde eine Beobachtung über weitere zehn Jahre vorgenommen. In dieser Zeit verloren sich – nicht überraschend – die Unterschiede zwischen den Gruppen hinsichtlich HbA1c und Blutdruck. Folglich glichen sich auch die Risikounterschiede zwischen den Gruppen mit stärkerer und weniger starker Blutdrucksenkung an. Es zeigte sich jedoch ein statistisch signifikanter Vorteil der mit oralen Antidiabetika oder Insulin behandelten Gruppen hinsichtlich des Auftretens von Herzinfarkten und der Gesamtsterblichkeit. Es handelt sich also um einen verzögert eintretenden Nutzen der Blutzucker senkenden Behandlung im Hinblick auf die *Makroangiopathie* (Holman et al. 2008; 2008).

Abbildung 1: Erblindungsinzidenz in Süddeutschland

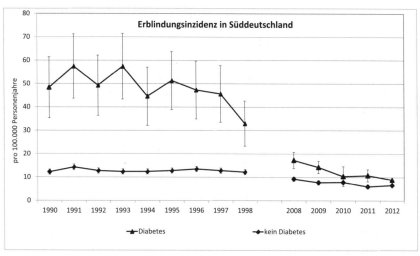

Wenn man diese Ergebnisse zusammenfasst, ist die optimale Therapie des Bluthochdrucks bei Typ-2-Diabetes die wichtigste Maßnahme zur Vermeidung von Komplikationen und zur Lebensverlängerung. Die Blutdrucksenkung muss konsequent weitergeführt werden, da sich ihr Nutzen sonst verliert. Auch die Senkung des Blutzuckers bringt einen gewissen Nutzen, der in Bezug auf *makrovaskuläre* Endpunkte erst mit Verzögerung eintritt. Ob bestimmte Medikamente im Hinblick auf relevante Endpunkte wie Mortalität, Herzinfarkt oder Nierenversagen wirksamer sind als andere, lässt sich schwer bestimmen, da vergleichende Langzeitstudien fehlen und sehr aufwendig wären.

Durch verbesserte Versorgung konnte nachweislich die Inzidenz von diabetischen Spätkomplikationen gesenkt werden: In der Stadt Leverkusen konnte durch die LARS-Studie (*Leverkusen Amputation Reduction Study*) eine statistisch signifikante Verringerung der Amputationsinzidenz um durchschnittlich 3 % pro Jahr von 1990 bis 2005 gezeigt werden (Trautner et al. 2007). Daten gesetzlicher Krankenkassen zeigten ebenfalls eine Abnahme der Amputationsinzidenz in der diabetischen Bevölkerung (Claessen et al. 2018). Auch bei der Inzidenz von Erblindungen in der Bevölkerung mit Diabetes in Süddeutschland konnte zwischen 1990 und 2012 eine deutliche Abnahme nachgewiesen werden (vgl. Abbildung 1) (Claessen et al. 2018; Trautner et al. 2001).

3 Prinzipien einer gesunden Ernährung

Der Körper bedarf der Zufuhr von Energie und Baumaterialien. Grundbestandteile der Nahrung und Energieträger sind Proteine (Eiweiß, bestehend aus Aminosäuren), Fette und Kohlenhydrate. Der Energiebedarf setzt sich zusammen aus dem bei völliger Ruhe benötigten Grundumsatz und einer je nach Schwere der körperlichen Arbeit unterschiedlichen zusätzlichen Energie. Der Grundumsatz hängt unter anderem vom Körpergewicht, vom Alter und vom Geschlecht ab. Erwachsene benötigen bei leichter körperlicher Tätigkeit etwa 2300 bis 2500 kcal pro Tag. Kalorienmengen, die über den Tagesbedarf hinaus zugeführt werden, werden in Depotfett umgewandelt und gespeichert. Bei mangelnder Zufuhr kann der Körper Eiweiß und Fett in Kohlenhydrate umwandeln und den lebenswichtigen Blutglucose-Spiegel durch Glucose-Bildung aus Fetten und Proteinen aufrechterhalten. Einige sogenannte „essenzielle Fettsäuren" und „Aminosäuren" können jedoch nicht durch Umwandlung gebildet werden. Sie müssen in genügender Menge von außen zugeführt werden. Außerdem werden für eine Reihe von Stoffwechselschritten noch zahlreiche Stoffe benötigt, die, wenn auch in geringen Mengen, ebenfalls regelmäßig zugeführt werden müssen (Vitamine, Mineralstoffe). Der Transport der Nahrung durch den Verdauungskanal hängt auch davon ab, dass genügend Volumen vorhanden ist. Bei einer Ernährung mit vorwiegend pflanzlicher, wenig verarbeiteter Nahrung ist dies durch die reichlich vorhandenen Fasern („Ballaststoffe"), die nicht zur Zufuhr von Energie oder anderen im Stoffwechsel benötigten Substanzen beitragen, sichergestellt. Bei der heute weitgehend üblichen Ernährung mit verarbeiteten Speisen mit einem hohen Anteil tierischer Produkte kann es gegebenenfalls zu einem verzögerten Transport durch den Magen-Darm-Kanal mit Verstopfung und zu langem Verweilen von möglicherweise kanzerogenen Stoffen kommen.

Nach den Empfehlungen der nationalen und internationalen Ernährungsgesellschaften sollen die Grundbestandteile in einem ausgewogenen Verhältnis in der Nahrung vorhanden sein. Danach wird empfohlen, dass etwa 55 bis 60 % der Energie in Form von Kohlenhydraten, 25 bis 35 % als Fett und 9 bis 12 % als Protein, und dass die Kohlenhydrate möglichst in Form von langsam resorbierbaren, komplexen Kohlenhydraten zugeführt werden. Darüber hinaus wurden Empfehlungen zur Qualität des Fettkonsums ausgesprochen. Demnach soll sich die Aufnahme gesättigter Fettsäuren im Vergleich zu einfach oder mehrfach ungesättigten Fettsäuren langfristig ungünstig auf die Blutlipide auswirken. Gemessen an derartigen Empfehlungen enthält die Nahrung der meisten Menschen hierzulande zu viel tierisches Fett, Eiweiß und schnellresorbierbare Kohlenhydrate sowie Alkohol. Es ist allerdings anzumerken, dass die erwähnten Empfehlungen der Fachgesellschaften zur gesunden Ernährung keineswegs unwidersprochen geblieben sind. So zeigen neuere, umfangreiche Untersuchungen in zahlreichen Ländern auf fünf Kontinenten sogar eine geringere Gesamtmortalität bei fettreicher als bei kohlenhydratreicher Ernährung. Dies gilt sowohl für gesättigte als auch für ungesättigte Fette. Die kardiovaskuläre Mortalität war dabei vom Anteil der Kohlenhydrate und Fette unbeeinflusst (Dehghan et al. 2017). Eine Ausnahme scheinen hier allerdings die als kardiovaskulär schädlich geltenden Trans-Fettsäuren zu bilden. Angesichts der Komplexität des Themas ist es nicht ganz klar, inwieweit solche Ergebnisse auf sehr unterschiedliche Ernährungsformen und soziokulturelle Bedingungen übertragbar sind. Jedenfalls zeigen diese Ergebnisse, dass einige der Botschaften, mit denen die Gesamtgesellschaft jahrzehntelang kampagnenhaft überschüttet wurde, unzureichend wissenschaftlich fundiert und letztlich nicht haltbar waren. Die von manchen schon lange gehegte Skepsis gegenüber allgemeinverbindlichen strikten Ernährungsempfehlungen ist auch weiterhin angebracht. Der menschliche Körper ist keine Maschine, der man einen exakt in seiner Zusammensetzung bemessenen Treibstoff zuführen könnte.

Die negativen Auswirkungen der Adipositas („Fettsucht") hinsichtlich Morbidität und Mortalität, insbesondere bezüglich kardiovaskulärer Erkrankungen, sind hinlänglich bekannt. Bei entsprechender genetischer Disposition führt das Übergewicht zur Manifestation von Typ-2-Diabetes mellitus und Hypertonie. Die Definition der Adipositas, d. h. die Grenze, von der an aufwärts das relative Körpergewicht eines Menschen (z. B. gemessen als *Body Mass Index*, BMI, in kg/m^2) eine Erkrankung oder ein Krankheitsrisiko darstellt und damit Behandlungsbedürftigkeit anzeigt, ist umstritten. Während die Therapiebedürftigkeit für die morbide Fettsucht (z. B. BMI über 35 kg/m^2) unzweifelhaft ist, muss bei einem BMI zwischen 25 und 30 kg/m^2 ein möglicher Nutzen der

Gewichtsabnahme den möglichen negativen Folgen sehr sorgfältig gegenübergestellt werden. Ein wesentlich erhöhtes Mortalitätsrisiko lässt sich erst ab einem BMI von etwa 30 kg/m² nachweisen (Bender et al. 1998, 1999). Die meisten Menschen, denen eine Gewichtsabnahme empfohlen wird, liegen jedoch unterhalb dieser Marke. Wie vielfache Erfahrungen zeigen, sind Programme zur Gewichtsabnahme in den allermeisten Fällen langfristig nicht effektiv. Trotz massiver Propaganda in Richtung auf eine Verringerung des Körpergewichts nimmt das mittlere Gewicht der Bevölkerung in den Industrieländern sogar zu.

Die weitgehende Erfolglosigkeit der in den letzten Jahrzehnten allgemein propagierten Gewichtsreduktion bzw. Vermeidung von Übergewicht mittels einer fettreduzierten Ernährung ist – im wahrsten Sinne des Wortes – offensichtlich. Angesichts dessen kann es nicht verwundern, dass eine gegenläufige Strömung zur Mode geworden ist. Diese Diätformen beinhalten das genaue Gegenteil der offiziellen Ernährungsempfehlungen: Während fetthaltige Speisen in reichlicher Menge „erlaubt" sind, sollen Kohlenhydrate weitestgehend gemieden werden (*low carb*). Ergebnisse randomisierter Studien zeigten, dass diese Form der Diät im Vergleich zur herkömmlichen fettreduzierten Diät unter bestimmten Umständen sogar zu einer stärkeren Gewichtsabnahme führte (Ludwig/Schulenburg/Greiner 2018). Dies ist durchaus verständlich, wenn man den sättigenden Effekt der Fette (und damit die häufig ausbleibende Sättigung bei fettarmer Ernährung) und die geringere Insulinausschüttung bei kohlenhydratarmer Ernährung in Betracht zieht. Die nach ihrem Protagonisten benannte Atkins-Diät und ihr ähnliche Varianten konnten jedoch die Adipositasproblematik ebenso wenig lösen wie alle vorhergehenden Ernährungsmoden und alle bisher propagierten Schlankheitspillen.

Die körperlichen und psychischen Nebenwirkungen der verschiedenen Diäten (z. B. Essstörungen gerade bei jungen Frauen) sollten dabei nicht vergessen werden. Solange keine wirklich revolutionären Ansätze auf pharmakologischer oder psychologischer Ebene gefunden werden – derzeit sind keine in Sicht – werden wir damit leben müssen, dass Adipositas auf Bevölkerungsebene nur bei Mangel an Nahrungsmitteln durch äußere Bedingungen – die sich wohl niemand wünscht – zu vermeiden ist. Keineswegs sollen diese Ausführungen sinnvolle Maßnahmen kompromittieren, vielmehr sollten wir uns an realistischen Erwartungen orientieren. Der Blick auf die Entwicklung der Lebenserwartung in den letzten 70 Jahren zeigt, dass der Grund zur Klage begrenzt ist. So stieg die Lebenserwartung männlicher Neugeborener von 55,97 Jahren in den Jahren 1924/26 (Deutsches Reich) über 75,08 Jahre (1998/2000, früheres Bundesgebiet) auf 78,31 Jahre in den Jahren 2014/2016. Die fernere Lebenserwartung 40-jähriger Frauen erhöhte sich von 41,94 Jahren (1998/2000) auf 43,93 Jahre (2014/2016) (BMG 2018). Zudem nahm in der Europäischen Union in den letzten Jahrzehnten die altersstandardisierte kardiovaskuläre Mortalität stark ab (Nichols et al. 2013). Aus allen diesen Gründen sollte, insbesondere auch wegen negativer Folgen der Gewichtsabnahme für das körperliche und psychische Wohlbefinden, die Problematik der mäßigen Adipositas nicht, wie es häufig geschieht, überdramatisiert werden.

Neben der angemessenen Versorgung mit Nährstoffen ist auch eine ausreichende Flüssigkeitszufuhr von Bedeutung. Sie ist vor allem bei alten Menschen mit nachlassendem Durstgefühl oft nicht gesichert. Dies kann zu einer allgemeinen Austrocknung mit Verschlechterung des Allgemeinbefindens und Verwirrtheitszuständen führen.

Die häufig behaupteten Gefahren durch Kaffee ließen sich (zumindest für die Allgemeinbevölkerung und in nicht extremen Dosen) auch in umfangreichen epidemiologischen Studien bisher nicht objektivieren. Im Gegenteil gibt es zahlreiche Studien mit Hinweisen auf günstige gesundheitliche Effekte des Kaffees. Zwei große, qualitativ hochwertige Studien ergaben eine geringere Mortalität bei Kaffeetrinkern im Vergleich zu Kaffee-Abstinenten, sogar mit Hinweisen auf eine Dosis-Wirkungs-Beziehung (je mehr Kaffee, desto besser) (Freedman et al. 2012; Gunter et al. 2017). In der Praxis findet die zuträgliche Menge sicher eine Grenze durch die Gefahr von Tachykardien, Zittern und psychischen Symptomen.

Eine ernährungsbedingte, der Prävention gut zugängliche Erkrankung ist die Jodmangelstruma (Kropf). Ganz Deutschland muss als Endemiegebiet angesehen werden, wenn auch die Erkrankung im Süden häufiger auftritt als im Norden. Bei mangelnder Zufuhr von Jod mit Nahrung und Trinkwasser entsteht eine kompensatorische Hypertrophie der Schilddrüse, die sich als Kropf zeigt. Durch ausreichende Zufuhr von Jod, z. B. als jodiertes Speisesalz, ist die Entwicklung dieser Erkrankung vermeidbar. Es handelt sich um eine Gelegenheit zu leicht durchführbarer, echter primärer Prävention (Weber et al. 1988). Hiervon zu unterscheiden ist die Gabe von Jod, um die Aufnahme des radioaktiven Isotops ^{131}J in die Schilddrüse zu blockieren. Dies ist eine wirksame Maßnahme, um die Entstehung von Schilddrüsenkarzinomen zu verhindern und damit den gesundheitlichen Schaden durch Reaktorkatastrophen (Tschernobyl, Fukushima) zu begrenzen.

Vitamine sind für die Aufrechterhaltung der Körperfunktionen unabdingbar. Werden sie nicht in ausreichender Menge zugeführt, kommt es zu Mangelerscheinungen. Bei einer gesunden Mischkost werden sie in genügender Menge zugeführt, sodass sich eine zusätzliche Gabe erübrigt. Eine Indikation zur Substitution ergibt sich bei einseitiger bzw. Mangelernährung. Ein präventiver oder therapeutischer Effekt von Vitamingaben, der über die Vermeidung von Mangelerscheinungen hinausgeht, ist nicht nachgewiesen. Bei erheblicher Überdosierung von Vitaminen kann es unter Umständen zu negativen Folgen kommen

(Nierensteine bei Vitamin C-Überdosierung). Auch in geringerer Dosierung kann die Gabe von Vitaminen eventuell schon gefährlich sein. So gibt es Hinweise, dass die manchmal propagierte Verabreichung von Vitamin E möglicherweise mehr schadet als nutzt.

Die genannten Grundsätze zur gesunden Ernährung lassen sich bei einer Vielzahl von Ernährungsweisen verwirklichen. Die Übereinstimmung von weltanschaulich motivierten oder mehr oder weniger modischen Ernährungsempfehlungen mit ernährungsphysiologischen Erkenntnissen ist jeweils sorgfältig zu prüfen. Die Bedeutung sogenannter „gesunder Ernährung" wird wegen der Komplexität dieses Themas und der insgesamt wenigen gesicherten Erkenntnisse oft überschätzt.

4 Atemwegserkrankungen

Akute infektiöse Atemwegserkrankungen sind die häufigste Ursache vorübergehender Arbeitsunfähigkeit. Die nicht direkt zum Tode führenden Atemwegserkrankungen wie Bronchitis, Asthma und Emphysem gehören zu den häufigsten chronischen Gesundheitsbeeinträchtigungen. An den Atemwegen manifestiert sich außerdem das Bronchialkarzinom, welches bei Männern an der Spitze der tumorbedingten Todesfälle steht. Die altersstandardisierten Erkrankungs- und Sterberaten gehen seit Ende der 1990er Jahre bei den Männern zurück, während sie bei den Frauen anstiegen. Dies spiegelt den leicht rückläufigen Zigarettenkonsum bei Männern sowie den zunehmenden Zigarettenkonsum bei Frauen in den letzten Jahrzehnten wider (Zentrum für Krebsregisterdaten [ZfKD] 2018). Präventiv und therapeutisch sind für Atemwegserkrankungen an erster Stelle die Vermeidung bzw. Verringerung belastender Expositionen anzustreben, vor allem aktives Rauchen und berufliche Noxen. Bei Umweltbelastungen wurden im Laufe der letzten Jahrzehnte erhebliche Verbesserungen erzielt. Nunmehr sollte verstärkt geprüft werden, ob weitere vorgeschlagene Maßnahmen durch solide wissenschaftliche Evidenz begründet sind. Wir können – und wollen – nicht aufhören zu leben, nur um hypothetische Risiken zu vermeiden.

Pathophysiologisch unterscheidet man entzündliche, restriktive und obstruktive Lungenerkrankungen. Bei restriktiven Erkrankungen ist die Vitalkapazität eingeschränkt, es kann weniger Luft pro Atemzug aufgenommen werden als bei Gesunden. Sauerstoffmangel und Atemnot bei Belastung sind die Folge. Bei obstruktiven Erkrankungen (z. B. Asthma) besteht eine Einengung der Atemwege, die insbesondere das Ausatmen erschwert. Folge ist langfristig eine Überblähung der Lunge (Emphysem), die dann auch eine Restriktion der Vitalkapazität bedeutet. Diagnostisch wird neben Auskultation („Abhören") und

Perkussion (Abklopfen des Brustkorbs) vor allem die Lungenfunktionsprüfung eingesetzt.

Beim Asthma bestehen eine chronische Entzündung und Verengung (Obstruktion) der Atemwege. Dadurch ist das Atmen erschwert. Es kann anfallsweise zu schwerer Atemnot kommen. Als Ursache spielen Allergien eine wichtige Rolle. Da es sich um eine chronische Entzündung handelt, gibt man zur medikamentösen Behandlung des Asthmas üblicherweise sogenannte „inhalative Corticosteroide" (Hormone der Nebennierenrinde, umgangssprachlich als „Cortison" bezeichnet). Je nach Schweregrad der Erkrankung werden sie bei Bedarf oder regelmäßig, z. B. ein oder zweimal täglich, eingeatmet. Wenn dies nicht ausreicht, fügt man Substanzen hinzu, die die Atemwege erweitern (sogenannte „Beta-Mimetika"), üblicherweise in einer fixen Kombination. In schweren Fällen kommen weitere Substanzen hinzu, darunter auch monoklonale Antikörper, welche die beim Asthma beteiligten allergischen Reaktionen dämpfen. Als höchste Eskalationsstufe gilt die Einnahme von oralen Corticosteroiden. Ein vor kurzem veröffentlichtes Review der Literatur zu diesem Thema ergab, dass orale Corticosteroide bei schwerem Asthma wirksam sind, jedoch Nebenwirkungen wie die Begünstigung von Infektionen, Osteoporose, Diabetes und psychiatrischen Erkrankungen aufweisen. Deshalb sollen sie in der geringsten wirksamen Dosis und möglichst nur kurzfristig gegeben werden (Volmer et al. 2018).

Sowohl klinisch als auch therapeutisch weist die sogenannte „COPD" (*chronic obstructive pulmonary disease*; chronisch-obstruktive Lungenerkrankung) Ähnlichkeiten mit dem Asthma auf. Die Erkrankung ist chronisch progredient (voranschreitend) und trägt einen erheblichen Anteil zur Krankheitslast bei. Die wichtigste Ursache in westlichen Ländern ist das Rauchen. Ferner spielen schädigende Einflüsse am Arbeitsplatz eine große Rolle.

5   Krebserkrankungen

Es ist grundsätzlich zwischen gutartigen (benignen) und bösartigen (malignen) Tumoren zu unterscheiden. Die gutartigen wachsen verdrängend und kehren in der Regel nach vollständiger chirurgischer Entfernung nicht wieder. Die malignen Tumoren hingegen zeichnen sich durch ein völlig außer Kontrolle geratenes Wachstum aus. Sie infiltrieren das umgebende Gewebe und bilden durch Verschleppung auf dem Blut- oder Lymphweg Absiedlungen an entfernten Körperstellen. Von diesen malignen Tumoren ist im Folgenden die Rede. Sie werden in der Literatur oft als bösartige Neubildungen bezeichnet.

Maligne Tumoren stehen heute an der zweiten Stelle der Todesursachenstatistik, im mittleren Alter sogar an erster Stelle (BMG 2018). Bei den meisten

Tumorarten steigt die Inzidenz mit dem Lebensalter an. Schon daraus ergibt sich, dass bei zunehmender Lebenserwartung ein immer größerer Anteil der Bevölkerung an einem Tumor erkrankt. Es gibt jedoch auch eine Reihe von bösartigen Neubildungen, die häufig im Kindes- oder frühen Erwachsenenalter auftreten: Besonders die Erkrankungen des lymphatischen Systems wie M. Hodgkin, Non-Hodgkin-Lymphome, Leukämien und Keimzelltumoren (Seminome). Die häufigsten Krebsformen bei Männern betreffen Prostata, Lunge und Darm. Bei Frauen steht der Brustkrebs (Mammakarzinom) mit weitem Abstand an erster Stelle (BMG 2018).

Unterschiedliche Inzidenzen in verschiedenen Ländern sowie die Zunahme bestimmter Tumorarten, während gleichzeitig andere Tumorarten abnehmen, lassen die noch weitgehend unverstandene Ätiologie der Tumorentstehung erahnen. Nur für einige wenige Tumoren lassen sich einzelne Kausalfaktoren mit großer Sicherheit nachweisen: Das Pleuramesotheliom tritt fast nur bei asbestexponierten Personen auf. Der Zusammenhang zwischen Lungenkrebs und Rauchen ist epidemiologisch eindeutig. Tumoren von Mundhöhle, Rachen (Hypopharynx) und Speiseröhre (Ösophagus) treten vorwiegend bei Personen mit Raucher- und Alkoholanamnese auf.

Eine Vielzahl von Faktoren dürfte in sehr komplexen, je nach Tumorart sehr unterschiedlichen Wechselwirkungen an der Tumorentstehung beteiligt sein: Familiäre/genetische Disposition, chemische Kanzerogene, Strahlung, Viren (beispielsweise das Hepatitis B-Virus bei primären Leberzellkarzinomen) und Hormone.

Körpereigene Hormone können das Wachstum bestimmter Tumoren fördern. So können Östrogene das Wachstum von Brustkrebs, Testosteron von Prostatakarzinomen begünstigen. Die Gabe von Östrogenen nach der Menopause kann die Entwicklung von Endometriumkarzinomen fördern. Die jahrzehntelang vor allem zur Prävention von Herz-Kreislauf-Erkrankungen propagierte Hormonersatztherapie nach der Menopause zeigte in einer großen randomisierten Interventionsstudie (*Women's Health Initiative*) mehr Schaden als Nutzen. Sie kann daher nicht mehr generell empfohlen werden (Rossouw et al. 2002). Nach der Veröffentlichung der Ergebnisse im Jahr 2002 brach der Absatz dieser Präparate stark ein.

Die Tumorentstehung ist ein langwieriger, sich über Jahre oder sogar Jahrzehnte entwickelnder Prozess. Das Stadium einer manifesten (symptomatischen) Erkrankung oder auch der mithilfe von Screening-Methoden feststellbaren „Frühstadien" stellt in Wirklichkeit den Endpunkt dieser langen, im Einzelnen nicht beobachtbaren Entwicklung dar.

Wegen der Komplexität des Geschehens werden den Möglichkeiten der (primären) Prävention auch in Zukunft Grenzen gesetzt bleiben (mit Ausnahme von Tumoren durch Rauchen und teilweise UV-Licht). Für manche

Tumoren bestehen jedoch nach dem heutigen Wissensstand Möglichkeiten der sekundären Prävention (Screening, Früherkennung). Grundlage dafür ist die Erfahrung, dass die Heilungsaussichten vieler Tumoren umso günstiger sind, je früher sie erkannt werden. Nicht jede Tumorerkrankung ist jedoch für das Screening geeignet. Damit Früherkennung sinnvoll ist, müssen grundsätzlich u. a. folgende Bedingungen erfüllt sein (siehe auch den Beitrag von Razum, Breckenkamp und Brzoska):

- Die Erkrankung muss ernst sein.
- Es muss Früherkennungsmethoden geben, die akzeptabel sind und bei vertretbarem Aufwand die Erkrankung mit genügender Sensitivität und Spezifität erkennen können.
- Die erkennbaren präklinischen Stadien der Erkrankung müssen in der zu screenenden Bevölkerung häufig genug sein. Dies ist schon deshalb notwendig, um den Anteil der falsch positiven Befunde in einem vertretbaren Rahmen zu halten.
- Es muss eine wirksame Behandlung möglich sein. Die Behandlung der durch Screening erkannten Frühstadien muss bezüglich der Mortalität effektiver sein als von symptomatischen Stadien.
- Der Tumor muss so langsam wachsen, dass die Abstände zwischen Screening-Untersuchungen für eine Erkennung in einem behandelbaren Stadium ausreichen (Cole/Morrison 1980).

Erfolgreiche Screening-Programme gibt es vor allem in der Gynäkologie (Zervixkarzinom). Einer Früherkennung ebenfalls gut zugänglich sind Melanome. Basaliome sind, da sie nicht metastasieren, fast immer heilbar, wenn ihrem Wachstum nicht sehr lange untätig zugesehen wird.

Die Früherkennung von Mammakarzinomen in der Form von bevölkerungsbezogenen Screening-Programmen wird seit längerer Zeit stark propagiert. In einer Reihe von Ländern, auch in Deutschland, wurden derartige Programme eingeführt. Grundlage ist die Annahme, dass die Metastasierung und damit die Sterblichkeit durch eine frühzeitige Erkennung verringert werden. Allerdings wird auch schon bei sehr kleinen Mammakarzinomen eine Metastasierung beobachtet. Verschiedene sehr aufwendige randomisierte Studien haben eine Abnahme der Mortalität an Brustkrebs durch Screening-Programme gezeigt, allerdings sind die Ergebnisse uneinheitlich. Sie reichen von einer deutlichen Senkung der Sterblichkeit bis zum gänzlich fehlenden Nachweis eines Unterschiedes zwischen den Gruppen mit und ohne Screening (Miller et al. 2014). Es wurde argumentiert, dass die Ergebnisse umso besser seien, je schwächer die Qualität der Studien sei (Nyström et al. 2002). Eine kritische Würdigung der vorliegenden Evidenz aus randomisierten Studien lässt eine Reduktion – sofern es sie wirklich gibt – der Brustkrebsmortalität in der Größenordnung von etwa zehn bis 16 % und der Gesamtmortalität in der Größenordnung von etwa 1 % annehmen. Ein Vergleich von Regionen und Altersgruppen mit und ohne Brustkrebsscreening in Dänemark zeigte jedoch keinen Unterschied in der Brustkrebsmortalität in Abhängigkeit vom Screening (Jørgensen/Zahl/ Gøtzsche 2010). Im Einzelnen sind noch viele Fragen (Untersuchungsmethoden, Intervalle, Altersgruppen) offen. Ein schwerwiegendes Problem des Mammografie-Screenings stellt die beträchtliche Anzahl falsch-positiver Befunde dar, die einer weiteren Abklärung bedürfen. Die dadurch erzeugten physischen und psychischen Belastungen müssen dem Nutzen gegenübergestellt werden. Dies wird allerdings häufig vernachlässigt. Wenn man alle Gesichtspunkte zusammenfasst, ist der Nutzen des Mammografie-Screenings sehr zweifelhaft.

Auch für Männer werden ab einem gewissen Alter die Segnungen der geschlechtsspezifischen Früherkennung propagiert, vor allem in der Form des sogenannten „PSA-Screenings". Die Bestimmung des PSA (Prostataspezifisches Antigen) in einer Blutprobe soll Hinweise auf das Vorliegen eines Prostatakarzinoms geben. Allerdings wächst das Prostatakarzinom in den meisten Fällen nur langsam. Viele der betroffenen Männer im vorgerückten Alter weisen lange Zeit keine Beschwerden auf und versterben schließlich an anderen Erkrankungen, bevor das Prostatakarzinom manifest wird. Wie bei allen Screening-Verfahren stellt sich das Problem mangelnder Spezifität und positiver Prädiktion. So können schon beispielsweise die Prostatamassage durch Radfahren oder sexuelle Aktivität zu einer verdächtigen Erhöhung der PSA-Konzentration im Blut führen. Sicher sind allerdings die belastenden Folgen der weiteren Diagnostik (Biopsien) und ggf. Therapie (chirurgische Entfernung der Prostata mit Folgen wie Impotenz und Inkontinenz). In Großbritannien gibt es derzeit kein Screening-Programm für Prostatakrebs. Laut NHS (*National Health Service*) gibt es keinen Beleg dafür, dass der Nutzen die Risiken überwiegt (NHS 2018). Die Teilnahme an einer solchen Untersuchung und die Empfehlung dieses Screenings sollten also sehr gut überlegt sein.

Therapeutisch kommen bei Tumorerkrankungen Chirurgie, Strahlen-, Chemo- und Hormontherapie infrage. Chirurgische Verfahren sind oft die Therapie der ersten Wahl. Allein sind sie in vielen Fällen jedoch nicht in der Lage, die mikroskopischen Infiltrationen des Tumors in die Nachbarschaft zu beseitigen, sodass es zum Lokalrezidiv kommt. Bei manchen Stadien einiger Tumoren hat sich eine Vor- oder Nachbestrahlung in Verbindung mit der chirurgischen Therapie bewährt. Bei jeder Maßnahme muss sorgfältig abgewogen werden, ob der zu erwartende Nutzen einer Therapie die unerwünschten Wirkungen überwiegt. Um dies abschätzen zu können, ist bei jeder Tumorerkrankung ein umfassendes *Staging* (Feststellung des Ausbreitungsstadiums) vorzunehmen. Wenn schon Fernmetastasen vorhanden sind, z. B. in Lunge, Leber oder Knochen, ist eine Heilung in der Regel nicht mehr möglich. Daher sind unter diesen Umständen belastende Therapien (radikale chirurgische Eingriffe oder hoch dosierte Strahlentherapie) in der Regel nicht indiziert. Die Therapie beschränkt sich auf weniger radikale Maßnahmen zur Linderung von Schmerzen, Beseitigung der Gefahr von metastasenbedingten Knochenbrüchen, Besserung von Atemnot oder Schluckbeschwerden (palliative Zielsetzung).

Die Heilungschancen einer Krebserkrankung sind von einer Reihe von Faktoren abhängig: biologische Eigenschaften, Malignitäts- und Differenzierungsgrad, Sitz und Größe des Tumors, Beteiligung von regionären Lymphknoten und Vorliegen einer Fernmetastasierung, Vorhandensein von Hormonrezeptoren. Beim Seminom, einem vorwiegend bei jungen Männern auftretenden Hodentumor, leben nach aktuellen deutschen Krebsregisterdaten nach zehn Jahren noch 96 % der Patienten. Von Frauen mit Brustkrebs leben entsprechend diesen Daten nach fünf Jahren noch 88 %, nach zehn Jahren noch 82 % der Patientinnen. Sehr ungünstig ist die Prognose beim Pankreaskarzinom: Von 100 Männern mit dieser Erkrankung sind nach fünf Jahren nur noch neun, nach zehn Jahren noch acht am Leben (ZfKD 2018).

6   Infektionskrankheiten

Eine kaum übersehbare Fülle von Mikroorganismen kommt als Krankheitserreger in Betracht (humanpathogene Keime), viele Mikroorganismen sind für Menschen harmlos (z. B. normale Mund- und Darmflora), viele sind nur für bestimmte Tierarten pathogen. Grundsätzlich ist zu unterscheiden zwischen Bakterien, Viren und Pilzen. Eine Reihe von Faktoren bestimmt Ausmaß, Geschwindigkeit und Gefährlichkeit der Ausbreitung von Infektionen mit humanpathogenen Keimen: Schon die Übertragungswege verschiedener Keime sind sehr unterschiedlich. Dies hat entscheidende Konsequenzen für die Ausbreitung der jeweiligen Infektion. Viele Infektionen werden durch Tröpfcheninfektion beim Husten, Niesen etc. übertragen. Grippe und die meisten akuten Erkrankungen des Nasen-Rachen-Raumes gehören dazu, ebenso die Tuberkulose. Aus dem Übertragungsweg ergibt sich, dass kein enger Kontakt notwendig ist, um die Infektion zu übertragen. Menschenansammlungen können zu einer raschen Ausbreitung der Infektion führen. Ganz anders liegt der Fall bei Erregern, die mit dem Stuhl ausgeschieden und übertragen werden, wenn sie wieder auf Lebensmittel gelangen (fäkal-oraler Infektionsweg). Beispiele sind Gastroenteritiden (Magen-Darm-Entzündungen) und die Hepatitis A. Eine wirksame Prävention ist möglich durch hygienische Maßnahmen (Abwasserbeseitigung, Händewaschen) und Impfungen, z. B. gegen Rotaviren (ein Erreger von Durchfallerkrankungen) und Hepatitis A. Andere Erreger, wie das Hepatitis-B-Virus und HIV, werden parenteral, durch Eindringen des infektiösen Agens direkt in die Blutbahn, übertragen. Der sexuelle Übertragungsweg spielt nicht nur bei den genannten parenteral übertragenen Infektionen und den klassischen Geschlechtskrankheiten Syphilis und Gonorrhoe eine Rolle, sondern bei zahlreichen weiteren Erregern, wie Herpes, Chlamydien und Zytomegalieviren. Hierfür hat sich der umfassende Begriff der „sexuell übertragbaren Krankheiten" gerade im Hinblick auf präventive Aufgaben durchgesetzt. Zu erwähnen sind ebenfalls die Lebensmittelvergiftungen, die durch anaerobe Erreger hervorgerufen werden, die sich unter Luftabschluss in Lebensmitteln vermehren und für den Menschen schädliche Toxine (Giftstoffe) bilden (z. B. Botulismus bei Konserven).

Selbst wenn Erreger auf ein potenziell empfängliches Individuum übertragen worden sind, bedeutet dies noch keineswegs, dass es auch tatsächlich erkrankt. In der Regel ist eine große Anzahl von Erregern notwendig, um die körpereigene Abwehr zu durchbrechen und die Infektion angehen zu lassen. Wie viele der Infizierten tatsächlich erkranken, ist je nach Erreger sehr unterschiedlich und wesentlich für die Ausbreitung der Erkrankung. Als ein Maß hierfür wird der Kontagionsindex verwendet. Er gibt an, wie viele von 100 nicht immunen Exponierten (manifest oder nicht) erkranken. Ein Kontagionsindex von eins bedeutet somit, dass sämtliche Exponierten erkranken. In analoger Weise lässt sich ein Manifestationsindex als Maß für die manifest Erkrankten bilden. Die Kontagionsindices sind für verschiedene Infektionskrankheiten sehr unterschiedlich (z. B. Masern und Pocken 0,95, Typhus 0,5, Diphtherie 0,1–0,2).

Infektionen können nach einer akuten Erkrankung ausheilen, akut tödlich verlaufen, primär chronisch verlaufen oder nach einer akuten Phase chronisch werden. Das erkrankte Individuum kann während bestimmter Phasen dieses Prozesses oder dauernd infektiös sein. Der Verlauf einer Infektionserkrankung ist weitgehend durch die biologischen Eigenschaften des Erregers, aber auch durch die Abwehrlage des betroffenen Individuums bestimmt. So kann eine Infektion mit Tuberkelbakterien stumm verlaufen, zu einer manifesten Erkrankung führen oder sogar nach Jahrzehnten des Ruhens wieder aktiviert werden. Die Erreger der Windpocken (Varizella-Zoster-Virus) können nach Abheilen dieser akuten Infektionserkrankung lange Zeit im Körper verweilen und bei einer Schwächung der Abwehrlage, z. B. durch eine Tumorerkrankung, sich als Zoster („Gürtelrose") wieder manifestieren. Bei vielen Infektionskrankheiten, z. B. Hepatitis, ist es möglich, durch die Bestimmung von Antikörpern im Blut festzustellen, ob eine Infektion stattgefunden hat und ob eine Immunität besteht. Die Immunität nach einer Infektion oder einer Impfung kann vorübergehend oder dauerhaft, vollständig oder partiell sein, je nach den Eigenschaften des Erregers. Es gibt allerdings auch Erreger, die gar keine längerfristige Immunität hinterlassen.

Möglichkeiten der Prävention ergeben sich durch Hygienemaßnahmen zur Abschneidung der Übertragungswege, durch Verbesserung der Abwehrlage und durch Impfung gegen spezifische Krankheitserreger. Die Prävention durch Impfung hat zum weitgehenden Verschwinden vieler früher bedrohlicher Infektionskrankheiten geführt (Poliomyelitis, Diphtherie). Die Pocken konnten durch ein globales Programm als erste Krankheit sogar weltweit ausgerottet werden.

Therapeutisch besteht bei den bakteriellen Infektionen die Möglichkeit der Gabe eines breiten Spektrums von Antibiotika. Bei der Behandlung bakterieller Infektionen wurden dadurch große Erfolge erzielt, die allerdings durch die Entwicklung von Resistenzen gefährdet werden. Zu großzügige Gabe von Antibiotika in der Medizin und in der Tierzucht stellen hier eine Gefahr dar. Die Möglichkeiten bei Virusinfekten sind dagegen immer noch sehr begrenzt. Bei einigen Virusinfekten werden antivirale Substanzen mit einem gewissen Erfolg gegeben, so kann die Kombinationstherapie bei HIV-Infizierten den Tod durch AIDS-Symptomatik weitgehend verhindern. Ansonsten bleiben nur unspezifische Maßnahmen zur Vermeidung und Linderung von Komplikationen und zur Unterstützung der körpereigenen Abwehrmechanismen. Auch bei bakteriellen Infekten ergeben sich Probleme durch Resistenzentwicklung vieler Keime gegenüber den gängigen Antibiotika und bei Kranken mit stark reduziertem Allgemeinzustand, z. B. bei schweren Grunderkrankungen. Durch die Entstehung resistenter Keime und deren selektives Überleben gegen die üblichen Antibiotika werden resistente Krankheitserreger geradezu gezüchtet. So treten überwunden geglaubte Infektionen wieder erneut auf. Es entsteht ein beständiger Wettlauf zwischen Antibiotikaentwicklung und Erregerwechsel. Zum Teil sind es gerade die medizinischen Erfolge, die Infektionskrankheiten verstärkt zum Problem machen: Das Überleben Schwerkranker schafft eine für Infektionen besonders empfängliche Population. Krankenhäuser sind heute eine der Hauptinfektionsquellen (nosokomiale Infektionen).

Durch das fast vollständige Verschwinden von Infektionskrankheiten wie der Poliomyelitis infolge der Impfungen entsteht bei der Bevölkerung leicht der Eindruck, dass eine weitere Vorsorge durch Impfung nicht mehr notwendig sei („Impfmüdigkeit"). Für Einzelne, die in einer Gemeinschaft von Geimpften leben, mag das zutreffen (solange sie nicht in Länder reisen, in denen die betreffende Krankheit noch endemisch ist). Wenn sich ein größerer Teil der Bevölkerung aber so verhält, entsteht eine kritische Masse von Ungeimpften mit der Gefahr neuer Epidemien.

Die Entwicklung der Infektionskrankheiten zeigt in klassischer Weise, dass das Krankheitsgeschehen in einer Bevölkerung nicht ohne ihre soziale und wirtschaftliche Lage verstanden werden kann. Bis in das 19. Jahrhundert waren Infektionskrankheiten die dominierende Todesursache. Als Erfolg echter primärer Prävention nahmen die Erkrankungshäufigkeiten und die Mortalität ab, bevor spezifische Behandlungsmöglichkeiten (Antibiotika) zur Verfügung standen. Wesentlich waren Maßnahmen zur Verbesserung der Hygiene (Wasserversorgung, Abwasserbeseitigung) und die Verbesserung der Abwehrlage durch eine allgemeine Verbesserung der sozialen und damit gesundheitlichen Lage (Ernährung, Verbesserung der Wohnverhältnisse, Verkürzung der Arbeitszeit).

Die Tuberkulose kann als Paradigma einer Erkrankung gelten, die vor allem durch eine Verbesserung der sozialen und hygienischen Verhältnisse bis zur Mitte des 20. Jahrhunderts zurückgedrängt wurde (Bloch et al. 1989; Centers for Disease Control and Prevention [CDC] 1990). Als spezifische medizinische Maßnahmen verfügbar wurden (Tuberkulostatika, Röntgenreihenuntersuchungen), war der entscheidende Erfolg bereits erzielt. Die Entwicklung der Mortalität am Beispiel von England und Wales zeigt den zeitlichen Trend sehr deutlich, wie Tabelle 1 zeigt (Smith 1988):

Tabelle 1: Mortalität durch Tuberkulose in England

Jahr	Mortalität (Todesfälle pro 100.000 Personenjahre)
1851	277
1921	89
1941	95
1961	7
1971	1
1981	0

Tuberkulose ist allerdings – wie auch andere Infektionskrankheiten – heute noch (oder wieder) dort ein Problem, wo ungünstige soziale und hygienische Verhältnisse bestehen: in den ärmeren Ländern, bei Heimbewohnern, Alkohol- und Drogenabhängigen und Obdachlosen. Im Gefolge der HIV-Epidemie hat die Tuberkulose erneut bei den durch diese Erkrankung in ihrer Abwehr Geschwächten Verbreitung gefunden. Resistenzen gegen die übliche Kombinationstherapie werden zum Problem. Weltweit wurden für 2016 10,4 Mio. Neuerkrankungen und 1,7 Mio. Todesfälle an Tuberkulose geschätzt (World Health Organization [WHO] 2018).

Im heutigen Deutschland ist das Tuberkulose-Problem überwiegend auf Migration zurückzuführen. Von den 5.486 im Jahr 2017 Erkrankten waren 72,6 % im Ausland geboren. Während die Inzidenz (Neuerkrankungen pro 100.000 Einwohner und Jahr) unter deutschen Staatsangehörigen von 6,8 im

Jahr 2002 stetig auf 2,2 im Jahr 2017 zurückging, stieg sie bei ausländischen Staatsangehörigen im selben Zeitraum von 32,1 auf 40,6 an. Bei den deutschen Staatsangehörigen steigt die Inzidenz mit dem Lebensalter an, die Tuberkulose ist also vorwiegend ein Problem der gesundheitlich geschwächten älteren Menschen. Bei den ausländischen Staatsangehörigen sind dagegen vor allem junge Menschen in der Altersgruppe von 15 bis 24 Jahren betroffen (Robert Koch-Institut [RKI] 2018).

Erkrankungen wie die SARS-Pandemie (Schweres Akutes Respiratorisches Syndrom) in den Jahren 2002/2003 und verschiedene Virusinfektionen, die umgangssprachlich als Vogelgrippe bezeichnet werden, deuten darauf hin, dass Infektionskrankheiten – auch durch bisher unbekannte Erreger – auch in Zukunft eine Herausforderung darstellen werden. Hierbei zeigt sich besonders deutlich die Abhängigkeit der Infektionsausbreitung von zunehmenden globalen Verflechtungen (Tourismus, Migration, Handel).

7 Weitere Erkrankungen mit hoher Krankheitslast

Zu den Erkrankungen mit hoher (und teilweise steigender) Krankheitslast weltweit gehören psychische Erkrankungen (siehe auch den Beitrag von Koch-Stoecker und Kölch).

Verschiedene epidemiologische Untersuchungen weisen übereinstimmend eine hohe Prävalenz der Rückenschmerzen in wohlhabenden Ländern auf. So lagen Angaben zur Lebenszeitprävalenz in Deutschland zwischen 74 % und 85 %. Schon im Alter von elf bis 17 Jahren wurden Rückenschmerzen „fast jede Woche" von 24 % der Mädchen und 19 % der Jungen angegeben. Die Angaben steigen mit dem Lebensalter an, bei Frauen mehr als bei Männern, bis zu etwa 45 % der über 70-jährigen Frauen mit der Aussage „Rückenschmerzen fast täglich seit mindestens drei Monaten". Unter den Erkrankungen mit den längsten Arbeitsunfähigkeitszeiten lagen die Rückenschmerzen bei AOK-Pflichtmitgliedern (ohne Rentner) mit einem Anteil von 7 % auf dem ersten Rang (durchschnittliche Arbeitsunfähigkeitszeit von 11,7 Tagen je Fall). 8 % der Rentenzugänge wegen verminderter Erwerbsfähigkeit in der Gesetzlichen Rentenversicherung in Deutschland im Jahr 2010 erfolgten wegen Rückenleiden (Raspe 2012).

Meist ist die Lendenwirbelsäule betroffen (Kreuzschmerzen, Lumbalgie). Akute Schmerzen in diesem Bereich können sehr heftig und damit körperlich einschränkend und psychisch belastend sein. Dennoch vergehen sie in den meisten Fällen im Laufe von einigen Tagen oder Wochen mit nur wenig medizinischer Intervention. Eine spezifische Ursache lässt sich in den meisten Fällen nicht finden. Die bei der bildgebenden Diagnostik dargestellten Auffälligkeiten finden sich auch häufig bei Menschen ohne Rückenschmerzen. Angezeigt sind in der Regel nichtsteroidale Antirheumatika, eventuell auch Muskelrelaxantien. Physikalische Therapie mit Anleitung zu häuslichen Übungen kann sich günstig auf den Krankheitsverlauf auswirken. Die ärztliche Aufgabe in der Primärversorgung besteht vor allem darin, durch sorgfältige Anamnese und körperliche Untersuchung diese häufigen Fälle von den viel selteneren abzugrenzen, bei denen eine besondere Ursache den Schmerzen zugrunde liegt. Solche Ursachen können Wirbelbrüche, Tumoren, Entzündungen oder Erkrankungen im Bauchraum sein. Nur bei Hinweisen auf ein derartiges Geschehen ist in der Regel eine weitergehende Diagnostik erforderlich. In manchen Fällen ist dann auch ein rasches Handeln geboten, wie bei dem Cauda-equina-Syndrom, einer schwerwiegenden Quetschung von Nervenwurzeln. Bei unkomplizierten Kreuzschmerzen ist die Aufklärung der Betroffenen über die zu erwartende Besserung der akuten Beschwerden wichtig. Bettruhe sollte in der Regel vermieden werden. Stattdessen ist eine baldige Rückkehr zu normalen Aktivitäten anzustreben (Casazza 2012). Vielfach kommt es allerdings zu Rückfällen und Chronifizierungen. In diesem Zusammenhang besteht die Gefahr übertriebener Diagnostik und Therapie, die den Betroffenen nicht wirklich helfen. Besser sind Entdramatisierung, Entmedikalisierung und Förderung der körperlichen Fitness.

Literatur

Bender, R./Trautner, C./Spraul, M./Berger, M. (1998). Assessment of excess mortality in obesity. *American Journal of Epidemiology, 147*, 42–48.

Bender, R./Trautner, C./Spraul, M./Berger, M. (1999). Effect of age on excess mortality in obesity. *Journal of the American Medical Association, 281*, 1498–1504.

Bloch, A. B./Rieder, H. L./Kelly, G. D./Cauthen, G. M./Hayden, C. H./Snider, D. (1989). The epidemiology of tuberculosis in the United States. *Seminars in Respiratory Infections, 4*(3), 157–170.

Bundesministerium für Gesundheit (2018). *Daten des Gesundheitswesens 2018*. Berlin: BMG.

Casazza, B. A. (2012). Diagnosis and treatment of acute low back pain. *American Family Physician, 85*(4), 343–350.

Centers for Disease Control and Prevention (1990). Tuberculosis in developing countries. *MMWR, 39*(33), 561–569.

Claessen, H./Narres, M./Haastert, B./Arend, W./Hoffmann, F./Morbach, S. et al. (2018). Lower-extremity amputations in people with and without diabetes in Germany, 2008–2012 – an analysis of more than 30 million inhabitants. *Clinical Epidemiology, 10*, 475–488.

Cole, P./Morrison, A. (1980). Basic issues in population screening for cancer. *Journal of the National Cancer Institute, 64*, 1263–1272.

Danesh, J./Wheeler, J. G./Hirschfield, G. M./Eda, S./Eiriksdottir, G./Rumley, A. et al. (2004). C-reactive protein and other circulating markers of inflammation in the prediction of coronary heart disease. *New England Journal of Medicine, 350*, 1387–1397.

Dehghan, M./Mente, A./Zhang, X./Swaminathan, S./Li, W./Mohan, V. et al. (2017). Associations of fats and carbohydrate intake with cardiovascular disease and mortality in 18 countries from five continents (PURE): a prospective cohort study. *The Lancet, 390*(10107), 2050–2062.

Deutsche Diabetes Gesellschaft (DDG) und diabetesDE – Deutsche Diabetes-Hilfe. (2018). *Deutscher Gesundheitsbericht Diabetes 2018*. Mainz: Kirchheim.

Deutsche Gesellschaft für Allgemeinmedizin und Familienmedizin (2017). *Hausärztliche Risikoberatung zur kardiovaskulären Prävention. S3-Leitlinie*. AWMF-Register-Nr. 053-024, DEGAM-Leitlinie Nr. 19. 2017. Berlin: AWMF.

The Diabetes Control and Complications Trial Research Group (1993). The effect of intensive treatment of diabetes on the development and progression of long-term complications in insulin dependent diabetes mellitus. *New England Journal of Medicine, 329*, 977–986.

Diabetes Prevention Program Research Group (2002). Reduction in the Incidence of Type 2 Diabetes with Lifestyle Intervention or Metformin. *New England Journal of Medicine, 346*, 393–403.

Freedman, N. D./Park, Y./Abnet, C. C./Hollenbeck, A. R./Sinha, R. (2012). Association of Coffee Drinking with Total and Cause-Specific Mortality. *New England Journal of Medicine, 366*, 1891–1904.

Gunter, M. J./Murphy, N./Cross, A. J./Dossus, L./Dartois, L./Fagherazzi, G. et al. (2017). Coffee Drinking and Mortality in 10 European Countries – the EPIC Study. *Annals of Internal Medicine, 167*(4), 236–247.

Holman, R. R./Paul, S. K./Bethel, M. A./Matthews, D. R./Neil, H. A. W. (2008). 10-Year Follow-up of Intensive Glucose Control in Type 2 Diabetes. *New England Journal of Medicine, 359*, 1577–1589.

Holman, R. R./Paul, S. K./Bethel, M. A./Neil, H. A. W./Matthews, D. R. (2008). Long-Term Follow-up after Tight Control of Blood Pressure in Type 2 Diabetes. *New England Journal of Medicine, 359*, 1565–1576.

Institut für Qualität und Wirtschaftlichkeit im Gesundheitswesen (2017). *Allgemeine Methoden. Version 5.0 vom 10.07.2017*. Köln: IQWiG.

Jørgensen, K. J./Zahl, P.-H./Gøtzsche, P. C. (2010). Breast cancer mortality in organised mammography screening in Denmark: comparative study. *British Medical Journal, 340*, c1241.

Lonn, E. M. (2016). Blood-Pressure Lowering in Intermediate-Risk Persons without Cardiovascular Disease. *New England Journal of Medicine, 334*, 2009–2020.

Ludwig, K./Schulenburg, J.-M. Graf von der/Greiner, W. (2018). German Value Set for the EQ-5D-5L. *PharmacoEconomics, 36*(6), 663–674.

Miller, A. B./Wall, C./Baines, C. J./Sun, P./To, T./Narod, S. A. (2014). Twenty five year follow-up for breast cancer incidence and mortality of the Canadian National Breast Screening Study: randomised screening trial. *British Medical Journal, 348*, g366.

National Health Service (2018). *PSA testing*. Verfügbar unter www.nhs.uk/conditions/prostate-cancer/psa-testing/ (Zugriff am 31.01.2019).

Nichols, M./Townsend, N./Scarborough, P./Rayner, M. (2013). Trends in age-specific coronary heart disease mortality in the European Union over three decades: 1980–2009. *European Heart Journal, 34*, 3017–3027.

Nyström, L./Andersson, I./Bjurstam, I./Frisell, J./Nordenskjöld, B./Rutqvist, L. (2002). Long-term effects of mammography screening: updated overview of the Swedish randomised trials. *The Lancet, 359*, 909–919.

Piepoli, M. F./Hoes, A. W./Agewall, S./Albus, C./Brotons, C./Catapano, A. L. et al. (2016). 2016 European Guidelines on cardiovascular disease prevention in clinical practice: The Sixth Joint Task Force of the European Society of Cardiology and Other Societies on Cardiovascular Disease Prevention in Clinical Practice. *European Heart Journal, 37*(29), 2315–2381.

Preston, S. H. (1976). *Mortality patterns in human populations with special reference to recorded causes of death*. New York: Academic Press.

Raspe, H. (2012). *Rückenschmerzen. Gesundheitsberichterstattung des Bundes, Heft 53*. Berlin: RKI.

Robert Koch-Institut (2018). *Bericht zur Epidemiologie der Tuberkulose in Deutschland für 2017*. Berlin: RKI.

Rossouw, J. E./Anderson, G. L./Prentice, R. L./LaCroix, A. Z./Kooperberg, C./Stefanick, M. L. et al. (2002). Writing Group for the Women's Health Initiative Investigators. Risks and benefits of estrogen plus progestin in healthy postmenopausal women: Principal results from the Women's Health Initiative randomized controlled trial. *Journal of the American Medical Association, 288*(3), 321–333.

Scandinavian Simvastatin Survival Study Group (1994). Randomised trial of cholesterol lowering in 4444 patients with coronary heart disease: The Scandinavian Simvastatin Survival Study (4S). *The Lancet, 344*, 1383–1389.

Skrabanek, P./McCormick, J. (1989). *Follies and fallacies in medicine*. Glasgow: The Tarragon Press.

Smith, F. B. (1988). *The retreat of tuberculosis 1850–1950*. New York: Croom Helm.

Trautner, C. (1995). Cost benefit analyses of patient education. In: S. Baba/T. Kaneko (Hrsg.): *Diabetes 1994. Proceedings of the 15th International Diabetes Federation Congress, Kobe 6–11 November 1994*. Amsterdam: Elsevier, 990–996.

Trautner, C./Haastert, B./Giani, G./Berger, M. (2001). Incidence of blindness in southern Germany between 1990 and 1998. *Diabetologia, 44*, 147–150.

Trautner, C./Haastert, B./Mauckner, P./Gätcke, L. M./Giani, G. (2007). Reduced Incidence of Lower-Limb Amputations in the Diabetic Population of a German City, 1990–2005: Results of the Leverkusen Amputation Reduction Study (LARS). *Diabetes Care, 30*, 2633–2637.

UK Prospective Diabetes Study Group (1998a). Effect of intensive blood-glucose control with metformin on complications in overweight patients with type 2 diabetes (UKPDS 34). *The Lancet, 352*, 854–865.

UK Prospective Diabetes Study Group (1998b). Intensive blood-glucose control with sulphonylureas or insulin compared with conventional treatment and risk of complications in patients with type 2 diabetes (UKPDS 33). *The Lancet, 352*, 837–853.

UK Prospective Diabetes Study Group (1998c). Tight blood pressure control and risk of macrovascular and microvascular complications in type 2 diabetes: UKPDS 38. *British Medical Journal, 317*, 703–713.

Volmer, T./Effenberger, T./Trautner, C./Buhl, R. (2018). Consequences of long-term oral corticosteroid therapy and its side-effects in severe asthma in adults: a focused review of the impact data in the literature. *The European Respiratory Journal, 52*, 1800703.

Wald, N. J./Law, M. R. (2003). A strategy to reduce cardiovascular disease by more than 80 %. *British Medical Journal, 326*, 1419–1423.

Weber, P./Manz, F./Schrezenmeir, J./Beyer, J. (1988). Jodmangel und Problematik der Jodmangelprophylaxe mit jodiertem Speisesalz in der Bundesrepublik Deutschland. *Aktuelle Ernährungsmedizin, 13*, 144–150.

World Health Organization (2018). *Tuberculosis*. Verfügbar unter www.who.int/immunization/diseases/tuberculosis/en/ (Zugriff am 31.01.2019).

Yusuf, S. (2016). Cholesterol Lowering in Intermediate-Risk Persons without Cardiovascular Disease. *New England Journal of Medicine, 374*, 2021–2031.

Zentrum für Krebsregisterdaten (2018). *Lungenkrebs (Bronchialkarzinom)*. Verfügbar unter www.krebsdaten.de/Krebs/DE/Content/Krebsarten/Lungenkrebs/lungenkrebs_node.html (Zugriff am 31.01.2019).

Psychologische Ansätze in den Gesundheitswissenschaften

Emily Finne und Hannah Gohres

Die psychologische Perspektive ist elementarer Bestandteil des biopsychosozialen Gesundheitsbegriffs und spielt in vielen Bereichen der Gesundheitswissenschaften eine Rolle, z. B. in Bezug auf die Krankheitsverarbeitung oder die Gesundheitsberatung und Wissensvermittlung. Die (Gesundheits-)Psychologie liefert u. a. Theorien und Modelle zur Erklärung von Gesundheitsverhalten, die z. B. bei der Interventionsplanung in Prävention und Gesundheitsförderung genutzt werden können. Dieser Aspekt stellt den Schwerpunkt des Beitrags dar. So wird eine Auswahl aus häufig in den Gesundheitswissenschaften angewandten Theorien und Modellen vorgestellt und ihre Bedeutung auf Basis aktueller Forschungsergebnisse beurteilt. Der erste Hauptabschnitt widmet sich etablierten, bereits oft in Interventionen eingesetzten Theorien. Dabei werden als kontinuierliche Modelle die Theorie des geplanten Verhaltens sowie die sozial-kognitive Theorie, exemplarisch für Stadienmodelle das transtheoretische Modell der Verhaltensänderung beschrieben. Ein Hybridmodell aus diesen beiden Perspektiven stellt der Health Action Process Approach (HAPA) dar. Anschließend werden im zweiten Hauptabschnitt wichtige neuere theoretische Entwicklungen angesprochen, die sich insbesondere mit der Problematik der langfristigen Aufrechterhaltung von Gesundheitsverhalten befassen. Eine besondere Rolle nehmen hierbei unbewusste Prozesse ein, die Verhalten fernab willentlicher Entscheidungen steuern. Bei den einzelnen theoretischen Ansätzen und im abschließenden Abschnitt wird jeweils kurz auf die Bedeutung für die Planung von Interventionen zur Veränderung von Gesundheitsverhalten eingegangen.

1 Einleitung

Die fachwissenschaftliche Perspektive der Psychologie lässt sich in verschiedensten Kontexten der Gesundheitswissenschaften einbringen. Zum einen hat Gesundheit nach dem heute vorherrschenden (biopsychosozialen) Gesundheitsbegriff selbst eine psychische Dimension. Psychologische Erkenntnisse können außerdem eine Rolle spielen, wenn es um die Krankheitsverarbeitung, die Analyse oder Gestaltung von Interaktionen, z. B. zwischen Ärzt*innen und Patient*in, oder um die Gestaltung von Interventionen zur Prävention und Gesundheitsförderung geht. Psychologische Techniken der Gesprächsführung und Wissensvermittlung kommen z. B. in der Gesundheitsberatung und Gesundheitsbildung zum Einsatz. Im Folgenden beschränken wir uns auf einen Aspekt der Gesundheitspsychologie, nämlich auf theoretische Ansätze, die gesundheitsrelevantes Verhalten. Wir verwenden dabei den Begriff *Gesundheitsverhalten*, wenn wir uns auf verschiedenste Verhaltensweisen (z. B. Ernährung, Rauchen, Inanspruchnahmeverhalten) beziehen, welche sich positiv oder negativ auf die Gesundheit auswirken können.

Warum spielt das Verhalten eine so wichtige Rolle? Neben biologischen und genetischen Faktoren, der natürlichen und sozialen Umwelt sowie den Versorgungsstrukturen des Gesundheitssystems, stellen lebensstilbezogene Faktoren bedeutsame Determinanten der Gesundheit dar. Insbesondere die weltweit zunehmenden chronischen nicht-übertragbaren Krankheiten sind auf eine multifaktorielle Genese mit hoher Bedeutung des individuellen Gesundheitsverhaltens zurückzuführen (World Health Organization [WHO] 2014). Theorien des Gesundheitsverhaltens versuchen, die wesentlichen (überwiegend psychologischen) Determinanten des Verhaltens zu benennen und in einen sinnvollen Zusammenhang zu bringen. Dabei kommen in der Regel Modelle zur Erklärung menschlichen Verhaltens zum Einsatz, welche nicht speziell im Kontext der Gesundheit entwickelt wurden.

In diesem Beitrag werden zunächst einige zentrale psychologische Grundbegriffe geklärt. Kernstück stellt eine Übersicht über für die Gesundheitswissenschaften relevante Theorien und Modelle dar, die Verhalten erklären und so Anhaltspunkte für Interventionen bieten. Die Ausführungen werden ergänzt um neuere theoretische Entwicklungen, welche sich insbesondere mit Problemen der Umsetzung von Absichten in Verhalten sowie der langfristigen Aufrechterhaltung von Verhaltensänderungen befassen. Im Fazit des Beitrags wird kurz auf die Bedeutung von Theorien für die Planung gesundheitsförderlicher Interventionen eingegangen.

2 Grundlegende psychologische Prinzipien der Verhaltensänderung

In der Psychologie werden Lernprozesse als entscheidend für die Veränderung von Verhalten angesehen. Lernen wird – anders als im Alltagsverständnis – als ein nicht beobachtbarer Prozess betrachtet, der auf Erfahrung beruht und zu stabilen Veränderungen im Verhalten bzw. Verhaltenspotenzial führt (Johnston 2016). Lernen wird also in einer Verhaltensänderung bzw. Änderung der Wahrscheinlichkeit eines Verhaltens sichtbar.

Sichtbare Veränderungen im Verhalten (*Reaktionen*) spielen eine große Rolle im Paradigma des Behaviorismus, welcher zu Beginn des 20. Jahrhunderts die Psychologie als Lerntheorie dominierte. Lernen ist nach behavioristischen Annahmen auf Konditionierung zurückzuführen. Bei der *instrumentellen Konditionierung* verringert oder erhöht sich die Auftretenswahrscheinlichkeit eines Verhaltens in Abhängigkeit von seinen Konsequenzen. Positive Verstärker sind alle Verhaltenskonsequenzen, die dazu führen, dass ein Verhalten in der Folge wahrscheinlicher wird (Belohnung), negative Konsequenzen (Bestrafung) machen ein Verhalten weniger wahrscheinlich. Bei der *klassischen Konditionierung* werden neutrale Reize gekoppelt mit Reizen, die ein bestimmtes Verhalten auslösen. Dadurch wird eine Verknüpfung der Reize gelernt, und ein ursprünglich neutraler Reiz löst ebenfalls das infrage stehende Verhalten als Reaktion aus. Auch wenn Konditionierung nur einen Teil menschlicher Lernvorgänge erklären kann, haben diese Prinzipien weiterhin Gültigkeit auch für das Gesundheitsverhalten (Johnston 2016). So hat z. B. gesundheitsriskantes Verhalten häufig kurzfristig angenehme Folgen, die als Verstärker fungieren. Gleichzeitig treten negative Konsequenzen oftmals erst langfristig auf, wodurch keine direkte Verbindung durch diese Art des Lernens hergestellt wird.

Nach der kognitiven Wende in der Psychologie interessierte man sich ab ca. der Mitte des 20. Jahrhunderts verstärkt für die mentalen Prozesse der Reizverarbeitung, welche dem Lernen und Verhalten zugrunde liegen. Dabei werden die Interpretation und Bewertung von Reizen in den Mittelpunkt gerückt. Menschen bilden aufgrund von Lernerfahrungen Erwartungen an ihr Verhalten und die möglichen Folgen. Aus dieser Perspektive ist weniger die Verstärkung Ursache des Verhaltens, als die Erwartung zukünftiger Verstärkung aufgrund bisheriger Lernerfahrungen. Ein Lernprinzip kann dabei auch das Modelllernen sein, wonach Lernen durch Beobachtung anderer Menschen (ohne direkte Verstärkung) stattfindet. Modelllernen ist ein Element der sozial-kognitiven Theorie nach Bandura (2004), auf welche in Abschnitt 3.2 genauer eingegangen wird.

Als wesentlich bei der Erklärung von Gesundheitsverhalten anzusehen sind auch Prozesse der Motivation und Volition. *Motivation* beschreibt Prozesse, die zielgerichtetes Verhalten antreiben. Solche Prozesse haben eine Richtung und eine bestimmte Intensität. Die psychischen Beweggründe eines Verhaltens, die ihm Richtung verleihen, sind die Motive. Motivationale Prozesse können bewusst und rational begründet sein oder aber unbewusst ablaufen und zu nicht rational begründbaren Handlungsimpulsen führen. Im engeren Sinne bezieht sich Motivation nur auf Prozesse der Zielsetzung (*goal setting*), also für welche möglichen Handlungsziele jemand sich entscheidet bzw. welche Absichten er*sie durch sein*ihr Handeln verfolgen will. Wie diese Ziele dann im Anschluss durch Verhalten tatsächlich realisiert werden, wird dagegen Prozessen der *Volition* (*goal striving*) zugeschrieben. Bei diesen Prozessen geht es um die Umsetzung bereits feststehender Absichten und die dazu benötigten willentlichen Regulationsprozesse (Heckhausen/Heckhausen 2018).

3 Theorien und Modelle des Gesundheitsverhaltens

Davis et al. (2015) konnten in Public-Health-bezogenen Veröffentlichungen zum Gesundheitsverhalten insgesamt 82 Theorien und Modelle identifizieren, wobei sich ein Großteil auf wiederkehrende Konzepte stützte. Am häufigsten als Interventionsgrundlage genutzt wurden das transtheoretische Modell der Verhaltensänderung, die Theorie des geplanten Verhaltens, die sozial-kognitive Theorie Banduras, das *Information-Motivation-Behavioural-Skills*-Modell, das *Health Belief Model*, die Selbstbestimmungstheorie sowie der *Health Action Process Approach*. Ebenfalls Anwendung fanden Modelle der sozialen Unterstützung sowie die Diffusionstheorie (Davis et al. 2015; Glanz/Rimer/Viswanath 2015). Nachfolgend wird eine Auswahl aus diesen häufig in den Gesundheitswissenschaften angewandten Theorien und Modellen vorgestellt.

3.1 Theorie des geplanten Verhaltens (TPB)

Die Theorie des geplanten Verhaltens (*Theory of Planned Behaviour*, TPB) stellt die Intention als wesentliche Verhaltensdeterminante in den Vordergrund. Die Wahrscheinlichkeit der Umsetzung eines Verhaltens ist demnach in erster Linie von der Stärke der Absicht zu diesem Verhalten abhängig. Daneben spielt eine Rolle, inwiefern das Verhalten unter willentlicher Kontrolle steht (Montano/Kasprzyk 2015).

Grundlage der Intentionsbildung sind verschiedene verhaltensspezifische Überzeugungen. Diese beziehen sich auf die Einstellung dem Verhalten gegenüber, die subjektive Norm sowie die wahrgenommene Kontrolle. Diese drei Konstrukte stellen die Determinanten der Intention dar und werden aus den jeweiligen Überzeugungen gewichtet mit ihrer persönlichen Bedeutung (Bewertung) gebildet (siehe Abbildung 1). Dieser Aufbau entspricht einer Erwartungs-Wert-Konzeption von Motivation (Montano/Kasprzyk 2015). *Einstellungen* bilden sich aus positiven und negativen Erwartungen an ein Verhalten und dessen wahrscheinliche Folgen (Verhaltensüberzeugungen, z. B. gesteigertes Wohlbefinden, hoher Zeitaufwand) und der jeweiligen Bewertung der persönlichen Bedeutsamkeit, d. h. wie wünschenswert diese Verhaltenskonsequenzen für eine Person sind. Verhaltensüberzeugungen beruhen auf Informationen und eigenen sowie stellvertretenden Erfahrungen anderer. Unter der *subjektiven Norm* wird der wahrgenommene soziale Druck, ein Verhalten auszuführen oder zu unterlassen, verstanden. Dieser entsteht aus normativen Überzeugungen, d. h. Einschätzungen darüber, welche Erwartungen andere, persönlich bedeutsame Personen an das eigene Verhalten haben und der jeweiligen Motivation, diese Erwartungen zu erfüllen. Die wahrgenommenen Erwartungen können sich dabei widersprechen, z. B. der Rat eines Arztes oder einer Ärztin gegenüber Erwartungen von Freund*innen. Entscheidend ist dann, wie groß die Bereitschaft ist, sich nach den jeweiligen Erwartungen zu richten. Die dritte Determinante der Intention stellt die *wahrgenommene Verhaltenskontrolle* dar. Sie beschreibt die Einschätzung, wie sehr das Zielverhalten unter der eigenen Kontrolle steht. Dies bezieht sich auf die Beurteilung der wahrgenommenen Fähigkeit, mit einzelnen erwarteten Barrieren der Verhaltensumsetzung umgehen zu können und weist damit Parallelen zur Selbstwirksamkeitserwartung in der sozial-kognitiven Theorie (siehe Abschnitt 3.2) auf. Die zugrundeliegende Annahme ist, dass diese Einschätzung auf Grundlage der wahrgenommenen Wahrscheinlichkeit des Auftretens einzelner Hindernisse und ihrer jeweiligen Kraft, das Zielverhalten einzuschränken, bewertet wird. Wurde eine Intention gebildet, ist ihre Umsetzung bei hoher wahrgenommener Kontrolle wahrscheinlicher, da diese die Ausdauer erhöht, mit der die Absicht verfolgt wird (Montano/Kasprzyk 2015).

Abbildung 1: Die Theorie des geplanten Verhaltens

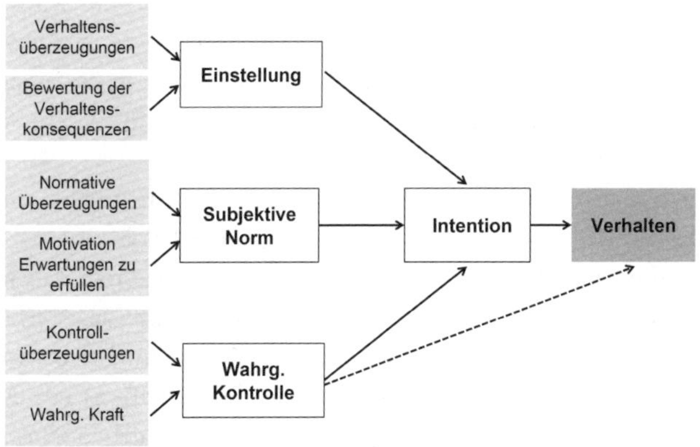

Quelle: eigene Darstellung nach Ajzen 1991

Die angenommenen Beziehungen zwischen den Bestandteilen der TPB wurden für verschiedene Verhaltensweisen empirisch bestätigt. Verhaltensübergreifend zeigen Metaanalysen allerdings auch, dass die Intention besser vorhergesagt werden kann als das Verhalten selbst, auch wenn die wahrgenommene Kontrolle zusätzlich zur Vorhersage beiträgt (McEachan et al. 2011). Damit bestätigt sich die Intention als ein zentraler Verhaltensprädiktor. Jedoch bleibt mit etwa drei Viertel der beobachtbaren Unterschiede im Gesundheitsverhalten auch ein großer Teil des Verhaltens unerklärt. Noch weniger überzeugen die Ergebnisse bezüglich der Veränderung von Intentionen. Gelingt es, durch Interventionen die Intention günstig zu beeinflussen, wird sie längst nicht immer in tatsächliches Verhalten umgesetzt (Webb/Sheeran 2006). Für dieses Phänomen des Auseinanderklaffens zwischen Absicht und tatsächlichem Verhalten hat sich inzwischen der Begriff „Intention-Behaviour-Gap" eingebürgert.

3.2 Sozial-kognitive Theorie (SKT)

Die sozial-kognitive Theorie (SKT) von Albert Bandura (2004) betont die aktive Rolle des Menschen, der Gestaltungsmacht und die Fähigkeit zur Voraussicht, Selbstreflexion und Selbststeuerung besitzt. Als metatheoretischer Rahmen wird über den *reziproken Determinismus* eine wechselseitige Beeinflussung zwischen persönlichen kognitiven Fähigkeiten, Verhalten und Umwelt angenommen. Damit wird nicht nur eine Beeinflussung des Individuums durch Umweltfaktoren fokussiert, sondern auch die Möglichkeit berücksichtigt, dass Menschen ihre soziale und physische Umwelt zu ihrem Nutzen oder dem einer sozialen Gruppe verändern und aktiv gestalten können (Kelder/Hoelscher/Perry 2015).

Die zentrale Schlüsseldeterminante des individuellen Verhaltens stellt dabei die *Selbstwirksamkeitserwartung* als grundlegender Impuls für Motivation dar. Menschen haben das Bedürfnis und die Fähigkeit, etwas zu bewirken. Die Selbstwirksamkeitserwartung meint dabei das Vertrauen in die eigenen Fähigkeiten, ein Verhalten ausführen zu können, welches nötig ist, um wünschenswerte Ziele zu erreichen (Bandura 2004).

Darüber hinaus spielen nach der SKT Ergebniserwartungen, soziostrukturelle Faktoren sowie die Zielsetzung eine Rolle bei der Erklärung von Verhalten. *Ziele* stellen die motivationale Komponente der Theorie dar. Sie wurzeln im persönlichen Wertesystem, geben Anreize und leiten somit das Verhalten. Welches Verhalten unmittelbar in konkreten Situationen umgesetzt werden soll, wird über kurzfristige Ziele (Nahziele, ähnlich der Intention) gesteuert. Langfristige Ziele haben eine orientierende Funktion und geben Nahzielen eine Richtung. Für die Ausführung eines Verhaltens ist es maßgeblich, dass Menschen die Aussicht auf das Erreichen ihrer Ziele haben. Welche Ziele gesetzt werden, wie anspruchsvoll diese sind und mit welcher Anstrengungsbereitschaft sie verfolgt werden, wird u. a. durch die Selbstwirksamkeitserwartung bestimmt. Das Verhalten wird darüber hinaus durch die *Erwartungen an die Ergebnisse* der Verhaltensausführung gelenkt. Entscheidend sind Überzeugungen über die Wahrscheinlichkeit der Effekte eines Verhaltens sowie ihre subjektive Bedeutung. Die Erwartung persönlich bedeutsamer Auswirkungen beeinflusst zudem die Zielsetzung. Unterschieden werden physische (körperliche Effekte sowie materielle Kosten und Nutzen), soziale (positive und negative Reaktionen des sozialen Umfelds) sowie selbstbewertende (persönliche Bedeutung für Stolz und Selbstzufriedenheit oder -unzufriedenheit) Ergebniserwartungen (Bandura 2004; Kelder et al. 2015). Die Ergebniserwartungen entsprechen damit in etwa den für die Einstellungen relevanten Verhaltensüberzeugungen aus TPB. Welche Ergebnisse erwartet werden, wird wiederum von der Selbstwirksamkeitserwartung beeinflusst: Selbstwirksame Personen erwarten positivere Verhaltenskonsequenzen. *Soziostrukturelle Faktoren* umfassen förderliche (z. B. soziale Unterstützung) oder hinderliche (z. B. Mangel an Zeit oder anderen Ressourcen) Eigenschaften der physischen oder sozialen Umwelt. Wie Hindernisse und Gelegenheiten wahrgenommen werden, hängt ebenfalls von der Selbstwirksamkeitserwartung ab. Ist sie gering, scheinen Hindernisse kaum überwindbar und jede Anstrengung vergeblich, während selbstwirksame Personen höhere Erfolgsaussichten haben (Bandura 2004; Bucksch/Finne/Geuter 2008).

Da die Selbstwirksamkeit auch alle anderen Verhaltensdeterminanten beeinflusst, ist sie zentral als Ansatzpunkt für die Beeinflussung des Gesundheitsverhaltens. Die Selbstwirksamkeit steigt insbesondere durch eigene Erfolgserlebnisse bei der Bewältigung von Hindernissen. Um diese zu verschaffen, ist es sinnvoll, komplexe Anforderungen in kleine, bewältigbare Teilschritte aufzuteilen. Aber nicht nur eigene Erfahrungen, sondern auch solche, die durch Beobachtung Anderer (reale oder fiktive Personen aus Büchern und Filmen) entstehen, können die Selbstwirksamkeit einer Person beeinflussen. Sofern Verhalten(skonsequenzen) und Modell (beobachtete Person) von persönlicher Relevanz sind, können Menschen durch Beobachtung und sozialen Vergleich aus den Erfahrungen Anderer lernen. Verbale Ermutigung sowie körperliche und emotionale Empfindungen haben in der Regel einen geringeren Einfluss auf die Selbstwirksamkeit, können in Interventionen jedoch insbesondere kurzfristig zur Stärkung des subjektiven Vertrauens eingesetzt werden (Bucksch et al. 2008).

Weiterer wichtiger Bestandteil der SKT ist das Konzept der *Selbstregulation*, welches Prozesse der Verhaltenssteuerung umfasst. Menschen müssen für das Erreichen von Fernzielen das aktuelle Verhalten und seine Rahmenbedingungen stetig anpassen. Um beispielsweise langfristig positive Ergebnisse (wie eine Gewichtsreduktion) zu erzielen, müssen u. U. kurzfristig negative Konsequenzen (Verzicht auf Lieblingsspeisen) antizipiert und hingenommen werden. Auch entscheidet die Selbstregulation, welche Nahziele zu Gunsten eines Fernziels fokussiert oder zurückgestellt werden. Es werden fünf Strategien beschrieben, die die Selbstregulation fördern. Hierzu gehören beispielsweise die systematische Selbstbeobachtung des eigenen Verhaltens (z. B. über ein Ernährungstagebuch) und Selbstverstärkung (Selbstbelohnung durch materielle und immaterielle Belohnungen) (Kelder et al. 2015).

Zahlreiche Studien haben mittlerweile die Bedeutung von Selbstwirksamkeits- und Ergebniserwartungen, Zielsetzung und sozialer Unterstützung für das Gesundheitsverhalten bzw. dessen Veränderung bestätigt. So hat die SKT auch viele weitere Theorien und Modelle im gesundheitswissenschaftlichen Bereich beeinflusst. Allerdings wird sie aufgrund ihrer Komplexität (auch an dieser Stelle ist eine vollständige Darstellung nicht möglich) zumeist nur in Einzelkomponenten untersucht (Kelder et al. 2015). Dies kann ein Grund dafür sein, dass die SKT beispielsweise in Bezug auf körperliche Aktivität eine geringe Vorhersagekraft im Vergleich zu anderen Theorien hat. Insgesamt zeigt sich dabei v. a. die Selbstwirksamkeitserwartung als bedeutsam (Plotnikoff et al. 2013). Vorteils für die Interventionsplanung sind die zahlreichen direkt benannten Ansatzpunkte und Strategien zur Verhaltensänderung. Für die Verbesserung körperlicher Aktivität und gesunder Ernährung zeigten sich Strategien der SKT im Vergleich zu anderen Theorien signifikant effektiver, allerdings nur in Bezug auf die Intentionsbildung (McDermott et al. 2016). Es bleibt auch hier also oft eine große Intentions-Verhaltens-Lücke bestehen.

3.3 Das transtheoretische Modell der Verhaltensänderung (TTM)

Die bisher dargestellten Theorien werden auch als *statisch* oder *kontinuierlich* bezeichnet. Sie gehen davon aus, dass zu jedem Zeitpunkt im Verlauf eines Verhaltensänderungsprozesses die gleichen Verhaltensdeterminanten wirksam sind und es nur auf deren Ausprägung ankommt, mit der die Verhaltenswahrscheinlichkeit kontinuierlich steigt. Nicht berücksichtigt wird dabei, wie weit jemand einer Verhaltensänderung bzw. Zielerreichung bereits nähergekommen ist. Dass Verhaltensänderung ein Prozess ist, in dem unterschiedliche Herausforderungen zu verschiedenen Zeitpunkten auftreten, wird in sogenannten „Stadienmodellen" wie dem transtheoretischen Modell der Verhaltensänderung (TTM) berücksichtigt.

Kernannahme ist, dass Verhaltensänderungsprozesse in sechs aufeinander folgenden Stadien stattfinden. Personen in den verschiedenen Stadien unterscheiden sich voneinander, weshalb jeweils spezifische Strategien zum Voranschreiten in das nächste Stadium erforderlich sind. Die Zuordnung zu den Stadien basiert auf der Motivation zur Verhaltensänderung und dem vergangenen Verhalten einer Person, wobei jeweils Zeitkriterien definiert werden, die beschreiben, ab wann eine Stufe erreicht ist. Entscheidende Variablen für den Veränderungsprozess sind die *Entscheidungsbalance* als das wahrgenommene Kosten-Nutzen-Verhältnis der Veränderung, die *Selbstwirksamkeitserwartung* sowie als Gegenpol die *Versuchung*, dem alten Verhalten nachzugehen. Die Entscheidungsbalance ist v. a. für die ersten Stadien der Verhaltensänderung relevant, während die Selbstwirksamkeitserwartung entscheidend für die Aufrechterhaltung eines Verhaltens ist (Prochaska/Redding/Evers 2015).

Im ersten Stadium, der *Absichtslosigkeit*, befinden sich Personen, die keine Intention zur Veränderung ihres Verhaltens in der nahen Zukunft, in der Regel den nächsten sechs Monaten, haben. Sie scheinen „unmotiviert" oder „veränderungsresistent". Zum Teil wird eine Auseinandersetzung mit dem Problemverhalten vermieden. In vielen Fällen ist absichtslosen Personen die Problematik ihres Verhaltens jedoch nicht bewusst, weshalb sie ohne äußere Anstöße oft keinen Anlass haben, über ihr Verhalten nachzudenken.

Im Stadium der *Absichtsbildung* fangen Personen an, über eine Verhaltensänderung innerhalb der nächsten sechs Monate nachzudenken. Es besteht jedoch noch keine konkrete Intention, unmittelbar etwas zu verändern. Hingegen besteht die Einsicht, dass das aktuelle Verhalten negative Aspekte aufweist, sodass eine aktive Auseinandersetzung mit den Vor- und Nachteilen einer Veränderung entsteht. Charakteristisch ist, dass bewusst nach entsprechenden Informationen gesucht wird, jedoch eine Ambivalenz in der Handlungsbereitschaft besteht, da auch Nachteile noch sehr präsent sind.

Hat eine Person die Intention, ihr Verhalten in unmittelbarer Zukunft, in der Regel den nächsten 30 Tagen, zu verändern und bereits erste vorbereitende Handlungen unternommen, befindet sie sich in dem dritten Stadium, der *Vorbereitung*. Hierzu gehört es z. B., konkrete Pläne für die Umsetzung der Entscheidung aufzustellen. Personen, die einen Versuch unternommen haben, ihr Verhalten zu ändern, aber ihr Zielkriterium nicht erreicht haben oder die sich schrittweise versuchen dem Ziel zu nähern, werden ebenfalls in dieses Stadium eingeordnet.

Verhalten sich Personen bereits entsprechend ihrer Intention, befinden sie sich im vierten Stadium, der *Handlung*. Häufig wird hier erstmals eine konkrete Verhaltensänderung sichtbar. Diese erfordert den größten Zeit- und Energieaufwand, weshalb ein hohes Risiko für einen Rückfall in alte Verhaltensweisen besteht. Die Zuordnung zu diesem Stadium erfolgt während der ersten sechs Monate einer erfolgreichen Verhaltensänderung.

Konnte das Verhalten über sechs Monate stabil aufrechterhalten werden, geht man in das fünfte Stadium, die *Aufrechterhaltung*, über. Die Herausforderung, nicht in alte Muster zurückzufallen, besteht weiterhin, nimmt jedoch im Laufe der Zeit ab und erfordert weniger Anstrengung als im Handlungsstadium. Nach Prochaska et al. (2015) verbleiben Personen bis zu fünf Jahre in diesem Stadium, vorausgesetzt, es gibt keinen Rückfall.

Wenn ein neues Verhalten über mind. fünf Jahre aufrechterhalten werden kann, keinerlei Versuchung verspürt wird, in alte Verhaltensweisen zurückzufallen, und eine sehr hohe Selbstwirksamkeitserwartung für das Verhalten besteht, erreicht man das Stadium der *Stabilisierung*. Die Annahme dahinter ist, dass keine regulative Anstrengung mehr nötig ist, um das Verhalten auszuführen, es stellt eine Gewohnheit (siehe Abschnitt 4.3) dar. Dieses sechste Stadium hat wenig Aufmerksamkeit in der Forschung erhalten. So ist nicht eindeutig geklärt, ob komplexe Gesundheitsverhaltensweisen wie körperliche Aktivität oder Ernährung überhaupt so stabil ausgeführt werden können, dass keinerlei Rückfallgefahr mehr besteht – unabhängig davon, ob es z. B. zu Stressbelastungen o. ä. kommt. Die Kriterien des Stadiums sind sehr strikt, sodass es eher einen Idealzustand darstellt (Prochaska et al. 2015).

Der Prozess der Verhaltensänderung wird als spiralförmig beschrieben, da die Stadien zwar nacheinander durchlaufen werden, die Zeitspannen in den einzelnen Stadien jedoch variieren können und jederzeit Rückfälle möglich sind. Zudem ist der Übergang in die nächste Phase nicht zwingend vorgesehen. So ist es bspw. möglich, dass sich eine Person jahrelang im Stadium der Absichtsbildung befindet. Für das Fortschreiten im Veränderungsprozess definiert das TTM zehn Strategien (*processes of change*), die in kognitiv-affektive (einstellungsverändernde) und verhaltensbezogene Prozesse unterteilt werden (siehe Tabelle 1). Die kognitiv-affektiven Prozesse sind insbesondere in den frühen Stadien der Verhaltensänderung relevant (*Motivation*), während die verhaltensbezogenen Prozesse zentral sind, um die Intention in Verhalten umzusetzen und Rückfällen vorzubeugen (*Volition*). So ist es in den ersten beiden Stadien nützlich, die Wahrnehmung von Konsequenzen und Ursachen des Problemverhaltens zu erhöhen (Erhöhen des Problembewusstseins) oder negative Gefühle gegenüber dem Problemverhalten hervorzurufen (emotionales Erleben). Im Zuge der Handlung und Aufrechterhaltung sind hingegen Prozesse wie die Kontrolle der Umwelt oder Gegenkonditionierung, bei der das Problemverhalten durch andere Verhaltensweisen im Falle auslösender Reize ersetzt wird, zielführend. Es bestehen verschiedene theoretische Zuordnungen der einzelnen Strategien zu den einzelnen Stadien, die empirisch jedoch unzureichend geprüft sind. Eine detaillierte Übersicht mit Beispielen findet sich u. a. bei Bucksch et al. (2008).

Tabelle 1: Veränderungsprozesse im TTM

Kognitiv-affektive Prozesse	Verhaltensbezogene Prozesse
Steigern des Problembewusstseins	Kontrolle der Umwelt(reize)
Emotionales Erleben	Nutzen hilfreicher Beziehungen
Selbstneubewertung	Gegenkonditionierung
Neubewertung der Umwelt	Selbstverstärkung (Belohnung oder Bestrafung)
Wahrnehmen förderlicher Umweltbedingungen	Selbstverpflichtung

Das TTM liefert über die Prozesse explizite Interventionsstrategien, wodurch es in der Praxis sehr beliebt ist (Bully et al. 2015). Kernprinzip ist, dass unterschiedliche Strategien in den Stadien erforderlich sind, um die Verhaltensänderung voranzutreiben (Prochaska et al. 2015). Reviews bestätigen die Wirksamkeit von TTM-basierten Interventionen, wobei die Evidenz aufgrund qualitativer Mängel eher schwach ausfällt (Bully et al. 2015; Carvalho de Menezes et al. 2016). Langfristige Effekte konnten insbesondere für die Rauchentwöhnung bestätigt werden, während Ernährungs- und Bewegungsinterventionen eher kurzfristig wirksam scheinen (Bully et al. 2015).

Kritisiert werden muss, dass die Annahme unterschiedlicher Determinanten der Stadien bzw. ihrer Übergänge kaum untersucht wurde. In den meisten Studien werden die Veränderungsprozesse fokussiert, während Entscheidungsbalance und Selbstwirksamkeit selten berücksichtigt werden. Wie erwähnt, zeigt sich auch für die Veränderungsprozesse keine eindeutige Stadienzuordnung über verschiedene Verhaltensweisen hinweg. Die Evidenz für zugrunde liegende Aussagen zur Erklärung der Verhaltensänderung ist daher schwach. Am stärksten kritisiert wurde am Modell jedoch die Anwendung des Zeitkriteriums zur Stadieneinteilung, da die Intervalle willkürlich erscheinen und kaum bestätigt werden können. Gefordert wurde die Untersuchung qualitativer Stadienunterschiede auf Basis psychologischer Konstrukte (Sutton 2001).

3.4 Health Action Process Approach (HAPA)

Der *Health Action Process Approach* (HAPA), auch als sozial-kognitives Prozessmodell gesundheitlichen Handelns (Schwarzer 2008) bezeichnet, wurde mit dem Ziel entwickelt, bisherige Forschungsergebnisse und Kritikpunkte zu bestehenden Theorien in ein neues Modell zu integrieren. Das HAPA stellt insofern ein „Hybridmodell" dar, als es eine kontinuierliche und Stadienperspektive zur Erklärung von Verhalten vereint. Es wird (mindestens) die motivationale Phase zur Absichtsbildung von der volitionalen Phase zur Handlungsplanung und -ausführung unterschieden, in welchen jeweils unterschiedliche Einflussfaktoren berücksichtigt werden müssen (vgl. Abbildung 2). Wie in der SKT nehmen Selbstwirksamkeitserwartungen im HAPA eine besondere Rolle ein. Sie spielen in allen Phasen des Veränderungsprozesses eine Rolle und beeinflussen die weiteren Konstrukte, wobei verschiedene Formen der Selbstwirksamkeit unterschieden werden, die je nach Fortschritt im Veränderungsprozess wirksam werden. Sie differenzieren, welche spezifischen Herausforderungen man sich in den Phasen der Handlung, Aufrechterhaltung und Wiederherstellung zutraut (Schwarzer 2008).

Abbildung 2: Modell des *Health Action Process Approaches*

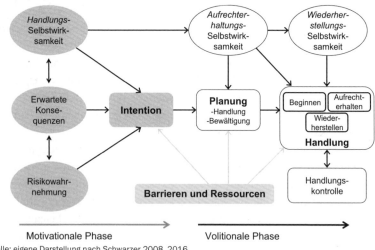

Quelle: eigene Darstellung nach Schwarzer 2008, 2016

In der *motivationalen Phase* sind die Risikowahrnehmung, erwartete Konsequenzen und die Handlungsselbstwirksamkeit von Bedeutung für die Absichtsbildung. Die Risikowahrnehmung bezieht sich auf das wahrgenommene Erkrankungsrisiko und die individuelle Einschätzung des Schweregrads einer möglichen Erkrankung, die mit dem Beibehalten eines Risikoverhaltens droht. Die Wahrnehmung eines entsprechenden Risikos ist die Voraussetzung, sich mit den Ergebnissen einer Verhaltensänderung auseinanderzusetzen. Das Abwägen der positiven und negativen Konsequenzen der Verhaltensänderung (vgl. z. B. SKT, Abschnitt 3.2) ist eine weitere wichtige Determinante der Intention. Damit eine Intention gebildet wird, ist zudem bedeutsam, dass Handlungsselbstwirksamkeit besteht: das Vertrauen in die eigenen Fähigkeiten, ein Verhalten beginnen bzw. überhaupt ausführen zu können.

Besteht die Intention, ein Verhalten auszuführen bzw. zu verändern, beginnt die *volitionale Phase*. Zentrales Konstrukt dieser Phase ist die Planung des Zielverhaltens. Prozesse der Handlungsplanung werden auch als *Implementierungsintentionen* (Gollwitzer 1999) bezeichnet und fördern die Umsetzung der Intention in die Verhaltensausführung. In solchen „Wenn-Dann-Plänen" werden Verbindungen zwischen Situationen und Verhalten gedanklich vorweggenommen. Im HAPA werden zwei Formen unterschieden: Handlungs- und Bewältigungsplanung. Mit der *Handlungsplanung* wird festgelegt, wann, wo und wie das Verhalten ausgeführt werden soll. Ziel ist es, die Handlungskontrolle teilweise zu automatisieren, sodass die Handlung spontan ausgeführt wird, sobald die definierte Situation eintritt, ohne weitere Intentionsbildung oder bewusste Zielverfolgung. Handlungen werden damit nicht mehr durch

Intentionen, sondern durch die festgelegten Situationsmerkmale direkt angestoßen. Bei der *Bewältigungsplanung* werden nach dem gleichen Prinzip mögliche Hindernisse der Handlung antizipiert und entsprechende Bewältigungsstrategien geplant. Die Ausgestaltung der Pläne wird dabei von der Selbstwirksamkeit beeinflusst.

In Bezug auf die Handlung selbst unterscheidet das Modell die Initiierung, Aufrechterhaltung und Wiederherstellung. Dahinter steckt die Annahme, dass dabei jeweils spezifische Anforderungen bestehen. So ist im Falle eines Rückschlags (wie Rückfall in alte Gewohnheiten, Unterbrechung nach Krankheit oder Urlaub) das Vertrauen in die eigenen Fähigkeiten, ein Zielverhalten nach Unterbrechung wieder aufnehmen zu können (Wiederherstellungsselbstwirksamkeit), wichtig. Ein weiterer volitionaler Prozess ist die *Handlungskontrolle*. Diese entspricht in etwa der Selbstregulation in der SKT und umfasst Selbstbeobachtung, Bewusstheit über Standards bzw. eigene Intentionen/Ziele sowie die regulative Anstrengung. Individuen müssen stetig kontrollieren, inwieweit sie ihre gesetzten Ziele erreichen und ob mehr oder weniger Anstrengung zur Realisierung erforderlich ist.

Aus *Stadienperspektive* werden drei Phasen der Verhaltensänderung angenommen. Nach der Zielsetzung in der motivationalen Phase beginnen Prozesse der Zielerreichung zunächst ohne beobachtbare Verhaltensänderung mit der Planung (volitional-inaktive Phase). Erst daran anschließend beginnt die aktionale Phase, in der Intentionen mithilfe der ausgestalteten Pläne umgesetzt werden. Hieraus ergeben sich unterschiedliche Implikationen für Interventionen. Während in der motivationalen Phase (*non-intenders*) Risiko- und Ressourcenkommunikation für die Intentionsbildung entscheidend sind, müssen Personen in der volitional-inaktiven Phase (*intenders*) bei der strategischen Planung des Zielverhaltens unterstützt werden. Mit dem tatsächlichen Beginn der Handlung (*actors*) gewinnt die Prävention von und der Umgang mit Rückfällen an Bedeutung. Strategien der phasenspezifischen Selbstwirksamkeitsförderung entsprechen denen der SKT. Für die aktionale Phase ist die Verbesserung der Selbstregulationsfähigkeiten bedeutsam (vgl. Abschnitt 3.2).

Interventionen, die auf dem HAPA basieren, sollten Bewältigungsplanung, verschiedene Arten der Selbstwirksamkeit sowie Handlungskontrolle berücksichtigen. Die Stadienperspektive impliziert zudem wie im TTM die Notwendigkeit phasenspezifischer Interventionen. Qualitative Unterschiede zwischen den drei Stadien werden empirisch gestützt, und Stadienübergänge konnten durch die verschiedenen Konstrukte vorhergesagt werden. Empirisch bestätigt wurde auch, dass Interventionen, die auf Planung fokussieren, v. a. bei volitional-inaktiven Personen effektiv sind (Schwarzer 2016).

Das Modell integriert motivationale und volitionale Prozesse und berücksichtigt auch die Aufrechterhaltung eines Verhaltens. Damit liefert es wichtige

Bausteine zum Schließen der Intentions-Verhaltens-Lücke. Kritisiert wird jedoch, dass die theoretischen Annahmen zur Volitionsphase bislang weniger ausdifferenziert sind als die der Motivationsphase und das Modell in seiner Formulierung weniger eine implizite Stadientheorie als vielmehr ein kontinuierliches Modell über mehrere Zeitpunkte darstellt (Sutton 2008).

4 Aktuelle Perspektiven

Die beschriebenen Theorien und Modelle stellen die Motivation in den Mittelpunkt und betrachten die Intention als wesentliche proximale Determinante des Gesundheitsverhaltens. Unter verschiedenen psychologischen Determinanten stellt sich die Intention neben der Selbstwirksamkeit wiederholt als das Konstrukt mit der besten Vorhersageleistung heraus. Wie bereits dargestellt, bleibt dennoch ein großer Teil des Verhaltens unerklärt, und Absichten werden oft nicht umgesetzt. Hinzu kommt, dass Gesundheitsverhalten sich – im Positiven wie Negativen – oft erst langfristig durch wiederholte Alltagshandlungen auf die Gesundheit auswirkt. Es genügt damit nicht, die Motivation zu gesundheitsbewusstem Verhalten einmalig oder phasenweise umzusetzen, sondern erst die *Aufrechterhaltung* gesundheitsförderlichen Verhaltens über lange Zeiträume hinweg bringt positive Effekte mit sich. Die dargestellten kontinuierlichen Modelle berücksichtigen diesen Aspekt der Aufrechterhaltung wenig. Sie gehen im Wesentlichen davon aus, dass dauerhaft immer wieder eine Intention bestehen und umgesetzt werden muss. Die dargestellten Stadienmodelle unterscheiden zwar zwischen „Beginnen" und „Aufrechterhalten" eines Gesundheitsverhaltens, jedoch ist auch hier die Phase der Aufrechterhaltung weit weniger differenziert beschrieben und erforscht als die vorangehende Motivationsphase.

Verschiedene Ansätze gehen auf die dargestellten Probleme der Intentions-Verhaltens-Lücke sowie der Erklärung der langfristigen Aufrechterhaltung ein. Einige aktuell diskutierte Ansätze sollen im folgenden Abschnitt vorgestellt werden. Gemeinsam ist auch diesen, dass sie nicht primär zur Erklärung von Gesundheitsverhalten entwickelt wurden. Sie wurden aber in jüngerer Zeit vermehrt zu diesem Zweck herangezogen und werden hier in ihren Grundzügen in diesem Kontext dargestellt.

4.1 Duale Prozessmodelle

Ein Kritikpunkt an den bislang vorwiegend verwendeten sozial-kognitiven Theorien und Modellen (vgl. Abschnitt 3) bezieht sich darauf, dass diese stark auf bewusste kognitive Prozesse abzielen und den Menschen damit als vorwiegend willentlich und rational handelnd betrachten. Gerade in Bezug auf gesundheitsrelevantes Verhalten scheinen bewusste Absichten aber längst nicht immer umgesetzt zu werden. Eine Erklärung dafür ist, dass neben diesen bewussten auch unbewusste Prozesse beteiligt sind. Solchen *impulsiven* Prozessen (Strack/Deutsch 2004) wurde in der Forschung zu Gesundheitsverhalten bislang weit weniger Aufmerksamkeit geschenkt als der intentionalen Verhaltenssteuerung – obwohl sie in der Alltagserfahrung in Form von „Versuchungen", „schlechten Gewohnheiten" oder dem „inneren Schweinehund" eine wesentliche Rolle spielen.

Die Erkenntnis, dass das menschliche Verhalten nicht ausschließlich bewusst gesteuert wird, ist nicht neu. Zu den impulsiven Prozessen gehören z. B. auch die einleitend beschriebenen behavioristischen Lernprinzipien der Konditionierung. In Bezug auf komplexes Gesundheitsverhalten rücken unbewusste Prozesse jedoch erst in jüngerer Zeit in den Fokus der Forschung (Hagger 2016). Sogenannte „duale Prozessmodelle" (*dual process models*, z. B. Strack/Deutsch 2004) eignen sich dabei als Rahmen, um das Wissen über intentionales Verhalten, die Rolle volitionaler Prozesse und impulsives Verhalten zu integrieren.

Diese Modelle betonen, dass es zwei Arten der Verhaltenssteuerung bzw. zwei beeinflussende Systeme gibt. Beide folgen grundlegend unterschiedlichen Prinzipien der Informationsverarbeitung und -repräsentation sowie Verhaltensaktivierung: *Reflektive Prozesse* des sogenannten „System 2" (Kahneman 2012) beziehen sich auf rationale Prozesse logischen Schlussfolgerns, Abwägens und bewusste willentliche Entscheidungen, d. h. auf höhere kognitive Prozesse. Dazu gehören auch das Planen sowie die Hemmung unerwünschter Impulse. Sie erfordern mentale Ressourcen (wie Aufmerksamkeit), von denen angenommen wird, dass sie nur begrenzt zur Verfügung stehen. Die Prozesse laufen vergleichsweise langsam (sequenziell) ab und sind bewusstseinsfähig. Sie beinhalten Entscheidungsprozesse aufgrund von Erwartung und Wert und führen zu Verhaltensabsichten im Sinne genannter Theorien wie der TPB. Auch volitionale Prozesse der Verhaltenssteuerung sind in der Regel diesem System zuzuordnen. Sie erlauben die Beibehaltung von Intentionen, die Planung und Handlungskontrolle auch über einen zeitlichen Abstand zwischen Intentionsbildung und tatsächlicher Verhaltensausübung. *Impulsive Prozesse* des „System 1" entsprechen hingegen einem intuitiven Denken und impulsiven Handeln. Sie laufen außerhalb des bewussten Denkens ab. Im Gegensatz zu bewussten kognitiven Prozessen können viele solcher Prozesse parallel ablaufen. Sie beanspruchen wenig mentale Ressourcen und sind dadurch sehr schnell und effizient. Anders als bei reflektiven Prozessen kann Verhalten hier ohne den „Umweg" über Ziele oder Intentionen ausgelöst werden – die Auslösung eines Handlungsimpulses erfolgt unmittelbar in der gegenwärtigen Situation. Zu den impulsiven Prozessen gehören Urteilsheuristiken, automatische Bewertungen und insbesondere affektive Reaktionen. Tabelle 2 listet einige Eigenschaften der beiden Systeme auf. Angenommen wird, dass impulsive Prozesse praktisch ständig ablaufen, während reflektive Prozesse dann „zugeschaltet" werden, wenn eine Situation bzw. die Verfolgung eines Zieles es verlangt. Beide Arten von Prozessen können dabei gleichzeitig ablaufen, und beide Systeme können um die Kontrolle eines infrage stehenden Verhaltens konkurrieren (Strack/Deutsch 2004).

Tabelle 2: Charakterisierung der beiden Systeme der Verhaltensteuerung in dualen Prozessmodellen

Reflektive Prozesse (System 2)	Impulsive Prozesse (System 1)
Systematisch	heuristisch
Verarbeitung basierend auf symbolisch repräsentierten Regeln, strukturiert durch Logik und Sprache	Verarbeitung basierend auf Assoziationen über Ähnlichkeiten und zeitliche oder räumliche Nähe
Lernen über logische Verknüpfungen durch eine oder wenige Erfahrungen	Lernen über viele wiederholte Erfahrungen, in denen verknüpfte Elemente wie Reiz, affektive Empfindung und Verhalten gemeinsam auftreten
Benötigen Motivation und großes Ausmaß an kognitiven Kapazitäten – Ablenkung oder mangelnde Aktivierung hindern die Prozesse	Treten automatisch auf, benötigen kaum kognitive Kapazitäten, Prozesse laufen weitgehend störungsfrei auch z. B. bei Ermüdung oder parallelen Aufgaben
Oft bewusste Wahrnehmung einzelner Schritte und Prozesse	Prozesse sind „vorbewusst", bewusst wahrgenommen wird nur das Ergebnis der Verarbeitungsprozesse (z. B. Gefühl oder Wunsch)
Hohe Flexibilität, auch in neuartigen Situationen, komplexe Aufgaben des Schlussfolgerns, Problemlösens, Planens, Zeitperspektive	Geringe Flexibilität, Reaktionen auf bekannte/erlernte Reize, diese lösen assoziierte Prozesse und Reaktionen automatisch aus

Quelle: eigene Darstellung nach Hofmann/Friese/Wiers 2008; Strack/Deutsch 2004

Übereinstimmend mit sozial-kognitiven Theorien wird das Verhalten unter dem reflektiven System primär über Intentionen gesteuert. Der Entscheidung zu einem Verhalten schließt sich ein Zustand an, der überwacht, wann eine geeignete Gelegenheit auftritt, um eine Intention umzusetzen. Dieser Zustand wird beendet, wenn das Verhalten umgesetzt wird oder das Ziel anderweitig erreicht wurde (Strack/Deutsch 2004). Die Verhaltensentscheidung muss daher nicht dauerhaft bis zur Umsetzung bewusst sein. Nachdem sie getroffen wurde, sorgen Prozesse wie *Implementierungsintentionen* dafür, dass geeignete Verhaltensschemata aktiviert werden, sobald die richtige Gelegenheit eintritt. Sobald Barrieren auftreten, muss das reflektive System aktiv werden und nach alternativen Möglichkeiten suchen, die gesetzten Ziele zu erreichen.

Wesentlich ist, dass solche Modelle nicht annehmen, dass auf eine Entscheidung zu einem Verhalten zwangsläufig die Ausführung folgt. Vielmehr kann es zu einem Konflikt zwischen vernunftbasierten Intentionen und Impulsen kommen. In vielen Situationen gelingt es dann nicht, Intentionen umzusetzen, die langfristig gesundheitliche Vorteile mit sich bringen, sondern der „Versuchung" zu gesundheitsschädlichem Verhalten, welches aber als unmittelbar angenehmer, d. h. belohnender empfunden wird, wird nachgegeben (Hofmann et al. 2008). Duale Prozessmodelle befassen sich mit diesen Konfliktsituationen und versuchen zu erklären, unter welchen Bedingungen das eine oder andere System die Oberhand gewinnt. Da impulsive Prozesse kognitiv effizient ablaufen, werden sie in der Regel nicht durch parallele Prozesse gestört. Reflektive Prozesse hingegen benötigen ein optimales Aktivierungsniveau und verbrauchen Ressourcen, die weiteren reflektiven Prozessen nicht zeitgleich zur Verfügung stehen können. In Situationen, in denen wenig Ressourcen zur Verfügung stehen, z. B. aufgrund hoher mentaler Anforderungen oder auch durch die bewusstseinsverändernde Wirkung von Alkohol oder Drogen, wird das Gleichgewicht in Richtung impulsiver Prozesse verschoben. Das reflektive System wird bei seinem Versuch, unerwünschte Impulse zu hemmen, eher versagen. Stehen hingegen ausreichend kognitive Ressourcen zur Verfügung, wird davon ausgegangen, dass die Verhaltenssteuerung über das reflektive System – ausreichend Motivation vorausgesetzt – auch erfolgreich ausfällt. Ein Verhalten, welches vom impulsiven System angestoßen wird, kann dann durch intentionales Verhalten unterdrückt bzw. ersetzt werden. Besteht beispielsweise der Impuls, in einer Bäckerei Kuchen zu kaufen, obwohl die Intention gebildet wurde, keinen Zucker zu essen, resultiert dies in einem Konflikt und ggf. dem Gefühl einer Versuchung. Stehen kognitive Ressourcen gerade nicht zur Verfügung, wird eher der Impuls siegen, Kuchen zu kaufen. Genauso kann der Impuls, eine unangenehme Situation (z. B. eine zahnärztliche Untersuchung) zu vermeiden, in Konflikt stehen zu der Intention, diese Situation auszuhalten, um gesundheitlichen Nutzen zu erlangen (Hofmann et al. 2008).

Duale Prozessmodelle implizieren damit einen starken Situationsbezug: Das Gleichgewicht beider Systeme variiert nicht nur aufgrund von relativ zeitlich stabilen Merkmalen wie bewussten Überzeugungen oder persönlichen Anlagen, sondern auch aufgrund des Zusammenspiels von situationalen Bedingungen wie äußeren (z. B. Kuchen) oder inneren (z. B. Hunger) Hinweisreizen und aktuell verfügbaren Ressourcen. Das heißt, eine wesentliche Hypothese ist, dass bestimmte situationale Bedingungen, wie kognitive Beanspruchung, Stimmung oder Alkoholkonsum, die Stärke des Einflusses reflektiver versus impulsiver Prozesse moderieren.

Grundannahmen dualer Prozessmodelle werden durch empirische Studienergebnisse auch zum Gesundheitsverhalten gestützt (Hagger 2016; Hofmann et al. 2008; Rebar et al. 2016). So lässt sich zeigen, dass bei geringer Verfügbarkeit kognitiver Ressourcen impulsive Prozesse (z. B. implizite, d. h. unbewusste, Einstellungen) ein besserer Verhaltensprädiktor sind, während bei ausreichenden Ressourcen explizite Einstellungen stärker mit dem Verhalten zusammenhängen. Außerdem existieren Belege, die darauf hinweisen, dass eine positive momentane Stimmung, höhere Gewohnheitsstärke sowie ein Fokus auf innere affektive Zustände jeweils mit einer größeren Bedeutung impulsiver Prozesse für gesundheitsrelevante Verhaltensweisen assoziiert sind.

Nach dualen Prozessmodellen gibt es im Wesentlichen drei Ansatzpunkte für Interventionen zur Gesundheitsverhaltensänderung. Diese sollten besonders erfolgreich sein, wenn sie an allen diesen Punkten ansetzen (Friese/Hofmann/Wiers 2011):

- *Beeinflussung reflektiver Prozesse:* Das Vorgehen entspricht hier den Strategien, welche sich aus sozial-kognitiven Modellen ableiten lassen (siehe Abschnitt 3).
- *Beeinflussung der moderierenden Rahmenbedingungen:* Hier spielt v. a. die Selbstkontrollkapazität als Fähigkeit, Impulse zu unterdrücken und auf das reflektive System umzuschalten, eine Rolle (siehe dazu Abschnitt 4.2).
- *Beeinflussung impulsiver Prozesse:* Eine besonders interessante Möglichkeit stellt die Beeinflussung impulsiver Prozesse dar. Da sie automatisch ablaufen, sollte regelmäßiges gesundheitsförderliches Verhalten am leichtesten fallen, wenn es gelingt, dieses zum vorherrschenden Impuls in möglichst vielen Situationen werden zu lassen. Auf Strategien, um Gewohnheiten zu beeinflussen, wird in Abschnitt 4.3 näher eingegangen. Weitere Strategien beruhen auf klassischer Konditionierung und *Priming*. Dabei werden z. B. gesundheitsrelevante Reize wie der Anblick von Alkohol wiederholt mit Reizen mit positiver oder negativer Valenz gepaart. Die Verbindung von Alkohol mit positiv besetzten Bildern führte zu einer positiveren impliziten Einstellung, und eine Paarung mit negativen Bildern führte zu einem geringeren Alkoholkonsum in der Woche nach der Konditionierung.

Duale Prozessmodelle erweitern sozial-kognitive Theorien und bilden einen Rahmen, in den Erkenntnisse z. B. zu Selbstkontrolle und Gewohnheiten eingeordnet werden können. Ziel von Interventionen ist dabei nicht, Verhalten völlig unter rationale Kontrolle zu stellen und sämtliche Impulse zu unterdrücken, aber impulsives Verhalten in den Fällen besser rational kontrollierbar zu machen, wo es der Gesundheit ansonsten abträglich ist. Den Wunsch vorausgesetzt, sein eigenes Verhalten besser kontrollieren zu können, ist dieses Ziel in Einklang mit dem Ansatz, Menschen zu befähigen, günstige Entscheidungen für ihre Gesundheit zu treffen. Entsprechende Strategien sind allerdings bislang vorwiegend unter Laborbedingungen untersucht worden.

4.2 Volitionale Fähigkeiten und Selbstkontrolle als Ressource

Modelle wie das HAPA (siehe Abschnitt 3.4) ergänzen eine motivationale Phase zur Intentionsbildung um eine volitionale Phase. Die Intentions-Verhaltens-Lücke kann nach solchen Modellen durch die Anwendung von Strategien wie der Handlungs- und Bewältigungsplanung (*Implementierungsintentionen*) sowie der Handlungskontrolle geschlossen werden. In dualen Prozessmodellen spielen Fähigkeiten zur willentlichen Handlungssteuerung eine Rolle dafür, ob in einer gegebenen Situation reflektive oder impulsive Prozesse die Oberhand gewinnen. Besondere Aufmerksamkeit kommt dabei Kapazitäten zur Selbstkontrolle zu. Die *Theorie der Selbstkontrollstärke* (Muraven/Baumeister 2000) stellt diese in den Mittelpunkt und wird v. a. eingesetzt, um zu erklären, warum Menschen bei der willentlichen Umsetzung von Intentionen scheitern können.

Unter *Selbstkontrolle*[3] wird in diesem Zusammenhang die aktive willentliche Ausübung von Kontrolle durch das Selbst im Bemühen verstanden, seine Gedanken, Gefühle oder sein Verhalten zu verändern (Inzlicht/Schmeichel 2016). Diese Art von aktiver Kontrolle wird ausgeübt, wenn Regeln und Normen befolgt werden. Sie ist insbesondere notwendig, um Verhalten, Impulse oder Wünsche zu hemmen bzw. zu überwinden, welche der Erreichung langfristiger Ziele im Weg stehen (Muraven/Baumeister 2000). Da hier auf unmittelbare Verstärkung verzichtet wird, um dafür langfristig (größeren) Nutzen zu erreichen, bezeichnet man dies auch als „Belohnungsaufschub". Die benötigten Selbstkontrollfähigkeiten dienen also langfristigen Interessen (z. B. der Förderung der Gesundheit). Ohne Ausübung von Selbstkontrolle würden Menschen immer ein gewohntes, typisches oder unmittelbar angenehmes Verhalten ausüben (impulsive Steuerung) und langfristige Ziele, wie z. B. einen Studienabschluss, in der Regel nicht erreichen. Selbstkontrolle ist eine Fähigkeit, die den Menschen auszeichnet und ohne welche viele kulturelle und soziale Errungenschaften undenkbar wären. Die Fähigkeit zur Selbstkontrolle scheint auch für den*die Einzelne*n mit diversen Vorteilen verbunden. So ist eine höhere

---

3 Im Gegensatz zu *Selbstregulation*, die sich auf die Regulation von Verhalten und Befinden anhand verschiedenster Strategien beziehen kann. In der Literatur werden die Begriffe Selbstregulation und Selbstkontrolle allerdings oft synonym benutzt.

Selbstkontrollfähigkeit mit größerem Schul- und beruflichem Erfolg, zufriedenstellenderen Sozialbeziehungen sowie besserer Gesundheit verbunden, während mangelnde Selbstkontrolle in Verbindung mit kriminellem Verhalten oder Sucht gebracht wird (Baumeister/Schmeichel/Vohs 2007; Inzlicht/Schmeichel 2016).

In der Terminologie dualer Prozessmodelle stellen Prozesse der Selbstkontrolle eine bestimmte Art reflektiver Prozesse dar, bei denen es darum geht, impulsive Reaktionen willentlich zu unterdrücken. Selbstkontrolle ist dabei mit Anstrengung verbunden, d. h. erfordert wie andere reflektive Prozesse mentale Ressourcen. Nicht jede anspruchsvolle kognitive Tätigkeit erfordert dagegen Selbstkontrolle. So kann das Lösen komplizierter Matheaufgaben viele kognitive Kapazitäten benötigen, es erfordert jedoch in der Regel nicht die Überwindung von Verhaltensmustern, Wünschen, Begierden oder Emotionen. Diese Unterscheidung zwischen kognitiven Kapazitäten allgemein und solchen, die für die Selbstkontrolle benötigt werden, ist zentral für die Theorie (Muraven/Baumeister 2000). Sie geht davon aus, dass die Ausübung von Selbstkontrolle auf eine spezifische Ressource oder Energie zurückgreift, die begrenzt ist und sich bei jeder Aufgabe, die Selbstkontrolle erfordert, verbraucht. Die Selbstkontrollfähigkeit wird dabei mit der Funktionsweise eines Muskels verglichen: Die zugrundeliegende Kraft erschöpft sich durch die benötigte Anstrengung und braucht dann eine gewisse Zeit, um sich zu regenerieren. Auf der anderen Seite wird davon ausgegangen, dass Selbstkontrollstärke sich auch trainieren und damit aufbauen lässt.

Ein Scheitern bei der regelmäßigen Ausübung gesundheitsförderlichen Verhaltens lässt sich aus dieser Perspektive als Versagen der Selbstkontrolle auffassen: Sehr viele Gesundheitsverhaltensweisen erfordern im Hinblick auf das langfristige Ziel Gesundheit einiges an Durchhaltevermögen, wiederholter Anstrengung und die Fähigkeit, Barrieren zu überwinden und sich gegen kurzfristig angenehmere Handlungsalternativen zu entscheiden (Hagger et al. 2009). In bestimmten Situationen steht zu wenig Selbstkontrollkapazität zur Verfügung, um intendiertes Verhalten umzusetzen. Und zwar, wenn Selbstkontrolle bereits für andere Aufgaben, auch ganz unabhängig von Gesundheitsverhalten, benötigt wurde und die benötigten Ressourcen sich noch nicht wieder erholt haben. Diesen Effekt bezeichnet man als *Ego-Depletion*.

Der *Ego-Depletion*-Effekt wurde in vielen Studien belegt, u. a. zur Kontrolle des Essverhaltens (Hagger et al. 2010). So zeigten z. B. Personen, die Diät halten, eine geringere Selbstkontrolle auch in anderen Bereichen, was dafürspricht, dass eine regelmäßige Zurückhaltung beim Essen Selbstkontrollressourcen erschöpft. Ähnliche Belege existieren auch zum Alkoholkonsum. *Ego-Depletion* scheint dabei einen höheren Alkoholkonsum zu befördern. Dagegen konnte sich das Modell in Bezug auf Rauchentwöhnung bislang weniger bewähren.

Hinsichtlich körperlich-sportlicher Aktivität wird angenommen, dass allein der Aufwand und die notwendige körperliche Anstrengung diese zu einer Herausforderung für die Selbstkontrolle machen. Auf der anderen Seite scheint regelmäßige körperliche Aktivität zu einer allgemein verbesserten Selbstkontrollkapazität beizutragen. Neben des *Depletion*-Effekts konnten auch andere Modellannahmen hinsichtlich des Gesundheitsverhaltens belegt werden (Allom/Mullan/Hagger 2016; Hagger et al. 2009; Muraven/Baumeister 2000).

Folgende Implikationen ergeben sich für die Gesundheitsverhaltensänderung (Hagger et al. 2009):

- *Zeitpunkt:* Versuche, ein Gesundheitsverhalten zu verändern, sollten zu Zeiten erfolgen, in denen wenig Selbstkontrolle für andere Aufgaben benötigt wird, welche ansonsten mit dem Gesundheitsverhalten konkurrieren. Ungünstige Phasen, um „gute Vorsätze" hinsichtlich einer Verhaltensänderung anzugehen, sind solche, in denen viel Stress oder negative Emotionen bewältigt werden müssen. Außerdem ist es ungünstig, gleichzeitig zu viele Ziele zu verfolgen, welche einen Belohnungsaufschub verlangen.
- *Regeneration:* Es sollte darauf geachtet werden, dass die benötigten Kapazitäten während einer Verhaltensänderung jeweils durch Regenerationsphasen aufgefüllt werden können. Dabei scheint ausreichender Schlaf eine wichtige Rolle zu spielen. Auch Entspannungstrainings und regelmäßige Pausen bei selbstkontrollierten Tätigkeiten sind anzuraten. Vermutet wurde außerdem, dass der Blutzucker eine nötige Ressource für die Selbstkontrolle darstellt.
- *Training:* Langfristig gesehen sollten Selbstkontrollkapazitäten nicht gespart werden, vielmehr sollten sie regelmäßig trainiert werden, um zunehmend zur Verfügung zu stehen. Wichtig dabei ist, dass die allgemeine Ressource in ganz anderen Zusammenhängen aufgebaut werden könnte (z. B. durch ein Computertraining zur Impulskontrolle) und in der Folge dennoch in größerem Ausmaß zur willentlichen Kontrolle von Gesundheitsverhalten zur Verfügung stehen sollte. Schafft es eine Person also z. B. nicht, ihren „inneren Schweinehund" zu überwinden, um regelmäßig joggen zu gehen, könnte die Selbstkontrollfähigkeit bei der Bewältigung ganz anderer Aufgaben soweit wachsen, dass sie schließlich ausreicht, um das Ziel regelmäßigen Joggens zu erreichen. Alternativ könnten die Anforderungen an die Selbstkontrolle graduell erhöht werden, indem Verhaltensziele anspruchsvoller werden.

Die Theorie der Selbstkontrollstärke betont also den Aspekt der willentlichen Verhaltenskontrolle und sieht die benötigten Kapazitäten dazu als begrenzte Ressource an, die sich aber durch Übung aufbauen lässt. Die Theorie ist insbesondere dazu geeignet, das Auftreten der Intentions-Verhaltens-Lücke zu erklären. Keine spezifischen Annahmen enthält die Theorie zur langfristigen Aufrechterhaltung eines geänderten Verhaltens. Sofern eine gesundheitsschädigende Verhaltensalternative weiterhin kurzfristig belohnender ist, wird immer erneut Selbstkontrolle benötigt, um dieser ein gesundheitsförderliches Verhalten entgegenzusetzen. Der Großteil stützender Belege stammt aus Laborexperimenten, und es ist etwas unklar, inwiefern sie direkt auf komplexere Alltagssituationen übertragbar sind (Allom et al. 2016). Auch wenn viele Belege existieren, die mit den Annahmen des Modells übereinstimmen, wurden auch solche gefunden, die nicht erklärt werden können, und die Existenz einer begrenzten Selbstkontrollressource in Zweifel ziehen. Insbesondere ist bislang unklar, um welche Ressource es sich handelt und welche Rolle die Motivation zur Selbstkontrolle spielt (Inzlicht/Schmeichel 2016).

4.3 Langfristige Verhaltensstabilisierung durch Gewohnheitsbildung

Da viele Verhaltensweisen erst langfristig gesundheitliche Effekte entfalten, ist ein Ziel der meisten Interventionen diesbezüglich, eine langfristig stabile Veränderung bzw. Aufrechterhaltung gesundheitsförderlichen Verhaltens zu bewirken. Gerade diesen Erfolg können entsprechende Programme bislang aber oft nicht vorweisen. Im Alltag ist meist von Ernährungs- oder Bewegungsgewohnheiten die Rede, wenn es um typisches, regelmäßiges oder häufiges Verhalten geht. Wenn man es nicht schafft, dieses langfristig zum Positiven zu verändern, fällt man „in alte Gewohnheiten" zurück. Dies passiert oft gerade dann, wenn nach einer Phase anfänglicher Motiviertheit und Konzentration auf das neue Verhalten wieder andere Ziele im Alltag in den Vordergrund treten oder man durch besondere Anforderungen gefordert ist. Als psychologisches Konstrukt werden unter *Gewohnheiten* (*habits*) gelernte Verhaltensweisen bzw. Handlungssequenzen verstanden, welche durch wiederholte Kopplung mit situativen Hinweisreizen zu *automatischen* Reaktionen auf diese Reize geworden sind (Verplanken 2005). Gardner (2015, 280) schlägt vor, Gewohnheit als einen „Prozess, in dem ein Reiz, basierend auf gelernten Reiz-Reaktions-Assoziationen, *automatisch* einen Handlungsimpuls erzeugt" zu definieren (eigene Übersetzung u. Hervorhebung). In Bezug auf die Unterscheidung zwischen reflektiven und impulsiven Prozessen der Verhaltenssteuerung stellen Gewohnheiten also impulsive Prozesse dar. Sie sind vor allem durch drei Eigenschaften gekennzeichnet (Verplanken 2005):

- *Automatizität* wird oft als die zentralste Eigenschaft von Gewohnheiten angesehen. Sie meint, dass ein Impuls zu einer Handlung spontan infolge eines assoziierten situationalen Hinweisreizes auftritt. Er wird ohne Wollen oder Nachdenken ausgelöst. Das impliziert, dass die entsprechenden Prozesse außerhalb des Bewusstseins ablaufen, der Handlungsimpuls nur schwer kontrollierbar ist, die Prozesse mental effizient sind und ohne bewusste Absicht oder willentliche Anstrengung ablaufen. Gewohnheiten benötigen nur ein Minimum an Selbststeuerung als kognitive Ressource. Einfache Gewohnheiten lassen sich oft gerade daran erkennen, dass man sie ausführt, ohne sich bewusst dafür zu entscheiden und dass man sich währenddessen mit anderen Dingen befassen kann. Als prototypisches (wenn auch nicht gesundheitsbezogenes) Beispiel für automatisiertes Verhalten kann das Autofahren gesehen werden. Während Fahranfänger*innen viel Konzentration benötigen, um Schaltung, Kupplung, Gas und Bremse zu koordinieren und den Verkehr inkl. Verkehrszeichen zu beobachten und regelkonform darauf zu reagieren, werden diese Abläufe, wenn sie erst ausreichend gelernt sind, automatisiert. Man kann sich während der Fahrt unterhalten oder über andere Dinge nachdenken, da zum Steuern des Autos kaum noch mentale Ressourcen benötigt werden.

- *Häufigkeit:* Damit ein Verhalten zu einer Gewohnheit werden kann, muss es zunächst wiederholt ausgeübt werden. Wie häufig es dabei zu wiederholen ist, ist relativ wenig erforscht. Man geht davon aus, dass dies auch von dem Verhalten selbst abhängt: Je komplexer es ist, desto mehr Wiederholungen sind vermutlich notwendig. In einer der wenigen Untersuchungen zum Aspekt der Häufigkeit zeigten Lally et al. (2010), dass bei Studierenden die Zeiträume, bis verschiedene, eher einfache gesundheitsrelevante Verhaltensweisen ihre maximale Gewohnheitsstärke erreichten, stark zwischen 18 und 254 Tagen variierten, der Medianwert lag bei 66 Tagen. Wichtig für die Entstehung einer Gewohnheit ist dabei, neben der Wiederholung, auch die Ausführung des Verhaltens in einer immer ähnlichen Situation, sodass situationale Hinweisreize mit dem Verhalten assoziiert werden. Solche situationalen Hinweisreize können beispielsweise eine bestimmte Uhrzeit (z. B. Essensgewohnheiten), Situationen wie das Nachhausekommen von der Arbeit (z. B. Gewohnheit Fernseher einzuschalten) oder aber innere Hinweisreize wie eine bestimmte Stimmungslage oder Stress (z. B. Rauchen) sein.
- *Funktionalität:* Auch wenn gewohnheitsmäßige Handlungen ausgeführt werden, ohne damit bewusste Ziele zu verfolgen, wird davon ausgegangen, dass ein Verhalten zunächst funktional zur Erreichung bestimmter Ziele oder Zielzustände sein muss. Behavioristisch ausgedrückt wird das Verhalten durch positive Konsequenzen (Erreichung angenehmer Zustände oder Ziele) verstärkt, was eine Wiederholung und Gewohnheitsbildung wahrscheinlicher macht. Ist die Gewohnheit erst einmal etabliert, wird sie automatisch durch Situationsreize ausgelöst, auch ohne dass ein Ziel dahinter

bewusst oder erkennbar ist. In Bezug auf bestehende Gewohnheiten ist es u. U. sowohl schwierig, die situationalen Auslösereize als auch die positiven Konsequenzen auszumachen, die eine Gewohnheit steuern. Grade deshalb mögen einige Gewohnheiten unvernünftig oder ziellos wirken.

Inzwischen existiert eine Reihe von Studien, welche die Rolle von Gewohnheiten in Bezug auf Gesundheitsverhalten untermauern (Gardner 2015). Zum einen zeigen sich mittlere bis hohe direkte Zusammenhänge mit der Gewohnheitsstärke, d. h. Verhalten wird durch eine höhere Gewohnheitsstärke wahrscheinlicher. In anderen Untersuchungen wurde das Zusammenwirken mit der Intention untersucht. Dabei fand sich größtenteils eine Wechselwirkung: Bei hoher Gewohnheitsstärke für ein Verhalten wird dieses kaum durch Intentionen vorhergesagt, während bei geringer Gewohnheitsstärke das Ausmaß der Intention für das Verhalten entscheidend scheint. Studien weisen theoriekonform ebenfalls darauf hin, dass wiederholtes Verhalten tatsächlich zu einer Gewohnheitsbildung führt. Allerdings sind die Bedingungen, unter denen dies geschieht und die dabei ablaufenden Prozesse erst wenig erforscht.

Aus den Eigenschaften von Gewohnheiten und den Belegen zu ihrem Einfluss als Verhaltensdeterminante lassen sich verschiedene Interventionsstrategien ableiten, um ungünstige Gewohnheiten zu verändern und günstige Gewohnheiten aufzubauen. Im Wesentlichen muss dazu das günstige Verhalten wiederholt in einem stabilen Kontext ausgeübt werden. Dies kann begünstigt werden durch folgende Aspekte (Verplanken 2005; Verplanken/Wood 2006):

- *Richtiger Zeitpunkt:* Interventionsstrategien, welche sich aus sozial-kognitiven Theorien ableiten lassen und viel auf Information und Überzeugung setzen, wirken nicht direkt auf Gewohnheiten, da diese vorwiegend auf einer nicht bewussten Kopplung von Situation und Verhalten beruhen. Zudem führen Gewohnheiten oft zu einer Aufmerksamkeitseinschränkung, bei der alternative Verhaltensoptionen und die sie betreffenden Informationen weniger wahrgenommen werden. Entsprechende Strategien sollten aber zu solchen Zeitpunkten nutzbar sein, zu denen das infrage stehende Verhalten (noch) nicht gewohnheitsmäßig abläuft, da in diesen Situationen die Verhaltenssteuerung eher reflektiv geschieht. Solche Situationen liegen vor, wenn durch Änderungen im Alltagsablauf bestehende Gewohnheiten durchbrochen werden, z. B. durch Umzug oder Arbeitsplatzwechsel. Indem sich die Umgebung oder alltägliche Situationen ändern, werden Verbindungen zwischen Hinweisreizen und damit assoziierten Handlungen unterbrochen, die Handlungen laufen nicht mehr automatisch ab. Demnach bieten solche Übergänge gute Zeitpunkte zur Verhaltensänderung und die Chance, neue Verhaltensweisen durch Wiederholung zu Gewohnheiten werden zu

lassen. Voraussetzung ist, dass geänderte Verhaltensweisen sich ebenfalls als funktional erweisen.
- *Gezielte Veränderung der Umwelt bzw. Situation:* Um unerwünschte Gewohnheiten zu durchbrechen, können Verbindungen zwischen situationalen Auslösern und dem Verhalten auch bewusst durchbrochen werden, indem die auslösenden Situationen verändert und die Auslöser entfernt werden. Zum Beispiel könnte die Gewohnheit, im Supermarkt an der Kasse einen Schokoriegel zu kaufen, durch süßigkeitenfreie Kassen unterbrochen werden. Der automatisierte Griff zum Schokoriegel wird verhindert, und der*die Konsument*in müsste sich zunächst neu orientieren und bewusst entschließen, dennoch einen Riegel zu kaufen. Auch hier muss ein alternatives Verhalten funktional sein, um langfristig zu einer neuen Gewohnheit zu werden.
- *Aufbau neuer Gewohnheiten durch Implementierungsintentionen:* Ein Grund, Intentionen nicht umzusetzen, kann darin liegen, dass im geeigneten Moment nicht ausreichend volitionale Ressourcen bereitstehen bzw. die notwendige Aufmerksamkeit durch andere Ziele gebunden wird. Um sicherzustellen, dass Intentionen häufig genug umgesetzt werden, damit sich neue Gewohnheiten bilden können, können *Implementierungsintentionen* helfen – vorausgesetzt, eine Motivation (d. h. Zielintention) zu dem Verhalten besteht bereits. Es wird angenommen, dass solche Pläne dazu führen, dass die Situation daraufhin ähnlich automatisch wie bei Gewohnheiten das entsprechend verknüpfte Verhalten auslöst, ohne dass eine bewusste Intention notwendig ist. Damit „ahmen" Implementierungsintentionen die Funktionsweise von Gewohnheiten nach. Positive Effekte solcher Pläne sind in verschiedenen Bereichen gut belegt (Gollwitzer/Sheeran 2006).

„Gute" und „schlechte" Gewohnheiten spielen in der Alltagserfahrung eine große Rolle in Bezug auf Gesundheitsverhalten. Zunehmend werden sie in diesem Kontext auch als wichtiger Einfluss systematisch erforscht. Gewohnheiten lassen sich dabei als implusive Prozesse der Verhaltenssteuerung gut in Einklang mit den Annahmen dualer Prozessmodelle bringen. (Schlechte) Gewohnheiten sind nicht nur geeignet, um Probleme bei der Umsetzung intentionalen Gesundheitsverhaltens zu erklären, (gute) Gewohnheiten eignen sich zudem besonders um zu erklären, wann eine langfristige Aufrechterhaltung von Gesundheitsverhalten gelingt. Wesentliche Wissenslücken bestehen allerdings bislang bezüglich der Determinanten der Gewohnheitsbildung.

Hinsichtlich der *Aufrechterhaltung* von Gesundheitsverhalten haben Kwasnicka et al. (2016) in einer Übersichtsarbeit über 100 Theorien – darunter die beschriebenen – daraufhin analysiert, wie sie die Aufrechterhaltung von Gesundheitsverhalten erklären und welche gemeinsamen Themen sich dabei ausmachen lassen. Das resultierende integrative Modell ist in wesentlichen Punkten kongruent mit dualen Prozessmodellen. Demnach konkurrieren in einer gegebenen Situation alte und neue Gewohnheiten miteinander. Aufrechterhaltung ist erreicht, wenn über die Zeit und verschiedene Situationen hinweg das neue Verhalten stabil ausgeübt wird und sich als Gewohnheit etabliert hat. Dabei wird angenommen, dass durch den Prozess der Gewohnheitsbildung mit der Zeit immer weniger volitionale Kapazitäten dafür benötigt werden, ein geändertes Gesundheitsverhalten auszuüben. Neben Selbstregulation, den dafür benötigten Ressourcen sowie Gewohnheiten wurden Aufrechterhaltungsmotive und Umwelteinflüsse als weitere Themen identifiziert.

5 Fazit und Ausblick

Die dargestellten Theorien und Ansätze wollen Gesundheitsverhalten erklären und versuchen dabei, die wichtigsten Determinanten des Verhaltens zu identifizieren und ihr Zusammenwirken zu beschreiben. Als psychologische Theorien konzentrieren sie sich vorwiegend auf Prozesse innerhalb der Person. Jedoch sollte auch deutlich geworden sein, dass insbesondere in neueren Ansätzen zunehmend das Zusammenwirken solcher Prozesse mit Umweltbedingungen berücksichtigt wird. Eine Gestaltung der Umwelt in einer Form, in der „*the healthiest choice the easiest choice*" darstellt, entspricht einem Grundgedanken der Gesundheitsförderung (s. hierzu auch den Beitrag von Kolip in diesem Band).

Auch wenn es sich in erster Linie um Erklärungstheorien handelt, bieten diese wichtige Ansatzpunkte für Interventionen, welche helfen können, durch eine Verhaltensänderung Krankheiten zu vermeiden und Gesundheit zu fördern. Wenn tatsächlich die wichtigsten Einflussfaktoren auf ein Gesundheitsverhalten in ihrem Wirken identifiziert sind, können diese als „Stellschrauben" betrachtet werden, die logische Ansatzpunkte für Interventionen darstellen. Es gilt Strategien zu finden, die Determinanten von Gesundheitsverhalten so zu verändern, dass als Folge gesundheitsförderliches Verhalten ermöglicht wird. Psychologische Konstrukte stellen dabei insofern geeignete Ansatzpunkte dar, als sie in der Regel beeinflusst werden können – im Gegensatz zu Determinanten wie Alter oder Geschlecht, welche sich zur Definition von Zielgruppen mit u. U. unterschiedlichen Bedürfnissen eignen, aber selbst nicht beeinflussbar sind. Dabei ist jedoch längst nicht immer geklärt, durch welche Interventionsmethoden sich Determinanten von Gesundheitsverhalten in verschiedenen Zielgruppen und bezüglich unterschiedlicher Verhaltensweisen beeinflussen lassen. Erklärungstheorien sind oft vorwiegend hinsichtlich ihrer Vorhersage von Verhalten überprüft. Ein rigoroser Test solcher Theorien besteht darin, die als kausal angenommenen Determinanten gezielt zu beeinflussen und daraufhin Veränderungen im Verhalten zu beobachten. Daraus lässt sich auch auf Wirkmechanismen von Interventionen schließen. Bislang existiert Wissen über Interventionen zum Gesundheitsverhalten jedoch in großen Teilen als Evaluation von Maßnahmen oder Programmen als erfolgreich oder nicht erfolgreich, ohne dabei die zugrundeliegenden Wirkmechanismen zu rekonstruieren. Ein weiteres Problem besteht darin, dass Interventionsmethoden oft nicht eindeutig definiert und bezeichnet werden. Dies erschwert eine systematische Zusammenführung existierenden Wissens zu solchen Methoden und ihrer Wirkweise. Um diese Systematisierung voranzutreiben und die Planung und Überprüfung theoriegeleiteter Interventionen zu verbessern, wurden verschiedene Planungsmodelle und Taxonomien zu Interventionsmethoden entwickelt (z. B. Kok et al. 2016; Michie et al. 2013). Eine konsequente Planung und Prüfung theoriegeleiteter Interventionen könnte in der Folge nicht nur das Wissen erweitern, wie und bei wem verschiedene Interventionsmethoden wirken, sondern auch als Überprüfung der dargestellten Theorien im „echten Leben" dienen und helfen, diese weiterzuentwickeln. Dadurch nutzt auf der einen Seite die praktische Erprobung der Weiterentwicklung von Theorien und damit dem Verständnis menschlichen Gesundheitsverhaltens. Auf der anderen Seite steht das so gewonnene systematische Wissen zur Entwicklung erfolgversprechender Interventionen in der Praxis zur Verfügung.

Literatur

Ajzen, I. (1991). The Theory of Planned Behavior. *Organizational Behavior and Human Decision Processes, 50*(2), 179–211.

Allom, V./Mullan, B./Hagger, M. S. (2016). Does inhibitory control training improve health behaviour? A meta-analysis. *Health Psychology Review, 10*(2), 168–186.

Bandura, A. (2004). Health promotion by social cognitive means. *Health Education & Behavior, 31*(2), 143–164.

Baumeister, R. F./Schmeichel, B. J./Vohs, K. D. (2007). Self-regulation and the executive function: the self as controlling agent. In: A. W. Kruglanski/E. T. Higgins (Hrsg.): *Social Psychology: Handbook of Basic Principles*. 2. Auflage. New York: Guilford Press, 516–539.

Bucksch, J./Finne, E./Geuter, G. (2008). *Bewegungsförderung 60+. Theorien zur Veränderung des Bewegungsverhaltens im Alter – eine Einführung*. (LIGA.Fokus10). Düsseldorf: Landesinstitut für Gesundheit und Arbeit des Landes Nordrhein-Westfalen (LIGA.NRW).

Bully, P./Sánchez, Á./Zabaleta-del-Olmo, E./Pombo, H./Grandes, G. (2015). Evidence from interventions based on theoretical models for lifestyle modification (physical activity, diet, alcohol and tobacco use) in primary care settings: a systematic review. *Preventive Medicine, 76 (Suppl.)*, S76–S93.

Carvalho de Menezes, M./Bedeschi, L. B./Santos, L. C. D./Lopes, A. C. S. (2016). Interventions directed at eating habits and physical activity using the Transtheoretical Model: a systematic review. *Nutricion Hospitalaria, 33*(5), 586.

Davis, R./Campbell, R./Hildon, Z./Hobbs, L./Michie, S. (2015). Theories of behaviour and behaviour change across the social and behavioural sciences: a scoping review. *Health Psychology Review, 9*(3), 323–344.

Friese, M./Hofmann, W./Wiers, R. W. (2011). On taming horses and strengthening riders: Recent developments in research on interventions to improve self-control in health behaviors. *Self and Identity, 10*(3), 336–351.

Gardner, B. (2015). A review and analysis of the use of 'habit' in understanding, predicting and influencing health-related behaviour. *Health Psychology Review, 9*(3), 277–295.

Glanz, K./Rimer, B. K./Viswanath, K. (Hrsg.) (2015). *Health Behavior. Theory, Research and Practice*. San Francisco: Jossey-Bass.

Gollwitzer, P. M. (1999). Implementation intentions: Strong effects of simple plans. *American Psychologist, 54*(7), 493–503.

Gollwitzer, P. M./Sheeran, P. (2006). Implementation Intentions and Goal Achievement: A Meta-analysis of Effects and Processes. In: M. P. Zanna (Hrsg.): *Advances in Experimental Social Psychology*, Vol. 38. London: Academic Press, 69–119.

Hagger, M. S. (2016). Non-conscious processes and dual-process theories in health psychology. *Health Psychology Review, 10*(4), 375–380.

Hagger, M. S./Wood, C./Stiff, C./Chatzisarantis, N. L. D. (2009). The strength model of self-regulation failure and health-related behaviour. *Health Psychology Review, 3*(2), 208–238.

Hagger, M. S./Wood, C./Stiff, C./Chatzisarantis, N. L. D. (2010). Ego depletion and the strength model of self-control: a meta-analysis. *Psychological Bulletin, 136*(4), 495–525.

Heckhausen, J./Heckhausen, H. (2018). Motivation und Handeln: Einführung und Überblick. In: J. Heckhausen/H. Heckhausen (Hrsg.): *Motivation und Handeln*. Berlin: Springer, 1–11.

Hofmann, W./Friese, M./Wiers, R. W. (2008). Impulsive versus reflective influences on health behavior. A theoretical framework and empirical review. *Health Psychology Review, 2*(2), 111–137.

Inzlicht, M./Schmeichel, B. J. (2016). Beyond limited resources: Self-control failure as the product of shifting priorities. In: K. D. Vohs/R. F. Baumeister (Hrsg.): *Handbook of Self-Regulation*. 3. Ausgabe. New York: Guilford Press, 165–181.

Johnston, M. (2016). What more can we learn from early learning theory? The contemporary relevance for behaviour change interventions. *British Journal of Health Psychology, 21*(1), 1–10.

Kahneman, D. (2012). *Schnelles Denken, langsames Denken* (24. Aufl.). München: Siedler.

Kelder, S. H./Hoelscher, D./Perry, C. L. (2015). How individuals, environments, and health behaviors interact. Social Cognitive Theory. In: K. Glanz/B. K. Rimer/K. Viswanath (Hrsg.): *Health Behavior. Theory, Research and Practice*. San Francisco: Jossey-Bass, 159–182.

Kok, G./Gottlieb, N. H./Peters, G.-J. Y./Mullen, P. D./Parcel, G. S./Ruiter, R. A. C. et al. (2016). A taxonomy of behaviour change methods: an Intervention Mapping approach. *Health Psychology Review, 10*(3), 297–312.

Kwasnicka, D./Dombrowski, S. U./White, M./Sniehotta, F. (2016). Theoretical explanations for maintenance of behaviour change: a systematic review of behaviour theories. *Health Psychology Review, 10*(3), 277–296.

Lally, P./van Jaarsveld, Cornelia H. M./Potts, Henry W. W./Wardle, J. (2010). How are habits formed: Modelling habit formation in the real world. *European Journal of Social Psychology, 40*(6), 998–1009.

McDermott, M. S./Oliver, M./Iverson, D./Sharma, R. (2016). Effective techniques for changing physical activity and healthy eating intentions and behaviour: A systematic review and meta-analysis. *British Journal of Health Psychology, 21*(4), 827–841.

McEachan, R. R. C./Conner, M./Taylor, N. J./Lawton, R. J. (2011). Prospective prediction of health-related behaviours with the Theory of Planned Behaviour: a meta-analysis. *Health Psychology Review, 5*(2), 97–144.

Michie, S./Richardson, M./Johnston, M./Abraham, C./Francis, J./Hardeman, W. et al. (2013). The behavior change technique taxonomy (v1) of 93 hierarchically clustered techniques: building an international consensus for the reporting of behavior change interventions. *Annals of Behavioral Medicine, 46*(1), 81–95.

Montano, D. E./Kasprzyk, D. (2015). Theory of Reasoned Action, Theory of Planned Behavior, and the Integrated Behavioral Model. In: K. Glanz/B. K. Rimer/K. Viswanath (Hrsg.): *Health Behavior. Theory, Research and Practice*. San Francisco: Jossey-Bass, 95–124.

Muraven, M./Baumeister, R. F. (2000). Self-regulation and depletion of limited resources: Does self-control resemble a muscle? *Psychological Bulletin, 126*(2), 247–259.

Plotnikoff, R. C./Costigan, S. A./Karunamuni, N./Lubans, D. R. (2013). Social cognitive theories used to explain physical activity behavior in adolescents: a systematic review and meta-analysis. *Preventive Medicine, 56*(5), 245–253.

Prochaska, J. O./Redding, C. A./Evers, K. E. (2015). The Transtheoretical Model and Stages of Change. In: K. Glanz/B. K. Rimer/K. Viswanath (Hrsg.): *Health Behavior. Theory, Research and Practice*. San Francisco: Jossey-Bass, 125–148.

Rebar, A. L./Dimmock, J. A./Jackson, B./Rhodes, R. E./Kates, A., Starling, J. et al. (2016). A systematic review of the effects of non-conscious regulatory processes in physical activity. *Health Psychology Review*, 1–13.

Schwarzer, R. (2008). Modeling health behavior change: How to predict and modify the adoption and maintenance of health behaviors. *Applied Psychology, 57*(1), 1–29.

Schwarzer, R. (2016). Health Action Process Approach (HAPA) as a Theoretical Framework to Understand Behavior Change. *Actualidades en Psicología, 30*(121), 119–130.

Strack, F./Deutsch, R. (2004). Reflective and impulsive determinants of social behavior. *Personality and Social Psychology Review, 8*(3), 220–247.

Sutton, S. (2001). Back to the drawing board? A review of applications of the transtheoretical model to substance use. *Addiction, 96*(1), 175–186.

Sutton, S. (2008). How does the Health Action Process Approach (HAPA) bridge the intention–behavior gap? An examination of the model's causal structure. *Applied Psychology, 57*(1), 66–74.

Verplanken, B. (2005). Habits and implementation intentions. In: J. Kerr/R. Weitkunat/M. Moretti (Hrsg.): *The ABC of behavioural change*. Oxford: Elsevier, 99–109.

Verplanken, B./Wood, W. (2006). Interventions to break and create consumer habits. *Journal of Public Policy & Marketing, 25*(1), 90–103.

Webb, T. L./Sheeran, P. (2006). Does changing behavioral intentions engender behavior change? A meta-analysis of the experimental evidence. *Psychological Bulletin, 132*(2), 249–268.

World Health Organization. (2014). *Global status report on noncommunicable diseases 2014*. Geneva: WHO.

Soziologische Grundlagen der Gesundheitswissenschaften

Olaf von dem Knesebeck und Bernhard Badura

Die soziologische Auseinandersetzung mit der Gesundheit und dem Gesundheitswesen leistet im Wesentlichen Beiträge zu zwei Themen: (1) zu gesellschaftlichen Einflüssen auf die Entstehung und den Verlauf von Krankheiten sowie auf die Erhaltung bzw. Förderung von Gesundheit (Sozialepidemiologie; Soziologie in der Medizin); (2) zu gesellschaftlichen Einflüssen auf die Struktur und Funktion des Versorgungssystems, deren Inanspruchnahme durch Patient*innen sowie die Leistungserbringung durch seine Berufsgruppen (sozialwissenschaftliche Gesundheitssystemanalyse; Soziologie der Medizin).

Die sozialepidemiologische Forschung hat umfangreiches Wissen über den Einfluss sozialer Faktoren auf Gesundheit und Krankheit zusammengetragen. Im Zentrum des Interesses stehen dabei Faktoren wie der sozioökonomische Status (soziale Ungleichheit), Alter, Geschlecht, psychosoziale Belastungen, soziale Beziehungen und soziales Kapital. Das Ziel der sozialwissenschaftlichen Gesundheitssystem- und Versorgungsforschung liegt darin, komplexe Versorgungsprozesse bzw. Gesundheitssysteme in ihren Strukturen, Zusammenhängen und Wirkungen zu analysieren.

1 Einführung

Dem folgenden Überblick liegt die These zugrunde, dass die Gesundheitswissenschaften ein Musterbeispiel dafür sind, dass nennenswerter Erkenntnisfortschritt vor allem durch Disziplinen überschreitende Kooperation zu erzielen ist, und dies sowohl zwischen den Sozial- und Naturwissenschaften als auch innerhalb der Sozialwissenschaften. Zur Beantwortung der für die Gesundheitswissenschaften zentralen Frage: „Was ist und bedingt Gesundheit und Krankheit?" hat sich die Kluft zwischen den Natur- und Sozialwissenschaften als besonders nachteilig erwiesen. Der Mensch lässt sich weder allein als Organismus noch allein als denkendes oder fühlendes Wesen begreifen. Nur ein „Brückenschlag" zwischen den Wissenschaftskulturen durch intensive und dauerhafte Kooperation insbesondere unter Vertreter*innen der Soziologie, Psychologie und Biomedizin wird uns schrittweise genauer zu verstehen erlauben, wie soziale, seelische und physiologische Prozesse zusammenhängen, welche Wechselwirkungen zwischen Sozialstruktur, Gesundheit und Verhalten bestehen und wodurch sich gesundheitsförderliche von gesundheitsbeeinträchtigenden Lebensbedingungen unterscheiden.

2 Problemstellungen und Entwicklungslinien

Gesellschaft macht krank. Auf diese einfache Formel lassen sich zahlreiche frühe sozialwissenschaftliche Versuche über den Zusammenhang zwischen Gesellschaft und seelischem Befinden reduzieren. Diese bei Karl Marx (Entfremdungstheorem) und insbesondere in den kulturtheoretischen Schriften Sigmund Freuds so eindringlich vorgetragene These ist ein Leitmotiv medizinsoziologischer Arbeiten. Der Mensch wird in der modernen Kultur unglücklich, ja seelisch krank – so Freud –, „weil er das Maß an Versagungen nicht ertragen kann, das ihm die Gesellschaft im Dienste ihrer kulturellen Ideale auferlegt" (Freud 1974, 218). Der Soziologe Norbert Elias spricht von „spezifischen Zivilisationsnöten", deren Ursachen allerdings noch unerforscht sind: „Man kann nicht sagen, dass wir schon ganz verstehen, warum wir uns eigentlich quälen" (Elias 1976, LXX). Eines jedoch scheint ihm sicher: Die Familie ist die „primäre und vorherrschende Produktionsstätte des Triebverzichts" (Elias 1976, I, 186). Zugrunde liegt bei beiden die bereits in der französischen Aufklärung bei Rousseau formulierte These, die Gesellschaft mute der/dem Einzelnen Verhaltensweisen zu, die sich mit ihren/seinen angeborenen Verhaltenspotenzialen nicht ohne weiteres vereinbaren lassen. Das Tierische im Menschen bedürfe einer zugleich „humanisierenden" und krankmachenden Affekttransformation (Elias 1976, I, 281). Ein solcher vermeintlicher Gegensatz zwischen angeborenen Bedürfnissen und gesellschaftlichen Zumutungen findet sich selbst noch bei Ralf Dahrendorf, der in seinem „Homo Sociologicus" schreibt: „Die Soziologie hat es mit jedem Menschen im Angesicht der ärgerlichen Tatsache der Gesellschaft zu tun" (Dahrendorf 1967, 131). Immerhin steht bei ihm bereits dem (eher destruktiven) Bild von Gesellschaft als „Hemmschuh und Ärgernis" ein sehr viel gesundheitsförderlicheres, auf Emile Durkheim zurückgehendes gegenüber, das in der Gesellschaft eine „Stütze und Quelle der Sicherheit" sieht (Dahrendorf 1967, 163).

Emile Durkheim hat in der Soziologie die Tradition begründet, Gesellschaft unter einem eher gesundheitsförderlichen Blickwinkel zu betrachten. Für ihn sind Religion und soziale Beziehungen, insbesondere familiäre Beziehungen, wesentliche Quellen sozialer Integration, die den Einzelnen vor den destruktiven Folgen von Ungewissheit, Unsicherheit und Isolation schützen. Er spricht von ihrem „wohltätigen Einfluss" (Durkheim 1973, 184). Religion und Gruppenbindungen stiften Sinn, fördern Solidarität, moralische Unterstützung und tragen dazu bei, dass die Erwartungen der Gesellschaft mit den Bedürfnissen des Menschen „im Einklang stehen" (Durkheim 1973, 279). Der Mensch ist als „soziales Wesen" zur Regulierung seiner persönlichen Gedanken und Gefühle zwingend auf externe und soziale Regulierung angewiesen.

Gesellschaft macht nicht krank, sondern erhält gesund. Anders als Freud und Elias hat sich Durkheim jedoch nicht mit der theoretischen Ausformulierung dieser These begnügt, sondern auch die empirische Erforschung der dazu in seiner Zeit bereits beobachteten großen Varianz in den Selbstmordraten verschiedener Regionen vorangetrieben. Er wurde damit zum intellektuellen Wegbereiter der sozialen Unterstützungsthese und zum Begründer der modernen Sozialepidemiologie.

2.1 Die US-amerikanische Tradition

Durkheim, Freud und Elias standen unter dem Eindruck der tiefgreifenden sozialen Veränderungen, die Industrialisierung und Urbanisierung in Europa hervorgerufen hatten und um deren Verständnis die noch junge, akademisch kaum etablierte Disziplin der Soziologie bemüht war. Die Medizinsoziologie entstand nach dem Zweiten Weltkrieg in den USA und trug dort zur akademischen Konsolidierung des Faches, zur Theorie- und Methodenentwicklung der Soziologie insgesamt bei. Ihre wesentlichen Herausforderungen sah sie nicht in den sozialen und gesundheitlichen Folgen der Industrialisierung. Ihr Hauptinteresse galt der sozialen Organisation moderner Medizin.

So lautete denn auch eines ihrer Gründungspapiere: „Struktur und Funktion der modernen Medizin", das sein Verfasser, Talcott Parsons, als zehntes Kapitel seines 1951 erschienenen Werkes *The Social System* publiziert hatte (deutsche Übersetzung in Sonderheft 3 der Kölner Zeitschrift 1958, 10–57). „Krankheit" wird dort lapidar als „Störung des ‚normalen' Funktionierens des Menschen" (Parsons 1958, 12) definiert, das Problem der gesellschaftlichen Bedingungen von Gesundheit und Krankheit sogleich eingegrenzt auf das Problem der sozialen Organisation medizinischer Behandlung von Patient*innen. Im Zentrum stehen die Beschreibung der „Arztrolle", der „Patientenrolle" und die mit diesen Rollen verbundenen Erwartungen, Probleme, Belastungen aus der Sicht einer funktionalistischen Systemanalyse. Die Ärzt*innen-Patient*innen-Beziehung wird nicht nur um ihrer selbst willen betrachtet, sondern auch zur Demonstration der Fruchtbarkeit des vorgestellten Theoriegebäudes. In dieser Betrachtung werden u. a. die emotionalen Probleme von Ärzt*innen und Patient*innen dargestellt, das Problem der Ungewissheit medizinischer Behandlung und die latente ärztliche psychotherapeutische Wirkung. Parsons spricht viele, offenbar auch die Ärzt*innen selbst interessierende Problemstellungen an und hat dadurch die Entwicklung der medizinischen Soziologie in den USA wesentlich mit ausgelöst.

Ein zweiter zukunftweisender Beitrag war bereits zu einem wesentlichen Teil das Ergebnis empirischer Feldarbeit: Erving Goffmans *Asylums*. 1961 erschienen, hat er wesentlich die krankenhaussoziologische Diskussion und insbesondere die Reformdiskussion geschlossener psychiatrischer Einrichtungen beeinflusst. Das Krankenhaus ist für Goffman eine „totale Institution"; total, weil sie ähnlich wie Klöster, Kasernen oder Arbeitslager den gesamten Alltag der „Insassen" kontrolliert. Der Eintritt in eine solche „totale" Institution ist nahezu zwangsläufig mit Kontrollverlust und mit einer Reihe das Selbst entwertender Prozeduren verbunden. Sie erzeugen einerseits „psychischen Stress" (Goffman 1977, 54), andererseits fördern sie jedoch auch „sekundäre Anpassungsmechanismen", die das Überleben in einer derart menschenfeindlichen Umgebung erleichtern (Goffman 1977, 59 ff.): „Fraternisierung" mit dem Überwachungs- bzw. Versorgungspersonal, „gegenseitige Hilfe", die Entwicklung einer „Gegenkultur", Bilden von Formen kollektiver Lebensbewältigung einer „Schicksalsgemeinschaft", Bilden eines „Bollwerkes des Selbst" (Goffman 1977, 60–61) gegen die seelischen Verletzungen einer menschenfeindlichen Organisation.

Ein dritter, für die Entwicklung der Medizinsoziologie in den USA wesentlicher Beitrag war Eliot Freidsons *Profession of Medicine* (1980), ein brillanter theoretischer Essay, der mit den analytischen Instrumenten der Berufs- und Wissenssoziologie Geschichte und aktuelle Praxis ärztlichen Handelns einer ideologiekritischen Analyse unterzieht. Autonomie der Ärztin/des Arztes, Arbeitsteilung, klinische Mentalität, medizinische Praxis im Krankenhaus, die Laienperspektive und die professionelle Sicht von Krankheit bilden zentrale Themen dieser Arbeit. Die Namen Parsons, Goffman und Freidson stehen für eine überaus kreative Phase amerikanischer Medizinsoziologie, deren Ergebnisse weltweit Anerkennung fanden.

2.2 Die englische Tradition

Wichtige Impulse verdankt die sozialwissenschaftliche Gesundheitsforschung ferner der englischen Sozialmedizin. Archibald Cochrane beschäftigte sich bereits in den 1960er Jahren mit der heute immer mehr Beachtung findenden Problematik der Qualitätssicherung klinischer Dienste und Leistungen. In seiner berühmten Studie *Effectiveness and Efficiency: Random Reflections on Health Services* (1972) vertritt er die Auffassung, dass im modernen Wohlfahrtsstaat nur „jede wirksame Behandlung unentgeltlich erfolgen sollte" (Cochrane 1972, 1). Seine zentrale These lautet: Der englische *National Health*

Service (NHS) habe seit seiner Einführung am Ende des zweiten Weltkrieges ein inflationäres, d. h. in weiten Bereichen medizinisch unbegründetes Wachstum durchlaufen. Die Gesundheitsausgaben nähmen sehr viel schneller zu, als der Output an nachweisbarem Gesundheitsgewinn dies rechtfertige. Cochrane behauptet m. a. W.: Die erbrachten Leistungen seien zu einem wesentlichen Teil bloßer Gesundheitskonsum und nur zu einem relativ geringen Teil wirklich investiv. Als „investiv" oder „wirksam" bezeichnet er eine Behandlung erst dann, wenn sie geeignet ist, den natürlichen Verlauf einer bestimmten Krankheit zum Besseren zu wenden, sie also nachweislich mehr Gesundheitsgewinn erreicht, als die natürlichen Selbstheilungskräfte des unbehandelten Organismus zu leisten vermögen (Cochrane 1972). Um wirksame und weniger wirksame Behandlungsmethoden voneinander unterscheiden zu können, plädiert Cochrane für eine rigorose Überprüfung kurativen Handelns mithilfe randomisierter Interventionsstudien, d. h. für die Anwendung klinisch-epidemiologischer Verfahren zur Evaluation medizinischer Dienste.

Sein Kollege Thomas McKeown hält ihm entgegen, dass durch das von Cochrane vorgeschlagene Verfahren zwar eine größere Wirksamkeit und Effizienz medizinischer Leistungen zu erreichen sei, die eigentlich aber noch wichtigere Frage nach ihrer Angemessenheit damit nicht beantwortet werden könne. Ein sehr effizientes und wirksames Angebot an medizinischen Diensten kann gleichwohl den gesellschaftlichen Bedürfnissen wenig entsprechen, z. B. dem Bedürfnis nach Prävention und Gesundheitsförderung oder dem Bedürfnis nach Pflege und ganzheitlicher Versorgung chronisch Kranker. Die von McKeown vorgetragene Medizinkritik hat noch eine andere Stoßrichtung: Bei der Mittelverteilung werde von falschen Annahmen über die Grundlagen menschlicher Gesundheit ausgegangen.

> „Man betrachtet den Körper als Maschine, die vor allem durch direkte Eingriffe in ihre internen Vorgänge vor Krankheiten und ihren Folgen geschützt werden könne. Diese Betrachtungsweise führte dazu, dass Umwelteinflüssen und persönlichem Verhalten – den wichtigsten gesundheitsrelevanten Faktoren – mit Gleichgültigkeit begegnet wurde" (McKeown 1982, 22).

Neben der (kritischen) Auseinandersetzung mit dem NHS hat sich die britische Medizinsoziologie vor allem mit zwei Themen beschäftigt: gesundheitlichen Ungleichheiten sowie Gesundheits- und Krankheitserfahrungen. Das Interesse an gesundheitlichen Ungleichheiten, insbesondere an sozioökonomischen Einflüssen auf Gesundheit und Krankheit, beginnt im Grunde mit den Arbeiten von Engels (Engels 1845) über die Lebens- und Arbeitsbedingungen der englischen Arbeiterklasse und setzt sich fort in der Veröffentlichung des sogenannten „Black Reports" (Townsend/Davidson 1988) und aktuellen Arbeiten zu sozialen Determinanten von Gesundheit und Krankheit (Marmot 2015).

2.3 Die bundesdeutsche Tradition

Der Beginn der Medizinsoziologie in der Bundesrepublik lässt sich zeitlich recht gut bestimmen. Er fällt in das Erscheinungsjahr des von René König und Margret Tönnesmann herausgegebenen Sonderheftes Nr. 3 der Kölner Zeitschrift für Soziologie und Sozialpsychologie über „Probleme der Medizin-Soziologie" (1958). Darin enthalten waren u. a. der bereits erwähnte Beitrag von Talcott Parsons, ein Aufsatz des Psychosomatikers von Uexküll, ein eigener Beitrag von René König über „Strukturwandlungen unserer Gesellschaft und einige Auswirkungen auf die Krankenversicherung" sowie ein Beitrag von Manfred Pflanz über „Die epidemiologische Methode in der medizinischen Soziologie". Insbesondere die Beiträge von René König und von Manfred Pflanz, aber auch der Beitrag von Morris L. Fried über „Soziale Schicht und psychische Erkrankung" zeigen, dass Themen wie Selbsthilfe, Selbstbeteiligung, dass die soziologische Thematisierung der Zusammenhänge zwischen Sozialstruktur und epidemiologisch zu erfassenden Risiken einerseits, Aufgaben und Problemen der Sozialversicherung andererseits hierzulande eine lange Tradition haben, ohne allerdings bisher das Interesse weiter Teile der Disziplin zu finden. In der Folge waren es dann u. a. der Sozialmediziner Pflanz (Pflanz 1979) und der Soziologe Christian von Ferber (von Ferber 1975), die den Ausbau des Faches Medizinsoziologie und seines wissenschaftlichen Fundaments betrieben – Pflanz als sozialwissenschaftlich inspirierter Epidemiologe, von Ferber als auch sozial- und gesundheitspolitisch interessierter Medizinsoziologe.

In den letzten Jahren hat sich die medizinsoziologische Forschung in Deutschland vor allem zwei Themen zugewandt: (1) der Analyse gesellschaftlicher Einflüsse auf Entstehung und Verlauf von Krankheiten sowie die Förderung von Gesundheit (Sozialepidemiologie) und (2) der Analyse gesellschaftlicher Einflüsse auf die Struktur und Funktion des Versorgungssystems, deren Inanspruchnahme durch Patient*innen sowie die Leistungserbringung durch seine Berufsgruppen (sozialwissenschaftliche bzw. medizinsoziologische Versorgungsforschung). Im Hinblick auf die Sozialepidemiologie hat sich die Datenlage zu sozialen Determinanten der Gesundheit gegenüber den Anfangsjahren des Faches deutlich verbessert. Dies ist zum einen darauf zurückzuführen, dass das Thema zunehmend in der nationalen Gesundheitsberichterstattung berücksichtigt wird (Robert Koch-Institut [RKI] 2005); zum anderen sind mehrere Kohortenstudien durchgeführt worden, die sozialepidemiologische Analysen ermöglichen (vgl. den Überblick im Schwerpunktheft des Bundesgesundheitsblattes 2016: Lampert/Koch-Gromus 2016). Im Hinblick auf die durch Interdisziplinarität gekennzeichnete Versorgungsforschung stellt sich die Frage, welchen eigenständigen Beitrag die Medizinsoziologie leisten kann. Pfaff et al. definieren medizinsoziologische Versorgungsforschung als „[…] ein Forschungsgebiet, das die Gesundheits- und Krankenversorgung auf der Basis soziologischer Erkenntnisse, Theorien und Methoden beschreibt, erklärt, gestaltet und evaluiert" (Pfaff et al. 2008, 29). Originäre Beiträge für die Versorgungsforschung kann die Medizinsoziologie beispielsweise bei folgenden Themen leisten: Analyse von sozialen Ungleichheiten in der gesundheitlichen Versorgung, Soziologie der Ärzt*in-Patient*in-Beziehung oder organisationssoziologische Betrachtungen der gesundheitlichen Versorgung.

In den vorangegangenen Ausführungen über die US-amerikanische, englische und bundesdeutsche Tradition der Medizinsoziologie ist deutlich geworden, dass das Fach Beiträge vor allem zu zwei Themen leistet: Sozialepidemiologie und Gesundheitssystemanalyse/Versorgungsforschung. Im Folgenden werden zentrale Forschungsfragen und Ergebnisse zu diesen beiden Bereichen skizziert.

3 Sozialepidemiologie: Über den Zusammenhang von Gesellschaft, Krankheit und Gesundheit

Die Sozialepidemiologie entstammt zum einen der klassischen, eher „medizinischen" Epidemiologie, zum anderen der empirischen (quantitativen) Sozialforschung. Die Epidemiologie beschäftigt sich mit Determinanten der Verbreitung von Krankheiten (siehe hierzu den Beitrag von Razum, Breckenkamp und Brzoska). Je nach methodischem Vorgehen wird zwischen deskriptiver, analytischer und experimenteller Epidemiologie unterschieden. Krankheitsspezifische Inzidenz, Prävalenz und Mortalität sind die wichtigsten abhängigen Variablen. Die Fragestellungen der klassischen Epidemiologie sind geprägt von der Suche nach „Risikofaktoren" spezifischer Krankheiten oder als krankhaft erachteter Zustände, z. B. von der Suche nach Risikofaktoren für überhöhten Blutdruck, der seinerseits als Risikofaktor für koronare Herzkrankheiten gilt. Neben der Identifikation von Risikofaktoren besteht ihre zweite Aufgabe darin, durch Anwendung entsprechender Methoden den Kausalitätsnachweis für identifizierte Risikofaktoren zu führen. Das experimentelle Untersuchungsdesign mit Test- und Kontrollgruppe gilt dafür als „härtestes" Verfahren, das außerhalb des Labors, bei Menschen in natürlichen Feldbedingungen, jedoch auf erhebliche Durchführbarkeitsprobleme stößt (z. B. ethische Probleme, Probleme bei der Randomisierung etc.). Klinisch-medizinisch geprägte Fragestellungen verbunden mit biostatistischen Methoden und einem naturwissenschaftlichen Erkenntnisideal bilden die charakteristischen Merkmale medizinischer Epidemiologie. Es ist die Frage nach den Ursachen der Verbreitung und Entstehung von Krankheiten, die klassische und soziale Epidemiologie bis heute vereint. Hinzu kommt die Vorliebe beider für quantitative Untersuchungsdesigns.

Im biomedizinischen Modell kommen als Ursachen für Krankheiten und Tod wesentlich die folgenden vier infrage:

- durch Mikroorganismen übertragene Infektionen,
- biochemische Dysfunktionen oder durch Unfälle hervorgerufene Verhaltensweisen,
- Umweltnoxen und
- genetische Dispositionen.

Eine zentrale Aufgabe der sozialepidemiologischen Forschung war und ist es, dieses in vieler Hinsicht unvollständige Ätiologiemodell zu ergänzen und weiterzuentwickeln vor allem aus folgenden Gründen: Die Übertragung von Mikroorganismen, aber auch die Verbreitung riskanter Verhaltensweisen und Umweltbedingungen setzen in der Regel ein Verständnis kultureller, politischer, ökonomischer und organisatorischer Rahmenbedingungen, ein Verständnis von Lebensstil und sozialem Handeln voraus. Für zahlreiche körperliche Erkrankungen sind biologische Kausalfaktoren unbekannt oder reichen zur Erklärung von Krankheitsentstehung und Krankheitsverlauf nicht aus. Psychische Störungen entziehen sich weitgehend oder gänzlich einer rein naturwissenschaftlichen Deutung.

Schließlich häufen sich Befunde, die auf die Existenz unspezifisch wirkender Sozialfaktoren hinweisen, deren Einfluss die allgemeine Anfälligkeit des Menschen für somatische und psychische Krankheiten erhöhen, Schutzfaktoren gegenüber diesen Krankheiten bilden oder sich positiv auf die Gesundheit auswirken. Bei der Erforschung solcher unspezifischen Einflüsse hat es in der sozialepidemiologischen Forschung der letzten Jahrzehnte die größten Fortschritte gegeben (Berkman/Kawachi/Glymour 2014). Zu nennen sind hier insbesondere die Ergebnisse der Stressforschung, der sozialen Unterstützungsforschung und der Ungleichheitsforschung. Im biomedizinischen Modell als „Risikofaktoren" eingestufte Verhaltensweisen sind häufig Stressreaktionen, die, möglicherweise indirekt, durch Beseitigung oder Milderung der jeweiligen Stressoren oder durch Förderung persönlicher oder sozialer Ressourcen leichter zu beeinflussen sind als direkt durch Bemühung um individuelle Verhaltensmodifikation. Die sozialepidemiologische Forschung interessiert sich darüber hinaus nicht nur für die Entstehung, sondern auch für die Bewältigung von

Krankheit; eine, bedingt durch die hohe Prävalenz chronischer Erkrankungen, auch versorgungspolitisch wichtige Frage.

In den Gesundheitswissenschaften geht es um die Erforschung und Beeinflussung dreier Kausalpfade. Am intensivsten erforscht ist der naturwissenschaftlich-somatische Kausalpfad. Hier geht es um pathologische Vorgänge im menschlichen Organismus, die entweder durch endogene Störungen (z. B. angeborene Funktionsschwächen) oder exogene (physische, chemische oder biologische) Einwirkungen (z. B. Unfälle) verursacht werden. Als zweites unterschieden werden muss der soziopsychosomatische Kausalpfad. Hier geht es um (soziale) Situationen oder Ereignisse, die als Verlust oder Bedrohung gedeutet werden (Kognition), dadurch Ängste oder Hilflosigkeitsgefühle auslösen (Emotion) und schließlich über das zentrale Nervensystem z. B. Immunschwäche, erhöhten Blutdruck oder Blutfettgehalt bewirken bzw. mit auszulösen vermögen. Als drittes unterschieden werden muss der verhaltensbedingte Kausalpfad. Hier geht es um kulturell oder situativ bedingte Verhaltensweisen oder -gewohnheiten, die für eine betreffende Person selbst (z. B. Fehlernährung, überhöhter Alkohol- oder Tabakkonsum) oder für Dritte (z. B. durch Fehlbedienung einzelner Techniken oder technischer Anlagen) Gesundheitsgefahren hervorrufen.

Die moderne Medizin konzentriert sich auf die Erforschung und Beeinflussung des naturwissenschaftlich-somatischen Kausalpfades, die Verhaltensmedizin, Sozialepidemiologie, Stressforschung und Psychophysiologie (z. B. Psychoneuroimmunologie) auf die beiden anderen. Während die Verhaltensmedizin und weite Teile der Gesundheitspsychologie ihre Aufmerksamkeit ganz auf das Individuum und die gesundheitlichen Folgen seines Verhaltens richten, geht es bei der Erforschung des soziopsychosomatischen Zusammenhangs auch, u. E. ganz wesentlich, um die Thematisierung von Risiken und Potenzialen, die sich einer Kontrolle durch individuelles Verhalten ganz oder weitgehend entziehen. Dies und die sich daraus ergebenden unterschiedlichen Interventionsstrategien sprechen für die vorgeschlagene Unterscheidung zwischen dem soziopsychosomatischen und verhaltensbezogenen Forschungs- und Aktionsprogramm.

Heute ist man sich weitgehend darüber einig, dass zum Verständnis sozialer Einflüsse auf Gesundheit und Krankheit Kohortenstudien sowie prospektive Interventionsstudien am besten geeignet sind, in denen sowohl subjektive als auch objektive Daten erhoben werden und die eine Verknüpfung biomedizinischer mit psychischen und sozialen Parametern erlauben. Im Folgenden werden Befunde zu einigen wichtigen sozialen Determinanten für Gesundheit und Krankheit referiert und kommentiert.

3.1 Soziale Ungleichheit

Trotz erheblicher Investitionen in Bildungs-, Sozial- und Gesundheitsleistungen ist der Einfluss sozialer Ungleichheit auch heute ein sehr reales gesellschaftliches und gesundheitliches Problem. Ungleichheiten im Bildungsniveau, im Einkommen und im Berufsstatus beeinflussen Mortalität, Morbidität und Lebensqualität (Lampert/Koch-Gromus 2016; Mielck 2005; Richter 2009). Dieser Schichtgradient findet sich in allen Industriegesellschaften, wenn auch unterschiedlich stark ausgeprägt, und er zeigt sich bei nahezu allen uns bekannten Todesursachen. Die internationale Forschung hat sich in den letzten Jahren zunehmend der Frage zugewandt, wie bzw. durch welche Faktoren und Mechanismen solche gesundheitlichen Ungleichheiten erklärt werden können. Eine wichtige Rolle spielen dabei die mit dem sozialen Status verbundenen materiellen Lebensbedingungen. Darunter werden Faktoren wie die Wohnsituation, Merkmale von Wohngebieten, physikalisch-chemische Belastungen am Arbeitsplatz sowie die Qualität, Zugänglichkeit und Inanspruchnahme medizinischer oder gesundheitlicher Versorgungsleistungen subsumiert. Für viele dieser Faktoren konnte gezeigt werden, dass niedrigere Statusgruppen häufiger Lebensbedingungen ausgesetzt sind, die für die Gesundheit belastend sind. Der soziale Gradient von Morbidität und Mortalität lässt sich weiter durch eine Konzentration von gesundheitsschädigenden Verhaltensweisen wie Rauchen, Fehlernährung und Bewegungsmangel bei Personen mit niedrigem sozioökonomischen Status erklären. Zahlreiche empirische Studien konnten deutliche Verhaltensunterschiede zwischen den verschiedenen Statusgruppen nachweisen (Marmot 2015; Mielck 2005). Neben materiellen Lebensbedingungen und gesundheitsschädigendem Verhalten wird ein weiterer Erklärungsansatz thematisiert, der die Bedeutung psychosozialer Faktoren bei der Vermittlung zwischen sozialem Status und Gesundheit betont. Zahlreiche Studien liegen vor, welche die gesundheitlichen Auswirkungen von psychosozialen Belastungen am Arbeitsplatz beschreiben (Siegrist 2015) (siehe auch den Beitrag von Staiger). Auch ist bekannt, dass andere psychosoziale Faktoren wie z. B. die emotionale oder instrumentelle Unterstützung durch Freunde, Bekannte oder Verwandte als Ressourcen wirken, d. h. positive Einflüsse auf die Gesundheit ausüben (Berkman/Krishna 2014). Der Stellenwert der genannten Faktoren (materielle Lebensbedingungen, Gesundheitsverhalten, psychosoziale Faktoren) für die Erklärung des sozialen Gradienten variiert in Abhängigkeit vom untersuchten Gesundheitsindikator.

3.2 Stress

Die Stressproblematik hat sich im Laufe der Jahre als für Soziolog*innen, Psycholog*innen, Mediziner*innen und Naturwissenschaftler*innen gleichermaßen attraktiver Gegenstand erwiesen. Das u. a. auf die in den 30er Jahren durchgeführten tierexperimentellen Arbeiten Hans Selyes zurückgehende biologische Stressmodell (Selye 1984) beschreibt eine über Jahrmillionen bei höheren Tieren und später auch im Menschen wirksamen Mechanismus zur Bewältigung außerordentlicher physischer Herausforderung (siehe hierzu auch den Beitrag von Bednarz und Niehaus). Bei Wahrnehmung einer Bedrohung kommt es zur Ausschüttung von Hormonen, die Energiereserven für extreme Muskelleistungen mobilisieren. Biologischer Stress ist also zunächst einmal ein höchst gesundheitsförderlicher, weil die Bewältigung physisch herausfordernder Situationen (Kampf, Jagd) ermöglichender Prozess. Nun leben wir heute nicht mehr in einer Gesellschaft, die aus kleinen Einheiten von Jägern und Sammlern besteht, sondern in einer hoch industrialisierten Dienstleistungsgesellschaft, in der die/der Einzelne kaum noch physische, dafür umso mehr soziale, kognitive und emotionale Herausforderungen bewältigen muss, in der physischer Stress erzeugt wird, physische Stressreaktionen im Alltagshandeln jedoch nur noch in Ausnahmesituationen sozial erwünscht, zugelassen oder möglich sind. Mit dem Wandel der politischen und ökonomischen Rahmenbedingungen wandelten sich auch die Herausforderungen, mit denen die Menschen im Verlauf ihres Lebens konfrontiert werden und es wandelten sich die Fertigkeiten und Regeln ihrer erfolgreichen Bewältigung.

Neben der Biologie tragen heute vor allem auch die Psychologie, die Psychophysiologie und auch die Soziologie wesentlich zur Stressforschung bei (Siegrist 2015; von dem Knesebeck 2012). Der Stressprozess wirkt unspezifisch als Ko-Faktor bei der Entstehung zahlreicher übertragbarer und nicht übertragbarer Krankheiten. Er ist ein wesentliches Verbindungsglied zwischen Gesellschaft und Gesundheit. Untersucht wird der Einfluss von Alltagsbelastungen (z. B. Hetze, Zeitnot), belastenden Lebensereignissen (z. B. Verlust wichtiger Rollen, Verlust einer wichtigen Bezugsperson oder Verlust der Gesundheit), von chronischen Belastungen (in Familie und Beruf) und kritischen Übergängen (z. B. Adoleszenz, Übergang in den Ruhestand) im Lebenszyklus. Die Stressforschung beschäftigt sich mit dem Einfluss als bedrohlich oder als Verlust empfundener sozialer Umweltfaktoren auf Kognition, Emotion, Physiologie und Verhalten. Psycholog*innen beschäftigen sich vor allem mit der Stressbewältigung und mit psychophysiologischen Zusammenhängen, Soziolog*innen mit der sozialstrukturell bedingten Produktion potenzieller Stressoren, mit strukturellen und situativen Einflüssen auf die Stressbewältigung und mit Formen kollektiver Stressbewältigung, z. B. in der Familie. Dass Stress die seelische und somatische Gesundheit beeinflusst, ist heute unbestritten. Besonders reichhaltig ist bisher das experimentell erzeugte Wissen über kurzfristige Stressreaktionen unter Laborbedingungen. Umfangreich ist auch unser sozialepidemiologisches Wissen zur Stressgenese und -bewältigung. Spezifische Eigenarten (z. B. lange Latenzzeit) stressbedingter Erkrankungen bereiten jedoch erhebliche Schwierigkeiten bei ihrer Rückführung auf einzelne, spezifische stresserzeugende Lebensbedingungen. Stress scheint im Übrigen, ähnlich wie andere soziale Faktoren, einen eher unspezifischen Einfluss auf Krankheit und Gesundheit auszuüben.

Die medizinsoziologische und sozialepidemiologische Forschung hat in den letzten Jahren eindrucksvolle Erkenntnisfortschritte hinsichtlich der Entwicklung und Testung theoretischer Konzepte zur Identifizierung psychosozialer Stressoren am Arbeitsplatz sowie hinsichtlich der Zusammenhänge zwischen chronischen psychosozialen Arbeitsbelastungen und gesundheitlichen Risiken erzielt. Zwei Modelle sind mit besonderer Intensität untersucht worden: das Anforderungs-Kontroll-Modell von Karasek und Theorell (1990) und das Modell beruflicher Gratifikationskrisen von Siegrist (2015). Das Anforderungs-Kontroll-Modell identifiziert pathogene Tätigkeitsprofile bzw. chronischen Distress durch das Zusammenwirken von hohen Arbeitsanforderungen (z. B. in Form von Zeitdruck) und geringer Kontrollierbarkeit über die Arbeitsaufgabe und deren Ergebnis. Mit niedriger Kontrolle über Arbeitsinhalte und -prozesse gehen Erfahrungen geringer Entscheidungs- und Gestaltungsmöglichkeiten, wenig Autonomie der arbeitenden Person und die Erfahrung mangelnder Nutzung der persönlichen Fähigkeiten einher. Arbeitsprofile, die durch hohe psychomentale Anforderungen und einen niedrigen Kontrollspielraum definiert sind, evozieren Stresserfahrungen, weil sie die Autonomie und das Kontrollgefühl einschränken, während zugleich ein hoher Leistungsdruck besteht. Im Laufe der Zeit ist das Modell um eine Dimension erweitert worden, die Dimension des sozialen Rückhalts, wonach zusätzlich fehlender sozialer Rückhalt die Distresswirkung erhöht (Karasek/Theorell 1990). Den Hintergrund des zweiten Modells (Modell beruflicher Gratifikationskrisen) bildet die Annahme einer stresserzeugenden Wirkung mangelnder Reziprozität in sozialen Austauschprozessen. Berufliche Leistung wird als Teil eines sozialen Tauschprozesses erbracht, für den im Gegenzug Belohnungen in Form von Geld, Wertschätzung, Aufstiegsmöglichkeiten und Arbeitsplatzsicherheit gewährt werden. Nach dem Modell beruflicher Gratifikationskrisen erzeugt ein Ungleichgewicht aus Verausgabung und Belohnung Stress. Chronifizierte und intensive Stresserfahrungen wiederum führen zunächst zur Veränderung körperlicher Funktionen und tragen schließlich zur Schädigung von Organsystemen bei. Gemäß dem Modell sind ungünstige Effekte auf Gesundheit und Krankheit nicht nur bei einem Ungleichgewicht aus Verausgabung und Belohnung (d. h. bei einer beruflichen Gratifikationskrise) zu erwarten, sondern auch dann, wenn Beschäftigte ein bestimmtes psychisches Erwartungs- und Verhaltensmuster aufweisen (übersteigerte berufliche Verausgabungsneigung). Dieses ist durch eine unrealistische Einschätzung von Verausgabung und Belohnung gekennzeichnet und führt dazu, dass eine Betroffene oder ein Betroffener aus einem inneren Antrieb heraus fortgesetzt ein Maß an Verausgabung erbringt, das die gewährte Belohnung übersteigt. Das Anforderungs-Kontroll-Modell und das Modell beruflicher Gratifikationskrisen wurden in zahlreichen Studien empirisch getestet. Es fanden sich relativ konsistent erhöhte Gesundheitsrisiken bei Vorliegen der postulierten psychosozialen Arbeitsbelastungen (Siegrist 2015).

3.3 Soziale Beziehungen

Art, Umfang und Qualität der sozialen Beziehungen eines Menschen sind für seine seelische und körperliche Gesundheit von grundlegender Bedeutung. Diese soziale Unterstützungsthese ist mittlerweile durch eine Reihe sozialepidemiologischer Studien sehr gut belegt (z. B. Berkman/Krishna 2014; Holt-Lunstad/Smith/Layton 2010). Soziale Beziehungen haben einen direkten positiven Einfluss auf das Befinden und die körperliche Gesundheit, und sie bilden eine wesentliche Ressource bei der Bewältigung belastender Herausforderungen und Lebensumstände.

Es werden im Allgemeinen strukturelle bzw. quantitative und funktionale bzw. qualitative Aspekte sozialer Beziehungen unterschieden (Berkman/Krishna 2014). Zu den quantitativen Aspekten gehören Merkmale, die sich auf die Netzwerkstruktur beziehen (z. B. Größe, Dichte, Homogenität oder Stabilität des Netzwerks), aber auch Merkmale, welche die Beziehungen zwischen den Individuen beschreiben (z. B. Häufigkeit, Intensität oder Dauerhaftigkeit der Kontakte bzw. Beziehungen). In Untersuchungen zum Zusammenhang zwischen sozialen Beziehungen und Gesundheit findet der Netzwerkansatz vergleichsweise häufig Anwendung, da Netzwerkindikatoren einfach und zuverlässig zu erheben und extern validierbar sind. Ein weiterer Vorteil besteht darin, dass man aus Netzwerkindikatoren einen Index bilden kann, der Auskunft über das Ausmaß der sozialen Integration bzw. Isolation gibt. Dieser Ansatz hat aber auch einen zentralen Nachteil: Netzwerkindikatoren liefern keine Informationen über die Qualität der sozialen Beziehungen. Mit anderen Worten: Netzwerkindikatoren erfordern im Hinblick auf ihre Unterstützungsfunktion eine neutrale Bewertung, da soziale Kontakte und Interaktionen sowohl ein positives, protektives als auch ein negatives, belastendes Potenzial enthalten. Angesichts dieses Nachteils sind Konzepte entwickelt und vorangetrieben worden, die sich eher mit den qualitativen Merkmalen sozialer Beziehungen auseinandersetzen. Diese betonen die protektive, unterstützende Wirkung sozialer Beziehungen und werden üblicherweise unter dem Begriff „soziale Unterstützung" (*social support*) oder „sozialer Rückhalt" zusammengefasst. Soziale Unterstützung gilt als ein mehrdimensionales Konstrukt, das eines oder mehrere der folgenden Elemente enthält: (1) emotionale Anteilnahme (Sympathie, Liebe, Empathie), (2) instrumentelle Hilfe (Güter und Dienstleistungen), (3) Information (über die Umwelt) und (4) Einschätzung (Information, die die Selbstbewertung betrifft) (House 1989). Hinsichtlich der Wirkungsweise von sozialen Beziehungen werden im Allgemeinen zwei verschiedene Modelle diskutiert und überprüft (Siegrist 2005). Im ersten Modell wird davon ausgegangen, dass sich die gesundheitsrelevanten Wirkungen von sozialen Beziehungen nur in Risiko- bzw. Stresssituationen offenbaren. Dieses Modell ist im Zusammenhang mit der Stressforschung und der Beschäftigung mit kritischen Lebensereignissen entstanden und schreibt sozialen Beziehungen die Wirkung eines „Puffers" zu, der die gesundheitsschädlichen Folgen von Stresssituationen abzumildern vermag. Das zweite Modell geht demgegenüber davon aus, dass soziale Beziehungen durch verschiedene verhaltensbezogene, psychologische und physiologische Mechanismen einen direkten Einfluss auf die Gesundheit ausüben und schreibt ihnen die Wirkung eines Protektivfaktors zu. Umgekehrt führen diesem Modell zufolge unzureichende soziale Beziehungen zu einer Erhöhung der Erkrankungswahrscheinlichkeit. Die empirischen Arbeiten zu diesen Modellen deuten darauf hin, dass sich den beiden Effektarten verschiedene quantitative und qualitative Merkmale sozialer Beziehungen zuordnen lassen. So gehen von Netzwerkmerkmalen vor allem direkte Effekte aus, während eine Unterstützung im Sinne einer problemangepassten Gewährung von z. B. instrumenteller Hilfe in bestimmten Krisensituationen in erster Linie puffernde Wirkung hat. Im Falle der emotionalen Unterstützung sind sowohl direkte als auch Puffereffekte zu erwarten, da unter diese Dimension zum einen die Vermittlung eines generellen, protektiven Gefühls der Anerkennung und Zugehörigkeit und zum anderen Leistungen wie Trost oder Beruhigung in einer Krisensituation subsumiert werden können (Vonneilich 2014).

3.4 Sozialkapital

In der wirtschaftswissenschaftlichen Diskussion wird der Begriff „Kapital" für Mittel bzw. Ressourcen verwendet, deren Einsatz Werte bei der Herstellung von Gütern oder Dienstleistungen schafft. Am geläufigsten dürfte der Kapitalbegriff im Zusammenhang mit physischen Produktionsmitteln wie Technik und Ausstattung eines Unternehmens sein: als „Sachkapital". Zusätzlich dazu hat sich in der Volkswirtschaftslehre das Humankapital-Konzept durchgesetzt, weil Analysen zeigen konnten, dass sich der Produktivitätsfortschritt einer Region nicht allein auf den Fortschritt in den physischen Produktionsmitteln zurückführen lässt, sondern auch auf verbesserte Bildung und Qualifikationen der Beschäftigten. Unter „Humankapital" verstanden werden Wissen, Fähigkeiten und Berufserfahrung der Mitarbeiter*innen und ihre Arbeitsmotivation. Wohlbefinden und Gesundheit der Beschäftigten werden – bisher zumindest – nicht als Bestandteil des Humankapitals einer Organisation begriffen, u. E. zu Unrecht, weil sie ganz wesentliche Voraussetzungen für Qualität und Umfang der erbrachten Arbeitsleistung bilden (Badura et al. 2008).

Der Begriff „Sozialkapital" wurde ursprünglich geprägt im Zusammenhang mit der Suche nach sozialen Einflüssen individuellen beruflichen Erfolgs. Der französische Soziologe Bourdieu gilt als einer der Begründer der Sozialkapitaltheorie. Er definiert Sozialkapital als „Ressourcen, die mit dem Besitz eines dauerhaften Netzes von Beziehungen verbunden sind" (Bourdieu 1983, 190). Als weiterer „Pionier" des Sozialkapital-Ansatzes darf der amerikanische Soziologe Coleman gelten, der ein ganzes Kapitel seiner *Foundations of Social Theory* diesem Thema gewidmet hat. Dort heißt es:

> „Im Unterschied zu anderen Kapitalformen besteht Sozialkapital aus der Struktur der Beziehungen zwischen Personen. [...] Es ist weder in Menschen noch in den physischen Produktionsmitteln verkörpert" (Coleman 1990, 302).

Coleman versteht dabei unter sozialem Kapital Charakteristika der sozialen Umwelt (oder auch der sozialen Beziehungen), die von Individuen als Ressource genutzt werden, um eigene Ziele zu verwirklichen. Dies geschieht durch das Eingehen von gegenseitigen Verpflichtungen und Gefälligkeiten und, als Grundvoraussetzung dafür, das gegenseitige Vertrauen in die Bereitschaft zur gegenseitigen Hilfestellung. Ein dritter „Pionier", Robert Putnam (Putnam 1993), sieht soziales Kapital als eine wesentliche Eigenschaft sozialer Organisationen. Dabei ist soziales Kapital die Fähigkeit einer sozialen Organisation, durch Vertrauen, Normen und die Schaffung von Netzwerken die Ziele Einzelner zum gegenseitigen Nutzen zu verbinden. In einer Durkheim'schen Tradition ist für Putnam soziales Kapital mehr als die bloße Summe der Einzelbeziehungen von Individuen zueinander. Da soziales Kapital zum gegenseitigen Nutzen aller Mitglieder der sozialen Organisation ist, führt das Vorhandensein von hinreichendem sozialen Kapital nicht nur zu ökonomischer Prosperität, sondern auch zu geringeren Kriminalitätsraten und steigert insgesamt die Fähigkeiten von Gemeinschaften zur Problemlösung. Formen des sozialen Kapitals sind nach Putnam zum Beispiel hohe Mitgliedsraten in Kirchen, Gewerkschaften, Vereinen oder anderen Institutionen, die Bürgerbeteiligung gewährleisten.

Die Bedeutung des sozialen Kapitals für das seelische und körperliche Befinden, für Lebensqualität und -länge blieb in den frühen Beiträgen zunächst außer Betrachtung – obwohl bereits Emile Durkheim an der Schwelle zum 20. Jahrhundert darauf in seiner bahnbrechenden Analyse von Selbstmordraten hingewiesen hatte. Die sozialepidemiologische Forschung hat inzwischen zahlreiche Hinweise darauf geliefert, dass Indikatoren des sozialen Kapitals (Ausmaß gegenseitigen Vertrauens, Mitgliedschaft in Organisationen, kommunale Kohäsion, zivilgesellschaftliches Engagement) auf Aggregatebene mit Mortalität, Krankheitshäufigkeiten und Wohlbefindensindikatoren assoziiert sind (Kawachi/Berkman 2014).

4 Gesundheitssystemanalyse

Ebenso wie die Sozialepidemiologie ist auch die Gesundheitssystemanalyse – als zweiter hier abzuhandelnder Bereich – eine relativ junge Teildisziplin der Gesundheitswissenschaften. Ihr aktueller Bedeutungszuwachs wird mit der insbesondere im anglo-amerikanischen Sprachraum geführten Diskussion um eine Neubestimmung des Public Health-Forschungsprogramms in Verbindung gebracht: Als *Old Public Health* wird danach eine Phase der Gesundheitsforschung bezeichnet, die sich im Wesentlichen biomedizinischen, umwelt- und sozialhygienischen Prinzipien verpflichtet sah und sich dabei der Verfahren der deskriptiven und analytischen Epidemiologie bediente. Der starken Betonung der Epidemiologie entsprach die präventive Ausrichtung und problemgruppenorientierte Vorgehensweise in dieser Forschungsphase. Das Programm einer *New-Public-Health*-Forschung bezieht hingegen gesundheitsförderliche Aspekte mit ein und stützt sich dabei neben der Epidemiologie auf die Gesundheitssystemforschung als zweite „Leitdisziplin". Neben die seit jeher konstitutive „Bevölkerungsorientierung" tritt nun die „Systemorientierung", d. h. die wissenschaftliche Auseinandersetzung mit den Dienstleistungen des Gesundheitssystems sowie den salutogenen Ressourcen und Potenzialen anderer gesundheitsrelevanter Lebensbereiche.

Eine Schwierigkeit in der fachinternen Etablierung der Gesundheitssystemforschung liegt zunächst in der einheitlichen Bestimmung ihres Forschungsgegenstandes. Unterschieden wird mittlerweile zwischen einer eher institutionenbezogenen und einer eher funktionalen Definition des „Gesundheitssystems". Der institutionenbezogene Ansatz definiert seinen Untersuchungsgegenstand mit Betonung auf die personenbezogenen Versorgungsleistungen der Heilberufe als „[…] systems of individual arrangements and social institutions through which health services of a personal nature are provided, organized, financed and controlled" (Myers 1986). Die Untergliederung des

Gesundheitssystems in verschiedene Subsysteme folgt zum Teil historisch gewachsenen, zum Teil auch sozialrechtlichen Abgrenzungskriterien. Als wichtigste Leistungsbereiche des deutschen Gesundheitssystems werden regelmäßig genannt: der stationäre Versorgungssektor, der ambulante Versorgungssektor, der Arzneimittelsektor, der zahnmedizinische Sektor und der Öffentliche Gesundheitsdienst. Der funktionale Ansatz definiert seinen Untersuchungsgegenstand hingegen als System funktional aufeinander aufbauender, durch wachsende Invasivität, Professionalität und Institutionalisierungsgrad gekennzeichneter Versorgungssegmente, die insgesamt den Zielen der Erhaltung, Wiederherstellung und Förderung von Gesundheit dienen. Das Gesundheitswesen wird dabei als offenes, d. h. von bestimmten gesellschaftlichen Wirkfaktoren und Rahmenbedingungen (wie z. B. sozioökonomischen und demografischen Einflüssen, Krankheitspanorama, Forschungsstand) beeinflusstes System verstanden. Als Systemelemente werden genannt: *Policies* (Leitbilder, Grundsätze der Gesundheitspolitik), verschiedene Funktionsbereiche (Gesundheitsförderung, Kuration, Rehabilitation, Pflege), einzelne Operationen (z. B. Diagnose, Therapie, Pflege, Planung, Verwaltung), Ressourcen (Finanzen, Sachmittel, Personal u. a.), Institutionen und Trägerschaften (Gebietskörperschaften, Krankenkassen, Forschungsinstitute u. a.) (Schwartz et al. 1995). Der funktionale Ansatz ist somit dem Selbstverständnis der *New-Public-Health*-Bewegung entsprechend eher in der Lage, neben den professionellen Dienstleistungsbereichen auch Bereiche des Arbeitslebens, der persönlichen Lebensgestaltung, der sozialen Netze und Selbsthilfeinitiativen sowie der verschiedenen, direkt oder indirekt wirksamen Staatstätigkeiten in die Gesundheitssystemanalyse mit einzubeziehen (Schwartz/Busse 2012).

Die Themen und Beiträge der Gesundheitssystemforschung befassen sich mit Bedarf, Inanspruchnahme, Ressourcen, Strukturen, Prozessen, Ergebnissen von Gesundheitssystemen, Subsystemen, Organisationen sowie mit Programmen zur Gesundheitsförderung, Krankheitsverhütung, -bekämpfung und -bewältigung (Schwartz/Busse 2012). Neben der Gesundheitssystemforschung hat es sich auch die Versorgungsforschung zur Aufgabe gemacht, Versorgungsstrukturen, -prozesse und -ergebnisse begleitend zu erforschen und die Wirksamkeit unter Alltagsbedingungen zu evaluieren (Pfaff 2003). Gegenstand dieser beiden Forschungsrichtungen ist das Gesundheits- bzw. Versorgungssystem, und ihre Forschungskonzepte beziehen sich auf die drei gesellschaftlichen Betrachtungsebenen der Makro-, Meso- und Mikro-Ebene: Das komplexe Versorgungssystem als Ganzes einschließlich seiner nationalen Gesundheitspolitik stellt die Makroebene dar; die Organisationen und die Konzepte der Versorgung sowie das Zusammenspiel der Institutionen z. B. auf regionaler Ebene zwischen Krankenkassen, kassenärztlichen Vereinigungen und Leistungserbringern bilden die Meso-Ebene; die einzelnen Versorgungseinheiten und insbesondere die im Versorgungsprozess stattfindenden Interaktionsprozesse zwischen Ärzt*innen, Therapeut*innen und Patient*innen sowie die realisierten Maßnahmen sind Gegenstand der Betrachtungen auf der Mikro-Ebene. So verstanden, lassen sich Gesundheitssystemforschung und Versorgungsforschung inhaltlich kaum eindeutig voneinander abgrenzen, da sich im wissenschaftlichen Diskurs die Einsicht durchgesetzt hat, dass Untersuchungen des Versorgungs- bzw. Gesundheitssystems auf der Mikro- oder Meso-Ebene nicht auf die Bezugnahme des systemischen Kontextes verzichten können und systembezogene Reformkonzepte einschließlich ihrer Auswirkungen auf die Meso- und Mikro-Ebene betrachtet werden müssen (Pfaff/Pförtner 2016; Schwartz/Busse 2012).

Das Ziel der Gesundheitssystem- und Versorgungsforschung liegt darin, komplexe Versorgungsprozesse bzw. ganze Gesundheitssysteme in ihren Strukturen, Zusammenhängen und Wirkungen multidisziplinär zu beschreiben. Die methodologische Grundlage dieses Forschungsstrangs entstammt der angewandten sozialwissenschaftlichen Evaluationsforschung und differenziert die Betrachtung von Versorgungssystemen in folgende analytische Einheiten: Input (z. B. Ressourceneinsatz, Versorgungsbedarf), Throughput (Versorgungsstrukturen und -prozesse), Output (erbrachte Leistungen) und Outcome (z. B. Gesundheits- und Lebensqualitätsgewinn). Sie beschreibt und bewertet die Beziehungen zwischen diesen Elementen (Deutsche Forschungsgemeinschaft [DFG] 2010; Pfaff 2003). Dem Grundgedanken der Evaluationsforschung entsprechend steht neben der wissenschaftlichen Beschreibung die Anwendbarkeit der Forschungsergebnisse im Vordergrund.

Wie in vielen anderen modernen Gesellschaften ist auch in Deutschland eine demografische Entwicklung zu beobachten, die einerseits durch einen Anstieg der Lebenserwartung und andererseits durch eine niedrige Geburtenrate gekennzeichnet ist. Die daraus resultierende Herausforderung, Gesundheitssysteme an sich verändernde Versorgungsbedürfnisse einer alternden Bevölkerung anzupassen, kann als ein zentrales Forschungsfeld der Versorgungsforschung angesehen werden. Die Betrachtung der Inanspruchnahme des Gesundheitssystems durch chronisch Kranke und ältere, häufig multimorbide Patient*innen insbesondere mit Blick auf ihre spezifischen Bedürfnisse im Ablauf von Versorgungsprozessen stellen in diesem Kontext Schwerpunkte der Versorgungsforschung dar. Die Versorgung dieser Patient*innengruppe setzt sich aus komplexen Organisations- und Abstimmungsprozessen zusammen, bei denen Gesundheitsförderung, Prävention, Kuration, Rehabilitation und Pflege im Zusammenspiel der Kostenträger und Leistungserbringer oftmals nicht bedürfnisgerecht, wirksam und wirtschaftlich zum Einsatz kommen. Die Ursache dafür liegt in dem langanhaltenden Ausbau der Akutversorgung und ist zurückzuführen auf die fortschreitende Spezialisierung und Fragmentierung der Versorgungsprozesse sowie auf eine Konzentration auf akute somatische Problemstellungen und technische Lösungen. Den spezifischen Erwartungen und Bedürfnissen insbesondere chronisch kranker und multimorbider Patient*innen wird dies nur bedingt gerecht. Diese beanspruchen Versorgung „aus einer Hand" sowie die Berücksichtigung ihrer Bedürfnisse nach Information, Beratung und Schulung (Kuhlmey/Schaeffer 2009). Die Entwicklung und wissenschaftliche Evaluation von systematischen Behandlungsprogrammen für chronisch kranke Menschen, welche auf Erkenntnisse der evidenzbasierten Medizin gestützt sind, kann in diesem Feld exemplarisch als ein Forschungszweig genannt werden, welcher sich anwendungsbezogen mit der Qualitäts- und Effizienzbewertung der Kernprozesse im Versorgungssystem auseinandersetzt.

Ebenfalls verbunden mit dem Problem der Fragmentierung des Versorgungssystems ist die Frage der zukünftigen Organisation der Versorgung. Das Versorgungssystem wird den spezifischen Erwartungen und Bedürfnissen von Patient*innen – und nicht ausschließlich denen von chronisch Kranken – nur bedingt gerecht. Das System der Versorgung ist durch ein mehr oder weniger koordiniertes Nebeneinander charakterisiert und ist kein auf die individuelle Problematik und Situation der Patient*innen zugeschnittenes System. Auch aus der Systemperspektive wird es für die Akteure – z. B. Krankenkassen oder kassenärztlichen Vereinigungen – zunehmend schwieriger, Leistungsströme zu steuern und Angebote effizient zu koordinieren. In der gesundheitswissenschaftlichen Diskussion wird unter dem Stichwort „Integration der Versorgung" zur Bewältigung der angesprochenen Systemprobleme eine Berufsgruppen und Sektoren übergreifende Koordinierung der Leistungsangebote angestrebt. Damit wird die Hoffnung verbunden, Brüche in der medizinischen Versorgung durch Reduktion von Schnittstellen zu vermeiden, die Qualität und Sicherheit zu erhöhen und gleichzeitig den Kostenanstieg zu dämpfen. Mit der Formulierung von populationsbezogenen Verträgen Integrierter Versorgung zwischen Krankenkasse und Leistungserbringer wird beabsichtigt, dass die Leistungsanbieter für die eingeschriebenen Versicherten in einer Region die Verantwortung für die Gesamtversorgung übernehmen und dafür eine pauschalierte Vergütung erhalten. Ein gesundheitspolitisches Novum liegt darin, dass mit dieser Form der Regulierung die Steuerungslogik im System grundlegend geändert werden soll, indem die ökonomischen Risiken des Versicherungsfalls auf die Seite der Leistungserbringer übertragen werden können. Mit dieser Form der Verknüpfung von Angebot, Nachfrage und Finanzierung (*managed care*) sowie der vermehrten Einführung von Wettbewerbselementen steht die Organisation der Versorgung vor grundlegenden strukturellen Veränderungsprozessen. Vor diesem Hintergrund ist es Ziel der Versorgungsforschung, die Effektivität und Effizienz von Reformansätzen zu evaluieren und aus der

Perspektive der beteiligten Akteure – Patient*innen, Krankenkassen, Leistungserbringer und Politik – zu bewerten. Gestützt durch die Stärkung von Bürger*innen- und Patient*innenrechten auf nationaler und internationaler Ebene sowie durch eine insgesamt stärkere Bedeutung des Konsument*innenschutzes erlangt das Thema der Patient*innenorientierung eine immer größere Bedeutung in der Forschung. Die Forderung lautet, dass die Versorgungsqualität mehr und mehr aus Sicht der Nutzer*innen selbst definiert und als Maßstab für Reformprozesse angelegt werden muss. In der wachsenden Diskrepanz zwischen Leistungen und Qualitätsvorstellungen der Anbieter einerseits und den Bedürfnissen und Qualitätsvorstellungen ihrer Kund*innen andererseits liegt aus der Perspektive der Gesundheitssystemanalyse ein zentrales Motiv für das zunehmende Interesse an Patient*innenorientierung (Strodtholz/Badura/Cremer 2006). Weitgehende Intransparenz herrscht heute immer noch auf beiden Seiten: Nutzer*innen wissen wenig über die Qualität der angebotenen Leistungen und über mögliche Alternativen; Leistungsanbieter wissen ihrerseits wenig über die Erwartungen, die Situation und die (nicht-medizinischen) Bedürfnisse ihrer Kund*innen. Der Begriff der Patient*innenorientierung ist dabei selbst zu einem Begriff beliebigen Inhalts geworden. Im Kontext der gegenwärtigen Gesundheitssystemanalyse verweist er auf den Grad der Transparenz von Entscheidungen und Leistungen im Gesundheitswesen, den Grad der Befähigung der Nutzer*innen zum bedarfsgerechten und sparsamen Gebrauch der Leistungen und den Grad ihrer Beteiligung bei der Weiterentwicklung von Rahmenbedingungen, Strukturen, Prozessen und Ergebnissen eines Gesundheitssystems.

Zusammengefasst sind soziologische Grundlagen für die Gesundheitswissenschaften von großer Bedeutung, da die Soziologie wichtige theoretische und methodische Ansätze sowie empirische Erkenntnisse zu gesellschaftlichen Einflüssen auf die Gesundheit und die gesundheitliche Versorgung liefert.

Literatur

Badura, B./Greiner, W./Rixgens, P./Ueberle, M./Behr, M. (2008). *Sozialkapital – Grundlagen von Gesundheit und Unternehmenserfolg*. Berlin: Springer.
Berkman, L. F./Kawachi, I./Glymour, M. M. (Hrsg.) (2014). *Social Epidemiology*. 2 Auflage. Oxford: Oxford University Press.
Berkman, L. F./Krishna, A. (2014). Social network epidemiology. In: L. F. Berkman/I. Kawachi/M. M. Glymour (Hrsg.): *Social Epidemiology*. 2. Auflage. Oxford: Oxford University Press, 234–289.
Bourdieu, P. (1983). Ökonomisches Kapital, kulturelles Kapital, soziales Kapital. In: R. Kreckel (Hrsg.): *Soziale Ungleichheiten*. Göttingen: Schwartz, 183–198.
Cochrane, A. L. (1972). *Effectiveness and efficiency. Random reflections on health services*. Nuffield: Burgess & Sons.

Coleman, J. S. (1990). *Foundations of social theory*. Cambridge: Harvard University Press.

Dahrendorf, R. (1967). *Pfade aus Utopia. Arbeiten zur Theorie und Methode der Soziologie.* München: Piper.

Deutsche Forschungsgemeinschaft (2010). *Versorgungsforschung in Deutschland. Stand – Perspektiven – Förderung.* Bonn: DFG.

Durkheim, E. (1973). *Der Selbstmord*. Neuwied: Luchterhand.

Elias, N. (1976). *Über den Prozeß der Zivilisation*. Frankfurt am Main: Suhrkamp.

Engels, F. (1845). *The condition of the working class in England*. Oxford: Oxford University Press.

Freidson, E. (1980). *Der Ärztestand*. Stuttgart: Enke.

Freud, S. (1974). Das Unbehagen in der Kultur. In: S. Freud (Hrsg.): *Studienausgabe. 9 Bände.* Frankfurt am Main: Fischer, 191–270.

Goffman, E. (1977). *Asyle. Über die soziale Situation psychiatrischer Patienten und anderer Insassen.* Frankfurt am Main: Suhrkamp.

Holt-Lunstad, J./Smith, T. B./Layton, J. B. (2010). Social relationships and mortality risk: a meta-analytic review. *PLoS Medicine*, 7, e1000316.

House, J. S. (1989). Zum soziologischen Verständnis von Public Health: Soziale Unterstützung und Gesundheit. In: B. Badura/T. Elkeles/B. Grieger/E. Huber/W. Kammerer (Hrsg.): *Zukunftsaufgabe Gesundheitsförderung.* Frankfurt am Main: Mabuse, 173–184.

Karasek, R. A./Theorell, T. (1990). *Healthy work. Stress, productivity, and the reconstruction of working life.* New York: Basic Books.

Kawachi, I./Berkman, L. F. (2014). Social cohesion, social capital, and health. In: L. F. Berkman/I. Kawachi/M. M. Glymour (Hrsg.): *Social Epidemiology.* 2. Auflage. Oxford: Oxford University Press, 290–319.

König, R./Tönnesmann, M. (1958). Probleme der Medizinsoziologie. *Kölner Zeitschrift für Soziologie und Sozialpsychologie*, (Sonderheft Nr. 3).

Kuhlmey, A./Schaeffer, D. (2009). *Alter, Gesundheit und Krankheit*. Bern: Huber.

Lampert, T./Koch-Gromus, U. (2016). Soziale Ungleichheit und Gesundheit. *Bundesgesundheitsblatt – Gesundheitsforschung – Gesundheitsschutz*, 59(2), 151–152.

Marmot, M. (2015). *The Health Gap*. London: Bloomsbury.

McKeown, T. (1982). *Die Bedeutung der Medizin*. Frankfurt am Main: Suhrkamp.

Mielck, A. (2005). *Soziale Ungleichheit und Gesundheit*. Bern: Huber.

Myers, B. A. (1986). Social policy and the organization of health care. In: J. M. Last (Hrsg.): *Maxcy-Rosenau Public Health and Preventive Medicine.* Norwalk: Appleton & Lange, 1639–1667.

Parsons, T. (1958). Struktur und Funktion der modernen Medizin. *Kölner Zeitschrift für Soziologie und Sozialpsychologie*, Sonderheft Nr. 3, 10–57.

Pfaff, H. (2003). Versorgungsforschung – Begriffsbestimmung, Gegenstand und Aufgaben. In: H. Pfaff/M. Schrappe/K. W. Lauterbach/U. Engelmann/M. Halber (Hrsg.): *Gesundheitsversorgung und Disease Management: Grundlagen und Anwendungen der Versorgungsforschung.* Bern: Huber, 13–23.

Pfaff, H./Ommen, O./Neumann, M./Ernstmann, N./Steffen, P./Driller, E. et al. (2008). Organisationssoziologische Aspekte der medizinsoziologischen Versorgungsforschung. In: A. Weber (Hrsg.): *Gesundheit – Arbeit – Rehabilitation.* Regensburg: Roderer, 29–48.

Pfaff, H./Pförtner, T. K. (2016). Gesundheitssystemgestaltung, Versorgungsgestaltung und Versorgungsentwicklung. In: K. Hurrelmann/M. Richter (Hrsg.): *Soziologie von Gesundheit und Krankheit.* Wiesbaden: Springer VS, 327–340.

Pflanz, M. (1979). Medizinsoziologie. In: R. König (Hrsg.): *Handbuch der empirischen Sozialforschung.* Stuttgart: Enke, 238–244.

Putnam, R. D. (1993). *Making democracy work: civic traditions in modern Italy.* Princeton: Princeton University Press.

Richter, M. (2009). *Gesundheitliche Ungleichheit.* Wiesbaden: VS Verlag für Sozialwissenschaften.
Robert Koch-Institut (2005). *Armut, soziale Ungleichheit und Gesundheit.* Berlin: RKI.
Schwartz, F.-W./Badura, B./Blanke, B./Henke, K.-D./Koch, U./Müller, R. (1995). *Gesundheitssystemforschung in Deutschland. Denkschrift.* Weinheim: VCH.
Schwartz, F.-W./Busse, R. (2012). Denken in Zusammenhängen – Gesundheitssystemforschung. In: F.-W. Schwartz/U. Walter/J. Siegrist/P. Kolip/R. Leidl/M.-L. Dierks et al. (Hrsg.): *Das Public Health Buch.* 3. Auflage. München: Urban & Fischer, 555–582.
Selye, H. (1984). *Stress – Mein Leben.* Frankfurt am Main: Fischer.
Siegrist, J. (2005). *Medizinische Soziologie.* München: Urban & Schwarzenberg.
Siegrist, J. (2015). *Arbeitswelt und stressbedingte Erkrankungen.* München: Elsevier.
Strodtholz, P./Badura, B./Cremer, A. (2006). Qualitätsentwicklung im Gesundheitswesen: Der Beitrag des Patienten. In: C. Wendt/C. Wolf (Hrsg.): *Soziologie der Gesundheit. Sonderheft 46 der Kölner Zeitschrift für Soziologie und Sozialpsychologie.*
Townsend, P./Davidson, N. (1988). *Inequalities in health. The Black Report.* Harmondsworth: Penguin.
von dem Knesebeck, O. (2012). Chronische und akute psychosoziale Belastungen. In: E. Brähler/B. Strauß (Hrsg.): *Grundlagen der Medizinischen Psychologie.* Göttingen: Hogrefe, 356–375.
von Ferber, C. (1975). *Soziologie für Mediziner.* Berlin: Springer.
Vonneilich, N. (2014). *Sozialer Status, soziale Beziehungen und subjektive Gesundheit.* Münster: LIT-Verlag.

Ethik in den Gesundheitswissenschaften

Peter Schröder-Bäck, Jan-Christoph Heilinger und Verina Wild

Die Gesundheitswissenschaften sind ein interdisziplinärer Lehr- und Forschungsbereich, zu dem die wissenschaftliche philosophische Ethik wichtige Beiträge leisten kann, um die Forschung und Praxis zu reflektieren und normativ anzuleiten. Der Beitrag gibt einen Überblick darüber, was philosophische Ethik ist, wie sie sich in die Gesundheitswissenschaften integriert und was von ihrer Verbindung mit anderen wissenschaftlichen Disziplinen zu erwarten ist. Nach einleitenden Überlegungen zu dieser Integration werden ethische Grundorientierungen dargestellt und diskutiert. Konkret sind dies ethische Prinzipien und Theorien, die besonders relevant für Fragen von Gesundheitswissenschaften und Public Health in gesellschaftlicher und globaler Perspektive erscheinen. Sogenannte „Ethiktools", die mehrere dieser Grundorientierungen berücksichtigen und für interdisziplinäre und multiprofessionelle Diskurse einen besonders geeigneten Ausgangspunkt ethischer Reflexion darstellen, werden ebenfalls vorgestellt.

1 Einleitung

Die Gesundheitswissenschaften und Public Health als interdisziplinäre Lehr- und Forschungsbereiche mit Praxisbezug zielen darauf ab, die Gesundheit der Bevölkerung oder bestimmter Bevölkerungsgruppen (Populationen) zu untersuchen und Maßnahmen und Interventionen zu erproben, die die Gesundheit schützen oder verbessern können. *Ethik in den Gesundheitswissenschaften* oder auch Public Health-*Ethik* heißt, Ethik in das Spektrum der Wissenschaften, die diesen Lehr- und Forschungsbereich konstituieren, zu integrieren, die Praxis zu reflektieren und normativ anzuleiten. Ethik wird hier als normative und angewandte Ethik verstanden – nicht als deskriptive Ethik oder Metaethik. Die deskriptive Ethik beschreibt mit sozial-, geschichts- oder naturwissenschaftlichen Methoden, wie sich Moral entwickelt (hat) und wie sie in verschiedenen Gesellschaften gelebt wird. Metaethik diskutiert grundlegende ethische Begriffe, ohne dabei normative Aussagen zu machen. Die normative Ethik hingegen fragt systematisch danach, was richtiges Handeln (oder Unterlassen) ist. Sie setzt sich kritisch mit der Moral auseinander, also mit der Gesamtheit von Normen, Verhaltensregeln, Werten, moralischen Intuitionen und Überzeugungen einer Person oder Gruppe. Als angewandte normative Ethik fokussiert sie auf einen spezifischen Handlungskontext, z. B. als Medizinethik auf die Medizin, als Wirtschaftsethik auf die Ökonomie oder als Public Health-Ethik eben auf Public Health und die Gesundheitswissenschaften (Schröder-Bäck 2014).

1.1 Das Verhältnis von Ethik und Gesundheitswissenschaften bzw. Public Health

An der Schnittstelle von Ethik und Gesundheitswissenschaften stellt sich zunächst die grundlegende Frage, was überhaupt die moralischen Grundlagen der Gesundheitswissenschaften bzw. von Public Health sind (Powers/Faden 2006). Mit welcher Rechtfertigung kann man, sollte man oder sollte man eben nicht die Gesundheit der Bevölkerung oder von Populationen vermessen und zu verbessern suchen? Inwiefern ist Gesundheit eine öffentliche und nicht bloß eine private Aufgabe? Solche Fragen werden bisher mehr in den Geisteswissenschaften, vor allem in der akademischen Philosophie, als in den Gesundheitswissenschaften selbst thematisiert. Manche Philosoph*innen betonen, dass die Bezugnahme auf das Gut Gesundheit allein nicht hinreichend ist, um Gesundheit und ihre Förderung als öffentliche Aufgabe zu fassen, und kritisieren ein solches Verständnis, zumal es unklar erscheint, wie sich Gesundheit definieren lässt (Schramme 2016). Ein weiterer Kritikpunkt besteht darin, dass Gesundheit als Wert verabsolutiert und dadurch der Blick darauf verstellt wird, dass es weitere Werte für Menschen gibt, die ihnen nicht minder teuer sind, wie z. B. Genuss, materielle Güter oder Anerkennung. Angesichts dieser Kritik, so konstatieren manche, bedürfen Public Health und wohl auch die Gesundheitswissenschaften einer „normativen Problematisierung" (Huster/Schramme 2016, 57). Entsprechend notwendig sind interdisziplinäre Diskurse, die eben auch ethische Fragen thematisieren, um die versteckten normativen Ansprüche von Public Health und der Gesundheitswissenschaften offenzulegen, kritisch zu hinterfragen und auf ihre Legitimität zu prüfen (Schramme 2016).

Die moderne Bioethik – also die Ethik der Medizin, der Biowissenschaften und der biomedizinischen Forschung – hatte einen wichtigen Ausgangspunkt in der Erkenntnis, dass individuelle Rechte besser geschützt und gestärkt werden müssen. Historisch betrachtet hatten Patient*innen und Forschungsteilnehmende kaum Mitspracherecht, und besonders vulnerablen Gruppen – etwa Gefangenen oder Prostituierten – wurde wenig Schutz vor Missbrauch in der medizinischen Forschung zuteil. Es ging also vorrangig darum, problematische Dimensionen der etablierten paternalistischen Entscheidungsstrukturen in Medizin und Forschung zu reduzieren, und stattdessen die individuelle, informierte Einwilligung zu stärken. Nun wird aber argumentiert, dass Public Health und die Gesundheitswissenschaften durch ihre Beschäftigung mit Bevölkerungsgruppen einen anderen Ausgangspunkt und Fokus haben als die klassische Bioethik. Schließlich steht nicht der Schutz individueller Rechte im Vordergrund, sondern die Gesundheit ganzer Bevölkerungsgruppen (Faden/Shebaya 2016). Folglich sollten bei Public Health und den Gesundheitswissenschaften auch andere normative Perspektiven im Vordergrund stehen, darunter insbesondere spezifisch gruppenbezogene Normen wie etwa Solidarität, Gerechtigkeit oder Reziprozität.

Aufgrund dieses Unterschieds erscheinen die Gesundheitswissenschaften und Public Health entfernter von konkreten ethischen Entscheidungen und rühren oft weniger an der individuellen Moral als Einzelfallentscheidungen. Ein Beispiel kann das verdeutlichen: Wenn bekannt wird, dass eine bestimmte kostenintensive Gesundheitsintervention diese oder jene Auswirkungen auf die Gesamtbevölkerung hat oder dass die gesundheitliche Ungleichheit in Deutschland ansteigt, wird das in der öffentlichen Wahrnehmung häufig anders wahrgenommen und bewertet, als wenn beispielsweise in den Medien in Echtzeit über das Schicksal tragisch verunglückter Kinder mit riskanten Rettungsaktionen berichtet wird. Der Sorge um konkrete Personen folgt ebenfalls die bereitwillige Zuweisung von finanziellen Mitteln. Wären sie jedoch in die Prävention des jeweiligen Unglücks oder anderer Katastrophen investiert worden, hätten die Mittel womöglich mehr Menschenleben retten können. Dieses Phänomen bezeichnet man als Bias gegenüber identifizierbaren Personen (Cohen/Daniels/Eyal 2015): Konkreten identifizierbaren Leben wird mehr Aufmerksamkeit geschenkt als statistisch erfassten oder auch zukünftigen Leben. Ein solcher Bias lässt sich zwar psychologisch erklären, aus ethischer Sicht stellt sich jedoch die Frage, ob solch eine Priorisierung der Vermeidung oder Linderung des Schadens, den konkrete Personen erleiden, gegenüber statistischem, zukünftigem Schaden (gemessen beispielsweise in Verlust an Lebensjahren oder gesundheitlichen Ungleichheiten) gerechtfertigt werden kann.

Eine ähnliche, ethisch relevante Frage ergibt sich auch in Bezug auf die Distanz zu konkreten Personen: Je näher uns Personen stehen (sei es familiär, örtlich oder in Bezug auf andere Merkmale), desto wichtiger erscheinen sie uns im Vergleich zu entfernteren, aber durchaus konkret identifizierbaren Personen, mit denen wir weniger gemein zu haben glauben. Auch hier lässt sich psychologisch erklären, warum wir Näherstehende bevorzugen. Gleichwohl muss auch hier gefragt werden, ob diese Bevorzugung ethisch gerechtfertigt werden kann.

1.2 Ethische Konfliktfelder in den Gesundheitswissenschaften bzw. Public Health

Bei der Evaluation und Planung bevölkerungsbezogener Gesundheitsinterventionen geht es aus ethischer Sicht darum zu prüfen, ob diese Interventionen gerechtfertigt sind. Hierbei treten eine Vielzahl von Fragen und Herausforderungen auf, die im Folgenden kursorisch dargestellt werden. Wie stark greifen Interventionen und Maßnahmen in die Entscheidungsfreiheit des Einzelnen ein? Welche Folgen mit Blick auf die Gesundheit der Bevölkerung sind angesichts welcher Kosten realistisch zu erwarten? Wie beeinflussen Interventionen den Zusammenhalt und Solidarität in einer Gesellschaft? Ist die Verteilung gesundheitlicher Determinanten und die daraus folgende Verteilung von Gesundheit gerecht?

Bei der Betrachtung gesundheitswissenschaftlicher Methoden stellt sich zudem die Frage nach der Angemessenheit ökonomischer Bewertungen. Außerdem spielt ethische Reflexion im Rahmen gesundheitswissenschaftlicher Forschung eine wichtige Rolle: Wie geht man in epidemiologischen Studien mit dem Schutz der Privatsphäre und der Autonomie von Proband*innen um? Wie bewertet man möglicherweise konfligierende Interessen zwischen Forschenden und Fördermittelgebern? Fragen der Integrität, etwa in Bezug auf *Citation Bias* oder Publikationsstrategien, müssen ebenfalls diskutiert werden. Auch die Gesundheitsberichterstattung ist ihrerseits beeinflusst von Wertentscheidungen. Diese zeigen sich beispielsweise in der Themenwahl, die immer auch eine Priorisierung von Themen bedeutet und Teil eines Agenda-Settings sein kann (Kuhn 2016).

In Bezug auf die Gesundheitskompetenz der/des Einzelnen ist eine der normativ relevanten Fragen, wann Personen überhaupt verantwortliche und selbstbestimmte Entscheidungen treffen können: Unter welchen gesellschaftlichen Bedingungen können kompetente Entscheidungen erwartet werden, welche strukturellen Bedingungen, wie etwa der sozioökonomische Status von Personen, schränken Kompetenzen und Freiheiten möglicherweise ein, oder was soll geschehen, wenn sich Einzelne – obwohl kompetent – *gegen* gesundes Verhalten entscheiden.

In Bezug auf den Einsatz digitaler Technologien im Gesundheitskontext sind zudem Fragen des Datenschutzes und der Datenverfügbarkeit, epistemologische Fragen zu einem möglichen Bias der Algorithmen oder der Verzerrung epidemiologischer Daten sowie Fragen der Überwachung und Kontrolle ethisch relevant.

Bei einer Analyse sozialer Determinanten von Gesundheit geht es aus ethischer Sicht vor allem darum zu bestimmen, welche gesundheitlichen Ungleichheiten innerhalb einer Bevölkerungsgruppe akzeptabel sein können und welche ungerecht sind. So stellt sich mit Blick auf die Diversität einer Gesellschaft die Frage, ob Merkmale wie Geschlecht, Staatsangehörigkeit oder Aufenthaltsstatus verschiedene Behandlungen rechtfertigt, vielleicht sogar erfordert, oder eben gerade nicht. Außerdem ist aus ethischer Sicht zu klären, welche Strukturen des Versorgungssystems gerecht sind und wie das Gesundheitssystem organisiert sein sollte, um Gesundheitsleistungen möglichst adäquat, effektiv und gerecht liefern zu können.

Dieser kursorische Überblick zeigt, dass die ethischen Fragen und Herausforderungen in den Gesundheitswissenschaften und Public Health mannigfaltig sind und systematischer Reflexion bedürfen. Deshalb muss ethische Reflexion besser in das Spektrum der Gesundheitswissenschaften integriert werden.

1.3 Ethik als Teil der Gesundheitswissenschaften

Die kompetente Berücksichtigung ethischer Aspekte sollte im Rahmen der multidisziplinär ausgerichteten und zumeist empirisch orientierten Gesundheitswissenschaften fest verankert sein und dabei den aktuellen Stand der wissenschaftlichen Ethik berücksichtigen.

Grundlegend geht Ethik von der Begründungsbedürftigkeit von Überzeugungen, Normen und Werten aus – zumal, wenn diese miteinander in Konflikt geraten oder wenn unsere moralischen Alltagsüberzeugungen unzureichend sind. Dabei ist Ethik keine Wissenschaft im Sinne einer an Empirie orientierten und auf „experimentelle[n] Prüfverfahren" (Nida-Rümelin 2005; Nuffield Council on Bioethics 2007) basierenden Disziplin. Ethik ist aber dennoch Wissenschaft, wenn auch in einem „schwachen Sinne" (Nida-Rümelin 2005), da sie durch argumentative Überprüfungen zu einer Systematisierung von Aussagen kommt. Als wichtigste Methode der Ethik könnte man entsprechend philosophisches Reflektieren, Argumentieren und Begründen ansehen (Düwell/Hübenthal/Werner 2011). Das bedeutet, dass Ethik bisher unbegründete Aussagen über unsere eher intuitiven Überzeugungen (z. B.: „Gesundheitliche Ungleichheiten erscheinen mir nicht wünschenswert.") mit argumentativ hergeleiteten, schlüssigen Gründen und Aussagen zu prüfen und zu begründen versucht (z. B.: „Gerechtigkeit bedeutet Gleichheit an Chancen, ein gutes Leben führen zu können. Als moralisch Gleichwertige haben alle Mitglieder einer Gesellschaft einen gleichen Anspruch auf solche Chancen."). Auf diese Weise nutzt die philosophische Ethik Argumentationsmuster, die in Form ethischer Theorien dargestellt werden können. Diese Theorien fungieren dann ihrerseits als Basis, von der aus man neue, unsichere Überzeugungen prüfen und entsprechend einordnen (annehmen, ablehnen, modifizieren) kann. Die so entstehenden theoretischen Argumentationsmuster, die auch ethische Grundsätze und konkrete Urteile beinhalten, können dann bei der Suche nach Lösungen für moralische Konflikte konsultiert werden. Damit werden mögliche Antworten und Intuitionen hinterfragt, geprüft und anschließend bestätigt oder verworfen.

2 Ethisch-normative Grundorientierungen

Verschiedene „normative Grundorientierungen ethischer Bewertung" (Quante 2008), verstanden als Referenzsysteme, erlauben die Begründung normativer Urteile und können bei der Diskussion eines ethischen Konfliktes herangezogen werden. Prominente Beispiele sind die Theorie des Utilitarismus oder eine Pflichtenethik im Sinne Kants, doch auch ethische Prinzipien wie Autonomierespekt oder Schadensverbot, die aus verschiedenen Theorien heraus plausibilisiert werden können, liefern solch normative Grundorientierungen.

Ein ethischer Konflikt besteht, wenn zwei (oder mehrere) Handlungsoptionen geboten erscheinen, aber die Durchführung mehr als einer der Handlungsoptionen problematisch oder unmöglich ist, sodass eine Entscheidung zwischen den Optionen unvermeidlich ist. In solchen Fällen können mithilfe normativer Theorien oder ethischer Prinzipien die Situation und die verfügbaren Optionen differenziert analysiert werden, sodass eine reflektierte und begründete Entscheidung getroffen werden kann.

Ein Ansatz in der praxisbezogenen Ethik ist es, einer einzigen, ausgewählten Theorie konsequent zu folgen und auf diese Weise eine Entscheidung zu treffen. Pluralistische Ansätze dahingegen gehen davon aus, dass einzelne Theorien jeweils bestimmte normative Aspekte besonders gut plausibilisieren können, und dass deswegen überzeugende Urteile und Handlungsweisen die Einsichten verschiedener Grundorientierungen berücksichtigen sollten. Tatsächlich ist die direkte Anwendung einer Theorie oder die Fokussierung auf einzelne Prinzipien weder einfach noch überzeugend. Im konkreten Kontext von Gesundheitswissenschaften und Public Health haben sich einige „Ethiktools" bewährt, die grundsätzlich pluralistisch sind.

2.1 Konsequentialismus

In der Literatur wird beschrieben, dass die in Public Health eingenommene Perspektive auf die Gesundheit der Bevölkerung üblicherweise als *outcome*-orientiert oder, in ethischer Terminologie, „konsequentialistisch" gesehen werden kann (Powers/Faden 2006). Der Fokus – und das implizite Ziel – der Gesundheitswissenschaften und von Public Health ist laut diesem Verständnis die Verbesserung der Gesundheit der Bevölkerung (Childress et al. 2002). Dementsprechend wird von der ethischen Position des „Konsequentialismus" die vermehrte Gesundheit als ethisch plausible bzw. normative Ziel- und Messgröße für die Beurteilung von Handlungsfolgen in diesem Bereich herangezogen. Konsequentialistische Ansätze bewerten Handlungen und Unterlassungen anhand ihrer *Folgen* – und nicht nach Absichten, Motiven oder der Prinzipientreue der Handelnden (Birnbacher 2016). Dabei geht es darum, die auf die Gesundheit der Bevölkerung bezogenen sozialen Verhältnisse zu erforschen und ausgehend davon Interventionen zu entwickeln und zu implementieren, die positive gesundheitliche Auswirkungen auf Bevölkerungsebene haben. Interventionen, die die bestmöglichen Folgen insgesamt betrachtet hervorbringen, sind dann moralisch geboten. Allerdings erscheinen in dieser Perspektive die Folgen für das einzelne Individuum als nachrangig: Ob mögliche Interventionen keine, geringe oder sogar negative Folgen für die/den Einzelnen haben, wird dem erwarteten positiven Nutzen auf Bevölkerungsebene normativ nachgeordnet. Dies kann vor allem aus Sicht des impliziten Norm- und Wertverständnisses der verwandten, stark individualistisch ausgerichteten medizinischen Wissenschaft befremdlich wirken.

Ferner wird aus konsequentialistischer Perspektive auch der von den Gesundheitswissenschaften und Public Health oft priorisierten Verhütung von Krankheiten (Prävention) vor der kurativen Medizin zugestimmt. Dem immanenten *Telos* (Ziel/Zweck) der Gesundheitswissenschaften und Public Health, nämlich der Gesundheit und ihrer Erhaltung bzw. Vermehrung, wird mithin Rechnung getragen, wenn auf der Bevölkerungsebene große, messbare Präventionseffekte in allen Bevölkerungsgruppen und sozialen Schichten sichtbar werden. Verfügt man beispielsweise über ein bestimmtes Budget, mit dem man entweder Präventionsmaßnahmen auf Bevölkerungsebene (z. B. gesundheitsförderliche oder krankheitspräventive Aufklärungskampagnen gegen Krebs oder kardiovaskuläre Erkrankungen) implementieren kann, von denen erwartet wird, dass sie kleinere Gesundheitseffekte bei vielen Menschen zeitigen, oder aber stattdessen wenige Kranke individuell zu heilen versucht, würde wohl oft Ersteres bevorzugt werden: Bei einer großen Anzahl von Menschen jeweils eine zusätzliche kleine Anzahl gesunder Lebensjahre zu ermöglichen, wiegt gemäß der konsequentialistischen Betrachtung mehr, als bei wenigen Menschen die Lebensqualität und die Lebensjahre drastisch zu erhöhen. Rose (1981) hat hierzu ein inzwischen klassisch gewordenes Präventionsparadox formuliert: Man erhält auf Bevölkerungsebene mehr positive gesundheitliche Effekte, wenn man die geringen Krankheitsrisiken bei einer größeren Anzahl von Personen adressiert, als wenn man die Gesundheit von Hochrisikogruppen – die auf Bevölkerungsebene einen relativ kleinen Anteil ausmachen – zu verbessern versucht. Kurzum, Massenstrategien (für niedrige Risiken) sind aus epidemiologischer Sicht *prima facie* Hochrisikostrategien vorzuziehen. Auch aus der

Sicht der konsequentialistischen Ethik ist ein solches, auf die Maximierung von *Outcome* zielendes Vorgehen, attraktiv. Es ist eine wichtige Aufgabe der Public Health-Ethik, unter Berücksichtigung weiterer normativer Theorien, Werte und Prinzipien, solche in den Gesundheitswissenschaften traditionell weit verbreiteten Annahmen kritisch zu hinterfragen und auf ihre normative Plausibilität zu überprüfen.

Ein weiteres Beispiel für eine verbreitete aber normativ zu diskutierende konsequentialistische Aufsummierungsstrategie ist die Berechnung der Krankheitslast auf Bevölkerungsebene (*burden of disease*). Diese Krankheitslast wird in Lebensjahren gemessen, die vorzeitig verloren oder durch Krankheit und Behinderung eingeschränkt wurden. Diese Metrik bietet nicht nur eine Möglichkeit des Vergleichs der Gesundheit von Bevölkerungsgruppen, sie impliziert vielmehr auch, dass ein Weniger an gesundheitlich eingeschränkten Lebensjahren (gemessen in *Disability Adjusted Life Years*, DALYs) besser ist als ein Mehr an DALYs. Was ein Verlust oder eine Wiedergewinnung von DALYs auf Populationsebene bedeutet, lässt sich dabei allerdings nicht direkt auf individuelle Personen übertragen.

Utilitarismus

Oft wird das Bestreben, die Gesundheit der Bevölkerung zu mehren oder gar zu maximieren, auch mit einer besonderen Form konsequentialistischer Ethik in Verbindung gebracht: dem Utilitarismus. Das utilitaristische Prinzip gebietet, einen subjektiven Wert – nämlich den Nutzen, der sich als „das Ausmaß des von einer Handlung bewirkten Glücks, Wohlbefindens oder der Befriedigung von Wünschen (Präferenzen)" (Birnbacher 2011, 96) fassen lässt – in seiner Bemessung über alle Personen einer sozialen Gruppe hinweg aufzusummieren, um ihn dann insgesamt zu maximieren. Was zählt, ist demgemäß, dass am Ende im Ganzen mehr positiver als negativer Nutzen für die Gruppe entstanden ist. Dies kann man als „Nettonutzen" bezeichnen. In der klassischen Formulierung zielt der Utilitarismus dementsprechend darauf, den größtmöglichen Nutzen für die größtmögliche Zahl von Menschen zu erreichen. Geboten ist demnach ein Handeln, das aller Wahrscheinlichkeit nach den größten Nettonutzen hervorbringt – wobei freilich auch unbeabsichtigte Handlungsfolgen berücksichtigt werden müssen (Birnbacher 2016). Hieran sieht man eine Nähe zu modellierenden quantitativen Ansätzen, die auch in der Gesundheitsökonomie und Epidemiologie prävalent sind. In der zentralen Rolle der Wahrscheinlichkeitsberechnung liegt eine weitere Parallele von Utilitarismus und gesundheitswissenschaftlichen Ansätzen, die auf eine Bestimmung der Gesundheitsrisiken zielen (und Gesundheit oft mindestens als Bestandteil von

Nutzen oder Glück sehen, wenn sie beides nicht gar fälschlich miteinander identifizieren). Aus utilitaristischer Sicht sind prima facie all diejenigen Gesundheitsinterventionen geboten, die effektiv das Wohlbefinden mehren und dabei verhältnismäßig günstig und sicher sind. Vorrangig ist hier die Effizienz. Dabei müssen auch indirekte Kosten wie Opportunitätskosten und der Wert des Vertrauens, das die Bevölkerung öffentlichen Institutionen entgegenbringt, und nicht nur die in Geldeinheiten ausgedrückten Kosten einer Intervention, berücksichtigt werden. Dies kann beispielsweise wichtig sein, um die öffentliche Ordnung aufrechtzuerhalten, die wiederum der Mehrheit nützlich ist. Da aus utilitaristischer Sicht der persönlichen Freiheit ein eher nachgeordneter Wert beigemessen wird, kann sie grundsätzlich auch gesundheitliche Zwangsmaßnahmen rechtfertigen, wobei allerdings alle potenziellen Handlungsfolgen abzuschätzen sind. So könnte bei einer Verordnung von Zwangsinterventionen das Vertrauen in öffentliche Institutionen unterminiert werden oder die Zwangsinterventionen könnten zu einem anderen, gesundheitlich nicht zuträglichen führen (Betsch/Böhm 2015), sodass in diesem Fall auch aus utilitaristischer Sicht Zwang abzulehnen wäre.

Dass konkrete Leben gegenüber statistischen Leben bevorzugt werden, ist aus utilitaristischer Sicht – zumindest auf den ersten Blick – nicht begründbar. Dies gilt insbesondere dann, wenn die Ressourcen, die durch die Nichtrettung eines konkreten Lebens (so bedauerlich der Verzicht auf die Rettung auch sein mag) frei würden, höchstwahrscheinlich und absehbar mehrere Menschen retten könnten. Wenn aber die eigentlich ineffiziente Rettung des Einzelnen das Vertrauen der Bevölkerung in die öffentlichen Institutionen befördert und die Menschen so sorgloser macht und ihnen mehr Wohlbefinden bringt, ist sie aus utilitaristischer Sicht sogar geboten.

Für Utilitaristen sind Maßnahmen öffentlicher Gesundheit – konkrete Interventionen, aber auch die Etablierung öffentlichen Handelns an sich – also dann gerechtfertigt, ja sogar geboten, wenn sie insgesamt mehr positive Folgen für die Gesundheit der Bevölkerung haben als negative.

2.2 Deontologie

Deontologie ist der Überbegriff für Theorien, die versuchen, unbedingt gebotene Handlungen und Handlungstypen zu identifizieren. Dies ist eine fundamentale Gegenströmung zum Konsequentialismus, der zur ethischen Bewertung die Handlungsfolgen und den aufsummierten Nutzen heranzieht. Dahingegen gehen Deontolog*innen davon aus, dass es in bestimmten Situationen um seiner selbst gebotene Handlungen gibt, die in der deontologischen Tradition oftmals als „Pflicht" bezeichnet werden. Ob eine Handlung erlaubt, geboten oder verboten ist, ist dabei abhängig von den „intrinsischen Charakteristika der zu beurteilenden Handlung" (Rothhaar/Hähnel 2016, 72). Ein Beispiel für eine deontologische Begründung wäre das Argument, dass man Menschen *niemals* töten darf, weil sie einen besonderen und absoluten Wert, Menschenwürde, haben. Der Wert der einzelnen Person ist in ihrer Vernunftfähigkeit und Freiheit begründet, wie etwa Kant betont. Dieser besondere Wert der einzelnen Person verbietet es, sie allein danach zu bewerten, ob oder inwiefern sie einen Nutzen für andere Personen hat. Folglich verbieten deontologische Ethiken es, den Einzelnen für andere oder gar eine größere Gruppe zu „instrumentalisieren" (Kant 1785/1983; Rothhaar/Hähnel 2016). Auch eine Nutzenaufsummierung über Personen hinweg – wie sie im Rahmen konsequentialistischer Ethiken geboten ist – ist nicht legitim, weil sie dem Wert und der persönlichen Erfahrung des Einzelnen nicht hinreichend Rechnung trägt. So sind Effizienzüberlegungen gegenüber der Berücksichtigung individueller (negativer wie positiver) Rechte als nachrangig anzusehen. Diskriminierung aufgrund von Eigenschaften wie Alter oder ethnischer Zugehörigkeit sind nicht akzeptabel, da sie grundlegende Rechte von Personen nicht berücksichtigen (Rothhaar/Hähnel 2016).

2.3 Autonomierespekt und Paternalismus

Ein wichtiges ethisches Prinzip in den Gesundheitswissenschaften und Public Health ist der Respekt der Autonomie. Der Wert der Selbstbestimmung spielt in deontologischen Ethiken eine zentrale Rolle, kann aber auch konsequentialistisch begründet werden. Autonomie bezeichnet die als wertvoll und schützenswert angesehene Fähigkeit, Entscheidungen für sich zu treffen, eigenverantwortlich handeln zu können und frei von Zwang zu sein. Autonome Personen können und sollen selbstbestimmt handeln. Autonomierespekt bedeutet, alle Eingriffe in die Selbstbestimmung – und das Anrecht auf Autonomie – von Personen als rechtfertigungspflichtig anzusehen (Schramme 2016). Zu diesen Eingriffen gehört auch wohlwollende Bevormundung, also paternalistisches Handeln. Oft wird aber gerade das auf die Beförderung der Bevölkerungsgesundheit zielende Handeln von öffentlichen Institutionen als paternalistisch angesehen – vor allem, wenn es um die Regulierung von Genuss- bzw. Suchtmitteln wie Zucker, Tabak oder Alkohol geht. In diesem Zusammenhang wird im Englischen oft das Bild des *Nanny State* bemüht, womit ein Staat gemeint ist, der wie eine Gouvernante das ihm anvertraute unmündige Individuum zur Gesundheit zwingen will (Coggon 2018). Ob jede Regulierung von Sucht- und Genussmitteln eine ungerechtfertigte Bevormundung ist – was voraussetzen würde, jede Person wisse, was ihr eigentliches Interesse sei und dass ihr bisheriges Verhalten Gesundheitszielen widerspreche –, muss für den jeweils konkreten Fall diskutiert werden; genauso wie die allgemeineren Fragen, was das Wohl von Personen ist, inwieweit sozioökonomischer Status oder andere gesellschaftliche Faktoren die Freiheitsgrade einschränken und ab welchem Alter oder Reifegrad eine Person als autonom zu gelten hat.

Ein besonderes Konzept, das in diesem Zusammenhang seit einigen Jahren intensiv diskutiert wird, ist der „libertäre Paternalismus" (Thaler/Sunstein 2008). Dieser Ansatz schlägt für den Bereich der öffentlichen Gesundheit vor, eine „Entscheidungsarchitektur" zu konstruieren, die es dem Individuum nahelegt und erleichtert, gesundheitsbewusste Handlungen zu vollziehen. Ein klassisches Beispiel ist, wenn in Kantinen gesundes Essen an Stellen angeboten wird, wo es – empirischer Forschung zufolge – eher gewählt wird. Eine solche Entscheidungsarchitektur ist im eigentlichen Sinne durchaus paternalistisch, weil die Interventionen auf eine Änderung des Verhaltens zum Wohle der Gesundheit eines Handelnden abzielen. Dieses „Stupsen" (*nudging*) zum gewünschten gesünderen Verhalten respektiert jedoch aus Sicht der Verfechter eines libertären Paternalismus die Autonomie des Einzelnen, der sich ja immer noch gegen das gesunde Essen entscheiden könnte.

Die sogenannte „Interventionsleiter" des *Nuffield Council on Bioethics* (2007) stellt ein Spektrum von Kategorien von Public-Health-Maßnahmen dar, die verschiedene Grade einer „Freiheitsbeschränkung" darstellen: Von staatlichem *Laissez-faire*, über Aufklärung und „Stupsen" sowie Handlungsanreize setzen bis hin zu staatlichem Zwang (wie beispielsweise Tempolimits). Ein solches Schema kann bei der strukturierten Erörterung von Handlungsoptionen dienlich sein, wenn diskutiert wird, wie viel Freiheitsbeschränkung rechtfertigbar ist.

2.4 Das Schadensprinzip

Ein weiteres zentrales Prinzip in der Public-Health-Ethik ist das sogenannte „Schadensprinzip" (*harm principle*) (Faden/Shebaya 2016; Nuffield Council on Bioethics 2007). Dieses Prinzip geht auf John Stuart Mill zurück. Nach Mill (1859/2008) darf man sich nicht bevormundend, also paternalistisch, in die Freiheit des Einzelnen einmischen, solange dieser nur sich selbst schädigt und durch einen Eingriff nicht Schaden von Dritten abgewendet werden kann. Dabei argumentiert Mill utilitaristisch und nicht, wie es vielleicht auf den ersten Blick erscheint, deontologisch. Mills Begründung lautet in diesem Fall, dass es den individuellen Charakter schärft, individuelle Talente fördert und gesellschaftlichen Fortschritt und somit letztlich Nutzen bringt, wenn Personen Freiheit vor Bevormundung gewährt wird und diese daher auch Fehler machen und sich selbst schädigen können (Beauchamp 1995). Es ist aus dieser Sicht durchaus legitim, das Rauchen in öffentlichen Räumen (weiterhin) zu verbieten, sofern dies damit begründet wird, Dritte und nicht die Raucherin bzw. den Raucher selbst zu schützen.

Faden und Shebaya (2016) betonen, dass das Schadensprinzip in freiheitlich orientierten Gesellschaften weithin anerkannt und auch als eine der Grundlagen gesehen wird, um Maßnahmen der öffentlichen Gesundheit zu rechtfertigen – aber eben nur, insofern sie Dritte schützen. In diesem Zusammenhang stellt sich allerdings die Frage, wie man Schaden zu verstehen hat. Die Helmpflicht für Motorradfahrer*innen scheint Dritte auf den ersten Blick nicht zu betreffen. Wenn aber weitere Personen von einer bzw. einem Verunglückten abhängig sind oder schwerere, vermeidbare Verletzungen die Allgemeinheit oder auch nur das Krankenhauspersonal (und durch Opportunitätskosteneffekte Dritte) tangieren, lässt sich eine vermeintlich paternalistische Maßgabe wiederum als eine Schadensvermeidung Dritter deuten. Es ist daher eine wichtige Aufgabe, „Schaden an der Allgemeinheit" möglichst genau zu definieren. Ebenso relevant ist die Erörterung, was Schaden überhaupt ist. Ferner müsste eine relative Gewichtung verschiedener Arten von Schaden – z. B. physischer, ökonomischer, individueller oder bevölkerungsbezogener – entwickelt werden.

2.5 Gerechtigkeit

Seit Aristoteles ist Gerechtigkeit eine zentrale normative Grundorientierung, die sich mit Fragen des Zusammenlebens und der Verteilung von Gütern in Gesellschaften befasst. Dabei spielt der Wert der Gleichheit eine herausgehobene Rolle. Auch in der gesundheitswissenschaftlichen Forschung ist „Gerechtigkeit" als ein handlungsleitendes Ziel weitgehend anerkannt, insbesondere in der Ungleichheitsforschung hinsichtlich bevölkerungsbezogener Gesundheitsinterventionen. In Public Health und den Gesundheitswissenschaften sind die Arbeiten Margaret Whiteheads dazu besonders einflussreich, die die normative Dimension von *Health Equity* (Gesundheitsgerechtigkeit) hervorgehoben, das Konzept definiert und Handlungsprinzipien daraus abgeleitet hat (Whitehead 1992). Ihre Arbeiten zeigen, welche gesundheitlichen Ungleichheiten ungerecht sind und in welchen Bereichen Gesundheitsinterventionen besonders geboten sind. Trotz der praktischen Nützlichkeit dieses Modells ist die Frage, was unter „Gerechtigkeit in der Gesundheit" verstanden werden soll, noch nicht abschließend beantwortet. Entsprechend wichtig ist es, konkrete Konzeptionen der Gesundheitsgerechtigkeit zu betrachten, um wohlbegründete praktische Schlüsse ziehen zu können.

Norman Daniels' Konzept der Gesundheitsgerechtigkeit (Daniels 2008; Rauprich 2016) beispielsweise zielt auf faire Chancen, ein normales Leben zu leben. Für diese Form der Chancengerechtigkeit ist eine faire Verteilung von Gesundheit und ihrer Determinanten wichtig. Da Gesundheit nach Daniels ein besonderes, Chancen ermöglichendes Gut ist, ist es wichtig, dieses Gut möglichst klar zu definieren, um es operationalisieren zu können. Daniels folgt dabei einem naturalistischen Gesundheitsbegriff, der Gesundheit und Krankheit nicht danach unterscheidet, ob sich Menschen in subjektiv positiv oder negativ bewerteten physischen und mentalen Zuständen befinden – was für utilitaristische Ansätze zentral wäre –, sondern ob sie objektiv gesehen so funktionieren, wie man es von Menschen in ihrem Alter erwarten können sollte. Er sieht Gesundheit als „normale Funktionsfähigkeit" an, durch die Individuen an den normalen Lebensmöglichkeiten einer gegebenen Gesellschaft teilhaben können. Angesichts dieser zentralen Rolle von Gesundheit sollte Krankheit verhindert, geheilt oder kompensiert werden. Dass jede Person einen individuellen Anspruch hat, möglichst gesund leben zu können, liefert in Daniels' Konzept der Gesundheitsgerechtigkeit die sozialethische Begründung für Public Health-Anstrengungen und die öffentliche Förderung gesundheitswissenschaftlicher Forschung. Für Daniels ist Gesundheitsgerechtigkeit dabei besonders mit Blick auf vulnerable und benachteiligte Gruppen zentral, deren Chancen auf normale Lebensmöglichkeiten es zu verbessern gilt.

Ein weiterer, derzeit intensiv diskutierter Gerechtigkeitsansatz ist der sogenannte „Capabilities Approach of Justice" (u. a. Nussbaum 2006). Dieser Ansatz wird als Befähigungsgerechtigkeit oder auch Verwirklichungschancenansatz der Gerechtigkeit übersetzt und auch für den Bereich Public Health weiterentwickelt (Ried 2016; Venkatapuram 2011). In diesem Ansatz geht man davon aus, dass es verschiedene Dimensionen menschlichen Wohlergehens gibt, die für alle Personen geschützt und gerecht gefördert werden sollen (Powers/Faden 2006). Die zentralen Dimensionen des Wohlergehens, darunter Gesundheit und Bildung, sind dabei irreduzibel, müssen für alle zugänglich sein und dürfen nicht gegeneinander ausgespielt werden (Powers/Faden 2006). Gesund zu sein wird dementsprechend als ein Zustand verstanden, der erstrebenswert ist und zum Wohlergehen gehört. Ziel dieses Ansatzes ist es sicherzustellen, dass alle an der Gesellschaft teilhaben können und nicht aus dieser ausgeschlossen werden (Ried 2016). Dies rechtfertigt allerdings kein streng paternalistisches Handeln mit dem alleinigen Ziel der Herbeiführung dieses Zustandes. Es reicht auch nicht, nur auf die Zuweisung von (materiellen) Gütern – wie dem Zugang zu Gesundheitsinterventionen – zu achten. Stattdessen müssen die „real gegebenen Möglichkeiten und Fähigkeiten zur tatsächlichen Nutzung dieser Güter" (Ried 2016, 101) in den Fokus der Verteilungsfragen rücken. Damit wird insbesondere die Freiheit jedes Einzelnen gesichert, selbst zu entscheiden, welche Möglichkeiten (*capabilities*), auch mit Blick auf Gesundheit, gewählt und realisiert werden (*functionings*). Durch diesen Fokus auf Verwirklichungschancen wird die Fähigkeit und die Möglichkeit der Entscheidung, ein gesundes Leben zu führen, zur Zielgröße. Eigenverantwortung kann allerdings nur postuliert – und negative Folgen einer persönlichen Entscheidung können nur akzeptiert – werden, wenn staatliches Handeln vorher tatsächlich die Bedingungen für eigenverantwortliches Handeln sichergestellt hat. Aus Sicht des *Capabilities Approach* sind die Gesundheitskompetenz sowie die Verbesserung sozialer Determinanten von Gesundheit und „Gesundheit in allen Politikbereichen" (*Health-in-All-Policies*-Ansatz) zentrale Ansatzpunkte.

Zusätzlich zu diesen gerechtigkeitstheoretischen Begründungen des Anspruchs auf Gesundheitsleistungen sind, laut Daniels, Aspekte der *prozeduralen* Gerechtigkeit zu berücksichtigen: Der Anspruch, jeder Person Chancen auf die Verwirklichung von Gesundheit, lässt sich aufgrund begrenzter Ressourcen nicht immer erfüllen. Angesichts dieser praktischen Herausforderung sollten jedoch zumindest die Entscheidungsprozesse öffentlicher Akteure fair gestaltet sein. Das bedeutet für Daniels, dass Entscheidungsträger verpflichtet sind, Rechenschaft über die Angemessenheit der von ihnen getroffenen Entscheidungen abzulegen. Zu den Kriterien für diese Angemessenheit gehört, dass die Begründungen öffentlich zugänglich und nachvollziehbar sowie für unparteiische Personen annehmbar sind und dass Entscheidungen – nach Einspruch oder bei Vorliegen neuer wissenschaftlicher Evidenz – ggf. revidiert werden können (Daniels 2008; Rauprich 2016).

Im Zusammenhang mit der Globalisierung nehmen auch Fragen der globalen Gesundheit in ihrer Bedeutung zu. Für die Public Health-Ethik sind eine Reihe von Themen von Bedeutung, darunter medizinische Forschung in Ländern mit niedrigem und mittlerem Einkommen, globale Pandemien, *Brain Drain*, Migration und Flucht, Interkulturalität, Humanitäre Hilfe, Antibiotikaresistenz, Klimawandel, Universalität ethischer Werte versus partikularer Werte. Die ethischen Diskussionen der globalen Gesundheit werden zumeist ausgehend von der empirischen Einsicht geführt, dass mit zunehmender Armut eines Landes die Mortalität und Morbidität der Bevölkerung zunimmt und die Funktionalität von Gesundheitssystemen abnimmt. Hier zeigt sich, analog zu Diskussionen über nationale Gesundheitsungleichheit, ein massives Ungleichheitsproblem von globaler Dimension. Bisherige theoretische Ansätze der Gesundheitsgerechtigkeit – wie die dargestellten – fokussieren jedoch primär auf den nationalen Kontext. Im Zusammenhang mit globaler Gesundheit gerät nun der moralische Kosmopolitismus als theoretisches Fundament stärker in die Diskussion (Hunter/Dawson 2011; Pinto/Upshur 2013). Dieser Ansatz hebt die moralische Gleichwertigkeit aller Menschen weltweit hervor. In Fragen des guten Zusammenlebens stehen also nicht nur Bürger*innen eines Landes im

Fokus, sondern alle Menschen als „Weltbürger" (Brock 2009). Fragen der globalen Gesundheitsgerechtigkeit stehen dabei immer auch in engem Zusammenhang zu globalen Machtverhältnissen und der globalen Wirtschaftskraft eines Landes, sodass eine besondere Beachtung auch dieser Zusammenhänge erforderlich ist (Pinto/Upshur 2013). Der Kosmopolitismus als theoretische Grundorientierung fordert gesundheitspolitische Ansätze heraus, die moralische Gleichwertigkeit aller anzuerkennen und, auch und gerade vor dem Hintergrund bestehender globaler Macht- und Wirtschaftsverhältnisse, bestmöglich zu respektieren.

2.6 Soziale Beziehungen und Solidarität

Einige Ansätze der Public Health-Ethik nehmen den gesellschaftlichen Charakter von Public Health als zentralen Ausgangspunkt. Das Individuum fügt sich dabei in diese Gesellschaft ein; Individuen werden als immer in Beziehung stehende und gemeinschaftliche Menschen gesehen (Widdows 2015; Baylis/Kenny/Sherwin 2008). Beziehungen werden dabei nicht primär in Bezug auf nahe Familienangehörige verstanden, sondern als soziale Beziehungen innerhalb einer Gesellschaft (Baylis et al. 2008). Entsprechend spielen die soziale Position, Privilegien, Macht oder Diskriminierung, Ausgrenzung und Stigma zentrale Rollen, um Auswirkungen auf Gesundheit zu diskutieren. Strukturelle Dimensionen sind von entscheidender Bedeutung, also gesellschaftliche und institutionelle Normen und Praktiken, die systemisch verankert sind und die z. B. für die sozioökonomische Position einer Person oder Subgruppe von großer Bedeutung sind (Gould 2018). Aufgrund bestimmter struktureller Bedingungen kann sich beispielsweise ergeben, dass Menschen zu arm sind, um freie, verantwortliche individuelle Entscheidungen in Bezug auf Gesundheit treffen zu können (Voigt 2016). Solche relationalen Ansätze können als Alternative zu Ansätzen verstanden werden, die von isolierten, autonom entscheidenden Akteuren ausgehen, die auch in Gesellschaften primär eigennützig entscheiden und sich allenfalls aufgrund von gegenseitigen Hilfspflichten Freiheitseinschränkungen und Zugeständnisse an andere abringen lassen.

Ausgehend von der Zentralität sozialer Beziehungen etabliert sich Solidarität als ein zentrales Konzept für Fragen der Public Health und Gesundheitswissenschaften. Es betont den relationalen (in Beziehung stehenden) Aspekt der menschlichen Existenz, die gegenseitige Abhängigkeit und die Tatsache, dass persönliches und kollektives Wohlergehen miteinander verknüpft sind (Komparic et al. 2019; Dawson/Jennings 2012). Die primäre Stellung individueller Autonomie tritt hinter die Einsicht zurück, dass Eigeninteresse und gemeinsam geteilte Interessen letztendlich nicht trennbar sind (Komparic et al. 2019). In

Fragen der Gesundheit hieße das, füreinander einzustehen und sich aktiv insbesondere für schwächer Gestellte einzusetzen, auch und gerade gegen unterdrückerische oder ausgrenzende Strukturen und Dynamiken. Gesundheit wird dabei nicht als persönliche Errungenschaft angesehen, sondern als gemeinschaftliches, solidarisches Projekt, das Verantwortung für andere und Anerkennung ihrer Bedürfnisse qua Mensch einfordert, sowie die fürsorgliche Berücksichtigung der Tatsache, dass eigenes Handeln auch das anderer mit beeinflusst (Dawson/Jennings 2012; Wild/Dawson 2018).

2.7 Tugenden

Eine weitere normative Theorie, die sich auf die antike Philosophie zurückführen lässt, rückt den Begriff der „Tugend" ins Zentrum. Dabei wird angenommen, dass der tugendhafte Mensch auch in spannungsreichen Konfliktfällen aus seinem tugendhaften Charakter heraus kompetent sei, moralisch angemessen abzuwägen, zu entscheiden und zu handeln. Die Tugendethik rückt damit die Charaktereigenschaften von Handelnden – in diesem Fall den Akteuren der Gesundheitswissenschaften und Public Health – in den Vordergrund der ethischen Diskussionen. Welche Tugenden jedoch für Gesundheitswissenschaften und Public Health besonders relevant sind, ist eine noch junge Diskussion. Hähnel (2016) legt einen „Public Health-Tugend-Dekalog" vor, der u. a. Tugenden wie „Mut", „Wahrhaftigkeit", „Gerechtigkeit" und „Bescheidenheit" beinhaltet. Wie Tugenden in Verbindung mit ethischen Normen für die Gesundheitswissenschaften und Public Health operationalisiert und vermittelt werden könnten, ist eine weitere noch nicht hinreichend erörterte Frage.

3 Ethiktools für die Praxis

Die zuvor erläuterten Normen, Werte und ethischen Grundorientierungen führen nicht immer zu übereinstimmenden Einschätzungen bestimmter Handlungsoptionen, sondern können miteinander in Konflikt geraten. Dies geschieht beispielsweise, wenn der Wert der Aufsummierung gesundheitlicher Resultate in einer Bevölkerung dem Autonomierespekt oder gar dem (globalen) Gerechtigkeitsgebot entgegensteht. Wie lassen sich solche Konflikte angemessen angehen und, nach Möglichkeit, lösen? Zuerst einmal muss geklärt werden, welcher Art ein möglicher Konflikt überhaupt genau ist. Dass man das Rauchen in öffentlichen Räumen verbietet, ist beispielsweise nur auf den ersten Blick ein Konflikt zwischen Autonomierespekt und utilitaristischem Gebot der Förderung des Allgemeinwohls: Genauer betrachtet spielt hier auch das Schadensverbot Dritter eine Rolle und begründet diese Rechtsnorm hinreichend.

Für eine ethische Beurteilung ist es deswegen unerlässlich, die relevanten ethischen Normen und Werte und die möglichen Konflikte zwischen ihnen zu erkennen. Je mehr Informationen zu den in einer gegebenen Situation tangierten Normen und Werten eingeholt werden können, umso spezifischer lässt sich das ethische Problem, auch in seiner tatsächlichen Komplexität, erfassen. Eine genaue normative Analyse kann dazu beitragen, dass ein Konflikt sich (auf-)lösen lässt. Im Falle von unauflösbar einander widerstreitender Normen und Werte muss allerdings – wie in der Jurisprudenz – eine Abwägung und Entscheidung herbeigeführt werden: Welche Norm und welcher Wert wiegt schwerer, zugunsten welcher Norm und welchen Wertes wird der ethische Konflikt entschieden?

Um solche Abwägungen der Ethik in Public Health und den Gesundheitswissenschaften handlungsleitend und praktisch anwendbar zu machen, werden Ansätze entwickelt, an denen sich die Handelnden orientieren können und die ihnen helfen sollen, ihr Handeln kritisch zu reflektieren. Da es darum geht, Entscheidungen in der Praxis zu ermöglichen und zu erleichtern, werden diese Konglomerate aus Theorien und Normen auch als „Ethiktools" bezeichnet (Borchers 2016).

Als „Ethiktools" werden beispielsweise umfassendere Prüfkriterienlisten (oder „Checklisten") entwickelt, die auf ethische Gesichtspunkte bei der Bewertung von gesundheitswissenschaftlicher Forschung und Public Health hinweisen sollen (Schröder-Bäck 2014). Ferner existieren viele „Rahmenwerke" der Public Health-Ethik, die normativ mehrdimensionaler als beispielsweise die Interventionsleiter (Nuffield Council on Bioethics 2007) und offener als konkrete Checklisten sind (Laaser et al. 2017). Solche Rahmenwerke werden vor einem wertpluralistischen Hintergrund entwickelt. Statt also nur auf einem spezifischen ethischen Ansatz zu beruhen – etwa nur der Deontologie oder nur dem Konsequentialismus –, oder nur auf ein bestimmtes Prinzip – etwa Freiheit – abzuheben, bringen sie die verschiedenen Normen und Werte zusammen, die für den Kontext der Gesundheitswissenschaften und Public Health allgemein als relevant angesehen werden.

Eine Zusammenstellung ethischer Legitimationsvoraussetzungen von Präventionsprogrammen hat Georg Marckmann (2016) entwickelt. Präventionsprogramme sind demnach ethisch rechtfertigbar, wenn sie mindestens: (1) nachweisbar wirksam sind, (2) ein günstiges Nutzen-Risiko-Verhältnis aufweisen, (3) ein akzeptables Kosten-Nutzen-Verhältnis versprechen, (4) die Entscheidungsfreiheit möglichst wenig einschränken und (5) auf einem fairen und transparenten Entscheidungsverfahren beruhen.

Ein weiteres Beispiel für ein Tool ist das Rahmenwerk von Willison et al. (2014), das für die Planung und Evaluation konkreter Forschungen bzw. Interventionen genutzt werden kann. Vor dem Hintergrund ethischer Prinzipien wie Personenrespekt, Förderung des Wohlergehens und Gerechtigkeit sowie weiterer normativer Aspekte, darunter relationale Autonomie, Reziprozität und Solidarität, formulieren sie zehn Leitfragen. Sie bevorzugen Fragen anstelle von Prinzipien oder Regeln, um die persönliche Integrität von Akteuren zu fördern, statt bloße Regelbefolgung zu verlangen. Die Leitfragen regen zur Reflexion darüber an, welche Ziele mit der Intervention geplant sind, ob diese Ziele überhaupt auf diese Weise erreicht werden können, wer von dieser Intervention welchen Vorteil erhoffen kann, welcher mögliche Schaden bei wem auftreten könnte, ob die Auswahl von Proband*innen fair und eine informierte Einwilligung gegeben ist, ob die Einbeziehung der indirekt betroffenen Gesellschaft bzw. Öffentlichkeit gewährleistet ist, welche Aspekte der Gerechtigkeit eine Rolle spielen und was langfristige Konsequenzen der Intervention sind.

Rahmenwerke und „Tools" wie diese sind in konkreten, interdisziplinär ausgerichteten Kontexten, in denen gesundheitswissenschaftliche Forschung und Public Health-Praxis und ihre Lehre stattfindet, leichter anwendbar und somit wichtige Bausteine einer translationalen Ethik, die ethische Theorien für professionelles Handeln anschlussfähig und nutzbar zu machen versucht.

4 Ausblick

Die Ausführungen in diesem Beitrag haben deutlich gemacht, dass es in den Gesundheitswissenschaften und Public Health eine Vielzahl normativer Herausforderungen und ethisch relevanter Fragen gibt. Die explizite und systematische Beschäftigung mit diesen ist notwendig, um bestmögliche Rechtfertigungen und Argumentationen für überzeugendes Handeln in wertpluralistischen Gesellschaften zu finden. Bei dieser Aufgabe kann die Ethik die Arbeit der gesundheitswissenschaftlichen Disziplinen ergänzen und stärken. Ethisches Argumentieren arbeitet systematisch vor dem Hintergrund verschiedener philosophischer Theorien und berücksichtigt unterschiedliche Normen und Werte. Explizite Rechtfertigungen und Begründungen von Entscheidungen haben das Potenzial, Handlungsgründe plausibel zu erklären und somit argumentativ zu überzeugen. Eine bessere Integration von Ethik in die Multidiszplin Gesundheitswissenschaften und Public Health, die im deutschen Sprachraum derzeit nur langsam voranschreitet, erscheint daher dringend geboten.

Literatur

Baylis, F./Kenny, N. P./Sherwin, S. (2008). A Relational Account of Public Health Ethics. *Public Health Ethics*, *1*(3), 196–209.
Beauchamp, T. L. (1995). Paternalism. In: W. T. Reich (Hrsg.): *Encyclopedia of Bioethics*. 4. Auflage. New York: Simon and Schuster Macmillan, 1914–1920.
Betsch, C./Böhm, R. (2015). Detrimental Effects of Introducing Partial Compulsory Vaccination: Experimental Evidence. *European Journal of Public Health*, *26*(3), 378–381.
Birnbacher, D. (2011). Utalitarismus. In: M. Düwell/C. Hübenthal/M. H. Werner (Hrsg.): *Handbuch Ethik*. 3., aktualisierte Auflage. Stuttgart: Verlag J.B. Metzler, 95–107.
Birnbacher, D. (2016). Konsequenzialismus. In: P. Schröder-Bäck/J. Kuhn (Hrsg.): *Ethik in den Gesundheitswissenschaften. Eine Einführung*. Weinheim und Basel: Beltz Juventa, 62–71.
Borchers, D. (2016). Ethiktools. In: P. Schröder-Bäck/J. Kuhn (Hrsg.): *Ethik in den Gesundheitswissenschaften. Eine Einführung*. Weinheim: Beltz Juventa, 136–146.
Brock, G. (2009). *Global Justice: A Cosmopolitan Account*. Oxford: Oxford University Press.
Childress, J. F./Faden, R./Gaare, R. d./Gostin, L. O./Kahn, J./Bonnie, R. J. et al. (2002). Public Health Ethics: Mapping the Terrain. *The Journal of Law, Medicine & Ethics*, *30*(2), 170–178.
Coggon, J. (2018). *The Nanny State Debate: A Place where Words don't do Justice*. London: Faculty of Public Health.
Cohen, I. G./Daniels, N./Eyal, N. M. (2015). Statistical versus Identified Persons. An Introduction. In: I. G. Cohen/N. Daniels/N. M. Eyal (Hrsg.): *Identified versus Statistical Lives. An interdisciplinary perspective*. New York: Oxford University Press, 1–10.
Daniels, N. (2008). *Just Health: Meeting health needs fairly*. Cambridge: Cambridge University Press.
Dawson, A. J./Jennings, B. (2012). The Place of Solidarity in Public Health Ethics. *Public Health Reviews*, *34*, 65–79.
Düwell, M./Hübenthal, C. /Werner, M. H. (2011). Einleitung. In: M. Düwell/C. Hübenthal/M. H. Werner (Hrsg.): *Handbuch Ethik*. 3., aktualisierte Auflage. Stuttgart: Verlag J.B. Metzler, 1–23.
Faden, R./Shebaya, S. (2016). *Public Health Ethics. The Standord Encyclopedia of Philosophy (edited by E. Zalta)*. Verfügbar unter plato.stanford.edu/archives/win2016/entries/publichealth-ethics (Zugriff am 09.06.2019).
Gould, C. C. (2018). Solidarity and the Problem of Structural Injustice in Healthcare. *Bioethics*, *32*(9), 541–552.
Hähnel, M. (2016). Tugenden. In: P. Schröder-Bäck/J. Kuhn (Hrsg.): *Ethik in den Gesundheitswissenschaften. Eine Einführung*. Weinheim und Basel: Beltz Juventa, 110–123.
Hunter, D./Dawson, A. J. (2011). Is there a Need for Global Health Ethics? For and Against. In: S. R. Benatar/G. Brock (Eds.), *Global Health and Global Health Ethics*. Cambridge: Cambridge University Press, 77–88.
Huster, S./Schramme, T. (2016). Normative Aspekte der staatlichen Gesundheitsfürsorge. In: S. Huster/T. Schramme (Hrsg.): *Normative Aspekte von Public Health – Interdisziplinäre Perspektiven*. Baden-Baden: Nomos, 37–57.
Kant, I. (Hrsg.). (1785/1983). *Werke in zehn Bänden*. Bd. 7, 5. Auflage. Darmstadt: Wissenschaftliche Buchgesellschaft.
Komparic, A./Dawson, A. J./Boulanger, R. F./Upshur, R. E. G./Silva, D. A. S. (2019). A Failure in Solidarity: Ethical Challenges in the Development and Implementation of New Tuberculosis Technologies. *Bioethics*, *33*(5), 557–567.
Kuhn, J. (2016). Gesundheitsberichterstattung. In: P. Schröder-Bäck/J. Kuhn (Hrsg.): *Ethik in den Gesundheitswissenschaften. Eine Einführung*. Weinheim und Basel: Beltz Juventa, 384–392.

Laaser, U./Schröder-Bäck, P./Eliakimu, E./Czabanowska, K. (2017). A Code of Ethical Conduct for the Public Health Profession. *South Eastern European Journal of Public Health, 9.*

Marckmann, G. (2016). Impfprogramme. In: P. Schröder-Bäck/J. Kuhn (Hrsg.): *Ethik in den Gesundheitswissenschaften. Eine Einführung.* Weinheim: Beltz Juventa, 220–230.

Mill, J. S. (1859/2008). On Liberty. In: J. Gray (Hrsg.): *John Stuart Mill: On Liberty and other Essays.* Oxford: Oxford University Press, 1–128.

Nida-Rümelin, J. (2005). Theoretische und angewandte Ethik: Paradigmen, Begründungen, Bereiche. In: J. Nida-Rümelin (Hrsg.): *Angewandte Ethik. Die Bereichsethiken und ihre theoretische Fundierung.* 2., aktualisierte Auflage. Stuttgart: Alfred Kröner, 3–87.

Nuffield Council on Bioethics (2007). *Public Health: Ethical Issues.* London: Nuffield Council on Bioehtics.

Nussbaum, M. (2006). *Frontiers of Justice: Disability, nationality, species membership.* Cambridge: Belknap Press.

Nuffield Council on Bioethics (2007). *Public health: Ethical issues.* London: Nuffield Council on Bioethics.

Pinto, A. D./Upshur, R. E. G. (Hrsg.) (2013). *An Introduction to Global Health Ethics.* Abingdon: Taylor & Francis.

Powers, M./Faden, R. (2006). *Social Justice: The moral foundations of public health and health policy.* New York: Oxford University Press.

Quante, M. (2008). *Einführung in die allgemeine Ethik.* 3. Auflage. Darmstadt: Wissenschaftliche Buchgesellschaft.

Rauprich, O. (2016). Gerechte Gesundheit. In: P. Schröder-Bäck/J. Kuhn (Hrsg.): *Ethik in den Gesundheitswissenschaften. Eine Einführung.* Weinheim und Basel: Beltz Juventa, 91–100.

Ried, J. (2016). Verwirklichungschancenansatz der Gerechtigkeit. In: P. Schröder-Bäck/J. Kuhn (Hrsg.): *Ethik in den Gesundheitswissenschaften. Eine Einführung.* Weinheim und Basel: Beltz Juventa, 101–109.

Rose, G. (1981). Strategy of Prevention: lessons from cardiovascular disease. *British Medical Journal, 282*(6279), 1847–1851.

Rothhaar, M./Hähnel, M. (2016). Deontologie. In: P. Schröder-Bäck/J. Kuhn (Hrsg.): *Ethik in den Gesundheitswissenschaften. Eine Einführung.* Weinheim und Basel: Beltz Juventa, 72–80.

Schramme, T. (2016). Autonomie und Paternalismus. In: P. Schröder-Bäck/J. Kuhn (Hrsg.): *Ethik in den Gesundheitswissenschaften. Eine Einführung.* Weinheim und Basel: Beltz Juventa, 81–90.

Schröder-Bäck, P. (2014). *Ethische Prinzipien für die Public-Health-Praxis. Grundlagen und Anwendungen.* Frankfurt am Main: Campus.

Thaler, R. H./Sunstein, C. R. (2008). *Nudge: Improving Decisions about Health, Wealth and Happiness.* New Haven: Yale University Press.

Venkatapuram, S. (2011). *Health Justice. An argument from the capabilities approach.* Cambridge: Polity.

Voigt, K. (2016). Too Poor to Say No? Health incentives for disadvantaged populations. *Journal of Medical Ethics, 43*(3), 162–166.

Whitehead, M. (1992). The Concepts and Principles of Equity and Health. *International Journal of Health Services, 22*(3), 429–445.

Widdows, H. (2015). *The Connected Self. The ethics and governance of the genetic individual.* Cambridge: Cambridge University Press.

Wild, V./Dawson, A. J. (2018). Migration: a Core Public Health Ethics Issue. *Public Health, 158,* 66–70.

Willison, D. J./Ondrusek, N./Dawson, A. J./Emerson, C./Ferris, L. E./Saginur, R. et al. (2014). What Makes Public Health Studies Ethical? Dissolving the boundary between research and practice. *BMC Medical Ethics, 15,* art. 61.

Methoden, Prozesse und
Forschungsfelder der
Gesundheitswissenschaften

Statistische Methoden der Gesundheitswissenschaften

Christian Stock

Statistische Methoden finden heute in praktisch allen empirischen Wissenschaften Anwendung. Sie wurden in den einzelnen Disziplinen, auch den Teildisziplinen der Gesundheitswissenschaften, im Hinblick auf spezielle Anwendungen weiterentwickelt. Die statistische Methodik in den empirischen Wissenschaften ist zunehmend geprägt durch den Bedarf an computerintensiven Analysen immer größerer und komplexerer Datenmengen. In den Gesundheitswissenschaften sind es vor allem Beobachtungsdaten aus Routineerhebungen, die vermehrt zur Beantwortung kausaler Fragen und zur Prädiktion gesundheitsbezogener Phänomene herangezogen werden. Die Validität insbesondere der kausalen Aussagen ist jedoch an stärkere Annahmen geknüpft als in randomisierten experimentellen Studien und steht oft in einem Spannungsfeld hierzu. In diesem Kapitel werden zunächst einige statistische Grundlagenthemen behandelt und aktuelle methodische Entwicklungen beschrieben. Den Leser*innen soll eine Orientierung im Hinblick auf gute statistische Praxis gegeben und der Einstieg in ein weiteres Studium statistischer Methoden erleichtert werden. Der Anspruch dieses Beitrags ist es, hierbei relativ generisch zu sein und einen über die gesundheitswissenschaftlichen Teildisziplinen weitestgehend bestehenden Grundkonsens in Bezug auf statistische Methoden zu suchen und darzustellen. Um den Zugang zum Text und die Lesbarkeit zu fördern, wird hier auf detaillierte Definitionen und mathematische Notation verzichtet, die aber als hilfreich und vielfach auch als notwendig erachtet werden, um die angesprochenen statistischen Methoden im Detail verstehen und statistische Ergebnisse korrekt interpretieren zu können. Der Beitrag gliedert sich in insgesamt acht Kapitel. An die Einleitung schließt sich ein Kapitel zur beschreibenden Statistik an, gefolgt von einem Kapitel zur statistischen Inferenz. Darauf folgen zwei Kapitel zu statistischen Methoden in nicht-interventionellen und interventionellen Studien an. Weitere Kapitel behandeln statistische Methoden der Evidenzsynthese, aktuelle Diskussionspunkte und einen Ausblick in die Zukunft. Der Beitrag endet mit Vorschlägen für eine gute statistische Praxis.

1 Einführung

1.1 Ziel des Kapitels

Statistische Methoden finden heute in praktisch allen empirischen Wissenschaften Anwendung. Sie wurden in den einzelnen Disziplinen, auch den Teildisziplinen der Gesundheitswissenschaften, im Hinblick auf spezielle Anwendungen weiterentwickelt. In diesem Kapitel werden zunächst einige statistische Grundlagenthemen behandelt und aktuelle methodische Entwicklungen beschrieben. Den Leser*innen soll eine Orientierung im Hinblick auf gute statistische Praxis gegeben und der Einstieg in ein weiteres Studium statistischer Methoden erleichtert werden. Um den Zugang zum Text und die Lesbarkeit zu fördern, wird hier weitgehend auf detaillierte Definitionen und mathematische Notation verzichtet. Diese werden aber als hilfreich und vielfach auch als notwendig erachtet, um die angesprochenen statistischen Methoden im Detail verstehen und statistische Ergebnisse korrekt interpretieren zu können.

1.2 Was ist „Statistik"?

Mittels statistischer Methoden sollen aus empirischen Daten Erkenntnisse über einen bestimmten Gegenstand der Betrachtung gewonnen und Schlüsse gezogen werden. Oft geht es darum, Entscheidungen zu informieren – in den Gesundheitswissenschaften z. B. im Hinblick auf die Effektivität einer Gesundheitsförderungsmaßnahme. Das Element der „Unsicherheit" spielt dabei eine zentrale Rolle, insbesondere auch in Abgrenzung zur Mathematik. Unsicherheit existiert in der Statistik einerseits infolge natürlicher Variation (bezeichnet als aleatorische Unsicherheit oder schlicht als Zufallsvariation) und andererseits infolge ungewisser struktureller Annahmen über ein zugrundeliegendes statistisches Modell (bezeichnet als epistemische Unsicherheit). Beispielhaft findet man diese beiden Arten der Unsicherheit in den Blutdruckmessungen einer Stichprobe von Patient*innen bzw. in der Selektion von Einflussgrößen zur Bestimmung des Herzinfarktrisikos. Fienberg (2014) liefert eine Auflistung verschiedener in der Literatur vorgeschlagener Definitionen des Begriffs „Statistik". Eine typische Definition stammt z. B. von Mosteller, Rourke und Thomas (1961, 2): „Statistics is the art and science of gathering, analyzing, and making inferences from data." Fienberg (2014) beschreibt Statistik (leicht tautologisch) als das, was Statistiker*innen machen und wie sie darüber denken, was sie tun: Sie verwenden probabilistische Beschreibungen von Variabilität und sie argumentieren induktiv in der Analyse und Interpretation von gesammelten Daten mit dem Ziel der Beschreibung, der Prädiktion (Vorhersage) oder

der Inferenz (Schlussfolgerung). Durch ihre Bedeutung in fast allen empirischen Wissenschaftsdisziplinen ist Statistik inzwischen zu einer „Meta-Wissenschaft" geworden.

Statistiker*innen in Medizin und Public Health sehen ihre Aufgabe heute oft in der Unterstützung einer fundierten wissenschaftlichen Erkenntnisgewinnung und Entscheidungsfindung. Aufgrund der inzwischen bestehenden Vielfältigkeit und Komplexität des Fachs und seiner Anwendungsgebiete weisen viele ausgebildete Statistiker*innen Spezialisierungen in methodischer Hinsicht auf und benötigen zudem auch fachspezifisches Wissen. Dies sei beispielhaft illustriert am Fall einer medizinischen Biometrikerin, die hauptsächlich auf dem Gebiet klinischer Studien in Herz-Kreislauf-Erkrankungen arbeitet und ein gutes Verständnis der krankheitsspezifisch relevanten Ziel- und Einflussgrößen benötigt, oder am Fall eines Psychometrikers, der Fragebogen in der Gesundheitspsychologie entwickelt und sich mit speziellen Lebensqualitätskonzepten auskennen muss. Während viele anwendungsorientiert und methodisch arbeitende Statistiker*innen einen originär statistischen oder mathematischen Ausbildungshintergrund haben, sind es in der wissenschaftlichen Praxis häufig auch Gesundheitswissenschaftler*innen unterschiedlicher Disziplinen, die statistisches Wissen erworben haben und praktische statistische Auswertungen in wissenschaftlichen Projekten durchführen.

Statistik firmiert heute in den Gesundheitswissenschaften unter verschiedenen Namen. Besonders häufig wird zunehmend der Begriff *Data Science* (oder *Health Data Science*) wahrgenommen, der teilweise synonym zu „Statistik" verwendet wird, oft aber die Anwendung weniger theoretisch fundierter, eher sogenannter „datengetriebener" Verfahren meint, die mehr auf explorative und prädiktive Aspekte abzielen als auf statistische Inferenz. *Data Science* ist eine hauptsächlich aus der Informatik stammende Begrifflichkeit, deren Aktualität bereits Ausdruck des erheblichen Einflusses ist, den die Informatik sowohl durch hardware- wie softwaretechnische Entwicklungen auf die statistische Methodik und ihre praktischen Umsetzungsmöglichkeiten in den letzten Jahrzehnten hatte. Während die Methoden, die heute üblicherweise in statistischen Einführungskursen unterrichtet werden, zumeist in der ersten Hälfte des 20. Jahrhunderts entwickelt wurden und auf kleinere Datensätze aus experimentellen und nicht-experimentellen Settings abzielen, bearbeitet die *Data Science* tendenziell eher große, multivariable Datensätzen aus Beobachtungsdaten.

1.3 Statistische Methoden der Gesundheitswissenschaften

Die parallele Weiterentwicklung und Spezialisierung der statistischen Methoden in den einzelnen Disziplinen mit gesundheitswissenschaftlichem Bezug haben inzwischen zu einem sehr breiten und differenzierten Corpus an statistischen Methoden geführt, wobei die Weiterentwicklung der statistischen Methodik aktuell, nicht zuletzt aufgrund neuerer (komplexerer) Fragestellungen, zunehmender Datenverfügbarkeit und verbesserter computer-technischer Möglichkeiten ein sehr aktives Forschungsfeld ist. Abbildung 1 gibt einen Überblick über einige der wesentlichen Spezialisierungen in der angewandten Statistik mit Relevanz für die Gesundheitswissenschaften. Eine Herausforderung besteht in gesundheitswissenschaftlichen Forschungsprojekten zunehmend darin, diese in komplexen, multidisziplinären Forschungsprojekten zu integrieren.

Abbildung 1: Statistische Spezialisierungen mit Relevanz für die Gesundheitswissenschaften

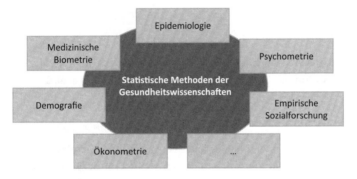

2 Deskriptive Statistik

2.1 Daten und Datenorganisation

In der angewandten Statistik werden empirische Daten analysiert, d. h. z. B. Messungen oder andere Beobachtungen, die sich auf Personen oder, allgemeiner, auf statistische Einheiten beziehen (Fahrmeir et al. 2016). Die statistischen Einheiten sind Teil der Menge aller für die Fragestellung relevanten statistischen Einheiten, der sogenannten „Grundgesamtheit". Die tatsächlich untersuchte Teilmenge der Grundgesamtheit nennt man Stichprobe. Mithilfe der Stichprobe wird beabsichtigt, Erkenntnisse über die Grundgesamtheit zu gewinnen, die in den allermeisten Fällen nicht komplett erfasst werden kann. Die Daten der zu analysierenden Stichproben liegen heute zumeist in elektronischer Form gespeichert vor. Ihre Strukturiertheit ist für die statistische Analyse von besonderer Bedeutung und macht diese in der Praxis technisch erst möglich. Zumeist sind Daten in einer rechtwinkligen Datenmatrix, d. h. einer Tabelle bestehend aus Zeilen und Spalten organisiert (Broman/Woo 2018). Alle Werte, die zu einer Beobachtungseinheit gehören, bilden eine Datenreihe. Die Spalten der Datenmatrix enthalten die einzelnen Merkmale, auch Variablen genannt, die wiederum unterschiedlichen Verteilungen entstammen können. Unter einer Merkmalsausprägung versteht man den konkreten Wert des Merkmals (oder der Variable) für eine bestimmte statistische Einheit, z. B. könnte dies das Alter eines bestimmten Patienten gemessen in Jahren sein, dass vielleicht „65" beträgt.

In einer Studie ist die Aufbereitung der gesammelten Rohdaten, inklusive auch der Prüfung ihrer Plausibilität, und schließlich die Erstellung eines Analysedatensatzes nach erfolgter Datensammlung der erste wichtige Schritt für das Gelingen der sich anschließenden statistischen Analyse (Broman/Woo 2018).

2.2 Merkmalstypen

Für die statistische Datenanalyse ist es hilfreich und wichtig, die Merkmale hinsichtlich bestimmter Charakteristika einzuteilen (Fahrmeir et al. 2016).

Stetige und diskrete Merkmale

Kann ein Merkmal nur endlich viele oder abzählbar unendlich viele Ausprägungen annehmen, so kann das Merkmal als diskret bezeichnet werden. Beispiele für diskrete Merkmale wären die Anzahl an absolvierten Schuljahren oder Anzahl von Arztkontakten einer Person in einem gegebenen Intervall. Hingegen werden Merkmale, die zumindest theoretisch jeden Wert eines Intervalls annehmen können als stetig bezeichnet. Die Körpergröße und die Körpertemperatur würden hierzu zählen. Manchmal können Merkmale in der Praxis nur diskret gemessen werden, obwohl sie natürlicherweise eigentlich stetige Merkmale sind, z. B. das Lebensalter gemessen in Jahren oder die *Scores* einer Skala zur Messung des Schweregrads einer Erkrankung, wie der Hamilton Depressionsskala. Solche Merkmale lassen sich als quasi-stetig bezeichnen. Man wendet bei ihnen eher statistische Verfahren für stetige als für diskrete Merkmale an. Bei mehr als 10 möglichen Ausprägungen kann eine diskrete Variable häufig ohne Probleme auch als metrisch behandelt werden, d. h. es können grundsätzlich Verfahren für stetige Merkmale angewendet werden.

Skalenarten

Man unterscheidet bei Merkmalen zudem vier verschiedene Skalenniveaus basierend auf den möglichen logischen oder arithmetischen Operationen, die sie zulassen. Dies sind die Nominal-, die Ordinal-, die Intervall- und die Verhältnisskala. Die letzteren beiden werden auch als Kardinalskala zusammengefasst. Ein kardinalskaliertes Merkmal ist zugleich auch ein metrisches Merkmal. Tabelle 1 gibt einen Überblick zu den jeweils möglichen Rechenoperationen für jede Skalenart und liefert Beispiele.

Tabelle 1: Skalenniveaus

sinnvolle Operationen	Skalenart			
			Kardinal (= metrisch)	
	nominal	ordinal	Intervall	Verhältnis
Auszählen	ja	ja	ja	ja
Ordnen	nein	ja	ja	ja
Addition/ Substraktion	nein	nein	ja	ja
Multiplikation/ Division	nein	nein	nein	nein
Beispiele	Augenfarbe oder Herkunftsland	Schulnoten oder Tumorstadium	Geburtsjahr oder Temperatur	Blutdruck oder Krankheitskosten

Qualitative und quantitative Merkmale

Mit qualitativen oder kategorialen Merkmalen sind Merkmale gemeint, die endlich viele Ausprägungen besitzen und höchstens ordinalskaliert sind (Fahrmeir et al. 2016). Sie spiegeln zudem eine Qualität und nicht ein Ausmaß wider. Quantitative Merkmale dagegen haben Werte, die eine Intensität oder ein Ausmaß widerspiegeln. Für ordinalskalierte Merkmale gilt hier, dass die Zuordnung in eine der beiden Klassen oft nicht eindeutig ist. Während es manchmal aus Gründen der Vereinfachung sinnvoll sein kann, quantitative in kategoriale Variablen umzuwandeln, z. B. den *Body Mass Index* (BMI) in Untergewicht, Normalgewicht, Übergewicht und Adipositas, so ist eine Umwandlung in die andere Richtung selten sinnvoll. Aus statistischer Sicht stellen Kategorisierungen immer einen Informationsverlust dar (der größer ist, je kleiner die Anzahl der Kategorien wird) und schränkt damit auch die statistischen Möglichkeiten ein, z. B. Unterschiede in klinischen Endpunkten zwischen Behandlungsgruppen in einer Studie zu erkennen oder diesbezüglich präzise Vorhersagen zu machen.

Eine besondere und in den Gesundheitswissenschaften häufige Variablenart stellen Merkmale mit nur zwei möglichen Ausprägungen dar. Sind diese Ausprägungen 0 und 1, so spricht man auch von binären Variablen, ansonsten allgemein von dichotomen Variablen (z. B. gesund vs. krank, behandelt vs. nicht behandelt).

2.3 Empirische Verteilungen

Die deskriptive Statistik widmet sich der univariaten (auf eine einzelne Variable bezogenen) und multivariaten (auf mehrere Variablen bezogenen) Beschreibung von empirischen Daten. In der Deskription, dem ersten Schritt der Datenanalyse wird bereits deutlich, dass die Einteilung von Merkmalen in Merkmalstypen hilfreich ist, denn daran orientiert sich die Auswahl geeigneter Maßzahlen und grafischer Darstellungen für die Beschreibung von Verteilungen. Während man mit den Maßzahlen in erster Linie versucht die Lage (die zentrale Tendenz) und die Streuung (die Variabilität) einer Verteilung zusammenzufassen und diese dann z. B. in tabellarischer Form berichtet, so ist dies zwar häufig auch ein Ziel der grafischen Deskription, letztere geht aber weiter und zielt idealerweise darauf ab, ein komplettes „Bild" einer Verteilung zu liefern (Few 2012). Mit effektiven Visualisierungen gelingt es, statistische und quantitative Informationen zu kommunizieren und Einsichten, Verständnis und Entscheidungsfindung zu unterstützen; Abbildung 2 liefert eine Übersicht häufig verwendeter und empfohlene Grafiktypen in der Statistik (Vandemeulebroecke et al. 2019).

Für die Deskription diskreter und kategorialer Merkmale werden zumeist absolute und relative Häufigkeiten einzelner Merkmalsausprägungen bestimmt. Bei der Berechnung von relativen Häufigkeiten wie Proportionen und Prozentsätzen sollte immer mindestens auch die Stichprobengröße (also die Nennerhäufigkeit) angegeben werden, da sie Hinweise auf die mit dem entsprechenden Anteil verbundene Unsicherheit gibt. Ein Prozentsatz, der aus einer Stichprobe von 20 Personen berechnet wurde, erscheint z. B. weit weniger genau geschätzt, als ein Wert aus einer Stichprobe von 100 Personen. Derjenige Wert einer diskreten oder kategorialen (oder prinzipiell auch einer stetigen) Verteilung, der am häufigsten auftritt, wird als Modus bezeichnet. Wenn ein mindestens ordinales Skalenniveau vorliegt, lassen sich weitere Lageparameter, wie Median und andere Quantile berechnen. Der Median ist das 0.5-Quantil einer geordneten Verteilung, sodass diese in zwei gleichgroße Hälften geteilt wird. Ein p-Quantil (mit $0 < p < 1$) ist immer derjenige Wert einer geordneten Stichprobenverteilung, für den gilt, dass die Wahrscheinlichkeit eines zufälligen Wertes aus dieser Verteilung kleiner gleich p und größer $1 - p$ ist. Dieser Wert ist zwar nicht immer eindeutig, da einzelne Werte, insbesondere bei diskreten Merkmalen, mehrfach auftreten können, und es werden verschiedene Definitionen für die Bestimmung von Quantilen verwendet, jedoch ist dies meist nicht von praktischer Relevanz. Für die grafische Beschreibung von diskreten und kategorialen Merkmalen eignen sich insbesondere Säulen- und Balkendiagramme. Ebenso eignen sich prinzipiell auch Kuchendiagramme, wobei aus Gründen einer schwierigen visuellen Erfassung der Verteilung (besonders bei vielen Kategorien) zunehmend von dieser Diagrammart abgeraten wird.

Deskription stetiger Merkmale

Zentrale Lagemaße bei stetigen Variablen sind der arithmetische Mittelwert und der Median. Der arithmetische Mittelwert sollte grundsätzlich nur zur Beschreibung von symmetrischen Verteilungen verwendet werden, da er stark von der Schiefe der Verteilung beeinflusst wird und besonders bei sogenannten „Ausreißern", d. h. sehr extremen Werten am oberen oder unteren Ende der Verteilung, beeinflusst wird. In manchen Fällen hingegen ist er dennoch selbst bei Vorliegen schief verteilter Daten sinnvoll, z. B. wenn es um die Verteilung von Gesundheitskosten oder der Behandlungsdauer geht. Bei diesen als (rechts-)schief bezeichneten Verteilungen spiegelt das arithmetische Mittel die erwarteten Kosten bzw. die erwartete Dauer gut wider. Der Median ist hingegen robust gegenüber der Schiefe der Verteilung und eventuellen Ausreißern, d. h. er ist nicht abhängig von einzelnen Ausreißerwerten. Einen Hinweis auf die Schiefe von Verteilungen gibt das Verhältnis von Mittelwert und Median. Sie gilt als rechtsschief, wenn der arithmetische Mittelwert größer ist als der Median, und als linksschief im umgekehrten Fall. Bei symmetrischen Verteilungen liegen Mittelwert und Median aufeinander oder sehr nah beieinander. Die typischerweise zum arithmetischen Mittelwert und zum Median gehörigen Streuungsmaße sind die Standardabweichung bzw. der Interquartilsabstand (0,25- und 0,75-Quantil). Basierend auf der Annahme einer Normalverteilung (eine definierte symmetrische und glockenförmige Verteilung, auch Gauß-Verteilung genannt) wird erwartet, dass die Wahrscheinlichkeit eines beliebigen Wertes (ausgedrückt in %) innerhalb des Intervalls von ±1 oder ±1.96 Standardabweichungen um den arithmetischen Mittelwert herum zu liegen, rund 70 % bzw. 95 % ist. Dieses Wissen ist hilfreich, um ein Verständnis der Streuung eines zumindest annähernd normalverteilten Merkmals zu entwickeln. Im Falle des Interquartilsabstands ist zu erwarten, dass er das Intervall beschreibt, in dem 50 % der Beobachtungen liegen. Allgemein werden als Streuungsmaße bei stetigen Verteilungen auch häufig Minimum und Maximum, die die Spannweite ausmachen, berichtet. Sinnvolle und häufig verwendete grafische Darstellungen von stetigen Merkmalen sind Dichtekurven, Histogramme, Boxplots und zunehmend auch Violinplots, die Dichtekurven sehr ähnlich sind, aber sich (wie Boxplots) insbesondere für gruppierte Darstellungen eignen.

Was wird dargestellt?	Geeignete Grafiktypen	
Abweichung	Veränderung vom Ausgangswert	Wasserfall-Graph
Zusammenhang	Streudiagramm (und Trendgerade)	Heatmap
Rang	Balkendiagramm	Dotplot
Verteilung	Boxplot/Violin-Plot	Histogramm/Dichtekurve
Evolution	Liniendiagramm	Kaplan-Meier-Kurve
Zusammensetzung	Gestapeltes Säulendiagramm	Mosaik-Plot
(Effekt-)Ausmaß	Säulendiagramm	Forest-Plot

2.4 Zusammenhang und Übereinstimmung

In der multivariaten Deskription beschränkt man sich in der Praxis aus Gründen der Übersichtlichkeit häufig auf paarweise Zusammenhänge, d. h. das Verhältnis zwischen zwei Merkmalen. Meistens gilt das Interesse entweder dem (linearen) Zusammenhang (Korrelation) oder der Übereinstimmung (Konkordanz). Zur Beschreibung des linearen Zusammenhangs zwischen zwei stetigen Merkmalen werden Korrelationskoeffizienten eingesetzt, deren Wertebereich zwischen −1 (perfekte negative Korrelation) und +1 (perfekte positive Korrelation) liegt. Sofern die Annahme annähernd normalverteilter Variablen begründet ist, kann der Pearson Korrelationskoeffizient verwendet werden, andernfalls kann auf sogenannte „nicht-parametrische Varianten" wie den Spearman- oder Kendall-Korrelationskoeffizienten zurückgegriffen werden. Für dichotome Variablen wird der Phi-Koeffizient oder Maße wie Chancen- oder Risikoverhältnisse angegeben. Neben dem Zusammenhang interessiert häufig auch die Übereinstimmung (Konkordanz), wie etwa bei zwei Messungen eines metrischen Merkmals mit unterschiedlichen Methoden bzw. durch unterschiedliche Bewerter*innen. Hier bietet sich die Berechnung von Übereinstimmungsgrenzen (*limits of agreement*, Bland-Altman-Diagramme). Auch für kategoriale Merkmale existieren Konkordanzmaße, wie z. B. das Cohens Kappa.

2.5 Ereigniszeiten

Neben den schon beschriebenen Merkmalstypen weisen Ereigniszeiten, die besonders in klinischen und epidemiologischen Fragestellungen von Bedeutung sind, einige Besonderheiten auf. Untersucht werden in Ereigniszeitanalysen z. B. die Dauer der Einnahme bis zum Wechsel einer Medikation oder die postoperative Dauer bis zum Auftreten einer Metastase. Aufgrund der historisch vielfachen Anwendung im Zusammenhang mit dem Endpunkt Tod wird die Ereigniszeitanalyse auch häufig als „Überlebenszeitanalyse" bezeichnet. Grundsätzlich sind Ereigniszeiten ein stetiges Merkmal, wobei sie manchmal auch nur als diskretes Merkmal erhoben werden können. In der Analyse von Ereigniszeiten ist als Besonderheit zu berücksichtigen, dass diese Zensierungen aufweisen, d. h., die fortlaufende Beobachtung wird (aus verschiedensten möglichen Gründen) irgendwann abgebrochen. Gründe für Zensierungen können der Eintritt des Ereignisses von Interesse sein oder das Ausscheiden des Individuums aus der Studie aufgrund anderer Ursachen, die eine Beobachtung des Ereignisses von Interesse nicht mehr ermöglichen.

In Fällen, in denen das interessierende Ereignis bis zum Ende der Studie noch nicht eingetreten ist oder man nicht mehr feststellen kann, ob es eingetreten ist, spricht man von Rechtszensierung. Von Linkszensierung (die seltener relevant ist) spricht man, wenn das interessierende Ereignis schon vor dem eigentlichen Beobachtungsbeginn eingetreten ist. Man nimmt in statistischen Verfahren oft an, dass Zensierungen unabhängig von den interessierenden Ereignissen erfolgen, aber diese Annahme ist zu überprüfen. In der Deskription und auch in der weiteren Analyse ist zu beachten, wie viele Individuen sich zu einem gegebenen Zeitpunkt noch unter Risiko befinden. Erschwerend ist zudem noch die Möglichkeit konkurrierender Risiken zu berücksichtigen. Deskriptiv wird häufig die mediane Dauer bis zum Eintritt des interessierenden Ereignisses berichtet. Als typische grafische Darstellung für (rechts-)zensierte Daten ist die sogenannte „Kaplan-Meier-Kurve" etabliert, welche die geschätzte Wahrscheinlichkeit darstellt, das interessierende Ereignis bis zu einem gegebenen Zeitpunkt noch nicht erfahren zu haben.

3 Statistische Inferenz

3.1 Was ist statistische Inferenz?

In der statistischen Inferenz gilt das Interesse (abstrakt formuliert) bestimmten Parametern, deren wahrer Wert in einer Grundgesamtheit zwar unbekannt ist, aber anhand von Stichproben geschätzt werden kann und daher mit Unsicherheiten verbunden ist. Die allgemeine Frage, die beantwortet werden soll, ist: Was lässt sich quantitativ über diesen Parameter mit welcher Sicherheit aussagen? Der Parameter könnte z. B. die Prävalenz der Personen mit Multipler Sklerose in einer definierten Population sein, die relative Rate der Feinstaubbelastung in städtischen verglichen mit ländlichen Gebieten, oder der erwartete Effekt einer sekundärpräventiven Maßnahme zur Vermeidung von kardiovaskulären Ereignissen. Wesentlich dabei ist, dass die zu treffende Aussage sich nicht mehr nur auf eine Stichprobe bezieht, sondern darüber hinausgeht, und eine Erkenntnis über eine Grundgesamtheit (d. h. in den meisten Fällen, eine definierte Population) liefern soll. Unterschiedliche Ansätze zur statistischen Inferenz liefern in erster Linie zwei statistische Paradigmen: die frequentistische und die Bayesianische Statistik.

3.2 Frequentistische Inferenz

Die frequentistische Inferenz ist das heute den meisten statistisch-inferenziellen Analysen zugrundeliegende Paradigma. In diesem Ansatz sind Konzepte wie Hypothesentests, Fehler 1. und 2. Art, statistische Power, Konfidenzintervalle und Adjustierungen für multiple Testprobleme von zentraler Bedeutung (Wood 2015). Die frequentistische Inferenz basiert auf einer hypothetischen sehr großen Anzahl identischer Wiederholungen der zugrundeliegenden Studie. Die errechneten Größen repräsentieren dabei die im Mittel erwartbaren Ergebnisse. Beispielhaft könnte in einer Studie zur Effektivität einer rehabilitativen Maßnahme ein sogenannter „Punktschätzer" durch eine positive Gruppendifferenz von 5,2 Einheiten auf einer Lebensqualitätsskala gegeben sein. Ein dazugehöriger Intervallschätzer sei ein 95 %-Konfidenzintervall von 2,8 bis 7,6 auf derselben Skala. Der Punktschätzer stellt somit die bei einer sehr großen Zahl identischer Wiederholungen der Studie im Mittel erwartete Differenz dar, während der Intervallschätzer angibt, in welchem Intervall dann in 95 % der Fälle der geschätzte Behandlungseffekt liegen würde.

Basierend auf den Daten der Studie ließen sich auch Hypothesentests durchführen, mit denen überprüft werden könnte, inwieweit die erhobenen Daten eine Konsistenz mit einer postulierten Hypothese aufweisen, d. h. mit einem bestimmten zugrundeliegenden Datenmodell konsistent sind. Hierbei wird zwischen Tests zu konfirmatorischen Zwecken oder deskriptiven bzw. explorativen Zwecken unterschieden. Bei ersteren besteht die Absicht eine kausale Schlussfolgerung zu ziehen, bei Letzteren geht es eher darum, ein besseres Verständnis der zugrundeliegenden Daten zu entwickeln und Hinweise auf mögliche Zusammenhänge bzw. Unterschiede zu erlangen. Jedem Testproblem liegt eine sogenannte „Nullhypothese" zugrunde, die man in der Regel verwerfen möchte. Diese Nullhypothese könnte z. B. lauten, dass kein Unterschied in den mittleren Lebensqualitätsmessungen vor und nach der Maßnahme besteht. Formaler ließe sich die Nullhypothese ausdrücken als $H_0: \mu_1 = \mu_2$, wobei μ_1 und μ_2 die Mittelwerte zweier Gruppen repräsentieren sollen. Wenn nun die beobachteten Daten unter der Annahme der Nullhypothese unwahrscheinlich sind, würde dies auf einen Effekt der Maßnahme schließen lassen. Dies stellt genau die Alternativhypothese H_1 dar: $H_1: \mu_1 \neq \mu_2$. Um die Vereinbarkeit der Daten mit der Nullhypothese H_0 zu prüfen, wird aus den Daten eine Teststatistik abgeleitet, die mit einem kritischen Wert, d. h. einem bestimmten Quantil einer unter der Nullhypothese angenommenen theoretischen Verteilung, verglichen wird. Das entsprechende Quantil wird aus einem angenommenen Signifikanzniveau α ableitet. Aus dem Vergleich zwischen Teststatistik und kritischem Wert wird der P-Wert bestimmt, der angibt, wie wahrscheinlich es ist, die beobachteten oder in Richtung Alternativhypothese noch extremere Daten zu beobachten, wenn in Wahrheit die Nullhypothese gilt. Ist der P-Wert kleiner als das Signifikanzniveau α (als eine Konvention wird hierfür meistens auf 0,05 angenommen, seltener 0,01), gelten die Daten unter der Annahme der Nullhypothese als unwahrscheinlich. Konsequenterweise würde man dies als Evidenz gegen die Nullhypothese ansehen und diese ablehnen. Im umgekehrten Fall eines P-Werts > α ist das Ergebnis nicht als Evidenz *für* die Nullhypothese zu sehen, sondern lediglich nicht als Evidenz *gegen* die Nullhypothese. Liefert ein statistischer Test einen P-Wert < α spricht man typischerweise von einem „statistisch signifikanten" Ergebnis, bei dem Test eines Gruppenunterschieds also von einem „statistisch signifikanten Unterschied". Die Nullhypothese H_0 wird dann als unwahrscheinlich eingestuft und zugunsten der Alternativhypothese H_1 verworfen.

Neben solchen zweiseitigen Tests, bei denen die Alternativhypothese sowohl eine negative wie auch eine positive Differenz einschließt, würde dies bei einseitigen Tests nur in einer Richtung der Fall sein. Mit Null- und Alternativhypothese lassen sich weitere Testsituationen definieren, darunter Tests auf Nicht-Unterlegenheit und Äquivalenz.

Eine Ablehnung der Nullhypothese zugunsten der Alternativhypothese geschieht immer mit einer gewissen Fehlerwahrscheinlichkeit. Man spricht von einem Fehler 1. Art, wenn die Nullhypothese abgelehnt wird, obwohl sie in Wahrheit gilt. Dieser Fehler wird durch das Signifikanzniveau α des statistischen Tests kontrolliert. Von einem Fehler 2. Art spricht man, wenn die Nullhypothese nicht abgelehnt wird, obwohl sie in Wahrheit falsch ist. Diesen Fehler begeht man mit einer Wahrscheinlichkeit β, wobei $(1 - \beta)$ die statistische Power des Tests angibt, die mit größerer Fallzahl und größerem (unbekannten) wahren Effekt steigt.

Obwohl der P-Wert in der gesundheitswissenschaftlichen Forschung allgegenwärtig ist, war er in der jüngeren Vergangenheit häufig Gegenstand kontroverser Diskussionen, da er häufig falsch oder missbräuchlich verwendet wurde und eine allzu große Fokussierung auf die statistische Signifikanz von Studienergebnissen entstand (Wasserstein/Lazar 2016).

Im Kontext multipler Vergleiche, d. h. der Anwendung multipler Tests basierend auf den gleichen Daten, entsteht ein sogenanntes „Multiplizitätsproblem". Das Signifikanzniveau α kontrolliert den Fehler 1. Art, d. h. bei einem multiplen Testproblem mindestens eine Nullhypothese fälschlicherweise abzulehnen, dann nicht mehr. Die Wahrscheinlichkeit für einen Fehler 1. Art, also ein falsch-positives Ergebnis, berechnet sich in multiplen Testproblemen gemäß der Formel $1 - (1 - \alpha)^k$, wobei k die Anzahl unabhängiger Tests bezeichnet. Daraus ergeben sich für 2, 5 und 10 Tests Fehlerwahrscheinlichkeiten von rund 10 %, 23 %, bzw. 40 % bei einem naiven Vorgehen oder Korrekturen für Multiplizität. Das Signifikanzniveau α wird dann nur noch als nominales Signifikanzniveau bezeichnet. Eine einfache existierende Möglichkeit, die es erlaubt, das globale Signifikanzniveau α und damit die Wahrscheinlichkeit eines Fehlers 1. Art zu kontrollieren ist z. B. die Korrektur nach Bonferroni, bei der jede Einzelhypothese zum Signifikanzniveau $\alpha' = \alpha/k$ getestet wird.

3.3 Häufig verwendete statistische Tests

Ein wesentliches Kriterium bei der Auswahl statistischer Tests ist der Merkmalstyp. Darüber hinaus ist von Bedeutung, ob die zugrundeliegenden Daten unverbunden (unabhängig) oder verbunden (abhängig) sind. Während man in einer Studie mit Randomisierung in zwei Gruppen und einem Vergleich der Endpunkte zwischen diesen beiden Gruppen von zwei *unabhängigen* Stichproben sprechen würde, wäre der Vergleich eines erhobenen Merkmals zwischen zwei Zeitpunkten innerhalb einer dieser Gruppen ein Vergleich von *abhängigen* Daten (hier sind die Daten abhängig, da ein Beobachtungspaar jeweils einem Individuum zuzuordnen ist).

Eine weitere bedeutsame Unterscheidung im Bereich des statistischen Testens besteht zwischen parametrischen und nicht-parametrischen Tests. Während erstere starke Annahmen bezüglich der Verteilung der zugrundeliegenden Daten machen, ist dies bei Letzteren nur minimal der Fall. Nicht-parametrische Tests basieren letztlich nicht auf den einzelnen Datenwerten, sondern auf ihren Rängen in der geordneten Verteilung der Daten. Sie sind deshalb auch nicht beeinflusst von Transformationen der Verteilung. In Anlehnung an du Prel et al. (2010) und Bland (2015) werden die folgenden parametrischen und nicht-parametrischen statistischen Tests besonders häufig verwendet.

Parametrische Tests

Der Chi-Quadrat-Test ist geeignet für den Vergleich kategorialer Merkmale in unverbundenen Stichproben (Voraussetzungen: Fallzahl etwa > 60, erwartete Anzahl in jedem Feld ≥ 5). Bei kleineren Stichproben ist der exakte Test nach Fisher eine Alternative, sofern es sich um ein dichotomes Merkmal (2 x 2-Tafel) handelt. Der McNemar-Test ist in den Voraussetzungen vergleichbar mit dem exakten Test nach Fisher, allerdings für verbundene Stichproben geeignet. Für kontinuierliche Daten ist der Student's t-Test der am häufigsten verwendete statistische Test. Hierbei wird untersucht, ob die Erwartungswerte zweier Stichproben unter Annahme der Normalverteilung der Daten gleich sind. Der t-Test existiert für verbundene und unverbundene Stichproben. Für eine Varianzanalyse gelten Testvoraussetzungen wie für unverbundene t-Tests, sie erlauben allerdings den Vergleich von mehr als zwei Gruppen.

Nichtparametrische Tests

Der Wilcoxon-Rangsummentest (bei unverbundenen Daten auch als Mann-Whitney U-Test bezeichnet) ist ein Test für ordinale oder kontinuierliche Daten, der im Unterschied zum Student's t-Test keine bestimmte Verteilung der

Daten annimmt. Auch hier existiert eine Form für gepaarte oder ungepaarte Gruppen. Der Kruskal-Wallis Test hat die gleichen Testvoraussetzungen wie der unverbundene Wilcoxon-Rangsummentest und eignet sich für den Vergleich von mehr als zwei Gruppen. Der Friedman-Test erlaubt den Vergleich von mehr als zwei verbundenen, mindestens ordinalskalierten Stichproben.

Auch auf Korrelationskoeffizienten lassen sich statistische Tests anwenden. Die Fragestellung besteht hierbei meistens darin, ob sich der Koeffizient statistisch signifikant von Null unterscheidet. Ein Korrelationstest nach Pearson würde untersuchen, ob zwischen zwei stetigen normalverteilten Variablen ein linearer Zusammenhang besteht. Ein Korrelationstest nach Spearman würde hingegen untersuchen, ob zwischen zwei stetigen oder mindestens ordinalen Variablen ein monotoner Zusammenhang besteht. Ein weiterer weit verbreiteter Test ist der Logrank-Test, der in der Ereigniszeitanalyse zum Vergleich von zwei und mehr unabhängigen Gruppen verwendet wird.

Bei der Verwendung statistischer Tests ist zu beachten, dass sie praktisch keine Informationen über das Ausmaß eines Effektes transportieren. Eine zumindest ergänzende Angabe von Punkt- und Intervallschätzern für ein Effektmaß sollte immer in Erwägung gezogen werden.

3.4 Regressionsmodelle

In den Gesundheitswissenschaften ist es sehr häufig von Interesse, den Effekt eines gegebenen Sets an k erklärenden Variablen $x_1, ..., x_k$ auf eine andere Variable y zu modellieren. Die Variable y wird dabei oft als Zielgröße oder abhängige Variable bezeichnet, die erklärenden Variablen hingegen auch als Einflussgrößen, Prädiktoren, Kovariablen oder unabhängige Variablen. Die beobachtete Zielvariable lässt sich mit einem Regressionsmodell darstellen als Kombination einer systematischen und einer stochastischen (zufälligen) Komponente: $y = E(y|x_1, ..., x_k) + \varepsilon$. In dieser Ausdrucksweise ist $E(y|x_1, ..., x_k)$ der erwartete Wert von y bei gegebenen Werten der Variablen $x_1, ..., x_k$. Diese Vorhersage mittels des Erwartungswerts ist aber nicht ganz genau, sondern immer mit einem Fehler ε verbunden; von diesem nimmt man meistens an, dass er unabhängig ist und einer Normalverteilung mit dem Erwartungswert Null folgt. Verschiedene Arten von Regressionsmodellen unterscheiden sich nach den Merkmalstypen der Zielvariable und der Einflussgrößen (kontinuierlich, binär, kategorial). Komplexe Modelle können z. B. auch abhängige Strukturen wie räumliche oder raum-zeitlich strukturierte Daten abbilden. Im Folgenden werden einige klassische Arten von Regressionsmodellen in Anlehnung an Fahrmeir, Kneib und Lang (2009) und Harrell (2015) kurz skizziert.

Einfaches lineares Modell

Im Falle eines einfachen linearen Regressionsmodells liegt für jede Beobachtungseinheit i, die z. B. ein Individuum sein kann, ein Paar von Beobachtungen (y_1, x_1) vor. Die Absicht ist, die Zielgröße mittels der (einen) Einflussgröße bestmöglich vorherzusagen (Prädiktion) bzw. den Effekt Einflussgröße auf die Zielgröße abzuschätzen (Inferenz). Sowohl die Zielgröße als auch die Einflussgröße werden hierbei als stetig angenommen. Ein theoretisches Modell für alle Beobachtungseinheiten $i = 1, \ldots, n$ wäre z. B.: $y_i = \beta_0 + \beta_0 x_i + \varepsilon_i$. Die Gleichung beschreibt eine Regressionsgerade, wobei der Koeffizient β_0 den Y-Achsenabschnitt und β_1 die Steigung dieser Gerade darstellt. Über einen statistischen Algorithmus (hier z. B. der „Methode der kleinsten Quadrate") können die optimalen Werte für β_0 und β_1 gefunden werden, die y bestmöglich beschreiben. Die so geschätzte Regressionsgerade ist eine Funktion von x: $\hat{f}(x) = \hat{\beta}_0 + \hat{\beta}_1 x$. Das Dach („ˆ") deutet hierbei an, dass es sich um Schätzwerte für angenommene wahre Werte handelt. Durch Einsetzen eines Wertes für x liefert die Gleichung eine Vorhersage für y.

Multiples lineares Modell

Der beschriebene Ansatz wird im multiplen linearen Regressionsmodell um weitere Einflussgrößen erweitert. Für jede Beobachtungseinheit liegt nicht mehr nur der Wert einer Einflussgröße, sondern die Werte einer Anzahl k von Einflussgrößen vor: $(y_1, x_{i1}, \ldots x_{ik})$. Diese müssen in der multiplen linearen Regression nicht zwangläufig stetig, sondern können auch kategoriell sein, wenn sie in den Daten auf geeignete Weise kodiert sind (z. B. mittels des sogenannten „Dummy-Codings"). Das Regressionsmodell erweitert sich somit zu folgendem Ausdruck: $y_i = \beta_0 + \beta_1 x_{i1} + \ldots + \beta_k x_{ik} + \varepsilon_i$. Gleichermaßen wie im einfachen linearen Modell ist auch dieses Modell hilfreich zur Vorhersage der Zielgröße und zur Quantifikation des Effekts einer Einflussgröße. Im Zuge der Anpassung eines Regressionsmodells (meistens über ein sogenanntes „Maximum-likelihood-Verfahren") wird gewöhnlich auch ein Standardfehler (also ein Varianzmaß) für jeden β-Koeffizienten ermittelt, mithilfe dessen sich entsprechende Konfidenzintervalle berechnen und Tests auf statistische Signifikanz durchführen lassen. Beides liefert Hinweise auf die Bedeutung des jeweiligen Koeffizienten als unabhängiger Prädiktor der Zielgröße.

Generalisierte lineare Modelle

Für Modellierung von Zielgrößen, die nicht stetig sind, steht die Klasse der generalisierten linearen Modelle zur Verfügung. Sie erlauben es, wie häufig benötigt, z. B. auch binäre Daten (wie krank vs. gesund), Zähldaten (wie die Anzahl der Erkrankungen in einem gegebenen Intervall) oder positive, potenziell schief verteilte stetige Daten (wie Behandlungskosten oder Aufenthaltsdauer in einem Krankenhaus) zu modellieren. Der schon aus den zuvor besprochenen Modellen bekannte lineare Prädiktor $\eta = \beta_0 + \beta_1 x_{i1} + \ldots + \beta_k x_{ik}$ ist hierbei mit dem Erwartungswert $E(y) = \mu$ der Zielgröße y über eine Link-Funktion, $\eta = g(\mu)$, bzw. über eine inverse Link-Funktion $\mu = h(\eta)$ verbunden (d. h., es gilt $g = h^{-1}$). Die möglichen Link-Funktionen entstammen bei den generalisierten linearen Modellen alle der Familie der sogenannten „Exponentialverteilungen". Vielfach verwendet wird die logistische Regression für binäre Daten (Link-Funktion: Logit), die es durch die Anwendung der Exponentialfunktion auf die β-Koeffizienten erlaubt, einen Variableneffekt als Odds Ratio (OR) zu interpretieren, d. h.: $\exp(\beta) = OR$. Gleichermaßen lassen sich in der Poisson- oder Negativ-Binomial-Regression für Zähldaten (Link-Funktion: Log) die β-Koeffizienten als relative Risiken/Raten (RR) interpretieren: $\exp(\beta) = RR$. Die Gamma-Regression (Link-Funktion: Gamma) erlaubt es insbesondere positive, potenziell schief verteilte stetige Daten zu modellieren. Das multiple lineare Modell ist ein Spezialfall des generalisierten linearen Modells, bei dem die Link-Funktion der Identitätsfunktion entspricht, d. h. $\mu = \eta$.

Weitere (komplexere) Klassen von Regressionsmodellen weichen die starken Modellannahmen wie Unabhängigkeit der Beobachtungen und Linearität der Effekte auf und haben mittlerweile einen festen Platz in der gesundheitswissenschaftlichen Forschung. Hierzu gehören Mehrebenen-Modelle, additive Modelle und das Cox-Modell.

Eine Annahme aller zuvor besprochenen Modelle ist die Unabhängigkeit der zugrundeliegenden Beobachtungen. Mehrebenen-Modelle (auch gemischte oder hierarchische Modelle genannt) erlauben es, abhängige Daten zu modellieren, die z. B. in der Analyse von individuellen Verlaufsdaten oder räumlich strukturierten (geclusterten) Daten auftreten. Sie enthalten nicht nur „feste" Effekte (wie die beschriebenen β-Koeffizienten), sondern darüber hinaus auch „zufällige" Effekte. Was damit gemeint ist, kann an dem folgenden Beispiel verdeutlicht werden: Evaluiert man beispielsweise ein Gesundheitsförderungsprogramm unter Schüler*innen, so sind diese wahrscheinlich Teil einer Schulklasse, die wiederum Teil einer Schule in einer gegebenen Stadt ist. Wenn das Gesundheitsförderungsprogramm nun in verschiedenen Schulklassen, Schulen und Städten durchgeführt wird, weisen die individuellen Beobachtungen durch die entsprechenden Zugehörigkeiten Abhängigkeiten auf, die im Regressionsmodell zu berücksichtigen sind. Bei der Verwendung der zuvor beschriebenen Modelle wäre die Annahme unabhängiger Beobachtungen verletzt und Schätzungen würden eine falsche Genauigkeit suggerieren (die Varianz unterschätzen). Effekte von Schulklassen, Schulen und Städten werden in Mehrebenen-

Modellen als sogenannte „Zufallseffekte" behandelt, d. h. als zufällige Realisationen von Effekten aus der Menge der Effekte aller Schulklassen, Schulen bzw. Städte. Durch ihre Berücksichtigung in einem Mehrebenen-Modell wird eine valide Schätzung des durchschnittlichen Effekts des Gesundheitsförderungsprogramms in der verschachtelten Struktur von Schulklassen, Schulen und Städten ermöglicht.

Neben der Unabhängigkeit ist die Linearität der geschätzten Effekte stetiger Variablen eine starke Annahme. Dies bedeutet, dass sich der Effekt einer Einflussgröße x bei einer Erhöhung des Wertes um eine Einheit immer genau um den Wert des dazugehörigen β-Koeffizienten ändert. Der Effekt der Variable lässt sich also als eine lineare Trendgerade darstellen. Additive Modelle erlauben eine flexiblere, nicht-lineare Modellierung der Effekte von Einflussgrößen. Der Effekt einer Einflussgröße x wird hierbei ausgedrückt durch den Wert der glatten Funktion $f(x)$ (anstelle der einfachen Multiplikation von β und x).

Des Weiteren ist das Cox-Modell (benannt nach seinem Erfinder Sir David Cox) für zensierte Ereigniszeitdaten ein sehr populäres Regressionsmodell in der gesundheitswissenschaftlichen Forschung (Bland 2015). Es wird analog zu den generalisierten linearen Modellen häufig für Gruppenvergleiche verwendet. Die relativen Effekte von Expositionen und Interventionen auf die Ereigniszeit werden als Hazard Ratios (HR) bezeichnet und lassen sich ebenfalls aus den β-Koeffizienten ermitteln ($\exp(\beta) = HR$). Zusätzlich zu dem schon bekannten Vektor der Einflussgrößen x sind der Zensierungszeitpunkt und die Zensierungsart die zusätzlichen zur Anpassung des Modells benötigten Daten. Eine zentrale Annahme dieses Modells besteht darin, dass die Effekte verschiedener Variablen auf das Überleben über die Zeit konstant sind.

3.5 Bayesianische Inferenz

Im Gegensatz zur frequentistischen Statistik werden in der Bayesianischen Statistik keine P-Werte oder Hypothesentests verwendet. Bayesianische Inferenz beruht auf dem Bayes-Theorem, benannt nach dem im 18. Jahrhundert lebenden Pfarrer und Mathematiker Thomas Bayes. Das Bayes-Theorem ist ein mathematischer Satz aus der Wahrscheinlichkeitstheorie, der die Berechnung bedingter Wahrscheinlichkeiten beschreibt. Die Bayesianische Inferenz erfordert es, formal zunächst eine Wahrscheinlichkeitsverteilung zu spezifizieren, die das A-priori-Wissen über einen (oder mehrere) interessierenden Parameter zusammenfasst (Prior-Verteilung). Wenn keine Annahmen über die interessierenden Parameter gemacht werden können, kann diese Verteilung auch „flach" sein. Die empirischen (Studien-)Daten werden dann verwendet, um zuvor gemachte Annahmen, d. h. den Wissensstand vor der Datensammlung, zu aktualisieren. Der Prozess der Bayesianischen Inferenz ähnelt damit dem eines Lernprozesses. Aus der Kombination des Vorwissens und der Evidenz aus den gesammelten Daten ergibt sich die sogenannte „Posterior-Verteilung", die den neuen, aktuellen Wissensstand widerspiegelt. Einführende Texte zum Thema Bayesianische Statistik stammen z. B. von Gelman et al. (2013). Die Notwendigkeit Prior-Verteilungen zu spezifizieren, was in vielen Fällen eine subjektive Komponente hat, ist in der Vergangenheit häufig ein Anstoßpunkt für Kritik an Bayesianischen Ansätzen gewesen. Ebenso war es lange problematisch, Bayesianische Ansätze zu implementieren, da diese nur in sehr einfachen Fällen analytische Lösungen erlauben. Die Bayesianische Statistik erfreut sich aber gegenwärtig aus verschiedenen Gründen zunehmender Beliebtheit. Die computationalen Ressourcen sind ein immer geringer werdendes Problem. Ein weiterer Vorteil der Bayesianischen Statistik liegt in der Möglichkeit, relativ komplexe statistische Modelle anpassen zu können. Zudem erlaubt der Ansatz eine intuitive probabilistische Interpretation der geschätzten Parameter. Dies bedeutet, dass ein Bayesianisches Unsicherheitsintervall, oft „*credible interval*" genannt (um Verwechslungen mit dem frequentistischen Konfidenzintervall zu vermeiden), tatsächlich die Wahrscheinlichkeit bezeichnet, den wahren Parameter zu enthalten.

3.6 Fehlende Werte

Fehlende Werte sind in empirischen gesundheitswissenschaftlichen Studien ein häufig auftretendes Phänomen. Sie stellen insbesondere dann ein Problem dar, wenn Werte nicht „zufällig" fehlen. Z. B. ist es vorstellbar, dass Patient*innen mit schwerwiegenden Krankheitsverläufen in einer Studie weniger bereit oder in der Lage sind, umfangreiche Fragebögen zur Erhebung ihres Gesundheitszustandes auszufüllen. Wenn die Daten dieser Patient*innen in der Studie systematisch fehlen, dann sind verzerrte Ergebnisse wahrscheinlich. Fehlende Werte werden entsprechend der Prozesse, die zu ihrer Generierung führen, üblicherweise in drei Kategorien eingeteilt: vollständig zufällig fehlende Werte (*missing completely at random*, MCAR), zufällig fehlende Werte (*missing at random*, MAR), und nicht zufällig fehlende Werte (*missing not at random*, MNAR). Statistische Ansätze zum Umgang mit fehlenden Werten richten sich danach, welche dieser Kategorien als ursächlich angenommen wird (Molenberghs/Kenward 2007). Von vollständig zufällig fehlenden Werten spricht man, wenn das Fehlen unabhängig von beobachteten und unbeobachteten Zielgrößen ist; von zufällig fehlenden Werten spricht man, wenn das Fehlen durch die beobachteten Einflussgrößen erklärbar ist. In beiden Fällen ist eine valide statistische Analyse möglich. Dies ist jedoch nicht der Fall, wenn die Werte nicht zufällig fehlen. Analytisch bietet sich die Möglichkeit, nur die verfügbaren Daten zu analysieren oder fehlende Werte zu imputieren (d. h. durch wahrscheinliche Werte zu ersetzen). Eine Imputation kann in Form einer einfachen oder einer multiplen Weise erfolgen. In der einfachen Imputation wird etwa der Gruppenmittelwert imputiert oder die letzte Beobachtung fortgeschrieben. Die multiple Imputation stellt den Goldstandard des Umgangs mit fehlenden Werten dar. Hierbei werden fehlende Werte mehrfach imputiert, sodass mehrere Datensätze entstehen, die dann separat analysiert und deren Ergebnisse gemittelt werden.

4 Statistische Methoden in der nicht-interventionellen (beobachtenden) Forschung

4.1 Typische Fragestellungen und Herausforderungen

Die meisten Studien in klinischer Medizin und Public Health sind nicht-interventionelle (beobachtende) Studien (Arnold et al. 2013; Hayat et al. 2017). Beobachtungsdaten sind insbesondere in epidemiologischen Studien häufig die Grundlage. Sie werden aber z. B. auch in der Versorgungsforschung verwendet, wenn es um die Evaluation der komparativen Effektivität und Sicherheit von therapeutischen Interventionen unter Routinebedingungen geht. Ebenso liefern bevölkerungsweite Umfragen zu gesundheitlichen Themen auch Beobachtungsdaten, die in vielfältiger Weise ausgewertet werden können. Des Weiteren können klinische Beobachtungsdaten zur Entwicklung eines diagnostischen oder prognostischen Modells herangezogen werden. Beobachtungsdaten sind darüber hinaus meistens auch Grundlage von Studien mit dem Ziel der Entwicklung und Validierung von Instrumenten, wie z. B. von Fragebögen zur Erfassung der gesundheitlichen Lebensqualität. Ein allgemein sehr bedeutsames Thema in der Analyse von Beobachtungsdaten ist das Risiko für systematische Verzerrungen, d. h. fehlerbehafteten Ergebnissen, die zu falschen Schlussfolgerungen führen können (Hammer/du Prel/Blettner 2009) (siehe auch den Beitrag von Razum, Breckenkamp und Brzoska). Dies ist für gewöhnlich ungleich höher als z. B. unter den oft sehr kontrollierten Bedingungen randomisierter klinischer Studien. Zudem ist bekannt, dass Beobachtungsstudien in der Vergangenheit häufig Mängel in Design, Analyse und Berichterstattung aufwiesen (Sauerbrei et al. 2014). Alle exemplarisch genannten Studienarten gehen allerdings auch mit speziellen statistischen Herausforderungen einher, von denen im Folgenden einige der wesentlichen kurz beschrieben werden sollen.

4.2 Kausale Inferenz

Kausale Inferenz ist die Untersuchung von kausalen Assoziationen zur Schätzung von kausalen Effekten einer Exposition bzw. Intervention auf eine Zielgröße (Lederer et al. 2019). Sowohl experimentelle als auch beobachtende Studien können grundsätzlich zur Untersuchung kausaler Assoziationen herangezogen werden. Aufgrund der Möglichkeit struktureller Unterschiede, beispielsweise in zu vergleichenden Behandlungsgruppen, müssen bei Beobachtungsstudien jedoch weitgehende Annahmen zu den kausalen Beziehungen der Einflussgrößen gemacht werden. Wenn ein potenziell kausaler Effekt z. B. mittels eines generalisierten linearen Modells untersucht werden soll (wie häufig der Fall), ist die Wahl der anderen Einflussgrößen in diesem Modell sehr kritisch. Diejenigen Einflussgrößen sollten hierfür ausgewählt werden, die sogenannte „Confounder" darstellen. Ein Confounder ist eine Variable, die mit der interessierenden Exposition assoziiert ist, einen kausalen Effekt auf die Zielgröße hat, aber nicht auf dem kausalen Pfad zwischen Exposition und Zielgröße liegt. Er sollte in einem entsprechenden adjustierten Regressionsmodell als Einflussgröße berücksichtigt werden, um Fehlschlüsse durch eine ansonsten erfolgende Verzerrung des Effekts der interessierenden Exposition zu vermeiden.

Confounder können sinnvollerweise basierend auf Vorwissen ausgewählt werden oder auch basierend auf datengetriebenen Verfahren (wie schrittweiser Rückwärts- oder Vorwärtsselektion), welche aber mit Limitationen verbunden sind und eher kritisch gesehen werden (Heinze/Wallisch/Dunkler 2018; Sauerbrei et al. 2014).

Bei der Auswahl der Einflussgrößen zur Adjustierung des Modells können auch grafische Ansätze wie gerichtete azyklische Grafen (*directed acyclic graphs*, DAGs) behilflich sein, die die Annahmen einer kausalen Analyse transparent machen (Lederer et al. 2019; Thoemmes 2011). Die Website DAGitty.net liefert hier eine hilfreiche, einfache zu bedienende Ressource, um DAGs zu konstruieren und ein minimales Set an Confounder-Variablen zu definieren (Textor et al. 2016).

Ein kausaler Ansatz, der alternativ zu DAGs verwendet werden kann, ist der *Potential-Outcomes*-Ansatz (Thoemmes 2011). Die Grundidee dahinter ist die Definition eines kausalen Effekts als Differenz zwischen den potenziellen Beobachtungen unter Interventions- und Kontrollbedingungen. Eine zentrale Einschränkung ist dabei, dass für ein Individuum niemals die Ergebnisse unter beiden Bedingungen beobachtet werden können. Eine Möglichkeit diese Einschränkung zu umgehen, ist es, für jedes Individuum in der Interventionsgruppe ein Individuum in der Kontrollgruppe zu finden, das in Bezug auf die Faktoren, welche die Gruppenzuteilung determinieren, möglichst ähnlich ist.

Diese Paarbildung kann z. B. über multivariates Matching oder über sogenannte „*Propensity-Score*-Verfahren" erfolgen (Stuart 2010). Ein *Propensity Score* repräsentiert die Wahrscheinlichkeit eines Individuums (basierend auf seinen individuellen Eigenschaften) zur Interventionsgruppe zu gehören und kann z. B. über ein logistisches Regressionsmodell geschätzt werden. *Propensity Scores* können darüber hinaus in einer stratifizierten, gewichteten oder adjustierten Analyse verwendet werden, um kausale Effekte zu schätzen.

Die Validität der Schätzung eines kausalen Effekts in nicht-randomisierten Studien ist jedoch bei allen Ansätzen nur unter der Bedingung gegeben, dass alle relevanten Confounder-Variablen gemessen und adäquat in die statistische Analyse eingegangen sind.

4.3 Prädiktion

Mit Prädiktionsmodellen wird das Ziel verfolgt, aus Beobachtungen meistens mehrerer Merkmale (Prädiktoren) auf individueller Ebene den Wert einer Zielgröße für genau diese Merkmalskonstellation zu schätzen (also eine Prädiktion zu leisten). Anwendungsgebiete sind insbesondere Diagnostik und Prognostik. So könnte aus den individuellen Daten zu Risikofaktoren für kardiovaskuläre Erkrankungen und der Inzidenz von Herzinfarkten aus einer Kohortenstudie ein Prädiktionsmodell für die Wahrscheinlichkeit eines Herzinfarktes innerhalb der nächsten fünf Jahre abgeleitet werden. Unter Verwendung der zuvor eingeführten Notation zur Beschreibung der Regressionsmodelle lässt sich sagen, dass das Interesse der Prädiktion der möglichst unverzerrten und präzisen Schätzung von y (auf der linken Seite der Regressionsgleichung) gilt, wohingegen man sich in der kausalen Inferenz für einen bestimmten Koeffizienten β (auf der rechten Seite der Regressionsgleichung) interessiert. Das Problem der Variablenselektion stellt sich ebenso, jedoch mit einem anderen Fokus.

Bei der Anpassung eines Regressionsmodells auf Stichprobendaten kommt es tendenziell zu einer sogenannten „Überanpassung" (die Daten der Stichprobe lassen sich zwar gut vorhersagen, bei anderen, neuen Daten funktioniert die Vorhersage mit dem gleichen Modell aber weniger gut). Um die Vorhersagegüte eines Prädiktionsmodells beurteilen zu können, sollte es daher validiert werden. Idealerweise erfolgt eine solche Validierung anhand unabhängiger, externer Daten. Da solche Daten in der Praxis häufig nicht vorliegen, greift man oft auf Verfahren zur internen Validierung zurück (Steyerberg 2009). Hierbei wurden in der Vergangenheit die zugrundeliegenden Daten häufig in einen Trainings- und einen Validierungsdatensatz aufgeteilt. Dies ist aber im Vergleich zu neueren Ansätzen zur internen Validierung (wie Kreuzvalidierung und Bootstrapping) statistisch nicht effizient und wird daher nicht mehr empfohlen. Alternativ zur einmaligen Aufsplittung in zwei Datensätze wird ein Prädiktionsmodell wiederholt auf unterschiedliche Stichproben der Daten angepasst und die Vorhersagegüte evaluiert, bevor darüber schließlich ein Mittelwert berechnet wird.

4.4 Umfragedaten

Umfragedaten, die in den Gesundheitswissenschaften genutzt werden, basieren nur teilweise auf einfachen repräsentativen Zufallsstichproben, die mit Standardmethoden ausgewertet werden können. Viele Umfragen folgen heute auf einem komplexen Studiendesign, in dem bestimmte Subgruppen überproportional häufig eingeschlossen werden, um Parameter von Interesse für sie genauer schätzen zu können. Repräsentative Schätzwerte lassen sich dann nur noch über eine Gewichtung der einzelnen Beobachtungen erzielen. Eine weitere Korrektur erfolgt oft auch für systematische Unterschiede im Antwortverhalten. In größeren Umfragen beteiligt sich häufig weniger als die Hälfte der kontaktierten Personen. Idealerweise können Informationen über die Charakteristika dieser Personengruppe in Erfahrung gebracht werden. Es lassen sich dann ebenfalls Gewichte generieren und anwenden, mit denen sich einer Verzerrung der Ergebnisse entgegenwirken lässt.

5 Statistische Methoden in der interventionellen (experimentellen) Forschung

Interventionelle (experimentelle) Studien findet man in den Gesundheitswissenschaften zumeist als randomisierte klinische Studien (*randomized controlled trials*, RCTs) zur Untersuchung der Wirksamkeit und Sicherheit von Therapien. In der klinischen Forschung sind RCTs hierfür der Goldstandard, da sie bei adäquater Planung, Durchführung und Analyse ein geringes Risiko für systematische Verzerrungen besitzen und daher einen hohen Grad an interner Validität bedeuten. Einführende Texte zu den Themen Design und Analyse von RCTs stammen unter anderem von Kabisch et al. (2011), Schumacher und Schulgen (2008) sowie Friedman et al. (2015).

5.1 Designs

Basis eines RCTs ist ein vor Studienbeginn angefertigtes Studienprotokoll, das alle wesentlichen Informationen zur Durchführung und Auswertung beinhaltet. Ein statistischer Analyseplan spezifiziert darüber hinaus die Details der statistischen Analyse. Für die Beantwortung der primären Fragestellung muss ein entsprechendes Zielkriterium (synonym: Zielgröße oder Endpunkt) auf individueller Ebene definiert werden. Darunter versteht man ein Merkmal, anhand dessen Wirksamkeit (oder Sicherheit) der Behandlung beurteilt werden können. Von einem kombinierten Endpunkt spricht man, wenn ein Endpunkt aus einzelnen Zielkriterien zusammengesetzt wird, z. B. aus verschiedenen relevanten Krankheitsereignissen, wie Herzinfarkt, Schlaganfall und Tod. Die Entscheidung für ein Zielkriterium bestimmt maßgeblich auch die statistische Planung und Auswertung.

Zu den weiteren Charakteristika, die das Design eines RCTs ausmachen, und zu prä-spezifizieren sind, zählen: die Anzahl der Studienarme, die Entscheidung für ein Parallelgruppen- oder *Cross-over*-Design (bei letzterem wechseln Studienteilnehmer*innen geplant die Behandlungsgruppen), die zu evaluierenden Studienhypothesen, gegebenenfalls auch die Hierarchie unter ihnen, die Teststrategie im Falle mehrerer Hypothesen, sowie Angaben zur Art der Randomisierung und potenzieller Verblindung. Präzise spezifizierte Ein- und Ausschlusskriterien sind bedeutsam für die spätere Generalisierbarkeit (externe Validität). Mittels einer Fallzahlkalkulation wird vorab basierend auf dem Zielkriterium, dem angenommenen klinisch relevanten Unterschied, und Werten für die Wahrscheinlichkeit eines Fehlers 1. und 2. Art (Signifikanzniveau α und statistische Power $(1 - \beta)$ eine benötigte Fallzahl berechnet (Kieser 2018).

5.2 Randomisierung

Eine randomisierte Zuteilung von Patient*innen in die Studienarme lässt Strukturgleichheit der Gruppen in Bezug auf beobachtete und nicht beobachtete Merkmale erwarten. Während man die Analyse für Ungleichheiten hinsichtlich beobachteter Merkmale theoretisch auch adjustieren könnte, ist dies bei unbeobachteten Merkmalen nicht der Fall. Ungleiche Verteilungen in den Behandlungsgruppen werden problematisch, wenn die betreffenden Merkmale einen Einfluss auf die Zielgröße besitzen. Dies kann die Schätzung von Behandlungseffekten verzerren und somit ihre Validität beeinträchtigen. Die Randomisierung ist die einzige ohne weitergehende starke Annahmen über kausale Beziehungen von Einflussgrößen auskommende Methode, eine gleichmäßige Verteilung von Einflussgrößen in den Behandlungsarmen zu erreichen. Neben Individuen lassen sich, wie in der Versorgungsforschung häufig sinnvoll, auch ganze Cluster von Individuen randomisieren, z. B. die Patient*innen von Arztpraxen oder Krankenhäusern (Campbell/Walters 2014). Zu definieren sind ferner das Allokationsverhältnis (1:1, 1:2, …) und die Art der Randomisierung.

Bei kleinen Studien bietet sich eine Block-Randomisierung (die Randomisierung von kleinen Blöcken bestehend aus Allokationssequenzen) an, die deutlich ungleiche Gruppengrößen, die per Zufall auftreten können, vermeidet. Bei bekannten prognostischen Faktoren liefert eine entsprechend der prognostischen Faktoren stratifizierte Randomisierung potenziell ein besseres Gleichgewicht zwischen den Behandlungsgruppen.

5.3 Verblindung

Eine Verblindung von Patient*innen und Behandler*innen/Beobachter*innen in einer klinischen Studie stellt Behandlungs- und Beobachtungsgleichheit her. Eine Studie kann doppeltblind, einfachblind oder offen sein. In einer doppelblinden Studie wissen weder Patient*innen noch Behandler*innen/Beobachter*innen, in welche Behandlungsgruppe die Patient*in randomisiert wurde. Sind nur Behandler*innen/Beobachter*innen verblindet, spricht man von einer einfachblinden Studie; liegt keine Verblindung vor, spricht man von einer offenen Studie. Eine weitere sinnvolle Möglichkeit der Verblindung liegt nach Durchführung der Studie in der verblindeten statistischen Auswertung.

5.4 Auswertungskollektive

Die statistische Auswertung eines RCTs erfolgt auf Basis von bereits zuvor im Protokoll definierten Patientenkollektiven. Das sogenannte „*Intention-to-Treat*-Kollektiv" (ITT) ist meistens das primäre Auswertungskollektiv. Es beinhaltet alle Patient*innen gemäß ihrer Randomisierung, auch in Fällen, in denen Patient*innen eine Behandlung nicht oder nur teilweise bekommen haben, die Behandlung vielleicht abgebrochen oder gewechselt haben. Ein Vergleich der Gruppen im ITT-Kollektiv sorgt dafür, dass die Strukturgleichheit als wesentlicher Vorteil der Randomisierung erhalten bleibt, Randomisierung wird nicht „gebrochen". In dieser Hinsicht sind Analysen des ITT-Kollektivs pragmatisch; sie reflektieren auch die in der Realität auftretende Nicht-Adhärenz zu einer Behandlung. Für den Umgang mit fehlenden Werten, die bei Analysen des ITT-Kollektivs für das Zielkriterium auftreten können, sollte vorab eine Strategie festgelegt werden. Für fehlende Werte hat sich mittlerweile die multiple Imputation als Goldstandard-Ansatz etabliert. Im Gegensatz zum ITT-Kollektiv werden im *Per-Protocol*-Kollektiv (PP) Patient*innen von der Auswertung ausgeschlossen, die nicht protokollgemäß behandelt wurden. Dies kann zu Verzerrungen bei der Schätzung des Behandlungseffektes führen. In den meisten RCTs wird ein Vergleich der Ergebnisse beider Kollektive durchgeführt.

5.5 Statistische Analyse

Die statistische Analyse von RCTs richtet sich in erster Linie nach dem Skalenniveau des Zielkriteriums und der zugrundeliegenden Hypothese bzw. der zugrundeliegenden Hypothesenfamilie. Häufig besteht das Interesse darin, einen Unterschied in der Wirksamkeit einer Maßnahme zwischen Behandlungsgruppen zu identifizieren. Neben diesen klassischen zweiseitigen Fragestellungen ist die Absicht gegenwärtig häufiger auch Nicht-Unterlegenheit oder Äquivalenz zu zeigen. Die Ursache für dieses Phänomen liegt darin, dass für viele Indikationen bereits wirksame Standardtherapien zur Verfügung stehen, die zwar nicht mehr (oder nur sehr schwer) klinisch relevant in ihrer Wirksamkeit verbessert werden können, allerdings z. B. im Nebenwirkungsprofil, in einer geringeren Invasivität oder im Kosten-Nutzen-Verhältnis Vorteile aufweisen. In diesen Fällen besteht das Interesse darin, Nicht-Unterlegenheit in der Wirksamkeit zu zeigen. Ein Interesse an Äquivalenz hat man typischerweise in Wirksamkeitsstudien für Generika.

Aufgrund der anzunehmenden Strukturgleichheit, die durch die Randomisierung erreicht wird, bedarf die Analyse meistens keiner zusätzlichen Adjustierung und kann z. B. mittels der zuvor beschriebenen statistischen Tests erfolgen. Eine adjustierte regressionsanalytische Auswertung ist aber ebenso zuweilen sinnvoll, z. B., wenn prognostische Faktoren bekannt sind (dies kann die Präzision der Effektschätzung erhöhen) oder wenn für Abhängigkeiten in geclusterten Daten adjustiert werden muss (dies vermeidet dann eine Unterschätzung der Varianz). Insbesondere die Details der primären Analyse (Auswertung des primären Endpunkts) und grundsätzlich auch die der sekundären Analysen sollten für eine RCT a priori in einem Protokoll spezifiziert werden.

5.6 Weitere Aspekte

Repräsentativität

RCTs benötigen nicht unbedingt eine repräsentative Stichprobe an Patient*innen, aber eine repräsentative Schätzung des Behandlungseffekts. Wenn es ein Merkmal auf Patient*innen-Ebene gibt, das mit dem Behandlungseffekt interagiert und nicht das gesamte Spektrum der Verteilung dieser Merkmale im RCTs vertreten ist, dann besteht ein Risiko, die Ergebnisse des RCTs nicht generalisieren zu können. So könnte das Alter den Behandlungseffekt modifizieren, dann wäre das Studienergebnis nicht auf Patient*innen außerhalb des untersuchten Altersspektrums übertragbar.

RCTs in den Phasen der klinischen Entwicklung bei Arzneimitteln

Die Entwicklung eines Arzneimittels sieht üblicherweise vier Phasen klinischer Studien vor. In Phase I-Studien, die einarmig (also nicht randomisiert) sind, wird ein potenzieller neuer Wirkstoff erstmalig am Menschen eingesetzt. Das Ziel ist es, erste Informationen über Dosierung, Absorption, Metabolismus und Toxizität zu gewinnen. In Phase II-Studien untersucht man die Durchführbarkeit einer Wirksamkeitsstudie und hofft, erste Hinweise auf einen möglichen Behandlungseffekt zu erhalten. Sie dienen der Generierung der Hypothesen, die im Weiteren getestet werden sollen. In Phase III-Studien (auch pivotale Studien genannt) finden die zentralen vergleichenden Untersuchungen der Wirksamkeit (efficacy) und Sicherheit statt. Für Zulassungen bei Arzneimittelbehörden ist es notwendig, in diesen Studien starke Evidenz für einen klinisch relevanten Effekt zeigen zu können. In Phase IV-Studien (auch Post-Marketing-Surveillance-Studien genannt), wird die Wirksamkeit und Sicherheit eines Arzneimittels nach Zulassung in der klinischen Praxis untersucht (effectiveness). Hierbei ist insbesondere die Inzidenz von adversen Ereignissen (safety signals) von Interesse. Die Größe der Studien in den einzelnen Phasen von I bis III gemessen an der Anzahl der eingeschlossenen Patient*innen beträgt 20 bis 100, 100 bis 300 bzw. 300 bis 3.000. Die Größe von Phase IV Studien ist sehr variabel, sie ist häufig kleiner als 100, kann aber mehrere tausend Patient*innen umfassen.

RCTs außerhalb klinischer Fragestellungen und Umgebungen

RCTs sind allgemein, nicht nur in einem relativ eng gefassten klinischen Kontext mit eher homogenen Patient*innen-Populationen der Goldstandard für den Nachweis kausaler Effekte. Sogenannte „pragmatische RCTs" sind eine Alternative zu den klassischen klinischen RCTs geworden (Gamerman/Cai/Elsäßer 2019). Sie sind deshalb attraktiv geworden, da man sich in den Gesundheitswissenschaften zunehmend auch für die Wirksamkeit von Interventionen „im Alltag", d. h. bei einer Gesundheitsversorgung unter Routinebedingungen interessiert (Sherman et al. 2016). Durch alternative Methoden der Datensammlung, fehlende Verblindung und potenziell nicht zufällig fehlende Werte ist die interne Validität bei pragmatischen RCTs stärker gefährdet als bei klassischen klinischen RCTs, dennoch bieten sie Vorteile in der Durchführbarkeit und versprechen eine größere Generalisierbarkeit. Während zumeist therapeutische medizinische Maßnahmen in RCTs evaluiert werden so sind RCTs seltener, aber durchaus existent auch in der Evaluation bevölkerungsweiter Public Health-Interventionen, z. B. im Bereich des Screenings.

6 Statistische Methoden in der Evidenzsynthese

Systematische Übersichtsarbeiten sind heute eine sehr wichtige Ressource in der evidenzbasierten Gesundheitsversorgung. Sie dienen der Planung und Priorisierung von Forschungsaktivitäten, indem sie helfen Wissenslücken aufzudecken, und sind darüber hinaus die wesentliche Grundlage für die Erstellung von Versorgungsleitlinien und behördlichen Zulassungen.

Viele systematische Übersichtsarbeiten enthalten auch Meta-Analysen, d. h. quantitative Zusammenfassungen der verfügbaren Primärstudien. Die Zahl publizierter Meta-Analysen ist in den vergangenen 30 Jahren exponentiell gewachsen (Gurevitch et al. 2018). In Bereichen mit einer bereits bestehenden, zum Teil nicht mehr leicht überschaubaren Vielzahl an Primärstudien sind verfügbare systematische Reviews und Meta-Analysen heute die erste „Anlaufstelle" bei der Erkundung wissenschaftlicher Fragen. Aufgrund dieser synthetisierenden Funktion der verfügbaren Evidenz (die der Leserin bzw. dem Leser den genauen Blick in die Primärstudien manchmal kaum noch notwendig erscheinen lässt) ist die Qualität dieser Meta-Studien von besonderer Bedeutung.

Ein umfangreiches statistisches Methodenrepertoire steht mittlerweile zur Verfügung, um die individuellen in Primärstudien gemessenen Effekte zu aggregieren (Borenstein et al. 2009). Die Richtung und das Ausmaß eines durchschnittlichen („gepoolten") Effekts, zusammen mit einem damit verbundenen Konfidenzintervall oder Hypothesentest kann verwendet werden, um Entscheidungen über einen interessierenden Expositions- oder Interventionseffekt und, damit verbunden, auch über Versorgungsfragen zu informieren. Der statistische Ansatz hierbei (zunächst für einen paarweisen Vergleich zweier Alternativen) ist wie folgt:

Zunächst steht für eine gegebene Forschungsfrage, die hinsichtlich der PICOS-Kriterien (Population, Intervention oder Exposition, Comparator, Outcome und Studiendesign(s)) zu definieren ist, die Auswahl eines interessierenden Effektmaßes an. Dies kann z. B. in einer relativen Rate, in einem Chancenverhältnis oder einer mittleren Differenz bestehen. Danach ist zu prüfen, ob für die identifizierten Studien Individualdaten zur Verfügung stehen oder gestellt werden könnten. Eine Meta-Analyse von Individualdaten gilt als Goldstandard-Ansatz verglichen mit einer Meta-Analyse bereits aggregierter Ergebnisse, da sie es erlaubt, auch die Einflüsse von Kovariablen zu untersuchen. Die Analyse gleicht dann prinzipiell einer Originalstudie, die regressionsanalytisch zu analysieren ist, bei der aber mögliche Cluster-Effekte der Einzelstudien zu berücksichtigen sind. Die meisten Meta-Analysen sind heutzutage aber noch Meta-Analysen aggregierter Daten, die typischerweise aus publizierten Studienberichten extrahiert werden. Für jede Studie werden Punktschätzer und Varianzmaße relativer Effekte verwendet.

In einem zweiten Schritt folgen die Untersuchung der statistischen Homogenität und die Bestimmung eines Maßes für statistische Heterogenität der Ergebnisse. Homogenitätstests erlauben es zu untersuchen, inwieweit die Variation zwischen den Studienergebnissen mit dem Zufall vereinbar ist. Da ein solcher Test, z. B. basierend auf Cochran's Q, bekannt ist, eine geringe statistische Power zu haben, wir dabei üblicherweise ein Signifikanzniveau von 10 % angenommen. Der Index I^2, der unabhängig von der Zahl der Studien und dem Studienendpunkt ist, kann verwendet werden, um das Ausmaß der Heterogenität zwischen den Studien zu quantifizieren. Er repräsentiert den Anteil der Gesamtvariation zwischen den Studien infolge von Heterogenität und hat einen Wertebereich von 0 % bis 100 %, wobei 0 % keine Heterogenität bedeutet. Statistische Heterogenität lässt sich auch (weniger formell) bereits durch eine grafische Darstellung der einzelnen Studienergebnisse in einem Forest-Plot untersuchen, wobei eine fehlende Überlappung der Konfidenzintervalle zwischen zwei oder mehr Studien einen Hinweis auf Heterogenität gibt. Bei starker Evidenz für statistische Heterogenität ist die Ableitung eines aggregierten Schätzers generell kritisch zu hinterfragen, da eine Ursache dafür darin bestehen kann, dass in den zugrundeliegenden Studien unterschiedliche Effekte gemessen wurden. Eine Möglichkeit des Umgangs mit statistischer Heterogenität besteht in einer Stratifikation der Studien und in einer Berücksichtigung der Heterogenität im Analysemodell.

Bei der Schätzung eines durchschnittlichen Effektes der Exposition oder Intervention mit einem dazugehörigen Konfidenzintervall und einem Hypothesentest (z. B. mit der Nullhypothese relative Rate = 1 versus der Alternativhypothese RR ≠ 1) ist von zentraler Bedeutung, die Daten nicht „naiv" über die Gruppen zu aggregieren. Z. B. könnte man bei einem dichotomen Endpunkt die Zahl der Ereignisse und die Stichprobengrößen jeweils über die Behandlungs- und Kontrollarme aggregieren und daraus eine relative Rate ableiten. Dies kann aber, in etwa bedingt durch die unterschiedliche Größe von Studienarmen, zu Verzerrungen führen. Daher ist es wesentlich in der statistischen Analyse über die relativen Effekte zu aggregieren. Es stellt sich grundsätzlich die Wahl zwischen zwei verschiedenen statistischen Modellen, einem Modell mit einem festen Effekt (*fixed effect model*) oder einem Modell mit zufälligen Effekten (*random effects model*). Wenn Grund zu der Annahme besteht, dass in den zugrundeliegenden Studien wirklich der gleiche Effekt gemessen wurde (sehr ähnliche Studienbedingungen, keine Hinweise auf statistische Heterogenität) oder die Zahl der Studien sehr klein ist (<5 Studien; erschwert die Berechnung der Zufallseffekte im alternativen Modell) bietet sich ein Modell mit einem festen Effekt an. Das Modell mit zufälligen Effekten nimmt hingegen an, dass nicht nur *ein* wahrer Effekt existiert, der zu messen ist, sondern jede zugrundeliegende Studie einen eigenen wahren Effekt misst, der aus einer Verteilung von (wahren) Effekten stammt. Durch die Varianz nicht nur in der Abweichung von dem wahren Effekt und die zusätzliche Varianz zwischen den wahren Effekten, wird die auf diesem Modell beruhende Schätzung etwas konservativer, d. h. die Schätzung wird (oft realistischerweise) unsicherer und das Konfidenzintervall breiter. Die Gewichtung einer Studie, die meistens der inversen Varianz des geschätzten relativen Effekts folgt, unterscheidet sich folglich zwischen den Modellen mit festen und zufälligen Effekten. In einem Modell mit zufälligen Effekten besitzen kleinere Studien und solche, die weiter vom mittleren Effekt entfernt sind, tendenziell etwas mehr Gewicht. Dieses Modell mit zufälligen Effekten wird heute oft auch als das realistische angesehen und stellt bei einer gewissen Anzahl an Studien auch primäre Modelle dar.

Als hilfreich für die Interpretation einer Meta-Analyse wird eine knappe Darstellung der Einzelstudien kombiniert mit den Ergebnissen der Aggregation erachtet. Der Forest-Plot ist eine solche Darstellung, die tabellarische und grafische Elemente miteinander verknüpft und die sich etabliert hat (Borenstein et al. 2009). Systematische Verzerrungen der Ergebnisse von Meta-Analysen infolge von selektiver Publikation statistisch signifikanter Ergebnisse (bekannt als *publication bias*) stellen eine Gefahr für die Validität einer Meta-Analyse dar und sind in Meta-Analysen zu evaluieren. Bei einer substanziellen Anzahl von Studien (≥10) bietet sich hierfür ein sogenannter „Funnel-Plot" an (Borenstein et al. 2009).

Von komplexer Evidenzsynthese spricht man, wenn das Interesse an der zugrundeliegenden Evidenz über paarweise Vergleiche hinausgeht. Beispielsweise könnten drei Behandlungsalternativen A, B und C vorliegen, von denen die Behandlungen A und B, sowie B und C in Studien verglichen wurden. Hieraus ergibt sich, dass basierend auf diesen Ergebnissen auch ein indirekter Vergleich der Behandlungen A und C möglich ist. Für viele gegenwärtig relevante Fragestellungen (insbesondere in der klinischen Medizin) liegt heute ein ganzes Netzwerk aus direkten und indirekten, paarweisen Vergleichen konkurrierender Optionen vor. An statistischen Methoden der Netzwerk-Meta-Analyse (auch genannt *mixed treatment comparison* oder *multiple treatments meta-analysis*) besteht daher aktuell ein großes Interesse, wobei diese aber auch mit immer größer werdenden Schwierigkeiten der Evaluation zugrundeliegender Annahmen einhergehen (Salanti 2012). Diese liegen in der Transitivität (eine Behandlung B verhält sich gleich im Vergleich von A versus B und im Vergleich B versus C), Konsistenz zwischen direkter und indirekter Evidenz, und Homogenität der relativen Effekte.

7 Aktuelle Entwicklungen und Ausblick

Zentrale neuere Entwicklungen und aktuelle Debatten im Bereich der statistischen Methodik beziehen sich insbesondere auf drei eng miteinander verwandte Themen: eine immer größer werdende Datenverfügbarkeit und größere Datenmengen (bekannt unter dem Schlagwort *Big Data*), den zunehmenden Einsatz von *Machine-Learning*-Verfahren und künstlicher Intelligenz, sowie die angestrebte Personalisierung der Medizin.

Herausforderungen für die statistische Methodik und auch die praktische Umsetzung der Datenanalyse in gesundheitswissenschaftlichen Forschungsprojekten stellen gegenwärtig die zunehmende Verfügbarkeit und Nutzung verschiedener komplexer und großer Datenquellen dar. Zu diesen Datenquellen zählen u. a. klinische Daten aus der Routineversorgung, Routinedaten von Krankenversicherungen, Daten aus klinischen und bevölkerungsweiten Registern, (epi-)genetische Daten, Daten aus sozialen Netzwerken, große bevölkerungsweite Umfragedaten, Daten der Gesundheitsberichterstattung und öffentliche Statistiken. Charakteristisch dabei ist, dass diese Daten nicht primär für einen Forschungszweck erhoben werden, sondern in vielfacher Weise genutzt werden sollen. In manchen Fällen dient ihre Erhebung primär ganz anderen, nicht wissenschaftlichen Zwecken, wie z. B. bei den Routinedaten von Krankenversicherungen, die aus Abrechnungsgründen erhoben werden (siehe hierzu auch den Beitrag von Geyer). Von diesen neuen, größeren Datenquellen erhofft man sich einerseits bessere Möglichkeiten, den Gesundheitszustand und die Effektivität der Gesundheitsversorgung in größeren Populationen zu evaluieren, andererseits besteht der Wunsch, die Gesundheitsversorgung weiter zu personalisieren.

Mit dem viel zitierten Schlagwort *Big Data* sind meistens große und komplexe Datensätze gemeint, die mit dem Ziel analysiert werden, bestimmte Muster und Zusammenhänge zu erkennen oder Vorhersagen zu machen, wobei weniger auf klassische statistische Methoden als auf *Machine-Learning*-Algorithmen zurückgegriffen wird (Mayer-Schönberger/Ingelsson 2018). *Big Data* charakterisiert man oft über die sogenannten sechs „Vs": *volume, variety, velocity, variability, validity* (oder *veracity*) und *value*. Große Datavolumina entstehen z. B. beim kontinuierlichen Monitoring vitaler Funktionen oder beim Einsatz von *High-Throughput*-Technologien. Datenvielfalt entsteht z. B. durch heterogene und unstrukturierte Daten wie z. B. durch Freitext-Angaben. Mit Geschwindigkeit ist die schnelle Generierung von neuen Daten gemeint, etwa durch schnelles Prozessieren und Auswerten von Daten für klinische Entscheidungsunterstützungssysteme in Echtzeit. Variabilität besteht z. B. in unterschiedlichen Versorgungs- und Abrechnungssystemen oder auch infolge saisonal abhängiger Gesundheitsphänomene. In Analysen großer Datenmengen wird mit unterschiedlichen Qualitätsgraden gearbeitet, die Validität bzw. die Richtigkeit der Daten ist daher immer zu hinterfragen. Schließlich stellt sich auch noch die Frage nach dem Wert der Daten. Können sie für eine gegebene gesundheitswissenschaftliche Fragestellung einen Mehrwert liefern? Gerade mit diesem letzten Punkt sind viele Hoffnungen verbunden.

Die zunehmend verwendeten Methoden aus dem Bereich des maschinellen Lernens (*machine learning*) unterscheiden sich im Vergleich zu „klassischeren" Methoden (wie zuvor dargestellt) in verschiedenen Aspekten (Hastie/Tibshirani/Friedman 2009). Maschinelles Lernen ist ein datengetriebener Ansatz, der im Wesentlichen ohne a priori formulierte Hypothesen auskommt. Das Ziel der Datenanalyse besteht eher in der Vorhersage einer Zielgröße als in der Inferenz über einen Parameter wie einem Expositions- oder Behandlungseffekt. Beispiele sind Klassifikations- oder Regressionsbäume, Ensembles solcher Bäume (genannt: *random forests*) und *Support-Vector*-Maschinen (Hastie et al. 2009). Vorteile dieser Ansätze liegen in einer automatisierten Variablenselektion, der Berücksichtigung komplexer Interaktionen und einer guten Eignung für Analysen in hochdimensionalen Datenräumen (d. h. bei einer großen Anzahl an Prädiktoren und einer im Vergleich dazu kleineren Anzahl an Beobachtungen). Insgesamt sind Algorithmen des maschinellen Lernens zwar in der Lage, sehr komplexe Zusammenhänge zu erfassen und für Vorhersagen zu nutzen, die entstehenden Modelle haben aber gewöhnlich noch den substanziellen Nachteil eine *Black Box* zu sein, da es meistens nicht möglich ist, den finalen Vorhersage-Algorithmus kognitiv sinnvoll nachvollziehen zu können. Im Vergleich der Vorhersagequalität sind sie den klassischen Regressionsmodellen bisher meistens nicht überlegen (Christodoulou et al. 2019). Im maschinellen Lernen wird zwischen supervidiertem Lernen (typischerweise Klassifikations- und Regressionsprobleme) und unsupervidiertem Lernen (typischerweise Detektion von Clustern und ähnlichen Zusammenhängen in Daten) unterschieden. Maschinelles Lernen wird als eine Teilmenge von Methoden verstanden, die als künstliche Intelligenz bezeichnet werden. Mit künstlicher Intelligenz wiederum sind „maschinelle" Verfahren gemeint, die Probleme lösen können, welche charakteristisch sind für menschliche Intelligenz. Von Verfahren, die auf künstlicher Intelligenz basieren, wird erwartet, dass sie zu deutlichen Verbesserungen in der Genauigkeit, der Produktivität und im Prozess der Gesundheitsversorgung führen, wobei die Auswirkungen auf das Verhältnis zwischen Patient*innen und Mediziner*innen noch als unklar gilt (Topol 2019).

8 Gute statistische Praxis

Einige Ansätze und Prinzipien haben sich in der statistischen Praxis in den Gesundheitswissenschaften etabliert und werden weitgehend als gute statistische Praxis akzeptiert. In Anlehnung an Kass et al. (2016) und Gelman (2018) sind sie hier kurz zusammengefasst.

In einem wissenschaftlichen Projekt sollte der Erarbeitung der wissenschaftlichen Fragestellung eine besonders bedeutende Rolle zukommen und ihr sollte daher der notwendige Raum gegeben werden. Die spezielle Fragestellung ist der Ausgangspunkt, aus dem sich das Design einer empirischen Studie, die Datenerhebung und schließlich die statistische Analyse ergeben. Auf dem Weg zur statistischen Analyse ist immer wieder die Frage zu stellen, inwieweit die real zu erhebenden oder bereits erhobenen Daten relevante Informationen zur Beantwortung der Fragestellung bereithalten oder die Validität der Studienergebnisse kompromittiert sein könnte.

Die „Signale", die Wissenschaftler*innen in den Daten suchen, wie z. B. die Effekte wirksamer Therapien oder protektiver Faktoren, sind immer von einem „Rauschen", d. h. von Variabilität, umgeben und müssen aus diesem herausgefiltert werden. Das geschieht mittels statistischer Modelle, die auf Wahrscheinlichkeitsverteilungen (parametrisiert mit Lage und Streuungsparametern) aufbauen. Sie liefern einen Erklärungsansatz dafür, wie sich „Signal" und „Rauschen" ergänzen, um Daten wie die in der Studie beobachteten zu generieren. Da sonst die Daten nur „für sich" sprechen und zugrundeliegende Effekte nicht verallgemeinert werden könnten, sind statistische Modelle notwendigerweise eine Abstraktion. Viele epistemische Unsicherheiten hingegen, z. B. in der Modellwahl oder der Messung von Einflussgrößen, bleiben aus praktischen Gründen meistens unberücksichtigt. Allerdings wäre es erstrebenswert, auch diese zu quantifizieren, da die Unsicherheit in geschätzten Parametern und modellbasierten Vorhersagen sonst unterschätzt wird. In der Interpretation der Modellergebnisse ist daher zu berücksichtigen und kritisch zu diskutieren, welche Annahmen in Bezug auf das Modell gemacht wurden und welche zusätzlichen, potenziell strukturellen Unsicherheiten bestehen.

Valide Erkenntnisse lassen sich aus einer Datenanalyse nur auf Basis eines geeigneten Designs und einer guten Datenqualität erzielen. Oder umgekehrt ausgedrückt, auch eine noch so gute statistische Analyse kann die durch ein ungeeignetes Design und eine mangelnde Datenqualität entstehenden Limitationen nicht ausgleichen. Das Design, eine verlässliche und akkurate Datenerhebung, sowie eine gute Prä-Prozessierung der Daten sind notwendige Voraussetzungen für die statistische Analyse und letztlich die Validität der Studienergebnisse. Um ein Verständnis für die Datenqualität zu entwickeln und sich ihrer möglichst zu vergewissern ist es notwendig, den Analysedatensatz initial mithilfe von beschreibender Statistik und grafischen Analysen zu explorieren (Huebner et al. on behalf of the Topic Group "Initial Data Analysis" of the STRATOS Initiative 2018).

Die Wahl der analytischen Methode sollte nachvollziehbar zur statistischen Fragestellung passen. Es ist hilfreich, zunächst einfachere analytische Ansätze zu wählen. Komplexität sollte dann ergänzt werden, wenn Grund zu der Annahme besteht, dass dies den Prozess der Generierung der zugrunde liegenden Daten besser abbildet. Komplexität kann z. B. bedeuten, dass zusätzliche Einflussgrößen berücksichtigt werden, dass der Effekt von Einflussgrößen in komplexerer Weise modelliert wird, oder dass bestehende Abhängigkeiten berücksichtigt werden, wie bei Cluster-Stichproben der Fall. Häufig gilt, dass ein gutes Studiendesign eine vergleichsweise einfache Analyse nach sich zieht, da keine Korrektur für komplexe Phänomene erfolgen muss. Ein weiterer positiver Begleiteffekt ist, dass sich diese auch einfacher kommunizieren lässt. Ein offensichtliches Beispiel hierfür ist die Wahl einer randomisierten, doppelt-verblindeten Therapiestudie.

Jede statistische Analyse basiert auf Annahmen. Oft sind diese z. B. Linearität in den Effekten der Einflussgrößen, Unabhängigkeit in den Beobachtungen und/oder normalverteilte Daten. Die Plausibilität der Annahmen gilt es idealerweise zu überprüfen. Eine Möglichkeit dies zu tun ist es, mittels modellbasierter Vorhersagen zu untersuchen, inwieweit das postulierte Modell die zugrunde liegenden Daten reproduzieren kann. Statistiker*innen explorieren ihre Daten in vielfacher Art und Weise, um sie möglichst gut zu verstehen und auf mögliche Limitationen aufmerksam zu werden. Wichtig dabei ist allerdings, dass dies im vollen Bewusstsein der Problematik des multiplen Testens geschieht. In der Datenanalyse werden häufig Beobachtungen gemacht, die interessant und relevant erscheinen, und schließlich vielleicht sogar zu Publikationen führen. Wenn in diesem Prozess eine Vielzahl von P-Werten generiert wird und statistische Aussagen darauf basierend erfolgen sollen, haben die P-Werte nicht mehr ihre gewöhnliche Interpretation, was nicht ignoriert werden sollte. In der jüngsten Vergangenheit war der P-Wert häufig Gegenstand methodologischer Kritik, wobei bei genauerem Hinsehen oft nicht das Konzept des P-Wertes selbst, sondern seine fehlerhafte und missbräuchliche Verwendung thematisiert wurde (Wasserstein/Lazar 2016). Als problematisch wird insbesondere die Inflation des Fehlers 1. Art bei multiplen Tests und die stark vereinfachende dichotome Bewertung der Evidenz als „statistisch signifikant" oder „nicht signifikant" angesehen. Zunehmend wird daher die Verwendung von Punktschätzern und dazugehörigen Unsicherheitsintervallen gefordert, da diese eine bessere Interpretation des wahrscheinlichen Ausmaßes eines Effekts erlauben.

Gute statistische Praxis bedeutet heute auch ein möglichst großes Maß an Transparenz und Reproduzierbarkeit der statistischen Analyse („*Science is show me, not trust me.*"). Neben der detaillierten Offenlegung von Methoden und Computer-Code wird zunehmend auch der komplette Zugang zu den wissenschaftlichen Rohdaten gefordert. Unabhängigen Wissenschaftler*innen soll dadurch die Möglichkeit gegeben werden, die Ergebnisse in zweierlei Hinsicht reproduzieren zu können. Zum einen sollen mit den verfügbaren Daten die verfügbaren Ergebnisse reproduziert werden können (*reproducability*), zum anderen sollen die Voraussetzungen dafür geschaffen werden, die verfügbare Studie in identischer Art und Weise zu wiederholen und zu überprüfen, ob die Ergebnisse konsistent sind (*replicability*). Im Sinne der Qualität und der Transparenz der gesundheitswissenschaftlichen Forschung sind auch die Bestrebungen zu verstehen, die Berichterstellung von Studien zu verbessern. Inzwischen existieren mehrere hundert Guidelines zur Erstellung von Studienberichten für verschiedenste Studienarten, vgl. EQUATOR (*Enhancing the QUAlity and Transparency Of health Research*) Network (www.equator-network.org). Diese Guidelines liefern wichtige Hinweise auch bezüglich des Berichts statistischer Aspekte. Der Gedanke einer transparenten und offenen, auf Kollaboration und Erkenntnisgewinn angelegten Forschung (*Open Science*), der besonders unter jüngeren Wissenschaftler*innen zunehmend verbreitet ist, spiegelt sich auch in der statistischen Analysesoftware wider. Die statistische Programmiersprache und -umgebung R ist ein Beispiel hierfür (Thieme 2018). R ist nicht nur frei verfügbar, es kann auch von jedem weiterentwickelt werden. Viele neuere methodische Ansätze sind zuerst in R oder in einer frei verfügbaren Software mit einer Schnittstelle zu R verfügbar. R hat sich so in den vergangenen Jahren zur *lingua franca* der Statistik entwickelt.

Eine wesentliche Aufgabe der Statistik besteht darin, Unsicherheit und Variabilität zu quantifizieren, wobei häufig die Erwartung an Statistik – zu Teilen auch im Selbstverständnis von Statistiker*innen – ist, diese gewissermaßen eliminieren und in Sicherheit transformieren zu können. Sich die bleibenden Unsicherheiten bewusst zu machen, ist der erste Schritt zu einer adäquaten Kommunikation statistischer Methoden und Ergebnisse.

Literatur

Arnold, L. D./Braganza, M./Salih, R./Colditz, G. A. (2013). Statistical trends in the Journal of the American Medical Association and implications for training across the continuum of medical education. *PLoS One, 8*(10), e77301.

Bland, M. (2015). *An Introduction to Medical Statistics* (4th ed.). Oxford: Oxford University Press.

Borenstein, M./Hedges, L. V./Higgins, J. P. T./Rothstein, H. R. (2009). *Introduction to Meta-Analysis*. Chichester: John Wiley.

Broman, K. W./Woo, K. H. (2018). Data Organization in Spreadsheets. *The American Statistician, 72*(1), 2-10.

Campbell, M. J./Walters, S. J. (2014). *How to Design, Analyse and Report Cluster Randomised Trials in Medicine and Health Related Research*. Chichester: John Wiley.

Christodoulou, E./Ma, J./Collins, G. S./Steyerberg, E. W./Verbakel, J. Y./van Calster, B. (2019). A systematic review shows no performance benefit of machine learning over logistic regression for clinical prediction models. *Journal of Clinical Epidemiology, 110,* 12-22.

du Prel, J.-B./Röhrig, B./Hommel, G./Blettner, M. (2010). Auswahl statistischer Testverfahren. *Deutsches Ärzteblatt, 107*(19), 343-348.

Fahrmeir, L./Heumann, C./Künstler, R./Pigeot, I./Tutz, G. (2016). *Statistik – Der Weg zur Datenanalyse.* 8. Auflage. Berlin: Springer.

Fahrmeir, L./Kneib, T./Lang, S. (2009). *Regression. Modelle, Methoden und Anwendungen.* 2. Auflage. Berlin: Springer.

Few, S. (2012). *Show Me the Numbers. Designing Tables and Graphs to Enlighten.* 2. Auflage. El Dorado Hills: Analytics Press.

Fienberg, S. E. (2014). What Is Statistics? *Annual Review of Statistics and Its Application, 1*(1), 1-9.

Friedman, L. M./Furberg, C. D./DeMets, D. L./Reboussin, D. M./Granger, C. B. (2015). *Fundamentals of Clinical Trials.* 5. Auflage. Berlin: Springer.

Gamerman, V./Cai, T./Elsäßer, A. (2019). Pragmatic randomized clinical trials: best practices and statistical guidance. *Health Services and Outcomes Research Methodology, 19*(1), 22-35.

Gelman, A. (2018). Ethics in statistical practice and communication: Five recommendations. *Significance, 15*(8), 40-43.

Gelman, A./Carlin, J. B./Stern, H. S./Dunson, D. B./Vehtari, A./Rubin, D. B. (2013). *Bayesian Data Analysis.* 3. Auflage. London: Chapman and Hall/CRC.

Hammer, G. P./du Prel, J.-B./Blettner, M. (2009). Vermeidung verzerrter Ergebnisse in Beobachtungsstudien. *Deutsches Ärzteblatt, 106*(41), 664-668.

Harrell, F. E. J. (2015). *Regression Modeling Strategies. With Applications to Linear Models, Logistic and Ordinal Regression and Survival Analysis.* 2. Auflage. Berlin: Springer.

Hastie, T./Tibshirani, R./Friedman, J. (2009). *The Elements of Statistical Learning. Data Mining, Inference and Prediction.* 2. Auflage. Berlin: Springer.

Hayat, M. J./Powell, A./Johnson, T./Cadwell, B. L. (2017). Statistical Methods Used in the Public Health Literature and Implications for Training of Public Health Professionals. *PLoS One, 12*(6), e0179032.

Heinze, G./Wallisch, C./Dunkler, D. (2018). Variable selection. A Review and Recommendations for the Practicing Statistician. *Biometrical Journal, 60*(3), 431-449.

Huebner, M./Le Cessie, S./Schmidt, C./Vach, W./on behalf of the Topic Group "Initial Data Analysis" of the STRATOS Initiative. (2018). A Contemporary Conceptual Framework for Initial Data Analysis. *Observational Studies, 4,* 171-192.

Kabisch, M./Ruckes, C./Seibert-Grafe, M./Blettner, M. (2011). Randomisierte kontrollierte Studien. Teil 17 der Serie zur Bewertung wissenschaftlicher Publikationen. *Deutsches Ärzteblatt International, 108*(39), 663-668.

Kass, R. E./Caffo, B. S./Davidian, M./Meng, X.-L./Yu, B./Reid, N. (2016). Ten Simple Rules for Effective Statistical Practice. *PLoS Computational Biology, 12*(6), e1004961.

Kieser, M. (2018). *Fallzahlberechnung in der medizinischen Forschung. Eine Einführung für Mediziner und Biostatistiker.* Berlin: Springer.

Lederer, D. J./Bell, S. C./Branson, R. D./Chalmers, J. D./Marshall, R./Maslove, D. M. et al. (2019). Control of Confounding and Reporting of Results in Causal Inference Studies. Guidance for Authors from Editors of Respiratory, Sleep, and Critical Care Journals. *Annals of the American Thoracic Society, 16*(1), 22-28.

Mayer-Schönberger, V./Ingelsson, E. (2018). Big Data and medicine: a big deal? *Journal of Internal Medicine, 283*(5), 418–429.

Molenberghs, G./Kenward, M. G. (2007). *Missing Data in Clinical Studies.* Chichester: John Wiley.

Mosteller, F./Rourke, R. E. K./Thomas, G. B. jr. (1961). *Probability with Statistical Applications.* Reading: Addison-Wesley.

Salanti, G. (2012). Indirect and mixed-treatment comparison, network, or multiple treatments meta-analysis: many names, many benefits, many concerns for the next generation evidence synthesis tool. *Research Synthesis Methods, 3,* 80–97.

Sauerbrei, W./Abrahamowicz, M./Altman, D. G./Le Cessie, S./Carpenter, J. (2014). STRengthening analytical thinking for observational studies: the STRATOS initiative. *Statistics in Medicine, 33*(30), 5413–5432.

Schumacher, M./Schulgen, G. (2008). *Methodik klinischer Studien. Methodische Grundlagen der Planung, Durchführung und Auswertung.* 3. Auflage. Berlin: Springer.

Sherman, R. E./Anderson, S. A./Dal Pan, G. J./Gray, G. W./Gross, T./Hunter, N. L. et al. (2016). Real-World Evidence – What Is It and What Can It Tell Us? *New England Journal of Medicine, 375*(23), 2293–2297.

Steyerberg, E. W. (2009). *Clinical Prediction Models. A Practical Approach to Development, Validation, and Updating.* Berlin: Springer.

Stuart, E. A. (2010). Matching Methods for Causal Inference. A Review and a Look Forward. *Statistical Science, 25*(1), 1–21.

Textor, J./van der Zander, B./Gilthorpe, M. K./Liskiewicz, M./Ellison, G. T. H. (2016). Robust causal inference using directed acyclic graphs. The R package 'dagitty'. *International Journal of Epidemiology, 45*(6), 1887–1899.

Thieme, N. (2018). R generation. *Significance, 15,* 14–19.

Thoemmes, F. (2011). Ausgewählte Kausalitätstheorien im Vergleich. *Das Gesundheitswesen, 73,* 880–883.

Topol, E. J. (2019). High-performance medicine: the convergence of human and artificial intelligence. *Nature Medicine, 25*(1), 44–56.

Vandemeulebroecke, M./Baillie, M./Carr, D./Kanitra, L./Margolskee, A./Wright, A. et al. (2019). How can we make better graphs? An initiative to increase the graphical expertise and productivity of quantitative scientists. *Pharmaceutical Statistics, 18*(1), 106–114.

Wasserstein, R. L./Lazar, N. A. (2016). The ASA's Statement on p-Values. Context, Process, and Purpose. *The American Statistician, 70*(2), 129–133.

Wood, S. N. (2015). *Core statistics.* Cambridge: Cambridge University Press.

Epidemiologie in den Gesundheitswissenschaften

Oliver Razum, Jürgen Breckenkamp und Patrick Brzoska

Epidemiologische Studienergebnisse sind ein zentraler Teil von Entscheidungsprozessen in den Gesundheitswissenschaften: Sie helfen, die Häufigkeit eines Problems zu beschreiben, ursächliche Faktoren zu identifizieren und die Wirksamkeit von Interventionen zu beurteilen. Dazu untersucht die Epidemiologie die Verteilung und den Zusammenhang von Risikofaktoren (Expositionen) und Gesundheitsproblemen (Outcomes) in der Bevölkerung. Um die Häufigkeit von Expositionen und Outcomes zu ermitteln, bedient sie sich deskriptiver Maßzahlen. Hierzu zählen unter anderem:

- Prävalenz: Zahl der erkrankten (bzw. exponierten) Personen zu einem Zeitpunkt dividiert durch die Zahl der Gesamtbevölkerung
- Inzidenz: Zahl der neuerkrankten Personen innerhalb eines Zeitraums dividiert durch die Zahl der Bevölkerung unter Risiko.

Zur Quantifizierung des Zusammenhangs (Assoziation) von Expositionen und Outcomes nutzt die Epidemiologie analytische Methoden und verwendet unterschiedliche Studientypen:

- Kohortenstudie: Zunächst gesunde Personen werden über die Zeit („longitudinal") beobachtet. Anschließend wird die Inzidenz des Outcomes zwischen den exponierten und den nicht exponierten Studienteilnehmer*innen verglichen. Das verwendete Assoziationsmaß ist meist das Relative Risiko (RR), d. h. das Verhältnis der Inzidenz bei den Exponierten und den Nichtexponierten.
- Fall-Kontroll-Studie: Bereits Erkrankte (Fälle) und Nichterkrankte (Kontrollen) werden nach Expositionen in der Vergangenheit befragt. Anschließend wird die Chance einer Erkrankung bei Exponierten ins Verhältnis gesetzt zur Chance einer Erkrankung bei Nichtexponierten. Als Assoziationsmaß dient die Odds Ratio (OR).
- Experimentelle Studie: Es handelt sich hierbei um eine longitudinale Studie mit Kontrollgruppe, bei der die Exposition von den Forscher*innen zugeteilt wird (möglichst per Zufallsverfahren, um Störgrößen zu kontrollieren).

Systematische Fehler (Bias) und Confounding können die Ergebnisse einer epidemiologischen Studie verzerren und müssen daher in allen Phasen einer Untersuchung (Studiendesign, Datenerhebung, Auswertung und Ergebnisinterpretation) berücksichtigt werden.

1 Wozu Epidemiologie in den Gesundheitswissenschaften?

Epidemiologie ist der Wissenschaftszweig, der sich mit der Verteilung von Risikofaktoren und von Gesundheitsproblemen in der Bevölkerung beschäftigt. Bei den untersuchten Gesundheitsproblemen kann es sich beispielsweise um Krankheiten, Unfälle oder Todesfälle handeln – Epidemiolog*innen sprechen allgemein von „*Outcomes*". Risikofaktoren können unter anderem in den Bereichen des individuellen Verhaltens, der Gesellschaft und Umwelt, von biologischen Einflussfaktoren oder genetischer Prädisposition liegen. Epidemiolog*innen bezeichnen sie als „Expositionen". Sie fassen unter diesen Begriff nicht nur schädigende, sondern auch schützende (protektive) Faktoren, wie z. B. körperliche Aktivität. Der Begriff „Bevölkerung" weist darauf hin, dass sich Epidemiolog*innen – anders als Mediziner*innen – nicht primär mit den gesundheitlichen Risiken oder Gesundheitsproblemen eines einzelnen Menschen befassen, sondern mit denen von Gruppen von Menschen (von „Populationen"). Das können die ganze Bevölkerung eines Landes sein, aber auch Untergruppen wie die Kinder im Alter unter fünf Jahren, die Menschen mit Migrationshintergrund, die Arbeiter*innen in einer Fabrik oder die Raucher*innen. Aus dem Bezug zu Bevölkerungen rührt die oft enge Zusammenarbeit zwischen Epidemiologie und Demografie: Epidemiolog*innen benötigen möglichst präzise Zahlen zur Größe der jeweiligen Bevölkerung und greifen dazu auf demografische Methoden zurück (siehe den Beitrag von Ulrich).

Epidemiolog*innen stellen die Verteilung von Expositionen (beispielsweise von Risikofaktoren wie Rauchen) oder von *Outcomes* (beispielsweise die Sterblichkeit durch Lungenkrebs) in der Bevölkerung mithilfe geeigneter Tabellen und Grafiken dar und interpretieren sie. Dieser Bereich der Epidemiologie wird auch als „deskriptiv" oder „beschreibend" bezeichnet. Im Arbeitsfeld „Gesundheitsberichterstattung" (GBE) wird angewandte deskriptive Epidemiologie betrieben (siehe den Beitrag von Kurth, Saß und Ziese).

Außerdem ermitteln Epidemiolog*innen die Zusammenhänge zwischen Expositionen und *Outcomes*, um den Ursachen von Erkrankungen auf die Spur zu kommen. Dieser Bereich der Epidemiologie wird als „analytisch" bezeichnet. Textkasten 1 zeigt Beispiele für Fragestellungen der deskriptiven und analytischen Epidemiologie.

Deskriptive und analytische Epidemiologie leisten wesentliche Beiträge dazu, Krankheitsrisiken zu vermindern und die gesundheitliche Situation der Bevölkerung zu verbessern. Kenntnisse der Epidemiologie sind unentbehrlich für alle, die im Bereich Prävention arbeiten, Gesundheitsberatung anbieten oder gesundheitsbezogene Planung und Management betreiben. Die Epidemiologie gilt daher als eine Kerndisziplin der Gesundheitswissenschaften (siehe den Beitrag von Razum und Kolip).

> **Textkasten 1: Beispiele für Fragestellungen der deskriptiven und analytischen Epidemiologie**
>
> Deskriptive Epidemiologie
> - Welches ist die häufigste Todesursache von Frauen in Deutschland?
> - Nimmt die Häufigkeit von Krebserkrankungen zu?
>
> Analytische Epidemiologie
> - Sterben ärmere Menschen früher als Reiche?
> - Welches sind die Risikofaktoren des Herzinfarkts?
> - Nützt Früherkennung (Screening)?
> - Können Handys Gehirntumoren hervorrufen?
> - Haben Arbeiter*innen in der Farbstoffproduktion ein erhöhtes Risiko für Blasenkrebs?
> - Wie wird Vogelgrippe übertragen?
> - Sollen bei einer Grippe-Epidemie die Schulen geschlossen werden?

Epidemiolog*innen treffen Aussagen über Gruppen von Menschen, die eine oder mehrere Gemeinsamkeiten aufweisen. Ein typisches epidemiologisches Studienergebnis ist: Starke Raucher*innen haben ein 25- bis 30-mal so hohes Risiko wie Nichtraucher*innen, an Lungenkrebs zu erkranken und zu versterben. Aussagen über das zukünftige Schicksal eines einzelnen Rauchers können Epidemiolog*innen aber nicht machen. Dementsprechend verwundert es Epidemiolog*innen auch nicht, wenn sie einen 90-jährigen, kerngesunden Kettenraucher treffen. Sie sehen das nicht als Widerspruch zu ihren Ergebnissen, sondern werden vielmehr darauf hinweisen, dass von 1.000 Nichtraucher*innen ein viel größerer Anteil das 90. Lebensjahr gesund erreichen wird als von 1.000 Raucher*innen aus dem gleichen Geburtsjahrgang.

Der Epidemiologie liegt eine anscheinend banale, aber weitreichende Erkenntnis zu Grunde: Das Risiko für Krankheit und Tod (*Outcomes*) ist nicht zufällig und nicht gleichmäßig in der Bevölkerung verteilt. Wären Krankheitsrisiken rein zufällig verteilt, so ließen sich keine Personengruppen identifizieren, die ein erhöhtes Krankheits- oder Sterberisiko haben. Tatsächlich aber gibt es Verhaltensweisen (im obigen Beispiel das Rauchen) oder andere Expositionen, die ein erhöhtes Krankheits- oder Sterberisiko mit sich bringen. Menschen, die exponiert sind, haben in diesem Fall ein höheres Risiko zu erkranken oder vorzeitig zu versterben als Nichtexponierte.

Die Erkenntnis, dass verschiedene Bevölkerungsgruppen unterschiedliche Gesundheitsrisiken haben, stammt übrigens nicht von einem Epidemiologen, sondern von einem englischen Kaufmann. John Graunt (1620–1674) analysierte die *Bills of Mortality* (Graunt 1669), in denen seit 1532 die Todesfälle in London registriert wurden (Glass 1964). Dabei stellte er fest, dass Kinder ein höheres Sterberisiko haben als Erwachsene, Männer ein höheres als Frauen und die Bewohner*innen Londons ein höheres als die Bevölkerung ländlicher Gebiete. Graunt beließ es nicht bei der Analyse. Er versuchte, aus seinen Ergebnissen abzuleiten, welche Ursachen den beobachteten Unterschieden zugrunde liegen. Er spekulierte, dass die hohe Bevölkerungsdichte Londons und die damit einhergehende Armut und Enge zur höheren Sterblichkeit der Städter beitrugen. Anschließend versuchte er, mithilfe der *Bills of Mortality* eine Art Frühwarnsystem für Ausbrüche der Pest zu entwickeln. Zwar hatte er damit keinen Erfolg. Er legte jedoch Grundsteine für Aktivitäten, die heute fest in den Gesundheitswissenschaften etabliert sind und die wir als Gesundheitsberichterstattung, Surveillance und Sozialepidemiologie bezeichnen.

Epidemiologie gilt oft als recht technisch, das scheinen John Graunts Arbeiten mit umfänglichen Tabellenwerken zu bestätigen. Verstärkt wird dieser Eindruck noch durch die große Bedeutung von Methoden in der Epidemiologie sowie durch die Verwandtschaft mit „zahlenlastigen" Fächern wie Demografie und Statistik. Wer aber die Epidemiologie deshalb als rein zahlenspielerisches und damit realitätsfernes Fach ansieht, unterliegt einem Missverständnis. Ohne epidemiologische Erkenntnisse wären Präventionsprogramme auf bloße Vermutungen statt auf Evidenz (also auf wissenschaftlich nachvollziehbare, systematisch erhobene Belege) angewiesen, und es wäre kaum möglich, Prioritäten im Gesundheitswesen in transparenter und nachvollziehbarer Weise zu setzen.

Die Geschichte eines weiteren historischen Vertreters der Epidemiologie zeigt die Handlungsorientierung des Fachs: Dr. John Snow (1813–1858) war Arzt in London und untersuchte dort um 1850 die großen Ausbrüche der Cholera. Er fand einen Zusammenhang zwischen der Herkunft des Trinkwassers und dem Risiko, an Cholera zu erkranken und zu versterben. Aus seinen Ergebnissen schloss Snow auf die Übertragungswege der Seuche und konnte erstmals Präventionsmaßnahmen vorschlagen, die evidenzbasiert waren (Frerichs 2001). Auf ihn geht die wohl berühmteste Intervention in der Geschichte der Epidemiologie zurück: Er sorgte dafür, dass der Schwengel einer Wasserpumpe abmontiert wurde, die er auf der Basis seiner Daten für die Übertragung der Cholera in einem Stadtteil Londons verantwortlich machte.

2   Epidemiologie in der gesundheitswissenschaftlichen Praxis

In der Praxis der Gesundheitswissenschaften stellt sich oft die Frage, wie in einer bestimmten Situation am besten zu handeln ist: Soll eine Präventionsmaßnahme wie beispielsweise ein Früherkennungsprogramm (Screening) eingeführt werden? Ist eine bestimmte Verhaltensweise hinreichend gesundheitsförderlich, dass sie allgemein empfohlen werden kann? Epidemiologische Daten und Studienergebnisse können bei der Beantwortung helfen.

Die wissenschaftliche Beschreibung der Welt, also die Darstellung von Daten und Fakten, reicht für sich genommen aber noch nicht zur Beantwortung der Frage, wie wir handeln sollen (das stellte schon David Hume, ein schottischer Philosoph, im 18. Jahrhundert fest). Um Handlungen ableiten zu können, müssen Daten zunächst interpretiert werden. Das ist aber nicht losgelöst von Werten und Interessen derjenigen möglich, die die Interpretation vornehmen. Auch epidemiologische Studien und ihre Ergebnisse stehen nicht außerhalb gesellschaftlicher Zusammenhänge. Nur selten (wie etwa beim Zusammenhang zwischen Rauchen und Lungenkrebs) sind Ergebnisse so klar und widerspruchsfrei, dass es keine Diskussionen um ihre Deutung gibt. Debatten um Interventionen wie das Screening auf Prostatakrebs, die Impfung gegen das Humane Papillom-Virus (HPV) oder um präventive Maßnahmen gegen die „Schweinegrippe" zeigen, dass politische und wirtschaftliche Interessen großen Einfluss auf die Interpretation von epidemiologischen Ergebnissen und auf Entscheidungen zur Umsetzung nehmen können (Gerhardus et al. 2009; Haas et al. 2009; Krause et al. 2010).

Ein Geflecht zum Teil widersprüchlicher Interessen und daraus resultierende, gelegentlich auch einmal scharf geführte Debatten dürfen Epidemiolog*innen nicht dazu verleiten, sich ausschließlich auf Zahlen zu konzentrieren. Das würde bedeuten, deren Interpretation und insbesondere Entscheidungen über notwendiges Handeln vollständig anderen zu überlassen. Eine solche passive Haltung könnte zu falschen Schlussfolgerungen, zu unterlassenen oder zu überzogenen Interventionen führen. Sie steht nicht in der Tradition von John Snow, der aus Zahlen Handlungsbedarf ableitete und seine Erkenntnisse aktiv in die Politik einbrachte.

Selbstverständlich sollten Epidemiolog*innen nicht im Alleingang forschen und handeln. Neben anderen Wissenschaftler*innen müssen sie die betroffene Bevölkerung mit einbeziehen. Auch noch so überzeugende wissenschaftliche Ergebnisse dürfen nicht zu Interventionen führen, die ausschließlich von Expert*innen verantwortet werden (und die man entsprechend als „vertikal" beschreiben würde). Eine Haltung wie „Wir wissen schon, was gut für Sie ist" wird von weiten Teilen der Bevölkerung nicht mehr akzeptiert. Erforderlich ist vielmehr ein Aushandlungsprozess. Zu diesem Prozess der evidenzbasierten Public Health (EbPH, siehe auch den Beitrag von Gerhardus) tragen wissenschaftliche Akteur*innen nicht nur aus der Epidemiologie bei, sondern auch aus anderen Fachgebieten, beispielsweise der Gesundheitsökonomie (siehe den Beitrag von Greiner). In diesem Prozess werden nicht nur wissenschaftliche Fakten dargelegt und möglicherweise auftretende Widersprüche diskutiert. Genauso wichtig ist es, die Standpunkte und Interessen anderer Beteiligter (sogenannter „Stakeholder"), beispielsweise aus Bevölkerung oder Industrie, offen zu legen und zu berücksichtigen. Gerhardus, Breckenkamp, Razum,

Schmacke und Wenzel (2010) haben diesen Aushandlungsprozess für gesundheitswissenschaftliche Entscheidungen modellhaft dargestellt (Abbildung 1).

Abbildung 1: Das EbPH-Modell von gesundheitswissenschaftlichen Entscheidungen

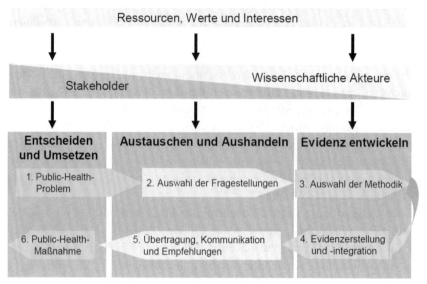

Quelle: Gerhardus et al. 2010, mit freundlicher Genehmigung des Verlags Hans Huber, Bern

Der erste Schritt im Aushandlungsprozess ist das Identifizieren und Eingrenzen des zu lösenden gesundheitsbezogenen Problems. Hierzu werden häufig Daten aus der Gesundheitsberichterstattung herangezogen, beispielsweise aus der Todesursachenstatistik oder aus Krebsregistern (für weitere Details zur GBE siehe den Beitrag von Kurth, Saß und Ziese). Schon hier gibt es nicht selten Diskussionen über die Qualität der Daten oder deren Interpretation, was epidemiologische Expertise voraussetzt.

Der zweite Schritt, die Auswahl der Fragestellung, erfordert eine Offenlegung der zugrunde liegenden Annahmen und Überlegungen der Beteiligten. Werden die Ursachen des Problems im individuellen Verhalten gesucht oder in gesellschaftlichen Verhältnissen? Von solchen – oft politisch motivierten – Vorannahmen wird die Art der Fragestellung beeinflusst.

Schritt drei ist die Auswahl einer geeigneten Methodik, um die für eine Entscheidungsfindung erforderliche Evidenz zu schaffen. Dazu werden in der Regel klassische epidemiologische Studiendesigns wie Kohortenstudien oder Fall-Kontroll-Studien eingesetzt. Ökonomische, ethische oder soziokulturelle Aspekte erfordern weitere, entsprechend spezialisierte Studiendesigns. Bei der Auswahl des Studiendesigns ist darauf zu achten, dass eine möglichst hohe interne Validität (Gültigkeit der Ergebnisse) erzielt wird. Für sogenannte „Expertenmeinungen" gilt die interne Validität als niedrig, für die klassischen epidemiologischen Studiendesigns als hoch. Zu vielen Fragestellungen liegen bereits Studien vor. Diese können in systematischen Reviews zusammenfassend ausgewertet werden Hierbei ist es wichtig, möglichst *alle* Studien zum Thema einzubeziehen. Falls nicht alle Studien gleichlautende Ergebnisse haben (was in der Praxis häufiger vorkommt), drohen bei einer einseitigen Auswahl der Studien (also nur Studien mit positiven oder nur mit negativen Ergebnissen) Fehlschlüsse.

Zum vierten Schritt, der Erstellung von Evidenz, gehört zunächst die wissenschaftliche Bewertung der Güte der vorliegenden Studien und ihrer Schlussfolgerungen. Das geschieht meist anhand der vorliegenden Publikationen. Hierzu ist epidemiologische Kompetenz unabdingbar, besonders hinsichtlich der häufigen Studiendesigns und möglicher Quellen von Fehlern und Verzerrungen. Gesundheitswissenschaftler*innen benötigen eine solide epidemiologische Ausbildung also auch dann, wenn sie nie selbst epidemiologische Studien durchführen. Des Weiteren werden im vierten Schritt die Ergebnisse aus den unterschiedlichen gesundheitswissenschaftlichen Fachbereichen (wie Ethik, Recht, Gesundheitsökonomie) zusammengeführt und integriert.

Im fünften Schritt werden die wissenschaftlichen Ergebnisse auf den Kontext des konkreten gesundheitlichen Problems übertragen, das gelöst werden soll. Hierzu ist es erforderlich, dass die beteiligten Wissenschaftler*innen ihre Ergebnisse so kommunizieren, dass sie für die Nutzer*innen verständlich sind. Nichtwissenschaftliche Zielgruppen müssen besonders berücksichtigt werden. Gesundheitswissenschaftler*innen profitieren auch hier von epidemiologischen Kenntnissen, da sie unterschiedliche Darstellungsformen (beispielsweise absolute und relative Risiken) hinsichtlich ihrer Aussagekraft und Verständlichkeit beurteilen können. Anschließend werden in einem Diskussionsprozess Empfehlungen abgeleitet. Institutionalisiert ist dies beispielsweise im Gemeinsamen Bundesausschuss (G-BA), in dem ausgehandelt wird, welche Maßnahmen von den Krankenkassen finanziert werden (zu den Institutionen im Gesundheitswesen siehe den Beitrag von Simon und Gibis).

Abschließend folgt der sechste Schritt, die Umsetzung in eine Intervention oder Public-Health-Maßnahme. Epidemiologische Methodenkenntnisse sind auch hier erforderlich, um die Wirksamkeit der Maßnahme zu messen. Sollten die Evaluationsergebnisse zeigen, dass das Problem nicht gelöst ist, so beginnt der Kreis wieder beim ersten Schritt, der Problemdefinition. In dieser Hinsicht hat das EbPH-Modell große Ähnlichkeit mit dem „Public Health Action Cycle", wie er beispielsweise im Beitrag von Gerlinger und Rosenbrock beschrieben wird.

Das EbPH-Modell zeigt, dass es bei gesundheitswissenschaftlichen Problemen keine „rein objektiven" Entscheidungen geben kann. Im Aushandlungsprozess zwischen den verschiedenen Stakeholdern oder Interessengruppen und den wissenschaftlichen Akteuren können die Interessenlagen sehr unterschiedlich und teilweise einander widersprechend sein. So mögen Anbieter und Kostenträger eine bestimmte Intervention aus finanziellen Erwägungen grundlegend unterschiedlich bewerten. Solche Unterschiede ergeben sich aus den verschiedenen Ressourcen, Werten und Interessen der Beteiligten. Wichtig ist, das Bestehen solcher Unterschiede transparent zu machen, denn sie können die Interpretation von epidemiologischen Ergebnissen beeinflussen.

Besonders wichtig ist Transparenz, wenn ein Beteiligter gleichzeitig unterschiedliche Interessen hat oder haben könnte. Gut bekannt sind solche Interessenkonflikte aus dem Bereich der Medizin, etwa, wenn eine Ärztin sich Kongressreisen oder Abendessen von einem Pharmahersteller finanzieren lässt und später über die Verschreibung von dessen Produkten entscheiden soll (Lichter 2008). Auch im Bereich der Gesundheitswissenschaften können Interessenkonflikte auftreten, beispielsweise wenn ein Wissenschaftler Beraterhonorare eines Pharmakonzerns erhält und gleichzeitig Regierungen oder internationale Institutionen berät, ob eine Bevorratung eines von diesem Konzern hergestellten Produkts zur Behandlung der Grippe in großem Maßstab erfolgen soll (Godlee 2010). Selbst wenn sich der betreffende Wissenschaftler in seinem Denken überhaupt nicht von den finanziellen Abhängigkeiten beeinflussen lässt (was nicht einfach ist), so droht ihm ein Vertrauensverlust: Erfährt die Öffentlichkeit erst auf kritisches Nachfragen von den finanziellen Verbindungen, so wird sie im Zweifelsfall an das alte Sprichwort denken: „Wes Brot ich ess', des Lied ich sing' ". Gesundheitswissenschaftler*innen und Entscheidungsträger*innen müssen daher mögliche Interessenskonflikte vermeiden oder (wenn das nicht möglich ist) ungefragt offenlegen (Spelsberg/Martiny/Schoenhoefer 2009). Zahlreiche Institutionen wie etwa der G-BA haben hierfür klare Richtlinien und Prozesse.

In den folgenden Abschnitten werden die wichtigsten epidemiologischen Studiendesigns dargestellt und häufige Fehlerquellen diskutiert. Damit wird Grundlagenwissen für die beschriebenen Aushandlungsprozesse zu gesundheitswissenschaftlichen Problemen und Fragestellungen vermittelt. Ein kurzer Einführungstext der Epidemiologie wie der hier vorliegende kann aber keinesfalls ein Lehrbuch der Epidemiologie ersetzen. Die Leserinnen und Leser mögen daher zur Vertiefung eines der gängigen Lehrbücher konsultieren (Bonita/Beaglehole/Kjellström 2006; Kreienbrock/Pigeot/Ahrens 2012; Razum/Breckenkamp/Brzoska 2017).

3 Das Handwerkszeug der Epidemiolog*innen

3.1 Krankheitshäufigkeiten messen

Um die Verbreitung und die Auswirkungen eines Risikofaktors oder einer Erkrankung in einer Bevölkerung zu beschreiben, stehen den Epidemiolog*innen unterschiedliche Möglichkeiten zur Verfügung. Entweder können sie auf Routinedaten zurückgreifen, z. B. aus der Gesundheitsberichterstattung, oder sie müssen epidemiologische Studien zur (weiteren) Quantifizierung der Verbreitung und Auswirkungen eines Risikofaktors oder einer Erkrankung durchführen.

Eine naheliegende Möglichkeit ist es, Personen mit Risikofaktoren (im Folgenden wird auch von exponierten Personen gesprochen) oder erkrankte Personen zu zählen und als absolute Zahl anzugeben. Solche absoluten Zahlen werden in der Gesundheitsberichterstattung für einige der Gesundheitsindikatoren angegeben. Der Indikator „Krankenhausfälle infolge von Diabetes mellitus nach Alter und Geschlecht, Nordrhein-Westfalen, 2017" (Landeszentrum Gesundheit Nordrhein-Westfalen [LZG.NRW] 2019) beschreibt u. a. die Anzahl der Fälle von Diabetikerinnen im Alter von 80 bis 84 Jahren, die 2017 in Nordrhein-Westfalen im Krankenhaus behandelt werden mussten. Für weitere Details zu Indikatoren der bundesweiten Gesundheitsberichterstattung siehe den Beitrag von Kurth, Saß und Ziese.

Bei den Gesundheitsindikatoren haben aber nicht die Epidemiolog*innen selbst gezählt, sondern die Daten aus verschiedenen Statistiken zusammengestellt, die wiederum auf den Fallmeldungen verschiedener Einrichtungen basieren. Für den genannten Indikator ist dies die Krankenhausdiagnosestatistik.

In der Regel ist es sowohl aus Kostengründen als auch aufgrund der erforderlichen Logistik nicht möglich, einen Risikofaktor oder eine Krankheit in einer großen Bevölkerung vollständig zu erheben, zumal, wenn dazu medizinische Untersuchungen durchgeführt werden müssten. Hier behelfen sich Epidemiolog*innen dadurch, dass sie das Zählen und die notwendigen medizinischen Untersuchungen, wie die Messung der Blutdruckwerte, des Blutfettspiegels oder die Durchführung eines EKGs, auf eine Stichprobe oder auf eine oder mehrere festgelegte Regionen beschränken und alle Fälle dokumentieren, die in dieser Stichprobe oder diesen Studienregionen auftreten. Anschließend rechnen sie die Ergebnisse auf die Gesamtbevölkerung hoch.

Das KORA-Herzinfarktregister (Helmholtz Zentrum München 2011) beispielsweise beschränkt seine Datenerhebung auf die Stadt und Region Augsburg. Aus den Angaben zur Häufigkeit von Todesfällen, Erkrankungen oder Risikofaktoren, die auf solchen lokal begrenzten Studien beruhen, kann aufgrund möglicher regionaler oder überregionaler Schwankungen nur bedingt auf die Auftretenshäufigkeit in der gesamten Bevölkerung geschlossen werden. Für Herzinfarkt beispielsweise ist eine solche Schwankung bekannt: Die Herzinfarktsterblichkeit ist im Südwesten Europas niedriger als im Nordosten (Müller-Nordhorn et al. 2008). Werden solche regionalen oder zwischen Zeiträumen bestehenden Unterschiede bei der Interpretation der Zahlen nicht berücksichtigt, kommt es zu entsprechenden Über- oder Unterschätzungen der Gesamtzahl von Personen mit der untersuchten Erkrankung oder den untersuchten Risikofaktoren.

Selbst wenn die Zahlen verlässlich sind und damit als Grundlage für die Vorhaltung von bestimmten Angeboten in den Bereichen Prävention, Kuration und Rehabilitation dienen können, fehlen weitergehende Informationen dazu, wie viele Personen aufgrund eines Risikofaktors ein erhöhtes Erkrankungsrisiko haben oder wie viele Personen innerhalb eines Jahres neu erkranken.

Weiterhin ist bei der Verwendung von absoluten Zahlen das Vorkommen von Risikofaktoren oder Erkrankungen in verschiedenen Bevölkerungen nicht vergleichbar. Die größere Zahl von Herzinfarkten in der Bevölkerung einer Stadt im Vergleich zu einer anderen kann allein darauf zurückzuführen sein, dass die eine Bevölkerung deutlich größer ist als die andere. Erst der Bezug auf die Bevölkerung erlaubt, die Verbreitung von Risikofaktoren und Erkrankungen einzuschätzen. Um eine Vergleichbarkeit herzustellen, müssen die Nenner (Größen der Bevölkerungen) definiert werden.

In diesem Zusammenhang sind die Altersverteilung und die Geschlechtsstruktur der Bevölkerung weitere wichtige Kenngrößen. Sie erlauben eine präzisere Beschreibung des Teils der Bevölkerung, der von den untersuchten Risikofaktoren oder Erkrankungen überwiegend betroffen ist. Da sich Bevölkerungen hinsichtlich ihres Altersaufbaus und ihrer Geschlechtsstruktur deutlich unterscheiden können, müssen diese Kenngrößen auch bei einem Vergleich der Auftretenshäufigkeiten von Risikofaktoren und Krankheiten berücksichtigt werden. Es ist naheliegend, dass in Bevölkerungen mit einem hohen Altersdurchschnitt Alterserkrankungen häufiger zu finden sind als in einer Bevölkerung mit niedrigem Altersdurchschnitt.

Weitere wichtige Informationen sind der Zeitpunkt oder der Zeitraum, auf den sich die berichteten oder gemessenen Ereignisse, d. h. das Auftreten von Risikofaktoren oder Krankheiten, beziehen. Die Maße in der Epidemiologie, die den Zeitpunkt oder den Zeitraum berücksichtigen, sind die Prävalenz und die Inzidenz. Die Prävalenz misst den Anteil der Personen, die einen Risikofaktor haben oder erkrankt sind. Die Inzidenz beschreibt dagegen die neu aufgetretenen Risikofaktoren oder Krankheiten. Darüber hinaus unterscheiden sich Prävalenz und Inzidenz in der Definition der Bezugsbevölkerung, also der Definition des Nenners, sowie des Zeitfensters, für das eine Aussage gemacht wird.

3.1.1 Prävalenz (Punktprävalenz)

Die Prävalenz beschreibt den Anteil der Exponierten, z. B. der Raucher*innen, an der gesamten Bevölkerung oder den Anteil der Erkrankten, z. B. der Menschen, die an einer Lungenkrankheit leiden. Idealerweise geschieht dies zu einem definierten Zeitpunkt. Der Zeitpunkt kann ein festgelegter Tag im Jahr sein. Die Prävalenz kann als „Schnitt durch die Bevölkerung" angesehen werden (Gordis 2013). Es werden alle Exponierten oder Erkrankten erfasst, unabhängig davon, wann das untersuchte Ereignis eingetreten ist. Die Prävalenz, die zu einem Zeitpunkt bestimmt wird, wird als Punktprävalenz bezeichnet.

$$Punktprävalenz = \frac{alle\ Erkrankten\ zu\ einem\ Zeitpunkt}{Bevölkerung}$$

Durch die Multiplikation mit 100 kann die Punktprävalenz als Prozentangabe interpretiert werden. Häufig findet man aber auch Angaben, die sich auf 1.000, 10.000 oder 100.000 Personen in der Bevölkerung beziehen. Bei solchen Angaben wurde die Prävalenz mit den entsprechenden Zahlen multipliziert.

$$Punktprävalenz = \frac{alle\ Erkrankten\ zu\ einem\ Zeitpunkt}{Bevölkerung} * 100$$

Im Jahr 2017 lag der Anteil der Raucher*innen (die Prävalenz) in den neuen Bundesländern in der weiblichen 25- bis 69-jährigen Bevölkerung bei etwa 23 %, in der männlichen Bevölkerung mit entsprechendem Alter bei etwa 31 %. Der Bezugspunkt für diese Angaben ist der 31.12.2017, da die Bevölkerungszahlen für das Ende des Jahres vorliegen.

Bei der Prävalenz von geschlechtsspezifischen Erkrankungen (z. B. der Prostata oder der Gebärmutter) wird in der Regel jeweils nur die männliche bzw. weibliche Bevölkerung als Bezug im Nenner gewählt.

3.1.2 Inzidenz

Anders als die Prävalenz ermöglicht die Inzidenz, Veränderungen innerhalb eines Zeitraums darzustellen. Zur Berechnung der Inzidenz werden daher nur die neuen (inzidenten) Fälle innerhalb eines Zeitraums berücksichtigt. Als Nenner ist für die Inzidenz – anders als bei der Prävalenz – die Bevölkerung unter Risiko definiert, also der Teil der Bevölkerung, der an der Krankheit erkranken kann. Personen, die bereits an ihr erkrankt sind oder die eine Infektionskrankheit bereits durchgemacht haben und daher immun gegen die Krankheit sind, zählen nicht zur Bevölkerung unter Risiko. In der Epidemiologie werden zwei Inzidenzmaße verwendet: die kumulative Inzidenz (synonym auch: Inzidenzrisiko) sowie die Inzidenzrate, von der es zwei Varianten (auf der Basis der mittleren Bevölkerung oder der Personenzeit) gibt.

Kumulative Inzidenz (Inzidenzrisiko)

Mit der kumulativen Inzidenz wird die Wahrscheinlichkeit (das Risiko) ausgedrückt, mit der eine Person in einem definierten Zeitraum erkrankt. Hierzu wird die Anzahl der neu erkrankten Personen in Beziehung zur Anfangsbevölkerung gesetzt. Als Anfangsbevölkerung sind alle Personen anzusehen, die zu Beginn des Messzeitraums erkranken können.

Die Bevölkerung unter Risiko verändert sich während des Messzeitraums durch Zu- und Abwanderungen sowie durch Geburten und Sterbefälle. Für die Zwecke der Gesundheitsberichterstattung ist die kumulative Inzidenz jedoch ausreichend genau, sofern die natürliche Bevölkerungsbewegung (Geburten, Sterbefälle) sowie die Wanderungen aus statistischer Sicht nicht ins Gewicht fallen.

$$kumulative\ Inzidenz = \frac{Neuerkrankungen\ innerhalb\ eines\ Zeitraums}{Bevölkerung\ unter\ Risiko\ zu\ Beginn\ des\ Zeitraums}$$

Wie die Prävalenz kann auch die kumulative Inzidenz mit einem Faktor multipliziert und so beispielsweise pro 1.000 Personen der Bevölkerung angegeben werden.

Häufig möchte man die Bevölkerung unter Risiko aber genauer festlegen als es die kumulative Inzidenz erlaubt. In diesen Fällen, beispielsweise bei der Durchführung einer epidemiologischen Studie, verwenden Epidemiolog*innen statt der kumulativen Inzidenz die Inzidenzrate.

Inzidenzrate

Die Inzidenzrate kann auf der Basis der mittleren Bevölkerung oder auf Basis der Personenzeit berechnet werden. Im letzteren Fall wird die Inzidenzrate auch als Inzidenzdichte bezeichnet. Sofern die Bevölkerungszahl zur Mitte des Untersuchungszeitraums vorliegt, kann diese verwendet werden. Anderenfalls wird der Mittelwert aus der Bevölkerung zu Beginn und zum Ende des Studienzeitraums bestimmt. Beträgt der Studienzeitraum ein Kalenderjahr, dann ist die mittlere Bevölkerung die Bevölkerung zum 30. Juni eines Jahres oder der Mittelwert aus der Bevölkerung zum 31.12. des Vorjahres und zum 31.12. des Untersuchungsjahres.

$$Inzidenzrate = \frac{Neuerkrankungen\ innerhalb\ eines\ Zeitraums}{Mittlere\ Bevölkerung\ unter\ Risiko}$$

Die Bestimmung der Inzidenzrate auf Basis der mittleren Bevölkerung setzt voraus, dass alle Teilnehmer*innen einer Untersuchung an einem Tag in die Studie aufgenommen werden können. Dies ist jedoch bei größeren epidemiologischen Studien nicht immer machbar, meist werden sie über einen längeren Zeitraum rekrutiert. Bei längeren Studien fällt darüber hinaus ins Gewicht, dass Teilnehmer*innen während der Studienphase an anderen Krankheiten als der untersuchten sterben oder vor Abschluss der Studie ausscheiden (*loss to follow-up*). Diese Teilnehmer*innen sind „zensiert", da sie nicht zu Fällen werden können. Weitere Teilnehmer*innen werden die untersuchte Krankheit bekommen und zählen für spätere Zeiträume daher nicht mehr zur (Studien-)Bevölkerung unter Risiko.

Die aus den genannten Ursachen resultierenden unterschiedlichen Zeiträume, während der Teilnehmer*innen zur Bevölkerung unter Risiko gehören, werden bei der Inzidenzrate auf Basis von Personenzeiten (Inzidenzdichte) berücksichtigt. Die Personenzeit unter Risiko ist die Summe der Zeiträume, in denen die Studienteilnehmer*innen als Personen unter Risiko eingeordnet werden. Üblicherweise wird die Personenzeit als „Personenjahre unter Risiko" angegeben.

$$Inzidenzdichte = \frac{Neuerkrankte\ innerhalb\ eines\ Zeitraums}{Personenzeit\ unter\ Risiko}$$

Durch Multiplikation der Inzidenzdichte mit 100 oder 1.000 werden die neuen Fälle auf 100 oder 1.000 Personenjahre bezogen. In Abbildung 2 sind die Beobachtungszeiten einzelner Teilnehmer*innen dargestellt. Sie wurden zwischen Anfang 2020 und Anfang 2024 in die Studie aufgenommen. Zwei der acht Teilnehmer*innen sind während der Studie an der untersuchten Krankheit erkrankt und zwei Teilnehmer*innen sind vor Ende der Studie ausgeschieden (zensiert). Damit ergeben sich für die Teilnehmer*innen unterschiedliche Zeiträume, in denen sie sich „unter Risiko" befanden.

Abbildung 2: Erfassen von Personenjahren unter Risiko

Kalenderjahr	2020	2021	2022	2023	2024	Zeit unter Risiko
Teilnehmer*in 1	————————————————					5 Jahre
Teilnehmer*in 2	———————————— zensiert					4 Jahre
Teilnehmer*in 3			———————————			3 Jahre
Teilnehmer*in 4		——————————— erkrankt				3 Jahre
Teilnehmer*in 5		———————————————				4 Jahre
Teilnehmer*in 6	————————————————					5 Jahre
Teilnehmer*in 7	——————————— erkrankt					3 Jahre
Teilnehmer*in 8		——————————— zensiert				3 Jahre
						30 Jahre

Zur Berechnung der Inzidenzdichte werden die neuen Erkrankungsfälle zusammengezählt und zur Summe der Personenjahre in Beziehung gesetzt. Im Beispiel sind dies zwei Neuerkrankte bezogen auf 30 Personenjahre. Pro 1.000 Personenjahre sind es damit: 2/30 * 1.000. Die Inzidenzdichte liegt bei 66,7 Neuerkrankungen pro 1.000 Personenjahre. Werden 1.000 Personen ein Jahr lang beobachtet, erkranken rund 67 von ihnen.

Mortalität und Letalität

Mortalität und Letalität sind Inzidenzmaße. Die Mortalitätsrate beschreibt die Zahl der an einer Krankheit oder an allen Krankheiten gestorbenen Personen während eines Zeitraums. In der Gesundheitsberichterstattung ist die mittlere (durchschnittliche) Bevölkerung die Bezugsgröße. Durch die Multiplikation mit 100.000 wird die Mortalitätsrate pro 100.000 Personen der Bevölkerung ausgewiesen.

$$Mortalitätsrate = \frac{An\ einer\ Krankeit\ Gestorbene\ innerhalb\ eines\ Zeitraums}{Mittlere\ Bevölkerung\ unter\ Risiko} * 100.000$$

Ein Beispiel für Mortalitätsangaben ist die Todesursachenstatistik. In der Statistik wird die Anzahl aller Gestorbenen an einer Krankheit auf die Gesamtbevölkerung bezogen bzw. die Anzahl der Gestorbenen in einer Altersgruppe auf die Bevölkerung der Altersgruppe. Im Jahr 2017 lag die mittlere Bevölkerung von Nordrhein-Westfalen bei 17.901.117 Personen. Im selben Jahr starben 204.842 Menschen in dem Bundesland (LZG.NRW 2019). Die Mortalitätsrate liegt damit bei

204.842 / 17.901.117 * 100.000 = 1.144,3 (pro 100.000 Personen).

In epidemiologischen Studien wird die Mortalitätsrate oft auf der Basis von Personenjahren und spezifisch für Altersgruppen und Geschlecht berechnet.

Mit der Letalität wird die Zahl tödlicher Ausgänge einer Erkrankung in einem definierten Zeitraum auf die Anzahl der an der Krankheit erkrankten Personen bezogen.

$$Letalität = \frac{An\ einer\ Krankeit\ Gestorbene\ innerhalb\ eines\ Zeitraums}{Alle\ von\ der\ Krankheit\ betroffenen\ Personen} \quad (*100)$$

Die Letalität wird mit 100 multipliziert und, obwohl sie eine Rate ist, in Prozent ausgedrückt. Beispiel: Die Letalität des Herzinfarkts betrug bei Männern im Alter von 60 bis 64 Jahren im Zeitraum 2014 bis 2016 in der Region Augsburg rund 35 %.

3.1.3 Periodenprävalenz

Nicht immer ist es machbar oder sinnvoll, die Prävalenz zu einem Zeitpunkt zu bestimmen. Es wird nicht möglich sein, 30.000 Teilnehmer*innen eines Bevölkerungssurveys an einem Tag zu befragen. Sind zudem die Krankheitsepisoden kurz, muss man sehr viele Personen befragen, um eine ausreichend große Zahl von Erkrankten zu finden. In einer solchen Situation kann man den Zeitraum verlängern, in dem die Krankheit aufgetreten sein darf. Zudem werden anders als bei der Punktprävalenz alle Erkrankten zu Beginn des abgefragten Zeitraums (prävalente Fälle) und die Neuerkrankten innerhalb des Zeitraums (inzidente Fälle) erfasst.

$$Periodenprävalenz = \frac{Alle\ Erkrankten + Neuerkrankte\ innerhalb\ eines\ Zeitraums}{Gesamt\ Bevölkerung}$$

In der Literatur begegnet man Angaben zur Jahresprävalenz oder zur Lebenszeitprävalenz. Beide Maße sind Periodenprävalenzen. Bei der Lebenszeitprävalenz ist zu beachten, dass oftmals nicht die gesamte Lebensdauer gemeint ist, sondern nur die Lebensdauer bis zur Erhebung der Daten – mit anderen Worten, bis zu einem bestimmten Alter.

3.1.4 Risikodifferenz

Epidemiolog*innen wenden verschiedene Maße an, um exponierte und nicht exponierte Gruppen (also solche mit und ohne Risikofaktor) zu vergleichen. Die Darstellung der Ergebnisse der exponierten Gruppe allein ist nicht zielführend, da der Vergleich fehlt. Zudem kann in der nicht exponierten Gruppe die untersuchte Erkrankung ebenfalls auftreten, wenngleich das Erkrankungsrisiko in dieser Gruppe geringer ist. Dieses sogenannte „Hintergrundrisiko", das auch ohne die Exposition vorhanden ist, besteht in beiden Gruppen. Um den Beitrag der Exposition am Gesamtrisiko der exponierten Gruppe zu bestimmen, muss das Hintergrundrisiko (also das Erkrankungsrisiko der nicht exponierten Gruppe) abgezogen werden. Die Risikodifferenz ist ein Maß, das einen solchen Vergleich ermöglicht (das Risiko entspricht hier der Inzidenz):

$$Risikodifferenz = Risiko_{exponiert} - Risiko_{nicht\ exponiert}$$

oder

$$Risikodifferenz = Inzidenz_{exponiert} - Inzidenz_{nicht\ exponiert}$$

Beispiel: In der exponierten Gruppe gab es 50 Neuerkrankungen pro 1.000 Personenjahre, in der nicht exponierten Gruppe 15 Neuerkrankte pro 1.000 Personenjahre. Die Risikodifferenz liegt bei 35 Neuerkrankungen pro 1.000 Personenjahre.

3.1.5 Zusammenhang von Inzidenz und Prävalenz

Die Punktprävalenz wird näherungsweise durch die Inzidenz und die Dauer der Erkrankung bestimmt. Damit ist es möglich, aus diesen zwei bekannten Größen die dritte zu berechnen.

$$Prävalen = Inzidenz * Dauer$$

Voraussetzung für die Näherung ist, dass Neuerkrankte (Zugänge zur Prävalenz) und Genesene sowie Verstorbene an der Erkrankung (Abgänge aus der Prävalenz) im Gleichgewicht stehen. Beispiel: Die durchschnittliche jährliche Inzidenz von Lungenkrebs liegt bei 46 Fällen pro 100.000 Personen, die durchschnittliche Dauer der Erkrankung beträgt ein halbes Jahr. Die durchschnittliche Punktprävalenz läge dann bei 23 pro 100.000 Personen. Verlängert sich die Dauer einer Erkrankung, weil z. B. eine neue Therapie die Sterblichkeit an der Erkrankung senkt (also die Abgänge geringer werden), dann steigt die Punktprävalenz bei gleichbleibender Inzidenz an.

3.1.6 Vierfeldertafeln

Die Vierfeldertafel, auch als Kontingenztafel bezeichnet, ist ein zentrales Werkzeug in der Epidemiologie, um Vergleiche zwischen Gruppen anzustellen. Um eine exponierte Gruppe mit einer nicht exponierten Gruppe zu vergleichen, sind die vier folgenden Angaben erforderlich:

- alle exponierten Personen, die erkrankt sind (a)
- alle exponierten Personen, die nicht erkrankt sind (b)
- alle nicht exponierten Personen, die erkrankt sind (c)
- alle nicht exponierten Personen, die nicht erkrankt sind (d).

Die vier Angaben werden in die Vierfeldertafel eingetragen (vgl. Tabelle 1). Neben den vier Kernfeldern, von denen die Tafel ihren Namen hat, hat die Tabelle weitere Felder, in die die sogenannten „Randsummen" eingetragen werden:

- alle exponierten Personen (a+b)
- alle nicht exponierten Personen (c+d)
- alle erkrankten Personen (a+c)
- alle nicht erkrankten Personen (b+d)
- alle Personen (a+b+c+d).

Tabelle 1: Vierfeldertafel (am Beispiel von Bluthochdruck und Herzinfarkt)

		Outcome (z. B. Herzinfarkt)		
		Ja	Nein	Summe
Exposition (z. B. Bluthochdruck)	Ja	a	b	a + b
	Nein	c	d	c + d
	Summe	a + c	b + d	a+b+c+d

Sollen mehr als zwei Merkmale verglichen werden, z. B. zusätzlich das Geschlecht der Personen, dann werden zwei Vierfeldertafeln erstellt, eine für die Frauen und eine für die Männer.

Eine Exposition oder ein *Outcome* mit mehr als zwei Ausprägungen, also beispielsweise Nichtraucher*innen, gelegentliche Raucher*innen und regelmäßige Raucher*innen, können ebenfalls in einer Tafel dargestellt werden, die im Englischen als „r-by-c *table*" bezeichnet wird (r=*row*, c=*column*).

Die Vierfeldertafel bzw. das Prinzip der Vierfeldertafel wird verwendet, um die Stärke eines Zusammenhangs (einer Assoziation) zwischen Exposition und *Outcome* zu berechnen. Die Ergebnisse der Berechnungen werden als Assoziationsmaße bezeichnet.

3.1.7 Assoziationsmaße

Die im Folgenden behandelten Assoziationsmaße beschreiben die Stärke des Zusammenhangs zwischen einer Exposition und einem *Outcome*. Der Nachweis einer Ursache-Wirkungsbeziehung (Kausalität) ist damit jedoch nicht erbracht. Kausalität kann nicht statistisch nachgewiesen werden, vielmehr müssen die vorhandenen Belege gesichtet und hinsichtlich eines möglichen kausalen Zusammenhangs bewertet werden. Für eine solche Bewertung geben die Kriterien des Statistikers und Epidemiologen Austin Bradford Hill eine Hilfestellung (Austin Hill 1965). Zu diesen Kriterien gehören nicht nur die Stärke der Assoziation, sondern unter anderem auch die zeitliche Abfolge (die vermutete Exposition muss dem *Outcome* zeitlich vorangehen), die Reproduzierbarkeit des Ergebnisses in anderen epidemiologischen Studien sowie die biologische Plausibilität des Zusammenhangs.

Relatives Risiko

Das Relative Risiko (RR) ist eine Zahl ohne Maßeinheit. Es ist der Quotient aus zwei Inzidenzen (Risiken). Unter Zuhilfenahme der Vierfeldertafel wird das RR berechnet als:

$$\text{Relatives Risiko} = \frac{\text{Inzidenz}_{exponiert}}{\text{Inzidenz}_{nichtexponiert}} = \frac{\frac{a}{a+b}}{\frac{c}{c+d}}$$

Ein Relatives Risiko größer als 1 beschreibt ein erhöhtes Risiko der exponierten Gruppe im Vergleich zur nicht exponierten Gruppe. Ein Relatives Risiko kleiner als 1 beschreibt ein geringeres Risiko der exponierten Gruppe. Im letzteren Fall kann von einem protektiven Effekt der Exposition gesprochen werden. Je weiter das Relative Risiko von 1 entfernt ist, desto stärker ist die Assoziation bzw. der schädliche oder schützende Effekt. Ist das Relative Risiko genau 1, dann unterscheiden sich die Risiken der exponierten und nicht exponierten Gruppe nicht voneinander. Die Exposition ist dann nicht mit dem *Outcome* assoziiert, sie hat keinen Effekt.

Eine epidemiologische Studie kommt beispielsweise zu dem Ergebnis, dass das Risiko für einen Herzinfarkt bei älteren Männern mit Bluthochdruck bei 9 Fällen pro 1.000 Personen und Jahr liegt. Als Vergleichsgruppe dienen die älteren Männer ohne Bluthochdruck, deren Risiko bei 6 Fällen pro 1.000 liegt. Die Teilnehmer mit Bluthochdruck haben damit ein 1,5-mal so hohes Risiko (9/1.000 dividiert durch 6/1.000), einen Herzinfarkt zu erleiden wie die gleichaltrige Referenzgruppe ohne Bluthochdruck.

Das Relative Risiko sagt nichts mehr über die jeweilige Häufigkeit des *Outcomes* in der exponierten und der nicht exponierten Gruppe aus. Daher sollte das Relative Risiko in Kombination mit den absoluten Zahlen oder den Inzidenzraten angegeben werden.

Odds Ratio

Die Odds Ratio wird als Assoziationsmaß in epidemiologischen Studien eingesetzt, in denen keine Inzidenzen bestimmt und damit keine Relativen Risiken berechnet werden können. Die Odds (Chance, Quote) ist der Quotient aus Wahrscheinlichkeit (Person wird krank) und Gegenwahrscheinlichkeit bzw. 1 – Wahrscheinlichkeit (Person wird nicht krank). Im Gegensatz zum Risiko (zur Inzidenz) sind im Nenner nicht alle Personen aufgeführt, sondern nur diejenigen, die nicht krank werden.

$$Odds = \frac{Wahrscheinlichkeit}{1 - Wahrscheinlichkeit}$$

Hierzu ein Beispiel: Ein Unternehmen hat 100 Mitarbeiter*innen, die häufig den Rücken belastende Tätigkeiten ohne Hilfsmittel ausüben (exponierte Gruppe). Zehn von ihnen sind wegen Rückenbeschwerden krankgeschrieben (*Outcome*), die anderen 90 sind rückengesund. Da die Summe aus Wahrscheinlichkeit und Gegenwahrscheinlichkeit immer 1 ist (im Beispiel entspricht das den 100 Mitarbeiter*innen), ergibt sich die folgende Berechnung:

$$Odds = \frac{0{,}1}{1 - 0{,}1} = \frac{0{,}1}{0{,}9} = 1 : 9$$

In einem anderen Unternehmen mit 50 Mitarbeiter*innen, die ähnliche Tätigkeiten ausüben, wird durch spezielle Hilfsmittel rückenschonend gearbeitet (nicht exponierte Gruppe). In diesem Betrieb sind lediglich zwei Mitarbeiter*innen wegen eines Rückenleidens erkrankt (*Outcome*), die anderen 48 Mitarbeiter*innen gesund. Die entsprechende Odds liegt bei 1:24 (sprich: 1 zu 24).

Epidemiolog*innen vergleichen nun die Chance zu erkranken zwischen den Mitarbeiter*innen im Unternehmen ohne Hilfsmittel für rückenbelastende Arbeiten (exponierte Gruppe) und denen im Unternehmen mit Hilfsmitteln (nicht exponierte Gruppe). Dazu werden die beiden Odds zueinander ins Verhältnis gesetzt, also der Quotient der Odds berechnet.

$$Odds\ Ratio = \frac{Odds_{exponiert}}{Odds_{nicht\ exponiert}}$$

In die Zellen der Vierfeldertafel (Tabelle 1) trägt man die Angaben zur Berechnung der Odds der exponierten Mitarbeiter*innen in die Zellen (a) und (b) und zur Berechnung der Odds der nicht exponierten Mitarbeiter*innen in die Zellen (c) und (d) ein. Die Odds Ratio kann bezogen auf die Vierfeldertafel in folgender Form ausgedrückt werden:

$$Odds\ Ratio = \frac{\frac{a}{b}}{\frac{c}{d}}$$

Durch die Anwendung der Kehrwertregel wird die Formel vereinfacht:

$$Odds\ Ratio = \frac{a * d}{b * c}$$

Für das Beispiel liegt die Odds Ratio bei (10*48) / (2*90) = 2,67. Werte der Odds Ratio über 1 beschreiben eine höhere Chance der exponierten Gruppe, im Vergleich zur nicht exponierten Gruppe, krank zu sein. Werte unter 1 weisen auf eine geringere Chance hin. Ist die Odds Ratio genau 1, dann liegt kein Effekt vor. In unserem Beispiel ist die Chance zu erkranken bei Mitarbeiter*innen im Unternehmen ohne Hilfsmittel rund 2,7-mal so hoch wie in dem Unternehmen mit Hilfsmitteln.

Tabelle 2: Vierfeldertafel (Rückenbeschwerden und Krankschreibung)

		Outcome (z. B. Krankschreibung)		
		Ja	Nein	*Summe*
Exposition (z. B. Rückenbeschwerden)	Ja	5 a	b 45	50
	Nein	2 c	d 48	50
	Summe	7	93	*100*

Odds Ratios sind symmetrisch. Ob man von der Exposition ausgeht, um die Assoziation mit einer Erkrankung zu ermitteln, oder ob man von einer Erkrankung ausgeht, um die Assoziation mit einer Exposition zu ermitteln, die berechneten Odds Ratios sind numerisch identisch.

Wird daher untersucht, wie groß die Chance der Erkrankten und Nichterkrankten ist, exponiert gewesen zu sein, dann ändert sich die Auswahl der Zellenreihenfolge in

$$Odds\ Ratio = \frac{\frac{a}{c}}{\frac{b}{d}}$$

Die Anwendung des Kehrbruchs zeigt, dass sich die abgeleitete Formel zur Berechnung der Odds Ratio jedoch nicht ändert. Sie ist wiederum

$$Odds\ Ratio = \frac{a * d}{b * c}$$

Dies entspricht dem Vorgehen bei einer Fall-Kontroll-Studie.

Attributables Risiko

Das attributable Risiko gibt Auskunft über den Anteil der neu erkrankten Personen, der auf die Exposition zurückzuführen ist. Die Interpretation des attributablen Risikos setzt voraus, dass eine Ursache-Wirkungsbeziehung zwischen Exposition und Outcome besteht.

Das attributable Risiko kann Werte zwischen 0 und 1 annehmen und nach einer Multiplikation mit 100 als Prozentangabe dargestellt werden. Teilweise wird dann von einem prozentualen attributablen Risiko gesprochen.

$$\text{Attributables Risiko} = \frac{\text{Inzidenz}_{exponiert} - \text{Inzidenz}_{nicht\ exponiert}}{\text{Inzidenz}_{exponiert}} \ (*100)$$

Auch hierzu ein Beispiel: In einer älteren Bevölkerung erleiden 12 von 1.000 Personen mit erhöhten Blutdruckwerten und 3 von 1.000 Personen mit normalen Blutdruckwerten innerhalb eines Jahres einen Herzinfarkt. Das (prozentuale) attributable Risiko liegt bei 75 %.

$$(\textit{Prozentuales})\ \textit{attributables Risiko} = \frac{\frac{12}{1000} - \frac{3}{1000}}{\frac{12}{1000}} * 100 = \frac{12 - 3}{12} * 100 = 0{,}75 * 100 = 75$$

Somit sind in dieser älteren Bevölkerung 75 % der Herzinfarkte auf den hohen Blutdruck zurückzuführen. Würde der Blutdruck in dieser Bevölkerung gesenkt, dann würde auch das attributable Risiko des Bluthochdrucks sinken – mit anderen Worten, ein geringerer Anteil der dann noch eintretenden Herzinfarkte wäre auf Bluthochdruck zurückzuführen.

3.2 Studientypen der analytischen Epidemiologie

Epidemiologische Maßzahlen helfen, die Größe eines Gesundheitsproblems zu beschreiben. Sie erlauben es, dabei verschiedene Faktoren wie Zeit und Größe der Bezugsbevölkerung zu berücksichtigen. Dies ist das Arbeitsgebiet der deskriptiven Epidemiologie. Epidemiolog*innen wollen aber häufig feststellen, ob ein Zusammenhang zwischen einer (vermuteten) Exposition/einem Risikofaktor und einem gesundheitlichen *Outcome* besteht und wie stark dieser Zusammenhang ist. Sodann prüfen sie, ob ein Zusammenhang möglicherweise ursächlich ist. Das ist das Arbeitsgebiet der analytischen Epidemiologie.

In der analytischen Epidemiologie werden vorgegebene Studientypen oder Studiendesigns eingesetzt. Die Auswahl eines geeigneten Studientyps richtet sich nach der Forschungsfrage und insbesondere nach der jeweiligen Häufigkeit der Exposition und der Erkrankung. Daneben spielen auch die Kosten der jeweiligen Studientypen und die Zeitdauer, die für eine Studie verfügbar ist, eine

Rolle. Die meisten Studientypen sind sogenannte „Beobachtungsstudien", weil das Risikoverhalten der Teilnehmer*innen „beobachtet" wird. Die Epidemiolog*innen führen die Exposition also nicht herbei, wie das bei experimentellen Studien geschieht.

3.2.1 Querschnittstudien

Querschnittstudien ermitteln die Verteilung von Gesundheitsproblemen, Risikofaktoren oder Erkrankungen in einer Bevölkerung. Da Exposition und *Outcome* (Risikofaktor und Erkrankung) zu einem Zeitpunkt erhoben werden, kann man mit diesem Studientyp die Anzahl und den Anteil der Erkrankten (Prävalenz) bestimmen, aber nicht die Neuerkrankungsrate (Inzidenz). Aus diesem Grund werden Querschnittstudien auch als Prävalenzstudien bezeichnet. Aufgrund der zeitgleichen Abfrage von Exposition und *Outcome* bleibt unklar, welcher Faktor zuerst vorlag. Es ist also möglich, dass die vermutete Exposition in Wirklichkeit der *Outcome* ist. So könnte eine Querschnittstudie (scheinbar) zeigen, dass Untergewichtige (Exponierte) ein erhöhtes Krebsrisiko (*Outcome*) haben. Tatsächlich verläuft die Verursachung hier aber genau in die andere Richtung: Menschen, die an Krebs leiden (Exposition, lag zuerst vor) sind häufiger untergewichtig (*Outcome*, trat erst nach der Exposition ein). Weil Informationen zur zeitlichen Abfolge fehlen, ist eine Querschnittstudie nicht geeignet, zur Aufklärung der Ursachen einer Erkrankung beizutragen. Sie kann aber dabei helfen, Forschungshypothesen zu generieren. Da sich Querschnittstudien im Vergleich zu Fall-Kontroll-Studien oder Kohortenstudien schnell und einfach durchführen lassen, werden sie allein aus diesen Gründen häufig eingesetzt, was dann in Fehlschlüssen ähnlich dem beschriebenen enden kann.

3.2.2 Kohortenstudien

Auch Kohortenstudien zählen zu den Beobachtungsstudien. Eine Kohortenstudie beginnt mit gesunden Studienteilnehmer*innen, von denen eine Gruppe exponiert ist und die andere nicht. Beide Gruppen werden über den vorab festgelegten Studienzeitraum beobachtet und es wird festgehalten, welche Teilnehmer*innen eine bestimmte Erkrankung (den definierten *Outcome*) erleiden (vgl. Abbildung 3). Der daraus resultierende Vorteil gegenüber anderen Studientypen ist, dass die Inzidenzraten für die zwei Gruppen berechnet werden können. Als Assoziationsmaß wird das Relative Risiko verwendet, der Quotient der zwei Inzidenzen.

Abbildung 3: Schematische Darstellung einer Kohortenstudie am Beispiel der Assoziation von Bluthochdruck und Herzinfarkt

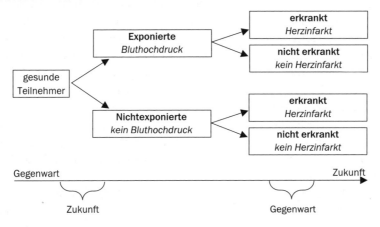

Beispiel: In einer kleinen Studie zu Bluthochdruck und Herzinfarkt werden 465 Personen über mehrere Jahre beobachtet. Am Ende der Studie haben von den 210 Personen mit Bluthochdruck zehn einen Herzinfarkt erlitten, von den 255 Personen mit normalen Blutdruckwerten fünf Personen (vgl. Tabelle 3).

Tabelle 3: Vierfeldertafel (Bluthochdruck und Herzinfarkt)

		Outcome (z. B. Herzinfarkt)					
		Ja		Nein		Summe
Exposition (z. B. Bluthochdruck)	Ja	10	a	b	200	210
	Nein	5	c	d	250	255
	Summe	15			450	465

Das Relative Risiko, einen Herzinfarkt zu erleiden, liegt für Personen mit Bluthochdruck bei 2,43. Das heißt, Personen mit Bluthochdruck haben ein rund 2,4-mal so hohes Risiko, einen Herzinfarkt zu erleiden, wie Personen mit normalem Blutdruck.

$$Relatives\ Risiko = \frac{a/(a+b)}{c/(c+d)} = \frac{10/210}{5/255} = 2{,}43$$

Mit Kohortenstudien können die Auswirkungen von mehreren Expositionen auf den *Outcome* untersucht werden und sogar der Einfluss von mehreren Expositionen auf mehrere *Outcomes*, z. B. der Einfluss von mehreren Herz-Kreislauf-Risikofaktoren auf verschiedene Herz-Kreislauf-Erkrankungen. Ein Beispiel dafür ist die *Framingham Heart Study*. US-amerikanische Epidemiolog*innen beobachteten mehr als 5.000 Einwohner*innen der Stadt Framingham über Jahrzehnte und untersuchten, welche Faktoren das Risiko eines Herzinfarktes, eines Schlaganfalls und der peripheren arteriellen Verschlusskrankheit (PAVK) erhöhen (www.framinghamheartstudy.org). Darüber hinaus eignen sich Kohortenstudien, um den Einfluss seltener Expositionen zu untersuchen. Es kann im Rahmen der Rekrutierung gezielt nach exponierten Menschen gesucht werden, die dann in die Studie aufgenommen werden. Ein Beispiel hierfür sind Berufskohorten von Arbeiter*innen, die im Alltag mit seltenen Chemikalien arbeiten.

Bei einer sehr häufigen Exposition (wie der Verwendung von Handys) wird man kaum genügend nicht exponierte Personen finden, sondern stattdessen versuchen, hoch exponierte mit gering exponierten Personen (Vieltelefonierende und Wenigtelefonierende) zu vergleichen.

Da sich die Exposition über die Studienzeit verändern kann, ist es häufig erforderlich, die Studienteilnehmer*innen nicht nur zu Beginn und zum Ende der Studie medizinisch zu untersuchen bzw. zu befragen, sondern die erforderlichen Informationen zum Expositionsstatus und zum *Outcome* wiederholt zu erheben. Bei manchen *Outcomes* ist es alternativ zur Befragung der Teilnehmenden möglich, diese über einen Abgleich mit epidemiologischen Krankheitsregistern (z. B. Krebsregister) zu erfassen (zu Registern siehe auch den Beitrag von Kurth, Saß und Ziese).

**Textkasten 2: DIE NAKO-Gesundheitsstudie
(vormals: Nationale Kohorte)**

Forscher*innen der Helmholtz-Gemeinschaft, der Leibniz-Gemeinschaft und einiger Universitäten befragen und untersuchen seit 2014 200.000 gesunde Bürger*innen Deutschlands wiederholt über einen Zeitraum von 20 bis 30 Jahren, um Risikofaktoren für chronische Krankheiten wie Demenz, Krebs und Diabetes zu ermitteln. Besonders berücksichtigt werden die Expositionen „Rauchen", „umweltbedingte Belastungen", „Ernährung und körperliche Aktivität" sowie „medizinische Versorgung und Medikamenteneinnahme". Zusätzlich werden Blutproben der Studienteilnehmer*innen tiefgefroren eingelagert. Diese Studie bietet große Chancen für die Forschung nach Ursachen von chronischen Krankheiten. Andererseits absorbiert ein Großprojekt wie die NAKO Gesundheitsstudie Forschungsgelder, die möglicherweise an anderer Stelle fehlen.

3.2.3 Fall-Kontroll-Studien

Eine Fall-Kontroll-Studie beginnt mit dem *Outcome* und untersucht retrospektiv die Exposition. Auch bei diesem Studientyp setzen die Forschenden die Studienteilnehmer*innen keiner Exposition aus. Daher zählen Fall-Kontroll-Studien ebenfalls zu den Beobachtungsstudien.

Abbildung 4: Schematische Darstellung einer Fall-Kontroll-Studie

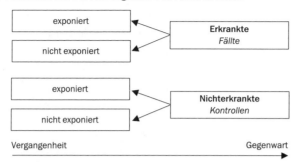

Die zwei Gruppen dieses Studientyps sind die Erkrankten (die Fälle) und nicht an der untersuchten Krankheit erkrankte Personen (die Kontrollen). Untersucht wird, wie viele Personen jeder Gruppe exponiert waren und damit, ob die Erkrankung auf Unterschiede in der Exposition zurückzuführen ist (vgl. Abb. 4).

Kontrollen können an anderen Krankheiten leiden, dürfen aber nicht die untersuchte Krankheit haben. Daher können Fälle und Kontrollen beispielsweise auf verschiedenen Stationen eines Krankenhauses für die Studie rekrutiert werden. Für beide Gruppen wird die Exposition retrospektiv durch Interviews oder Fragebögen erhoben.

Da in Fall-Kontroll-Studien die Bezugsbevölkerung für die Fälle (Erkrankte) nicht bekannt ist, können keine Inzidenzen berechnet werden. Daher wird statt des Relativen Risikos die Odds Ratio als Assoziationsmaß verwendet. Abhängig davon, ob es sich um eine gematchte oder nicht gematche Fall-Kontroll-Studie handelt, wird die Odds Ratio unterschiedlich berechnet. Matching bedeutet, dass den Fällen jeweils Kontrollen zugeordnet werden, die sich hinsichtlich relevanter Störgrößen ähneln. Häufige Störgrößen sind das Alter, der soziale Status, etc.

Bei einem nicht gematchten Studiendesign werden wie üblich die Individuen mit dem entsprechenden Expositions- und *Outcome*-Status in die Vierfeldertafel eingetragen und die Odds Ratio auf die herkömmliche Weise berechnet. Das nachfolgende hypothetische Beispiel illustriert dies:

Eine seltene Folge von Bluthochdruck ist die hypertensive Retinopathie, eine Veränderung der Netzhautgefäße des Auges. Untersucht wird in der dazu durchgeführten Fall-Kontroll-Studie mit einem nicht gematchten Design, wie viel Mal so hoch die Chance für Personen mit einer Netzhautveränderung ist, durch Bluthochdruck exponiert gewesen zu sein.

Tabelle 4: Vierfeldertafel (Bluthochdruck und Herzinfarkt)

		Outcome (z. B. Netzhautveränderung)		
		Ja	Nein	Summe
Exposition (z. B. Bluthochdruck)	Ja	40 a	b 30	70
	Nein	20 c	d 30	50
	Summe	60	60	120

$$Odds\ Ration = \frac{a*d}{c*b} = \frac{40*30}{20*30} = 2{,}0$$

Die anhand der Vierfeldertafel (Tabelle 4) berechnete Odds Ratio liegt bei 2,0. Da die Odds Ratio symmetrisch ist, kann das Ergebnis entweder bezogen auf die Exposition oder bezogen auf den *Outcome* interpretiert werden: Die Chance eines Bluthochdrucks ist bei Personen mit Netzhautveränderung zweimal so hoch wie bei Personen ohne Netzhautveränderung. Oder: Die Chance einer Netzhautveränderung liegt für Personen mit Bluthochdruck zweimal so hoch wie bei nicht exponierten Personen.

Bei einem gematchten Design werden die gematchten Paare nach dem Expositionsstatus in die Zellen der Vierfeldertafel geschrieben. In den mit „f" und „i" bezeichneten Zellen stehen die Paare aus Fällen und Kontrollen, bei denen keine Unterschiede in der Exposition bestehen. Die Paare werden als konkordante Paare bezeichnet und leisten keinen Beitrag zur Klärung der Fragestellung. Für die Auswertung werden lediglich die verbleibenden Zellen verwendet, in denen die Paare eingetragen sind, die sich hinsichtlich der Exposition unterscheiden. Die Paare werden als diskordante Paare bezeichnet (Tabelle 5).

Tabelle 5: Vierfeldertafel für gematchte Fall-Kontroll-Studien

		Exponierte Kontrollen (Bluthochdruck)	
		Ja	Nein
Exponierte Fälle (Bluthochdruck)	Ja	25 f	g 15
	Nein	5 h	i 15

$$Odds\ Ratio = \frac{g}{h} = \frac{15}{5} = 3{,}0$$

Bei seltenen Krankheiten bietet eine Fall-Kontroll-Studie Vorteile, da gezielt nach erkrankten Personen gesucht werden kann. Eine entsprechende Kohortenstudie müsste viele Teilnehmer*innen über einen sehr langen Zeitraum beobachten, um entsprechend viele *Outcomes* (Erkrankungen oder Todesfälle) einschließen zu können.

3.2.4 Randomisierte kontrollierte Studien

Randomisierte kontrollierte Studien werden durchgeführt, um die Wirksamkeit neuer Medikamente, neuer Behandlungsmethoden oder anderer Interventionen (z. B. Präventionsmaßnahmen) zu untersuchen. Im Rahmen einer Wirksamkeitsprüfung von Medikamenten erhält eine Gruppe der Studienteilnehmer*innen (Interventionsgruppe) das neue Medikament (Verum) und die zweite Gruppe (Kontrollgruppe) entweder ein Scheinmedikament (Placebo) oder die medikamentöse Standardtherapie.

Da die Studienteilnehmer*innen durch die Studienleitung einer Exposition ausgesetzt werden, nämlich dem neuen Medikament oder einem Scheinmedikament, zählen randomisierte kontrollierte Studien zu den experimentellen Studien.

Mehrere Verfahren sollen helfen, systematische Verzerrungen in kontrollierten Studien zu reduzieren. Ziel des Randomisierung genannten Verfahrens ist es, sogenannte „Strukturgleichheit" zwischen den Gruppen herzustellen. Das heißt, die Gruppen sollen sich bei wichtigen Faktoren wie Alter und sozialem Status, aber auch hinsichtlich unbekannter Störgrößen, möglichst wenig unterscheiden. Hierzu bedient man sich der zufälligen Zuordnung der Studienteilnehmer*innen zu einer der zwei Gruppen. Es werden unterschiedliche Randomisierungsverfahren angewendet: z. B. die einfache Randomisierung auf Basis von Zufallszahlen (vergleichbar mit einem Münzwurf) und die Blockrandomisierung (die Zuordnung wird aus kurzen Blöcken mit unterschiedlicher Buchstabenkombination abgelesen – ABBA, BBAA, BABA, ...).

Nicht immer kann die Zuordnung zur Interventionsgruppe oder zur Kontrollgruppe auf der Ebene von Personen vorgenommen werden. Eine solche Situation kann sich ergeben, wenn das Pflegepersonal einer Station eine Schulung erhält und eine neue Verhaltensweise z. B. gegenüber dementen Patient*innen anwenden soll. Hier wäre kaum zu vermeiden, dass das Pflegepersonal das Gelernte auch bei Patient*innen einsetzt, die auf derselben Station liegen, aber zur Kontrollgruppe gehören. Stattdessen wird man eine Cluster-Randomisierung durchführen: Die Pflegekräfte einer Station erhalten die Schulung und wenden die neue Technik bei allen Patient*innen an, die Pflegekräfte einer vergleichbaren Station arbeiten ohne Schulung und neue Technik weiter wie bisher. Randomisiert wird in diesem Beispiel auf Ebene der Stationen und nicht auf Ebene der Patient*innen.

Ein weiteres Verfahren, um systematische Verzerrungen zu reduzieren bzw. zu vermeiden, ist die *Verblindung*. Sie zielt auf das Vermeiden unbewusster oder bewusster Beeinflussungen des Behandlungsergebnisses ab. Weiß eine Ärztin, welcher Patient das neue Medikament bekommt und welcher Patient ein Placebo, so kann dies dazu führen, dass sie das Behandlungsergebnis durch das neue Medikament besser beurteilt, als es tatsächlich der Fall ist. Auf der anderen Seite kann das Wissen um die Therapie die Befindlichkeit der Patient*innen und damit ihre Beurteilung des Erfolgs der Behandlung beeinflussen.

Bei der Verblindung werden mehrere Stufen unterschieden: In einer Blindstudie wissen die Patient*innen nicht, welches Medikament oder welche Intervention sie bekommen, in einer Doppelblindstudie weiß auch der behandelnde Arzt nicht, welche Therapie/Intervention die einzelnen Patient*innen erhalten. Wird darüber hinaus die Datenauswerterin verblindet, wird von einer dreifachen Verblindung gesprochen. In diesem Fall erfährt die Datenauswerterin erst nach Ende der Auswertungen, welche Gruppe welches Medikament/welche Intervention bekommen hat.

Nicht alle Patient*innen folgen den Anordnungen des Arztes. Patient*innen nehmen das neue Medikament möglicherweise nicht ein, ohne dass sie dies dem Arzt mitteilen (verdeckte Ablehnung) oder sie weigern sich, das neue Medikament einzunehmen oder verlassen die Studie (offene Ablehnung).

Bei der Auswertung entsprechender Daten gibt es drei Möglichkeiten:

1. Die Auswertung der Daten erfolgt entsprechend der tatsächlichen Behandlung. Die Teilnehmer*innen aus der Verumgruppe, die das Medikament nicht genommen haben, werden der Placebo-Gruppe zugeordnet. Dieses Verfahren wird als Analyse *as treated* bezeichnet.
2. Die Auswertung der Daten erfolgt gemäß dem ursprünglich vorgesehenen Studienprotokolls. Die Proband*innen, die das neue Medikament nicht eingenommen haben, werden aus der Studie ausgeschlossen. Dieses Verfahren wird als Analyse *per protocol* bezeichnet
3. Die Auswertung der Daten erfolgt gemäß der ursprünglich vorgesehenen Behandlung. Die Proband*innen, die das neue Medikament nicht eingenommen haben, verbleiben in ihrer ursprünglichen Gruppe. Die Zuordnung und Auswertung erfolgt damit gemäß der Behandlungsintention (*intention to treat*).

Die Analyse *as treated* oder *per protocol* scheint zuerst einmal die geeignete Lösung zu sein. Doch wenn vor allem die älteren, schwerer Erkrankten die Einnahme verweigern, dann wird die Strukturgleichheit aufgehoben. In der Folge wird die Wirksamkeit des neuen Medikaments überschätzt. Realistischer, weil sie die Alltagssituation besser wiedergeben, sind die Ergebnisse der Analyse nach *intention to treat* (Razum et al. 2017).

Fast alle randomisierten kontrollierten Medikamentenstudien werden von der Pharmaindustrie finanziert. Entgegen der gängigen Praxis ist zu fordern, dass alle Studien veröffentlicht werden und nicht nur die von den Firmen ausgewählten Studien mit positiven Ergebnissen für ein neues Medikament.

3.3 Qualität von Studien

Die Leitlinien und Empfehlungen zur Sicherung von Guter epidemiologischer Praxis (GEP) geben Grundregeln vor, die helfen sollen, die wissenschaftliche Qualität epidemiologischer Studien zu sichern. Die Leitlinien beziehen sich auf alle Phasen einer Studie, von der Studienplanung bis zur Kommunikation der Ergebnisse mit der interessierten Öffentlichkeit (Deutsche Gesellschaft für Epidemiologie [DGEpi] 2018).

Zur Beurteilung der Qualität von bereits durchgeführten Studien gibt es keinen einheitlichen Bewertungsmaßstab, vielmehr existieren unterschiedliche Vorstellungen dessen, was die Qualität einer Studie ausmacht. Weitgehende Einigkeit herrscht aber hinsichtlich einiger zentraler Aspekte. Dies sind die Auswahl der Studienteilnehmer*innen, eine angemessene statistische Datenauswertung und die Berücksichtigung von Bias und Confounding (siehe dazu die Kapitel weiter hinten in diesem Beitrag).

Auch wenn von der Studienqualität gesprochen wird, wird man die Qualität von Studien in aller Regel nicht direkt, sondern nur indirekt anhand der Veröffentlichungen zu eben diesen Studien beurteilen können. Aus diesem Grund hat die „Publikationsqualität" einen Einfluss auf die Bewertung.

Für die Qualitätsbeurteilung von Kohortenstudien, Fall-Kontroll-Studien und Querschnittstudien kann die STROBE-Liste (*Strengthening the Reporting of Observational Studies in Epidemiology*) eingesetzt werden. Die Liste besteht aus 22 Items mit Bezügen zu Titel, Abstract, Einleitung, Methoden, Ergebnissen und Diskussion (Vandenbroucke et al. 2014). Eine Checkliste für die Beurteilung von Veröffentlichungen zu randomisierten kontrollierten Studien ist die „CONSORT 2010 checklist" (*Consolidated Standards of Reporting Trials*) mit 25 Items (Schulz/Altman/Moher 2010).

Die Checklisten beziehen sich auf die Validität der Studien. Validität bedeutet, dass die Studie tatsächlich misst, was gemessen werden soll oder anders formuliert, dass die Ergebnisse gültig sind.

In Kohorten-, Fall-Kontroll- und Querschnittstudien können ungleiche Ausgangsbedingungen in den untersuchten Gruppen vorliegen, weil unbekannte bzw. nicht erhobene Merkmale bei den Auswertungen nicht berücksichtigt werden können. Aufgrund der Herstellung von Strukturgleichheit durch Randomisierung ist die Strukturgleichheit in randomisierten kontrollierten Studien auch für solche nicht berücksichtigten Störfaktoren gegeben. Randomisierten kontrollierten Studien wird daher eine validere Aussage (oder

ein höherer Evidenzlevel) zugeschrieben als den anderen hier vorgestellten Studientypen.
Neben der Validität sind Aspekte wie Übertragbarkeit der Ergebnisse auf Situationen außerhalb des Studiensettings und die Relevanz der Ergebnisse wichtige Größen, die in eine Bewertung von Studien einfließen sollten. Hier hat das Vorhaben „GRADE" (*Grading Evidence and Recommendations*) versucht, diese Aspekte in die Studienbewertung aufzunehmen (Gerhardus et al. 2010). In der Konsequenz bedeutet die Aufnahme der weiteren Aspekte, dass z. B. eine Kohortenstudie denselben Level wie eine randomisierte kontrollierte Studie erreichen kann.

4 Fehlerquellen und deren Vermeidung

Die exakte Untersuchung und Quantifizierung des Zusammenhangs von Exposition und *Outcome* spielt in der Epidemiologie eine zentrale Rolle. Wie in allen wissenschaftlichen Untersuchungen gibt es auch in epidemiologischen Studien unterschiedliche Fallstricke, die Ergebnisse verzerren und zu falschen Schlussfolgerungen führen können. Betroffen davon sind alle Phasen einer epidemiologischen Untersuchung – angefangen beim Studiendesign und der Auswahl von Studienteilnehmer*innen über die Erfassung von Exposition und *Outcome* bis hin zur statistischen Auswertung sowie der Interpretation und Präsentation von Daten.

4.1 Systematische Fehler

Von einem systematischen Fehler (auch als „Bias" bezeichnet) ist in der Epidemiologie die Rede, wenn Fehler nicht zufällig, sondern regelmäßig und in gleicher Weise auftreten. Hierbei lassen sich die beiden Kategorien Selektionsbias und Informationsbias unterscheiden. Systematische Fehler werden anders als zufällige Fehler mit zunehmender Stichprobengröße nicht kleiner.

4.1.1 Selektionsbias

Beim Selektionsbias (Auswahlfehler) handelt es sich um einen systematischen Fehler bei der Auswahl von Studienteilnehmer*innen oder deren Verbleib in der Studie, der dazu führt, dass der tatsächliche Zusammenhang zwischen einer Exposition und einem *Outcome* falsch eingeschätzt wird. Ein Selektionsbias kann verschiedene Ursachen haben, von denen drei häufige im Folgenden kurz vorgestellt werden. Für eine umfassende Übersicht siehe beispielsweise Vineis (2002).

Melden sich Personen freiwillig zur Teilnahme an einer Studie, ist es wahrscheinlich, dass sie sich in bestimmten Eigenschaften von denjenigen Teilnehmer*innen unterscheiden, die nicht teilnehmen. Für eine epidemiologische Studie wird dieser Unterschied dann problematisch, wenn diese Eigenschaften in Zusammenhang mit der Exposition oder dem *Outcome* stehen. Ein sogenannter „Freiwilligen-Bias" kann die Folge sein. Als Beispiel mag hier eine Kohortenstudie zum Einfluss von Alkoholkonsum auf Darmkrebs dienen. Freiwillige Teilnehmer*innen, die Alkohol konsumieren, setzen sich wahrscheinlich bereits intensiv mit ihrem Gesundheitsverhalten auseinander und trinken vielleicht weniger. Wahrscheinlich ist auch ihr Tabakkonsum geringer. Sie sind daher in Faktoren, die mit der Exposition und dem *Outcome* in Zusammenhang stehen, nicht repräsentativ für alle Alkoholkonsument*innen.

Wie stark sich ein Freiwilligen-Bias auf die Ergebnisse einer Studie auswirken kann, haben Ganguli, Lytle, Reynolds und Dodge (1998) in einer US-amerikanischen Kohortenstudie zum Sterberisiko mit einer Nachbeobachtungszeit von acht Jahren untersucht. Sie verglichen eine Gruppe von Personen, die mittels Zufallsstichprobe über ein Wählerverzeichnis rekrutiert wurden, mit Teilnehmer*innen, die sich freiwillig auf eine Annonce hin meldeten. Die freiwilligen Teilnehmer*innen hatten ein höheres Bildungsniveau, waren zu größeren Anteilen weiblich und schnitten in kognitiven Untersuchungen besser ab. Ihre Mortalität war im Nachbeobachtungszeitraum geringer als bei den zufällig ausgewählten Teilnehmer*innen.

Eng verwandt mit dem Freiwilligen-Bias ist der *Non-Response*-Bias. Er bezeichnet einen systematischen Fehler, der auftreten kann, wenn nur ein Teil derjenigen Personen, die für eine Studie kontaktiert werden, an dieser Studie auch teilnimmt. Das sei am Beispiel einer Kohortenstudie zum Einfluss von Rauchen auf Gefäßerkrankungen des Auges illustriert. Untersuchungen zeigen, dass sich Nicht-Teilnehmer*innen (auch als *Non-Responder* bezeichnet) von Teilnehmer*innen meist in verschiedenen Eigenschaften unterscheiden (Hill/Roberts/Ewings/Gunnell 1997). Sie rauchen mehr, konsumieren mehr Alkohol und bewegen sich weniger. Möglicherweise fühlen sie sich aber auch zu krank oder aus anderen Gründen nicht in der Lage, an der Studie teilzunehmen – alles Faktoren, die potenziell auch mit der Exposition und dem *Outcome* in Beziehung stehen können. Ist der Anteil der *Non-Responder* in einer Studie groß und unterscheiden sie sich stark von den Teilnehmer*innen, kann das die Ergebnisse verzerren. Um das Ausmaß dieses *Non-Response*-Bias besser abschätzen zu können, ist es daher in epidemiologischen Studien wichtig, zumindest grundlegende Informationen auch über *Non-Responder* einzuholen (z. B. über zusätzliche Anschreiben, Kurzfragebogen oder Telefonkontakte).

Eine spezielle Form des *Non-Response*-Bias, ein sogenannter „*Loss-to-follow-up*-Bias", betrifft Kohortenstudien (sowie ihre experimentellen Pendants, die randomisierten kontrollierten Studien). Das erfolgreiche Follow-up ist einer der wichtigsten, aber auch der aufwendigsten Aspekte einer Längsschnittstudie. In jeder Längsschnittstudie treten einige zu Beginn eingeschlossene Teilnehmer*innen vor Eintritt des *Outcomes* aus der Studie aus, etwa weil sie eine weitere Studienteilnahme ablehnen oder gar nicht mehr auf Kontaktierungen reagieren, sodass man nichts über ihren Verbleib und ihr Befinden weiß. Für die Studie sind sie *lost to follow-up*, d. h. im Beobachtungszeitraum „verloren" gegangen. Sofern die Fallzahl trotzdem ausreichend groß bleibt und sich die Ausfälle in ihren Eigenschaften nicht zwischen den Exponierten und Nichtexponierten unterscheiden, kommt es zu keinen größeren Verzerrungen.

Die Ausfälle unterscheiden sich aber in der Regel zwischen beiden Studiengruppen in Eigenschaften, die auch mit der Exposition oder dem *Outcome* in Zusammenhang stehen können. Möglicherweise gehen diejenigen Personen verloren, deren Exposition besonders stark ausgeprägt ist, oder die sich zu krank zur weiteren Teilnahme an der Studie fühlen. Durch diesen selektiven Ausfall kann der tatsächliche Zusammenhang zwischen Exposition und *Outcome* erheblich über- oder unterschätzt werden.

Um die Verzerrung zu minimieren, ist es daher wichtig, den *Loss to follow-up* durch eine intensive Kontaktpflege so klein wie möglich zu halten. Auch sollten vergleichbar dem Vorgehen beim *Non-Response*-Bias über zusätzliche Kontaktierungen die Gründe für das Ausscheiden von Teilnehmer*innen ermittelt sowie Ausfälle und Nicht-Ausfälle im Hinblick auf die Stärke der Exposition und das Eintreten des *Outcomes* verglichen werden.

4.1.2 Informationsbias

Während ein Selektionsbias die Rekrutierung und die Nachverfolgung von Teilnehmer*innen in einer epidemiologischen Studie betrifft, bezeichnet ein Informationsbias einen systematischen Fehler bei der Erfassung von Exposition, *Outcome* und möglicher weiterer Einflussvariablen. Ein klassisches Beispiel hierfür ist eine nicht geeichte Personenwaage, die das Gewicht einer jeden Personen drei Kilogramm zu hoch angibt und damit einen systematischen Messfehler verursacht.

Systematische Fehler wie dieser führen dazu, dass Studienteilnehmer*innen im Hinblick auf Exposition, *Outcome* oder weitere Einflussvariablen falsch klassifiziert werden. Sie werden z. B. in die Gruppe der Nicht-Exponierten eingeordnet, obwohl sie in Wirklichkeit exponiert sind. Ebenso kann es sein, dass Patient*innen als gesund klassifiziert werden, obwohl sie eigentlich der Gruppe der Erkrankten zugehören. Neben ungeeigneten Messinstrumenten kann das daran liegen, dass die Befragung auf Selbstangaben der Teilnehmer*innen basiert und diese gar nicht wissen, dass sie exponiert bzw. krank sind oder aus anderen Gründen falsche Angaben machen. Das folgende Beispiel aus der Praxis illustriert dies. Tabelle 6 zeigt die Kontingenztafel zu einer Querschnittstudie mit Daten der Deutschen Rentenversicherung (DRV) zum Erfolg der medizinischen Rehabilitation bei Menschen deutscher und ausländischer Staatsangehörigkeit. Der Erfolg der Rehabilitation wurde darüber bestimmt, in welchem Umfang Rehabilitand*innen nach Abschluss der Rehabilitation wieder in dem Beruf arbeiten können, den sie vor der Rehabilitation ausgeübt haben (Brzoska et al. 2010).

Tabelle 6: Zusammenhang zwischen Staatsangehörigkeit und Erfolg der medizinischen Rehabilitation (80 %-Stichprobe aller abgeschlossenen medizinischen Rehabilitationen der Deutschen Rentenversicherung im Jahr 2006)

	Geringer Reha-Erfolg	Mittlerer/hoher Reha-Erfolg	Gesamt
Exponiert (ausländische Staatsangehörigkeit)	6.366	23.108	29.474
Nicht exponiert (deutsche Staatsangehörigkeit)	75.858	414.499	490.357
Gesamt	82.224	437.607	519.831

Brzoska et al. 2010

Mit der zuvor in diesem Beitrag angegebenen Formel lässt sich als Assoziationsmaß die Odds Ratio berechnen. Sie lautet gerundet (6.366*414.499) / (75.858*23.108) = 1,51. Rehabilitand*innen ausländischer Staatsangehörigkeit haben im Vergleich zu deutschen Rehabilitand*innen also eine 51 % höhere Chance, die Rehabilitation mit einem nur geringen Rehabilitationserfolg abzuschließen. Für die folgenden Beispiele sei davon ausgegangen, dass dies der tatsächliche (korrekte) Wert ist.

Den Erfolg der medizinischen Rehabilitation von Rehabilitand*innen zu beurteilen, ist für Ärzt*innen allerdings kein einfaches Unterfangen. Es basiert auf unterschiedlichen medizinischen Testverfahren und setzt ein großes Maß an Erfahrung voraus. Hypothetisch sei an dieser Stelle angenommen, dass eine große Zahl von jungen und noch wenig erfahrenen Ärzt*innen an der Ermittlung des Rehabilitationserfolgs beteiligt wäre. Das führt dazu, dass sowohl bei den Rehabilitand*innen mit ausländischer wie auch mit deutscher Staatsangehörigkeit jeweils 10 % aller Personen in ihrem Rehabilitationserfolg falsch beurteilt werden. In Wirklichkeit können sie nur in sehr beschränktem Umfang in ihrem früheren Beruf arbeiten, ihr Rehabilitationserfolg ist daher gering. Eine solche Missklassifikation, die unabhängig vom individuellen Expositions- oder

Outcome-Status ist, wird als *nicht-differenzielle Missklassifikation* bezeichnet. In der Vier-Felder-Tafel in Tabelle ist dies dargestellt.

Tabelle 7: Zusammenhang zwischen Staatsangehörigkeit und Erfolg der medizinischen Rehabilitation (80 %-Zufallsstichprobe aller abgeschlossenen medizinischen Rehabilitationen der Deutschen Rentenversicherung im Jahr 2006 mit einer hypothetischen 10%igen nicht-differenziellen Missklassifikation auf Grundlage von Daten aus Brzoska et al. 2010)

	Geringer Reha-Erfolg	Mittlerer/hoher Reha-Erfolg	Gesamt
Exponiert (ausländische Staatsangehörigkeit)	8.677	20.797	29.474
Nicht exponiert (deutsche Staatsangehörigkeit)	117.308	373.049	490.357
Gesamt	125.985	393.846	519.831

Nicht-differenzielle Missklassifikationen, egal ob sie die Exposition oder wie hier den *Outcome* betreffen, führen fast immer zu einer Unterschätzung des tatsächlichen Zusammenhangs zwischen Exposition und *Outcome*. So ist auch in dem hier dargestellten Fall die Odds Ratio mit (8.677*373.049) / (117.308*20.797) = 1,33 geringer als vorher.

Anders verhält es sich hingegen bei einer *differentiellen Missklassifikation*, die nicht unabhängig vom Expositions- bzw. *Outcome*-Status ist, sondern sich zwischen Exponierten und Nichtexponierten oder zwischen den Individuen mit und ohne eingetretenem Outcome unterscheidet. Sie kann sowohl zu einer Über- als auch Unterschätzung des tatsächlichen Zusammenhangs zwischen Exposition und *Outcome* führen.

Bei der beschriebenen Bestimmung des Rehabilitationserfolgs ist die Missklassifikation bei den ausländischen Rehabilitand*innen wegen Kommunikations- und Interaktionsproblemen im Versorgungsprozess möglicherweise noch höher als bei deutschen und beträgt nicht 10 %, sondern 20 % (Tabelle 8).

Tabelle 8: Zusammenhang zwischen Staatsangehörigkeit und Erfolg der medizinischen Rehabilitation (80 %-Stichprobe aller abgeschlossenen medizinischen Rehabilitationen der Deutschen Rentenversicherung im Jahr 2006 mit einer hypothetischen differenziellen Missklassifikation auf Grundlage von Daten aus Brzoska et al. 2010)

	Geringer Reha-Erfolg	Mittlerer/hoher Reha-Erfolg	Gesamt
Exponiert (ausländische Staatsangehörigkeit)	10.988	18.486	29.474
Nicht exponiert (deutsche Staatsangehörigkeit)	117.308	373.049	490.357
Gesamt	125.985	393.846	519.831

In diesem Fall führt die differentielle Missklassifikation zu einer deutlichen Überschätzung des tatsächlichen Zusammenhangs zwischen Exposition und *Outcome*. Die Odds Ratio beträgt nun (10.988*373.049) / (117.308*18.486) = 1,89.

In Fall-Kontroll-Studien ist eine häufige Quelle für differentielle Missklassifikationen ein sogenannter „*Recall*-Bias". Gemeint ist damit ein unterschiedliches Erinnerungsvermögen von Fällen und Kontrollen im Hinblick auf zurückliegende Expositionen. Es liegt darin begründet, dass Personen in der Gruppe der Fälle in der Regel viel stärker über mögliche Ursachen ihrer Krankheit nachsinnen als (gesunde) Kontrollpersonen. Sie neigen dazu, sich auch an geringfügige Exposition zu erinnern, die die Teilnehmer*innen in der Kontrollgruppe längst vergessen haben. Da der Recall-Bias von der Auseinandersetzung mit der eigenen Krankheit bestimmt wird, verwendet man hierfür scherzhaft auch die Bezeichnung „Grübel-Bias" (englisch: *rumination bias*; Gordis 2013).

4.2 Confounding

Der Zusammenhang zwischen einer Exposition und einem *Outcome* kann auch durch den Effekt einer oder mehrerer weiterer Einflussvariablen falsch beurteilt werden. Das geschieht, wenn diese Einflussfaktoren mit dem *Outcome* assoziiert und in der Gruppe der Exponierten und Nichtexponierten ungleich verteilt sind. In der Epidemiologie spricht man in diesem Fall von Confounding (nach dem Lateinischen *confundere*: verschleiern) und nennt die „verschleiernden" Einflussvariablen Confounder oder Störgrößen. Confounding zählt in nichtexperimentellen epidemiologischen Studien zu einer der häufigsten Ursachen für eine Über- oder Unterschätzung des tatsächlichen Zusammenhangs zwischen Exposition und *Outcome* (Razum et al. 2017).

Eine Variable wirkt als Confounder, wenn sie sowohl mit der Exposition als auch mit dem *Outcome* assoziiert ist, wobei die Assoziation mit dem *Outcome* auch unabhängig von der Exposition bestehen muss (Abbildung 5).

Abbildung 5: Schematische Darstellung von Confounding an Hand eines Confounding-Dreiecks

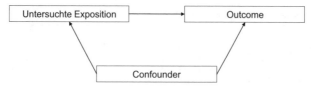

Das sei am (scheinbaren) Zusammenhang von Kaffeekonsum und Bauchspeicheldrüsenkrebs illustriert. Ein möglicher Confounder bei dieser Assoziation ist Alkoholgenuss. Menschen, die viel Alkohol trinken, konsumieren oftmals auch viel Kaffee. Alkohol ist auch ein erwiesener Risikofaktor für den Krebs der Bauchspeicheldrüse – und zwar auch dann, wenn die Exposition Kaffeetrinken nicht vorliegt. Wird der Confounder Alkoholgenuss bei der Untersuchung des Zusammenhangs zwischen Kaffeegenuss und Bauchspeicheldrüsenkrebs nicht in Betracht gezogen, wird eine scheinbare Assoziation zwischen der Exposition und dem *Outcome* ermittelt.

Variablen, die auf dem kausalen Pfad zwischen Exposition und *Outcome* liegen, sind *keine* Confounder. Solche Variablen bezeichnet die Epidemiologie als *Zwischenstufen* oder *Intermediärvariablen* (Abbildung 6). Ein Beispiel dafür ist die Variable „geringes Geburtsgewicht" in der Assoziation von Rauchen während der Schwangerschaft und früher Neugeborenensterblichkeit (Weinberg/Wilcox 2008). Ein geringes Geburtsgewicht ist hierbei kein Confounder, sondern kann die Folge von Rauchen während der Schwangerschaft sein und seinerseits das Sterberisiko in der ersten Lebenswoche erhöhen.

Abbildung 6: Geringes Geburtsgewicht als Intermediärvariable beim Zusammenhang von Rauchen während der Schwangerschaft und Frühneonatalsterblichkeit

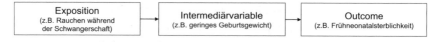

4.2.1 Häufige Confounder

Häufige Confounder sind in epidemiologischen Untersuchungen z. B. das Alter und der sozioökonomische Status. Auch gesundheitsrelevante Verhaltensweisen wie der Konsum von Alkohol oder Tabak können Confounder sein, falls sie wie im obigen Beispiel mit einer untersuchten Exposition assoziiert sind und gleichzeitig das Risiko für den *Outcome* erhöhen.

Auch bei der Untersuchung des beschriebenen Zusammenhangs von ausländischer Staatsangehörigkeit (Exposition) und geringem Rehabilitationserfolg (*Outcome*) ist der sozioökonomische Status ein möglicher Confounder, denn

- er ist assoziiert mit der Exposition (Menschen ausländischer Staatsangehörigkeit haben im Durchschnitt einen geringeren sozioökonomischen Status als deutsche Staatsangehörige).
- er ist unabhängig von der Exposition mit dem *Outcome* assoziiert (Menschen mit einem niedrigen sozialen Status profitieren weniger von gesundheitlichen Angeboten).

Die errechnete Odds Ratio von 1,5 für den Zusammenhang von ausländischer Staatsangehörigkeit und geringem Erfolg der medizinischen Rehabilitation ist daher womöglich durch den Einfluss des sozioökonomischen Status überlagert und hierdurch über- oder unterschätzt. Um diesen Einfluss adäquat zu berücksichtigen, stehen unterschiedliche Strategien zur Verfügung.

4.2.2 Berücksichtigung von Confounding

Confounding kann in zwei Phasen einer epidemiologischen Studie berücksichtigt (kontrolliert) werden, und zwar beim Studiendesign und bei der Datenauswertung – letzteres allerdings nur, falls die entsprechenden Variablen (also die vermuteten Confounder) auch erhoben wurden.

Bei der Datenauswertung ist dies z. B. mittels *Stratifikation* möglich. Hierbei wird der Zusammenhang von Exposition und *Outcome* jeweils für die einzelnen Kategorien (Strata) eines potenziellen Confounders bestimmt. Im gezeigten Beispiel zum Rehabilitationserfolg heißt dies, die Odds Ratio für den Zusammenhang von Exposition und *Outcome* einzeln für Personengruppen mit einem niedrigen und mit einem hohen sozioökonomischen Status zu berechnen. Das Ergebnis einer solchen stratifizierten Analyse ist in Tabelle 9 zu sehen (es basiert auf realen Daten, der Einfachheit halber wird der sozioökonomische Status aber nur über die Stellung im Beruf operationalisiert).

Tabelle 9: Zusammenhang zwischen ausländischer Staatsangehörigkeit und geringem Erfolg der medizinischen Rehabilitation, stratifiziert nach sozioökonomischem Status.

	Sozioökonomischer Status (operationalisiert über die Stellung im Beruf)	
	Niedrig	Hoch
Ausländische im Vergleich zu deutscher Staatsangehörigkeit (Odds Ratio für geringen Rehabilitationserfolg)	1,20	1,13

Quelle: Scientific Use File „Abgeschlossene Rehabilitationen 2006" der Deutschen Rentenversicherung Bund, eigene Berechnungen

Nach Kontrolle für den sozioökonomischen Status ist die Odds Ratio deutlich geringer, sie beträgt nicht mehr 1,5, sondern liegt zwischen 1,1 und 1,2. Die Odds Ratio ist in beiden Strata sehr ähnlich. Das bedeutet, dass ein Teil des festgestellten Zusammenhangs zwischen Exposition und *Outcome* durch eine dritte Variable (hier: sozioökonomischer Status) verschleiert (konfundiert) wurde. Der Rehabilitationserfolg ist daher nicht allein von der Staatsangehörigkeit abhängig, sondern wird auch vom sozioökonomischen Status beeinflusst.

Oft sind jedoch gleich mehrere Confounder an der Verschleierung des Zusammenhanges zwischen Exposition und *Outcome* beteiligt. Sie mittels einer stratifizierten Analyse zu kontrollieren, ist schwierig. Stattdessen ist es üblich, sogenannte „multivariate Verfahren" zu nutzen, die es ermöglichen, mehrere Confounder gleichzeitig zu kontrollieren.

Es ist auch möglich, Confounder schon vor der Datenauswertung zu berücksichtigen, und zwar beim Studiendesign. Dies kann bei allen in Kapitel 3 beschriebenen epidemiologischen Studiendesigns dadurch geschehen, dass von vornherein eine *Einschränkung der Studienbevölkerung* auf eine Gruppe vorgenommen wird, die im Hinblick auf mögliche Confounder sehr homogen ist, etwa auf Personen mit ähnlichen soziodemografischen und -ökonomischen Merkmalen. In Fall-Kontroll-Studien ist es außerdem möglich, Studienteilnehmer*innen im Hinblick auf potenzielle Confounder zu *matchen* (siehe Abschnitt „Fall-Kontroll-Studien") und Confounding dadurch zu kontrollieren. In experimentellen Studien (siehe Abschnitt „Randomisierte kontrollierte Studien") kann schließlich durch Randomisierung Strukturgleichheit zwischen den Untersuchungsgruppen hergestellt werden. Dadurch werden Gruppenunterschiede hinsichtlich der Verteilung möglicher weiterer Einflussvariablen minimiert, sodass diese nicht mehr als Confounder wirken.

4.3 Effektmodifikation

In Kapitel 4.2.2 wurde beschrieben, dass die ausländische Staatsangehörigkeit nach Kontrolle für den Confounder sozioökonomischer Status nur noch einen geringen Einfluss auf den Erfolg der medizinischen Rehabilitation hat. Doch gilt das für alle Erkrankungen, wegen derer Menschen die medizinische Rehabilitation in Anspruch nehmen? Die diagnosenspezifischen Rehabilitationsprogramme unterscheiden sich stark voneinander. Womöglich wirken sich Kommunikations- und Interaktionsprobleme in der Versorgung von Menschen ausländischer Staatsangehörigkeit, wie man sie aus anderen Versorgungsbereichen kennt, nur bei einigen Rehabilitationsmaßnahmen negativ aus.

Tabelle 10 stellt Odds Ratios für einen geringen Rehabilitationserfolg bei deutschen und ausländischen Staatsangehörigen in Abhängigkeit von der Erkrankung dar, wegen der die Rehabilitation bewilligt wurde. Sie sind für den Confounder „sozioökonomischer Status' kontrolliert.

Tabelle 10: Odds Ratio für einen geringen Rehabilitationserfolg in Abhängigkeit von Staatsangehörigkeit und Bewilligungsdiagnose (kontrolliert für sozioökonomischen Status)

	Bewilligungsdiagnose	
	Krankheiten des Verdauungssystem/endokrinologische Erkrankungen	Herz-Kreislauferkrankungen
Deutsche Staatsangehörigkeit	1,0 (Referenz)	2,0
Ausländische Staatsangehörigkeit	1,1	3,5

Quelle: Scientific Use File „Abgeschlossene Rehabilitationen 2006" der Deutschen Rentenversicherung Bund, eigene Berechnungen

Die Tabelle zeigt, dass bei Menschen, die die Rehabilitation wegen Krankheiten des Verdauungssystems oder wegen endokrinologischer Erkrankungen aufsuchen, eine ausländische Staatsangehörigkeit nur sehr schwach mit einem geringen Rehabilitationserfolg assoziiert ist. Die Odds Ratio beträgt lediglich 1,1.

Anders sieht es hingegen bei der Rehabilitationsteilnahme wegen Herz-Kreislauf-Erkrankungen aus. Deutsche, die eine Rehabilitation wegen Herz-Kreislauf-Erkrankungen nutzen, haben eine doppelt so hohe Chance (OR=2,0), das Versorgungsangebot mit einem geringen Erfolg abzuschließen wie die Vergleichsgruppe (hier Deutsche, die eine Rehabilitation wegen endokrinologischer oder Krankheiten des Verdauungssystems in Anspruch nehmen). Bei Ausländer*innen ist die Chance sogar dreieinhalbmal so hoch (OR=3,5). Das heißt, hier wirken die Faktoren „ausländische Staatsangehörigkeit" und „Rehabilitation wegen Herz-Kreislauf-Erkrankungen" zusammen, sie verstärken sich gegenseitig. Wenn sich die Stärke der Assoziation einer Exposition (hier: ausländische Staatsangehörigkeit) und eines *Outcomes* (hier: geringer Rehabilitationserfolg) aufgrund der Ausprägung einer weiteren Variablen (hier: Bewilligungsdiagnose) unterscheidet, wird das in der Epidemiologie als Effektmodifikation oder Interaktion bezeichnet.

Um Effektmodifikationen zu identifizieren, lassen sich wie beim Confounding neben einer stratifizierten Analyse multivariate Verfahren nutzen. Doch im Gegensatz zu Confounding handelt es sich bei einer Effektmodifikation nicht um eine Verzerrung, die es zu beseitigen gilt. Im Gegenteil, Effektmodifikationen aufzudecken spielt für die Interpretation von Ergebnissen und das Ableiten von Handlungsempfehlungen eine sehr große Rolle, denn dadurch können z. B. Optimierungspotenziale besonders gut identifiziert werden.

So zeigt die obige Tabelle, dass Rehabilitand*innen mit Herz-Kreislauf-Erkrankungen eine höhere Wahrscheinlichkeit für einen geringeren Rehabilitationserfolg haben – und zwar ungeachtet der Staatsangehörigkeit. Ihre berufliche Prognose ist womöglich indikationsbedingt allgemein schlechter als bei Patient*innen mit endokrinologischen und Krankheiten des Verdauungssystems. Das erklärt jedoch noch nicht die deutlich geringere Wirksamkeit der Rehabilitation bei ausländischen Rehabilitand*innen mit Herz-Kreislauf-Erkrankungen. Ziel von weiterführenden Auswertungen mit multivariaten Verfahren wäre es zu untersuchen, ob dieser Unterschied durch andere Faktoren, wie eine unterschiedliche Altersverteilung in den Gruppen oder eine Häufung von schweren Erkrankungen bei ausländischen Rehabilitand*innen, zu erklären ist. Die Identifikation von Effektmodifikationen in epidemiologischen Untersuchungen ist daher oftmals ein erster Anhaltspunkt dafür, dass es sinnvoll ist, sich mit bestimmten Subgruppen einer Studienbevölkerung in weiterführenden Analysen näher zu befassen.

5 Fallbeispiel Screening

Für die Gesundheitswissenschaften sind Epidemiologie und Statistik Kernfächer. Auch wer beispielsweise im Bereich Prävention tätig werden möchte, benötigt solide epidemiologische und statistische Methodenkenntnisse. Sie sind nicht nur für die Identifizierung von Risikofaktoren oder die Messung der Wirksamkeit von Interventionen erforderlich. Darüber hinaus helfen sie beispielsweise zu verstehen, warum auch Präventionsmaßnahmen unerwünschte Nebenwirkungen haben können. Aus dieser Erkenntnis wiederum leitet sich ab, dass bei vielen Präventionsprogrammen eine ergebnisoffene Aufklärung der potenziellen Teilnehmer*innen im Sinne einer „informierten Entscheidung" (*informed consent*) erforderlich ist. Jede/r Angesprochene muss in die Lage versetzt werden, selbst entscheiden zu können, ob sie/er ein Angebot wahrnehmen möchte oder nicht (Gerhardus et al. 2010; Gigerenzer/Gray 2013). Methodenkenntnisse allein reichen allerdings nicht aus, wenn es um die Frage geht, ob eine neue präventive Maßnahme eingeführt werden soll. Hierzu ist zusätzlich eine Analyse möglicher Partikularinteressen aller Beteiligten erforderlich. Oft sind es nicht allein sachliche oder wissenschaftliche Argumente, die über die Einführung von oder über die Kostenerstattung für präventive Maßnahmen entscheiden. Alle diese Punkte lassen sich eindrücklich am Fallbeispiel Screening aufzeigen.

5.1 Das Konzept von Screening

Screening zielt auf die Früherkennung von Erkrankungen oder ihren Vorstufen ab, bevor diese klinisch auffällig werden, also Symptome hervorrufen. Screening richtet sich dementsprechend an die gesunde (oder sich zumindest gesund fühlende) Bevölkerung (Grimes/Schulz 2002). Besonders bekannte Beispiele sind das Screening auf Vorstufen von Krebserkrankungen wie Brust- oder Darmkrebs im mittleren Lebensalter. Screening ist eine Filteruntersuchung. Damit das „Herausfiltern" der von einer bestimmten Krankheit oder ihren Vorstufen betroffenen Menschen aus der Bevölkerung zügig und wirtschaftlich vonstattengeht, kommen Schnelltests zum Einsatz. Zeigt der Schnelltest einen Verdacht auf eine Krankheitsvorstufe oder Frühform an, so muss sich die oder der Betroffene umfassenderen diagnostischen Verfahren unterziehen, um den Verdacht zu bestätigen oder zu widerlegen.

Die dem Screening zugrunde liegende Annahme ist, dass sich die gesuchte Krankheit erfolgreicher behandeln lässt, wenn sie als Vorstufe oder in einer Frühform erkannt wird. Die Überlebenschancen der im Screening erkannten Fälle sollten also besser sein, als wenn die Betroffenen erst beim Auftreten erster Symptome der Krankheit eine Ärzt*in aufsuchen.

Es scheint zunächst intuitiv einleuchtend, dass Screening eine sinnvolle Public-Health-Maßnahme ist. Für eine ganze Reihe von Screening-Verfahren auf bestimmte Zielerkrankungen trifft das tatsächlich zu. Ärzt*innen könnten daher geneigt sein, ihre Klient*innen vorbehaltlos zur Teilnahme an jeglichem Screening zu drängen; Entscheidungsträger könnten annehmen, es sei sinnvoll, jedes neue Screening-Verfahren auch bevölkerungsweit einzuführen und über die Krankenkassen abzurechnen.

Eine solche Sicht greift zu kurz. Jedes Screening-Verfahren muss einzeln bewertet werden, in einem Prozess ähnlich wie er in Kapitel 2 dieses Beitrags beschrieben wurde. Eine zentrale Rolle spielt dabei die epidemiologische Evidenz. Teilweise hitzige Debatten um neue Screening-Verfahren wie Hautkrebs-

Screening und Screening auf Prostatakrebs mit dem prostataspezifischen Antigen (PSA) zeigen, dass die Bewertung nicht immer zu einvernehmlichen Ergebnissen führt – im Extremfall können Interessen einzelner *Stakeholder* (beispielsweise von Herstellern oder Anbietern solcher Tests) und Argumente von Gesundheitswissenschaftler*innen (die auf wenig überzeugende epidemiologische Evidenz für bestimmte Screening-Verfahren hinweisen) aufeinanderprallen und zu heftigen Debatten führen (Gigerenzer/Gray 2013). Um Screening-Verfahren beurteilen zu können, sind Kenntnisse der Statistik, der Gesundheitsberichterstattung, der epidemiologischen Studientypen sowie von möglichen Störgrößen und Verzerrungen unabdingbar, wie die folgenden Abschnitte zeigen.

5.2 Schnelltests und ihre Grenzen

Die beim Screening eingesetzten Schnelltests sind nicht perfekt (Grimes/Schulz 2002). Das bedeutet zum einen, dass ein Schnelltest nicht alle Vorstufen oder Frühformen der gesuchten Erkrankung erkennt – seine *Sensitivität* ist nicht optimal. Ein Testergebnis kann daher *falsch negativ* sein, also falsche Sicherheit vorgaukeln. Zum anderen vermögen Schnelltests nicht immer korrekt die nicht Betroffenen als solche zu identifizieren – sie haben keine optimale *Spezifität*.

Es erhalten auch einige Personen ein auffälliges („positives") Testresultat, die gar keine Vorstufe oder Frühform der gesuchten Erkrankung haben (sie sind „falsch positiv"). Der *positive Vorhersagewert* (*positive predictive value*, PPV) gibt den Anteil der Test-Positiven an, die tatsächlich eine Vorstufe oder Frühform der Krankheit haben. Während Sensitivität und Spezifität Eigenschaften des Schnelltests sind, wird der positive Vorhersagewert zusätzlich durch die Häufigkeit der Vorstufe bzw. Frühform der Krankheit in der Bevölkerung beeinflusst: Je seltener die Vorstufe oder Frühform, desto höher ist der Anteil der Testpositiven, die in Wirklichkeit vollkommen gesund sind (desto niedriger also der positive Vorhersagewert).

Bereits aus den Grenzen des eingesetzten Schnelltests ergeben sich wichtige Grenzen des Screenings:

- Ein kleiner Teil der Screening-Teilnehmer*innen mit unauffälligem („negativem") Ergebnis nimmt fälschlich an, kein Problem zu haben („falsch negativ"). Diese Menschen nehmen vielleicht sogar im weiteren Verlauf auftretende Symptome der gesuchten Erkrankung nicht ernst, da sie der Ansicht sind, alles Notwendige getan zu haben.

- Ein Teil der Screening-Teilnehmer*innen mit auffälligem („positivem") Ergebnis macht sich völlig zu Unrecht große Sorgen („falsch positiv"). Schlimmer noch: Diese Menschen müssen sich aufgrund des positiven Screening-Tests aufwendigen und oft invasiven diagnostischen Untersuchungen unterziehen. Je nach Zielerkrankung kann das beispielsweise eine Probenentnahme (Biopsie) des Brustgewebes oder eine Darmspiegelung sein. Im ungünstigsten Fall tritt bei einer solchen Untersuchung eine schwere Komplikation (Wundinfektion, Darmperforation) auf. Das ist glücklicherweise selten, muss aber in die Bilanz des Screenings einfließen.
- Wenn die Zielerkrankung sehr selten ist, dann werden nur wenige Menschen vom Screening profitieren, weil es schlicht nur wenige Fälle gibt. Gleichzeitig ist der Anteil der Falsch-Positiven unter allen Test-Positiven besonders hoch. So kann dann bei vielen Nutzer*innen der subjektive (und so nicht verallgemeinerbare!) Eindruck entstehen, Screening sei nicht nutzbringend.

Da sich Screening an Gesunde richtet, ist es besonders wichtig, dass die Qualität der Untersuchungen hoch ist. Am Beispiel der Mammografie bedeutet das, dass die Untersuchung technisch einwandfrei durchgeführt und die angefertigte Aufnahme fachkundig bewertet werden muss. Nur dann erreicht der Test die technisch mögliche Sensitivität und Spezifität. Screening muss daher in qualitätsgesicherten Programmen angeboten werden. Screening außerhalb solcher Programme, sogenanntes „graues" Screening, ist nicht mehr zeitgemäß.

5.3 Welche Zielkrankheiten eignen sich für das Screening?

Screening kostet Geld und hat aufgrund der Limitationen der eingesetzten Schnelltests nicht nur positive Wirkungen, sondern auch Nebenwirkungen. Daher ist es wichtig, sich über die notwendigen Voraussetzungen für Screening im Klaren zu sein (Wilson/Jungner 1968):

- Die Zielkrankheit verläuft schwer oder ist aus anderen Gründen ein bedeutendes Gesundheitsproblem.
- Die Zielkrankheit hat eine mit einem Screening-Test erkennbare Frühform oder Vorstufe.
- Eine Behandlung schon der Frühform verbessert die Prognose.
- Der natürliche Verlauf der Erkrankung ist bekannt.
- Die Zielgruppe akzeptiert den Screening-Test und eventuell erforderliche Folgemaßnahmen.
- Der Nutzen des Screenings ist nachgewiesen.

5.3.1 Schwere

Die Schwere einer möglichen Zielkrankheit kann über die Häufigkeit ihres Auftretens (Inzidenz) oder über die Sterblichkeit (Mortalität) beurteilt werden. Dazu werden beispielsweise epidemiologische Daten der bevölkerungsbezogenen Krebsregister herangezogen. Aktuelle Angaben zur Inzidenz und Mortalität vieler Krebserkrankungen finden sich beim Zentrum für Krebsregisterdaten am Robert Koch-Institut.

5.3.2 Erkennbare Vorstufe oder Frühform und verbesserte Prognose

Eine Zielkrankheit muss eine Vorstufe oder Frühform haben, die mit einem Schnelltest erkennbar ist. Beim Darmkrebs beispielsweise ist das eine Wucherung (Adenom oder „Polyp"), die entarten kann. Die Behandlung der Vorstufe oder Frühform muss zu besseren Ergebnissen führen als die der Erkrankung. Bei den Polypen ist das der Fall: Sie können relativ einfach während einer Darmspiegelung (Koloskopie) mittels einer Schlinge abgetragen werden. Damit ist die Gefahr der Entartung gebannt. Wenn bereits Symptome auftreten, die auf Darmkrebs hinweisen können, beispielsweise sichtbare Blutauflagerungen auf dem Stuhl, dann ist Screening nicht indiziert – es muss umgehend eine Darmspiegelung durchgeführt werden.

5.3.3 Natürlicher Verlauf bekannt

Der natürliche Verlauf einer Erkrankung muss bekannt sein, um die Bedeutung ihrer Vorstufen beurteilen zu können: Führt wirklich ein relevanter Anteil der Vorstufen zu einer schweren Krebserkrankung? Wenn nicht, müssten viele Vorstufen behandelt werden, es würden damit aber nur sehr wenige Krebsfälle verhindert. Im Fall der Polypen ist bekannt, dass sie im Verlauf von Jahren oder Jahrzehnten zur Entartung neigen („Adenom-Karzinom-Sequenz"). Daher spricht die Evidenz für das Abtragen, zumindest, wenn der Betroffene noch eine Lebenserwartung von vielen Jahren oder Jahrzehnten hat. Daher sollte auch bekannt sein, wie lange die Entwicklung einer Vorstufe bzw. von der Vorstufe zur Krebserkrankung dauert. Danach richtet sich nicht nur die Entscheidung zu einer Intervention wie dem Abtragen der Polypen, sondern auch der empfohlene Zeitabstand zwischen Screening-Untersuchungen (das Screening-Intervall).

Beim Darmkrebs wird die Beurteilung dadurch erschwert, dass es sich um kein einheitliches Krankheitsbild handelt (Hardy/Meltzer/Jankowski 2000). Neben der beschriebenen häufigsten Form treten (vergleichsweise seltene) erbliche Formen auf, die eine sehr genaue Überwachung in kurzen Abständen erfordern. Das normale Screening ist hier in keiner Weise ausreichend. Zudem gibt es eine (ebenfalls weniger häufige) Form mit einem sogenannten „flachen Adenom". Diese Vorstufe entartet schnell, ist zunächst aber schwer erkennbar. Sie wird oft erst durch Symptome auffällig, entgeht also dem Screening.

5.3.4 Screening akzeptabel

Ein Screening-Verfahren muss für die Zielgruppe akzeptabel sein. So sollten Unbequemlichkeiten und insbesondere Nebenwirkungen möglichst gering sein. Bei einem der heute verfügbaren Screening-Verfahren auf Darmkrebs werden Testbriefchen eingesetzt, auf die eine Stuhlprobe gestrichen wird. Sie wird dann auf verstecktes („okkultes") Blut getestet (eine Markenbezeichnung für den Test ist „Haemoccult"). Ein positives Ergebnis bedeutet, dass der Betroffene einen oder mehrere Polypen im Darm haben könnte, die möglicherweise bereits entarten. Ist der Test auch im Wiederholungsfall positiv, so muss eine Darmspiegelung durchgeführt werden, um den Verdacht abzuklären. Dabei werden alle Polypen abgetragen, unabhängig vom Grad ihrer Entartung.

5.3.5 Bewerten von Screening am Beispiel Darmkrebs

Der Erfolg des Screenings muss anhand des längeren Überlebens von Menschen mit Frühformen oder Vorstufen der Zielerkrankung beurteilt werden. Mögliche Nebenwirkungen oder Schäden müssen gegen gerettete Leben bilanziert werden. Textkasten 3 zeigt die detaillierte Bilanz des Darmkrebs-Screenings mit Testbriefchen auf okkultes Blut (Raffle 2000).

Textkasten 3: Darmkrebs-Screening – detaillierte Bilanz

- Von 100.000 Männern und Frauen von 50 bis 69 Jahren, die Testbriefchen auf verstecktes Blut im Stuhl einsetzen, erhalten 98.064 die Botschaft, dass der Screening-Test negativ ist. Zunächst ist das eine Beruhigung. Dennoch tritt bei 55 von ihnen im Verlauf der folgenden zwei Jahre Darmkrebs auf. Entweder war der Test bei ihnen falsch negativ oder sie erkrankten zwischenzeitlich an einem schnell wachsenden, flachen Adenom, das mit dem Screening-Test nicht erkennbar war.
- 3.269 Personen haben ein uneindeutiges (schwach positives) Ergebnis im ersten Test und müssen den Test wiederholen.
- Bei 1.936 Personen wird im ersten oder im Wiederholungstest verstecktes Blut im Stuhl festgestellt. Diese Menschen sind beunruhigt, denn bei ihnen besteht der Verdacht auf Darmkrebs oder dessen Frühform. Bei ihnen wird als weiterführende Diagnostik eine Darmspiegelung (Koloskopie) durchgeführt.
  - Nach einigen schlaflosen Nächten und einer unangenehmen Darmspiegelung erfahren 1.625 dieser 1.936 Personen, dass bei ihnen kein Darmkrebs vorliegt, auch keine Frühform. Sechs von ihnen erkranken im Verlauf der folgenden zwei Jahre dennoch an Darmkrebs – wahrscheinlich an der schnell wachsenden Form. Möglicher-

> weise wurde aber auch die Darmspiegelung nicht sorgfältig genug durchgeführt und eine Frühform übersehen.
> - Acht der 1.936 Personen, die eine Darmspiegelung über sich ergehen haben lassen, erleiden während dieser Prozedur schwere Komplikationen. Das kann eine starke Blutung im Darm sein oder sogar eine Durchstoßung der Darmwand mit dem flexiblen Schlauch, der für die Darmspiegelung in den Darm geschoben wird. Sie müssen operiert werden, um diese von den Ärzten hervorgerufenen Verletzungen zu kurieren.
> - Bei bis zu 540 der 1.936 Personen werden gutartige Geschwulste festgestellt (beispielsweise Polypen) und während der Darmspiegelung entfernt. Diese Polypen können in späteren Lebensjahren nicht mehr entarten.
> - Bei 82 Personen wird Darmkrebs festgestellt, allerdings in einem bereits so fortgeschrittenen Stadium, dass sie keinen Überlebensvorteil haben.
> - Bei 35 weiteren Personen wird Darmkrebs entdeckt, der sich noch im Frühstadium befindet. Aufgrund des Screenings und der daraufhin durchgeführten Darmspiegelung können sie so rechtzeitig operiert werden, dass sie länger überleben, als wenn sie nicht am Screening teilgenommen hätten.
>
> Aus: Razum et al. 2017: Epidemiologie für Dummies. Nachdruck mit freundlicher Genehmigung des Verlags Wiley-VCH

Mittlerweile gibt es neue Verfahren des Darmkrebs-Screenings, die bessere Ergebnisse versprechen. Die aktuelle Empfehlung für Menschen ab 55 Jahre ist wahlweise alle zwei Jahre ein Test auf okkultes Blut im Stuhl oder zwei Darmspiegelungen im Abstand von zehn Jahren (ohne vorangehenden Test auf okkultes Blut im Stuhl). Bei der Darmspiegelung werden alle dabei entdeckten Polypen abgetragen. Auch für solche alternativen Strategien muss in vergleichbarer Weise eine Gesamtbilanz gezogen werden.

5.4 Vermeiden von Verzerrungen

Screening ist nur dann nützlich, wenn im Falle einer Krebserkrankung die Teilnehmer*innen am Screening eine längere Überlebenszeit haben als die Nichtteilnehmer*innen. Verschiedene Formen von Verzerrung (Bias) können eine längere Überlebenszeit durch Screening vortäuschen, selbst wenn das Screening-Verfahren gar keinen Vorteil bietet.

Lead-Time-Bias: Nehmen wir an, die Vorstufe einer Krebserkrankung wird frühzeitig entdeckt, es gibt jedoch keine wirksame Behandlung für die Vorstufe. Dann wird die betreffende Person zwar längere Zeit mit dem Wissen um ihre Krebserkrankung leben als eine andere Person, die nicht am Screening teilgenommen hat. Vom Zeitpunkt des Auftretens der klinischen Symptome an gerechnet aber haben beide die gleiche Überlebenszeit. Ein echter Gewinn an Lebenszeit resultiert in diesem Fall also nicht.

Length-Time-Bias: Screening-Untersuchungen werden im Abstand von zwei oder mehr Jahren durchgeführt. Daher haben langsam wachsende Tumoren mit guter Prognose eine höhere Chance, beim Screening entdeckt zu werden, als schnell wachsende mit schlechter Prognose. Letztere entstehen möglicherweise im Intervall zwischen zwei Screening-Untersuchungen und werden bereits vor der nächsten Untersuchung klinisch auffällig (die genannten „flachen Adenome" können hier als Beispiel dienen). So entsteht der (falsche) Eindruck, das Screening führe zu längeren Überlebenszeiten.

Selection-Bias: Gebildete, wohlhabende und gesundheitsbewusste Menschen haben auch ohne Screening eine geringere Chance, zu erkranken und eine höhere Wahrscheinlichkeit, frühzeitig Behandlung in Anspruch zu nehmen und allein deshalb eine Krebserkrankung länger zu überleben als weniger Wohlhabende und Gebildete. Diese Menschen nehmen aber auch Screening-Angebote häufiger und mit größerer Regelmäßigkeit in Anspruch. So entsteht der Eindruck, dass sie wegen der Teilnahme am Screening länger überleben würden – selbst im Extremfall eines völlig wirkungslosen Screening-Programms.

Diese Formen des Bias lassen sich nur vermeiden, indem Screening-Verfahren in randomisierten, kontrollierten Studien erprobt werden (Grimes/Schulz 2002). Auf diese Weise haben beispielsweise die gesundheitsbewussten Menschen die gleiche Chance, in die Gruppe mit Screening oder in die Kontrollgruppe zu kommen. Eine aus dem hohen Gesundheitsbewusstsein resultierende Verzerrung wird so vermieden. Randomisierten Studien von Screening-Verfahren lassen sich aus ethischen Erwägungen nur durchführen, bevor ein Screening-Programm bevölkerungsweit eingeführt wird. Sonst müsste man ja ein potenziell wirksames Programm einer großen Zahl von Menschen absichtlich vorenthalten.

Ergänzend lässt sich mithilfe demografischer und statistischer Verfahren aus Daten der Krebsregister abschätzen, in welchem Maße sich die Überlebenszeiten der einzelnen Krebserkrankungen im Lauf der Jahre verändern (Brenner 2002). Bei dieser Herangehensweise kann man aber nicht sicher angeben, welcher Anteil der Veränderungen jeweils durch veränderten Lebensstil, verbesserte Behandlungsmöglichkeiten oder Screening-Programme zustande gekommen ist. Sie stellt eine Ergänzung der randomisierten Studien dar, keinen Ersatz.

5.5 Fazit: Screening als Tausch von Risiken

Screening richtet sich an Gesunde. Daraus resultieren besonders hohe Anforderungen an die Qualität aller Komponenten des Programms. Dazu gehört nicht zuletzt die ergebnisoffene Aufklärung der potenziellen Teilnehmer*innen. Ergebnisoffen heißt, dass aus Sicht der Anbieter nicht (nur) eine möglichst hohe Beteiligungsquote das Ziel sein soll, sondern eine informierte Entscheidung ermöglicht werden muss. Das bedeutet natürlich, die Vorteile des Screenings klar zu kommunizieren – im optimalen Fall eine längere Überlebenszeit durch rechtzeitige Erkennung einer Vorstufe oder Frühform, die noch keine Symptome macht. Es bedeutet aber auch, die Grenzen des betreffenden Screening-Verfahren zu erläutern: Wie gut ist die Evidenz, dass das Screening tatsächlich zu einem längeren Überleben beiträgt und nicht nur zu einem längeren Krankheitsverlauf? Wie gut ist der eingesetzte Schnelltest im Hinblick auf Falschmeldungen? Welche diagnostischen Untersuchungen werden bei einem positiven Test notwendig, und was sind deren mögliche Komplikationen? Der Wissenschaftler und Journalist Klaus Koch beschreibt Screening treffend als „Tausch von Risiken": Das Risiko einer nicht erkannten Erkrankung wird eingetauscht gegen das Risiko einer falschen Sicherheit, unnötiger Beunruhigung oder gar schwerer Nebenwirkungen von nicht indizierten diagnostischen Eingriffen (Koch 2006).

So stehen sich beim Screening zwei gesundheitswissenschaftlich eigentlich gut begründbare Anliegen gegenüber, die jedoch nicht immer vereinbar sind: Zum einen soll eine möglichst hohe Teilnahmequote erreicht werden, damit durch Screening möglichst viele schwerwiegende Verläufe der Zielkrankheit vermieden werden. Zum anderen erfordert Screening eine Aufklärung der potenziellen Teilnehmer*innen, in ganz ähnlicher Weise, wie dies bei medizinischen Eingriffen der Fall ist. Denn auch beim Screening können Nebenwirkungen auftreten, die psychisch belastend sind oder in seltenen Fällen zu schweren körperlichen Schäden führen können. Screening erfordert also eine ergebnisoffene und damit oft zeitintensive Aufklärung. Das beachten diejenigen, die Screening-Programme anbieten oder empfehlen, vielfach nicht in ausreichendem Maße (Koch 2010).

5.6 Zukünftige Entwicklungen: individualisierte Prävention?

Die Idee des Screenings, also der Filteruntersuchung bei Gesunden, wird derzeit weiterentwickelt hin zum Konzept der „individualisierten Prävention". Dem liegt der Gedanke zugrunde, mittels geeigneter genetisch-diagnostischer Verfahren besonders gefährdete Menschen zu identifizieren, lange bevor sie krank werden und dann gezielt mit präventiven Interventionen zu versorgen. Die heute verfügbaren genetischen Tests können den Anspruch einer individualisierten Prävention noch nicht erfüllen (Berg 2019). Aber selbst, wenn die eingesetzten genetischen Tests perfekt funktionieren würden, blieben Probleme: Anders als beim Screening, werden nicht etwa Personen identifiziert, die eine

Vorstufe einer Erkrankung haben, sondern die noch vollkommen gesund sind. Viele der untersuchten Risiken sind absolut gesehen nicht sehr hoch. Zudem bleibt auch nach dem Test unklar, ob eine einzelne getestete Person die Zielkrankheit jemals erleiden wird: Mit wenigen, heute schon gut bekannten Ausnahmen (Down-Syndrom, bestimmte Erkrankungen der roten Blutkörperchen) entstehen Krankheiten in einem Wechselspiel aus genetischen Faktoren und Umweltfaktoren – zu letzteren gehören „klassische" Risikofaktoren wie das Rauchen ebenso wie sozioökonomische Risikofaktoren, also beispielsweise Arbeitslosigkeit oder fehlende soziale Unterstützung.

Tatsächlich aber funktionieren die verfügbaren Tests (noch?) nicht so gut, wie das für einen breiten Einsatz erforderlich wäre. Praktisch heißt das: Die meisten falsch positiv getesteten (und selbst viele der richtig positiv getesteten) Menschen werden jahrzehntelang in großer Sorge leben, eine oder mehrere Krankheiten zu bekommen – aber frei von der betreffenden Krankheit bleiben. Viele der Ratschläge, die sie zur Vorbeugung erhalten, um ihr vermeintlich oder tatsächlich erhöhtes Krankheitsrisiko zu senken, sind geradezu banal: mit dem Rauchen aufhören, gesünder essen, mehr Bewegung. Dies sind Ratschläge, die man ohne Bedenken allen Menschen geben kann, auch ohne vorherigen genetischen Test (zudem haben diese Verhaltensänderungen den Vorteil, dass sie einer ganzen Reihe von Krankheiten vorbeugen). Problematischer wird es, wenn aufgrund des Testergebnisses die Einnahme von Medikamenten empfohlen wird. Dann werden gesunde Menschen für ihr gesamtes weiteres Leben zu Patient*innen – mit allen damit verbundenen Belastungen und Kosten.

Auch bei der individualisierten Prävention stellt sich, wie in Kapitel 2 dieses Beitrags beschrieben, die Frage nach den *Stakeholdern*. Wer könnte ein Interesse an einer solchen Herangehensweise haben? Wäre der Gesundheit der Bevölkerung wirklich gedient, wenn Prävention von einer gesamtgesellschaftlichen zu einer medizinischen Aufgabe würde – mit allen damit verbundenen zusätzlichen Kosten bei fraglicher Wirksamkeit? Und sollten nicht primär die sozioökonomischen Determinanten von Krankheit angegangen werden? (Taylor-Robinson/Kee 2019) Beim Thema individualisierte Prävention bleiben bislang noch viele Fragen offen. Auch zu deren Beantwortung sind epidemiologische und statistische Verfahren erforderlich.

Literatur

Berg, J. (2019). Consuming Personal Genomics. *Science, 364*(6437), 213.
Bonita, R./Beaglehole, R./Kjellström, T. (2006). *Basic Epidemiology.* Geneva: WHO.
Brenner, H. (2002). Long-Term Survival Rates of Cancer Patients Achieved by The End of The 20th Century: A Period Analysis. *The Lancet, 360*(9340), 1131–1135.

Brzoska, P./Voigtländer, S./Spallek, J./Razum, O. (2010). Utilization and Effectiveness of Medical Rehabilitation in Foreign Nationals Residing in Germany. *European Journal of Epidemiology*, 25(9), 651-660.

Deutsche Gesellschaft für Epidemiologie (2018). *Leitlinien und Empfehlungen zur Sicherung von guter epidemiologischer Praxis (GEP)*. Verfügbar unter www.dgepi.de/assets/Leitlinien-und-Empfehlungen/66777155c7/Leitlinien_fuer_Gute_Epidemiologische_Praxis_GEP_vom_September_2018.pdf (Zugriff am 07.03.2019).

Frerichs, R. R. (2001). History, Maps and the Internet: UCLA's John Snow Site. *SoC Bulletin*, 34, 3-7.

Ganguli, M./Lytle, M. E./Reynolds, M. D./Dodge, H. H. (1998). Random Versus Volunteer Selection for a Community-Based Study. *The Journals of Gerontology: Series A, Biological Sciences and Medical Sciences*, 53(1), M39-M46.

Gerhardus, A./Breckenkamp, J./Razum, O./Schmacke, N./Wenzel, H. (Hrsg.) (2010). *Evidence-Based Public Health*. Bern: Huber.

Gerhardus, A./Dören, M./Gerlach, F. M./Glaeske, G./Hornberg, C./Kochen, M. M. et al. (2009). Wie wirksam ist die HPV-Impfung? *Deutsches Ärzteblatt*, 106, A330-334.

Gigerenzer, G./Gray, M. J. A. (2013). Aufbruch in das Jahrhundert des Patienten. In: G. Gigerenzer/M. J. A. Gray (Hrsg.): *Bessere Ärzte, bessere Patienten, bessere Medizin. Aufbruch in ein transparentes Gesundheitswesen*. Berlin: MWV, 3-28.

Glass, D. V. (1964). John Graunt and His Natural and Political Observations. *Notes and Records of the Royal Society of London*, 19, 63-100.

Godlee, F. (2010). Conflicts of Interest and Pandemic Flu. *British Medical Journal*, 340, c2947.

Gordis, L. (2013). *Epidemiology*. Philadelphia: Saunders.

Graunt, J. (1669). *Natural and Political Observations Made Upon the Bills of Mortality*. London: Royal Society.

Grimes, D. A./Schulz, K. F. (2002). Uses and Abuses of Screening Tests. *The Lancet*, 359, 881-884.

Haas, M./Ashton, T./Blum, K./Christiansen, T./Conis, E./Crivelli, L. et al. (2009). Drugs, Sex, Money and Power: An HPV Vaccine Case Study. *Health Policy*, 92(2-3), 288-295.

Hardy, R. G./Meltzer, S. J./Jankowski, J. A. (2000). ABC of Colorectal Cancer: Molecular Basis for Risk Factors. *British Medical Journal*, 321, 886-889.

Helmholtz Zentrum München (2011). *Kora - kooperative Gesundheitsforschung in der Region Augsburg*. Verfügbar unter www.helmholtz-muenchen.de/kora (Zugriff am 05.07.2019).

Hill, A./Roberts, J./Ewings, P./Gunnell, D. (1997). Non-Response Bias in a Lifestyle Survey. *Journal of Public Health Medicine*, 19(2), 203-207.

Hill, A. B. (1965). The Environment and Disease: Association or Causation? *Proceedings of the Royal Society of Medicine*, 58(5), 295-300.

Koch, K. (2006). Tausch von Risiken. Sind Untersuchungen zur Krebsfrüherkennung sinnvoll? *Dr. med. Mabuse*, Heft 160, 36-39.

Koch, K. (2010). Screening in der gesetzlichen Krankenversicherung: Zervixkarzinom. In: A. Gerhardus/J. Breckenkamp/O. Razum/N. Schmacke/H. Wenzel (Hrsg.): *Evidence-Based Public Health*. Bern: Huber, 213-224.

Krause, G./Gilsdorf, A./Becker, J./Bradt, K./Dreweck, C./Gärtner, B. et al. (2010). Erster Erfahrungsaustausch zur H1N1-Pandemie in Deutschland 2009/2010: Bericht über einen Workshop am 22. und 23. März 2010 in Berlin. *Bundesgesundheitsblatt - Gesundheitsforschung - Gesundheitsschutz*, 53(5), 510-519.

Kreienbrock, L./Pigeot, I./Ahrens, W. (2012). *Epidemiologische Methoden*. 5. Auflage. Heidelberg: Springer.

Landeszentrum Gesundheit Nordrhein-Westfalen (2019). *Indikatoren Länder-Gesundheitsberichterstattung.* Verfügbar unter www.lzg.nrw.de/ges_bericht/ges_indi/indikatoren_laender/themen3_2/index.html (Zugriff am 05.07.2019).

Lichter, P. R. (2008). Debunking Myths in Physician-Industry Conflicts of Interest. *American Journal of Ophthalmology, 146*(2), 159–171.

Müller-Nordhorn, J./Binting, S./Roll, S./Willich, S. N. (2008). An Update on Regional Variation in Cardiovascular Mortality Within Europe. *European Heart Journal, 29*(10), 1316–1326.

Raffle, A. E. (2000). Honesty About New Screening Programmes is Best Policy. *British Medical Journal, 320*(7238), 872.

Razum, O./Breckenkamp, J./Brzoska, P. (2017). *Epidemiologie für Dummies.* 3. Auflage. Weinheim: Wiley-VCH.

Schulz, K. F./Altman, D. G./Moher, D. (2010). CONSORT 2010 Statement: Updated Guidelines for Reporting Parallel Group Randomised Trials. *British Medical Journal, 340,* c332.

Spelsberg, A./Martiny, A./Schoenhoefer, P. S. (2009). Is Disclosure of Potential Conflicts of Interest in Medicine and Public Health Sufficient to Increase Transparency and Decrease Corruption? *Journal of Epidemiology and Community Health, 63*(8), 603–605.

Taylor-Robinson, D./Kee, F. (2019). Precision Public Health – The Emperor's New Clothes. *International Journal of Epidemiology, 48*(1), 1–6.

Vandenbroucke, J. P./Elm, E. von/Altman, D. G./Gøtzsche, P. C./Mulrow, C. D./Pocock, S. J. et al. (2014). Strengthening the Reporting of Observational Studies in Epidemiology (STROBE): Explanation and Elaboration. *International Journal of Surgery, 12*(12), 1500–1524.

Vineis, P. (2002). History of Bias. *Sozial- Und Präventivmedizin, 47*(3), 156–161.

Weinberg, C. R./Wilcox, A. J. (2008). Methodologic Issues in Reproductive Epidemiology. In: K. J. Rothman/S. Greenland/T. L. Lash (Hrsg.): *Modern Epidemiology.* 3. Auflage. Philadelphia: Lippincott Williams & Wilkins, 620–640.

Wilson, J. M. G./Jungner, G. (1968). *Principles and Practice of Screening for Disease. Public Health Papers 34.* Geneva: WHO.

Demografische Prozesse und Methoden in den Gesundheitswissenschaften

Ralf E. Ulrich

Die Gesundheitswissenschaften folgen einer bevölkerungsbezogenen Betrachtungsweise und unterscheiden sich damit von der kurativen Medizin, die auf die einzelne Patientin bzw. den einzelnen Patienten fokussiert. Damit sind die Bevölkerung eines Landes oder eines Gebietes, die Veränderung ihrer Größe und Struktur wichtige Ausgangsdaten für die Gesundheitswissenschaften. Vor allem die demografische Alterung und der zu erwartende Bevölkerungsrückgang werden das Gesundheitswesen in Deutschland in den nächsten Jahrzehnten tiefgreifend verändern. Aber auch in jenen Ländern, die nicht von Veränderungen dieser Art betroffen sind, spielt die Bevölkerungsdynamik eine wichtige Rolle für den Gesundheitszustand und das Gesundheitswesen. In vielen Entwicklungsländern setzt das immer noch hohe Bevölkerungswachstum das Gesundheitswesen unter hohen Leistungsdruck. Umgekehrt hat das Gesundheitswesen einen starken Einfluss auf die Bevölkerungsentwicklung durch seinen Einfluss auf Morbidität und Mortalität. In Entwicklungsländern mit einer hohen Anzahl ungewollter Schwangerschaften, Geburten und Schwangerschaftsabbrüchen trägt das öffentliche Gesundheitswesen auch wesentlich zu Verbesserungen im Bereich der reproduktiven Gesundheit und zu einer Verringerung des Bevölkerungswachstums bei. Die Demografie ist, wie die Epidemiologie, die Statistik und andere Disziplinen, nicht nur durch ihren sachlichen Gegenstandsbereich definiert, sondern auch durch spezifische Konzepte, Begriffe und Methoden. In dem Maße, wie die demografische Entwicklung an Bedeutung für die Gesundheitswissenschaften gewann, wurde auch die Kenntnis dieser Konzepte und Methoden für die Gesundheitswissenschaften nützlich. Dieser Beitrag versucht komprimiert, die wichtigsten Prozesse und Methoden der Demografie zu vermitteln, die für die Gesundheitswissenschaften besonders relevant sind. Soweit möglich, geschieht dies hier nicht abstrakt, sondern in einem Problemkontext und mit einer internationalen Einordnung.

1 Daten und Messung in der Demografie

Bevölkerung bezeichnet die Menschen, die in einem bestimmten Gebiet leben. Zu den wichtigsten Strukturmerkmalen von Bevölkerungen gehören Alter, Geschlecht und Staatsangehörigkeit oder Migrationshintergrund. Weitere Strukturmerkmale sind der Familienstand und der Erwerbsstatus. Jede Bevölkerung ist durch jene Prozesse charakterisiert, die ihre Größe und Struktur bestimmen. Im angloamerikanischen Raum wird *Population* wesentlich allgemeiner als eine statistische Gesamtheit einzelner Einheiten verstanden, dies können auch Maschinen oder Tiere sein (Siegel/Swanson 2004). Die *Bevölkerungswissenschaft* oder *Demografie* beschäftigt sich mit der wissenschaftlichen Untersuchung der Dynamik menschlicher Bevölkerungen. Die wichtigsten Forschungsgebiete der Demografie sind die Determinanten der Bevölkerungsdynamik: Fertilität, Mortalität und Migration, sowie die demografische Alterung. Im angloamerikanischen Raum wird *Demography* manchmal auch benutzt, um die Bevölkerungsentwicklung einzelner Gebiete zu bezeichnen, wie z. B. in „*Japan's demography is its destiny*" (gemeint ist Japans starke demografische Alterung). Der Begriff Demografie wurde zuerst 1855 von Achille Guillard verwendet, einem belgischen Statistiker. Die beiden Teile des Begriffes Demos (griech.: Volk) und Graphé (Beschreiben, Messen) deuten auf ältere intellektuelle Traditionen hin. Volkszählungen zur Besteuerung und für militärische Zwecke gab es bereits im alten Ägypten, in Babylonien und China. Im Römischen Reich und in anderen Teilen Europas gab es bereits vor dem 15. Jahrhundert einzelne Volkszählungen. Zu den Begründern der Demografie gehören John Graunt (1620–1674), Johann Peter Süssmilch (1707–1767) und Thomas Robert Malthus (1766–1834).

Einige Forschungsthemen der Demografie werden auch von anderen Disziplinen untersucht, so z. B. die Fertilität von der Mikrosoziologie oder die Mortalität von der Epidemiologie oder der Bevölkerungsmedizin. Die Demografie unterscheidet sich von vielen anderen Disziplinen vor allem durch den überwiegend quantitativen Untersuchungsansatz, die Nutzung der Daten von Volkzählungen oder aus Registern der amtlichen Statistik und anderen repräsentativen Datensätzen, sowie durch einige spezifische Methoden und Konzepte. Die Demografie im engeren Sinne ist durch Teildisziplinen wie die Bevölkerungsökonomie, die Bevölkerungssoziologie, die historische Demografie und die Bevölkerungsmathematik mit anderen Geistes- und Naturwissenschaften verknüpft.

Jeder Mensch wird nur einmal geboren und stirbt nur einmal. Dazwischen erlebt er verschiedene Ereignisse, die für die demografische Charakteristik der Bevölkerung relevant sind. Dazu gehört die ein- oder mehrmalige Verlagerung des Lebensmittelpunktes (Migration), möglicherweise Eheschließung und auch Scheidung, Elternschaft, eventuell der Wechsel der Staatsangehörigkeit und schließlich der Tod. Viele Staaten registrieren diese Ereignisse. Deutschland gehört heute zu den Ländern mit zuverlässigen Geburten-, Sterbe- und Melderegistern. Die aus diesen Registern gewonnen Daten geben die Möglichkeit, wichtige demografische Prozesse wie die Entwicklung von Geburten und Sterbefällen zu messen.

Eine *Volkszählung* (auch: Zensus) ist eine vollständige Bestandsaufnahme der Bevölkerung eines Landes über einen kurzen Zeitraum von wenigen Tagen. In diesem Zeitraum besuchen Zählerinnen und Zähler alle Haushalte und nehmen elementare Daten zur Zahl der Haushaltsmitglieder, Alter, Geschlecht, Zivilstand, Beruf, Wohnort, Geburtsort, Staatsangehörigkeit und einige andere Merkmale auf. Die Vollständigkeit von Volkszählungen kann nur durch die Auskunftspflicht erreicht werden.

Die ersten Volkszählungen wurden mehr als 3000 v. Chr. durchgeführt. Die USA führen – einer Forderung ihrer Verfassung folgend – seit 1790 alle zehn Jahre eine Volkszählung durch. Dieser Rhythmus wird heute auch von vielen anderen Staaten eingehalten. Während im 19. Jahrhundert nur ein geringer Teil der Weltbevölkerung durch Volkszählungen erfasst wurde, sind es heute ca. 99 % (United Nations Statistics Division 2016). Das Königreich Preußen führte 1816 die erste Volkszählung auf deutschem Boden durch. Nach dem Zweiten Weltkrieg erfolgten in beiden deutschen Staaten Volkszählungen, in der DDR zuletzt 1981. Der in der Bundesrepublik ebenfalls für 1981 geplante Zensus wurde zunächst aus technischen Gründen verschoben. Er stieß dann aber auf zunehmende Bedenken der Öffentlichkeit zum Datenschutz. Nach einigen Veränderungen im Fragebogen und einem Urteil des Bundesverfassungsgerichts wurde die Volkszählung 1987 durchgeführt. Die Ergebnisse der Volkszählung von 1987 führten u. a. zur Korrektur der Zahl der in Deutschland lebenden Ausländerinnen und Ausländer (−12 %), aber auch zu einer Veränderung des Länderfinanzausgleichs. Seit 1987 wurde in Deutschland keine Volkszählung mehr durchgeführt. 2011 führte Deutschland einen registergestützten Zensus durch, der sich vor allem auf dem Abgleich verschiedener Register stützte und durch eine klassische Zählung bei einem Teil der Bevölkerung ergänzt wurde.

In vielen Ländern Asiens, Afrikas und Lateinamerikas gibt es heute noch keine zuverlässigen Geburten- oder Sterberegister. Hier sind Volkszählungen und die aus ihnen mit demografischen Techniken berechneten Kennziffern zu Fertilität und Mortalität die wichtigste demografische Informationsquelle. Zusätzlich werden auch Stichprobenerhebungen genutzt, wie z. B. die *Demographic and Health Surveys* (DHS Program Office [DHS] 2019). In Deutschland ist der Mikrozensus, in dem jährlich 1 % der Privathaushalte befragt wird, eine wichtige Datenquelle. Für ihn besteht auch eine Auskunftspflicht.

Die Bevölkerung wird immer zu einem konkreten Zeitpunkt gemessen oder geschätzt, als *Bestandsmaß*. Ereignisse, die demografische Prozesse beschreiben (z. B. Geburten, Sterbefälle, Veränderungsmaße der Bevölkerung) werden über einen Zeitraum erfasst; dabei entstehen *Prozessmaße*. Absolute Zahlen sagen dabei für einen Vergleich verschiedener Gebiete oder Zeitpunkte wenig aus. Deshalb werden oft Verhältniszahlen gebildet. Diese können zwei oder mehrere

Größen in Relation setzen, wie z. B. die Zahl der Rentnerinnen und Rentner in einer Bevölkerung zur Zahl der Menschen im erwerbsfähigen Alter – eine Beziehungszahl oder Proportion (engl. *ratio*). Sie können aber auch die Häufigkeit eines Ereignisses in Relation zur Bevölkerung setzen, in der das Ereignis auftritt – eine Häufigkeitsziffer oder Rate (engl. *rate*). Wenn als Bezug dabei die Gesamtbevölkerung verwendet wird, darunter also auch Menschen, für welche das Ereignis nicht eintreten kann, oder mit sehr unterschiedlicher Wahrscheinlichkeit eintritt, spricht man von einer rohen Rate. Demografie wie auch Epidemiologie bemühen sich, Ereignisse möglichst präzise auf jene Bevölkerung zu beziehen, für die sie auch eintreten können: die sogenannte „Risikobevölkerung" (siehe hierzu auch den Beitrag von Razum, Breckenkamp und Brzoska).

Demografische Raten haben oft auch das Problem, ein Prozessmaß, welches einen Zeitraum beschreibt (z. B. die Geburten eines Jahres), auf das Bestandsmaß Bevölkerung zu beziehen, die nur für einen Zeitpunkt gemessen wird. Die *Mitteljahresbevölkerung* löst dieses Problem, sie gibt die mittlere Bevölkerung eines Zeitraumes an, entweder als Mittelwert der Monatsbestände oder als Mittelwert von Jahresanfang und -ende. Neben Beziehungszahlen und Raten werden in der Demografie auch Anteile verwendet, die einen Teil auf eine Gesamtheit beziehen, ebenso wie Veränderungsraten, die eine Veränderung über die Zeit beschreiben.

Wenn demografische Ereignisse über einen Zeitraum gemessen werden, dann lassen sich diese Ereignisse auch Menschen unterschiedlichen Alters zuordnen. Die Gesamtzahl der Todesfälle eines Jahres schließt Menschen jeden Alters ein. Die verschiedenen Geburtsjahre dieser Menschen sind zum großen Teil mit unterschiedlichen gesellschaftlichen Bedingungen der jeweiligen Biografien verknüpft. Die 1990 im Alter von 70 Jahren gestorbenen Männer wurden 1920 geboren und haben den Zweiten Weltkrieg im Alter von 19 bis 25 Jahren, also oft als Soldaten, überlebt. Dies gilt nicht für die 2010 im Alter von 70 Jahren gestorbenen Männer, sie haben den Zweiten Weltkrieg als Kinder erlebt. In der Demografie bezeichnet man die Menschen eines oder mehrerer Geburtsjahrgänge als *Kohorte*.

Der deutsche Statistiker Wilhelm Lexis (1837–1914) hat in dem nach ihm benannten, aber von späteren Autorinnen und Autoren immer wieder abgewandelten Diagramm die Unterschiede und Zusammenhänge zwischen der sogenannten „Perioden- und Kohortenbetrachtung" dargestellt. In Abbildung 1 ist die Abszisse eine Zeitachse, auf ihr sind Kalenderjahre abgetragen; auf der Ordinate ist das Lebensalter abgetragen. Personen einer Kohorte werden mit jedem Kalenderjahr ein Jahr älter; ihre Biografie vollzieht sich entlang des Parallelogramms zwischen den Punkten A, B, C und D im Winkel von 45 Grad. Bei einer Periodenbetrachtung misst die Demografie die Ereignisse, die innerhalb des Rechtecks zwischen den Punkten G, H, I und J oder C, D, E und F stattfinden, z. B. Sterbefälle. Dabei lassen sich, wie erwähnt, auch die altersspezifischen Ereignisse verschiedener Zeitpunkte nur bedingt vergleichen, sie beziehen sich auf unterschiedliche Kohorten. Bei einer Kohortenbetrachtung werden Ereignisse innerhalb des Parallelogramms zwischen den Punkten A, B, C und D gemessen. Dies ist möglich, indem man die in den einzelnen Kalenderjahren registrierten Ereignisse desselben Geburtsjahrgangs zusammenfasst. Die Kohortenbetrachtung ermöglicht oft tiefere Einblicke in den demografischen Wandel unter dem Einfluss anderer gesellschaftlicher Prozesse.

Abbildung 1: Kohorten- und Periodenbetrachtung nach dem Lexis-Diagramm

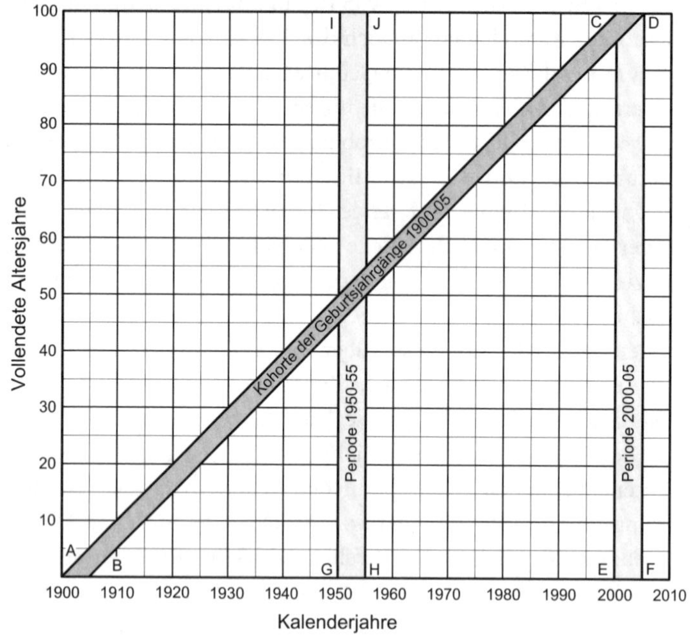

eigene Darstellung

2 Bevölkerungsdynamik

Bevölkerungen als Gesamtheit von Individuen entwickeln sich von Natur aus dynamisch. Jeden Tag werden Menschen geboren, ändern den Familienstand, migrieren zu einem neuen Lebensmittelpunkt oder sterben. Diese Dynamik bewirkt, dass sich Gesellschaften immer wieder reproduzieren und über Jahrhunderte bestehen, obwohl alle ihre Mitglieder früher oder später sterben. In den letzten zwei Jahrhunderten war das *Bevölkerungswachstum* jener Aspekt der Bevölkerungsdynamik, der die Demografie am meisten beschäftigte. Das wird bis heute in den verwendeten Begrifflichkeiten sichtbar, wenn „Wachstum" statt „Veränderung" benutzt wird (Rowland 2003).

Bevölkerungswachstum ist ein relativ neues Phänomen der Menschheitsgeschichte. Erst ab dem 17. Jahrhundert beschleunigte sich das Wachstum der Weltbevölkerung deutlich. Um 1800 lebten auf der Erde ca. eine Mrd. Menschen. 125 Jahre später hatte sich die Weltbevölkerung auf zwei Mrd. (1926) verdoppelt. Für die dritte Mrd. Menschen brauchte die Weltbevölkerung 34 Jahre (1960), für die vierte Mrd. 14 Jahre (1974) und für die fünfte Mrd. bloß noch 13 Jahre (1987). 1999 erreichte die Zahl der Menschen sechs Mrd. Im Jahr 2017 waren es bereits 7,6 Mrd.

Nach allen heute vorliegenden Vorausschätzungen wird die Weltbevölkerung in den nächsten Jahrzehnten noch weiterwachsen, nach Vorausberechnungen der Vereinten Nationen bis auf 9,7 Mrd. Menschen im Jahr 2050 (United Nations, Department of Economic and Social Affairs, Population Division [UN POPDIV] 2017). Die Weltbevölkerung hatte ihr höchstes Wachstum in der zweiten Hälfte der 1960er Jahre erreicht, mit 2,1 % jährlich. Sie wächst gegenwärtig nur noch mit 1,1 % pro Jahr. Dazu trägt vor allem das Bevölkerungswachstum in Entwicklungsländern und besonders in Afrika bei. In der Demokratischen Republik Kongo betrug das Bevölkerungswachstum im Laufe des Jahres 2017 noch 2,6 %. Bei einer Fortsetzung mit diesem Tempo würde sich die Bevölkerung der DR Kongo innerhalb von 27 Jahren verdoppeln.

Die Bevölkerung auf dem Gebiet des heutigen Deutschlands wächst seit 1972 nur noch durch jährliche Zuwanderungsgewinne, die höher sind als das Geburtendefizit. Allein von 1972 bis 2017 wäre sie ohne Zuwanderungsgewinne um 5,3 Mio. Menschen geschrumpft. Da gleichzeitig jedoch 11,2 Mio. Menschen mehr nach Deutschland zuzogen als fortzogen (Wanderungsgewinn), stieg die Bevölkerung auf dem Gebiet des heutigen Deutschlands um 5,9 Mio. Menschen. In den Jahren 2003 bis 2010 konnten die moderaten Wanderungsgewinne Deutschlands das jährliche Geburtendefizit nicht ausgleichen. In diesem Zeitraum kam es zu einem Bevölkerungsrückgang von insgesamt mehr als 700.000 Personen. 2008 und 2009 hatte Deutschland sogar Wanderungsverluste gegenüber dem Ausland. Seit 2010 stiegen die Wanderungsgewinne an. Sie erreichten allein in 2015 über 1,2 Mio. Menschen, vor allem durch den Zuzug von Flüchtlingen. Bevölkerungsvorausschätzungen des Statistischen Bundesamtes, die den hohen Zuzug von 2015 bereits berücksichtigen, gehen davon aus, dass Deutschland in der zweiten Dekade des 21. Jahrhunderts erneut in eine Phase des Bevölkerungsrückgangs eintreten wird.

Für viele Entwicklungsländer und auch mit Blick auf die weltweit begrenzten Vorräte an fossilen Energieträgern, nichtregenerierbaren Rohstoffen und Wasser bleibt Bevölkerungswachstum eines der wichtigen Probleme des 21. Jahrhunderts. Für die OECD-Staaten, aber auch andere Länder, zeichnen sich demografische Alterung, aber auch der Bevölkerungsrückgang als wichtige Probleme ab. Durch eine Aufgliederung der Bevölkerungsveränderung in ihre Determinanten versucht die Demografie, die Bevölkerungsdynamik zu erklären. Die Bevölkerung jedes Gebietes ändert sich im Laufe eines Jahres durch Geburten und Sterbefälle sowie durch Zuzüge und Fortzüge. Die Größe dieser Zu- und Abgänge für sich bestimmt noch nicht die Bevölkerungsentwicklung. Es ist vielmehr die Differenz zwischen Geburten und Sterbefällen (= Saldo der Geburten- und Sterbefälle bzw. der natürlichen Bevölkerungsbewegung) sowie die Differenz aus Zuzügen und Fortzügen (= Wanderungssaldo), welche die Bevölkerungsdynamik steuern. Für die Weltbevölkerung gleichen sich Zuzüge und Fortzüge zwischen verschiedenen Ländern aus; global kommt es also nur auf die Relation von Fertilität und Sterblichkeit an.

Die *Grundgleichung der Bevölkerungsdynamik* bestimmt die Größe der Bevölkerung zu einem späteren Zeitpunkt P_{t+1} aus der Bevölkerung eines Ausgangszeitpunktes P_t und dem Einfluss von Geburten (B), Sterbefällen (D), Zuzügen (I) und Fortzügen (E):

$$P_{t+1} = P_t + B_{(t,t+1)} - D_{(t,t+1)} + I_{(t,t+1)} - E_{(t,t+1)} \quad (1).$$

Bevölkerungsfortschreibungen werden meist von Statistischen Ämtern erstellt und beschreiben, wie sich die Komponenten der Bevölkerungsdynamik über einen Zeitraum entwickelt haben (vgl. Tabelle 1).

Tabelle 1: Bevölkerungsfortschreibung für Deutschland, in 1.000 Personen, 2011–2017

Jahr	Bevölkerungsstand am 1.1.	Saldo Geburten-Sterbefälle	Wanderungssaldo	Bevölkerungsveränderung	Bevölkerungsstand am 31.12.
2011	80.222,1	– 189,6	+ 279,3	+ 105,8	80.327,9
2012	80.327,9	– 196,0	+ 368,9	+ 195,8	80.523,7
2013	80.523,7	– 211,8	+ 428,6	+ 243,7	80.767,5
2014	80.767,5	– 153,4	+ 550,5	+ 430,1	81.197,5
2015	81.197,5	– 187,6	+ 1.139,4	+ 978,2	82.175,7
2016	82.175,7	– 118,8	+ 499,9	+ 346,0	82.521,7
2017	82.521,7	– 147,4	+ 416,1	+ 270,7	82.792,4

Quelle: Statistisches Bundesamt [Destatis] 2019a, eigene Berechnungen, Rundungsabweichungen sind möglich.

Die Grundgleichung bildet die Determinanten der Bevölkerungsveränderung rein rechnerisch ab, sie erklärt jedoch das komplexe Phänomen der Bevölkerungsdynamik nicht vollständig. Sowohl Geburten als auch Sterbefälle und Wanderungen sind stark abhängig von der Altersstruktur. Wenn die Bevölkerungsentwicklung sich in einer spezifischen Altersstruktur ausprägt, hat diese wieder einen Einfluss auf die jährliche Zahl von Geburten und Sterbefällen. Damit bekommt die Bevölkerungsentwicklung eine Eigendynamik, ein Trägheitsmoment. Die Bevölkerungswissenschaft bezeichnet dies als *Momentum der Bevölkerungsdynamik*. In den vergangenen Jahrzehnten wurde dieses Momentum vor allem für Entwicklungsländer mit hohem Bevölkerungswachstum und einer pyramidenförmigen Altersstruktur beobachtet. In dieser Situation war die Generation der Kinder von heute (und damit der Eltern von morgen) größer als die heutige Elterngeneration. Auch wenn die Zahl der Kinder je Frau auf zwei gesunken wäre, hätte sich das Bevölkerungswachstum durch die wachsende Elterngeneration noch eine Zeit lang fortgesetzt. Das Momentum der Bevölkerungsdynamik wirkt jedoch auch in die andere Richtung und hat damit eine Relevanz für Deutschland. In Ländern mit anhaltend geringer Fertilität sorgt das Momentum dafür, dass das Geburtendefizit auch bei konstanter Fertilität allmählich weiter zunimmt.

Eine für den internationalen Vergleich und die historische Einordnung wichtige Anwendung der Aufgliederung der Bevölkerungsdynamik ist das Konzept der *demografischen Transition*. Die Suche nach Gemeinsamkeiten und Trends in der demografischen Entwicklung der Nationalstaaten führte Frank Notestein vom *Office for Population Research* der Universität Princeton 1945 zu diesem Konzept. Es beschreibt Gemeinsamkeiten in der Reihenfolge demografischer Veränderungen, die sich in fast allen Ländern der Welt, sowohl im Europa des 18. und 19. Jahrhunderts wie auch in den Kolonien und Entwicklungsländern des 20. Jahrhunderts, beobachten ließen und zum Teil noch beobachten lassen (Haupt/Kane 1999). Der Übergang zu modernen demografischen Verhältnissen begann jeweils mit einem deutlichen Rückgang der Sterblichkeit. Davor gab es allenfalls starke Schwankungen durch Seuchen, Kriege und Naturkatastrophen (Phase 1). Doch ab einem bestimmten Zeitpunkt sank die Sterblichkeit, während die Fertilität auf hohem Niveau verharrte (Phase 2). Damit öffnete sich die Schere des Bevölkerungswachstums. Später folgte ein Rückgang der Fertilität, die Schere zwischen Fertilität und Mortalität schloss sich allmählich und das Bevölkerungswachstum verringerte sich (Phase 3). Nach Notesteins Verständnis wäre die folgende Phase 4 mit einem erneuten Gleichgewicht von Fertilität und Mortalität das Ende der demografischen Transition. Das zunächst in Deutschland, aber später auch in anderen Ländern beobachtete anhaltende Geburtendefizit wird inzwischen als Phase 5 der demografischen Tradition verstanden. Die demografische Transition generalisiert die historisch belegten Übergänge von hoher zu niedriger Sterblichkeit und Fertilität zu einem universellen Modell mit einem guten Erklärungswert. Der reale Verlauf in einzelnen Ländern weicht von diesem Modell allerdings zum Teil erheblich ab.

3 Bevölkerungsprojektionen

Demografische Veränderungen verlaufen meist wesentlich langsamer als andere gesellschaftliche Umbrüche, was auch ihre Wahrnehmung erschwert. Zukünftige Entwicklungen werden stark durch heutige demografische Strukturen bestimmt, u. a. durch das erwähnte Momentum. Die Demografie extrapoliert die Analyse aktueller Strukturen und vergangener Entwicklungen in Form von *Bevölkerungsprojektionen* in die Zukunft. Um die in der heutigen demografischen Situation inhärenten Trends deutlich sichtbar zu machen, werden Bevölkerungsprojektionen oft für einen Zeitraum von mehreren Jahrzehnten gerechnet. Von einem Kalenderjahr zum nächsten wird jede Einwohnerin und jeder Einwohner eines Landes ein Jahr älter, und es gibt nur verhältnismäßig wenige Sterbefälle, Geburten und Zuzüge. Dies wird durch die schon über 100 Jahre alte Rechenmethode der Kohorten-Komponenten-Projektion abgebildet. Selbst auf mittelfristige Sicht wird ein großer Teil des demografischen Wandels noch durch das Momentum der Bevölkerungsdynamik bestimmt. Je weiter der Betrachtungszeitraum einer Bevölkerungsprojektion jedoch reicht, desto wichtiger werden zukünftige Veränderungen der Fertilität, der Mortalität und der Zuwanderung, die heute nicht präzise vorherzusagen sind. Die Demografie muss deshalb *Annahmen* über ihre zukünftige Entwicklung treffen. Diese Annahmen haben den Charakter von Hypothesen, sie basieren auf der Analyse vergangener Trends und sie enthalten ein Element der Extrapolation. Für die Ergebnisse langfristiger Bevölkerungsprognosen sind die getroffenen Annahmen ein ausschlaggebender Faktor. Aus der Rolle der Annahmen und ihrem Charakter als Hypothesen ergibt sich für langfristige Bevölkerungsprojektionen ein beträchtliches Maß an Unsicherheit. Es ist in der Demografie üblich, diese Unsicherheit durch die Formulierung verschiedener Annahmen und ihre Kombinationen in *Szenarien* abzubilden. Damit wird ein Spektrum möglicher zukünftiger Entwicklungen erfasst. Gegenüber dieser als *deterministisch* bezeichneten Projektionsmethode werden in den letzten Jahren auch *stochastische* Bevölkerungsprojektionen gerechnet. Wenn Bevölkerungsprojektionen für ein Gebiet mit Teilräumen gerechnet werden, unterscheidet man zwischen der *Bottom-up*-Methode und der *Top-Down*-Methode. Erstere rechnet zunächst für die Teilräume und aggregiert dann, zweitere geht umgekehrt vor.

In Deutschland werden Bevölkerungsprojektionen von den Statistischen Landesämtern der Bundesländer gerechnet. Das Statistische Bundesamt veröffentlicht im Abstand von mehreren Jahren sogenannte „koordinierte Bevölkerungsvorausschätzungen" für Deutschland. Bevölkerungsprojektionen für die Länder der Welt werden in einem Turnus von zwei Jahren von der *Population*

Division der Vereinten Nationen erstellt. Auch Eurostat erstellt Bevölkerungsprojektionen für die EU-Staaten.

4 Der Wandel von Fertilität und Mortalität und seine Messung

Fertilität wird in der Bevölkerungswissenschaft als reproduktive Leistung einer Gesellschaft verstanden; sie bezeichnet die tatsächliche Fortpflanzung. Im englischen Sprachgebrauch wird deutlich zwischen *Fertility* und *Fecundity* unterschieden, wobei letzteres die Fortpflanzungsfähigkeit benennt. In der deutschen Umgangssprache und in der medizinischen Literatur wird Fruchtbarkeit oder Fertilität mitunter auch für die Fähigkeit zur Fortpflanzung (eigentlich Fekundität) verwendet. Der demografische Gebrauch ist demgegenüber enger und bezieht sich letztlich auf die Lebendgeburten.

Die absolute Zahl der Lebendgeburten innerhalb eines Jahres bestimmt die zukünftige Stärke dieses Geburtenjahrgangs. Allerdings ist die absolute Zahl der Geburten weder über Zeit noch zwischen verschiedenen Gebieten vergleichbar. Ein einfaches Maß der Fertilität ist die *rohe Geburtenrate* (*Crude Birth Rate*, CBR), sie ist die Zahl der Lebendgeburten (*Births*, B) innerhalb eines Jahres y je 1.000 Einwohner und Einwohnerinnen der Mitteljahresbevölkerung ($\bar{P}_y$). In Deutschland lag die rohe Geburtenrate 1881/90 noch bei 36,8; im Jahr 2017 betrug sie 9,5 Lebendgeburten je 1.000 Einwohner und Einwohnerinnen. In Afghanistan lag die rohe Geburtenrate 2017 bei 32,5 (UN POPDIV 2017).

Es ist ein Prinzip der Demografie wie auch anderer empirischer Wissenschaften, bei der Berechnung von Relativmaßen Ereignisse möglichst auf die tatsächliche Risikobevölkerung zu beziehen. Im Fall der rohen Geburtenrate ist das nicht gegeben, denn nur Frauen im reproduktionsfähigen Alter (15–49 Jahre) können Kinder gebären. Ein präziseres Maß der Fertilität ist daher die *allgemeine Fruchtbarkeitsziffer* (*General Fertility Rate*, GFR), die die Lebendgeburten (*Births*, B) eines Jahres y in Relation zur jahresmittleren Zahl der Frauen im Alter 15–49 Jahren (*Women in Reproductive Age*, WRA) setzt.

Demografinnen und Demografen sowie Statistikerinnen und Statistiker definieren das reproduktionsfähige Alter allgemein als 15–49 Jahre. Der Beitrag von Frauen dieser Altersjahre zu den Geburten ist sehr ungleich verteilt. In vielen Ländern entfallen auf nur sechs bis zehn Altersjahre von Frauen mehr als 60 % der gesamten Geburten. Dies spiegelt einerseits die ab Mitte 30 nachlassende Fekundität wider, andererseits aber auch individuelle Entscheidungen und Präferenzen und in den letzten Jahrzehnten eine stärkere Verschiebung von Geburten in ein höheres Alter. Die *altersspezifische Fruchtbarkeitsziffer* (*Age-specific Fertility Rate*, ASFR) misst die Anzahl der Lebendgeburten von

Müttern des Alters x (B_x) in einem Jahr y je 1.000 Frauen dieses Altersjahrganges (W_x).

Ein aggregiertes Maß der Fertilität von Gesellschaften, welches vom Einfluss der Altersstruktur bereinigt ist, stellt die *Gesamtfruchtbarkeitsrate (Total Fertility Rate,* TFR) dar. Sie wird als Summe der altersspezifischen Fruchtbarkeitsziffern (ASFR) über die Altersjahre der Mütter von x=15 bis x=49, dividiert durch 1.000, berechnet:

$$\text{TFR} = \frac{\sum_{x=15}^{49} \text{ASFR}_x}{1.000} \quad (2).$$

Wenn man, etwas ungenau, die ASFR als Wahrscheinlichkeit interpretiert, dass eine Frau eines bestimmten Alters innerhalb eines Jahres ein Kind bekommt, dann ist die Summe dieser Wahrscheinlichkeiten für alle Frauen im Alter von 15 bis 49 Jahren die durchschnittliche Zahl von Kindern je Frau in einer Gesellschaft (Rowland 2003, 239). Die Gesamtfruchtbarkeitsrate gibt an, wie viele Kinder 15-jährige Frauen im Durchschnitt bis zu ihrem 50. Lebensjahr bekämen, wenn sie in ihrem zukünftigen Leben in jedem Jahr mit der Wahrscheinlichkeit der heute geltenden ASFR Kinder gebären würden. Man bezeichnet die TFR auch als ein synthetisches Kohortenmaß; sie hat als Kennziffer eine hohe Übertragbarkeit auf das Alltagsgeschehen (ökologische Validität). In Deutschland betrug die Gesamtfruchtbarkeitsrate im Jahr 2017 1,57 Kinder je Frau, noch 1890 lag sie bei 5,1 Kindern je Frau. Seit 2011 ist die Gesamtfruchtbarkeitsrate in Deutschland etwas gestiegen, zum großen Teil, aber nicht ausschließlich, durch Frauen ausländischer Staatsangehörigkeit (Pötzsch 2018).

Im subsaharischen Afrika werden Gesamtfruchtbarkeitsraten über fünf auch heute noch in einigen Staaten erreicht. Innerhalb Europas haben etwa 20 Länder noch geringere Gesamtfruchtbarkeitsraten als Deutschland; Frankreich und Schweden liegen darüber und haben die höchste Gesamtfruchtbarkeitsrate mit 1,9 Kindern je Frau (Eurostat 2019).

Die Gesamtfruchtbarkeitsrate eignet sich sehr gut für Vergleiche der Fertilität verschiedener Gesellschaften oder über längere Zeiträume. Oft wird mit der Gesamtfruchtbarkeitsrate auch das sogenannte „Ersatzniveau der Fertilität" angegeben, bei dem sich eine Generation von Eltern in einer gleich großen Generation von Kindern reproduziert. Es liegt etwas höher als zwei Kinder je Frau, weil in den meisten Gesellschaften etwas mehr Jungen als Mädchen geboren werden und nicht alle Frauen das gesamte reproduktionsfähige Alter durchleben. Für entwickelte Staaten liegt das Ersatzniveau bei einer Gesamtfruchtbarkeitsrate von 2,1 Kindern je Frau. Dieser Wert wurde in Deutschland bereits während des Ersten Weltkriegs (1916) temporär unterschritten und wird seit Anfang der 1970er Jahre dauerhaft nicht mehr erreicht. Bei dem aktuellen Fertilitätsniveau in Deutschland ersetzt sich eine Elterngeneration nur zu zwei Dritteln durch die Generation ihrer Kinder. Dieses Geburtendefizit ist eine der beiden Ursachen der demografischen Alterung (sogenannte „Alterung von unten").

Der Rückgang der Fertilität in den letzten 150 Jahren kann als globales Phänomen verstanden werden, in dem einige Länder weiter fortgeschritten sind als andere. Heute lebt knapp die Hälfte der Weltbevölkerung in Ländern, die das Ersatzniveau der Fertilität nicht mehr erreichen. Schon 2030, wenn auch China zu diesen Ländern gehören wird, werden es über 70 % der Weltbevölkerung sein (UN POPDIV 2017). Die höhere Fertilität in historischen Gesellschaften war zu einem Teil ungewollt. Es wird geschätzt, dass im Zeitraum 2010 bis 2014 weltweit immer noch 44 % der Schwangerschaften ungewollt sind, von denen etwas mehr als die Hälfte in einem Schwangerschaftsabbruch endeten (Bearak/Popinchalk/Alkema/Sedgh 2018). Die Verbreitung wirksamer Methoden der Empfängnisverhütung im 20. Jahrhundert und in einigen Ländern die Legalisierung von Schwangerschaftsabbrüchen haben einen Anteil am Rückgang der Fertilität. In Ländern mit geringerer Fertilität ist heute fast jede Geburt ein sogenanntes „Wunschkind" (Ulrich 2007). Eine weitere Determinante des Fertilitätsrückganges ist die Verringerung des Kinderwunsches. In historischen Gesellschaften und heute noch in vielen Entwicklungsländern wurden bzw. werden eigene Kinder sehr deutlich als die einzige Form der Alterssicherung wahrgenommen. Der Kinderwunsch hat also auch eine ökonomische Dimension. Mit der Einführung der Sozialversicherung Anfang des 20. Jahrhunderts in Europa wurde die Alterssicherung zum Teil aus der Familie heraus in Institutionen mit Beitragszahlern und Leistungsempfängern verlagert. Damit verlor der ökonomische Teil des Kinderwunsches an Bedeutung. Der aus Befragungen ermittelte Kinderwunsch liegt heute in vielen europäischen Ländern höher als die tatsächliche Kinderzahl, wenn auch unter dem Ersatzniveau der Fertilität. Dies deutet einerseits auf gesellschaftliche Hindernisse für die Realisierung des Kinderwunsches hin, wie z. B. die schwierige Vereinbarkeit von Mutterschaft und erfolgreicher Erwerbstätigkeit, mangelnde Verfügbarkeit von Kinderbetreuungseinrichtungen, Rigiditäten von Wohnungsmärkten usw. Andererseits gibt es auch andere Ursachen für unvollständige Umsetzung von Kinderwünschen, die in der individuellen Verschiebung der Elternschaft auf ein späteres Lebensalter oder der mentalen Entkopplung von einerseits Partnerwahl, Ehe bzw. Partnerschaft und andererseits Elternschaft liegen.

Andere Kennziffern als die Gesamtfruchtbarkeitsrate sind besser geeignet, die reproduktive Leistung von Gesellschaften zu erfassen. Die *Brutto-Reproduktionsziffer* gibt an, wie viele Töchter eine Gruppe von Frauen durchschnittlich in ihrem Leben zur Welt bringen würden, wenn sie sich entsprechend der altersspezifischen Fruchtbarkeitsziffern eines gegebenen Jahres verhalten würden. Die Brutto-Reproduktionsziffer ist die auf die Töchter beschränkte Gesamtfruchtbarkeitsrate. Die *Netto-Reproduktionsziffer* gibt hingegen an, wie viele Töchter einer Gruppe von Frauen durchschnittlich selbst ins reproduktionsfähige Alter kommen werden. Anders als die Brutto-Reproduktionsziffer berücksichtigt die Netto-Reproduktionsziffer, dass einige Mädchen und junge Frauen vor Erreichen des reproduktionsfähigen Alters sterben.

Die bisher genannten Periodenmaße der Fertilität bezogen das Ereignis Lebendgeburt in einem Zeitraum auf die in diesem Zeitraum lebende (weibliche) Bevölkerung. Der große Vorteil der *Periodenbetrachtung* ist die Möglichkeit, sehr aktuelle Messungen vorzunehmen. Ihr Nachteil besteht in der Heterogenität der Beobachtung; innerhalb eines Jahres werden die Entscheidungen und das Verhalten sehr verschiedener Altersgruppen und Geburtsjahrgänge zusammengefasst. Die *Kohortenbetrachtung* verfolgt einen Geburtsjahrgang von Frauen über ihr Leben und hat damit den Vorteil größerer biografischer und historischer Homogenität. Maße wie die *kumulierte Kohortenfertilität* können ein viel besseres Bild des langfristigen Wandels im Fertilitätsverhalten geben als Periodenmaße. Während Frauen des Geburtsjahrganges 1930 im Verlauf ihres Lebens im Durchschnitt noch 2,1 Kinder zur Welt brachten, waren es bei Frau des Geburtsjahrganges 1970 nur 1,5 Kinder (Destatis 2019b).

Für die Messung von Mortalität eignen sich ähnliche Maße wie bei der Fertilität. Die *rohe Sterberate* (*Crude Death Rate,* CDR), misst die Zahl der Sterbefälle (*Deaths,* D) innerhalb eines Jahres y je 1.000 Personen der Mitteljahresbevölkerung ($\bar{P}_y$). In Deutschland lag die rohe Sterberate 2017 bei 11,3 Sterbefällen je 1.000 Personen, in Indien lag sie im selben Jahr bei 7,3 – es wäre jedoch falsch daraus zu folgern, dass Indien eine geringere Mortalität hatte als Deutschland. Vielmehr ist auch die Mortalität, wie die Fertilität, sehr ungleich über das Lebensalter verteilt. Im ersten Lebensjahr ist sie etwas höher, dann in den meisten Gesellschaften für die nächsten 40 bis 50 Lebensjahre sehr gering und steigt danach mit zunehmendem Alter an. In Gesellschaften mit einem geringen Anteil älterer Menschen, wie Indien, kann man daher eine geringere Zahl jährlicher Sterbefälle erwarten als in Gesellschaften mit einem höheren Anteil älterer Menschen, wie Deutschland. Wie die rohe Geburtenrate spiegelt auch die rohe Sterberate den Einfluss der jeweiligen Altersstrukturen wider. Vergleiche zwischen Gesellschaften mit unterschiedlichen Altersstrukturen führen mit diesen rohen Kennziffern zu verzerrten Ergebnissen.

Als ein guter Indikator für den Gesundheitszustand einer Bevölkerung wird allgemein die *Säuglingssterblichkeitsrate* (umgangssprachlich oft auch nur als Säuglingssterblichkeit bezeichnet, *Infant Mortality Rate,* IMR) angesehen. Sie gibt je 1.000 Lebendgeborener (B) eines Jahres y die Anzahl jener Säuglinge an, die vor Erreichen ihres ersten Geburtstages gestorben sind. Am Anfang des 20. Jahrhunderts trug die Säuglingssterblichkeit auch in Europa noch wesentlich zur Gesamtsterblichkeit bei. Im Deutschen Reich starb im Mittelwert der Jahre

1891/1900 jeder vierte männliche Säugling vor seinem ersten Geburtstag (Destatis 2012). Zu den wichtigsten Todesursachen im ersten Lebensjahr gehören neonatale Enzephalopathie (z. B. durch ein Geburtstrauma oder Luftnot bei der Geburt), Infektionen, Komplikationen bei Frühgeburten, Atemwegsinfektionen und Durchfallerkrankungen. Bessere Ernährung, der breitere Zugang zu guter medizinischer Versorgung, die Eindämmung von Infektionskrankheiten, ein größerer Abstand zwischen den Geburten einer Mutter und bessere Bildung haben in der ersten Hälfte des 20. Jahrhunderts in den heutigen OECD-Staaten zu einem dramatischen Rückgang der Säuglingssterblichkeit beigetragen. 2017 lag die Säuglingssterblichkeit in Deutschland bei 3,3 je 1.000. Viele Entwicklungsländer konnten in der zweiten Hälfte des 20. Jahrhunderts auch einen Rückgang der Säuglingssterblichkeit erleben. In den Entwicklungsländern lag die Säuglingssterblichkeit 2017 im Durchschnitt bei 34 je 1.000 Lebendgeborenen, im subsaharischen Afrika jedoch immer noch bei 54. Die Säuglingssterblichkeit variiert oft erheblich zwischen ethnischen oder sozialen Gruppen innerhalb eines Landes (vgl. u. a. Drumond et al. 2013) und sie kann auch im Zuge von Kriegen oder Bürgerkriegen wieder über ein bereits erreichtes Niveau ansteigen.

Analog zur altersspezifischen Fruchtbarkeitsziffer misst die *altersspezifische Sterbeziffer* (*Age-specific Death Rate*, ASDR) die Anzahl der Sterbefälle von Personen eines Altersjahrgangs x (*Deaths* D_x) je 1.000 Personen dieses Altersjahrgangs (P_x) im Mittelwert des Jahres y:

$$\text{ASDR}_{x,y} = \frac{D_{x,y}}{P_{x,y}} * 1.000 \quad (3).$$

Diese Kennziffer gestattet eine genaue Analyse von Veränderungen der Sterblichkeitsverhältnisse über die Zeit, zumeist auch in geschlechtsspezifischer Betrachtung.

Die *Sterbetafel* ist eine genuine Methode der Demografie und eines ihrer leistungsfähigsten Werkzeuge. Sie geht von den empirisch beobachteten altersspezifischen Sterbewahrscheinlichkeiten in einer Bevölkerung aus und wendet sie auf eine Modellkohorte von 100.000 Lebendgeborenen (sogenannter „Radix") an (Eisenmenger/Emmerling 2011). Für jedes folgende Lebensjahr werden die zu erwartenden Sterbefälle abgezogen, bis im höchsten Lebensalter die Anzahl der Überlebenden auf null zugeht. Sterbetafeln geben Auskunft über die geschlechtsspezifische durchschnittliche Lebenserwartung in allen Altersjahren. Sie sind eine Voraussetzung für Bevölkerungsprojektionen und dienen im Gesundheitswesen und im Pflegesektor als wichtige Grundlage für Bedarfsschätzungen und Planungen. Sterbetafeln werden in der Versicherungsmathematik ebenso eingesetzt wie für epidemiologische Analysen.

Tabelle 2 enthält einen Auszug aus der Sterbetafel der Bundesrepublik Deutschland von 2015 bis 2017 (Destatis 2018) für Frauen. Sterbetafeln werden oft nicht für ein einzelnes Jahr, sondern für einen Beobachtungszeitraum von mehreren Jahren berechnet. Damit trägt man der teilweise sehr geringen Zahlen von Sterbefällen in bestimmten Altersjahren Rechnung, die für einzelne Jahre zu ungenaue Ausgangswerte ergeben würden. Für neugeborene weibliche Säuglinge betrug die Lebenserwartung 2015 bis 2017 somit 83,2 Jahre. Mit dem bereits erreichten Alter sinkt die Zahl der noch zu erwartenden Lebensjahre. Für 96-jährige Frauen betrug die weitere Lebenserwartung noch 2,7 Jahre. Die Lebenserwartung bei Geburt bildet kumuliert alle Sterblichkeitsrisiken des zukünftigen Lebens ab. Mit jedem überlebten Lebensjahr fallen bestimmte Risiken nicht mehr in die Betrachtung. Deshalb ist die Summe aus erreichtem Lebensalter und zu erwartender fernerer Lebenserwartung größer als die Lebenserwartung bei Geburt.

Ähnlich wie die Gesamtfruchtbarkeitsrate ist die Lebenserwartung ein von der Altersstruktur unabhängiges Maß. Es eignet sich gut für Vergleiche über Zeit oder zwischen verschiedenen Gebieten und hat eine hohe ökologische Validität. Noch Anfang des 20. Jahrhunderts lag die Lebenserwartung bei Geburt für Frauen in Deutschland bei 48,3 Jahren und für Männer bei 44,8 Jahren. In der aktuellsten Sterbetafel des Statistischen Bundesamtes für die Jahre 2015 bis 2017 wird die Lebenserwartung für Frauen mit 83,2 Jahren angegeben und für Männer mit 78,4. In Indien lag die Lebenserwartung bei Geburt für Frauen 2017 bei 70,4 Jahren, für Männer bei 67,3 Jahren. In Nigeria lagen die entsprechenden Werte für Frauen bei 54,7 Jahren und für Männer bei 53,1 Jahren (UN POPDIV 2017).

Weltweit haben Frauen eine höhere Lebenserwartung als Männer. Die Geschlechterdifferenz in der Lebenserwartung bei Geburt war 2017 am höchsten in Russland (11,1 Jahre) und in Bhutan am geringsten (0,6 Jahre, ebenda). In der zweiten Hälfte des 20. Jahrhunderts stieg diese Differenz in Deutschland von vier Jahren auf über sechs Jahre Anfang der 1980er Jahre und ist seitdem wieder auf 4,8 Jahre (2015/2017) gesunken. Verschiedene Untersuchungen haben gezeigt, dass diese Differenz sich sowohl aus biologischen Gründen wie auch aus Lebensverhältnissen und dem geschlechtstypischen Gesundheitsverhalten erklärt (Luy 2011). Auch in Deutschland ist die Sterblichkeit von männlichen Säuglingen höher als jene weiblicher Säuglinge. Frauen nutzen Vorsorgeuntersuchungen und andere Angebote häufiger als Männer und haben traditionell in ihren Ess-, Trink- und Rauchgewohnheiten gesundheitsschädliche Verhaltensweisen eher vermieden als Männer. Die auch international beobachtbare Angleichung der Lebenserwartung beider Geschlechter erklärt sich teilweise aus einer Angleichung der Verhaltensweisen von Männern und

Frauen, z. B. beim Rauchen (siehe auch den Beitrag von Babitsch, Ducki und Maschewsky-Schneider).

Tabelle 2: Auszug aus der Periodensterbetafel für die Bundesrepublik Deutschland 2015/2017 für Frauen

Vollendetes Alter	Sterbewahrscheinlichkeit vom Alter x bis x+1	Überlebenswahrscheinlichkeit vom Alter x bis x+1	Überlebende im Alter x	Gestorbene im Alter x bis unter x+1 Alter	Von den Überlebenden im Alter x bis zum Alter x+1 durchlebte Jahre	Insgesamt noch zu durchlebende Jahre	Durchschnittliche Lebenserwartung im Alter x
Jahre	Ziffer	Ziffer	Anzahl	Anzahl	Jahre	Jahre	Jahre
x	q(x)	p(x)	l(x)	d(x)	L(x)	e(x)l(x)	e(x)
(1)	(2)	(3)	(4)	(5)	(6)	(7)	
0	0,00307816	0,99692184	100000	308	99734	8318492	83,18
1	0,0002348	0,9997652	99692	23	99680	8218758	82,44
2	0,00011769	0,99988231	99669	12	99663	8119077	81,46
3	0,00011507	0,99988493	99657	11	99651	8019415	80,47
4	0,000096	0,999904	99646	10	99641	7919763	79,48
5	0,00009236	0,99990764	99636	9	99631	7820122	78,49
...	...	...	...	...	...	...	...
96	0,27447626	0,72552374	8216	2255	7089	22228	2,71
97	0,29650023	0,70349977	5961	1767	5077	15139	2,54
98	0,30789399	0,69210601	4194	1291	3548	10062	2,4
99	0,33060074	0,66939926	2902	960	2423	6513	2,24
100	0,35313235	0,64686765	1943	686	1600	4091	2,11

Quelle: Destatis (2018)

Die hohe ökologische Validität des Indikators Lebenserwartung begünstigt aber auch falsche Interpretationen. So wird die aus der Periodensterbetafel gewonnene Lebenserwartung bei Geburt mitunter als tatsächliche Lebenserwartung heute geborener Säuglinge missverstanden. Sie gibt jedoch die hypothetische durchschnittliche Lebensdauer unter der Bedingung an, dass die heute geborenen Menschen zukünftig in jedem Lebensalter der heutigen Sterbewahrscheinlichkeit dieses Alters unterworfen sind. Diese Aussage zielt also auf die Charakterisierung der heutigen Mortalität, analog der Gesamtfruchtbarkeitsrate.

Die für die heute Geborenen zu erwartende Lebenszeit ist fast zehn Jahre höher, wenn man die Trends des Mortalitätsrückganges seit den 1970er Jahren berücksichtigt. Das Statistische Bundesamt schätzt in seiner Kohortensterbetafel für Frauen des Geburtsjahrganges 2017 eine (Kohorten-)Lebenserwartung von 92,9 Jahren (Destatis 2017b).

Abbildung 2: Überlebende nach Lebensalter (lx) in Deutschland, weiblich, 1871–2016
1871–1881, 1901–1910, 1924–1926: Deutsches Reich
1986–1988, 2014–1916: Gebiet des heutigen Deutschlands

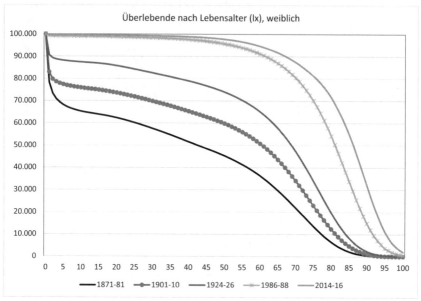

Quelle: Destatis (2018)

Die Sterbetafel ermöglicht es auch, die Auswirkungen der Verlängerung der durchschnittlichen Lebenszeit besser zu verstehen. Abbildung 2 zeigt die Gewinne an Lebenszeit im Verlauf des 20. Jahrhunderts für Deutschland (respektiver Gebietsstand) am Beispiel weiblicher Überlebender in der Sterbetafel. Als *Rektangularisierung* bezeichnet man die Verschiebung der Kurve nach rechts oben, immer weniger Menschen sterben in jüngerem oder mittlerem Alter. Der theoretische Endpunkt dieser Entwicklung wäre ein komplettes Rechteck, also eine Situation, in der alle Menschen 100 Jahre alt werden und an einem Tag sterben. Die Fläche zwischen den Linien steht für die Gewinne an Lebenszeit zwischen den jeweiligen Erhebungszeiträumen. Über das 20. Jahrhundert fanden diese Gewinne vor allem in den Altersjahren bis 70 statt. Es wird erkennbar, dass die Gewinne seit den 1980er Jahren vor allem im Alter über 70 stattfanden und damit die „Alterung von oben" forciert haben.

5 Altersstruktur, demografische Alterung und Gesundheitswesen

Die Altersstruktur ist ein wichtiges Merkmal von Bevölkerungen. Ihre Veränderung ist ein Teil der Bevölkerungsdynamik. Die Bevölkerungswissenschaft misst das Alter meist in vollendeten Lebensjahren, also dem Alter beim letzten Geburtstag. Sie fasst den Altersaufbau oft auch nach 5-Jahresgruppen zusammen oder bildet grobe Einteilungen nach den wichtigsten Lebensabschnitten, also z. B. Kindheit, Jugend, Erwachsenenalter usw.

Der Übergang von einem Lebensabschnitt zum anderen verläuft individuell sehr unterschiedlich. Auch für die statistische Abgrenzung gibt es kaum international verbindlich definierte Grenzen. Als Säuglinge werden Kinder bis zur Vollendung des ersten Lebensjahres gezählt. Das Ende der Kindheit und damit der Übergang ins Jugendalter werden durch die Pubertät bestimmt. In vielen Kulturen betrachtet man Heranwachsende nach dem vollendeten 14. Lebensjahr als Jugendliche. Der Beginn des Erwachsenenalters wird oft mit der juristischen Volljährigkeit bestimmt, also dem vollendeten 18. Lebensjahr. Der Lebensabschnitt des Alters beginnt mit dem Renteneintrittsalter, also meist mit 65 Jahren. Menschen über 80 Jahre werden oft als hochaltrig bezeichnet.

Der sogenannte „Bevölkerungsbaum" ist eine häufig genutzte Form der grafischen Darstellung der Altersstruktur. Die Bevölkerungswissenschaft bezieht diese Informationen aus Volkszählungen oder aus Bevölkerungsregistern. In Entwicklungsländern können viele Menschen ihr Alter nicht genau angeben. Bei Volkszählungen sind deshalb die „runden" Altersjahrgänge, die Vielfache von fünf bilden überrepräsentiert (sogenanntes „age heaping"). Durch Glättungsverfahren kann dies korrigiert werden. Die typische Form des Altersbaums in rasch wachsenden Bevölkerungen ist die Pyramidenform. Auch Deutschland hatte Anfang des 20. Jahrhunderts eine solche Altersstruktur.

Unter *demografischer Alterung* wird der Prozess der Zunahme des Anteils älterer Menschen verstanden. Die Hauptursachen der demografischen Alterung sind die Verlängerung der Lebenszeit (sogenannte „Alterung von oben") und die anhaltend geringe Fertilität (sogenannte „Alterung von unten").

Im Jahr 1950 war fast ein Drittel der Bevölkerung der Bundesrepublik Deutschland jünger als 20 Jahre. 67 Jahre später war der Anteil dieser Altersgruppe bereits auf 18,4 % gesunken. Vorausberechnungen des Statistischen Bundesamtes, die den Zuzug von überwiegend jungen Flüchtlingen des Jahres 2015 berücksichtigen (Destatis 2017a) erwarten bis 2060 einen weiteren Rückgang auf 17,3 %.

In den kommenden vier Jahrzehnten würde die absolute Größe der Bevölkerung zwischen 15 und 64 Jahren ohne Zuwanderungsgewinne um fast 20 Mio. Menschen zurückgehen. Auch wenn man einen Anstieg der Erwerbsquoten berücksichtigt (aber keine Zuwanderung), wird sich dieser demografische

Wandel in einen Rückgang des Erwerbspersonenpotenzials von heute 47 Mio. Personen bis 2060 auf unter 29 Mio. übersetzen (Fuchs/Kubis/Schneider 2018). Im Zuge der fortschreitenden Digitalisierung bzw. von Wirtschaft 4.0 werden in den OECD-Staaten viele heute bestehende Arbeitsplätze in ihrer heutigen Form verschwinden (McKinsey Global Institute 2017). Das daraus resultierende Ausmaß des Rückganges der Arbeitsnachfrage ist heute umstritten. Schätzungen reichen für Deutschland bis zu 18 Mio. heutiger Arbeitsplätze, die in naher Zukunft bedroht sein werden (Burk/Brzeski 2015). Im Gesundheitswesen sind die Möglichkeiten einer Steigerung der Produktivität durch die Substitution von menschlicher Arbeit durch Maschinen jedoch sehr begrenzt. Hier ist in Zukunft ein stärkerer Fachkräftemangel durch den demografisch induzierten Rückgang des Erwerbspersonenpotenzials zu erwarten. Das Gesundheitswesen wird aber auch zum erheblichen Teil durch die Beiträge von Erwerbstätigen finanziert. Ein Rückgang der sozialversicherungspflichtigen Beschäftigung würde seine finanzielle Basis erodieren. Dies gilt ähnlich auch für die gesetzliche Rentenversicherung und wird im Zusammenhang mit der Altenquote noch einmal aufgegriffen. Es wird geschätzt, dass zukünftig jährliche Zuwanderungsgewinne von 200.000 bis 400.000 Personen notwendig sein werden, um den demografisch induzierten Rückgang des Erwerbspersonenpotenzials weitgehend aufzufangen (Fuchs et al. 2018).

Die demografische Alterung drückt sich auch in einem absoluten Zuwachs der Zahl älterer Menschen aus. Die Bevölkerung im Alter 65 und älter in Deutschland wird bis 2060 um sechs Mio. Menschen wachsen und ihr Anteil an der gesamten Bevölkerung wird von 21,4 % (2017) auf 37 % (2060) steigen. Viele Anforderungen an das Gesundheitswesen kommen aus dieser wachsenden Altersgruppe.

Man kann erwarten, dass mit einer Verlängerung der Lebenszeit nicht nur die Zahl der gesunden Lebensjahre zunimmt. Wenn jedes zusätzliche Lebensjahr durch vollständige Heilung oder Vermeidung von Morbidität gewonnen würde, würde die gewonnene Lebenszeit in Gesundheit verbracht. Wenn jedoch ein Teil der gewonnenen Lebensjahre mit verschiedenen gesundheitlichen Einschränkungen oder in Abhängigkeit von Pflegeleistungen verbracht wird, entsteht aus der demografischen Alterung eine zusätzliche Nachfrage für das Gesundheitswesen. Die Frage nach dem Anteil gesunder Lebenszeit an den gewonnenen Jahren wurde in den Gesundheitswissenschaften u. a. in der Diskussion um die *Kompression von Morbidität* diskutiert, welche Anfang der 1980er Jahre durch James F. Fries initiiert wurde (Fries 2005). Fries erwartete, dass die Phase zunehmender Morbidität auf einen späteren Zeitpunkt im Leben verschoben und verkürzt werden könnte. In diesem Fall würde der Anteil gesunder Lebensjahre an den gewonnenen Lebensjahren zunehmen. Dies sollte das Ziel sowohl von Prävention als auch der kurativen Medizin sein. Die Diskussion um die faktische oder prognostische Validität dieser Aussage, ihre Operationalisierung und geeignete Datenquellen zu ihrer Beurteilung hält bis heute an. Untersuchungen aus den USA (Crimmins/Beltrán-Sánchez 2011), Spanien (Walter et al. 2016) und Deutschland (Unger/Müller/Rothgang 2011) legen nahe, dass die Kompression der Morbidität bisher keineswegs ein universell beobachtbares Phänomen ist.

Verschiedene Kennziffern ermöglichen ein besseres Verständnis der demografischen Alterung. Das *Medianalter* ist ein aggregiertes Maß für die Altersstruktur einer Gesellschaft. Es benennt jenes Alter, welches genau von der Hälfte der Gesellschaft unterschritten und von der anderen Hälfte überschritten wird und ist der Zentralwert der Altersstruktur. Das Medianalter für Frauen in Deutschland lag 2017 bei fast 47,5 Jahren (BIB 2018) nur noch Japan und Italien haben heute ein höheres Medianalter. Das Medianalter wird für Frauen in Deutschland bis 2060 auf 50,4 Jahre steigen. Viele afrikanische Länder haben heute noch ein Medianalter weit unter 18 Jahren, z. B. Niger (14,9) und Malawi (17,6).

Die demografische Alterung hat viele wichtige Konsequenzen für das Gesundheitswesen. Zum einen ändern sich mit dem zunehmenden Anteil älterer Menschen das Krankheitspanorama und damit die Struktur und der Umfang der Anforderungen an das Gesundheitswesen. Das wird besonders deutlich im steigenden Pflegebedarf. Für die Krankenversicherung wie auch für die Rentenversicherung und andere Bereiche der Sozialversicherung ist die Veränderung der Relation von Beitrags- und Steuerzahlern und Leistungsempfängern besonders wichtig. Diese Relation ist zu einem erheblichen Teil demografisch bedingt. Die Kennziffer, welche die demografische Komponente dieser Relation am besten abbildet, ist die *Altenquote (Age-Dependency Ratio, ADR)*. Sie misst das Verhältnis von Personen jenseits einer bestimmten höheren Altersgrenze (meist 65 Jahre) zur Zahl der Personen zwischen dieser Altersgrenze und einer jüngeren Altersgrenze (20 Jahre). Die Altenquote misst die Zahl der Personen im Alter 65 und darüber (P_{65+}) je 100 Personen im Alter 20–64 (P_{20-64}). Sie lag in Deutschland 2017 bei 35,5 je 100 und wird nach der 13. koordinierten Bevölkerungsvorausschätzung des Statistischen Bundesamtes (in der aktualisierten Rechnung von 2017) bis 2060 auf 59,7 je 100 steigen (Destatis 2017a). Die Altenquote steigt in allen Szenarien dieser Bevölkerungsvorausschätzung beträchtlich, am stärksten bei der Kombination geringer Zuwanderung mit hohen Gewinnen in der Lebenserwartung. Demgegenüber würde die Alterung am geringsten ausfallen, wenn hohe Zuwanderung und nur geringe Erhöhung der Lebenserwartung zusammenfielen.

Die demografische Alterung hat Einfluss auf verschiedene Bereiche des Gesundheitswesens, vom Krankheitspanorama über die Krankheitskosten bis zur Struktur der Beschäftigten. Dieser Einfluss lässt sich – alle anderen Bedingungen konstant (ceteris paribus) – u. a. durch die Methode der sogenannten „demografischen Dekomposition" bestimmen. Tabelle 3 illustriert diese Vorgehensweise am Beispiel der Krankheitskosten durch Demenz (ICD F00–F03) nach Altersgruppen.

Tabelle 3: Krankheitskosten durch Demenz (ICD10: F00-F03) und Altersstruktur in Deutschland

	Bevölkerung 2015	Krankheitskosten 2015		mit der Altersstruktur von:	
				1950	2050
	Bevölkerung in 1.000	Kosten, Mio Euro	pro Kopf, Euro	Kosten, Mio Euro	
	[1]	[2]	[3]	[4]	[5]
Unter 15 Jahre	10.881	0	0,0	0,0	0,0
15 bis unter 30 Jahre	14.166	2	0,1	2,1	1,7
30 bis unter 45 Jahre	15.110	6	0,4	5,6	5,4
45 bis unter 65 Jahre	24.719	228	9,2	162,2	188,8
65 bis unter 85 Jahre	15.095	6.709	444,4	2.923,7	7.935,0
85 Jahre und älter	2.205	8.176	3.708,3	634,1	20.421,5
gesamt	82.176	15.121	4.162,5	3.727,7	28.552,4

Errechnet nach: Destatis (2017a), Demografie-Portal des Bundes und der Länder (2018) und Gesundheitsberichterstattung des Bundes [GBE-Bund] (2019)

In Spalte 2 sind die realen Krankheitskosten durch Demenz (ICD F00-F03) nach Altersgruppen dargestellt. Spalte 3 berechnet daraus mithilfe der Bevölkerungsgröße jeder Altersgruppe (Spalte 1) für 2015 die Pro-Kopf-Kosten für jede Altersgruppe in Euro – d. h. sie trennt die altersspezifische Komponente von der Altersstruktur selbst. Sie steigen mit zunehmendem Alter und sind in der Altersgruppe 85 und darüber achtmal so hoch wie in der Altersgruppe 65–84.

Die Spalten 4 und 5 zeigen den Einfluss von Veränderungen der Altersstruktur. Für diese Berechnung wurden die altersspezifischen Pro-Kopf-Kosten von 2015 einmal mit der Altersstruktur von 1950 und einmal mit der Altersstruktur von 2050 multipliziert (13. Koordinierte BV des Statistischen Bundesamts mit Daten für 2015, Variante 2-A). Aus der Summe der altersspezifischen Kosten ergeben sich für Spalte 5 jene Krankheitskosten im Zusammenhang mit Demenz, die 2050 entstehen würden, wenn sich bis *dahin* allein die Altersstruktur verändern würde (ceteris paribus). Sie liegen bei 28,6 Mrd. Euro. Verglichen mit den realen Krankheitskosten des Jahres 2015 von 15,1 Mrd. Euro ist dies für die sehr altersstrukturabhängige Krankheit Demenz eine erhebliche Steigerung auf fast das 2,5fache. In diesem Zusammenhang ist es interessant, den Kostenanstieg auch in einen historischen Vergleich zu stellen. Wenn die altersspezifischen Krankheitskosten durch Demenz (ICD F00-F03) von 2015 mit der Altersstruktur des Jahres 1950 kombiniert würde, lägen die gesamten Krankheitskosten für Demenz mit 3,7 Mrd. Euro nur auf weniger als einem Viertel.

Das deutsche Gesundheitswesen hatte bereits einen beträchtlichen, durch die demografische Alterung in den vergangenen 50 Jahren induzierten Kostenanstieg zu verarbeiten. Die demografische Alterung wird auch zukünftig wesentlich zum Kostenanstieg im Gesundheitswesen beitragen.

Veränderungen der Altersstruktur und anderer Bevölkerungsstrukturen auf das Gesundheitswesen werden in Deutschland zukünftig an Bedeutung gewinnen. Die Bewältigung des demografischen Wandels erfordert, die Natur dieser Veränderungen genauer zu verstehen und ihre Konsequenzen bestimmen zu können. Die interdisziplinäre Zusammenarbeit eröffnet sowohl für die Demografie als auch die Gesundheitswissenschaften neue Fragestellungen und Themenbereiche.

Literatur

Bearak, J./Popinchalk, A./Alkema, L./Sedgh, G. (2018). Global, regional, and subregional trends in unintended pregnancy and its outcomes from 1990 to 2014: estimates from a Bayesian hierarchical model. *The Lancet Global Health, 6*, e380–e389.

Bundesinstitut für Bevölkerungsforschung (2018). *Medianalter der Bevölkerung in Deutschland. 1950 bis 2060,* Bundesinstitut für Bevölkerungsforschung. Verfügbar unter www.bib.bund.de/DE/Fakten/Fakt/B20-Medianalter-Bevoelkerung-1950-Vorausberechnung.html (Zugriff am 01.02.2019).

Burk, I./Brzeski, C. (2015). *Die Roboter kommen. Folgen der Automatisierung für den deutschen Arbeitsmarkt.* Frankfurt am Main: ING-DiBa AG.

Crimmins, E. M./Beltrán-Sánchez, H. (2011). Mortality and morbidity trends: is there compression of morbidity? *The Journals of Gerontology, 66,* 75–86.

Demografie-Portal des Bundes und der Länder (2018). *Altersstruktur der Bevölkerung in Deutschland. 1950, 2017 und 2060 (jeweils am 31.12.). Diagramm und Daten.* Verfügbar unter www.demografie-portal.de/SharedDocs/Informieren/DE/ZahlenFakten/Bevoelkerung_Altersstruktur.html (Zugriff am 04.02.2019).

DHS Program Office (2019). *The DHS Program – Quality information to plan, monitor and improve population, health, and nutrition programs.* Verfügbar unter www.dhsprogram.com/ (Zugriff am 01.02.2019).

Drumond, E./Abreu, D. M./Machado, C./Gomes, F./Franca, E. (2013). Racial disparities and avoidable infant mortality in a city of Southeastern Brazil, 2001–2009. *Journal of Tropical Pediatrics, 59,* 23–28.

Eisenmenger, M./Emmerling, D. (2011). Amtliche Sterbetafeln und Entwicklung der Sterblichkeit. *Wirtschaft und Statistik*, 219–238.

Eurostat (2019). *Eurostat Datenbank. Tabelle Fruchtbarkeitsziffern*. Verfügbar unter www.ec.europa.eu/eurostat/data/database (Zugriff am 01.02.2019).

Fries, J. F. (2005). The compression of morbidity. *The Milbank Quarterly, 83*(4), 801–823.

Fuchs, J./Kubis, A./Schneider, L. (2018). *Die deutsche Wirtschaft braucht künftig mehr Fachkräfte aus Drittstaaten*. Nürnberg: IAB.

Gesundheitsberichterstattung des Bundes (2019). *Krankheitskosten nach Alter, Geschlecht, ICD10-Kapitel (ab 2015)*. Verfügbar unter www.gbe-bund.de > Ausgaben, Kosten, Finanzierung > Kosten > Kosten allgemein/sonstiges > Tabelle (Zugriff am 04.02.2019).

Haupt, A./Kane, T. T. (1999). *Handbuch Weltbevölkerung. Begriffe, Fakten, Konzepte*. Stuttgart: Balance.

Luy, M. (2011). Ursachen der Geschlechterdifferenz in der Lebenserwartung. Erkenntnisse aus der „Klosterstudie". *Swiss Medical Forum – Schweizerisches Medizin-Forum, 11*, 580–583.

McKinsey Global Institute (2017). *A future that works: automation, employment, and productivity*. Verfügbar unter www.mckinsey.com/mgi/overview/2017-in-review/automation-and-the-future-of-work/a-future-that-works-automation-employment-and-productivity (Zugriff am 26.02.2019).

Pötzsch, O. (2018). Aktueller Geburtenanstieg und seine Potenziale. *Wirtschaft und Statistik, 3*, 72–89.

Rowland, D. T. (2003). *Demographic Methods and Concepts*. New York: Oxford University Press.

Siegel, J. S./Swanson, D. A. (Hrsg.) (2004). *The Methods and Materials of Demography*. Amsterdam: Elsevier.

Statistisches Bundesamt (2012). *Periodensterbetafeln für Deutschland. Allgemeine Sterbetafeln, abgekürzte Sterbetafeln und Sterbetafeln 1871/1881 bis 2008/2010*. Wiesbaden: Destatis.

Statistisches Bundesamt. (2017a). *Bevölkerungsentwicklung bis 2060. Ergebnisse der 13. koordinierten Bevölkerungsvorausberechnung*. Wiesbaden: Destatis (Aktualisierte Rechnung auf Basis 2015). Verfügbar unter www.destatis.de/DE/Publikationen/Thematisch/Bevoelkerung/VorausberechnungBevoelkerung/BevoelkerungBundeslaender2060_Aktualisiert_5124207179005.html (Zugriff am 21.02.2019).

Statistisches Bundesamt (2017b). *Kohortensterbetafeln für Deutschland. Ergebnisse aus den Modellrechnungen für Sterbetafeln nach Geburtsjahrgang*. Wiesbaden: Destatis (1871–2017).

Statistisches Bundesamt (2018). *Sterbetafeln. Ergebnisse aus der laufenden Berechnung von Periodensterbetafeln für Deutschland und die Bundesländer 2015/2017*. Wiesbaden: Destatis.

Statistisches Bundesamt (2019a). *Bevölkerungsstand. Altersaufbau der Bevölkerung in Deutschland*. Verfügbar unter www.destatis.de/DE/ZahlenFakten/GesellschaftStaat/Bevoelkerung/Bevoelkerungsstand/Bevoelkerungsstand.html#Tabellen (Zugriff am 01.02.2019).

Statistisches Bundesamt (2019b). *GENESIS-Online Datenbank. Endgültige Kinderzahl (je Frau): Deutschland, Geburtsjahr der Frau, Altersgruppen der Frauen* (Tabelle 12612–0013). Verfügbar unter www-genesis.destatis.de (Zugriff am 01.02.2019).

Ulrich, R. E. (2007). *Kontrazeption in Europa*. Berlin: Berlin-Institut für Bevölkerung und Entwicklung.

Unger, R./Müller, R./Rothgang, H. (2011). Lebenserwartung in und ohne Pflegebedürftigkeit. Ausmaß und Entwicklungstendenzen in Deutschland. *Das Gesundheitswesen, 73*, 292–297.

United Nations Statistics Division (2016). *2020 World Population and Housing Census Programme*, United Nations Statistics Division. Verfügbar unter www.unstats.un.org/unsd/demographic/sources/census/censusdates.htm (Zugriff am 28.01.2019).

United Nations, Department of Economic and Social Affairs, Population Division (2017). *World Population Prospects: The 2017 Revision.* Verfügbar unter www.population.un.org/wpp/ Download/Standard/Population/

Walter, S./Beltrán-Sánchez, H./Regidor, E./Gomez-Martin, C./Del-Barrio, J. L./Gil-de-Miguel, A. et al. (2016). No evidence of morbidity compression in Spain: a time series study based on national hospitalization records. *International Journal of Public Health, 61,* 729–738.

Sozialwissenschaftliche Verfahren in den Gesundheitswissenschaften

Siegfried Geyer

In diesem Beitrag werden sozialwissenschaftliche Verfahren zur Sammlung von Daten dargestellt, die in den Gesundheitswissenschaften routinemäßig Verwendung finden. Für die qualitativen Verfahren werden Varianten des Interviews sowie Fokusgruppen beschrieben. Standardisierte Verfahren sind mit dem persönlichen und dem telefonischen Interview sowie mit der postalischen und internetbasierten Befragung vertreten. Als übergreifende Themen werden verschiedene Frageformen von Antwortskalen behandelt sowie Verfahren zur Prüfung von Erhebungsinstrumenten auf Verständlichkeit und Brauchbarkeit. Darüber hinaus wird auf Datenquellen eingegangen, die bereits erhobene und zum Teil auch aufbereitete Informationen enthalten. Anhand von Leitfragen werden Probleme von Routine- und Sekundärdaten sowie mögliche Lösungsansätze dargestellt, abschließend wird auf künftige Entwicklungen in der empirischen Forschung eingegangen.

1 Einführung

Ein großer Teil der Forschungsfragen in den Gesundheitswissenschaften erfordert den Einsatz sozialwissenschaftlicher Verfahren zur Sammlung von Daten. Dies bezieht sich z. B. auf die Dauerbeobachtung der Gesundheit von Bevölkerungen, auf die Gesundheitsberichterstattung, aber auch auf quer- und längsschnittliche Studien an Patientinnen und Patienten. Sozialwissenschaftliche Methoden ermöglichen es, sowohl Informationen als auch subjektive Bewertungen, Einstellungen und Verhaltensweisen zu erfassen und damit der Handlungs- und Subjektorientierung einen zentralen Platz zu geben.

Die nachfolgenden Ausführungen dienen dazu, Basiskenntnisse und Qualitätserfordernisse der Anwendung sozialwissenschaftlicher Messverfahren auf verständliche Weise darzustellen. Der inhaltliche Schwerpunkt liegt auf Verfahren der empirischen Sozialforschung, die geeignet sind, häufig auftretende Fragestellungen der Gesundheitswissenschaften zu bearbeiten. Damit wird nicht das gesamte Methodenspektrum der empirischen Sozialforschung abgedeckt (Dillman/Smyth/Christian 2014), sondern es werden schwerpunktmäßig Vorgehensweisen beim Sammeln von Primärdaten mittels Befragungsverfahren dargestellt. Schließlich wird gezeigt, welche Entwicklungs- und Prüfschritte bei der Anwendung von Fragebögen erforderlich sind. Den Abschluss bildet eine kurzgefasste Diskussion von Vorgehensweisen und Prinzipien der Bearbeitung von Sekundär- oder aus anderen Studien vorliegenden Daten bzw. von Routinedaten. Diese Thematik wurde aufgenommen, weil die Bedeutung dieser Datenquellen in den Gesundheitswissenschaften kontinuierlich zunimmt. Probleme der Stichprobenziehung sowie der statistischen Analyse von Daten werden nicht betrachtet, da sie an anderen Stellen des Handbuchs behandelt werden (siehe hierzu den Beitrag von Stock).

2 Die Erhebung von Primärdaten

Von allen Methoden sozialwissenschaftlicher Datengewinnung nehmen die unterschiedlichen Formen der Befragung den breitesten Raum ein. Befragungen können in Abhängigkeit von den jeweils zu bearbeitenden Fragestellungen in standardisierter oder in qualitativer Form durchgeführt werden, wobei die beiden Kategorien eine Reihe von Zwischenformen (höhere oder geringere Grade der Standardisierung) aufweisen und die Grenzen zwischen den beiden vormals getrennten Welten sich auflösen. In der Praxis dominiert die Anwendung standardisierter Datenerhebungsverfahren, der zahlenmäßige Anteil qualitativer Studien ist im Vergleich dazu gering.

2.1 Standardisierte Verfahren

2.1.1 Formen der Befragung

Persönliche Interviews

Im persönlichen Interview sitzen sich Interviewerinnen und Interviewer sowie Befragte gegenüber. Die Vorteile liegen in der Möglichkeit, Verständigungsschwierigkeiten, die bei geschlossenen Fragevorgaben auftreten können, unmittelbar zu klären und zusätzliches Material oder Hilfsmittel zur Beurteilung vorlegen zu können.

Standardisierte persönliche Interviews werden üblicherweise so durchgeführt, dass Interviewerinnen und Interviewer einen Fragebogen verwenden, der sowohl die Fragen an die Respondenten als auch Antwortalternativen in vorformulierter Form enthält. Diese werden verlesen, und die Antworten werden im Fragebogen festgehalten. Diese Form der Befragung macht es möglich, zusätzliches Material flexibel einzusetzen, es können aber auch medizinische und andere Arten von Untersuchungen integriert werden. Dies wurde z. B. in den

Deutschen Mundgesundheitsstudien praktiziert (Micheelis/Geyer 2018), wo Interviews in verschiedenen Altersgruppen mit standardisierten zahnmedizinischen Untersuchungen kombiniert wurden. Auch in einigen Studien des Robert Koch-Instituts werden Befragungs- und Untersuchungsdaten kombiniert (siehe hierzu den Beitrag von Kurth, Saß und Ziese). Die Aufgaben von Interviewerinnen und Interviewern beschränken sich auf das Verlesen der Fragen und der Antworten, auf das Vorlegen von zu beurteilendem Material und schließlich auf die Registrierung von Antworten. Schulungen haben das Ziel, ein konstantes Verhalten einzuüben, um keine Antworttendenzen zu induzieren oder um Befragte nicht in anderer Weise zu beeinflussen. Es wurde jedoch gezeigt, dass es auch bei sorgfältig entworfenen Fragen zu Verständnisproblemen seitens der Befragten kommen kann. Diese können durch Erläuterungen seitens der Interviewerinnen und Interviewer reduziert werden, was aber die Regel standardisierten Verhaltens durchbricht und zu einer konversationsorientierten Form der Befragung führt. Die Interviews werden dadurch länger, die erhobenen Daten sind jedoch zuverlässiger (Schober/Conrad 1997).

Die Datenerhebung in persönlichen Interviews mit Fragebögen wurden überwiegend durch computergestützte Befragungen (CAPI: Computer-Assisted Personal Interviewing) abgelöst, bei denen das Befragungsprogramm auf einem Computer implementiert ist. Das Verfahren ist im Prinzip das gleiche wie für Fragebögen auf Papier, die programmierte Version entlastet Interviewerinnen und Interviewer jedoch von der Mühe, auf fehlerträchtige Filterfragen zu achten und sie korrekt anzuwenden. Durch eingebaute Fehlersuchroutinen ist es möglich, Inkonsistenzen im Antwortverhalten aufzudecken und zu korrigieren. Schließlich können die erhobenen Daten unmittelbar in einen Datensatz konvertiert werden, der mit einem Datenbank- oder Statistikprogramm weiterverarbeitet werden kann. Die Flexibilität des persönlichen Interviews geht dabei nicht verloren, denn Zusatzmaterialien sind weiter verwendbar, es können bei der Befragung mittels CAPI sogar weitere Optionen hinzukommen, etwa die Präsentation von Filmsequenzen oder systematisch variierte Abbildungen.

Befragungen sind mehr als das Sammeln von Informationen. Sie sind auch soziale Situationen, innerhalb derer Interviewerinnen und Interviewer immer eine Form persönlicher Beziehung zu den Befragten aufbauen müssen, obwohl diese Begegnung einen vorübergehenden, zielgerichteten und unsymmetrischen Charakter hat. Die Art der Beziehung kann zweierlei Gestalt annehmen: Das Interview kann in einer eher unterstützenden und emotional warmen Weise durchgeführt werden, oder die personenbezogene Interaktion zwischen Interviewern und Befragten kann auf ein Minimum beschränkt bleiben, also eine sehr formale Form annehmen, die voll und ganz auf das Erfassen von Informationen ausgerichtet bleibt. Üblicherweise wird empfohlen, die Befragung in einer eher formalen und neutralen Form durchzuführen. In standardisierten

Befragungen kann dieses Ideal relativ gut realisiert werden, in qualitativen Befragungen ist es dagegen schwieriger. Dadurch soll es leichter möglich sein, Wertungen zu vermeiden und Antworten in eine bestimmte Richtung zu steuern. Untersuchungen haben jedoch gezeigt, dass ein solcher Interviewstil als kalt und teilnahmslos empfunden werden kann, was der Datenqualität abträglich ist. Es wird deshalb ein emotional warmer und unterstützender Stil empfohlen (Schwarz 1998). Interviewerinnen und Interviewer sind damit keineswegs als mögliche Quelle unerwünschter Befragungseffekte zu sehen, deren Einfluss es zu minimieren gilt. Der Gefahr der Ablenkung von den behandelten Themen kann dadurch begegnet werden, dass Befragte instruiert und auf die zu erfüllende Aufgabe hingewiesen werden. Unter den Bedingungen genauer Instruktionen sollte ein unterstützender Interviewstil die Ergebnisse von Befragungen verbessern. Dies führt bei Befragten zu einer höheren Motivation, Interviews werden durch die Mitteilung von mehr Information als in streng formal geführten Interviews länger, sie sind jedoch weniger anfällig gegen Effekte sozialer Erwünschtheit.

Neben inhaltlichen Faktoren, etwa der Aktualität eines Themas oder der persönlichen Betroffenheit von Befragten, bestimmen Eigenschaften des Interviewers oder der Interviewerin die Bereitschaft, an einer Studie teilzunehmen. Wenn die in einer Untersuchung behandelten Themen keine existentielle Bedeutung für die Befragten haben, sollte die Entscheidung zur Teilnahme aus einer gewissen Indifferenz heraus getroffen werden; dabei kommen situative und eine Reihe zufälliger Faktoren zum Tragen. Neben soziodemografischen Merkmalen und wahrgenommenen Ähnlichkeiten zwischen Befragten und Interviewern sind ein ausreichendes Selbstbewusstsein von Interviewerinnen und Interviewern sowie die Überzeugung entscheidend, potenzielle Befragte für die Teilnahme an einer Untersuchung gewinnen zu können. Zusätzlich ist auch ein hohes Maß situativer Flexibilität erforderlich, um unvorhergesehene Wendungen von Interviews zu meistern, und die Bedeutung derartiger Faktoren steigt mit der Komplexität der Fragestellung (Durrant et al. 2010). In standardisierten Interviews hängen Qualität und Interpretierbarkeit der Daten von der Fähigkeit des Interviewerstabs ab, Aufgaben in einer vorgegebenen Weise zu erfüllen. Die wesentliche Voraussetzung für die Aufrechterhaltung der Qualität gesammelter Informationen besteht in einer gründlichen Schulung und der kontinuierlichen Supervision des Interviewerstabes durch Identifikation von Schwachstellen und deren Beseitigung. Die dafür notwendigen Informationen können durch standardisierte Beobachtungen des Interviewerverhaltens gewonnen werden, z. B. durch Interaktionscodierungen, wie sie bereits von Cannell, Oksenberg und Converse (1977) beschrieben wurden. Im Rahmen der Interaktionscodierung werden Interviews neben der schriftlichen Protokollierung als Tondokument aufgenommen; nach der Befragung werden alle verbalen Äußerungen der Interviewer nach einem standardisierten Codeschema bewertet.

Zusammenfassend kann festgehalten werden, dass das persönliche Interview viele Vorteile hat, wenn aufgrund theoretischer Vorarbeiten eine gut begründete Standardisierung der Fragen vorgenommen wurde und wenn die Interviewsituation durch einen praktikablen Kompromiss zwischen Kontrollierbarkeit des Gesprächsprozesses und offener Dynamik eines zwischenmenschlichen Austausches gestaltet wird.

Telefonische Interviews

Die Rahmenbedingungen für die Durchführung von Telefoninterviews haben sich in den letzten Jahrzehnten deutlich verändert. Seit der Aufhebung des Zwangs zur Veröffentlichung von Adressen ist ein immer größer werdender Teil der Bevölkerung nicht mehr in Telefonverzeichnissen gelistet, obwohl ein Festnetzanschluss vorhanden ist (Meier/Glemser/Heckel 2014). Die Nutzung des Festnetzes für telefonische Zwecke hat sich verringert, und ein zunehmender Teil der Gespräche wird über Mobiltelefonanschlüsse durchgeführt. In den kommenden Jahren werden die Welten der Mobil- und Festnetze weiter zusammenwachsen. Telefonische Befragungen sind trotzdem noch immer für die Sammlung bevölkerungsrepräsentativer Daten bedeutsam, denn Wegekosten zur Durchführung von Befragungen entfallen, Umzüge führen nicht mehr zum Ausfall und Mehrfachbefragungen können zeit- und kostenökonomisch durchgeführt werden. Aktuelle Themen könnten ohne telefonische Surveys kaum bearbeitet werden.

Die Durchführung telefonischer Surveys wurde durch die Verbindung automatisierter Generierung von Telefonnummern und computergestützter Fragepräsentation mit direkter Dateneingabe in ein elektronisches Medium weitgehend automatisiert und wird meist durch Surveylabore durchgeführt. Repräsentative Telefonsurveys mit mehreren hundert oder tausend Befragten können auf dieser Grundlage innerhalb weniger Tage durchgeführt werden (CATI: Computer Assisted Telephone Interview). Dieses Verfahren beinhaltet die folgenden Möglichkeiten:

- Durch Filterfragen können Frageoptionen an die Lebensbedingungen von Befragten angepasst werden.
- In die Eingaberoutine sind Fehlersuchstrategien integriert, indem falsche oder ungültige Werte zurückgewiesen und bei inkonsistenten Eingaben automatisch Zusatzfragen geschaltet werden.

- Da Telefonumfragen üblicherweise zentralisiert gesteuert werden, ist eine durchgängige Supervision möglich. Fehler bei der Durchführung können schneller erkannt und korrigiert werden.
- Unmittelbar nach dem Ende der Studie, d. h. nach dem letzten Interview, liegt ein maschinenlesbarer und korrigierter Datensatz vor, der sofort ausgewertet werden kann.

Die Stichprobenauswahl in Bevölkerungsstudien durch generierte Nummern ist durch die Zunahme der Telefonanbieter sowohl im Festnetz- als auch im Mobiltelefonbereich schwieriger geworden, da die Unternehmen keine Auskünfte darüber erteilen, welche Nummernbereiche vergeben sind (Heckel/Glemser/Meier 2014). Zur Stichprobenauswahl werden Vorwahlen und auf der darunterliegenden Ebene Bereiche generiert, aus denen Telefonnummern gezogen werden.

Ausschöpfungsquoten von Telefonsurveys werden u. a. von der Häufigkeit der Kontaktversuche bestimmt. Bei der Beschränkung auf einen einzigen Versuch sind sowohl niedrige Ausschöpfungsquoten als auch deutliche Verzerrungen in den Daten zu erwarten. In Methodenstudien wurde gezeigt, dass vier Kontaktversuche die beste Balance zwischen Aufwand und Ertrag bringen (Schnell/Hill/Esser 2008), bei einer höheren Zahl von Kontaktversuchen nimmt der Aufwand deutlich stärker zu als der erzielbare Fallzahlzuwachs. In der Praxis hat sich gezeigt, dass unvorbereitete Anrufe mit einem hohen Verweigerungsrisiko behaftet sind, was die Kosten wiederum erhöht; eine Ankündigung vorab erhöht die Bereitschaft zur Teilnahme dagegen deutlich. In Experimenten wurde untersucht, ob eine einfache Postkarte oder eine briefliche Ankündigung die besseren Ergebnisse erbringt. Brieflich verschickte Ankündigungen waren trotz höherer Kosten wirkungsvoller (Hembroff/Rusz/Rafferty/McGee/Ehrlich 2005) und führten zu einer höheren Motivation der Befragten. In einer Übersichtsarbeit (Leeuw et al. 2007) wurde gezeigt, dass auch bei telefonischer Befragung Ankündigungsschreiben mit einer Verbesserung der Kooperationsbereitschaft sowie mit einer Erhöhung der Responserate um 8 % verbunden waren. Dabei war die Länge des Schreibens nicht von Bedeutung, jedoch machte es einen Unterschied, ob den Befragten zusätzliche Informationen zur Studie angeboten wurden bzw. ob ihnen in Aussicht gestellt wurde, dass sie über die Studienergebnisse informiert werden. Eine weitere Möglichkeit zur Verbesserung des Antwortverhaltens liegt in der Übersendung eines kleinen Geschenks oder eines Geldbetrags (Medway/Tourangeau 2015). Bei der Erstellung von Befragungsunterlagen für telefonische und persönliche Interviews kann nicht auf die gleiche Weise verfahren werden, denn Material, das für persönliche Interviews konzipiert wurde, ist nicht verwendbar. Die Fragebogenkonstruktion muss im telefonischen Interview oftmals vereinfacht werden, die

Reliabilitäten (im Sinn von Replizierbarkeit) sind im telefonischen Interview niedriger als in anderen Verfahren, Antworten auf offene Fragen sind kürzer als bei Interviews mit direkter persönlicher Anwesenheit der Interviewer, und mehrstufige, verbal differenzierte Skalen sind kaum verwendbar.

Postalische Befragungen

Trotz des weiterhin hohen Anteils telefonischer Befragungen und der zunehmenden Bedeutung von Internetsurveys ist die Datenerhebung über postalisch verschickte Fragebögen keineswegs überholt. Die Fragebögen werden meist per Post verschickt, seltener wird das Verfahren gewählt, sie persönlich auszuteilen und nur den Rücklauf postalisch zu organisieren. Sofern nicht spezifische Zielgruppen befragt werden (z. B. Patientinnen und Patienten nach einem Krankenhausaufenthalt oder Absolventinnen und Absolventen einer Ausbildungsinstitution kurz nach Studienabschluss), sind die Rücklaufquoten meist niedrig, manchmal nicht höher als 35 %. In der Literatur wurde diese Form deshalb als wenig effizient und für ernsthafte wissenschaftliche Forschung als nicht akzeptabel bezeichnet.

Probleme entstehen dadurch, dass Antwortverweigerungen systematisch auftreten. Fragebögen werden beispielsweise häufig wegen einer mittelschichtspezifischen Sprachgestaltung von Personen mit niedriger Qualifikation nicht verstanden, Befragte mit höherer Qualifikation dagegen lehnen eine Beantwortung ab, weil ihnen Fragen zu trivial erscheinen. Bestimmte Untergruppen haben daher eine geringere Chance, in einer Stichprobe repräsentiert zu sein. Eine weitere Quelle systematischer Stichprobenfehler ergibt sich aus der Größe bestimmter Subgruppen. So sind Personen aus den obersten 10 % der Einkommensverteilung in postalischen Surveys mit Zufallsauswahl kaum repräsentiert, Stichproben können jedoch nicht beliebig vergrößert werden. Angehörige bestimmter Bevölkerungsgruppen können auch durch die Art der Stichprobenziehung von einer Einbeziehung in die Untersuchungsgesamtheit ausgeschlossen sein. Dies ist z. B. dann der Fall, wenn bei einer Untersuchung zum Gesundheitsstatus einer Stadtbevölkerung Adressverzeichnisse zur Stichprobenziehung verwendet werden. Bei einer solchen Vorgehensweise werden einerseits Obdachlose (als Gruppe mit überdurchschnittlich schlechtem Gesundheitsstatus) nicht erfasst, andererseits bleiben sehr mobile Personen, die aus beruflichen Gründen häufig umziehen (eine Gruppe mit einem überdurchschnittlich guten Gesundheitsstatus) unberücksichtigt.

Auf der Grundlage der Erfahrungen aus einer großen Zahl von Surveys entwickelte Dillman eine Reihe von Regeln zur Steigerung der Rücklaufquote (Dillman et al. 2014):

- Die gestellten Fragen sollen sich eng an die mitgeteilten Untersuchungsthemen anlehnen; danach verbietet es sich, Fragen zu stellen, die einem anderen Thema zugehörig sind und nur aufgenommen wurden, um z. B. für eine andere Studie zusätzliche Daten zu erheben.
- Die Anordnung der Fragen soll sicherstellen, dass interessante Themen am Anfang des Bogens platziert werden, die weniger interessanten sind dagegen im hinteren Teil unterzubringen.
- Das Lesen und Bearbeiten des Bogens ist durch ein grafisches Design zu erleichtern, d. h. ein Bogen soll nicht auf eine leichtere Kodierbarkeit, sondern auf Anwenderfreundlichkeit hin gestaltet werden.
- Der Fragebogen sollte als gebundenes Heft mit einem interessanten, aber neutralen Deckblatt gestaltet werden. Die häufig anzutreffende Praxis, dass ein Fragebogen einseitig oben geklammert, ohne Deckblatt oder Einführung in die Untersuchungsthematik verschickt wird, ist kontraproduktiv.
- Zu lange Bögen erhöhen ebenfalls die Rate der Nonresponder. Hippler (1988) empfiehlt, bei postalischen Befragungen zwölf Seiten nicht zu überschreiten.
- Der Bogen sollte eine Erklärung der Identifikationsnummer und Erläuterungen enthalten, dass die Angaben vertraulich behandelt werden. Gelegentlich wird angenommen, dass eine Nummerierung von Fragebögen die Antwortbereitschaft verringert, dies lässt sich jedoch empirisch widerlegen.
- Das Begleitschreiben einer anerkannten Autorität kann der Untersuchung Seriosität und Legitimation verleihen.
- Wenn ein Bogen versandt wird, sollte er von einem Brief der Projektleitung bzw. der durchführenden Institution begleitet sein. Die Individualisierung dieser Schreiben signalisiert Wertschätzung und erhöht bei einer entsprechenden Gestaltung die Bereitschaft zur Teilnahme.
- Der Sendung sollte ein frankierter Umschlag zur Rücksendung des Fragebogens beiliegen.
- Anerkennungen in Form eines Geschenks oder finanzielle Anreize erhöhen die Teilnahmebereitschaft.
- Befragte, die nach einer Woche noch nicht geantwortet haben, erhalten eine Erinnerung auf einer Postkarte, begleitet von einem zweiten Fragebogen. Vier Wochen später sollte sich ein Brief anschließen. Sieben Wochen nach dem ersten Versenden erhält der Teil der Stichprobe, der noch nicht geantwortet hat, einen weiteren Bogen und einer weiteren freundlichen Aufforderung zur Rücksendung des Bogens.

In einer Validierungsstudie (Thoma/Zimmermann 1996) wurden die genannten Elemente systematisch variiert, um über eine differenzierte Evaluation eine ökonomischere Anwendung der Methode zu ermöglichen. Es wurden vier

Abschlussjahrgänge von Berufsakademien in Baden-Württemberg befragt, dazu wurde ein langer Fragebogen konstruiert, je nach Variante mit 20 bis 24 Seiten. Es zeigte sich, dass das Anschreiben einer anerkannten Autorität (in diesem Fall des Rektors der früheren Schule) keine motivationserhöhenden Effekte hatte. Auf dieser Grundlage wurde empfohlen, das relativ teure Verschicken eines zweiten Bogens entfallen zu lassen. Die insgesamt hohe Rücklaufquote von 82,4 % war neben der Verwendung der Regeln von Dillman auf die Befragung einer speziellen Population erklärbar, die zum behandelten Thema einen persönlichen Bezug hatten. Ein in dieser Studie verschickter Bogen mit einem reduzierten Frageprogramm führte sogar zu einer Erhöhung des Rücklaufs der zuerst versandten vollständigen Version.

In einer Metaanalyse von 481 Studien (Edwards et al. 2009) wurden die von Dillman vorgeschlagenen Maßnahmen bestätigt. So erhöhte sich die Teilnahmequote, wenn die Thematik für die Befragten interessant war (OR=2,0), wenn die Befragung angekündigt war (OR=1,45), bei mehrfacher Kontaktaufnahme (OR=1,35), bei Versendung eines zweiten Fragebogens (OR=1,46), bei der Verwendung handgeschriebener Adressen (OR=1,25), bei der Verwendung vorfrankierter Rückumschläge (OR=1,25), mit mehrfachen Erinnerungen (1,61) und bei der Verwendung finanzieller Anreize (OR=1,87).

Neben der Zusammensetzung der befragten Population ist das Interesse an der Thematik einer Befragung von zentraler Bedeutung für den Rücklauf. Wenn eine persönliche Betroffenheit gegeben ist oder wenn aus anderen Gründen ein hohes Interesse vorliegt, wird die Wahrscheinlichkeit einer Beteiligung an einer Befragung deutlich erhöht sein.

Onlinebefragungen

Die Verwendung von Onlinesurveys hat in den letzten zehn Jahren erheblich zugenommen, sodass die folgende Darstellung vor dem Hintergrund des Fehlens allgemein akzeptierter Standards nicht mehr als ein Sachstandsbericht sein kann. Für eine vollständigere Beschreibung und für Empfehlungen für die Gestaltung von Internetsurveys sei auf das Buch von Tourangeau, Conrad und Couper (2013) verwiesen.

Wesentliche Vorteile von Internetsurveys sind relativ niedrige Durchführungskosten, ein hoher Grad an Flexibilität sowie die Möglichkeit, Erinnerungen und andere Formen der Rückmeldung an Befragte automatisiert zu verschicken, und letztlich können Befragte zu jeder ihnen genehmen Zeit ihre Angaben machen. Die äußere Gestalt von Onlinefragebögen einschließlich der Antwortformate ähnelt der einer schriftlichen Befragung, jedoch ist es möglich, je nach Fragestellung und Antwortoption zusätzliches Material einzubinden, etwa Fotos, Filmsequenzen oder Grafiken, und die Verwendung von Verzweigungsfragen ist leichter möglich. Auf eine Testung der Fragen auf Verständlichkeit kann nicht verzichtet werden, denn Nachfragen sind nicht möglich, und der Einbau von Hilfefunktionen über *Pop-Up*-Fenster ist nicht ratsam.

Neben der Fragebogengestaltung sind bei Internetbefragungen technische Voraussetzungen zu klären. Surveys müssen im Hinblick auf ihre Kompatibilität mit verschiedenen Softwareumgebungen optimiert werden und unter verschiedenen Betriebssystemen, unterschiedlichen Browsern und Hardwarekonfigurationen in gleicher Weise dargestellt und bearbeitet werden können. Letztlich muss es möglich sein, Websurveys auch bei niedrigen Übertragungsgeschwindigkeiten, auf älteren Rechnern sowie auf Smartphones und Tablet-PCs lauffähig zu machen.

Neben der ständig steigenden Abdeckung mit Internetzugängen ist die Stichprobenziehung in Internetsurveys ein Problem, denn um verallgemeinerbare Aussagen treffen zu können, müssen Verfahren zur Ziehung von Zufallssamples anwendbar sein. Die überwiegende Zahl der Internetstudien basiert jedoch auf anderen Zugängen, z. B. auf Einladung über Bildschirmbanner, Rekrutierung per E-Mails oder auf Einladung über die „normale" Post. Vor diesem Hintergrund ist es schwierig, Stichprobenprobleme in den Griff zu bekommen und die Reichweite und Qualität von Daten einzuschätzen, sofern sie sich aus der Stichprobenziehung ergeben (Tourangeau et al. 2013).

Als Hauptproblem von Onlinebefragungen haben sich Abbrüche während der Befragung erwiesen. In einer Vergleichsstudie brachen nur 2 % der Befragten ein Interview bei telefonischer Befragung ab, aber 48 % in einem Internetsurvey (Fricker/Galesic/Tourangeau/Yan 2005). Entwicklungsarbeiten müssen also darauf gerichtet sein, einmal begonnene Befragungen bis zum Ende durchzuführen. So sollte der Fortschritt einer Befragung durch eine Statusanzeige sichtbar sein (Dillman et al. 2014), und die optische Darstellung muss auf maximale Übersichtlichkeit ausgerichtet sein. Hilfefunktionen können sinnvoll sein, jedoch kann die Einführung von *Drop-Down*-Funktionen die Unübersichtlichkeit erhöhen und zu Abbrüchen führen. Daraus ergibt sich die Notwendigkeit, auf Frageformate zu verzichten, die sich in anderen Kontexten als problematisch erwiesen haben, etwa die Präsentation langer Listen oder die Durchführung von Rechenoperationen. Die weiteren Regeln zur Gestaltung von Skalen und anderen Antwortformaten sind im Wesentlichen die gleichen wie für die schriftliche Befragung beschrieben.

Positive Effekte auf die Teilnahmebereitschaft hatten, wie in anderen Befragungsformen auch, eine interessante Thematik, die Verwendung materieller Anreize, ein hoher Grad der Personalisierung durch Adressierung, die Setzung einer Deadline, die Verwendung eines weißen Hintergrunds sowie die Einbindung von Abbildungen in den Fragebogenablauf. Kontraproduktiv für die Teilnahmebereitschaft war bei Kontaktaufnahme über E-Mail die Verwendung des

Wortes „Survey" in der Betreffzeile und wenn die E-Mail mit einem männlichen Namen signiert war (Edwards et al. 2009).

Fragen der Datenqualität wurden bisher nur unvollständig untersucht. In einem Vergleich von telefonisch mit über Internetsurveys gesammelten Daten zeigte sich, dass die Internetbefragung genauere Eigenbeschreibungen der Befragten erbrachte, ebenso waren Reliabilität und Validität der Daten höher als in einem parallel durchgeführten telefonischen Survey. Gründe für eine höhere Datenqualität sind das Fehlen von Interviewerinnen und Interviewern als Quelle sozialer Wünschbarkeit im Antwortverhalten sowie die freiere Disposition von Zeit für das Ausfüllen (Chang/Krosnick 2009). Vergleichende Studien haben gezeigt, dass die Präsentation von Surveys auf unterschiedlichen Plattformen (Notebook-Computer, Tablet-PCs oder Smartphones) nicht notwendigerweise zu Unterschieden in der Datenqualität führt, jedoch muss die Präsentation an die spezifischen Eigenheiten der verwendeten Endgeräte angepasst sein, insbesondere an die Größe des Bildschirms oder des Eingabemediums (Tourangeau et al. 2017).

2.1.2 Frageformate und Antwortskalen

Wie aus den obigen Ausführungen ersichtlich, werden Fragen danach unterschieden, ob sie mit offenen oder geschlossenen Antwortoptionen kombiniert werden. Neben Fragen nach Fakten sind Einschätzungsfragen von besonderer Bedeutung, deren Beantwortung subjektive Urteile, Einstellungen, emotional gefärbte Haltungen etc. sichtbar machen soll.

Eine wichtige Frageform sind in diesem Zusammenhang Vignetten. Sie beschreiben hypothetische oder reale Situationen, die von befragten Personen nach vorgegebenen Anweisungen beurteilt werden sollen. In den Gesundheitswissenschaften dient dieses Format beispielsweise zur Erfassung von Einstellungen gegenüber bestimmten Patientengruppen (z. B. Stigmatisierung von psychisch Kranken) oder der Klärung von Handlungsmotiven („Wie würden Sie in einer vergleichbaren Situation vorgehen?"). Ein Vorteil der Verwendung von Vignetten liegt in einer gewissen Standardisierung und damit interpersonellen Vergleichbarkeit des mit einer Frage angesprochenen Themas.

In empirischen Studien, die in den Gesundheitswissenschaften unter Verwendung sozialwissenschaftlicher Verfahren durchgeführt werden, dominieren standardisierte Frage- und Antwortformate mit der Abbildung von Antworten auf vorgegebenen Skalen. Die meistverwendete Variante ist die bereits in den 1930er Jahren entwickelte Likertskala. Sie beinhaltet die Vorgabe abgestufter, in der Regel sprachlich definierter Antwortkategorien, die so formuliert sind, dass sie im allgemeinen Sprachverständnis möglichst gleiche Abstufungen repräsentieren. Die Zahl der Stufen liegt nicht fest, doch werden in der Regel zwischen 5 und 7 Antwortvorgaben je Item gewählt. Manche Forscher plädieren dafür, 7±2 Abstufungen zu verwenden (Rohrmann 1978), dabei müssen zwischen den Differenzierungserfordernissen des Beurteilungsgegenstands und den Fähigkeiten der Befragten praktikable Kompromisse geschlossen werden.

Das folgende Beispiel zeigt vier alternative Varianten von Mehrpunktskalen:

Frageformulierung: „Eine allgemeine, regelmäßige HIV-Testung sollte für alle Bürgerinnen und Bürger verpflichtend werden."

Antwortformate (für die Dimension „Bewertung"):
1) Alle Teilpunkte sind verbal bezeichnet

O	O	O	O	O
lehne sehr ab	lehne ab	teils teils	stimme zu	stimme sehr zu

2) Alle Teilpunkte sind numerisch und verbal bezeichnet

O	O	O	O	O
1	2	3	4	5
lehne sehr ab	lehne ab	teils teils	stimme zu	stimme sehr zu

3) Nur die Endpunkte sind verbal bezeichnet

O	O	O	O	O
lehne sehr ab				stimme sehr zu

4) Die Antwortalternativen sind durch Symbole bezeichnet

O	O	O	O	O
☹	☹	☺	☺	☺

Die in Antwortskalen verwendeten Begriffe zur Bezeichnung von Skalenpunkten sind nicht willkürlich. Sie sollten von den Befragten als semantisch gleichabständig wahrgenommen werden, um die Interpretierbarkeit der Daten zu erleichtern und um die Anwendung parametrischer statistischer Verfahren zu ermöglichen. Die bisher einzige Skalierungsstudie in deutscher Sprache wurde von Rohrmann (1978) für die drei Bewertungsdimensionen „Häufigkeit", „Intensität" und „Bewertung" durchgeführt. Wenn mit einer Frage die Antwortmöglichkeiten über die ganze Skalenbreite abgedeckt werden sollen, haben sich hinsichtlich der Anwendung in Verbindung mit Fünfpunktskalen die folgenden Begriffe als semantisch gleichabständig erwiesen:

- Dimension Häufigkeit: nie/selten/gelegentlich/oft/immer
- Dimension Intensität: nicht/wenig/mittelmäßig/ziemlich/sehr
- Dimension Bewertung von Aussagen: stimmt nicht/stimmt wenig/stimmt mittelmäßig/stimmt ziemlich/stimmt sehr

Im Hinblick auf die „beste" Lösung bei der Verwendung von Skalen wird das Antwortverhalten am wenigsten beeinträchtigt, wenn jeder Skalenpunkt verbal bezeichnet ist, denn Befragte haben Schwierigkeiten, nicht bezeichnete Skalenpunkte selbst zu generieren (Arce-Ferrer 2006) und reagieren mit einer Extremisierung des Antwortverhaltens (Weijters/Cabooter/Schillewaert 2010). Die Verwendung einer geraden Zahl von Skalenpunkten führt zu einer Verringerung der Reliabilität, und die vorliegenden Methodenstudien führen zu der Empfehlung, Fünfpunktskalen als besten Kompromiss zwischen dem Bestreben nach differenzierten Antworten und der Fähigkeit zur Differenzierung zu verwenden (Preston/Colman 2000). Die Verwendung negativer Zahlenwerte in Ratingskalen führt ebenfalls zur Vermeidung, da Befragte sie nicht verbal füllen können (Moors/Kieruj/Vermunt 2014).

Kategorialskalen enthalten als Antwortalternativen qualitativ unterschiedliche Kategorien. Sie werden dann verwendet, wenn eine Antwort keine Beurteilung oder Bewertung beinhaltet, wie z. B. bei der folgenden Frage:

„Konsultieren Sie beim Auftreten von Symptomen üblicherweise einen *Allgemeinpraktiker* oder einen *Facharzt?*"

Die Zahl der Kategorien ist natürlich nicht auf zwei beschränkt. Um eine interpretierbare Datenanalyse zu ermöglichen, sollten sie so formuliert sein, dass sie sich wechselseitig ausschließen.

Falls eine direkte Bewertung oder eine beurteilende Stellungnahme nicht möglich ist oder eine große Zahl von Antwortverweigerungen zu erwarten ist, kann es sinnvoll sein, zur Beantwortung einer Frage eine indirekte Herangehensweise zu wählen. Eine solche Option bietet die *Skala der sozialen Distanz*, die als Antwortmöglichkeiten Aussagen beinhaltet, die eine unterschiedliche Grade sozialer Nähe implizieren. Das folgende Beispiel stammt aus einer Untersuchung zu Stigmatisierung und Einschätzung psychisch Kranker (Angermeyer/Matschinger 1997):

Möchten Sie einen (bzw. einem) ehemals psychisch Kranken ... (Antwortvorgabe: „ja/nein").
1) ... nach dem Weg fragen?
2) ... in der Nachbarschaft wohnen haben?
3) ... in der Verwandtschaft haben?
4) ... Ihr Kind für einige Stunden zur Betreuung übergeben?
5) ... zum Schwiegersohn haben?

Die stillschweigende Annahme bei der Anwendung dieser Art von Skala ist, dass die dargebotenen Antwortalternativen mindestens eine ordinale Reihe aufweisen. Im obigen Beispiel sollte dies bedeuten, dass eine Person, welche die fünfte Alternative mit „ja" beantwortet, die vorausgegangenen Alternativen ebenfalls bejaht. Die Geltung dieser Annahme ist jedoch unklar, da nicht notwendigerweise davon ausgegangen werden kann, dass Kategorien von Forscherinnen und Forschern einerseits und Befragten andererseits gleich interpretiert werden.

Das semantische Differential dient zur Einschätzung verschiedener Beurteilungsdimensionen eines Gegenstandes sowie zur grafischen Darstellung des Ergebnisses. Wenn z. B. Patientinnen und Patienten die Pflegedienste eines Krankenhauses beurteilen sollen, haben sie die Aufgabe, sie zwischen Begriffspaaren einzuordnen, die das jeweils gegenüberliegende Ende eines Kontinuums darstellen und das Personal des infrage stehenden Krankenhauses beschreiben, z. B. „zuvorkommend ... wenig zuvorkommend" oder „freundlich ... unfreundlich". Jedem einzelnen Punkt ist ein Wert zugeordnet, der über die Personen der befragten Stichprobe gemittelt wird. Das Profil (aus den Mittelwerten der Scores von Befragten) wird durch die untereinander gesetzten Begriffspaare gezeichnet, damit entsteht eine visuelle Darstellung des Antwortmusters.

2.1.3 Entwicklung und Testung von Fragebögen

Die Entwicklung eines erfolgreich einsetzbaren standardisierten Befragungsinstruments stellt einen mehrstufigen Prozess dar, der die sorgfältige Beachtung von Qualitätskriterien erfordert. Fehler der Instrumentenentwicklung, die bereits bei einer unbefriedigenden Übersetzung von Forschungsfragen in Untersuchungs- oder Testfragen (Prinzip der Operationalisierung) beginnen, sind im späteren Forschungsprozess durch den Einsatz elaborierter statistischer Verfahren nicht mehr korrigierbar. Im Folgenden werden daher die wichtigsten Verfahren erläutert, die zur Qualitätssicherung dieses Entwicklungsprozesses, insbesondere bei Pretests, verfügbar sind.

Beurteilung durch Expertinnen und Experten

Sehr häufig wird ein Instrument vor der Feldphase Expertinnen und Experten vorgelegt, um die gestellten Fragen auf Praktikabilität und Verständlichkeit zu überprüfen. Diese Vorgehensweise kann jedoch nur grobe Fehler aufdecken, es ist aber nicht möglich, alle in der Befragungsphase auftretenden Probleme zu erkennen. Eine vorläufige Testung (Pretest) des einzusetzenden Instrumentariums zur Sicherung von Reliabilität und Validität ist aber unerlässlich.

Split Ballot

Der Vergleich mehrerer Fragevariationen wird als *Split Ballot* bezeichnet (Schuman 2008). Das Ziel dieses Verfahrens ist es, auf empirischer Basis eine Entscheidung für eine Fragevariante herbeizuführen. Es werden mehrere Versionen einer Surveyfrage formuliert und diese nach dem Zufallsverfahren auf die Befragten eines Pretests verteilt. Die Beurteilung hinsichtlich der Brauchbarkeit einer Frage wird ebenfalls auf der Basis ihrer Antwortverteilungen vorgenommen. Es wird dann die Fassung akzeptiert, die einem vorab festgelegten Kriterium am nächsten kommt.

Standardpretest

Der zur Untersuchung vorgesehene Fragebogen wird unter Bedingungen eingesetzt, wie sie unter Feldbedingungen zu erwarten sind. Der Umfang eines Pretests hängt von der Zielsetzung und dem Umfang einer Studie ab, jedoch werden in der Regel 20–50 Interviews als ausreichend angesehen. Die Befragten sollten aus der Zielpopulation der späteren Studie stammen, eine Zufallsauswahl ist nicht notwendig, es müssen aber alle in der späteren Studie vorkommenden Subgruppen in die Testung eingeschlossen werden.

Beim einfachen Pretest aufgetretene Schwierigkeiten und Probleme werden nach der Interviewdurchführung an die Studienleitung zurückgemeldet. Da Interviewerinnen und Interviewer in dieser Art von Testung eine passive Rolle einnehmen, können Gründe für aufgetretene Probleme sowie evtl. ein zwischen Forscherinnen und Forschern einerseits und Respondentinnen und Respondenten andererseits abweichendes Frageverständnis nicht mit der notwendigen Sicherheit erfasst werden (Schuman 2008). Standardpretests sind daher geeignet, den zeitlichen Aufwand für die Feldphase einer Studie einzuschätzen sowie die technische Handhabbarkeit von Fragebögen zu untersuchen.

Kognitive Verfahren der Fragebogentestung

Mittlerweile haben sich aus der kognitiven Sozialpsychologie stammende Methoden etabliert, um das Frageverständnis zu prüfen und Fragebögen zu verbessern. Die wesentlichen Verfahren werden nun kurz vorgestellt.

Verhaltenscodierung: Eine Verbesserung einfacher Pretests besteht in der Vercodung von Verhaltensweisen (*behaviour coding*). Das gesamte Interview wird aufgenommen und mittels eines festgelegten Systems kategorisiert, Interviewerinnen/Interviewer und Beurteilerinnen/Beurteiler sind nicht identisch. Die Beurteilungsdimensionen beziehen sich auf die Genauigkeit, mit der eine Frage vorgelesen wird bzw. ob Modifikationen der vorgegebenen Formulierungen vorgenommen werden. Das Verhalten von Befragten kann z. B. danach beurteilt werden, ob sie vorzeitig antworten oder die vorgelesenen Passagen bis zu Ende hören, ob die Klärung einer Frage erforderlich oder eine Antwort adäquat ist. Durch eine standardisierte Beurteilung ergibt sich für jedes Interview der gleiche Beurteilungsstandard. Gründe für inadäquates Verhalten werden jedoch nicht erfasst, ebenso können formal korrekte, aber auf einem falschen Fragenverständnis basierende Antworten nicht entdeckt werden.

Probing-Verfahren: *Probings* dienen dazu, Probleme im Frageverständnis aufzudecken. Dazu werden im Rahmen einer Situation, die einem persönlichen Interview entspricht, Surveyfragen gestellt und beantwortet. Danach werden die Befragten aufgefordert, ihre Antworten zu erklären (Schuman 2008), um das Verständnis sowie problematische Begriffe zu prüfen. Dabei kann sich zeigen, dass augenscheinlich einfache Fragen mehrdeutig verstanden werden können. So wurde in einer Studie aus der Versorgungsforschung gefragt „Wie oft waren Sie in den letzten beiden Monaten beim Arzt in einer Praxis?". Das Verständnis von „Arzt" kann interpersonell stark variieren und zu unterschiedlichen Antworten führen. Manche Befragte verstehen darunter, dass sie tatsächlich bei einem Arzt in Behandlung waren, andere waren in einer Praxis, hatten aber nur mit der Sprechstundenhilfe Kontakt, andere waren in einem Krankenhaus.

Eine Variante von *Probings* besteht darin, dass Befragte aufgefordert werden, ihre Wahl für eine Antwortkategorie zu begründen („Bitte erklären Sie, warum Sie Ihr Kreuz auf diese Alternative gesetzt haben"). Damit wird offengelegt, welche Bedeutungen mit einzelnen Kategorien verknüpft sind, und es wird deutlich, welche Informationen zur Beantwortung von Surveyfragen herangezogen wurden.

Eine weitere Möglichkeit zur Verständlichkeitsprüfung besteht in der Aufforderung, eine gestellte Frage mit eigenen Worten zu wiederholen. Wenn die Paraphrasierung Antworten erbringt, die vom vorab festgelegten Bedeutungsrahmen abweichen, kann angenommen werden, dass eine Frage nicht verstanden wurde. Das gleiche ist der Fall, wenn Befragte sich exakt an die Originalformulierung halten. Auch wenn die Entwicklung von *Probings* als Prüfverfahren lange zurückliegt und sie mittlerweile zum etablierten Repertoire der empirischen Sozialforschung gehören, ist der Grad der Standardisierung niedrig, und es fehlen allgemein akzeptierte Leitlinien (Willis 2005). Insgesamt handelt es sich um ein qualitatives Vorgehen, dessen Verwendung sich am Einzelfall orientiert, also an einem aktuell zu prüfenden Instrument. *Probing*-Fragen unterliegen den gleichen Irrtumsrisiken wie die zu prüfenden Surveyfragen, ebenso hängt der Erfolg kognitiver Testungen von der Expertise der eingesetzten Interviewerinnen und Interviewer ab (Conrad/Blair 2009).

Als zusätzliches Verfahren können Konfidenzratings (DeMaio/Rothgeb 1996) durchgeführt werden. Befragte geben zunächst ein Urteil ab, danach schätzen sie mithilfe einer Ratingskala die Sicherheit ein, mit der das Urteil abgegeben wurde. Das Ziel dieser Vorgehensweise ist es, Informationen über die Stabilität und die Validität subjektiver Einschätzungen zu erhalten. Bei hoher Urteilssicherheit wird auf hohe Validität und Stabilität geschlossen, bei geringer Sicherheit sollten Urteile in hohem Grad von situativen Einflüssen abhängig sein.

Eine experimentelle Variante des Probings sind *Thinkalouds* (Sudman/Bradburn/Schwarz 1996; Willis 2005). Die Befragten werden aufgefordert, bei der Beantwortung laut zu sprechen. Dies kann sowohl während der Beantwortung geschehen (*Concurrent Thinkaloud*) als auch danach (*Retrospective Thinkaloud*). Da es während eines Interviews sehr häufig schwierig ist, den Weg, der zu einer Antwort führt, genau anzugeben, sollte der letztgenannten Methode der Vorzug gegeben werden. Es ist jedoch unklar, ob damit der tatsächlich abgelaufene Prozess erfasst wird oder ob die Antwort eine Rekonstruktion darstellt, die einen großen Anteil an ex-post-Rationalisierungen enthält.

Neben den genannten Verfahrensweisen, die in einer Modifikation des Interviewverlaufs durch Nachfragen bestehen, gibt es Ansätze, die darauf abzielen, Mängel eingesetzter Instrumente aus der Datenstruktur abzuleiten. Die Analyse von Häufigkeitsverteilungen erlaubt nur unspezifische Schlüsse auf die Qualität von Fragen. So sind Antworten problematisch, wenn einzelne Alternativen zu oft oder zu selten gewählt wurden, oder wenn sich Verweigerungen bzw. „weiß nicht"-Antworten häufen. Dieses Vorgehen setzt allerdings voraus, dass die zu untersuchende Einstellung oder ein Sachverhalt eine gleichmäßige Verteilung aufweist.

2.2 Qualitative Verfahren

Qualitative Methoden sind vergleichsweise zeitaufwendig und daher für Studien mit größeren Stichproben selten einsetzbar. Sie bilden aber insbesondere in frühen Phasen eines Forschungsprozesses eine unverzichtbare Basis für weitergehende Untersuchungen. In diesem Sinn werden qualitative Verfahren zur Hypothesengenerierung sowie zum Abstecken von Themenfeldern verwendet (Flick 2019), aber auch zur Testung von Fragebögen (Schuman 2008; Willis 2005). Diese Beschränkungen sind jedoch nicht zwingend, denn in einer eigenen Studie wurde mit einem standardisierten Verfahren begonnen, im zweiten Schritt wurden Forschungsfragen mittels qualitativer Methoden weiter untersucht, um Erklärungen für die gefundenen Ergebnisse des ersten Studienteils zu entwickeln (Geyer et al. 2008).

Qualitative Interviews werden nach mehreren Varianten (narrative, episodische, fokussierte oder Tiefeninterviews) unterschieden, die sich danach charakterisieren lassen, wie stark sie durch Vorgaben oder durch Leitfäden vorstrukturiert sind (Flick 2019). Sie lassen sich zudem danach differenzieren, wie viele Personen zugleich befragt werden (Einzelinterviews, Gruppeninterviews, Fokusgruppen). Die Antworten auf Fragen sind nicht standardisiert, was es erforderlich macht, sie als Tondokumente abzuspeichern oder wenigstens genau zu protokollieren. Es wird ein Eingangsstimulus gesetzt, es folgen ergänzende Fragen, um ein Thema weiter zu explorieren. Ein Zeitlimit wird nicht vorgegeben, sodass Gespräche auch lang werden können. Die Übergänge zwischen Interviews, die Befragten Art und Ausführlichkeit der Beantwortung überlassen und solchen, die mit strukturierten Fragevorgaben durchgeführt werden, sind fließend.

Zur Datenanalyse muss die erhaltene Information mithilfe vorgegebener Kategorien geordnet werden. Diese können entweder im Verlauf einer Untersuchung gebildet werden, was zu sehr zeitaufwendigen Auswertungsverfahren führt, oder es wird mit bereits vorhandenen Klassifikationen gearbeitet. Die beiden folgenden Beispiele sollen dies verdeutlichen.

In einer Studie zur Langzeitrehabilitation chronisch Kranker (Gerhardt 1999) wurden Idealtypen konstruiert, die z. B. positive bzw. negative Verläufe von Erkrankung und Rehabilitation von Patientinnen und Patienten repräsentieren. Diese können den beobachteten Gegebenheiten sehr nahekommen (z. B. in Gestalt kontrastierender „Fallbeschreibungen" einzelner Patientinnen und Patienten), sie können aber auch theoriegeleitete Konstruktionen zum Zwecke heuristischer Fallvergleiche sein. Kriterien für eine Konstruktion von Idealtypen in einer Studie können z. B. der Grad der Wiederherstellung der vor einer Erkrankung praktizierten Lebensroutinen oder der Grad der Reintegration ins Arbeitsleben nach der Krankenhausentlassung sein. Empirische Fälle werden mit den gebildeten Idealtypen hinsichtlich ihrer Ähnlichkeit bzw. Unähnlichkeit auf vorgegebenen Dimensionen verglichen. Damit entsteht ein Kontinuum erfolgreicher oder weniger erfolgreicher Rehabilitationsverläufe. Dieses hier nur sehr verkürzt wiedergegebene Verfahren kann durch eine Schulung von Beurteilerinnen und Beurteilern bezüglich des Gebrauchs der Kategorien bei der Datenauswertung standardisiert und damit prinzipiell einer Reliabilitätsprüfung (d. h. hier einer Untersuchung der Kategorisierungen auf den intra- und intersubjektiv konsistenten Gebrauch der Interpretationsregeln) zugänglich gemacht werden.

Die Analyse qualitativer Daten ist deutlich weniger aufwendig, wenn bereits vor Untersuchungsbeginn analytische Kategorien vorliegen, die über mehrere Studien hinweg verwendet werden können. Solche Fremdratingverfahren wurden z. B. für die Einschätzung der Schwere lebensverändernder Ereignisse (Brown/Harris 1978) und zur Klassifikation des Problembewältigungsverhaltens entwickelt (Geyer/Koch-Gießelmann/Noeres 2015). In leitfadengesteuerten Interviews erhobene und auf Band oder digital dokumentierte Informationen zu aufgetretenen Ereignissen werden anhand von Interpretationsregeln und eines ausführlichen Beispielkatalogs nach unterschiedlichen Kategorien und Ausprägungen kategorisiert. Beurteilungen aktuell einzuschätzender Ereignisse oder Verhaltensmuster orientieren sich an deren Ähnlichkeit mit bereits klassifizierten Beispielen. Im genannten Beispiel (Brown/Harris 1978) stehen mehrere Beurteilungsdimensionen zur Verfügung, z. B. der Verlust- oder Bedrohungscharakter eines Ereignisses oder die Reichweite künftiger Konsequenzen. Der Gebrauch solcher Instrumente setzt eine ausführliche Schulung und kontinuierliche Supervision voraus, wobei auch hier eine konsistente Verwendung der Interpretationsregeln durch die Beurteiler die Voraussetzung für eine ausreichende Reliabilität der Daten bildet.

In Fokusgruppeninterviews werden Gruppen von Personen zu einer vorher festgelegten Thematik befragt. Dabei gibt die Leitung der Gruppe das Thema vor bzw. strukturiert die entstehende Diskussion (Flick 2019). Eine Thematik für Fokusgruppeninterviews könnte z. B. die Verbesserung oder Beschleunigung der Notfallversorgung von Unfallverletzten sein. Teilnehmer und Teilnehmerinnen wären dann Angehörige von Rettungsdiensten, Notfallambulanzen und Krankenhäusern. Als Themenvorgabe ist zunächst eine Analyse des Istzustands, die Aufdeckung von Defiziten bzw. Koordinationsmängeln und Möglichkeiten der Abhilfe denkbar. Die Gruppengröße sollte im Idealfall zwischen acht und zehn Teilnehmerinnen und Teilnehmern variieren. Um zu vorgegebenen Themen kompetente Informantinnen und Informanten zu gewinnen, kann es erforderlich sein, vorbereitende Interviews zu führen. Durch die Zahl der beteiligten Personen und zur Vermeidung einer funktionalen Überlastung der Diskussionsleitung ist es sinnvoll, die Sitzungen als Tondokument aufzunehmen und sie in zwei Stufen auszuwerten. Im ersten Schritt werden die Gespräche und Diskussionen mittels inhaltsanalytischer Techniken ausgewertet. Dies kann durch Klassifikation der Informationen anhand vorher erstellter Kategoriensysteme und der Verwendung von Interpretationsregeln erfolgen. Auf der zweiten Stufe werden die Muster der Diskussion herausgearbeitet; dies kann sich z. B. auf die Art von Meinungsbildungsprozessen oder auf die Rolle von Meinungsführern beziehen.

Fokusgruppen können als eigenständige Methode oder als Ergänzung von Individualinterviews eingesetzt werden. Gegenstand eines Vergleichs zwischen Individualinterviews und den Ergebnissen von Fokusgruppen könnten Überschneidungen und Unterschiede von Informationen sein, die mit unterschiedlichen Methoden gewonnen wurden.

Nachteile der Fokusgruppenmethode ergeben sich daraus, dass sie eine künstliche Situation darstellen, denn Teilnehmerinnen und Teilnehmer sind nicht zufällig anwesend, sondern das Ergebnis einer Auswahl oder einer Selbstrekrutierung. Beobachtete und registrierte Interaktionen sind nicht naturalistisch, denn Verhalten ist nur als verbale Reaktion möglich, und durch den vorgegebenen Diskussionsrahmen ist eine Verallgemeinerung auf andere Umgebungsbedingungen schwierig. Dies ist durch eine Verringerung situativer Kontrolle durch Interviewer/Diskussionsleitern nur bedingt korrigierbar. Im Vergleich zu persönlichen Interviews ergibt sich der Nachteil, dass in Gruppen bestimmte Informationen und Äußerungen persönlicher Art zurückgehalten werden. Der Gruppenrahmen ermöglicht es, die Bildung von Einstellungen zu beobachten und gemeinsame Erfahrungs- und Reaktionsmuster aufzudecken.

3 Die Analyse von Routine- und Sekundärdaten

In den Gesundheitswissenschaften werden häufig Fragestellungen behandelt, die mit Surveydaten nicht beantwortet werden können. Die erforderlichen Informationen können über Surveys entweder gar nicht erfasst werden, sie können wegen Problemen des Erinnerns und der unterschiedlich ausgeprägten Bereitschaft zur wahrheitsgemäßen Beantwortung nur fehlerbehaftet erhoben werden, oder die Kosten der Durchführung sind zu hoch. Alternativen zu Befragungsdaten können daher Sekundär- oder Routinedaten sein, die zu einem anderen Zweck als für eine aktuelle Studie gesammelt wurden.

3.1 Sekundärdaten

Sekundärdaten sind wenigstens in dreierlei Form verfügbar:

- Bei *Individualdaten* liegen die Ausprägungen von Merkmalen auf individueller Ebene (üblicherweise in anonymisierter Form) vor, und es ist möglich, mehrere Variablen miteinander in Beziehung zu setzen. Dies trifft z. B. auf Daten von Schuleingangsuntersuchungen (Wattjes/Karathana/Krackhardt/Heudorf 2018) oder auf Abrechnungsdaten von Krankenkassen (Swart et al. 2014) zu. In diese Kategorie gehören auch Daten von Surveys, die bereits ausgewertet und in ihren Ergebnissen veröffentlicht wurden, wenn sie unter anderen Fragestellungen nochmals analysiert werden.
- Bei *Aggregatdaten* liegen Informationen nicht für einzelne Personen, sondern in zusammengefasster Form vor, etwa auf Stadtteilebene, auf Gemeindeebene oder noch höher aggregiert. Ein Beispiel wäre die Untersuchung des Anteils adipöser Kinder, wenn er stadtteilspezifisch oder auf bestimmte Schulen bezogen ausgewiesen wird. Bei Aggregatdaten entsteht immer dann, wenn Aussageebene und Analyseebene nicht identisch sind, die Gefahr eines ökologischen Fehlschlusses, also die Übertragung von Merkmalen eines bestimmten Aggregatniveaus (z. B. ein hoher Wohnstandard als Merkmal eines Wohngebiets) auf Individuen. So kann auf Aggregatebene z. B. ein Zusammenhang zwischen hoher Arbeitslosigkeit und Erkrankungsrisiko hergestellt und als kausal interpretiert werden, obwohl er auf Individualebene nicht existieren muss.
- *Berichte von offiziellen Stellen, Unternehmen oder anderen Institutionen* können in verschiedener Form vorliegen, etwa als Rechenschafts- und Tätigkeitsberichte oder Statistiken über Krankenhausbehandlungen. Als Zugänge kommen in diesen Fällen qualitative Verfahren, z. B. die Inhaltsanalyse, in Betracht.

Die routinemäßige Abspeicherung von Informationen und der Aufbau von Instituten, die derartige Daten vorhalten (z. B. das Datenarchiv für Empirische Sozialforschung in Köln oder das *Roper Center for Public Opinion Research* in den USA), erleichtern den Zugang und ermöglichen Vergleiche zwischen bereits durchgeführten Studien. Für die Gesundheitswissenschaften kommen Daten infrage, deren systematische Nutzung in größerem Umfang erst vor einigen Jahren begonnen hat: z. B. Datenbestände von Kranken- und Rentenversicherungen, den Kassenärztlichen Vereinigungen, von Krankenhäusern sowie Öffentlichen Gesundheitsdiensten. Durch die Verbesserung technischer Möglichkeiten haben auch die Verwendungsmöglichkeiten von Daten aus der amtlichen Statistik zugenommen (siehe z. B. die umfangreichen Datenbestände des Informationssystems der Gesundheitsberichterstattung des Bundes: www.gbe-bund.de; siehe hierzu auch den Beitrag von Kurth, Saß und Ziese). Wie bei allen Sekundärdatenanalysen ist die Menge möglicher Fragestellungen dadurch eingeschränkt, dass die Daten nicht zu Forschungszwecken gesammelt wurden. Eine Verknüpfung mit subjektiven, mittels Fragebogen gesammelten Daten hat in Deutschland wegen hoher rechtlicher Hürden bisher eher selten stattgefunden (Icks et al. 2017), da sie ohne Einwilligung der Betroffenen eine Verletzung datenschutzrechtlicher Bestimmungen bedeuten würde.

Da sich die Datenverarbeitung mittels statistischer Verfahren in der Vorgehensweise nicht vom Vorgehen bei der Behandlung von Primärdaten unterscheidet, werden in den folgenden Überlegungen nur solche Probleme erörtert, die für Sekundärdaten spezifisch sind. Das zentrale Problem bei der Nutzung bereits vorhandener Datensätze ist die Evaluation im Hinblick auf ihre Qualität und (Steward/Kamins 1993), die anhand von Routinedaten von Krankenversicherungen erörtert werden.

3.2 Leitfragen zur Evaluation von Sekundärdaten

Zu welchem Zweck wurden die Daten gesammelt?

Krankenkassendaten dienen primär der Abrechnung von Versorgungsleistungen. Dies bedeutet, dass damit unverbundene Informationen nicht erfasst sind. Es fehlen ebenfalls subjektive Angaben zu Morbidität oder Behinderungen, die nicht notwendigerweise zu einem Arztbesuch führen oder deren Behandlungen nicht von der Gesetzlichen Krankenversicherung übernommen werden. Dies betrifft z. B. die subjektiv eingeschätzte Gesundheit, alltägliche Beeinträchtigungen oder Funktionseinschränkungen.

Wer war verantwortlich für das Sammeln der Daten?

Während bei Studien, die im Auftrag von Institutionen oder Interessengruppen durchgeführt wurden, Verzerrungen z. B. durch Frageformulierungen, Antwortvorgaben oder durch das Abdecken eines bestimmten Themenspektrums auftreten können, ist diese Gefahr bei Kassendaten weniger gegeben, auch wenn sie aus unterschiedlichen Quellen stammen (Diagnosedaten aus der Klinik sollten von den behandelnden Ärztinnen und Ärzten stammen, Berufsinformationen stammen aus dem Betrieb, dem eine Beschäftigte oder ein Beschäftigter angehört, allgemeine Versicherungsdaten werden von den Angestellten der Versicherung erfasst). Trotzdem dürfen sie nicht unkritisch als valide Information interpretiert werden, denn auch Abrechnungsdaten können Fehler enthalten (Munch et al. 2016).

Welche Informationen wurden gesammelt?

Für Fragestellungen zu sozialen Ungleichheiten von Gesundheit und Krankheit zentral ist das Vorliegen von Merkmalen, die eine Klassifikation nach sozialer Schicht zulassen. Wünschbar wäre zu diesem Zweck die Verfügbarkeit der üblicherweise verwendeten Indikatoren „berufliche Position" „Schulbildung" und „Einkommen". Soziodemografische Indikatoren sind in den Daten der Gesetzlichen Krankenkassen für berufstätige Versicherte verfügbar. So sind Berufe differenziert klassifiziert, aber die Schulausbildung wird erst ab dem Jahr 2011 genau erfasst. Einkommen ist für Hauptversicherte, nicht aber für mitversicherte Familienmitglieder, und auch nur bis zur Versicherungspflichtgrenze über die Betragshöhe erfasst, was eine Differenzierung in den oberen Verdienstgruppen unmöglich macht. Die vorliegenden Angaben erlauben es nicht, auf das Haushaltseinkommen zu schließen.

Wann wurden die Daten erfasst?

Querschnittsdaten zeigen die Ausprägungen von Variablen zu einem bestimmten Zeitpunkt oder es werden Informationen retrospektiv erfasst. Krankenkassendaten sind Longitudinaldaten, d. h. sie enthalten im Idealfall ganze Krankengeschichten, und damit können Muster der Inanspruchnahme von Populationen über einen langen Zeitraum betrachtet werden (eine durchgehende Versicherungszeit bei einer Krankenkasse vorausgesetzt). Nachfragemuster von Versicherten oder Rahmenbedingungen wie die gesamtwirtschaftliche Situation sind jedoch nicht die einzigen nachfragesteuernden Parameter. So kann sich durch Veränderungen von Gesetzen (z. B. durch Veränderungen bei Zuzahlungsregelungen) die Inanspruchnahme von Leistungen des Gesundheitswesens verändern; ebenso sind Krankenhausaufenthaltsdauern vor und nach der Einführung von Fallpauschalen nicht vergleichbar.

Die genannten Beispiele betreffen gut datierbare Veränderungen, da sie auf Regelungen zurückgehen, die alle gesetzlich Versicherten betreffen. Durch über Medien vermittelte Ereignisse kann sich das Antwortverhalten ganzer Personengruppen für eine kürzere Zeitspanne verändern, und die Umstände, die dazu geführt haben, könnten in einer Sekundäranalyse einer bereits durchgeführten Studie in Vergessenheit geraten. So zeigte sich in einer Serie von repräsentativen Querschnittsuntersuchungen (Angermeyer/Matschinger 1997), dass sich die Meinung der Öffentlichkeit zu psychisch Erkrankten zwischen zwei Studien deutlich in Richtung größerer Gefährlichkeit verändert hatte, weil zwischen der ersten und einer späteren Erhebungswelle von einem psychisch gestörten Mann ein Attentat auf den Politiker Wolfgang Schäuble verübt worden war.

Wie wurden die Daten gewonnen?

Daten einer Krankenkasse entstehen nicht im Rahmen eines Forschungsprozesses, sondern als Routineaufgaben von Versicherungsverwaltungen, betrieblichen Verwaltungen, Arztpraxen und Krankenhäusern. Fehlerhafte Angaben sind bei einer Sekundäranalyse erst dann als solche erkennbar, wenn sie logische Widersprüche aufweisen, z. B. wenn Fälle mehrfach mit den genau gleichen Daten auftreten, wenn unplausible Datierungen auftreten oder wenn Datenfelder manifest falsch ausgefüllt wurden (Swart et al. 2014).

Wenn Sekundäranalysen auf Datensätzen bereits durchgeführter Studien basieren, muss geprüft werden, wie sich die unterschiedlichen Stichproben zusammensetzen und welche Einschlusskriterien zugrunde liegen. Wenn Fragebögen, Anweisungen zur Durchführung von Interviews und Untersuchungsprotokolle vorliegen, sollten auch diese in die Prüfung der Studie und in die Entscheidung über die Verwendung eines Datensatzes eingehen. Wenn in einer Untersuchung bereits entwickelte Fragebogeninstrumente verwendet werden, sollten sie hinsichtlich ihrer Brauchbarkeit überprüft werden. Grundsätzlich gilt für jeden Schritt, dass ein Datensatz umso geeigneter ist, je vollständiger und nachvollziehbarer die zugrundeliegende Studie dokumentiert ist. Andernfalls muss über mögliche Quellen von Artefakten spekuliert werden, was wiederum die Interpretierbarkeit von Analyseergebnissen beeinträchtigt.

Wie konsistent sind die Befunde?

Dieser letzte Punkt bezieht sich wiederum primär auf Untersuchungen, die unter spezifischen Fragestellungen anhand von Stichproben durchgeführt wurden. Wenn mehrere gleichartige Studien zum selben Ergebnis kommen, ist der Grad an Glaubwürdigkeit höher, als wenn Ergebnisse große Variationen aufweisen. Dies ist jedoch ein eher konservatives Argument, da es innovativer sein kann, an Inkonsistenzen anzusetzen, als bereits existierende Befunde zu replizieren.

Wenn die obenstehenden Punkte hinreichend geklärt werden können, sind Voraussetzungen gegeben, tiefergehende und an konkreten Untersuchungsfragestellungen orientierte Analysen durchzuführen. Die erneute Verwendung von Daten wissenschaftlicher Untersuchungen sollte üblicherweise weniger problematisch sein, weil sie bereits für statistische Auswertungen verwendet wurden. Bei Material aus der amtlichen Statistik, von Krankenversicherungen oder anderen nichtwissenschaftlichen Quellen ist mit Problemen bei der Datenaufbereitung zu rechnen, die von der korrekten Formatierung bis zur Notwendigkeit einer vollständigen Neustrukturierung reichen können. In jedem Fall müssen vor der statistischen Analyse fundierte Kenntnisse im Datenhandling erworben werden.

4 Einige Anmerkungen zum Datenschutz

Schutz und die Einhaltung der Vertraulichkeit im Rahmen von Studien gesammelter Daten sind nicht nur zur Erhaltung der Glaubwürdigkeit der Forschung von besonderer Bedeutung, sondern auch gesetzlich festgelegt und haben mit Verabschiedung der Europäischen Datenschutzgrundverordnung (EU-DSGVO) erheblich an Gewicht gewonnen. Diese sehr umfangreiche Thematik kann an dieser Stelle nur in den wesentlichen Grundzügen und daher unvollständig behandelt werden.

Die Datenschutz-Grundverordnung DSGVO der Europäischen Union (www.eur-lex.europa.eu/legal-content/DE/TXT/?uri=celex %3A32016R0679) trat 2018 in Kraft. Sie interpretiert den Schutz von Personen bei der Verarbeitung ihrer Daten als Grundrecht, das auch grenzübergreifend gewährleistet sein muss. Gleichzeitig soll die Weitergabe und Verarbeitung von personenbezogenen Daten, soweit dies „im Dienst der Menschheit" geschieht, weiterhin möglich sein. Dies setzt die Einwilligung der betreffenden Personen voraus. Transparenz der Datensammlung und -aufbewahrung, Zweckbindung der gesammelten Daten, Datenminimierung (Beschränkung auf die notwendigen Informationen) und angemessene Sicherheit personenbezogener Daten sind Kernelemente, über die ein lückenloser Nachweis geführt werden muss. Zur Durchsetzung der DSGVO sind deutlich höhere Bußgelder festgelegt, als das in der Vergangenheit der Fall war. Die Regelungen der DSGVO gelten auch für die Erhebung, Auswertung und Speicherung von Forschungsdaten. Hinsichtlich der Frage der Notwendigkeit, bestimmte Informationen zu erheben, der Anonymisierung von Daten sowie ihrer sicheren Speicherung und Übermittlung ergeben sich noch höhere Anforderungen als bisher. Für die Forschungspraxis – sowohl im Bereich der quantitativen als auch der qualitativen Forschung – entstehen im Zeitraum direkt nach dem Inkrafttreten der DSGVO praktische Probleme nicht zuletzt dadurch, dass die gesetzlichen Vorgaben von einzelnen Datenschützerinnen und Datenschützern unterschiedlich interpretiert werden.

Für jede Studie ist vorab ein Datenschutzkonzept zu erstellen, das die Einhaltung der relevanten rechtlichen Normen sicherstellt. Die erhobenen Daten sind von den Kontaktinformationen getrennt zu halten, sodass die Daten pseudonymisiert sind. Den Studienteilnehmerinnen und Teilnehmern ist mitzuteilen, wo die Daten gehalten werden, Kontaktpersonen sind zu benennen, und es ist darauf hinzuweisen, dass die Einwilligung zur Datensammlung und zur Nutzung jederzeit widerrufen werden kann. Insbesondere bei Onlinesurveys kann die Frage nach dem Ort der Datenspeicherung problematisch werden, wenn Programme zur Datensammlung und zur Speicherung nicht im unmittelbaren Zugriff von Forscherinnen und Forscher liegen. Künftig werden zunehmend Daten aus unterschiedlichen Quellen zusammengeführt werden. Dies erfordert weitergehende Einverständnisse der Betroffenen und ist üblicherweise nur über eine Vertrauensstelle als intermediärer Institution durchzuführen.

5 Künftige Herausforderungen und Entwicklungen

In den vorangegangenen Kapiteln ging es um sozialwissenschaftliche Verfahren, die in den Gesundheitswissenschaften zur Datensammlung eingesetzt werden. Aus didaktischen Gründen wurden sie einzeln beschrieben, was den Eindruck vermitteln könnte, dass sie im Forschungsalltag auch in dieser „puren" Form angewendet werden. In der Praxis werden qualitative und standardisierte Verfahren nebeneinander verwendet, die Unterschiede verwischen sich. Elemente der anderen in diesem Kapitel beschriebenen Methoden werden mittlerweile ebenfalls frei kombiniert, dies findet sich z. B. für das Versenden von Anschreiben und Erinnerungen an potenzielle Teilnehmerinnen und Teilnehmer. Ebenso sind qualitative Methoden nicht notwendigerweise mit *Face-to-Face*-Interviews verknüpft, sondern können bei guter Vorbereitung auch telefonisch oder über andere Medien durchgeführt werden, und Elemente postalischer Befragungen sind problemlos mit Elementen anderer Verfahren kombinierbar. Bei der Wahl einer Methode zur Datensammlung sollten nicht primär kosten- oder augenscheinlich zielgruppenorientierte Aspekte eine Rolle spielen. Abnehmende Teilnahmebereitschaft betrifft eher telefonische als *Face-to-Face*-Befragungen (Czajka/Beyler 2016), und die zunehmende Zahl internetbasierter Befragungen wird mit einer weiteren Abnahme der Teilnahmequoten erkauft. Internetsurveys haben von den beschriebenen Verfahren durchweg die niedrigsten Rücklaufquoten (Medway/Fulton 2012), und dies gilt auch dann, wenn Befragten die Wahl des Interviewformats überlassen wird (Olson/Smyth/Wood 2012).

Künftig werden vermehrt Migrantinnen und Migranten befragt werden, da sie einen steigenden Anteil an der Bevölkerung ausmachen. Aus nationalen und internationalen Surveys ist bekannt, dass Eingewanderte von Befragungen kaum erreicht werden, denn die Responseraten sind durchweg niedrig. Dies kann durch die überproportionale Berücksichtigung von Migrantinnen und Migranten teilweise ausgeglichen werden, die Auswirkungen selektiver Teilnahmebereitschaft werden mangels Vergleichsdaten nur schwer untersucht werden können. In der Literatur wird deshalb auch diskutiert, von einer strengen Zufallsauswahl abzugehen und andere (nicht zufallsgesteuerte) Formen der Stichprobenziehung zu akzeptieren (Frank et al. 2018). Die Herausforderung von Surveys beginnen jedoch bereits mit der Identifizierung und mit der Definition von Migrantinnen und Migranten, denn manche Gruppen erhielten nach der Ankunft die deutsche Staatsangehörigkeit, es ist auch zu klären, ob nur die erste oder die zweite Generation als Migranten definiert werden. Fragebögen und psychometrische Instrumente müssen übersetzt und ggfs. neu validiert werden, da das Verständnis und die Konnotationen von Begriffen über Kulturen hinweg sich stark unterscheiden können.

Derzeit sind noch weitere Entwicklungen im Gange, die das Sammeln von Daten in den Gesundheitswissenschaften verändern werden. Wie in anderen Bereichen der empirischen Sozialforschung auch, sinkt auch in gesundheitsbezogenen Studien die Bereitschaft zur Teilnahme (Meyer/Mok/James 2015). In der Surveyforschung hat dies zu Besorgnis und zur Suche nach Alternativen zur Ziehung von Zufallsstichproben geführt (Dutwin/Buskirk 2017). Niedrige Rücklaufquoten sind jedoch nicht gleichzusetzen mit einer Verschlechterung der Datenqualität, denn in Methodenstudien wurde gezeigt, dass auch niedrige Teilnahmequoten von 30 % gut interpretierbare Daten erbringen können (Koch 1998), und dass Versuche zur Ausschöpfungssteigerung auch zu Stichprobenverzerrungen führen können. Problematisch wird es dann, wenn Ausfälle in Bereichen auftreten, die für Forschungsfragestellungen kritisch sind. Für Gesundheitsstudien bedeutsam ist die mit zunehmenden gesundheitlichen Beeinträchtigungen abnehmende Bereitschaft zur Teilnahme an Studien (Keyes et al. 2018). Dies trifft sowohl auf manifeste Erkrankungen als auch auf funktionelle Beeinträchtigungen und subjektive Gesundheit zu und führt zu einer Überschätzung der Gesundheit der zugrundeliegenden Populationen. Wo immer möglich, sollten Techniken zur Überprüfung systematischer Ausfallgründe eingesetzt werden. Die beschriebene Entwicklung des Rückgangs von Responseraten betrifft primär Bevölkerungsstudien, denn in fokussierten Untersuchungen mit Patientinnen und Patienten sind noch immer Teilnahmequoten von 80 % und mehr erreichbar. Die zentralen Einflussfaktoren sind das Interesse an der Thematik und/oder persönliche Betroffenheit.

Die zunehmende Verfügbarkeit von Daten aus anderen Quellen als Befragungen sowie die technische Entwicklung von Hard- und Software führten in den letzten Jahren zu einer Zunahme der Verwendung der Daten von Krankenversicherungen, Patientenakten, Schuleingangsuntersuchungen, Registern und anderen Quellen von Routinedaten (Swart et al. 2014). Sie können sowohl zur Bearbeitung eigenständiger Fragestellungen als auch zur Validierung von Surveydaten verwendet werden (Geyer/Jaunzeme 2014).

Multimethodenansätze beinhalten vor diesem Hintergrund nicht mehr nur die Kombination von qualitativen und standardisierten Interviewformaten, sondern die Kombination von Daten aus verschiedenen Quellen, wie z. B. Registern, Akten oder Routinedaten. Das Ziel solcher Verfahren kann darin bestehen, ein möglichst vollständiges Bild über einen Gegenstandsbereich zu erhalten (Reeder/Eggleston 2018), indem subjektive und an anderer Stelle registrierte Informationen erfasst werden. Beispiele für die multimodale Sammlung von Daten sind die 2014 gestartete NAKO Gesundheitsstudie oder die Deutschen Mundgesundheitsstudien. In einer Studie zum Langzeitverlauf von Brustkrebs wurde die Kombination unterschiedlicher Datenquellen praktiziert. So wurden Daten zur Krankheitsbewältigung und zu erlebten Belastungen qualitativ erhoben und nach standardisierten Verfahren klassifiziert. Zusätzlich wurden soziodemografische Daten mittels standardisierter Fragbögen erfasst, krankheitsbezogene Informationen wurden den Patientenakten entnommen und durch Register- und Einwohnermeldeamtsdaten erweitert, um Zeitverläufe zu rekonstruieren und um Todesfälle zu erfassen (Geyer et al. 2015).

Eine letzte Entwicklung betrifft den Zeitbezug von Daten. In Arbeiten mit querschnittlichen Designs wird regelmäßig auf die Begrenzung solcher Studien hingewiesen, sie waren jedoch lange der Normalfall in der empirischen Forschung. In der Zwischenzeit liegen für gesundheitswissenschaftliche Fragestellungen sowohl national als auch international langzeitliche Datensätze vor, die es erlauben, sowohl Studien mit Messwiederholungen als auch Kohortenvergleiche durchzuführen. Für Deutschland sind dies z. B. die Studien des Robert Koch-Instituts zur Gesundheitsberichterstattung, die Deutschen Mundgesundheitsstudien oder das Sozio-Ökonomische Panel. Derartige Datenbestände erlauben es, wesentlich komplexere Fragestellungen zu bearbeiten als es mit querschnittlichen Daten möglich ist, sie erfordern jedoch ein erheblich höheres methodisches Qualifikationsniveau. Die Weiterentwicklung der gesundheitswissenschaftlichen Curricula muss diesen gestiegenen Anforderungen Rechnung tragen.

Literatur

Angermeyer, M. C./Matschinger, H. (1997). Social distance towards the mentally ill. Results of representative surveys in the Federal Republic of Germany Psychological Medicine. *Psychological Medicine, 27*, 131–141.

Arce-Ferrer, A. (2006). An investigation into the factors influencing extreme-response style. Improving meaning of translated and culturally adapted rating scales Educational and Psychological Measurement. *Educational and Psychological Measurement, 66*, 374–392.

Brown, G. W./Harris, T. (1978). *Social origins of depression*. London: Tavistock.

Cannell, C. F./Oksenberg, L./Converse, J. M. (Hrsg.) (1977). *Experiments in interviewing techniques*. Ann Arbor: University of Michigan.

Chang, L./Krosnick, J. A. (2009). National Surveys Via Rdd Telephone Interviewing Versus the Internet. *Public Opinion Quarterly, 73*(4), 641–678.

Conrad, F. G./Blair, J. (2009). Sources of Error in Cognitive Interviews. *Public Opinion Quarterly, 73*, 32–55.

Czajka, J. L./Beyler, A. (2016). *Declining Response Rates in Federal Surveys: Trends and Implications*. Washington: Mathematica Policy Research.

DeMaio, T. J./Rothgeb, J. M. (1996). Cognitive Interviewing Techniques: In the Lab and in the Field. In N. Schwarz/S. Seymour (Hrsg.): *Answering questions.* San Francisco: Jossey-Bass, 177–196.

Dillman, D./Smyth, J. D./Christian, L. M. (2014). *Internet, Phone, Mail, and Mixed-Mode Surveys: The Tailored Design Method.* New York: Wiley-VCH.

Durrant, G. B./Groves, R. M./Staetsky, L./Steele, F. (2010). Effects of Interviewer Attitudes and Behaviors on Refusal in Household Surveys. *Public Opinion Quarterly, 74,* 1–36.

Dutwin, D./Buskirk, T. D. (2017). Apples to Oranges or Gala versus Golden Delicious? Comparing Data Quality of Nonprobability Internet Samples to Low Response Rate Probability Samples. *Public Opinion Quarterly, 81,* 213–239.

Edwards, P. J./Roberts, I./Clarke, M. J./Diguiseppi, C./Wentz, R./Kwan, I. et al. (2009). Methods to increase response to postal and electronic questionnaires. *The Cochrane Database of Systematic Reviews,* (3), MR000008.

Flick, U. (2019). *An Introduction to Qualitative Research.* London: Sage.

Frank, L./Yesil-Jürgens, R./Born, S./Hoffmann, R./Santos-Hövener, C./Lampert, T. (2018). Improving the inclusion and participation of children and adolescents with a migration background in KiGGS Wave 2. *Journal of Health Monitoring, 3*(1), 126–141.

Fricker, S./Galesic, M./Tourangeau, R./Yan, T. (2005). An Experimental Comparison of Web and Telephone Surveys. *Public Opinion Quarterly, 69,* 370–392.

Gerhardt, U. (1999). *Herz und Handlungsrationalität.* Frankfurt am Main: Suhrkamp.

Geyer, S./Jaunzeme, J. (2014). Möglichkeiten und Grenzen von Befragungsdaten und Daten gesetzlicher Krankenversicherungen. In: E. Swart/P. Ihle/H. Gothe/D. Matusiewicz (Hrsg.): *Routinedaten im Gesundheitswesen. Handbuch Sekundärdatenanalyse: Grundlagen, Methoden und Perspektiven.* 2. Auflage. Bern: Huber, 223–233.

Geyer, S./Koch-Gießelmann, H./Noeres, D. (2015). Coping with breast cancer and relapse: Stability of coping and long-term outcomes in an observational study over 10 years. *Social Science & Medicine, 135,* 92–98.

Geyer, S./Norozi, K./Wessel, A./Buchhorn, R./Zoege, M. (2008). Lebenschancen nach der Operation angeborener Herzfehler. In: K. Tiesmeyer/M. Brause/M. Lierse/M. Lukas-Nülle/T. Hehlmann (Hrsg.): *Der blinde Fleck. Ungleichheiten in der Gesundheitsversorgung.* Bern: Huber, 77–92.

Heckel, C./Glemser, A./Meier, G. (2014). Das ADM-Telefonstichproben-System. In: ADM (Hrsg.): *Stichproben-Verfahren in der Umfrageforschung.* Wiesbaden: Springer, 137–166.

Hembroff, L. A./Rusz, D./Rafferty, A./McGee, H./Ehrlich, N. (2005). The cost-effectiveness of alternative advance mailings in a telephone survey. *Public Opinion Quarterly, 69,* 232–245.

Hippler, H.-J. (1988). Methodische Aspekte schriftlicher Befragungen: Probleme und Forschungsperspektiven. *Planung und Analyse, 6,* 244–248.

Icks, A./Dittrich, A./Brüne, M./Kuss, O./Hoyer, A./Haastert, B. e. a. (2017). Agreement found between self-reported and health insurance data on physician visits comparing different recall lengths. *Journal of Clinical Epidemiology, 82,* 167–172.

Keyes, K. M./Rutherford, C./Popham, F./Martins, S. S./Gray, L. (2018). How Healthy Are Survey Respondents Compared with the General Population? Using Survey-linked Death Records to Compare Mortality Outcomes. *Epidemiology, 29,* 299–307.

Koch, A. (1998). Wenn „mehr" nicht gleichbedeutend mit „besser" ist: Ausschöpfungsquoten und Stichprobenverzerrungen in allgemeinen Bevölkerungsumfragen. *ZUMA-Nachrichten, 42,* 66–90.

Leeuw, E. de/Callegaro, M./Hox, J./Korendijk, E./Lensvelt-Mulders, G. (2007). The Influence of Advance Letters on Response in Telephone Surveys. *Public Opinion Quarterly, 71,* 413–443.

Medway, R. L./Fulton, J. (2012). When More Gets You Less: A Meta-Analysis of the Effect of Concurrent Web Options on Mail Survey Response Rates. *Public Opinion Quarterly, 76,* 733– 746.

Medway, R. L./Tourangeau, R. (2015). Response Quality in Telephone Surveys: Do Prepaid Cash Incentives Make a Difference? *Public Opinion Quarterly, 79,* 524–543.

Meier, G./Glemser, A./Heckel, C. (2014). Random-Telefonstichproben. In: ADM (Hrsg.): *Stichproben-Verfahren in der Umfrageforschung.* Wiesbaden: Springer, 117–135.

Meyer, B./Mok, W./James, X. (2015). Household Suveys in Crisis. *Journal of Economic Perspectives, 29,* 199–226.

Micheelis, W./Geyer, S. (2018). Soziale Ungleichheit bei der Mundgesundheit in Deutschland. *Public Health Forum, 26*(4), 368–370.

Moors, G./Kieruj, N. D./Vermunt, J. K. (2014). The effect of labeling and numbering of response scales on the likelihood of response bias. *Sociological Methodology, 44,* 369–399.

Munch, C./Gottschall, M./Hubsch, G./Koberlein-Neu, J./Schubel, J./Bergmann, A. et al. (2016). Qualität der hausärztlichen Diagnosedokumentation in Patientenakten. Eine Analyse am Beispiel von Schilddrüsenerkrankungen. *Zeitschrift für Evidenz, Fortbildung und Qualität im Gesundheitswesen, 115–116,* 56–62.

Olson, K./Smyth, J. D./Wood, H. M. (2012). Does Giving People Their Preferred Survey Mode Actually Increase Survey Participation Rates? An Experimental Examination. *Public Opinion Quarterly, 76,* 611–635.

Preston, C. C./Colman, A. M. (2000). Optimal number of response categories in rating scales: reliability, validity, discriminating power, and respondent preferences. *Acta Psychologica, 104,* 1–15.

Reeder, L./Eggleston, J. (2018). Does Encouraging Record Use for Financial Assets Improve Data Accuracy? Evidence from Administrative Data. *Public Opinion Quarterly, 82,* 686–706.

Rohrmann, B. (1978). Empirische Studien zur Entwicklung von Antwortskalen für die empirische Forschung. *Zeitschrift für Sozialpsychologie, 9,* 222–245.

Schnell, R./Hill, P. B./Esser, E. (2008). *Methoden der empirischen Sozialforschung.* München: Oldenbourg.

Schober, M. F./Conrad, F. G. (1997). Does conversational interviewing reduce measurement error? *Public Opinion Quarterly, 61,* 576–602.

Schuman, H. (2008). *Method and Meaning in Polls and Surveys.* Cambridge: Harvard University Press.

Schwarz, N. (1998). Warmer and more social: Recent trends in cognitive social psychology. *American Journal of Sociology, 24,* 239–264.

Steward, D. W./Kamins, M. A. (1993). *Secondary Research. Information, sources, and methods.* Newbury Park: Sage.

Sudman, S./Bradburn, N. M. /Schwarz, N. (1996). *Thinking about answers.* San Francisco: Jossey-Bass.

Swart, E./Ihle, P./Gothe, H./Matusiewicz, D. (Hrsg.) (2014). *Routinedaten im Gesundheitswesen. Handbuch Sekundärdatenanalyse: Grundlagen, Methoden und Perspektiven.* 2. Auflage. Bern: Huber.

Thoma, M./Zimmermann, M. (1996). Zum Einfluß der Befragungstechnik auf den Rücklauf bei schriftlichen Umfragen – Experimentelle Befunde zur „Total-Design-Methode". *ZUMA-Nachrichten, 39,* 141–157.

Tourangeau, R./Conrad, F. G./Couper, M. P. (2013). *The science of web surveys.* New York: Oxford University Press.

Tourangeau, R./Maitland, A./Rivero, G./Sun, H./Williams, D./Yan, T. (2017). Web Surveys by Smartphone and Tablets. Effects on Survey Responses. *Public Opinion Quarterly, 81,* 896– 929.

Wattjes, A./Karathana, M./Krackhardt, B./Heudorf, U. (2018). Die Schuleingangsuntersuchung: Ein kritischer Blick auf Historie und Status quo. *Das Gesundheitswesen, 80,* 310–316.

Weijters, B./Cabooter, E./Schillewaert, N. (2010). The effect of rating scale format on response scales: The number of response categories and response category labels. *International Journal of Research in Marketing, 27,* 236–247.

Willis, G. B. (2005). *Cognitive Interviewing. A tool for improving questionnaire design.* Thousand Oaks: Sage.

Methoden der gesundheitsökonomischen Evaluation

Wolfgang Greiner

Aufgrund von Marktunvollkommenheit ist eine freie Preisbildung in vielen Bereichen des Gesundheitswesens nicht möglich. Ähnlich wie beispielsweise im Verkehrswesen, wo im Straßenbau ebenfalls vor allem kollektive Entscheidungen die Nachfrage bestimmen, werden Kosten-Analysen angewandt, um möglichst objektiv und nachvollziehbar festzustellen, ob der Zusatznutzen einer Maßnahme die damit verbundenen Zusatzkosten rechtfertigt. Grundlage ist die ökonomische Wohlfahrtstheorie, deren Ziel die allokative und technische Effizienz des Einsatzes knapper Ressourcen ist. Die ökonomische Evaluation ist mittlerweile fester Bestandteil des sogenannten „Health Technology Assessments" (HTA), bei dem auch medizinische, soziale, ethische und juristische Aspekte einer medizinischen Maßnahme erfasst und beurteilt werden. In diesem Beitrag werden die Grundformen der Wirtschaftlichkeitsuntersuchungen sowie Grundlagen der Kosten- und Nutzen-Bewertung dargelegt. Von besonderer Bedeutung ist dabei die Messung der gesundheitsbezogenen Lebensqualität, die direkt in Kosten-Nutzwert-Analysen eingeht und auf diese Weise die Perspektive der Patientinnen und Patientinnen in die ökonomische Beurteilung einbezieht. Für die dynamische Betrachtung des Verhältnisses von Kosten und Nutzen werden häufig entscheidungsanalytische Modelle herangezogen. Zur Vergleichbarkeit der Ergebnisse ist eine Standardisierung der Vorgehensweise notwendig, die aber gleichzeitig einer methodischen Weiterentwicklung nicht im Wege stehen darf.

1 Grundlagen der gesundheitsökonomischen Evaluation

1.1 Unvollkommenheiten des Marktes für Gesundheitsgüter und -dienstleistungen

Die ökonomischen Rahmenbedingungen haben sich international für den Gesundheitssektor in den letzten drei Jahrzehnten gravierend verändert. Getragen vom ökonomischen Wachstum sind in den meisten Industriestaaten während der 1960er Jahre die Ausgaben für Gesundheit stark angestiegen. Allerdings hat sich seit Mitte der siebziger Jahre in den meisten europäischen Industriestaaten und in Nordamerika das ökonomische Wachstum verlangsamt. Neben den konjunkturellen Einbrüchen sehen sich die Volkswirtschaften weiteren Herausforderungen gegenüber, die die Finanzierungsmöglichkeiten von Gesundheitsleistungen nachhaltig beeinflussen, wie z. B. die demografische Entwicklung. Ein sich ändernder Altersaufbau der Bevölkerung trägt dazu bei, dass die medizinische Versorgung einer steigenden Zahl von älteren Menschen durch die arbeitende Bevölkerung finanziert werden muss. Diese Entwicklung sowie eine Zunahme an chronischen Erkrankungen und Multimorbidität führen zu einer Erhöhung der Nachfrage nach Gesundheitsleistungen. Auch der medizinisch-technische Fortschritt hat hierauf wesentlichen Einfluss, da er die Möglichkeiten des medizinisch Machbaren kontinuierlich ansteigen lässt. Damit werden in der Bevölkerung weitergehende Erwartungen an das Gesundheitswesen geweckt.

Entsprechende Nachfrageverschiebungen sind für dynamische Märkte an sich nicht problematisch, soweit es gelingt, die entsprechenden Kapazitäten zur Befriedigung der steigenden Nachfrage ohne größere Brüche und Verzögerungen (Friktionen) zu schaffen und dafür andere Kapazitäten nach und nach abzubauen. Ein entsprechender Prozess wird regelmäßig durch eine Veränderung der Preise angeregt, denn eine steigende Nachfrage ist auf einem vollkommenen Markt (also bei ausschließlich rational handelnden Marktteilnehmern) mit steigenden Preisen verbunden, die die Produzenten veranlassen, sich den veränderten Präferenzen der Konsumentinnen und Konsumenten anzupassen. Anders als in anderen Wirtschaftsbereichen ist im Gesundheitswesen aber in der Regel ein sehr umfassender Versicherungsschutz der Patientinnen und Patienten anzutreffen, was den Preis als Nachfrageparameter für den Endverbraucher uninteressant macht, da die Kosten der medizinischen Leistungen nicht von ihm, sondern von einer anonymen Solidar- bzw. Versichertengemeinschaft getragen werden. Bei vollständigem Versicherungsschutz wird der Konsum z. B. für ein Arzneimittel nicht nur so weit ausgedehnt, bis die Kosten der letzten produzierten Einheit einer Leistung (Grenzkosten) den Grenznutzen entsprechen (wie auf einem völlig freien Markt), sondern bis eine vollständige Sättigung der Nachfrage erfolgt ist.

Hinzu kommt, dass die Patientinnen und Patienten nur eingeschränkt als rationale Konsumentinnen und Konsumenten auftreten, weil ihnen zur Beurteilung der Qualität und Angemessenheit der Behandlung in der Regel die notwendigen medizinischen Kenntnisse fehlen und/oder ihre Beurteilungsfähigkeit (z. B. bei starken Schmerzen, Lebensbedrohung oder Ohnmacht) eingeschränkt ist (unvollständige „Konsumentensouveränität"). Dieser Umstand wird insbesondere dann zu einem Problem, wenn Ärztinnen und Ärzte nicht mehr als Sachwalter der Patientinnen und Patienten auftreten, die vollständig dessen Interessen vertreten, sondern eigene (z. B. finanzielle) Ziele verfolgen.

Eine rein marktmäßige Allokation (Verwendung) der Ressourcen ist im Gesundheitswesen infolge der beschriebenen Unvollkommenheiten des Marktes nur in sehr wenigen Teilbereichen anzutreffen. Stattdessen haben politische bzw. staatliche oder halbstaatliche Institutionen (wie in Deutschland der sogenannte „Gemeinsame Bundesausschuss", ein Organ der Krankenkassen und Verbände der Ärztinnen und Ärzte mit umfangreichen Regulierungsrechten) immer mehr die Aufgabe übernommen, Leistungsausschlüsse für das jeweilige Gesundheitssystem vorzunehmen. Ethische Aspekte der Rationierungsproblematik machen deutlich, welch hohe Anforderungen an einen rationalen Entscheidungsprozess einer solchen Rationierung zu stellen sind. Ökonomische Evaluationen können in dieser Situation ihren Beitrag zu einer Versachlichung der Diskussion leisten, indem sie nachvollziehbare Informationen zur Effizienz der zur Verfügung stehenden Alternativen liefern.

Der folgende Beitrag soll nach einem kurzen Einblick in die theoretischen Grundlagen der Thematik und dem übergreifenden Konzept des *Health Technology Assessments* (HTA) einen Überblick zum derzeitigen methodischen Stand der gesundheitsökonomischen Evaluation geben. Dabei wird neben der Kostenanalyse ein besonderer Schwerpunkt auf die Bewertung gesundheitsbezogener Lebensqualität gelegt werden, die mittlerweile ein wichtiger Bestandteil zur Abschätzung des Nutzens einer medizinischen Maßnahme auch aus ökonomischer Sicht geworden ist. Den Abschluss bildet ein Ausblick auf zukünftige Entwicklungstendenzen, die sich derzeit bei der Methodik der ökonomischen Evaluation abzeichnen.

1.2 Ökonomische Wohlfahrtstheorie

Theoretische Grundlage der ökonomischen Evaluation ist die ökonomische Wohlfahrtstheorie nach von Neumann und Morgenstern (1944). Sie beschreibt, wann ein Optimum an gesellschaftlicher Wohlfahrt bei gegebenen Ressourcen erreicht ist (Effizienz) und wie die Wohlfahrt durch Veränderungen der Allokation der Ressourcen verändert werden kann. Der bekannteste Grundsatz ist das sogenannte „ökonomische Prinzip", nach dem eine bestimmte nach Qualität und Umfang definierte Leistung mit möglichst geringem Ressourceneinsatz erstellt werden sollte, um (technische, das heißt auf die Produktion bezogene) Effizienz zu erreichen. Werden die Preise für die erforderlichen Ressourcen miteinbezogen, spricht man von Kosten-Effektivität. Die Forderung gemäß dem ökonomischen Prinzip kann auch lauten, bei gegebenem Budget ein maximales Ergebnis zu erreichen (z. B. im Gesundheitswesen maximal gute Gesundheit). Damit ist allerdings noch nichts darüber ausgesagt, ob die (ggf. technisch effizient) erstellten Leistungen auch den Wünschen (Präferenzen) der Konsumentinnen und Konsumenten entsprechen. Wenn dies erreicht ist, spricht man von allokativer Effizienz.

In der gesundheitsökonomischen Evaluation wird insbesondere technische Effizienz angestrebt. Güter, Leistungen und Gesundheitsprogramme werden dann als effizient bezeichnet, wenn sie bei gegebenem Budget (in Deutschland beispielsweise festgelegt durch das Arzneimittelbudget der einzelnen Arztpraxen und die Deckelung der Gesamtausgaben durch den Grundsatz der Beitragssatzstabilität) ein Höchstmaß an gesundheitlichem Nutzen erzeugen. Wenn es andere Alternativen gibt, die dieses Ergebnis mit einem geringeren Ressourceneinsatz erreichen, gelten diese als effizienter und werden vorgezogen.

1.3 Health Technology Assessment (HTA) und „4. Hürde"

Gesundheitsökonomische Evaluationen sind heute in vielen Fällen Teil eines umfassenden *Health Technology Assessments* (HTA). Gemeint ist damit eine strukturierte Analyse zu den direkten und indirekten Konsequenzen der Anwendung neuer oder bereits etablierter Technologien der Gesundheitsversorgung in Bezug auf ihre medizinischen und ökonomischen, aber auch ihre sozialen, rechtlichen und ethischen Wirkungen (Sacchini et al. 2009). Das HTA beinhaltet also nicht nur medizinische Aspekte zur Beurteilung einer Gesundheitsleistung, sondern schlägt eine Brücke zwischen der Medizin auf der einen und den Sozial- und Verhaltenswissenschaften auf der anderen Seite. Mit dem HTA wird das Ziel verfolgt, eine evidenzbasierte Unterstützung von Entscheidungen über die Einführung neuer Technologien oder die Neubewertung bereits etablierter Verfahren zu ermöglichen. Der Begriff der Technologie ist dabei recht weit gefasst und beinhaltet neben Arzneimitteln auch medizinische Geräte, medizinische und chirurgische Verfahren sowie Gesundheitsprogramme und Organisationseinheiten in der Gesundheitsversorgung (z. B. Intensivstationen).

Zudem wird für Arzneimittel in vielen Ländern zunehmend nach der Zulassung noch eine Prüfung der Wirtschaftlichkeit der Wirkstoffe gefordert, wenn die Produkte im jeweiligen Gesundheitssystem erstattet werden sollen. In Australien wurde eine derartige Regelung bereits 1993 eingeführt (*Pharmaceutical Benefit Scheme*, PBS). Demnach kommen auch arzneimittelrechtlich zugelassene Medikamente erst dann auf eine Positivliste erstattungsfähiger Produkte, wenn neben Wirksamkeit, Sicherheit und Qualität auch deren Wirtschaftlichkeit nachgewiesen worden ist (sogenannte „Vierte Hürde"). Ähnliche Regelungen gelten mittlerweile beispielsweise in großen Teilen Kanadas (Ontario und British Columbia), in Großbritannien, Finnland, den Niederlanden und Schweden. Als sehr einflussreich gilt das *National Institute for Health and Care Excellence* (NICE) in Großbritannien, dessen Empfehlungen vergleichsweise großen Einfluss auf das tatsächliche Versorgungsgeschehen in England und

Wales haben. In Deutschland ist das das Institut für Qualität und Wirtschaftlichkeit im Gesundheitswesen (IQWiG) federführend für HTA. Mit dem IQWiG, das nach seinem gesetzlichen Auftrag neben den Nutzen- seit 2007 auch Kosten-Nutzen-Bewertungen für den Gemeinsamen Bundesausschuss der Krankenkassen und Ärzte in Deutschland vornimmt, ist *Health Technology Assessment* auch im deutschen Gesundheitssystem zumindest teilweise etabliert worden. Die Ständige Impfkommission (STIKO) am Robert Koch-Institut (RKI) nutzt zudem regelmäßig Kosten-Nutzen-Analysen als eine der Evidenzgrundlagen für Impfempfehlungen (Damm/Ultsch 2015). Auf europäischer Ebene hat in den letzten Jahren das Netzwerk EUnetHTA (dem in Deutschland auch das IQWiG, der GBA und das DIMDI angehören) projektbasiert zur internationalen Harmonisierung beigetragen (Kristensen et al. 2009).

2 Grundformen

Wirtschaftlichkeitsuntersuchungen im Gesundheitswesen werden wie in Abbildung 1 dargestellt nach verschiedenen Grundformen unterschieden, die sich insbesondere danach unterteilen, ob neben Kosten auch Nutzen einer Maßnahme bei der Bewertung berücksichtigt werden (Drummond et al. 2015). Sie sollen nachfolgend kurz erläutert werden.

Abbildung 1: Grundformen der Wirtschaftlichkeitsuntersuchungen

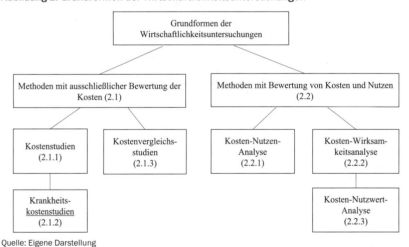

Quelle: Eigene Darstellung

2.1 Ausschließliche Berücksichtigung der Kosten

2.1.1 Kostenstudien

Die Basis jeder weiteren Wirtschaftlichkeitsanalyse stellt zunächst die Erfassung der Kosten dar. Ohne die Kenntnis über die Ressourcen, die für eine bestimmte Behandlungsmethode benötigt werden, ist die Analyse mittels weitergehender Konzepte wie z. B. Kosten-Wirksamkeitsstudien nicht möglich. Als eigenständige Studienform ist die reine Kostenanalyse allerdings nur in zwei Bereichen von ökonomischem Wert: Erstens zur Erfassung von Krankheitskosten (siehe Kapitel 2.1.2) und zweitens zur Bestimmung des durchschnittlichen Ressourcenbedarfs bei Pauschalhonorierungssystemen von medizinischen Gütern und Dienstleistungen wie z. B. Fallpauschalen. Darüber hinaus hat die Kostenanalyse eine hohe betriebswirtschaftliche Bedeutung (z. B. im Controlling von Krankenhäusern), was aber im engeren Sinne nicht zur gesundheitsökonomischen Evaluation gehört.

Seit 2002 erfolgt in Deutschland die Krankenhaushonorierung auf der Grundlage sogenannter „Diagnosis Related Groups" (DRGs), also Fallpauschalen, die vor allem an der Diagnose der Patientinnen und Patienten orientiert werden und nicht mehr in erster Linie an dem individuellen Behandlungsaufwand. Diese Umstellung des Finanzierungssystems hat der Technik der Kostenermittlung im Gesundheitswesen zu einem neuen Stellenwert verholfen. Da die Pauschalen sämtliche Kosten eines bestimmten Behandlungsfalles abdecken sollten, werden sie neben der Hauptdiagnose auch nach Schwere der Erkrankung und Nebendiagnosen differenziert. Um dem Ziel einer besseren Allokation knapper Ressourcen näher zu kommen, ist neben einer adäquaten Klassifikation der Patientinnen und Patienten in Krankheitsgruppen eine zutreffende Kostenermittlung notwendig (siehe hierzu auch den Beitrag von Blum).

Die Bedeutung der Kostenanalyse wird in Folge der weiteren Verbreitung von Pauschalhonorierung und Leistungskomplexhonoraren (also der zusammengefassten Honorierung einzelner Leistungsbündel) zunehmen. Ihre Hauptbedeutung ergibt sich aber vor allem als Grundlage aller anderen gesundheitsökonomischen Studientypen (wie der Kosten-Wirksamkeitsanalyse) sowie von Krankheitskostenstudien.

2.1.2 Krankheitskostenstudien

Krankheitskostenstudien (*Cost-of-Illness-Studies*) analysieren die Kosten einer bestimmten Krankheit für ein gesamtes Gesundheitssystem mit dem Ziel, der Gesundheitspolitik Hinweise auf die ausgabenbezogene Bedeutung einer bestimmten Krankheit zu geben. Weiterhin werden die Ergebnisse dieser Studien als Grundlageninformationen für gesundheitsökonomische Modellierungsstudien (z. B. zu den Behandlungskosten einzelner Schweregrade einer Erkrankung) genutzt. Dabei werden sowohl die direkten wie auch die indirekten Kosten inklusive der Folgekosten sowie epidemiologische Daten in die Analyse mit einbezogen. Krankheitskostenstudien können auch einen vergleichenden Charakter haben, z. B. werden in einigen Fällen Krankheitskosten verschiedener Gruppen (Raucher versus Nicht-Raucher etc.) miteinander verglichen.

Es sind je nach Aggregationsniveau unterschiedliche Studiendesigns möglich. So werden entweder die Krankheitskosten pro Patientin bzw. Patient oder die Kosten einer bestimmten Erkrankung für die Gesamtgesellschaft berechnet. Abhängig vom Betrachtungszeitraum wird zudem zwischen dem sogenannten „Prävalenz- und dem Inzidenzansatz" unterschieden (Schulenburg/Greiner 2013). Bei dem Prävalenzansatz werden alle aktuell von der Krankheit betroffenen Patientinnen und Patienten mit ihren Behandlungskosten innerhalb einer bestimmten Zeitperiode (meist ein Kalenderjahr) einbezogen. Bei dem Inzidenzansatz werden für Patientinnen und Patienten, deren Erkrankung gerade neu diagnostiziert worden ist, die Krankheitskosten bis zur Heilung oder bei chronischen Krankheiten auch über die gesamte Restlebenszeit berechnet. Diese Vorgehensweise erfordert sehr differenzierte medizinische und epidemiologische Daten über die nicht selten lange Dauer der Erkrankung und ist daher in der Praxis kaum anzutreffen. Der Inzidenzansatz hat aber große Vorteile z. B. bei der Bewertung von Präventionsstrategien, die eine langfristige Betrachtung erfordern.

Die Ergebnisse solcher Untersuchungen sind durchaus politikrelevant, wenn daraus gesundheitspolitische Handlungsempfehlungen abgeleitet werden. Krankheitskostenstudien können z. B. als Teil von *Burden-of-Disease*-Studien (Plass et al. 2014) bei der Planung von Einrichtungen im Gesundheitswesen zur Prioritätensetzung von Nutzen sein, wenn die zukünftige ökonomische Belastung (z. B. durch demografischen Wandel oder neu aufgetretene Krankheiten) abgeschätzt werden soll (siehe auch den Beitrag von Kurth, Saß und Ziese zu *Burden-of-Disease*-Berechnung in Deutschland). Informationen über bestimmte Indikationen können zudem dazu führen, dass die Gesundheitspolitik auf eine Unterausstattung mit Mitteln im Allgemeinen oder auch bei bestimmten Krankheiten aufmerksam gemacht wird. Allerdings sagt der absolute Kostenbetrag einer Indikation wenig darüber aus, ob aktuell ein Handlungsbedarf durch die Gesundheitspolitik besteht. Für eine rationale Allokation ist schließlich nicht der absolute Betrag entscheidend, der für eine bestimmte Alternative aufgewendet wird, sondern die ökonomische Überlegenheit einer Handlungsalternative gegenüber einer anderen. Krankheitskostenstudien könnten also falsche Signale für die Gesundheitspolitik geben.

2.1.3 Kostenvergleichsstudien

Wenn davon ausgegangen werden kann, dass die untersuchten alternativen Behandlungsmethoden zu gleichwertigen medizinischen Ergebnissen führen, ist ein einfacher Kosten-Kosten-Vergleich der unterschiedlichen Behandlungsformen ausreichend (Kosten-Vergleichsanalyse). Den Kosten werden die monetären Nutzen durch Vermeidung überflüssiger Leistungen oder durch einen günstigeren Krankheitsverlauf (und damit z. B. weniger Krankenhausaufenthalten) gegenübergestellt. Im Allgemeinen unterscheiden sich allerdings die Behandlungsmethoden bezüglich ihrer medizinischen oder pflegerischen Wirksamkeit. Ein einfacher Kosten-Kosten-Vergleich ist dann für die Beurteilung der alternativen Methoden nicht mehr adäquat, da bei diesem Studientyp nur die Einsatzfaktoren (Inputs) in die Analyse eingehen (Greiner 2005).

2.2 Berücksichtigung von Kosten und Nutzen

Insbesondere neue, innovative Formen der Diagnostik oder Therapie können im Vergleich zu den bisherigen Behandlungsformen zu überlegenen Ergebnissen (bei in der Regel höheren Kosten) führen. Dann sind Studienformen zu wählen, die bei der Analyse auch den Nutzen berücksichtigen. Dazu gehören die Kosten-Nutzen-, Kosten-Wirksamkeits- und die Kosten-Nutzwert-Analyse, die in den folgenden Abschnitten erläutert werden sollen.

2.2.1 Kosten-Nutzen-Analyse und Willingness-to-pay (WTP)

Der Begriff der Kosten-Nutzen-Analyse wird angewendet, wenn alle relevanten Kosten- und Nutzen-Komponenten in Geldeinheiten gegenübergestellt werden, wodurch die Bewertungsgrößen problemlos aggregiert und verglichen werden können. Nachteilig an dieser Vorgehensweise ist, dass sämtliche Kosten- und Nutzeneffekte in Geldeinheiten bewertet werden müssen, um diese bei der Analyse mit einzubeziehen. Dies ist aber sowohl aus methodischen Gründen, auf die noch eingegangen werden soll, als auch aus Gründen der Akzeptanz im Gesundheitswesen problematisch. So stößt die vollständige Bewertung aller Effekte (nicht nur der Kosten) in Geldeinheiten nicht selten auf Verständnisprobleme bei den Entscheidungsträgern, da beispielsweise den Verbesserungen der Lebensqualität durch eine verbesserte Schmerztherapie oder der Vermeidung eines krankheitsbedingten Todesfalls intuitiv kein angemessener Geldbetrag zugeordnet werden kann. Die ausschließlich monetäre Bewertung solcher Therapieeffekte führt häufig zu Missverständnissen bei Ärzten, die diese Vorgehensweise als den aus ihrer Sicht unmoralischen Versuch interpretieren, menschlichem Leben einen absoluten monetären Wert zuzuschreiben. Statt einer monetären Bewertung wird in Kosten-Nutzen-Analysen daher teilweise den quantitativen Kosten-Berechnungen eine Liste qualitativer Effekte der einzelnen Behandlungsalternativen beigefügt, die aber eher informativen Wert haben, als dass sie ein direktes Entscheidungskriterium darstellen.

Eine monetäre Bewertung sogenannter „intangibler Effekte", also von Behandlungswirkungen, die sich der direkten Zurechnung eines Geldbetrages entziehen (wie Lebensqualitätsverbesserungen oder Lebenszeitverlängerungen), wird dennoch von Zeit zu Zeit vorgenommen. Es kommt dann der *Willingness-to-pay*-Ansatz (WTP) zur Anwendung, bei dem durch direkte Befragung oder durch indirekte Messmethoden die maximale Zahlungsbereitschaft eines Individuums für das Abwenden oder die Reduktion gesundheitlicher Risiken festgestellt wird. Bei der direkten Messung der Zahlungsbereitschaft werden zu diesem Zweck bestimmte Szenarien präsentiert, bei denen ein bestimmter Gesundheitszustand beschrieben wird (z. B. die Situation, in der sich Diabetespatientinnen und -patienten befinden). Anschließend soll der oder die Befragte einen Geldbetrag angeben, den er, wenn er oder sie selbst in dieser Situation wäre, maximal für eine bestimmte Gesundheitsleistung bereit wäre zu zahlen, die dazu beiträgt, dass sich der beschriebene Gesundheitszustand verbessert oder zumindest nicht verschlechtert. Neben der direkten Frage nach der Zahlungsbereitschaft sind auch sogenannte „Auktionsverfahren" (*bidding games*) gebräuchlich, bei denen die Frage gestellt wird, ob die Zahlung eines bestimmten Geldbetrages für die Verbesserung der beschriebenen gesundheitlichen Situation noch akzeptabel ist. Diese Befragung wird mit verschiedenen Geldbeträgen solange durchgeführt, bis die maximale Zahlungsbereitschaft des oder der Befragten erreicht ist.

Allerdings zahlen Patientinnen und Patienten auf dem Markt für Gesundheitsleistungen nicht direkt an den Leistungserbringer, sondern in den allermeisten Fällen werden die Kosten von einem anderen Kostenträger (Versicherung oder Staat) übernommen. Deshalb sind Fragestellungen vorzuziehen, bei denen der maximale Betrag erfragt wird, den der oder die Befragte bereit ist, als zusätzliche Versicherungsprämie zu zahlen, damit eine bestimmte Gesundheitsleistung in das Leistungspaket des Gesundheitssystems aufgenommen wird.

Der WTP-Ansatz schafft bei ökonomischen Analysen die Möglichkeit, Kosten und Nutzen ohne Brüche durch unterschiedliche physische Dimensionen (z. B. dem Vergleich zusätzlicher Kosten bei gleichzeitig verbesserter Lebensqualität) direkt gegeneinander abzuschätzen. Andererseits ist der Ansatz auch mit einer Reihe von Nachteilen verbunden. Befragte könnten z. B. ihre tatsächliche Zahlungsbereitschaft durch Angabe zu hoher oder zu niedriger Werte verschleiern, um eigene Interessen zu verfolgen (strategischer Bias). Eine hohe Zahlungsbereitschaft würde beispielsweise auf eine hohe gesellschaftliche Erwünschtheit bestimmter Maßnahmen schließen lassen, die tatsächlich wegen der überhöhten Angaben im Interview so nicht gegeben ist. Möglich ist auch, dass der oder die Befragte Antworten gibt, von denen er meint, dass der Interviewer diese zu hören wünscht (Interviewer-Bias). Der Interviewer kann unbewusst beim Auktionsverfahren schon durch die Auswahl des Ausgangspunktes der Befragung Einfluss auf das Antwortverhalten des Probanden nehmen und ihn auf eine bestimmte Größenordnung seiner Zahlungsbereitschaft festlegen (range bias).

Weitere Probleme betreffen die Erläuterung des Gesundheitszustandes und der Gesundheitsleistung in der Fragestellung, die einerseits sehr detailliert und andererseits nicht zu verwirrend für die medizinischen Laien sein darf, und den Einfluss des Einkommens und des Vermögens der Befragten auf ihre individuelle Zahlungsbereitschaft. Probanden und Probandinnen mit höherem Einkommen sind eher bereit und in der Lage, höhere Beträge für Gesundheitsleistungen zu zahlen. Insgesamt kann festgestellt werden, dass die direkte Messung der Zahlungsbereitschaft mittels Befragung mit der Gefahr einer ganzen Reihe möglicher Verzerrungen verbunden ist, die das Ergebnis verfälschen können. In der Praxis der gesundheitsökonomischen Evaluation stellen daher WTP-Ansätze eher eine Ausnahme dar.

2.2.2 Kosten-Wirksamkeitsanalyse und Inkrementelle Kosten-Effektivität (ICER)

Bei Kosten-Wirksamkeits-Analysen werden die Erträge anders als bei Kosten-Nutzen-Analysen nicht als monetäre Größen angegeben, sondern es werden unterschiedlichste medizinische oder epidemiologische Outcomeeinheiten zugrunde gelegt (z. B. zusätzliche Lebensjahre oder niedriger Blutdruck). Welche Ergebnisparameter im konkreten Fall angemessen sind, wird nicht ökonomisch, sondern (wie bei klinischen Studien) medizinisch vorab im Studienprotokoll bestimmt. Als Ergebnis der Kosten-Wirksamkeits-Analyse wird berechnet, wie viel beispielsweise ein zusätzlich gewonnenes Lebensjahr kostet. Im Sinne des ökonomischen Prinzips, bei gegebenem Input einen möglichst hohen Outcome zu erhalten, werden dann verschiedene Behandlungsalternativen verglichen, und diejenige Alternative mit der günstigsten Input-Output-Relation (z. B. die wenigsten Geldeinheiten pro gewonnenem Lebensjahr) wird gewählt. Üblich ist auch, Behandlungsalternativen paarweise in Kosten-Wirksamkeitsquotienten zusammen zu fassen und damit sogenannte „inkrementelle Kosten-Wirksamkeitsquotienten" (Incremental Cost-Effectiveness Ratios = ICER) zu bilden (Drummond et al. 2015):

$$\frac{\text{Kosten Maßnahme A} - \text{Kosten Maßnahme B}}{\text{Nutzen Maßnahme A} - \text{Nutzen Maßnahme B}} = \text{Zusatzkosten pro Nutzeneinheit (ICER)}$$

Beispiel:

- Kosten A: 400 Euro, Kosten B: 300 Euro
- Nutzen A: 6 Lebensjahre, Nutzen B: 5 Lebensjahre
- ICER = (400–300) Euro / (6–5) Lebensjahre
  = 100 Euro/zusätzlichem Lebensjahr

Problematisch an diesem Konzept ist, dass nur Gesundheitsprogramme verglichen werden können, die identische Outcomes, gemessen in denselben natürlichen Einheiten, liefern. Damit ist der Vergleich der Kosteneffektivität zwischen verschiedenen Krankheiten mit dieser Form der Wirtschaftlichkeitsanalyse kaum möglich.

Das Institut für Qualität und Wirtschaftlichkeit im Gesundheitswesen (IQWiG) verfolgt bei seiner Methodik zur Messung der Kosteneffektivität mit der sogenannten „Effizienzgrenze" einen vom internationalen gesundheitsökonomischen Standard stark abweichenden Ansatz (Institut für Qualität und Wirtschaftlichkeit im Gesundheitswesen [IQWiG] 2017). Grundgedanke ist dabei, in einfacher grafischer Weise bereits bestehende effiziente Handlungsalternativen zu identifizieren und deren Kosteneffektivität als Obergrenze für neue Technologien anzusetzen. Die Methode ist theoretisch nicht begründbar, praktisch kaum umsetzbar und manipulationsanfällig (Greiner/Kuhlmann/ Schwarzbach 2010). Mittels Effizienzgrenze ist allenfalls ein intuitiv verständlicher Marktüberblick möglich, um bereits bestehende, ineffiziente Behandlungsalternativen zu identifizieren und deren Erstattungsfähigkeit neu zu beurteilen.

2.2.3 Kosten-Nutzwert-Analyse und Quality adjusted life years (QALYs)

Bei der Kosten-Nutzwert-Analyse geht in die Ermittlung der Effektivität als Outcomegröße die Zahl der qualitätskorrigierten Lebensjahre (*Quality adjusted life years* = QALYs) ein, was den Vergleich von Gesundheitsleistungen auf verschiedenen Krankheitsgebieten ermöglicht. Der QALY-Ansatz verbindet eine qualitative Komponente (Lebensqualität) mit einer quantitativen Komponente (Lebenszeitverlängerung) und soll nachfolgend noch genauer erläutert werden. Wie bei Kosten-Wirksamkeits-Analysen werden Quotienten gebildet, um den Aufwand für ein solches zusätzliches QALY zu ermitteln. Grundsätzlich sind auch andere Outcomemaße möglich, die den Nutzen einer Maßnahme möglichst umfassend qualitativ und quantitativ beschreiben. International hat sich aber die Verwendung des QALY-Konzeptes für die Kosten-Nutzwert-Analyse durchgesetzt.

Zur Berechnung von QALYs wird die Wirkung einer Behandlung sowohl auf die Verlängerung der Lebenszeit (quantitative Dimension) als auch auf die Veränderung der Lebensqualität der Patientinnen und Patienten (qualitative Dimension) einbezogen. Verlängert eine Behandlung z. B. die Restlebensdauer der Patientinnen und Patienten durchschnittlich um vier Jahre und beträgt die Lebensqualität auf einer zwischen null (= schlechtest möglicher Gesundheitszustand) und eins (= bestmöglicher Gesundheitszustand) normierten Skala die gesamte Zeit 0,5, so betragen die qualitätskorrigierten Lebensjahre (4 x 0,5 =) 2 QALYs in diesen letzten vier Jahren. Ein Zuwachs an Lebensqualität von 0,5 in einem Jahr ist also ebenso viel wert wie ein Zuwachs von 0,25, wenn dieser auf den doppelten Zeitraum bezogen ist. In der Realität ist die Berechnung der QALYs aber komplexer, da die Lebensqualität nicht über mehrere Jahre konstant bleibt, sondern im Laufe der Behandlung z. B. durch eine notwendige Operation schwankt oder kontinuierlich in den Monaten vor dem Tod abnimmt. Ein theoretisch möglicher Verlauf der Lebensqualität von Patientinnen und Patienten mit Niereninsuffizienz ist in Abbildung 2 wiedergegeben. Die Berechnung der QALYs wird hierdurch komplexer.

Das QALY-Konzept ergänzt die Bewertung der medizinischen Effektivität um die subjektiven Wertungen der Betroffenen selbst. Es weist jedoch eine Reihe methodischer Schwächen auf, die bei der Beurteilung von Kosten-Nutzwert-Analysen beachtet werden sollten. Dazu gehört, dass die QALY-Gewinne unabhängig vom Ausgangsniveau immer gleich gewertet werden. Das heißt, dass kein Unterschied gemacht wird zwischen dem Nutzen, den beispielsweise schwer Erkrankte mit einem Zuwachs von 0,1 QALYs erreichen, und dem Nutzenzuwachs in gleicher Höhe von Patientinnen und Patienten, der am Ausgangspunkt der Betrachtung bereits einen Lebensqualitätswert in Höhe von 0,9 realisiert hatte. Nach der ökonomischen Theorie wäre eher davon auszugehen, dass der Nutzen einer marginalen Veränderung des Gesundheitszustandes umso höher eingeschätzt wird, je schlechter der Gesundheitszustand der Patientinnen und Patienten ursprünglich war.

Abbildung 2: Ermittlung der QALYs am Beispiel der Niereninsuffizienz

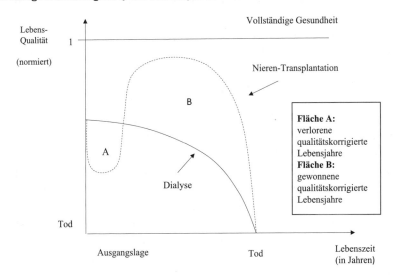

Weitere Kritikpunkte betreffen die Berechnung der Lebensqualitätseffekte, die je nach verwendetem Instrumentarium sehr unterschiedlich ausfallen können (siehe Kapitel 5). Somit sind dann auch die Ergebnisse der QALY-Berechnungen kaum vergleichbar. Selbst bei Verwendung eines einheitlichen Instrumentariums wie dem Time-Trade-Off-Ansatz (siehe Kapitel 5.3.2) können sich die verwendeten Szenarien, die von den Probanden und Probandinnen bezüglich des Lebensqualitätsindexes bewertet werden, so deutlich unterscheiden, dass die Ergebnisse streng genommen unvergleichbar sind. Dieses Argument gilt allerdings nicht innerhalb einer Studie mit gleicher Vorgehensweise bei allen Befragten, sondern nur für den Vergleich zwischen Studien.

Aus ethischer Sicht kann man die Frage aufwerfen, ob das QALY-Konzept nicht bestimmte Personengruppen, die durch medizinische Interventionen weniger QALY-Gewinne zu erwarten haben, systematisch benachteiligt. Das gilt insbesondere für ältere Patientinnen und Patienten, denn die Höhe der QALYs ist auch entscheidend von der jeweiligen Lebenserwartung abhängig. Dieses Argument ist allerdings auch für andere Outcomeparameter gültig, die als Effektivitätskriterium herangezogen werden, wie z. B. gewonnene Lebensjahre, symptomfreie Wochen oder zusätzliche Arbeitstage.

Trotz dieser Probleme in der Vergleichbarkeit liegt es nahe, die Ergebnisse der bislang unternommenen Studien in Tabellen zusammenzufassen, die Kosten pro QALY in auf- oder absteigender Reihenfolge zu ordnen und so eine Liste nach Kosten-Effektivität der Maßnahmen zusammenzustellen. Derartige sogenannte „*League*-Tabellen" (Ranglisten) werden aber kaum noch publiziert, weil damit die Gefahr verbunden ist, eine Genauigkeit vorzuspiegeln, die in der Regel nicht gegeben ist. Es ist insbesondere zweifelhaft, ob die in diesen Tabellen verwendeten Studien methodisch gleichartig und -wertig sind, denn nur dann wären sie geeignet, direkt zur Grundlage von Allokationsentscheidungen zu werden.

Um die Kosteneffektivität dennoch als Parameter in gesundheitspolitische Entscheidungen einfließen zu lassen, wird international über Schwellenwerte (*thresholds*) diskutiert, die als Höchstbeträge für das Kosteneffektivitätsverhältnis nicht überschritten werden dürfen, um noch erstattet zu werden. Dieser Schwellenwert, als Ausdruck der maximalen gesellschaftlichen Zahlungsbereitschaft für kosteneffektive Technologien, ist wissenschaftlich nicht ableitbar, sondern müsste politisch festgestellt werden. Es gibt derzeit allerdings in keinem Land einen solchen ausdrücklich festgelegten Schwellenwert für die maximal zulässige Kosteneffektivität eines medizinischen Verfahrens. Es lässt sich allenfalls ein impliziter Schwellenwert aus den bisherigen Entscheidungen von HTA-Institutionen berechnen, der in Großbritannien bei etwa 20.000–30.000 Britische Pfund (GBP) pro QALY liegt (Dakin et al. 2015). Einige inkrementelle Kosten-Nutzwert-Quotienten aus aktuellen HTA-Berichten des NICE in Großbritannien sind in Tabelle 1 zusammengefasst.

Tabelle 1: Ausgewählte inkrementelle Kostennutzwertverhältnisse in HTA-Berichten des NICE

Nice-Guidance-Nummer	Jahr	Indikation, Technologie	Kosten pro zusätzlichem QALY (in GBP)
187	2010	Schwere Morbus Crohn, Behandlung mit Adalimumab® verglichen mit Standardtherapie	7.478
216	2011	Chronische Leukämie, Behandlung mit Bendamustine®	12.000
217	2011	Schwere Alzheimerkrankheit, Behandlung mit Memantine®	26.500
215	2011	Nierenkrebs, Behandlung mit Pazopanib® im Vergleich zu Interferon-α	38.900
213	2011	Schizophrenie, Behandlung mit Aripiprazole®	52.750
214	2011	Brustkrebs, Behandlung mit Bevacizumab® (second line)	110.000
187	2010	Schwere Morbus Crohn, Behandlung mit Adalimumab® verglichen mit Steroid-Induktionstherapie	4.980.000

Quelle: Eigene Zusammenstellung nach www.guidance.nice.org.uk

Insgesamt gilt für die Auswahl der passenden Grundform der Wirtschaftlichkeitsuntersuchung, dass diese vom Studiengegenstand und Studienziel abhängig sind. So sind Methoden mit Bewertung ausschließlich der Kosten (Kosten-vergleichsanalyse und Krankheitskostenanalyse) nur dann angemessen, wenn die Effekte der verglichenen Alternativen annähernd übereinstimmen. Dies ist in der Regel nicht der Fall, weshalb Methoden, bei denen auch die Nutzen der einbezogenen Alternativen berücksichtigt werden, für eine Allokation knapper Ressourcen geeigneter sind. Vergleiche der Kosteneffektivität zwischen Indikationen sind nur mit Kosten-Nutzen- und Kosten-Nutzwert-Analysen durchgängig möglich, wenn dies auch, wie in diesem Abschnitt gezeigt wurde, mit grundlegenden methodischen Problemen der Aggregation sehr verschiedener Effekte verbunden ist.

3   Kosten und Nutzen

In ökonomischen Evaluationsstudien werden neben den direkten Kosten einer Gesundheitsleistung (z. B. den Behandlungskosten) und den direkten Nutzen (z. B. einem Gewinn an Lebensqualität als Ergebnis der Behandlung) auch indirekte Wirkungen bei den Berechnungen berücksichtigt. Mit indirekten Kosten und Nutzen werden die negativen und positiven externen Effekte einer Gesundheitsleistung durch krankheitsbedingte Veränderungen der volkswirtschaftlichen Produktivität (z. B. durch Fehlzeiten am Arbeitsplatz) bezeichnet (Drummond et al. 2015). Die volkswirtschaftlichen Produktivitätsverluste, die durch einzelne Krankheiten oder Behinderungen ausgelöst werden, sind bei einer rein quantitativen Betrachtung häufig relevanter als die direkt zurechenbaren Kosten. Diese Kostenkategorien sollen in den folgenden Abschnitten näher erläutert werden.

3.1   Direkte Kosten und Nutzen

Zu den direkten Kosten und Nutzen einer medizinischen Maßnahme wird derjenige Ressourcenverzehr gezählt, der unmittelbar mit der Anwendung bzw. Ausführung der Behandlung verbunden ist (Kosten) bzw. vermieden werden kann (Nutzen). Im Wesentlichen betrifft dies Aufwendungen für die Erstellung der Gesundheitsleistung (bzw. deren Vermeidung), z. B. Personalkosten, Medikamentenkosten, Kosten für Verbrauchsmaterial, Labor- und Verwaltungskosten. Auch Nebenwirkungen und Komplikationen, die aufgrund einer Gesundheitsleistung auftreten, gehören zu deren direkten Kosten.

Im ambulanten Sektor erfolgt eine Erfassung des Ressourcenverzehrs meist über die abgerechneten ärztlichen Einzelleistungen sowie der Maßnahmen, die der Arzt oder die Ärztin veranlasst (z. B. Medikamente, Krankengymnastik, Massagen). Allerdings verliert diese Form der Ressourcenerfassung an Relevanz für die Abrechnungspraxis aus Sicht der Kostenträger, weil es bei der Honorierung international immer mehr zu einer Pauschalisierung kommt. Im Extremfall wird der Arzt nur noch pro eingeschriebener Patientin bzw. eingeschriebenem Patienten (unabhängig vom Umfang der Behandlungen) bezahlt. Eine Erfassung der Einzelleistungen ist bei einer solchen Honorierungsform aus Kostenträger-Perspektive nicht sinnvoll, denn die Krankenversicherungen zahlen dann aufgrund der Pauschalisierung immer den gleichen Betrag, unabhängig von der Inanspruchnahme.

Im stationären Bereich gewinnen ebenfalls Fallpauschalen (DRGs) an Bedeutung. Aus Sicht der Krankenhäuser müssen Personalkosten, Kosten für Medikamente, Verbrauchsmaterial, Röntgenaufnahmen, Laboruntersuchungen etc. sowie die Verwaltungskosten möglichst detailliert erfasst und einzeln mit Fremdbezugs- oder Herstellungspreisen bewertet werden, um sämtliche anfallenden Kosten einzubeziehen. Dabei stellt der Aufbau des sogenannten „Mengengerüstes" (also der Zusammenfassung der verbrauchten Ressourcen) ein nicht zu unterschätzendes logistisches Problem dar, wenn das abteilungsbezogene Controllingsystem der Krankenhäuser diese Informationen noch nicht routinemäßig zur Verfügung stellen kann und daher Abgrenzungen für einzelne organisatorische Einheiten recht mühsam vorgenommen werden sowie betriebliche Verrechnungspreise errechnet werden müssen (siehe auch den Beitrag von Blum).

3.2 Indirekte Kosten und Nutzen

Zur Berechnung der indirekten Kosten wird in der Regel nach dem Humankapitalansatz vorgegangen. Demnach sind Gesundheitsausgaben aus volkswirtschaftlicher Sicht immer auch Investitionen in die Erhaltung der Berufsausübungsfähigkeit der Patientinnen und Patienten, also in das Humankapital. Nach dem Humankapitalansatz entsprechen die indirekten Kosten einer Krankheit dem Verlust an Produktivität infolge krankheitsbedingten Fernbleibens und Mortalität oder eingeschränkter Leistung am Arbeitsplatz. Eine Bewertung erfolgt im Allgemeinen durch das Einkommen der Patientinnen und Patienten als Ersatzvariable für den durch die Krankheit entstandenen Produktivitätsverlust. Möglich ist auch, als Bewertungsgrundlage das durchschnittliche Arbeitseinkommen oder den Quotienten von Bruttoinlandsprodukt und Arbeitnehmern oder geleisteten Arbeitstagen zu verwenden, um die krankheitsbedingt entfallene Arbeitsleistung zu quantifizieren. Bei einer eingeschränkten Leistung am Arbeitsplatz, z. B. durch Konzentrationsstörungen, können entsprechende prozentuale Abschläge in Anrechnung gebracht werden.

Die Kritik an der Humankapitalmethode setzt an verschiedenen methodischen Schwächen des Konzeptes an. So wird aus ethischer Sicht gegen eine Einbeziehung von Produktivitätsverlusten in gesundheitsökonomischen Studien eingewendet, dass auf diese Weise der nicht-erwerbstätige Teil der Bevölkerung (z. B. Hausfrauen und -männer, Kinder, Studierende, Arbeitslose, Rentnerinnen und Rentner) systematisch benachteiligt wird, da kein indirekter Nutzen aus Produktivitätssteigerungen zu berechnen ist. Problematisch ist dies bei Evaluationen von Gesundheitsleistungen, die speziell auf diese Gruppen bezogenen sind, wie z. B. Produkte für ältere Patientinnen und Patienten oder Therapien, die besonders Frauen betreffen (da diese im Durchschnitt niedrigere Erwerbsquoten aufweisen, siehe den Beitrag von Staiger).

Die Humankapitalmethode geht von den Annahmen der Vollbeschäftigung und der Produktion zu (Lohn-)Grenzkosten aus, das heißt die Einkommen entsprechen demnach genau der Produktivität der Erwerbstätigen und jede Fehlzeit am Arbeitsplatz führt zu Produktivitätsverlust. Dies ist, gemessen an der ökonomischen Realität, allerdings zumindest zweifelhaft, denn bei einer Abwesenheit der Patientinnen und Patienten vom Arbeitsplatz über nur wenige Tage werden die anfallenden Aufgaben häufig von Kollegen und Kolleginnen mit erledigt oder von den Patientinnen und Patienten selbst später nachgeholt. Wenn somit kein Produktionsausfall festzustellen ist, die Arbeiten also ohne zusätzliche Kosten (z. B. durch Überstunden) und ohne Qualitätsverlust erfolgen, liegt kein volkswirtschaftlicher Produktivitätsverlust vor.

Bei einer längerfristigen Abwesenheit ist der Ersatz des betreffenden Arbeitnehmers durch eine andere Arbeitskraft dagegen wahrscheinlich, da der Arbeitsmarkt in den allermeisten Industrienationen von Arbeitslosigkeit, also einem Angebotsüberhang, gekennzeichnet ist. Ein Wechsel des Arbeitsplatzinhabers ist zwar ebenfalls mit Kosten und damit Effizienzverlusten in Form von Such- und Ausbildungskosten verbunden, aber die Annahme, dass der Produktivitätsverlust ebenso lang ist wie eine langfristige Abwesenheit der Patientinnen und Patienten, ist äußerst unrealistisch.

Diese Kritik führte zur Weiterentwicklung des Humankapitalansatzes zum sogenannten „Friktionskostenansatz" (Pike/Grosse 2018). Dieser geht methodisch sehr ähnlich vor, begrenzt die einbezogene Fehlzeit aber auf die jeweilige Periode bis zur Neubesetzung mit einer bislang arbeitslosen Person (Friktionsperiode). Auf diese Weise soll eine Überschätzung von Produktivitätsverlusten vermieden werden. In der Praxis werden dazu Zahlen der Arbeitsverwaltung zur Dauer der durchschnittlichen Vakanz unbesetzter Stellen verwendet. Allerdings ist auch diese Herangehensweise nicht unproblematisch. Schwächen des Friktionskostenansatzes liegen in der nur unzureichenden Berücksichtigung der individuellen Arbeitsplatzsituation. So werden weiterhin auch sehr kurzfristige Abwesenheiten von wenigen Tagen als volle Produktionsverluste bewertet, obwohl diese häufig durch innerbetriebliche Arbeitsreserven abgedeckt werden können. Außerdem schwankt die durchschnittliche Friktionsdauer nicht nur mit der gesamtwirtschaftlichen Höhe der Arbeitslosigkeit, sondern ist auch abhängig von der jeweiligen Region, der Branche, der Attraktivität des betreffenden Unternehmens und der Tätigkeit des betreffenden Arbeitnehmers. Die Verwendung eines Durchschnittssatzes kann daher aus einer mikroökonomischen Perspektive zu Verzerrungen führen.

Obwohl der Friktionskostenansatz eine wichtige Weiterentwicklung bei der Berechnung indirekter Kosten darstellt, müssen die statistischen Datengrundlagen noch verbessert werden. Dazu sind regelmäßige, nach Branchen und Regionen differenzierte Erhebungen der durchschnittlichen Friktionsdauer für offene Stellen erforderlich, die nicht nur auf den Daten der Arbeitsverwaltung aufbauen, sondern den gesamten Arbeitsmarkt repräsentieren sollten.

3.3 Intangible Kosten und Nutzen

Intangible Kosten sind gesundheitliche Einschränkungen aufgrund von Schmerzen oder anderer Einschränkungen, die krankheits- oder behandlungsbedingt auftreten. Der Begriff intangibel beinhaltet bereits, dass diese Kosten zumindest direkt keine monetäre Bewertung zulassen, da für sie kein Marktpreis verfügbar ist. Die Senkung der Vermeidung intangibler Kosten einer Krankheit durch eine bestimmte Behandlung wird als intangibler Nutzen bezeichnet. Auch wenn die Quantifizierung derartiger Kosten und Nutzen mit großen methodischen Problemen verbunden ist, bedeutet dies nicht, dass sie bei Allokationsentscheidungen über gesundheitspolitische Leistungsprogramme vernachlässigt werden können. Es ist beispielsweise möglich, intangible Effekte nur verbal zu beschreiben und die Bewertung dem politischen Entscheidungsprozess zu überlassen. Eine Quantifizierung dieser eigentlich nicht direkt messbaren Effekte hätte aber insbesondere aus gesundheitsökonomischer Perspektive den Vorteil, den so ermittelten Nettonutzen den dazu notwendigen Kosten der Behandlung gegenüberzustellen. Dazu werden sowohl wohlfahrtstheoretische Konzepte als auch Ansätze anderer wissenschaftlicher Disziplinen wie der Psychologie verwendet. Als Hilfsmittel zur Erfassung intangibler Effekte hat das Konzept der gesundheitsbezogenen Lebensqualität große Bedeutung erlangt. In Kapitel 5 dieses Beitrags soll daher noch detaillierter auf die verwendeten Instrumente zur Messung der Lebensqualität eingegangen werden.

3.4 Diskontierung

Wenn Kosten und Nutzen einer Maßnahme zeitlich relativ weit auseinanderfallen, ist dies für die Berechnung und Bewertung von Kosten und Nutzen einer Maßnahme nicht unproblematisch. Bei präventiven Maßnahmen zeigen sich die Nutzen z. B. nicht selten erst nach vielen Jahren, während ein Großteil der zurechenbaren Kosten zum Zeitpunkt der Intervention selbst anfällt. Gibt beispielsweise eine vierzigjährige Person das Rauchen auf, um ihr Lungenkrebsrisiko zu senken, so wird sie – anders als bei akuten Erkrankungen – den Nutzen der Lebenszeitverlängerung aller Wahrscheinlichkeit nach erst Jahrzehnte später realisieren können. Bei anderen medizinischen Maßnahmen, wie z. B. der antibiotischen Behandlung einer Infektion, ist der zeitliche Abstand von Kosten und Nutzen von weit geringerer Bedeutung, da die Patientinnen und Patienten durch die Behandlung schon nach wenigen Tagen einen Nutzen haben.

In der Regel ist davon auszugehen, dass bei mehreren Entscheidungsmöglichkeiten diejenige Alternative gewählt wird, bei der der Nutzen früh bzw. die Kosten spät anfallen. Um in Situationen unterschiedlichen zeitlichen Anfalls von Kosten und Nutzen einen rationalen Vergleich der Alternativen durchführen zu können, ist es notwendig, einen Vergleichszeitpunkt festzulegen und die Zahlungsströme auf diesen Punkt hin wie im folgenden Beispiel zu diskontieren. Bei dieser Vorgehensweise geht es nicht darum, Kosten und Nutzen aus verschiedenen Jahren um die Inflation zu bereinigen – dass jeweils mit dem gleichen Preisniveau gerechnet wird, gilt als selbstverständlich. Die Diskontierung dagegen soll der unterschiedlichen Zeitpräferenz für frühe versus späte Kosten- und Nutzenströme Rechnung tragen und diese bei unterschiedlichem zeitlichen Anfall vergleichbar machen.

Eine wichtige Frage ist dabei die Höhe eines adäquaten Diskontierungszinssatzes. Dieser drückt aus, wie einzelne Individuen die zeitlichen Verzögerungen zwischen Kosten und Nutzen bewerten. Bei hohen Diskontierungsraten werden spät anfallende Kosten- und Nutzenkomponenten niedriger bewertet als bei niedrigen Diskontierungsraten. Eine niedrige Diskontierungsrate drückt somit eine Zeitpräferenz aus, bei der zeitliche Verzögerungen weniger stark ins Gewicht fallen.

Folgendes Beispiel soll die Berechnung des diskontierten Gegenwartswertes veranschaulichen:

Die Kosten der Maßnahme seien 10.000 Euro, die zur Hälfte sofort, zur anderen Hälfte nach zwei Jahren anfallen. Der monetär bewertbare Nutzen (z. B. eingesparte andere Gesundheitsleistungen) entspricht 10.500 Euro, die aber erst in vier Jahren anfallen. Der Diskontierungszinssatz betrage 5 % p.a. Der Nettonutzen ergibt sich in diesem Falle durch folgende Rechnung:

Barwert des Nettonutzens = -5.000 Euro -5.000 Euro$/(1+0,05)2$
$+ 10.500$ Euro$/(1+0,05)4$
= -898 Euro

Der Nettonutzen beträgt also in diesem Beispiel ohne Diskontierung 500 Euro, sinkt aber diskontiert durch den späten Anfall des Bruttonutzens auf einen negativen Wert (die Kosten übersteigen somit nach Diskontierung die Nutzen). Betrachtet man z. B. die Kosten und Nutzen einer einmaligen präventiven Maßnahme (beispielsweise einer Impfung) und diskontiert auf den Interventionszeitpunkt ab, so werden die späteren Nutzen (z. B. vermiedene Behandlungskosten durch geringere Krankheitsinzidenz) weniger stark bei der Nettogröße berücksichtigt als ohne Diskontierung.

Die Höhe des Diskontierungszinssatzes kann insbesondere bei starkem zeitlichem Auseinanderfallen von Kosten und Nutzen das Ergebnis von Wirtschaftlichkeitsuntersuchungen erheblich beeinflussen. Dieser Umstand hat dazu geführt, dass in verschiedenen Ländern für die Evaluation öffentlicher Investitionsprojekte von staatlichen Stellen Diskontierungszinssätze vorgegeben worden sind. Ganz überwiegend werden Zinssätze zwischen 4 und 6 % pro Jahr verwendet. Die australischen Richtlinien für pharmakoökonomische Studien zur Aufnahme von Arzneimitteln in die dortige Positivliste schreiben beispielsweise für die Diskontierung einen Zinssatz von 5 % pro Jahr vor.

Zur empirischen Ableitung eines Diskontierungszinssatzes wird die Zeitpräferenz durch direkte Befragungen oder indirekte Methoden erfasst. Bei der direkten Methode wird eine Probandengruppe (je nach Fragestellung z. B. eine bestimmte Patientinnen- und Patientengruppe oder eine repräsentative Bevölkerungsstichprobe) aufgefordert, sich vorzustellen, an einer chronischen Krankheit zu leiden, deren Symptome in der Fragestellung hinreichend genau beschrieben werden. Eine der beiden einzigen zur Verfügung stehenden Behandlungsalternativen muss nun von den Befragten ausgewählt werden, wobei allerdings keine der beiden Möglichkeiten die Krankheit vollständig heilen kann. Beide führen lediglich zu zeitlich begrenzten symptomfreien Perioden. Bei der ersten Behandlungsmethode beginnt die beschwerdefreie Zeit sofort, während die zweite Alternative erst zu einem späteren Zeitpunkt (t Zeiteinheiten nach der Behandlung) beginnt. Im Vergleich zur ersten Behandlungsalternative führt die zweite Möglichkeit aber zu einer x-fach längeren symptomfreien Zeit. Durch Variation von x oder t kann nun bei der Befragung festgestellt werden, ab welchem Variablenwert der Proband bzw. die Probandin zwischen beiden Alternativen indifferent ist. Die so festgestellten individuellen

Zeitpräferenzraten werden anschließend in geeigneter Weise aggregiert, um eine sogenannte „gesellschaftliche Diskontierungsrate" ableiten zu können, die dann von staatlichen und halbstaatlichen Institutionen wie dem IQWiG genutzt werden können.

Beim indirekten Ansatz wird die soziale Zeitpräferenzrate für zukünftige Lebensjahre durch Vergleich der Löhne von Berufen, deren Ausübung mit einem höheren Risiko für Leben und Gesundheit verbunden sind (z. B. Rennfahrer, Hochhausbauarbeiter oder Bergleute), berechnet. In ähnlicher Weise wird auch versucht, aus dem Gesundheitsverhalten der Menschen auf ihre Zeitpräferenz zu schließen. Insbesondere wird rauchenden oder stark trinkenden Personen eine hohe Gegenwartspräferenz unterstellt, da sie durch ihr Verhalten ihre Lebenserwartung vermindern. Dabei wird allerdings von der Annahme ausgegangen, dass die Individuen sich der gesundheitlichen Risiken ihres Verhaltens vollständig bewusst sind, was nicht immer der Fall ist. Außerdem machen gerade die beiden gewählten Beispiele (Rauchen und Alkoholismus) deutlich, dass Wirtschaftssubjekte nicht immer im Besitz ihrer vollen Konsumentensouveränität sind. Insbesondere ist dies dann nicht der Fall, wenn sie von einem bestimmten Konsumgut (z. B. Zigarette oder Alkohol) abhängig sind und es ihnen durch ihre Sucht unmöglich ist, Kosten und Nutzen ihres Verhaltens ökonomisch abzuwägen.

Selbst wenn es aber gelingt, für einen bestimmten zukünftigen Kosten- oder Nutzenwert eine bestimmte Zeitpräferenzrate zu messen, so ist noch die Frage zu klären, ob die Diskontierungsfunktion über die Zeit einen linearen Verlauf annimmt, das heißt, ob die Diskontierungsrate konstant ist oder sich bei Variation der Zeitperiodenlänge ändert. Es wurde empirisch mehrfach belegt, dass dies offenbar nicht der Fall ist, sondern dass die Diskontierungsrate mit der Länge der Diskontierungsperiode fällt (Schulenburg/Greiner 2013). Je länger also Kosten oder Nutzen zeitlich entfernt sind, desto geringer sollten sie prozentual diskontiert werden. In der Praxis werden diese empirischen Ergebnisse aber selten beachtet und es wird mit einem einheitlichen Zinssatz über den gesamten Zeitraum diskontiert. Gerade bei langen Zeiträumen ist daher der Einfluss der Diskontierungsrate auf das Endergebnis in Sensitivitätsanalysen (siehe Kapitel 4.3.) zu prüfen.

4 Parameter des Studiendesigns

4.1 Alternativenwahl

Wenn inkrementelle (vergleichende) Wirtschaftlichkeitsstudien durchgeführt werden, ist das Ergebnis abhängig von der Auswahl der Vergleichsalternative.

Kriterien für diese Auswahl müssen medizinisch definiert sein oder auf der tatsächlichen Verbreitung der anderen Behandlungsalternativen in der Praxis beruhen und dürfen sich keinesfalls danach richten, welche Alternative potenziell die günstigeren Ergebnisse für die zu evaluierende Leistung erbringen wird. Andernfalls wäre das Manipulationspotenzial durch die Auswahl z. B. einer Alternative, die eine wesentlich schlechtere Kosteneffektivität aufweist, aber in der Versorgungsrealität keine Relevanz hat, zu groß. Die Wahl der Vergleichsalternativen ist in jedem Falle in der Studie zu begründen, und darüber hinaus sollten auch die anderen möglichen Alternativen in Bezug auf ihre medizinische und ökonomische Relevanz dargestellt werden.

Ein besonderes Problem stellt sich, wenn Wirtschaftlichkeitsuntersuchungen auf der Basis der medizinischen Ergebnisse klinischer Studien durchgeführt werden und diese als Vergleichsalternative ein Placebo verwenden. Die Alternative, nichts zu tun, kann als Vergleichsmaßstab durchaus sinnvoll sein, z. B. bei der Evaluation von Leistungen gegen bislang nicht behandelbare Krankheiten. Sollte es aber bereits andere Möglichkeiten der Behandlung geben, die in der ärztlichen Praxis verbreitet sind, dann können Einsparpotenziale nur durch den Vergleich mit den Behandlungsergebnissen und Kosten einer dieser bekannten Alternativen ermittelt werden. Dabei bietet sich vor allem die Behandlungsalternative mit der größten Verbreitung (z. B. das Produkt mit dem höchsten Marktanteil) oder die (zumindest bislang) medizinisch wirksamste Alternative als Vergleichsmaßstab an.

4.2 Perspektive

Von ähnlich großer Bedeutung wie die Alternativenwahl ist die Festlegung, aus wessen Sicht die Studie durchgeführt werden soll. Je nachdem, ob beispielsweise die Perspektive einer Krankenversicherung, der Patientinnen und Patienten oder des Krankenhauses eingenommen wird, sind sehr unterschiedliche Kosten- und Nutzen-Komponenten relevant. Der umfassendste Ansatz, der gewählt werden kann, ist die soziale bzw. gesamtwirtschaftliche Perspektive, bei der sämtliche Kosten und Nutzen einbezogen werden, ohne Berücksichtigung, bei wem sie entstehen (Neumann et al. 2017). Diese Perspektive ist nicht identisch mit der Sichtweise der Regierung, die im Falle von nationalen Gesundheitsdiensten wie in Großbritannien direkt von Kostenwirkungen neuer therapeutischer Verfahren in ihrem Haushaltsbudget betroffen ist. Für Leistungserbringer ist es dagegen besonders wichtig, welche Auswirkungen die Erbringung einer bestimmten Leistung auf die wirtschaftliche Situation des Krankenhauses bzw. der Praxis hat und nicht, welche Einsparungen durch diese Leistungen in anderen Bereichen des Gesundheitswesens ermöglicht werden. So könnte gesamtgesellschaftlich eine Technologie wie ambulantes Operieren vielleicht die Ausgaben senken; bei unzureichender Bettenauslastung muss das aber nicht im Interesse der Krankenhäuser sein, die vorher diese Behandlungen übernommen hatten.

Die meisten bislang veröffentlichten Studien im Gesundheitswesen nehmen eine gesellschaftliche Perspektive oder die (eingeschränkte) Sichtweise der Kostenträger ein. Selten sind dagegen Studien aus Sicht der Patientinnen und Patienten. Für diese sind vor allem intangible Effekte (z. B. eine Besserung der Lebensqualität) von Bedeutung, zumindest wenn in einem Vollversicherungssystem Zuzahlungen marginal sind und die monetär messbaren Kosten und Nutzen für die Patientinnen und Patienten kaum Bedeutung haben.

4.3 Sensitivitätsanalyse

Kaum eine gesundheitsökonomische Studie ist ohne geschätzte Werte durchzuführen. Mittels sogenannter „Sensitivitätsanalysen" wird deshalb ermittelt, ob eine Alternative auch dann noch vorteilhaft ist, wenn Berechnungsannahmen, die mit Unsicherheit behaftet sind, variiert werden. Das gilt z. B. für einige finanzielle Parameter: Für die Analyse muss ein bestimmter Preis zugrunde gelegt werden, aber in der Realität unterscheiden sich Preise von Gesundheitsleistungen zwischen den Anbietern teilweise nicht unerheblich (z. B. unterschiedliche Arzneimittelpreise für den gleichen Wirkstoff). Annahmen für die Berechnung der Kosten und Nutzen sind häufig auch bei medizinischen Studienparametern wie der angenommenen Schwere der Krankheit, der Compliance der Patientinnen und Patienten oder vom klinischen Versuch abweichenden Behandlungsmustern zu treffen. Bei längerfristigen Analysen hat zudem der Diskontierungszinssatz für Kosten und Nutzen einen Einfluss auf die Studienresultate. Um solche nicht vollständig sicheren Werte auf ihre Bedeutung für das Gesamtergebnis der Studie zu prüfen, werden Sensitivitätsanalysen durchgeführt.

Die Wahl der Variablen, mit deren Variation eine Sensitivitätsanalyse vollzogen wird, hängt vom Studiengegenstand ab. Bei univariaten Analysen werden nur einzelne Variablen verändert, bei multivariaten Analysen dagegen ganze Szenarien von Umweltparametern (z. B. diverse Marktdaten wie Nachfrageverhalten). Entweder ist dazu im Studienprotokoll ein bestimmter Veränderungsprozentsatz (z. B. für jede Variable zehn Prozent Zu- und Abschlag vom Ausgangswert) für die betreffenden Variablen festgelegt, oder der Ansatz von Extremwerten (z. B. null bis 10 % als Diskontierungszinssatz) wird vorgegeben. Besonders bei Modellierungsstudien (siehe Kapitel 4.4) werden häufig probabilistische Veränderungssätze (z. B. durch eine sogenannte „Monte-Carlo-Simulation") (Harrison 2010) genutzt. Bei besonders ergebnissensitiven Variablen kann ergänzend auch der *Break-even*-Punkt, also ein Variablenwert, ab dem Alternativen gleich kosteneffektiv sind, berechnet werden. Beispielsweise könnte eine medikamentöse Therapie sich erst ab einem bestimmten Arzneimittelpreis ökonomisch als gleichwertig zu einem chirurgischen Eingriff erweisen.

4.4 Naturalistische versus entscheidungsanalytische Studien

Neben der Festlegung der relevanten Alternativen, der Studienperspektive und der Variablen, deren Sensitivität auf das Endergebnis analysiert werden soll, muss im Studiendesign auch vorab beschrieben werden, welche Datenquellen für die Analysen genutzt werden sollen. Dabei besteht die Möglichkeit, zwei oder mehrere Gruppen von Patientinnen und Patienten über einen Zeitraum zu beobachten und dann jeweils Kosten und Nutzen zu vergleichen. Solche Studien, die ähnlich wie klinische Studien in der Medizin unterschiedliche Patientinnen- und Patientengruppen in einer bestimmten Versorgungssituation vergleichen, werden als naturalistisch bezeichnet. Eine andere Möglichkeit besteht darin, sogenannte „entscheidungsanalytische Studien" durchzuführen, bei denen verschiedene Datenquellen (z. B. unterschiedliche medizinische Studien) einbezogen und Szenarien für längere Zeiträume modelliert werden können. Es ergeben sich Erwartungswerte für die einbezogenen Behandlungsalternativen, denen in Kosten-Effektivitätsanalysen der jeweilige erwartete Ressourcenaufwand gegenübergestellt werden kann. Die Kosten werden separat mit den gleichen Entscheidungsbäumen und Wahrscheinlichkeiten berechnet. Bei der Modellierung längerer Zeiträume oder komplexerer Behandlungsstrukturen werden Entscheidungsbäume allerdings schnell unübersichtlich, weshalb vielfach auf Konzepte wie Markov-Modelle zurückgegriffen wird, die auf mathematischen Verfahren basieren (Komorowski/Raffa 2016). Dazu werden eine Anzahl möglicher Gesundheitszustände sowie Übergangswahrscheinlichkeiten zwischen diesen Zuständen definiert. Das Modell kann dann über eine prinzipiell unbegrenzte Anzahl von Perioden (sogenannten „Markovzyklen") die erwarteten Patientinnen- und Patientenströme zwischen den Gesundheitszuständen abbilden.

Gerade bei innovativen Produkten fehlen naturgemäß solche langfristigen Daten, die andererseits aber sehr häufig zu ihrer Beurteilung notwendig sind. In solchen Fällen können sogenannte „Entscheidungsbäume" helfen, die grafisch die verschiedenen Behandlungswege der Patientinnen und Patienten möglichst vollständig wiedergeben. Dabei werden Heilungs-, Komplikations- und Mortalitätsraten aus den vorhandenen Studienergebnissen als Wahrscheinlichkeiten für entsprechende Ereignisse (z. B. eine Nebenwirkung, die in bestimmter Häufigkeit auftritt) übernommen. Modellierungen bieten ein vergleichsweise hohes Potenzial für Manipulationen, z. B. durch Auswahl der einbezogenen Studien, der Modellstruktur oder der meist unvermeidlichen Annahmen. Deshalb gilt für die Erstellung von Modellierungsstudien eine Reihe von Qualitätskriterien:

- Transparenz (detaillierte Darstellung des Modells und der zugrunde liegenden Theorien und Annahmen),
- interne Konsistenz (die Kombination der Parameter muss mathematisch sinnvoll sein),
- Reproduzierbarkeit (die Ergebnisse müssen unter der Berücksichtigung normaler Schwankungsvariationen in anderen Analysen nachvollzogen werden können),
- Interpretierbarkeit (die Ergebnisse müssen der vorab klar gestellten Fragestellung zuzuordnen sein),
- Analyse der Unsicherheiten (kritische Faktoren für das Ergebnis müssen in Sensitivitätsanalysen identifiziert und diskutiert werden).

Der Vorteil entscheidungsanalytischer Methoden gegenüber naturalistischen Designs ist, dass sie ein vereinfachtes, strukturiertes Abbild der Wirklichkeit schaffen, das die Einflussfaktoren auf die wesentlichen Größen beschränkt. Modellierungen werden vielfach in Situationen eingesetzt, in denen nur wenige Daten vorliegen. Da diese Situation bei der Markteinführung innovativer Gesundheitsleistungen wie z. B. Arzneimitteln die Regel ist, gehören Modelle mittlerweile zum Standard der gesundheitsökonomischen Evaluation.

5 Messung gesundheitsbezogener Lebensqualität

Therapien, die z. B. bei chronischen Krankheiten nicht mehr zur vollständigen Heilung führen, aber durch Linderung der Symptome oder eine Verlangsamung des Krankheitsfortschrittes einen erheblichen Nutzen für das Wohlbefinden der Erkrankten haben können (Bullinger 2014), haben an Bedeutung gewonnen. Infolge dessen ist die Verbesserung der Lebensqualität von Patientinnen und Patienten, aber auch von deren Angehörigen und Pflegenden, in den letzten Jahren immer mehr zu einem auch für die ökonomische Analyse bedeutsamen Parameter geworden. Entsprechend steigt auch die Bedeutung von Kosten-Nutzwert-Analysen (Kapitel 2.2.3), die die Präferenzen der Patientinnen und Patienten stets mit einbeziehen. Instrumente zur Messung gesundheitsbezogener Lebensqualität, die in der Vergangenheit vor allem in der Psychologie und Sozialmedizin entwickelt worden sind, gehören somit zunehmend auch zur gesundheitsökonomischen Methodik.

5.1 Begriffliche Abgrenzungen

Nach Bullinger ist unter Lebensqualität die „erlebte Gesundheit", d. h. die Wahrnehmung der Gesundheit aus subjektiver Sicht der Patientinnen und Patienten zu verstehen (Bullinger 2016). Bei einer solchen Begriffsbestimmung treten andere Aspekte, die für die Lebensqualität durchaus von Bedeutung sein können, wie politische Stabilität des Umfeldes oder eine ausreichende Versorgung mit Bildungseinrichtungen und Informationen, in den Hintergrund. Das so abgegrenzte Konzept wird auch als gesundheitsbezogene Lebensqualität (*health-related quality of life*) bezeichnet. In der Regel wird Lebensqualität über die verschiedenen Ausprägungen dieses Konzeptes beschrieben, z. B. das physische Befinden, die soziale Einbindung und die emotionale Situation der Betroffenen. Solche „Dimensionen" werden teilweise jeweils separat gemessen (Profilinstrumente), teilweise aber auch in einem einheitlichen „Index" zusammengefasst (Indexinstrumente). Für gesundheitsökonomische Studien werden vor allem Indexinstrumente herangezogen, um widersprüchliche Ergebnisse zwischen den einzelnen Dimensionswerten zu vermeiden. Weiterhin kann zwischen Instrumenten unterschieden werden, die speziell für Patientinnen und Patienten einer bestimmten Erkrankung entwickelt wurden (krankheitsspezifische Instrumente) und solchen, die krankheitsübergreifend einsetzbar sind (sogenannte „generische" Instrumente). Beispiele für die letztgenannten Instrumente sind die Fragebögen SF-6D und EQ-5D, die in Kapitel 5.3. näher erläutert werden. Aber auch wohlfahrtstheoretische Verfahren wie *Standard-Gamble* und *Time-Trade-Off* sind krankheitsübergreifend nutzbar. Sie sollen im nachfolgenden Kapitel 5.2 kurz dargestellt werden.

Maße für die Lebensqualität müssen valide, reliabel, sensitiv und praktikabel sein. *Validität* bezeichnet die Fähigkeit eines Instrumentes, genau das zu erfassen, was erfasst werden soll. Dabei werden verschiedene Arten von Validität unterschieden, z. B. die Kriteriumsvalidität (auch: Konkurrentvalidität). Diese bezeichnet die Korrelation eines Instrumentes mit einem anderen Maß zur Messung der gleichen Lebensqualitätsaspekte, das bereits allgemein akzeptiert ist. Dazu wird ein neues Instrument gleichzeitig mit einem bekannten, bereits akzeptierten und validierten Fragebogen eingesetzt und der Grad der Übereinstimmung bei den Antworten gemessen. Die Konstruktvalidität (auch: Konvergent- und Divergentvalidität) dagegen gibt die Fähigkeit eines Instrumentes an, bestimmte erwartete Ergebnisse für einzelne Subgruppen oder Merkmale messbar zu machen. So kann angenommen werden, dass Patientinnen und Patienten, die eine schwere Erkrankung haben, niedrigere Lebensqualitätswerte aufweisen als eine gesunde Vergleichspopulation.

Mit *Reliabilität* (auch Zuverlässigkeit) bezeichnet man die Fähigkeit eines Instrumentes, unter gleichen Bedingungen wiederholbare Ergebnisse zu liefern. Ergeben wiederholte Messungen bei denselben Probanden über die Zeit (sogenannte „Test-Retest-Vergleiche") annähernd gleiche Werte oder geben sie nur die Veränderungen wieder, die tatsächlich eingetreten sind, gilt ein Instrument als zuverlässig. Eine andere Methode zur Bestimmung der Reliabilität misst die interne Konsistenz des Instrumentes, d. h. ob Fragen, die sich auf den gleichen Aspekt beziehen, in ähnlicher Weise beantwortet werden. Dazu wird deren Korrelation untereinander herangezogen (gemessen mittels des Quotienten Cronbach's Alpha) oder die Items des Fragebogens werden in zwei gleiche Hälften geteilt und die Korrelation zwischen den Werten beider Teile gemessen (*Split-Half*-Reliabilität).

Die *Praktikabilität* eines Instrumentes ist von unterschiedlichen Einflussfaktoren abhängig, insbesondere von der Art der Befragung (z. B. ob ein Interviewer oder eine Interviewerin notwendig sind), von der Anzahl der Fragen und ihrer Erklärungsbedürftigkeit. Messbar ist dies beispielsweise anhand der Anzahl unbeantworteter Fragen und des Anteils von Probanden und Probandinnen, die angeben, das Ausfüllen des Fragebogens sei schwierig. Auch der Aufwand für die Auswertung des Fragebogens bestimmt dessen Praktikabilität.

Die *Sensitivität* misst die Fähigkeit eines Instrumentes, Veränderungen des Gesundheitszustandes einer Person festzustellen. Die Anzahl der Fragen und die Anzahl der Antwortmöglichkeiten sind wichtige Einflussfaktoren der Sensitivität. Allerdings können auch Fragebögen mit wenigen Items und wenigen Antwortlevels über eine hohe Sensitivität verfügen, soweit die Fragen sehr spezifisch formuliert sind.

5.2 Wohlfahrtstheoretische Maße

Der Nutzen einer Maßnahme kann mit Methoden der Wohlfahrtstheorie nach von Neumann und Morgenstern (1944) gemessen werden, die nach der beschriebenen Definition zu den Messinstrumenten für gesundheitsbezogene Lebensqualität gehören. Bei der *Standard-Gamble*-Methode (Abbildung 3) werden den Probanden und Probandinnen zwei hypothetische Alternativen für ihren Gesundheitszustand vorgelegt. Bei der ersten Alternative wird eine chronische Erkrankung detailliert beschrieben; bei der zweiten Alternative sind zwei mögliche Resultate der Maßnahme (vollständige Gesundung versus sofortigen Tod) sowie die damit verbundenen Wahrscheinlichkeiten angegeben. Die Testperson soll nun entscheiden, ob sie die sichere Alternative 1 oder die im Ergebnis unsichere Alternative 2 vorzieht. Die spezielle Mortalitätswahrscheinlichkeit p, bei der der Befragte zwischen beiden Alternativen indifferent ist, wird in eine Skala von Null bis Eins überführt. Wenn z. B. ein extrem schmerzhafter, chronischer Krankheitsverlauf als sichere Alternative definiert wird, tendieren Probanden sehr viel eher dazu, eine relativ hohe Todeswahrscheinlichkeit bei der zweiten Alternative in Kauf zu nehmen.

Abbildung 3: *Standard-Gamble*-Methode

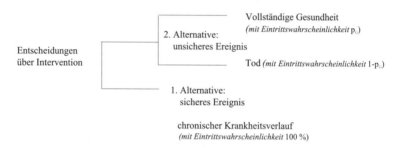

Der *Time-Trade-Off*-Ansatz vermeidet die Probleme, die sich aus der Anwendung von Wahrscheinlichkeiten für die Befragten ergeben, die häufig nicht gewöhnt sind, solche stochastischen Werte einzuschätzen. Dabei werden (wie in Abbildung 4 dargestellt) ebenfalls eine sichere und eine unsichere Alternative zur Auswahl gestellt. Die erste, sichere Alternative ist wiederum ein chronischer Krankheitsverlauf. Die zweite Alternative besteht darin, sich einer bestimmten Behandlung zu unterziehen, die zu einer vollständigen Gesundung führt, aber die Lebensdauer verkürzt. Der Zeitraum für die Alternative „vollständige Gesundheit" wird nun so lange variiert, bis beide Alternativen für den Entscheider gleichwertig sind. Aus den beiden Zeiträumen wird ein Quotient gebildet, der als Einschätzung der sicheren Alternative genutzt wird, da ein Verzicht auf Lebenszeit umso wahrscheinlicher wird, je unerwünschter der beschriebene Krankheitszustand ist.

Abbildung 4: Time-Trade-Off

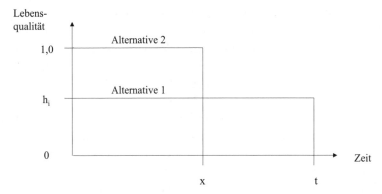

5.3 Psychometrische Maße

Unter psychometrischen Maßen werden in der Lebensqualitätsforschung fragebogenbasierte Instrumente zusammengefasst, die entweder für jede Dimension einzelne Werte liefern, wie z. B. der *Short-Form 36 (SF-36)*, oder einen einzelnen Lebensqualitätswert liefern, wie der SF-6D, der EQ-5D und der *Health Utilities Index* (HUI) (Hays et al. 2016). Der SF-36 (Burholt/Nash 2011) besteht aus 36 Fragen, die sich auf acht Dimensionen verteilen (z. B. physische Funktionsfähigkeit, Vitalität und körperliche Schmerzen). Hohe Dimensionswerte (bis maximal 100) sind Anzeichen für geringe Einschränkungen, während niedrige Werte (bis hinunter zu null) auf eine niedrige Lebensqualität schließen lassen. Neben einer hohen Reliabilität und Validität zeichnet sich der SF-36 durch eine hohe Sensitivität und Praktikabilität (gemessen an der Beantwortungszeit von fünf bis zehn Minuten) aus. Allerdings sind Profilinstrumente wie der SF-36 nur sehr eingeschränkt in Wirtschaftlichkeitsuntersuchungen einsetzbar, da die Werte unterschiedlicher Dimensionen widersprüchliche Resultate ergeben können. Geeigneter für ökonomische Analysen sind dagegen Instrumente, die die einzelnen Lebensqualitätsdimensionen in einer einzigen Kennzahl zusammenfassen.

Der *EQ-5D-Fragebogen* der EuroQol-Gruppe (Devlin/Brooks 2017) gehört zu diesen Single-Index-Instrumenten, die nicht für jede Dimension einen Einzelwert bestimmen. Er besteht aus nur fünf Fragen mit jeweils fünf Antwortmöglichkeiten, woraus sich theoretisch 3.125 (= 3^5) Gesundheitszustände bilden lassen. Diese können mit standardisierten Berechnungsvorgaben, die mittlerweile für eine ganze Reihe von Ländern vorliegen, in einen Indexwert umgerechnet werden (Devlin et al. 2018). Solche Vorgaben basieren auf großen Bevölkerungsstichproben, bei denen einzelne Gesundheitszustände mit einer visuellen Analogskala, dem *Standard-Gamble-* oder *Time-Trade-Off*-Verfahren sowie neuerdings mit *Discrete-Choice*-Experimenten (DCE) bewertet und anschließend die Abschlagswerte für einzelne angegebene Einschränkungen der Lebensqualität berechnet wurden (Ludwig/Schulenburg/Greiner 2018). Wegen der Kürze des Instrumentes wird eine Kombination mit anderen, insbesondere krankheitsspezifischen Instrumenten zur Messung der Lebensqualität von den Befragten in der Regel problemlos akzeptiert.

Vorteile des Instrumentes sind vor allem in seiner Praktikabilität und Kürze zu sehen. Nachteilig war aber bis vor einiger Zeit, dass nur jeweils drei Antwortkategorien innerhalb der einzelnen Gesundheitsdimensionen zur Verfügung standen. Wegen dieser mangelnden Sensitivität war der Fragebogen nur bei relativ großen zu erwartenden Gesundheitsveränderungen einsetzbar, da sich kleinere Verbesserungen des Gesundheitszustandes von Patientinnen und Patienten durch eine bestimmte Behandlung auf die durch den EQ-5D festgestellte Lebensqualität kaum auswirkten. Mittlerweile ist aber eine Version mit jeweils fünf Antwortmöglichkeiten eingeführt (EQ-5D-5L), die eine höhere Änderungssensitivität aufweist (Janssen et al. 2013).

Der *SF-6D-Fragebogen* gehört wie der EQ-5D zu den krankheitsübergreifenden (generischen) Indexinstrumenten und geht auf den beschriebenen SF-36 zurück (Brazier/Roberts/Deverill 2002). Ziel der Weiterentwicklung war es, ein vereinfachtes Single-Index-Instrument zu schaffen, mit dessen Hilfe auch bereits existierende Datensätze des SF-36 analysiert werden können. Demzufolge sollte der Text der zugrunde liegenden Items so wenig wie möglich verändert werden. Durch die Auswahl von sechs aus acht Dimensionen (körperliche Funktionsfähigkeit, Einschränkungen in der Rollenerfüllung, soziale Funktionsfähigkeit, Schmerzen, psychisches Wohlbefinden, Vitalität) mit jeweils vier bis sechs Antwortmöglichkeiten können insgesamt etwa 18.000 mögliche Gesundheitszustände beschrieben werden. Aus *Standard-Gamble-* und *Time-Trade-Off*-Befragungen konnten (ähnlich wie beim EQ5D) sowohl die Gewichtung der einzelnen Gesundheitszustände als auch Informationen über deren Verteilung in der Bevölkerung abgeleitet werden (Craig et al. 2013). Bislang liegt aber noch keine validierte deutsche Fassung mit entsprechenden Aggregationsgewichtungen vor.

6 Fazit und Ausblick

Entscheidungen in der Gesundheitspolitik und in der medizinischen Praxis erfordern wissenschaftliche Evidenz, die aktuell, qualitätsgesichert und praxisnah ist. Vor dem Hintergrund ökonomischer Zwänge im Gesundheitswesen bildet diese eine wichtige Grundlage für rationale Entscheidungsprozesse. Zur

Lösung von Allokationsproblemen können Wirtschaftlichkeitsuntersuchungen als analytisches Informationsinstrumentarium herangezogen werden. Gesundheitsökonomische Studien sind zwar noch kein Standardinstrumentarium bei der Entscheidungsfindung, die steigende Bedeutung evidenzbasierter Medizin und von *Health Technology Assessments* (HTA) führen aber dazu, dass gesundheitsökonomische Aspekte bei der Beurteilung vor allem innovativer Verfahren, die am Markt eingeführt werden, gewichtiger werden.

Zur Bewertung der Kosten-Effektivität im Rahmen gesundheitspolitischer Entscheidungen ist vor dem Hintergrund begrenzter finanzieller Ressourcen eine Einschätzung der gesellschaftlichen Zahlungsbereitschaft notwendig. Wenn die Kosten einer Maßnahme nicht durch deren finanziellen Nutzen vollständig aufgewogen werden (was der Regelfall ist), muss also definiert werden, wie viel der Gesellschaft z. B. ein zusätzliches Lebensjahr wert ist. In Abwesenheit eines funktionsfähigen Marktes für Gesundheitsleistungen lässt sich die Zahlungsbereitschaft für Gesundheitsleistungen jedoch weder empirisch noch normativ bestimmen. Zudem ist zu berücksichtigen, dass weitere qualitative Entscheidungsparameter wie die Verteilungsgerechtigkeit entscheidungsrelevant sein können. Unter den Bedingungen von Budgets kann aber letztlich der sogenannte „Budget-Impact" wesentlich entscheidungsrelevanter für die Erstattungsfähigkeit sein, also die Ausgabenwirkung der Einführung einer Gesundheitsleistung in ein Gesundheitssystem. Beide Werte haben somit gesundheitspolitische Relevanz und können mit der in diesem Beitrag dargestellten Methodik ermittelt werden.

Die praktische Anwendung von Evaluationsergebnissen wird zukünftig entscheidend von der methodischen Weiterentwicklung der Studien abhängen. Das betrifft zum einen die methodische Qualität der Studien, die eine wichtige Voraussetzung für die Verlässlichkeit der Informationen darstellt. Zum anderen betrifft es aber auch die Forderung nach einer einheitlichen Methodik, um die Vergleichbarkeit und Übertragbarkeit von Studienergebnissen sicherzustellen. Einheitliche Anforderungen an die Planung, Methodik und Ausführung von gesundheitsökonomischen Studien sollen infolgedessen ihr wissenschaftliches Niveau erhöhen und die Möglichkeit zur Vergleichbarkeit und Übertragbarkeit von Ergebnissen eröffnen. Dadurch wird auch der Notwendigkeit nach Erhöhung der Akzeptanz und Glaubwürdigkeit von Wirtschaftlichkeitsuntersuchungen Rechnung getragen.

Die Notwendigkeit, die gesundheitsökonomische Methodik zu standardisieren, hat die Entwicklung von Richtlinien zur Durchführung von gesundheitsökonomischen Studien mit sich gebracht (McGhan et al. 2009). Diese Entwicklung könnte andererseits zu einer Behinderung des methodischen Fortschritts führen, wenn die gesetzten Standards zu starr und unveränderlich sind. Stattdessen sollten daher Standards auf Basis neuer Forschungsergebnisse und

Erfahrungen regelmäßig überarbeitet werden. Die Auseinandersetzung mit Standards wird die methodische Forschung und Diskussion anregen und so die gesundheitsökonomische Evaluationsforschung nicht behindern, sondern ihre Akzeptanz weiter fördern.

Literatur

Brazier, J./Roberts, J./Deverill, M. (2002). The Estimation of a Preference-Based Measure of Health from the SF-36. *Journal of Health Economics, 21*(2), 271–292.

Bullinger, M. (2014). Das Konzept der Lebensqualität in der Medizin – Entwicklung und heutiger Stellenwert. *Zeitschrift für Evidenz, Fortbildung und Qualität im Gesundheitswesen, 108*(2–3), 97–103.

Bullinger, M. (2016). Zur Messbarkeit von Lebensqualität. In: L. Kovács/R. Kipke/R. Lutz (Hrsg.); *Lebensqualität in der Medizin*. Wiesbaden: Springer, 175–188.

Burholt, V./Nash, P. R. (2011). Short Form 36 (SF-36) Health Survey Questionnaire: Normative Data for Wales. *Journal of Public Health, 33*(4), 587–603.

Craig, B./Pickard, A. S./Stolk, E./Brazier, J. (2013). US Valuation of the SF-6D. *Medical Decision Making, 33*(6), 793–803.

Dakin, H./Devlin, N./Feng, Y./Rice, N./O'Neill, P./Parkin, D. (2015). The Influence of Cost-Effectiveness and Other Factors on Nice Decisions. *Health Economics, 24*(10), 1256–1271.

Damm, O./Ultsch, B. (2015). Gesundheitsökonomische Evaluation von Impfungen. *Gesundheitsökonomie & Qualitätsmanagement, 20*(4), 163–172.

Devlin, N./Brooks, R. (2017). EQ-5D and the EuroQol Group: Past, Present and Future. *Applied Health Economics and Health Policy, 15*(2), 127–137.

Devlin, N./Shah, K./Feng, Y./Mulhern, B./van Hout, B. (2018). Valuing Health-Related Quality of Life: An EQ-5D-5L Value Set for England. *Health Economics, 27*(1), 7–22.

Drummond, M. F./Sculpher, M. J./Claxton, K./Stoddart, G. L./Torrance, G. (2015). *Methods for the Economic Evaluation of Health Care Programmes*. Oxford: Oxford University Press.

Greiner, W. (2005). *Gesundheitsökonomische Aspekte des Disease Management*. Baden-Baden: Nomos.

Greiner, W./Kuhlmann, A./Schwarzbach, C. (2010). Ökonomische Beurteilung des Effizienzgrenzenkonzeptes. *Gesundheitsökonomie & Qualitätsmanagement, 15*, 241–250.

Harrison, R. L. (2010). Introduction to Monte Carlo Simulation. *AIP Conference Proceeding*, 17–21.

Hays, R. D./Revicki, D. A./Feeny, D./Fayers, P./Spritzer, K. L./Cella, D. (2016). Using Linear Equating to Map PROMIS Global Health Items and the PROMIS-29 V2.0 Profile Measure to the Health Utilities Index Mark 3. *PharmacoEconomics, 34*(10), 1015–1022.

Institut für Qualität und Wirtschaftlichkeit im Gesundheitswesen. (2017). *Allgemeine Methoden. Version 5.0 vom 10.07.2017*. Köln: IQWiG.

Janssen, M. F./Pickard, A. S./Golicki, D./Gudex, C./Niewada, M./Scalone, L. et al. (2013). Measurement properties of the EQ-5D-5L compared to the EQ-5D-3L across eight patient groups: a multi-country study. *Quality of Life Research, 22*(7), 1717–1727.

Komorowski, M./Raffa, J. (2016). Markov Models and Cost Effectiveness Analysis: Applications in Medical Research. In: MIT Critical Data (Hrsg.): *Secondary Analysis of Electronic Health Records*. Cham: Springer, 351–367.

Kristensen, F. B./Mäkelä, M./Neikter, S. A./Rehnqvist, N./Håheim, L. L./Mørland, B. et al. (2009). European Network for Health Technology Assessment, EUnetHTA: Planning, Development and Implementation of a Sustainable European Network for Health Technology Assessment. *International Journal of Technology Assessment in Health Care*, *25*(2), 107–116.

Ludwig, K./Schulenburg, J.-M. Graf von der/Greiner, W. (2018). German Value Set for the EQ-5D-5L. *PharmacoEconomics*, *36*(6), 663–674.

McGhan, W. F./Al, M./Doshi, J. A./Kamae, I./Marx, S. E./Rindress, D. (2009). The ISPOR Good Practices for Quality Improvement of Cost-Effectiveness Research Task Force Report. *Value in Health*, *12*(8), 1086–1099.

Neumann, P. J./Sanders, G. D./Russell, L. B./Siegel, J. E./Ganiats, T. G. (Hrsg.) (2017). *Cost-Effectiveness in Health and Medicine*. New York: Oxford University Press.

Pike, J./Grosse, S. D. (2018). Friction Cost Estimates of Productivity Costs in Cost-of-Illness Studies in Comparison with Human Capital Estimates: A Review. *Applied Health Economics and Health Policy*, *16*(6), 765–778.

Plass, D./Vos, T./Hornberg, C./Scheidt-Nave, C./Zeeb, H./Krämer, A. (2014). Trends in Disease Burden in Germany: Results, Implications and Limitations of the Global Burden of Disease Study. *Deutsches Ärzteblatt International*, *111*(38), 629–638.

Sacchini, D./Virdis, A./Refolo, P./Pennacchini, M./Paula, I. C. de. (2009). Health Technology Assessment (HTA): Ethical Aspects. *Medicine, Health Care and Philosophy*, *12*(4), 453–457.

Schulenburg, J.-M. Graf von der/Greiner, W. (2013). *Gesundheitsökonomik*. 3. Auflage. Tübingen: Mohr Siebeck.

von Neumann, J./Morgenstern, O. (1944). *Theory of Games and Economic Behaviour*. Princeton: Princeton University Press.

Gesundheitsberichterstattung

Bärbel-Maria Kurth, Anke-Christine Saß und Thomas Ziese

Die Gesundheitsberichterstattung trägt durch die Aufbereitung von verfügbaren Daten zu adressatengerechten Informationen dazu bei, das Wissen über den Gesundheitszustand, das Gesundheitsverhalten und die Gesundheitsrisiken einer Bevölkerung so bei Politiker*innen und anderen Stakeholder zu verankern, dass daraus evidenzbasierte Maßnahmen zur Verbesserung der Bevölkerungsgesundheit abgeleitet und getroffen werden können. Damit ist die Gesundheitsberichterstattung mehr als eine Methode und auch mehr als eine gesundheitswissenschaftliche Disziplin. Vielmehr ist sie ein wissenschaftsgestütztes Steuerungsinstrument für Public Health. Dieser Anspruch soll im vorliegenden Kapitel „Gesundheitsberichterstattung" begründet werden, indem die aufeinander aufbauenden Stufen von der Surveillance über die Kommunikation bis hin zur Governance historisch, regional, für ganz Deutschland und international dargestellt werden. Es wird deutlich, dass sich verändernde bzw. unterschiedliche gesellschaftliche Rahmenbedingungen auch auf die Gesundheitsberichterstattungssysteme auswirken. In einem Ausblick werden die Entwicklungsmöglichkeiten, die künftigen Chancen, aber auch die Risiken für den Ausbau der Gesundheitsberichterstattung zu einem umfassenden Health-Information-System beschrieben.

1 Einleitung

Steigende Krankheitslast bei den nichtübertragbaren Krankheiten, der demografische Wandel und soziale Ungleichheit in der Gesundheit stellen in Deutschland, aber auch in Europa und international Herausforderungen für Public Health und die Gesundheitssysteme dar. International vergleichbare Gesundheitsinformationen können dazu beitragen, nationale und internationale Strategien zu entwickeln, um diesen Herausforderungen zu begegnen und die Wirksamkeit von eingeleiteten Maßnahmen zu überprüfen. Die Gesundheitsberichterstattung (GBE) ist das wichtigste Instrument, um diese Informationen bereitzustellen.

„Gesundheitsberichterstattung" ist ein aus den Komponenten „Gesundheit" und „Berichterstattung" zusammengesetztes Substantiv. Das Bindeglied zwischen diesen beiden Komponenten ist das Wissen um den Gesundheitszustand, das Gesundheitsverhalten und die Gesundheitsrisiken von Bevölkerungsgruppen und das Beobachten von Veränderungen. Dieses Wissen basiert auf Daten, die im Rahmen eines Gesundheitsmonitorings gesammelt und zum Teil auch zielgerichtet erhoben werden. Bei einer Berichterstattung werden diese Informationen aufbereitet und an die Adressatinnen und Adressaten gebracht, die bestimmte Aktionen zur Verbesserung des Gesundheitszustandes der Bevölkerung in die Wege leiten können. „Daten für Taten" ist das Anliegen der GBE oder anders ausgedrückt: „GBE ist anders als die Epidemiologie keine wissenschaftliche Methode, sondern ein wissenschaftsgestütztes politisches Steuerungselement [...]" (Kuhn/Wildner/Zapf 2005). GBE ist eine Voraussetzung für eine evidenzbasierte Politik: Die bestverfügbaren Daten, Informationen und Forschungsergebnisse sind so zu nutzen, dass Politikziele zur Verbesserung der individuellen und der Bevölkerungsgesundheit gesetzt werden können. Kernstück dieses Prozesses ist ein Public-Health-Steuerungskreislauf der GBE (Abbildung 1).

Abbildung 1: Public-Health-Steuerungskreislauf der Gesundheitsberichterstattung

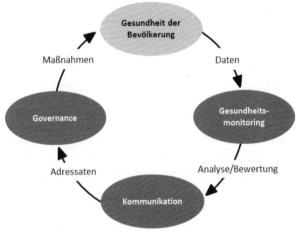

Die GBE ist in drei der von der WHO definierten zehn Aktionsfelder für Public Health (*Essential Public Health Operations*, EPHOs) (WHO Regional Office for Europe [WHO Euro] 2015) verankert und zwar in:

- EPHO 1: *Surveillance of population health and wellbeing,*
- EPHO 6: *Assuring governance for health and wellbeing,*
- EPHO 9: *Advocacy communication and social mobilisation for health.*

Damit ist die moderne GBE elementarer Bestandteil von Public Health.

Sowohl die *Surveillance* (oder synonym verwendet das *Monitoring*) als auch die *Kommunikation* und die *Governance* unterliegen ständigen Veränderungen. Dementsprechend beginnt dieser Beitrag mit einem Kapitel zur *Entwicklung der Gesundheitsberichterstattung in Deutschland*. In diesem wird verdeutlicht, dass das Wissen über die Gesundheit der Bevölkerung sowie die daraus abgeleiteten Handlungen ein Abbild sich ändernder gesellschaftlicher Verhältnisse sind.

Im Kapitel *Gesundheitsberichterstattung heute* wird sodann auf den gegenwärtigen Stand der GBE in Deutschland eingegangen. Die Bestrebungen, durch konsentierte Leitlinien für eine „Gute Praxis Gesundheitsberichterstattung" (Starke et al. 2019) gemeinsame Qualitätsstandards zu setzen, werden in ihren Grundzügen erläutert.

Welche Datengrundlagen für eine GBE existieren, welche Informationen über den Gesundheitszustand der Bevölkerung in Deutschland routinemäßig erhoben und auf welche Weise bestehende Informationslücken durch zusätzliche Erhebungen geschlossen werden, beleuchtet das Kapitel *Datengrundlage der Gesundheitsberichterstattung: ein Gesundheitsmonitoring*.

Die GBE, die angetreten ist, den Gesundheitszustand der Bevölkerung nicht nur zu beschreiben, sondern diesen letztendlich auch zu verbessern, muss durch eine adressatengerechte Kommunikation und eine bewusste Wahl ihrer Themen sehr differenziert vorgehen. Dies wird im Kapitel *5.1 Adressaten und Nutzer der Gesundheitsberichterstattung* am Beispiel der GBE des Bundes dargestellt. Welche Erfahrungen, Methoden und Bündnispartnerinnen/-partner es bei der Translation der Ergebnisse der GBE in Public-Health-Aktionen gibt, wird hier an Beispielen beschrieben.

Während die GBE des Bundes die Gesundheit der in Deutschland lebenden Menschen insgesamt abbildet, sind es auf der Ebene der Bundesländer und der Kommunen regionale Untergruppen dieser Bevölkerung. Im Kapitel *Gesundheitsberichterstattung anderer Akteure* werden die Systeme und Produkte der GBE der Länder und Kommunen kurz vorgestellt. Danach folgt ein Überblick über Berichte zur Gesundheit oder mit Bezug zur Gesundheit, die nicht im Rahmen von GBE im engeren Sinne publiziert werden, aber für GBE genutzt werden können.

Besondere Bedeutung kommt im Zuge der Globalisierung internationalen GBE-Systemen zu, die von unterschiedlichen Organisationen durchgeführt werden. Im Kapitel *Internationale Entwicklungen* werden Informationen über die Aktivitäten von WHO, OECD und der EU gegeben und künftige Entwicklungsmöglichkeiten eingeschätzt.

Die Gesundheitsprobleme, die Datengrundlagen und auch die Kommunikationsformen unterliegen ebenso wie die Rahmenbedingungen der GBE einer äußerst dynamischen Entwicklung. In einem abschließenden Ausblick gehen die Autorinnen und der Autor auf zu erwartende Veränderungen im Zeitalter von Globalisierung, *Big Data* und Digitalisierung ein.

2 Entwicklung der Gesundheitsberichterstattung in Deutschland

Die Geschichte der GBE nimmt ihren Anfang in der Aufklärung, in der die Rolle der „göttlichen Vorsehung" zunehmend durch objektive Daten, rationales Denken und die Möglichkeit der aktiven Gestaltung der Gesellschaft verdrängt wurde (Kuhn/Böcken 2009; Süssmilch 1741). In den letzten Jahrhunderten entwickelten sich dabei viele Elemente einer modernen GBE, auch wenn der Begriff Gesundheitsberichterstattung dabei nicht immer verwendet wurde. Dabei spielte auf der einen Seite die Erschließung und die Nutzung von (Massen-)Daten für Analysen eine wichtige Rolle, die eine unverzichtbare Grundlage der GBE darstellen. Auf der anderen Seite entwickelte sich der Public-Health-Gedanke mit einem umfassenden Verständnis für die Entstehung von Gesundheit und Krankheit sowie dem Anspruch, aus diesen Erkenntnissen Taten und Maßnahmen zur Verbesserung der Gesundheit der Menschen abzuleiten. Beide Entwicklungen liefen dabei vielfach – aber nicht durchgehend – Hand in Hand. Die Entwicklung der GBE mit ihren unterschiedlichen Facetten erfolgte nicht gradlinig, sondern setzte sich aus mehreren Entwicklungslinien zusammen, die regional unterschiedlich verliefen und Sprünge aufwiesen. Die folgende Übersicht will nicht vollständig sein, sondern stellt ausgewählte Schlaglichter dieser Entwicklung zusammen (zur Übersicht siehe (Jacob 2006; sowie insbesondere Kuhn/Böcken 2009), in denen viele der in diesem Abschnitt aufgenommenen Aspekte zur Entwicklung der GBE aufgearbeitet und zusammengestellt sind).

Ihre frühen Wurzeln hat die GBE bereits in der Entwicklung der Bevölkerungsstatistik. 1662 veröffentlichte John Graunt in London die *Natural and political observations upon the Bills of Mortality* (Graunt 1669). Graunt nutzte dabei die Londoner Sammlung von Sterbefällen für weitergehende Analysen. Die Veröffentlichung beinhaltete neben der Analyse von Sterbeziffern auch die Berechnung von Überlebenswahrscheinlichkeiten für verschiedene Altersgruppen und kann damit als ein sehr frühes Beispiel der Medizinalstatistik und der Epidemiologie gelten. Zu etwa der gleichen Zeit veröffentlichte William Petty die *Political Arithmetic* sowie die *Political Anatomy of Ireland*. In diesen Schriften wurden vorhandene Daten sowie zusätzliche Erhebungen (*fresh survey* zur Zählung von Personen und Wohngebäuden) genutzt, um eine erste Sozialberichterstattung für Irland durchzuführen (Petty 1690; Wagner 2015).

In Deutschland veröffentlichte der Mediziner, Theologe und Jurist Johann Peter Süssmilch 1741, also etwa 100 Jahre später, sein Werk „Die göttliche Ordnung in den Veränderungen des menschlichen Geschlechts aus der Geburt, dem Tode und der Fortpflanzung desselben" (Süssmilch 1741). Trotz der im Titel erkennbaren Schöpfungsorientierung gilt Süßmilch als Pionier der Demografie, die in einigen Elementen als frühe Form der Medizinalstatistik bzw. GBE gesehen werden kann. So verwendete er in seinen Beschreibungen wichtige

Kennziffern zu Fertilität, Geburten, Sterblichkeit und Todesursachen, die auch in der modernen GBE wichtige Kennziffern darstellen (siehe hierzu auch den Beitrag von Ulrich). Mit dem sechsbändigen Werk „System einer vollständigen medicinischen Polizey", das zwischen 1779 und 1819 erschien, setzte Peter Johann Frank entscheidende Impulse für die GBE und den Public-Health-Gedanken in Deutschland (Frank 1779). Das Konzept einer „medicinischen Polizey" beinhaltete eine frühe Form des Öffentlichen Gesundheitsdienstes, die sich mit vielen gesundheitlich relevanten Aspekten wie Kindererziehung, Ernährung, Wohnen oder ärztlicher Versorgung befasste. Unter anderem forderte Frank auch die Erstellung von medizinischen Topografien, d. h. regionalen Beschreibungen zu den Lebensverhältnissen und Krankheiten des Menschen. Mit diesen Topografien sollte auch die Perspektive von sozialen Ursachen von Krankheiten sowie die Grundlagen für eine rationale Gesundheitspolitik gestärkt werden.

Im 18. und im frühen 19. Jahrhundert entwickelten sich in den deutschen Ländern unterschiedliche Ansätze der GBE. So entstanden in vielen Gebieten die genannten medizinischen Topografien, die einen guten, wenn auch durch die jeweiligen Autoren subjektiv gefärbten Überblick über die regional unterschiedlichen Lebensumstände und Krankheitslasten gaben. Eine weiterentwickelte Form dieser Berichte bildeten um 1860 die Physikatsberichte in Bayern, in dem die Physikatsärzte, heute würde man vom Amtsarzt sprechen, nach einem definierten Fragenkatalog Berichte zur Gesundheit für ihren Zuständigkeitsbereich zu erstellen hatten (Reder/Selheim/Weiß 1999).

In der zweiten Hälfte des 19. Jahrhunderts wurden im Rahmen der Weiterentwicklung der amtlichen Statistik zunehmend auch die Gesundheitsdaten wie die Todesursachenstatistik ausgebaut, und bildeten eine wichtige Datengrundlage für die sich entwickelnden, eher medizinalstatistisch orientierten Jahresgesundheitsberichte in vielen deutschen Ländern, darunter in Preußen und in Bayern (Kuhn 2007). Es zeigten sich damit zwei unterschiedliche Linien der GBE: zunächst der sozialmedizinische Ansatz der Topografien im Sinne von Frank, zum anderen die eher datenorientierte Darstellung von Gesundheit auf Grundlage von Statistiken. Dabei waren die Rahmenbedingungen und Bestimmungen in den deutschen Territorien unterschiedlich, und die Ergebnisse in der Regel nicht untereinander vergleichbar.

Nach der Gründung des Deutschen Reichs 1871 wurde fünf Jahre später das Kaiserliche Gesundheitsamt eingerichtet, aus dem in der Weimarer Republik das Reichsgesundheitsamt sowie später das Bundesgesundheitsamt der Bundesrepublik hervorgingen. Das Kaiserliche Gesundheitsamt hatte unter anderem das Ziel, mithilfe von Gesundheitsdaten „die Beziehungen der Menschen untereinander, ihre Entwicklungs- und Arbeitsverhältnisse, ihre Umgebung […], das Wasser, das sie trinken, ihren Wohlstand, ihre Ernährung usw." in Zusammenhang zu bringen mit „bei ihnen auftretenden Erkrankungen, zu ihrer Lebensdauer, damit Ursachen gefunden werden, welche etwa eine Abnahme der Kraft der Bevölkerung und eine Verkürzung ihrer Lebensdauer bedingen" (Kuhn/Böcken 2009), und folgt damit teilweise durchaus einem modernen Public-Health-Ansatz. 1907, also erst knapp 30 Jahre später, legte das Kaiserliche Gesundheitsamt in Zusammenarbeit mit dem Kaiserlichen Statistischen Amt den Bericht „Das Deutsche Reich in gesundheitlicher und demografischer Beziehung" vor (Riedmann 2000). In diesem ersten Reichgesundheitsbericht wurde mithilfe von Grafiken, Karten und Tabellen sowie auch mit für Leserinnen und Leser ohne wissenschaftlichen Hintergrund gut verständlichen Texten ein Bericht vorgelegt, der den aktuellen Stand des sozialmedizinischen Wissens unter Nutzung unterschiedlicher Datenquellen zusammenfasste (Riedmann 2000). Parallel zu der Entwicklung auf Reichsebene wurde bis in die Weimarer Zeit auch in den Ländern das Berichtssystem mit Jahresgesundheitsberichten fortgeführt und weiterentwickelt.

Nach der Machtübernahme der Nationalsozialisten wurden im Rahmen des Gesetzes zur Vereinheitlichung des Gesundheitswesens die Strukturen des Öffentlichen Gesundheitsdiensts neu geordnet und zunehmend als Instrument der NS-Rassenhygiene missbraucht. Die pervertierte Rolle der Sozialmedizin in der Zeit des Nationalsozialismus im Hinblick auf rassenhygienische Zwecke und ihre Beteiligung an staatlich-medizinischen Verbrechen war nach 1945 eine der Ursachen für eine deutlich reduzierte Rolle von Public Health und des Öffentlichen Gesundheitsdienstes, was auch in der GBE deutlich wurde: Ihre Fortführung fokussierte sich in den folgenden Jahrzehnten in der Regel auf eine tabellenorientierte Medizinalstatistik.

Auf Bundesebene gab es 1971 unter der sozialliberalen Koalition einen Gesundheitsbericht, der handlungs- und zukunftsorientiert war und ein Vorwort des damaligen Bundeskanzlers Willy Brandt enthielt (Bundesminister für Jugend, Familie und Gesundheit [BMJFG] 1971). Dieser Bericht blieb jedoch ein Einzelwerk und wurde nicht in die Routine überführt. Einen wichtigen Wendepunkt in Richtung einer GBE im heutigen Verständnis bildete 1987 das Jahresgutachten des Sachverständigenrats Gesundheitswesen. In diesem Bericht wurde ein Mangel an Gesundheitsdaten, Analysen und Bewertungen festgestellt und der Aufbau einer GBE gefordert (Sachverständigenrat für die Konzertierte Aktion im Gesundheitswesen [SVR Gesundheit] 1987). Zu deren unverzichtbaren Bestandteilen zählte der Rat darin unter anderem Demografie, Informationen zum Gesundheitszustand (Morbidität, Mortalität), Angebote von Gesundheitsleistungen und -einrichtungen sowie Finanzierung im Gesundheitswesen.

Im Rahmen eines Forschungsvorhabens wurden die Grundzüge und Umsetzungsvorschläge für eine kontinuierliche GBE erarbeitet. Dabei wurden auch die in Deutschland vorhandenen Datenquellen mit Gesundheitsbezug systematisch zusammengestellt und nach Möglichkeit für die Nutzung in der GBE in das Informationssystem der GBE integriert (siehe Kap. 4.1). Die GBE ist dabei umfassend angelegt und soll handlungsorientiert erfolgen. Das Statistische Bundesamt wurde 1993 mit der Federführung für die kooperative Durchführung des Vorhabens beauftragt. Ein Konsortium von Wissenschaftlerinnen und Wissenschaftlern arbeitete an dem Konzept, den Inhalten und der Struktur eines Gesundheitsberichtes für Deutschland und legte diesen 1998 als eine zentrale Veröffentlichung einer kontinuierlichen GBE auf Bundesebene vor (Statistisches Bundesamt [Destatis] 1998). Mit dem Übergang in die Routine ging die Verantwortung für die Durchführung der GBE des Bundes an das Robert Koch-Institut über, das den konzeptionellen und handlungsorientierten Ansatz des Gesundheitsmonitorings und der GBE kontinuierlich weiterentwickelt. Auch auf der Länderebene gab es entsprechende Aktivitäten: Inzwischen ist die GBE in allen Ländern in den Gesundheitsdienstgesetzen verankert und erfolgreich implementiert.

3 Gesundheitsberichterstattung heute

Die jüngere Geschichte umfasst 25 Jahre GBE des Bundes am Robert Koch-Institut. Auch zahlreiche Einrichtungen der Landes- und kommunalen Berichterstattung können auf eine langjährige erfolgreiche GBE-Tradition zurückblicken. Für die Berichtssysteme auf allen Ebenen gibt es jeweils spezifische gesetzliche und politische Rahmenbedingungen.

Allen Ebenen der Berichterstattung ist gemeinsam, dass die GBE kontinuierlich aktuelle Informationen zum Gesundheitszustand und zur Gesundheitsversorgung der Bevölkerung in Deutschland bereitstellt. Dabei steht eine räumlich und zeitlich, teilweise auch durch andere Merkmale (z. B. Alter, Geschlecht) definierte Gruppe der Bevölkerung im Fokus. Im Sinne des Steuerungskreislaufs der GBE, wie er in Abbildung 1 dargestellt ist, bedeutet GBE nicht nur die Bereitstellung von Daten und Tabellen. GBE generiert daraus Informationen und bereitet diese so auf, dass die Analyse und Bewertung von Unterschieden und Problemlagen möglich ist. Dabei bezieht sie die Rahmenbedingungen von Gesundheit ein und ordnet Problemlagen in Zusammenhänge ein. GBE berichtet darüber hinaus Trends und zeigt langfristige Entwicklungen auf.

Dieses Konzept für eine GBE ist recht breit angelegt und relativ abstrakt. Um es praktisch umsetzen zu können, muss es in messbare Größen „übersetzt" werden, die sogenannten „Gesundheitsindikatoren". Indikatoren sind Größen, die Aussagen über thematische Schwerpunkte (z. B. Kampf gegen Krebs) so abbilden, dass sich Entwicklungen zeigen, Erfolge und Handlungsbedarfe sichtbar gemacht werden können (z. B. Krebs-Erkrankungsraten, Überlebensdauer, Krebssterblichkeit). Mithilfe von Indikatoren können Gesundheitsdaten über Bevölkerungsgruppen oder geografische Gebiete hinweg analysiert und verglichen werden, was bei der Bestimmung strategischer Prioritäten sehr nützlich sein kann.

Auf den verschiedenen Ebenen der GBE wurden Indikatoren entwickelt. Zu nennen sind hier beispielsweise der gemeinsame Indikatorensatz der GBE der Länder und die Europäischen Kernindikatoren für Gesundheit (*European Core Health Indicators* – ECHI) (Verschuuren et al. 2012). Die GBE des Bundes bedient sich ausgewählter Indikatoren aus den o. g. Indikatorensystemen, zusätzlich wurden weitere Indikatoren für spezielle Themengebiete der Berichterstattung entwickelt. Im Rahmen der Diabetes-Surveillance wurde ein Indikatoren-Set für die Diabetes-Berichterstattung mit Expertinnen und Experten konsentiert (Gabrys et al. 2018).

Die GBE trägt durch adressatengerechte Kommunikationsformen dazu bei, die Informationsbedarfe vieler verschiedener Public-Health-Akteure zu befriedigen. Sie leistet damit einen Beitrag zu Management, Steuerung, Monitoring und Evaluation von Public-Health-Aktivitäten und -prozessen. Der *Policy Impact* spielt eine zunehmend größere Rolle bei der Evaluation von Gesundheitsberichten (Brand et al. 2008). Diese Aspekte werden exemplarisch für die Bundesebene in Kap. 4 noch einmal vertieft.

Das Themenspektrum der GBE ist vielfältig und reicht von Krankheiten, Beschwerden und Risikofaktoren über die subjektive Gesundheit und gesundheitsbezogene Lebensqualität bis hin zur Inanspruchnahme von Präventions- und Versorgungsangeboten sowie den Strukturen und Kosten des Gesundheitswesens (Lampert et al. 2010). Die Auswahl der Berichtsthemen erfolgt nach Aktualität, Public-Health- und Politikrelevanz. Die Themenfindung und -setzung erfolgt in Abstimmungsprozessen, an denen unterschiedliche Akteure beteiligt sind. Sie sollte transparent gemacht werden und Möglichkeiten der Partizipation bieten (Starke et al. 2019). Die Berichterstattung basiert auf einer breiten Datengrundlage. Datenquellen für die GBE müssen aktuell und valide sein, standardisiert erhoben werden und repräsentative Aussagen über die Berichtsregion ermöglichen. In Kap. 4.1 werden exemplarisch die für die Bundesebene vorliegenden Datenquellen vorgestellt.

Charakteristisch für GBE ist der interdisziplinäre Ansatz. Methodisch-wissenschaftliche Grundlage ist in erster Linie die Epidemiologie. Daneben fließen theoretische Konzepte und empirische Erkenntnisse der Sozialwissenschaften, der Medizin, der Sozialmedizin und medizinischen Soziologie, der Gesundheitsökonomie, der Versorgungsforschung, der Gesundheitssystem- und Evaluationsforschung sowie weiterer Fachdisziplinen ein.

Die GBE hat sich in Deutschland auf kommunaler Ebene, in den Ländern sowie auf Bundesebene heterogen entwickelt. Unterschiedliche gesetzliche Grundlagen, Unterschiede in den personellen und finanziellen Ressourcen sowie eine unterschiedliche Datenverfügbarkeit haben dazu beigetragen. Vor diesem Hintergrund hat eine interdisziplinäre Arbeitsgruppe Leitlinien für eine „Gute Praxis Gesundheitsberichterstattung" erarbeitet und breit abgestimmt (Starke et al. 2017, 2019). In den elf Leitlinien werden für die methodischen, inhaltlichen sowie normativ-ethischen Aspekte von GBE Empfehlungen gegeben. Ergänzt werden sie durch eine Kriterienliste, die als „Checkliste" zur Vorbereitung eines Gesundheitsberichts genutzt werden kann. Die Leitlinien geben damit eine fachliche Orientierung für das Erstellen von Gesundheitsberichten und ermöglichen eine Qualitätssicherung.

4 Datengrundlage der Gesundheitsberichterstattung: Ein Gesundheitsmonitoring

4.1 Das Gesundheitsmonitoring der Gesundheitsberichterstattung des Bundes

Voraussetzung für eine Gesundheitsberichterstattung sind Daten, die einen direkten oder indirekten Bezug zur Gesundheit der im Fokus stehenden Bevölkerungsgruppen haben und möglichst wiederholt erhoben werden. Das Gesundheitsmonitoringsystem der GBE des Bundes umfasst eine Vielzahl solcher Datenquellen, die hier nur exemplarisch dargestellt werden können.

Gesetzlich geregelt über das Infektionsschutzgesetz (IfSG) sind beispielsweise die Informationen zum Auftreten der meldepflichtigen Infektionskrankheiten. Zusätzlich gibt es für Infektionskrankheiten Daten aus Sentinel-Erhebungen, dem freiwilligen AIDS-Fallregister und aus anderen Quellen. Daten zum Auftreten von Krebserkrankungen, die in allen Bundesländern in den epidemiologischen Krebsregistern der Länder erhoben und nach Bundeskrebsregisterdatengesetz am Robert Koch-Institut zusammengeführt und ausgewertet werden, ermöglichen die kontinuierliche Beobachtung des Krebsgeschehens in Deutschland. Die mittlerweile in allen Bundesländern nach dem Krebsfrüherkennungs- und -registergesetz (KFRG) etablierten klinischen Register liefern zusätzlich Informationen zur individuellen Langzeitentwicklung der Krebserkrankungen sowie zur Versorgung der an Krebs Erkrankten. Wesentliche Grundlage der GBE sind auch amtliche Statistiken wie beispielsweise der Mikrozensus, die Krankenhausstatistik, die Todesursachenstatistik, aber auch Daten sozialwissenschaftlicher Erhebungen wie dem Sozio-oekonomischen Panel oder dem Deutschen Alterssurvey. Die Routinedaten der gesetzlichen Krankenkassen sind ebenfalls Bestandteil eines Gesundheitsmonitorings und seit 2015 im Rahmen der Datentransparenzverordnung über das DIMDI für Auswertungen der GBE prinzipiell zugänglich. Routinedaten der Deutschen Rentenversicherung Bund, die vom Öffentlichen Gesundheitsdienst erhobenen Daten, z. B. im Rahmen der Schuleingangsuntersuchungen, sowie regelmäßig auf europäischer Ebene erhobene Daten wie EU-SILC und EHIS vervollständigen das facettenreiche Gesundheitsmonitoring (siehe Abbildung 2).

Abbildung 2: Datenquellen eines Gesundheitsmonitorings

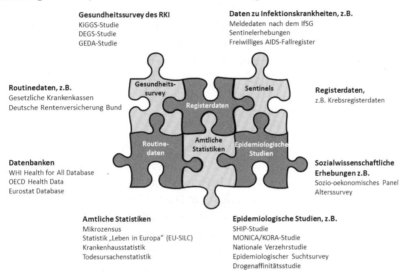

Beim Statistischen Bundesamt gibt es eine Onlinedatenbank für Gesundheitsdaten und Gesundheitsinformationen, die viele Daten für die GBE umfasst (Informationssystem der GBE, IS-GBE). In diesem Informationssystem werden über drei Milliarden Daten aus über 100 Datenquellen in Form von Tabellen, sowohl dynamisch als auch statisch, als Texte, aber auch aufbereitet als Grafiken zur Verfügung gestellt. In dieser Online-Datenbank, die unter www.gbe-bund.de Informationen zu allen Themenfeldern der GBE bereitstellt, befinden sich unter anderem Daten der Krankenhausdiagnosestatistik, Todesursachenstatistik, Gesundheitsausgabenrechnung, Krankheitskostenrechnung, der Mikrozensusfragen zur Gesundheit, der Pflegestatistik und der Statistik behinderter Menschen. (Die Krebsregisterdaten, Daten epidemiologischer Studien und Sentinel-Erhebungen sind nicht Bestandteil der Online-Datenbank (Eberhardt 2007)). Das Angebot wird fortlaufend ergänzt und regelmäßig aktualisiert, worüber ein Newsletter informiert, den interessierte Nutzerinnen und Nutzer über das Statistische Bundesamt beziehen können.

Obwohl die Vielzahl der hier genannten Datenquellen allesamt auf direkte oder indirekte Weise Informationen zum Gesundheitszustand der in Deutschland lebenden Bevölkerung liefern, bleiben dennoch Informationslücken, nicht nur über die in Deutschland lebenden Menschen, die keinen oder nur wenig Kontakt zum Gesundheitssystem haben. Für die gesamte Bevölkerung fehlen Informationen zu wesentlichen Einflussfaktoren auf die Gesundheit, wie das Gesundheitsverhalten (Rauchen, Alkoholkonsum, Körperliche Aktivität), soziale Determinanten (Bildung, Einkommen, beruflicher Status), aber auch über die psychische Gesundheit, das Wohlbefinden (*Wellbeing*), zu Schutzfaktoren und Risiken aus der natürlichen und technischen Umwelt. Aus diesem Grunde wurden seit Ende der 1980er Jahre bis zur Jahrtausendwende zusätzliche repräsentative Gesundheitsstudien (sogenannte „Gesundheitssurveys") durchgeführt mit dem Ziel, die bestehenden Informationslücken zu schließen.

4.2 Das RKI-Gesundheitsmonitoring

Von 1984 bis 2006 fanden insgesamt sieben Gesundheitssurveys in unregelmäßigen Abständen mit wechselnder Projektfinanzierung statt (Kurth et al. 2009). Spätestens seit der erfolgreichen Mitteleinwerbung für die „Studie zur Gesundheit von Kindern und Jugendlichen in Deutschland (KiGGS)" und deren Durchführung in Eigenregie entwickelte sich am Robert Koch-Institut die Vision eines nachhaltigen RKI-Gesundheitsmonitorings, einer regelmäßigen planbaren Durchführung von Gesundheitssurveys in allen Altersgruppen mit gesicherter Finanzierung. Dieses Gesundheitsmonitoring basierte auf drei Grundprinzipien:

- Informationen erschließen und vernetzen,
- Lücken schließen,
- Redundanzen vermeiden.

Unterstützt wurden die Bestrebungen durch Fragen der Öffentlichkeit, aber auch der Politik nach zeitlichen Entwicklungen von Gesundheitsparametern, nach Auswirkungen gesundheitspolitischer Maßnahmen, nach der Festlegung und Quantifizierung von Gesundheitszielen. Da zudem sämtliche Erhebungsdaten des Robert Koch-Institutes umgehend als *Public Use Files* zu Verfügung gestellt wurden, entwickelte sich auch zunehmend ein öffentliches Interesse an den Daten der Gesundheitssurveys. Im Rahmen des Entwicklungsprogramms „RKI 2010" (Robert Koch-Institut [RKI] 2009) wurde dann mit dem Bundesgesundheitsministerium ein konkretes Konzept für ein RKI-Gesundheitsmonitoring diskutiert. Seit dem Jahr 2008 gibt es ein kontinuierlich finanziertes System des Gesundheitsmonitorings für nicht übertragbare Krankheiten am Robert Koch-Institut (Kurth et al. 2009).

Dieses RKI-Gesundheitsmonitoring setzt sich aktuell aus den drei in Abbildung 3 dargestellten Komponenten zusammen:

- DEGS („Studie zur Gesundheit Erwachsener in Deutschland"): Periodische Durchführung eines Befragungs- und Untersuchungssurveys zur Erhebung objektiver Messwerte (Größe und Gewicht, Blutdruck, körperliche Funktionsfähigkeit, ärztliche Untersuchung, Blut- und Urinproben zur Bestimmung vielfältiger Biomarker) und zur vertieften Bearbeitung spezifischer Gesundheits- oder Krankheitsprobleme. DEGS1, der von 2008 bis 2011 durchgeführt wurde, bezog Teilnehmende aus dem Bundes-Gesundheitssurvey 1998 (BGS98) erneut mit ein. Ergänzt wurden diese durch zusätzliche Personen, die zufällig über die Einwohnermeldeämter ausgewählt wurden, sodass die Stichprobe neben der Analyse von Langzeitentwicklungen erneut repräsentative Querschnittsaussagen zur Gesundheit der erwachsenen Bevölkerung erlaubte. Der sich aktuell in Vorbereitung befindliche nächste Gesundheits-Untersuchungssurvey für Erwachsene ist als Kooperationsprojekt mit dem Max Rubner-Institut Karlsruhe konzipiert und verknüpft die Nationale Verzehrsstudie (NVS) mit dem DEGS2 des Robert Koch-Instituts. Diese Studie soll unter dem Namen „gern" von 2020 bis 2022 insgesamt 12.500 Teilnehmende an 300 zufällig ausgewählten Orten in Deutschland untersuchen und befragen.
- KiGGS („Studie zur Gesundheit von Kindern und Jugendlichen in Deutschland"): Die KiGGS-Basiserhebung fand von 2003 bis 2006 statt, mit 17.641 teilnehmenden Mädchen und Jungen im Alter von 0 bis 17 Jahre (Kurth et al. 2008). KiGGS wird als Kohorte fortgeführt, die gesamte Gruppe der in KiGGS einbezogenen Kinder und Jugendlichen wurde 2009 bis 2012 telefonisch nachbefragt (KiGGS Welle 1). Zusätzlich wurden neu rekrutierte null- bis fünfjährige Kinder in die Erhebung einbezogen, um aktuelle Daten über die Gesundheit der Kinder und Jugendlichen von null bis 17 Jahren in Deutschland zu erhalten. Von 2015 bis 2018 wurde KiGGS Welle 2 als dritte Querschnittserhebung zur Gesundheit von Null- bis 17-jährigen in Deutschland lebenden Kindern und Jugendlichen durchgeführt (RKI 2018b; RKI 2018a). Im Rahmen von KiGGS Welle 2 konnten zwischen 2014 und 2017 zusätzlich alle Wiederteilnahmebereiten erneut befragt und eine Subgruppe erneut untersucht werden (KiGGS-Kohorte). Die KiGGS-Kohorte liefert damit aktuell Daten aus drei Erhebungswellen über einen Zeitraum von ca. zwölf Jahren. Eine Fortführung der KiGGS-Kohorte ist geplant.

- GEDA („*Gesundheit in Deutschland aktuell*"): ein- bis zweijährlich durchgeführte Querschnittsbefragungen der erwachsenen Wohnbevölkerung ab 18 Jahren. Die Stichprobengröße von jeweils ca. 20.000 Teilnehmerinnen und Teilnehmern erlaubt dabei tief gegliederte Zusammenhangsanalysen von sozialer Lage, Gesundheitszustand, Gesundheitsverhalten und Inanspruchnahme gesundheitlicher Versorgung. Eine Repräsentativität auf regionaler Ebene ist für die größeren Bundesländer gewährleistet. Diese Daten erlauben Trendanalysen sowie eine rasche Bestandsaufnahme von Änderungen des Gesundheitszustands oder des Gesundheitsverhaltens. GEDA ist gleichzeitig das Instrument, um die Anforderungen des EHIS (*European Health Interview Survey*) zu erfüllen. Der EHIS erfasst in regelmäßigen Abständen Gesundheitsinformationen zu den in der EU lebenden Menschen. Die Erhebung im Jahr 2014 erfolgte im Rahmen von GEDA 2014/2015-EHIS (Saß et al. 2017), die Daten wurden an Eurostat geliefert und gleichzeitig für eigene Auswertungen im Rahmen der GBE genutzt. Im Jahr 2019 werden im Rahmen von GEDA 2019 erneut 20.000 Menschen ab 15 Jahren befragt.

Alle drei Komponenten des RKI-Gesundheitsmonitorings sind aufeinander abgestimmt und ergänzen sich gegenseitig.

Abbildung 3: Überblick über die Komponenten des RKI-Gesundheitsmonitorings und deren Durchführung

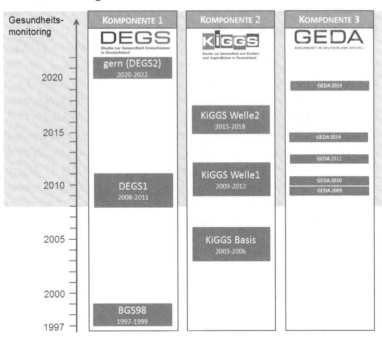

Das RKI-Gesundheitsmonitoring steht aktuell vor neuen Herausforderungen: So haben sich die Rahmenbedingungen, die die Durchführbarkeit und Machbarkeit der Gesundheitsuntersuchungssurveys betreffen, geändert (geringere Responseraten, höhere Anstrengungen um Teilnahmewillige zu erreichen, steigende Personalkosten, geringere Möglichkeiten freie Räume in öffentlichen Gebäuden zu finden). Darüber hinaus hat sich auch die zu beobachtende Bevölkerung grundlegend gewandelt. Der steigende Anteil von älteren Menschen erfordert es, zusätzliche Anstrengungen zu unternehmen, um gerade diese Bevölkerungsgruppe adäquat in die Untersuchungen mit einzubeziehen. Auch der soziale und kulturelle Hintergrund der in Deutschland lebenden Menschen hat sich verändert, z. B. die Beschäftigungs-, Bildungs- und Einkommensverhältnisse wie auch die kulturelle Vielfalt. Dadurch müssen andere Instrumente und Methoden eingesetzt werden, um beispielsweise Menschen mit Migrationshintergrund entsprechend ihrem gewachsenen prozentualen Anteil in der Bevölkerung mit in die Studien einzubeziehen.

Mit der immer besseren Möglichkeit, auch Sekundärdaten für das Monitoring zu nutzen, haben sich die zu füllenden Lücken für die Monitoring-Studien verändert und oftmals auch verkleinert. Die zu den wichtigsten nicht übertragbaren Krankheiten zu erfassenden Informationen müssen in sinnvoller Ergänzung zu den Versorgungsdaten der Krankenkassen und anderen Datenquellen stehen. Auch die Mittel und Methoden, um Daten zu verknüpfen und auszuwerten, haben sich weiterentwickelt. Die Nutzung von Daten, die nicht zum Zwecke der Beschreibung von Gesundheit erhoben wurden, eröffnet ebenso neue Möglichkeiten wie die der Auswertung von Massendaten mithilfe innovativer Methoden, wie beispielsweise der des maschinellen Lernens. Auch hier wird ein Paradigmenwechsel stattfinden, der einhergeht mit einer Neuausrichtung und Erweiterung der Epidemiologie generell.

5 Die Gesundheitsberichterstattung des Bundes

Auf der Ebene des Bundes ist das Robert Koch-Institut zusammen mit dem Statistischen Bundesamt für die GBE zuständig. Das Robert Koch-Institut übernimmt die inhaltliche und konzeptionelle Ausgestaltung und Weiterentwicklung des Berichtswesens sowie die Erstellung und Veröffentlichung der GBE-Publikationen (Lampert et al. 2010). Das Statistische Bundesamt pflegt den „Datenpool" der GBE (www.gbe-bund.de).

Über die Kommission „Gesundheitsberichterstattung und Gesundheitsmonitoring (GBEMON)" am Robert Koch-Institut wird externe Expertise in die Arbeit der GBE des Bundes einbezogen. Die Kommission GBEMON besteht aktuell aus 19 Mitgliedern. Sie sind in den Bereichen Gesundheitswissenschaften, GBE sowie Gesundheitssystem tätig. Darüber hinaus arbeiten Vertreterinnen und Vertreter der GBE des Bundes in zahlreichen politischen und wissenschaftlichen Arbeitskreisen und Gremien auf nationaler und internationaler Ebene mit, sodass auch auf diesem Wege ein ständiger Austausch mit der Politik, Forschung und Praxis sichergestellt wird (Saß et al. 2018).

5.1 Adressaten und Nutzer der Gesundheitsberichterstattung

Die Gesundheitsberichterstattung stellt ihre Informationen für ein breites Spektrum von Nutzerinnen und Nutzern bereit. Je nach Ebene der Berichterstattung (kommunale, Landes-, Bundesebene) stehen einzelne Zielgruppen im Vordergrund.

Ein zentraler Adressat der GBE auf allen Ebenen ist die Gesundheitspolitik. Die GBE ist an der Vorbereitung und Planung von Handlungsstrategien, Maßnahmen und Programmen beteiligt (siehe Kapitel 5.3), wodurch sie zu einer evidenzbasierten Politikausrichtung beiträgt. Neben der Nutzung von Veröffentlichungen der GBE stellen Bundes- und Landesregierungen, Ministerien und andere politische Entscheidungsträger Anfragen an die GBE, um gezielt Informationen für bestimmte Entscheidungen und Prozesse einzuholen (Lampert et al. 2010).

Für Wissenschaftlerinnen und Wissenschaftler bietet die GBE Basisinformationen und Referenzen für die epidemiologische und die Public-Health-Forschung. Eine große Nutzergruppe sind Studierende und Lehrende in vielen Fachrichtungen mit Bezug zu Public Health. Angesprochen wird außerdem die Fachöffentlichkeit, einschließlich Journalistinnen und Journalisten, die sich für Beiträge zu gesundheitsbezogenen Themen auf wissenschaftliche Fakten stützen möchten. Zu den Zielgruppen gehören darüber hinaus Akteure im Gesundheitswesen: Ärztinnen und Ärzte, Angehörige anderer Gesundheitsberufe, Gesundheitsämter, Krankenkassen, Wohlfahrtsverbände, Selbsthilfeorganisationen und andere gesellschaftliche Akteure, die für ihre Arbeit aktuelle Daten und Informationen zur Gesundheit benötigen. Nicht zuletzt wird durch die GBE den Bürgerinnen und Bürgern ein einfacher und direkter Zugang zu wissenschaftlich fundierten Gesundheitsinformationen eröffnet.

Um die Kommunikation und Interaktion zwischen GBE und Akteuren wie der Gesundheitspolitik weiter zu verbessern, ist es erforderlich, das Wissen um Informationsbedarfe und geeignete Kommunikations- und Dialogwege weiter auszubauen und bei der Weiterentwicklung des Public-Health-Steuerungskreislauf der GBE zu berücksichtigen. Dabei sind unterschiedliche Ansätze der Interaktion zwischen GBE und Politik zu untersuchen, die von einfachen Empfänger-Sender-Ansätzen bis zu komplexen Dialogmodellen reichen (vgl.

Abbildung 4). Auf dieser Basis sollten geeignete Translationsmodelle für die GBE entwickelt werden, die je nach Aufgabenstellung durchaus unterschiedliche Ansätze nutzen können.

Abbildung 4: Interaktionsmodelle zwischen Gesundheitsberichterstattung, Politik und Akteuren

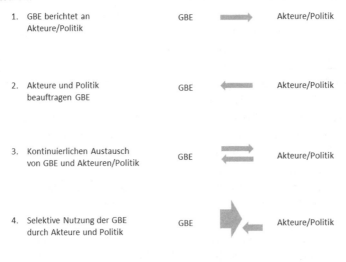

Modizifiert nach (Boswell and Smith 2017)

5.2 Formate der Gesundheitsberichterstattung des Bundes

In den zehn Aktionsfeldern für Public Health (EPHOs) ist als EPHO 9 *Advocacy, communication and social mobilization for health* formuliert, also die Unterstützung, Kommunikation und Aktivierung der Gesellschaft für Gesundheit. Information und Kommunikation sind genuine Aufgaben der GBE. Dabei fokussiert sie auf zahlreiche Zielgruppen, wie im vorherigen Abschnitt dargestellt. Die GBE kann diese Aufgaben nur dann gut erfüllen, wenn sie ihre Kommunikationsformen kontinuierlich überprüft und an neue Rahmenbedingungen anpasst.

Seit dem Erscheinen des ersten Gesundheitsberichts für Deutschland (Destatis 1998) haben sich die Kommunikationsformen der GBE stetig weiterentwickelt. Die traditionellen Print-Formate der GBE (GBE-Themenhefte, Beiträge zur GBE, Schwerpunktberichte) wurden im Jahr 2000 entwickelt. Zehn Jahre später entstanden neue GBE-Formate für die Publikation der Ergebnisse des Gesundheitsmonitorings (GBE kompakt, Faktenblätter). Der Bedarf nach mehr internationaler Sichtbarkeit und die gestiegene Nachfrage nach elektronischen Formaten haben 2016 zur Gründung des *Journal of Health Monitoring* geführt (Saß et al. 2018).

Das Konzept für das *Journal of Health Monitoring* wurde nach internationalen Vorbildern entwickelt. Das neue GBE-Journal wird frei zugänglich (*Open Access*) und ausschließlich online angeboten (www.rki.de/johm). Es deckt ein breites Themenspektrum ab. Jede der vier Ausgaben eines Jahres steht unter einem Thema, das in einem ausführlichen „Focus"-Artikel behandelt wird. Thematisch passende *Fact sheets* ergänzen diesen Beitrag. Im Jahr 2018 stand die Publikation der Ergebnisse der zweiten Welle der „Studie zur Gesundheit von Kindern und Jugendlichen in Deutschland" (KiGGS 2) im Mittelpunkt. Darüber hinaus werden sogenannte „Special Issues" veröffentlicht, z. B. die Leitlinien „Gute Praxis GBE" (Starke et al. 2017). Im *Journal of Health Monitoring* erscheinen sowohl Beiträge in Autorenschaft der GBE und des RKI-Gesundheitsmonitorings als auch Kooperationsprojekte und rein externe Beiträge. Alle Artikel werden in einem externen *Peer Review* begutachtet.

Die Ausgaben des Journals erscheinen zeitgleich auf Deutsch und Englisch. Das Layout wurde neu entwickelt und für die Lesbarkeit auf mobilen Endgeräten optimiert. Das *Journal of Health Monitoring* ist auch für Personen mit Einschränkungen zugänglich (barrierefrei). Jede neue Ausgabe wird von intensiver Öffentlichkeitsarbeit begleitet [u. a. Pressemitteilung des RKI und GBE-Newsletter (www.rki.de/gbe)]. Die Zugriffszahlen haben sich positiv entwickelt.

Eine weitere Publikationsform im Rahmen der GBE des Bundes ist die Berichterstattung über Krebs. Das Zentrum für Krebsregisterdaten am Robert Koch-Institut veröffentlicht gemeinsam mit der Gesellschaft der epidemiologischen Krebsregister in Deutschland e. V. alle zwei Jahre aktuelle Auswertungen der Krebsregisterdaten im Rahmen der Serie „Krebs in Deutschland" (Robert Koch-Institut [Hrsg.] 2017). Darüber hinaus erscheint alle fünf Jahre ein umfassender Krebsbericht (RKI 2016).

Um die Formate der GBE und die Kommunikationswege an die Bedürfnisse der Adressatinnen und Adressaten anzupassen (siehe Kap: 5.1), ist eine regelmäßige Prüfung und Anpassung der Publikationsstrategie notwendig. Impulse zur Weiterentwicklung des *Journal of Health Monitoring* werden von der derzeit laufenden Zufriedenheitsbefragung erwartet (September 2018 bis Juni 2019). Aus dem Feedback der Nutzerinnen und Nutzer werden Ansätze für eine Weiterentwicklung des Journal-Formats und ggf. neuer Angebote der GBE entwickelt.

Positives Feedback hat die GBE in den letzten Jahren für mehrere Broschüren bekommen, die anlassbezogen entwickelt wurden. Dazu gehört die Broschüre zum Gesundheitsbericht „Gesundheit in Deutschland" von 2015, die als Kurzfassung des 500-seitigen Berichts die wichtigsten Entwicklungen auf einem Zehntel der Seiten zusammenfasst. Sie enthält kurze, gut lesbare Texte, ist reich bebildert und transportiert komplexe Informationen anschaulich mit Infografiken und Piktogrammen. Die Ergebnisse der „Studien zur Gesundheit von Kindern und Jugendlichen in Deutschland (KiGGS)" wurden ebenfalls in diesem Format publiziert und fanden großen Anklang.

Perspektivisch ergeben sich mehrere Entwicklungsstränge für die Formate/Produkte der GBE des Bundes. Neben einer Weiterentwicklung des *Journal of Health Monitoring*, für das die laufende Zufriedenheitsbefragung wichtige Anregungen geben wird, sind es die gut lesbaren kurzen Formate, die in verschiedenen Adressatengruppen große Resonanz finden. Zusätzlich zu den anlassbezogenen Broschüren wird deshalb derzeit an einem Kurzformat für Fachinformationen gearbeitet (z. B. alles Wichtige zum Rauchen auf einer Seite), das sich sowohl an Bürgerinnen und Bürger, an Journalistinnen und Journalisten als auch an die Fachöffentlichkeit richtet. Ein zweiter Strang der Weiterentwicklung ist der Ausbau englischsprachiger Angebote. Das *Journal of Health Monitoring* erscheint von Beginn an zweisprachig, ein Teil der Broschüren (z. B. Gesundheit in Deutschland – die wichtigsten Ergebnisse) erschien ebenfalls auf Englisch. Von anderen GBE-Publikationen wurden bislang nur die Zusammenfassungen übersetzt. Der dritte Strang, der ganz übergreifend nicht nur das Publikationsspektrum sondern auch die Themen und Ausrichtung der GBE betrifft, ist die weitere Umsetzung der Digitalisierung. Dazu gehören digitale Formate für Daten und Ergebnisse der GBE des Bundes, Verlinkungen und perspektivisch auch verbesserte Möglichkeiten von Datenbankabfragen. Die Entwicklung eines integrativen Konzeptes und innovativer Wege für die Distribution der Daten und Informationen der GBE unter Berücksichtigung der gestiegenen Anforderungen des Datenschutzes ist ein Zukunftsprojekt, an dem die Mitarbeiterinnen und Mitarbeiter der GBE derzeit arbeiten.

5.3 Governance-Aktivitäten der Gesundheitsberichterstattung des Bundes

In den von der WHO definierten EPHOs ist als EPHO 6 *Assuring governance for health* formuliert. Dieses Aktionsfeld beschäftigt sich u. a. mit Aspekten wie *Leadership*, Management, Leitungsverantwortung, Planung, Implementierung, Monitoring und Evaluation. Der in Abbildung 1 dargestellte Kreislauf von der Gesundheit der Bevölkerung über die Daten, die Aufbereitung durch die GBE, die Kommunikation der Ergebnisse an Adressatinnen und Adressaten insbesondere an die Gesundheitspolitik oder Politik im Allgemeinen, um entsprechende Interventionen, sprich Handlungen umzusetzen, ist idealtypisch. Alle Akteure der GBE wissen, dass insbesondere der letzte Schritt, also die Umsetzung der Informationen in Handlungen der komplexeste ist, und auch nicht in der Entscheidungskompetenz der GBE liegt. Gleichwohl kann die GBE diese Entscheidungsprozesse unterstützen. Neben den unmittelbar bereitgestellten Ergebnissen der GBE, dem Reporting im engeren Sinne, spielen daher die GBE-Aktivitäten im Sinne einer Governance eine zentrale Rolle in übergreifenden Public-Health-Prozessen. Die GBE speist ihre Informationen aktiv in Public-Health- oder gesundheitspolitisch relevante Prozesse ein und kann so dazu beitragen, die Evidenzorientierung und *Factfulness* dieser Prozesse zu stärken. Die folgende Übersicht illustriert einen Teil der vielfältigen Möglichkeiten, wie die Ergebnisse des Gesundheitsmonitorings und der GBE für die Gesundheitspolitik und die Politik im Allgemeinen genutzt werden können.

5.3.1 Burden-of-Disease-Berechnungen für Deutschland

Im Rahmen der Governance-Aufgaben der GBE wurden unterschiedliche Rechensysteme entwickelt und implementiert, die eine wichtige Rolle bei der Einordnung und Größenabschätzung von Public-Health-relevanten-Krankheiten ermöglichen. Neben der Krankheitskostenrechnung des Statistischen Bundesamtes zählt dazu auch die Entwicklung einer nationalen *Burden-of-Disease*-Studie. In einer *Burden-of-Disease*-Studie werden auf Basis verschiedener Datenquellen zu Todesursachen, Morbidität und Gesundheitsverhalten kombinierte und übergreifende Indikatoren wie *Disability-Adjusted Life Years* (DALY) berechnet. Erkrankungen werden dabei hinsichtlich ihrer Auswirkungen auf die Gesundheit der Bevölkerung bewertet und zueinander gewichtet. Die untersuchten Erkrankungen können miteinander verglichen und relevanten Risikofaktoren zugeordnet werden, wobei auch Prognosen über die Entwicklung der Krankheitslasten möglich werden. Die Ergebnisse einer *Burden-of-Disease*-Studie lassen sich weiterhin mit regionalen Merkmalen wie beispielsweise der sozialen Lage von Regionen (Deprivation) in Bezug setzen und liefern somit wichtige Informationen für regionale Interventionsbedarfe (James et al. 2018). Die nationale *Burden-of-Disease*-Studie als Teil der GBE und ihrer Datensysteme wird dazu beitragen, die Diskussion über prioritäre Handlungsfelder durch eine valide Datengrundlage zu objektivieren und evidenz-gestützt Schwerpunkte für Maßnahmen und Programme zu setzen.

5.3.2 Beitrag zu Gesundheitszieleprozessen und Aktionsplänen

Die Ergebnisse von Gesundheitsmonitoring und -berichterstattung leisten einen wichtigen Beitrag zu Gesundheitszielprozessen und anderen Politikmaßnahmen wie Aktionsplänen. Am Beispiel des nationalen Vorhabens *gesundheitsziele.de* werden die Aufgaben deutlich: Auf der Grundlage gesicherter Erkenntnisse für ausgewählte Bereiche (z. B. zum Gesundheitsverhalten, zur

Gesundheit in verschiedenen Lebensphasen, zur Stärkung der Gesundheitskompetenz sowie zu bestimmten chronischen Erkrankungen) werden konkrete Ziele formuliert und Maßnahmenkataloge zu deren Erreichung erstellt (www.gesundheitsziele.de/). Dabei sind die Informationen der GBE eine wichtige Grundlage bei der Auswahl neuer Gesundheitsziele, bei der Formulierung einzelner Ziele und Unterziele sowie bei der Evaluation. Die regelmäßige Datenerhebung auf Basis eines Indikatorensatzes ist die wesentliche Voraussetzung für die Durchführung von Evaluationsvorhaben. Eine kontinuierliche Beobachtung und Bewertung der Ergebnisse und Trends wurde seit Bestehen des RKI-Gesundheitsmonitorings geleistet und vor allem im Rahmen der GBE publiziert. Für bestimmte Public-Health-Themen, z. B. den Tabakkonsum, konnte die Wirkung von gesundheitspolitischen Maßnahmen mit den Daten des Monitorings bereits gezeigt werden. Durch die flexible Möglichkeit der Themenauswahl im Rahmen des RKI-Gesundheitsmonitorings können zudem aktuelle gesundheitspolitisch relevante Themen mit Daten und Berichten mitgestaltet und wissenschaftlich begleitet werden.

5.3.3 Vernetzung von Public-Health-Akteuren und Partnern im Gesundheitswesen

Für die Translation von Ergebnissen der GBE in Public-Health-Ergebnisse ist die Netzwerkbildung mit verschiedenen Kooperationspartnerinnen und -partnern auf nationaler und internationaler Ebene essentiell.

Auf nationaler Ebene betrifft dies zum einen die Kooperationen mit Datenhaltern. Zum anderen erfordert eine effektive Prävention und Kontrolle von nichtübertragbaren Erkrankungen (*Noncommunicable diseases*, NCDs) durch Surveillance einen kontinuierlichen Dialog zwischen den verschiedenen Public-Health-Akteuren.

Diese Zusammenarbeit bei der GBE ist insbesondere in folgenden Punkten erforderlich:

- Auswahl von Public-Health-relevanten Themenschwerpunkten, Handlungsfeldern und zentralen Kennzahlen (Kernindikatoren) im Kontext von Gesundheitszielen und Nationalen Aktionsplänen in Kooperation mit unterschiedlichen Akteuren im Gesundheitswesen wie wissenschaftlichen Fachgesellschaften, dem ÖGD, Universitäten, Einrichtungen der Ressortforschung oder der Bundeszentrale für gesundheitliche Aufklärung (BZgA).
- Erstellung von Standards zu Handlungsempfehlungen und Ergebniskommunikation in Kooperation mit Partnerinnen und Partnern in Wissenschaft

(z. B. Fachgesellschaften, *Cochrane Public Health Europe*; Netzwerk Evidenzbasierte Medizin) und der BZgA.

- Erschließung von neuen Datenquellen, Identifizierung von Nutzungsbarrieren und Erarbeitung von Standards für eine verstetigte Datennutzung und Datenanalyse in Kooperation mit wissenschaftlichen Partnerinnen und Partnern (z. B. in der Diabetes-Surveillance www.rki.de/diabsurv).

Auf internationaler Ebene muss zudem ein enger Austausch mit Partnerinnen und Partnern in Epidemiologie und Public-Health-Forschung zur Weiterentwicklung von Datengrundlagen, Analysemethoden und Ergebnisdissemination erfolgen. Dies erfordert die Pflege und den Ausbau von Kooperationen mit nationalen Public-Health-Instituten bei Aktivitäten zu *Surveillance* und *Health Reporting*. Weiter bestehen eine Reihe von wissenschaftlichen bzw. institutionellen Netzwerken auf europäischer Ebene, die den internationalen Austausch unterstützen und strukturieren. Hierzu zählen z. B. *Cochrane Public Health Europe*, *WHO-European Burden of Disease Network*, *Information For Action* (INFACT), *European Network of Cancer Registries* und internationalen Gesundheitsorganisationen mit Aktionsplänen und Informationssystemen zur NCD *Surveillance* (z. B. *Institute of Health Metrics and Evaluation*, *NCD Surveillance Strategy* der WHO und der UN, OECD-Informationssysteme für den NCD-Bereich, u. a. *OECD Benchmarking on Mental Health Performance*, *International Association of Cancer* oder die *European Health Information Initiative* der WHO Europe.

6 Gesundheitsberichterstattung anderer Akteure

In den Ländern wie auch in vielen Kommunen in Deutschland gibt es eine lange Tradition der GBE mit einem etablierten Berichtssystem, kontinuierlich verbesserten Datenquellen und einer guten Vernetzung von Berichterstattung und Akteuren in Politik und Gesundheitswesen. Es würde den Rahmen dieses Kapitels sprengen, wenn alle Aktivitäten, die im Übrigen einem stetigen Wandel unterworfen sind, hier dargestellt würden.

6.1 Gesundheitsberichterstattung der Länder

Die GBE wird in fast allen Gesundheitsdienstgesetzen der Länder als Aufgabe festgeschrieben, dabei ist die konkrete Beschreibung der GBE-Aufgaben unterschiedlich granuliert.

Die GBE der Länder, die überwiegend von den Ministerien oder den Landesgesundheitsämtern durchgeführt wird, ist flexibel ausgestaltet und reflektiert meist die jeweiligen gesundheitspolitischen Schwerpunkte. Neben dieser sinnvollen Diversität in der Länderberichterstattung bestehen auf der anderen Seite auch viele Gemeinsamkeiten. Eine zentrale und zwischen den Ländern konsentierte Basis bildet dabei der gemeinsame Indikatorensatz der GBE der Länder, der auf Initiative der Arbeitsgemeinschaft der Obersten Landesgesundheitsbehörden (AOLG) entwickelt wurde. Dieser Indikatorensatz umfasst knapp 300 Indikatoren, die über elf Themenfelder die relevanten Public-Health-Bereiche abbilden (Arbeitsgemeinschaft der Obersten Landesgesundheitsbehörden [AOLG] 2003).

Diese elf Themenfelder umfassen:

- Gesundheitspolitische Rahmenbedingungen,
- Bevölkerung und bevölkerungsspezifische Rahmenbedingungen,
- Gesundheitszustand der Bevölkerung,
- Gesundheitsrelevante Verhaltensweisen,
- Gesundheitsrisiken aus der natürlichen und technischen Umwelt,
- Einrichtungen des Gesundheitswesens,
- Inanspruchnahme von Leistungen des Gesundheitswesens,
- Beschäftigte im Gesundheitswesen,
- Ausbildung im Gesundheitswesen,
- Ausgaben und Finanzierung,
- Kosten.

Neben dem gemeinsamen Indikatorensatz der Länder wird die Zusammenarbeit zwischen den Ländern sowie mit der Bundesebene durch gemeinsame Gremien bzw. Workshops unterstützt. So besteht ein kontinuierlicher Austausch im Rahmen der Arbeitsgruppe GBE, Prävention, Rehabilitation und Sozialmedizin (AG GPRS) der AOLG. In Ergänzung hierzu wird seit 1998 jährlich vom Robert Koch-Institut ein Bund-Länder-Workshop GBE durchgeführt, um sich gegenseitig über aktuelle Projekte und Aktivitäten zu informieren, und Impulse für die Zusammenarbeit zu setzen. Auch die bereits erwähnten Leitlinien „Gute Praxis Gesundheitsberichterstattung" tragen dazu bei, die unterschiedlichen Systeme der GBE auf den verschiedenen Ebenen der Gebietskörperschaften zu harmonisieren.

Eine vollständige Übersicht über die Gesundheitsberichte auf Länderebene wird nicht zentral vorgehalten, jedoch sind die Berichte über die jeweiligen Ministerien oder Landesgesundheitsämter gut auffindbar.

Die Gesundheitsberichte erscheinen überwiegend regelmäßig, jedoch oftmals nicht einem festen Turnus folgend. Um auch die breite Bevölkerung als Zielgruppe erreichen zu können, werden oftmals gut verständliche Visualisierungen in Form von Karten, Abbildungen oder Tabellen in die Berichte integriert. Zusätzlich wird in manchen Berichten (beispielsweise in einigen Berichten der GBE in Nordrhein-Westfalen) „Leichte Sprache" verwendet, um Informationen bestmöglich zugänglich zu machen. Onlinedatenbanken sowie die Informationen auf den Websites ergänzen zunehmend die klassischen Gesundheitsberichte und orientieren sich fast durchgängig am Indikatorensatz der AOLG für die GBE der Länder. Sie richten sich sowohl an die Fachöffentlichkeit (Politik, Wissenschaft, Akteure im Gesundheitswesen) als auch an die breite Bevölkerung inklusive Medien. Fast alle Datenbanken werden fortlaufend gepflegt und mindestens jährlich aktualisiert. Die Daten werden häufig durch Karten visualisiert und sind teilweise interaktiv auf kommunaler Ebene abrufbar (wie beispielsweise Bayern, Nordrhein-Westfalen, Sachsen-Anhalt, Schleswig-Holstein). Allerdings erfolgt dabei nicht immer eine direkte Kontextualisierung und Einordnung der Daten. Die Nutzerinnen und Nutzer sind oftmals dazu aufgefordert, die Ergebnisse aus Online-Datenbanken oder Websites selbst zu interpretieren und in den Zusammenhang zu setzen. Kurzberichte und *Fact sheets* fassen die Inhalte der Gesundheits- oder Schwerpunktberichte komprimiert zusammen und wenden sich mit vielen Visualisierungen auch an die breite Öffentlichkeit.

6.2 Gesundheitsberichterstattung der Kommunen

Im Leitbild des Öffentlichen Gesundheitsdienstes (ÖGD) (www.bvoegd.de/leitbild/) gehört der Bereich „Kommunikation, Moderation, Anwaltschaft und Politikberatung" zu den Kernaufgaben des ÖGD. Dabei wird die GBE als Instrument dieser Kernaufgaben ausdrücklich benannt und teilweise auch in den ÖGD-Gesetzen der Länder als Aufgabe festgeschrieben.

Ein vollständiger Überblick über die Inhalte und Formate der kommunalen GBE liegt nicht vor, jedoch bieten einige Länder, darunter Nordrhein-Westfalen und Niedersachsen eine webbasierte Plattform an, in denen kommunale Berichte zusammengestellt sind.

Die inhaltlichen Schwerpunkte der kommunalen GBE sind vielfältig und spiegeln die unterschiedlichen Schwerpunktsetzungen. Wichtige Themen sind dabei die Gesundheit von Kindern und Jugendlichen unter Nutzung der jeweiligen Schuleingangsuntersuchungen, Gesundheitsversorgung, psychische Gesundheit sowie die Gesundheit von Älteren, wie eine Auswertung der Kommunalen Datenbank GBE von Nordrhein-Westfalen (www.lzg.gc.nrw.de/gbe) zeigt

(Rosenkötter/Borrmann 2014). Ähnliche inhaltliche Schwerpunkte ergab eine bundesweite Befragung von Gesundheitsämtern des Landesgesundheitsamts Bayern von 2008 (Stockmann et al. 2009).

6.3 Berichte anderer Einrichtungen in Deutschland

GBE ist nicht nur eine Aufgabe von staatlichen Einrichtungen im Gesundheitssystem, sondern wird im weiteren Sinne auch von unterschiedlichen Akteuren in unterschiedlichen Facetten wahrgenommen. Im Sinne des *Health-in-all-Policies*-Ansatzes haben viele Politik- und Gesellschaftsfelder einen wichtigen Einfluss auf Gesundheit. Ebenso wie die GBE Lebensbereiche wie Ernährung, Arbeit oder Ausbildung berücksichtigt, spielt umgekehrt die Gesundheit auch in den Berichtssystemen anderer Politikfelder oder gesellschaftlicher Akteure eine wichtige Rolle. Exemplarisch sollen hier zentrale Berichte aus dem Bereich Arbeit und Soziales sowie der Krankenkassen kurz dargestellt werden. Daneben finden sich jedoch auch in zahlreichen weiteren Berichtssystemen Bezüge zur Gesundheit, so beispielsweise im Altenbericht, im Kinder- und Jugendbericht, im Sportbericht der Bundesregierung, im Ernährungsbericht der Deutschen Gesellschaft für Ernährung oder im Jahresbericht der Deutschen Suchthilfestatistik.

Ein wichtiges Politikfeld mit einer bedeutenden Rolle für Gesundheit ist der Bereich des Bundesministeriums für Arbeit und Soziales (BMAS). In dessen Auftrag erstellt die Bundesanstalt für Arbeitsschutz und Arbeitsmedizin (BAuA) jährlich einen Bericht über den Stand von Arbeits- und Gesundheitsschutz sowie deren Entwicklungen. Dabei werden Daten zu verschiedenen Themenfeldern für den Bericht analysiert: Arbeitsunfälle, Berufskrankheiten, Arbeitsunfähigkeit, Arbeitsbedingungen, Unfallrenten, Personal und Aktivitäten der Staatlichen Arbeitsschutzaufsicht und der Unfallversicherungsträger.

Ebenfalls zu diesem Politikfeld gehört die Armuts- und Reichtumsberichterstattung der Bundesregierung. Sie liefert regelmäßig fundierte Informationen über Armut und Reichtum in Deutschland. Dabei werden die wissenschaftlichen Expertisen für den Bericht zum Zusammenhang zwischen Armut, sozialer Ungleichheit und Gesundheit vom Robert Koch-Institut unter Nutzung der Daten und Ergebnisse des Gesundheitsmonitorings bzw. der GBE erstellt.

Auch gesetzliche Krankenkassen geben Gesundheitsberichte heraus. Sie werten die umfangreichen Datenbestände aus, die im Verwaltungsprozess anfallen und können dabei auf große Stichproben zurückgreifen (Gesamtheit ihrer Versicherten). Der Gesundheitsreport der BARMER aus dem Jahr 2018 beispielsweise gibt unter anderem Aufschluss über häufige Gründe für Arbeitsunfähigkeiten, und informiert über die mittlere Dauer der Erkrankungen. Die

DAK veröffentlicht seit 1999 den DAK-Gesundheitsreport. Im jährlichen Turnus beleuchtet er mit wechselnden Schwerpunkten unterschiedliche Fragestellungen. Auch das Wissenschaftliche Institut der AOK (WIdO) als größte gesetzliche Krankenversicherung gibt unterschiedliche gesundheitsbezogene Berichte heraus. Neben dem Pflegebericht und Heilmittelbericht erstellt das WIdO zusammen mit der Universität Bielefeld und der Beuth Hochschule für Technik den Fehlzeiten-Report. Der Bericht fokussiert seit 1999 jährlich auf ein aktuelles Schwerpunktthema, beispielsweise aus dem Bereich des Betrieblichen Gesundheitsmanagements. In zahlreichen Fachbeiträgen beleuchten Autorinnen und Autoren aus Wissenschaft und Praxis aktuelle Fragestellungen zum Schwerpunktthema, und geben Impulse für die betriebliche Praxis. Zusätzlich liefert der Fehlzeiten-Report in jeder Ausgabe detaillierte Auswertungen zum aktuellen Arbeitsunfähigkeitsgeschehen und ermöglicht einen differenzierten Blick auf die Gesundheit der Arbeitnehmerinnen und Arbeitnehmer in Deutschland.

Die Leistungen der Krankenkassen in der primären Prävention und der betrieblichen Gesundheitsförderung werden jährlich in einem Präventionsbericht der gesetzlichen Krankenversicherung (GKV) und des Medizinischen Dienstes des Spitzenverbandes Bund der Krankenkassen (MDS) dokumentiert. Der Präventionsbericht gibt einen bundesweiten Überblick über die Inanspruchnahme von primärpräventiven Kursangeboten der Krankenkassen, zu den Aktivitäten der GKV in der betrieblichen Gesundheitsförderung sowie in nichtbetrieblichen Lebenswelten wie Schulen und Gemeinden.

Hiervon zu unterscheiden ist der geplante Präventionsbericht im Rahmen des Gesetzes zur Stärkung der Gesundheitsförderung und Prävention (Präventionsgesetz – PrävG), der dem Deutschen Bundestag und dem Bundesrat 2019 vorgelegt wird. Der Bericht soll dem Gesetzgeber und den Akteuren dazu dienen, die Entwicklung von Gesundheitsförderung und Prävention darzustellen, sowie weiterzuentwickeln (Liedtke/Gravemeyer/Kamga Wambo 2017). Es ist davon auszugehen, dass die Maßnahmen und Ergebnisse der durch das Gesetz gestärkten Prävention nicht nur in diesem Bericht, sondern auch in den Gesundheitsberichten auf Bund-, Länder- und kommunaler Ebene dargestellt und analysiert werden.

7 Internationale Entwicklungen

7.1 WHO und OECD

Die internationalen Herausforderungen für die Gesundheit und die Gesundheitsversorgung spiegeln sich in unterschiedlichen Strategien der verschiedenen

Akteure. Auf der globalen Ebene sind die Agenda 2030 der Vereinten Nationen mit ihren 17 Zielen für Nachhaltige Entwicklung (*Sustainable Development Goals*, SDGs) und darunter speziell Ziel 3 zu Gesundheit und Wohlergehen zu nennen. Von Seiten der WHO wurde der Globale Aktionsplan zur Bekämpfung nichtübertragbarer Erkrankungen initiiert bzw. die Strategie Gesundheit 2020 für die europäische Region der WHO.

Die Verantwortung für GBE auf der internationalen Ebene wird von unterschiedlichen Organisationen wahrgenommen: Im Vordergrund stehen dabei die WHO, die Organisation für wirtschaftliche Zusammenarbeit und Entwicklung (OECD) sowie für Europa die Einrichtungen der Europäischen Union.

Die WHO und ihre Regionalbüros stellen umfangreiche Datenbestände zu Gesundheitsindikatoren bereit. Das *Global Health Observatory* der WHO liefert Daten zu mehr als 150 Indikatoren für über 190 Länder und deckt mit den Themen Demografie, Risikofaktoren, Krankheiten, Gesundheitssystem die wichtigen Public-Health-Themen ab. Die Datenbank Gesundheit für alle (*Health For All*, HFA) des WHO-Regionalbüros für Europa umfasst ca. 600 Indikatoren, darunter die Indikatoren der SDG und der Strategie Health 2020. Zur Verbesserung der Informationsgrundlagen in der WHO-Region Europa hat die WHO das Netzwerk der *European Health Information Initiative* eingerichtet, das die internationale Zusammenarbeit zur Unterstützung des Wissensaustauschs, zum Aufbau von Kapazitäten und zur Harmonisierung von Erhebungen und Indikatoren fördern soll. Neben der WHO stellt auch die OECD in ihrer Datenbank gesundheitsrelevante Daten für 34 Mitgliedstaaten der Organisation sowie für Beitrittskandidaten zur Verfügung. Einen Überblick über internationale Datenbanken zur Gesundheit bietet das Statistische Bundesamt auf seiner Seite (www.destatis.de).

Zusätzlich zu den Informationssystemen zu Gesundheitsdaten und -indikatoren geben WHO und OECD auch Gesundheitsberichte auf der globalen sowie der WHO-Euro-Ebene bzw. bezogen auf die Mitgliedstaaten der OECD in unterschiedlicher Frequenz heraus. Die WHO veröffentlicht jährlich den *World-Health-Statistics*-Bericht, der auch auf die für Gesundheit relevanten Bereiche der 17 Ziele für Nachhaltige Entwicklung eingeht. Zusätzlich werden unterschiedliche Berichte zu wichtigen Arbeitsbereichen der WHO, u. a. zu Kindergesundheit, zu nichtübertragbaren Erkrankungen oder zu Malaria erstellt. Alle drei Jahre veröffentlicht das WHO-Regionalbüro für Europa den Europäischen Gesundheitsbericht für seine 53 Mitgliedstaaten. Mit dem Report *Health at a glance: Europe* erscheint alle zwei Jahre ein gemeinsamer Gesundheitsbericht der OECD und der Europäischen Kommission. Sein Schwerpunkt liegt neben Informationen zum Gesundheitsstatus der Bürgerinnen und Bürger der EU auch auf den Leistungen der verschiedenen Gesundheitssysteme.

7.2 Europäische Union

In der Europäischen Union (EU) liegt die Verantwortung für den Bereich der Gesundheitsversorgung bei den Mitgliedstaaten. Artikel 168 zum Gesundheitswesen des Vertrags über die Arbeitsweise der Europäischen Union (AEUV) ergänzt diesen Grundsatz dahingehend, dass die Europäische Union die Möglichkeit hat, die Mitgliedstaaten im Gesundheitsschutz durch unterschiedliche Aktivitäten zu unterstützen, darunter werden Erforschung der Ursachen, der Übertragung und der Verhütung von Humankrankheiten sowie Gesundheitsinformation und -erziehung genannt. Um eine EU-Informationsbasis für diese Aktivitäten zu schaffen, wurden zwischen 1998 und 2012 die Europäischen Kernindikatoren für Gesundheit (*European Core Health Indicators*, ECHI) und unter Federführung von Eurostat der Europäische Gesundheitssurvey (*European Health Interview Survey*, EHIS) entwickelt. Angeschlossen daran war von 2015 bis 2017 das EU-Projekt *BRIDGE Health*, das neben den ECHI-Indikatoren weitere Gesundheitsinformationsprojekte auf europäischer Ebene zusammenführte.

Die ECHI-Indikatoren verfolgen einen umfassenden Public-Health-Ansatz und bilden Eckpunkte zu den Themen Demografie, sozioökonomische Lage, Gesundheitszustand, Gesundheitsdeterminanten, Versorgung und Gesundheitsförderung ab. Neben den Indikatoren mit ihrer Definition wurden ebenfalls Metainformationen wie empfohlene Datenquellen und Datentypen, Verfügbarkeiten, Vergleichbarkeit erarbeitet (Verschuuren et al. 2012). Derzeit sind für ca. 70 der 88 ECHI-Indikatoren vergleichbare Daten aus internationalen Datenbanken verfügbar (Fehr et al. 2018), dabei stammt etwa ein Viertel dieser Daten aus den europäischen Gesundheitssurveys. Der EHIS ist seit der zweiten Welle (2013–2015) verpflichtend für alle EU-Mitgliedstaaten und wird in Abständen von fünf bis sechs Jahren durchgeführt. Dabei kann der *European Health Interview Survey* als alleinstehende Erhebung durchgeführt oder, wie bei der letzten Welle in Deutschland (GEDA 2014/2015-EHIS), in nationale Gesundheitsstudien integriert werden (Saß et al. 2017). Zu den weiteren ECHI-Datenquellen gehören europäische und internationale Krankheitsregister, Umfragedaten (*European Union Statistics on Income and Living Conditions*, EU-SILC) sowie Routine- und (Mikro-)Zensusdaten.

Die ECHI-Indikatoren mit Ergebnissen und Metainformationen sind über Eurostat als der verantwortlichen Generaldirektion für Statistik abrufbar (https://ec.europa.eu/health/indicators_data/indicators_de), sowie über ein Data Tool der Kommission (Fehr et al. 2017). Daneben stellt Eurostat eine Vielzahl weiterer Gesundheitsstatistiken auf Ebene der Europäischen Union zur Verfügung, darunter Daten aus den Befragungswellen des EHIS, aus anderen Erhebungen mit Gesundheitsbezug (u. a. EU-SILC), zu Todesursachen sowie zum Gesundheitswesen.

Die aktuelle Weiterentwicklung der Gesundheitsindikatoren und -berichterstattung findet im Rahmen der EU-geförderten *Joint Action on Health Information* (*Information for Action*, InfAct) statt. In diesem Projekt, an dem 40 Institutionen aus 27 EU- und assoziierten Staaten arbeiten, werden europäische Aktivitäten zu Gesundheitsinformationen zusammengeführt. Ziel von InfAct ist der Aufbau eines nachhaltigen europäischen Gesundheitsinformationssystems. Forschung und Expertise im Bereich von Gesundheitsinformationen und GBE sollen gestärkt und vernetzt, sowie gesundheitliche Informationsungleichheiten zwischen den EU-Staaten verringert werden. Damit soll die Grundlage verbessert werden, um durch geeignete und evidenz-gestützte Public-Health-Maßnahmen die Gesundheit der Menschen in der EU zu verbessern (Bogaert/ van Oers/van Oyen 2018).

Perspektivisch sind in der europäischen Landschaft der Gesundheitsdaten und der Gesundheitsberichte Bestrebungen zu beobachten, Datenerhebungen für ähnliche Indikatorensets zusammenzuführen, um so die Berichtspflichten für die einzelnen Staaten zu reduzieren. Dies kann dazu beitragen, der Fragmentierung der derzeitigen Gesundheitsinformationssysteme auf internationaler Ebene entgegenzuwirken.

Dennoch fehlt auf der EU-Ebene bisher eine nachhaltige Struktur bzw. Einrichtung für die nicht übertragbaren Krankheiten und ihren Determinanten, wie sie es mit dem Europäisches Zentrum für die Prävention und die Kontrolle von Krankheiten für die Infektionskrankheiten gibt (siehe: https://ecdc.europa. eu/en/home) (Bogaert et al. 2018; Verschuuren/van Oers 2019). Wünschenswert wäre perspektivisch ein institutionell verankerter *One-Stop-Shop*, in dem alle Gesundheitsinformationsangebote der EU gebündelt bereitgestellt werden.

8 Ausblick

Das Ziel der GBE ist es, eine umfassende und verlässliche Informationsgrundlage für Entscheidungsprozesse und Aktivitäten von Public-Health-Akteuren in Deutschland zu schaffen und damit Verbesserungen für die Gesundheit der Bevölkerung bzw. einzelner Bevölkerungsgruppen zu ermöglichen. Dies setzt voraus, dass die GBE in all ihren Facetten als flexibles System angelegt ist, das auf sich verändernde Möglichkeiten und Anforderungen reagieren kann.

Die Datengrundlage der GBE, das Gesundheitsmonitoring, unterliegt einer starken Dynamik: Mit den wachsenden Möglichkeiten von Technologien und der Bereitstellung von Daten, die das Sozial- und Gesundheitswesen produzieren, werden immer größere Mengen von administrativen und Routinedaten generiert. Die Verfügbarkeit von immer mehr Daten bedeutet jedoch nicht automatisch, dass bessere Informationen für eine bessere Entscheidungsfindung zur Verfügung stehen. Auch Routinedaten als Informationsquelle zur Bevölkerungsgesundheit liefern nur partielle Informationen, müssen geprüft werden mithilfe anderer Daten und bedürfen einer sorgfältigen Interpretation.

Entsprechend gilt dies auch für die noch zu entwickelnden *Big-Data*-Zugänge: Noch ist nicht klar und auch noch nicht einvernehmlich diskutiert, worin der Nutzen von *Big Data* für die Gesundheit besteht bzw. wie eine Vision der Nutzung von *Big Data* für das Gesundheitsmonitoring ethisch, technologisch und analytisch umsetzbar ist.

Zusätzlich gewinnen neue Themenbereiche wie beispielsweise das subjektive Konzept von *Wellbeing* oder neue Konzepte wie *Community*-Resilienz oder der kulturelle Kontext von Gesundheit an Bedeutung. Nicht zuletzt hat auch die Internationalisierung Einfluss auf die GBE: Vergleiche zwischen Staaten und Regionen erlauben die Erkennung von globalen oder supranationalen Entwicklungen sowie den internationalen Vergleich der Auswirkung von verschiedenen nationalen Interventionen und Gesundheitspolitiken.

Neben diesen gewachsenen Möglichkeiten gibt es für die GBE aber auch neue Erschwernisse. Im Zusammenhang mit der immer größeren Verfügbarkeit von Individualdaten haben sich eine erhöhte Wachsamkeit gegenüber einem Missbrauch dieser Informationen und striktere Anforderungen an den Datenschutz entwickelt. Dies hat zum Teil erschwerende Auswirkungen auf das Gesundheitsmonitoring. Die Anforderungen an Gesundheitsstudien, die Nutzung von Registerdaten und das Verknüpfen von Gesundheitsdaten erfordern einen erhöhten Aufwand, um die für die Bevölkerungsgesundheit insgesamt relevanten Informationen nutzbar zu machen.

Ein weiteres Problem entsteht durch das schwindende Vertrauen der Bevölkerung in die Wissenschaft und wissenschaftliche Institutionen. Über die sozialen Medien können *Fake News* schneller verbreitet werden als evidenzbasierte und validierte Informationen der GBE. Hier steht die Gesundheitsberichterstattung vor der Aufgabe, ihre Rolle als vertrauenswürdige Informationsquelle weiter zu stärken. Das beinhaltet auch, dass die GBE ihre Informationen zunehmend in soziale Netzwerke einspeist. Ein erster Schritt ist beispielsweise der RKI-Twitter-Account. Seit über fünf Jahren verbreitet das Robert Koch-Institut darüber regelmäßig Kurznachrichten der Gesundheitsberichterstattung mit validen Zahlen zur Gesundheit in Deutschland und interessanten Links auf neue Publikationen.

Die Weiterentwicklung der GBE als interaktives System von Monitoring, Kommunikation und Governance als Antwort auf diese neuen Anforderungen und Möglichkeiten benötigt naturgemäß zusätzliche Kapazitäten und Ressourcen auf lokaler, regionaler und nationaler Ebene, die sich jedoch langfristig in validen Informationen als Grundlage für eine evidenzbasierte Gesundheitspolitik und in einer Stärkung von Public Health (im Sinne von „Mehr Gesundheit für alle") auszahlen.

Literatur

Arbeitsgemeinschaft der Obersten Landesgesundheitsbehörden (2003). *Indikatorensatz für die Gesundheitsberichterstattung der Länder*. 3. Auflage. Bielefeld: LÖGD NRW.

Bogaert, P./van Oers, H./van Oyen, H. (2018). Towards a Sustainable EU Health Information System Infrastructure: A Consensus Driven Approach. *Health Policy, 122*(12), 1340–1347.

Brand, H./Cornelius-Taylor, B./Michelsen, K./Schröder-Bäck, P. (2008). Evaluation von Gesundheitsberichten in Europa. *Prävention, 3*, 75–78.

Bundesminister für Jugend, Familie und Gesundheit (1971). *Gesundheitsbericht*. Bonn: BMJFG.

Eberhardt, W. (2007). Informationssystem der Gesundheitsberichterstattung des Bundes: Internetauftritt immer beliebter. *Gesundheitsökonomie und Qualitätsmanagement, 12*(3), 142–143.

Fehr, A./Lange, C./Fuchs, J./Neuhauser, H./Schmitz, R. (2017). Gesundheitsmonitoring und Gesundheitsindikatoren in Europa. *Journal of Health Monitoring, 2*(1), 3–23.

Fehr, A./Tijhuis, M. J./Hense, S./Urbanski, D./Achterberg, P./Ziese, T. (2018). European Core Health Indicators-Status and Perspectives. *Archives of Public Health, 76*(1), 52.

Frank, J. P. (1779). *System einer vollständigen medicinischen Polizey*. 6 Bände. Mannheim: Schwan.

Gabrys, L./Schmidt, C./Heidemann, C./Baumert, J./Teti, A./Du, Y. et al. (2018). Diabetes-Surveillance in Deutschland – Auswahl und Definition von Indikatoren. *Journal of Health Monitoring, 3*(S3), 3–22.

Graunt, J. (1669). *Natural and Political Observations Made Upon the Bills of Mortality*. London: Royal Society.

Jacob, R. (2006). *Sozial- und Gesundheitsberichterstattung. Hintergründe, Defizite, Möglichkeiten*. Frankfurt am Main: Peter Lang.

James, S. L./Abate, D./Abate, K. H./Abay, S. M./Abbafati, C./Abbasi, N. et al. (2018). Global, Regional, and National Incidence, Prevalence, and Years Lived with Disability for 354 Diseases and Injuries for 195 Countries and Territories, 1990–2017: a Systematic Analysis for the Global Burden of Disease Study 2017. *The Lancet, 392*(10159), 1789–1858.

Kuhn, J. (2007). Die historische Entwicklung der kommunalen Gesundheitsberichterstattung – eine Forschungslücke. *Gesundheitswesen, 69*(10), 507–513.

Kuhn, J./Böcken, J. (Hrsg.). (2009). *Verwaltete Gesundheit*. Frankfurt am Main: Mabuse.

Kuhn, J./Wildner, M./Zapf, A. (2005). Gesundheitsberichterstattung – Ziele, Stand und Perspektiven. *Sozialmedizin, 40*(1), 28–34.

Kurth, B.-M./Kamtsiuris, P./Hölling, H./Schlaud, M./Dölle, R./Ellert, U. et al. (2008). The Challenge of Comprehensively Mapping Children's Health in a Nation-Wide Health Survey: Design of the German KiGGS-Study. *BMC Public Health, 8*, 196.

Kurth, B.-M./Lange, C./Kamtsiuris, P./Hölling, H. (2009). Gesundheitsmonitoring am Robert Koch-Institut. Sachstand und Perspektiven. *Bundesgesundheitsblatt – Gesundheitsforschung – Gesundheitsschutz, 52*(5), 557–570.

Lampert, T./Horch, K./List, S./Ryl, L./Saß, A. C./Starker, A. et al. (2010). Gesundheitsberichterstattung des Bundes: Ziele, Aufgaben und Nutzungsmöglichkeiten. *GBE kompakt, 1*(1).

Liedtke, S./Gravemeyer, S./Kamga Wambo, G. O. (2017). Präventionsbericht der Nationalen Präventionskonferenz – Ziele und Chancen des ersten Berichts im Jahr 2019. *Journal of Health Monitoring*, 2(S2), 13–16.

Petty, W. (1690). *Political Arithmetic, or a Discourse Concerning the Extent and Value of Lands, People, Buildings*. London: R. Clavel.

Reder, K./Selheim, C./Weiß, J. (1999). Der Landkreis Miltenberg um 1860. Amtsärzte berichten aus den Landgerichten Stadtprozelten, Miltenberg, Amorbach, Klingenberg und Obernburg. *Veröffentlichungen zur Volkskunde und Kulturgeschichte*, Band 69.

Riedmann, K. (2000). Die historische Entwicklung der Gesundheitsberichterstattung in Deutschland. *Bundesgesundheitsblatt – Gesundheitsforschung – Gesundheitsschutz*, 43(8), 594–599.

Robert Koch-Institut (2009). *RKI 2010 – eine Zwischenbilanz*. Berlin: RKI.

Robert Koch-Institu. (2016). *Bericht zum Krebsgeschehen in Deutschland*. Berlin: RKI.

Robert Koch-Institut (2018a). KiGGS Welle 2 – Erste Ergebnisse aus Querschnitts- und Kohortenanalysen. *Journal of Health Monitoring*, 3(1), 1–150.

Robert Koch-Institut (2018b). KiGGS Welle 2 – Gesundheitsverhalten von Kindern und Jugendlichen. *Journal of Health Monitoring*, 3(2), 1–80.

Rosenkötter, N./Borrmann, B. (2014). Einblicke in die kommunale und kleinräumige Gesundheitsberichterstattung – die Datenbank kommunale Gesundheitsberichterstattung in Nordrhein-Westfalen. *Gesundheitswesen*, 76, A151.

Sachverständigenrat für die Konzertierte Aktion im Gesundheitswesen (1987). *Medizinische und ökonomische Orientierung. Vorschläge für die Konzertierte Aktion im Gesundheitswesen*. Baden-Baden: Nomos.

Saß, A. C./Lampert, T./Prütz, F./Beermann, S./Ziese, T. (2018). Gesundheitsberichterstattung. In: C. Thielscher (Hrsg.): *Handbuch Medizinökonomie*. Wiesbaden: Springer Gabler, 1–25.

Saß, A. C./Lange, C./Finger, J. D./Allen, J./Born, S./Hoebel, J. et al. (2017). Gesundheit in Deutschland aktuell – Neue Daten für Deutschland und Europa Hintergrund und Studienmethodik von GEDA 2014/2015-EHIS. *Journal of Health Monitoring*, 2(1), 83–90.

Starke, D./Tempel, G./Butler, J./Starker, A./Zühlke, C./Borrmann, B. (2017). Gute Praxis Gesundheitsberichterstattung – Leitlinien und Empfehlungen. *Journal of Health Monitoring*, 2, 2–20.

Starke, D./Tempel, G./Butler, J./Starker, A./Zühlke, C./Borrmann, B. (2019). Gute Praxis Gesundheitsberichterstattung – Leitlinien und Empfehlungen. Version 2. *Journal of Health Monitoring*, 4.

Statistisches Bundesamt (1998). *Gesundheitsbericht für Deutschland*. Wiesbaden: Statistisches Bundesamt.

Stockmann, S./Kuhn, J./Zirngibl, A./Mansmann, U. (2009). Der Public Health-Kontext der kommunalen Gesundheitsberichterstattung in Deutschland. In: J. Kuhn/J. Böcken (Hrsg.): *Verwaltete Gesundheit*. Frankfurt am Main: Mabuse, 239–255.

Süssmilch, J. P. (1741). *Die göttliche Ordnung in den Veränderungen des menschlichen Geschlechts aus der Geburt, dem Tode und der Fortpflanzung desselben*. Berlin: Daniel August Gohls.

Verschuuren, M./Achterberg, P./Gijsen, R./Harbers, M./Vijge, E./van der Wilk, E. et al. (2012). *ECHI Indicator development and documentation-joint action for ECHIM final report part II*. Bilthoven: National Institute for Public Health and the Environment.

Verschuuren, M./van Oers, H. (2019). *Population Health Monitoring*. Wiesbaden: Springer.

Wagner, G. G. (2015). Anfänge der amtlichen Statistik und der Sozialberichterstattung: die „politische Arithmetik" Berlin. *RatSWD Working Paper Series*, 244(5).

WHO Regional Office for Europe (2015). *Self-Assessment Tool for the Evaluation of Essential Public Health Operations in the WHO European Region*. Copenhagen: WHO Euro.

Gesundheitssystem- und Versorgungsforschung

Reinhard Busse und Julia Röttger

Zum Gesundheitssystem zählen alle Aktivitäten, deren primäres Ziel die Erhaltung, Wiederherstellung oder Verbesserung der Gesundheit ist. Dazu gehören nicht nur die ambulante und stationäre Krankenversorgung, sondern beispielsweise auch präventive Maßnahmen. Ein Gesundheitssystem muss universell zugänglich sein, Grundrisiken abdecken, gleiche Gesundheitschancen bieten, eine Teilhabe der Bürger*innen ermöglichen und eine Versorgung im ambulanten und stationären Sektor umfassen. Die Gesundheitssystem- und Versorgungsforschung untersucht, wie Gesundheitssysteme aufgebaut sind und welche ihrer Komponenten zur Erreichung der genannten Ziele beitragen. Sie bedient sich dazu Modellen des Gesundheitssystems, welche insbesondere die Finanzierungsform und die Organisation der Leistungserbringung abbilden. Wichtige aktuelle Typen von Gesundheitssystemen sind:

- „Beveridge" – Typ *Nationaler Gesundheitsdienst*: Finanzierung überwiegend aus Steuermitteln, Bereitstellung von Gesundheitsleistungen durch staatlich angestellte Leistungserbringer
- „Bismarck" – Typ *Sozialversicherung*: Finanzierung überwiegend durch einkommensabhängige Pflichtbeiträge von Arbeitgeber*innen und Arbeitnehmer*innen, Leistungserbringung von privaten und öffentlichen Leistungserbringern unter staatlicher Aufsicht
- „Markt" – Typ *Privatversicherung*: Finanzierung durch individuelle Krankenversicherungsbeiträge, Gesundheitsleitungen überwiegend privatwirtschaftlich.

Die Gesundheitssystem- und Versorgungsforschung bedient sich einer Vielzahl unterschiedlicher quantitativer und qualitativer, deskriptiver, analytischer und evaluativer Methoden, insbesondere aus den Bereichen Epidemiologie und Gesundheitsökonomie. Aktuelle Herausforderungen sind:

- den Prozess der Gesundheitsversorgung genauer abzubilden und dabei Variationen zwischen Regionen oder Institutionen zu analysieren
- die Effektivität und Qualität von Gesundheitssystemen zu messen
- die Effizienz eines Gesundheitssystems zu beurteilen.

1 Ziele von Gesundheitssystemen

Es gibt verschiedene Möglichkeiten, ein „gutes" Gesundheitssystem bzw. „gute" gesundheitliche Versorgung erst zu definieren und dann Wege zur Erreichung aufzuzeigen. Die meisten Definitionen gehen heute davon aus, dass all jene Aktivitäten zum Gesundheitssystem zählen, deren primäres Ziel die Erhaltung, Wiederherstellung bzw. Verbesserung von Gesundheit ist. Diese Definition zeigt, dass das Gesundheitssystem durchaus weit über die in der Öffentlichkeit dominierende Sichtweise der ambulanten und stationären Krankenversorgung hinausreicht und etwa präventive Maßnahmen einbezieht. Gesundheitsförderliche Aktivitäten mit anderem Primärziel, wie z. B. das Bildungswesen, gehören hingegen nicht zum Gesundheitssystem. Auch andere Maßnahmen, die eigentlich in die Definition fallen, etwa die präventive Maßnahme „Gurtanschnallpflicht", bleiben de facto zumeist unberücksichtigt (siehe auch den Beitrag von Gerlinger und Rosenbrock).

In der Literatur finden sich als am häufigsten genannte Ziele für Gesundheitssysteme „Qualität", „Zugang", „Gleichheit" bzw. „Solidarität", „Kostenbegrenzung" und „Kosten-Effektivität". So gut diese Ziele klingen – weswegen sie ja auch ständig von der Gesundheitspolitik angeführt werden –, es gibt einige wichtige Punkte zu beachten: So herrscht in der wissenschaftlichen Diskussion darüber Übereinstimmung, dass nicht alle Ziele gleich effektiv verfolgt werden können, d. h. dass es *Trade-offs* gibt, also z. B. beim Kostenbegrenzungsziel Abstriche gemacht werden müssen, wenn Qualität und Zugang verbessert werden sollen.

Vor dem Hintergrund unterschiedlichster Problemlagen in den Gesundheitssystemen forderte die WHO schon 1978 in der Deklaration von Alma Ata die Stärkung der Gesundheitssysteme auf der Basis von vier Kernprinzipien:

- universeller Zugang zum Gesundheitssystem mit Abdeckung der Grundrisiken,
- gleiche Gesundheitschancen für alle Bürger*innen orientiert an sozialer Gerechtigkeit,
- Teilhabe der Bürger*innen an Definition und Umsetzung von Gesundheitsprogrammen,
- Versorgung der Patient*innen über verschiedene Sektoren (ambulant oder stationär) hinweg.

Heute lautet der Begriff hierfür am ehesten *Universal Health Coverage*. In den 2015 von den Vereinten Nationen verabschiedeten „17 Zielen für eine nachhaltige Entwicklung" heißt es in Ziel 3 „Ein gesundes Leben für alle Menschen jeden Alters gewährleisten und ihr Wohlergehen fördern" dazu: Die allgemeine Gesundheitsversorgung, einschließlich der Absicherung gegen finanzielle Risiken, den Zugang zu hochwertigen grundlegenden Gesundheitsdiensten und den Zugang zu sicheren, wirksamen, hochwertigen und bezahlbaren unentbehrlichen Arzneimitteln und Impfstoffen für alle erreichen.

Im Weltgesundheitsbericht 2000 nahm die WHO erstmals eine Bewertung der Gesundheitssysteme ihrer 191 Mitgliedsländer vor (World Health Organization [WHO] 2000). Die mit bestimmten Indikatoren gemessenen Ziele waren (1a) das Gesundheitsniveau der Bevölkerung; (1b) die Verteilung des Gesundheitsniveaus in der Bevölkerung; (2) das Eingehen auf die gerechtfertigten Erwartungen der Bevölkerung (Souveränität der Patient*innen, Wahlfreiheit, Vermeiden von Wartelisten etc.) sowie (3) Fairness der Finanzierung des Gesundheitssystems und außerdem die Zielerreichung insgesamt und Effizienz, d. h. der Grad der Zielerreichung in Beziehung zu den eingesetzten Finanzmitteln. Obwohl die Methodik der resultierenden Rankings wissenschaftlich umstritten war, können die Ziele – ergänzt um Nachhaltigkeit der Finanzierung – inzwischen als international akzeptiert gelten, auch wenn die WHO und andere Organisationen inzwischen noch intermediäre Ziele wie „Zugang" oder „Qualität" zwischen die Funktionen (Steuerung, Leistungserbringung, Finanzierung und Ressourcenbereitstellung) gesetzt haben.

Vereinfacht gesagt, beschäftigt sich die Gesundheitssystem- und Versorgungsforschung mit der Frage, wie Gesundheitssysteme aufgebaut sind und welche ihrer Komponenten zur Erreichung der genannten Ziele beitragen. Es haben sich dabei zwei wesentliche, sich ergänzende Forschungsrichtungen entwickelt, die als „Gesundheitssystemforschung (im engeren Sinne)" und „Versorgungsforschung" bezeichnet werden können.

2 Modelle zur Beschreibung und Evaluation von Gesundheitssystemen

Zur Darstellung und Erforschung von Gesundheitssystemen und Versorgungsstrukturen haben sich zwei Modelle als besonders nützlich herausgestellt. Das eine zielt mehr auf die Gesundheitssystemforschung i. e. S. und das andere auf die Versorgungsforschung ab.

Bezüglich der Gesundheitssysteme nimmt das Modell die Form eines Dreiecks an (Abbildung 1). Dieses ist jedoch stark strukturorientiert und erlaubt deshalb *nur* eine unzureichende Betrachtung und Analyse anderer Aspekte, wie beispielsweise der prozessualen Abläufe, wofür sich das zweite Modell besser eignet.

Abbildung 1: Akteure und Interaktionen im Gesundheitswesen

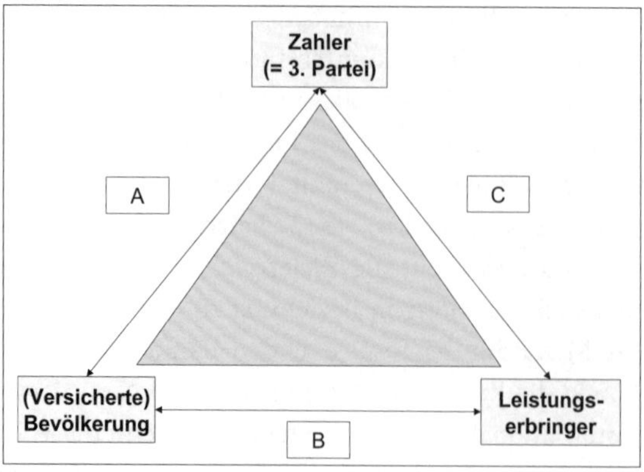

```
                    Zahler
                   (= 3. Partei)

          A                        C


    (Versicherte)                Leistungs-
     Bevölkerung       B          erbringer
```

Quelle: eigene Darstellung

Zentrale Kriterien des Modells zur Unterscheidung verschiedener Systemtypen sind die vorherrschende Finanzierungsform, die in engem Zusammenhang mit der politischen Steuerung des Gesundheitswesens steht, und die Organisation der Leistungserbringung. Weder die Finanzierungsformen noch die Organisationsformen sind in den jeweiligen Gesundheitssystemen jedoch in ihrer Reinform anzutreffen. Dennoch ist eine erste Einordnung anhand dieser Typen hilfreich.

Die Gestaltung der Beziehungen und Interaktionen zwischen unterschiedlichen Akteuren in verschiedenen Systemtypen lässt sich anhand der Ecken und der Seiten des Dreiecks veranschaulichen. Die Bevölkerung stellt über Steuern, (Sozial-)Versicherungsbeiträge oder risikoabhängige Prämien dem Zahler finanzielle Ressourcen zur Verfügung. Durch die verschiedenen Formen der Absicherung muss der Einzelne nicht mehr direkt mit den Leistungsanbietern Preise aushandeln und bezahlen. Diese Funktion wird von einer sogenannten „dritten Partei" übernommen. Die Leistungserbringer, also Ärzt*innen, Krankenhäuser, Apotheken etc., versorgen die Patient*innen und werden dafür bezahlt. Dies kann hierarchisch via Zuteilung durch den Zahler geschehen, auf bilateralen Verträgen beruhen oder, im Extremfall, allein von den Leistungserbringern festgesetzt werden. Die Funktionen der einzelnen Akteure und der Beziehungen zwischen ihnen in den verschiedenen Systemen sind in Tabelle 1 dargestellt.

Tabelle 1: Stark vereinfachte Systematik von Akteuren und Beziehungen zwischen den Akteuren in unterschiedlichen Gesundheitssystemen

System-typ	(Versicherte) Bevölkerung	A (Bevölkerung – Zahler): *Finanzierung*	Zahler (= 3. Partei)	Leistungserbringer	B (Bevölkerung – Leistungserbringer): *Zugang*	C (Zahler – Leistungserbringer)
Beveridge	Gesamte Bevölkerung	Allgemeine Steuern	Staat	Zumeist staatlich	Beschränkter/gesteuerter Zugang	Hierarchisches Verhältnis, teilweise interner Markt
Bismarck	Gesetzlich definiert	(lohnabhängige) Sozialbeiträge	Krankenkassen	Öffentlich-private Mischung	Freier Zugang	Verträge
Markt	Freiwillig	Risikobezogene Prämie	Private Krankenversicherer	Zumeist privat	Freier Zugang, ggf. durch Versicherer beschränkt	Variabel, von keiner Beziehung bis Verschmelzung in einem Unternehmen

Quelle: eigene Darstellung

Die Gesundheitssysteme der Mitgliedsländer der Organisation für wirtschaftliche Zusammenarbeit und Entwicklung (OECD) können beispielhaft anhand der dargestellten Systematik betrachtet werden (siehe auch den Beitrag von Gerlinger und Rosenbrock):

- „*Beveridge*" – Typ Nationaler Gesundheitsdienst (insbesondere Australien, Dänemark, Finnland, Großbritannien, Italien, Neuseeland, Norwegen, Portugal, Schweden, Spanien): Die Finanzierung erfolgt überwiegend aus Steuermitteln. Die Bereitstellung von Gesundheitsleistungen wird überwiegend durch staatlich angestellte Leistungserbringer wie Ärzt*innen, Apotheker*innen und medizinische Assistenzberufe erbracht.

- *„Bismarck"* – Typ *Sozialversicherung* (Belgien, Deutschland, Frankreich, Japan, Korea, Luxemburg, Niederlande, Österreich, seit den neunziger Jahren viele Staaten Mittel- und Osteuropas): Die Finanzierung dieses Systems erfolgt überwiegend durch einkommensabhängige Pflichtbeiträge von Arbeitgeber*innen und Arbeitnehmer*innen. Die Leistungserbringung erfolgt, unter staatlicher Aufsicht, sowohl von privaten als auch öffentlichen Leistungserbringern.
- *„Markt"* – Typ *Privatversicherung* (insbesondere USA): Die Finanzierung erfolgt durch individuelle Krankenversicherungsbeiträge oder bei Gruppenversicherung durch Beiträge der Unternehmer*innen. Die Bereitstellung der Gesundheitsleitungen erfolgt ebenfalls überwiegend privatwirtschaftlich. Staatliche Eingriffe und Kontrollen sind diesem System eigentlich fremd, werden aber zunehmend angetroffen.

Zu erwähnen ist noch das Semashko-Modell. Dieses System, das durch vollständige staatliche Finanzierung, Organisation und Lenkung gekennzeichnet war, ist historisch. Es handelt sich dabei ebenfalls um eine Art von nationalem Gesundheitsdienst. Es wurde nach dem ersten Gesundheitsminister der Sowjetunion benannt und war in den Ländern des früheren Ostblocks verbreitet.

Vor dem Hintergrund der zentralen Probleme heutiger Gesundheitssysteme ist die Anwendung weiterer Systematiken zu ihrer Beschreibung sinnvoll, da sich viele Probleme weder an sektorale Grenzen noch an definierte Strukturen halten und nicht allein in ihren ökonomischen Aspekten erschöpfen. Die Systeme können auch unter funktionalen Gesichtspunkten betrachtet werden, in dem man versucht, die Strukturen und die Prozesse, die innerhalb des Systems eine Rolle spielen, zu beschreiben und zu analysieren. Auf diese Weise ist es möglich, Ursachen, aber auch Lösungen spezifischer Verwerfungen im System auf die Spur zu kommen. Abbildung 2 zeigt ein Modell des Gesundheitssystems, das sich wesentlich an Strukturen, Prozessen und Ergebnissen orientiert. Es dient damit der Beschreibung und Analyse, wie die „Produktion" von Gesundheit innerhalb des Systems erfolgt, d. h. wie in system- und patientenseitigen Strukturen (Inputs) gesundheitliche Ergebnisse (Outputs) erzielt werden.

Abbildung 2: Input-Output-Modell

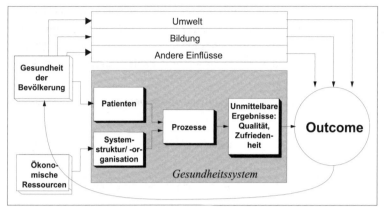

Quelle: eigene Darstellung nach Schwartz und Busse 2003

Der Input, also das, was in das System hineingeht, ist zweigeteilt in:

- den risikobezogenen Input, also den Gesundheitszustand der zu versorgenden Bevölkerung sowie deren Zugang zum Gesundheitssystem sowie
- den ressourcenbezogenen Input, in den sowohl die finanziellen Ressourcen als auch die sächliche und personelle Ausstattung des Systems sowie organisatorische Strukturen, Zuständigkeiten und gegenseitige Abhängigkeiten eingehen.

Letztere sind in Gesundheitssystemen vielschichtig, oft kaum durchschaubar und hinsichtlich ihrer Auswirkungen auf gesundheitsbezogene Effektivität und Effizienz bisher noch zu wenig untersucht. Solche Untersuchungen sind jedoch Voraussetzung, um Mechanismen und Wirkungen von Veränderungen in Struktur, Organisation und Management des Gesundheitssystems evaluieren zu können.

Im Zentrum des Modells steht der „Throughput", worunter die in Gesundheitssystemen ablaufenden Prozesse zu verstehen sind. Die Output-Seite zerfällt in zwei nacheinander geschaltete Elemente, die Ergebnisse direkt am Ende eines Prozesses (Outputs im engeren Sinne, auch: intermediäre Outcomes) und das mittel- bis langfristige, zuschreibbare gesundheitliche Resultat (Outcome). Erst das letztere liefert für viele Fragestellungen die entscheidenden Bewertungskriterien.

Das Input-Output-Modell eignet sich gut zur Darstellung der relevanten Themen sowie der zu ihrer Erforschung angewendeten Methoden (sowie, das sei am Rande angemerkt, zum Verständnis von Ansatzpunkten zur Qualitätsmessung und -sicherung). Konzepte und Indikatoren für wichtige Themenfelder der Gesundheitssystemforschung sind in Tabelle 2 zusammengefasst.

Tabelle 2: Konzepte und Indikatoren für Themenfelder der Gesundheitssystemforschung

Themenfeld (= Modul im Input-Output-Modell)	Ausgewählte Konzepte und Indikatoren
Gesundheit der Bevölkerung (exogener risikobezogener Input)	• Inzidenz und Prävalenz von Erkrankungen (Morbidität absolut und pro 1000 Einw.), • Mortalität an Erkrankungen (alters- und geschlechtsstandardisiert pro 1000 Einw.), • Lebenserwartung bei Geburt, im Alter von z. B. 40, 60, 80 Jahren, • Alkohol- und Tabakkonsum pro Kopf/Jahr, • Verkehrsunfälle mit Personenschaden pro Kopf/Jahr, • selbst eingeschätzter Gesundheitsstatus
ökonomische Ressourcen (exogener finanzieller Input)	• „Gesundheitsquote" (gemessen am BIP oder BSP), • Ressourcenallokation inter- und intrasektoral, • Art der Finanzierung (Budget, Einzelleistungsvergütung, Fallpauschale etc.)
Patienten: Bedarf und Nachfrage (endogener patientenseitiger Input)	• Bevölkerung mit Bedarf an effektiven medizinischen Technologien, • Bevölkerung, die trotz Bedarfs Leistungen nicht nachfragen kann, • Anteil der Bevölkerung, die trotz Bedarfs und Nachfrage keinen Zugang zum Gesundheitssystem finden
Systemstruktur und -organisation (endogener systemseitiger Input)	• Zentralisation hoch vs. niedrig, • inter- und intra-professionelle Konfiguration (Aufgabenverteilung zwischen Ärzten und Schwestern, Spezialisierungsgrad der Ärzte), • Fokus des Systems, des Sektors oder der Institution (breit vs. eng, präventiv vs. kurativ, konsumenten- vs. anbieterorientiert), • Anzahl und regionale Verteilung personeller Ressourcen (Ärzte, Krankenschwestern, Physiotherapeuten etc. pro Einw. bzw. pro Bett), • Anzahl und regionale Verteilung sächlicher Ressourcen (Krankenhausbetten, Röntgenapparate etc. pro Einw.)

Themenfeld (= Modul im Input-Output-Modell)	Ausgewählte Konzepte und Indikatoren
Prozess	• Angemessenheit des eingesetzten Verfahrens, • Angemessenheit des Versorgungssettings, • interpersonelle und technische Qualität der Leistung, • Komprehensivität (Überweisung zum Spezialisten notwendig?), Kontinuität (gleicher Arzt in Poliklinik?), Koordination (z. B. durch Hausarzt), • Wirkung monetärer und nicht-monetärer Anreize, • Arzt-Patienten-Kontakte pro Einw./Jahr, • Dauer eines Arzt-Patienten-Kontaktes, • Krankenhauseinweisungen pro Einw./Jahr, • Liegezeit im Krankenhaus pro Fall (nach Diagnose), • stationäre Pflegetage pro Einw./Jahr, • Art, Anzahl und Ort durchgeführter diagnostischer und therapeutischer Verfahren pro Einw./Jahr
unmittelbares Ergebnis (intermediäres Outcome)	• medizinisch-klinische Parameter, körperliche Funktion und Lebensqualität (direkt nach Kontakt mit Gesundheitssystem), • Patientenzufriedenheit, • Komplikationsraten, • Wiederaufnahmeraten, • operationsbedingte Mortalität
mittel- bis langfristig zuschreibbares Resultat (Outcome)	• Inzidenz- und Prävalenzänderungen medizinisch beeinflussbarer Morbidität und Mortalität (alters- und geschlechtsstandardisiert pro 1000 Einw.), • mittel- bis langfristige Änderung von Funktion und Lebensqualität, • Säuglingssterblichkeit (am besten standardisiert nach Geburtsgewicht), • nur eingeschränkt geeignet: Lebenserwartung bei Geburt, im Alter von X Jahren

Quelle: modifiziert und erweitert nach Schwartz und Busse 2003

3 Datenquellen und Methoden der Gesundheitssystem- und Versorgungsforschung

Öffentlich zugängliche Datenquellen der Gesundheitssystem- und Versorgungsforschung sind international u. a. die OECD-*Health-Data*-Datenbank (OECD 2018) mit gesundheitsrelevanten Daten für (fast) alle OECD-Länder – d. h. neben den etablierten „Industrieländern" inzwischen auch Korea, Mexiko und mehrere Länder Mittel- und Osteuropas –, das *European Health Information Gateway* vom WHO Regionalbüro für Europa (2019), welches u. a. die „Gesundheit für alle"-Datenbank umfasst sowie die europäischen Gesundheitsindikatoren (*European Core Health Indicators* – ECHI) mit der dazugehörigen Datenbank der Europäischen Kommission (2019). National sind u. a.

über das Informationssystem für die Gesundheitsberichterstattung des Bundes (www.gbe-bund.de) Daten für die Gesundheitssystem- und Versorgungsforschung öffentlich zugänglich (siehe hierzu auch den Beitrag von Kurth, Saß und Ziese). Die genannten Quellen folgen dabei sehr ähnlichen Gliederungen wie Abbildung 2 bzw. Tabelle 2.

Im Weiteren werden die wesentlichen Themen der Gesundheitssystem- und Versorgungsforschung abgehandelt, und zwar so gut wie möglich in der Reihenfolge, in der sie im Input-Output-Modell vorkommen. Einige der genannten Themen sind z. B. in Büchern des *European Observatory on Health Systems and Policies* näher abgehandelt. Sie sind, genau wie die inzwischen über 50 Länderberichte (*Health-Systems-in-Transition*-Profile), über die Webseite www.healthobservatory.eu frei zugänglich.

Gesundheitssystem- und Versorgungsforschung bedienen sich einer Vielzahl unterschiedlicher quantitativer und qualitativer, deskriptiver, analytischer und evaluativer Methoden. Dies liegt zum einen in der Herkunft aus bzw. der engen Zusammenarbeit zwischen unterschiedlichen Disziplinen und zum anderen in der Diversität des Aufgabenspektrums begründet. Dagegen wurde in den letzten Jahren innerhalb der klinischen Medizin der Eindruck erweckt und durch die Entwicklung zu einer evidenzbasierten Medizin verstärkt, dass nur die wahre experimentelle Methode mittels randomisierter kontrollierter Studien (RCTs) geeignet sei, die meisten Forschungsfragen zu beantworten. So gab Sackett 1981 (1157) den Rat: „[...] discard at once all articles on therapy that are not about randomized trials" (Department of Clinical Epidemiology and Biostatistics, McMaster University Health Science Centre 1981); Cowan war sogar der Meinung, dass „[...] participation of any group of patients in a nonrandomized trial is wholly unjustified and unethical since nothing can be learned from it." (zitiert nach Royall 1991).

Dabei wird übersehen, dass RCTs auch in ihrem klassischen Anwendungsgebiet, der pharmakotherapeutischen Forschung, hauptsächlich nur in Phase 3 zur Anwendung kommen. Vorher liegen deskriptive und analytische Grundlagenforschung sowie Tierversuche und Versuche an zunächst gesunden, später kranken Proband*innen, die in Abhängigkeit von der Fragestellung auch ohne Randomisierung oder Kontrollgruppe auskommen. Nach den RCTs in Phase 3 bedient man sich in Phase 4 zum Monitoring möglicher Nebenwirkungen der Nutzung von Datenbanken oder des Sentinelansatzes mit meldenden Arztpraxen und/oder Befragungen.

Die gewählte Methodik ist also neben praktischen Erwägungen der Machbarkeit, der Finanzen, des zur Verfügung stehenden Zeitrahmen etc. auch von dem Ziel der Forschung abhängig.

4 Finanzielle Ressourcen, Systemstruktur und Organisation

Fragen zur Finanzierung von Gesundheitssystemen bilden häufige Problemstellungen insbesondere der Gesundheitssystemforschung. Sie bedient sich dabei des Dreiecks (Abbildung 1), um das herum sich viele Fragen darstellen lassen. Oft stehen die in Politik, Presse und Öffentlichkeit viel beachtete Höhe der Gesundheitsausgaben am Anfang. Sie werden vor allem auf zwei Arten quantifiziert: zum einen absolut, etwa in Euro oder Dollar-Kaufkraftparität (neuerdings internationaler Dollar genannt), oder relativ als Prozentsatz am Bruttoinlandsprodukt. Bei der Errechnung und Benutzung dieser Quote gilt es jedoch, einige Punkte zu beachten:

- Entsprechend der mangelnden einheitlichen Definition des Gesundheitssystems sind auch die Gesundheitsausgaben im Zähler international nicht gleich definiert. Die OECD berücksichtigt in ihren Berechnungen z. B. nicht die Geldleistungen der deutschen GKV (vor allem Krankengeld, aber auch Sterbegeld) sowie die Ausgaben durch krankheitsbedingte Frühberentungen, die in Deutschland überwiegend von den Rentenversicherungen getragen werden. Die resultierende „Gesundheitsquote" ist also niedriger als diejenige bei Verwendung der früheren deutschen Abgrenzung von Gesundheitsausgaben. Die neue Gesundheitsausgabenrechnung des Bundes folgt hingegen internationalen Gepflogenheiten (und ermöglicht darüber hinaus eine Darstellung nicht nur nach Kostenträgern und Leistungsarten, sondern auch nach Leistungserbringern).
- Beachtet werden muss auch, auf welchen Nenner sich die Gesundheitsquote bezieht. Ohne nähere Angaben ist dies zumeist ein gesamtes Land, unterstellt also, dass auch die Ausgabenseite sich auf die Gesamtbevölkerung bezieht. Dies ist jedoch oft nicht der Fall. Wenn z. B. die Gesundheitsquote der gesetzlich Krankenversicherten ermittelt werden soll (z. B. um sie mit derjenigen für privat Krankenversicherte zu vergleichen), muss auch der Nenner so korrigiert werden, dass er sich nur auf die rund 87 % GKV-Versicherten bezieht. Dies unterbleibt in der Realität zumeist, wodurch die GKV-Gesundheitsquote systematisch unterschätzt wird.

Die Art, wie die Mittel aufgebracht werden – und ob diese jeweils als nachhaltig bzw. fair zu betrachten ist –, stellt einen weiteren Forschungsschwerpunkt dar (Mossialos et al. 2002; Busse/Schreyögg/Gericke 2006). Dieser ist im Dreieck auf der linken Seite angeordnet. International werden dabei zumindest drei Hauptarten unterschieden: über allgemeine Steuern, Beiträge zu einer obligatorischen Krankenversicherung und „privat". Letztere kann noch weiter untergliedert werden:

- in Prämien zu einer freiwilligen Krankenversicherung
- Zuzahlungen zu Leistungen, die im Leistungskatalog des steuerfinanzierten Systems bzw. der obligatorischen Krankenversicherung enthalten sind
- direkte Zahlungen für Leistungen, die nicht im Leistungskatalog enthalten sind
- Zahlungen an private Leistungserbringer außerhalb des Systems der direkten staatlichen bzw. vertraglich vereinbarten Leistungserbringung (z. B. zur Umgehung von Wartezeiten)
- Schmiergelder, die insbesondere in den Ländern der ehemaligen Sowjetunion ein häufiges Phänomen darstellen.

Im Rahmen vielfältiger Gesundheitsreformen sind Mischformen der dargestellten klassischen Gesundheitssystemmodelle inzwischen zur Regel geworden. Darüber hinaus werden in allen OECD-Ländern verschiedene Formen privater Kostenbeteiligung angewendet. Abbildung 3 zeigt beispielhaft, dass fast alle EU-Länder bei der Finanzierung auf einer Mischung aus Steuern, Mitteln aus der obligatorischen Krankenversicherung und privaten Finanzierungsquellen aufbauen. Die relativen Anteile der beiden verpflichtenden Quellen ergeben sich dabei aus der Positionierung der Punkte, während sich der privat finanzierte Anteil aus der Entfernung von der schrägen Linie ergibt. Dabei muss beachtet werden, dass trotz eines einheitlichen Erhebungstools für die Finanzierungquellen (OECD/Eurostat/WHO 2017), dennoch Unterschiede in der Berichtsweise der Länder bestehen können. So wird für Deutschland beispielsweise der Steuerzuschuss zum Gesundheitsfonds als Einnahmen der GKV, jedoch nicht unter „Steuern" berichtet. Dies wiederum führt zu einer Unterschätzung des steuerfinanzierten Anteils für Deutschland.

Abbildung 3: Finanzierung von Gesundheitssystemen aus Steuern, obligatorischen Krankenversicherungsbeiträgen und privaten Quellen (% der Gesamtgesundheitsausgaben) 2016.

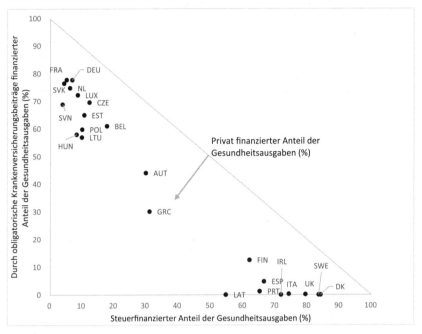

Steuerfinanziert: HF.1.1
Durch Sozialversicherung: HF.1.2
Quelle: Eigene Darstellung basierend auf Busse et al. 2006. Daten: OECD Health Data, Health Expenditure and Financing 2018

Ein drittes Themenfeld bezüglich der finanziellen Ressourcen ist der Bereich der Ressourcenallokation, d. h. der Verteilung der Mittel. Untersuchte Fragestellungen betreffen dabei z. B., wie viele öffentliche Ressourcen dem Gesundheitssystem gegenüber anderen öffentlichen Aufgaben wie Bildung, Verteidigung o. ä. zugewiesen werden (staatliche Allokation) und wie innerhalb des Gesundheitssystems Ressourcen auf einzelne Sektoren des Systems (intersektorale Allokation) bzw. auf einzelne Institutionen, Leistungserbringer und auf einzelne Leistungen oder Technologien (intrasektorale Allokation) verteilt werden.

Ein spezielles Thema, das im Dreieck an der Spitze angeordnet ist, betrifft die Allokation der Ressourcen von derjenigen Institution, die die Ressourcen eingenommen hat, zu den tatsächlichen Zahlern, d. h. etwa vom nationalen Gesundheitsdienst an die regionalen Gesundheitsbehörden, oder auch vom zentralen Krankenkassenverband an einzelne Krankenkassen. In der speziellen deutschen Situation sind die Krankenkassen sowohl die Beitragseinnehmer als auch die Zahler, wodurch die Allokation in Form des Risikostrukturausgleichs zwischen den Kassen stattfindet. Die Grundfragen, nämlich welche Faktoren zur Berechnung risikobasierter Zuwendungen genutzt werden, sind dabei allerdings die gleichen wie in anderen Ländern (Jahn/Schillo/Wasem 2012).

Auf der rechten Seite des Dreiecks sind Fragen des Leistungseinkaufs durch die Zahler bei den Leistungserbringern (engl. *Purchasing*; Figueras/Robinson/ Jakubowski 2005) und die Vergütung der Leistungserbringer positioniert. Zu den Wirkungen der diversen Vergütungsformen – über Gehälter, Pauschalen pro Patientin und Patient und Zeiteinheit bzw. pro Fall (z. B. in Form der *Diagnosis Related Groups*) bis hin zur Einzelleistungsvergütung gibt es sehr viele Veröffentlichungen, zumeist getrennt nach stationärem (Busse et al. 2012) und ambulantem Sektor (Herr/Messerle/Schreyögg 2018; Robinson 2001).

Neben diesen finanzbezogenen Themen bilden Fragen nach der Systemstruktur und -organisation ein eigenes Kompartiment. Dazu gehören (Ellencweig 1992):

- der Aspekt der Zentralisation, d. h. ob ein System zentral gesteuert wird (wie z. B. in Großbritannien) oder dezentralen Mechanismen gehorcht (wie z. B. in den USA);
- damit verknüpft die Art und das Design der staatlichen Regulierung bzw. ihrer Delegation an parastaatliche Akteure (wie z. B. den korporatistischen Gremien in Deutschland, insbesondere den Gemeinsamen Bundesausschuss (Busse et al. 2017);
- die inter- und intraprofessionelle Konfiguration, d. h. Aufgabenverteilung zwischen Ärzt*innen und Gesundheits- und Krankenpfleger*innen, zwischen den diversen ärztlichen Fachgruppen, aber auch zwischen stationärem und ambulantem Sektor;
- der Fokus des Systems bzw. eines Sektors oder einer Institution. Der Fokus kann dabei eher breit oder eng sein, präventiv oder kurativ orientiert, konsumenten- oder anbieterorientiert.

Da sich diese strukturellen Systemeigenschaften nur teilweise quantifizieren lassen, werden sie häufig bei quantitativen Input-Output-Analysen weggelassen oder für Vergleiche nachträglich als „unabhängige" Merkmale hinzugefügt.

Dagegen werden messbare Strukturmerkmale (endogene Inputs) wie Anzahl und regionale Verteilung von Ärzt*innen, Gesundheits- und Krankenpfleger*innen, anderem Personal, Krankenhausbetten und Großgeräten sehr viel häufiger benutzt. Ihre Interpretation ist jedoch zumeist nur möglich, wenn die genannten strukturellen Eigenschaften bekannt sind und in die Analyse einbezogen werden. Fragestellungen hinsichtlich der Struktur und Organisation betreffen z. B. die quantitativen Auswirkungen der professionellen Konfiguration, die regionale Verteilung von Einrichtungen und ihre Auswirkungen auf die Inanspruchnahme des Systems sowie die Menge von gleichartigen Anbietern (z. B. Krankenhäusern oder radiologischen Praxen) auf Quantität und Qualität von Prozessen.

5 Bedarf, Nachfrage und Inanspruchnahme

Ein Gesundheitssystem lässt sich nicht per se, d. h. ohne Bezug zu der Gesundheit der Bevölkerung und ihrem Versorgungsbedarf, analysieren. Im Input-Output-Modell ist dieser Themenkomplex auf zwei Kompartimente verteilt, „Gesundheit der Bevölkerung" (als exogenen risikobezogenen Input) und „Bedarf, Nachfrage und Inanspruchnahme" (als endogenen Input). Die Erforschung der Gesundheit in der Bevölkerung, also der Verteilung von Risiken, Lebensstilen, gesundheitsgefährdendem oder -förderndem Verhalten, gesundheitsbezogenen Beschwerden, Symptomen und Erkrankungen nach Alter, Geschlecht, Region oder sozioökonomischem Status, ist in erster Linie Aufgabenbereich der Epidemiologie.

Aus Sicht der Gesundheitssystemforschung ist insbesondere relevant, dass epidemiologische Ergebnisse tatsächlich bevölkerungsbezogen sind, also nicht auf einem mehr oder weniger selektionierten Kollektiv beruhen. Dies ist z. B. der Fall, wenn Risikofaktoren anhand von Patient*innen in einem Krankenhaus oder gar einer Universitätsklinik analysiert werden. Etablierte, jedoch noch immer weiterentwicklungsbedürftige Methoden sind stattdessen postalische oder telefonische Befragungen großer Zufallsstichproben, die möglichst als Längsschnitterhebung angelegt sind (wie dies z. B. im Sozio-oekonomischen Panel (SOEP) [Wagner et al. 2008] der Fall ist). Dabei ist jedoch zu beachten, dass auch bei dieser Methode bestimmte Gruppen der Bevölkerung unberücksichtigt bleiben, nämlich diejenigen ohne postalische Anschrift bzw. Telefon. Für bestimmte Fragestellungen sollte daher nach ausgewählten bekannten Merkmalen (Alter, Geschlecht, Wohnort etc.) geschichtet werden. Unabhängig von dem Befragungsergebnis oder aufbauend auf diesem kann es notwendig sein, Teile der Bevölkerung genauer zu untersuchen, um z. B. die Verteilung von Blutdruckwerten in der Bevölkerung zu ermitteln. Eine umfangreiche Studie, die diesen Ansatz aufgreift, ist die NAKO Gesundheitsstudie (früher „Nationale Kohorte"). In dieser auf eine langjährige Nachbeobachtung angelegten Studie wird eine Kombination von Daten aus medizinischen Untersuchungen, Bioproben und Interviews erhoben sowie – sofern das Einverständnis der Teilnehmer*innen vorliegt – ergänzend mit Gesundheits- und Sozialdaten verknüpft.

Die Schnittstelle solcher epidemiologischen Untersuchungen mit der Gesundheitssystemforschung ergibt sich aus dem zweiten Kompartiment, da Gesundheitsrisiken und Krankheitssymptome nicht notwendigerweise einen Behandlungsbedarf im Sinne des Gesundheitssystems darstellen: Bedarf setzt zunächst voraus, dass es sich um ein Risiko oder eine Störung handelt, die vom Gesundheitssystem auch beeinflussbar ist.

In Systemen mit definierten Krankenversicherungsleistungskatalogen können auch diese zu einer Abgrenzung beitragen. So besteht in Deutschland sozialrechtlicher Bedarf nur für Leistungen, die im Leistungskatalog der Krankenkassen (bzw. anderer Sozialversicherungsträger) explizit enthalten sind bzw. für die politisch oder von den Sozialgerichten entschieden wird, dass diese enthalten sind.

Zur Bedarfsbestimmung tragen aber auch die Betroffenen sowie die professionellen Leistungserbringer entscheidend bei, wobei deren Einschätzungen zum Teil weit auseinandergehen können. Wenn Betroffene sich so krank fühlen, dass sie professionelle Hilfe in Anspruch nehmen möchten, empfinden sie „subjektiven Bedarf" (von manchen Autor*innen auch als „Bedürfnis" bezeichnet). Professionelle Helfer*innen, insbesondere Ärzt*innen, gehen andererseits oft davon aus, „objektiv" „medizinischen Bedarf" feststellen bzw. legitimieren zu können. Im Sinne der Gesundheitssystemforschung sollte davon aber auch „professionell definierter Bedarf" unterschieden werden, da die Festlegung einer Störung als versorgungsbedürftig auch durch professionelle oder finanzielle Anreize (mit)bedingt sein kann.

Die „Bedarfsplanung" im ambulanten Sektor der deutschen gesetzlichen Krankenversicherung (GKV) beruht jedoch nicht auf dem Bedarf im bereits definierten Sinn, sondern regelt die Strukturen des ärztlichen Angebots nach Fachrichtung und regionaler Verteilung – Faktoren, die dem Kompartiment „Systemstruktur und -organisation" zuzuordnen sind. „Bedarf an Gesundheitsleistungen" darf aber nicht mit „Nachfrage nach Gesundheitsleistungen" oder „Inanspruchnahme des Gesundheitssystems" verwechselt werden, da je nach Gesundheitssystem hierbei unterschiedlich hohe Hürden bestehen. Um den Zugang zum Gesundheitssystem umfassend zu betrachten, sollten die fünf nachfolgenden Aspekte bzw. Hürden Beachtung finden: (1) WER ist versichert?; (2) WAS ist versichert?; (3) WIE hoch ist die Kostenbeteiligung?; (4) Verfügbarkeit von Leistungen: u. a. Entfernung, Wartezeiten und Wahlfreiheit sowie (5) Berücksichtigung von Präferenzen. Wie stark diese Hürden jeweils ausgeprägt sind, kann zum einen über objektive bzw. strukturelle Daten erfasst werden, d. h. beispielsweise über die durchschnittliche Entfernung zur nächsten hausärztlichen Praxis. Zum anderen kann aber auch erfasst werden, in welchem Ausmaß die subjektiv wahrgenommenen Hürden zu einer Nicht-Inanspruchnahme bei Bedarf nach gesundheitlicher Versorgung führt. Dies wird z. B. im Rahmen der Befragung EU-SILC (*European Union Statistics on Income and Living Conditions*) über Fragen zum *unmet need* erfasst, d. h. es wird erfasst, ob eine Person den Bedarf nach medizinischer Versorgung hatte, aber aus bestimmten Gründen (u. a. Wartezeit, Entfernung) keine medizinische Versorgung in Anspruch genommen hat.

Die Hürde zwischen „Bedarf" und „Nachfrage" wird dabei im internationalen Schrifttum als ein Maß für Equity bezeichnet. Mit Blick auf Equity untersucht die Gesundheitssystemforschung u. a., ob die Nachfrage nach Gesundheitsleistungen ausschließlich Kriterien des Bedarfs unterliegt, d. h. alle Personen unabhängig von Geschlecht, Alter, Beruf, Einkommen, Rasse und Religion die gleichen Gesundheitsleistungen nachfragen (können), wenn ihr Gesundheitszustand vergleichbar ist. Dies ist in keinem Gesundheitssystem vollständig der Fall.

Jedoch gibt es je nach System zum Teil große Unterschiede, die vor allem auf den Kriterien „Krankenversicherungssystem" und „finanzielle Möglichkeiten" beruhen:

- In Ländern ohne allgemeine Krankenversicherungspflicht ist der Hauptforschungsgegenstand dabei die Frage, inwieweit Personen ohne Versicherung an der Nachfrage nach Gesundheitsleistungen gehindert sind (und – unter Berücksichtigung noch zu diskutierender Kompartimente – welche Auswirkungen dies auf ihre Gesundheit hat).
- In Ländern mit Krankenversicherungspflicht gilt es zu analysieren, ob dadurch tatsächlich eine für alle Versicherten gleiche Nachfragemöglichkeit besteht. In Deutschland z. B. bestanden lange Zeit unterschiedliche Regelungen für Arbeiter*innen und Angestellte als GKV-Mitglieder, und noch immer gibt es unterschiedliche Regelungen für Pflichtmitglieder und für freiwillige Mitglieder.

Unabhängig vom System wird übergreifend die Rolle von Selbstbeteiligungen analysiert, d. h. ob sie überhaupt einen nachfragedämpfenden Effekt haben bzw. bei welchen Personengruppen ein solcher feststellbar ist. Bekannt geworden ist vor allem die „RAND-Studie", bei der große Kollektive 0, 25, 50 und 95 % ihrer Gesundheitskosten selbst bezahlen mussten. Insbesondere bei den einkommensschwächeren Schichten führten hohe Selbstbeteiligungen zu einer geringeren Nachfrage nach Gesundheitsleistungen bzw. zutreffender, einer geringeren Inspruchnahme des Gesundheitssystems. Dies schlug sich in insgesamt niedrigeren Kosten nieder, die jedoch praktisch ausschließlich durch die niedrigere Anzahl der Kontaktaufnahmen mit dem System, nicht jedoch durch die Leistungen pro Kontakt bedingt waren. Ein weiteres Ergebnis war, dass Ärmere mit schlechtem Gesundheitszustand und Selbstbeteiligungsregelungen auch statistisch signifikant häufiger starben als ansonsten gleiche Personen ohne Selbstbeteiligungsregelungen (Newhouse/Insurance Experiment Group 1993). Weitere Hürden zwischen „Nachfrage" und „Inanspruchnahme", d. h. zwischen der finanziell und rechtlich möglichen sowie der tatsächlichen Inanspruchnahme des Gesundheitssystems, betreffen Aspekte der räumlichen und zeitlichen Erreichbarkeit von Gesundheitseinrichtungen. Lange Anfahrtswege oder mangelnde Erreichbarkeit mit dem öffentlichen Personenverkehr, unzugängliche Bauten oder Wartezeiten bzw. -listen sind Beispiele für systembedingte Schwellen, die die Inanspruchnahme vorgehaltener Leistungsangebote erschweren. Dies ist auch ein Grund dafür, dass Untersuchungen zum Bedarf, die in Einrichtungen des Gesundheitssystems vorgenommen werden, dem Bias unterliegen, dass nur der Bedarf derjenigen ermittelt werden kann, die bereits die dargestellten Hürden überwunden haben.

6 Der Prozess der Gesundheitsversorgung

Die Frage, „was, wo, von wem, wie und wie viel" produziert wird, beruht auf einem komplexen Wechselspiel von Bedarfs- bzw. Nachfrage-, Angebots- und Finanzierungsfaktoren, deren Zusammenspiel bisher nur ungenau verstanden ist. Man wurde auf diese Fragen vor allem durch Studien zu extrem unterschiedlichen Häufigkeiten von Prozessen wie Krankenhausaufenthalten, Operationen oder Röntgenuntersuchungen aufmerksam.

Geografische oder institutionenbezogene Variationen in Gesundheitsleistungen (*small area variation*) sind Gegenstand zahlreicher Untersuchungen. Sie bestätigen den starken Einfluss der Angebotsseite auf Nutzungsmuster und -frequenzen medizinischer Leistungen, wenn man patientenseitige Einflüsse (Alter, Geschlecht, *Case Mix* und u. U. sozioökonomischer Status) kontrolliert. Diese Kontrolle – auch Risikoadjustierung genannt – ist essenziell, wenn man zu validen Ergebnissen bezüglich systemseitiger Variablen gelangen will (Standardwerk zu Risikoadjustierung: Iezzoni 2013). Die Angebotsseite ist vor allem durch die Arzt-, Betten- und Technologiedichte einer Region determiniert.

Geografische, strukturelle und finanzielle Differenzen spielen bei extrem unterschiedlichen Häufigkeiten von Kontakten zwischen Ärzt*innen und Patient*innen eine Rolle. Die zugrundeliegenden Faktoren können sowohl patienten- als auch systemseitig bedingt sein:

- Zu den patientenseitigen Determinanten zählen u. a. Morbidität, sozioökonomischer Status, Ausbildung, Versicherungsverhältnis und Verhalten der Konsumentinnen und Konsumenten.

- Zu den system- bzw. anbieterseitigen Determinanten gehören u. a. das Finanzierungssystem, Erfahrung und Geschlecht der Ärztinnen und Ärzte, Praxisausstattung und -organisation, Größe und Art des Krankenhauses und das Überweisungsverhalten.

Zu den großen Unterschieden in der Nutzung medizinischer Technologien (erforscht insbesondere bei bildgebenden Verfahren) trägt auch die im amerikanischen Schrifttum *Self referral* genannte Praxis bei, also das Röntgen von eigenen Patient*innen durch nicht-radiologische Facharztgruppen wie Orthopäd*innen, Internist*innen oder auch Allgemeinmediziner*innen. Dies wurde erstmals von Childs und Hunter 1972 beschrieben. Selbst röntgende Ärzt*innen führen im Mittel etwa viermal so viele Röntgenuntersuchungen durch wie zum Radiologen überweisende Ärzt*innen. Es ist bei weniger umstrittenen Indikationen zumeist kleiner und bei ungesicherten Indikationen größer.

Die extremen Unterschiede in der Häufigkeit medizinischer Maßnahmen wirft die Frage nach der Angemessenheit des Einsatzes von Untersuchungs- und Therapiemethoden im Prozess der Behandlung auf. Eine Evaluation, ob eine Maßnahme im Einzelfall angemessen war, setzt zunächst voraus, dass bekannt ist, bei welchen Indikationen bzw. Symptomkonstellationen ein Verfahren tatsächlich wirksam ist. Dies ist für die meisten Indikations-Maßnahmen-Paare derzeit nicht ausreichend der Fall – diese Situation zu ändern, ist das Ziel der sogenannten „evidenz-basierten Medizin", welche u. a. von der Cochrane Collaboration vorangetrieben wird.

Das in der Gesundheitssystemforschung zur Untersuchung der Angemessenheit häufig angewendete sogenannte „RAND-Verfahren" (Fitch et al. 2001) verbindet beide Elemente, indem es auf Ergebnissen von Literaturrecherchen sowie Experteneinschätzungen beruht. Dabei wird für bestimmte medizinische Leistungen (z. B. Bypass-Operation) untersucht, ob diese für Patient*innen mit definierter Symptom- und Befundkonstellation angemessen sind oder nicht. In den letzten fünfzehn Jahren wurden etliche Studien zu dieser Thematik publiziert, die für alle untersuchten Verfahren große Raten unangemessener Anwendungen identifiziert haben.

Obwohl der Begriff ähnlich klingt, wird mit dem sogenannten „Appropriateness Evaluation Protocol" ein anderer Ansatz verfolgt. Dabei geht es nämlich darum, indikations*un*abhängig die Angemessenheit einer Krankenhausaufnahme bzw. eines Krankenhaustages zu bewerten (Sangha et al. 1999). Eine deutsche Version des *Appropriateness Evaluation Protocol* (G-AEP) wird mittlerweile vom Medizinischen Dienst der Krankenversicherungen routinemäßig eingesetzt, um Fehlbelegungen zu erkennen.

7 Effektivität und Qualität – Ergebnisse und Resultate

Im vereinfachten Input-Output-Systemmodell werden unmittelbar bzw. kurzfristig anfallende Ergebnisse (auch intermediäres Outcome) von längerfristigen, dem System bzw. einem darin erbrachten Prozess zuschreibbaren gesundheitsbezogenen Resultaten abgegrenzt, für den sich der Begriff Outcome durchgesetzt hat (Abbildung 2).

Dass diese Unterscheidung nicht trivial ist, liegt auf der Hand: Das kurzfristige Überleben einer schwerwiegenden Krebsoperation ist nicht identisch mit der 5-Jahres-Überlebenswahrscheinlichkeit. Aber auch bei einer Leistenbruchoperation sind das kurz- und das mittelfristige Ergebnis nicht deckungsgleich.

Wenn „Gesundheit" zu bewahren oder zu „produzieren" das primäre Ziel von Gesundheitssystemen ist – wie dies ja auch im Weltgesundheitsbericht 2000 durch die 50 %ige Gewichtung dieses Zieles zum Ausdruck kommt –, dann sind auf allen drei Analyseebenen – Makro-, Meso- und Mikro-Ebene – Maße notwendig, um Gesundheit zu messen und das Outcome, also den eigentlichen „Erfolg", beurteilen zu können. Damit ergeben sich zwei Problembereiche:

- Wie können Gesundheit bzw. ihre Komponenten gemessen werden?
- Welcher Teil einer Verbesserung bzw. einer Verschlechterung ist dem Gesundheitssystem zuzuschreiben?

Die Bewertung des Outcomes, d. h. der dem Gesundheitssystem bzw. einem im System erbrachten Prozess zuschreibbare Teil des gesundheitsbezogenen Ergebnisses, erfordert im strengen Sinne Informationen darüber, wie der Gesundheitszustand – wie immer gemessen – ohne das System oder den Prozess gewesen wäre.

Damit stellt sich der Gesundheitssystemforschung im Grundsatz das gleiche Problem, mit dem auch die klinische Forschung bei der spezifischen Wirksamkeitsbeurteilung von (neuen) Arzneimitteln oder therapeutischen Verfahren konfrontiert ist.

Bei Letzteren gelten randomisierte, kontrollierte Studien als Gold-Standard der Beweisführung, da Störgrößen soweit wie möglich ausgeschaltet bzw. angeglichen werden. Zu diesen Störgrößen gehört bei der klinischen Forschung auch das Gesundheitssystem bzw. der Behandlungsstil verschiedener Leistungserbringer, weswegen detaillierte Protokolle festlegen, wie viele Leistungen von wem zu erbringen sind, wobei dies zumeist in und für Universitätskliniken, d. h. unter bestmöglichen Bedingungen erfolgt.

Die unter solchen „idealen" Umständen gemessene Wirksamkeit eines Arzneimittels, einer Therapieform oder anderer Technologien bezeichnet die Gesundheitssystemforschung als *efficacy*, auf Deutsch etwa „Effektivität unter optimalen Bedingungen".

Gegenstand der Gesundheitssystemforschung ist aber gerade die Analyse des Einflusses dieser in der klinischen Forschung als Störgrößen betrachteten Faktoren, um die „Effektivität unter Alltagsbedingungen" (*community effectiveness*) von Systemen, Sektoren, Institutionen oder Verfahren zu evaluieren.

Die Frage, wie effektiv das Gesundheitssystem in Hinblick auf die Verbesserung der Bevölkerungsgesundheit ist, ist – vor allem angesichts der Vielzahl von Publikationen zu Kosten und Kostendämpfung – überraschend selten Gegenstand von Untersuchungen oder Publikationen. Lange galten die in der zweiten Hälfte der 1970er Jahre praktisch zeitgleich in Europa und den USA publizierten Thesen von Illich (1975), McKeown (1976) sowie McKinley (1977), nach denen der Einfluss der Medizin – überwiegend dargestellt am Rückgang der Infektionskrankheiten – auf die Bevölkerungsgesundheit vernachlässigenswert gering sei, quasi als Dogma innerhalb der Public-Health-Gemeinschaft, während sie von der klinischen Medizin entweder abgelehnt oder nicht zur Kenntnis genommen wurden. Allerdings stellt die empirisch exaktere Untersuchung des Zusammenhangs von Gesundheitssystem und Bevölkerungsgesundheit auch beträchtliche methodische Herausforderungen, die bis heute nicht hinreichend gelöst sind. Es handelt sich schließlich um ein Feld wissenschaftlicher Erkenntnissuche, das sich der Untersuchung mittels eines klassischen Experiments in Form einer randomisierten Studie entzieht.

Trotz dieser methodischen Probleme haben einige Wissenschaftler*innen versucht, den Anteil des Gesundheitssystems an der Verbesserung der Lebenserwartung zu berechnen. Je nach Modellansatz und Berechnungsart liegt dieser Anteil zwischen etwas über zehn und fast 40 %.

Eine große Reihe von Studien beruht auf einem später modifizierten Vorschlag von Rutstein et al. (1976), die Qualität der medizinischen Versorgung zu messen. Diese hatten eine Liste von „unnötigen", d. h. in der Regel durch präventive Maßnahmen zu verhindernden Krankheiten, „unnötigen", d. h. durch Prävention oder Therapie vermeidbaren Behinderungen und „unnötigen vorzeitigen", d. h. durch Therapie und/oder Prävention zu verhindernden Todesfällen erarbeitet. Die Liste folgte der Überlegung, dass die Inzidenzraten bzw. ihre Veränderungen bei diesen Krankheiten, Behinderungen und Todesfällen Hinweise auf Qualitätsmängel bei der Prävention und/oder Therapie sind. Charlton, Hartley, Silver und Holland (1983) waren die ersten, die aus der Liste der „unnötigen vorzeitigen" Todesursachen die „durch medizinische Interventionen beeinflussbaren" Todesursachen auswählten; im Text erwähnen sie für diese erstmals auch den Begriff der „(medizinisch) vermeidbaren Mortalität" (*avoidable mortality*).

Eine Assoziation zwischen der medizinisch beeinflussbaren Mortalität und dem finanziellen Ressourceninput in das Gesundheitssystem konnte in Querschnittsstudien weder national noch international gezeigt werden. Insgesamt sind die Limitationen solch querschnittlicher Analysen jedoch hoch, da Gesundheitssystem und Mortalität durch zwei Zusammenhänge gekennzeichnet sind, die sich im Ergebnis widersprechen. Wenn ein Land auf erhöhte Mortalitätsraten adäquat reagiert und seine Gesundheitssystemstrukturen vermehrt (und diese auch nur durchschnittlich effektiv sind), dann sinken die Mortalitätsraten. Diesen längsschnittlichen Effekt können wir querschnittlich jedoch nicht messen. Daher wissen wir bei querschnittlichen Analysen nicht, ob die im internationalen Vergleich höheren Inputs in einem Land nicht noch höhere Mortalitätsraten vermieden haben und wir daher – nur! – durchschnittliche Mortalitätsraten in dem Land messen (und fälschlicherweise eine schlechte Input-Outcome-Relation unterstellen).

Mitte der 1980er Jahre war der *Avoidable-Mortality*-Ansatz auch das erste Studiendesign, das zur längsschnittlichen Untersuchung (*time series*) des Effekts von Gesundheitssystemen auf die Bevölkerungsgesundheit, gemessen in vermiedener Mortalität, genutzt wurde. Busse konnte zeigen, dass der Anteil medizinisch beeinflussbarer bzw. vermeidbarer Todesursachen von über 15 % Mitte der 1950er Jahre auf deutlich unter 10 % abgenommen hat. Die beeinflussbare Mortalität sank im Schnitt aller Länder und Zeiträume um ca. 4,5 % pro Jahr und damit rund fünfmal schneller als die sonstige Mortalität; ihr Anteil an der Veränderung der Gesamtmortalität betrug im Schnitt knapp über 50 % (Busse 2006). Für den überdurchschnittlich starken Anstieg der Lebenserwartung im Osten Deutschlands in den 1990er Jahren ist der Anteil des Gesundheitssystems auf 14 bis 23 % berechnet worden – und das ohne Berücksichtigung ischämischer Herzerkrankungen (Nolte et al. 2002). Der Ansatz wird auch für internationale Vergleiche von Gesundheitssystemen genutzt (Nolte/McKee 2008) und wurde dabei auch in Zusammenhang zu den eingesetzten finanziellen Ressourcen betrachtet (Busse et al. 2017). Eine aktuelle Auswertung basierend auf diesem Ansatz zeigt Abbildung 4. Sie zeigt die Entwicklung der vermiedenen Mortalität im Jahresverlauf und in Zusammenhang zu den Gesundheitsausgaben verschiedener Länder. Aus der Abbildung wird ersichtlich, dass nicht nur Unterschiede in der aktuellen Rate der vermeidbaren Mortalität pro 100.000 Einwohnern bestehen, sondern dass sich diese im Verlauf über die letzten zehn verfügbaren Datenjahre auch unterschiedlich entwickelt hat. So hat sich in Dänemark die vermeidbare Mortalität von 115,3 Fällen pro 100.000 Einwohner*innen im Jahr 2005 auf eine Rate von 74,7 in 2015 reduziert, während im gleichen Zeitraum für Deutschland „nur" eine Reduktion von 109,5 (2005) auf 85,5 (2015) beobachtet werden konnte.

Abbildung 4: Vermeidbare Sterblichkeit in Relation zu den Gesundheitsausgaben im Länder- und Zeitvergleich.

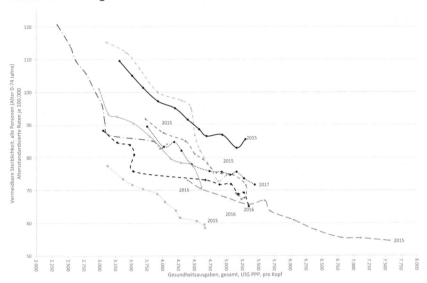

Quelle: Eigene Darstellung basierend auf den folgenden Datenquellen: Vermeidbare Sterblichkeit: bereitgestellt durch das *European Observatory on Health Systems and Policies* (2019): Vermeidbare Sterblichkeit, alle Personen (Alter 0–74 Jahre), Standardisierte Sterberaten pro 100.000 Einwohner; WHO *detailed mortality files*, veröffentlicht im Dezember 2018, Gründe für vermeidbare Sterblichkeit basieren auf der Krankheitsliste nach Nolte/McKee 2008; Gesundheitsausgaben: Laufende Gesundheitsausgaben (Alle Finanzierungssysteme, alle Leistungserbringer, Pro-Kopf, aktuelle Preise, US-Dollar, aktuelle Kaufkraftparitäten (PPPs)); OECDHealth Statistics (OECD 2018), Datenzugriff am 09.01.2019.

8 Effizienzanalysen in der Gesundheitssystemforschung

Neben der Beurteilung der gesundheitsbezogenen Ergebnisse und Resultate an sich ist auch die Beurteilung der Effizienz ein wesentliches Themenfeld der Gesundheitssystemforschung. Dieses Feld liegt im Grenzbereich zur Gesundheitsökonomie.

Unter Effizienz wird die Bewertung des Nutzens in Relation zu den dafür eingesetzten Mitteln verstanden, im Input-Output-Modell also der Quotient von Outcome zu finanziellem Input. Die Effizienz eines Systems oder einer Maßnahme ist daher umso höher, je besser das Outcome bei gleichem finanziellem Input ist bzw. je geringer der finanzielle Input bei gleichbleibendem Outcome ist.

Ökonom*innen verstehen unter Effizienz auch den Quotienten von Input in Form von finanziellen und physischen Einheiten (etwa Personen oder Arbeitsstunden) zu erbrachten Aktivitäten und Leistungseinheiten (in Abbildung 5 auch als Output bezeichnet). Dies können beispielsweise die Kosten pro verordnetem Arzneimittel gemessen in definierten Tagesdosen (DDD), aber auch die Anzahl der durchgeführten Tests pro Histologe pro Monat sein. Danach ist z. B. auch ein Krankenhaus effizienter als ein anderes, wenn es bei gleichem Budget mehr Operationen durchführt bzw. mehr Patient*innen behandelt. Dieser Zusammenhang zwischen Input und Output wird auch als „technische Effizienz" bezeichnet. Unter Public-Health-Gesichtspunkten ist diese Betrachtungsweise wenig zweckmäßig, da die dabei erzielten kurzfristigen Ergebnisse und mittelfristigen Resultate (z. B. Komplikationen, Wiederaufnahmenotwendigkeit, Verbesserung der Funktion, Patientenzufriedenheit) unberücksichtigt bleiben.

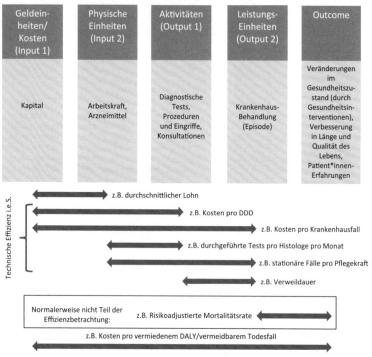

Abbildung 5: Messung der Effizienz in der Gesundheitssystemforschung: Produktionsprozess, Input, Output und Outcome

Quellen: Eigene Darstellung in Anlehnung an Cylus/Papanicolas/Smith 2016, Eurostat 2016, Morger/Künzi/Föllmi 2017, Sharpe/Bradley/Messinger 2007.

In der Gesundheitssystemforschung muss diese Bewertung von Effizienz außerdem gegenüber anderen Zielen des Gesundheitssystems abgewogen werden. So arbeitet ein großstädtisches Krankenhaus mit vielen Eingriffen der gleichen Art zwar eventuell technisch effizienter (da es weniger Leerlauf und mehr Erfahrungen hat), gleichartige Einrichtungen auf dem Land sind aber aufgrund der Ziele „Gleichheit" und „Zugang" notwendig, obwohl sie ggf. technisch weniger effizient arbeiten. Wir sprechen von „allokativer Effizienz", wenn der Mitteleinsatz mit den Zielen des Gesundheitssystems bzw. des jeweiligen Segments in Beziehung gesetzt wird. Für die Gesundheitssystemforschung ist zudem von besonderem Interesse, in welchem Ausmaß die eingesetzten Ressourcen (Input) durch Interventionen im Gesundheitssystem (Prozesse bzw. Throughput) die Gesundheit der Bevölkerung verbessern, z. B. durch die Vermeidung von Erkrankungen oder vorzeitiger Sterblichkeit (Outcome). In Abbildung 5 ist dieser Zusammenhang als „systemweite Effizienz" bezeichnet. Für die Messung dieser gibt es bisher jedoch nur wenige etablierte Ansätze; ein Beispiel für die Messung der systemweiten Effizienz (Input zu Outcome) bietet Abbildung 4 im vorherigen Abschnitt, welche den Input „Gesundheitsausgaben" in Relation zu dem Outcome „vermeidbare Sterblichkeit" setzt.

Literatur

Busse, R. (2006). Gesundheitssysteme als epidemiologischer Gegenstand – oder: Wie wissen wir, wie effektiv Gesundheitssysteme sind? *Bundesgesundheitsblatt – Gesundheitsforschung – Gesundheitsschutz, 49*(7), 611–621.

Busse, R./Blümel, M./Knieps, F./Bärnighausen, T. (2017). Statutory Health Insurance in Germany: a Health System Shaped by 135 Years of Solidarity, Self-Governance, and Competition. *The Lancet, 390*(10097), 882–897.

Busse, R./Geissler, A./Quentin, W./Wiley, M. (Hrsg.) (2012). *Diagnosis Related Groups in Europe: Moving towards transparency, efficiency, and quality in hospitals?* Maidenhead: Open University Press.

Busse, R./Schreyögg, J. A./Gericke, C. (2006). Financing Health in High-Income Countries. In: P. E. Gottret/G. Schieber (Hrsg.): *Health Financing Revisited. A practitioner's guide.* Washington: World Bank, 279–311.

Charlton, J./Hartley, R. M./Silver, R./Holland, W. (1983). Geographical Variation in Mortality from Conditions Amenable to Medical Intervention in England and Wales. *The Lancet, 321*(8326), 691–696.

Childs, A./Hunter, D. (1972). Non-Medical Factors Influencing Use of Diagnostic X-Ray by Physicians. *Medical Care, 10,* 323–335.

Cylus, J./Papanicolas, I./Smith, P. C. (Hrsg.) (2016). *Health System Efficiency: How to make measurement matter for policy and management.* Copenhagen: WHO.

Department of Clinical Epidemiology and Biostatistics, McMaster University Health Science Centre. (1981). How to Read Clinical Journals. V: to distinguish useful from useless or even harmful therapy. *Journal of the Canadian Medical Association, 124,* 1156–1162.

Ellencweig, A. Y. (1992). *Analysing Health Systems. A modular approach.* Oxford: Oxford University Press.

Europäische Kommission (2019). *Europäische Gesundheitsindikatoren (European Core Health Indicators – ECHI).* Verfügbar unter https://ec.europa.eu/health/indicators_data/echi_en

European Observatory on Health Systems and Policies (2019). *Trends in Amenable Mortality for Selected Countries 2000–2017.* Verfügbar unter www.euro.who.int/en/about-us/partners/observatory

Eurostat (2016). *Handbook on Prices and Volume Measures in National Accounts.* Luxembourg: Eurostat.

Figueras, J./Robinson, R./Jakubowski, E. (Hrsg.) (2005). *Purchasing to Improve Health Systems Performance.* Maidenhead: Open University Press.

Fitch, K./Bernstein, S./Aguilar, M./Burnand, B./Lazaro, P./van het Loo, M. et al. (2001). *The Rand/UCLA Appropriateness Method User's Manual.* Santa Monica: Rand.

Herr, D./Messerle, R./Schreyögg, J. A. (2018). Status quo und gesundheitspolitischer Reformbedarf im ambulanten Vergütungssystem. *Gesundheits- und Sozialpolitik, 72*(4/5), 8–15.

Iezzoni, L. I. (2013). *Risk Adjustment for Measuring Health Care Outcomes.* 4. Ausgabe. Chicago: Health Administration Press.

Illich, I. (1975). *Nemesis. The Expropriation of Health.* London: Calder and Boyars.

Jahn, R./Schillo, S./Wasem, J. (2012). Morbiditätsorientierter Risikostrukturausgleich. Wirkungen und Nebenwirkungen. *Bundesgesundheitsblatt – Gesundheitsforschung – Gesundheitsschutz, 55*(5), 624–632.

McKeown, T. (1976). *The Role of Medicine. Dream, mirage, or nemesis?* London: Nuffield Provincial Hospitals Trust.

McKinlay, J. B./McKinlay, S. M. (1977). The Questionable Contribution of Medical Measures to the Decline of Mortality in the United States in the Twentieth Century. *The Milbank Quarterly, 55*(3), 405–428.

Morger, M./Künzi, K./Föllmi, R. (2017). *Arbeitsproduktivität im Gesundheitswesen. Schlussbericht, Studie im Auftrag des BAG.* Bern: Büro für arbeits- und sozialpolitische Studien BASS und Universität St. Gallen.

Mossialos, E./Dixon, A./Figueras, J. /Kutzin, J. (Hrsg.) (2002). *Funding health care. Options for Europe.* Buckingham: Open University Press.

Newhouse, J. P./Insurance Experiment Group (1993). *Free for all? Lessons from the Rand Health Insurance Experiment.* Cambridge: Harvard University Press.

Nolte, E./McKee, M. (2008). Measuring the health of nations: updating an earlier analysis. *Health Affairs, 27*(1), 58–71.

Nolte, E./Scholz, R./Shkolnikov, V./McKee, M. (2002). The Contribution of Medical Care to Changing Life Expectancy in Germany and Poland. *Social Science & Medicine, 55*(11), 1905–1921.

OECD. (2018). *OECD Health Statistics 2018.* Verfügbar unter www.oecd.org/els/health-systems/health-data.htm

OECD, Eurostat/World Health Organization (2017). *A System of Health Accounts 2011.* Paris: OECD.

Robinson, J. C. (2001). Theory and Practice in the Design of Physician Payment Incentives. *The Milbank Quarterly, 79*(2), 149–177.

Royall, R. M. (1991). Ethics and Statistics in Randomized Clinical Trials. *Statistical Science, 6*, 52–88.

Rutstein, D. D./Berenberg, W./Chalmers, T. C./Child, C. G./Fishman, A. P./Perrin, E. B. (1976). Measuring the Quality of Medical Care. A Clinical Method. *New England Journal of Medicine, 294*(11), 582–588.

Sangha, O./Wildner, M./Schneeweiss, S./Siebert, H./Witte, J. (1999). Fehlbelegung im Krankenhaus – Entwicklung eines standardisierten Verfahrens zur Beurteilung der Notwendigkeit von Krankenhausaufnahmen. *Chirurg, 38*, 201–210.

Sharpe, A./Bradley, C./Messinger, H. (2007). *The Measurement of Output and Productivity in the Health Care Sector in Canada. An Overview.* Ottawa: Center for the Study of Living Standards.

Wagner, G. G./Göbel, J./Krause, P./Pischner, R./Sieber, I. (2008). Das Sozio-oekonomische Panel (SOEP): Multidisziplinäres Haushaltspanel und Kohortenstudie für Deutschland – Eine Einführung (für neue Datennutzer) mit einem Ausblick (für erfahrene Anwender). *AStA Wirtschafts- und Sozialstatistisches Archiv, 2*(4), 301–328.

WHO Regional Office for Europe (2019). *European Health Information Gateway.* Verfügbar unter https://gateway.euro.who.int/en/datasets/

World Health Organization (2000). *World Health Report 2000. Health Systems: Improving Performance.* Geneva: WHO.

Interventions- und Transferforschung

Holger Pfaff und Gisela Nellessen-Martens

Die Interventions- und Transferforschung sind Forschungsbereiche, die in den Gesundheitswissenschaften zunehmend an Bedeutung gewinnen. Dafür sind zwei Gründe anzuführen: Zum einen wachsen die Erwartungen an die Forschung, Probleme und Phänomene nicht nur zu beschreiben und zu erklären, sondern auch problemorientierte Lösungen in Form von Interventionen zu entwickeln. Zum anderen ist die Forschung im Zuge der Nachhaltigkeitsdebatte gefordert, sich um den Transfer ihrer Ergebnisse zu sorgen und sich diesem als eigenem Aufgabenbereich zu widmen (Transferforschung). Die Interventionsforschung kennzeichnen vier Aufgaben: Entwicklung, Pilotierung (Machbarkeitsprüfung), Evaluation und Implementierung. Zu Beginn der Maßnahmenentwicklung muss eine intensive Auseinandersetzung mit den Wirkmechanismen erfolgen und ein Wirkmodell erstellt werden. Die Ergebnisse dieser Analyse sind nicht nur für die Konzeption einer Intervention, sondern weiterhin für die Auswahl der Outcome- und Prozesskriterien in der Machbarkeits- bzw. der späteren Evaluationsstudie relevant. Im Anschluss gilt es, eine positiv evaluierte Maßnahme nachhaltig zu implementieren. Dabei können zwei Dimensionen unterschieden werden, die räumliche und die zeitliche Dimension, d. h. der Transfer in die Breite/Ausweitung bzw. der Transfer in die Routine/Verstetigung. Die Transferforschung befasst sich mit den Barrieren und Förderfaktoren für die Ausbreitung und Verstetigung einer Maßnahme auf der Mikro-, Meso- und Makroebene. Weiterhin können der Grad der Verbreitung/Verstetigung analysiert sowie Interventionen zur Verbesserung des Transfers (z. B. Kampagnen) entwickelt und evaluiert werden.
Vielfältige Erkenntnisse aus der Implementierungsforschung (implementation science) und der Wissenstransferforschung (knowledge translation) liegen bereits vor. Demnach sind partizipative Designs zu fördern, denn erstens steigern sie die Qualität der Interventionen (bedarfs- und problemorientiert), zweitens erhöhen sie die Chance der Diffusion und des Transfers, d. h. des passiven/automatischen Transfers und drittens können mit Beteiligung der Bürger*innen sowie der Vertreter*innen der Praxis erfolgreiche Transferstrategien entwickelt werden.

1   Einführung

Da Nachhaltigkeit und Nutzen der Grundlagen- und Anwendungsforschung im Bereich der Gesundheitsforschung zunehmend auf den Prüfstand gestellt werden, rücken Interventions- und Transferforschung aktuell stärker in den Fokus. Dahinter steht die Erkenntnis: „Gesundheitsforschung ist dann erfolgreich, wenn sie die Menschen erreicht" (Bundesministerium für Bildung und Forschung [BMBF] 2018, 4). Im Fokus der Gesundheitswissenschaften und Public Health stehen die Gesundheit der Bevölkerung und das Gesundheitssystem. Lange Zeit lag der Fokus der Gesundheitswissenschaften im Wesentlichen darauf, (a) die Gesundheit und/oder (b) das Gesundheitssystem und ihre jeweiligen sozialen, psychischen und biologischen Determinanten zu beschreiben, zu verstehen und/oder zu erklären. Die Erarbeitung praktischer Lösungen zur Verbesserung der Situation, die Evaluation dieser Lösungen hinsichtlich ihrer Wirksamkeit (*Evidence-based Public Health*) und der Transfer dieser Lösungen in die Fläche standen vergleichsweise weniger im Fokus. Public Health hatte – nicht zuletzt deswegen – in der Vergangenheit Legitimations- und Akzeptanzprobleme. Ein Ausweg aus dieser Akzeptanzkrise ist es, auf die gesellschaftlichen Fragen wissenschaftlich basierte praktische Antworten zu geben. Dies ist das Ziel der Interventions- und Transferforschung. Sie wollen Antworten in Form von Gesundheitsinterventionen liefern, diese fachgerecht evaluieren und sie, falls die Evaluation erfolgreich verlaufen ist, in die Alltagsroutine transferieren und implementieren.

1.1 Einordnung der Interventions- und Transferforschung in die Gesundheitsforschung

Zur Einordnung beider Forschungsbereiche in die Forschungslandschaft ist es sinnvoll, sich die sechs generellen Funktionen von Wissenschaft und Forschung vor Augen zu halten:

1. Beschreiben eines Phänomens
2. Verstehen und Erklären eines Phänomens
3. Erarbeitung eines wissenschaftlich fundierten Konzepts zur Veränderung des Phänomens
4. Begleitende Erforschung der Umsetzung des Veränderungskonzepts in Form einer konkreten Intervention, um Form, Inhalt und Machbarkeit der Intervention zu optimieren (formative Evaluation)
5. Evaluation der Wirksamkeit der ausgereiften Intervention (summative Evaluation) und
6. Beforschung des Transfers der wirksamen Intervention in die Gesellschaft.

Die ersten beiden Funktionen machen den Kern der Grundlagenforschung aus. Die Funktionen drei bis fünf markieren den Bereich der Interventionsforschung. Erfüllt die Wissenschaft die sechste Funktion, ist Transferforschung gegeben. Die sechs Forschungsphasen decken in ihrer Reihenfolge die Wertschöpfungskette der Wissenschaft ab. Wird einer dieser Schritte ausgelassen, findet keine optimale Umsetzung der wissenschaftlichen Erkenntnisse in die Praxis statt.

1.2 Warum ist Interventionsforschung nötig?

Das Handlungsprimat der Praxis führte in der Vergangenheit dazu, dass Innovationen trotz fehlender wissenschaftlicher Evidenz eingeführt wurden, weil sie vielleicht konzeptionell überzeugten, eine gute Idee verfolgten oder sich in einem Modellprojekt bewährten. Dies führte nicht immer zu rationalen, wirksamen Praxisinterventionen. Hier setzt die Interventionsforschung an. Ihr Ziel ist es, die Rationalität der Gesundheitspolitik, der Gesundheitssystemgestaltung sowie der Prävention und Gesundheitsförderung zu verbessern. Dies wird erreicht, indem die Intervention wissenschaftlich konzeptioniert und evaluiert wird. Ergebnis der Interventionsforschung ist eine evidenzbasierte Intervention.

Die wissenschaftliche Evaluation von Interventionen führt zu Erkenntnissen, die sich – je nach Methode und Design der Studien – auf verschiedenen Evidenzniveaus befinden. Nach der Evidenzstufenleiter der *Cochrane Collaboration* befinden sich die für die Praxis oft sehr wichtigen *Best-Practice*-Beispiele auf dem niedrigsten Evidenzniveau. Die Beobachtungsstudien der (Sozial-) Epidemiologie und der Versorgungsforschung befinden sich auf dem nächst höheren Evidenzniveau (III). Für das Erreichen einer höheren Evidenzstufe ist die Durchführung und Evaluation einer Intervention nötig. Bei der Anwendung quasi-experimenteller Methoden, wird das Evidenzniveau II erreicht. Gelingt es eine randomisiert kontrollierte Studie (RCT) oder eine clusterrandomisierte Studie (cRCT) durchzuführen, wird das nächst höhere Evidenzniveau erreicht. Dieses Niveau kann nur noch durch ein systematisches Review von RCTs und cRCTs überboten werden (Higgins/Green 2008). Interventionen, die auf einem hohen Evidenzniveau evaluiert werden, haben einen großen Vorteil für die Praktiker*innen. Die Entscheidung für diese Maßnahmen ist mit weniger Entscheidungsunsicherheit hinsichtlich der Wirksamkeit verbunden als die Entscheidung für Maßnahmen mit geringem Evidenzniveau. Die Entscheidung wird dadurch rational begründbar. Neben diesem praktischen Grund gibt es noch einen wissenschaftlichen Grund für die Interventionsforschung. Die Wissenschaft benötigt Interventionsforschung, um Hypothesen durch eine Intervention konkret zu testen. Ein weiterer Vorteil dieser Strategie ist, dass nicht nur eine Hypothese getestet wird, sondern oft gleichzeitig eine praktische Lösung für ein gesellschaftliches Problem vorliegt.

2 Interventionsforschung

2.1 Begriffsbestimmung

Die Interventionsforschung befasst sich auf der Basis technologischer Theorien mit der Entwicklung von Maßnahmen und deren Bewertung (Döring/Bortz 2016). Im Bereich der Gesundheitswissenschaften umfasst Interventionsforschung die Beschreibung, Erklärung, Konzeptionierung und Evaluation von gesundheitsorientierten Maßnahmen und ihrer Implementierung. Die Maßnahmen können sich auf das Verhalten, die Verhältnisse und das System insgesamt beziehen.

2.2 Interventionsdimensionen und Formen der Interventionsforschung

In der Interventionsforschung gibt es eine Vielfalt an Interventionsformen (vgl. Abbildung 1).

Abbildung 1: Vielfalt der Eigenschaften von Interventionen im Bereich der Gesundheitswissenschaften

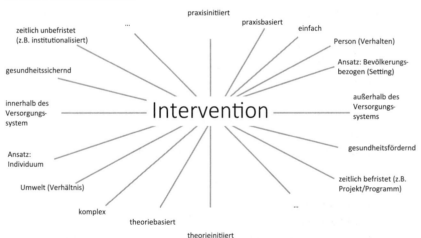

Eine häufige Unterscheidung ist die zwischen einfachen und komplexen Interventionen. Eine Intervention ist komplex, wenn sie aus mehreren Einzelkomponenten (Wirkelementen) besteht, wenn diese sich wechselseitig bedingen, wenn sich die Intervention an unterschiedliche Zielgruppen oder Organisationsebenen richtet, wenn die Intervention einen gewissen Freiraum an Individualisierung ermöglicht (z. B. kein Standardprogramm) und/oder wenn die Anzahl der Outcomeparameter hoch ist, um nur einige zu nennen (Craig et al. 2008). Im Bereich der Gesundheitswissenschaften ist regelhaft von komplexen Interventionen auszugehen.

Weiterhin kann unterschieden werden zwischen Interventionen, (a) die am Individuum, an einer Gruppe oder an der Bevölkerung ansetzen, (b) die Änderungen des Verhaltens, der Verhältnisse oder des Systems bezwecken, und (c) die aus einer Präventions- oder Versorgungsleistung bestehen oder eine Systemintervention beinhalten. Darüber hinaus können Interventionen in Bezug auf Initiierungsort und Entwicklungsprozess unterteilt werden. So können Interventionen aus der Praxis oder aus der Theorie/Wissenschaft heraus initiiert und „einseitig" oder partizipativ entwickelt werden. Bei der wissenschaftsinitiierten Interventionsforschung plant die Forscherin oder der Forscher die Intervention auf der Basis von Theorien und empirischen Erkenntnissen, entweder um die Praxis zu verbessern oder um eine These einem Test zu unterziehen. Ggf. zieht der/die Forscher*in die Praxis (Zielgruppe und Intervenierende) aktiv in diesen Prozess ein (partizipativer Ansatz). Bei der praxisinitiieren Interventionsforschung entspringt die Idee der Praxis. Die Praktiker*innen planen die Intervention auf der Basis von Laientheorien, Alltagsannahmen, wissenschaftlichen Theorien und/oder individuellen und kollektiven Erfahrungen, und zwar in erster Linie um die Praxis zu verbessern (und nicht um eine Theorie zu testen). Bei der praxisinitierten Interventionsforschung kann die Praxis die Forschung aktiv einbeziehen, um die Intervention wissenschaftlich begleiten und/oder evaluieren zu lassen.

Folgt man der Logik des Forschungsprozesses, können folgende Formen der Interventionsforschung unterschieden werden.

- *Konzeptionelle Interventionsforschung:* Forschung, die Interventionen konzeptionell unter Anwendung von Theorien, evidenzbasiertem Wissen und/ oder einzelnen Untersuchungsergebnissen entwickelt oder zur Entwicklung, z. B. beratend, beiträgt.
- *Formative Interventionsforschung:* Forschung, die die Technik der formativen Evaluation (Döring/Bortz 2016) mit dem Ziel anwendet, Gesundheitsinterventionen selbst und/oder ihre Implementierung zu optimieren. Die Optimierung der Gesamtintervention kann entweder an sich das Ziel der Forschung sein (z. B. Aktionsforschung) oder sie kann ein Teilschritt im Rahmen eines Interventionsentwicklungsprozesses sein, wie ihn das *MRC Framework* beschreibt (Craig et al. 2008).

- *Summative Interventionsforschung:* Forschung, die die Wirksamkeit der Intervention allein und/oder im Vergleich zu anderen Interventionen unter Anwendung der Methoden der summativen Evaluation (Döring/Bortz 2016) untersucht. Dabei kommen quasi-experimentelle oder experimentelle Studiendesigns zur Anwendung.
- *Transferorientierte Interventionsforschung* (Transferforschung): Forschung, die die Verbreitung und korrekte Anwendung evidenz- oder nicht evidenzbasierter Interventionen sowie unterschiedliche Transfermethoden beschreibt, erklärt und evaluiert.

2.3 Entwicklungs-, Evaluations- und Implementierungsprozess von Interventionen

Für die Entwicklung von Interventionen, der Durchführung von Interventionsstudien und der Implementierung der positiv evaluierten Interventionen stehen zahlreiche Methoden und Verfahren zur Verfügung. Wesentliche Methoden werden hier kurz dargestellt. Auf weiterführende Literatur wird verwiesen.

In Kapitel 1.1 wurden bereits die sechs Funktionen von Wissenschaft und Forschung skizziert, die sich auf die Interventionsforschung übertragen lassen. Im Bereich der Medizin und Gesundheitswissenschaften hat sich das *Framework* des britischen *Medical Research Council* (MRC) für komplexe Interventionen etabliert. Das als Stufenmodell konzeptualisierte *MRC Framework*, das im Jahre 2000 erstmalig veröffentlicht wurde (Campbell et al. 2000), wurde im Jahr 2008, um dem prozesshaften Charakter des Forschungsprozesses gerecht zu werden, in einer modifizierten Fassung als zirkuläres Phasenmodell (siehe Abbildung 2) publiziert (Craig et al. 2008). Nach dem MRC Framework sind vier Phasen bei einer systematischen und sorgfältigen Entwicklung von komplexen Interventionen zu durchlaufen: (1) Entwicklung, (2) Machbarkeitsprüfung/Pilotierung, (3) Evaluation und (4) Implementierung. In der Phase „Development" (Entwicklung) sind die eingangs in Kapitel 1.1 beschriebenen Wissenschaftsfunktionen 1, 2 und 3 enthalten. In der Phase *Feasibility and Piloting* (Machbarkeit und Pilotierung) ist die eingangs beschriebene Wissenschaftsfunktion vier enthalten. Die fünfte Funktion entspricht der Phase „Evaluation" und die beschriebene sechste Wissenschaftsfunktion der Phase „Implementation" im *MRC Framework*. Die folgenden Ausführungen folgen diesem Schema.

Abbildung 2: Schlüsselelemente im Entwicklungs-, Evaluations- und Implementierungsprozess von komplexen Interventionen

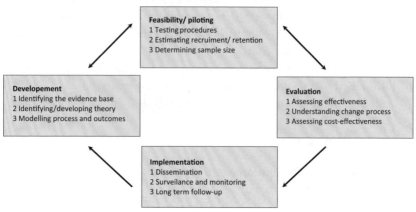

Craig et al. 2008, 8

2.3.1 Entwicklung der Intervention

Im Rahmen der Interventionsentwicklung gilt es, bereits vorliegende einschlägige Evidenz und problemadäquate Theorien zu identifizieren und auf dieser Basis erste Modelle zu den Wirkmechanismen zu entwickeln. In der Forschungspraxis zeigt sich, dass sich die Wirksamkeit vieler Interventionen im Rahmen der Evaluation nicht nachweisen lassen oder sich diese als unwirksam herausstellen. Ein Grund dafür kann sein, dass versäumt wurde, sich über die konkreten Wirkungen der Maßnahme im Detail Gedanken zu machen und im zweifelhaften Fall eine besser wirkende Maßnahme zu entwickeln. Es müssen folgende Fragen geklärt werden: Wie wirkt die Intervention? Welche Elemente der Intervention wirken auf was? Wie wirkt sich die Intervention auf das Verhalten und die Gesundheit aus? Was sind Erfolgsparameter, die bei Durchführung der Intervention aus theoretischer Sicht sensitiv reagieren müssten und sich daher als Outcomeparameter eignen? Für die Entwicklung von Interventionen wird daher die Erstellung von Wirkmodellen angeraten (Blettner et al. 2018). In Wirkmodellen wird das evidenzbasierte Wissen über das Funktionieren von Interventionen mit den Erfahrungen aus früheren vergleichbaren Interventionen zusammengebracht. International wird das Thema „Wirkmodell" unter anderem unter den Begriffen *Logical Framework Approach*, *LogicModel* oder *Theory of Change* diskutiert (Blettner et al. 2018).

Generell sind in der Forschungspraxis zwei grundsätzlich verschiedene Vorgehensweisen zu beobachten: zielorientiertes und maßnahmenorientiertes Vorgehen. Im ersten Fall benötigt man eine zielorientierte Theorie, also eine Theorie, die die Zielerreichung kausal erklärt. Im zweiten Fall benötigt man eine maßnahmenbezogene Theorie, also eine Theorie, die das Wesen der Maßnahme und deren potenzielle Wirkungen erklärt.

Beim zielorientieren Vorgehen wird von dem Ziel ausgegangen, dass die Entwickler*innen mit einer Intervention erreichen wollen. Die Entwickelnden überlegen dann auf der Basis von Theorien und empirischen Evidenzen, welche Maßnahmen prinzipiell geeignet sind, dieses Ziel zu erreichen. In den Gesundheitswissenschaften wird meist zwischen zwei Zielkategorien unterschieden: (a) Gesundheitsziele und (b) Verhaltensziele. Im ersten Fall werden Gesundheitstheorien als Basis, im zweiten Fall Verhaltenstheorien benötigt. Soll zum Beispiel Depression nach Herzinfarkt vermindert werden, wird eine Gesundheitstheorie benötigt, um daraus konkrete Anhaltspunkte für eine depressionsmindernde Intervention abzuleiten. Möchte man dagegen eine Maßnahme entwickeln, die die Angst nach Herzinfarkt vermindert, ist eine Ansgttheorie als Grundlage für die Interventionsentwicklung angebrachter als etwa eine Depressionstheorie. Steht dagegen eine Maßnahme an, die die Rückkehr zur Arbeit von erwerbstätigen Herzinfarktpatienten verbessern soll, werden Verhaltenstheorien, z. B. eine Theorie des Gesundheitsverhaltens, benötigt, um entsprechende Maßnahmen ableiten zu können. Möchte man bezwecken, dass die Herzinfarktpatient*innen nach dem Herzinfarkt das medizinische System stärker nutzen, um die Rehabilitation zu beschleunigen und einen Reinfarkt zu vermeiden, benötigt man ebenfalls eine Verhaltenstheorie, aber in diesem Fall konkretisiert auf die Inanspruchnahme von medizinischer Versorgung, wie z. B. in Form des Inanspruchnahme-Modells von Andersen (2002).

Beim maßnahmenorientierten Vorgehen hat der Entwickler eine Intervention eine konkrete Maßnahme oder Gesundheitstechnologie zur Hand und überlegt, welche Ziele mit dieser Maßnahme erreicht werden können. Das maßnahmenorientierte Vorgehen ist definiert als ein Vorgehen, das von einer vorhandenen Maßnahme – biologische, soziale, technische, organisatorische Maßnahme – ausgeht und auf der Basis von Theorien und/oder empirischen Ergebnissen überlegt, welche Wirkung mit dieser Maßnahme verbunden sein könnte. Die Outcomes, die zur Messung des Effekts der Intervention ausgesucht werden, werden auf der Basis dieser angenommen Wirkung ausgewählt.

Folgende Leitfragen können nach dem *MRC Framework* in dieser Phase insgesamt nützlich sein: Welches Ergebnis wird angestrebt und wie werden Veränderungen herbeigeführt? Hat die Intervention eine kohärente theoretische Grundlage? Ist die Intervention so ausführlich beschrieben, dass sie von anderen Forscher*innen und Praktiker*innen repliziert werden kann? Deuten die vorhandenen Erkenntnisse – idealerweise in einer systematischen Überprüfung gesammelt – darauf hin, dass die angestrebten Maßnahmen effektiv oder kostengünstig sein werden? Sollte die Beantwortung dieser Fragen schwerfallen, ist laut *Medical Research Council* mehr Entwicklungsarbeit notwendig, bevor mit der Pilotierung und Evaluation begonnen werden kann (Craig et al. 2008).

2.3.2 Machbarkeit und Pilotierung der Intervention

Im Rahmen der Konzeptionierung und Pilotierung einer Intervention stehen Aspekte der Machbarkeit und der Akzeptanz im Mittelpunkt. Dabei müssen Interventionsentwickler*innen darauf achten, dass die Intervention einerseits so geplant wird, dass sie im Rahmen der Evaluation durchgeführt werden kann. Sie muss aber auch andererseits bereits so aufwandsarm und kostengünstig geplant werden, dass sie später von den Akteuren tatsächlich ohne größere Probleme eingeführt werden kann. Viele Interventionen scheitern im Transfer an dem Fehler, dass bei der Evaluation aufgrund der vorhandenen Fördermittel ein Maximalprogramm gefahren wird, u. a. um auch die erhoffte Wirkung zu erzielen. Später jedoch stellt sich beim Transfer heraus, dass dieses Programm im Alltag nicht eingesetzt werden kann, weil es aufgrund des Maximalprogramms zu teuer und/oder zu zeitaufwendig ist. Hier haben die Interventionsentwickler*innen eine Gratwanderung vor sich. Es kann sein, dass aus wissenschaftlicher Sicht ein Maximalprogramm notwendig ist (z. B. zwölf Schulungstage), die Praktiker*innen dies aber aus Praktikabilitätsgründen ablehnen (und z. B. nur drei Schulungstage zulassen). Lenken die Forscher*innen gegenüber der Praxis ein, verstoßen sie gegen wissenschaftliche Erkenntnisse und riskieren, dass die Intervention keinen Effekt erzielt. In diesen Fällen besteht die Lösung darin, kreative Kompromisslösungen zu finden, die praktisch akzeptabel und trotzdem mit hoher Wahrscheinlichkeit wirksam sind.

Leitfragen, die diesen Prozess unterstützen können, sind: Wurden genügend Pilotprojekte durchgeführt und wurde dabei die Machbarkeit geprüft? Können auf der Basis der Machbarkeitsstudie sichere Annahmen über Effektgrößen und -variabilität sowie über Rekrutierungs- und Compliance-Raten getroffen werden? (Craig et al 2008)

2.3.3 Evaluation der Intervention

Ziel der Evaluation ist es, die Wirksamkeit einer Intervention zu untersuchen. Es gibt verschiedene Studiendesigns, die für die Evaluation von Interventionen geeignet sind. Das Design entscheidet im Wesentlichen darüber, welche Evidenzstufe am Ende der Interventionsforschung gegeben ist (siehe auch den Beitrag von Bitzer, Schwartz und Walter). Es können entweder quasi-experimentelle oder experimentelle Designs verwendet werden. Experimentelle Designs stellen den Goldstandard dar und bieten eine hohe interne Validität, aber eine geringere externe Validität. Der Goldstandard des experimentellen Designs ist die randomisierte kontrollierte Studie (RCT): Mit ihr erreicht man die höchste Evidenzstufe. In diesem Fall werden Individuen per Zufall (Randomisierung) der Experimental- oder der Kontrollgruppe zugeordnet. Mit diesem Verfahren werden alle potenziellen Störgrößen gleichmäßig über die Experimental- und Kontrollgruppe verteilt. Ist eine Randomisierung auf Ebene des Individuums nicht möglich, kann alternativ eine cluster-randomisierte Studie (CRT) (Lorenz/Köpke/Pfaff/Blettner 2018) oder eine cluster-randomisierte Studie im *Stepped-Wedge*-Design (Brown/Lilford 2006) gewählt werden. Bei dem letztgenannten Design, das eine hohe Praktikabilität aufweist, wird die Intervention nacheinander (und nicht gleichzeitig, wie in der normalen CRT) in den teilnehmenden Clustern, z. B. in Kommunen oder Stadtteilen, ausgerollt (Brown/Lilford 2006; Craig et al. 2008). Im Gegensatz zum experimentellen Design findet beim quasi-experimentellen Design entweder keine randomisierte Zuordnung von Versuchspersonen zu einer Studien-(Experimental-) und Kontrollgruppe statt oder es wird auf die Einrichtung einer Kontrollgruppe verzichtet. Quasi-experimentelle Designs habe in der Regel eine höhere externe Validität (gute Transferierbarkeit der Ergebnisse), aber eine geringere interne Validität (z. B. sind mehrere Erklärungsmöglichkeiten für ein Ergebnis gegeben). Das Design für die Evaluation muss oft in Abhängigkeit von der Fragestellung und den praktischen Umständen ausgewählt werden.

Zusätzlich zur Wirksamkeitsevaluation wird immer häufiger eine Prozessevaluation durchgeführt. Sie dient dazu, die Mechanismen und Gründe zu verstehen, die hinter dem Erfolg oder Misserfolg einer Maßnahme stehen. Mithilfe der Prozessevaluation können Unterschiede zwischen den erwarteten und beobachteten Outcomes erklärt werden. Sie dient dem Verständnis darüber, wie Kontextfaktoren das Outcome beeinflussen können. Weiterhin sollte eine gesundheitsökonomische Evaluation erfolgen, da dies für die Entscheidungsträger meist von hoher Relevanz ist (Craig et al. 2008).

An die Messinstrumente, die die Zielindikatoren (Outcomes) messen, müssen in der Interventionsforschung hohe Anforderungen gestellt werden. Das Wichtigste ist, nur solche Zielindikatoren zu verwenden, die das Wirkmodell zwingend nahelegt. Es gibt Fälle, in denen Forscher*innen Outcomes nur deshalb ausgewählt haben, weil sie gebräuchlich und gut einsatzbar sind. Oft wird nicht gut genug überlegt, ob man wirklich erwarten kann, dass die so ausgewählten Outcomes auf die Intervention „reagieren". Die genutzten Zielindikatoren (Outcomes) müssen nicht nur die Gütekriterien Objektivität, Reliabilität und Validität erfüllen, sondern auch veränderungssensitiv sein (generelle Veränderungssensitivität). Reagieren diese Instrumente nicht auf Veränderungen in der Situation und/oder Person, sind sie für die Evaluation ungeeignet. Auch generell veränderungssensitive Messinstrumente müssen zusätzlich die Bedingung erfüllen, dass sie in Bezug auf die konkrete Intervention veränderungssensitiv sind (interventionsbezogene Veränderungssensitivität). Ein weiterer wichtiger Punkt, der in der Interventionsforschung gerne übersehen wird, ist die Dimension der „kausalen Entfernung". Bei Interventionsstudien herrscht in nicht seltenen Fällen ein großer Optimismus über die Wirksamkeit einer Maßnahme vor. Manche Forscher*innen gehen zum Beispiel davon aus, dass eine Maßnahme zur Veränderung des Gesundheitsverhaltens (z. B. Gesundheitskompetenztraining) und dies wiederum zu einer Veränderung der Gesundheit führt und wählen deshalb als Outcome die gewünschte Gesundheitsdimension aus (z. B. geringe Depression). Folgende Wirkungskette wird dabei z. B. angenommen: Die Maßnahme führt zu Einstellungs- und Wissensänderungen, diese führen zu Verhaltensänderungen und diese wiederum zu besserer Gesundheit. Gesundheit ist in diesem Fall eine distale Variable, weil sie kausal und zeitlich „weit weg" ist von der konkreten Maßnahme. Als proximale Variable bezeichnen wir z. B. die Einstellungs- und Verhaltensänderung. Sie ist zeitlich und kausal „nahe" bei der Maßnahme. Distale Outcomes sind Ergebnisgrößen, die zeitlich in weitem Abstand zur Intervention liegen. Distale Outcomes haben den Vorteil, dass man misst, ob der eigentliche Sinn der Maßnahme (z. B. Verringerung der Morbidität durch Gesundheitskompetenz) eingetreten ist. Sie haben aber auch den Nachteil, dass man – aufgrund der „langen" Kausalkette – warten muss, bis Veränderungen in diesem Outcome feststellbar sind. Es kann z. B. sein, dass auf diesem Kausalweg die Wirkung mit der Zeit nachlässt („verpufft") und dass Einflussfaktoren außerhalb dieser Kausalkette auf diesen Outcome ebenfalls einwirken können. Die Lösung besteht darin, auch proximale Outcomes für die Evaluation vorzusehen, da der Effekt bei ihnen schneller gemessen werden kann und sie eher auf die Intervention reagieren. Erfolgt dies nicht und verwendet der/die Evaluator*in nur distale Outcomes, kann der Fall eintreten, dass keine Effekte festgestellt werden und die Nützlichkeit der Intervention infrage gestellt wird, obwohl eine Wirkung vorhanden ist.

Folgende Leitfragen können in dieser Phase der Evaluation nützlich sein: Welches Design soll verwendet werden und warum? Ist ein experimentelles Design vorzuziehen und wenn ja, ist es durchführbar? Wenn eine konventionelle RCT-Studie nicht möglich ist, kann alternativ eine Cluster-Randomisierung oder ein abgestuftes *Stepped-Wedge*-Design in Betracht gezogen werden? Wurden Verfahren zur Überwachung der Maßnahmendurchführung und der Maßnahmenbewertung eingerichtet (Craig et al. 2008)?

2.3.4 Implementierung der Intervention

Die Implementierungsforschung hat die Aufgabe, die Umsetzung einer positiv evaluierten Intervention in die Routine hinsichtlich Übertragbarkeit, Reproduzierbarkeit, Diffusionsgeschwindigkeit und Wirkung unter realen Bedingungen zu beobachten, zu erklären und Strategien zur Verbesserung der Implementierung hinsichtlich ihrer Machbarkeit und Wirksamkeit zu evaluieren (Wensing 2015). Bei der Implementierung der Interventionen ist zu beachten, dass diese in der Regel eine nachhaltige Veränderung von Prozessen und Strukturen und damit oft auch von Alltagsroutinen notwendig werden lassen (Blettner et al. 2018). Aus der Organisationsforschung ist seit längerem bekannt, dass dies Widerstand gegen Wandel erzeugt. Widerstände gegen Veränderungen sind auf der Seite der Patient*innen, Leistungserbringern, Leistungsträgern oder institutionell Verantwortlichen zu erwarten. Für eine erfolgreiche Implementierung ist es notwendig, sich wissenschaftlich mit den Erwartungen, Barrieren und Förderfaktoren einer Verhaltens- und Systemänderung auseinanderzusetzen. Das MRC empfiehlt daher, die Einbeziehung von Verhaltensforscher*innen (*behavioural scientist*) in den Prozess der Implementierung (Craig et al. 2008).

Im Implementierungs- und Transferprozess spielt die Berichterstattung eine besondere Rolle, weil die wissenschaftlichen Ergebnisse in verständlicher und ansprechender Weise kommuniziert und präsentiert werden müssen, damit der Transfer in die Praxisroutine und Politik gelingen kann. Eine wissenschaftliche Publikation ist notwendig, aber nicht hinreichend für die Verbreitung von Ergebnissen in die Praxis. Die aktive Dissemination der Ergebnisse ist notwendig, passive Strategien sind in der Regel nicht ausreichend (s. auch Kap. 4).

3 Transferforschung

Transferforschung kann als Erforschung der Übertragung und Umsetzung von Forschungsergebnissen in Entscheidungsprozesse der Praxis mithilfe der qualitativen und quantitativen Methoden der empirischen Sozialforschung definiert werden. Dies entspricht dem Transferbegriff, wie er in dem Memorandum zur Präventionsforschung genutzt wurde (Walter et al. 2012). Die Transferforschung befasst sich insbesondere mit den Barrieren und Förderfaktoren der Verstetigung oder Ausweitung einer Maßnahme auf der Mikro-, Meso- und Makroebene und/oder mit der Schnelligkeit der Anwendung dieser Maßnahmen durch die individuellen und kollektiven Akteure.

Es existieren verschiedene Konzepte und Forschungsbereiche, die sich in den letzten Jahren mit dem Thema Transfer beschäftigt haben. Diese überschneiden sich zum Teil in ihren Zielen, sind durch unterschiedliche Disziplinen geprägt worden und setzen je nach Konzept andere Schwerpunkte (Rapport et al. 2018). Hier können wir nur einen kurzen Überblick über die zentralen Konzepte geben.

3.1 Translationale Forschung

Im Bereich der Medizin hat sich der Begriff der translationalen Forschung bzw. translationalen Medizin etabliert. Das *National Center for Advancing Translational Science* (NCATS) definiert diesen Begriff auf folgende Weise:

„Translation is the process of turning observations in the laboratory, clinic and community into interventions that improve the health of individuals and the public – from diagnostics and therapeutics to medical procedures and behavioral changes. Translational science is the field of investigation focused on understanding the scientific and operational principles underlying each step of the translational process." (National Center for Advancing Translational Sciences 2015, 2).

Diesem Translationskonzept liegt ein komplexes Verständnis zugrunde, in dem Erkenntnisse multidirektional zwischen den Forschungsbereichen zirkulieren. Es bindet im Gegensatz zu anderen eher biomedizinisch geprägten Frameworks die Public-Health-Forschung ein, die den Outcome auf Populationsebene untersucht und damit den Forscher*innen wegweisende Ergebnisse liefert, um Interventionen zu modifizieren oder neue Interventionen zu entwickeln (s. o.). Eine Integration von Public-Health-Forschung in das translationale *Pathfinder*-Konzept findet sich u. a. bei Kurth (2017) und Finck et al. (2015).

3.2 Implementierungsforschung

Verbunden mit dem Ziel einer evidenzbasierten Gesundheitsversorgung und der Frage, wie die in Studien generierte Evidenz in die Routineversorgung gelangt, wurde der Begriff der Implementierungsforschung geprägt (Wensing 2015). Als Implementierungsforschung wird der Bereich der Transferforschung bezeichnet, der den Transfer von evidenzbasierten Interventionen in die Fläche untersucht (Wensing 2015). Eine Übersicht über die in der Implementierungsforschung verwendeten *Frameworks* und Theorien geben Wirtz et al. (2019).

3.3 Wissenstransfer und -generierung (*knowledge translation*)

Dem Thema Wissenstransfer/-translation und Wissensgenerierung widmet sich ein ganzer Forschungszweig (Kliche et al. 2011; Walter/Lechner/Kellermanns 2007). Dieser Forschungsbereich geht nicht nur den allgemeinen Fragen des Transfers (u. a. *diffusion, dissiminination, implementation*) und der Anwendung von Wissen (*knowledge application*) nach, sondern widmet sich auch der

Frage der Generierung und der Synthese von Wissen (*knowledge creation*) (Graham et al. 2006). Im Bereich des Wissenstransfers wird zwischen den Begriffen Diffusion, Disseminierung und Implementierung unterschieden. Diffusion bezeichnet den passiven, zufälligen und ungerichteten Wissenstransfer. Bei der Disseminierung wird das Wissen aktiv und zielgerichtet disseminiert. Von einer Implementierung wird gesprochen, wenn es sich um eine geplante, und auf mehreren Ebenen ansetzende und umfassende Maßnahme zum Wissenstransfer handelt (Lomas 1993).

4 Erkenntnisse aus der Interventions- und Transferforschung

Aus der Implementierungs- und Transferforschung liegen bereits wichtige und hilfreiche Erkenntnisse für die Implementierung und den Transfer von Forschungserkenntnissen in die Praxis vor. Im Folgenden wird eine unsystematische Zusammenstellung dieser Erkenntnisse gezeigt (Bensing et al. 2003; Blettner et al. 2018; Craig et al. 2008; Kliche/Touil 2011; Walter et al. 2012; Wensing/Pfaff/Grol (2020); Wirtz et al. 2019):

- *Stakeholder*, wie z. B. Patient*innen und Leistungserbringer, sollten bei der Wahl der Forschungsfrage und des Programm- und Forschungsdesigns beteiligt werden, um die Relevanz der Forschungsfrage sicherzustellen.
- Eine systematische Problemanalyse sollte der Konzeption der Intervention vorausgehen, um mögliche Barrieren der Umsetzung und zentrale Stellschrauben zur Veränderung erkennen zu können.
- Interventionskonzepte sollten theorie- und evidenzbasiert geplant und entwickelt werden und auf Konzepte und Übersichtsarbeiten und nicht auf Einzelstudien beruhen.
- Geeignete Techniken zur Auswahl der Interventionskomponenten stehen z. B. mit dem *Intervention Mapping* und dem *Theoretical Domains Framework* zur Verfügung.
- Kontextfaktoren sollten bei der Interventionsentwicklung einbezogen werden und die für Entscheidungsträger wichtigen Aspekte, wie Nutzen, Risiken und Kosten sowie rechtliche Rahmenbedingungen, sollten identifiziert und im Evaluationskonzept adressiert werden.
- Die aktive Verbreitung (Dissemination) führt zu besseren Transferergebnissen als die passive Verbreitung (Diffusion) eines neuen Programms. Auf diese Weise erhöhen sich die Offenheit für Adaptationen und die Verbreitungsgeschwindigkeit.

- Ergebnisse von Interventionsstudien sollten zielgruppenspezifisch zusammengefasst werden, sodass ein schnelles Aufnehmen der Ergebnisse möglich ist. Empfehlungen sollten möglichst spezifisch formuliert werden.
- Ein facettenreicher Ansatz aus interaktiven Methoden, wie z. B. Sitzungen, Audits, Feedback-Verfahren, Erinnerungen und lokale Konsensprozesse sollte verwendet werden. Vorträge sind eine beliebte Form in der medizinischen Weiterbildung, aber scheinen nur bedingt das ärztliche Verhalten zu verändern.
- Politische Strategien wie finanzielle Anreize, Regulierungen und Richtlinien können die Implementierungs- und Transferprozesse unterstützen.
- Die Ausweitung hochwertiger Interventionen und Praktiken auf eine andere Bevölkerungsgruppe und eine andere Umgebung erfordert häufig politische Maßnahmen (Skalierungsstrategien).
- Die Vergütung der Leistung der Gesundheitsdienstleister hat im Durchschnitt einen geringen positiven Effekt auf die Umsetzung gezielter Verfahren. Ein höheres finanzielles Risiko für Bürger*innen/Patient*innen (durch Zuzahlung) reduziert insgesamt die Nutzung des Versorgungssystems (und umgekehrt), einschließlich angemessener und notwendiger sowie unnötiger klinischer Eingriffe.
- Die Umsetzung von Forschungsergebnissen kann auch durch systemische/ organisatorische Änderungen erleichtert werden, wie z. B. durch Änderungen in der Aufgabenverteilung zwischen Gesundheitsprofessionen und Gesundheitssektoren.
- Für eine evidenzbasierte Politikgestaltung ist es wichtig, dass Forscher ihre Ergebnisse auf die Interessen der Entscheidungsträger*innen zugeschnitten präsentieren (*Knowledge-Push*-Strategien) und sich die Politik um mehr Interesse und Verständnis für Forschungsergebnisse bemüht (*Knowledge-Pull*-Strategien).

Diese Sammlung von Erkenntnissen aus der Transferforschung ist nicht vollständig, zeigt aber auf, dass die Transferforschung zusammen mit der Interventionsforschung bereits ein Set an Erkenntnissen gewonnen hat, welches in der Praxis anwendbar ist und den Stakeholdern im Bereich der Gesundheits- und Sozialpolitik wichtige Orientierungspunkte liefern kann.

5 Fazit

Innovations- und Transferforschung sind wichtige wissenschaftliche Teildisziplinen, die bisher in Public Health und den Gesundheitswissenschaften tendenziell im Vergleich zur epidemiologischen Forschung vernachlässigt wurden.

Will man die Relevanz der Gesundheitswissenschaften erhöhen, kommt man um die Etablierung der Interventions- und Transferforschung nicht umhin. Eine Wissenschaft ist reif, wenn sie es versteht, Grundlagenforschung in Interventionsforschung umzusetzen. Ein Ausbau der Interventions- und Transferforschung wird die gesellschaftliche Relevanz der Gesundheitswissenschaften daher weiter steigern. Dabei müssen die Gesundheitswissenschaften darauf achten, bei aller Anwendungsorientierung nicht zu einer Wissenschaft der Sozialtechnologie zu werden, die soziale Techniken auf die Menschen und Sozialsysteme ohne deren Partizipation anwendet. Erkenntnisse aus der Interventions- und Transferforschung sollten daher partizipativ gewonnen, systematisch gesammelt und in die Gesellschaft in verständlicher Form transferiert werden. Damit kann ein Beitrag zu einer evidenzbasierten, rationalen Gesundheits- und Sozialpolitik geleistet werden.

Literatur

Andersen, R. M./Yu, H./Wyn, R./Davidson, P. L./Brown, E. R./Teleki, S. (2002). Access to Medical Care for Low-Income Persons: How Do Communities Make a Difference? *Medical Care Research and Review, 59*(4), 384–411.

Bensing, J. M./Caris-Verhallen, W. M. C. M./Dekker, J./Delnoij, D. M. J./Groenewegen, P. P. (2003). Doing the Right Thing and Doing It Right: Toward a Framework for Assessing the Policy Relevance of Health Services Research. *International Journal of Technology Assessment in Health Care, 19*(4), 604–612.

Blettner, M./Dierks, M.-L./Donner-Banzhoff, N./Hertrampf, K./Klusen, N./Köpke, S. et al. (2018). Überlegungen des Expertenbeirats zu Anträgen im Rahmen des Innovationsfonds. *Zeitschrift für Evidenz, Fortbildung und Qualität im Gesundheitswesen, 130*, 42–48.

Brown, C. A./Lilford, R. J. (2006). The Stepped Wedge Trial Design: a Systematic Review. *BMC Medical Research Methodology, 6*, 54.

Bundesministerium für Bildung und Forschung (2018). *Rahmenprogramm Gesundheitsforschung der Bundesregierung*. Bonn: BMBF.

Campbell, M./Fitzpatrick, R./Haines, A./Kinmonth, A. L./Sandercock, P./Spiegelhalter, D. et al. (2000). Framework for Design and Evaluation of Complex Interventions to Improve Health. *British Medical Journal, 321*(7262), 694–696.

Craig, P./Dieppe, P./Macintyre, S./Michie, S./Nazareth, I./Petticrew, M. (2008). *Developing and Evaluating Complex Interventions: Following Considerable Development in the Field Since 2006, MRC and NIHR Have Jointly Commissioned an Update of this Guidance to be published in 2019*, Medical Research Council. Verfügbar unter https://mrc.ukri.org/documents/pdf/complex-interventions-guidance (Zugriff am 21.05.2019).

Döring, N./Bortz, J. (2016). *Forschungsmethoden und Evaluation in den Sozial- und Humanwissenschaften*. Berlin: Springer.

Finck, S./Nöcker, G./Wildner, M./Walter, U. (2015). Präventive Maßnahmen transferieren – In Versorgungspraxis überführen. *Das Gesundheitswesen, 77 (Suppl. 1)*, S124–8.

Graham, I. D./Logan, J./Harrison, M. B./Straus, S. E./Tetroe, J./Caswell, W. et al. (2006). Lost in Knowledge Translation: Time for a Map? *Journal of Continuing Education in the Health Professions, 26*(1), 13–24.

Higgins, J. P. T./Green, S. (2008). *Cochrane Handbook for Systematic Reviews of Interventions*. Chichester: Wiley-Blackwell.

Kliche, T./Post, M./Pfitzner, R./Plaumann, M./Dubben, S./Nöcker, G. et al. (2011). Knowledge Transfer Methods in German Disease Prevention and Health Promotion. A Survey of Experts in the Federal Prevention Research Program. *Das Gesundheitswesen, 74*(4), 240–249.

Kliche, T./Touil, E. (2011). Förderfaktoren und Hürden für Innovationen – das Beispiel Prävention und Gesundheitsförderung. Eine Zusammenfassung des Forschungsstandes. *Report Psychologie, 36*(12), 466–476.

Kurth, T. (2017). Public-Health-Forschung in Deutschland: Eine Bestandsaufnahme. *Das Gesundheitswesen, 79*(11), 949–953.

Lomas, J. (1993). Diffusion, Dissemination, and Implementation: Who Should Do What? *Annals of the New York Academy of Sciences, 703*(1), 226–237.

Lorenz, E./Köpke, S./Pfaff, H./Blettner, M. (2018). Clusterrandomisierte Studien. Teil 25 der Serie zur Bewertung wissenschaftlicher Publikationen. *Deutsches Ärzteblatt, 115*(10), 163–168.

National Center for Advancing Translational Sciences (2015). *Translational Science Spectrum, U.S. Department of Health and Human Services, National Institutes of Health*. Verfügbar unter https://ncats.nih.gov/files/translation-factsheet.pdf (Zugriff am 21.05.2019).

Rapport, F./Clay-Williams, R./Churruca, K./Shih, P./Hogden, A./Braithwaite, J. (2018). The Struggle of Translating Science into Action: Foundational Concepts of Implementation Science. *Journal of Evaluation in Clinical Practice, 24*(1), 117–126.

Walter, J./Lechner, C./Kellermanns, F. W. (2007). Knowledge Transfer Between and Within Alliance Partners: Private versus Collective Benefits of Social Capital. *Journal of Business Research, 60*(7), 698–710.

Walter, U./Nöcker, G./Plaumann, M./Linden, S./Pott, E./Koch, U. et al. (2012). Memorandum zur Präventionsforschung – Themenfelder und Methoden (Langfassung). *Das Gesundheitswesen, 74*(10), e99-e113.

Wensing, M. (2015). Implementation Science in Healthcare: Introduction and Perspective. *Zeitschrift für Evidenz, Fortbildung und Qualität im Gesundheitswesen, 109*(2), 97–102.

Wensing, M./Pfaff, H./Grol, R. (2020). Health System Strategies for Implementation. In: M. Wensing/R. Grol (Hrsg.): *Improving Patient Care: the Implementation of Change in Health Care*. 3. Auflage. Chichester: John Wiley.

Wirtz, M. A./Bitzer, E. M./Albert, U.-S./Ansmann, L./Bögel, M./Ernstmann, N. et al. (2019). DNVF-Memorandum III – Methoden für die Versorgungsforschung, Teil 4 – Konzept und Methoden der organisationsbezogenen Versorgungsforschung. Kapitel 3 – Methodische Ansätze zur Evaluation und Implementierung komplexer Interventionen in Versorgungsorganisationen. *Das Gesundheitswesen, 81*(3), e82-e91.

Gesundheitskommunikation

Eva Baumann, Claudia Lampert und Bettina Fromm

Vor dem Hintergrund der rasanten Entwicklungen der Informations-, Kommunikations- und Medienbranche nehmen Medien nicht nur in der Gesundheitsversorgung, sondern auch im privaten Alltag einen immer höheren Stellenwert ein und beeinflussen den Umgang mit Gesundheit und Krankheit sowie das Gesundheits- und Risikoverhalten. So finden die Informationsvermittlung und der Austausch über Gesundheitsfragen zwischen Gesundheitsexpertinnen bzw. -experten und Patientinnen bzw. Patienten oder allgemein Gesundheitslaien, aber auch innerhalb der genannten Gruppen zunehmend nicht mehr nur im direkten Gespräch, sondern medial vermittelt statt. Inhalte der Massenmedien ebenso wie Diskurse in sozialen Netzwerken repräsentieren – in einem aus Sicht der Prävention und Gesundheitsförderung funktionalen wie dysfunktionalen Sinn – verschiedene Vorstellungen von Gesundheit und Krankheit, sie dienen als Orientierungshilfe und Informationsquelle, aber auch der sozialen und emotionalen Unterstützung bei gesundheitlichen Belastungen und Einschränkungen. Der Beitrag konturiert das Forschungsfeld Gesundheitskommunikation als bedeutsamen Gegenstandsbereich sowohl der Gesundheits- als auch der Kommunikationswissenschaft. Er skizziert die Entwicklung dieses dynamischen und transdisziplinären Themenfeldes, stellt ausgewählte theoretische Ansätze der (medialen) Gesundheitskommunikation vor und zeigt neben Potenzialen und Risiken verschiedene Kommunikationsstrategien der Gesundheitsförderung auf.

1 Gesundheit, Kommunikation und Medien im Wandel

Gesundheits- und krankheitsbezogene Themen sind nicht nur in medizinischen und therapeutischen Kontexten der Versorgung und Pflege, in Prävention und Gesundheitsförderung, sondern auch in der Öffentlichkeit und im Alltag omnipräsent. Entsprechend sind die Bereitstellung und Verbreitung gesundheitsbezogener Informationen, der Austausch und die Vermittlung von Wissen über Gesundheit und Krankheit von hoher Relevanz. Gleichzeitig nehmen Medien im Alltag einen immer höheren Stellenwert ein und durchdringen inzwischen nahezu sämtliche Lebensbereiche – auch den Umgang mit Gesundheit und Krankheit und das Gesundheitsverhalten. Rasante digitale und technologische Entwicklungen sowie eine hohe Ausdifferenzierung der Informations-, Kommunikations- und Medienangebote machen völlig neue Formen der Beschaffung und des Transfers von Gesundheitsdaten möglich. Die unter den Stichworten *eHealth* und *mHealth* zu fassenden Entwicklungen im Bereich (mobiler) Multimediaanwendungen oder Assistenz-Technologien haben großes Potenzial für das Risikomanagement, die Prävention und Gesundheitsversorgung und tragen zu entsprechenden Veränderungen von Strukturen und Prozessen bei, die man auch als eine „Mediatisierung der Gesundheitsversorgung" bezeichnen könnte.

Der skizzierte Wandel wird von zahlreichen Faktoren, beispielsweise dem medizin(technolog)ischen Fortschritt und der hiermit einhergehenden kontinuierlichen Erweiterung medizinischen Wissens über Erkrankungen und deren Diagnostik und Therapie vorangetrieben. Darüber hinaus sind mit der demografischen Entwicklung neue medizinische und gesellschaftliche Herausforderungen verbunden. Auch politische und wirtschaftliche Veränderungen haben dazu beigetragen, dass sich die Rollen und das Kommunikationsverhalten der in die Gesundheitsversorgung involvierten Akteure verändert haben. Mit dem Ziel, das Gesundheitswesen effizienter zu gestalten, wurden in den vergangenen Jahren und Jahrzehnten Umstrukturierungen und Reformen durchgeführt, die zu einem stärkeren Wettbewerb in der medizinischen Versorgung geführt und die Bedingungen für Versicherte und Patientinnen und Patienten nachhaltig verändert haben.

Parallel hierzu befindet sich die Rolle der Patientinnen und Patienten schon seit Jahren in einem kontinuierlichen Wandel in Richtung einer höheren Partizipation an medizinischen Entscheidungen, die mit einer zunehmenden Eigenverantwortung einhergehen (Braun/Marstedt 2014). Diese Entwicklung wird durch das Engagement von Patientenorganisationen und Selbsthilfegruppen zusätzlich unterstützt. Entsprechend hoch sind Interesse und Bedarf an sowie die Nutzung von Gesundheitsinformationen in der Bevölkerung (Baumann/Czerwinski 2015). Zahlreiche Indikatoren lassen sich für die Bedeutung des Themenfeldes „Gesundheit und Krankheit" heranziehen. Hierzu gehören nicht nur die anhaltende Beliebtheit diverser Krankenhausserien, sondern auch die intensive Suche von Gesundheitsinformationen im Internet (Baumann/Link 2016), die Nutzung von Gesundheits- und Fitness-Apps und *Social-Media*-Anwendungen für gesundheitliche Belange – z. B. Blogs zu Gesundheitsthemen, *Influencer*-Kommunikation über soziale Netzwerkplattformen oder *Microblogging*-Dienste im Rahmen des viralen Marketings für gesundheitsbezogene Themen. So informieren sich viele Patientinnen und Patienten im Vorfeld oder Nachgang des Arztbesuches im Internet, um ihr Informationsdefizit gegenüber den Expertinnen und Experten auszugleichen, konkrete Fragen zu stellen oder den erhaltenen Informationen nachgehen zu können. Online-Medien bieten einen nahezu uneingeschränkten Zugang zu gesundheitsbezogenen und medizinischen Informationen unterschiedlichster Provenienz. Dabei stehen die Informationssuchenden jedoch vor immer größeren Herausforderungen, wenn es gilt, aus der Informationsflut und der Vielzahl an Quellen relevante, vertrauenswürdige und sachlich richtige Inhalte auszuwählen. Innerhalb des Gesundheitssystems verfolgen Krankenkassen, Krankenhäuser, Ärztinnen und Ärzte und ihre Interessenvertretungen, Forschungsinstitute, Pharmaunternehmen, Gesundheitsministerien und Patientenvertretungen (auch) partikulare Interessen und unterliegen jeweils eigenen organisations- und teilsystemspezifischen Handlungszwängen. Vor allem über die Medien versuchen sie, ihre Interessen mittels professionalisierter strategischer Kommunikationsaktivitäten zu artikulieren, gegenüber Entscheidungsinstanzen durchzusetzen und potenzielle Kundinnen und Kunden sowie Patientinnen und Patienten zu überzeugen. Auch gemeinnützige Akteure setzen Maßnahmen des Gesundheitsmarketings um, indem sie durch breit angelegte Gesundheitskampagnen oder auf spezifische Zielgruppen zugeschnittene Programme und Projekte das Gesundheitsbewusstsein verschiedener Risikogruppen zu stärken und sie zu gesünderen Verhaltensweisen zu motivieren suchen (Hoffmann/Schwarz/Mai 2012). Für alle genannten Institutionen und Organisationen gilt es, mit einer effizienten Öffentlichkeitsarbeit und medienkompatiblen Aufbereitung ihrer Informationen zunächst die Journalistinnen und Journalisten von ihrem Thema zu überzeugen. Dies verweist auf die zentrale dritte Gruppe der am Kommunikationsprozess Beteiligten, die Medienakteure und andere Kommunikationsexpertinnen und -experten, die Gesundheitsinformationen eigeninitiiert oder im Auftrag auswählen und für unterschiedliche Zielgruppen aufbereiten (Fromm/Baumann/Lampert 2011).

So haben Gesundheit und Krankheit in den letzten Jahrzehnten auch auf medialer Ebene an Bedeutung gewonnen. Ablesen lässt sich dies beispielsweise am ständig wachsenden Angebot an Gesundheits- und Wellnessmagazinen, Ratgebersendungen und Gesundheitsbeilagen in Zeitungen, einer Vielzahl an Gesundheitsportalen, Informationsmaterialien und Kampagnenmedien, gesundheitsbezogenen Computerspielen (z. B. *Exergames, Games for Health*) und Gesundheits-Apps, aber auch an Mediendebatten über die Zukunft des Gesundheitssystems oder Infektions- und Impfrisiken.

2 Das Forschungsfeld Gesundheitskommunikation

2.1 Definitionen und Begriffsverständnis

Eine allgemeine und konsensfähige Definition des Begriffes Gesundheitskommunikation oder *Health Communication* erweist sich als schwierig. Dies hängt nicht zuletzt mit dem breiten Themenspektrum und der Interdisziplinarität zusammen, im Rahmen derer Gesundheitskommunikation behandelt wird. Aus einer Synopse unterschiedlicher Definitionen entwickelte Schiavo (2007) folgende Arbeitsdefinition, um den Gegenstandsbereich umfassend zu beschreiben:

„Health Communication is a multifaceted and multidisciplinary approach to reach different audiences and share health-related information with the goal of influencing, engaging, and supporting individuals, communities, health professionals, special groups, policymakers, and the public to champion, introduce, adopt, or sustain a behavior, practice, or policy that will ultimately improve health outcomes." (Schiavo 2007, 7)

Ebenso wie bereits bei Kreps und Thornton (1984, 2), die *Health Communication* als *„an area of study concerned with human interaction in the health care process"* beschreiben, zielt auch diese Definition auf den Bereich der Prävention und Gesundheitsversorgung und somit auf die intendierte Ansprache einer (vorab) festgelegten Personengruppe der Patientinnen und Patienten. Die damit verbundene Zielrichtung ist es, den Gesundheitszustand und das Gesundheitsverhalten dieser Personen positiv zu beeinflussen. Hinsichtlich der Frage, welche Kommunikationswege in diesem Zusammenhang relevant sind, bleiben diese Definitionen weitgehend offen. Gegenstand der Gesundheitskommunikation sind hiernach somit direkt-persönliche ebenso wie medienvermittelte Informationsstrategien und kommunikative Beziehungen zwischen Akteuren, die in die Gesundheitsversorgung und -förderung eingebunden sind.

Im deutschsprachigen Raum wurde Gesundheitskommunikation anfänglich primär mit Medizinpublizistik verbunden und konzentrierte sich vor allem auf Kommunikation mittels Massenmedien. Zum Teil spiegelt sich hier jedoch ein eher technisches Kommunikationsverständnis wider, bei dem das Hauptaugenmerk auf intendierte Formen öffentlicher Kommunikation gerichtet ist, die auf einem klassischen linearen Sender-Empfänger-Modell basiert.

Eine dem modernen Kommunikationsverständnis entsprechende Definition sollte jedoch darüber hinaus der Perspektive der Rezipientinnen und Rezipienten und der Wechselseitigkeit kommunikativer Beziehungen Rechnung tragen. Zudem bedarf es der Berücksichtigung gesundheits- ebenso wie krankheitsbezogener Themen, intendierter und nicht-intendierter sowie gesundheitsbezogener und gesundheitsrelevanter Kommunikation (siehe auch Kapitel 2.3). Eine dahingehend erweiterte Sicht auf den Gegenstandsbereich prägt die Definition von Baumann und Hurrelmann (2014, 13):

„Gesundheitskommunikation bezeichnet die Vermittlung und den Austausch von Wissen, Erfahrungen, Meinungen und Gefühlen, die sich auf Gesundheit oder Krankheit, Prävention oder den gesundheitlichen Versorgungsprozess, die Gesundheitswirtschaft oder Gesundheitspolitik richten. Die Kommunikation kann auf interpersonaler, organisationaler oder gesellschaftlicher Ebene stattfinden und direktpersönlich oder medienvermittelt erfolgen. Gesundheitsbezogene Kommunikation schließt dabei alle Kommunikationsinhalte ein, die sich auf Gesundheit, Krankheit oder deren Determinanten beziehen; gesundheitsrelevante Kommunikation umfasst alle Formen symbolvermittelter sozialer Interaktion, die – auch unabhängig von der Intention der Kommunikationspartner – das Gesundheitsverhalten direkt oder indirekt beeinflussen, oder durch dieses initiiert werden."

Dieser Definition liegt ein interaktionistisches und damit ein der komplexen Realität kommunikativer Beziehungen adäquates Verständnis von Gesundheitskommunikation zugrunde. Am Prozess der Vermittlung oder des Austauschs können Expertinnen und Experten und/oder Laien beteiligt sein, wobei die auf unterschiedlichen Ebenen und mittels verschiedener Kanäle erfolgende Kommunikation von beiden Seiten ausgehen kann. Die Frage, inwieweit der Kommunikationsprozess tatsächlich mehr oder weniger symmetrisch abläuft, bleibt dabei zunächst offen. Mediale und interpersonale Kommunikationsprozesse werden gleichermaßen berücksichtigt.

Diesem Verständnis folgend, fasst Rossmann (2017, 7) zusammen:

„Gesundheitskommunikation ist ein Forschungs- und Anwendungsfeld, das sich mit den sozialen Bedingungen, Folgen und Bedeutungen von gesundheitsbezogener und gesundheitsrelevanter, intendierter und nicht-intendierter, intrapersonaler, interpersonaler, medialer und öffentlicher Kommunikation beschäftigt."

2.2 Entwicklung des Forschungsfeldes

Als eigenständige wissenschaftliche Disziplin hat sich das interdisziplinäre Forschungsfeld *Health Communication* im angloamerikanischen Raum deutlich früher als in Europa und Deutschland u. a. mit der Einrichtung einer Fachgruppe innerhalb der *International Communication Association* (ICA) (1975), mit der Gründung der auch heute noch zentralen Fachzeitschriften „*Health Communication*" (1989) und „*Journal of Health Communication*" (1996) entwickelt.

Erst im Laufe der letzten 20 Jahre hat sich die Gesundheitskommunikation auch im europäischen und deutschsprachigen Raum etabliert (Schulz/Hartung 2010; Spatzier/Signitzer 2014). Die ersten deutschsprachigen Fachbücher aus gesundheits- und kommunikationswissenschaftlicher Perspektive erschienen zu Beginn des Jahrtausends (Hurrelmann/Leppin 2001; Jazbinsek 2000), es folgten

Überblickswerke und Lehrbücher (Fromm et al. 2011; Reifegerste/Ort 2018; Schnabel/Bödeker 2012), Monografien, Sammelbände sowie Handbücher (Hurrelmann/Baumann 2014). Weiterhin entwickelt sich die Gesundheitskommunikation an einigen Standorten als Forschungsschwerpunkt sowie sich erste Lehrstühle in der Schweiz, Österreich und Deutschland etablieren. Die schrittweise Institutionalisierung ist auch an der Gründung akademischer Vereine (z. B. Gesundheitskommunikation e. V.) und Netzwerke zum Wissenschafts-Praxis-Transfer (z. B. Netzwerk Medien und Gesundheitskommunikation) oder der Gründung der Fachgruppe Gesundheitskommunikation in der Deutschen Gesellschaft für Publizistik- und Kommunikationswissenschaft abzulesen.

2.3 Systematisierung des Forschungsfeldes

Zur Systematisierung des Forschungsfeldes Gesundheitskommunikation wird zumeist auf das „Vier-Ebenen-Modell der Kommunikation" verwiesen, das folgende Ebenen unterscheidet: (1) intrapersonale Kommunikation (introspektive Kommunikationsprozesse), (2) interpersonale Kommunikation (vor allem Arzt-Patienten-Kommunikation), (3) Organisationskommunikation sowie (4) die Ebene der gesellschaftlichen/massenmedialen Kommunikation (Kreps/Thornton 1984; Spatzier/Signitzer 2014). In diesem Modell wird die Rolle von Medien im Bereich der Gesundheitskommunikation auf Ebene der gesellschaftlichen/massenmedialen Kommunikation verortet. Dies lässt jedoch außer Acht, dass in Zeiten der Digitalisierung und des Medienwandels (vgl. Kapitel 1) insbesondere die digitalen Medien auch auf intra- und interpersonaler Ebene sowie auf der Organisationsebene relevant geworden sind. Entsprechend haben Fromm et al. (2011) das traditionelle Vier-Ebenen-Modell exemplarisch auf mediale Kommunikation übertragen und aufgezeigt, in welchen Erscheinungsformen mediale Kommunikationsprozesse auf allen dieser vier Ebenen angesiedelt sein können. Tabelle 1 gibt einen Überblick der vier Ebenen mit Ergänzung eines analytischen Fokus auf mediale Kommunikation.

Tabelle 1: Ebenen der Gesundheitskommunikation mit besonderem Fokus auf Medien

	Analytischer Fokus auf medialer Kommunikation	Beispiele für relevante Fragestellungen
Intrapersonale Ebene		
Die intrapersonale Ebene ist entscheidend für die Wahrnehmung des eigenen Gesundheitszustandes und für das Gesundheitsverhalten. Analysiert werden mentale und psychische Prozesse, die Gesundheitseinstellungen und -vorstellungen sowie das Gesundheitsverhalten beeinflussen.	Individuelle Voraussetzungen, die die Wahrnehmung und Bewertung von gesundheitsbezogenen Botschaften und Medieninhalten beeinflussen	Welche individuellen Voraussetzungen (Persönlichkeitseigenschaften, Einstellungen, Vorwissen, Erfahrungen etc.) beeinflussen in welcher Weise die Wahrnehmung von und die Suche nach und den Umgang mit medialen Gesundheitsbotschaften?
Interpersonale Ebene		
Die interpersonale Ebene beinhaltet Kommunikation in Dyaden und Gruppen. Analysiert werden zwischenmenschliche Kommunikationsprozesse unter und zwischen Laien und professionell in der Gesundheitsbranche tätigen Personen (z. B. Ärzt*in-Ärzt*in, Ärzt*in-Patient*in, Patient*in-Pflegepersonal, Ärzt*in-Pflegepersonal, Konsument*in-Dienstleister, Versicherungsmitarbeiter*in-Versicherte usw.), verbunden mit der Annahme, dass sich die Art der Kommunikation auf das Gesundheitsverhalten auswirken kann.	Mediengestützte interpersonale Kommunikationsprozesse, z. B. Online-Beratungsangebote, die sich aufgrund der Besonderheiten der Kommunikationssituation und der Vermittlungsqualitäten des Medienkanals von Face-to-Face-Kommunikation unterscheiden; Interpersonale Kommunikation (z. B. Arztgespräch), die von Medien stimuliert wird	Wie wirkt sich die Anonymität des Internet auf die Interaktion zwischen Laien und Gesundheitsexpert*innen aus? Wie werden Online-Beratungsangebote im Vergleich zur persönlichen Beratung wahrgenommen und bewertet? Welche Rolle spielt die Anschlusskommunikation während bzw. nach der Mediennutzung für die Veränderung von Gesundheitsbewusstsein und -verhalten?
Organisationsebene		
Analyse der internen und externen gesundheitsbezogenen Kommunikationsprozesse in Organisationen (z. B. in und zwischen Krankenhäusern, Arztpraxen, Altersheimen, Selbsthilfegruppen etc.)	Mediengestützte interne und externe Kommunikation innerhalb und zwischen Organisationen und Einrichtungen des Gesundheitswesens (z. B. in und zwischen Krankenhäusern, Arztpraxen, Selbsthilfegruppen, etc.)	Welche Rolle spielen die Medien für Kommunikationsprozesse innerhalb und zwischen Einrichtungen des Gesundheitswesens oder für deren Öffentlichkeitsarbeit? Wie lässt sich Organisationskommunikation mithilfe von Medien optimieren?

(Fortsetzung auf der nächsten Seite)

(fortgesetzt von S. 471)

	Analytischer Fokus auf medialer Kommunikation	Beispiele für relevante Fragestellungen
Gesellschaftliche Kommunikation/Massenkommunikation		
Analyse des gesellschaftlichen, kulturellen und medialen Einflusses auf gesundheitsbezogene Einstellungen und Verhaltensweisen	Medienberichterstattung über Gesundheitsthemen; Informationsverhalten von Patient*innen und Versicherten in Gesundheitsfragen; Wirkung medialer Gesundheitsbotschaften; Medialer Einfluss auf gesundheitsbezogene Einstellungen und Verhaltensweisen unter Berücksichtigung des Kommunikationsumfeldes und der Rezipient*innenperspektive	In Abhängigkeit von welchen Faktoren wird ein Gesundheitsthema zur Nachricht? Welches Bild von Gesundheit und Krankheit wird über die Medien und in Kampagnen vermittelt? Welchen Einfluss haben Darstellungen von Gesundheit und Krankheit auf Wahrnehmung, Einstellungen und Verhalten der Rezipient*innen? Welche Medienangebote erfüllen welche gesundheitsbezogenen Informationsbedürfnisse? Welche Faktoren bestimmen den Erfolg von Gesundheitskampagnen, und wie lässt sich dieser messen?

Mit einer dem erweiterten Begriffsverständnis (vgl. Kapitel 2.1) folgenden Betrachtung des Forschungsfeldes ist eine interaktionistische Auffassung von Gesundheitskommunikation verbunden, die das Verständnis eines flexiblen und wechselseitigen Verhältnisses zwischen Kommunikatoren, Medieninhalt und Rezipientinnen bzw. Rezipienten zugrunde legt. Das bedeutet, dass Medienangebote die Sichtweisen der Rezipientinnen und Rezipienten auf Gesundheitsthemen nicht einseitig prägen. Es geht also nicht nur um die Frage, mit welchen mediengestützten Maßnahmen das Gesundheitsverhalten der Menschen besonders gut gefördert werden kann, sondern auch um die Frage, aus welchen Motiven und Bedürfnissen die Menschen welche Informations- und Kommunikationsangebote in welcher Weise nutzen. Dabei beeinflussen deren subjektive Vorstellungen und Erwartungen sowie ihre Erfahrungen und Ziele maßgeblich, welchen Medienangeboten sie sich zuwenden und wie sie diese wahrnehmen, interpretieren und daraus mögliche Handlungsimpulse ziehen (z. B. Göpfert 2001).

Um diese wechselseitigen Bezüge zwischen Kommunikatoren auf der einen Seite und Rezipientinnen und Rezipienten auf der anderen Seite besser greifen zu können, erweist es sich als sinnvoll, die Systematisierung des Forschungsfeldes anhand zusätzlicher Begrifflichkeiten zu erweitern. Fromm et al. (2011) schlagen daher vor, zwischen gesundheits*bezogenen* und gesundheits*relevanten* Medieninhalten zu differenzieren. Diese Differenzierung ermöglicht es, der Definition von Gesundheitskommunikation (vgl. Kapitel 2.1) entsprechend auch solche Kommunikationsinhalte und Mediennutzungsformen explizit unter dem Forschungsfeld zu subsumieren, die sich jenseits strategischer Kommunikation bewegen und die nicht an konkrete Gesundheitsthemen in den Medien gekoppelt sind.

In den meisten Definitionen stehen explizit gesundheitsbezogene Inhalte wie Erkrankungen, Präventionsmaßnahmen und Therapiemöglichkeiten, der medizin(techn)ische Fortschritt sowie Gesundheitspolitik im Vordergrund. Allerdings gilt es zu berücksichtigen, dass auch Informationen ohne einen auf den ersten Blick erkennbaren Gesundheits- oder Krankheitsbezug für eine Person gesundheitsrelevant sein können, z. B. negative Auswirkungen der medialen Präsenz dünner Frauen auf die Körperwahrnehmung, das Körperbild und das Ernährungsverhalten von Rezipientinnen und Rezipienten. Diese Perspektive hat für die mediale Gesundheitskommunikation insofern eine weitreichende Bedeutung, als im Sinne der Rezipientenseitigkeit auch jene Inhalte, die z. B. durch die soziale Orientierung an Protagonistinnen und Protagonisten in einer Serie, die ungesunde bzw. gesundheitswidrige Verhaltensweisen zeigen, einen Einfluss auf die Einstellungen und Meinungen bezüglich Gesundheit bzw. auf das Risiko- und Gesundheitsverhalten haben (können) und somit gesundheitsrelevant werden.

Auch völlig unabhängig vom eigentlichen Medieninhalt und unabhängig von der Intention des Kommunikators kann die Mediennutzung (z. B. TV-, Smartphone- oder Computerspielnutzung) eine unerwünschte Gesundheitsrelevanz entfalten, indem z. B. eine intensive Nutzung von Bildschirmmedien zu physischen und psychischen Problemen führt (Finne/Bucksch 2014) oder es zu pathologischen Formen der Mediennutzung kommt. In der Diskussion häufig vernachlässigt, aber dennoch mitzudenken sind entsprechend positive Folgen des Medienkonsums, zu denen auch gesundheitsförderliche Effekte gehören, z. B. bewegungsanregende Video- und Computerspiele oder App-Anwendungen und *Wearables* zum Tracken des Ernährungs-, Schlaf- und Bewegungsverhaltens. Zusammenfassend können wir vor diesem Hintergrund zwei Typen von Medieninhalten ableiten, die sich anhand ihres Gesundheitsbezuges voneinander abgrenzen lassen (siehe Tabelle 2).

Tabelle 2: Gesundheitsbezogene und gesundheitsrelevante Medieninhalte

Medieninhalte	Gesundheitsbezogene Medieninhalte	Gesundheitsrelevante Medieninhalte
Gesundheitsbezug	Medienseitig	rezipientenseitig
Art der Thematisierung von Gesundheit/ Krankheit	Medien(-inhalte) mit (expliziter/impliziter) Thematisierung von Gesundheit und Krankheit, Darstellung von Ärzt*innen, erkrankten Personen oder Ursachen von Krankheiten	Medien(-inhalte) mit/ohne expliziten Gesundheitsbezug, die einen gesundheitsfördernden oder -schädigenden Einfluss auf die individuelle Gesundheit der Rezipient*innen (bewusst/unbewusst, kognitiv/emotional, Einfluss auf Wahrnehmung/Einstellung/Verhalten) haben
Intention der Thematisierung	Die mediale Thematisierung von Gesundheit kann intendiert oder nicht intendiert sein: intendiert: z. B. in TV-Ratgebersendungen, unintendiert: z. B. in Krankenhausserien	intendierte gesundheitsrelevante Einflüsse, z. B. Teilnahme an einer Impfung gegen Gebärmutterhalskrebs nach Rezeption eines Kampagnen-Spots im TV zum Thema nicht-intendierte gesundheitsrelevante Einflüsse in Zusammenhang mit dem dargestellten Inhalt, z. B. Steigerung des Alkoholkonsums nach Rezeption einer TV-Serie, in der die Protagonist*innen häufig Alkohol konsumieren nicht-intendierte gesundheitsrelevante Einflüsse in Zusammenhang mit der Nutzung, z. B. Einfluss des erhöhten Medienkonsums auf das Ernährungs- und Bewegungsverhalten

Aus der erweiterten Perspektive des Forschungsfeldes folgt, dass bei einer Auseinandersetzung mit dem Themenfeld der medialen Gesundheitskommunikation der gesamte Kommunikationsprozess berücksichtigt werden muss, der sich von der Produktion gesundheitsbezogener Inhalte bis zu gesundheitsrelevanten Aspekten der Mediennutzung unterschiedlicher Publika erstreckt. Rossmann (2017) hat vor diesem Hintergrund die Lasswell-Formel, eine in der Kommunikationswissenschaft etablierte Heuristik („*WHO says WHAT in which CHANNEL to WHOM with what EFFECT?*", später erweitert um „*under what CIRCUMSTANCES*" und „*for what PURPOSE*"), zur Systematisierung des Forschungsfeldes herangezogen, um die Forschungsfelder der Gesundheitskommunikation aus kommunikationswissenschaftlicher Sicht zu skizzieren (siehe Abbildung 1).

Abbildung 1: Forschungsfelder der Gesundheitskommunikation

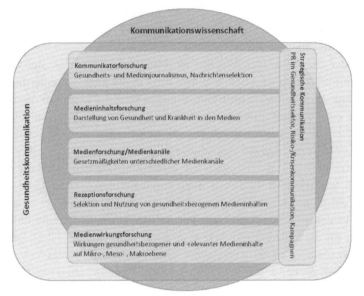

Rossmann 2017, 10

3 Theorien und Modelle der (medialen) Gesundheitskommunikation

3.1 Zum Stellenwert der Theorie in der Gesundheitskommunikation

Um das Forschungsfeld Gesundheitskommunikation nachhaltig fundieren und weiterentwickeln zu können, ist ein theoretischer Rahmen essenziell, der verschiedene Perspektiven miteinander verknüpft oder zumindest aufeinander bezieht.

Der Interdisziplinarität des Forschungsfeldes entsprechend gehen die theoretischen Ursprünge der empirischen Forschung zur Gesundheitskommunikation auf verschiedene wissenschaftliche Disziplinen zurück. Neben der Medizin und Medizinsoziologie sind vor allem die Psychologie und Soziologie zu nennen, die Mitte des 20. Jahrhunderts ihre Theorien auf Gesundheitsfragen anwendeten und Erkenntnisse lieferten, die noch heute prägend sind (Kreps/Bonaguro/Query 1998). Allerdings hat der Umstand, dass verschiedene Disziplinen an der Erforschung medialer Gesundheitskommunikation beteiligt sind, eine theoretisch uneinheitliche Ausrichtung ebenso wie eine geringe interdisziplinäre Beachtung zur Folge.

Inhaltsanalysen zur international publizierten Forschung im Feld Gesundheitskommunikation attestieren länderübergreifend eine Theorieschwäche

(z. B. Hannawa et al. 2015). Theoretische Grundlagen werden in empirischen Studien oft nur kurz angesprochen, letztlich werden sie jedoch nur selten zur Fundierung der Problemanalyse herangezogen und die Erkenntnisse kaum zur Weiterentwicklung der Theorie genutzt.

Bei der Durchsicht der Literatur zu theoretischen Modellen der Gesundheitskommunikation wird deutlich, dass diese in der Regel entweder individuelles Gesundheitsverhalten im Kontext interpersonaler Kommunikationsbeziehungen oder gesundheitsrelevante Medienwirkungen abbilden. Im folgenden Systematisierungsversuch (Abbildung 2) werden gesundheitspsychologische Modelle zur Vorhersage des individuellen Gesundheitsverhaltens auf der einen Seite (Kapitel 3.2.1) und Theorien der Mediennutzung und -wirkung auf der anderen Seite (Kapitel 3.2.2) mit ihren jeweiligen Bezügen zur Gesundheitskommunikation skizziert. Die Ausführungen werden um solche Ansätze ergänzt, in denen Gesundheit/Krankheit auf der einen und Kommunikation/Medien auf der anderen Seite bereits integriert sind (Kapitel 3.2.3). Die theoretischen Grundlagen der Arzt-Patient-Kommunikation und des *Shared Decision Making*, die den Fokus auf interpersonale Kommunikation und Beziehung legen, sowie solche Ansätze, die auf systemischer oder politischer Ebene angesiedelt sind, bleiben hier unberücksichtigt.

Abbildung 2: Theorien und Modelle der Gesundheitskommunikation

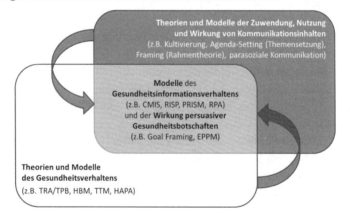

3.2 Theoretische Ansätze zur Medienkommunikation und zum individuellen Gesundheitsverhalten

3.2.1 Theorien zur Vorhersage individuellen Gesundheitsverhaltens

Zur Erklärung des individuellen Gesundheitsverhaltens werden häufig Prozessmodelle wie das *Health Belief Model* (HBM), die *Theory of Reasoned Action* (TRA), die *Theory of Planned Behavior* (TPB) und das Integrative Modell herangezogen (siehe auch den Beitrag von Finne und Gohres). Diese Modelle gehen vom Zusammenwirken und linearen Einfluss sozialkognitiver Determinanten auf die Verhaltensintention und das Verhalten aus. Das Integrative Modell zur Vorhersage des Gesundheitsverhaltens (Fishbein/Cappella 2006), in dessen Zentrum Einstellungen, Normvorstellungen und Kontrollüberzeugungen stehen, stellt eine Synthese traditioneller Theorien und Prozessmodelle zur Erklärung von (Gesundheits-)Verhalten dar. Darüber hinaus werden Hintergrundeinflüsse zur Verhaltensvorhersage berücksichtigt, die inter- und intraindividuell unterschiedlich wirken. Hierzu gehören (1) vergangenes Verhalten, (2) demografische und kulturelle Variablen (z. B. Alter, Bildungsstand, Geschlecht, ethnische Zugehörigkeit), (3) durch Wahrnehmungsmuster wie Stereotype oder Stigmatisierungen beeinflusste Einstellungen gegenüber bestimmten Gesundheitszielen, (4) Persönlichkeit, Stimmungen und Gefühle, (5) andere individuelle Unterschiede wie das wahrgenommene Erkrankungsrisiko und schließlich (6) Einflüsse durch Interventionen und Medienkonsum. Mediale Einflüsse werden hier damit zwar genannt, aber lediglich als einer unter vielen Wirkungsfaktoren mit eher peripherer Bedeutung angeführt. Zudem wird der potenzielle Medieneinfluss nicht explizit in seinen Wirkmechanismen erklärt.

Alternativ zu den Prozessmodellen gehen Stufenmodelle wie das Transtheoretische Modell der Gesundheitsverhaltensänderung (TTM) davon aus, dass eine Verhaltensänderung mit der Absichtslosigkeit beginnend in verschiedenen Stadien oder Phasen bis zur Stabilisierung der Verhaltensänderung erfolgt und es motivationale Unterschiede zwischen Personen auf verschiedenen Stufen gibt (siehe den Beitrag von Finne und Gohres). Wie bereits von Schnabel und Bödeker (2012) adressiert, können diese Stufen auch als spezifische Kommunikationsherausforderungen interpretiert werden. Dies beginnt mit der Erzeugung von Aufmerksamkeit auf der ersten Stufe, erfordert in der Phase der Absichtsbildung, dass der Grund für die Verhaltensänderung verstanden und Selbstbezug hergestellt wird, um in den folgenden Phasen der Vorbereitung, Durchführung und Aufrechterhaltung der Verhaltensänderung die Zielperson vom angestrebten Verhalten nachhaltig überzeugen zu können, sie zu motivieren, es auszuprobieren und schließlich beizubehalten.

Eine Integration sozialkognitiver Stufen- und Prozessmodelle, die mit der Selbstwirksamkeitserwartung, der Ergebniserwartung und Risikowahrnehmung zentrale Determinanten des Gesundheitsverhaltens integriert, zwischen einer Motivations- und Volitionsphase unterscheidet und dabei Barrieren und Ressourcen der Planung und Ausübung des Verhaltens integriert, stellt das sozialkognitive Prozessmodell gesundheitlichen Handelns, der *Health Action Process Approach* (HAPA), dar (siehe den Beitrag von Finne und Gohres). Er modelliert den Prozess der Verhaltensänderung sehr differenziert, beinhaltet jedoch – wie auch die anderen hier skizzierten, psychologischen Modelle des Gesundheitsverhaltens – keine Annahmen über den Einfluss kommunikativer Stimuli, die auf die Determinanten der Intentionsbildung wirken können.

Zusammenfassend greifen diese Modelle die Verbindung zwischen (medialer) Kommunikation und Gesundheitsverhalten nur partiell auf und sind dadurch zur Entwicklung von Annahmen darüber, welche Einstellungen und Vorstellungen kommunikativ wie zu adressieren wären, um eine Verhaltensänderung zu initiieren – und damit auch für die Konzeption und Durchführung von Screening-Programmen oder Gesundheitskampagnen –, noch suboptimal.

3.2.2 Theorien zur Mediennutzung und Medienwirkung

Neben den originär gesundheitswissenschaftlichen und psychologischen Ansätzen zur Erklärung des individuellen Gesundheitsverhaltens (siehe Kapitel 3.2.1) sind auch in der Medienpsychologie und Kommunikationswissenschaft Theorien und Modelle vorhanden oder aus Nachbardisziplinen auf mediale Kommunikation übertragbar, mit deren Hilfe die Darstellung, Nutzung und Wirkung gesundheitsrelevanter Botschaften erklärt und für Konzepte der Gesundheitsförderung fruchtbar gemacht werden können. Allerdings sind diese Theorien bislang kaum auf die Besonderheiten gesundheitsbezogener und gesundheitsrelevanter Aspekte hin spezifiziert. Exemplarisch werden hier analog zu Fromm et al. (2011) die Kultivierungsforschung, die *Agenda-Setting*-Hypothese (Themensetzung) und *Framing*-Forschung (Themenrahmung) sowie jene Ansätze herausgegriffen, die sich mit parasozialen Kommunikationsprozessen befassen.

Kultivierung

Die Kultivierungshypothese geht davon aus, dass Vorstellungen und Meinungen maßgeblich durch die (Massen-)Medien geprägt werden (Gerbner/Gross 1976). Vor allem die Vorstellungen von seltenen Krankheiten, mit denen man selbst oder über das private Umfeld wenig direkte Erfahrungen hat, sind in der Regel medial geprägt. Dabei kann es sich je nach Kontext des entsprechenden

Medienformates wie z. B. Nachrichtensendungen, Unterhaltungsshows, Spielfilme oder Serien mitunter um verzerrte oder stereotype Darstellungen handeln, die sich wiederum in den Vor- und Einstellungen der Rezipientinnen und Rezipienten verfestigen. Vor allem sogenannte „Vielseherinnen und Vielseher" passen, so die These, ihre Weltvorstellungen und ihr Handeln den medialen Vorlagen an. Die Kultivierungshypothese wurde vor allem am Beispiel gewalthaltiger Medieninhalte untersucht, aber auch auf gesundheitsbezogene Themen wie z. B. die Wahrnehmung von Ärztinnen und Ärzten, Schönheits-OPs und Ernährung angewandt. Die Ergebnisse verschiedener Studien deuten darauf hin, dass gesundheitswidrige oder -gefährdende Verhaltensweisen häufig unrealistisch oder verharmlosend dargestellt werden, was gerade im Hinblick auf Personen, die ihr Wissen über diese Themen überwiegend über die Massenmedien beziehen und nicht von sich aus nach (weiteren) gesundheitsbezogenen Informationen suchen, als bedenklich einzuschätzen ist. Auch wenn die Kultivierungshypothese im Hinblick auf die methodische Umsetzung und die Kausalitätsfrage kritisiert wird, verweist sie auf zentrale Zusammenhänge zwischen der Nutzung bestimmter Medienangebote und den Vorstellungen und Einstellungen auf Seiten der Rezipientinnen und Rezipienten. Analog zum Integrativen Modell von Fishbein und Cappella (2006) erweisen sich auch nach der Kultivierungshypothese Stereotype und Stigmatisierungen als relevante Einflussfaktoren auf gesundheitsbezogene Einstellungen und Verhaltensweisen, wobei diese medial geprägt sind.

Themensetzung und -rahmung

Den Massenmedien wird u. a. aufgrund ihrer hohen Reichweite ein hohes Themensetzungspotenzial zugeschrieben. Durch Auswahl, prominente Platzierung und eine bestimmte inhaltliche Rahmung bzw. Kontextuierung eines Gesundheitsthemas durch sogenannte „Medien-Frames" wird die Wichtigkeit eines Themas erhöht. Dies korrespondiert mit einer erhöhten rezipientenseitigen Bedeutungszuschreibung. Die Fokussierung der Medien auf bestimmte Krankheits- oder Gesundheitsthemen hat gleichzeitig Einfluss auf die Schwerpunkte im öffentlichen Diskurs und die Relevanzeinschätzung dieses Themas bis hin zur Wahrnehmung des persönlichen Erkrankungsrisikos. Als besonders bedeutsam erweist sich die *Agenda-Setting*-Funktion im Hinblick auf Themen, mit denen die Rezipientinnen und Rezipienten gemeinhin wenig Erfahrungen haben wie z. B. HIV/Aids, BSE, SARS und Schweinegrippe. Die ursprünglich im Kontext politischer Berichterstattung entwickelte *Agenda-Setting*-Hypothese (McCombs/Shaw 1972) sowie das *Framing*-Konzept (im Überblick z. B. Matthes 2010) sind für die Gesundheitskommunikation bedeutsam, sowohl hinsichtlich der von Medienakteuren gesetzten Themenagenda als auch im Hinblick auf die Bemühungen von Gesundheitsakteuren, präventive und gesundheitsfördernde Einstellungen und Verhaltensweisen in das Bewusstsein ihrer Zielgruppe zu bringen (strategisches *Framing*). Der Zusammenhang zwischen Medien-Agenda und Publikums-Agenda ist als wechselseitig zu charakterisieren, da auch das Publikumsinteresse Einfluss auf die Medienberichterstattung ausübt. Das Interesse der Rezipientinnen und Rezipienten wird wiederum von verschiedenen Faktoren beeinflusst, wie z. B. ihrem Vorwissen über das Thema, ihren kognitiven Schemata und Stereotypen oder eigenen (un-)mittelbaren Erfahrungen.

Parasoziale Kommunikationsprozesse

Die theoretischen Ansätze, die ihren Fokus auf das Medienangebot richten, lassen sich um solche ergänzen, die mediale Akteure als wichtige parasoziale Kommunikationspartnerinnen und -partner betrachten, über die wiederum Einstellungen und Verhaltensweisen transportiert werden. Dabei lassen sich verschiedene Prozesse bzw. Ebenen unterscheiden:

- parasoziale Vergleiche mit Medienfiguren (Festinger 1954), bei denen die Rezipientinnen und Rezipienten ihre Rolle im sozialen Gefüge über den Vergleich mit Medienfiguren bestimmen;
- parasoziale Interaktionen und Beziehungen (Horton/Wohl 1956), in denen die Rezipientinnen und Rezipienten z. T. enge Beziehungen zu den Medienakteuren aufbauen;
- parasoziale Rollenmodelle, die für Rezipientinnen und Rezipienten eine Modell- und Vorbildfunktion übernehmen können (Bandura 1994).

In allen genannten Fällen werden die Wertmaßstäbe und Normen aktiv über die medialen Darstellungen angeeignet. In Bezug auf Krankheitsthemen kann dies im Positiven dazu führen, dass eigene gesundheitliche Beeinträchtigungen im Vergleich mit medialen Bildern relativiert werden, dass die Medienutzerinnen und -nutzer sich verstanden fühlen, weil „ihr" Thema aufgegriffen wurde, oder dass die mediale Vorlage Vorbildfunktion für den Umgang mit oder der Bewältigung einer Krankheit oder Krise erlangt (Fromm 2003). Auch kann ein sozialer Vergleich mit Medienakteuren oder Personen aus sozialen Online-Netzwerken das Selbstwirksamkeitserleben stärken, wodurch das Gesundheitsverhalten positiv beeinflusst werden kann. Problematisch kann es allerdings werden, wenn die Rezipientinnen und Rezipienten aus dem (para-)sozialen Vergleich kein positives Ergebnis ziehen können oder wenn eine Identifikationsfigur ungünstige, unerwünschte oder gar gesundheitswidrige Eigenschaften, Einstellungen und Verhaltensweisen repräsentiert. Die Effekte sind jedoch abhängig von den individuellen Voraussetzungen sowie vom sozialen Umfeld (z. B. Familie, Peers, Freundinnen und Freunde). Je geringer der Rückhalt im realen sozialen Umfeld ist, desto eher entfaltet sich ein Einfluss medialer Rollenmodelle und Vergleichsobjekte. Inwieweit die Verhaltensweisen eines medialen Rollenmodells übernommen werden, hängt u. a. von der Ähnlichkeit zwischen Mediendarstellerin bzw. -darsteller und Rezipientin bzw. Rezipient sowie von den Konsequenzen des gezeigten Verhaltens ab: Je positiver diese ausfallen (z. B. Erfolg, Lob, Anerkennung), desto mehr wird der/die Beobachtende motiviert sein, das Verhalten selbst umzusetzen. Insofern ist es problematisch, wenn attraktive Rollenbilder, die ein hohes Identifikationspotenzial aufweisen, ungesunde bzw. gesundheitswidrige Verhaltensweisen zeigen (z. B. Rauchen, übermäßiger Alkoholkonsum, ungesunde Ernährung) oder wenn diese trotz ungesunder Verhaltensweisen keine gesundheitlichen Beeinträchtigungen (z. B. Übergewicht) aufweisen.

3.2.3 Integrierte Modelle

Insbesondere zwischen dem Integrativen Modell des Gesundheitsverhaltens (Kapitel 3.2.1) einerseits und den Theorien der Medienwirkungen andererseits (Kapitel 3.2.2) sind die konzeptuellen Überschneidungen und Bezüge salient, und eine Verknüpfung der Perspektiven erscheint naheliegend und sinnvoll (siehe hierzu im Überblick auch Reifegerste/Ort 2018). Die Wechselwirkungen zwischen Individuum und Medien können sich insbesondere auf das wahrgenommene Erkrankungsrisiko, auf Einstellungen, die durch Stereotype und Stigmatisierungen beeinflusst werden, auf Gefühle und Stimmungen, auf den sozialen Kontext und normative Überzeugungen, im Rahmen derer eine Einstellungsbildung erfolgt, auf das Selbstwirksamkeitserleben und andere psychosoziale Prozesse beziehen, die mit der Rezeption von Medieninhalten in Verbindung stehen.

Abbildung 3: Verknüpfung des Integrativen Modells zur Vorhersage von
Gesundheitsverhalten mit Theorien und Konzepten zur Mediennutzung und -wirkung

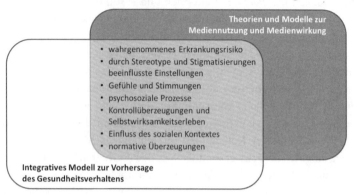

Im Sinne des Integrativen Modells zur Vorhersage des Gesundheitsverhaltens sind die genannten Faktoren maßgeblich an der Entstehung gesunden bzw. ungesunden Verhaltens beteiligt. Als theoretisch relevante Aspekte spielen sie gleichzeitig in verschiedenen Modellen der Medienwirkungsforschung eine wichtige Rolle. Sie lassen sich daher auch als Schnittmenge zwischen dem Integrativen Modell zur Erklärung des individuellen Gesundheitsverhaltens und verschiedenen Theorien der Mediennutzung und -wirkung darstellen (Abbildung 3). Diese Schnittstellen zwischen kommunikations- und gesundheitspsychologischen Ansätzen bedürfen jedoch noch einer tiefergehenden theoretischen Reflexion und einer empirischen Überprüfung.

Über diesen Integrationsansatz hinaus liegen aus dem Bereich des Gesundheitsinformationsverhaltens und der Wirkung persuasiver Gesundheitsbotschaften Ansätze vor, die genau diese Integration von Medienkommunikation und Gesundheitsverhalten bereits leisten. Exemplarisch werden hier Theorien des Gesundheitsinformationsverhaltens sowie persuasionstheoretische Ansätze aufgegriffen (siehe Abbildung 2).

Modelle des Gesundheitsinformationsverhaltens zielen darauf, Determinanten der Suche, Nutzung oder Vermeidung von Gesundheitsinformationen zu identifizieren (Johnson/Case 2013). Sie basieren in Teilen auf den Prozessmodellen des Gesundheitsverhaltens sowie auf Ansätzen der Informationsverarbeitung wie dem Heuristisch-Systematischen Modell (HSM; Eagly/Chaiken 1993). Durch gesundheitsbezogenes Informationsverhalten als zu erklärende Größe integrieren diese Ansätze Gesundheit und Kommunikation unmittelbar. Modelle wie das *Risk Information Seeking and Processing Model* (RISP; Griffin/Dunwoody/Neuwirth 1999), das *Comprehensive Model of Information Seeking* (CMIS; Johnson/Meischk 1993) oder das *Planned Risk Information Seeking Model* (PRISM; Kahlor 2010) berücksichtigen neben den soziodemografischen und gesundheitsbezogenen Eigenschaften, Einstellungen und Erfahrungen der Rezipientinnen und Rezipienten auch die Eigenschaften eines Medien- und Informationsangebotes (z. B. wahrgenommene Glaubwürdigkeit, Persuasionsabsicht, Qualität der Botschaften) und die Einstellungen zu einer Informationsquelle. Dabei kann davon ausgegangen werden, dass die wahrgenommenen Eigenschaften in eine bestimmte Einstellung münden. Aus den verschiedenen Ansätzen wird abgeleitet, dass die gezielte Auswahl bestimmter Informationsquellen auf einer eigenschafts- und einstellungsbezogenen Bewertung der Quelle basiert. Die jeweilige Bedingungskonstellation führt dazu, dass sich Gesunde oder Patientinnen und Patienten situationsbedingt einer Quelle bevorzugt zuwenden, weil sie diese für nützlicher oder effektiver halten, Informationen leichter zugänglich sind, schneller zur Verfügung stehen und vertrauter oder vertrauenswürdiger erscheinen (Link 2019). Etwas einfacher ist das *Risk Perception Attitude Framework* (RPA; Rimal/Real 2003) aufgebaut, wonach Rezipientinnen und Rezipienten nach der Konstellation ihrer Risiko- und Selbstwirksamkeitseinschätzung in vier Gruppen kategorisiert werden, denen ein je unterschiedliches Informationsinteresse und -verhalten zugeschrieben wird.

Einen anderen Ansatz verfolgen Persuasionstheorien, die von den Eigenschaften medialer Botschaften ausgehen und hiervon je spezifische Formen der Informationsverarbeitung ableiten, die unter bestimmten Bedingungen zu einer Gesundheitsverhaltensänderung führen. Inhaltliche und formale Eigenschaften der Botschaft sowie Spezifika des Distributionskanals wirken zusammen mit den rezipientenseitigen Eigenschaften (z. B. Soziodemografie, Persönlichkeitsmerkmale, Fähigkeit und Motivation zur Informationsverarbeitung, Vorwissen, vergangenes Verhalten, gesundheitsbezogene Einstellungen, Mediennutzung, Kontrollüberzeugungen), mit Merkmalen der Rezeptionssituation, des Gesundheitsrisikos und des propagierten Schutzverhaltens. Als besonders gängige Strategien haben sich das *Gain-Loss Framing* (Gewinn- und Verlust-*Framing*; Okken/Jensen 2008), emotionale (v. a. Furcherregung) und soziale Appelle sowie Narrationsstrategien erwiesen. Als ausgearbeitetes Prozessmodell postuliert das *Extended Parallel Processs Model* (EPPM; Witte 1992) die Wirkungskette von Furchtappellen, die in Abhängigkeit der wahrgenommenen Bedrohung und Selbstwirksamkeit zu je unterschiedlichen Formen der Informationsverarbeitung führen und mehr oder weniger erfolgreich sind, die Verhaltensabsicht in gewünschter Weise zu beeinflussen.

Die Beispiele verdeutlichen die möglichen und theoretisch teils bereits verankerten Bezüge zwischen kommunikativen Impulsen, Informationsverarbeitung und den Determinanten des Gesundheitsverhaltens, die es weiter zu entwickeln und empirisch weiter zu untermauern gilt. Hierzu gehört auch, die Verbindungen zwischen dem Gesundheitsinformationsverhalten und dem

Konzept der Gesundheitskompetenz (*Health Literacy*) herzustellen, welches insbesondere das Gesundheitswissen und die Fähigkeit der Menschen, sich die für sie relevanten Informationen zu beschaffen, sie sich zu eigen zu machen und anzuwenden, beschreibt (siehe auch den Beitrag von Schaeffer, Vogt und Berens). Darüber hinaus sollten weitere kommunikationswissenschaftliche Ansätze auf sinnvolle Bezüge zu Modellen der Vorhersage des Gesundheitsverhaltens hin überprüft werden, um Synergien der theoretischen Ansätze zur Individual- und Medienkommunikation zu identifizieren und diese theoretisch und empirisch zur Erklärung des Gesundheitsverhaltens auch über die individuelle Ebene hinaus nutzbar zu machen.

4 Implikationen für die Gesundheitsförderung

4.1 Potenziale und Grenzen medialer Kommunikation

Medien können im Hinblick auf die Förderung von Gesundheitsbewusstsein und gesundem Verhalten immer nur eine der Einflussgrößen im sozialen und kommunikativen Kontext einer Person darstellen. Ihr Wirkungspotenzial ist stets von individuellen Prädispositionen und Informationsverarbeitungsprozessen abhängig. Hinzu kommt als entscheidender Faktor, inwiefern eine Person bereit und motiviert ist, ihr Gesundheitsverhalten zu verändern. In diesem Zusammenhang können sowohl gesundheitsförderliche Dispositionen (etwa der Wunsch, mit dem Rauchen aufzuhören) als auch gesundheitsschädliche Faktoren (z. B. das Bedürfnis, aus Zeitgründen keinen sportlichen Aktivitäten mehr nachgehen zu wollen) wirken (Göpfert 2001). Nach dem Transtheoretischen Modell der Gesundheitsverhaltensänderung beeinflusst die Stufe, auf der sich eine Person im Prozess der Gesundheitsverhaltensänderung befindet, welcher Art und Menge an Informationen in welcher Tiefe Interesse entgegengebracht wird und wie die Botschaften wahrgenommen, verstanden oder sogar in handlungsrelevantes Wissen überführt werden. Im Prozess von der Aufmerksamkeitslenkung über eine Wissensvermittlung, Einstellungsbildung, das Herstellen eines Selbstbezuges bis hin zu Verhaltensänderungen können klassische Massenmedien insbesondere in den ersten Phasen ihr besonderes Wirkungspotenzial entfalten. Je weiter eine Person auf dem Weg der Verhaltensänderung ist, desto spezifischere Informationen und desto mehr Interaktionsmöglichkeiten werden hierzu benötigt.

Tabelle 3: Eigenschaften und Leistungen verschiedener Kommunikationskanäle hinsichtlich der Verbreitung von Gesundheitsbotschaften (nach Baumann/Reifegerste/Dittrich 2017, gekürzt)

Kanal/ Format	Reichweite[a]	Zielgruppen-spezifität[b]	Interaktivität	Informationstiefe[c]	Glaubwürdigkeit[d]	Themensetzungs-potenzial[e]	Aufwand/ Kosten	Anschaulichkeit
Persönlich/								
Einzelgespräch	+	++++	++++	++++	++++	+	++++	++++
Gruppengespräch	++	++++	++++	+++	++++	+	+++	++++
Telefonhotline	+	++++	++++	+++	+++	+	+++	++
Vorträge	+	+++	++	++	+++	++	++	++
Print/								
Berichterstattung (z. B. Zeitung)	+++	+	+	++	++++	++++	++	++
Außenwerbung (z. B. Plakat)	++	+	+	+	+	+++	++	+++
Anzeigen	++	+++	+	+	+	+++	++	++
Broschüren	+	+++	+	++++	+++	+	+++	++
Werbemittel (z. B. Postkarten)	++	+	+	+	+	+++	++	+++
Fernsehen/								
Berichterstattung (Nachrichten)	++++	+	+	++	++++	+++	++	++
Ratgebersendungen/Reportagen	++	+++	+	+++	+++	++	++	+++
Fiktionale Unterhaltung	++++	++	+	+	++	+++	+++	++++
Werbespots	+++	++	+	+	+	+++	++++	++
Internet/								
Websites	+++	+++	+++	++++	++	+	+++	+++
Videos	++	++	++	+++	+++	++	+++	++++
Mailing(liste)	++	+++	++	++	++	++	+	+
Online-Foren	+	++++	++++	+++	++	++	++	++
Soziale Netzwerke	++	+++	++++	+	+	++	++	++
Online-Marketing (z. B. Banner, SEO[f])	+++	+	++++	+	+	+++	++	+
Apps	++	++++	++++	+++	+	+	+++	+++

++++ sehr hoch, +++ hoch, ++ mittel, + gering

[a] Anteil der Gesamtbevölkerung an der Reichweite des Mediums/Medienangebots

[b] Möglichkeit, über das Medium/Medienangebot eine spezifische Zielgruppe zu erreichen

[c] Potenzial des Mediums/Medienangebots, detaillierte und komplexe Inhalte zu vermitteln

[d] Glaubwürdigkeit der Botschaft (in Abh. vom Medium/Medienangebot und vom Absender)

[e] Potenzial des Mediums/Medienangebots, die wahrgenommene Relevanz des Themas zu steigern

[f] SEO = *Search Engine Optimization* (Suchmaschinenoptimierung)

So besteht beispielsweise in der Primärprävention das Ziel darin, einem möglichst breiten Publikum Informationen zum Thema zu vermitteln, es noch im Vorfeld einer eigenen Betroffenheit von der Bedeutung des Themas zu überzeugen und zur Handlungsbereitschaft zu animieren. Das besondere Potenzial massenmedialer Kommunikationsstrategien liegt dabei in der Lenkung des Interesses und der Aufmerksamkeit breiter Bevölkerungsschichten auf einzelne Themen. Inwieweit diese Ziele tatsächlich erreicht werden, hängt maßgeblich davon ab, ob es gelingt, die Selektionshürden des Publikums zu überwinden. Hinzu kommt, dass auf unterschiedlichen Ebenen (Kognitionen, Emotionen, Verhaltensintentionen) mehrere Stufen der Informationsverarbeitung durchlaufen werden müssen, bevor es zu einem sichtbaren Verhalten kommt (z. B. Göpfert 2001).

Stellt man die verschiedenen Medien einander gegenüber, zeigen sich mit Blick auf ihre Potenziale für die Gesundheitsförderung deutliche Unterschiede (siehe Tabelle 3). Je nach Inhalt, Zielsetzung und Zielgruppe sind die einzelnen Medien unterschiedlich gut dazu geeignet, Gesundheitsbotschaften zu verbreiten. Über Massenmedien, die eine hohe Reichweite haben, können vor allem große Personengruppen erreicht und mit Gesundheitsinformationen in Kontakt gebracht werden. Spezifische Formate wie Ratgebersendungen oder Nachrichten etwa weisen für die Rezipientinnen und Rezipienten eine hohe Glaubwürdigkeit auf und haben ein hohes Themensetzungspotenzial. Junge Menschen, die sich eher selten aktiv mit Gesundheitsthemen auseinandersetzen, können über zielgruppenspezifische TV-Formate, Zeitschriften oder Online-Angebote gezielt angesprochen werden, die den Gesundheitsbezug über alltagsrelevante Themen und Interessen dieser Zielgruppen herstellen.

Für jedes konkrete Kommunikationsprojekt im Gesundheitskontext sollte ein individueller Medienmix zusammengestellt werden, der neben den Eigenschaften der Kommunikationskanäle das Gesundheitsthema, das Kommunikationsziel sowie das Gesundheitsinformationsverhalten der Zielgruppe berücksichtigt.

4.2 Kommunikationsstrategien der Gesundheitsförderung

Hinter der Wahl einzelner Kommunikationskanäle und der Formulierung zielgruppenspezifischer Botschaften sollte stets eine Strategie stehen, in der das übergeordnete Kommunikationsziel definiert wird und in ein entsprechendes Kommunikationsprogramm eingebettet ist. In der Gesundheitsförderung und Prävention lassen sich verschiedene Strategien unterscheiden.

4.2.1 Gesundheitskampagnen

Mit Gesundheitskampagnen kann man – ein entsprechendes Werbebudget vorausgesetzt – durchaus eine hohe Reichweite in der Bevölkerung erzielen. Hiermit ist „eine systematisch geplante Kombination von Maßnahmen/Einzelprojekten zur Erreichung gesundheitsbezogener Ziele in der Gesamtbevölkerung oder definierten Zielgruppen gemeint" (Pott 2009, 202 f.). Im sozialen Bereich bzw. im Gesundheitsbereich umfassen Kampagnen „1) die Konzeption, Durchführung und Kontrolle von 2) systematischen und zielgerichteten 3) Kommunikationsaktivitäten zur 4) Förderung von Problembewusstsein und Beeinflussung von Einstellungen und Verhaltensweisen gewisser 5) Zielgruppen im 6) positiven, d. h. gesellschaftlich erwünschten Sinn" (Bonfadelli/Friemel 2010, 16).

Ihr Potenzial liegt darin, eine breite Aufmerksamkeit und bestenfalls Sensibilität für ein Thema zu erzeugen, auch wenn die Öffentlichkeit jenem bislang noch wenig Interesse entgegenbringt. Auf diese Weise kann ein breites Spektrum an Altersgruppen und sozialen Schichten erreicht werden. Dabei sind insgesamt allerdings nur wenige, einfache und eingängige Botschaften vermittelbar, die entsprechend einschlägig und emotional ansprechend sein müssen, um in der täglichen Informationsflut auffallen und Aufmerksamkeit auf sich lenken zu können. Eine Einstellungsänderung oder gar einen unmittelbaren Handlungsimpuls wird man jedoch kaum durch Kampagnen allein auslösen können.

4.2.2 Entertainment Education

Der *Entertainment-Education*-Ansatz zielt darauf, jene Personengruppen zu erreichen, die eher wenig an Gesundheitsthemen interessiert sind und von sich aus nicht aktiv nach Gesundheitsinformationen suchen. Die Idee besteht darin, gesundheitsfördernde oder präventive Botschaften über attraktive mediale Vorbilder zu vermitteln. Der Ansatz wurde bereits Ende der 1960er Jahre entwickelt und vor allem in Ländern der Dritten Welt im Zusammenhang mit verschiedenen gesundheitsbezogenen Themen erfolgreich erprobt und evaluiert (Singhal/Rogers 1999). Dabei werden Unterhaltungsangebote (z. B. Filme, Fernsehserien, Computerspiele etc.) als Träger oder Rahmen für gesundheitsbezogene Inhalte genutzt oder gezielt entwickelt, um für bestimmte Themen zu sensibilisieren und um die Reflexion und gegebenenfalls Veränderung eigener Einstellungen und Verhaltensweisen anzuregen. Während der Ansatz anfänglich vor allem in Fernsehformaten entwickelt wurde, hat sich in den letzten Jahren mit den sogenannten „Serious Games for Health" ein Marktsegment innerhalb der Computerspielebranche etabliert, das die Attraktivität und interaktiven Möglichkeiten von Computerspielen nutzt, um Gesundheitsthemen aufzugreifen und der Zielgruppe auf eine attraktive Weise nahezubringen (Dadaczynski/Schiemann/Paulus 2016). Im Zuge der technologischen Entwicklungen und der Verbreitung von mobilen Endgeräten wurden in den letzten Jahren auch diverse *Entertainment-Education*-Angebote im App-Format entwickelt (Lampert/Voß 2018).

4.2.3 Media Advocacy

Zielgruppe der *Media-Advocacy*-Strategie sind nicht Individuen, sondern Multiplikatorinnen und Multiplikatoren bzw. Medienakteure. Ziel ist es, über die Präsenz und kritische Diskussion relevanter Themen in den Medien (wie z. B. Alkohol am Steuer, die Darstellung von Rauchen, Impfen oder Organspende) öffentlichen Druck auszuüben, um auf wirtschaftlicher, gesundheits- und sozialpolitischer Ebene Veränderungen zu erwirken (Lehmann/Sobiech/ Trojan 2015). Wenn es den *Advocates* gelingt, durch eine geeignete Ansprache diejenigen zu erreichen und zu mobilisieren, die auf gesellschaftlicher Ebene eine Rolle als Entscheidungsträger innehaben, und gleichzeitig durch erfolgreiche Öffentlichkeitsarbeit medial präsent zu sein, steigen die Chancen, dass es tatsächlich zu veränderten Rahmenbedingungen des Gesundheitshandelns und damit zur Verbesserung der gesundheitlichen Lage der Bevölkerung kommt. Zwar ist diese Strategie durch die Notwendigkeit, Multiplikatoren zu gewinnen und Journalisten als Gatekeeper von der Relevanz des Themas überzeugen zu müssen, vergleichsweise voraussetzungsreich. Jedoch ist sie durch die Fokussierung auf die Veränderung sozialer Rahmenbedingungen wahrscheinlich am ehesten in der Lage, Voraussetzungen für eine nachhaltige Veränderung auf Verhaltensebene breiterer Bevölkerungsgruppen bewirken zu können.

5 Herausforderungen und Perspektiven

5.1 Ethische Aspekte

Auch wenn intendierte Gesundheitskommunikation in aller Regel darauf zielt, die gesundheitlichen Informations- und Unterstützungsbedarfe zu befriedigen, Gesundheitsbewusstsein und -verhalten zu fördern, kann es trotz bester Absichten zu unerwünschten, negativen Effekten kommen. Hierzu zählen auf individueller Ebene vor allem Reaktanz und Abwehrmechanismen der Adressaten, die bei der Informationsgestaltung und den Vermittlungsstrategien häufig vernachlässigt werden und die es in der Planung und Umsetzung von Kommunikationsmaßnahmen stärker zu berücksichtigen gilt. Diese können in psychologischen Ego-Schutzmechanismen, der Vermeidung oder Minimierung des Kontakts mit bedrohlichen Botschaften, Angriffen auf Botschaftsinhalte oder Botschaftssender oder sogar in einer Verstärkung des Risiko- und gesundheitsschädlichen Verhaltens bestehen (Hastall 2012). Konkret könnten Fehlinformationen oder falsche Selbstattribuierungen von Informationen z. B. aus Laienforen im Internet oder durch Pharmakommunikation ein Unterlassen von nötiger Therapie zur Folge haben. Auf psychischer Ebene könnten schockierende Kampagnenmotive, Skandalberichterstattung oder widersprüchliche Medienaussagen zu Panik und Angst, falscher Hoffnung oder Schuldgefühlen führen und darüber *Boomerang-Effekte*, Informationsvermeidung oder riskante Impulsreaktionen und Nachahmungseffekte auslösen (Reifegerste/Ort 2018). Aber auch nicht explizit gesundheitsbezogene Medieninhalte wie z. B. Casting-Shows wie *„Germany's Next Topmodel"*, Reality-Shows wie *„Extrem schön"* und *„The Biggest Loser"* oder körper-, fitness- oder ernährungsbezogene Darstellungen auf *Social-Media*-Plattformen können unrealistische Vorstellungen schüren, über den sozialen Vergleich ein negatives Selbst- und Körperbild verstärken und zu gesundheitsschädigendem Verhalten motivieren. Auf gesellschaftlicher Ebene können falsche, widersprüchliche, dramatisierende, stereotype oder einseitig verzerrende Kommunikationsinhalte oder auch die Tabuisierung bestimmter Themen und Personengruppen zu unangemessenen öffentlichen Erwartungen, zur Nachfrage nach unnötigen oder gar gefährlichen Behandlungsformen oder zur Stigmatisierung und Diskriminierung einzelner Bevölkerungsgruppen führen (Reifegerste/Ort 2018).

Neben unerwünschten und negativen Effekten sind weitere normative und ethische Aspekte und Fragen in der Gesundheitskommunikation relevant (Reifegerste/Hastall 2015). Hierzu gehören Fragen der Evidenzbasierung und Qualität der Darstellung von Gesundheitsinformationen (Gute Praxis Gesundheitsinformation; Lühnen et al. 2017) sowie zur Qualitätssicherung ebenso wie zum Schutz der Privatsphäre und zum Umgang mit personenbezogenen Daten, die vor allem im Online-Bereich und bei der Nutzung von *eHealth*- und *mHealth*-Angeboten salient werden (Fischer/Krämer 2016) (siehe hierzu auch den Beitrag von Dockweiler).

5.2 Zielgruppenorientierung und kooperative Ansätze als Erfolgsfaktor

Insgesamt kann strategische Gesundheitskommunikation immer nur so erfolgreich sein, wie es diejenigen, an die die Botschaften gerichtet sind, zulassen. Auch noch so gut gemeinte, qualitativ hochwertige und gut gemachte Informationsangebote sind letztlich wertlos, wenn sie von der Zielgruppe nicht wahrgenommen, verstanden und in handlungsrelevantes Wissen überführt werden. Wer die Menschen mit Gesundheitsbotschaften erreichen möchte, sollte bei allen Überlegungen zur Gestaltung und Verbreitung der Informationen daher nicht nur die Ansprüche der Gesundheitsexpertinnen und -experten, sondern immer auch die Informationsinteressen und -bedürfnisse der Individuen und die Muster ihres gesundheitsbezogenen Informationsverhaltens sowie potenzielle unerwünschte Effekte bedenken. Wie gut gesundheitsbezogene Botschaften ihr gesundheitsförderndes Potenzial schließlich entfalten, wird im Einzelfall stark von den individuellen Kapazitäten und Kompetenzen der Informationsaufnahme und -verarbeitung beeinflusst.

In dem einerseits sehr anwendungs- und alltagsbezogenen, andererseits überaus fachspezifischen Themenfeld Gesundheitskommunikation sind eine interdisziplinäre Kooperation von Medizin, Gesundheits- und Kommunikationswissenschaft sowie eine enge Verknüpfung von theoriebasierter Forschung und Praxis für die Erarbeitung, Realisierung und Evaluation erfolgreicher Kommunikationskonzepte unerlässlich.

Literatur

Bandura, A. (1994). Social Cognitive Theory of Mass Communication. In: J. Bryant/D. Zillmann (Hrsg.): *Media Effects. Advances in Theory and Research*. Hillsdale: Lawrence Erlbaum Associates, 61–90.

Baumann, E./Czerwinski, F. (2015). Erst mal Doktor Google fragen? Nutzung neuer Medien zur Information und zum Austausch über Gesundheitsthemen. In: J. Böcken/B. Braun/R. Meierjürgen (Hrsg.): *Gesundheitsmonitor 2015. Bürgerorientierung im Gesundheitswesen*. Gütersloh: Bertelsmann Stiftung, 57–79.

Baumann, E./Hurrelmann, K. (2014). Gesundheitskommunikation: Eine Einführung. In: K. Hurrelmann/E. Baumann (Hrsg.): *Handbuch Gesundheitskommunikation*. Bern: Huber, 8–17.

Baumann, E./Link, E. (2016). Onlinebasierte Gesundheitskommunikation: Nutzung und Austausch von Gesundheitsinformationen über das Internet. In: F. Fischer/A. Krämer (Hrsg.): *eHealth in Deutschland. Anforderungen und Potenziale innovativer Versorgungsstrukturen*. Berlin: Springer, 385–406.

Baumann, E./Reifegerste, D./Dittrich, A. (2017). *Methodenpapier zum Transfer pflegerelevanten Wissens. Unveröffentlichte Expertise im Auftrag des Zentrums für Qualität in der Pflege*. Berlin: ZQP.

Bonfadelli, H./Friemel, T. (2010). *Kommunikationskampagnen im Gesundheitsbereich. Grundlagen und Anwendungen*. 2. Auflage. Konstanz: UVK.

Braun, B./Marstedt, G. (2014). *Partizipative Entscheidungsfindung beim Arzt. Anspruch und Wirklichkeit. Gesundheitsmonitor der Bertelsmann Stiftung*. Gütersloh: Bertelsmann Stiftung.

Dadaczynski, K./Schiemann, S./Paulus, P. (Hrsg.) (2016). *Gesundheit spielend fördern: Potenziale und Herausforderungen von digitalen Spieleanwendungen für die Gesundheitsförderung und Prävention*. Weinheim: Beltz Juventa.

Eagly, A. H./Chaiken, S. (1993). *The Psychology of Attitudes*. San Diego: Harcourt Brace.

Festinger, L. (1954). A Theory of Social Comparison Processes. *Human Relations*, 7(2), 117–140.

Finne, E./Bucksch, J. (2014). Gesundheitliche Effekte der Mediennutzung. In: K. Hurrelmann/E. Baumann (Hrsg.): *Handbuch Gesundheitskommunikation*. Bern: Huber, 214–227.

Fischer, F./Krämer, A. (Hrsg.) (2016). *eHealth in Deutschland. Anforderungen und Potenziale innovativer Versorgungsstrukturen*. Berlin: Springer.

Fishbein, M./Cappella, J. N. (2006). The Role of Theory in Developing Effecitve Health Communications. *Journal of Communication, 56*, 1–17.

Fromm, B. (2003). Vom Arzt-Patienten-Dialog zur Gesundheitskommunikation über Massenmedien. Gesundheit als Thema im Fernsehen und anderen populären Medien. In. K. Koziol/G. W. Hunold (Hrsg.): *Dialog als Schlüsselbegriff medialer Kommunikation*. München: Kopaed, 50–59.

Fromm, B./Baumann, E./Lampert, C. (2011). *Gesundheitskommunikation und Medien – Ein Lehrbuch*. Stuttgart: Kohlhammer.

Gerbner, G./Gross, L. (1976). The Scary World of TV's Heavy Viewer. *Psychology Today, 89*(9), 41–45.

Göpfert, W. (2001). Möglichkeiten und Grenzen der Gesundheitsaufklärung über Massenmedien. In: K. Hurrelmann/A. Leppin (Hrsg.): *Moderne Gesundheitskommunikation. Vom Aufklärungsgespräch zur E-Health*. Bern: Huber, 131–141.

Griffin, R. J./Dunwoody, S./Neuwirth, K. (1999). Proposed Model of the Relationship of Risk Information Seeking and processing to the Development of Preventive Behaviors. *Environmental Research, 80*(2), S230–S245.

Hannawa, A. F./García-Jiménez, L./Candrian, C./Rossmann, C./Schulz, P. J. (2015). Identifying the Field of Health Communication. *Journal of Health Communication, 20*, 521–530.

Hastall, M. R. (2012). Abwehrreaktionen auf Gesundheitsappelle: Forschungsstand und Praxisempfehlungen. In: S. Hoffmann/U. Schwarz/R. Mai (Hrsg.): *Angewandtes Gesundheitsmarketing*. Wiesbaden: Springer, 281–96.

Hoffmann, S./Schwarz, U./Mai, R. (Hrsg.) (2012). *Angewandtes Gesundheitsmarketing*. Wiesbaden: Springer.

Horton, D./Wohl, R. R. (1956). Mass Communication and Para-Social Interaction: Observation on Intimacy at a Distance. *Psychiatry, 19*(3), 215–229.

Hurrelmann, K./Baumann, E. (Hrsg.) (2014). *Handbuch Gesundheitskommunikation*. Bern: Huber.

Hurrelmann, K./Leppin, A. (Hrsg.) (2001). *Moderne Gesundheitskommunikation. Vom Aufklärungsgespräch zur E-Health*. Bern: Huber.

Jazbinsek, D. (Hrsg.) (2000). *Gesundheitskommunikation*. Wiesbaden: Westdeutscher Verlag.

Johnson, J. D./Case, D. O. (2013). *Health Information Seeking*. New York: Peter Lang.

Johnson, J. D./Meischke, H. (1993). A Comprehensive Model of Cancer-Related Information Seeking Applied to Magazines. *Human Communication Research, 19*, 343–367.

Kahlor, L. A. (2010). PRISM: A Planned Risk Information Seeking Model. *Health Communication, 25*(4), 345–356.

Kreps, G. L./Bonaguro, E. W./Query, J. L. (1998). The History and Development of the Field of Health Communication. In: L. D. Jackson/K. Duffy (Hrsg.): *Health Communication Research. A Guide to Developments and Directions*. Westport: Greenwood, 1–15.

Kreps, G. L./Thornton, B. C. (1984). *Health Communication. Theory and Practice*. New York: Longman.

Lampert, C./Voß, M. (2018). Möglichkeiten und Grenzen digitaler Gesundheitsangebote im Unterhaltungsformat. In: V. Scherenberg/J. Pundt (Hrsg.): *Digitale Gesundheitskommunikation. Zwischen Meinungsbildung und Manipulation*. Bremen: Apollon University Press, 211–222.

Lehmann, F./Sobiech, C./Trojan, A. (2015). Anwaltschaft – Vertretung und Durchsetzung gesundheitlicher Interessen. *Leitbegriffe der Gesundheitsförderung*. Verfügbar unter www.

leitbegriffe.bzga.de/alphabetisches-verzeichnis/anwaltschaft-vertretung-und-durchsetzung-gesundheitlicher-interessen/ (Zugriff am 21.06.2019).

Link, E. (2019). *Vertrauen und die Suche nach Gesundheitsinformationen: Eine empirische Untersuchung des Informationshandelns von Gesunden und Erkrankten*. Berlin: Springer.

Lühnen, J./Albrecht, M./Mühlhauser, I./Steckelberg, A. (2017). *Leitlinie evidenzbasierte Gesundheitsinformation*. Verfügbar unter www.leitlinie-gesundheitsinformation.de (Zugriff am 05.07.2019).

Matthes, J. (2010). Frames in Political Communication. Toward Clarification of a Research Program. In: A. Stuart (Hrsg.): *Rethinking Communication. Keywords in Communication Research*. Cresskill: Hampton Press, 121–134.

McCombs, M. E./Shaw, D. E. (1972). The Agenda Setting Function of the Mass Media. *Public Opinion Quarterly, 36*(2), 176–187.

Okken, P.-K./Jensen, J. D. (2008). Do Loss-Framed Persuasive Messages Engender Greater Message Processing than do Gain-Framed Messages? A Meta-Analytic Review. *Communication Studies, 59*, 51–67.

Pott, E. (2009). Social Marketing und Kampagnen in der Prävention und Gesundheitsaufklärung. In: R. Roski (Hrsg.): *Zielgruppengerechte Gesundheitskommunikation*. Wiesbaden: VS Verlag für Sozialwissenschaften, 199–218.

Reifegerste, D./Hastall, M. R. (2015). Ethische Dimensionen und Dilemmata in der Gesundheitskommunikation. In: M. Schäfer/O. Quiring/C. Rossmann/M. R. Hastall/E. Baumann (Hrsg.): *Gesundheitskommunikation im gesellschaftlichen Wandel*. Baden-Baden: Nomos, 25–38.

Reifegerste, D./Ort, A. (2018). *Gesundheitskommunikation*. Baden-Baden: Nomos.

Rimal, R. N./Real, K. (2003). Perceived Risk and Efficacy Beliefs as Motivators of Change. *Human Communication Research, 29*, 370–399.

Rossmann, C. (2017). Gesundheitskommunikation: Eine Einführung aus kommunikationswissenschaftlicher Perspektive. In: C. Rossmann/M. R. Hastall (Hrsg.): *Handbuch der Gesundheitskommunikation. Kommunikationswissenschaftliche Perspektiven*. Wiesbaden: Springer, 1–13; online.

Schiavo, R. (2007). *Health Communication: From Theory to Practice*. San Francisco: Jossey-Bass.

Schnabel, P.-E./Bödeker, M. (2012). *Gesundheitskommunikation. Mehr als das Reden über Krankheit*. Weinheim: Beltz Juventa.

Schulz, P. J./Hartung, U. (2010). Health Communication Research in Europe: An Emerging Field. *Health Communication, 25*(6), 548–551.

Singhal, A./Rogers, A. (1999). *Entertainment-Education. A Communication Strategy for Social Change*. Mahwah: Lawrence Erlbaum Associates.

Spatzier, A./Signitzer, B. (2014). Ansätze und Forschungsfelder der Gesundheitskommunikation. In: K. Hurrelmann/E. Baumann (Hrsg.): *Handbuch Gesundheitskommunikation*. Bern: Huber, 34–50.

Witte, K. (1992). Putting the Fear Back into Fear Appeals: The Extended Parallel Process Model. *Communication Monographs, 59*, 329–349.

Electronic Public Health

Christoph Dockweiler

Electronic Public Health (ePublic Health) kann als Wissenschaft und Praxis verstanden werden, deren Ziel es ist, durch den Einsatz digitaler Technologien die in Gesundheit verbrachte Lebenszeit zu verlängern, Krankheiten zu vermeiden oder zu lindern und das physische, psychische und soziale Wohlergehen zu fördern, immer unter Berücksichtigung einer gerechten Verteilung und einer effizienten Nutzung vorhandener Ressourcen. Es erweitert das bisherige Verständnis der Handlungsfelder von digitalen Gesundheitstechnologien um Aspekte der Bevölkerungsgesundheit und Relationalität von Gesundheitshandeln und Lebenswelt. Im Rahmen dessen wird die digitale Transformation, die sich innerhalb der gesellschaftlichen Lebenswelten vollzieht, als Handlungsfeld im Sinne von Health in All Policies (HiAP) integriert. Techniqfolgen werden in sozialer, ethischer, versorgungspraktischer und gesundheitlicher Hinsicht beleuchtet und (gesundheits-)politische Rahmenbedingungen aktiv mitgestaltet.

Der Einsatz digitaler Gesundheitstechnologien ist dabei mit dem Ziel verbunden, die Analyse- und Interventionsspielräume im Sinne der Förderung gesundheitlicher Chancen aller Bevölkerungsgruppen zu erweitern und hierbei das soziale Zusammenleben zu verbessern. Hiermit gehen gleichzeitig zentrale technische, soziale, ethische und rechtliche Herausforderungen einher, wobei der Schutz der Daten und die informationelle gesundheitliche Selbstbestimmung eine besonders exponierte Stellung einnehmen.

Dieser Beitrag bietet auf Grundlage der Zusammenhänge sozialer, gesundheitlicher und technologischer Entwicklungen und der daraus folgenden Systematisierung der Anwendungsfelder digitaler Gesundheitstechnologien eine Herleitung einerseits der Potenziale der technologischen Entwicklung für Public Health, und andererseits der Anforderungen für eine produktive Techniknutzung. Damit einhergehend werden zentrale ethische Implikationen reflektiert und Bedarfe für die weitere konvergente Entwicklung der Digitalisierung innerhalb von Public Health aufgezeigt.

1 Einleitung

Zwischen (digitalen) Technologien und der Gesellschaft bestehen Wechselbeziehungen – und diese sind im höchsten Maße dynamisch. So wird einerseits gesellschaftlicher Wandel im Sinne eines technologischen Determinismus durch neue Technologien induziert. Andererseits prägen gesellschaftliche Prozesse als sozial-deterministische Position die konkrete funktionale Entwicklung,

Implementierung und Nutzung von Technologien (Falkenburg 2013). Technologische Innovationen wirken so in vielfältiger Weise (re-)strukturierend auf soziale Zusammenhänge – und sind damit auch soziale Innovationen. Aufgrund dieser Charakteristik tangieren technologische Innovationen in vielfältiger Weise unsere individuellen Lebensstile und Lebenswelten bis hin zur Begründung digitaler Settings, die einen für sich stabilen, funktionalen Sozialzusammenhang darstellen (z. B. Medien wie soziale Online-Netzwerke). Sie erweitern, im positivistischen Sinne, die Handlungsoptionen der Gesellschaft zur Schaffung von Bedingungen, in denen Menschen gesund leben können. Gleichzeitig bedürfen sie einer kritischen Reflexion vor dem Hintergrund ihrer Wirkung auf gesundheitsrelevantes Verhalten und der Lebensräume, in denen Gesundheit erhalten und gefördert sowie Krankheitsversorgung organisiert wird.

Die Bezüge dieser Wechselbeziehung sind aus der Perspektive von Public Health vielfältig. Digitale Gesundheitstechnologien ermöglichen neue Interaktions- und wissensbezogene Reproduktionsformen in der Gesellschaft und in ihren Teilbereichen wie dem Gesundheitssystem. Dies zeigt sich nicht nur in den Wegen, wie Menschen Gesundheitsinformationen suchen, rezipieren und wiederum selbst innerhalb von Blogs, Foren und anderen sozialen Medien produzieren (Best/Manktelow/Taylor 2014). Es zeigt sich auch darin, wie Online-Netzwerke sich auf die soziale und psychische Gesundheit auswirken und darauf, wie Krankheiten bewältigt werden (Kneidinger 2010). Schlussendlich zeigt es sich darin, wie gesundheitliche Versorgung technikunterstützt gestaltet und wie durch (neue) Medien Angebote sowie Botschaften der Prävention nachhaltig und zielgruppenspezifisch in die Lebenswelten integriert werden können (van den Berg et al. 2015).

Technologische Innovationen prägen darüber hinaus immer deutlicher unsere Lebenswelten durch die Veränderung von Arbeitsprozessen, von Organisationsmustern und interorganisationalen Beziehungen (Apt et al. 2016) oder im Bereich der Mobilität und Transportlogistik (*smart traffic management*), indem durch digitale Innovationen das Verkehrsaufkommen in Städten reduziert und damit umweltbezogene Expositionen reduziert werden können (D'Onofrio/Portmann 2017). Damit sind sie längst keine Randerscheinung im Sinne (medizin-)exklusiver Expertensysteme mehr. Digitale (Gesundheits-)Technologien gehen zunehmend eine Symbiose mit der Technik in unserem alltäglichen Leben ein und interagieren dabei mit unserer Lebensumwelt, z. B. mit Blick auf die Förderung von Bewegung und sportlicher Aktivität, aber auch im Zugang zu barrierefreier Infrastruktur oder der Nutzung von Naherholungsräumen als Gesundheitsressource. Die Digitalisierung begründet infolgedessen u. a. neue Erfordernisse in Form einer Bewertung ihrer Potenziale für die Förderung von Gesundheit und die Krankenversorgung, der Analyse ihrer ethischen Implikationen oder der Kohärenz der rechtlich-regulativen Rahmensetzungen im Zusammenspiel mit neuartigen digitalen Produkten.

2 Systematisierung von digitalen Gesundheitstechnologien und ihre Handlungsfelder in Public Health

Es gibt zahlreiche Klassifikations- und Definitionsversuche für den Einsatz digitaler Gesundheitstechnologien. Ein verbindendes Element stellt die Abstrahierung nach Teilmengen dar. *Electronic Health* (eHealth) wird hier als definitorischer Überbau verstanden, innerhalb dessen jeglicher Einsatz von Informations- und Kommunikationstechnologien (IKT) für Gesundheit subsumiert wird (World Health Organization [WHO] 2012). Im deutschsprachigen Raum hat sich parallel dazu der Begriff der Gesundheitstelematik etabliert. Anwendungen, die im Bereich von eHealth zu verorten sind, lassen sich innerhalb eines Fünf-Säulen-Modells mit den Bereichen *Inhalt, Ökonomie, Vernetzung, Gesundheit* und *Versorgung* abstrahieren (Dockweiler/Razum 2016) (vgl. Abbildung 1). Die hierunter subsumierten Anwendungen und Dienstleistungen können sowohl ortsgebunden als auch ortsungebunden, d. h. über mobile Endgeräte, erbracht werden. Über die grundlegenden Softwarekomponenten der entsprechenden Endgeräte hinaus umfassen digitale Gesundheitstechnologien etwaige (ergänzende) Hardware (z. B. Sensorik oder Robotik) sowie verbundene, interoperable Systeme (z. B. Servernetze als Infrastruktur der Digitalisierung im Gesundheitswesen, Cloud-Server oder Systeme Künstlicher Intelligenz), die zur Erfüllung des jeweiligen Anwendungszwecks dienen.

Digitale Gesundheitstechnologien umfassen dabei sowohl technische Lösungen, die edukative Gesundheitsangebote über digitale Endgeräte bereitstellen, als auch allgemeine, onlinebasierte Gesundheitsinformationen oder digitale Angebote der Fort- und Weiterbildung (Reifegerste/Baumann 2018). Hierunter kann ebenso das Angebot von gesundheitsbezogenen, ökonomischen Dienstleistungen wie die elektronische Abrechnung oder Einkaufsportale für Heil- und Hilfs- oder Arzneimittel subsumiert werden (Jörg 2018). Sie umfassen ferner den Bereich der Digitalisierung von medizinischen und pflegerischen Versorgungsprozessen, u. a. mit Blick auf die Anwendung innerhalb von Diagnose und Therapie (z. B. entscheidungsunterstützende Systeme oder computer- bzw. roboterassistierte Chirurgie), Systeme des Monitoring von gesundheitsrelevanten Parametern oder internetgestützte medizinische und pflegerische Konsile (Jörg 2018). Derartige digitale Leistungen, die primär in den unterschiedlichen Versorgungssektoren verankert sind, unterstützen die medizinische oder pflegerische Leistungserbringung entweder durch die Schaffung von

Abbildung 1: Strukturierung von eHealth-Leistungen

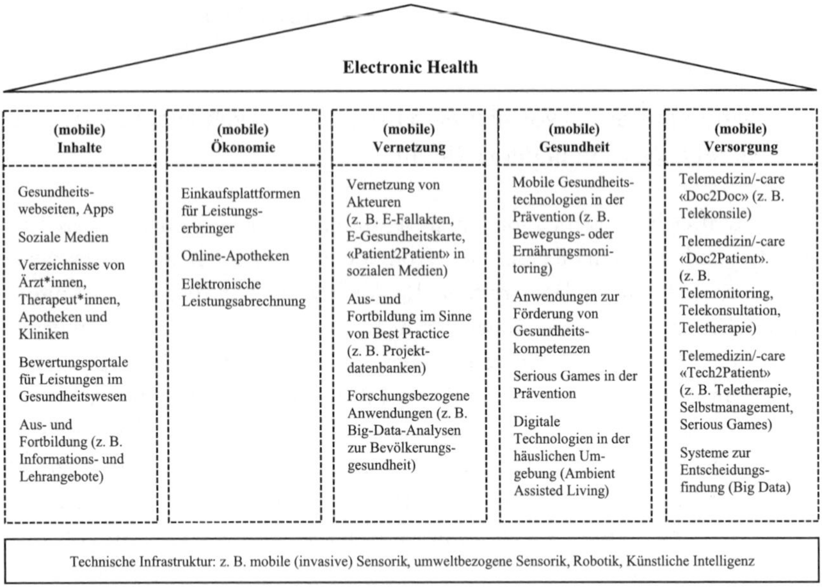

Electronic Health				
(mobile) Inhalte	(mobile) Ökonomie	(mobile) Vernetzung	(mobile) Gesundheit	(mobile) Versorgung
Gesundheitswebseiten, Apps Soziale Medien Verzeichnisse von Ärzt*innen, Therapeut*innen, Apotheken und Kliniken Bewertungsportale für Leistungen im Gesundheitswesen Aus- und Fortbildung (z. B. Informations- und Lehrangebote)	Einkaufsplattformen für Leistungserbringer Online-Apotheken Elektronische Leistungsabrechnung	Vernetzung von Akteuren (z. B. E-Fallakten, E-Gesundheitskarte, «Patient2Patient» in sozialen Medien) Aus- und Fortbildung im Sinne von Best Practice (z. B. Projektdatenbanken) Forschungsbezogene Anwendungen (z. B. Big-Data-Analysen zur Bevölkerungsgesundheit)	Mobile Gesundheitstechnologien in der Prävention (z. B. Bewegungs- oder Ernährungsmonitoring) Anwendungen zur Förderung von Gesundheitskompetenzen Serious Games in der Prävention Digitale Technologien in der häuslichen Umgebung (Ambient Assisted Living)	Telemedizin/-care «Doc2Doc» (z. B. Telekonsile) Telemedizin/-care «Doc2Patient». (z. B. Telemonitoring, Telekonsultation, Teletherapie) Telemedizin/-care «Tech2Patient» (z. B. Teletherapie, Selbstmanagement, Serious Games) Systeme zur Entscheidungsfindung (Big Data)

Technische Infrastruktur: z. B. mobile (invasive) Sensorik, umweltbezogene Sensorik, Robotik, Künstliche Intelligenz

weiterentwickelt in Anlehnung an Dockweiler/Razum 2016, 6

Kommunikationsstrukturen zur Datenerfassung, -haltung und -übermittlung zwischen dem medizinischen, therapeutischen oder pflegerischen Personal (z. B. Krankenhausinformationssysteme, Übermittlung teleradiologischer Befunde, Befundüberprüfungen innerhalb von Zweitmeinungen) und/oder durch die gezielte Herstellung von Kommunikationsstrukturen zwischen dem behandelnden Personal und den Patientinnen und Patienten. Vernetzungen können gleichzeitig durch den Einsatz sozialer Medien über das Internet zwischen Patientinnen und Patienten (Adebahr/Kriwy 2018), aber auch zwischen Ärztinnen und Ärzten im Sinne informeller Weiterbildung erfolgen (Müller/Kreimer 2015). Mit Blick auf die forschungsbasierte, aber auch wirtschaftlich orientierte Ebene vernetzter Daten- und Informationssysteme werden zunehmend gesundheitsbezogene Datensätze erfasst (z. B. in der alltäglichen Nutzung gesundheitsorientierter Applikationen auf mobilen Endgeräten) und mit weiteren personenbezogenen Daten (wie Daten zum Wohnort oder zur Nutzung von Mobilitätsangeboten) in Bezug gesetzt, um hieraus komplexe Korrelationen beispielsweise zur bevölkerungsbezogenen Verteilung von Gesundheitsrisiken abzuleiten (Salathé et al. 2012).

Die Konvergenz der aufgezeigten Perspektiven – der technologischen Entwicklung und ihrer gesellschaftlichen Implikationen sowie der öffentlichen Gesundheit – treten jedoch nun unter dem Brennglas einer neuen fachlichen und praktischen Ausprägung von Public Health zusammen, was das Verständnis der Handlungsfelder von digitalen Gesundheitstechnologien entscheidend erweitert. Insbesondere mit Blick auf Aspekte der Bevölkerungsgesundheit und Relationalität von Gesundheitshandeln und Lebenswelt. Public Health prägt damit die z. T. technikgetriebene Entwicklung von eHealth durch einen interdisziplinären Ansatz, indem die digitale Transformation, die sich innerhalb der gesellschaftlichen Lebenswelten vollzieht (z. B. Arbeitswelt, Bildung, Stadtentwicklung, Partizipation an demokratischen Prozessen), als Handlungsfeld im Sinne von *Health in All Policies* (HiAP) integriert wird und Technikfolgen in sozialer, ethischer, versorgungspraktischer und gesundheitlicher Hinsicht beleuchtet und (gesundheits-)politische Rahmenbedingungen aktiv mitgestaltet werden. ePublic Health kann dabei als Wissenschaft und Praxis mit dem Ziel der Verlängerung der in Gesundheit verbrachten Lebenszeit, der Vermeidung oder Linderung von Krankheiten und zur Förderung von physischem, psychischem und sozialem Wohlergehen durch den Einsatz digitaler Technologien unter Berücksichtigung einer gerechten Verteilung und einer effizienten Nutzung vorhandener Ressourcen verstanden werden.

3 Grundlagen der technologiegestützten Kommunikation im Gesundheitswesen

Um ePublic-Health-Anwendungen in der Praxis zu ermöglichen, bedarf es einer technologischen Infrastruktur, akzeptierter Kommunikationsstandards und des Vorhandenseins eines gemeinsamen Verständnisses über den Kommunikationskontext – also gemeinsamer Wissens- und Erfahrungswerte. Die notwendige Interoperabilität der einzelnen Kommunikationssysteme bezieht sich demnach nicht nur auf die Syntax, sondern insbesondere auch auf die Semantik der Kommunikation. Kommunikationswege können dabei entweder unidirektional (z. B. digitales Monitoring) oder bidirektional (z. B. mediale Konsultation) sein. Die Dialogität zeichnet sich sowohl durch asynchrone Formen (z. B. digitale Gesundheitsakten) als auch synchrone Formen (z. B. digital unterstützte Visiten) aus. Die digitale Infrastruktur eröffnet den Kommunikationsteilnehmerinnen und Kommunikationsteilnehmern unterschiedliche Möglichkeiten der inhaltlichen Gestaltung der Interaktion durch visuelle, auditive und datenbezogene Übertragungsformen – je nach Anforderung an den Kommunikationsanlass und die datenschutzrechtlichen Rahmenbedingungen.

Die verschiedenen Facetten und Ausprägungen von ePublic Health tangieren dabei unterschiedliche Bereiche rechtlicher Anforderungen an die Kommunikation. Maßgeblich für die Digitalisierung ist das Grundrecht auf Datenschutz. Dieses wird vom Europäischen Gerichtshof für Menschenrechte als Konkretisierung des Gebots der Achtung der privaten Sphäre anerkannt (vgl.

Art. 8 Konvention zum Schutz der Menschenrechte und Grundfreiheiten EMRK). Das Grundrecht auf Datenschutz ist somit, übertragen auf die Anwendung digitaler Gesundheitstechnologien, eine Ausgestaltung des Rechts auf informationelle gesundheitliche Selbstbestimmung (Weichert 2016). Neben Fragen der Selbstbestimmung, der Anforderungen an den Datenschutz aber auch der therapeutischen Schweigepflicht sind Fragen des Haftungs- und Berufsrechts von Ärztinnen oder Ärzten und Psychotherapeutinnen oder Psychotherapeuten relevante rechtliche Grundlagen der Digitalisierung von Gesundheit. Dabei wird die Neuregelung der Musterberufsordnung der Ärztinnen und Ärzte (MBO-Ä) mit Blick auf die Fernbehandlung neue Dynamik in die Entwicklung und Nutzung von digitalen Gesundheitstechnologien bringen. Demnach wird künftig in § 7 Abs. 4 vorgesehen, dass Ärztinnen und Ärzte im Einzelfall auch bei ihnen noch unbekannten Patientinnen und Patienten eine ausschließliche Beratung oder Behandlung über Kommunikationsmedien vornehmen dürfen, sofern dies ärztlich vertretbar ist und die erforderliche ärztliche Sorgfalt gewahrt wird. Anforderungen an die Qualität dieser Kommunikation sind dabei eng verknüpft mit der Beherrschbarkeit soziotechnischer Innovationen und lassen sich für die Anwendung im Bereich von ePublic Health in Anlehnung an Haas (2006) wie folgt ableiten:

- *Vertraulichkeit*: Erfasste und gespeicherte personenbezogene (Gesundheits-) Daten werden nur an die Akteure zur Kenntnis gegeben, die am unmittelbaren Versorgungsfall beteiligt sind. Dabei erhält jeder Akteur die Daten, die er für die Erfüllung seiner Aufgaben benötigt.
- *Integrität*: Personenbezogene (Gesundheits-)Daten müssen zu jedem Zeitpunkt der Übermittlung, Speicherung und Verarbeitung vollständig und widerspruchsfrei entschlüsselt, gelesen und interpretiert werden können.
- *Authentizität*: Alle Akteure, die bei der Erfassung, Verarbeitung und Übermittlung von personenbezogenen (Gesundheits-)Daten beteiligt waren und sind, müssen eindeutig identifizierbar sein. Es muss klar ersichtlich sein, wer zu welcher Zeit verantwortlich für einen Verarbeitungsvorgang war. Dabei ist die automatisierte Erfassung durch ein medizinisches Gerät ebenso zu kennzeichnen.
- *Verfügbarkeit*: Es muss sichergestellt werden, dass alle relevanten Akteure eines Versorgungsprozesses die Informationen zeitlich und örtlich verfügbar haben, um medizinisch und pflegerisch handlungsfähig zu sein. Eine Grundvoraussetzung hierfür ist die Interoperabilität der technischen Systeme im Gesundheitswesen.
- *Validität*: Personenbezogene (Gesundheits-)Daten müssen in der für den Versorgungsfall angemessenen Qualität vorliegen (z. B. hinreichende Auflösung der Bild- und Videodaten).

- *Revisionsfähigkeit*: Bei der Erstellung, Speicherung oder Veränderung von personenbezogenen (Gesundheits-)Daten muss ersichtlich sein, welcher Akteur den Verarbeitungsschritt vollzogen hat (z. B. durch eine digitale Signatur). Die Dokumentation hierüber muss im Bedarfsfall für Dritte auch im Nachhinein transparent sein.

Zentrale Instrumente für die praktische Umsetzung dieser Sicherheitsziele sind die Kontrollmechanismen des Bundesdatenschutzgesetzes (vgl. § 9 Satz 1 BDSG). Hierzu zählen die Zugangs- und Zugriffskontrolle (z. B. über passwortgesicherte Systeme oder elektronische Chipkarten), die Weitergabekontrolle (z. B. durch Verschlüsselung; jeder Übermittlung muss die Einwilligung der jeweiligen Patientin bzw. des jeweiligen Patienten oder eine rechtliche Regelung zugrunde liegen), die Eingabekontrolle (z. B. durch das Hinterlassen einer digitalen Signatur bei der Bearbeitung von Daten), die Auftragskontrolle (z. B. Sicherstellung, dass die Daten nur durch die Weisung des Auftraggebers verarbeitet werden) und die Verfügbarkeitskontrolle (z. B. durch Datensicherungen, um dem Verlust vorzubeugen).

4 Ziele und Potenziale der Digitalisierung für Public Health

Der gesundheitsbezogene Einsatz von Kommunikations- und Informationstechnologien verfolgt übergeordnete Ziele. Hierzu gehören (a) die Förderung der Leistungsfähigkeit und Bedarfsgerechtigkeit von Prävention und Versorgung, (b) die Ermöglichung von gesundheitlicher Chancengleichheit, (c) die Stärkung von Teilhabe und Empowerment, (d) die Steigerung von Wirtschaftlichkeit und Effizienz von Versorgung, (e) die Förderung und Verbreitung der Evidenzbasierung gesundheitlichen Handelns, (f) die Fokussierung von Lebensweltbezogenheit und (g) die Ermöglichung von Spezialisierung in der Versorgung.

Leistungsfähigkeit und Bedarfsgerechtigkeit: Durch die Gestaltung neuer und die Verbesserung bestehender Gesundheitsleistungen soll die Qualität der Leistungserbringung erhöht werden – etwa mit Blick auf die gesundheitsbezogene Lebensqualität von Patientinnen und Patienten unterschiedlicher Altersgruppen und Lebenssituationen (Koch 2012). Die gesundheitsbezogene Versorgung kann durch die Erfassung gesundheitsbezogener Daten besser auf die individuelle Situation der Patientinnen und Patienten eingestellt werden. Diese ermöglichen tiefe Einblicke in den aktuellen Gesundheitszustand, das Gesundheitsverhalten sowie den Lebenswandel und erlauben als zusätzliches Element der ärztlichen Entscheidungsunterstützung Prognosen zur Krankheitsentwicklung (Salathé et al. 2012). Leistungserbringer sind durch das digitale Monitoring in der Lage, schneller auf gesundheitliche Veränderungen zu reagieren und Patientinnen oder Patienten länger in der häuslichen Umgebung zu versorgen und damit Hospitalisierungen zu reduzieren (Paulus 2015). Durch den regelmäßigen Kontakt zwischen Ärztinnen bzw. Ärzten und Patientinnen bzw. Patienten (z. B. über Videokonsultationen oder textbasierte Nachrichtendienste) lässt sich in der Versorgung die Adhärenz der therapeutischen Interventionen erhöhen (Minet et al. 2015). Telemedizin spielt darüber hinaus eine wichtige Rolle in der Notfallmedizin, um Patientinnen und Patienten bereits kurzfristig vor Ort zu versorgen und die Leistungserbringung digital zu koordinieren (Brokmann et al. 2015). Ferner verfolgen digitale Gesundheitstechnologien das Ziel, eine multiprofessionelle Versorgung digital zu unterstützen, z. B. durch Videokonsultationen (Johansson/Lindberg/Söderberg 2014) oder die elektronische Dokumentation, die ebenso zur Förderung der Arzneimittelsicherheit beitragen kann (Aly et al. 2011).

Chancengleichheit: Gesundheitsleistungen sollen, unabhängig von Ort und gesundheitlichem Zustand, allen und jederzeit zugänglich sein. Die Möglichkeit der Konsultation von spezialisierten Expertinnen und Experten im Diagnose- und Behandlungsablauf über Informations- und Kommunikationstechnologien stellt einen wichtigen Aspekt der Gesundheitsversorgung in vorwiegend ländlichen Gebieten mit einer niedrigen Dichte an (Fach-)Ärztinnen und Ärzten dar. Digitale Gesundheitstechnologien können durch die Vernetzung unterschiedlichster Gesundheitsakteure auf verschiedenen Versorgungsebenen bzw. -sektoren einen Beitrag dazu leisten, auch in Gebieten mit geringer medizinischer und pflegerischer Infrastruktur die Versorgungssicherheit und -qualität im Sinne der Daseinsvorsorge zu gewährleisten (AGENON 2009). In Erweiterung des Verständnisses von Global Health lässt sich das Ziel der Chancengleichheit auch auf internationale Kontexte übertragen, z. B. mit Blick auf den Einsatz digitaler Technologien zum Erfahrungsaustausch und Wissenstransfer zwischen Ländern.

Empowerment, Teilhabe und Partizipation: Durch die niedrigschwellige Bereitstellung von Gesundheitsinformationen und administrativen Belangen (z. B. Versicherung, Rechtsansprüche bei Krankheit) über verschiedene Medien (z. B. Internet, Apps auf mobilen Endgeräten) können Bürgerinnen und Bürger vermehrt über gesundheitsrelevante Einflüsse der Lebensumwelt und des eigenen Verhaltens aufgeklärt sowie in Entscheidungen bezüglich Gesundheitsförderung, Prävention und Versorgung einbezogen werden (Rossmann/Karnowski 2015). Dadurch sollen sie stärker als aktive Akteure in Prävention und Versorgung integriert und im Rahmen informierter Entscheidungsprozesse unterstützt werden. Das Leistungs-, Präventions- und Behandlungsgeschehen im Gesundheitswesen soll hierdurch transparenter werden. Patientinnen und Patienten können durch den Einsatz von digitalen Gesundheitstechnologien vermehrt zu Produzentinnen und Produzenten ihrer eigenen Gesundheit werden, beispielsweise indem sie selber Gesundheitsdaten überwachen und verwalten (van der Vaart et al. 2014). Des Weiteren können digitale Technologien auch im Kontext von Inklusion und Teilhabe wirksam werden. Beispiele hierfür lassen sich in technischen Assistenzsystemen finden, welche älteren oder unterstützungs- bzw. pflegebedürftigen Personen ermöglichen, länger selbstbestimmt im eigenen Wohnumfeld zu leben.

Wirtschaftlichkeit und Effizienz: Durch den Einsatz von digitalen Gesundheitstechnologien sollen Versorgungsprozesse effizienter gestaltet und Kosten langfristig reduziert werden (z. B. durch die Vermeidung von Doppeluntersuchungen oder die Verringerung von Krankenhauseinweisungen). Die intendierten Wirkungen liegen primär im Bereich der Beeinflussung von intra- und interorganisationalen Leistungserbringungsprozessen. So können sie einen Beitrag an der Schnittstelle zwischen Akteuren leisten, indem Aufnahmezeiten oder Liege-/Transportzeiten in den Versorgungsprozessen reduziert und übergreifende, gemeinsam erbrachte Leistungen besser koordiniert und gesteuert sowie Kapazitäten besser ausgelastet werden (Purcell/McInnes/Halcomb 2014).

Evidenzbasierung und Weiterbildung: Das Gesundheitswesen wird immer mehr zu einem eigenen komplexen „Wissenssystem"; die Qualität der Versorgung hängt wesentlich von der Erfassung, der Analyse sowie dem Austausch von aktuellen evidenzbasierten Informationen ab. Durch die Verbreitung von abgesichertem Wissen (z. B. in Form von Online-Datenbanken, innerhalb von mobilen und stationären klinischen Informationssystemen) sowie den Einsatz neuer technologischer Möglichkeiten (z. B. Virtuelle Realität) in der Ausbildung therapeutischer und pflegerischer Berufe soll die Leistungserbringung verbessert werden (Zschorlich et al. 2015). Gleichzeitig ist mit dem Einsatz digitaler Anwendungen in der qualitativen wie auch in der quantitativen Forschung die Möglichkeit gegeben, Verfahren der Datenerhebung und -auswertung – unter Berücksichtigung ihrer methodischen Limitationen – effektiver zu gestalten und neue Zugangswege in der Generierung von Stichproben zu wählen (z. B. Online-Panels oder Apps auf mobilen Endgeräten) oder die partizipative Gestaltung von Forschungsprozessen zu begünstigen (Freifeld et al. 2010). Deutlich wird dies insbesondere auch im Rahmen der digital unterstützten, raumbezogenen Epidemiologie. So lässt sich aus den sozialen Medien eine Vielzahl gesundheitsrelevanter Merkmale direkt erfassen oder aus den *Social-Media-Posts* selbst ableiten (Gruebner et al. 2017). Neben klassischen *Data-Mining*-Verfahren, wie etwa dem deskriptiven *Data-Mining* zur Musterfindung, werden dabei Methoden des *Natural Language Processing* – also Techniken und Methoden zur maschinellen Verarbeitung natürlicher Sprache – eingesetzt, die deutlich über einfache schlüsselwortbasierte Verfahren des *Data-Mining* hinausgehen (Gruebner et al. 2017).

Lebensweltbezogenheit: Durch die vielfältigen Möglichkeiten der Datenerhebung und -vernetzung besteht die Möglichkeit, im Rahmen von Prävention, vorbeugendem Gesundheitsschutz und Versorgung kontextbezogene Daten (z. B. aus der häuslichen Umgebung, der städtischen Umwelt oder der Arbeitswelt) in die Interventionsplanung, -implementierung, -durchführung und -evaluation zielgruppenspezifisch einzubeziehen, die einerseits u. a. von Bürgerinnen und Bürgern über *Wearables* selber automatisiert erfasst oder andererseits in Form gesundheitsbezogener Informationen direkt auf den mobilen Endgeräten bereitgestellt werden (Pigliautile/Pisello 2018). Ferner können durch die neuen Wege der Datenerfassung und -verknüpfung Zusammenhänge zwischen Gesundheit und den hier zugrundeliegenden gesellschaftlichen Determinanten erkannt und auf dieser Grundlage neue Ansätze zur gesundheitsförderlichen Gestaltung der Lebenswelten erarbeitet werden (z. B. im Bereich der Analyse städtischer Lebensumwelten und der Frage der sozialen Verteilung von Schadstoffexpositionen) (Salathé et al. 2012).

5 Voraussetzungen zur Anwendung und Entwicklung digitaler Gesundheitstechnologien

Die Voraussetzungen, um ePublic-Health-Leistungen zu nutzen, sind neben der Einhaltung der bereits beschriebenen rechtlichen Rahmungen vielfältig. Zu unterscheiden sind Bedingungen, die (a) auf der Seite des Produktes, (b) in Bezug auf die Nutzungskontexte und (c) direkt in der Person der Nutzerinnen und Nutzer zu verorten sind. Die Schaffung handlungserleichternder Rahmenbedingungen (z. B. Rechtssicherheit, Transparenz mit Blick auf Datenflüsse und Qualität, Vergütung innerhalb von Prävention und Versorgung, technische Infrastruktur), die Gestaltung der Technologien (z. B. *Usability*, technologische Interoperabilität durch einheitliche Standards) und die Implementierung der Innovationen in Prävention und Versorgung entlang der Bedarfe und Bedürfnisse sowie Voraussetzungen der Nutzerinnen und Nutzer nehmen dabei, zusammen mit der Analyse der Wirksamkeit und Effizienz von digitalen Gesundheitstechnologien, eine weitreichende Perspektive auf die Nutzungsvoraussetzungen ein.

Eine weitere Voraussetzung liegt mit Blick auf die individuellen Kompetenzen der Nutzergruppen bei der Erschließung und Anwendung der gesundheitsbezogenen Technologien vor. Der Kompetenzbegriff rekurriert dabei auf Konzepte der *Health-Literacy*-Forschung (siehe den Beitrag von Schaeffer, Vogt und Berens). Diese bezieht sich auf das Wissen, die Motivation und die Kompetenzen von Menschen, die erforderlich sind, um relevante Gesundheitsinformationen in unterschiedlicher Form zu finden, zu verstehen, zu beurteilen und anzuwenden, um im Alltag, in den Bereichen der Gesundheitsversorgung und der Krankheitsbewältigung sowie der Gesundheitsförderung und Prävention Urteile fällen und Entscheidungen treffen zu können, die ihre Lebensqualität während des gesamten Lebensverlaufs erhalten oder verbessern (Zamora et al. 2015). eHealth Literacy kann dabei als Teilbereich von Health Literacy verstanden werden, welcher sich spezifisch auf die Nutzung und Aneignung von Informationen und Wissen innerhalb der onlinebasierten Gesundheitskommunikation bezieht, der jedoch einen erweiterten Kompetenzbereich in der Anwendung und im Verständnis von Informations- und Kommunikationstechnologien verlangt (Neter/Brainin 2012). Zu diesen zusätzlichen Kompetenzen gehören Computer- und Medienkompetenzen (das Wissen und die Fähigkeit, Technik und verschiedene Online-Medien zu finden und anzuwenden), Informationskompetenzen (das Wissen, wie Informationen online organisiert sind), literale Kompetenzen (das Wissen und die Fähigkeit, Online-Informationen zu verstehen), aber auch wissenschaftliche Kompetenzen (das grundlegende Wissen über die Bedeutung und Einordnung wissenschaftlicher Ergebnisse) (Norman/Skinner 2006).

Die eHealth Literacy ist empirisch innerhalb der Gesellschaft unterschiedlich ausgeprägt. So zeigen sich jüngere, sozioökonomisch besser gestellte Personengruppen eher kompetent in der Gesundheitsinformationsaneignung und -erschließung über Informations- und Kommunikationsmedien (Neter/Brainin 2012). Gleiche Effekte zeigen sich unabhängig vom Alter für Personen, die tendenziell weniger von chronischen Krankheiten betroffen sind (Neter/Brainin 2012).

6 Ethische Herausforderungen von ePublic Health

Der Gebrauch von Technik ist grundlegender, wenn nicht sogar konstituierender Bestandteil des menschlichen Wesens. Ethische Konfliktlinien treten dabei dort auf, wo sich das Repertoire der Interventionsmöglichkeiten durch technische Fortentwicklung erweitert. Diese sind geprägt durch die Ambiguität von Technik, denn sie ist nicht genuin kategorial als gefährlich oder harmlos zu beschreiben. Vielmehr ist es eine Frage von Absicht und Verantwortung des menschlichen Handelns im Rahmen der Entwicklung und Nutzung der Technik, die das manipulative Potenzial von technologischen Innovationen mitbestimmt (Groß/Schmidt 2018). Zentrale Bausteine sind dabei *erstens* die Sicherstellung der Autonomie – hier verstanden als die Fähigkeit, sein Leben nach den eigenen Wünschen und Entscheidungen, frei von Zwang und Kontrolle gestalten zu können, und das hierzu dichotome Verhältnis der Selbstbestimmung zur Ausübung von Überwachung. Ein weiteres, bisher allerdings in Public Health noch wenig beachtetes ethisches Spannungsfeld ergibt sich *zweitens* im Zusammenwirken sozialer, gesundheitlicher und digitaler Ungleichheiten und der hieraus sozialethisch abzuleitenden Frage der Ressourcenzugänglichkeit für unterschiedliche Bevölkerungsgruppen. *Drittens* ist danach zu fragen, wie das Verhältnis von Mensch und Technik gestaltet wird und welche Relevanz die Nutzerinnen- und Nutzerorientierung bei der Entwicklung und Einführung von digitalen Gesundheitstechnologien hat.

6.1 Zum Verhältnis von Autonomie und Kontrolle

Die Verlagerung von Prävention, medizinischer und pflegerischer Versorgung in die häusliche Umgebung, die Überwachung von gesundheitsbezogenen Daten am Arbeitsplatz als Teil des Betrieblichen Gesundheitsmanagements oder auch die Nutzung von mobilen Gesundheitstechnologien zur Datenerfassung, -speicherung und -verarbeitung modellieren durch die gegebenen Handlungsmöglichkeiten die Bedingungen von Autonomie und externer Kontrolle über das eigene menschliche Handeln. Eine mit Sensorik, Kameras und mobilen Endgeräten technisch aufgerüstete Wohnumgebung bietet Bürgerinnen und Bürgern unter Umständen nicht mehr das Gefühl von „zu Hause und Heimat", welches ursprünglich der Grund für den Wunsch nach einer Versorgung in der eigenen Häuslichkeit war. Mehr noch ist danach zu fragen, inwieweit eine Datenerfassung am Menschen automatisiert stattfindet. Erfolgt eine Erfassung von gesundheitsbezogenen (und weiteren relevanten) Daten, ohne dass die Patientin oder der Patient hier aktiv beteiligt wird (z. B. automatisiert über Implantate oder über Kameras), steigert dies zwar objektiv die Sicherheit, führt aber letztendlich nicht zu der erhofften Emanzipation und Selbstbestimmung. Im Gegenteil: Kompetenzen werden nicht mehr gefördert und die Versorgung entzieht sich vielfach komplett der eigenen Kontrolle (Siep 2007).

Gleiches gilt für die weitere Verarbeitung von gesundheitsbezogenen Daten. Durch den Einsatz digitaler Gesundheitstechnologien lassen sich unterschiedliche personenbezogene und gesundheitsbezogene Daten kombinieren. Aus der Perspektive der informationellen Selbstbestimmung stellt sich dabei einerseits die Frage der Transparenz der Informationsflüsse sowie der Legitimation der Datenerfassung und -verarbeitung. Andererseits ist es wesentlich für die Aussagekraft von datenbasierten Analysen und Vorhersagen, wie objektiv, reliabel, reproduzierbar und valide die Datengrundlagen sind. Die unabhängige Überprüfung und Verifizierung von Datenanalysen bleibt dabei von zentraler Bedeutung. Ferner stehen den Chancen datengetriebener Ansätze unterschiedliche Risiken gegenüber. Hierzu zählen etwa der Kontrollverlust über die eigenen Daten, der immer weitergehend eröffnete Zugriff auf intime Informationen durch Leistungsanbieter sowie erleichterter Datenmissbrauch (Deutscher Ethikrat 2017). Hinzu kommen die Befürchtungen, dass eine verstärkte Nutzung von *Big Data* im Gesundheitswesen die persönliche Zuwendung zu Patientinnen und Patienten weiter reduziert, ihr unkritischer oder unsachgemäßer Einsatz zu Diagnose- und Behandlungsfehlern führt oder es zu einer gezielten Diskriminierung durch die Individualisierung von Gesundheitsrisiken sowie einer Zuschreibung von Verantwortung für die eigene Erkrankung kommt (Deutscher Ethikrat 2017).

Gleiches zeigt sich hier auch mit Blick auf die selbstinduzierte Produktion von Gesundheitsdaten durch die Nutzung von mobilen Technologien. *Wearables* und Apps können den zeit- und ortsunabhängigen Zugang zu Gesundheitsinformationen erleichtern und zeigen in Ansätzen das Potenzial, einen gesundheitsbewussten Lebensstil sowie das persönliche Wohlergehen zu fördern (Overdijkink et al. 2018). Eine sich hier möglicherweise vollziehende überzogene Selbstkontrolle mithilfe solcher Angebote kann gleichzeitig zu einem übertriebenen, der Gesundheit abträglichen Optimierungsstreben sowie der Medikalisierung von in der Regel natürlichen Lebensvorgängen beitragen (Deutscher Ethikrat 2017). Zudem ist zweifelhaft, ob die gesundheitsbezogene Selbstvermessung tatsächlich Ausdruck persönlicher Souveränität oder eher eine Form der Fremdbestimmung ist. So könnte es zu einer Diskriminierung von Personen kommen, die sich an solchen Messungen nicht beteiligen können oder wollen. Auch die bisherige Orientierung vieler Angebote an den wirtschaftlichen Interessen der Hersteller sowie Mängel bei der Transparenz und dem Datenschutz sind kritisch zu begutachten (Deutscher Ethikrat 2017).

6.2 Zum Verhältnis von individuellen Kompetenzen, Lebensbedingungen und der Nutzung digitaler (Gesundheits-)Technologien

Digitale Gesundheitstechnologien können räumliche Versorgungsungleichheiten dämpfen. Die Digitalisierung in Prävention und Versorgung könnte dabei jedoch auch neue Ungleichheiten im Zugang zu den Interventionsstrategien fördern, die durch Technik unterstützt werden und rein technikbasiert sind. Die Annahme rekurriert auf der These der digitalen Spaltung (*digital divide*), welche ein gesellschaftliches Paradoxon beschreibt: Mit der Zunahme an verfügbaren Informationen vergrößern sich die Wissensunterschiede nach Sozialstatus innerhalb einer Gesellschaft. Das Verständnis einer digitalen Ungleichheit oder Spaltung als ein Phänomen sozialer und gesundheitlicher Ungleichheit muss vor dem Hintergrund getroffen werden, dass aus der fehlenden Verfügbarkeit neuer Technologien Einschränkungen von Lebenschancen resultieren (Zillien 2009) – oder dass sich hinsichtlich gesundheitsbezogener Technologien Auswirkungen auf das Wissen über die eigene Gesundheit und Krankheit, das Vorhandensein von Versorgungsoptionen oder die Leistungsfähigkeit von Therapie- und Versorgungsansätzen ergeben. So verlangt der Einsatz von gesundheitsbezogenen Informations- und Kommunikationstechnologien neben der technologischen Infrastruktur (beispielsweise in Form von Datenübertragungsnetzen oder einer Medieninfrastruktur in den Haushalten) auch entsprechende Wissens-, Erfahrungs- und Handlungskompetenzen der Nutzerinnen und Nutzer. Möglicherweise sind monetäre Eigenleistungen, Investitions- und Wartungskosten der Technik zu tragen. Je nach den kognitiven und motorischen Fähigkeiten eines kranken Menschen sind familiäre Unterstützungssysteme notwendig (oder werden individuell als notwendig erachtet), um die Bedienung gesundheitstechnologischer Lösungen zu gewährleisten.

Ungleichheiten im Zugang zu digitalen Gesundheitstechnologien können so auf ganz unterschiedlichen Ebenen auf verschiedenste Lebensbedingungen zurückzuführen sein. Von der Annahme ausgehend, dass technische, individuelle und soziale Ressourcen gesellschaftlich einem sozioökonomischen Gradienten unterliegen, kann hieraus *erstens* eine Diskriminierung von Menschen mit niedrigerem sozioökonomischem Status dahingehend folgen, dass diese sich Gesundheitstechnologien schlechter aneignen und damit weniger von ihrem Nutzen profitieren können. Gleiches gilt für eine *zweite* Ungleichheitsdimension in Bezug auf soziodemografische Eigenschaften (z. B. Alter, Geschlecht). Hierbei zeigen sich Disparitäten hinsichtlich der technikbezogenen Selbstwirksamkeit, der wahrgenommenen Bewertung von Potenzialen und Risiken des gesundheitsbezogenen Technikeinsatzes und letztendlich der Nutzung (Wewer/Dockweiler/Beckers 2012). Eine *dritte* Dimension, die als Ungleichheit im Zugang zu digitalen Gesundheitstechnologien erwachsen kann, ist die Kultur, also die Gesamtheit der Werte, Normen, Einstellungen und Überzeugungen einer Person aus einem spezifischen Kulturkreis. Direkte Wechselbeziehungen zwischen der Kultur und der Zugänglichkeit von Technik bestehen dabei in Form von sprachlichen Barrieren oder der (auch) kulturell geformten Technikorientierung. Indirekte Einflüsse des Kulturraums sind vor dem Hintergrund individueller Wertevorstellungen anzunehmen, z. B. in Bezug auf die gewünschte Beziehung zwischen Ärztin oder Arzt und Patientin oder Patient oder die generelle Haltung respektive Affinität zu Technik (Kummer 2010). Eine *vierte* Ungleichheitsdimension stellen geografische Einflüsse innerhalb des Phänomens der digitalen Spaltung dar. Der Einsatz von digitalen Gesundheitstechnologien hebt zwar räumliche Grenzen in Prävention und Versorgung auf, doch ist dafür eine adäquate Abdeckung der zugrundeliegenden digitalen Technologien (z. B. Breitbanddatenanschlüsse, mobile Datennetze) erforderlich (Westmeier 2014).

6.3 Zum Verhältnis von Mensch und Technik

Die technologische (Fort-)Entwicklung erfolgt eingebunden in einen gesellschaftlichen Kontext und unterliegt damit einer soziokulturellen Formung mit Blick auf Funktionen, Ziele, Einsatzbedingungen und rechtlichen Rahmungen. In Deutschland ist der Diskurs zur Digitalen Gesundheit dabei stark mit einer individualisierten und technikzentrierten Medizin (und immer mehr auch Pflege sowie Prävention) verknüpft, die unter Rückgriff auf den Wandel des Nutzerbegriffs das Spannungsfeld von individueller Gesundheitsverantwortung, Autonomie und datengetriebenen Abhängigkeiten reorganisiert. Ein Diskurs, der vor allem in den frühen Jahren der digitalen (technikgetriebenen) Transformation im Gesundheitswesen mehr *über* den Nutzenden als *mit* ihm geführt wurde. Die Klärung individueller Präferenzen und Erwartungen in Bezug auf Technik und die technikunterstützte Gestaltung von Prävention und Versorgungsprozessen im Sinne einer konsequenten Nutzerorientierung sind dabei zentrale Schritte hin zu einer nachhaltigen Entwicklung digitaler Gesundheitstechnologien. Diese deckt drei Handlungsebenen ab; die Mikro-, Meso- und die Makroebene (Gerlinger 2009). Die Mikroebene bezieht sich dabei auf die unmittelbare Erfahrung der Beziehung zwischen der Patientin bzw. dem Patienten und der oder dem Behandelnden. Ziel ist es, die digital unterstützte Prävention, Behandlung und Nachsorge an den Wünschen und Erwartungen der Erkrankten individuell auszurichten. Zudem sollen im Sinne des Empowerments ihre gesundheitsbezogenen Kompetenzen berücksichtigt und erweitert werden (Scheibler/Scheike/Dintsios 2008). Auf der Mesoebene steht die bedarfsgerechte Gestaltung der Versorgungseinrichtungen im Mittelpunkt. Ziel ist es hier, für alle Nutzergruppen passende (politische, regulative, strukturelle) Rahmenbedingungen zu schaffen, auch im Sinne einer nutzergerechten Gestaltung von Strukturen und Prozessen in stationären und ambulanten Einrichtungen, und die Möglichkeiten, diese Nutzerinnen und Nutzer in Prozesse der (digitalen) Angebotsentwicklung, der Qualitätssicherung und der Mitgestaltung einzubinden (Lecher et al. 2002). Auf der Makroebene schließlich stehen gesellschaftspolitische Entwicklungen und gesetzliche Rahmenbedingungen im Zusammenhang mit der gesundheitlichen Versorgung im Fokus (Dierks/Schaeffer 2006).

Eine hierzu sehr ähnliche, zentrale und bis heute persistente Erkenntnis sozialwissenschaftlicher Technikforschung ist das Verständnis von technologischer Entwicklung als initialer und fortlaufender sozialer Prozess. Die Technikbedarfs- und die Technikinnovationsforschung fragen einerseits nach den Informationsbedürfnissen und -bedarfen von Nutzenden (also der Ausprägung von Wissensständen und technikbezogenen Kompetenzen und daraus resultierenden Bedürfnissen) und andererseits nach den individuellen Vorstellungen der zukünftigen Technikintegration. Insbesondere die Technikinnovationsforschung befasst sich dabei mit den Leitbildern für Technikentwicklungen, die nutzerorientierten Technikanforderungen gerecht werden, und mit den notwendigen Kooperationsbeziehungen zwischen spezialisierten Technikanbietern und Nutzerinnen bzw. Nutzern, um einen gemeinsamen Wertschöpfungsprozess zu organisieren (Decker/Grunwald/Knapp 2012). Ebenso finden sich relevante Beispiele zur Nutzerorientierung in der Informatik, etwa mit Blick auf Software-*Engineering* (Kroll/Kruchten/Booch 2003). Die *Requirements*-Forschung integriert dabei jene Aktivitäten, bei denen es um das Erfassen, Dokumentieren und Verwalten von Anforderungen der verschiedenen Interessengruppen geht. Agile Vorgehensweisen in der Informatik bauen auf der intensiven Kommunikation und den engen Feedbackzyklen zwischen allen am Entwicklungsprozess Beteiligten auf (Kroll et al. 2003) – ein Prozess, der über den gesamten Lebenszyklus von Technologien aufrechterhalten werden kann.

Werden diese beiden Perspektiven zusammengeführt und infolge dessen Nutzerorientierung als „Leitgedanke" soziotechnischer Innovationen innerhalb gesundheitsbezogener Kontexte gesehen, bedeutet dies die Analyseebene nutzerseitiger Einflussfaktoren auf die Entwicklung, Gestaltung und Implementierung von digitalen Gesundheitstechnologien. Dazu gehört nicht nur die Explikation der Bedarfe, Bedürfnisse, Einstellungen und Wahrnehmungen von technischen Innovationen, sondern auch die Analyse der Aneignung technischer Innovationen durch die Nutzerinnen und Nutzer sowie ihres Umgangs mit diesen. Hierzu gehört etwa die Erfassung von individuellem Wissen und Kompetenzen, die für eine adäquate Nutzung erforderlich sind. Auf dieser Basis kann die Berücksichtigung von Nutzerorientierung auf der Mikroebene (z. B. in Form von Schulung, Information, Beteiligung), der Mesoebene (z. B. durch institutionelle Beteiligungsformen) und der Makroebene (z. B. Kampagnen mit dem Ziel der Aufklärung, Wissenssteigerung und Problemsensibilisierung, Anpassung des Patientenrechts, Leitlinien für eine qualitätsorientierte Entwicklung) erfolgen. Die Betrachtung der Beziehung zwischen Mensch und Technik im Sinne der Nutzerorientierung bedeutet dabei auch, den Blick von den unmittelbar Nutzenden auf die Rahmenbedingungen der Nutzung zu lenken und die vorliegenden Strukturen und Prozesse hinsichtlich ihrer nutzungserleichternden Eigenschaften zu analysieren. Dies können Unterstützungs- und Bildungsstrukturen sein, die Fortentwicklung datenschutzrechtlicher Rahmungen unter dem Paradigma der informationellen Selbstbestimmung, berufsrechtliche Bedingungen, die das rechtssichere Handeln der Gesundheitsakteure unterstützen, aber auch die fortwährende ethische Reflexion der Digitalisierung unserer Gesundheit und unserer Lebenswelten, in denen Gesundheit (re-)produziert wird.

7 Fazit und Ausblick

Der Einsatz digitaler Technologien in Public Health ist kein Selbstzweck, sondern muss das Ziel haben, die Analyse- und Interventionsspielräume im Sinne der Verbesserung der gesundheitlichen Chancen aller Bevölkerungsgruppen zu erweitern und hierbei das soziale Zusammenleben zu verbessern. Dabei können diese Technologien zur Leistungsfähigkeit von Prävention, medizinischer sowie pflegerischer Versorgung beitragen, neue Kommunikationswege eröffnen, beispielsweise für die Bewältigung von Krankheiten, oder durch Zusammenführung von Informationen aus der sozialen, ökologischen und baulichen Umwelt und verhaltensbezogenen Daten neue Ansätze in der Analyse von Gesundheitsdeterminanten ermöglichen. Zentrale Voraussetzungen dafür, dass sich die Potenziale der Digitalisierung innerhalb von Public Health entfalten können, sind die industrieunabhängige Förderung, eine konsequente Versorgungs- und Implementationsforschung sowie ein dringender Perspektivwechsel, der von dem Leitgedanken der Nutzerorientierung geprägt ist. Dies ist insbesondere deshalb von Bedeutung, da die digitale Transformation schon jetzt zu maßgeblichen Veränderungen im ökonomischen Wettbewerbsgefüge zwischen den etablierten Akteuren und den sogenannten „Technology Insurgents" führt, die *noch* maßgeblich auf dem zweiten Gesundheitsmarkt aktiv sind. Hierzu zählen die großen Technologiekonzerne wie Alphabet, Apple, SAP oder Microsoft, aber auch eine Vielzahl an Startups, die mit einem beachtlichen Risikokapital ausgestattet sind (ca. 4 Mrd. USD jährlich in den Vereinigten Staaten) (Tecco 2017). Auch vor dem Hintergrund dieser gesamtgesellschaftlich deutlich werdenden ökonomischen Interessen, die mit der Digitalisierung verbunden sind, wird in Zukunft die sinnvolle Zusammenführung von gemeinnütziger Forschung, industrieller Entwicklung, klinischer Umsetzung und kluger politischer Leitlinien mitentscheidend dafür sein, welche Fortschritte im Sinne einer gerechten Verteilung von Gesundheitschancen am Ende tatsächlich erzielt werden. Dabei sind insbesondere auch die durch Datenintegration aus unterschiedlichen Quellen sowie Automatisierung der Datenverarbeitung entstehenden Risiken zwingend bewusst zu machen. Der Datenschutz nimmt so übergreifend eine exponierte Stellung ein, und es gilt, die richtige Balance zu finden zwischen dem Schutz der Bürgerinnen und Bürger und der Ermöglichung gesundheitlichen Fortschritts. Wünschenswert ist daher eine Bewertung als integraler Bestandteil der Technikentwicklung, also eine agile Folgenabschätzung, die im Vorfeld der Entwicklung initiiert wird und im Sinne einer Begleitforschung von Beginn der Produktidee an über den gesamten Entwicklungsprozess hinweg mitgedacht wird und somit ex ante in einem iterativen Verfahren auf die Ausgestaltung des Produkts Einfluss nimmt – bis hin zur möglichen Konsequenz, ein Produkt nicht oder nicht weiter zu entwickeln.

Interventionsfelder im Bereich der digitalen Gesundheit verlangen vor diesem Hintergrund einen konsequenten inter- und transdisziplinären Diskurs zwischen Wissenschaft, Politik, Praxis und Wirtschaft, der möglichst frühzeitig in der Planung und Entwicklung von Innovationen ansetzt. Dazu gehören innovative Formen der Kooperation zwischen Praxis und Wissenschaft, die Koproduktion von Wissen sowie die Partizipation relevanter Nutzergruppen in Forschung und Entwicklung. Denn Fragen einer bedarfs- und bedürfnisgerechten (oder gar diversitätssensiblen) Einführung und Nutzung von Versorgungstechnologien lassen sich nicht allein durch die Prämisse des *technisch Möglichen* lösen, sondern müssen sich viel mehr am *technisch Notwendigen* orientieren. Public Health kann dabei einen entscheidenden Beitrag leisten. Mehr noch zeigt sich durch die Digitalisierung ein großes Potenzial für die Umsetzung der Aufgaben von Public Health etwa mit Blick auf die *Surveillance* von Gesundheit in der Bevölkerung (z. B. im Rahmen von Methoden der digitalen Epidemiologie), der Prävention einschließlich Früherkennung (z. B. über Gesundheits-Apps auf mobilen Endgeräten) oder auch der Kommunikation und sozialen Mobilisation (z. B. über *Social Media*). Dabei wird es dringend erforderlich sein, die Sensibilität für die sozialen und ethischen Herausforderungen sowie für die Verantwortlichkeit, die sich aus der Nutzung gesundheitsrelevanter Daten ergibt, substanziell zu fördern und innerhalb von Aus- und Weiterbildung aller relevanten Akteure zu integrieren.

Literatur

Adebahr, P./Kriwy, P. (2018). Soziale online Netzwerke und Gesundheit. In: R. Haring (Hrsg.): *Gesundheitswissenschaften*. Berlin: Springer, 1–12; online.

AGENON (2009). *Entwicklung der Telemedizin im Land Brandenburg aus versorgungsinhaltlicher Sicht, Gutachten im Auftrag des Ministeriums für Arbeit, Soziales, Gesundheit und Familie des Landes Brandenburg (MASGF)*. Potsdam: MASGF.

Aly, A.-F./Menges, K./Haas, C. H./Zimmermann, L./Kaltschmidt, J./Criegee-Rieck, M. (2011). Voraussetzungen für elektronische Systeme zur Prüfung auf Arzneimitteltherapiesicherheit (AMTS). *Bundesgesundheitsblatt – Gesundheitsforschung – Gesundheitsschutz, 54*, 1170–1178.

Apt, W./Bovenschulte, M./Hartmann, E. A./Wischmann, S. (2016). *Foresight-Studie „Digitale Arbeitswelt"*. Berlin: BMAS.

Best, P./Manktelow, R./Taylor, B. (2014). Online communication, social media and adolescent wellbeing. A systematic narrative review. *Children and Youth Services Review, 41*, 27–36.

Brokmann, J. C./Rossaint, R./Bergrath, S./Valentin, B./Beckers, S. K./Hirsch, F. et al. (2015). Potenzial und Wirksamkeit eines telemedizinischen Rettungsassistenzsystems. *Der Anästhesist, 39*, 1–9.

D'Onofrio, S./Portmann, E. (2017). Cognitive Computing in Smart Cities. *Informatik Spektrum, 40*(1), 46–57.

Decker, M./Grunwald, A./Knapp, M. (Hrsg.) (2012). *Der Systemblick auf Innovation. Technikfolgenabschätzung in der Technikgestaltung*. Berlin: Edition Sigma.

Deutscher Ethikrat. (2017). *Big Data und Gesundheit – Datensouveränität als informationelle Freiheitsgestaltung.* Verfügbar unter www.ethikrat.org/fileadmin/Publikationen/Stellungnahmen/deutsch/stellungnahme-big-data-und-gesundheit.pdf (Zugriff am 20.02. 2019).

Dierks, M.-L./Schaeffer, D. (2006). Die Nutzerperspektive in der Versorgungsforschung. *Public Health Forum, 14, Heft 52,* 24–25.

Dockweiler, C./Razum, O. (2016). Digitalisierte Gesundheit: neue Herausforderungen für Public Health. *Das Gesundheitswesen, 78,* 5–7.

Falkenburg, B. (2013). Technikdeterminismus. In: A. Grunwald/M. Simonidis-Puschmann (Hrsg.): *Handbuch Technikethik.* Stuttgart: J. B. Metzler, 123–128.

Freifeld, C. C./Chunara, R./Mekaru, S. R./Chan, E. H./Kass-Hout, T./Ayala Iacucci, A. et al. (2010). Participatory Epidemiology. Use of Mobile Phones for Community-Based Health Reporting. *PLoS Medicine, 7*(12), e1000376.

Gerlinger, T. (2009). Nutzerorientierung im Gesundheitswesen. Probleme und Perspektiven. In: K. Mozygemba/S. Mümken/U. Krause/M. Zündel/M. Rehm/N. Höfling-Engels et al. (Hrsg.): *Nutzerorientierung – ein Fremdwort in der Gesundheitssicherung?* Bern: Huber, 17–29.

Groß, D./Schmidt, M. (2018). E-Health und Gesundheitsapps aus medizinethischer Sicht. Wollen wir alles, was wir können? *Bundesgesundheitsblatt – Gesundheitsforschung – Gesundheitsschutz, 61,* 349–357.

Gruebner, O./Sykora, M./Lowe, S. R./Shankardass, K./Galea, S./Subramanian, S. V. (2017). Big data opportunities for social behavioral and mental health research. *Social Science & Medicine, 189,* 167–169.

Haas, P. (2006). *Gesundheitstelematik. Grundlagen, Anwendungen, Potenziale.* Berlin: Springer.

Johansson, A. M./Lindberg, I./Söderberg, S. (2014). The views of health-care personnel about video consultation prior to implementation in primary health care in rural areas. *Primary Health Care Research & Development, 15*(2), 170–179.

Jörg, J. (2018). *Digitalisierung in der Medizin.* Berlin: Springer.

Kneidinger, B. (2010). *Facebook und Co. Eine soziologische Analyse von interaktionsformen in Online Social Networks.* Wiesbaden: VS Verlag für Sozialwissenschaften.

Koch, S. (2012). Improving quality of life through eHealth. In: J. Mantas/S. K. Andersen/M. Cristina/C. Mazzoleni/B. Blobel/S. Quaglini et al. (Hrsg.): *Quality of life through quality of information.* Amsterdam: IOS, 25–29.

Kroll, P./Kruchten, P./Booch, G. (2003). *The rational unified process made easy. A practitioner's guide to the RUP.* Amsterdam: Addison-Wesley Longman.

Kummer, T. F. (2010). *Akzeptanz von Ambient Intelligence in Krankenhäusern. Ein Ländervergleich zwischen Deutschland und Australien am Beispiel der Medikationsunterstützung.* Berlin: EUL.

Lecher, S./Satzinger, W./Trojan, A./Koch, U. (2002). Patientenorientierung durch Patientenbefragungen als ein Qualitätsmerkmal der Krankenversorgung. *Bundesgesundheitsblatt – Gesundheitsforschung – Gesundheitsschutz, 45*(1), 3–12.

Minet, L. R./Hansen, L. W./Pedersen, C. D./Titlestad, L./Christensen, J. K./Kidholm, K. et al. (2015). Early telemedicine training and counselling after hospitalization in patients with severe chronic obstructive pulmonary disease. A feasibility study. *BMC Medical Informatics & Descision Making, 15*(3), 1–11.

Müller, B./Kreimer, S. (2015). Soziale Netzwerke. Die internetaffinen Ärzte kommen. *Best Practice Onkologie, 10*(1), 54–55.

Neter, E./Brainin, E. (2012). eHealth literacy. Extending the digital divide to the realm of health information. *Journal of Medical Internet Research, 14*(1), 1–22.

Norman, C. D./Skinner, H. A. (2006). eHealth Literacy. Essential Skills for Consumer Health in a Networked World. *Journal of Medical Internet Research, 8*(2), 1–12.

Overdijkink, S. B./Velu, A. V./Rosman, A. N./van Beukering, M. D./Kok, M./Steegers-Theunissen, R. P. (2018). The Usability and Effectiveness of Mobile Health Technology-Based Lifestyle and Medical Intervention Apps Supporting Health Care During Pregnancy: Systematic Review. *JMIR mHealth and uHealth, 6*(4), e109.

Paulus, W. (2015). *Selbständig zuhause leben im Alter. Auf dem Weg zu einer integrierten Versorgung.* Gelsenkirchen: IAT.

Pigliautile, I./Pisello, A. L. (2018). A new wearable monitoring system for investigating pedestrians' environmental conditions. Development of the experimental tool and start-up findings. *Science of the Total Environment, 630,* 690–706.

Purcell, R./McInnes, S./Halcomb, E. J. (2014). Telemonitoring can assist in managing cardiovascular disease in primary care. A systematic review of systematic reviews. *BMC Famliy Practice, 15,* 1–14.

Reifegerste, D./Baumann, E. (2018). Suche von Gesundheitsinformationen im Internet. In: V. Scherenberg/J. Pundt (Hrsg.): *Digitale Gesundheitskommunikation. Zwischen Meinungsbildung und Manipulation.* Bremen: Apollon University Press, 45–59.

Salathé, M./Bengtsson, L./Bodnar, T. J./Brewer, D. D./Brownstein, J. S./Buckee, C. et al. (2012). Digital Epidemiology. *PLoS Computational Biology, 8*(7), e1002616.

Scheibler, F./Scheike, I. M./Dintsios, C.-M. (2008). Patientenpartizipation bei Festlegung und Gewichtung von Behandlungszielen. Status quo und Entwicklungspotenziale. *Zeitschrift für Evidenz, Fortbildung und Qualität im Gesundheitswesen, 102*(6), 373–377.

Siep, L. (2007). Ethik und Telemedizin. In: AnyCare (Hrsg.), *Telemedizin – Innovation für ein effizientes Gesundheitssystem.* Stuttgart: Thieme, 65–75.

Tecco, H. (2017). *2016 Year End Funding Report: A reality check for digital health.* Verfügbar unter https://rockhealth.com/reports/2016-year-end-funding-report-a-reality-check-for-digital-health (Zugriff am 20.02.2019).

van den Berg, N./Schmidt, S./Stenzel, U./Mühlan, H./Hoffmann, W. (2015). Telemedizinische Versorgungskonzepte in der regionalen Versorgung ländlicher Gebiete. *Bundesgesundheitsblatt – Gesundheitsforschung – Gesundheitsschutz, 58,* 367–373.

van der Vaart, R./Drossart, C. H. C./Taal, E./Drossaers-Bakker, K. W./Vonkeman, H. E./van de Laar, M. A. F. J. (2014). Impact of patient-accessible electronic medical records in rheumatology. Use, satisfaction and effects on empowerment among patients. *BMC Musculoskeletal Disorders, 15*(102), 1–9.

Weichert, T. (2016). Einleitung. In: W. Däubler/T. Klebe/P. Wedde/T. Weichert (Hrsg.): *Bundesdatenschutzgesetz.* 5. Auflage. Frankfurt am Main: Bund-Verlag.

Westmeier, A. (2014). Der deutsche Telekommunikationsmarkt im europäischen und internationalen Vergleich. *Wirtschaftsdienst, 94*(9), 659–665.

Wewer, A./Dockweiler, C./Beckers, R. (2012). Alter und Geschlecht als wesentliche Einflussfaktoren für die Akzeptanz telemedizinischer Verfahren bei Patientinnen und Patienten. In: F. Duesberg (Hrsg.): *eHealth 2013 – Informations- und Kommunikationstechnologien im Gesundheitswesen.* Solingen: MF, 216–221.

World Health Organization (2012). *National eHealth Strategy Toolkit.* Geneva: WHO.

Zamora, P./Pinheiro, P./Okan, O./Bitzer, E. M./Jordan, S./Bittlingmayer, U. H. et al. (2015). Health Literacy im Kindes- und Jugendalter. Struktur und Gegenstand eines neuen interdisziplinären Forschungsverbunds. *Prävention und Gesundheitsförderung, 10,* 167–172.

Zillien, N. (2009). *Digitale Ungleichheit.* Wiesbaden: VS Verlag für Sozialwissenschaften.

Zschorlich, B./Gechter, D./Janßen, I. M./Swinehart, T./Wiegard, B./Koch, K. (2015). Gesundheitsinformationen im Internet: Wer sucht was, wann und wie? *Zeitschrift für Evidenz, Fortbildung und Qualität im Gesundheitswesen, 109,* 144–152.

Evidenzbasierung in Public Health

Ansgar Gerhardus

Das Ziel von Public Health ist es, Gesundheit zu verbessern, Leben zu verlängern und Krankheiten zu verhindern. Evidence-based Public Health (EbPH) beschäftigt sich mit der Frage, wie das am besten erreicht werden kann. Evidenzbasierung in Public Health bedeutet dabei weit mehr, als Studien eines hohen Evidenzlevels zu identifizieren und kritisch zu bewerten. Von der Themenwahl über die Auswahl der Methodik und der Interpretation der Ergebnisse bis hin zur praktischen Umsetzung sollte jeder Schritt bewusst, systematisch und transparent erfolgen.

Diese Herangehensweise bezieht sich auf die Bewertung von gesundheitlichen Effekten, aber auch auf ökonomische, ethische oder soziale Parameter. Einflüsse durch Interessen und Werte der Beteiligten aus Wissenschaft, Politik und Praxis sind dabei keine externen, potenziell eliminierbaren Störfaktoren, sondern immanenter Bestandteil der Evidenz und Praxis von Public Health. Damit Evidenz eine größere Rolle bekommt, ist ein strukturierter Austausch zwischen den wissenschaftlichen und allen anderen Stakeholdern über den gesamten Prozess von der Evidenzfindung bis zur Umsetzung hinweg notwendig.

1 Was ist mit Evidenzbasierung gemeint?

Das Ziel von Public Health ist es, Gesundheit zu verbessern, Leben zu verlängern und Krankheiten zu verhindern. Bei der Verfolgung dieses Ziels sollten ethische Aspekte und eine größtmögliche Effizienz berücksichtigt werden. Mit der Frage, wie das erreicht werden kann, beschäftigt sich *Evidence-based Public Health*. Was ist damit gemeint?

Das englische Wort *evidence* bedeutet Nachweis, Beleg. Als evidenzbasiert gelten solche Maßnahmen, deren Effekte wissenschaftlich untersucht sind und die nachgewiesenermaßen nutzen. In der deutschen Sprache führt der Versuch, evidenzbasiert von „evident" abzuleiten, verwirrenderweise zur genau gegensätzlichen Bedeutung: „Etwas ist evident" sagt man, wenn etwas so offensichtlich zu sein scheint, dass es keiner weiteren Überprüfung bedarf. Das Begriffspaar *evidence-based* wird, insbesondere im englischen Sprachraum, inzwischen mit einer Reihe von Substantiven, wie *medicine*, *health care* oder *health policy* verbunden. Die naheliegende Frage lautet, inwiefern *evidence-based* über das bekannte Konzept „wissenschaftlich fundiert" hinausgeht. Dies soll zunächst

anhand von *Evidence-based Medicine* (EbM) betrachtet werden, da von ihr die weiteren Entwicklungen ausgingen.
Die am häufigsten zitierte Definition zu *Evidence-based Medicine* stammt von Sackett et al. (1996; deutsche Übersetzung Sackett et al. 1997, 644):

„EbM ist der gewissenhafte, ausdrückliche und vernünftige Gebrauch der gegenwärtig besten externen, wissenschaftlichen Evidenz für Entscheidungen in der medizinischen Versorgung individueller Patienten. Die Praxis der EbM bedeutet die Integration individueller klinischer Expertise mit der bestmöglichen externen Evidenz aus systematischer Forschung."

Die mit der Definition verbundenen Prozesse markieren einen Unterschied zum bisherigen Verständnis von Entscheidungen auf „wissenschaftlicher Grundlage": Hinter dem Konzept der „besten externen, wissenschaftlichen Evidenz" stehen eine Hierarchisierung von Studiendesigns, die kritische Bewertung von Studienergebnissen unter der Voraussetzung einer nachvollziehbaren Studiendokumentation sowie der Anspruch auf Vollständigkeit des wissenschaftlichen Studienpools, der in der Forderung nach systematischen Übersichtsarbeiten ausgedrückt wird.

2 Evidenzlevel: Hierarchisierung von Studiendesigns

Die Grundüberlegung der Evidenzlevel besteht darin, dass das Design einer Studie ein wichtiger Faktor für ihre Validität ist. Validität bedeutet, dass die gefundenen Ergebnisse gültig sind oder anders ausgedrückt, dass tatsächlich das gemessen wird, was gemessen werden soll. Mit Bezug auf das Studiendesign wird angenommen, dass eine randomisierte, kontrollierte Studie (*Randomised controlled trial*; RCT) validere Aussagen liefert, als eine Serie von Einzelfallbeschreibungen. Die Hierarchisierung von Studiendesigns ist eng mit den sogenannten „Evidenzlevel" verknüpft. In der Klassifikation des *Oxford Centre for Evidence Based Medicine* (2009) erreicht z. B. der RCT das hohe Evidenzlevel 1, während die Fallserie nur auf dem Evidenzlevel 4 liegt. Noch darunter, am Ende der fünfstufigen Skala, befinden sich die sogenannten „Expertenmeinungen". Damit sind Aussagen von Personen gemeint, die mit der Materie vertraut sind, sich aber in ihrem Urteil nicht auf systematisch erhobene empirische Daten stützen.

Die Evidenzlevel leisten unbestreitbar einen hilfreichen Beitrag zur ersten, orientierenden Einordnung von Studien. Die Einteilung deckt aber nur einen Aspekt der Validität ab, da bei der Bestimmung der Evidenzlevel die Qualität der Durchführung der Studien bestenfalls orientierend berücksichtigt wird.

Somit bildet die Angabe der Evidenzlevel zwar eine wichtige Information, um die Verlässlichkeit einer Studienaussage beurteilen zu können, aber eine kritische Bewertung aller für die Validität relevanten Aspekte einer Studie ist unerlässlich.

3 Kritische Bewertung von Studien

Die kritische Bewertung von Studienergebnissen ist für sich genommen keine Neuerung, die EbM für sich in Anspruch nehmen kann. Sie gehört zur guten Praxis der Epidemiologie und letztlich zum Repertoire wissenschaftlichen Arbeitens (siehe hierzu auch das Kapitel von Razum, Breckenkamp und Brzoska). Neu ist allerdings die Systematik, mit der zum einen die Angaben zu Studiendaten eingefordert werden und zum anderen die Bewertung der Studiendurchführung vorgenommen wird. Das erste Instrument zur Strukturierung von Studienberichten war das CONSORT-Statement (*Consolidated Standards of Reporting Trials*), das für RCTs entwickelt wurde (Begg et al. 1996; Moher/ Schulz/Altman/for the CONSORT Group 2001). Es besteht aus einer Checkliste mit 22 Items und einem Flussdiagramm. Mit der Checkliste werden das Design, die Durchführung, die Analyse und die Interpretation der Studien geprüft. Aus dem Flussdiagramm lässt sich ablesen, was mit den Studienteilnehmer*innen nach Einschluss passiert ist. Die Einhaltung des CONSORT-Statements ist heutzutage bei vielen Fachzeitschriften Voraussetzung für die Annahme zur Publikation eines RCT.

Durch das CONSORT-Statement und ähnliche Vorgaben für andere Studientypen ist es einfacher geworden, wichtige Studienmerkmale zu beurteilen. Indirekt haben solche Checklisten auch zu einer Verbesserung der Studienqualität beigetragen, da jetzt bereits bei der Studienplanung berücksichtigt werden muss, dass methodische Aspekte publiziert werden.

4 Systematische Übersichtsarbeiten

Oft werden mit Evidenzbasierung insbesondere systematische Übersichtsarbeiten assoziiert. Wenn eine gesundheitliche Maßnahme auf „wissenschaftlicher Grundlage" durchgeführt wird, bedeutet das häufig, dass dafür einzelne Studien herangezogen wurden, die nach Aktualität, Größe, dem Renommee der Autor*innen bzw. der Zeitschrift oder schlicht nach zufälliger Verfügbarkeit ausgewählt worden waren. Kennzeichnend für Evidenzbasierung ist es dagegen, Empfehlungen bevorzugt auf Grundlage von sogenannten „systematischen Übersichtsarbeiten" (engl. *systematic reviews*) auszusprechen. In einer systematischen Übersichtsarbeit werden alle Studien einbezogen, die prospektiv definierten Einschlusskriterien genügen. Zu diesen Kriterien gehören u. a. das Design der Studie, die Studienpopulation, die Art der Intervention und die verwendeten Ergebnisparameter (Egger/Davey Smith/Altman 2001). Durch die vollständige Erfassung der Studien sollen Verzerrungen (engl. *bias*) durch eine selektive Auswahl von Studien vermieden werden. Hintergrund ist, dass Untersuchungen mit spektakulären Ergebnissen leichter aufzufinden sind als solche, die keine oder nur geringe Vorteile für eine neue Intervention finden. Eine unvollständige Erfassung führt daher in der Tendenz zu einer Überschätzung des tatsächlichen Effekts (für eine ausführliche Darstellung der verschiedenen Bias-Arten und der damit verbundenen Probleme siehe: Egger et al. 2001). Weiterhin zeichnen sich systematische Übersichtsarbeiten dadurch aus, dass jede der eingeschlossenen Studien einer kritischen Bewertung (wie weiter vorne beschrieben) unterzogen wird.

Systematische Übersichtsarbeiten gelten als das wichtigste Instrument der evidenzbasierten Medizin. Sie verschaffen einen Überblick über die beste verfügbare Evidenz, können aber auch gezielt auf relevante Forschungslücken aufmerksam machen. Vermutlich trägt ihre Verbreitung auch mittelbar zu besseren Studien bei, da heute alle Studienautor*innen damit rechnen müssen, ihre Studien eines Tages in der kritischen Bewertung einer systematischen Übersichtsarbeit wiederzufinden. Mit dem Ziel, zu möglichst vielen gesundheitlichen Themen gute systematische Übersichtsarbeiten zu erstellen, hat sich als internationales Netzwerk die *Cochrane Collaboration* etabliert, die auch einen eigenen Bereich zu Public Health unterhält (https://ph.cochrane.org/).

5 Von der Bewertung der Evidenz zur Empfehlung

Die Bewertung der Evidenz ist eine notwendige, aber keine hinreichende Bedingung, um Empfehlungen für oder gegen eine Maßnahme auszusprechen. Relativ einfach fällt eine Entscheidung, wenn mehrere große, methodisch einwandfreie RCTs zu den gleichen Ergebnissen hinsichtlich relevanter Outcome-Parameter kommen. Schwieriger wird es, wenn verschiedene Studien zu unterschiedlichen Ergebnissen kommen oder die Ergebnisse unterschiedlicher Outcome-Parameter in entgegengesetzte Richtungen laufen. Die GRADE-Methodik (*Grading Evidence and Recommendations*) setzt an dem Konzept der Evidenzlevel an, versteht diese allerdings nur als Ausgangspunkt. Die Bedeutung der Ergebnisse einer Studie wird dabei in Abhängigkeit von Studienqualität, Relevanz des Outcomes, Größe des Effekts und der Präzision der Effektschätzung gewichtet (www.gradeworkinggroup.org/).

Das ursprünglich für die klinische Medizin entwickelte Konzept der besten externen Evidenz ist in den vergangenen Jahren zunehmend auch auf andere Bereiche übertragen worden, wie z. B. *Evidence-based Health Care* (Muir Gray 1996) oder *Evidence-based Health Promotion* (Perkins/Simnett/Wright 1999). Auch *Evidence-based Public Health* wurde in Zeitschriftenbeiträgen (z. B. Waters/Doyle 2002; Brownson/Fielding/Maylahn 2009) und Lehrbüchern (Brownson et al. 2003; Gerhardus et al. 2010) beschrieben.

6 Kritik am Konzept der Evidenzbasierung

Am Konzept der Evidenzbasierung gibt es sowohl normative wie auch empirische Kritik. Die normative Kritik richtet sich u. a. gegen eine Überbetonung der quantitativen, und der damit verbundenen reduktionistischen Perspektive, einer eingeengt positivistischen Denkweise, einer Dominanz von „harten" gesundheitlichen und ggf. ökonomischen Parametern gegenüber ethischen, sozialen oder kulturellen Parametern, der impliziten Annahme, dass „Evidenz" neutral, unpolitisch und ideologiefrei sei und dem Mangel an Partizipation von Betroffenen durch eine Verlagerung von Entscheidungs- und Handlungsspielräumen hin zu Expert*innen. Die empirische Kritik bezieht sich auch darauf, dass oft nur die Interventionen, nicht aber die Art der Implementation und der Kontext bei der Bewertung berücksichtigt werden, die jeweils großen Einfluss auf die Effekte der Intervention nehmen können. Bezweifelt wird auch die Bedeutung von Evidenz bei der Entscheidungsfindung: Wissenschaftliche Erkenntnisse würden oft nicht wahrgenommen, nicht richtig interpretiert, oder sie spielten gegenüber politischen oder anderen Interessen eine nachgeordnete Rolle.

Einige der Kritikpunkte sind für Public Health deutlich relevanter als für die klinische Medizin. Insbesondere lassen sich in Public Health sowohl in der Praxis wie auch in Studien deutlich weniger Parameter kontrollieren. Um die Validität einer Intervention zu evaluieren, ist es am besten, wenn die Intervention hochgradig standardisiert ist, die Intervention zufällig zugeteilt werden kann, es eine Vergleichsintervention gibt, für keine(n) der Beteiligten erkennbar ist, wer welche Intervention erhalten hat und der Erfolg anhand eines gut definierten Outcomeparameters gemessen wird. Um die Übertragbarkeit der Studienergebnisse auf die konkrete Situation abschätzen zu können, ist es hilfreich, wenn es sich bei der Intervention um einen einzelnen, gut definierten und reproduzierbaren Wirkstoff- oder Wirkmechanismus handelt, die Zielgruppe klar definiert ist, die Wirkung weitgehend unabhängig von der Art der Implementation ist und der Kontext wenig Einfluss auf das Ergebnis nehmen kann (Gerhardus/Rehfuess/Zeeb 2015). Viele dieser Bedingungen lassen sich für ein Medikament gut einlösen, für Public-Health-Interventionen dagegen nicht: Die meisten Maßnahmen zur Gesundheitsförderung werden bei der Fokussierung auf einen einzelnen Outcomeparameter, der nach einem zeitlich eng begrenzten Beobachtungszeitraum erhoben wird, nur marginale Effekte zeigen. Bevölkerungsbezogene Interventionen, z. B. zum Nichtraucherschutz, lassen sich in der Regel nicht randomisieren. Mit Blick auf den Erfolg oder Misserfolg einer Maßnahme spielen die Art der Implementation und der Kontext praktisch immer eine wichtige Rolle (Petticrew et al. 2019).

7 Das Evidence-based-Public-Health-Modell

Vor dem Hintergrund der Kritikpunkte und den besonderen Bedingungen wurde ein Modell für *Evidence-based Public Health* entwickelt, das zumindest einige der Punkte berücksichtigt (Gerhardus 2010). Zwei Prinzipien waren bei der Entwicklung handlungsleitend: Es sollte die Entstehung von Evidenz in allen Phasen berücksichtigen, und es sollte anerkennen, dass die Entstehung von Evidenz in einem gesellschaftlichen und politischen Raum eingebettet ist, in dem unterschiedliche Stakeholder mit ihren Werten, Interessen und Ressourcen agieren.

Abbildung 1: Das EbPH-Modell

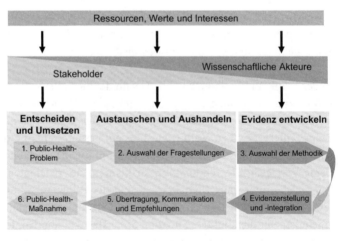

Quelle: Abdruck mit freundlicher Genehmigung des Hogrefe Verlags

7.1 Evidenz in allen Phasen berücksichtigen

Die evidenzbasierte Medizin folgt üblicherweise einem standardisierten, fünfschrittigen Ablauf: (1) Zunächst werden fokussierte Fragestellungen formuliert, (2) dann wird systematisch nach der besten verfügbaren (Literatur-)Evidenz gesucht, die (3) anschließend hinsichtlich ihrer Validität, Relevanz und Anwendbarkeit kritisch bewertet wird. (4) Auf dieser Grundlage wird eine Entscheidung getroffen und die Erkenntnisse in der Praxis umgesetzt. (5) Idealerweise wird die Umsetzung dann noch evaluiert.

Auch dem EbPH-Modell wird diese Abfolge zugrunde gelegt, allerdings aufgrund einiger struktureller Unterschiede zwischen der primär kurativen, klinischen Individualmedizin und Public Health für diese adaptiert. Unter anderem wurde ein zusätzlicher Schritt „Feststellen des Public-Health-Problems" eingefügt. Ein weiterer Schritt, die intensive Auseinandersetzung mit der Auswahl der Methodik, ist durch die Komplexität der Public-Health-Themen und die an der Bearbeitung beteiligten Disziplinen notwendig.

Schritt 1: Feststellen des Public-Health-Problems

Im April 2007 gab die *International Association for the Study of Obesity* in einer Pressemeldung bekannt, dass die Deutschen die „dicksten Europäer" seien. Unterlegt war dies mit einer zweiseitigen Tabelle, in der Männer und Frauen in Deutschland unter den 25 Mitgliedsländern der Europäischen Union (EU) den größten Anteil an Personen mit einem *Body Mass Index* von 25 kg/m^2 oder mehr aufwiesen. Einschränkend wurde darauf hingewiesen, dass den Zahlen in den Ländern unterschiedliche Erhebungszeitpunkte und Bezugsgrößen zugrunde lagen und dass sie auf unterschiedliche Arten erhoben worden waren. Die Politik reagierte in kürzester Zeit mit dem „Nationalen Aktionsplan IN FORM – Deutschlands Initiative für gesunde Ernährung und mehr Bewegung" (Bundesministerium für Ernährung, Landwirtschaft und Verbraucherschutz [BMELV] o. J.). Dieser Plan wurde von verschiedenen Seiten kritisiert, da neben der ungeklärten Validität der Ausgangsdaten und der fehlenden Evidenzbasierung der konkreten Maßnahmen des Aktionsplans IN FORM unklar ist, ob moderates Übergewicht überhaupt ein gesundheitliches Problem darstellt. An diesem Beispiel wird deutlich, dass aus Sicht von EbPH bereits bei der Festlegung eines Public-Health-Problems mehrere Punkte kritisch hinterfragt werden müssen.

Schritt 2: Vom Public-Health-Problem zu wissenschaftlichen Fragestellungen

Einem Gesundheitsproblem können medizinische, psychische oder soziale Ursachen zugrunde liegen – oft sind es mehrere gleichzeitig. Ist beispielsweise

Übergewicht Folge individuellen (Fehl-)Verhaltens oder sind soziale und Umweltfaktoren entscheidend? Die Entscheidung für oder gegen bestimmte Public-Health-Maßnahmen hängt in aller Regel nicht nur von (im engeren Sinne) gesundheitlichen Faktoren ab. Ökonomische, ethische, rechtliche oder soziokulturelle Aspekte können je nach Situation sogar relevanter sein. Mit der Formulierung der Forschungsfrage werden die entscheidenden Weichen für den weiteren Prozess gestellt. Daher sollte dieser Schritt nach systematischen und transparenten Kriterien im engen Austausch zwischen *Stakeholdern* und Wissenschaftler*innen vorgenommen werden. Die Aufgabe der *Stakeholder* ist es dabei, ihre Expertise zur Relevanz der Forschungsfragen und der späteren politischen Umsetzbarkeit der damit verbundenen Maßnahmen einzubringen. Der Beitrag der Wissenschaftler*innen besteht in dieser Phase darin, Forschungsfragen und ihre methodische Umsetzbarkeit mit den gesundheitlichen Zielen in Einklang zu bringen. In der Praxis kommt es allerdings erstaunlich oft vor, dass den Wissenschaftler*innen die Ausgestaltung der Forschungsfragen allein überlassen wird. Auch auf diesem Gebiet erfahrene Wissenschaftler*innen werden in dieser Situation Fragestellungen bevorzugen, deren Bearbeitung in ihren engeren Interessen- und Kompetenzbereich fällt. Das müssen nicht notwendigerweise die Fragestellungen mit der höchsten Relevanz für Public Health sein.

Schritte 3 und 4: Auswahl der Methodik, Erstellung der Evidenz und Integration der Ergebnisse

Im Rahmen von EbM gilt die systematische Übersichtsarbeit als das zentrale methodische Instrument. Für die Bewertung der gesundheitlichen Aspekte im engeren Sinne ist die systematische Übersichtsarbeit auch für EbPH das geeignete Verfahren. Abhängig von der Fragestellung werden systematische Übersichtsarbeiten von jeweils unterschiedlichen Studiendesigns (z. B. Cluster randomisierte, kontrollierte Studien (Cluster-RCT), Kohortenstudien, Querschnittstudien) die aussagekräftigsten Antworten geben (Gerhardus et al. 2015; Zeeb/Donath 2010). Für die Bewertung ökonomischer, ethischer, rechtlicher oder soziokultureller Aspekte sind systematische Übersichtsarbeiten allerdings nicht zwangsläufig die beste Lösung. Beispielsweise erfolgt die Prüfung ethischer Aspekte im Rahmen einer anderen methodischen Tradition als die Bewertung gesundheitsbezogener Fragen durch die in Form von Studiendesigns kategorisierte Epidemiologie (Schröder-Bäck 2010). Jeder Versuch einer hierarchischen Einteilung (im Sinne der Evidenzlevel) würde daher bei der Bewertung von ethischen Aspekten ins Leere laufen. Das schließt aber keinesfalls aus, im Rahmen von EbPH das Prinzip der begründeten, systematischen und transparenten Bewertung auch auf ethische oder soziokulturelle Sachverhalte anzuwenden.

Immer haben Public-Health-Interventionen nicht nur einen, sondern eine Reihe von Effekten bzw. Konsequenzen. Eine Intervention kann gleichzeitig mehrere (positive und negative) gesundheitliche Effekte haben, ökonomische Bedingungen verändern und ethische Belange betreffen. Diese Effekte können als positiv oder negativ empfunden werden. Auch kann es sein, dass manche Bevölkerungsgruppen von positiven Effekten profitieren, während andere Gruppen vorwiegend die negativen Effekte erdulden müssen. Diese komplexen Phänomene zu überblicken und „miteinander zu verrechnen" ist eine sehr anspruchsvolle Aufgabe, gleichzeitig aber Voraussetzung, um eine rationale Entscheidung treffen zu können. Verfahren, die diesen Prozess unterstützen, werden unter dem Oberbegriff *Multi-criteria decision analysis* zusammengefasst (Belton/Stewart 2002). Viele dieser Verfahren sind sehr formal und quantitativ orientiert und stoßen insbesondere bei zunehmender Komplexität und wechselseitiger Bedingtheit an ihre Grenzen. Ein eher qualitativer Ansatz wurde daher für die Bewertung von komplexen gesundheitlichen Interventionen, auch aus dem Public-Health-Bereich, entwickelt (Wahlster et al. 2017).

Schritt 5: Austausch über die Ergebnisse und Übertragung auf die konkrete Situation

Bei der Erstellung der Evidenz wird insbesondere die Validität geprüft, also die Gültigkeit der Ergebnisse und Aussagen innerhalb der Studien. Anschließend muss eingeordnet werden, was die Ergebnisse und Aussagen für die konkrete Public-Health-Situation bedeutet. Es gibt inzwischen eine Reihe von *Frameworks*, die eine strukturierte Bewertung der Frage der Übertragbarkeit unterstützen (Munthe-Kaas/Nøkleby/Nguyen 2019; Schloemer/Schröder-Bäck 2018). Prinzipiell zielen alle Instrumente darauf ab, eine Bewertung der „Ähnlichkeit" anhand von festgelegten Parametern zu strukturieren. Diese lassen sich grob in vier Gruppen unterteilen (Gerhardus/Barbek 2019): Parameter (1) der Intervention, (2) der Implementation (wie wird die Intervention umgesetzt?), (3) der Zielgruppe (auf wen soll die Intervention wirken?) und (4) des Kontexts (in welchem Umfeld wird die Intervention umgesetzt?).

Um die Übertragbarkeit in einem konkreten Fall zu prüfen, sollte zunächst ein Wirkmodell der Intervention skizziert werden, welches das theoretische Verständnis der Wirkweise abbildet. Dann können auf Grundlage eines der referierten *Frameworks* die Faktoren identifiziert werden, die die Effekte der Intervention beeinflussen können. Im nächsten Schritt werden die Gemeinsamkeiten und Unterschiede hinsichtlich der Intervention, deren Umsetzung, der Zielpopulation und des Kontexts zwischen der Studien- und der Anwendungssituation anhand der Parameter dokumentiert. Schließlich wird eingeschätzt, wie die Effekte der Intervention durch die Abweichungen in den Parametern beeinflusst werden. Um die Relevanz einordnen zu können, sind fachliche Kenntnisse und Erfahrungswerte notwendig – standardisierte Instrumente gibt es nicht (Gerhardus/Barbek 2019). In dieser Phase ist daher der Austausch zwischen den wissenschaftlichen und den anwendungsorientierten Akteuren besonders wichtig.

Schritt 6: Umsetzung der Schlussfolgerungen und Empfehlungen in Public-Health-Maßnahmen

Viele Wissenschaftler*innen machen die entmutigende Erfahrung, dass Politik und Praxis trotz (scheinbar) eindeutiger Datenlage ihre Empfehlungen nicht in Maßnahmen umsetzen. In der Vergangenheit wurde dies oft mit unzureichenden kommunikativen Fähigkeiten, wie einer umständlichen, technischen Sprache und fehlendem Verständnis für die Perspektive der Anwender*innen erklärt. Es zeigte sich allerdings, dass entsprechende Anpassungen kaum zu erhöhten Umsetzungsraten führten. Wissenschaftlich wurde dem Phänomen unter anderem mit einer Vielzahl von Theorien und Modellen zur Anwendung von Wissen begegnet. In einer systematischen Übersichtsarbeit wurden 159 Theorien, Modelle und *Frameworks* zu Wissensübermittlung gezählt – allein im Bereich von chronischen Krankheiten und Krebserkrankungen. In der Arbeit wurde allerdings auch konstatiert, dass nur wenige darunter empirisch überprüft wurden (Strifler et al. 2018). Zunehmend wird gefordert, dass Public-Health-Wissenschaftler*innen ein besseres Verständnis für politische Prozesse entwickeln sollen. Das EbPH-Modell berücksichtigt dies teilweise, indem es die *Stakeholder* und ihre Ressourcen, Interessen und Werte berücksichtigt (s. u.). Eine tiefergehende Auseinandersetzung mit dem Thema findet sich u. a. bei Cairney (2016).

7.2 Evidence-based Public Health im Kontext von Stakeholdern mit ihren Ressourcen, Werten und Interessen

Bei der Entscheidung über die Umsetzung von Public-Health-Maßnahmen ist wissenschaftliche Evidenz nur ein Faktor unter vielen. Es entscheiden Akteure, die ihrerseits von Werten, Interessen und vorhandenen Ressourcen beeinflusst werden. Auch die Evidenz und die Akteure, die Evidenz produzieren, sind nicht losgelöst von Werten, Interessen und Ressourcen. Aus dieser Perspektive machen Modelle wenig Sinn, die eine klare Trennlinie zwischen einer Welt der „neutralen, objektiven" Evidenz und einer Welt der subjektiven (politischen)

Entscheidungen propagieren. Tatsächlich gibt es eine Reihe von Hinweisen darauf, dass Wissenschaftler*innen prinzipiell ebenso wie andere Stakeholder durch Ressourcen, Werte und Interessen geprägt sind.

Ressourcen

Rychetnik et al. (2002) wiesen darauf hin, dass bei gegebenen begrenzten Ressourcen die Entscheidung für oder gegen die Durchführung bestimmter Studien nicht zufällig oder nach Relevanz verteilt ist, sondern mit bestimmten Merkmalen der Intervention zusammenhängt. Die Wahrscheinlichkeit, eine Studie auf hohem Evidenzlevel und mit großer Fallzahl zu finden, sei höher für medizinische (vs. soziale) Interventionen, individuen- (vs. gemeinde-)bezogene Maßnahmen, Maßnahmen, die auf leicht zugängliche (vs. auf benachteiligte) Bevölkerungsgruppen abzielen oder Maßnahmen, durch die sich Geld verdienen lässt (da es einfacher ist, einen Studiensponsor zu finden) (Rychetnik et al. 2002).

Insbesondere der letzte Punkt hängt unmittelbar mit den verfügbaren Ressourcen zusammen. Da ein Großteil der gesundheitlichen Forschung inzwischen vom privaten, strukturell gewinnorientierten Sektor finanziert wird (Rieks/Gerhardus 2018), resultiert daraus eine Verschiebung bei hochwertigen Studien in Richtung gewinnversprechender und damit meist kostenintensiverer Interventionen. Mittelbar hängen auch die anderen von Rychetnik et al. genannten Parameter mit der Verfügbarkeit von Ressourcen zusammen. So werden soziale und gemeindebezogene Maßnahmen meist von Institutionen durchgeführt, die über keine oder nur geringe Mittel zur Finanzierung von Forschungsarbeiten verfügen. Für EbPH ist diese unausgewogene Verteilung von hochwertigen Studien eine besondere Herausforderung: Innerhalb von EbPH ist die Voraussetzung, um die Empfehlung für eine Maßnahme auszusprechen, ein positives Ergebnis auf der Basis einer guten Evidenzlage. Eine gute Evidenzlage benötigt aber hochwertige – und damit meist kostenintensive – Studien. Anders ausgedrückt: Es kann passieren, dass eine vielversprechende Intervention nicht empfohlen werden kann, weil sie (aufgrund fehlender Ressourcen) nicht ausreichend untersucht wurde. Für dieses Problem existiert keine unmittelbare Lösung. Zunächst ist es wichtig, sich dieses Phänomen bewusst zu machen und bei fehlenden evidenzbasierten positiven Ergebnissen zwischen „gut untersucht, aber für schlecht befunden" und „nicht ausreichend untersucht" zu unterscheiden. Diese Erkenntnisse sollten in Forschungsförderungsstrategien Berücksichtigung finden, um gezielt solchen potenziellen Verzerrungen entgegenzuwirken. Eine wichtige Forderung besteht auch darin, bei der Auswahl von Forschungsfragen definierte Priorisierungskriterien einzusetzen.

Werte

Werte sind auf Bevölkerungs- wie auch auf individueller Ebene eine wichtige Determinante von Entscheidungen. Der Begriff Werte wird oftmals ausschließlich mit ethischen Werten assoziiert. Hier sollen dagegen neben ethischen Werten auch erkenntnistheoretische und soziale Werte einbezogen werden (Carrier 2008).

Individuen oder Bevölkerungsgruppen können sich in ihren ethischen Werten oder Präferenzen stark voneinander unterscheiden. Bei Entscheidungen auf individueller Ebene können die Werte und Wünsche der Betroffenen unmittelbar im Zusammenhang mit der Ausführung der Maßnahmen eingeholt und berücksichtigt werden. Bei Public-Health-Maßnahmen auf der Bevölkerungsebene ist das deutlich schwieriger. Ein Beitrag von EbPH besteht darin, diese Werte explizit zu ermitteln und transparent zu machen.

Unterschiedliche Präferenzen von Wissenschaftler*innen hinsichtlich erkenntnistheoretischer Werte können sich z. B. in der Auswahl der Endpunkte, der Gewichtung von Nutzen und Schaden und der Akzeptanz von Unsicherheit ausdrücken, meist, ohne dass diese es sich bewusst gemacht hätten. In EbPH sollten Werte nicht als Störfaktoren betrachtet, wohl aber – soweit möglich – explizit gemacht werden. Dadurch können bei differierenden Schlussfolgerungen wertebezogene Ursachen als solche identifiziert und einer strukturierten Diskussion zugänglich gemacht werden.

Interessen

Mit dem Begriff „Interesse" wird im deutschen Sprachraum meist intellektuelle Neugier oder ein bestimmter inhaltlicher Schwerpunkt verbunden. Hier soll es aber um Interessen im Sinne von Gewinn bzw. Vorlieben von Personen oder Institutionen gehen. Angelehnt an eine Definition von Thompson wird im Gesundheitsbereich das Interesse, die Gesundheit zu verbessern, als primäres Interesse bezeichnet (Thompson 1993). Diesem primären Interesse kann unmittelbar in der gesundheitlichen Versorgung oder mittelbar in Forschung, Entwicklung, Herstellung oder Regulierung von gesundheitlichen Verfahren und Maßnahmen nachgegangen werden. Als sekundäre Interessen werden demgegenüber solche bezeichnet, die nicht darauf abzielen, Gesundheit zu verbessern. Das können finanzielle Interessen, Karriereerwartungen, Anerkennung durch Kolleginnen bzw. Kollegen/die Öffentlichkeit oder Vergünstigungen wie Sachwerte oder Reisen sein. Primäre und sekundäre Interessen müssen nicht im Widerspruch zueinanderstehen: Die meisten im Gesundheitswesen Tätigen lassen sich für ihre Arbeit finanziell entlohnen, und Forschungsergebnisse können zur Verbesserung der Gesundheit und gleichzeitig zum Prestige der Forscher*innen beitragen. Problematisch wird es erst, wenn sekundäre

Interessen die primären überlagern. Das ist beispielsweise der Fall, wenn Forschungsergebnisse gefälscht werden, um mit spektakulären Resultaten die Fachwelt zu beeindrucken oder um ein bestimmtes Verfahren besser aussehen zu lassen, als es tatsächlich ist. Im Einzelfall wird es nicht möglich sein, den Einfluss von sekundären Interessen aus Empfehlungen, Leitlinien oder Gutachten herauszudestillieren. Systematische Reviews, die Studien mit und ohne Sponsoring vergleichen, zeigen allerdings regelmäßig vorteilhaftere Bewertungen für Produkte in den Studien, die von den Herstellern der Produkte finanziell unterstützt wurden (Baethge 2008).

Zunehmend wird daher diskutiert, bestimmte Formen des Sponsorings einzuschränken oder gar einzustellen. Deutlich weiter verbreitet ist die Verpflichtung, sogenannte „Interessenkonflikte" anzugeben. Interessenkonflikte sind definiert als „[...] a set of circumstances that are reasonably believed to create a substantial risk that professional judgment of a primary interest tends to be unduly influenced by a secondary interest" (Thompson 2009, 137). Damit wird ausgedrückt, dass Interessenkonflikte nicht per se eine Beeinträchtigung des Urteils bedeuten müssen – das Risiko dafür ist allerdings erhöht.

8 Fazit

Evidenzbasierung in Public Health bedeutet weit mehr, als Studien eines hohen Evidenzlevels zu identifizieren und kritisch zu bewerten. Von der Themenwahl über die Fragestellungen, die Auswahl der Methodik, bis zur Interpretation und praktischen Umsetzung sollte jeder Schritt bewusst, systematisch und transparent erfolgen. Die Einflüsse durch Ressourcen, Interessen und Werte der *Stakeholder* sind keine externen, potenziell eliminierbaren Störfaktoren, sondern immanenter Bestandteil der Evidenz und Praxis von Public Health. Damit Evidenz eine größere Rolle bekommt, ist ein strukturierter Austausch zwischen den wissenschaftlichen und allen anderen Stakeholdern über den gesamten Verlauf hinweg notwendig.

Literatur

Baethge, C. (2008). Transparente Texte. *Deutsches Ärzteblatt, 105*, 675–679.
Begg, C. B./Cho, M. K./Eastwood, S./Horton, R./Moher, D./Olkin, I. et al. (1996). Improving the Quality of Reporting of Randomized Controlled Trials: the CONSORT statement. *Journal of the American Medical Association, 276*, 637–639.
Belton, V./Stewart, T. J. (2002). *Multiple Criteria Decision Analysis: An Integrated Approach.* Boston: Kluwer Academic Publishers.

Brownson, R. C./Baker, E. A./Leet, T. L./Gillespie, K. N. (2003). *Evidence Based Public Health*. New York: Oxford University Press.

Brownson, R. C./Fielding, J. E./Maylahn, C. M. (2009). Evidence-Based Public Health: A Fundamental Concept for Public Health Practice. *Annual Review of Public Health, 30,* 175–201.

Bundesministerium für Ernährung, Landwirtschaft und Verbraucherschutz (o. J.). *IN FORM – Deutschlands Initiative für gesunde Ernährung und mehr Bewegung*. Verfügbar unter www.inform.de (Zugriff am 06.07.2019).

Cairney, P. (2016). *The Politics of Evidence-Based Policy Making*. London: Palgrave Macmillan.

Carrier, M. (2008). Introduction: Science and the Social. In: M. Carrier/D. Howard/J. Kourany (Hrsg.): *The Challenge of the Social and the Pressure of Practice. Science and Values Revisited*. Pittsburgh: University of Pittsburgh Press.

Egger, M./Davey Smith, G./Altman, D. G. (Hrsg.) (2001). *Systematic Reviews in Health Care: Meta-Analysis in Context*. 2. Auflage. London: BMJ Books.

Gerhardus, A. (2010). Evidence-Based Public Health. In: A. Gerhardus/J. Breckenkamp/O. Razum/ N. Schmacke/H. Wenzel (Hrsg.): *Evidence-Based Public Health*. Bern: Huber, 17–29.

Gerhardus, A./Barbek, R. (2019). Berücksichtigung des Kontexts bei der Bewertung der Übertragbarkeit von Evidenz. *Zeitschrift für Evidenz, Fortbildung und Qualität im Gesundheitswesen, 141–142,* 62–65.

Gerhardus, A./Breckenkamp, J./Razum, O./Schmacke, N./Wenzel, H. (Hrsg.) (2010). *Evidence-Based Public Health*. Bern: Huber.

Gerhardus, A./Rehfuess, E. A./Zeeb, H. (2015). Evidenzbasierte Verhältnisprävention und Gesundheitsförderung: welche Studiendesigns brauchen wir? *Zeitschrift für Evidenz, Fortbildung und Qualität im Gesundheitswesen, 109,* 40–45.

Moher, D./Schulz, K. F./Altman, D. G./for the CONSORT Group (2001). The CONSORT Statement: Revised Recommendations for Improving the Quality of Reports of Parallel-group Randomised Trials. *The Lancet, 357,* 1191–1194.

Muir Gray, J. A. (1996). *Evidence-based Healthcare*. London: Churchill Livingstone.

Munthe-Kaas, H./Nøkleby, H./Nguyen, L. (2019). Systematic Mapping of Checklists for Assessing Transferability. *Systematic Review, 8*(1), 22.

Oxford Centre for Evidence-based Medicine (2009). *Levels of Evidence (March 2009)*. Verfügbar unter www.cebm.net/index.aspx?o=1025 (Zugriff am 06.07.2019).

Perkins, E. R./Simnett, I./Wright, L. (Hrsg.) (1999). *Evidence-based Health Promotion*. Hoboken: Wiley-VCH.

Petticrew, M./Knai, C./Thomas, J./Rehfuess, E. A./Noyes, J./Gerhardus, A. et al. (2019). Implications of a Complexity Perspective for Systematic Reviews and Guideline Development in Health Decision Making. *BMJ Global Health, 4*(Suppl 1), e000899.

Rieks, S./Gerhardus, A. (2018). Finanzierung der Gesundheitsforschung in Deutschland. *Bundesgesundheitsblatt – Gesundheitsforschung – Gesundheitsschutz, 61,* 864–871.

Rychetnik, L./Frommer, M./Hawe, P./Shiell, A. (2002). Criteria for Evaluating Evidence on Public Health Interventions. *Journal of Epidemiology and Community Health, 56,* 119–127.

Sackett, D. L./Rosenberg, W. M./Gray, J. A./Haynes, R. B./Richardson, W. S. (1996). Evidence Based Medicine: What it is and what it isn't. *British Medical Journal, 312,* 71–72.

Sackett, D. L./Rosenberg, W. M./Gray, J. A./Haynes, R. B./Richardson, W. S. (1997). Was ist Evidenz-basierte Medizin und was nicht? *Münchner Medizinische Wochenschrift, 139,* 644–645.

Schloemer, T./Schröder-Bäck, P. (2018). Criteria for Evaluating Transferability of Health Interventions: a Systematic Review and Thematic Synthesis. *Implementation Science, 13,* 88.

Schröder-Bäck, P. (2010). Evidence-based Public Health aus ethischer Perspektive. In: A. Gerhardus/J. Breckenkamp/O. Razum/N. Schmacke/H. Wenzel (Hrsg.): *Evidence-Based Public Health*. Bern: Huber, 93–101.

Strifler, L./Cardoso, R./McGowan, J./Cogo, E./Nincic, V./Khan, P. A. et al. (2018). Scoping Review Identifies Significant Number of Knowledge Translation Theories, Models, and Frameworks with Limited Use. *Journal of Clinical Epidemiology, 100,* 92-102.

Thompson, D. F. (1993). Understanding Financial Conflicts of Interest. *New England Journal of Medicine, 329,* 573-576.

Thompson, D. F. (2009). The Challenge of Conflict of Interest in Medicine. *Zeitschrift für Evidenz, Fortbildung und Qualität im Gesundheitswesen, 103,* 136-140.

Wahlster, P./Brereton, L./Burns, J./Hoffmann, B./Mozygemba, K./Oortwijn, W. et al. (2017). An Integrated Perspective on the Assessment of Technologies: INTEGRATE-HTA. *International Journal of Technology Assessment in Health Care, 33,* 544-551.

Waters, E./Doyle, J. (2002). Evidence-based Public Health Practice: Improving the Quality and Quantity of the Evidence. *Journal of Public Health, 24,* 227-229.

Zeeb, H./Donath, S. (2010). Epidemiologische Methoden in Evidence-based Public Health. In: A. Gerhardus/J. Breckenkamp/O. Razum/N. Schmacke/H. Wenzel (Hrsg.): *Evidence-Based Public Health.* Bern: Huber, 69-82.

Determinanten der Gesundheit

Soziale Ungleichheit und Gesundheit

Thomas Lampert

Soziale Unterschiede in der Gesundheit und Lebenserwartung sind ein zentrales Thema von Public Health und Gesundheitspolitik. Bereits im Kindes- und Jugendalter sind die Gesundheitschancen zu Ungunsten von Jungen und Mädchen, die in sozial benachteiligten Familien aufwachsen, ungleich verteilt. Bei Erwachsenen im mittleren und höheren Lebensalter ist zu beobachten, dass Männer und Frauen mit niedrigem im Vergleich zu denen mit höherem sozialem Status deutlich häufiger von chronischen Krankheiten und Beschwerden sowie Funktionseinschränkungen betroffen sind. Diese gesundheitliche Ungleichheit hat mannigfaltige Ursachen, u. a. Unterschiede in Bezug auf die Arbeits- und Wohnbedingungen, den materiellen Lebensstandard und die soziale Absicherung, psychosoziale Belastungen und Ressourcenverfügbarkeit sowie das Gesundheitsverhalten. Eine nachhaltige Verringerung der gesundheitlichen Ungleichheit setzt nicht nur zielgruppenspezifische und bedarfsorientierte Leistungen der Prävention, Gesundheitsförderung und Gesundheitsversorgung voraus. Vielmehr erfordert sie auch Maßnahmen in anderen Politikfeldern, welche die eigentlichen Ursachen adressieren, nämlich die soziale Ungleichheit der Lebensbedingungen und Teilhabechancen.

1 Einleitung

Soziale Unterschiede in der Gesundheit und Lebenserwartung können als eine extreme Ausprägungsform sozialer Ungleichheit erachtet werden. Dass allgemein hoch bewertete Güter und Ressourcen wie Einkommen, Bildungsabschlüsse oder Sozialprestige in einer leistungsorientierten Gesellschaft ungleich verteilt sind, wird vom Großteil der Bevölkerung akzeptiert, zumindest wenn dies nachvollziehbar geschieht und den erbrachten Leistungen angemessen erscheint. Wenn sich die soziale Ungleichheit aber darin ausdrückt, dass bestimmte Bevölkerungsgruppen gesünder sind und länger leben als andere, dann steht dies im Widerspruch zum sozialstaatlichen Selbstverständnis und dem Gerechtigkeitsempfinden vieler Menschen (Richter/Hurrelmann 2007).

Für Deutschland bestätigt inzwischen eine große Zahl an Studien, dass Personen mit niedrigem sozialem Status, häufig gemessen anhand von Angaben zu Bildung, Beruf und Einkommen, ein erhöhtes Krankheitsrisiko aufweisen. Diese gesundheitliche Ungleichheit lässt sich gerade am Risiko für schwerwiegende chronisch-degenerative Krankheiten, wie z. B. Herzinfarkt, Schlaganfall,

Diabetes mellitus, chronische Bronchitis oder Lungen-, Leber- und Darmkrebs, festmachen. Auch hinsichtlich krankheitsbedingter funktioneller Einschränkungen sowie Beeinträchtigungen der gesundheitsbezogenen Lebensqualität sind deutliche Unterschiede zuungunsten von Personen mit niedrigem sozialen Status festzustellen. Gleiches gilt für die vorzeitige Sterblichkeit und mittlere Lebenserwartung sowie noch einmal verstärkt für die gesunde bzw. behinderungsfreie Lebenserwartung, also die Lebensjahre, die weitgehend ohne Krankheiten, Funktionseinschränkungen und Behinderungen verbracht werden können (Lampert et al. 2017; Richter/Hurrelmann 2016).

Die sozialen Unterschiede in der Gesundheit und Lebenserwartung sind nicht nur in Deutschland, sondern in allen Wohlfahrtsstaaten, für die aussagekräftige Daten vorliegen, zu beobachten. Dies trifft auch für die skandinavischen Wohlfahrtsstaaten zu, die über umfassende soziale Sicherungssysteme verfügen und im internationalen Vergleich mit Blick z. B. auf die Bildungsbeteiligung und die Einkommensverteilung als relativ egalitär bezeichnet werden können. Darüber hinaus machen die international vergleichenden Studien deutlich, dass sich die sozialen Unterschiede in der Gesundheit und Lebenserwartung im Zeitverlauf nicht verringert haben. Zum Teil ist sogar eine Ausweitung der Unterschiede festzustellen, die oftmals darauf zurückzuführen ist, dass positive Entwicklungen, wie z. B. der Rückgang beim Rauchen und die Verringerung der Herz-Kreislauf-Sterblichkeit, vor allem in den mittleren und höheren Statusgruppen beobachtet werden können (Mackenbach et al. 2017).

Die Verringerung der sozialen Unterschiede in der Gesundheit und Lebenserwartung wird inzwischen als ein wichtiges Ziel von Public Health und Politik betrachtet, und zwar nicht nur der Gesundheitspolitik, sondern im Sinne des *Health-in-all-Policies*-Ansatzes so gut wie aller Politikbereiche. In einem Bericht der von der Weltgesundheitsorganisation (WHO) eingesetzten Expertenkommission „*Social Determinants of Health*" heißt es hierzu:

„The development of society, rich or poor, can be judged by the quality of its population's health, how fairly health is distributed across the social spectrum, and the degree of protection provided from disadvantage as a result of ill-health." (Commission on Social Determinants of Health [CSDH] 2007, o. S.) ,

Ähnlich liest sich ein Positionspapier des Zukunftsforums Public Health, eines Zusammenschlusses wichtiger Akteure im Bereich Public Health in Deutschland:

„Einer der größten Risikofaktoren für unzureichende Gesundheit ist soziale Ungleichheit. Politiker haben eine besondere Verantwortung für die Schaffung einheitlicher Rahmenbedingungen und sozialer Chancengleichheit. Diese fördern nicht nur die Gesundheit, sondern auch die demokratische und wirtschaftliche Entwicklung." (Zukunftsforum Public Health 2017, 1).

Im Folgenden wird nach der Definition wichtiger Begriffe und Konzepte zunächst die Entwicklung von Armut und sozialer Ungleichheit in Deutschland beschrieben. Im Anschluss werden Forschungsergebnisse dargestellt, die das Ausmaß der sozialen Unterschiede in der Gesundheit und Lebenserwartung verdeutlichen, wobei sowohl auf Kinder und Jugendliche als auch auf Erwachsene eingegangen wird. Danach werden verschiedene Erklärungsansätze diskutiert, die sich unter anderem auf den materiellen Lebensstandard und die soziale Absicherung, die Arbeits- und Wohnbedingungen, psychosoziale Belastungen und Ressourcen sowie das Gesundheitsverhalten beziehen. Des Weiteren wird auf die Ausprägung der gesundheitlichen Ungleichheit über den gesamten Lebensverlauf sowie auf den sozialen Wandel und zeitliche Entwicklungen und Trends der gesundheitlichen Ungleichheit in den letzten 20 bis 30 Jahren eingegangen. Zum Abschluss werden die Anforderungen an Interventionen zur Verringerung der gesundheitlichen Ungleichheit, unter Berücksichtigung nationaler und internationaler Erfahrungen, diskutiert.

2 Definitionen und Konzepte

Nach dem Soziologen Stefan Hradil (2005, 30) liegt soziale Ungleichheit dann vor, „wenn Menschen aufgrund ihrer Stellung im sozialen Beziehungsgefüge von den wertvollen Gütern einer Gesellschaft regelmäßig mehr als andere erhalten". Als „wertvoll" werden in diesem Sinne Güter betrachtet, die mit Vorteilen oder, im Fall des Nicht-Vorhandenseins, mit Nachteilen im Hinblick auf die Lebensbedingungen und Möglichkeiten zur Teilhabe am gesellschaftlichen Leben verbunden sind, also z. B. eine gesicherte berufliche Stellung, ein regelmäßiges Einkommen, Vermögenswerte und Bildungsabschlüsse.

Um die sozialen Unterschiede in der Gesundheit und Lebenserwartung zu beschreiben, wird häufig der Begriff „gesundheitliche Ungleichheit" verwendet. Dieser Begriff bringt zum Ausdruck, dass sich die soziale Ungleichheit der Lebensbedingungen und sozialen Teilhabechancen in der Gesundheit und Lebenserwartung widerspiegelt (Mielck/Bloomfield 2001). Im internationalen Kontext wird von *Health Inequality* gesprochen, bisweilen auch von *Health Inequity*. Der Begriff *Health Inequity* unterstreicht dabei, dass die zu beobachtenden sozialen Unterschiede in der Gesundheit und Lebenserwartung vor dem Hintergrund der gesellschaftlichen Werte und Normen als ungerecht wahrgenommen werden (Berkman/Kawachi/Glymour 2014; Marmot 2004). Die Faktoren, die zur Entstehung und Ausdifferenzierung der gesundheitlichen Ungleichheit beitragen, werden auch als soziale Determinanten der Gesundheit (*social determinants of health*) bezeichnet:

„The social determinants of health are the conditions in which people are born, grow, work, live, and age, and the wider set of forces and systems shaping the conditions of daily life. These forces and systems include economic policies and systems, development agendas, social norms, social policies and political systems" (CSHD 2007, 2).

Zur Bezeichnung der Forschungsrichtung, die sich mit der Analyse der sozialen Unterschiede in der Gesundheit und Lebenserwartung befasst, hat sich der Begriff Sozialepidemiologie (*social epidemiology*) durchgesetzt. Die gebräuchlichste Definition stammt von Lisa Berkmann und Kollegen (2014, 5): „We define social epidemiology as the branch of epidemiology that studies the social distribution and social determinants of states of health".

Die Position auf der sozialen Stufenleiter wird über den sozialen oder sozioökonomischen Status (*social or socioeconomic status*, SES) erfasst. Der Begriff des sozialen Status ist etwas weiter gefasst als der Begriff des sozioökonomischen Status oder der international zunehmend gebräuchliche Begriff der sozioökonomischen Position (*socioeconomic position*, SEP), die auf die Verfügung über sozioökonomische Ressourcen abstellen. Welche Ressourcen dabei berücksichtigt werden, hängt von den zum Teil sehr unterschiedlichen Theorie- und Forschungstraditionen in den einzelnen Ländern ab. In Deutschland, wo die Schichtungssoziologie eine lange Tradition hat, werden zumeist die berufsbezogenen Merkmale Bildung, Beruf und Einkommen betrachtet. In den Vereinigten Staaten dagegen wird der soziale Status vorwiegend über die Bildung und das Einkommen gemessen, in Großbritannien wiederum in erster Linie über die berufliche Stellung.

Für empirische Studien wird in Deutschland häufig ein mehrdimensionaler Statusindex genutzt, der auf Basis von Informationen zu Bildung (Schulbildung und berufliche Qualifikation), beruflicher Stellung und Einkommen (Netto-Äquivalenzeinkommen) gebildet wird („Index des sozioökonomischen Status", SES-Index). Dabei gehen die Indikatoren mit dem gleichen Gewicht in die Berechnung eines Punktsummenscores ein, der Werte zwischen 3 und 21 annehmen kann, da in jeder der drei Einzeldimensionen 1–7 Punkte vergeben werden. In Analysen wird entweder dieser Punktsummenscore verwendet oder es erfolgt eine verteilungsbasierte Abgrenzung von Quintilen und Einteilung in drei Statusgruppen. Diese wird zumeist so vorgenommen, dass die niedrige und hohe Statusgruppe jeweils 20 % der Bevölkerung (1. bzw. 5. Quintil) und die mittlere Statusgruppe 60 % der Bevölkerung (2.–4. Quintil) umfasst (Lampert et al. 2013).

Daneben wird in vielen nationalen und internationalen Studien der subjektive Sozialstatus (SSS) erhoben. Während mithilfe von objektiven Statusindikatoren Personen ihre Position auf der sozialen Stufenleiter zugeschrieben wird, erfasst der subjektive Sozialstatus, wie Personen ihre Stellung im „Oben und Unten" der Gesellschaft selbst wahrnehmen und bewerten. Es kann davon ausgegangen werden, dass neben Bildung, Beruf und Einkommen auch andere Bereiche in die Bewertung einbezogen werden, z. B. das Vermögen oder die Alterssicherung. Hinsichtlich des gesundheitlichen Stellenwerts des subjektiven Sozialstatus wird vermutet, dass der individuellen Wahrnehmung und Bewertung der eigenen sozioökonomischen Lebensbedingungen eine eigenständige Bedeutung für die Gesundheitschancen der Menschen zukommt. In der Gesundheitsforschung und Epidemiologie hat sich die *MacArthur Scale of Subjective Social Status* international als Standardinstrument zur Messung des SSS etabliert. Das Instrument besteht aus dem Bild einer Leiter, die als visuelle Analogskala den Aufbau der Gesellschaft repräsentiert. Die Befragten können markieren, wo sie sich selbst auf dieser sozialen Stufenleiter platzieren würden. Als Bezug für die relative Selbsteinstufung dient in der Regel die Gesellschaft des jeweiligen Landes, in dem die Befragten leben. Das Instrument kann aber auch in Bezug auf das nähere soziale Umfeld der Befragten eingesetzt werden. Für Analysen erfolgt zumeist eine Einteilung z. B. in eine niedrige, mittlere und hohe Statusgruppe (Hoebel et al. 2015).

Der soziale Status wird aber nicht nur auf individueller, sondern auch auf sozialräumlicher Ebene gemessen. Dies erscheint schon deshalb sinnvoll und notwendig, weil in vielen Datenquellen keine oder nur wenige Informationen zum individuellen Sozialstatus zur Verfügung stehen. Das betrifft in Deutschland z. B. Daten zur Lebenserwartung und zu Todesursachen, die Krebsregister, die Fehlzeitenstatistik sowie die Diagnosedaten aus dem ambulanten und stationären Versorgungsbereich. Außerdem wird davon ausgegangen, dass sozialräumliche Ressourcen und Belastungen über den individuellen Sozialstatus hinaus einen Einfluss auf die Gesundheit ausüben. Betrachtet wird z. B. die Armutsrisikoquote, die Arbeitslosenquote, die Bildungsbeteiligung oder das Bruttoinlandsprodukt auf Ebene der Raumordnungsregionen, der Kreise und kreisfreien Städte oder der Gemeindeverbände. Außer Einzelindikatoren werden bisweilen auch Indices herangezogen. Dies hat vor allem in Großbritannien eine lange Tradition, wird aber auch in Deutschland, vor allem im Kontext der Sozialberichterstattung, schon länger praktiziert. In den letzten Jahren wurden zudem verschiedene Indices entwickelt, um diese in epidemiologischen Studien und in der Gesundheitsberichterstattung einzusetzen. Ein Beispiel hierfür ist der *German Index of Socioeconomic Deprivation* (GISD), der auf Basis verschiedener Indikatoren, darunter Arbeitslosigkeit, Schulabgänger ohne Abschluss, Schuldnerquote, mittleres Einkommen und Steuereinnahmen, gebildet wird und eine Unterscheidung von räumlichen Einheiten mit sehr niedriger bis sehr hoher sozioökonomischer Deprivation ermöglicht. Als Datengrundlage wird die Datenbank „Indikatoren und Karten zur Raum- und Stadtentwicklung" (INKAR) des Bundesinstituts für Bau-, Stadt- und Raumforschung genutzt. Ergebnisse von Mehrebenenanalysen zeigen, dass die sozialräumliche Deprivation einen unabhängigen Effekt auf die Gesundheit hat, der aber bei weitem nicht so stark ausfällt wie der Effekt des individuellen sozialen Status (Kroll et al. 2017).

3 Armut und soziale Ungleichheit in Deutschland

Für die Beschreibung von Armut und sozialer Ungleichheit im Kontext der Armuts- und Sozialberichterstattung kommt den beschriebenen Indikatoren des sozialen Status eine nachgeordnete Bedeutung zu. Verwendet werden zumeist verschiedene Indikatoren der Einkommens- und Vermögensverteilung, der Bildungsbeteiligung sowie der Arbeitsmarktsituation (Bundesministerium für Arbeit und Soziales [BMAS] 2019). Dazu zählt die sogenannte „Armutsrisikoquote", die auf Grundlage des Netto-Äquivalenzeinkommens den Anteil der Personen beschreibt, die über weniger als 60 % des mittleren Einkommens verfügen können. Nach Daten des Sozio-oekonomischen Panels (SOEP) ist die Armutsrisikoquote seit Ende der 1990er Jahre bis zum Jahr 2005 von etwa elf auf 14 % gestiegen. In den letzten zehn Jahren lag sie relativ konstant bei 14 bis 15 %, zuletzt im Jahr 2014 mit 15,8 % etwas höher (vgl. Abbildung 1).

Abbildung 1: Entwicklung der Armutsrisikoquote in Deutschland

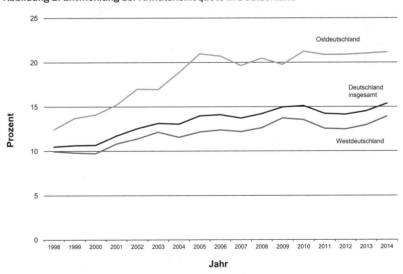

Datenbasis: SOEP 1998–2014 (eigene Berechnungen)

Dabei lassen sich erhebliche regionale Unterschiede in der Armutsbetroffenheit beobachten. Während aktuell in Westdeutschland etwa 13 bis 14 % der Bevölkerung in Armut leben oder durch Armut bedroht sind, trifft dies in Ostdeutschland auf über 20 % der Bevölkerung zu. Betrachtet man die regionalen Unterschiede auf Ebene der 16 Bundesländer bzw. der 96 vom Bundesinstitut für Bau-, Stadt- und Raumordnung (BBSR) ausgewiesenen Raumordnungsregionen fällt zum einen auf, dass die Armutsrisikoquoten in den nord-östlichen Flächenstaaten Mecklenburg-Vorpommern und Sachsen-Anhalt am höchsten und in den südwestlichen Flächenstaaten Bayern und Baden-Württemberg am niedrigsten sind. Zum anderen wird deutlich, dass sich auch innerhalb einzelner Bundesländer zum Teil erhebliche regionale Unterschiede zeigen (vgl. Abbildung 2).

Abbildung 2: Regionale Unterschiede in der Armutsrisikoquote auf Ebene der Bundesländer und der Raumordnungsregionen (in %)

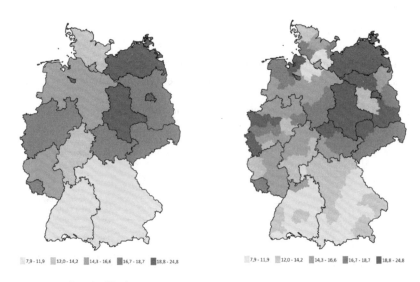

Bundesländer   Raumordnungsregionen

Datenbasis: Mikrozensus 2014 (eigene Berechnungen)

Eine bevölkerungsgruppenspezifische Betrachtung zeigt, dass Kinder und Jugendliche sowie junge Erwachsene verstärkt durch Armut bedroht sind. Die niedrigsten Armutsrisikoquoten finden sich bei Personen im mittleren Lebensalter. Bezogen auf die Haushaltsform sind kinderreiche Familien und Alleinerziehende einem besonders hohen Armutsrisiko ausgesetzt. Dabei zeigt sich, dass die Zunahme der Armutsbetroffenheit seit Ende der 1990er Jahre bei Kindern, Jugendlichen, jungen Erwachsenen, kinderreichen Familien und Alleinerziehenden überproportional ausfiel. Nach der Jahrtausendwende zeichnete sich zudem eine Polarisierung der Einkommensverteilung ab, da nicht nur der Anteil der Personen bzw. Haushalte mit niedrigem Einkommen, sondern auch der Anteil der Personen bzw. Haushalte mit hohem Einkommen zugenommen hat (Grabka/Frick 2010).

Noch ungleicher als das Einkommen ist in Deutschland das Vermögen verteilt. Zum Vermögen privater Haushalte zählen der Besitz von Immobilien, Geldvermögen, Vermögen aus privaten Versicherungen sowie Betriebs- und Sachvermögen. Das Nettovermögen der privaten Haushalte in Deutschland beträgt über sechs Billionen Euro. Dabei verfügt das vermögendste Zehntel der Bevölkerung über knapp 58 %, die unteren sieben Zehntel der Bevölkerung dagegen nur über etwa 10 % des gesamten Vermögens. Betrachtet man nur die unteren fünf Zehntel der Bevölkerung, tendiert das Vermögen gegen Null (Grabka/Westermeier 2016).

Arbeitslosigkeit wird als wichtigste Ursache für Einkommens- und auch für Vermögensarmut angesehen. Arbeitslos im sozialrechtlichen Sinne des SGB III (sogenanntes „Arbeitslosengeld I") bzw. SGB II (sogenanntes „Arbeitslosengeld II") sind alle Personen, die vorübergehend nicht in einem Beschäftigungsverhältnis stehen oder weniger als 15 Stunden pro Woche arbeiten, eine versicherungspflichtige Beschäftigung suchen und dabei den Vermittlungsbemühungen der Agentur für Arbeit zur Verfügung stehen und sich bei einer Agentur für Arbeit arbeitslos gemeldet haben. Mit dem SGB II wurden Arbeitslosenunterstützung und Sozialhilfe zum Arbeitslosengeld II („Hartz IV") zusammengelegt, wodurch die Zahl der arbeitslos gemeldeten Personen deutlich anstieg. Im Februar 2005 lag sie bei 5,2 Mio., was einer Arbeitslosenquote von über 12 % entsprach. Seitdem ist die Arbeitslosenquote infolge der verbesserten Lage auf dem Arbeitsmarkt deutlich zurückgegangen, bis auf 5,2 % im Jahresdurchschnitt 2018. Gleichzeitig hat aber die Zahl der Erwerbstätigen in prekären Beschäftigungsverhältnissen zugenommen. Beispielsweise ist die Zahl der Leiharbeitnehmerinnen und Leiharbeitnehmer deutlich von 0,3 Mio. im Januar 2003 auf 1,0 Mio. im Januar 2017 angestiegen (BMAS 2019).

Eine gute schulische und berufliche Ausbildung ist eine wesentliche Voraussetzung für den Zugang zum Arbeitsmarkt und die mit der beruflichen Stellung verbundenen Einkommenschancen. In Deutschland hat die Bildungsbeteiligung seit den 1970er Jahren deutlich zugenommen. Auf der anderen Seite ist nach wie vor ein enger Zusammenhang zwischen der sozialen Herkunft und den Bildungschancen der Heranwachsenden zu beobachten. Dies kommt bereits darin zum Ausdruck, dass Kinder aus sozial bessergestellten Elternhäusern häufiger nach Abschluss der Grundschule eine Gymnasialempfehlung erhalten.

Auch danach erweist sich das Bildungssystem als überaus selektiv. Dies kann anhand von Daten verschiedener Bildungsstudien und -statistiken deutlich gemacht werden, die der Stifterverband für die Deutsche Wissenschaft (2017) zusammengetragen hat. Diese zeigen unter anderem, dass von 100 Kindern, deren Eltern einen akademischen Abschluss haben, 74 ein Hochschul- oder Fachhochschulstudium aufnehmen, 63 einen Bachelor- und 45 einen Masterabschluss erwerben und immerhin zehn eine Promotion abschließen. Von 100 Kindern von Eltern ohne akademischen Abschluss beginnen lediglich 21 mit einem Studium, 15 machen einen Bachelor- und acht einen Masterabschluss und nur ein Kind promoviert (vgl. Abbildung 3).

Abbildung 3: Anzahl der Grundschüler*innen von 100, die ein Studium aufnehmen und akademische Abschlüsse erwerben

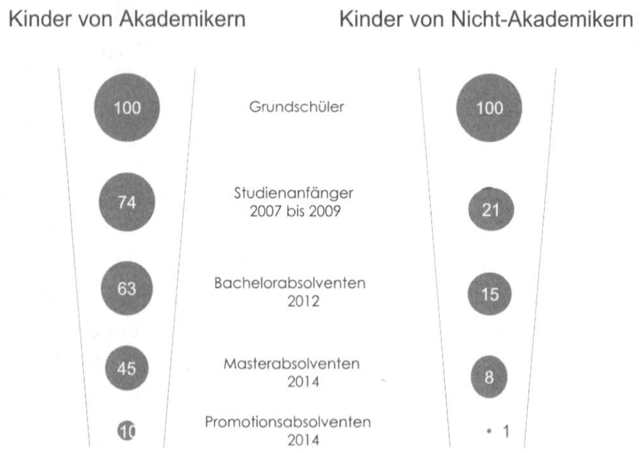

Kinder von Akademikern	Grundschüler	Kinder von Nicht-Akademikern
100	Grundschüler	100
74	Studienanfänger 2007 bis 2009	21
63	Bachelorabsolventen 2012	15
45	Masterabsolventen 2014	8
10	Promotionsabsolventen 2014	1

Quelle: Hochschul-Bildungs-Report 2020 (Stifterverband für die Deutsche Wissenschaft e. V. 2017, geänderte Darstellung; gemeint jeweils männlich und weiblich).

4 Frühe Weichenstellung im Kindes- und Jugendalter

Armut und soziale Ungleichheit beeinflussen die Gesundheitschancen von Geburt an. Gerade in Bezug auf das mütterliche Rauchen in der Schwangerschaft sind die sozialen Unterschiede eklatant. Aber auch hinsichtlich des Stillens, das sowohl für das Kind als auch die Mutter mit gesundheitlichen Vorteilen verbunden ist, sind erhebliche Unterschiede zu Ungunsten von Kindern aus Familien mit niedrigem sozialen Status zu beobachten (vgl. Abbildung 4) (Lampert 2018). Lange Zeit galt dies auch für die Teilnahme an den sogenannten „U-Untersuchungen", die zur Früherkennung von Entwicklungs- und Gesundheitsstörungen dienen. Noch für die Jahre 2009 bis 2012 belegen die Daten der Studie zur Gesundheit von Kindern und Jugendlichen in Deutschland (KiGGS), dass der Anteil der Kinder und Jugendlichen, die nicht an allen Untersuchungsterminen teilgenommen haben, in der niedrigen Sozialstatusgruppe doppelt so hoch war wie in der hohen Statusgruppe. Die aktuellen KiGGS-Daten, die im Zeitraum 2014 bis 2017 erhoben wurden, weisen aber in Übereinstimmung mit den Ergebnissen der Einschulungsuntersuchungen darauf hin, dass immer mehr Kinder aus Familien mit niedrigem Sozialstatus an den U-Untersuchungen teilnehmen und sich infolgedessen die Unterschiede zwischen den Statusgruppen deutlich verringert haben (Schmidtke et al. 2018).

Abbildung 4: Frühkindliche Einflussfaktoren der Gesundheit nach sozialem Status. Datenbasis: Studie zur Gesundheit von Kindern und Jugendlichen in Deutschland (KiGGS Welle 1 2009–2012)

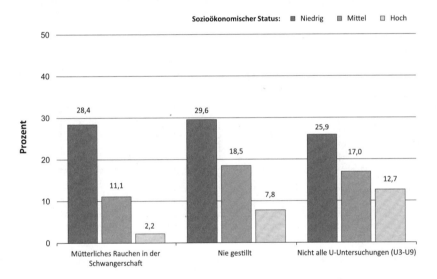

Quelle: Lampert 2018

Auch in der weiteren gesundheitlichen Entwicklung sind zum Teil erhebliche soziale Unterschiede auszumachen. So werden bei Kindern aus Familien mit niedrigem Sozialstatus im Alter von fünf bis sechs Jahren, also kurz vor der Einschulung, deutlich häufiger Sehstörungen, Sprach-, Sprech- und Stimmstörungen sowie Wahrnehmungs- und psychomotorische Störungen festgestellt. Für intellektuelle Entwicklungsverzögerungen, emotionale und soziale Störungen sowie psychiatrische Auffälligkeiten gilt ebenfalls, dass sie bei Kindern aus Familien mit niedrigem Sozialstatus vermehrt auftreten. Infolge dessen wird häufiger eine ärztliche Empfehlung für eine weitere Diagnostik bzw. Behandlung ausgesprochen und zu einer späteren Einschulung geraten (Senatsverwaltung für Gesundheit und Soziales Berlin 2016).

Tabelle 1: Gesundheitsprobleme bei drei- bis 17-jährigen Jungen und Mädchen nach sozialem Status (in %). Datenbasis: Studie zur Gesundheit von Kindern und Jugendlichen in Deutschland (KiGGS Welle 2 2014–2017)

	Jungen				Mädchen			
	Niedriger SES	Mittlerer SES	Hoher SES	OR niedrig/hoch[1]	Niedriger SES	Mittlerer SES	Hoher SES	OR-niedrig/hoch[1]
Subjektive Gesundheit (mittelmäßig bis sehr schlecht)	8,5	4,2	1,6	4,98***	6,8	3,9	1,0	6,63***
Gesundheitliche Einschränkungen (dauerhaft eingeschränkt)	6,5	4,5	3,2	2,49***	5,2	4,0	2,4	2,51***
Psychische Auffälligkeiten (SDQ: auffällig oder grenzwertig)	29,0	17,9	12,7	3,04***	22,7	14,3	6,4	4,39***
ADHS (Lebenszeitprävalenz)	9,2	6,1	4,6	2,77***	2,5	2,6	1,1	2,84**
Adipositas (BMI>95. Perzentil)	11,4	5,2	2,6	4,40*	8,1	4,7	2,0	4,04*

Altersadjustiertes Odds Ratio für das Auftreten des jeweiligen Gesundheitsproblems in der niedrigen im Verhältnis zur hohen Statusgruppe; *p < 0,05, **p < 0,01, ***p < 0,001
Quelle: Kuntz/Waldhauer et al. 2018

Bei Kindern und Jugendlichen auf Grundschulen und weiterführenden Schulen sind ebenfalls deutliche soziale Unterschiede festzustellen, und zwar insbesondere in Bezug auf die psychosoziale Gesundheit und das Gesundheitsverhalten. Beispielsweise ist das Risiko für psychische Auffälligkeiten wie emotionale Probleme, Verhaltensprobleme und Probleme im Umgang mit Gleichaltrigen bei Kindern und Jugendlichen aus Familien mit niedrigem Sozialstatus etwa drei- bis viermal erhöht. Zudem weisen sie ein zwei- bis dreifach erhöhtes Risiko für ADHS und Essstörungen auf. Ähnlich große Unterschiede sind im Gesundheitsverhalten auszumachen, was z. B. darin zum Ausdruck kommt, dass Kinder aus der niedrigen Statusgruppe deutlich seltener frisches Obst und Gemüse essen, dafür aber häufiger Süßigkeiten und zuckerhaltige Getränke konsumieren. Zudem treiben sie weniger Sport, sie lernen später schwimmen und sie fangen häufiger mit dem Rauchen an. Das ungünstigere Ernährungs- und Bewegungsverhalten schlägt sich in einem etwa viermal höheren Risiko für Adipositas im Kindes- und Jugendalter nieder, mit erheblichen Konsequenzen für die weitere gesundheitliche Entwicklung (vgl. Tabelle 1) (Kuntz et al. 2018).

Bei der Einordnung dieser Ergebnisse sollte aber berücksichtigt werden, dass hierzulande die meisten Kinder und Jugendlichen gesund aufwachsen und dies auch für die Heranwachsenden aus Familien mit niedrigem Sozialstatus gilt. Folglich muss eine sozial benachteiligte Lebenslage nicht zwangsläufig mit Beeinträchtigungen der gesundheitlichen Entwicklung einhergehen. Eine entscheidende Rolle scheint zu spielen, über welche Ressourcen die Kinder und Jugendlichen bzw. ihre Familien verfügen. So weisen Studien darauf hin, dass Jugendliche aus Familien mit niedrigem sozialen Status, bei denen bestimmte personale, familiäre oder soziale Ressourcen vorhanden sind, ein deutlich geringeres Risiko für psychische Auffälligkeiten und andere Beeinträchtigungen der psychosozialen Gesundheit haben als wenn diese Ressourcen nicht zur Verfügung stehen bzw. defizitär sind. Ebenso lässt sich für Jugendliche aus sozial bessergestellten Elternhäusern feststellen, dass defizitäre personale, familiäre oder soziale Ressourcen mit einem erhöhten Risiko für Beeinträchtigungen der psychosozialen Gesundheit einhergehen (Lampert et al. 2017).

5 Soziale Unterschiede bei Krankheiten und Risikofaktoren im mittleren und höheren Erwachsenenalter

Ab dem mittleren Lebensalter steigt das Risiko für chronische Krankheiten, Beschwerden und Funktionseinschränkungen an. Zu den Krankheiten, die bei Personen mit niedrigem sozialen Status häufiger auftreten als bei Personen mit mittlerem und hohem sozialen Status, zählen Herz-Kreislauf-Erkrankungen wie Herzinfarkt oder Schlaganfall und Stoffwechselstörungen wie Diabetes mellitus (vgl. Abbildung 5). Gleiches gilt für Atemwegserkrankungen wie chronische Bronchitis oder chronisch obstruktive Lungenerkrankung und muskuloskeletale Erkrankungen wie Arthrose oder Osteoporose. Auch viele Krebserkrankungen kommen in der niedrigen Statusgruppe vermehrt vor. Dies gilt z. B. für Lungenkrebs, Magenkrebs und Darmkrebs. Mit Blick auf die im Krankheitsspektrum vorherrschenden Erkrankungen sind nur wenige Ausnahmen auszumachen. Dazu gehören allergische Erkrankungen, die häufiger in den höheren Statusgruppen auftreten. Auch für Brustkrebs wird bisweilen ein verstärktes Vorkommen bei Frauen mit hohem sozialen Status berichtet, die Ergebnisse sind aber nicht einheitlich (Lampert et al. 2017).

Abbildung 5: Chronische Erkrankungen nach sozialem Status bei 45-jährigen und älteren Männern und Frauen. Datenbasis: Gesundheit in Deutschland aktuell (GEDA 2009–2012)

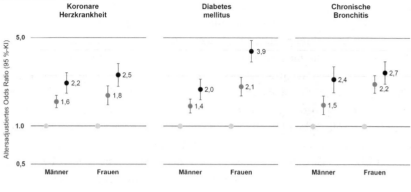

Quelle: Lampert 2018

Die sozial ungleiche Verteilung des Krankheitsrisikos ist nicht nur in der Verbreitung körperlicher Erkrankungen festzustellen, sondern spiegelt sich auch im Risiko für psychosomatische Beschwerden und psychische Störungen wider. In Bezug auf psychosomatische Beschwerden trifft dies z. B. auf chronische Rückenschmerzen, Kopfschmerzen und Schwindel zu. Bei psychischen Störungen ist z. B. auf ein in der niedrigen Statusgruppe erhöhtes Risiko für affektive Störungen zu verweisen. Für Substanzstörungen und zum Teil auch Angststörungen gilt ebenfalls, dass Personen mit niedrigem sozialem Status überproportional betroffen sind (vgl. Tabelle 2).

Tabelle 2: 12-Monatsprävalenz psychischer Störungen nach sozialem Status bei 18- bis 65-jährigen Männern und Frauen (in %). Datenbasis: Studie zur Gesundheit Erwachsener in Deutschland (DEGS1 MH 2008–2011, eigene Berechnungen)

	Männer				Frauen			
	Niedriger SES	Mittlerer SES	Hoher SES	OR niedrig/hoch[1]	Niedriger SES	Mittlerer SES	Hoher SES	OR niedrig/hoch[1]
Affektive Störung	12,5	7,0	5,0	2,65*	23,8	13,8	9,8	2,62**
Angststörungen	14,8	10,0	7,9	2,01	38,3	23,5	16,3	3,11***
Somatoforme Störungen	2,0	2,2	1,6	1,27	9,1	6,1	3,9	2,37
Substanzstörungen	34,1	22,1	16,7	2,44**	25,7	15,8	11,9	2,51**

[1] Altersadjustiertes Odds Ratio für das Auftreten einer psychischen Störung in der niedrigen im Verhältnis zur hohen Statusgruppe; *p < 0,05, **p < 0,01, ***p < 0,001

Psychische Störungen gehören zu den Krankheitsbildern, für die gezeigt werden konnte, dass der subjektive soziale Status einen vom objektiven, zugeschriebenen sozialen Status unabhängigen Effekt auf das Erkrankungsrisiko hat. Eine Auswertung von Daten der Studie *Gesundheit aktuell* (GEDA) aus dem Jahr 2013 zeigt hierzu in Bezug auf die 18-jährige und ältere Bevölkerung, dass die statusspezifischen Unterschiede in der Verbreitung einer mit dem *Patient Health Questionnaire* (PHQ 8) erfassten depressiven Symptomatik bei Berücksichtigung des objektiven und subjektiven Sozialstatus ähnlich ausfallen. Bei statistischer Kontrolle des objektiven Sozialstatus lässt sich die Aussage treffen, dass Personen mit niedrigem im Vergleich zu Personen mit hohem subjektiven Sozialstatus ein um den Faktor 1,4 (OR: 1,42, 95 % KI: 1,19–1.69) erhöhtes Risiko haben, eine depressive Symptomatik aufzuweisen (Hoebel et al. 2017). Neben psychischen Störungen wurden in den in Deutschland bislang durchgeführten Studien, die den subjektiven Sozialstatus einbezogen haben, vor allem chronische Krankheiten oder das Gesundheitsverhalten bzw. verhaltenskorrelierte Risikofaktoren wie Rauchen und Adipositas betrachtet.

Die vorliegenden Studien weisen zudem darauf, dass viele Erkrankungen und Beschwerden bei Personen mit niedrigem sozialen Status nicht nur häufiger, sondern auch früher auftreten. Außerdem nehmen die Erkrankungen und Beschwerden häufiger einen ungünstigen Verlauf, was sich am Schweregrad, Komorbiditäten und damit zusammenhängenden spezifischen Behandlungsbedarfen, aber auch an den Krankheitsfolgen, wie z. B. funktionellen Einschränkungen sowie Beeinträchtigungen der Lebensqualität und der sozialen Teilhabe festmachen lässt. Auch hinsichtlich des Bewältigungsverhaltens und der Bewältigungsressourcen sind soziale Unterschiede festzustellen, und zwar sowohl in Bezug auf die Compliance und Umsetzung ärztlicher Ratschläge als auch die Verarbeitung und den Umgang mit krankheitsbedingten Verlusten und Einschränkungen. Die Benachteiligung von Personen mit niedrigem Sozialstatus zeigt sich letztlich auch hinsichtlich der Überlebenschancen bei potenziell lebensbedrohlichen Erkrankungen wie Herzinfarkt oder Krebs (Barnett et al. 2012).

Wie stark die sozialen Unterschiede ausgeprägt sind, hängt von den betrachteten Erkrankungen und Beschwerden ab. Häufig wird ein zwei- bis dreifach erhöhtes Risiko in der niedrigen im Vergleich zur hohen Statusgruppe berichtet. Zu berücksichtigen ist dabei, dass sich auch im Vergleich der niedrigen zur mittleren und im Vergleich der mittleren zur hohen Statusgruppe Unterschiede zeigen. Entsprechend wird oftmals von einem „sozialen Gradienten" gesprochen, also einer graduellen Abstufung des Krankheitsrisikos über die gesamte Statushierarchie. Die Unterschiede zwischen der mittleren und höheren Statusgruppe haben aber oftmals andere Ursachen als die Unterschiede zur niedrigen Statusgruppe. Der soziale Gradient verweist damit auf in allen Statusgruppen vorhandene Präventionspotenziale, die aber zumindest teilweise auf unterschiedlichen Wegen erschlossen werden müssen (Marmot 2004) (siehe hierzu auch die Beiträge von Bauer und Bittlingmayer sowie von Kolip). Viele Erkrankungen und Beschwerden, in deren Verbreitung sich soziale Unterschiede abzeichnen, können auf Risikofaktoren zurückgeführt werden, die im Zusammenhang mit dem Gesundheitsverhalten zu sehen sind. Große Bedeutung kommt dabei dem Rauchen zu, das in den niedrigen Statusgruppen nach wie vor deutlich stärker verbreitet ist. Bezüglich des Alkoholkonsums fallen die sozialen Unterschiede geringer aus. Dies gilt allerdings nur hinsichtlich des moderaten Alkoholkonsums. Alkoholabhängigkeit und alkoholbedingte Erkrankungen sind zumindest bei Männern deutlich häufiger in der niedrigen Statusgruppe festzustellen. Darüber hinaus ist bekannt, dass sich die Angehörigen der niedrigen Statusgruppe ungesünder ernähren. Festmachen lässt sich dies unter anderem an einer insgesamt höheren Kalorienzufuhr, einer oftmals nicht ausgewogenen Ernährungsweise und einem häufigeren Verzehr von fett- und zuckerhaltigen Lebensmitteln sowie gesüßten Getränken. Dem entspricht ein deutlich erhöhtes Risiko für Adipositas bei Personen mit niedrigem sozialem Status. Das höhere Adipositasrisiko ist aber nicht allein auf die ungesündere Ernährungsweise zurückzuführen, sondern hängt auch mit anderen Faktoren, z. B. der geringeren sportlichen Aktivität und aktiven Freizeitgestaltung in der niedrigen Statusgruppe, zusammen (vgl. Abbildung 6).

Abbildung 6: Gesundheitsverhalten nach sozialem Status bei 18-jährigen und älteren Männern und Frauen. Datenbasis: *Gesundheit in Deutschland aktuell*

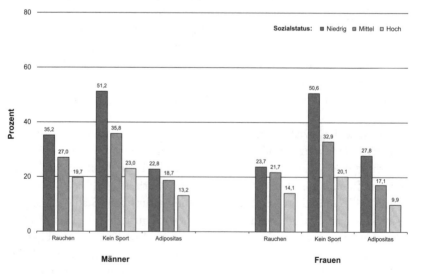

Quelle: GEDA/EHIS 2014, eigene Berechnungen

Darüber hinaus weisen die vorliegenden Studien auf statusspezifische Unterschiede in der Inanspruchnahme des Gesundheitswesens hin. Diese sind gerade bei präventiven und gesundheitsfördernden Angeboten wie Schwangerenvorsorge, Krebsfrüherkennungsuntersuchungen, Gesundheits-Check-Ups und kassenfinanzierten Angeboten zur Gesundheitsförderung zu beobachten (Klein et al. 2014). In diesem Zusammenhang wird auch von einem „Präventionsdilemma" gesprochen und damit zum Ausdruck gebracht, dass die Bevölkerungsgruppen, die den größten Präventionsbedarf haben, von den vorhandenen Maßnahmen und Angeboten oftmals schlechter erreicht werden (Bauer 2005) (siehe hierzu auch die Beiträge von Bauer und Bittlingmayer sowie von Kolip).

Bei der Inanspruchnahme von ambulanten und stationären Versorgungsleistungen lassen sich ebenfalls sozialstatusspezifische Unterschiede feststellen, die im Vergleich zur Prävention und Gesundheitsförderung allerdings schwächer ausgeprägt sind. Klein et al. (2014) resümieren in einer systematischen Übersichtsarbeit zur ambulanten Versorgung, dass Personen mit niedrigerem Sozialstatus häufiger hausärztliche und seltener fachärztliche Leistungen in Anspruch nehmen als Personen mit höherem Sozialstatus. Bezüglich der stationären Versorgung weisen die Studien darauf hin, dass Personen mit niedrigem sozialem Status häufiger im Krankenhaus versorgt werden und mehr Tage im Krankenhaus verbringen. Darüber hinaus sind aber hinsichtlich der stationären medizinischen Versorgung und auch der stationären Rehabilitation keine bzw. nur geringe soziale Unterschiede festzustellen (Klein et al. 2014).

Lange Zeit wurde davon ausgegangen, dass sich die sozialen Unterschiede in der Gesundheit und im Gesundheitsverhalten im höheren Lebensalter verringern. Als Gründe hierfür wurden unter anderem der Wegfall der sozial sehr ungleich verteilten beruflichen Belastungen und Risiken nach dem Übergang in den Ruhestand und einer auch darüber hinaus gehenden Annäherung der Lebenssituation im höheren Alter angeführt. Außerdem wurde darauf verwiesen, dass die am stärksten sozial und gesundheitlich benachteiligten Personen vorzeitig sterben, also gar nicht erst das Alter erreichen, und mit zunehmendem Alter biologische Alternsprozesse für das Krankheitsrisiko an Bedeutung gewinnen und soziale Einflüsse zumindest zum Teil überlagern. Die mittlerweile zahlreich vorliegenden Studien, die ältere Menschen in den Mittelpunkt der Betrachtung stellen, kommen allerdings zu dem Ergebnis, dass sich auch noch nach dem 65. Lebensjahr erhebliche soziale Unterschiede in der Gesundheit beobachten lassen (Lampert/Hoebel 2019).

Im Zuge des Rückgangs der vorzeitigen Sterblichkeit und der demografischen Alterung werden künftig mehr Personen aus sozial benachteiligten Bevölkerungsgruppen das höhere Lebensalter erreichen. Ein Teil des Rückgangs der vorzeitigen Sterblichkeit liegt darin begründet, dass immer häufiger potenziell lebensbedrohliche Krankheiten, darunter Herzinfarkt oder Diabetes mellitus, überlebt werden. Diese „Überlebenden" leiden dann aber häufig an Folgeerkrankungen und Funktionseinschränkungen, die oftmals mit einem erheblichen Versorgungs- und Hilfebedarf einhergehen. Infolgedessen ist denkbar, dass die im mittleren Lebensalter zu beobachtende gesundheitliche Ungleichheit zunehmend bis ins höhere Lebensalter überdauert und dort in altersspezifischen Krankheiten und Behinderungen zum Ausdruck kommt (Lampert/Hoebel 2019).

6 Sozial differenzielle Mortalität und Lebenserwartung

Die sozialen Unterschiede bei Krankheiten und Krankheitsfolgen sowie den zugrunde liegenden Risikofaktoren kommen letztlich in einer höheren vorzeitigen Sterblichkeit in der niedrigen Statusgruppe zum Ausdruck (Mackenbach et al. 2017). Eine aktuelle Auswertung der Daten des SOEP aus den Jahren 1992 bis 2016 zeigt hierzu, dass 27,2 % der Männer, die einem Armutsrisiko ausgesetzt sind (also über weniger als 60 % des mittleren Netto-Äquivalenzeinkommens verfügen), vor dem 65. Lebensjahr sterben, während es von den Männern der höchsten Einkommensgruppe (150 % und mehr des mittleren Netto-Äquivalenzeinkommens) lediglich 13,6 % sind. Bei Frauen ist die vorzeitige Sterblichkeit in allen Einkommensgruppen deutlich niedriger. Zudem fallen die Unterschiede zwischen den Einkommensgruppen schwächer aus. Der Abstand zwischen der niedrigsten und höchsten Einkommensgruppe beträgt in Bezug auf den Anteil der vor dem 65. Lebensjahr Verstorbenen 13,2 % zu 8,3 % (Lampert/Hoebel/Kroll 2019).

Die mittlere Lebenserwartung bei Geburt betrug, auf den gesamten Zeitraum von 1992 bis 2016 bezogen, für Männer 75,0 und für Frauen 80,8 Jahre (vgl. Tabelle 3). Die Differenz zwischen der niedrigsten und der höchsten Einkommensgruppe machte bei Männern 8,6 Jahre und bei Frauen 4,4 Jahre aus. Männer und Frauen, die das 65. Lebensjahr erreicht hatten, konnten damit rechnen, weitere 12,5 bzw. 17,0 Jahre zu leben. Vergleicht man das untere und obere Ende der Einkommensverteilung, ergibt sich in der ferneren Lebenserwartung im Alter von 65 Jahren bei Männern eine Differenz von 6,6 Jahren und bei Frauen eine Differenz von 3,7 Jahren.

Tabelle 3: Mittlere Lebenserwartung bei Geburt und mittlere fernere Lebenserwartung im Alter von 65 Jahren von Männern und Frauen nach Einkommen. Datenbasis: Soziooekonomisches Panel und Periodensterbetafeln 1992–2016

	Lebenserwartung bei Geburt		Lebenserwartung im Alter von 65 Jahren	
Einkommen	Männer	Frauen	Männer	Frauen
< 60 %	71,0	78,4	9,8	15,2
60 %-<75 % %	73,3	79,7	11,0	15,9
75 %-<100 %	75,2	80,7	12,4	16,9
100 %-<150 %	76,0	82,1	13,2	18,2
150 % und mehr	79,6	82,8	16,4	18,9
Gesamt	75,0	80,8	12,5	17,0

Quelle: Lampert et al. 2019

Darüber hinaus liegen für Deutschland Ergebnisse zu regionalen Unterschieden in der mittleren Lebenserwartung bei Geburt vor. Unter Nutzung des *German Index of Social Deprivation* lässt sich z. B. zeigen, dass die mittlere Lebenserwartung in vielen Kreisen Sachsen-Anhalts, Mecklenburg-Vorpommerns, Brandenburgs und Thüringen relativ gering ist, und zwar vor allem in den Kreisen mit hoher sozioökonomischer Deprivation. Im Gegensatz dazu gibt es in Bayern, Baden-Württemberg und Hessen vergleichsweise viele Kreise und kreisfreie Städte mit niedriger sozioökonomischer Deprivation und hoher mittlerer Lebenserwartung. Bezogen auf das gesamte Bundesgebiet lässt sich die Differenz in der mittleren Lebenserwartung zwischen den Kreisen und kreisfreien Städten mit der niedrigsten und höchsten sozialen Deprivation mit etwa fünf Jahren beziffern (Lampert/Kroll 2014).

7 Materielle, psychosoziale und verhaltensbezogene Erklärungsansätze gesundheitlicher Ungleichheit

Schon seit längerem konzentriert sich die Forschung nicht mehr nur auf den Nachweis und die Beschreibung sozialer Unterschiede in der Gesundheit und Lebenserwartung. Ergänzend wird immer häufiger danach gefragt, wie diese Unterschiede zustande kommen und erklärt werden können. Das unterschiedliche Gesundheitsverhalten und mit dem Verhalten assoziierte Risikofaktoren zeigen hier Anknüpfungspunkte auf. Die meisten Forschenden stimmen aber darin überein, dass die beobachtete gesundheitliche Ungleichheit durch ein komplexes Zusammenspiel verschiedener Faktoren zustande kommt. Johan Mackenbach (2006) hat ein Modell zur Erklärung gesundheitlicher Ungleichheiten vorgeschlagen, das zwischen materiellen, psychosozialen und verhaltensbezogenen Faktoren differenziert. Dabei geht er davon aus, dass sich der Einfluss der materiellen und psychosozialen Faktoren auf die Gesundheit entweder direkt oder über das Gesundheitsverhalten entfaltet. Außerdem wird angenommen, dass die materiellen Faktoren die psychosozialen Faktoren beeinflussen (vgl. Abbildung 7).

Abbildung 7: Modell zur Erklärung gesundheitlicher Ungleichheit

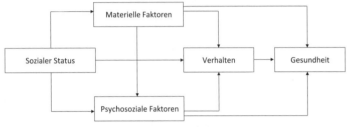

nach Johan Mackenbach (2006)

Im Hinblick auf die materiellen Faktoren wird unter anderem die Bedeutung des materiellen Lebensstandards und des finanziellen Handlungsspielraums diskutiert. Knappe finanzielle Mittel vermindern die Konsum- und Partizipationsmöglichkeiten. Zum Teil betreffen die notwendigen Einsparungen auch Güter, die für die Gesundheit unmittelbare Bedeutung haben, wie z. B. Nahrungsmittel, Kleidung und Hygieneartikel. Ebenso kann sich der Verzicht auf Urlaubsreisen, Mitgliedschaft in Vereinen oder Besuche kultureller Veranstaltungen auf das Wohlbefinden und die Gesundheit auswirken. Nachteile ergeben sich außerdem durch die eingeschränkten Möglichkeiten der privaten sozialen Absicherung, z. B. Altersvorsorge, Unfall- und Lebensversicherung. Vor dem Hintergrund steigender Mieten und zunehmender sozialräumlicher Segregation in Städten wird zunehmend über die Wohnbedingungen diskutiert. Angesprochen wird damit nicht nur auf Qualität und Bezahlbarkeit der Wohnung, sondern auch auf Merkmale der Wohnumgebung, wie z. B. Infrastruktur, Verkehr, Luftqualität oder Erholungsmöglichkeiten.

Psychosoziale Belastungen resultieren unter anderem aus den Arbeitsbedingungen und sind bei geringqualifizierten Erwerbstätigen stärker verbreitet. Wenn es um die Erklärung gesundheitlicher Ungleichheit geht, sind zwar auch Belastungen und Risiken aufgrund von schwerer körperlicher Arbeit, Umgebungseinflüssen und Unfallgefahren zu berücksichtigen, infolge der aktuellen Veränderungen der Arbeitswelt hat sich das Interesse aber stärker in Richtung psychosozialer Belastungen verlagert. Dies gilt z. B. für Belastungen infolge von anspruchsvollen oder konfligierenden Arbeitsaufgaben, aber auch für Konflikte mit Vorgesetzten sowie Kolleginnen und Kollegen. Den Erkenntnissen der

Arbeitswissenschaften zufolge sind psychosoziale Belastungen besonders hoch, wenn der individuelle Handlungsspielraum und die Handlungskontrolle nicht ausreicht, um den beruflichen Anforderungen gerecht werden zu können („Anforderungs-Kontroll-Modell", Karasek/Theorell 1990) oder wenn eine Disbalance zwischen den individuellen Bemühungen und Leistungen und den gewährten Gratifikationen, z. B. Entlohnung oder Anerkennung, besteht bzw. wahrgenommen wird („Modell beruflicher Gratifikationskrisen", Siegrist 1996). In diesem Zusammenhang kommt auch der Zunahme prekärer Beschäftigungsverhältnisse Bedeutung zu, da die Sorge um den Arbeitsplatz oder die unterwertige Beschäftigung von vielen Arbeitnehmenden als überaus belastend empfunden wird (siehe hierzu auch den Beitrag von Staiger).

Darüber hinaus können psychosoziale Belastungen aus sozialen Vergleichsprozessen und Ausgrenzungserfahrungen resultieren. Personen mit eingeschränktem finanziellem Handlungsspielraum können sich viele Dinge und Aktivitäten nicht leisten, die für weite Bevölkerungskreise selbstverständlich sind und für den Lebensstandard und die Lebensqualität als wichtig erachtet werden. Der Vergleich mit sozial besser gestellten Bevölkerungsgruppen führt bisweilen auch zu einem „freiwilligen" Rückzug aus sozialen Bezügen, z. B. aufgrund von Schamgefühlen oder einem verminderten Selbstwertgefühl. Von besonders hohen psychosozialen Belastungen ist auszugehen, wenn die sozial benachteiligte Lebenslage mit einer Diskriminierung und Stigmatisierung einhergeht, die bisweilen auch im näheren sozialen Umfeld erlebt wird.

Welche Bedeutung dem Gesundheitsverhalten für die Erklärung des höheren Krankheits- und Sterberisikos der sozial benachteiligten Bevölkerungsgruppen zukommt, verdeutlichen die dargestellten empirischen Befunde zum Tabakkonsum, zur sportlichen Inaktivität und zu Adipositas. Dabei ist zu berücksichtigen, dass diese und andere verhaltenskorrelierte Risikofaktoren häufig gemeinsam auftreten und sich dadurch die Auswirkungen auf die Gesundheit kumulativ verstärken können. Für das Gesundheitsverhalten sind zwar individuelle Entscheidungen ausschlaggebend, diese hängen aber stark von Einstellungen, Wahrnehmungen und Wertorientierungen ab, die durch die Lebensumstände geprägt werden. Neben materiellen Nachteilen und verminderten sozialen Teilhabechancen sind es, wie auch im Modell von Mackenbach dargestellt, gerade die aus einer sozial benachteiligten Lebenslage resultierenden psychosozialen Belastungen, die eine gesundheitsförderliche Lebensführung erschweren bzw. das Festhalten an gesundheitsschädigenden Verhaltensgewohnheiten wie dem Rauchen oder regelmäßigen Alkoholkonsum begünstigen.

8 Lebensverlaufsbezogene Betrachtung gesundheitlicher Ungleichheit

Die aktuelle Diskussion über die Ursachen gesundheitlicher Ungleichheit ist darüber hinaus durch eine stärkere Einbeziehung der zeitlichen Dimension charakterisiert. Infolgedessen erfahren die Erkenntnisse der epidemiologischen Lebensverlaufsforschung, die die Entwicklung von Gesundheit und Krankheit über den gesamten Lebensverlauf, also von der Geburt bis ins sehr hohe Alter betrachtet, große Beachtung. Für die Erklärung der gesundheitlichen Ungleichheit sind vor allem drei Modelle der epidemiologischen Lebensverlaufsforschung anschlussfähig. Nach dem „Modell kritischer Perioden" gehen bestimmte Phasen der physiologischen Entwicklung mit einer erhöhten organischen Vulnerabilität einher. Ein besonderer Stellenwert wird dabei der Schwangerschaft beigemessen, aber auch im Säuglings-, Kindes- und Jugendalter gibt es Phasen raschen Wachstums und einer damit verbundenen hohen Verletzbarkeit des Organismus. Störungen des Wachstums können dazu führen, dass sich die Organe im dafür vorgegebenen Zeitfenster nicht vollständig entwickeln und dadurch in ihren Funktionen dauerhaft eingeschränkt sind (Davey Smith/ Gunnell/Ben Shlomo 2001). Schwerwiegende organische Schädigungen können bereits im Kindes- und Jugendalter zu Krankheiten führen. Häufig manifestiert sich eine Krankheit aber erst im weiteren Lebensverlauf, ausgelöst z. B. durch zusätzliche Risikofaktoren oder wenn die mit dem biologischen Altern verbundenen Abbauprozesse die organischen Kapazitätsreserven weiter verringern. Organische Schädigungen des Fötus gehen zumeist auf eine Unterversorgung mit wichtigen Nährstoffen zurück, die im Zusammenhang mit dem Ernährungsverhalten der Mutter während der Schwangerschaft zu sehen ist. Außerdem kann der Tabak- und Alkoholkonsum der Mutter beim ungeborenen Kind erhebliche organische Schädigungen hervorrufen. Als weitere bedeutsame pränatale Risikofaktoren, die mit dem Verhalten und der Gesundheit der Mutter in Zusammenhang stehen, haben sich Übergewicht und eine starke Gewichtszunahme während der Schwangerschaft, Bluthochdruck, Blutarmut, Harnwegsinfektion, Diabetes mellitus bzw. Schwangerschaftsdiabetes sowie hohe Stressbelastungen erwiesen (Power/Kuh 2008). Eine frühe Prägung ist aber nicht nur in Bezug auf die organische und physiologische Entwicklung anzunehmen. Auch für die kognitive, emotionale und soziale Entwicklung werden die Weichen früh gestellt. Es kann davon ausgegangen werden, dass dabei bestimmte Zeitfenster von Bedeutung sind und Störungen während dieser Phasen langfristige Auswirkungen auf die körperliche und psychische Gesundheit haben.

Ein zweiter Ansatz der epidemiologischen Lebenslaufforschung ist das „Modell kumulativer Prozesse" (Davey Smith et al. 2001). Nach diesem Modell ist die Bedeutung bestimmter Risikofaktoren für die Gesundheit umso größer, je länger sie im Laufe des Lebens wirksam sind. Neben der Dauer kommt dabei auch der Intensität und dem Beginn der Risikoexposition ein hoher Stellenwert zu. Verdeutlichen lässt sich dies an den Gesundheitsgefahren, die mit dem Rauchen verbunden sind. Je früher mit dem Rauchen begonnen wird und je länger geraucht wird, desto höher ist das Risiko für z. B. Herz-Kreislauf-Krankheiten, Atemwegserkrankungen und Krebserkrankungen. Dabei zeigt sich, dass mit der Anzahl der täglich gerauchten Zigaretten das Risiko dieser Krankheiten und daraus resultierender vorzeitiger Sterblichkeit kontinuierlich steigt. Für andere Risikofaktoren, wie z. B. Mangel- und Fehlernährung, Übergewicht und Adipositas sowie geringe körperlich-sportliche Aktivität, wurde ebenfalls gezeigt, dass die Auswirkungen auf die Gesundheit umso stärker sind, je früher im Leben sie auftreten, je stärker sie ausgeprägt sind und je länger sie wirken.

Auch für personale und soziale Ressourcen gilt, dass sich diese im Lebensverlauf entwickeln und sich ihre Wirkung kumulativ verstärken kann. Die Persönlichkeitsbildung ist ein lebenslanger Prozess, der im Kindesalter einsetzt, im Jugendalter eine entscheidende Prägung erfährt und sich im Erwachsenenalter weiter fortsetzt. Dies schließt die Entwicklung von Persönlichkeitskonzepten wie Selbstwert, Kontrollüberzeugungen oder Optimismus ein, die für die Gesundheit von großer Bedeutung sind. Auch im Hinblick auf soziale Beziehungen und Netzwerke lässt sich feststellen, dass diese in allen Lebensabschnitten weiterentwickelt werden und sich ihre Bedeutung für die Gesundheit kumulativ verstärken kann (Power/Kuh 2008).

Kritische Perioden wie auch kumulative Prozesse im Lebensverlauf sollten stets im Zusammenhang mit sozialstrukturellen Einflüssen und der sozial ungleichen Verteilung der Lebensbedingungen gesehen werden (Dragano/Siegrist 2009). Nachteilige Lebensumstände in der Kindheit und Jugend bedeuten einen schlechteren Start ins Leben, die sich über frühkindliche Schädigungen und/ oder die Kumulation von Risikofaktoren auf die Gesundheit im späteren Leben auswirken können (Power/Kuh 2008). Außerdem ermöglicht der lebensverlaufsbezogene Erklärungsansatz, potenzielle Wechselwirkungen zwischen Verursachungs- und Selektionsprozessen mitzudenken. So können während der fetalen Entwicklung aufgetretene Schädigungen und daraus resultierende Gesundheitsprobleme zu verminderten Bildungschancen führen, die dann wiederum die Gesundheitschancen beeinträchtigen. Ebenso können Krankheiten und Beschwerden, die zu einem Verlust des Arbeitsplatzes geführt haben, sich aufgrund der mit der Arbeitslosigkeit verbundenen Nachteile und Belastungen verfestigen und die Rückkehr in die Arbeitswelt erschweren. Die Erkenntnisse der epidemiologischen Lebensverlaufsforschung sind damit überaus aufschlussreich, wenn erklärt werden soll, wie gesundheitliche Ungleichheit entsteht und in den verschiedenen Lebensphasen zum Ausdruck kommt. Zugleich zeigen sie konkrete Anknüpfungspunkte für Interventionen zur Verringerung der gesundheitlichen Ungleichheit auf.

9 Sozialer Wandel und gesundheitliche Ungleichheit

Das Ausmaß und Erscheinungsbild der gesundheitlichen Ungleichheit wird entscheidend durch die gesellschaftlichen Rahmenbedingungen geprägt, die einem ständigen Wandel unterworfen sind. Der soziale Wandel in Deutschland wie auch in den meisten anderen Wohlfahrtsstaaten ist unter anderem durch die demografische Alterung, die Zunahme des allgemeinen Wohlstandes, die Globalisierung der Wirtschaft, die Bildungsexpansion und die Verbreitung neuer Informations- und Kommunikationstechnologie sowie den medizinischen Fortschritt gekennzeichnet.

Abbildung 8: Modell der WHO-Kommission „Social Determinants of Health" (CSHD 2007) zur Erklärung gesundheitlicher Ungleichheit

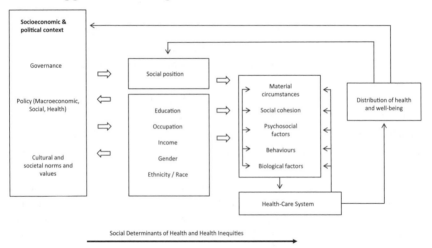

Berücksichtigt werden diese makrosoziologischen Einflüsse unter anderem im Modell der WHO-Expertenkommission „Social Determinants of Health" (vgl. Abbildung 8). Dieses Modell identifiziert auf der Makroebene neben Globalisierungsprozessen, denen eine große Bedeutung beigemessen wird, unter anderem die makroökonomische Politik, die Sozialpolitik sowie das öffentliche Bildungs-, Gesundheits- und Sozialversicherungssystem als strukturelle Determinanten gesundheitlicher Ungleichheiten. Gleiches gilt für die politischen Entscheidenden und Regierenden sowie das gesellschaftliche Wertesystem. Das Modell legt auch nahe, dass die nationalen Gesundheitssysteme zu einer Verringerung gesundheitlicher Ungleichheiten beitragen können, indem sie z. B. die intersektorale Zusammenarbeit intensivieren und dabei soziale Beteiligung und soziales Empowerment auf Bürger- und Institutionenebene nutzen, um die alltäglichen Lebensbedingungen zu verbessern und einer ungerechten Verteilung von Ressourcen entgegenzuwirken (CSHD 2007).

Für die Erklärung der gesundheitlichen Ungleichheit kommt der Frage nach der Verteilung des gesellschaftlichen Wohlstands und der Entwicklung von Armut und sozialer Ungleichheit sowie der Ausgestaltung der sozialstaatlichen Sicherungssysteme eine entscheidende Bedeutung zu (Dahl et al. 2008). Wie für Deutschland so ist auch für viele andere Länder festzustellen, dass sich die Lebensverhältnisse der Menschen zunehmend auseinanderentwickeln. In Bezug auf die Entwicklungsdynamik sind allerdings Unterschiede zwischen den einzelnen Ländern bzw. Wohlfahrtsregimen zu beobachten, die sich gerade im Zuge der globalen Wirtschafts- und Finanzkrise deutlich abzeichneten. Am drastischsten stellt sich die Situation in den südeuropäischen Wohlfahrtsstaaten Griechenland, Spanien, Italien und Portugal dar, was sich neben der geringen Wirtschaftskraft und hohen Staatsverschuldung vor allem an der zunehmenden Armutsbetroffenheit und Arbeitslosigkeit, die insbesondere junge Menschen betrifft, festmachen lässt. Auch in vielen liberalen Wohlfahrtsstaaten, zu denen beispielsweise Großbritannien und Irland gezählt werden, sind die Auswirkungen der globalen Wirtschafts- und Finanzkrise deutlich spürbar. Deutschland gehört zusammen mit den skandinavischen Wohlfahrtsstaaten zu den Ländern, die in vergleichsweise geringem Maße betroffen sind. Neben der höheren wirtschaftlichen Produktivität sind hierfür die gut ausgebauten sozialen Sicherungssysteme ausschlaggebend. Bezüglich des Ausmaßes und der Entwicklung der Armutsbetroffenheit und der sozialen Ungleichheit belegt Deutschland im Vergleich der europäischen Wohlfahrtsstaaten allerdings nur einen Platz im Mittelfeld. Gegenüber den skandinavischen Wohlfahrtsstaaten, die eine egalitäre, stark auf den sozialen Ausgleich zielende Sozialpolitik auszeichnet, schneidet Deutschland insbesondere in Bezug auf die Ungleichverteilung der Einkommen, das Ausmaß der Kinderarmut und die Abhängigkeit der Bildungschancen von der sozialen Herkunft schlecht ab (Bertelsmann Stiftung 2011).

10 Politische Interventionen zur Verbesserung der gesundheitlichen Chancengleichheit

Angesichts der großen Zahl an Studien und Berichten zur gesundheitlichen Ungleichheit werden zunehmend Interventionen zur Verbesserung der gesundheitlichen Chancengleichheit gefordert (European Commission 2010; Marmot 2010). Seit einigen Jahren ist dies auch in Deutschland der Fall, was sich unter anderem in Stellungnahmen und Handlungsempfehlungen politischer Gremien und Expertenkommissionen widerspiegelt. Hinzuweisen ist zum Beispiel auf Beschlüsse der Gesundheitsministerkonferenz (GMK) und Empfehlungen des Sachverständigenrates zur Begutachtung der Entwicklung im Gesundheitswesen (SVR). Bereits im Beschluss der 74. Gesundheitsministerkonferenz aus dem Jahr 2001 wird festgestellt, dass die Angebote und Leistungen in den Bereichen Früherkennung, Diagnostik und Behandlung zu wenig an den besonderen Belangen sozial benachteiligter Bevölkerungsgruppen orientiert sind. In den nachfolgenden Beschlüssen der GMK wird insbesondere auf die Bedeutung der Prävention und Gesundheitsförderung für die Verringerung der gesundheitlichen Ungleichheit hingewiesen. Um auch sozial benachteiligte Bevölkerungsgruppen zu erreichen, hält die GMK eine Stärkung kooperativer Ansätze unter Einbeziehung von Akteuren innerhalb und außerhalb des Gesundheitswesens für notwendig. Als besonders bedeutsam werden settingbezogene Ansätze erachtet, die einen besseren Zugang zu den sozial benachteiligten Bevölkerungsgruppen versprechen, indem sie deren unmittelbaren Lebensbedingungen, z. B. in Schulen, Betrieben und Stadtteilen, berücksichtigen. Der SVR sieht vor allem die „nicht medizinische Primärprävention" mit Potenzialen für die Verringerung der gesundheitlichen Ungleichheiten verbunden und weist in Übereinstimmung mit der GMK darauf hin, dass viele der vorhandenen Angebote an den sozial Benachteiligten vorbeigehen bzw. von diesen unzureichend in Anspruch genommen werden. Vor diesem Hintergrund hält der SVR für erforderlich, Angebote der nicht medizinischen Prävention stärker am Alltagsleben der Zielgruppen zu orientieren und deren Lebensumstände zu berücksichtigen (Settingbezug). Die Angebote sollten dabei nicht nur auf die Senkung von Belastungen und Risiken für die Gesundheit ausgerichtet sein, sondern ebenso auf die Stärkung von Ressourcen und Kompetenzen zielen (Empowerment). Darüber hinaus werden die Beteiligung der Zielgruppen an der Konzipierung und Umsetzung der Maßnahmen (Partizipation) sowie eine umfassende Qualitätssicherung und Evaluation der Angebote als wichtige Erfolgsvoraussetzungen genannt (siehe hierzu die Beiträge von Hartung).

Im Hinblick auf die gesetzlichen Rahmenbedingungen stellt die Verabschiedung des Gesetzes zur Stärkung der Gesundheitsförderung und der Prävention (Präventionsgesetz – PrävG) im Jahr 2015 eine wichtige Weichenstellung dar (zum Präventionsgesetz und den Strukturen der Prävention und Gesundheitsförderung siehe ausführlicher den Beitrag von Kolip). Mit Blick auf die Verringerung der gesundheitlichen Ungleichheit kommt der Neuformulierung des § 20 SGB V zentrale Bedeutung zu. Dort heißt es im Absatz 1:

„Die Krankenkasse sieht in der Satzung Leistungen zur Verhinderung und Verminderung von Krankheitsrisiken (primäre Prävention) sowie zur Förderung der selbstbestimmten gesundheitsorientierten Handelns der Versicherten (Gesundheitsförderung) vor. Die Leistungen sollen insbesondere zur Verminderung sozial bedingter sowie geschlechtsbezogener Ungleichheit von Gesundheitschancen beitragen."

Für die Umsetzung und Koordinierung von Maßnahmen sowie die Vernetzung relevanter Akteure, wie z. B. Ministerien, Wohlfahrtsverbände, Landesvereinigungen für Gesundheit, Ärztekammern und Krankenkassen, kommt den Kooperationsverbünden „Gesundheitliche Chancengleichheit" und „gesundheitsziele.de" ein hoher Stellenwert zu (siehe hierzu den Beitrag von Kolip). Der Kooperationsverbund „Gesundheitliche Chancengleichheit" verfolgt das Ziel einer Vernetzung von Projekten und Initiativen der soziallagenbezogenen Gesundheitsförderung und einer Identifizierung von Beispielen guter Praxis anhand eindeutig formulierter Qualitätskriterien. Dem Verbund, der von der Bundeszentrale für gesundheitliche Aufklärung (BZgA) initiiert wurde, gehören mittlerweile 71 Kooperationspartner an (Kilian et al. 2016). Um die Zusammenarbeit zwischen der Bundes- und Länderebene sowie zwischen den beteiligten Akteuren zu unterstützen, wurde in allen Ländern Koordinierungsstellen bei den Landesvereinigungen für Gesundheitsförderung eingerichtet. Eine Hauptaufgabe des Kooperationsverbundes stellt der kommunale Partnerprozess „Gesundheit für alle" da. Er unterstützt die Gesundheitschancen von Menschen in belasteten Lebenslagen in Städten, Gemeinden und Landkreisen durch die Entwicklung und Umsetzung von kommunalen Gesundheitsstrategien. Neben einem Steuerungskreis werden die Aktivitäten des Kooperationsverbundes durch einen beratenden Arbeitskreis begleitet, dem Expertinnen und Experten aus Wissenschaft, Praxis und Politik angehören. Zu den Aufgaben des beratenden Arbeitskreises zählen unter anderem die Festlegung der *Good-Practice*-Kriterien für die Gesundheitsförderung bei sozial Benachteiligten und die Entwicklung der Handlungsempfehlungen im kommunalen Partnerprozess „Gesundheit für alle".

Der Kooperationsverbund „gesundheitsziele.de" wurde vom Bundesministerium für Gesundheit und von der Gesellschaft für Versicherungswissenschaft und -gestaltung e. V. initiiert, um Gesundheitsziele als Steuerungsinstrument der Gesundheitspolitik zu verankern. Dazu wurden zu exemplarisch ausgewählten Themenbereichen wie Diabetes, Brustkrebs, Depression, Tabakkonsum, Alkoholkonsum, Kindergesundheit, Gesundheit im Alter und Patientenkompetenz jeweils mehrere Ziele und Unterziele formuliert sowie Basismaßnahmen zu deren Umsetzung vorgeschlagen. Zum Teil wurden bereits Evaluationen der Zielerreichung durchgeführt und die Gesundheitsziele entsprechend weiterentwickelt. Die Verringerung der gesundheitlichen Ungleichheiten wird im nationalen Gesundheitszieleprozess als wichtige Querschnittsanforderung erachtet. Um die Umsetzung dieser Querschnittsanforderung zu unterstützen, wurde ein Leitfaden entwickelt, wobei gesundheitliche Ungleichheiten nicht nur auf den sozialen Status, sondern auch auf das Geschlecht und auf den Migrationshintergrund bezogen werden. Eine deutliche Aufwertung erfuhr die nationalen Gesundheitsziele dadurch, dass sie im Präventionsgesetze als wichtige Referenz für die Umsetzung von Maßnahmen zur Stärkung der Gesundheitsförderung und Prävention benannt wurden.

Trotz dieser positiven Entwicklungen ist im internationalen Vergleich festzustellen, dass es in Deutschland bislang keine umfassende politische Handlungsstrategie zur Verringerung der gesundheitlichen Ungleichheit gibt. Einige andere Länder sind hier weiter, wie z. B. Großbritannien, Schweden oder die Niederlande. Die in diesen Ländern umgesetzten Aktionsprogramme zeichnet neben der Ausrichtung an prioritären Public-Health-Themen aus, dass sie entsprechend dem *Health-in-all-Policies*-Ansatz (Kickbusch/Buckett 2011) von mehreren Ministerien getragen werden und wichtige Akteure auf den verschiedenen Handlungsebenen mit einbinden. Außerdem sind sie umfassend dokumentiert und zum Teil auch evaluiert worden, wobei die Ergebnisse der Evaluationen häufig darauf hindeuten, dass die ergriffenen Maßnahmen noch nicht hinreichend sind. Beispielsweise zeigen die Evaluationen der *English Strategy*, ein 13-jähriges Programm der englischen Regierung zur Reduzierung gesundheitlicher Ungleichheiten, dass bislang keine nachhaltige Verringerung der sozialen Unterschiede in der Gesundheit und Lebenserwartung erreicht werden konnte (Barr/Higgerson/Whitehead 2017; Mackenbach 2011). Dabei wird die Bedeutung von derartigen politischen Programmen nicht generell infrage gestellt. Die Gründe werden vielmehr darin gesehen, dass die Strategie nicht an den richtigen Punkten ansetze, nicht auf Maßnahmen mit nachgewiesener Wirksamkeit zur Verringerung gesundheitlicher Ungleichheit basiere und nicht umfassend genug angelegt sei, um die angestrebte Wirkung zu erzielen (Mackenbach 2011). Außerdem wird angenommen, dass politische Reformen gegen Ende der 13-jährigen Programmphase die Errungenschaften der Strategie zumindest zum Teil wieder umgekehrt haben, zum Beispiel Kürzungen der Sozialleistungen und öffentliche Ausgaben infolge der Finanz- und Wirtschaftskrise (Barr et al. 2017).

Die Erfahrung aus Ländern wie England und Schweden zeigt, dass die Verringerung der gesundheitlichen Ungleichheit eine gesamtgesellschaftliche Aufgabe ist. Diese erfordert politikbereichsübergreifende Anstrengungen, zum einen in Bezug auf die Bekämpfung der Ursachen, die sich zu einem Großteil an benachteiligten Lebensverhältnissen und verminderten Teilhabechancen festmachen lassen, zum anderen in der Anforderung, Prävention und Gesundheitsförderung in allen Politikfeldern zu verankern. Zugleich machen die Erfahrungen deutlich, dass die Verringerung der gesundheitlichen Ungleichheit eine langfristige Aufgabe darstellt und die ergriffenen Maßnahmen stabile strukturelle und gesetzliche Rahmenbedingungen sowie eine sichere Finanzierung benötigen (Kickbusch/Buckett 2011; Marmot 2010).

Literatur

Barnett, K./Mercer, S. W./Norbury, M./Watt, G./Wyke, S./Guthrie, B. (2012). Epidemiology of multimorbidity and implications for health care, research, and medical education: a cross-sectional study. *The Lancet, 380*(9836), 37–43.

Barr, B./Higgerson, J./Whitehead, M. (2017). Investigating the impact of the English health inequalities strategy: time trend analysis. *British Medical Journal, 358*, j3310.

Bauer, U. (2005). *Das Präventionsdilemma. Potenziale schulischer Kompetenzförderung im Spiegel sozialer Polarisierung*. Wiesbaden: VS Verlag für Sozialwissenschaften.

Berkman, L. F./Kawachi, I./Glymour, M. M. (Hrsg.) (2014). *Social Epidemiology*. 2. Auflage. Oxford: Oxford University Press.

Bertelsmann Stiftung (2011). *Soziale Gerechtigkeit in der OECD – Wo steht Deutschland? Sustainable Governance Indicators 2011*. Gütersloh: Bertelsmann Stiftung.

Bundesministerium für Arbeit und Soziales (2019). *Armuts- und Reichtumsbericht*. Berlin: BMAS.

Commission on Social Determinants of Health (2007). *A Conceptual Framework for Action on the Social Determinants of Health. Discussion Paper for the Commission on Social Determinants of Health*. Copenhagen: WHO Euro.

Dahl, E./Frizell, J./Lahelma, E./Martikainen, P./Kunst, A./Mackenbach, J. P. (2008). Wohlfahrtsstaatssysteme und gesundheitliche Ungleichheiten. In: J. Siegrist/M. G. Marmot (Hrsg.): *Soziale Ungleichheit und Gesundheit: Erklärungsansätze und gesundheitspolitische Folgerungen*. Bern: Huber, 245–280.

Davey Smith, G./Gunnell, D./Ben Shlomo, Y. (2001). Life-course approaches to socio-economic differentials in cause-specific adult mortality. In: D. Leon/G. Walt (Hrsg.): *Poverty, inequality and health*. Oxford: Oxford University Press, 88–124.

Dragano, N./Siegrist, J. (2009). Die Lebensverlaufsperspektive gesundheitlicher Ungleichheit. Konzepte und Forschungsergebnisse. In: M. Richter/K. Hurrelmann (Hrsg.): *Gesundheitliche Ungleichheit. Grundlagen, Probleme, Perspektiven*. 2., aktualisierte Auflage. Wiesbaden: VS Verlag für Sozialwissenschaften.

European Commission (2010). *Reducing health inequalities in the European Union*. Luxembourg: European Commission.

Grabka, M. M./Frick, J. (2010). Weiterhin hohes Armutsrisiko in Deutschland: Kinder und junge Erwachsene sind besonders betroffen. *DIW-Wochenbericht, 77*(7), 2–11.

Grabka, M. M./Westermeier, C. (2016). Private Vermögen – Höhe, Entwicklung und Verteilung. In: Wissenschaftszentrum Berlin für Sozialforschung (WZB) und Statistisches Bundesamt (Destatis) (Hrsg.): *Datenreport 2016 – Ein Sozialbericht für die Bundesrepublik*. Bonn: Bundeszentrale für politische Bildung.

Hoebel, J./Maske, U. E./Zeeb, H./Lampert, T. (2017). Social inequalities and depressive symptoms in adults: the role of objective and subjective socioeconomic status. *PLoS One, 12*(1), e0169764.

Hoebel, J./Müters, S./Kuntz, B./Lange, C./Lampert, T. (2015). Messung des subjektiven sozialen Status in der Gesundheitsforschung mit einer deutschen Version der MacArthur Scale. *Bundesgesundheitsblatt – Gesundheitsforschung – Gesundheitsschutz*, 58(7), 749–757.

Hradil, S. (2005). *Soziale Ungleichheit in Deutschland*. 8. Auflage. Wiesbaden: VS Verlag für Sozialwissenschaften.

Karasek, R./Theorell, T. (1990). *Healthy work: stress, productivity, and the reconstruction of working life*. New York: Basic Books.

Kickbusch, I./Buckett, K. (2011). *Implementing Health in All Policies: Adelaide 2010*. Verfügbar unter www.who.int/sdhconference/resources/implementinghiapadel-sahealth-100622.pdf (Zugriff am 08.05.2019).

Kilian, H./Lehmann, F./Richter-Kornweitz, A./Kaba-Schönstein, L./Mielck, A. (2016). Gesundheitsförderung in den Lebenswelten gemeinsam stärken: Der Kooperationsverbund „Gesundheitliche Chancengleichheit". *Bundesgesundheitsblatt – Gesundheitsforschung – Gesundheitsschutz*, 59(2), 266–273.

Klein, J./Hofreuter-Gätgen, K./von dem Knesebeck, O. (2014). Socioeconomic status and the utilization of health services in Germany: a systematic review. In: C. Janssen/E. Swart/T. von Lengerke (Eds.): *Health care utilization in Germany: theory, methodology, and results*. New York: Springer, 117–143.

Kroll, L. E./Schumann, M./Müters, S./Lampert, T. (2017). Möglichkeiten der Regionalisierung von Gesundheitsindikatoren mit Small-Area-Estimation. Exemplarische Ergebnisse auf Basis der GEDA-Studien 2009, 2010 und 2012. *Bundesgesundheitsblatt – Gesundheitsforschung – Gesundheitsschutz*, 60, 1429–1439.

Kuntz, B./Rattay, P./Poethko-Müller, C./Thamm, R./Hölling, H./Lampert, T. (2018). Soziale Unterschiede im Gesundheitszustand von Kindern und Jugendlichen – Querschnittergebnisse aus KiGGS Welle 2. *Journal of Health Monitoring*, 3(3), 19–36.

Kuntz, B./Waldhauer, J./Zeiher, J./Finger, J. D./Lampert, T. (2018). Soziale Unterschiede im Gesundheitsverhalten von Kindern und Jugendlichen – Querschnittergebnisse aus KiGGS Welle 2. *Journal of Health Monitoring*, 3(2), 45–63.

Lampert, T. (2018). Soziale Ungleichheit der Gesundheitschancen und Krankheitsrisiken. *Aus Politik und Zeitgeschichte*, 24, 12–18.

Lampert, T./Hoebel, J. (2019). Sozioökonomische Unterschiede in der Gesundheit und Pflegebedürftigkeit älterer Menschen. *Bundesgesundheitsblatt – Gesundheitsforschung – Gesundheitsschutz*, 62, 238–246.

Lampert, T./Hoebel, J./Kroll, L. E. (2019). Soziale Unterschiede in der Mortalität und Lebenserwartung. Aktuelle Situation und Trends. *Journal of Health Monitoring*, 4(1), 3–14.

Lampert, T./Hoebel, J./Kuntz, B./Müters, S./Kroll, L. E. (2017). *Gesundheitliche Ungleichheit in verschiedenen Lebensphasen. Beiträge zur Gesundheitsberichterstattung des Bundes*. Berlin: RKI.

Lampert, T./Kroll, L. E. (2014). *Soziale Unterschiede in der Mortalität und Lebenserwartung. GBE kompakt 2*. Berlin: RKI.

Lampert, T./Kroll, L. E./Müters, S./Stolzenberg, H. (2013). Die Messung des sozioökonomischen Status in der Studie „Gesundheit in Deutschland aktuell" (GEDA). *Bundesgesundheitsblatt – Gesundheitsforschung – Gesundheitsschutz*, (56), 131–143.

Mackenbach, J. P. (2006). *Health inequalities: Europe in Profile. An independent expert report commissioned by the UK Presidency of the EU*. London: Department of Health.

Mackenbach, J. P. (2011). Can we reduce health inequalities? An analysis of the English strategy (1997–2010). *Journal of Epidemiology and Community Health*, 65(7), 568–575.

Mackenbach, J. P./Looman, C. W. N./Artnik, B./Bopp, M./Deboosere, P./Dibben, C. et al. (2017). "Fundamental causes" of inequalities in mortality: an empirical test of the theory in 20 European populations. *Sociology of Health and Illness, 39*(7), 1117–1133.

Marmot, M. G. (2004). *The status syndrome. How social standing affects our health and longevity.* New York: Holt Paperbacks.

Marmot, M. G. (2010). *Fair society, healthy lives. The Marmot review. Strategic review of health inequalities in England post-2010.* Verfügbar unter www.ucl.ac.uk/whitehallII/pdf/FairSocietyHealthyLives.pdf (Zugriff am 08.05.2019).

Mielck, A./Bloomfield, K. (2001). *Sozial-Epidemiologie. Eine Einführung in die Grundlagen, Ergebnisse und Umsetzungsmöglichkeiten.* Weinheim und München: Juventa.

Power, C./Kuh, D. (2008). Die Entwicklung gesundheitlicher Ungleichheiten im Lebenslauf. In: J. Siegrist/M. G. Marmot (Hrsg.): *Soziale Ungleichheit und Gesundheit: Erklärungsansätze und gesundheitspolitische Folgerungen.* Bern: Huber, 45–76.

Richter, M./Hurrelmann, K. (2007). Warum die gesellschaftlichen Verhältnisse krank machen. *Aus Politik und Zeitgeschichte, 42,* 3–10.

Richter, M./Hurrelmann, K. (2016). *Soziologie von Gesundheit und Krankheit.* Wiesbaden: Springer VS.

Schmidtke, C./Kuntz, B./Starker, A./Lampert, T. (2018). Inanspruchnahme der Früherkennungsuntersuchungen für Kinder in Deutschland – Querschnittergebnisse aus KiGGS Welle 2. *Journal of Health Monitoring, 4*(4), 68–77.

Senatsverwaltung für Gesundheit und Soziales Berlin (2016). *Grundauswertung der Einschulungsdaten in Berlin 2015.* Berlin: Senatsverwaltung für Gesundheit und Soziales.

Siegrist, J. (1996). *Soziale Krisen und Gesundheit.* Göttingen: Hogrefe.

Stifterverband für die Deutsche Wissenschaft e. V. (2017). *Hochschul-Bildungs-Report 2020. Höhere Chancen durch höhere Bildung? Jahresbericht 2017/18 – Halbzeitbilanz 2010 bis 2015.* Essen: Edition Stifterverband.

Zukunftsforum Public Health (2017). *Durch Stärkung der Öffentlichen Gesundheit (Public Health) zu verbesserter Bevölkerungsgesundheit und einer gerechteren Gesellschaft.* Verfügbar unter https://zukunftsforum-public-health.de/publikationen/positionspapier/ (Zugriff am 08.05.2019).

Arbeit(swelt) und Gesundheit

Tobias Staiger

Die Arbeitswelt – insbesondere sogenannter „entwickelter Industrienationen" – unterliegt seit einigen Jahren einem tiefgreifenden Wandel, der u. a. aus der zunehmenden Technisierung von Arbeitsabläufen resultiert und mit krankmachenden Risiken, aber auch mit gesundheitlichen Ressourcen einhergeht. Empirische Befunde deuten auf eine hohe Relevanz psychischer Belastungen hin, die sowohl auf Arbeitsverdichtungen als auch auf eine Auflösung der Trennung zwischen (Erwerbs-)Arbeit und privater Lebenssphäre aufgrund der potenziell ständigen Erreichbarkeit zurückgeführt wird. Neuere Diskurse verweisen daher ebenso auf die Bedeutung gesundheitlicher Folgen unbezahlter Arbeit, die sich aus den Interdependenzen von Haus-, Familienarbeit und Erwerbsarbeit ergeben. Bisherige Beiträge fokussieren jedoch überwiegend den erwerbsarbeitsbezogenen Kontext, ohne gesundheitliche Ressourcen und Risiken außerberuflicher Arbeit systematisch einzubeziehen. Der Beitrag stellt empirische wie theoretische Befunde aus beiden Arbeitswelten vor und greift überdies praktische Ansätze partizipativer Gesundheitsförderung und Prävention im betrieblichen Kontext auf.

1 Einleitung

In der Arbeits- und Leistungsgesellschaft dient Erwerbsarbeit nicht nur als Mittel zur finanziellen Absicherung, sondern nimmt für die gesellschaftliche Anerkennung vieler Menschen eine zentrale Rolle ein. Sie bietet Struktur, Identifikation, Erleben von Sinnhaftigkeit, Anerkennung sowie Wertschätzung und ermöglicht darüber hinaus soziale Interaktion, sodass ihr eine hohe gesundheitliche Relevanz zukommt (Badura et al. 2018). Jedoch unterliegen die Strukturen der Erwerbsarbeit erheblichen Wandlungsprozessen in Bezug auf Form und Inhalt, die auf die zunehmende Technisierung von Arbeitsabläufen zurückgeführt werden und ebenso mit krankmachenden Risiken einhergehen. Während die mit der Industriegesellschaft traditionell verbundenen Anforderungen, wie z. B. Teilarbeit am Band oder handwerklich geprägte Facharbeit, in den Hintergrund treten, wird mit den Begriffen „Industrie 4.0" bzw. „Arbeitswelt 4.0" ein Wandel beschrieben, der durch eine tiefgreifende digitale Transformation von Arbeitsformen gekennzeichnet ist (Cernavin/Schröter/Stowasser 2018). Im Zuge dessen wird eine Veränderung der Arbeitsbelastungen konstatiert, die sich in einem Rückgang klassischer Gefährdungen, wie Unfällen oder körperlich schweren Tätigkeiten, niederschlägt, bei gleichzeitiger Zunahme psychosozialer Belastungen. Diese werden u. a. auf eine zunehmende Auflösung der Trennung zwischen (Erwerbs-)Arbeit und privater Lebenssphäre aufgrund der potenziell ständigen Erreichbarkeit zurückgeführt (Ohlbrecht 2018). Aus diesem Grund wird unter dem Begriff der *Work-Life*-Balance in den vergangenen Jahren verstärkt die Bedeutung außerberuflicher Arbeit in den Fokus gesundheitswissenschaftlicher Analysen genommen. Dabei steht zwar die Frage im Mittelpunkt, inwiefern Arbeitsanteile außerhalb der Erwerbsarbeit als Ausgleich oder zusätzliche Belastung wirken. Vergleichsweise selten widmen sich jedoch Veröffentlichungen zum Thema *Arbeit und Gesundheit* der Bedeutung von sowohl beruflicher als auch außerberuflicher Arbeit. Der Beitrag beansprucht, diese Lücke zu schließen, indem sowohl ein aktueller Bezug auf gesundheitliche Risiken und Ressourcen von Erwerbsarbeit erfolgt als auch außerberufliche Formen der Arbeit thematisiert werden. Dabei werden zunächst erwerbsarbeitsbezogene Befunde zum Krankheitsgeschehen sowie gesundheitliche Ressourcen dargestellt (Kapitel 2), ehe empirische Ergebnisse zu Art, Umfang und gesundheitlicher Relevanz außerberuflicher Arbeit präsentiert werden (Kapitel 3). Anschließend wird der Versuch einer theoretischen Einordnung der Befunde vorgenommen (Kapitel 4), um sodann praktische Konsequenzen für das Betriebliche Gesundheitsmanagement (BGM) abzuleiten (Kapitel 5).

2 Erwerbsarbeit, Gesundheit und Krankheit: empirische Befunde

2.1 Erwerbsarbeitsbedingtes Krankheitsgeschehen

Eine Analyse der gesundheitlichen Lage der Erwerbsbevölkerung ermöglichen – neben Angaben zu Berufskrankheiten (Robert Koch-Institut [RKI] 2015) und subjektiven Arbeitsbelastungen (RKI 2014) – die Befunde zu Fehlzeiten in der Arbeitswelt und Erwerbsunfähigkeitsrenten. Diese werden durch die routinemäßigen Erhebungen der gesetzlichen Krankenversicherungen (GKVen), des Bundesministeriums für Gesundheit sowie der Deutschen Rentenversicherung (DRV Bund) zur Verfügung gestellt und sind über das online-Informationssystem der Gesundheitsberichterstattung des Bundes zugänglich (www.gbe-bund.de).

2.1.1 Arbeitsunfähigkeit

Die Feststellung der Arbeitsunfähigkeit (AU) erfolgt in Deutschland nach dem „Gesetz über die Zahlung des Arbeitsentgelts an Feiertagen und im Krankheitsfall" (EntgFG) durch ein*e Ärzt*in. Da Beschäftigte eine Krankschreibung in der Regel erst ab dem dritten Tag vorlegen müssen, resultiert aus der Analyse der gemeldeten AU-Fälle und -Tage eine potenzielle Unterschätzung der tatsächlichen Krankheitstage. Gleichwohl ermöglicht die umfassende Datenlage eine Differenzierung des Krankheitsgeschehens entlang soziodemografischer Merkmale wie Geschlecht, Bildungs- und Migrationsstatus. Insgesamt zeigen die AU-Daten des Wissenschaftlichen Institutes der AOK (2019) für das Jahr 2017, dass nahezu die Hälfte der Fehlzeiten auf Krankheiten des Muskel-Skelett-Systems, des Atmungssystems sowie auf psychische Störungen zurückgehen (Tabelle 1).

Tabelle 1: Arbeitsunfähigkeitstage und -fälle von erwerbstätigen AOK-Mitgliedern in %: Anteile der sechs häufigsten Diagnosen nach ICD-10-Hauptgruppen im Jahr 2017

ICD 10 Hauptgruppe	Beide Geschlechter		Frauen		Männer	
	AU-Tage	AU-Fälle	AU-Tage	AU-Fälle	AU-Tage	AU-Fälle
Krankheiten des Muskel-Skelett-Systems und des Bindegewebes	22,5	15,9	20,8	13,4	23,9	17,9
Krankheiten des Atmungssystems	12,6	23,2	13,3	24,3	11,9	22,3
Psychische und Verhaltensstörungen	11,2	5,2	14,3	6,3	8,6	4,2
Verletzungen, Vergiftungen und bestimmte andere Folgen äußerer Ursachen	11,0	7,2	8,2	5,3	13,3	8,7
Krankheiten des Verdauungssystems	4,9	8,8	4,4	8,4	5,3	9,1
Krankheiten des Kreislaufsystems	5,5	3,7	4,3	3,5	6,5	3,9

Quelle: WIdO 2019

Frauen und Männer unterscheiden sich zwar nicht erheblich im Krankenstand, jedoch verweisen die Befunde auf Geschlechtsunterschiede in den Gründen für eine Krankschreibung. Männer fehlen im Vergleich zu Frauen prozentual häufiger und länger aufgrund von Krankheiten des Muskel-Skelett-Systems. Krankheiten des Atmungssystems – zu denen u. a. Erkältungskrankheiten zählen – dokumentieren zwar häufigere AU-Fälle als bei den Erkrankungen des Muskel-Skelett-Systems, führen aber zu erheblich weniger Fehltagen. Unterschiede zwischen Frauen und Männern fallen hierbei eher gering aus. Während Fehlzeiten aufgrund psychischer Erkrankungen insgesamt zunehmen, zeigt sich, dass diese eher bei Frauen als bei Männern als Grund für eine AU angegeben werden. Hingegen treten AU-Fälle aufgrund von Verletzungen, Vergiftungen und äußeren Ursachen bei Männern im Vergleich zu Frauen prozentual häufiger auf. Während Krankheiten des Verdauungssystems keine auffälligen Geschlechtsunterschiede zeigen, lassen die Daten bezüglich Krankheiten des Kreislaufsystems höhere Fehlzeiten zu Ungunsten der Männer erkennen, wobei der Anteil der AU-Fälle insgesamt gering ausfällt. Die Geschlechtsunterschiede erklären sich u. a. vor dem Hintergrund einer branchenspezifischen Segregation auf dem Arbeitsmarkt und den daraus resultierenden Anforderungsprofilen. Während der Anteil der Frauen im Gesundheits- und Sozialwesen im Jahr 2017 78 % betrug, nahm der Anteil der Männer in dieser Branche knapp 23 % ein. Demgegenüber dominierte im Baugewerbe mit 87 % die männliche Erwerbsgruppe gegenüber der weiblichen (13 %) (Bundesagentur für Arbeit [BfA] 2018). Der DAK Gesundheitsreport (DAK Gesundheit 2016) geht zudem von familiären Gründen der Krankschreibung bei Frauen aus. So lassen sich Frauen häufiger als Männer krankschreiben, weil das Kind krank ist und die hierfür vorgesehenen Krankheitstage aufgebraucht sind. Die Überpräsenz psychischer und Verhaltensstörungen von Frauen im AU-Geschehen entsprechen den generellen Geschlechtsunterschieden bei psychischen Erkrankungen in der Bevölkerung und werden – neben psychosozialen, neurobiologischen und hormonellen Einflussfaktoren – auf ein rollenspezifisches Gesundheitsverhalten zurückgeführt. So würden viele Männer das Äußern von Beschwerden sowohl in ihrem sozialen Umfeld als auch in der professionellen Versorgung nicht mit ihrem männlichen Rollenverständnis vereinbaren können (Merbach/Brähler 2016) (siehe auch den Beitrag von Babitsch, Ducki und Maschewsky-Schneider).

Die routinemäßig erhobenen Daten der GKVen erlauben zudem Rückschlüsse auf ausbildungsbezogene Unterschiede im AU-Geschehen (RKI 2017), indem zwischen sechs Abschluss-Kategorien von „ohne beruflichen Ausbildungsabschluss" bis hin zur Kategorie „Promotion" differenziert wird. Daten der Techniker Krankenkasse (Techniker Krankenkasse [TK] 2018) zeigen, dass krankheitsbedingte Fehlzeiten von Erwerbstätigen bei sinkendem Ausbildungsabschluss sukzessive steigen. Während die AU-Tage bei erwerbstätigen Frauen mit Promotionsabschluss durchschnittlich 8,1 betrugen, meldeten sich erwerbstätige Frauen ohne beruflichen Ausbildungsabschluss im Jahr 2017 20,1 Tage krank. Männer mit Promotion wiesen durchschnittlich 5,1 AU-Tage auf, gegenüber 17,4 bei männlichen Erwerbstätigen ohne Ausbildungsabschluss. Begründet werden diese Unterschiede u. a. mit berufsspezifischen Arbeitsbedingungen. Während vorrangig die körperlich stark belastenden Berufe, wie Verkehrs-, Lager-, Bau- und Metallberufe, höhere Krankenstände belegen, weisen Beschäftigte in verwaltungs-, wirtschafts-, technisch-naturwissenschaftlichen und sozialwissenschaftlichen Berufen geringere AU-Tage und -Fälle auf (TK 2018).

Empirische Befunde zum erwerbsarbeitsbedingten Krankheitsgeschehen von Migrant*innen liegen nur vereinzelt vor (z. B. Brzoska/Reiss/Razum 2010), da eine Differenzierung des AU-Geschehens nach Migrationsstatus in den jährlichen Berichten der Krankenkassen in der Regel nicht oder nur ungenau erfolgt. Vor dem Hintergrund einer Veränderung der Gründe von Migration – insbesondere mit Blick auf aktuelle Fluchtbewegungen – stellt sich die Frage nach dem AU-Geschehen von Menschen, die unmittelbar durch existenzbedrohende Erlebnisse im Herkunfts- und Ankunftsland betroffen sind. Zwar enthalten die Reporte der GKVen noch keine Befunde über diese Personengruppe, Berichte über berufsbezogene Integrationsprogramme für Menschen mit Fluchthintergrund aus Syrien, Afghanistan, Iran und Irak zeigen jedoch, dass die im Vergleich zu anderen Auszubildenden höheren Fehlzeiten auf kulturelle und fluchtbezogene Ursachen zurückgeführt werden (Witzgall 2017). Dabei entstehen krankheitsbedingte Fehlzeiten, die zum einen aus existenzbedrohenden Erlebnissen in den Heimatländern der Geflüchteten resultieren. Zum anderen entstehen Fehlzeiten durch die Lebenssituation in Massenunterkünften ohne Privatsphäre sowie durch den fluchtbedingten Statusverlust und der daraus resultierenden Arbeitslosigkeit. Zudem werden behördlich bedingte Fehlzeiten angeführt, die aus finanziellen und asylrechtsbezogenen Abhängigkeiten resultieren und mit einer Vielzahl emotionaler Belastungen einhergehen. Schließlich entstehen kulturell bedingte Fehlzeiten, die sich u. a. durch die Unterstützung von Familienmitgliedern begründen, die sich in Deutschland oder (noch) im Herkunftsland aufhalten (Witzgall 2017).

2.1.2 Rentenzugänge durch verminderte Erwerbsfähigkeit

Während das AU-Geschehen nur einen kurzzeitigen Indikator des Gesundheitszustandes darstellt, geben Rentenzugänge durch verminderte Erwerbsfähigkeit Aufschluss über langfristige gesundheitliche Einschränkungen von Erwerbstätigen. Eine Erwerbsminderungsrente (EM-Rente) aus der gesetzlichen Rentenversicherung erhalten Beschäftigte, die aus gesundheitlichen Gründen nur noch weniger als drei Stunden pro Tag arbeiten können und die versicherungsrechtlichen Voraussetzungen erfüllen. Sofern eine Tätigkeit zwischen drei und sechs Stunden ausgeübt werden kann, berechtigt sie zum Bezug einer halben EM-Rente (Deutsche Rentenversicherung Bund [DRV Bund] 2018). Statistiken der vergangenen Jahrzehnte belegen, dass der Anteil der EM-Rente insgesamt einem Wandel unterliegt. Während sie zwischen 1993 und 2004 zunächst von 25,6 auf 17,3 % sank (RKI 2015), nimmt die Bedeutung der EM-Rente gegenwärtig wieder zu: 2017 betrug ihr Anteil an allen Rentenzugängen 21,8 %

(DRV Bund 2018). Das Durchschnittsalter bei Rentenzugang lag im selben Jahr bei 52 Jahren. Die gesundheitlichen Gründe für die Bewilligung einer EM-Rente im Jahr 2017 stellen sich unterschiedlich dar und variieren zum Teil nach Geschlecht und Diagnosegruppe. Mit 71.303 von insgesamt etwa 165.638 ging die größte Zahl der Rentenzugänge wegen verminderter Erwerbsfähigkeit auf psychische und Verhaltensstörungen zurück. Sie werden – ähnlich wie im AU-Geschehen – als zentraler Grund für einen deutlichen Anstieg der Rentenzugänge in den letzten Jahren angeführt (RKI 2015). In der Gruppe der weiblichen Versicherten sind die Rentenzugänge wegen psychischer Störungen mit gut 41.186 höher als bei den männlichen Versicherten (30.117). An zweiter Stelle der Neuzugänge stehen Neubildungen mit insgesamt 21.631, gefolgt von Krankheiten des Muskel-, Skelettsystems und des Bindegewebes (21.380). Während die Geschlechtsunterschiede bei diesen Diagnosegruppen gering ausfallen, zeigen Befunde zu Krankheiten des Kreislaufsystems, dass gut zwei Mal so viele versicherte Männer wie Frauen eine EM-Rente beziehen (10.713 vs. 4.773). Weitere Rentenneuzugänge wegen verminderter Erwerbsfähigkeit mit mehr als 1000 Fällen im Jahr 2017 beziehen sich auf Krankheiten des Nervensystems (11.151), des Verdauungssystems (5.834) sowie des Atmungs- (5.634) und Urogenitalsystems (1.557) (DRV Bund 2018).

2.1.3 Präsentismus

Neben krankheitsbedingter Abwesenheit widmen sich die Arbeits- und Gesundheitswissenschaften in den letzten Jahren vermehrt dem Thema Präsentismus. Es bezeichnet das Phänomen, dass Beschäftigte zur Arbeit gehen, obwohl die psychischen oder physischen gesundheitlichen Einschränkungen eine Abwesenheit legitimieren würden (Lohaus/Habermann 2018). Die ausschließliche Nutzung von AU-Daten und anderen an der Abwesenheit von Beschäftigten orientierten Kennzahlen würde zu einer systematischen Verzerrung führen, wenn Anwesenheit am Arbeitsplatz fälschlicherweise mit der Annahme einherginge, dass Beschäftigte eines Unternehmens gesund und produktiv seien. Die Gründe für Präsentismus sind komplex und reichen von fehlender Vertretung über die Sorge vor negativen Konsequenzen der krankheitsbedingten Abwesenheit, bis hin zu Gewissenhaftigkeit, Loyalität und Spaß an der Arbeit (Lohaus/Habermann 2018). Der BIBB/BAuA-Erwerbstätigenbefragung 2011/2012 zufolge gaben 21 % der Befragten an, bei einer Erkrankung immer arbeiten zu gehen. Sie gingen im Zeitraum zwischen Oktober 2011 und März 2012 3,7 Mal krank zur Arbeit und waren 11,5 Arbeitstage krank am Arbeitsplatz (Lohmann-Haislah 2013). Darüber hinaus deuten Befunde des DAK Gesundheitsreports auf Geschlechtsunterschiede in der Verteilung von Präsentismus-Fällen hin. 57 % der Männer und 67 % der Frauen sind im Jahr 2016 zur Arbeit gegangen, obwohl sie sich aufgrund ihres Gesundheitszustandes hätten krankmelden können. Im Mittel weisen Männer 1,9 Fälle, Frauen jedoch 2,3 Fälle von Präsentismus im selben Jahr auf (DAK Gesundheit 2016). Dabei verweisen vorliegende Studien sowohl auf gesundheitliche Folgen von Präsentismus als auch auf damit einhergehende Produktivitätseinbußen. Neben ökonomischen Folgen aufgrund leistungsunfähiger Beschäftigter zeigen Übersichtsarbeiten, dass Präsentismus das Risiko von schweren Herz-Kreislauf-Erkrankungen erhöht, zu Langzeit-AU führt und betroffene Beschäftigte ihren eigenen Gesundheitszustand als schlecht oder eher schlecht einstufen (Steinke/Badura 2011). Neben negativen gesundheitlichen Folgen von Präsentismus werden mögliche positive salutogene Effekte des (Weiter-)Arbeitens diskutiert, die sich insbesondere bei bestimmten Krankheitsbildern – wie psychischen Erkrankungen oder chronischen Schmerzen – ergäben, wobei diesbezüglich auf einen insgesamt defizitären Forschungsstand hingewiesen wird (Lohaus/Habermann 2018).

2.2 Gesundheitliche Ressourcen durch gute Erwerbsarbeit

Neben dem erwerbsarbeitsbezogenem Krankheitsgeschehen kann Erwerbsarbeit – unter Berücksichtigung von Kriterien menschengerechter und guter Rahmenbedingungen – gesundheits- und persönlichkeitsfördernde Aspekte enthalten.

2.2.1 Kriterien guter Erwerbsarbeit

Seit den 1970er Jahren werden in den Arbeitswissenschaften Kriterien menschengerechter Arbeitsgestaltung entwickelt, die sich durch einen Spagat zwischen Belastungsminimierung einerseits und Herausstellung gesundheits- und entwicklungsförderlicher Merkmale andererseits kennzeichnen. Diese sind u. a. in die Formulierung von Humankriterien menschengerechter Arbeitsgestaltung eingegangen, die sich auf die Merkmale Schädigungslosigkeit, Beeinträchtigungsfreiheit, Persönlichkeitsförderlichkeit und Zumutbarkeit beziehen (Rundnagel 2017; Ulich 2011). Demnach ist Erwerbsarbeit so zu gestalten, dass erstens bei der Zuteilung einer Arbeitsaufgabe die Erfahrungen und Fähigkeiten der Beschäftigten berücksichtigt werden (Beschäftigtenorientierung). Zweitens sollten Anforderungen an Körper und Psyche enthalten sein, die durch einen Wechsel von intellektuellen Problemlöseaufgaben und Routineaufgaben gekennzeichnet sind (Vielseitigkeit). Drittens sollten sowohl planende als auch kontrollierende und ausführende Anteile statt nur ausschnitthafte Bruchstücke enthalten sein (Ganzheitlichkeit). Viertens sollten die betrieblichen Strukturen durchschaubar sein, indem Verantwortungsbereiche klar geregelt und die Arbeitsaufträge eindeutig formuliert sind sowie die notwendigen Informationen zur Lösung der Aufgaben zur Verfügung stehen, sodass der Stellenwert ihrer Tätigkeit im Gesamtzusammenhang deutlich wird (Bedeutsamkeit). Fünftens enthalten Tätigkeiten Handlungsspielräume, in denen die Beschäftigten weitestgehend selbst entscheiden können, wie Arbeitsaufgaben zu bewältigen und welche Arbeitsschritte in welcher Reihenfolge zu gehen sind (Entscheidungsspielraum). Sechstens sollte die Arbeit Kommunikation sowie Kooperation und gegenseitige Unterstützung der Beschäftigten fördern (Rückmeldung). Siebtens sollte die Arbeit Entwicklungsmöglichkeiten bieten, sodass vorhandene Kenntnisse genutzt und weiterentwickelt, aber auch neue angeeignet werden können (Lern- und Entwicklungsmöglichkeiten). Diese Kriterien sind in der DIN EN ISO 9241-2 Norm enthalten und Teil des Gesetzes über die Durchführung von Maßnahmen des Arbeitsschutzes (ArbSchG).

2.2.2 Empirische Befunde zu guter Erwerbsarbeit

Aus der Grundauswertung der BIBB/BAuA-Erwerbstätigenbefragung 2012 mit 20.036 Erwerbstätigen lassen sich Befunde zu der Bedeutung von guter Erwerbsarbeit ableiten, die sich auf soziale Ressourcen am Arbeitsplatz, Handlungsspielräume und Kontrollmöglichkeiten beziehen (Wittig/Nöllenheidt/ Brenscheidt 2013). Mit Blick auf soziale Ressourcen zeigt sich, dass sich ein Großteil der Befragten (>90 % „häufig" oder „manchmal") als Teil einer Gemeinschaft begreift, Unterstützung von Arbeitskolleg*innen erhält und die Zusammenarbeit positiv bewertet. Jedoch fällt bei der wahrgenommenen Unterstützung durch Vorgesetzte auf, dass diese im Verhältnis zu anderen Ressourcen mit 17,6 % als „selten" oder „nie vorhanden" angeführt wird und von diesen Befragungsteilnehmenden 41,3 % darunter leiden. Im Verhältnis dazu stellen sich die Ergebnisse bezüglich der Bedeutung von Handlungsspielräumen differenzierter dar. Während ein Großteil der Befragten (85,6 %) ihre Arbeit „häufig" oder „manchmal" selbst planen oder einteilen kann, geben lediglich 60,4 % der Befragten an, Einfluss auf die Arbeitsmenge zu haben. Ebenso zeigen Befunde bezüglich der Kontrolle über die zu erfüllenden Arbeitstätigkeiten, dass 44,9 % der Befragten „häufig" oder „manchmal" nicht rechtzeitig über Entscheidungen, Veränderungen oder Pläne für die Zukunft informiert werden und 38,7 % „häufig" oder „manchmal" nicht alle notwendigen Informationen erhalten, um ihre Tätigkeit ordentlich ausführen zu können (Wittig et al. 2013).

3 Außerberufliche Arbeit, Gesundheit und Krankheit: empirische Befunde

Während eine branchenspezifische Gesundheitsanalyse durch offizielle Klassifikationen von Berufen erleichtert wird, lassen sich für den Bereich der außerberuflichen Arbeit keine allgemeingültigen Arbeitsinhalte definieren. Impulse für eine Eingrenzung ermöglicht Resch (1991), indem sie – in Anlehnung an die Überlegungen von Marx (1867/1972) – grundlegend das Verhältnis von kapitalistischer Lohnarbeit und privat geleisteter Reproduktionsarbeit in Industriegesellschaften untersucht. Demnach wird Reproduktionsarbeit als Form der menschlichen Arbeit verstanden, die der Herstellung und dem Erhalt der Arbeitskraft dient. Während sich diese Definition eng an der Funktion der Arbeitskraft im kapitalistischen Produktionsprozess orientiert, verweist Resch (1991) darauf, dass neben der Erwerbsarbeit familiär wie gesellschaftlich notwendige Tätigkeiten verrichtet werden müssen, die vor allem *Familien-* und *Pflegearbeiten* sowie *ehrenamtliche* Arbeiten in sozialen, politischen und kulturellen Bereichen umfassen.

3.1 Merkmale und Verteilung außerberuflicher Arbeit

Eine empirische Basis zur Beschreibung der Verteilung dieser außerberuflichen Arbeitsformen bietet die vom Statistischen Bundesamt durchgeführte Erhebung zur Zeitverwendung in Deutschland. Mit den repräsentativen Datensätzen aus den Jahren 2012/13 stehen Befunde über Zeitverwendungsmuster der deutschen Bevölkerung auf Basis von Tagebucheinträgen von 11.371 Proband*innen zur Verfügung (Statistisches Bundesamt [Destatis] 2015).

3.1.1 Haus- und Familienarbeit

Obgleich infolge steigender Inanspruchnahme der Zahl und Dauer von Elternzeit bei Vätern ein familiärer Rollenwandel proklamiert wird, deutet die Verteilung von Haus- und Familienarbeit auf eine Persistenz klassischer Aufgabenverteilungen hin. Abbildung 1 dokumentiert die durchschnittliche tägliche Zeitverwendung für Haus- und Familienarbeit nach Haushaltstyp und Geschlecht in Minuten. Die Befunde deuten auf einen größeren zeitlichen Umfang für Haus- und Familienarbeit bei Frauen mit Kindern (346 Minuten) im Vergleich zu Alleinlebenden (218 Minuten) und Paaren ohne Kinder (238 Minuten) hin. Demgegenüber erbringen Männer mit Kindern in Paarverhältnissen im Vergleich zu Frauen nur geringfügig mehr Zeit für Haus- und Familienarbeit (181 Minuten) gegenüber Alleinlebenden (152 Minuten) und Männern in kinderlosen Paarverhältnissen (171 Minuten).

Abbildung 1: Durchschnittliche tägliche Zeitverwendung für Haus- und Familienarbeit nach Haushaltstyp und Geschlecht in Minuten

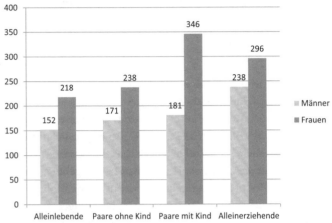

Quelle: Statistisches Bundesamt 2015

3.1.2 Familiäre Pflegearbeit

Aussagen darüber, wer in welchem Umfang familiäre Pflegearbeiten ausführt, liefert eine Teilauswertung der Zeitbudgetstudie. Die Ergebnisse zeigen, dass die befragten pflegenden Angehörigen (n=260), die eine im gleichen Haushalt lebende pflegebedürftige Person versorgen, im Durchschnitt 17,9 Stunden pro Woche für die Betreuung und Unterstützung des pflegebedürftigen Haushaltsmitglieds aufwenden (Engstler/Tesch-Römer 2017). Eine Differenzierung der pflegenden Angehörigen in Wenigpflegende (<=10 Stunden/Woche) und Vielpflegende (>10 Stunden/Woche) deutet auf unterschiedliche zeitliche Anteile an der Betreuung und Versorgung von Pflegebedürftigen hin. Während die Wenigpflegenden einen wöchentlichen Betreuungs- und Unterstützungsaufwand von durchschnittlich 4,7 Stunden angeben, verbringen die Vielpflegenden in der Woche 34,6 Stunden mit der Betreuung und Versorgung Pflegebedürftiger (Engstler/Tesch-Römer 2017). Dabei zeigen sich Geschlechtsunterschiede in der zeitlichen Verteilung der Pflegearbeit. Während Frauen an den Vielpflegenden einen Anteil von 68,7 % einnehmen, liegt der Anteil der Männer bei lediglich 31,3 %. Hingegen gleichen sich die Anteile der Frauen und Männer in der Gruppe der Wenigpflegenden an. So nehmen Frauen in dieser Gruppe einen Anteil von 52,4 % ein, demgegenüber steigt der Anteil der männlichen Pflegenden auf 47,6 %. Befunde der Studie „Gesundheit in Deutschland Aktuell" (GEDA-Studie) 2012 stellen zudem Unterschiede hinsichtlich der sozialen Lage heraus (Wetzstein/Rommel/Lange 2015). So entsprechen pflegende Angehörige häufiger niedrigen und seltener höheren Bildungsgruppen im Vergleich zu nichtpflegenden Personengruppen. Angehörige, die eine Pflege von täglich mindestens zwei Stunden erbringen, sind – im Vergleich zu nichtpflegenden – seltener erwerbstätig und müssen mit nur geringer sozialer Unterstützung auskommen (Wetzstein et al. 2015).

3.1.3 Ehrenamtliche Arbeit

Neben Haus-, Familien- und Pflegearbeiten gehen aus der Zeitbudgetstudie Befunde über die Verteilung ehrenamtlicher Arbeit in der deutschen Bevölkerung hervor. Den Ergebnissen zufolge sind rund 40 % der deutschen Bevölkerung ehrenamtlich tätig (Blinkert/Klie 2017). Dabei zeigen sich für einige Engagement-Bereiche deutliche Unterschiede zwischen Frauen und Männer. Während Männer sich häufiger beim Sport (Männer 24 % gegenüber Frauen 15 %), Freizeit und Geselligkeit (18 % gegenüber 12 %) oder in der politischen Interessenvertretung (11 % gegenüber 6 %) engagieren, bevorzugen Frauen hingegen ehrenamtliche Tätigkeiten in kirchlicher oder religiöser Gemeinschaft (Frauen 30 % gegenüber Männer 21 %), im sozialen Bereich (20 % gegenüber 14 %) sowie in Schulen und Kindergärten (21 % gegenüber 10 %). Insgesamt zeigt sich, dass Frauen ihre ehrenamtlichen Tätigkeiten familienbezogen ausrichten, demgegenüber Männer stärker in zivilgesellschaftlichen Führungspositionen vertreten sind, sodass Geschlechtsrollenmuster im Engagement deutlich werden.

3.2 Gesundheitliche Relevanz außerberuflicher Arbeit

Befunde zu gesundheitlicher Relevanz außerberuflicher Arbeit berücksichtigen sowohl Krankheitsrisiken als auch Ressourcen. Während im Kontext von Haus-, Familien- und Pflegearbeiten in der Regel Mehrfachbelastungen fokussiert werden, erfassen Studien über ehrenamtliche Arbeiten vorwiegend gesundheitliche Ressourcen.

3.2.1 Haus- und Familienarbeit

Internationale Studien widmen sich der gesundheitlichen Bedeutung eines Zusammenspiels von Erwerbs- und Familienarbeit, indem der Frage nachgegangen wird, ob und inwiefern die Geschlechtsunterschiede in der Verteilung von Haus- und Familienarbeit zu einem negativen Gesundheitszustand führen (*Double-Burden*-Hypothese). Vorliegende Studien zeigen, dass sowohl Frauen als auch Männer höhere Krankheitstage infolge einer Überschneidung von beruflichen und familiären Verpflichtungen aufweisen, jedoch dies für Frauen in stärkerem Maße zutrifft (Nilsen et al. 2017). Dabei variieren gesundheitliche Folgen in Abhängigkeit von Präferenzen in Haus- und Familienarbeit. Zwar betreffen Mehrfachbelastungen durch berufliche und außerberufliche Rahmenbedingungen beide Geschlechter, jedoch werden diese in unterschiedlichen Arbeitsbereichen wahrgenommen. Während sich Frauen stärker durch Interdependenzen zwischen beruflichen und außerberuflichen Anforderungen beeinträchtigt fühlen, verorten Männer ihre Belastungen häufiger im arbeitsweltlichen Kontext (Berntsson/Lundberg/Krantz 2006). Möglicherweise tangieren positive wie negative Aspekte der Erwerbsarbeit Männer stärker als Frauen, da sie dem Beruf – im Vergleich zu anderen Lebensbereichen – aufgrund ihrer gesellschaftlich zugeschriebenen Rolle eine höhere Wertigkeit beimessen. Weitere Befunde zeigen, dass die gesundheitliche Relevanz von Haus- und Familienarbeit in Abhängigkeit von dem Anteil der bezahlten und unbezahlten Arbeit sowie der sozialen Lage variiert. Sperlich und Geyer (2016) haben das Modell beruflicher Gratifikationskrisen (vgl. Kapitel 4.2) auf den Kontext der Haus- und Familienarbeit übertragen, indem sie aufzeigen, dass negativer Stress durch ein Ungleichgewicht von Verausgabung in der Haus- und Familienarbeit und der erhaltenen Anerkennung, z. B. durch Kinder und Partner, entsteht. Die Befunde deuten darauf hin, dass Frauen, die parallel zu ihrer Haus- und Familienarbeit einer Erwerbsarbeit nachgehen, im Verhältnis zu ausschließlich außerberuflich tätigen Frauen unter geringerem Stress leiden. Möglicherweise können Stressoren aus einem Arbeitsbereich von der erhaltenden Anerkennung aus dem anderen Arbeitsbereich kompensiert werden. Zudem geben Frauen mit geringerem sozioökonomischem Status – gemessen an Bildung und Einkommen – signifikant höheren Stress an. Dieser würde aus einem Mangel an gesellschaftlicher Anerkennung der Haus- und Familienarbeit resultieren, und zwar insbesondere dann, wenn neben der Haus- und Familienarbeit keine oder wenig andere Möglichkeiten bestehen, Wertschätzung zu erfahren (Sperlich/ Geyer 2016).

3.2.2 Familiäre Pflegearbeit

Die Pflege von Angehörigen oder nahestehenden Personen ist mit einer Vielzahl von psychischen und körperlichen Belastungen verbunden. Empirische Befunde zu gesundheitlichen Einschränkungen pflegender Angehöriger stellt der BARMER Pflegereport 2018 zur Verfügung, dessen Daten auf 179.134 Hauptpflegepersonen beruhen, die zum Befragungszeitpunkt eine bei der BARMER versicherte Person pflegten sowie bei der Pflegekasse gemeldet waren. Obgleich 87,5 % der Hauptpflegepersonen „meistens" oder „immer" gut mit der Pflege zurechtkamen, werden spezifische Belastungsfaktoren angeführt, die aus der häuslichen Pflege resultieren (Abbildung 2) (Rothgang/Müller 2018).

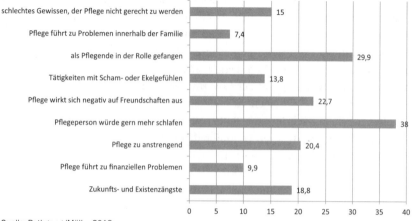

Abbildung 2: Gründe der häufigsten Belastungen der Hauptpflegepersonen in %

Quelle: Rothgang/Müller 2018

Diese beziehen sich erstens auf soziale Belastungen, die u. a. aus der häufig vorhandenen emotionalen Nähe zur Pflegeperson resultieren. Neben einem schlechten Gewissen, der Pflege nicht gerecht zu werden, benennen die Befragten negative Auswirkungen auf die Familie und Freundschaften sowie sich in der Rolle der Pflegenden gefangen zu fühlen. Zudem empfinden sie bei einem Teil der Pflegeaufgaben Scham oder Ekel. Zweitens beziehen sich körperliche Belastungen auf die empfundene Anstrengung und den Wunsch, mehr schlafen zu wollen. Schließlich werden drittens existenzielle Belastungen genannt, die aus finanziellen Problemen und Zukunftsängsten resultieren. Aufgrund der hohen Bedeutung emotionaler Belastungen widmet sich der BARMER Pflegereport 2018 auf Basis von Routinedaten insbesondere der Häufigkeit psychischer Störungen von Hauptpflegepersonen. Den Ergebnissen der retrospektiven Panel-Studie zufolge waren im Jahr 2017 48,7 % der Pflegenden von einer psychischen Störung betroffen. Fünf Jahre zuvor waren lediglich 39,6 % derselben Studiengruppe betroffen. Der Vergleich dieser Daten mit einer nach Alter und Geschlecht strukturgleichen Gruppe von nicht pflegenden Versicherten zeigt, dass diese im Jahr 2017 zu 42,5 % und fünf Jahre zuvor zu 36,7 % von psychischen Störungen betroffen waren. Die Befunde deuten sowohl auf einen im Jahr 2017 schlechteren Gesundheitszustand der Hauptpflegepersonen im Vergleich zu anderen Versicherten als auch auf eine Verschlechterung der psychischen Gesundheit im Zeitverlauf hin (Rothgang/Müller 2018).

3.2.3 Ehrenamtliche Arbeit

Freiwillig engagierte Personen fühlen sich sozial integrierter und erfahren Wertschätzung aus ihrem sozialen Umfeld (Müller/Tesch-Römer 2017). Positive Effekte ehrenamtlicher Tätigkeiten werfen die Frage auf, ob diese Form außerberuflicher Arbeit mit gesundheitlichen Ressourcen einhergeht. Während Querschnittstudien nicht eindeutig belegen, ob ein positiver Gesundheitsstatus Voraussetzung oder Folge von freiwilligem Engagement ist, liegen Längsschnittstudien vor, die Hinweise auf die gesundheitliche Relevanz ehrenamtlicher Arbeit geben. Auf Grundlage einer zwischen den Jahren 1957 und 2004 durchgeführten Studie mit *Highschool*-Absolvent*innen des US-Bundesstaates Wisconsin kommen Piliavin und Siegl (2007) zu dem Schluss, dass ehrenamtliche Arbeiten zu mehr psychischem Wohlbefinden führten. Dies traf den Ergebnissen zufolge dann zu, wenn die Tätigkeiten über einen dauerhaften Zeitraum erfolgten und sich auf mehr als zwei Organisationen bezogen. Dabei profitierten insbesondere diejenigen Studienteilnehmenden von psychischem Wohlbefinden, die weniger sozial integriert waren (Piliavin/Siegl 2007). Ebenso zeigen Ergebnisse einer Längsschnittstudie von Pillemer et al. (2010) zwischen den Jahren 1974 und 1994, dass freiwilliges Engagement im mittleren Erwachsenenalter mit höherer physischer Aktivität sowie mit besserer körperlicher, höherer selbst berichteter Gesundheit und geringeren depressiven Symptomen einherging. Kritisch wird jedoch darauf hingewiesen, dass möglicherweise andere Charakteristika von freiwillig engagierten Menschen einen Einfluss auf die berichteten Effekte ausüben. So würden Personen, die sich für ein freiwilliges Engagement entscheiden, möglicherweise über mehr soziale Ressourcen und einen generell positiven Gesundheitszustand verfügen (Pillemer et al. 2010).

4 Stress, psychische Belastung und Bewältigung: theoretische Implikationen

Die empirischen Befunde zu beruflicher und außerberuflicher Arbeit verdeutlichen die gesundheitliche Relevanz beider Arbeitsbereiche. Dabei scheinen neben gesundheitlichen Ressourcen psychische Stress- und Belastungsfaktoren eine zentrale Rolle für das Krankheitsgeschehen einzunehmen. Zur theoretischen Einbettung dieser Befunde werden nachfolgend Stress- und Bewältigungstheorien überblickhaft skizziert sowie Impulse für eine Berücksichtigung beruflicher wie außerberuflicher Faktoren gegeben.

4.1 Das Belastungs- und Beanspruchungskonzept – begriffliche Annäherung

Zur Erklärung psychischer Belastungen durch die Erwerbsarbeit wird in den Arbeits- und Gesundheitswissenschaften insbesondere auf das Belastungs- und Beanspruchungskonzept verwiesen. Dieses fand ebenfalls Eingang in die Norm DIN EN ISO 10075 zu ergonomischen Grundlagen psychischer Arbeitsbelastungen, enthält jedoch den oftmals negativ konnotierten Begriff Stress nicht. Vielmehr werden psychische Belastungen neutral formuliert, indem sie als die Gesamtheit aller erfassbaren Einflüsse definiert werden, die von außen auf den Menschen psychisch einwirken (Lohmann-Haislah 2013). Hingegen wird unter psychischer Beanspruchung die unmittelbare (nicht langfristige) Auswirkung der psychischen Belastung im Individuum in Abhängigkeit von den jeweiligen überdauernden und augenblicklichen Voraussetzungen einschließlich der individuellen Bewältigungsstrategien verstanden (Lohmann-Haislah 2013). Als Nachteil dieses Modells benennt Lohmann-Haislah (2013), dass es kaum komplexere psychosoziale Belastungen thematisiert und langfristige Beanspruchungsfolgen ausschließt. Durch die dem Modell zugrunde liegende Vorstellung, dass Belastungen erst dann zu Beanspruchungsfolgen führen, wenn sie durch vorhandene Ressourcen nicht bewältigt werden können, bietet es dennoch eine wichtige Grundlage zum Verständnis zentraler Stress- und Bewältigungstheorien.

4.2 Stress- und Bewältigungstheorien – ein Überblick

Generell verweisen die Stress- und Bewältigungstheorien auf ein komplexes Wechselspiel zwischen objektiven und subjektiven Einflüssen und Ressourcen, das in den vergangenen Jahrzehnten anhand verschiedener Modelle erklärt wurde. Während noch in den 1950er Jahren Stress als biologische Reaktion auf einen physischen Reiz erklärt wurde, die nach einer Alarmphase in eine körperliche Widerstandsphase überging, wurde in den 1960er Jahren Stress aus psychologischer Sicht untersucht. Bis heute wird in diesem Zusammenhang das *transaktionale Stressmodell* eingesetzt, das ein Zusammenwirken verschiedener Komponenten postuliert (Lazarus/Folkman 1984). Es geht davon aus, dass eine primäre Bewertung (Phase 1) der stressbehafteten Situation erfolgt, ehe in einer sekundären Bewertung (Phase 2) die verfügbaren Bewältigungsressourcen – wie z. B. Handlungsspielräume oder soziale Unterstützung – einbezogen werden. Ob und in welchem Maße eine Situation überhaupt als belastend empfunden wird, hängt demnach davon ab, wie eine Person ihr eigenes Wohlbefinden von der Situation beeinträchtigt sieht und ferner, welche möglichen Ressourcen ihr zur Neubewertung (Phase 3) der Situation zur Verfügung stehen (Lazarus/Folkman 1984). Das *Anforderungs-Kontroll-Modell* (*Job-Strain*-Modell) (Theorell 1990) richtet den Fokus schließlich auf die Qualität von Tätigkeitsprofilen, indem es davon ausgeht, dass psychosoziale Belastungserfahrungen aus der Kombination von hohen Arbeitsanforderungen und geringer Kontrolle über den Arbeitsprozess resultieren. Ebenso berücksichtigt das Modell gesundheitsfördernde Aspekte der Erwerbsarbeit, indem Lern- und Entwicklungsmöglichkeiten sowie Kontroll- und Einflusschancen am Arbeitsplatz einbezogen werden (Lazarus/Folkman 1984). Das *Modell beruflicher Gratifikationskrisen* (*Effort-Reward-Imbalance*) nach Siegrist (1996) stellt schließlich zur Erklärung von Stress das Prinzip verletzter Tauschgerechtigkeit in den Mittelpunkt. Ihm zufolge entsteht eine Verausgabung, sobald ein Ungleichgewicht zwischen erbrachter Arbeitsleistung – wie etwa Zeitdruck, zunehmende Arbeitslast oder Überstunden – und der erhaltenen Belohnung auf monetärer, sozioemotionaler sowie statusbezogener Ebene vorliegt (Siegrist 1996). Treten in diesen Belohnungssystemen Defizite auf – z. B. in Form von ungerechter Bezahlung, ausbleibender sozialer Anerkennung und blockiertem beruflichen Aufstieg bei zugleich hoher Verausgabung –, so stellen sie Formen beruflicher Gratifikationskrisen mit hohem Distress-Gehalt dar (Siegrist 1996). Insgesamt fällt anhand der Stress- und Bewältigungstheorien auf, dass diese überwiegend auf den Kontext der Berufswelt fokussiert sind, ohne dabei Interdependenzen von bezahlter und unbezahlter Arbeit systematisch zu berücksichtigen. Zur konzeptionellen Ergänzung der Stress- und Bewältigungsmodelle bieten sich die Überlegungen von Bird und Rieker (2008) an, die auf Basis des *Constrained-Choice*-Konzepts davon ausgehen, dass Frauen und Männer im Rahmen ihrer beruflichen und außerberuflichen Tätigkeiten Entscheidungen treffen, die für den Gesundheitszustand von Bedeutung sind.

4.3 Das *Constrained-Choice*-Konzept – Berücksichtigung beruflicher und außerberuflicher Arbeitsanteile

Das *Constrained-Choice*-Konzept thematisiert neben sozialpolitischen und umweltbedingten Rahmenbedingungen die Bedeutung beruflicher und außerberuflicher Arbeitsanteile für die Gesundheit von Frauen und Männern. Mit Blick auf die vorangestellten Geschlechtsunterschiede im Krankheits- und Gesundheitsgeschehen beider Arbeitsbereiche gehen Bird und Rieker (2008) davon aus, dass gesellschaftliche Normen, Erwartungen und Anforderungen an die jeweilige Geschlechtsrolle gesundheitsrelevante Entscheidungen und Verhaltensweisen beeinflussen. Dabei greifen sie in ihrem Konzept zwei zentrale Fragen auf, die für eine Bewertung der gesundheitlichen Relevanz von beruflicher und außerberuflicher Arbeit zentral sind: (1) Was hindert Frauen und Männer daran, täglich auf ihre Gesundheit zu achten? und (2) welche Faktoren beeinflussen die unterschiedlichen Entscheidungen von Frauen und Männern? Das Konzept bezieht sich dabei auf Herausforderungen vieler Familien, verschiedene Prioritäten und Verpflichtungen – wie etwa Erwerbsarbeit und Pflege- bzw. Erziehungsarbeit – miteinander zu vereinbaren. Diese Vereinbarkeitsentscheidungen stellen die Autorinnen in den Kontext einer massiven Veränderung familialer Strukturen in den vergangenen Jahrzehnten, die sich – wie die empirischen Befunde zeigen – durch eine Zunahme der Erwerbsarbeitsquote von Frauen bei gleichzeitiger Persistenz klassischer Arbeitsteilungen kennzeichnen. Um den daraus entstehenden Entscheidungsprozess nachzuvollziehen, werden anhand von Fallbeispielen einer mittelständischen Familie relevante Fragestellungen und Entscheidungen aufgegriffen. Diese betreffen die Entscheidungen über Pflege-, Sorge- und Erziehungsarbeit, wie z. B. welche Aufteilungen in Haus- und Sorgearbeiten vorgenommen werden, welche Erwerbsarbeitsanteile innerhalb der Familie vorherrschen und welche familiären Erfordernisse damit einhergehen. Eng mit der Organisation der Familienarbeit verbunden diskutieren Bird und Rieker (2008) die Kultur des Arbeitsplatzes, die sich insbesondere durch die führungsbezogene Akzeptanz von Haus- und Familienverpflichtungen kennzeichnet sowie soziale Beziehungen der Beschäftigten untereinander fokussiert. Zur Konkretisierung greifen sie beispielhaft Fragen auf, die die Rahmenbedingungen beruflicher Arbeit betreffen und sich auf erforderliche und mögliche Erwerbsarbeitsanteile, Einkommensbezüge als auch auf die Qualität der Arbeit beziehen (Kontroll- und Handlungsspielräume, Arbeitszeiten oder arbeitsvertragliche Sicherheiten). Obschon bei diesen Faktoren sowohl gesundheitsfördernde als auch krankmachende Faktoren reflektiert werden, kennzeichnet sich das Konzept durch einen überwiegend risikoorientierten Fokus auf berufliche wie außerberufliche Arbeit. Kritisch anzumerken ist zudem, dass sich die exemplarischen Beispiele ausschließlich auf Herausforderungen einer mittelständischen Familie beziehen, sodass diese Erfordernisse für Menschen mit sozioökonomisch geringerem Status möglicherweise nicht repräsentativ sind. Gleichwohl bietet das *Constrained-Choice*-Konzept wichtige Impulse auch für die Gestaltung von Aktivitäten eines BGM.

5 Betriebliches Gesundheitsmanagement: Grundlagen und Anknüpfungspunkte

Das BGM umfasst ein System von unterschiedlichen Maßnahmen und Methoden, die auf Ebene der Beschäftigten, des Arbeitsplatzes bzw. der Organisation und der Lebenswelt eingesetzt werden, um erwerbsarbeitsbedingte Belastungen langfristig zu berücksichtigen und vorhandene Ressourcen zu fördern. Es beansprucht dabei sowohl verhaltens- als auch organisationsbezogene Strategien betrieblich zu implementieren und als Managementaufgabe kontinuierlich weiterzuentwickeln (Badura/Walter/Hehlmann 2010). Diese eng an den Erwerbskontext gebundene Definition spiegelt sich in den gesetzlichen Rahmenbedingungen der zentralen Elemente des BGM wider, die den außerberuflichen Bereich nahezu ausklammern. Gleichwohl ermöglichen insbesondere partizipativ ausgerichtete Gesundheitszirkel, die Bedürfnisse der Beschäftigten – und damit auch Belastungen, die aus außerberuflichen Arbeitsformen resultieren – systematisch einzuschließen.

5.1 Zentrale Elemente des Betrieblichen Gesundheitsmanagements

Die zentralen Elemente des BGM, die in der betrieblichen Praxis häufig zur Anwendung kommen, bestehen aus dem Arbeits- und Gesundheitsschutz, der Betrieblichen Gesundheitsförderung (BGF) sowie aus dem Betrieblichen Eingliederungsmanagement (BEM). Der Schutz und die Förderung der Gesundheit von Erwerbstätigen in Deutschland ist gesetzliche Aufgabe der Arbeitgeber*innen und im Rahmen des Arbeitsschutzgesetzes (ArbSchG) sowie des siebten Sozialgesetzbuches geregelt, das durch Aufsichtsbehörden oder der gesetzlichen Unfallversicherungsträger verpflichtend organisiert bzw. kontrolliert wird. Hierbei sind Arbeitgeber*innen verpflichtet, „die erforderlichen Maßnahmen des Arbeitsschutzes unter Berücksichtigung der Umstände zu treffen, die die Sicherheit und Gesundheit der Beschäftigten bei der Arbeit beeinflussen" (§ 5 ArbSchG) und haben ferner die Maßnahmen auf ihre Wirksamkeit zu überprüfen und erforderlichenfalls sich ändernden Gegebenheiten anzupassen (§ 3 ArbSchG).

Ebenfalls verpflichtend ist das im neunten Sozialgesetzbuch geregelte BEM, das allen Beschäftigten, die innerhalb eines Jahres länger als sechs Wochen ununterbrochen oder wiederholt arbeitsunfähig waren, angeboten werden muss. Es hat das Ziel, eine vorhandene AU zu überwinden und Leistungen oder Hilfen zur Vorbeugung einer erneuten AU anzubieten, um durch frühzeitige Intervention die Chancen zum Erhalt des Beschäftigungsverhältnisses zu erhöhen. Zwar sind gesetzlich keine spezifischen Maßnahmen vorgeschrieben – oftmals enthält das BEM einen beruflichen Wiedereinstieg mit einer zunächst reduzierten Stundenzahl –, jedoch wird die Beteiligung der zuständigen Interessenvertretung (Betriebs- oder Personalrat, Schwerbehindertenvertretung) gesetzlich vorgeschrieben. Sofern ein Beruf aus gesundheitlichen Gründen nicht mehr ausgeübt werden kann, gewähren die Deutsche Rentenversicherung sowie weitere soziale Träger und arbeitsmarktpolitische Akteure Leistungen zur Teilhabe am Arbeitsleben (Berufliche Rehabilitation), um zur Wiedererlangung der Erwerbsfähigkeit und der Sicherung eines Erwerbseinkommens beizutragen. Anders als der Arbeitsschutz und das BEM ist die BGF eine freiwillige Leistung für Betriebe und ihre Beschäftigten, die von der GKV gefördert wird (§ 20b SGB V). Entsprechend der Luxemburger Deklaration zur betrieblichen Gesundheitsförderung umfasst sie alle Maßnahmen von Arbeitgeber*innen, Beschäftigten und Gesellschaft zur Verbesserung von Gesundheit und Wohlbefinden am Arbeitsplatz, sodass ihr – entgegen einer krankheits- und unfallvermeidenden Ausrichtung der vorangestellten Maßnahmen – eine gesundheitsfördernde Funktion zukommt. In der Regel enthalten Aktivitäten der BGF Einzelmaßnahmen und in sich geschlossene Leistungspakete zur Verhaltensprävention. Sie kann aber auch ein Anstoß sein für den Aufbau und die Stärkung gesundheitsförderlicher Strukturen (siehe Kapitel 5.2). Dabei ermöglichen die gesetzlichen Bestimmungen eine systematische Planung und Durchführung von BGF. So erhebt die GKV unter Beteiligung der betrieblichen Akteure sowie weiterer Fachkräfte die gesundheitliche Situation, entwickelt Vorschläge zur Verbesserung und Stärkung gesundheitlicher Ressourcen und Fähigkeiten und unterstützt deren Umsetzung (§ 20b SGB V). Ein seit vielen Jahren bewährter Ansatz, der die hier dargestellten Säulen des BGM als organisationsbezogene Strategie einzuschließen vermag und Möglichkeiten der Finanzierung durch die GKV bietet, ist der betriebliche Gesundheitszirkel.

5.2 Gesundheitszirkel – ein systematischer, partizipativer Ansatz

Die in den 1990er Jahren konzeptionell entwickelten Gesundheitszirkel sind eine kommunikativ ausgerichtete Maßnahme, die es ermöglicht, unter Einbezug der Beschäftigten vorhandene erwerbsarbeitsbedingte Belastungen und Ressourcen zu identifizieren und auf eine Veränderung hinzuwirken (Slesina/Beuels/Sochert 1998). Auch gegenwärtig werden Gesundheitszirkel – finanziell unterstützt durch die GKVen – eingerichtet, um unter Berücksichtigung der Perspektive der Beschäftigten als Expert*innen ihres Arbeitsplatzes eine systematische Planung und Umsetzung von betrieblichen Aktivitäten zum Schutz und zur Förderung der Gesundheit vorzunehmen (Walter et al. 2016). Über die Erfassung und Verringerung des Belastungsspektrums hinaus kommt den Zirkeln damit auch eine gesundheitsfördernde Funktion zu, indem betriebliche Handlungsspielräume erweitert und durch eine direkte Partizipation der Beschäftigten verhaltens- und verhältnispräventive Maßnahmen entwickelt werden können. Die Phasen der Durchführung eines Gesundheitszirkels werden zwischen einer (1) Vorbereitungsphase, der eigentlichen (2) Durchführung und der (3) Präsentation bzw. Evaluation der Zirkelergebnisse unterschieden und werden nachfolgend sowohl anhand der ursprünglichen Beschreibung von Gesundheitszirkeln (Slesina et al. 1998) als auch in Anlehnung an aktuellen Überlegungen (Rosenbrock 2015) vorgestellt.

5.2.1 Vorbereitung des Gesundheitszirkels

Den Grundstein des betrieblichen Gesundheitszirkels bildet ein Vertrag zwischen der Ebene des Managements, des Betriebsrats und einer GKV. Hierbei werden Verantwortlichkeiten sowie die Finanzierung des Projekts festgelegt. Im unmittelbaren Anschluss ist darauf zu achten, alle relevanten Akteure in die Planung und Durchführung der Aktivitäten einzubeziehen. Dazu empfiehlt sich die Gründung eines Steuerkreises, der alle Interessengruppen – wie Beschäftigte, Geschäftsführung, den Betriebs- bzw. Personalrat, die Gleichstellungsbeauftragte(n) und den Arbeitsschutz – einschließt. Die Auswahl der freiwillig teilnehmenden Beschäftigten kann in kleinen Versammlungen erfolgen, um das Prinzip der Partizipation zu wahren. Zentrale Voraussetzung für den Erfolg gesundheitsfördernder Veränderungen ist die Motivation und Einsicht der Beschäftigten und aller anderen Akteure bezüglich der Zirkelarbeit. Eine Wahl der Beschäftigten in der Vorbereitung des Projekts bietet zudem die Möglichkeit, Glaubwürdigkeit und Vertrauen herzustellen. Der Einbezug von Führungskräften gestaltet sich indes oftmals schwieriger. Deutlich wurde dies bei einer Betrachtung von Zielen und Forderungen der Unternehmensvertretung, die in den Anfängen der Entwicklung von Gesundheitszirkeln dokumentiert wurden. Neben einer Verbesserung der Arbeitsbedingungen durch die ausschließliche Mitwirkung der Beschäftigten forderte die Geschäftsführung messbare, handfeste und zielorientierte Strategien ein, ohne dass eine Umverteilung von Einflusschancen im Betrieb erfolgen sollte. Diese Erfahrungen in der Entwicklung des Gesundheitszirkels belegen die Notwendigkeit einer objektiven Moderation, z. B. durch Fachreferent*innen der GKV, die sich neutral für die Vermittlung und Einhaltung der Methoden und Regeln einsetzen. Zum Ablauf der Zirkelgespräche wird daher ein ausführliches Regelwerk vorgeschlagen, auf das sich die Beteiligten einigen sollten. Alle Expert*innen auf eigenem Gebiet haben dabei die Möglichkeit, sich frei zu äußern und auszureden. Meinungen sollen den Personen auch im Nachhinein nicht angelastet werden. Zudem sollte eine Gesprächszeit über eine Minute nicht überschritten werden. Diese Regeln zielen darauf ab, gleichberechtigte Beteiligungsmöglichkeiten zu schaffen und Störungen durch eine hierarchiebestimmte Kommunikation zu vermeiden.

5.2.2 Durchführung des Gesundheitszirkels

Für den Beginn des Gesundheitszirkels empfiehlt sich eine erste öffentliche Informationsveranstaltung, die gleichzeitig für eine Mitwirkung an der Zirkelarbeit wirbt. Im Rahmen einer solchen Veranstaltung ist es zudem möglich, eine Befragung der Beschäftigten zu der gesundheitlichen Situation am Arbeitsplatz durchzuführen. Mithilfe dieses Formats kann auch ein kontinuierlicher Informationsfluss gewährleistet werden, um die erarbeiteten Ergebnisse und Verbesserungsvorschläge den Beschäftigten mitzuteilen. Anschließend beginnen die eigentlichen Zirkelsitzungen. Der Zirkel wird professionell moderiert (GKV) und findet in der Regel im Zweiwochenrhythmus sechs bis neun Mal für je 90 Minuten statt. Dabei können alle von den Zirkelmitgliedern beschlossenen Aspekte der Arbeitssituation (von der Ergonomie, über Arbeitszeiten bis hin zu Leistungsvorgaben und führungsbezogene Themen) besprochen werden. Die Ergebnisoffenheit des Zirkels ermöglicht daher auch, außerberufliche Formen der Arbeit bzw. Vereinbarkeiten zu thematisieren, die die berufliche Arbeitssituation erschweren. Die Sitzungen gliedern sich in drei Phasen: *Erstens* erfolgt auf Grundlage der Beschäftigtenbefragung ein Austausch über die Ergebnisse mit eventueller Ergänzung von Problemen und positiven Aspekten der Arbeitssituation. In weiteren Sitzungen erfolgt *zweitens* eine Analyse einzelner Belastungen unter Berücksichtigung vorhandener Ressourcen. Ein stetiger Einbezug des Erfahrungswissens der an dem Zirkel beteiligten Berufsgruppe ermöglicht eine Vertiefung der Ursachen und Auswirkungen der gesundheitlichen Faktoren. Die Beteiligten gewinnen somit ein umfassendes Bild von der Arbeitssituation und einigen sich auf relevante Schwerpunkte und Ziele. In den darauffolgenden Sitzungen werden *drittens* praktische Verbesserungsvorschläge entwickelt. Dabei wird die Frage der technischen Machbarkeit und finanziellen Umsetzung vorerst zurückgestellt, um der Ideenproduktion in dieser Phase keine Schranken zu setzen. Erst in einer abschließenden Sitzung werden die Teilnehmenden gebeten, die aufbereiteten Ergebnisse unter zwei Gesichtspunkten zu beurteilen: (1) Was bedeutet mir der Vorschlag und wie wichtig ist mir seine Umsetzung? (2) Welcher finanzielle Aufwand ist mit seiner Umsetzung verbunden? Ziel dieser Bewertung ist die Festlegung einer Rangordnung für die Umsetzung der Vorschläge. Dies ermöglicht den Beschäftigten, der Führungsebene einen Prioritätenleitfaden für die Umsetzung zu überreichen. Der Transparenz während aber auch im Nachgang der Zirkelarbeit wird eine vertrauens- und akzeptanzfördernde Wirkung zugesprochen. Um die ausgearbeiteten Ideen auf eine breite Basis zu stellen, sollte abschließend eine öffentliche Präsentation der Ergebnisse erfolgen. Empfehlenswert ist darüber hinaus ein den Ergebnisprozess begleitender, kontinuierlicher

Austausch in Form von umsetzungsorientierten Treffen mit den Beteiligten des Zirkels.

5.2.3 Evaluation des Gesundheitszirkels

Im Anschluss an die Durchführung des Zirkels empfiehlt sich eine Evaluation der umgesetzten Maßnahmen. Zu Beginn werden die in der zweiten Zirkelphase formulierten Ziele aufgegriffen und festgelegt, wie deren Erreichung überprüft werden soll. Hierbei werden über Evaluationsform, Erhebungsmethoden, Fristen und Verantwortlichkeiten entschieden (Kolip/Müller 2009). Entsprechend des partizipativen Ansatzes der Zirkelarbeit werden die Beschäftigten einbezogen. In einem ersten Schritt kann mithilfe der Beschäftigtenbefragung und der dokumentierten Zirkelarbeit eine Auswahl der zu evaluierenden Ziele erfolgen. Diese werden mit Fragebögen überprüft, die bereits für die Beschäftigtenbefragung eingesetzt wurden. Hierbei dienen die zum Beginn des Gesundheitszirkels erfassten Befunde als Vergleichsgröße. Um zu erfahren, inwiefern die Beschäftigten diese Strukturen als wirksames Mittel zur Veränderung der Arbeitssituation begreifen und von welchen Erfahrungen sie aus ihrer Perspektive berichten können, empfehlen sich in einem letzten Schritt qualitative Leitfadeninterviews. Zur Sicherung der Transparenz und der weiteren Kommunikation zwischen Beschäftigten und Führungskräften wäre perspektivisch eine durch das Gremium in regelmäßigen Abständen verfasste betriebliche Gesundheitsberichterstattung zu empfehlen, die durch die GKV methodisch und fachlich begleitet wird.

6 Fazit

Die empirischen Befunde zu beruflicher und außerberuflicher Arbeit verdeutlichen die Relevanz beider Arbeitsbereiche, die sowohl über gesundheitliche Ressourcen verfügen als auch krankmachende Risiken bergen. Hier verweisen die Statistiken auf eine hohe Bedeutung insbesondere psychischer Belastungen und Erkrankungen. Während diese im Kontext der Erwerbsarbeit auf einen Wandel der Arbeitswelt zurückgeführt werden, zeigt ein Blick auf Ursachen der gesundheitlichen Folgen unbezahlter Arbeit, dass Mehrfachbelastungen durch Interdependenzen von z. B. Haus-, Familienarbeit und Erwerbsarbeit angenommen werden. Obschon weiterhin klassische Familienkonzepte und Arbeitsteilungen den Alltag vieler Familien prägen, lassen sich daraus nicht zwangsläufig negative Folgen für die Gesundheit von Frauen und Männern ableiten. Vielmehr verweisen die Befunde zur gesundheitlichen Relevanz außerberuflicher Arbeit ebenso auf Ressourcen – wie etwa die berufliche Selbstverwirklichung –, die eine *Work-Life*-Balance eher positiv zu unterstützen vermögen als aus dem Gleichgewicht zu bringen. Eine theoretische Einbettung der Befunde hat indes gezeigt, dass die derzeitigen Modelle zur Erklärung von Stress, psychischen Belastungen und deren Bewältigung fast ausschließlich den Kontext der Erwerbsarbeit fokussieren, ohne explizit Risiken und Ressourcen einzubeziehen, die aus Familien-, Haus- und Pflegearbeiten sowie ehrenamtlichen Arbeiten resultieren. Eine vielversprechende Ergänzung für zukünftige arbeitsweltbezogene Gesundheitsanalysen bietet das *Constrained-Choice*-Konzept sowie die Übertragung des Modells der beruflichen Gratifikationskrise auf den Bereich der Haus- und Familienarbeit, die eine Erweiterung des Arbeitsbegriffs auf den außerberuflichen Kontext ermöglichen. Bei der Berücksichtigung von Rahmenbedingungen außerhalb der Berufswelt darf es allerdings nicht darum gehen, psychische Belastungen zu individualisieren und den Beschäftigten die Verantwortung der betrieblichen Gesundheitsfürsorge zuzuschreiben. Vielmehr ist es perspektivisch Aufgabe der Gesundheitswissenschaften, sowohl erwerbsarbeitsbezogene als auch außerberufliche Formen der Arbeit als ineinandergreifende Dynamik zu verstehen und in der Problem- und Ressourcenanalyse sowie in der Planung und Umsetzung von Konzepten eines BGM systematisch zu berücksichtigen. Praktische Anknüpfungspunkte dafür bieten betriebliche Gesundheitszirkel, die darauf ausgerichtet sind, die Beschäftigten als Expert*innen ihrer Arbeitswelt in den Prozess der Planung und Umsetzung von gesundheitlichen Aktivitäten einzubeziehen und – sowohl in Orientierung an erwerbsarbeitsbezogenen Bedarfen als auch an den Bedürfnissen der Beschäftigten – eine selbst bewirkte Gestaltung des Settings Arbeitsplatz zu ermöglichen.

Literatur

Badura, B./Ducki, A./Schröder, H./Klose, J./Meyer, M. (Hrsg.). (2018). *Fehlzeiten-Report 2018*. Berlin: Springer.

Badura, B./Walter, U./Hehlmann, T. (2010). *Betriebliche Gesundheitspolitik*. 2. Auflage. Berlin: Springer.

Berntsson, L./Lundberg, U./Krantz, G. (2006). Gender Differences in Work-Home Interplay and Symptom Perception among Swedish White-Collar Employees. *Journal of Epidemiology and Community Health*, 60(12), 1070–1076.

Bird, C. E./Rieker, P. P. (2008). *Gender and Health*. Cambridge: Cambridge University Press.

Blinkert, B./Klie, T. (2017). Formen der Solidarität. Auswertung der Zeitverwendungsstudie zu den Fokusaktivitäten bürgerschaftliches Engagement, Nachbarschaftshilfe und Übernahme von Pflegeaufgaben. In: Statistisches Bundesamt (Destatis) (Hrsg.): *Wie die Zeit vergeht. Analysen zur Zeitverwendung in Deutschland*. Wiesbaden: Destatis, 229–244.

Brzoska, P./Reiss, K./Razum, O. (2010). Arbeit, Migration und Gesundheit. In: B. Badura/H. Schröder/J. Klose/K. Macco (Hrsg.): *Fehlzeiten-Report 2010. Vielfalt managen: Gesundheit fördern – Potenziale nutzen*. Berlin: Springer, 129–139.

Bundesagentur für Arbeit (2018). *Blickpunkt Arbeitsmarkt – Die Arbeitsmarktsituation von Frauen und Männern 2017*. Nürnberg: BfA.

Cernavin, O./Schröter, W./Stowasser, S. (2018). *Prävention 4.0. Analysen und Handlungsempfehlungen für eine produktive und gesunde Arbeit 4.0*. Wiesbaden: Springer.

DAK Gesundheit (2016). *DAK-Gesundheitsreport. Analyse der Arbeitsunfähigkeitsdaten. Schwerpunkt Gender und Gesundheit*. Hamburg: DAK Gesundheit.

Deutsche Rentenversicherung Bund (2018). *Statistik der Deutschen Rentenversicherung. Rente 2017*. Berlin: DRV Bund.

Engstler, H./Tesch-Römer, C. (2017). Zeitverwendung von Erwachsenen, die ein Haushaltsmitglied pflegen. In: Statistisches Bundesamt (Destatis) (Hrsg.): *Wie die Zeit vergeht. Analysen zur Zeitverwendung in Deutschland*. Wiesbaden: Destatis, 229–244.

Kolip, P./Müller, V. E. (2009). Evaluation und Qualitätsentwicklung in Gesundheitsförderung und Prävention: Zentrale Fragen, vielfältige Antworten. In: P. Kolip/V. E. Müller (Hrsg.): *Qualität von Gesundheitsförderung und Prävention*. Bern: Huber, 7–20.

Lazarus, R. S./Folkman, S. (1984). *Stress, Appraisal, and Coping*. New York: Springer.

Lohaus, D./Habermann, W. (2018). *Präsentismus. Krank zur Arbeit – Ursachen, Folgen, Kosten und Maßnahmen*. Berlin: Springer.

Lohmann-Haislah, A. (2013). *Stressreport Deutschland 2012. Psychische Anforderungen, Ressourcen und Befinden*. Dortmund: BAuA.

Marx Engels Werke (1867/1972). *Das Kapital. Kritik der politischen Ökonomie*. Berlin: Dietz.

Merbach, M./Brähler, E. (2016). Geschlechterunterschiede bei psychischen Störungen. In: P. Kolip/K. Hurrelmann (Hrsg.): *Handbuch Geschlecht und Gesundheit. Männer und Frauen im Vergleich*. 2., vollständig überarbeitete und erweiterte Auflage. Bern: Hogrefe, 240–253.

Müller, D./Tesch-Römer, C. (2017). Krankheitsbedingte Alltagseinschränkungen, subjektive Gesundheit, Lebenszufriedenheit und freiwilliges Engagement. In: J. Simonson/C. Vogel/C. Tesch-Römer (Hrsg.): *Freiwilliges Engagement in Deutschland. Der Deutsche Freiwilligensurvey*. Wiesbaden: Springer, 465–484.

Nilsen, W./Skipstein, A./Østby, K. A./Mykletun, A. (2017). Examination of the Double Burden Hypothesis-a Systematic Review of Work-Family Conflict and Sickness Absence. *European Journal of Public Health, 27*(3), 465–471.

Ohlbrecht, H. (2018). Arbeitswelt und Gesundheit: Ein gesundheitssoziologischer Blick auf die Herausforderungen der Arbeitswelt 4.0. In: H. Ohlbrecht/A. Seltrecht (Hrsg.): *Medizinische Soziologie trifft Medizinische Pädagogik*. Wiesbaden: Springer VS, 117–137.

Piliavin, J. A./Siegl, E. (2007). Health Benefits of Volunteering in the Wisconsin Longitudinal Study. *Journal of Health and Social Behavior, 48*(4), 450–464.

Pillemer, K./Fuller-Rowell, T. E./Reid, M. C./Wells, N. M. (2010). Environmental Volunteering and Health Outcomes over a 20-Year Period. *The Gerontologist, 50*(5), 594–602.

Resch, M. (1991). *Haushalt und Familie: Der zweite Arbeitsplatz. Handlungstheoretische Analyse der Reproduktionsarbeit in Haushalt und Familie*. Bern: Huber.

Robert Koch-Institut (2014). *Gesundheitliche Lage der Männer in Deutschland*. Berlin: RKI.

Robert Koch-Institut (2015). *Gesundheit in Deutschland*. Berlin: RKI.

Robert Koch-Institut (2017). *Gesundheitliche Ungleichheit in verschiedenen Lebensphasen*. Berlin: RKI.

Rosenbrock, R. (2015). Prävention in Lebenswelten – der Setting-Ansatz. *Zeitschrift für Allgemeinmedizin, 91*, 213–219.

Rothgang, H./Müller, R. (2018). *BARMER Pflegereport 2018*. Berlin: BARMER.

Rundnagel, R. (2017). *Menschengerechte Arbeitsgestaltung – Grundlagen und Modell*. Verfügbar unter www.bagm.de/download/Menschengerechte_Arbeitsgestaltung.pdf (Zugriff am 13.02.2019).
Siegrist, J. (1996). *Soziale Krisen und Gesundheit*. Göttingen: Hogrefe.
Slesina, W./Beuels, F.-R./Sochert, R. (1998). *Betriebliche Gesundheitsförderung. Entwicklung und Evaluation von Gesundheitszirkeln zur Prävention arbeitsbedingter Erkrankungen*. Weinheim und München: Juventa.
Sperlich, S./Geyer, S. (2016). Household and Family Work and Health. In: J. Siegrist/M. Wahrendorf (Hrsg.): *Work Stress and Health in a Globalized Economy. The Model of Effort-Reward Imbalance*. Cham: Springer, 293–311.
Statistisches Bundesamt (2015). *Zeitverwendungserhebung 2012/2013. Aktivitäten in Stunden und Minuten für ausgewählte Personengruppen*. Wiesbaden: Destatis.
Steinke, M./Badura, B. (2011). *Präsentismus. Ein Review zum Stand der Forschung*. Dortmund: Bundesanstalt für Arbeitsschutz und Arbeitsmedizin.
Techniker Krankenkasse (2018). *Gesundheitsreport: Arbeitsunfähigkeiten*. Hamburg: Techniker Krankenkasse.
Theorell, T. (1990). *Healthy Work. Stress, Productivity, and the Reconstruction of Working Life*. New York: Basic Books.
Ulich, E. (2011). *Arbeitspsychologie*. 7., überarbeitete und aktualisierte Auflage. Zürich: Schäffer-Poeschel.
Walter, C./List, M./Dankbar, R./Steinacher, D./Schneider, E. (2016). Gesundheitszirkel im Krankenhaus – Bedarfsanalyse, Durchführung und Evaluation eines Gesundheitszirkels im Klinikum Stuttgart. In: M. Pfannstiel/H. Mehlich (Hrsg.): *Betriebliches Gesundheitsmanagement*. Wiesbaden: Springer Gabler, 247–266.
Wetzstein, M./Rommel, A./Lange, C. (2015). Pflegende Angehörige – Deutschlands größter Pflegedienst. *GBE kompakt, 6*(3).
Wissenschaftliches Institut der AOK (2019). *Arbeitsunfähigkeit bei erwerbstätigen AOK-Mitgliedern im Jahr 2017*. Verfügbar unter www.gbe-bund.de (Zugriff am 06.02.2019).
Wittig, P./Nöllenheidt, C./Brenscheidt, S. (2013). *Grundauswertung der BIBB/BAuA-Erwerbstätigenbefragung 2012*. Dortmund: BAuA.
Witzgall, E. (2017). Beobachtungen zu Fehlzeiten von Geflüchteten – Eindrücke aus der betrieblichen Ausbildungspraxis bei Bayer. In: B. Badura/A. Ducki/H. Schröder/J. Klose/M. Meyer (Hrsg.): *Fehlzeiten-Report 2017. Krise und Gesundheit – Ursachen, Prävention, Bewältigung*. Berlin: Springer, 259–267.

Umwelt und Gesundheit

Rainer Fehr, Claudia Hornberg und Heinz-Erich Wichmann

Das Ziel des thematischen Schwerpunktes „Umwelt und Gesundheit" ist es, die wechselseitigen Beziehungen zwischen Umweltfaktoren und Humangesundheit zu analysieren und zu einer gesundheitspositiven Gestaltung der Umwelt beizutragen. Ausgangspunkt ist eine (human-)ökologische, integrative Perspektive auf Gesundheit und Krankheit, welche auch die multiplen Veränderungsprozesse der Welt sowie die enge Verbindung zwischen physischen und sozialen Faktoren in den Blick nimmt. Neue Narrative wie One Health und Planetary Health fokussieren auf die in ihrer Bedeutung häufig unterschätzte Verflechtung der Gesundheit von Mensch, Tier, Pflanze und Umwelt. Während für „Umwelt und Gesundheit" traditionell die Wirkungen auf Humangesundheit im Vordergrund stehen, schließt ein neueres Verständnis auch die umgekehrte Wirkrichtung ein, nämlich die Folgewirkungen von eingeschränkter Gesundheit. Zu den im Kontext umweltbezogener Gesundheit eingesetzten Methoden gehören u. a. Umwelt-Monitoring und Human-Biomonitoring. Wesentliche Erkenntnismethoden stehen mit der Umweltepidemiologie, der Toxikologie und der quantitativen Risikoanalyse zur Verfügung. Ein charakteristisches Werkzeug für „Umwelt und Gesundheit" bilden Strukturmodelle, welche einen weiten Bogen spannen und insbesondere folgende Elemente von Wirkungsnetzen einschließen: Lebensbereiche als an menschlichen Grundbedürfnissen orientierte Handlungsfelder, in denen unterschiedliche Handlungsalternativen zur Verfügung stehen (modal split); Umweltmedien und Umweltzustand; Ressourcen- und Noxenexpositionen, wobei Art und Ausmaß der Expositionen die zu erwartenden Wirkungen bestimmen; Wirkungen unterschiedlichster Art auf Gesundheit und Wohlbefinden, Lebensdauer und Lebensqualität; sowie Handlungsoptionen für das Themenfeld „Umwelt und Gesundheit", die sich im Sinne des Public-Health-Zyklus gliedern lassen.
Im Zuge globaler Urbanisierung ist, angelehnt u. a. an „Umwelt und Gesundheit", international ein Themen- und Arbeitsfeld Urban Health/StadtGesundheit entstanden, welches sich der Stadt als Lebensraum widmet, um mit den Konzepten und Methoden von Public Health und anderen Disziplinen in Theorie und Praxis die Gesundheit städtischer Bevölkerungsgruppen zu schützen und zu fördern.

1 Umwelt, Nachhaltigkeit, *One Health* und *Planetary Health*

Ebenso wie Gesundheit ist auch *Umwelt* ein komplexes Konzept, das sich je nach Blickwinkel und Fragestellung mit unterschiedlichen Inhalten füllt. In der Praxis ist mit Umwelt meist die Gesamtheit der Faktoren gemeint, mit denen ein Lebewesen in Beziehung steht. Zu den Funktionen von Umwelt gehört es, für Nahrungsversorgung, Transport, Erholung sowie ökologische Reinigungs- und Stabilisierungsprozesse zu sorgen und als raum-zeitlicher Orientierungsrahmen zu dienen. Früher wurde oft unterteilt in *physische* Umwelt (mit physikalischen, chemischen und biologischen Aspekten) und *soziale* Umwelt. Beim Blick auf die vielschichtigen Umweltfunktionen zeigen sich physische und soziale Umweltaspekte in aller Regel eng verflochten.

Aus der Umwelt können gesundheitsförderliche, salutogene Einflüsse (Ressourcen) und potenziell krankmachende, pathogene Einflüsse (Belastungen) auf den Menschen einwirken. Zu den *Ressourcen* gehören physische Lebensgrundlagen wie die Umweltmedien Wasser, Boden und Luft, aber auch Energieträger, Lebens- und Erholungsräume, Geräuschkulisse, Grünflächen sowie unbelastete und frische Nahrungsmittel; ebenso soziale Einbindung und Unterstützung wie auch die Möglichkeit zur Teilhabe am sozialen und gesellschaftlichen Leben. *Belastungen* entstehen durch physikalisch-chemische und mikrobielle Schadfaktoren, durch Defizite wie z. B. eingeschränkte Bewegungsmöglichkeiten, durch Überschuss z. B. messbare Schallbelastung, oder auf der Basis subjektiver Belästigungen z. B. durch als störend empfundenen Lärm. Belastungen können sich kurz-, mittel- oder langfristig auswirken; die Wirkungen können reversibel oder irreversibel sein. Grundsätzlich lassen sich umwelt*bedingte*, d. h. durch Umweltfaktoren verursachte Gesundheitsbeschwerden oder Erkrankungen, und umwelt*bezogene*, d. h. durch Umweltfaktoren mitbeeinflusste gesundheitliche Beschwerden oder Erkrankungen, unterscheiden (Hornberg/Malsch/Weißbach/Wiesmüller 2004).

Für das Themenfeld „Umwelt und Gesundheit" stellt die humanökologische Perspektive einen zentralen Bezugspunkt dar. *Humanökologie* beinhaltet das wissenschaftliche Studium der Wechselbezüge zwischen Individuen, Familien und Gemeinschaften (von Menschen und auch anderen Lebewesen), die im selben Lebensraum leben (Last 2007). Zwischen Natur- und Sozialwissenschaft stehend betrifft Humanökologie die Beziehungen des Menschen zur Umwelt; als Prinzipien humanökologischer Methodologie gelten: „ganzheitliches Denken, integrativer Ansatz und die paradigmatische Bearbeitung von Fallbeispielen" (Last 2007, 35). Oft wird übersehen, dass auch der wirkmächtigen Ottawa-Charta der Gesundheitsförderung eine humanökologische Perspektive zugrunde liegt (Hazard 1997). Die humanökologische Gesundheitsperspektive ist interdisziplinär angelegt und unterstreicht u. a. die Wechselseitigkeit der Beziehungen zwischen Gesundheit und Gesellschaftssektoren sowie eine Langzeitperspektive, die direkt zum Konzept der Nachhaltigkeit führt. Das Konzept *Health in all Policies* (Gesundheit in allen Politikbereichen) gewinnt hier eine erweiterte, bi-direktionale Bedeutung.

Schon die flüchtige Betrachtung zeigt, dass Populationen (Menschen, Tiere, Pflanzen, Mikroorganismen) und die von ihnen bewohnten Lebensräume/Biotope in komplexer Weise verflochten sind. Die unbelebte Materie unterliegt verschiedensten Stoffströmen, von Wasser- und Luftbewegungen über (oft anthropogen bedingte) Boden- und Gesteinsverlagerungen hin zu den mit Produktionsprozessen verbundenen spezifischen Stoff-, Waren- und Fahrzeugströmen. Parallel hierzu verlaufen Energieströme einschließlich des elektrischen Stromes, unterschiedlichster Schallwellen und elektromagnetischer Strahlung. Mikroorganismen, Pflanzen und Tiere „wandern" auf ihre jeweils eigenen Weisen. Zu den Bewegungen der Menschen gehören Arbeits-, Ausbildungs-, Versorgungs-, Besuchs-, Migrations- und Fluchtwege. Zusätzlich existieren verschiedenste (lokale bis globale) Informations- und Finanzströme. Diese *Komplexität* lässt jede umfassendere Analyse zu Umwelt und Gesundheit" zur Herausforderung werden.

Hinzu kommt die Vielzahl und Vielfalt großformatiger Veränderungsprozesse der Welt, wie sie beispielsweise das *Worldwatch Institute* in Washington (DC) und der Wissenschaftliche Beirat der Bundesregierung Globale Umweltveränderungen dokumentieren: um unabsehbar negative Auswirkungen zu vermeiden, ist eine „Große Transformation" als Richtungsänderung insbesondere hin zur Klimaverträglichkeit unumgänglich. Hierfür sind weitreichende Veränderungen erforderlich – neben einem umfassenden Technikwandel auch soziale und institutionelle Innovationen mit dem Ziel eines Wirtschaftens innerhalb planetarischer Grenzen. Die Begrenzung des Klimawandels muss zudem hohe Priorität im gesundheitspolitischen Handeln bekommen, da das Klima ein zentraler, direkt und indirekt wirkender Faktor für die menschliche Gesundheit ist.

Zahlreiche Phänomene eines grundlegenden und gleichzeitig rasch ablaufenden *Wandels* sind gegenwärtig zu beobachten; sie lassen sich orientierend z. B. folgendermaßen gliedern:

- *Wandel in der physischen Umwelt*: neben Klimawandel auch Verschmutzungen der Umweltmedien; industrielle Landwirtschaft, Biodiversitäts- und andere Ressourcenverluste, städtische Verdichtungen
- *Wandel in der sozioökonomischen Umwelt*: soziodemografischer Wandel, ökonomische Krisen, wachsende soziale Disparitäten bis hin zur „sozialen Spaltung", Aufstieg autokratischer Systeme und zerfallende Staaten
- *Technologischer Wandel*: beispielsweise Digitalisierung, Künstliche Intelligenz, synthetische Biologie, Internet der Dinge, *Smart Cities*
- *Verhalten von Menschen* betreffend: (un-)freiwillige Migrationen, Individualisierung, Kommunikations- und Wertewandel, Radikalisierungen.

Konzepte wie *Urbanisierung* und *Globalisierung* betreffen übergeordnete Wandelerscheinungen, die eine Vielzahl einzelner Veränderungen einschließen. Zahlreiche Transitionen dieser Art, nämlich demografischer und epidemiologischer Wandel, Urbanisierung, Energiewende, ökonomischer Wandel, Veränderungen im Ernährungsbereich, biologischer und ökologischer Wandel, kultureller Wandel und Demokratisierung, wurden unter der Überschrift *Ecological Public Health* analysiert (Rayner/Lang 2012).

Als Beispiel eines mit dem technologischen Wandel verbundenen Risikobereiches sei „Synthetische Biologie" genannt. Insbesondere wenn die entsprechenden Methoden, Gerätschaften und Materialien nicht nur der professionellen *SynBio-Community*, sondern auch für *Citizen Science* und – ungewollt – damit auch für *Do-it-yourself*-Bioingenieure (*Biohackers*) zur Verfügung stehen, ist nicht damit zu rechnen, dass gesetzliche Vorgaben zum Risikomanagement durchgehend beachtet werden. Vielmehr dürfte mit versehentlichen und auch vorsätzlichen Abweichungen zu rechnen sein. Es gibt Anhalt für reale Risiken, u. a. durch Kontamination mit pathogenen Keimen oder durch Inkorporation von *Malware* in DNA-Proben (Scientific Committee on Health, Environmental and Emerging Risk [SCHEER] 2018).

Auf der UN-Konferenz über die menschliche Umwelt in Stockholm 1972 wurde das Konzept der Nachhaltigkeit erstmals als ein für die Weltentwicklung wichtiges Thema diskutiert. 1987 definierte die Weltkommission für Umwelt und Entwicklung eine gesellschaftliche Entwicklung als nachhaltig, wenn diese „die Bedürfnisse der Gegenwart befriedigt, ohne die Fähigkeit zukünftiger Generationen zur Befriedigung ihrer eigenen Bedürfnisse zu beeinträchtigen". Die UN-Konferenz über Umwelt und Entwicklung in Rio de Janeiro 1992 beschloss die sogenannte „Agenda 21" als Aktionsprogramm für den Übergang in das 21. Jahrhundert, mit Zukunftsfähigkeit als übergeordnetes Gesamtziel.

In Deutschland wurde 1994 das Prinzip der Nachhaltigkeit als Staatsziel im Grundgesetz (Artikel 20a) verankert. Es brauchte aber geraume Zeit, bis Begriffe wie Nachhaltigkeit, Zukunftsfähigkeit oder dauerhafte Tragfähigkeit in die öffentliche Diskussion Eingang fanden. Inzwischen ist weithin akzeptiert, dass die Idee der Nachhaltigkeit bedeutet, für alle Teilbereiche gesellschaftlichen Lebens eine Mehr-Generationen-Perspektive anzulegen; und dass fehlende Nachhaltigkeit die Wahlfreiheit, die Gesundheit und das Wohlergehen künftiger Generationen sehr negativ beeinflussen werden.

Der Sachverständigenrat für Umweltfragen votierte in seinen Gutachten stets für ein Konzept „starker Nachhaltigkeit". Ein zentrales Erfordernis ist dabei, dass das Naturkapital, von dessen Nutzung alles Wirtschaften zentral abhängt, mittel- und langfristig erhalten bleibt (Sachverständigenrat für Umweltfragen [SRU] 2002). Das *Konzept der planetaren und regionalen ökologischen Belastungsgrenzen* verbindet hier eine naturwissenschaftliche Beschreibung der funktionalen dynamischen Eigenschaften des Erdsystems unter anthropogener Veränderung mit einer normativen Festlegung von Risikobereichen auf der Basis des Vorsorgeprinzips unter besonderer Berücksichtigung sozialer Einflussfaktoren. Umfassende Nachhaltigkeitsstrategien wie die Agenda 2030 erfordern die Integration sektoraler Einzelstrategien in einer übergeordneten Abstimmung. Hierbei gilt es, Synergien zwischen den unterschiedlichen Strategien, aber auch die Verhandlung von Zielkonflikten stärker in den Blick zu nehmen (Steffen et al. 2015).

In Einklang mit der Idee von Nachhaltigkeit und mit der humanökologischen Gesundheitsperspektive stehen neuere Denkansätze wie *One Health* und *Planetary Health*. Das Konzept *One Health* fokussiert auf die (bereits in der europäischen Antike bekannte) Verflechtung der Gesundheit von Mensch, Tier, Pflanze und Umwelt. Zahlreiche neu auftretende Krankheiten, aber auch das Auftreten von multiresistenten Erregern weltweit sind auch auf die Intensivierung der Lebensmittelproduktionsweisen (einschließlich Einsatz von Tierarzneimitteln) sowie auf die Zunahme der (inter)nationalen Mobilität zurückzuführen. Dies erfordert für wirksame Interventionen einen Disziplinen übergreifenden *One Health*-Ansatz.

Laut Weltgesundheitsorganisation (WHO) handelt es sich dabei um Formulierung und Implementierung von Programmen, Strategien, Gesetzgebung und Forschungsaktivitäten mit Schwerpunkten wie Nahrungsmittelsicherheit, Zoonosen (z. B. Influenza, Tollwut) oder Antibiotikaresistenzen. Die US-amerikanischen *Centers for Disease Control* (CDC) begründen die Bedeutung von *One Health* als transdisziplinärer Ansatz auch damit, dass von je zehn Infektionserkrankungen jeweils sechs auf die Übertragung von Tieren zurückführen seien. Im *One Health European Joint Programme* der Europäischen Kommission erfolgen entsprechende Forschungs- und Integrationsprogramme.

Ebenfalls ein neues Narrativ stellt *Planetary Health* dar. Wie die *Rockefeller Foundation* feststellt, entwickeln Degradationen der Medien Luft, Wasser und Boden gemeinsam mit Biodiversitätsverlusten bereits bedeutende Negativwirkungen für Humangesundheit, darunter verminderte Ernährungssicherheit, Verlust von Frischwasserressourcen sowie Gesundheitsschäden durch Extremwetterlagen. Inzwischen entstand die *Planetary Health Alliance* als ein Konsortium aus Universitäten, NGOs und Regierungseinrichtungen, um in interdisziplinärer Zusammenarbeit die Auswirkungen anthropogener Störungen natürlicher Erdsysteme auf Humangesundheit zu analysieren und die „planetare Gesundheit" zu fördern. Eine von der *Rockefeller Foundation* und der Fachzeitschrift *Lancet* gebildete Kommission definierte planetare Gesundheit als die Gesundheit menschlicher Zivilisationen wie auch der Natursysteme, von denen sie abhängen. Die durch Veränderungen von Klima, Wasser, Land und Ökosystemen ausgehenden Folgen für alle Lebensformen und für menschliche Gesundheit seien so gravierend, dass ganz neue Sicht- und Handlungsweisen erforderlich würden (Lancet Planetary Health Editorial 2017). Auch aus Sicht des *UN Development Programme* ist das Konzept entscheidend wichtig, um Nachhaltigkeit zu erlangen und entsprechendes soziales, ökologisches und ökonomisches Potenzial der Agenda 2030 auszuschöpfen.

Vor dem Hintergrund dieser Entwicklungen verfolgen das Fachgebiet „Umwelt und Gesundheit" (*environmental health*) innerhalb der Gesundheitswissenschaften und das Fachgebiet Umwelthygiene innerhalb der Medizin aus einer (human-)ökologischen Gesundheitsperspektive heraus und in interdisziplinärer Zusammenarbeit ähnliche Ziele, nämlich: (1) bereits eingetretene, umweltbedingte Gesundheitsschäden zu erkennen und zu beheben, (2) aktuelle umweltbedingte Gesundheitsgefährdungen zu mindern und (3) künftige umweltbedingte Gesundheitsgefährdungen durch präventive Maßnahmen zu vermeiden und zu einer umfassenden Gesundheitsförderung beizutragen.

Viele der von *One Health* und *Planetary Health* angesprochenen Teilthemen sind seit langem bekannt, wurden aber in ihrer Bedeutung häufig unterschätzt. Hier könnten die mit *One Health* und *Planetary Health* verbundenen Gedankengänge und Impulse durchaus Nutzen mit Blick auf eine ökologische Transformation als neue Entwicklungsphase entfalten.

2 Erkenntnismethoden für „Umwelt und Gesundheit"

Das interdisziplinäre Gebiet „Umwelt und Gesundheit" befasst sich u. a. mit der humanmedizinischen Wirkungsforschung und determiniert natürliche und anthropogene Umweltfaktoren, die allein oder in Kombination Wohlbefinden und Gesundheit beeinträchtigen. Auf der Basis validierter wissenschaftlicher Verfahren und Methoden zur Risikocharakterisierung und Risikoabschätzung werden Präventions- und Kontrollstrategien unter der Zielsetzung einer Risikominimierung entwickelt. Methoden und Erkenntnisse aus den Arbeitsbereichen der Umweltepidemiologie, Umwelttoxikologie, der Hygiene und Sozialmedizin, aber auch klinischer Fächer werden übernommen und zu einem eigenständigen Aufgabenfeld integriert (Wichmann/Schlipköter/Fülgraff 1992b/2019).

Umweltepidemiologie untersucht mit deskriptiven und analytischen Methoden die Wirkung von Umwelteinflüssen auf die menschliche Gesundheit. Zusätzlich werden vermutete Raum-Zeit-bezogene Krankheitshäufungen analysiert. Für diese Aufgaben bedient sie sich epidemiologischer Konzepte, Studienformen und Auswertungsmethoden (siehe den Beitrag von Razum, Breckenkamp und Brzoska). Zentrale Bedeutung hat hier die Exposition, also der Kontakt zwischen Einflussfaktor und Mensch. Besondere Bewertungsprobleme entstehen häufig aufgrund niedriger (Mehrfach-)Expositionen, schwacher Wirkungen und langer Latenzzeiten physischer Umweltnoxen sowie aufgrund der Überlagerung durch Begleitfaktoren wie persönliches Verhalten und sozioökonomische Verhältnisse. Umweltmedizinische Studien sind daher oft gekennzeichnet durch einen hohen Aufwand für anspruchsvolle Expositions- und Wirkungsmessungen, große Stichprobenumfänge, die zum Teil nur durch Verbundstudien realisierbar sind, sowie komplexe Auswertungen, um die oft diskreten Umwelt-Effekte aus dem komplexen Gesamtgeschehen herauszufiltern.

Moderne Methoden der Umweltepidemiologie sind in der Übersichtsarbeit von Woeckel, Pickford und Schneider (2019) dargestellt. Sie umfassen insbesondere Aussagen zu Qualitätskriterien für Studien, Nutzung von Routinedaten, Verzerrungsmöglichkeiten, Quantifizierung der Exposition und anderer Einflüsse (Störgrößen), Verfahren der Gesundheitsfolgenabschätzung (*health impact assessment*) und zur Berechnung der umweltbedingten Krankheitslast (*environmental burden of disease*) und der Kausalität in der Epidemiologie.

Hierbei werden hohe Anforderungen an die Belastbarkeit des Wissensstandes gestellt, die erfüllt sein müssen, um einen beobachteten Zusammenhang als kausal einzustufen (U.S. Environmental Protection Agency [US EPA] 2016; Wichmann 2018). Die wichtigsten Kriterien sind:

- Konsistenz – der Effekt wurde in mehreren unabhängigen Studien gefunden und ist reproduzierbar, d. h. es gibt keine widersprüchlichen Ergebnisse
- Kohärenz – der Effekt wurde mit unterschiedlichen Studienansätzen (kontrollierte Exposition, tierexperimentell, epidemiologisch) und für ähnliche Gesundheitsendpunkte gezeigt, z. B. Herz-Kreislauf-Erkrankungen und Herz-Kreislauf-Mortalität
- Biologische Plausibilität – es gibt z. B. aus experimentellen Studien biologisch plausible Mechanismen für die Krankheitsentstehung durch die Schadstoffwirkung.

Die US EPA (2016) hat ferner ein Rahmenwerk aufgestellt, das in fünf Stufen klassifiziert, in welchem Ausmaß die Kausalitätskriterien erfüllt sind (*causal, likely to be causal, suggestive, inadequate, not likely to be causal*).

Die *Umwelttoxikologie* befasst sich mit den Auswirkungen von Stoffen auf die belebte Umwelt und untersucht quantitative und qualitative Wechselwirkungen von Umweltchemikalien mit biologischen Systemen. Die Toxikologie untersucht mit experimentellen Studien (in-vitro oder tierexperimentelle Studien) biologische Mechanismen unter definierten Bedingungen. Dabei können reale Umweltbedingungen, einzelne Umweltschadstoffe oder auch spezifische Schadstoffkombinationen getestet werden. Experimentelle Untersuchungen sollen helfen, kausale pathophysiologische Prozesse zu verstehen. Trotzdem können die Ergebnisse von Zellkulturversuchen oder Experimenten an Tieren nicht einfach auf den Menschen übertragen werden.

Die Übertragbarkeit von Tierversuchsergebnissen auf den Menschen hängt von verschiedenen Faktoren ab: Die „Interaktionspartner" für den Stoff müssen im menschlichen Organismus ebenso vorhanden sein wie in der untersuchten Tierspezies; die Stoffwechselprozesse, in die der Stoff eingreift, sollten im menschlichen Organismus quantitativ und qualitativ identisch mit dem in der untersuchten Tierspezies sein; darüber hinaus muss die Aufnahme des Stoffes in den Organismus, seine Verteilung, seine Metabolisierung und Ausscheidung in ähnlicher Weise ablaufen wie in der untersuchten Tierspezies.

Die Toxikologie nimmt für Noxen eine in der Praxis wichtige Unterscheidung vor. Es geht um die Frage, ob eine Wirkschwelle zu beobachten ist oder nicht. Eine solche Wirkschwelle liegt vor, wenn bei Belastung unterhalb einer Schwellen-Konzentration auch dann kein Risiko für Mensch und Umwelt auftritt, wenn diese Belastung über längere Zeit besteht. Grenzwerte werden in der Regel nur dann festgelegt, wenn Anhaltspunkte für die Existenz einer Wirkschwelle bestehen. Für die wichtige Gruppe der kanzerogenen Stoffe gilt die Annahme einer fehlenden Wirkungsschwelle, sodass keine unbedenkliche und daher duldbare Aufnahme dieser Stoffe anzugeben ist und üblicherweise keine Grenzwerte formuliert werden. Stattdessen gilt das Minimierungsgebot, nach dem diese Stoffe soweit wie möglich aus der Umgebung des Menschen fernzuhalten sind.

Grenz-, Richt- und Orientierungswerte werden auf der Basis des jeweiligen wissenschaftlichen Kenntnisstandes in Gremien aus Wissenschaft, Behörden und Industrie erarbeitet und sollen dafür sorgen, dass sowohl das Individuum als auch die Bevölkerung insgesamt vor gesundheitlichen Risiken aus der Umwelt geschützt werden. Sie gelten in der Regel in den unterschiedlichen Umweltmedien Boden, Wasser und Luft nur für einen einzelnen Stoff. In der Realität des Alltags ist der Mensch jedoch einer Vielzahl von Stoffen über verschiedene Expositionspfade gleichzeitig ausgesetzt. Richtwerte für Umweltschadstoffe sind zunächst nur Empfehlungen, können jedoch eine Grundlage für verbindliche Grenzwerte bilden. Sie sind geleitet von dem Vorsorgegedanken zum Schutz der Gesundheit, insbesondere von Kindern, Älteren oder Personen mit bestehenden Grunderkrankungen. Gesetzliche Grenzwerte für Umweltschadstoffe, wie sie EU-weit gelten, werden in politischen Aushandlungsprozessen festgelegt. Neben den gesundheitlichen Argumenten werden hier auch weitere Aspekte (wirtschaftliche, technische Machbarkeit) berücksichtigt. Aus diesem Grund können sich die geltenden EU-Grenzwerte von den teilweise strengeren Empfehlungen der Weltgesundheitsorganisation unterscheiden, wie dies beispielsweise bei den Luftschadstoffen der Fall ist.

Sowohl Epidemiologie als auch Toxikologie tragen Wesentliches zur Abschätzung gesundheitlicher Risiken aus der Umwelt bei. Beide Ansätze ergänzen sich gegenseitig (Tabelle 1).

Tabelle 1: Vergleich von Epidemiologie und Toxikologie

Fachgebiet	Vorzüge	Nachteile
Epidemiologie	Beobachtungen an Menschen Reale Expositions-Situationen Bandbreite individueller Reaktionen untersuchbar	Kausalitätsproblem durch Beobachtungsstudien: vermengte Effekte (Confounding) Verzerrungsprobleme (Bias) Expositionsmessung oft problematisch
Toxikologie	Experimenteller Ansatz mit kontrollierten Expositionsbedingungen Präzise Effektbestimmung möglich Wirkmechanismen untersuchbar	Extrapolationsproblem durch Inter-Spezies-Unterschiede Hohe Dosis und kurze Einwirkungsdauer Laborsituation

Die Methodik der *quantitativen Risikoanalyse* (*risk assessment*) entstand mit dem Ziel, die beiden Ansätze der Umweltepidemiologie und Umwelttoxikologie zu integrieren. Der Begriff bezeichnet die systematische, wissenschaftsgeleitete Einschätzung und Bewertung von Risiken, die von einer Exposition des Menschen gegenüber chemischen und physikalischen Noxen ausgehen. Hier wird auf der Basis einer Dosis-Wirkungs-Beziehung einerseits und geschätzter Exposition andererseits das Risiko für eine entsprechende Wirkung beim Menschen beurteilt. Die Risikoanalyse dient insbesondere der Standardsetzung (Grenz- und Richtwerte), der Beurteilung konkreter Belastungssituationen, der Prognose von Risiken zukünftiger Belastungen und dem Vergleich unterschiedlicher Risiken zur gesundheitspolitischen Prioritätensetzung.

Die Expositionsabschätzung als wesentliche Teilaufgabe der Risikoanalyse kann „direkt" durch personengebundenes Monitoring, durch *Human Biomonitoring* (HBM) oder „indirekt" durch Modellierung erfolgen. Mittels Methoden der Risikoanalyse wird vorhandenes Wissen systematisch kombiniert und zur Beurteilung von Risiken angewendet. Risikoanalyse ist kein rein naturwissenschaftliches Unterfangen; über interdisziplinären naturwissenschaftlichen Sachverstand hinaus erfordert sie in wesentlichen Teilen Expert*innenurteile und wertegeleitete Konventionen. Die Verfahren gehen von (u. U. stark) vereinfachten Annahmen aus, sodass Ergebnisse stets mit großer Umsicht zu interpretieren sind (Mekel/Ewers 2005).

Um Variabilität beteiligter Größen und unvermeidbare Ungewissheit besser zu berücksichtigen, lassen sich probabilistische (verteilungsgestützte) Methoden auch in der quantitativen Risikoanalyse einsetzen. Für ein weites Spektrum von Expositionsfaktoren von Anthropometrie über Zeitbudget und Ernährung bis zu Wohncharakteristika liegen Basisdaten in einer im Auftrag des Umweltbundesamtes aufgebauten Datenbank vor (Mekel et al. 2007); jedoch kommen diese Verfahren nach wie vor selten zum Einsatz.

Modellierung der Exposition

Eine Möglichkeit, die Schadstoff-Exposition von Studienteilnehmer*innen zu schätzen, ist die Verwendung statistischer Modelle. Meistens wird Geoinformations-Software zu Hilfe genommen, um benötigte geografische Daten zu erfassen und zu analysieren.

Bei Landnutzungsmodellen (*Land-Use Regression models; LUR*) wird die Exposition durch im Studiengebiet verteilte und geocodierte Messstationen erfasst. Nach der Geocodierung von Informationen über die Studienteilnehmer, wie beispielsweise Wohnort oder Arbeitsplatz, werden Pufferzonen um diese Orte berechnet. Diese beinhalten Informationen über die Flächennutzung (Industrie, Landwirtschaft etc.), die Bevölkerungs- und Haushaltsdichte, die Höhenlage oder den Verkehr. Basierend auf den gemessenen Schadstoffkonzentrationen der Messstationen werden Modelle erstellt, welche die Schadstoffbelastung für jede/n Studienteilnehmer*in individuell schätzen. Diese Modelle können Luftschadstoff-Expositionen in hoher räumlicher Auflösung darstellen. *Dispersionsmodelle* werden auf Grundlage externer Daten erstellt. Die Schadstoffemissionen werden z. B. anhand von Verkehrszähldaten oder industriellen Emissionsquellen geschätzt. Unter Berücksichtigung von meteorologischen Daten und Informationen über topografische Gegebenheiten werden physikalische Modelle erstellt, die die Verteilung von Schadstoffen über das Studiengebiet simulieren. Anhand dieses Modells wird dann die individuelle Exposition der Studienteilnehmer*innen, z. B. an der Wohnadresse, geschätzt.

In einigen Studien werden *Satellitendaten* anstelle von lokalen Messstationen verwendet. Insbesondere in Bezug auf meteorologische Parameter, wie etwa bei der Außentemperatur, können so Informationen über größere geografische Gebiete hinweg gewonnen werden, anstatt auf lokale Messstationen mit beschränkter räumlicher Reichweite angewiesen zu sein (Woeckel et al. 2019). Insgesamt stoßen Risikoanalysen und klassische Methoden zur Abschätzung umweltbezogener Gesundheitsrisiken (z. B. Umgang mit Arzneimittelwirkstoffen im Trinkwasser) angesichts neuartiger, lokal nicht begrenzter Risikotypen an Grenzen.

3 Themenlandschaft

Gesundheit ist ein Gut, das zu großen Teilen nicht durch den Gesundheitssektor, sondern durch Faktoren aus vielen anderen Sektoren beeinflusst wird. Kaum ein gesellschaftlicher Bereich ist gänzlich ohne Gesundheitsbezüge. Die entsprechenden Wirkzusammenhänge zu verstehen ist keine leichte Aufgabe. Zur geordneten Darstellung wurden unterschiedliche Strukturmodelle entwickelt. Beispielsweise repräsentiert das sogenannte „DPSEEA-Modell" (sprich „dipsi") der WHO wichtige Komponenten in folgender Weise: „Tiefere Ursachen" oder auch „Entwicklungsdynamik" (D = *driving forces*) am Anfang der Wirkungskette, resultierender Druck auf die Umwelt (P = *pressures*), jeweiliger Umweltzustand (S = *state of the environment*), auftretende Humanexpositionen (E = *exposures*), ggf. resultierende gesundheitliche Wirkungen (E = *effects*) und die auf jeder Stufe zumindest potenziell bestehenden Handlungsmöglichkeiten (A = *actions*).

Strukturmodelle dieser Art lassen sich sowohl „vorwärts" in Richtung kausaler Wirkungen als auch „rückverfolgend" im Sinne von Verursachungen lesen; beide Lesarten sind instruktiv. Ein modifiziertes DPSEEA-Modell in der Lesart „rückverfolgend" liegt den folgenden Kapiteln 3.1 bis 3.4 zugrunde: Wirkungen (3.1) werden auf Expositionen (3.2) zurückgeführt, diese dann auf den Umweltzustand (3.3), der seinerseits vom individuellen und gesellschaftlichen Handeln in den Lebensbereichen (3.4) abhängt. Zusätzlich kommt die Differenzierung in Teilpopulationen (3.5) zur Sprache. Und während für „Umwelt und Gesundheit" traditionell die Wirkungen *auf* Humangesundheit im Vordergrund stehen, schließt ein neueres Verständnis auch die umgekehrte Wirkrichtung ein, nämlich die Folgewirkungen *von* eingeschränkter Gesundheit (3.6). Hierdurch entsteht im Sinne aktueller Diskussionen um *Health in all Policies* ein wesentlich vollständigeres Bild der Wechselbezüge zwischen gesellschaftlichen Sektoren und Gesundheit (3.7). Ein solcher systematisierender Blick auf die Themenlandschaft sollte auch helfen, den Hintergrund aktueller Probleme besser zu verstehen und geeignete Handlungsmöglichkeiten zu identifizieren.

3.1 Gesundheitliche Wirkungen

Der Begriff der „Wirkung" beschreibt die Reaktion eines biologischen Systems auf einen Reiz oberhalb einer Wirkungsschwelle. Für die Aufnahme eines Schadstoffes in den menschlichen Körper kommen unterschiedliche Inkorporationswege infrage, insbesondere Inhalation (respiratorisch), Ingestion (oralgastroenteral), Hautkontakt (perkutan) und Bindehautkontakt (konjunktival).

In der umweltbezogenen Risikoabschätzung ist es wichtig, den Risikoberechnungen die über alle Inkorporationswege summierte Belastung zugrunde zu legen.

In der Medizin stehen verschiedene Diagnose- und Testverfahren zur Verfügung, um Beanspruchung und Belastung des Organismus zu ermitteln. Als Beispiel für die Messung von Beanspruchung durch Luftschadstoffe sind Lungenfunktionstests zu nennen. Bei höherer Dosis oder länger währender Schadstoffeinwirkung ist über die Beanspruchung hinaus eine reversible oder auch irreversible Schädigung eines oder mehrerer Zielorgane zu erwarten, z. B. chronische Bronchitis oder Bronchialasthma durch chronische Exposition gegenüber Reizgasen in der Luft.

Die Erforschung der Wirkung von Umweltchemikalien auf die Gesundheit ist mit besonderen Problemen verbunden. Die Datenerhebung unter „realen" Umweltbedingungen erweist sich oft als schwierig, da die Latenzzeit zwischen Beginn der Einwirkung eines Schadstoffes einerseits und der Manifestation einer ursächlich mit dem Schadstoff zusammenhängenden Erkrankung andererseits in Extremfällen Jahrzehnte betragen kann, so z. B. bei Lungenkrebs oder (seltener) Mesotheliomen nach Asbestexposition. Eine weitere Schwierigkeit besteht darin, dass langfristige Expositionsbedingungen typischerweise mit niedrigen Schadstoffkonzentrationen verbunden sind, wobei oft unklar ist, welche Komponenten in einem Chemikaliengemisch für die beobachteten Wirkungen verantwortlich sind. Erheblich leichter ist zumeist der Wirkungsnachweis nach einer akuten Schadstoffexposition mit höheren Dosen. Nachfolgend werden vor allem langfristige Expositionen und ihre chronischen Auswirkungen dargestellt.

3.2 Expositionen

Wie erwähnt bezeichnet „Exposition" den Kontakt zwischen Einflussfaktor und Mensch. Der Begriff wird überwiegend in pathogenetischer Sicht, und damit bezogen auf den Kontakt mit Noxen, verwendet; er lässt sich aber in salutogener Perspektive auch auf den Kontakt zu Ressourcen und gesundheitsförderlichen Einflüssen verschiedenster Art ausdehnen, z. B. Zugang zu Bewegungs- und Erholungsräumen einschließlich Grünflächen und „Blauflächen" (Gewässer), Möglichkeiten zur körperlichen Bewegung sowie Zugänglichkeit von Dienstleistungen und Einkaufsmöglichkeiten.

Die Wirkung einer Gesamtbelastung durch mehrere Noxen steht selten in einem einfachen, vorhersehbaren Verhältnis zu den Wirkungen der Einzelbelastungen. Die Wechselwirkung (Interaktion) mehrerer Noxen kann zu einer

Verstärkung (Synergismus) oder aber zu einer Abschwächung (Antagonismus) der Einzelwirkungen führen.

Angesichts der Vielzahl umweltmedizinisch relevanter Stoffe spielen Einteilungskriterien wie chemische Zusammensetzung, Verwendungszweck und biologische Wirkung eine Rolle. Als Beispiele chemisch definierter Stoffgruppen seien Schwermetalle und Dioxine genannt. Von besonderem umweltmedizinischem Interesse sind auch Stoffgemische, wie z. B. Zigarettenrauch und Fahrzeugabgase von Benzin- und Dieselmotoren. Komplexe Gemische, die in wechselnder Zusammensetzung vorgefunden werden, lassen sich bisher umweltmedizinisch nur schwer quantitativ beurteilen.

Die Gefahrstoff-Verordnung unterteilt „gefährliche Stoffe" nach ihren möglichen Wirkungen, z. B. in explosionsfähige, entzündliche, giftige und ätzende Stoffe. Nach biologischer Wirkung definiert sind z. B. Reizstoffe, Allergene, Kanzerogene, Mutagene und Teratogene. Im Laufe der Jahre wurden die gesundheitlichen Risiken durch inhalierbare Stäube in der Umwelt intensiv untersucht. So gilt als gesichert, dass die Exposition gegenüber Feinstäuben (Partikel mit einem Durchmesser unter 10 bzw. 2,5 Mikrometer) negative gesundheitliche Auswirkungen auf Menschen mit Atemwegs- und Herz-Kreislauf-Erkrankungen hat. Die Liste der dokumentierten Zusammenhänge im Hinblick auf eine Kurzzeitexposition ist lang: Sie reicht von erhöhten Mortalitätsraten und vermehrten Krankenhausaufnahmen bis hin zu Veränderungen des EKGs sowie anderer Funktionsparameter an Tagen mit hohen Partikelkonzentrationen. Studien zur Langzeitexposition gegenüber Feinstaub ergeben einen Zusammenhang mit der Sterblichkeit an kardiopulmonalen Ursachen und Lungenkrebs. Bei den real vorkommenden Konzentrationen gibt es keinen Hinweis auf eine Wirkungsschwelle (z. B. Kappos et al. 2003). Auf die aktuelle Debatte zu den Richt- und Grenzwerten von Feinstaub und Stickstoffdioxid wird in Kapitel 4.3 eingegangen.

3.3 Umweltmedien und Umweltzustand

Ein weiteres, in den Umweltwissenschaften häufig verwendetes Gliederungskriterium stellen Umweltmedien dar. Hierzu zählen, in enger Anlehnung an die klassischen „Elemente" aus der Antike Luft, Wasser und Boden.

3.3.1 Luft: Außen und Innenraum

Der menschliche Körper steht über die Atmung mit dem Umweltmedium Luft in fortwährendem Austausch. Deshalb ist er möglichen Luftverunreinigungen wie Gasen und Stäuben direkt ausgesetzt. Zu den wichtigen Emissionsquellen für atmosphärische Luftverschmutzung zählen Industrie und Gewerbe, Straßenverkehr und Hausbrand. Leitkomponenten der industriellen Emissionen sind Schwefeldioxid und Staub. Hier hat sich die Belastungssituation in Ballungsräumen wie im Rhein-Ruhr-Gebiet erheblich gebessert, z. B. durch Installation von (verbesserten) Filteranlagen, deren Wirkung auf Grobstaub aber zumeist besser ist als auf den atembaren Feinstaub. Im Gegensatz hierzu zeigt sich bei den Verkehrsemissionen wie z. B. Stickoxiden, Benzol und anderen Kohlenwasserstoffen bisher nur begrenzt die gewünschte Verbesserung der Belastungslage.

Da der Mensch in den westlichen Industrienationen ca. 80 % des Tages innerhalb von Gebäuden verbringt, verdient auch die Innenraum-Luftbelastung besondere Aufmerksamkeit. Die Qualität der Innenraumluft ist dem Einfluss zahlreicher Belastungsquellen ausgesetzt. Neben Baumaterialien, Dämmstoffen oder in der Vergangenheit Asbest können Farben und Klebstoffe, Verbrennungsprozesse durch Heizen und Kochen sowie Zigarettenrauch die Innenraumluft verunreinigen. Biologische Materialien wie bakterielle Stoffwechselprodukte, Pilzsporen und Tierhaare können als Allergene wirken. Abdichtungsmaßnahmen, die der Energieeinsparung dienen, verringern den Luftaustausch und erhöhen die Innenraumkonzentrationen zahlreicher Stoffe.

3.3.2 Wasser und Boden

Durch die Aufnahme von Flüssigkeit steht der Mensch – wie alle Lebewesen – in direktem Austausch mit dem Umweltmedium Wasser. Trotz insgesamt riesiger Wasservorkommen auf der Erdoberfläche wird auch für diesen lebensnotwendigen Stoff immer deutlicher, dass nur begrenzte Mengen verfügbar sind. Eine Gefährdung des Trinkwassers, das in der Regel aus Grundwasser oder Oberflächenwasser gewonnen wird, geht insbesondere von Landwirtschaft, Industrie, Gewerbe sowie von Altlasten aus. Landwirtschaftlicher Eintrag von Dünge- und Pflanzenschutzmitteln belastet das Grundwasser z. B. mit Nitrat und Pestiziden. Oberflächengewässer sind oft belastet durch gewerbliche Abwässer und Haushaltsabwässer.

Die Inkorporation von Schadstoffen aus dem Erdboden erfolgt zumeist über Nahrungsmittel; bei Kleinkindern kann auch die direkte gastrointestinale Aufnahme eine Rolle spielen. Der Eintrag von Schadstoffen in den Erdboden erfolgt z. B. durch Luftverschmutzung und Aussickerung aus Materialhalden und Deponien. Eine besondere Rolle spielen kontaminierte Altstandorte und Altablagerungen (Altlasten), insbesondere wenn sie inzwischen gärtnerisch oder landwirtschaftlich genutzt werden.

3.3.3 Klima

Zusätzlich zu den Veränderungen und Belastungen der skizzierten klassischen Umweltkompartimente rücken Ursachen und Folgen globaler Umweltveränderungen zunehmend in das Blickfeld von Politik, Wissenschaft und Gesellschaft. Wie einleitend bereits angeklungen hat sich der unter Klimaforschern seit langem unumstrittene Klimawandel zu einer der bedrohlichsten und weitreichendsten Gefahren für Mensch und Umwelt entwickelt. Sichtbare Folge ist u. a. ein weltweit beobachteter Anstieg von Naturkatastrophen wie Wirbelstürmen und Überschwemmungen sowie anderen Wetterextremen, wie Hitzewellen und langen Dürreperioden. Sie gehen mit vielfältigen, häufig katastrophalen ökologischen, gesundheitlichen, sozialen und ökonomischen Folgen für die betroffenen Regionen und Bevölkerungsgruppen einher. Der globale Klimawandel stellt sich zunehmend als eines der drängendsten Probleme des 21. Jahrhunderts dar.

3.4 Lebensbereiche

Die große Anzahl chemischer Noxen einerseits und möglicher gesundheitlicher Schadwirkungen andererseits macht es oft schwierig, geeignete noxen- oder wirkungsspezifische Präventionsprogramme zu entwickeln, die zudem die Gefahr gravierender Widersprüche oder Problemverschiebungen (z. B. bei der Einführung von „Ersatzstoffen") bergen. Die Orientierung an Lebensbereichen erlaubt demgegenüber, Einzelerkenntnisse handlungsrelevant aufzubereiten und präventive Maßnahmen in geeigneter Weise zu bündeln. Sie dient auch als Hilfsmittel für die Gesundheitspolitik, um die Implikationen politischer Entscheidungen in Zusammenarbeit mit anderen Ressorts zu analysieren und nach gesundheitsförderlichen Lösungen zu suchen. Lebensbereiche umfassen Handlungsfelder, die sich an Daseins-Grundfunktionen wie Ernährung, Wohnen, Arbeiten und Bildung orientieren und in denen für individuelles, soziales und politisches Handeln jeweils ein Spektrum an Handlungsalternativen zur Verfügung steht.

Anders als beim wirkungs- und beim noxen-spezifischen Ansatz bieten Lebensbereiche die Möglichkeit, Implikationen von Handlungsalternativen umfassend zu erfassen und in der Entscheidungsfindung zu berücksichtigen. Für jeden Lebensbereich wurden im Laufe der Geschichte Technologien (z. B. Materialien, Bauweisen) entwickelt, die in hohem Maße die Umwelt- und Gesundheitsbilanzen der jeweiligen Handlungsalternativen bestimmen.

3.4.1 Lebensbereich Ernährung und Haushalt

Der Lebensbereich Ernährung umfasst die Produktion (Anbau, Fertigung), Lagerung, Verpackung, Distribution, Zubereitung und den Verzehr von Lebensmitteln. Die verschiedenen Behandlungs- und Verarbeitungsschritte hinterlassen neben bewusst beigemischten Zusatzstoffen in unterschiedlichem Umfang Rückstände und Verunreinigungen, z. B. in Form von Pestiziden, Weichmachern und Dioxinen.

Da in der Vergangenheit die Lebensmittel-Untersuchungen der chemischen Untersuchungsämter zumeist gezielt nach Verdachtslage und nicht nach einem Erhebungsplan erfolgten, waren kaum Aussagen zur Regionalverteilung und zeitlichen Entwicklung von Schadstoffbelastungen möglich. Das bundesweit eingeführte repräsentative Lebensmittel-Monitoring erlaubt inzwischen Aussagen dieser Art. So zeigt sich z. B., dass die Rückstandsbelastung von saisonalem Obst und Gemüse geringer ist als bei extrasaisonalen Produkten.

Im Haushalt findet heutzutage eine Fülle chemischer Produkte Verwendung. Zur Reinigung wird z. B. eine Palette von Waschmittelinhaltsstoffen wie Enthärter, Aufheller und Inhibitoren eingesetzt. Im Wohnbereich dünsten Teppiche, Möbel und Baumaterialien verschiedene Chemikalien in die Innenraumluft aus, so z. B. Lösungsmittel und Klebstoffe. Alle diese Chemikalien gelangen über den Haushalt hinaus in die Umwelt.

3.4.2 Lebensbereich Verkehr und Transport

Ein besonderes Umweltproblem ist die gesundheitliche Belastung durch verkehrsbedingte Partikel wie Dieselruß, feine und ultrafeine Stäube aber auch gasförmige Luftschadstoffe wie Stickoxide. So wird in Deutschland ein Anstieg der Herzinfarkthäufigkeit (Peters et al. 2004) und der Sterblichkeit bei Personen beobachtet, die in der Nähe stark befahrener Straßen leben (nach Berücksichtigung für andere Einflussfaktoren, Gehring et al. 2006; Wichmann/Thiering/ Heinrich 2011). Ähnliches gilt für Kleinkinder, die in Straßennähe vermehrt allergische Erkrankungen aufweisen (Morgenstern et al. 2008). Es lässt sich abschätzen, dass der Einsatz von Partikelfiltern bei Dieselfahrzeugen zu einer deutlichen Verringerung der Todesfälle durch Umweltbelastungen führt. Die Einführung von Umweltzonen zur Reduktion der Feinstaubbelastung aus dem Kfz-Verkehr zeigt mittlerweile erste messbare Erfolge (Cyrys/Peters/Wichmann 2009), doch dürfte es viele Jahre dauern, bis dieses Problem zufriedenstellend gelöst ist.

Weitere stoffliche Verkehrsemissionen betreffen Abrieb von Reifen und Bremsbelägen, ferner Abfälle wie Altöl und Batterien. Neben den stofflichen Emissionen sind auch Verkehrslärm, Vibrationen, Verletzungen bei Verkehrsunfällen sowie mögliche psychosoziale Stressbelastungen umweltmedizinisch relevant.

Angesichts der Vielzahl verkehrsbedingter Noxen und ihrer potenziellen Schadwirkungen wird der Bedarf an einer integrierten, am gesamten Lebensbereich orientierten Betrachtung besonders deutlich. Motorabgase von Kraftfahrzeugen stehen dabei im Mittelpunkt. Aerosole, Gemische aus Gasen und feinverteilten Schwebstoffen variieren in ihrer Zusammensetzung u. a. mit Motorbauart, Kraftstoffzusammensetzung, Abgasreinigungsanlagen, Betriebsart und Fahrtgeschwindigkeit. Abgase von Otto-Motoren enthalten z. B. Kohlenmonoxid, Stickoxide, Schwefeldioxid und Schwermetalle; Diesel-Motor-Abgase haben mit höheren Anteilen von Ruß sowie Grob- und Feinstaub wiederum ein anderes Emissionsprofil. Wichtig sind Kraftstoffzusätze wie Bleitetraethyl und Benzol. Durch Betankungsverluste und Leckagen gelangt auch unverbrannter Kraftstoff in die Umwelt. Hier ist es erforderlich, für die „großen" technologischen Alternativen im individuellen Kraftfahrzeugverkehr, im öffentlicher Personennahverkehr, im Schienenverkehr, in der Verkehrsberuhigung etc. das Gesamtspektrum an Gesundheitsauswirkungen zu identifizieren, zu gewichten und Entscheidungshilfen, z. B. für die Verkehrspolitik, im Sinne eines geänderten Mobilitätskonzeptes bereitzustellen.

3.5 Gesamt- und Teilpopulationen

Laut WHO-Verfassung (World Health Organization [WHO] 1946/48) sollen alle Menschen ein Leben in möglichst guter Gesundheit führen können. Dies gilt für Menschen aller Alters- und Berufsgruppen, aller sozialen Schichten, Menschen mit und ohne (chronische) Erkrankungen oder Beeinträchtigungen; Menschen in allen Lebenslagen – wobei eine besondere Aufmerksamkeit allen in irgendeiner Weise benachteiligten Menschen gelten muss.

In der Bearbeitung umwelthygienischer und umweltmedizinischer Fragestellungen wurden die individuellen Unterschiede in der Empfindlichkeit gegenüber Umweltexpositionen lange Zeit nur ungenügend berücksichtigt. Andererseits weiß die Medizin seit langem um unterschiedliche Empfindlichkeiten, so z. B. das erhöhte Blasenkrebs-Risiko bei sogenannten „langsamen Azetylierern". Außerdem ist bekannt, dass zahlreiche Erkrankungen einen sozialen Gradienten aufweisen, der sich vielfach in der stärkeren Betroffenheit sozial benachteiligter Menschen äußert. Eine höhere Betroffenheit sozioökonomisch besser gestellter Personen zeigt sich hingegen z. B. bei Neurodermitis.

Toxikokinetische Besonderheiten und unterschiedliche Suszeptibilitätscharakteristika determinieren die individuellen Empfindlichkeiten gegenüber Allergenen und Schadstoffen und führen zu unterschiedlichen korporalen Belastung mit Umweltchemikalien. Sowohl die Varianz von Expositionen unterschiedlicher Bevölkerungs(teil-)gruppen als auch die Vielzahl möglicher Faktoren (z. B. Komorbidität, Lebensstil, soziale Statuszugehörigkeit usw.) mit modifizierendem Einfluss auf gesundheitliche Wirkungen sind zunehmend in das Blickfeld gerückt.

Mittlerweile werden zunehmend genetisch definierte Risikogruppen identifiziert, die beim Vorliegen ungünstiger Genvarianten deutlich stärker als andere auf Umweltschadstoffe reagieren. Bei Personen mit eingeschränkter Kapazität zur Detoxifizierung von Sauerstoffradikalen wird die Wirkung von Dieselruß und Ozon auf allergische Reaktionen sowie die Lungenfunktion von Asthmatikern verstärkt, aber auch kardiovaskuläre Symptome bis hin zum Herzinfarkt treten vermehrt auf (Gilliland/Li/Saxon/Diaz-Sanchez 2004). Ferner werden Auswirkungen von Partikeln auf die Blutgerinnung bei genetisch suszeptiblen Personen beobachtet (Peters et al. 2009).

Durch die stärkere Berücksichtigung der vielfältigen Interaktionen zwischen Umwelteinflüssen und genetischen Faktoren sind zukünftig wesentliche Erweiterungen des Verständnisses für Krankheitsentstehung und Gesunderhaltung zu erwarten. Dies könnte möglicherweise die Chancen für Prävention und Gesundheitsförderung deutlich verbessern, aber gleichzeitig bislang unzureichend thematisierte ethische und politische Probleme mit sich bringen.

Frauen und Männer unterscheiden sich nicht nur in ihren biologischen Eigenschaften, sondern auch bei Gesundheit und Krankheit (siehe den Beitrag von Babitsch, Ducki und Maschewsky-Schneider). Nicht immer wird bei Entstehung, Diagnose und Behandlung von Krankheit adäquat berücksichtigt, dass Geschlechterunterschiede in Hinblick auf Symptome und Erkrankungen bestehen. Die besondere Bedeutung einer geschlechtsspezifischen Gesundheitsforschung, d. h. einer differenzierten und differenzierenden Betrachtung, lässt sich am Beispiel der umweltbezogenen Gesundheit aufzeigen (Bolte et al. 2018). Gesundheitliche Folgen durch Umweltbelastungen betreffen Männer und Frauen abhängig von Alter, sozialer Lage, Bildungsstand, Wohnverhältnissen etc. in den verschiedenen Lebenskontexten in unterschiedlichem Maße (Liebig-Gonglach/Pauli/Hornberg 2018). Geschlechterdifferenzen finden sich z. B. in der alltagsrelevanten Chemikalienbelastung, in der Lärm- und Luftschadstoffbelastung sowie den resultierenden Kombinationswirkungen. Männer und Frauen haben zudem unterschiedliche Alltagsanforderungen und sind als Folge in unterschiedlicher Weise von infrastrukturellen, verkehrs- und stadtplanerischen Maßnahmen und Eingriffen betroffen. Auch für den Umgang mit Umweltbelastungen (Altman et al. 2008) und die Nutzung von Umweltressourcen

(Spitthöver 2000) sowie die Bewältigung von umweltbezogenen Gesundheitsbeeinträchtigungen (Brach et al. 2012; Keller et al. 2005; Liebig-Gonglach et al. 2018; Abrahams et al. 2004) sind Geschlechterdifferenzen festzustellen. Letztlich ist die unterschiedliche Betroffenheit der Bevölkerung und einzelner Teilgruppen von Umweltexpositionen und umweltbedingten Gesundheitsbelastungen in ihren gesellschaftlichen Gesamtbezügen zu betrachten. Sozial benachteiligte und benachteiligende Lebenslagen, die zusammen mit psychosozialen und verhaltensspezifischen Faktoren individuelle Möglichkeiten und Grenzen (z. B. der Expositionsvermeidung) bestimmen, führen zu einer sozial und räumlich ungleichen Verteilung umweltbezogener Risiken und Ressourcen auf unterschiedliche Bevölkerungs(teil)gruppen. Analysen zu ungleich verteilten Umweltbelastungen, ihren Ursachen, Folgen und Vermeidungsmöglichkeiten haben unter dem Begriff *Environmental Justice* (Umweltgerechtigkeit) in den USA eine lange Tradition. Auch in Deutschland ist zu beobachten, dass sich umweltbezogene Problemlagen kleinräumig in lokalen Konzentrationen einkommensarmer Haushalte auf der Ebene von Stadtteilen und Wohnquartieren manifestieren. Um Ursachen und Wirkungen von Ungleichverteilungen umweltbezogener Gesundheitsbelastungen und -ressourcen zu betrachten, ist eine differenzierte (Einzel-)Analyse der Teilbereiche „Umwelt", „Gesundheit" und „soziale Lage" notwendig (Bolte et al. 2018; Senatsverwaltung für Umwelt, Verkehr und Klimaschutz Berlin 2019).

3.6 Folgewirkungen *von* eingeschränkter Gesundheit

Der Formenvielfalt akut oder chronisch eingeschränkter Gesundheit entsprechend sind auch die feststellbaren Auswirkungen vielgestaltig. Hierzu gehört zum einen der Bedarf an medizinischer und pflegerischer Versorgung. Das Vorhalten entsprechender Versorgungsstrukturen und -prozesse ist eine bedeutende kulturelle Leistung; gleichzeitig werden hier erhebliche Ressourcen (Energie, Spezialmaterialien) verbraucht, bedeutende Abfallmengen ausgestoßen und umweltbelastende (z. B. pharmakologisch wirksame) Emissionen erzeugt. Bisher sind diese (ökologischen) Nebenwirkungen ein Nischenthema, aber es gibt Ansätze, dies zu ändern, z. B. das „Klimaretter"-Werkzeug für Beschäftigte im Gesundheitswesen (WHO Regional Office for Europe [WHO Euro] 2016; Roschnik/Sanchez Martinez/Yglesias-Gonzalez/Pencheon/Tennison 2017); beispielsweise wird versucht, die Abwasser- und Gewässerbelastung durch Röntgenkontrastmittel zu mindern.

Über medizinische und pflegerische Versorgung hinaus verlangt chronisch eingeschränkte Gesundheit nach Unterstützungsleistungen, die ein möglichst selbstbestimmtes Leben erlauben sollen und durch das Sozialsystem zu erbringen sind. Ferner stoßen Menschen mit gesundheitlichen Beeinträchtigungen, wie z. B. Geh-, Seh-, Hör- oder Gleichgewichtsstörungen in der gebauten Umwelt vielfach auf Hindernisse, die den Zugang und/oder die Nutzung unterschiedlichster Einrichtungen erschweren. Hier greift das Prinzip der barrierefreien Gestaltung, um eine möglichst weitgehende Teilhabe am sozialen Leben zu ermöglichen. Fehlen entsprechende Versorgungsangebote oder ist eine umfassende Barrierefreiheit der Lebensumwelten nicht gegeben, werden die Lebensqualität sowie die Gesundheits- und Teilhabechancen betroffener Menschen hochgradig beeinträchtigt (Hornberg/Wattenberg 2016).

Zusätzlich ist bei physischen wie psychischen Erkrankungen mit Auswirkungen auf Lern-, Arbeits- und Erwerbsfähigkeit, Verkehrssicherheit oder Wohnbedarfe zu rechnen, die ggf. Spezialmaßnahmen erforderlich machen.

3.7 Gesellschaftliche Sektoren und ihre Bezüge zu Gesundheit und Nachhaltigkeit

Die Weltgesundheitsorganisation verwendet das Konzept *Health in all Policies* („Gesundheit in allen Politikbereichen"). Noch einfacher lässt sich sagen: „Jeder Sektor ist (auch) ein Gesundheitssektor". Unterschiedlichste Stadtsektoren üben vielfältige Einflüsse *auf* Gesundheit aus und spüren gleichzeitig die Auswirkungen *von* gesundheitlichen Einschränkungen; ebenso vielgestaltig sind die Bezüge der Sektoren zum Thema Nachhaltigkeit.

So tritt die Rolle von Energieversorgung und sauberem Trinkwasser schlagartig zutage, wenn die Versorgung durch die städtische Infrastruktur ausnahmsweise unterbrochen ist. Zutreffend hieß es in der Todesanzeige des für die Londoner Kanalisation verantwortlichen Oberingenieurs Bazalgette 1891 (Halliday 1999): „Vom Großen Abwasserkanal unter ihren Füßen wissen Bewohner von London zumeist gar nichts; aber das Standesamt könnte ihnen mitteilen, dass dessen Existenz ihre Lebenserwartung um ca. 20 Jahre erhöht hat". Ausgewählte Stadtsektoren und ihre Bezüge zu Gesundheit und Nachhaltigkeit sind in Tabelle 2 exemplarisch dargestellt.

Tabelle 2: Exemplarische Sektoren und ihre Bezüge zu Gesundheit und Nachhaltigkeit (angelehnt an Tabelle 6.1 in Fehr/Hornberg 2018)

Sektor	Auswirkungen des Sektors *auf* Gesundheit	Auswirkungen *von* (fehlender) Gesundheit für den Sektor	Bezüge zur Nachhaltigkeit
Abfallwesen, Abwasserentsorgung	*Positiv*: Entsorgung als notwendige Hygienemaßnahme zur Vermeidung von Infektionsrisiken, Schadstoff- und Geruchsbelastungen, Schadinsekten/Vektoren *Negativ*: Deponiegase (Methan, CO), Sickerwasser; Müllverbrennungsabgase	Besondere Entsorgungsbedarfe für infektiöse, radioaktive etc. Abfälle aus medizinischer und pflegerischer Versorgung	Gewässer-, Boden- und Luftbelastung, Energieverbrauch zur Aufbereitung/ ordnungsgemäßen Abfallentsorgung
Arbeitswelt, Stadtökonomie, inkl. Gesundheitswirtschaft; Harmonisierung von Arbeit und Privatleben; Verschuldung	*Positiv*: Soziale und gesellschaftliche Teilhabe, Erwerbstätigkeit, Sinnstiftung (fehlend bei Arbeitslosigkeit) *Negativ*: einseitige physische und mentale Belastungen, Stress	Einschränkungen von Beschäftigungsfähigkeit; Erfordernisse für Arbeitsschutz	Nachhaltigkeit als Wettbewerbshindernis oder -chance Ressourcenverbrauch und Emissionen durch Produktion und Dienstleistungen
Bildung und Erziehung (inkl. Kindergarten, Schule, Bildungseinrichtungen, Hochschulen)	Bildung und Qualifikation für Erwerbstätigkeit und als Mittel zur sozialen und gesellschaftlichen Teilhabe, Sinnstiftung; Gesundheitskompetenz/ *Health Literacy*	Spezifische Förderungsbedarfe (körperlich, mental)	Ressourcenverbrauch; Nachhaltigkeitsbildung
Energiesektor	*Positiv*: Energieversorgung als Grunderfordernis (für Heizen, Lebensmittelzubereitung, Mobilität etc.) *Negativ*: Kraftwerks-Emissionen, Verbrauch nicht-erneuerbarer Ressourcen	Energiebedarfe für Medizinsystem inkl. Betrieb von Einrichtungen, Produktion von Arznei-, Heil-, Hilfsmitteln	Umstellung auf erneuerbare Energien; Dekarbonisierung
Ernährung, Nahrungsmittelproduktion	*Positiv*: Energie- und Rohstoffzufuhr, Lebensfreude *Negativ*: Mangel-, Fehl-/ Überernährung, Schadstoffe (Pestizide, Weichmacher, Schwermetalle, Hormone), Allergene, Lebensmittelvergiftung	Diätbedarfe, u. a. durch Morbidität, Allergie, Funktionseinschränkung	Ökotoxizität, u. a. Pestizide, Hormone, Antibiotika; Bio-Lebensmittel/ Ökologisch kontrollierte Landwirtschaft

Sektor	Auswirkungen des Sektors auf Gesundheit	Auswirkungen von (fehlender) Gesundheit für den Sektor	Bezüge zur Nachhaltigkeit
Feuerwehr, Brandschutz, Katastrophenschutz	Schutz vor Verletzungen, Unfällen, Abmilderung von Katastrophenfolgen	Vermehrte Einsätze; Spezialausrüstung für stark übergewichtige Menschen	Einsatz umweltfreundlicher Materialien und Methoden
Freizeitsektor	*Positiv*: Erholung, Lebensfreude, körperliche Aktivität, Sozialleben, Kontakte *Negativ*: Verletzungen (Risikosportarten)	Spezifische Bedarfe von Menschen mit Behinderung, z. B. Behindertensport; Reduktion von Zugangsbarrieren	Einsatz umweltfreundlicher Materialien und Methoden; Naturschutz
Justiz, Rechtsordnung, Städtisches Polizei- und Ordnungswesen	*Positiv*: Eintreten für Grundrechte, (Umwelt-, Gesundheits-) Gerechtigkeit, Schutz vor Gewalt Resozialisierung *Potenziell negativ* für Betroffene: Strafvollzug/Haft	Straffälligkeit bei psychischer Erkrankung; Recht auf Barrierefreiheit und Teilhabe; Sonderrechte für Schwerbehinderte	Durchsetzung von Bestimmungen zur Nachhaltigkeit
Klima (wandel), -schutz, -anpassung	Extremwitterung, Hitzewellen, Stürme, Überflutungen	Klimaanpassung wie z. B. Schattenräume, u. a. für Vorerkrankte, Kinder, Alte	Stresslagen für urbane Flora, Fauna, Ökosysteme
Kommunikation (Tele- etc.)	*Positiv*: Sozialeinbindung, Bildung, Arbeitsmittel, Notruf-Funktion *Negativ*: Überlast, Erschöpfung, Hass-Dynamiken	Barrierefreier Zugang; Notruf-Funktionen	Erfordernis energieeffizienter Kommunikation
Kultur	*Positiv*: Lebenssinn, -freude, Erfahrungsbereicherung, Sozialeinbindung *Negativ*: evtl. Ausgrenzung von Bildungsfernen; Lärmbelastung bei Musikveranstaltungen	Barrierefreier Zugang; Gebärdensprache, leichte Sprache nach UN-Behindertenrechtskonvention	Nachhaltigkeit als Kulturziel; ressourcenschonende Veranstaltungen
Natur- und Umweltschutz, Stadtgrün, -blau, Ökosysteme und Biodiversität	*Positiv*: Ökosystem-„Services": Aufrechterhaltung Ökosystemfunktionen wie Reinhaltung von Luft, Boden und Gewässern; Lärmminderung; Nahrungsmittelproduktion, Erholung, Ästhetik *Negativ*: Ökosystem-„Disservices", z. B. Allergene	Vermeidung von Giftpflanzen, pflanzliche Allergenen; Erfordernis barrierefreier Zugänglichkeit	Grundlage nachhaltiger Entwicklung

Sektor	Auswirkungen des Sektors auf Gesundheit	Auswirkungen von (fehlender) Gesundheit für den Sektor	Bezüge zur Nachhaltigkeit
Planungssektor: Stadtplanung, div. Fachplanungen, städtische Raumnutzung	Zugang zu Lebensräumen und (Versorgungs-)Einrichtungen aller Art, Mobilität, Vielzahl gesundheitspositiver und -negativer Stadtfaktoren; Altlasten; Gentrifizierung/Verdrängung	Barrierefreiheit; Sturzprophylaxe; Ruheplätze; Bedarf an (wohnortnahen) medizinischen und pflegerischen Versorgungseinrichtungen	Nachhaltigkeit als Planungsziel (Emissionsminderung, Ressourcenschonung)
Sozialsektor, Soziale Arbeit in der Stadt	Schutz spezieller Gruppen durch Obdachlosen- und Flüchtlingshilfe, Frauenhäuser	Versorgungs- und Pflegebedarfe älterer Menschen; durch psychische Erkrankungen vermehrte Bedarfe an sozialer Arbeit	Ressourcenschonende Durchführung
Sport	*Positiv*: Bewegungsförderung, Soziale Einbindung, Lebensfreude *Negativ*: Verletzungen, ggf. Lärmbelastung bei Großveranstaltungen	Behindertengerechte Sportanlagen und -angebote	Einsatz umweltfreundlicher Materialien und Methoden
Trinkwasserversorgung	*Positiv*: Sauberes Trinkwasser als nicht substituierbares Lebensmittel *Negativ*: mikrobielle und chemische Belastungen als Krankheitsursachen	Gesteigerter Wasserbedarf, z. B. für pflegerische Versorgung	Trinkwasser als endliche Ressource
Verbraucherschutz	Schutz vor Übervorteilungen und (Gesundheits-) Gefährdungen	Spezielle Beratungsbedarfe; „Patientenschutz"	Komplexität von Produktlinienanalysen, Ökobilanzierung
Verkehrssektor einschl. Öffentlichem Personennahverkehr (ÖPNV)	*Positiv*: Ortsbewegung als Grundbedürfnis, für Ausbildung und Erwerb, Sozialkontakt *Negativ*: Luftbelastung (Stickoxide, Schwefeldioxid, Kohlenmonoxid, Ozon, Benzol, Stäube), Lärmbelastung, Verletzungen, Gefahrgutunfälle	Barrierefreiheit, Sturzprophylaxe	Einsatz umweltfreundlicher Materialien, Treibstoffe; Verkehrsvermeidung

Sektor	Auswirkungen des Sektors auf Gesundheit	Auswirkungen von (fehlender) Gesundheit für den Sektor	Bezüge zur Nachhaltigkeit
Wohnungsbau, -wesen	Positiv: Wohnraum/Schutz, Familien- und Sozialleben Negativ: Überbelegung, Wohnungslosigkeit; Schimmel, Radon, Lösungsmittel, Klebstoffe, Farben, Lacke, Kunststoffe, Holzschutzmittel; Hausfeuerung	Barrierefreiheit, Sturzprophylaxe	Einsatz umweltfreundlicher Materialien; nachhaltiges Bauen

4 Gesundheitsschutz, ökologische Prävention und Gesundheitsförderung

Auch als Brückenschlag zwischen Umwelthygiene und Public Health entstand der Ansatz von *ökologischer Prävention und Gesundheitsförderung*, der sich am Public-Health-Zyklus ausrichtet. Unter *ökologischer Krankheitsprävention* lassen sich alle präventiven Ansätze zusammenfassen, die durch Modifikation von Individualverhalten oder Lebensverhältnissen dazu beitragen, Gesundheitsrisiken aus der physischen Umwelt zu mindern oder zu beseitigen. Handlungsstrategien, die sich der Schaffung, Erhaltung oder Wiederherstellung einer gesundheitspositiven Lebensumwelt widmen, können unter den Begriff der *ökologischen Gesundheitsförderung* zusammengefasst werden.

Ökologische Prävention ist im Vergleich zu *ökologischer Gesundheitsförderung* relativ gut entwickelt. So regelt ein umfangreicher Fundus von Grenz-, Richt- und Orientierungswerten die Belastung der Umweltmedien mit einzelnen Noxen. Deutlich weniger entwickelt ist eine ökologische Gesundheitsförderung im engeren Sinne, d. h. die Steigerung gesundheitsförderlicher Umweltfaktoren, wie z. B. die Verfügbarkeit von und der Zugang zu naturnahen Grün- und Erholungsräumen. Schon die Ottawa-Charta hebt ausdrücklich die Bedeutung der Umwelt für die Gesundheit der Menschen, die Bewahrung der natürlichen Umwelt und die Verantwortung für anthropogene Umweltveränderungen hervor. Inzwischen ist empirisch vielfach belegt, dass Kontakt mit Natur und Pflanzen u. a. das Stresserleben reduzieren und das individuelle Wohlbefinden (z. B. über Bewegungsanreize) erhöhen kann (Abraham/Sommerhalder/Abel 2010). Natur und naturnahe Grünräume haben nicht nur positive Wirkungen auf das Klima und die Schadstofffilterung, sie steigern auch die Aufenthaltsqualität und sozialen Interaktionen im öffentlichen Raum. In der Praxis der Gesundheitsförderung fließen diese Aspekte häufig noch zu wenig in entsprechende Konzepte und Programme z. B. auf kommunaler Ebene ein.

Die Elemente des Public-Health-Zyklus sind auch z. B. in den EU-Vorgaben sowohl zu Luftreinhaltung als auch zum Lärmschutz deutlich zu erkennen: Basierend auf detaillierter Lagebeschreibung (Belastungspläne, Konfliktpläne) sind Reinhalte- bzw. Minderungspläne aufzustellen (Luftreinhalteplan, Aktionsplan zur Luftreinhaltung, Lärmminderungsplan) und deren Umsetzungen einzuleiten, wobei auch Evaluationen vorgesehen sind.

Für „Umwelt und Gesundheit" relevant ist die Verteilung der verschiedenen (Handlungs-)Optionen an der Gesamtaktivität innerhalb eines Settings oder Sektors (*modal split*). Dieses Konzept ist im Bewusstsein der Öffentlichkeit schon deutlich verankert für den Bereich von Transport und Verkehr; es ist auch für andere Bereiche nützlich wie Ernährung (z. B. ökologische vs. konventionelle Produktion) oder Energieversorgung (z. B. erneuerbare vs. nicht erneuerbare Energieträger).

Trotz einer in manchen Bereichen sehr aktiven Umwelt- und Gesundheitspolitik setzen sich viele negative Entwicklungen ungebrochen fort, z. B. Degradation natürlicher Lebensgrundlagen, Klimawandel, Verlust von Biodiversität. Es gilt, Umwelt- und Gesundheitspolitik institutionell zu stärken, da Umwelt- und Gesundheitswirkungen in politischen Entscheidungen anderer Ressorts häufig nicht oder nur unzureichend berücksichtigt werden. Ein Ziel sollte auch die Festschreibung eines Initiativrechts für das Umwelt- und Gesundheitsressort sein.

4.1 Analytische Aufgaben/Gesundheitsanalysen

Ausgangspunkt des Public-Health-Zyklus ist eine Lagebeschreibung und Bewertung des Status quo für das betreffende Aufgabengebiet. Die dabei gewonnenen Erkenntnisse bilden die fachliche Grundlage für eine Strategie zur Verbesserung der vorhandenen Situation und die Umsetzung entsprechender Maßnahmen. Hier lassen sich verschiedene Instrumentarien unterscheiden.

Monitoring bezeichnet die Durchführung und Analyse von Routinemessungen mit dem Ziel, Veränderungen in der Umwelt oder im Gesundheitszustand der Bevölkerung aufzudecken. *Surveillance*, häufig differenziert in Hazard-, Exposure- und Outcome-Surveillance, umfasst darüber hinaus eine (ggf. auf Modellierung gestützte) Interpretation der Beobachtungen und die Kommunikation mit Zielgruppen und Entscheidungsträgern. Das breite Spektrum an Monitoring- und Surveillance-Systemen umfasst u. a. Morbiditäts- (z. B. Krebs-)Register, Beobachtungs-Gesundheitsämter und Umweltprobenbanken.

Die *umweltbezogene Gesundheitsberichterstattung* ist ein weiteres zentrales Instrument zur empirischen Fundierung von Gesundheitsplanung und präventiv orientierter Gesundheitspolitik. Gegenüber der allgemeinen Gesundheitsberichterstattung weist sie einige Besonderheiten auf, die mit der Heterogenität und Komplexität der umweltmedizinischen Thematik insgesamt einhergehen. So stellen Abgrenzungsprobleme zwischen den beteiligten Fachdisziplinen und eine unterentwickelte Konsensbildung über wissenschaftliche und politische Bewertungen von Umweltfaktoren die Berichterstattung vor besondere Herausforderungen.

Ein wichtiges Werkzeug der Berichterstattung sind Indikatoren, im Sinne von Kenngrößen zur Beschreibung komplexer Sachverhalte oder Systemzustände. Für die Gesundheitsberichterstattung der Länder wurde ein Indikatorensatz formuliert, der u. a. das Themenfeld „Gesundheitsrisiken aus der Umwelt" enthält (Arbeitsgemeinschaft der Obersten Landesgesundheitsbehörden [AOLG] 2003) (Tabelle 3). Wichtige Datenquelle für die Berichterstattung im Bereich „Umwelt und Gesundheit" ist die Ermittlung und Aktualisierung repräsentativer Daten über bestehende Schadstoffbelastungen der deutschen Allgemeinbevölkerung, die neben Daten über umweltrelevante Verhaltensweisen und Lebensbedingungen Analysen von Blut- und Urinproben der Proband*innen sowie von Hausstaub- und Trinkwasserproben aus deren Haushalten umfassen.

Tabelle 3: Indikatorensatz für die Gesundheitsberichterstattung der Länder (AOLG 2003, 389–419): Themenfeld 5: Gesundheitsrisiken aus der Umwelt (Auswahl)

Nr.	Indikator	Tabellenzeilen	Tabellenspalten
5.1	Stickstoffdioxid in der Außenluft, Land nach Messstationen, Jahr	Messstationen: Wohngebiets-, Verkehrs-, Industrie-, Stadtrand-, Sonder-; Messnetz insgesamt	Stickstoffdioxid: Jahresmittelwert, Häufigkeit EU-Grenzwertüberschreitung (1-Std-Mittelwert)
5.3	Feinstaub in der Außenluft, Land nach Messstationen, Jahr	Messstationen: Wohngebiets-, Verkehrs-, Industrie-, Stadtrand-, Sonder-; Messnetz insgesamt	Feinstaub: Jahresmittelwert, Häufigkeit EU-Grenzwertüberschreitung (24-Std-Mittelwert)
5.9	Subjektive Lärmbelästigung der Bevölkerung, Deutschland/Land 1998	Lärmquelle: Straßen-, Schienen-, Luftverkehr; Industrie, Gewerbe; Gaststätten, Diskotheken; Sonstiges	Lärmbelästigung (von außen) in der Wohnung/im Haus in % der Befragten; nach Stärke des Lärms und Störung nachts

Da Gesundheit zu weiten Teilen von Faktoren außerhalb des Gesundheitssektors beeinflusst wird, gilt es, neue Entwicklungen sorgfältig bezüglich ihrer *gesundheitlichen Verträglichkeit* zu prüfen und nach Möglichkeit auch gesundheitspositiv zu beeinflussen. So verlangt die auf EU-Vorgaben beruhende, gesetzlich vorgeschriebene Umweltverträglichkeitsprüfung die Berücksichtigung des Schutzgutes Mensch. Auch Ländergesetze über den Öffentlichen Gesundheitsdienst verlangen eine Mitwirkung des Gesundheitssektors an Planungen. Auf europäischer Ebene haben sich umfangreiche Aktivitäten unter der Überschrift *Health Impact Assessment* (HIA) entwickelt, in Europa beispielsweise in England, Schottland, Wales und Österreich (dort als Gesundheitsfolgenabschätzung, GFA). Eine WHO-Konferenz in Göteborg 1999 definierte HIA als „eine Kombination von Verfahren, Methoden und Werkzeugen, mit denen sich ein Politikvorhaben, Programm oder Projekt hinsichtlich seiner potenziellen Effekte auf die Gesundheit einer Population und der Verteilung dieser Effekte innerhalb der Population beurteilen lässt" (Diwan et al. 2001, 94). Themenfelder betreffen z. B. Wohnraumförderung, Verkehrsvorhaben oder auch die Agrarpolitik der Europäischen Union. Inzwischen wurden mit EU-Förderung mehrere große HIA-Projekte durchgeführt, z. B. das Projekt *European Policy Health Impact Assessment* (EPHIA), welches u. a. die erwartbaren gesundheitlichen Auswirkungen der europäische Beschäftigungsstrategie (*European Employment Strategy*, EES) auf europäischer Ebene und in vier europäischen Ländern – darunter auch Deutschland (Haigh/Mekel 2004) – analysierte (Abrahams et al. 2004) und bis heute als methodische Grundlage weiterwirkt. Zahlreiche HIA-Anwendungen sind beispielsweise bei der *Wales HIA Support Unit* zu finden, u. a. zu Verkehrsprojekten, zur Stadtentwicklung sowie zum Brexit.

Zwischen Berichterstattung und Verträglichkeitsprüfungen (insbesondere mit ihrer Komponente „Vorbelastungsanalyse") besteht eine enge Verbindung, denn umfassende Berichterstattung erleichtert eine Verträglichkeitsprüfungen, während umfassende Prüfungen wichtige Beiträge zur Berichterstattung liefern. Weil gerade im Bereich „Umwelt und Gesundheit" ausgeprägte Interessensunterschiede und -gegensätze im Spiel sind und jede Maßnahme nach einer zuverlässigen Begründung verlangt, werden hier unterschiedliche Formen von Gesundheitsanalysen eingesetzt. In Kooperation von Arbeitsgruppen der Europäischen Public-Health-Gesellschaft (EUPHA) entstand ein systematischer Vergleich solcher Gesundheitsanalysen, um Synergiepotenziale für Praxis, Trainingszwecke und theoretische Entwicklungen zu klären (Fehr et al. 2017). Konkret ging es dabei um folgende Formen: Statusanalyse, Bedarfsanalyse (*needs assessment*), Folgenabschätzung (*impact assessment*), *Health Technology Assessment*, Performanzanalyse (*performance assessment*) sowie (ggf. ökonomisch angelegte) Evaluationen. Wie sich zeigte, werden diese Analyseformen bisher selten zueinander in Beziehung gesetzt, und ihr Potenzial zur Evidenzbasierung wird unterschätzt.

4.2 Strategieentwicklung

Die bisherige Umwelt-und Gesundheitspolitik hat keine hinreichende Trendumkehr herbeiführen können. Der hohe Verlust an Biodiversität, die beobachtbaren Folgen des Klimawandels, der beträchtliche Flächenverbrauch oder die zu hohen Belastungen mit einzelnen gesundheitsgefährdenden Luftschadstoffen wie Feinstaub und Stickstoffoxiden sind bekannte Beispiele. Im Sinne des Public-Health-Arbeitszyklus bedeutet Strategieentwicklung die Definition konkreter Zielsetzungen und Handlungskonzepte, insbesondere zur Minderung gesundheitsbelastender Expositionen und zur Mehrung gesundheitsförderlicher Einflüsse.

Aus der ökologischen Perspektive sind hier drei verschränkte *Ebenen der Strategieentwicklung* zu unterscheiden:

- Physische Ebene: Betrifft den mehr oder minder effizienten Einsatz von Materialien und technischen Verfahren/Technologien mit spezifischen Auswirkungen auf Stoff- und Energieströme (z. B. geschlossene Kreisläufe mit minimaler Umweltbelastung); auf dieser Ebene erfolgende Maßnahmen können gesundheitsrelevante Expositionen unmittelbar beeinflussen.
- Psycho-soziale Ebene: umfasst Lebensstil, Verhaltensmotive, Einstellungen, Verantwortung, (General-, Situations-, Handlungs-)Wissen, Umwelt- und Gesundheitsbildung. Entscheidungen über physische Handlungen sind in aller Regel auf entsprechende Elemente der psycho-sozialen Ebene zurückzuführen.
- Policy-Ebene: Hierzu gehören gesellschaftliche Rahmenbedingungen, die u. U. bis in persönliche Entscheidungen hineinwirken können, z. B. durch (erfolgte oder fehlende) Bereitstellung umwelt- und gesundheitsfreundlicher Verkehrsmittel-Alternativen.

Eine herausragende Rolle unter den *Strategien* des umweltbezogenen Gesundheitsschutzes nehmen die Rechtsnormen ein. In Deutschland gibt es sowohl auf Länder- als auch auf Bundesebene eine Fülle von Gesetzen, die den umweltbezogenen Gesundheitsschutz berühren. Beispiele für Bundesgesetze und -verordnungen sind Bundes-Immissionsschutzgesetz (BImSchG), Bundesbodenschutzgesetz (BBoSchG), Chemikaliengesetz (ChemG) mit Gefahrstoffverordnung, Gesetz über die Umweltverträglichkeitsprüfung (UVPG) und Wasserhaushaltsgesetz (WHG) mit Trinkwasserverordnung (TrinkwV).

Die zum BImSchG gehörende Technische Anleitung Luft (TA-Luft) und die Gefahrstoffverordnung des Chemikaliengesetzes machen deutlich, dass manche Verordnungen einen höheren Bekanntheitsgrad als ihre Ursprungsgesetze haben. Mit der im Jahr 2007 erlassene Chemikalienrichtlinie der EU REACH

(Registration, Evaluation and Authorization of Chemicals), die mehr als 40 bestehende Richtlinien und Verordnungen ersetzt, werden Unternehmen, die Chemikalien oberhalb eines bestimmten Schwellenwerts herstellen oder importieren, dazu verpflichtet, die damit verbundenen Risiken zu bewerten und Maßnahmen zu ihrer Kontrolle zu treffen. Die Pflicht zur Gewährleistung von Sicherheit verlagert sich durch REACH vom Staat auf die Industrie und damit auf die Hersteller selbst.

Eine Vielzahl von Gesetzen und Verordnungen schreibt die Einhaltung definierter Grenzwerte z. B. für die Freisetzung von Schadstoffen, Lärm oder radioaktiver Strahlung vor und sanktioniert Grenzwertüberschreitungen. Grenz- und Richtwerte bieten – über bloße Einhaltung hinaus – keinen Anreiz zur weiteren Belastungsminderung, die gleichwohl im Regelfall aus gesundheitlicher Perspektive erwünscht ist. Sie sollten daher in der Regel durch andere Instrumente ergänzt werden, z. B. durch Kompensations- und Abgabenregelungen, Zertifikate, Steuervergünstigungen oder Subventionen.

Da die Entwicklung der Lebenswelten zumindest teilweise auf ausdrückliche Planungsprozesse zurückgeht, liegt es aus der Perspektive von Umwelt und Gesundheit sehr nahe, die (frühzeitige) *Beteiligung an Planungs- und Gestaltungsprozessen* zu suchen. Ansatzpunkte bieten zum einen die themenübergreifenden allgemeinen Planungsprozesse mit informellen Anteilen, z. B. Leitbildern oder Szenarien, sowie in einem formalisierten Rahmen die Aufstellung von Flächennutzungsplänen und Bebauungsplänen. Zum anderen geht es um unterschiedlichste Fachplanungen wie Luftreinhalteplanung oder Lärmaktionsplanung. Während diese beiden Fachplanungen auf gesetzlicher Grundlage erfolgen, werden darüber hinaus in vielen gesellschaftlichen Sektoren eigene Fachpläne (mit unterschiedlicher Bindungskraft) aufgestellt, z. B. Schulentwicklungsplan und Fachplan Wohnen. Als systematisierte Zielaussagen bringen kommunale Fachpläne begründete Anliegen in Planungsverfahren und andere kommunale Prozesse ein. Solche Fachpläne können auch das Thema Umwelt und Gesundheit unterstützen. Konzepte und Musterpläne für einen Fachplan Gesundheit im städtischen wie auch im ländlichen Raum liegen vor (Baumgart et al. 2012).

4.3 Umsetzung

Im dritten Schritt des Public-Health-Arbeitszyklus geht es darum sicherzustellen, dass die identifizierten Ziele und Planungen über konkrete Maßnahmen verwirklicht werden. Hierzu gehören die Sicherstellung von Ressourcen bis hin zu Aus-, Fort- und Weiterbildung, der Auf- und Ausbau von Partnerschaften für „Umwelt und Gesundheit", ein zweckmäßiges Informationsmanagement,

Methoden der Risikokommunikation und Partizipation, Qualitätssicherung sowie die Evaluation aller Maßnahmen.

Gerade bei der Implementierung von Maßnahmen kommt es in den Grenzbereichen unterschiedlicher Sektoren aufgrund unterschiedlicher Sichtweisen und Interessenlagen durchaus zu Spannungen. Zwar dienen die im Umweltschutz verfolgten Maßnahmen zumeist direkt oder indirekt auch dem Gesundheitsschutz; manche geraten jedoch auch in einen Gegensatz zum Schutz der menschlichen Gesundheit. Beispielsweise finden sich in Innenräumen zahlreiche Ursachen für Luftverunreinigung, darunter Heizvorgänge, Passivrauchen und Hobbyaktivitäten. Energiesparende Isoliermaßnahmen im Bereich von Gebäudefenstern können durch die Minderung des Luftaustauschs zu einer Akkumulation von Innenraumschadstoffen führen. Insbesondere Bauprodukte haben einen direkten Einfluss auf die Innenraumluftqualität. Dies wird jedoch von den Europäischen Normen bisher nicht adäquat gewährleistet. Die Diskussionskultur zum Umgang mit solchen Konfliktlagen ist bisher wenig entwickelt.

Diese Problematik zeigt sich beispielsweise in den gegenwärtig (2018/2019) geführten Auseinandersetzungen in der Politikarena und in der öffentlichen Debatte um die innerstädtische Luftbelastung durch Straßenverkehr. Zur Heftigkeit der Debatte dürften sowohl die Aufdeckung vorsätzlicher Täuschungen durch die Automobilindustrie als auch das Ziel, ein Vertragsverletzungsverfahren der EU gegen die Bundesrepublik Deutschland wegen mangelnder Umsetzung der Luftqualitätsrichtlinie zu verhindern, beitragen.

So wurde z. B. die Behauptung aufgestellt, die derzeitig gültigen Grenzwerte für Stickstoffdioxid und Feinstaub basierten auf fehlerhaften epidemiologischen Studien und sollten ausgesetzt werden. Die Scientific Community hat sich energisch dagegen gewehrt (siehe: Peters et al. 2019 und die Zusammenstellung in Wichmann, Schlipköter und Fülgraff 1992a/2019). In Bruckmann, Krämer und Wichmann (2019) wurde dargelegt, auf welcher Grundlage die Richt- und Grenzwerte abgeleitet wurden. Die Nationale Akademie der Wissenschaften Leopoldina stellt zusätzlich fest, dass kleinräumige und kurzfristige Verkehrsbeschränkungen und Fahrverbote aus gesundheitlicher Sicht wenig sinnvoll seien. Besonders Erfolg versprechend sei demgegenüber ein Mix aus kurz- und mittelfristigen Maßnahmen wie z. B. der Ausbau eines emissionsarmen öffentlichen Verkehrs und eine bessere Verkehrslenkung (Leopoldina 2019).

5 „Nachhaltige Stadt-Gesundheit"

Im Zuge globaler Urbanisierung ist, angelehnt u. a. an „Umwelt und Gesundheit", international ein Themen- und Arbeitsfeld *Urban Health* entstanden, welches sich der Stadt als Lebensraum widmet, um mit den Methoden von

Public Health und anderen Disziplinen in Theorie und Praxis die Gesundheit städtischer Bevölkerungsgruppen zu schützen und zu fördern (Fehr/Hornberg 2018; Fehr/Trojan 2018).

Städtische Populationen zeigen regelmäßig eine ausgeprägte Heterogenität bezüglich Herkunft, Lebensstilen und -lagen im Sinne soziokultureller Diversität. In Städten bündeln sich gesellschaftliche Herausforderungen und Potenziale. Städtisches Leben ist gekennzeichnet u. a. durch intensive Interaktionen, kurze Wege und besondere Zugangsmöglichkeiten beispielsweise zu Kontaktpersonen und zu Versorgungseinrichtungen. Auf der anderen Seite konzentrieren sich in Städten soziale Disparitäten, vielgestaltige Belastungen und Konflikte sowie gesundheitliche und ökologische Probleme.

In den Städten strömen Menschen, Materie, Energie und Informationen in besonders hoher Dichte. Einflüsse des Stadtgeschehens erreichen auch diejenigen, die weder dort wohnen noch persönlich am Stadtleben teilhaben, z. B. durch überregionale Luftverschmutzungen urbanen Ursprungs, durch wirtschaftliche Verflechtungen von Stadt und Umland (Waren- und Energietransporte) oder durch urbane Beiträge zum Klimawandel. Aufbauend auf die bestehende Vielfalt entsteht inzwischen auch in Deutschland ein sowohl auf Erkenntnis wie auf praktisches Handeln gerichteter Ansatz *Nachhaltige StadtGesundheit*. Erkenntnis- und handlungsleitend ist dabei eine erweiterte Perspektive mit „Blickfelderweiterung" samt Zukunftsvorsorge und mit „Brückenbau" zwischen wissenschaftlichen Disziplinen und gesellschaftlichen Sektoren.

Im Sinne der Blickfelderweiterung werden Wechselwirkungen von Gesundheit und Umwelt in beiden Richtungen betrachtet, also Einflüsse *auf* Gesundheit und auch Folgewirkungen *von* (eingeschränkter) Gesundheit. Weiters liegt ein Fokus auf der gesundheitsförderlichen *Gestaltbarkeit* und Gestaltung von Lebenswelten (Settings), mit Anschluss an Gestaltungsprozesse in allen Stadtsektoren; und es wird ein in beiden Richtungen erweiterter Zeithorizont zugrunde gelegt, der sowohl zurückliegende Entwicklungslinien als auch absehbare zukünftige Entwicklungen analysiert und damit auch das Thema Nachhaltigkeit in den Blick nimmt.

6 Ausblick

Im Verlauf der letzten Jahrzehnte schwankte die Aufmerksamkeit für „Umwelt und Gesundheit" in Fachkreisen, Politik und Öffentlichkeit in hohem Maße. Aktuell ist das Thema auf lokaler bis globaler Ebene zu einem mitbestimmenden Topos der (Tages-)Politik geworden. Offenkundig ist für mehrere gesellschaftliche Sektoren ein deutliches Umsteuern in Richtung auf Gesundheits-, Umwelt- und Klimaverträglichkeit in Form von großen „Wenden" erforderlich.

Weitreichende Veränderungen sind in Form von Atom- und Kohleausstieg bereits eingeleitet (*Energiewende*), als *Verkehrswende* in aktueller Diskussion und als *Ernährungswende* noch überwiegend ein Postulat. Auch die gegenwärtigen großen, teilweise interkontinentalen Wanderungsbewegungen (z. B. von Afrika nach Europa) dürften mitbedingt sein durch physisch und/oder sozial missliche Lebensumstände mit Gefahr für Leib und Leben in Heimatländern und die Hoffnung auf bessere, gesündere Lebensverhältnisse in Zielländern.

Wie das Zusammentreffen von zwei dramatischen Großereignissen, nämlich Erdbeben und Tsunami/Überschwemmung in ungewöhnlich starker Ausprägung und Kernschmelze einer Nuklearanlage einschließlich Freisetzung von Plutonium, in Japan 2011 zeigte, sind selbst hochindustrialisierte Länder nicht gegen unerwartete Naturereignisse oder Verlust kritischer Infrastrukturen und daraus resultierende gesundheitliche Auswirkungen gefeit.

Erschütterungen anderer Art ergeben sich aus der Aufdeckung innovativer technischer Manipulationen in der Automobilindustrie, einer Leitbranche der deutschen Wirtschaft, mit direkten Auswirkungen auf die Überschreitung gesundheitsschützender, rechtlich verbindlicher Grenzwerte. Vergleichsweise ruhig verlaufen Diskussionen über die mit neuen Technologien oder sonstigen Entwicklungen verbundenen Risiken. Ein im Auftrag der Europäischen Kommission erstellter Bericht benennt als emergente Themen für Umwelt und Gesundheit über die in Kapitel 2 erwähnte *Do-it-yourself*-Form synthetischer Biologie hinaus u. a. (Human-, Veterinär-)Pharmaka sowie illegale Drogen im Abwasser und in Gewässern oder auch Mikro- und Nano-Plastikpartikel (SCHEER 2018).

Laufend und vielerorts erfolgen weitreichende Entscheidungen mit Bedeutung für Umwelt und Gesundheit, darunter – wie z. B. viele Baumaßnahmen im Kontext urbaner Nachverdichtung – auch solche mit Auswirkungen für unabsehbare Zeiträume. Dem geschilderten multiplen Wandel mit seiner Wucht der Veränderungen steht eine Fragilität von physischen Versorgungssystemen, Ökosystemen, von sozialem Frieden, Gesundheit und Wohlbefinden entgegen. Nach wie vor besteht ein Mangel an Ansätzen, um die Auswirkungen vorausschauend abzuschätzen und geeignete Aktionen einzuleiten. So ist das gesellschaftliche Ziel umfassender ökologischer und sozialer Nachhaltigkeit bisher in weiten Teilen unerreicht.

Während es in einer „reaktiven" Frühphase des Fachgebietes „Umwelt und Gesundheit" vor allem um die Abwehr einzelner offensichtlicher Gefahren, um die großräumige Verteilung von Schadstoffen oder die Reparatur von Umweltschäden ging, setzt sich inzwischen konzeptionell eine integrierte, am Vorsorgeprinzip und dem Stand der Technik ausgerichtete ökologische Modernisierungsstrategie durch. Diese setzt auf das Wachstum sogenannter „grüner Märkte" für umweltfreundliche Technologien, auf eine Substitution gefährlicher durch weniger gefährliche Stoffe und auf die Integration umwelt- und gesundheitspolitischer Anforderungen in einzelne Politikfelder. Erforderlich ist eine langfristige Orientierung aller relevanten Akteure durch die Formulierung weitreichender und konkreter umwelt- und gesundheitspolitischer Ziele.

Aus hiesiger Sicht sind auch integrative Konzepte wie Nachhaltige StadtGesundheit als Erkenntnis- und Handlungsprozess vorteilhaft. Zumindest dürften Gesundheitsschutz und -förderung sich in Abwägungsprozessen weniger leicht an den Rand drängen lassen; auch sollte die Suche nach Strategien beflügelt werden, die gleichzeitig mehrere Probleme lösen (*co-benefits, multiple win*).

Ob die vielseitigen Aktivitäten zu „Umwelt und Gesundheit" zusammen mit den Anstrengungen für Umweltschutz, im Sozialbereich und in zahlreichen weiteren gesellschaftlichen Sektoren ausreichen für einen Spurwechsel in Richtung Nachhaltigkeit und eine positive, nachhaltige Gesamtentwicklung, ist noch nicht abzusehen. Viele große Aufgaben sind bisher nicht „abgearbeitet".

Literatur

Abraham, A./Sommerhalder, K./Abel, T. (2010). Landscape and Well-Being: a Scoping Study on the Health-Promoting Impact of Outdoor Environments. *International Journal of Public Health*, 55(1), 59–69.

Abrahams, D./den Broeder, L./Doyle, C./Fehr, R./Haigh, F./Mekel, O. et al. (2004). *Policy Health Impact Assessment for the European Union: Final Project Report*. Brussels: European Commission.

Altman, R. G./Morello-Frosch, R./Brody, J. G./Rudel, R./Brown, P./Averick, M. (2008). Pollution Comes Home and Gets Personal: Women's Experience of Household Chemical Exposure. *Journal of Health and Social Behavior*, 49(4), 417–435.

Arbeitsgemeinschaft der Obersten Landesgesundheitsbehörden (2003). *Indikatorensatz für die Gesundheitsberichterstattung der Länder*. 3. Auflage. Bielefeld: LÖGD NRW.

Baumgart, S./Dickersbach, M./Fehr, R./Köckler, H./Riedel, N./Rüdiger, A. et al. (2012). *Fachplan Gesundheit der Stadt Healthhausen. Fiktionaler Bericht*. Bielefeld: LZG.NRW.

Bolte, G./David, M./Dębiak, M./Fiedel, L./Hornberg, C./Kolossa-Gehring, M. et al. (2018). Integration von Geschlecht in die Forschung zu umweltbezogener Gesundheit. Ergebnisse des interdisziplinären Forschungsnetzwerks Geschlecht – Umwelt – Gesundheit (GeUmGe-NET). *Bundesgesundheitsblatt – Gesundheitsforschung – Gesundheitsschutz*, 61(6), 737–746.

Brach, C./Keller, D./Hernandez, L./Baur, C./Parker, R./Dreyer, B. et al. (2012). *Ten attributes of health literate care organizations*. New York: Institute of Medicine.

Bruckmann, P./Krämer, U./Wichmann, H.-E. (2019). Wissenschaft trifft Politik- die Basis der europäischen Grenzwerte für Stickstoffdioxid und Feinstaub. *Umweltmedizin – Hygiene – Arbeitsmedizin*, 24(2), 83–100.

Cyrys, J./Peters, A./Wichmann, H.-E. (2009). Umweltzone München – Eine erste Bilanz. *Umweltmedizin in Forschung und Praxis*, 14(3), 127–132.

Diwan, V./Douglas, M./Karlberg, I./Lehto, J./Magnússon, G./Ritsatakis, A. (2001). *Health impact assessment. From theory to practice: report on the Leo Kaprio Workshop, Gothenburg, 28–30 October, 1999. NHV-report 2000:9*. Göteborg: Nordic School of Public Health.

Fehr, R./Alexanderson, K./Favaretti, C./Jong, J. de/La Torre, G./Lim, T.-A. et al. (2017). Health Assessments for Health Governance – Concepts and Methodologies. *European Journal of Public Health*, 27(4), 609–616.

Fehr, R./Hornberg, C. (Hrsg.) (2018). *Stadt der Zukunft – Gesund und nachhaltig. Brückenbau zwischen Disziplinen und Sektoren*. München: Oekom-Verlag.

Fehr, R./Trojan, A. (Hrsg.) (2018). *Nachhaltige Stadt Gesundheit Hamburg. Bestandsaufnahme und Perspektiven*. München: Oekom-Verlag.

Gehring, U./Heinrich, J./Krämer, U./Grote, V./Hochadel, M./Sugiri, D. et al. (2006). Long-Term Exposure to Ambient Air Pollution and Cardiopulmonary Mortality in Women. *Epidemiology*, 17(5), 545–551.

Gilliland, F. D./Li, Y. F./Saxon, A./Diaz-Sanchez, D. (2004). Effect of Glutathione-Stransferase M1 and P1 Genotypes on Xenobiotic Enhancement of Allergic Responses: Randomised, Placebo-Controlled Crossover Study. *The Lancet*, 363, 119–125.

Haigh, F./Mekel, O. (2004). *Policy Health Impact Assessment for the European Union: Pilot Health Impact Assessment of the European Employment Strategy in Germany*. Verfügbar unter http://ec.europa.eu/health/ph_projects/2001/monitoring/fp_monitoring_2001_a1_frep_11_en.pdf (Zugriff am 15.06.2019).

Halliday, S. (1999). *The Great Stink of London – Sir Joseph Bazalgette and the Cleansing of the Victorian Metropolis*. Stroud: Sutton Publishing.

Hazard, B. (1997). *Humanökologische Perspektiven in der Gesundheitsförderung*. Wiesbaden: Springer VS.

Hornberg, C./Malsch, A. K. F./Weißbach, W./Wiesmüller, G.-A. (2004). Umweltbezogene Gesundheitsstörungen, Erfahrungen und Perspektiven umweltmedizinischer Patientenversorgung. *Bundesgesundheitsblatt – Gesundheitsforschung – Gesundheitsschutz*, 47, 780–794.

Hornberg, C./Wattenberg, I. (2016). Zugänglichkeit und Barrierefreiheit der gesundheitlichen Infrastruktur – empirische Erkenntnisse?! In: K. J. Bieback/C. Bogemann/G. Igl/F. Welti (Hrsg.): *Der Beitrag des Sozialrechts zur Realisierung des Rechts auf Gesundheit und des Rechts auf Arbeit für behinderte Menschen*. Münster: LIT-Verlag.

Kappos, A./Bruckmann, P./Eikmann, T./Englert, N./Heinrich, U./Höppe, P. et al. (2003). Bewertung des aktuellen wissenschaftlichen Kenntnisstandes zur gesundheitlichen Wirkung von Partikeln in der Luft. Arbeitsgruppe „Wirkungen von Feinstaub auf die menschliche Gesundheit". *Umweltmedizin in Forschung und Praxis*, 8, 257–278.

Keller, D./Hornberg, C./Niggemann, H./Neuhann, H.-F./Ranft, U./Dott, W. et al. (2005). Geschlechterassoziierte Expositionen bei Patienten einer umweltmedizinischen Beratungsstelle. *Arbeitsmedizin – Sozialmedizin – Umweltmedizin*, 40(6), 342–353.

Lancet Planetary Health Editorial (2017). Welcome to The Lancet Planetary Health. Verfügbar unter www.thelancet.com/journals/lanplh/article/PIIS2542-5196(17)30013-X/fulltext (Zugriff am 22.02.2019).

Last, J. M. (2007). *A Dictionary of Public Health*. New York: Oxford University Press.

Leopoldina (2019). *Saubere Luft – Stickstoffoxide und Feinstaub in der Atemluft: Grundlagen und Empfehlungen. Ad hoc-Stellungnahme der Nationale Akademie der Wissenschaften Leopoldina*. Verfügbar unter www.leopoldina.org/uploads/tx_leopublication/2019_Stellungnahme_Saubere_Luft_Vorabdruck_final.pdf

Liebig-Gonglach, M./Pauli, A./Hornberg, C. (2018). Zur Bedeutung von Umweltqualitäten und sozialen Verhältnissen als Gesundheitsfaktoren. In: M. Jungbauer-Gans/P. Kriwy (Hrsg.): *Handbuch Gesundheitssoziologie* (1–21; online). Wiesbaden: Springer VS.

Mekel, O./Ewers, U. (2005). Expositionsabschätzung. In: R. Fehr/H. Neus/U. Heudorf (Hrsg.): *Gesundheit und Umwelt – Ökologische Prävention und Gesundheitsförderung*. Bern: Huber, 119–136.

Mekel, O./Mosbach-Schulz, O./Schümann, M./Okken, P.-K./Peters, C./Herrmann, J. et al. (2007). Evaluation von Standards und Modellen zur probabilistischen Expositionsabschatzung. Umweltbundesamt, Dessau-Roslau. Teil 1, Grundlagen der bevölkerungsbezogenen Expositionsmodellierung. *WaBoLu Heft 02/07*.

Morgenstern, V./Zutavern, A./Cyrys, J./Brockow, I./Koletzko, S./Krämer, U. et al. (2008). Atopic Diseases, Allergic Sensitization, and Exposure to Traffic-related Air Pollution in Children. *American Journal of Respiratory and Critical Care Medicine, 177*, 1331–1337.

Peters, A./Greven, S./Heid, I. M./Baldari, F./Breitner, S./Bellander, T. et al. (2009). Fibrinogen Genes Modify the Fibrinogen Response to Ambient Particulate Matter. *American Journal of Respiratory and Critical Care Medicine, 179*, 484–491.

Peters, A./Hoffmann, B./Brunekreef, B./Künzli, N./Kutlar, J. M./Probst-Hensch, N. et al. (2019). Die Rolle der Luftschadstoffe für die Gesundheit. Eine Expertise im Namen der Internationalen Gesellschaft für Umweltepidemiologie (ISEE) und der European Respiratory Society (ERS). *Umweltmedizin – Hygiene – Arbeitsmedizin, 24*(1), 9–14.

Peters, A./Klot, S. von/Heier, M./Trentinaglia, I./Hörmann, A./Wichmann, H.-E. et al. (2004). Exposure to Traffic and the Onset of Myocardial Infarction. *New England Journal of Medicine, 351*(17), 1721–1730.

Rayner, G./Lang, T. (2012). *Ecological Public Health. Reshaping the Conditions for Good Health*. New York: Routledge.

Roschnik, S./Sanchez Martinez, G./Yglesias-Gonzalez, M./Pencheon, D./Tennison, I. (2017). Transitioning to Environmentally Sustainable Health Systems: The Example of the NHS in England. *Public Health Panorama, 3*(2), 229–236.

Sachverständigenrat für Umweltfragen (2002). *Umweltgutachten 2002 – Für eine neue Vorreiterrolle*. Berlin: SRU.

Scientific Committee on Health, Environmental and Emerging Risk (2018). *Statement on Emerging Health and Environmental Issues*. Verfügbar unter https://ec.europa.eu/health/sites/health/files/scientific_committees/scheer/docs/scheer_s_002.pdf

Senatsverwaltung für Umwelt, Verkehr und Klimaschutz Berlin (2019). *Basisbericht Umweltgerechtigkeit – Grundlagen für die sozialräumliche Umweltpolitik*. Verfügbar unter www.berlin.de/senuvk/umwelt/umweltgerechtigkeit/download/umweltgerechtigkeit_broschuere.pdf

Spitthöver, M. (2000). Geschlecht und Freiraumverhalten – Geschlecht und Freiraumverfügbarkeit. In: A. Harth/G. Scheller/W. Tessin (Hrsg.): *Stadt und soziale Ungleichheit*. Leverkusen: Leske + Budrich, 217–231.

Steffen, W./Richardson, K./Rockström, J./Cornell, S. E./Fetzer, I./Bennett, E. M. et al. (2015). Planetary Boundaries: Guiding Human Development on a Changing Planet. *Science, 347*, 1259855.

U.S. Environmental Protection Agency. (2016). *Integrated Science Assessment for Oxides of Nitrogen – Health Criteria*. EPA/600/R-14/006. Washington: US EPA.

WHO Regional Office for Europe (2016). *Towards Environmentally Sustainable Health Systems in Europe. A Review of the Evidence*. Verfügbar unter www.euro.who.int/__data/assets/pdf_file/0012/321015/Towards-environmentally-sustainable-HS-Europe.pdf?ua=1 (Zugriff am 22.02.2019).

Wichmann, H.-E. (2018). Gesundheitliche Risiken von Stickstoffdioxid im Vergleich zu Feinstaub und anderen verkehrsabhängigen Luftschadstoffen. *Umweltmedizin – Hygiene – Arbeitsmedizin, 23*(2), 57–71.

Wichmann, H.-E./Schlipköter, H.-W./Fülgraff, G. (Hrsg.) (1992a/2019). *Handbuch Umweltmedizin. Toxikologie – Epidemiologie – Hygiene – Belastungen – Wirkungen – Diagnostik – Prophylaxe. Abschnitt I. Loseblattsammlung mit Ergänzungslieferungen*. Landsberg: Ecomed.

Wichmann, H.-E./Schlipköter, H.-W./Fülgraff, G. (1992b/2019). Vorwort. In: H.-E. Wichmann/H.-W. Schlipköter/G. Fülgraff (Hrsg.): *Handbuch Umweltmedizin. Toxikologie – Epidemiologie – Hygiene – Belastungen – Wirkungen – Diagnostik – Prophylaxe. Abschnitt I. Loseblattsammlung mit Ergänzungslieferungen.* Landsberg: Ecomed.

Wichmann, H.-E./Thiering, E./Heinrich, J. (2011). *Feinstaubkohortenstudie Frauen in NRW. Langfristige gesundheitliche Wirkungen von Feinstaub – Folgeuntersuchungen bis 2008. LANUV-Fachbericht 31:* Landesamt für Natur, Umwelt und Verbraucherschutz Nordrhein-Westfalen Recklinghausen.

Woeckel, M./Pickford, R./Schneider, A. (2019). Umweltepidemiologie. In: H.-E. Wichmann/H. Fromme (Hrsg.): *Handbuch der Umweltmedizin* (Kap. III-1.2). Landsberg: Ecomed.

World Health Organization (1946/48). *Verfassung der Weltgesundheitsorganisation.* Genf: WHO.

Diversität und Diskriminierung am Beispiel der Gesundheit und gesundheitlichen Versorgung von Migrant*innen und Geflüchteten

Oliver Razum, Nurcan Akbulut und Kayvan Bozorgmehr

Die gesellschaftliche Vielfalt (Diversität) wird in Deutschland verstärkt wahrgenommen und kontrovers diskutiert. Dass sich Menschen voneinander unterscheiden, ist offensichtlich, normal und nicht neu. Wenn jedoch bestimmte Merkmale als „anders" oder „fremd" wahrgenommen und ihre Träger*innen deshalb gesellschaftlich ausgeschlossen, zurückgesetzt oder sogar angegriffen werden, ergeben sich negative gesundheitliche Folgen für die Betroffenen und Probleme für das gesellschaftliche Zusammenleben insgesamt.

Die Unterscheidung zwischen Migrant*innen und Nicht-Migrant*innen erfolgt entlang eines konstruierten Merkmals, das häufig als problematisch und defizitär wahrgenommen wird. Als eine wirkmächtige Differenzkategorie erfüllt sie die Funktion, die Illusion eines homogenen Ideals (auf nationaler wie auch auf institutioneller Ebene) aufrecht zu erhalten. Solche dichotomen Unterscheidungskategorien, die besonders ausgeprägt im Diskurs um (Flucht-)Migration auftreten, erhöhen das Risiko von Diskriminierung. Im Gesundheitssektor zeigt sich das in Zugangsbarrieren zur Versorgung. Fluchtmigrant*innen oder Migrant*innen ohne regulären Aufenthaltsstatus haben in Deutschland – zeitweilig oder auf Dauer – sogar nur einen eingeschränkten Anspruch auf gesundheitliche Versorgung. Das Menschenrecht auf Gesundheit wird auf Grundlage eines sozial definierten Merkmals zu einem Bürgerrecht zurückgestuft. Weitere Herausforderungen für das gesellschaftliche Zusammenleben, welche die Kategorisierung von Migrant*innen und ihrer Nachkommen mit sich bringt, treffen im Grundsatz auch auf andere Diversitätsmerkmale zu. Aus den Bemühungen um einen angemessenen Umgang mit Diversitätsmerkmalen wie beispielsweise sexueller Orientierung lassen sich Lehren für den konstruktiven Umgang mit Migration ableiten. Umgekehrt weisen Defizite etwa bei der gesundheitlichen Versorgung von Migrant*innen auf strukturelle Defizite des Gesundheitssystems hin, unter denen auch andere Bevölkerungsgruppen leiden. Aufgrund solcher Parallelen ist der migrationsspezifisch genutzte Begriff der „Integration" überkommen und sollte durch das Ziel der Gleichberechtigung ersetzt werden.

1 Diskriminierung und ihre Folgen

1.1 Deutschland: Homogene oder diverse Gesellschaft?

Die Bundesrepublik Deutschland sah sich über Jahrzehnte nach ihrer Gründung als eine kulturell homogene Gesellschaft (Bade 2017; Meier-Braun 2019). Ein solcher Entwurf eines homogenen Ideals ist problematisch und kann zu diskriminierenden Praktiken führen, da er die Situation der Angehörigen einer Mehrheit zum Ausgangspunkt erklärt. Die „Anderen" bzw. Angehörige von Minderheiten werden mit diesem „Maßstab einer imaginären, gleichwohl machtvollen ‚Normalität' betrachtet [...]" (Mecheril/Vorrink 2018, 28). Dementsprechend gab es einerseits Sanktionen gegen als „anders" definierte Gruppen aus dem eigenen Land und andererseits deutliche Abschottungstendenzen gegenüber von „außen" kommende Menschen, also Migrant*innen. Das homogene Ideal ist in dreierlei Hinsicht zu hinterfragen: Über längere historische Zeiträume haben ethnisch homogene Gesellschaften kaum je existiert; die in vielen europäischen Nachkriegsgesellschaften bestehenden Homogenitätsvorstellungen waren lediglich Wunschvorstellungen; und in einer globalisierten Welt dürften homogene Gesellschaften endgültig unerreichbar sein.

Historisch gesehen ist die Geschichte der Menschheit eine Geschichte der Migration und der vielfachen Durchmischung von Bevölkerungen (Nielsen et al. 2017). Mit wenigen Ausnahmen (etwa der aboriginalen Bevölkerungen Australiens) bestehen vermeintlich homogene Gesellschaften oft erst seit Jahrzehnten oder wenigen Jahrhunderten und sind heterogen zusammengesetzt – man denke an das Staatskonstrukt „Deutschland", das sich erst vor 150 Jahren bildete. Die „heterogene Zusammensetzung" bezieht sich einerseits auf die sich kulturell und teilweise auch sprachlich unterscheidenden Länder und Gebiete, die sich zusammenschlossen. Andererseits wiesen die dort zusammenlebenden Menschen zu jeder Zeit Eigenschaften auf, die nicht in das jeweils vorherrschende Bild einer homogenen Gesellschaft passten. Der französische Soziologe Didier Eribon (2016) beschreibt autobiografisch-eindrücklich, dass viele europäische Gesellschaften der unmittelbaren Nachkriegszeit ihre (vermeintliche) Homogenität dadurch erreichten, dass sie Diversitätsmerkmale wie beispielsweise eine andere sexuelle Orientierung als sozial unerwünscht konstruierten und massiv unterdrückten – zum Schaden der betroffenen marginalisierten Menschen (siehe das folgende Kapitel 1.2 zu Diskriminierung und ihren Folgen). Die in den 1960er Jahren in Westeuropa einsetzende gesellschaftliche Öffnung gab einigen Minderheitengruppen gesetzlichen Schutz und neue Ausdrucksmöglichkeiten, was die Wahrnehmung gesellschaftlicher Vielfalt erhöhte. Deren Akzeptanz erwies sich aber als langwieriger Prozess, bei dem zudem selektiv bestimmte Merkmale akzeptiert und andere weiterhin abgelehnt wurden. Das gilt besonders für die Akzeptanz der wachsenden religiösen, kulturellen und ethnischen Diversität der Bevölkerung, zu der die zunehmende Migration nach Deutschland beitrug und beiträgt. Am Beispiel der Migration lässt sich besonders deutlich aufzeigen, wie Heterogenität gesellschaftlich wahrgenommen wird. Diese Wahrnehmung bestimmt das Handeln, d. h. sie beeinflusst im weiteren Sinne soziale Partizipations- und Allokationsstrukturen, unter anderem auch in der Gesundheitsversorgung. So können diskriminierende Praktiken entstehen, die Zugangsbarrieren zur gesundheitlichen Versorgung schaffen oder Ansprüche auf Versorgung einschränken.

1.2 Diskriminierung

Diskriminierung lässt sich als ein soziales Phänomen verstehen, dessen Ursachen und Mechanismen in sozialen Strukturen und Prozessen sowie gesellschaftlich einflussreichen Diskursen verortet sind (Scherr 2017). Gesellschaftlich geprägte Diskriminierungsphänomene lassen sich daher auch als historisch gewachsene Formation von sozialen Ungleichheitsverhältnissen verstehen. Zum einen haben sie sich über lange Zeiträume entwickelt und in verschiedenen gesellschaftlichen Strukturen sowie Institutionen verfestigt. Zum anderen haben sie einen selbsterhaltenden Charakter. Denn sozioökonomische Benachteiligungen oder sozialräumliche Segregation in der Vergangenheit, gepaart mit politischen Versäumnissen zu deren Behebung, tragen zu einer Verfestigung solcher Gesellschaftsverhältnisse bei, die ihrerseits wiederum weiterer Diskriminierung den Weg ebnen (Scherr 2017).

Diskriminierungsprozesse wie beispielsweise die Auswirkungen von sozialen Einstellungen und Vorurteilen sollten also nicht allein unter individualpsychologischen Aspekten als Produkt interaktiver Zuschreibungsprozesse betrachtet werden, vielmehr müssen auch ihre gesellschaftlichen Entstehungsbedingungen und Strukturen einbezogen werden (Scherr 2017). Insofern gilt es die historische und soziale Wirksamkeit von etablierten Kollektivkategorien auch im Hinblick auf ihren Einfluss auf gesellschaftliche Strukturbildung zu hinterfragen. Überträgt man nun die Überlegungen einer soziologisch inspirierten Diskriminierungsforschung auf die gesundheitliche Ungleichheitsforschung, so sind es insbesondere Formen der institutionellen Diskriminierung, die aufgrund von Diversitätskategorien versorgungsrelevant werden.

1.2.1 Institutionelle Diskriminierung

Die Grundgedanken der institutionellen Diskriminierung basieren auf dem in den 1960er Jahren entwickelten Konzept des institutionellen Rassismus, dessen begriffliche Entstehung und theoretische Ausformung im US-amerikanischen Raum zu verorten ist (Gomolla/Radtke 2009). Diesem Phänomen wurde in Großbritannien Ende der 1990er Jahre nach dem Mord an dem Jugendlichen Stephen Lawrence und der anschließenden polizeilichen Untersuchung eine große öffentliche Aufmerksamt zuteil. Sie führte zu einer kritischen Auseinandersetzung mit Ungleichbehandlung in Form eines institutionalisierten Rassismus und letztlich zur Verschärfung von Anti-Diskriminierungsgesetzen sowie zu einer vermehrten Hinwendung zu antirassistischer Erziehung und Bildung in Schulen (Gomolla/Radtke 2009). In Deutschland hingegen erfährt der institutionelle Diskriminierungsansatz erst seit Mitte der 2000er Jahre – insbesondere durch die Einführung des Allgemeinen Gleichbehandlungsgesetzes (AGG) im Jahr 2006 – eine zunehmende gesellschaftliche und wissenschaftliche Relevanz. Ein umfassendes konzeptionelles Verständnis von institutionalisierter Diskriminierung als deskriptives und erklärendes Konzept findet jedoch wenig Anwendung in der Versorgungsforschung. Dementsprechend sind institutionalisierte Mechanismen von Diskriminierung bezogen auf das Gesundheitssystem in Deutschland noch weitgehend untererforscht.

Institutionelle Diskriminierung unterscheidet sich von anderen Diskriminierungsphänomenen durch die Besonderheiten des institutionellen Kontextes. Dabei bezeichnet der Begriff institutionell nicht nur den lokalen Rahmen, innerhalb dessen Diskriminierung wirksam wird, sondern er identifiziert auch die jeweilige Institution in ihrer Gesamtheit als Verursacher von Diskriminierung: Gesellschaftliche Institutionen können sich diskriminierende Annahmen zu eigen machen und diskriminierende Praktiken entwickeln (Gomolla/Radtke 2009).

In ihrer gesamten Erscheinungs- und Wirkungsform lässt sich institutionelle Diskriminierung in direkte und indirekte institutionelle Diskriminierungsformen unterteilen, die im Folgenden kurz beleuchtet werden.

1.2.2 Direkte institutionelle Diskriminierung

Direkte institutionelle Diskriminierung entsteht durch die *„Ungleichbehandlung Gleicher"* (Gomolla/Radtke 2009, 275) und zeichnet sich durch einen hohen Grad an Intentionalität sowie Regularität aus. Sie kommt zustande, indem gezielt ungleiche Normen und Regeln auf unterschiedliche soziale Gruppen angewandt werden (Gomolla/Radtke 2000). Diese Form der institutionellen Diskriminierung kann auf gesetzlichen oder administrativen Vorgaben basieren; sie kann sich aber auch auf informelle Praktiken („ungeschriebene Gesetze") innerhalb einer Organisation stützen (Gomolla/Radtke 2009). So wird es möglich, unter Bezugnahme auf gesetzliche Regelungen institutionelle Entscheidungen zu treffen oder institutionelle Maßnahmen auch in wohlmeinender Absicht zu veranlassen, die eine direkte Unterscheidung zwischen z. B. Migrant*innen und Nicht-Migrant*innen legitimieren und kurz- oder langfristig letztlich zu nachteiligen Folgen für die unterschiedenen Personengruppen führen. Auch positive Diskriminierungsmaßnahmen, die gezielt zum Ausgleich von Benachteiligungen eingesetzt werden (z. B. Maßnahmen der Frauenförderung), können unter direkte Formen der institutionellen Diskriminierung subsumiert werden.

1.2.3 Indirekte institutionelle Diskriminierung

Indirekte institutionelle Diskriminierung entsteht durch die „*Gleichbehandlung Ungleicher*" (Gomolla/Radtke 2009, 275), also eine institutionelle Gleichbehandlung von Menschen mit ungleichen Voraussetzungen. Sie kann sich beispielsweise darin ausdrücken, dass institutionalisierte Regelungen auf alle Menschen gleichermaßen Anwendung finden, auch wenn sich das für bestimmte Personengruppen benachteiligend auswirken kann. Diese Form der institutionellen Diskriminierung entspringt im Wesentlichen der latenten Dimension institutionalisierter Handlungspraxen. Sie kann verdeckt auftreten, den Akteuren unbewusst sein oder keine erkennbaren Akteure haben (Gomolla/Radtke 2000). Indirekte institutionelle Diskriminierung lässt sich somit nicht als Resultat der Einzelhandlungen institutioneller Repräsentant*innen beschreiben. Sie umfasst vielmehr Vorkehrungen unterschiedlicher Art innerhalb einer Institution, die überdurchschnittlich negative Auswirkungen auf bestimmte Untergruppen der Bevölkerung haben (Gomolla/Radtke 2009). Das erschwert es, indirekte institutionelle Diskriminierungsformen empirisch zu beobachten und zu erfassen.

2 Migrationshintergrund als Beispiel für ein als defizitär wahrgenommenes Diversitätsmerkmal

2.1 Deutschland – ein Einwanderungsland?

Unter einem Einwanderungsland versteht man einen Staat, dessen Bevölkerungszahl durch Migration aus anderen Ländern deutlich anwächst und/oder dessen Bevölkerung einen substanziellen Anteil eingewanderter Menschen umfasst. Mit dem Begriff „Einwanderungsland" verbinden viele Menschen Länder wie die USA oder Australien. Tatsächlich aber lag Deutschland 2017 in der Rangfolge der Länder mit den meisten internationalen Migrant*innen weltweit auf dem dritten Platz (die USA lagen auf Platz 1, Australien auf Platz 9). Das ist keine neue oder dem Ansteigen der Fluchtmigration geschuldete

Entwicklung: Bereits im Jahr 2000 belegte Deutschland weltweit Platz 3 (United Nations 2017). Deutschland ist nach dieser Definition ein Einwanderungsland – und das ist bereits seit Jahrzehnten der Fall: Ohne die verschiedenen Migrationsbewegungen seit den 1950er Jahren (1950er bis 1970er Jahre überwiegend Arbeitsmigration, in den 1990er Jahren die Zuwanderung von Aussiedler*innen sowie immer wieder Fluchtmigration) wäre Deutschlands Bevölkerung heute viel kleiner. Modellierungen gehen von einer Zahl von rund 71 Mio. statt 82,5 Mio. Menschen aus (siehe Abbildung 1). Eine kleinere Bevölkerung wäre zudem deutlich älter und damit wirtschaftlich vermutlich weniger aktiv. Einwanderung bietet also eine offensichtliche Chance für das betreffende Land.

Abbildung 1: Bevölkerung in Deutschland 1955–2016 mit und ohne Wanderung

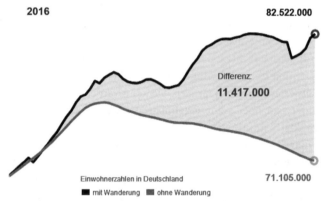

Quelle: https://mediendienst-integration.de/migration/bevoelkerung.html

Politisch ist der Begriff „Einwanderungsland" jedoch überwiegend negativ belegt. Auch das ist keine neue Entwicklung und geht dem Erstarken des heutigen Rechtspopulismus um Jahrzehnte voraus. Selbst zu Zeiten der Arbeitsmigration wurde nachgerade eine Abschottungspolitik propagiert, und sie wurde ähnlich wie heute mit der angeblichen Angst der Bevölkerung vor vermeintlicher „Überfremdung" begründet (Meier-Braun 2019). Seinerzeit sprach die Politik nicht von Deutschland als einem Einwanderungsland und machte den Arbeitsmigrant*innen kaum Unterstützungsangebote zum Erreichen gesellschaftlicher Gleichstellung (siehe Kapitel 5). Dementsprechend hingen auch viele Arbeitsmigrant*innen und ihre Familien der Vorstellung eines nur vorübergehenden Aufenthaltes in Deutschland an, die sich später als „Lebenslüge" erwies.

Mit dem Bericht der Süssmuth-Kommission „Zuwanderung gestalten – Integration fördern" aus dem Jahr 2001 sprach die Politik erstmals aus, was bereits lange eine Tatsache war, und bezeichnete Deutschland nun als „Zuwanderungsland" (Süssmuth 2001). Im Jahr 2014 konstatierte der damalige CDU-Innenminister de Maizière, dass Deutschland ein Einwanderungsland geworden sei (de Maizière 2014).

Der veränderte politische und sprachliche Diskurs drückt sich auch in neuen Begrifflichkeiten der amtlichen Statistik aus. So lebten im Jahr 2017 rund zehn Mio. Menschen mit ausländischer Staatsangehörigkeit in Deutschland, das waren etwa 12 % der Bevölkerung. Rund 19,3 Mio. Menschen und damit ein viel größerer Teil der Bevölkerung (23,6 %) dagegen ist entweder selbst nach Deutschland eingewandert oder es handelt sich um Nachfahren von Einwander*innen, seit Beginn der 2000er Jahre zusammengefasst als „Menschen mit Migrationshintergrund" (Statistisches Bundesamt 2018). Diese Gruppe wird auch als „reguläre" Migrant*innen bezeichnet, wenn es um Fragen ihres rechtlichen Status geht.

Auch die neue Terminologie ist kritisch zu hinterfragen. So gibt zum ersten der Begriff „Einwanderung" nur eine verkürzte Perspektive auf die komplexen, mit Migration einhergehenden Prozesse wieder. Migration kennzeichnet nicht nur Einwanderungsprozesse, sondern auch Auswanderung aus Deutschland, transnationale Migrationsprozesse sowie die verschiedenen, damit einhergehenden demografischen und sozialen Veränderungen. Migration hat also einen bedeutenden und über die eigentliche Einwanderung hinausgehenden Einfluss auf die Gesellschaft. Daher ist es für Deutschland zutreffender, von einer Migrationsgesellschaft zu sprechen (Mecheril et al. 2010).

Zum zweiten kann „Menschen mit Migrationshintergrund" leicht als Begriff für eine gut definierte, einheitliche Gruppe (miss-)verstanden werden. Tatsächlich aber handelt es sich um eine in jeder Hinsicht vielfältige Gruppe – hinsichtlich des Herkunftslandes, der Kultur, der Sprachkenntnisse, der Religion, der sexuellen Orientierung und vieler anderer Merkmale.

Zum dritten – und das schließt sich unmittelbar an den zweiten Punkt an – erfolgt die Unterscheidung zwischen Migrant*innen und Nicht-Migrant*innen entlang eines in der öffentlichen Diskussion häufig thematisierten Merkmals. Letztlich aber ist dieses Merkmal – anders als ein Diversitätsmerkmal wie Alter – vollständig sozial konstruiert. Die Unterscheidung Migrant*in versus Nicht-Migrant*in erzeugt eine wirkmächtige Differenzkategorie. So erfüllt sie die Funktion, die Illusion eines homogenen Ideals (auf nationaler wie auch auf institutioneller Ebene) aufrecht zu erhalten. Solche dichotomen Unterscheidungskategorien erhöhen das Risiko von Diskriminierung, wie im Folgenden für den Gesundheitssektor gezeigt wird. Das wiederum erfordert, die kritisierten Differenzkategorien einzusetzen – ein Dilemma, das nur durch eine diskriminationskritische Diskussion aufgelöst werden kann.

2.2 Migration und Gesundheit

Reguläre Migrant*innen haben über die gesetzliche Krankenversicherung den gleichen Anspruch auf gesundheitliche Versorgung wie die Mehrheitsbevölkerung. Allerdings sehen sie sich sprachlichen und kulturellen Zugangsbarrieren gegenüber, wenn sie Gesundheitsdienste nutzen wollen (Razum et al. 2008). Dass diese Barrieren erkannt werden und dass versucht wird, sie zu beseitigen, ist eine neue Errungenschaft. Noch viele Jahre nach Beginn der Arbeitsmigration schrieb man „Gastarbeitern" spezifische Krankheitsbilder zu, die nicht in das deutsche Gesundheitssystem passten. Ein Beispiel ist der abwertende Ausdruck „Morbus Bosporus". Deutsche Ärzt*innen benutzen ihn, wenn ihre türkeistämmigen Patient*innen über medizinisch scheinbar nicht erklärliche Schmerzen klagten (Bermejo et al. 2012). Gleichzeitig fehlte es an Forschungsvorhaben, die mögliche Defizite des Gesundheitssystems untersuchten. Daher blieb unklar, ob solche Defizite Auswirkungen auf die Gesundheit der Zugewanderten hatten (Razum et al. 2008).

Diese noch der Abschottungspolitik nahestehende Haltung veränderte sich nur sehr langsam. Erst zur Zeit der Süssmuth-Kommission wurden Überlegungen angestellt, einen nationalen Gesundheitsbericht zu Migration und Gesundheit zu erstellen. Der Bericht, herausgegeben vom Robert Koch-Institut, erschien schließlich 2008 (Razum et al. 2008). Somit wurde erst Jahrzehnte nach Beginn der Arbeitsmigration wahrgenommen, dass Daten zur Gesundheit von Migrant*innen fehlten. Bis dahin gab es keine systematische Datenerhebung, um zu ermitteln, ob der Zugang zur Gesundheitsversorgung für eine große Untergruppe der Bevölkerung Deutschlands angemessen und gerecht war. Die Folgen eines möglicherweise nicht angemessenen Zugangs blieben im Dunkeln.

Natürlich kann man sich fragen, ob *alle* Bevölkerungsgruppen innerhalb eines Landes den gleichen Anspruch auf gesundheitliche Versorgung und den gleichen Zugang zu dieser Versorgung erhalten sollen. Eine normative Position, die diese Frage bejaht, sieht Gesundheit oder Zugang zur gesundheitlichen Versorgung als universales Menschenrecht, angelehnt an die Allgemeine Erklärung der Menschenrechte, welche die Vereinten Nationen 1948 verabschiedet haben. Eine alternative Position könnte vertreten, dass nur Menschen mit einem regulären Aufenthaltsstatus den vollen Anspruch auf gesundheitliche Versorgung haben. In Deutschland wird das Kriterium „Aufenthaltsstatus" tatsächlich herangezogen, um den Anspruch Asylsuchender auf gesundheitliche Versorgung festzulegen – er ist während der ersten 15 Monate des Aufenthalts eingeschränkt (Razum/Wenner/Bozorgmehr 2016). Eine solche Einschränkung stuft Gesundheit von einem Menschenrecht zu einem Bürgerrecht herab (Ooms/Keygnaert/Hammonds 2019; siehe Kapitel 3.2). Diese normative Position, Gesundheit als Bürgerrecht, war früher ein häufiger Ausgangspunkt von Public-Health-Forschung. Je nachdem, welche dieser beiden normativen Positionen Forscher*innen einnehmen, gestalten sich auch ihre Fragestellungen sehr unterschiedlich: Betrachtet man Gesundheit als Bürgerrecht, so stellen Unterschiede im Zugang zur gesundheitlichen Versorgung zwischen Bürger*innen und Geflüchteten eine notwendige Realität dar. Damit sind sie von keinem besonderen Forschungsinteresse. Definiert man Gesundheit hingegen als Menschenrecht, so wird die Untersuchung von Zugangsbarrieren zur gesundheitlichen Versorgung und der daraus resultierenden gesundheitlichen Konsequenzen zu einer Priorität. Und falls solche Unterschiede tatsächlich bestünden, so würden sie als unakzeptabel empfunden und müssten folglich beseitigt werden. Gesundheitsbezogene Forschung ist also nicht *per se* neutral. Auch vermeintlich objektive Forschung unterliegt (oft implizit) einer normativen Agenda, also vorgefassten gedanklichen Rahmungen, die man sich bewusst machen sollte.

2.3 Besonderheiten der gesundheitlichen Lage von Menschen mit Migrationshintergrund

Neben dem Recht auf Gesundheit und gesundheitliche Versorgung stellt sich die Frage nach der Notwendigkeit besonderer Zuwendung oder Aufmerksamkeit in der gesundheitlichen Versorgung marginalisierter Gruppen. Für viele Gruppen, etwa sozioökonomisch schlechter gestellte Menschen, ist ein Zusammenhang zwischen Benachteiligung und schlechter Gesundheit bereits bekannt, und es werden geeignete Maßnahmen zur Abhilfe diskutiert (siehe den Beitrag von Lampert). Auch Menschen mit Migrationshintergrund, einschließlich Geflüchteter, sind im Vergleich zur Mehrheitsbevölkerung oft sozioökonomisch schlechter gestellt. Somit stellen sich zwei Fragen: Ist der Gesundheitszustand von Migrant*innen im Durchschnitt schlechter als derjenige der Mehrheitsbevölkerung im Einwanderungsland? Und gibt es besondere Bedarfe bezüglich ihrer gesundheitlichen Lage, die in der Versorgung berücksichtigt werden müssen?

Die aktuelle Gesundheit und zukünftige Gesundheitsrisiken hängen davon ab, welchen Expositionen Menschen aktuell ausgesetzt sind und in der Vergangenheit ausgesetzt waren (Ben Shlomo/Kuh 2002). Damit beeinflusst auch der Ort, an dem Menschen leben oder gelebt haben, ihre Gesundheit. Offensichtlich wird das beispielsweise beim Vergleich der Gesundheitsrisiken von Menschen, die neben einer lauten Straße mit Feinstaubbelastung leben, im Vergleich zu Menschen, die in einem ruhigen und grünen Villenviertel wohnen (siehe hierzu auch den Beitrag von Fehr, Hornberg und Wichmann). Migrant*innen und Geflüchtete waren in ihren Herkunftsländern oder während der Migration oft gesundheitsrelevanten Expositionen ausgesetzt, die sich in ihrer Natur oder Stärke von denen in der Mehrheitsbevölkerung Deutschlands unterscheiden (Spallek/Zeeb/Razum 2011). Dies zu erkennen und zu berücksichtigen, erfordert eine Lebenslaufperspektive; sie legt nahe, dass Migrant*innen entsprechend ihrer anderen Expositionen zwar nicht grundlegend andere Krankheiten, jedoch andere gesundheitliche Risiken und Bedarfe entwickeln können. Beispiele sind unterschiedliche Krebsrisiken (Arnold/Razum/Coebergh 2010). So haben Migrant*innen aus weniger wohlhabenden Ländern durch die andere Ernährungsweise oft niedrigere Darm- und Brustkrebsrisiken als die deutsche Bevölkerung. Das Risiko für Magenkrebs dagegen ist höher, wenn die hygienischen Bedingungen während der Kindheit schlechter waren – aufgrund eines erhöhten Infektionsrisikos mit dem „Magenkeim" *Helicobacter pylori* (Razum/Twardella 2002).

Die Lebenslaufperspektive verdeutlicht, wie wichtig es ist, über nationalstaatliche Grenzen hinaus zu schauen, um besondere gesundheitliche Bedarfe von Migrant*innen und Geflüchteten zu verstehen. Lange Zeit fand ein Großteil der Public-Health-Forschung vollständig innerhalb des so genannten „nationalstaatlichen Containers" statt. Dort spielten sich die sozialen Beziehungen vieler Forscher*innen ab, und daher erschien er als natürlicher Ausgangspunkt (Wimmer/Glick Schiller 2002). Auch diese (unbewusste) normative Agenda ändert sich, hin zu einer stärkeren Global-Health-Perspektive von Migrant*innengesundheit. Ein Beispiel für eine gesundheitliche Determinante außerhalb des nationalstaatlichen Containers gibt das *„Missing Migrants Project"*, in dem die *International Organization for Migration* (IOM) Zahlen zu Todesfällen auf unsicheren Fluchtrouten zusammenstellt. Allein auf der Mittelmeerroute wurden im 5-Jahres-Zeitraum 2014 bis 2018 über 17.900 Todesfälle bekannt (https://missingmigrants.iom.int/region/mediterranean). Die Überlebenden sind psychisch und körperlich oft erheblich traumatisiert. Das beeinflusst oder beeinträchtigt ihre Gesundheit im weiteren Lebenslauf – eine Exposition, der die Mehrheitsbevölkerung in Deutschland nicht ausgesetzt ist und die zu besonderen gesundheitlichen Bedarfen Geflüchteter führen kann.

Es wäre aber ein Fehlschluss, Migrant*innen als grundsätzlich kränker als die Mehrheitsbevölkerung und damit als Belastung für das Gesundheitssystem zu sehen. Menschen, die sich freiwillig zu einer Migration entschließen (oder die zu einer Fluchtmigration in der Lage sind), sind oft besonders aktiv, mutig und gesund. Sie stellen in gesundheitlicher Hinsicht eine Selbstauswahl aus der Herkunftsbevölkerung dar. Das führt zu der (scheinbar) paradoxen Beobachtung, dass Migrant*innen trotz ihrer sozioökonomischen Benachteiligung im

Zielland zunächst oft überdurchschnittlich gesund sind – der so genannte „Healthy Migrant Effect". Dieser gesundheitliche Vorteil kann Jahre oder Jahrzehnte anhalten, bis sich die Anpassung an einen „westlichen" Lebensstil (meist negativ) auswirkt. Zudem können Diskriminierung, schlechte Arbeitsbedingungen oder ein niedriger sozioökonomischer Status ähnlich negative Auswirkungen auf die Gesundheit haben, wie das bei anderen marginalisierten Gruppen der Fall ist (Razum 2009).

3 Zugangsbarrieren und eingeschränkter Anspruch auf Versorgung

Gesundheitsbezogene Diversität – durch Migration, aber auch durch andere Diversitätsmerkmale – ist in Deutschland zu einer alltäglichen Herausforderung geworden. Gesundheitsdienste und Gesellschaft gehen mit der Diversität jedoch noch nicht immer angemessen um, empfinden sie als Störung oder entwickeln diskriminierende Praktiken. Das soll im Folgenden mit drei Beispielen unter Heranziehung der Überlegungen zu institutioneller Diskriminierung (siehe Kapitel 1) illustriert werden. Am Beispiel der rehabilitativen Versorgung von Menschen mit Migrationshintergrund zeigen sich Zugangsbarrieren zur gesundheitlichen Versorgung und diskriminierende Haltungen bei den Versorgern. Am Beispiel Geburtshilfe wird deutlich, dass Zugangsbarrieren überwunden werden können. Das dritte Beispiel, der eingeschränkte Anspruch auf gesundheitliche Versorgung von Geflüchteten in Deutschland, weist auf die Notwendigkeit von Veränderungen nicht nur im Gesundheitssystem, sondern auch in der Politik hin.

3.1 Zugangsbarrieren: Herausforderung Diversität

Die stationäre Rehabilitation soll Menschen nach Erkrankungen oder Verletzungen mithilfe gesundheitsbezogener Maßnahmen die Wiedereingliederung in das berufliche und gesellschaftliche Leben erleichtern (siehe den Beitrag von Meyer und Menzel-Begemann). Reguläre Migrant*innen haben den gleichen gesetzlichen Anspruch auf rehabilitative Leistungen wie die Mehrheitsbevölkerung, und aufgrund ihrer oft schweren körperlichen Arbeit möglicherweise einen besonders hohen Bedarf. Paneldaten sowie Routinedaten der Rentenversicherung zeigen jedoch, dass reguläre Migrant*innen ein 40 % geringeres Risiko haben, überhaupt Zugang zu Rehabilitation zu erhalten. Diejenigen, denen es gelingt, an einer Rehabilitationsmaßnahme teilzunehmen, haben ein 30 % höheres Risiko als nicht migrierte Rehabilitand*innen, dass die Rehabilitation nicht erfolgreich verläuft – gemessen an unterschiedlichen Indikatoren wie beispielsweise der Rückkehr in den vorher ausgeübten Beruf (Brzoska et al. 2010). Diese Unterschiede lassen sich nicht durch einen niedrigeren sozioökonomischen Status oder schlechtere Gesundheit vor Antritt der Rehabilitation erklären. Die zugrunde liegenden Daten wurden in den späten 2000er Jahren erstmals mit dieser Fragestellung analysiert, obwohl sie bereits viel länger verfügbar gewesen wären. Anschließende Befragungen ergaben, dass Schnittstellenprobleme im niedergelassenen Bereich den Zugang zur Rehabilitation erschweren. Der Erfolg der Rehabilitation wird durch Sprachbarrieren und kulturell nicht akzeptierte Maßnahmen gefährdet. In vielen Einrichtungen ist das Personal zudem nicht ausreichend auf den Umgang mit einer zunehmend diverseren Klientel vorbereitet. Man erwarte von den Rehabilitand*innen mit Migrationshintergrund, dass sie sich „anpassen" und wolle mit ihnen „so deutsch wie möglich" umgehen (Schott/Razum 2013).

An diesem Beispiel zeigt sich eine institutionalisierte normative Ordnung (Normalität), die stillschweigend vorausgesetzt wird. Von dieser Norm abweichende Heterogenität, wie z. B. geringe Deutschkenntnisse oder Informationsdefizite, wird als Faktor betrachtet, der einen störungsfreien Ablauf von Versorgungsprozessen erschwert. Die Versorger versuchen, mit ausschließenden Maßnahmen entgegenzusteuern – eine indirekte Form institutioneller Diskriminierung durch Gleichbehandlung. Sie kommt zustande, weil Versorgungs- und Informationsstrukturen sprachhomogen (primär deutschsprachig) gestaltet werden. Durch diese Strukturen werden nicht-deutschsprachige Nutzer*innen, in diesem Fall Migrant*innen, indirekt und systematisch diskriminiert.

3.2 Zugangsbarrieren lassen sich überwinden

Zugangsbarrieren für Menschen mit Migrationshintergrund lassen sich überwinden und die Ergebnisqualität der gesundheitlichen Versorgung lässt sich verbessern. Voraussetzung ist allerdings, dass zunächst nach ihnen gefragt und gesucht wird, was wiederum geeignete Daten oder Studien voraussetzt. In den vergangenen Jahren haben Anbieter und Politik einiges unternommen, um Gesundheitsdienste stärker auf die Bedarfe und Bedürfnisse marginalisierter Gruppen auszurichten (siehe dazu die Kapitel 4 und 5). Die Public-Health-Forschung belegt, dass dies erfolgreich sein kann. So wurden in der Berliner Perinatalstudie in drei Berliner Geburtskliniken Daten von 7.100 konsekutiven Geburten gesammelt, über die Hälfte davon bei Frauen mit Migrationshintergrund (ein Abbild der Migrationsrealität in Berlin). Die Teilnahme an der ärztlichen Schwangerenvorsorge wie auch die Geburtsergebnisse (Häufigkeit von Kaiserschnitten; Gesundheitszustand der Neugeborenen) waren bei Frauen mit Migrationshintergrund gleich gut oder sogar besser als bei Frauen ohne Migrationshintergrund.

Das galt auch für die größte einzelne Untergruppe der türkeistämmigen Frauen. Lediglich eine kleine Gruppe von Frauen mit hohem Risiko und erst kurzem Aufenthalt in Deutschland wird von den Gesundheitsdiensten nicht ausreichend erreicht (David et al. 2014, 2017). Inwieweit Erfahrungen aus einer Großstadt mit einer langen Migrationsgeschichte und einem hohen Anteil migrantischer Nutzerinnen der Gesundheitsdienste auch auf andere Städte und Regionen Deutschlands übertragbar sind, steht noch zu ermitteln.

Politik und Gesellschaft benötigten Jahrzehnte, um zu realisieren und auszusprechen, dass Deutschland ein Einwanderungsland ist. Ähnlich lange dauerte es, bis akzeptiert wurde, dass reguläre Migrant*innen nicht nur den gleichen Anspruch auf gesundheitliche Versorgung haben wie die Mehrheitsbevölkerung, sondern dass die erfolgreiche Umsetzung dieses Anspruchs auch wissenschaftlich untersucht wird. Dabei zeigten sich Zugangsbarrieren zu den Gesundheitsdiensten. Solche Zugangsbarrieren werden mittlerweile als nicht hinnehmbar angesehen und es wird versucht, sie zu beseitigen.

3.3 Eingeschränkter Anspruch auf Versorgung: Gesundheit als Bürgerrecht

Menschen, die nicht als reguläre Migrant*innen nach Deutschland kommen, sondern als Geflüchtete, haben nur eingeschränkten Anspruch auf gesundheitliche Versorgung. Zudem stellt sich die Frage, warum vor 2015 so wenig (und lediglich thematisch eng gefasste) Forschung zur Gesundheit Geflüchteter betrieben wurde (Bozorgmehr et al. 2016) – insbesondere, nachdem der Zugang eingeschränkt wurde (Bozorgmehr/Razum 2015). Es stellt sich die Frage, welche normative Agenda dem zugrunde liegt.

Im Jahr 2015 stieg die Zahl von Schutzsuchenden in Deutschland und anderen europäischen Ländern stark an. Dies war u. a. die Folge bewaffneter Konflikte im Nahen und Mittleren Osten. Mehr als 475.000 Menschen stellten 2015 in Deutschland einen Asylantrag, im Jahr 2016 waren es sogar fast 750.000 (siehe Abbildung 2). Das war zwar eine sehr hohe, aber keineswegs eine beispiellos hohe Zahl. Im Jahr 1992, nach dem Zusammenbruch Jugoslawiens, suchten 436.000 Menschen in Deutschland um Asyl nach. Es handelte sich 2015 also nicht um ein vollkommen neues Phänomen. Allerdings wurde 1992 die Gelegenheit verpasst, Gesundheitsdienste auf zukünftige Herausforderungen durch Fluchtmigration vorzubereiten (siehe Kapitel 4.1).

Abbildung 2: Zahl der Asylanträge in Deutschland 1991–2019

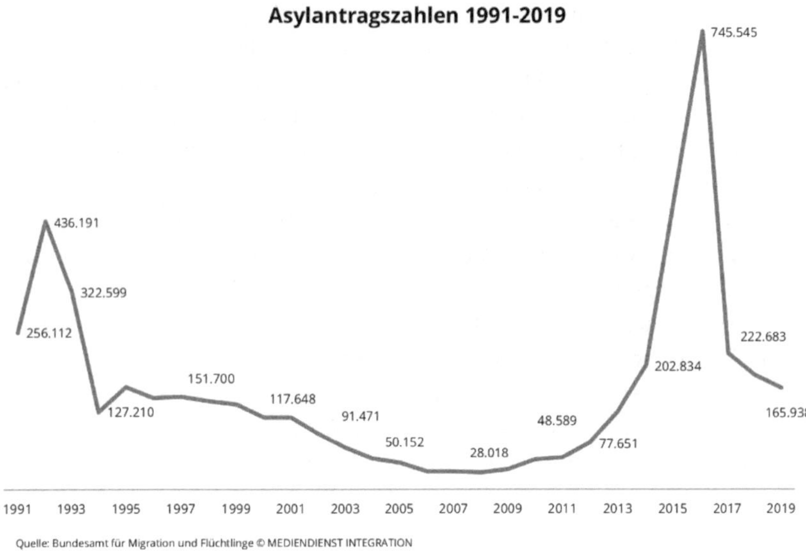

Asylantragszahlen 1991-2019

- 1991: 256.112
- 1993: 436.191
- 1995: 322.599
- 1997: 127.210
- 1999: 151.700
- 2001: 117.648
- 2003: 91.471
- 2005: 50.152
- 2007: 28.018
- 2009: 48.589
- 2011: 77.651
- 2013: 202.834
- 2015: 745.545
- 2017: 222.683
- 2019: 165.938

Quelle: Bundesamt für Migration und Flüchtlinge © MEDIENDIENST INTEGRATION

Quelle: https://mediendienst-integration.de/migration/flucht-asyl/zahl-der-fluechtlinge.html

Geflüchtete und Asylsuchende sehen sich in Deutschland den gleichen sprachlichen und kulturellen Zugangsbarrieren gegenüber wie reguläre Migrant*innen. Darüber hinaus schränken gesetzliche Vorgaben ihren Anspruch auf gesundheitliche Versorgung ein. Laut § 4 des Asylbewerberleistungsgesetzes (AsylbLG), eingeführt 1993, haben Asylsuchende in den ersten 15 Monaten ihres Aufenthaltes in Deutschland lediglich Anspruch auf Behandlung akuter Schmerzzustände, bei Schwangerschaft und Geburt und auf gängige Impfungen. Das AsylbLG lässt sich als Beispiel für eine direkte Form der institutionellen und strukturellen Diskriminierung anführen. Darüber hinaus sind Asylsuchende mit zusätzlichen, für ihre Gruppe spezifischen Zugangsbarrieren konfrontiert. Je nachdem, in welchem Bundesland sie wohnen, müssen sie einen Behandlungsschein bei der Sozialbehörde beantragen, bevor sie ärztliche Behandlung in Anspruch nehmen können. Der medizinische Behandlungsbedarf wird in diesem Fall durch das Sozialamt, d. h. durch nicht-medizinisches Personal geprüft und kann bewilligt oder auch abgelehnt werden – auch diese Maßnahmen und Praktiken lassen sich als Beispiele für institutionalisierte Formen der direkten Diskriminierung einordnen.

Einige Bundesländer haben eine elektronische Gesundheitskarte (eGk) eingeführt, die den Behandlungsschein überflüssig macht. Aber auch mit dieser Gesundheitskarte bleibt der Anspruch eigeschränkt. Hier machen nur Bremen und Hamburg eine Ausnahme (Stand: August 2019). Zudem setzen nicht alle

Städte und Gemeinden die Vorgaben des jeweiligen Landes um. Nordrhein-Westfalen hat die Einführung der eGk für Asylsuchende 2016 ermöglicht. Von den 396 Städten und Gemeinden des Landes hatten 2019 jedoch nur 24 die eGk eingeführt und nutzen sie auch weiter (Rolke/Wenner/Razum 2019).

§ 6 des AsylbLG bietet hier einen Ausweg: Die behandelnden Ärzt*innen können eine Ausnahmegenehmigung einholen – vorausgesetzt, sie wissen über diesen Paragrafen Bescheid und machen sich die Mühe, das zu tun. Damit hängt der Anspruch auf gesundheitliche Versorgung und der Zugang für Asylsuchende letztendlich davon ab, welcher Stadt oder Gemeinde sie zugewiesen werden, und häufig auch noch vom Engagement der Ärzt*innen (Razum et al. 2016).

Bis 1993 hatten Asylsuchende den gleichen gesetzlichen Anspruch auf gesundheitliche Versorgung wie reguläre Migrant*innen und wie Bürger*innen, die Sozialhilfe empfingen. 1993 änderte sich die Gesetzeslage und der Anspruch der Asylsuchenden wurde eingeschränkt (damit wollte der Gesetzgeber Kosten sparen sowie einen vermuteten Anreiz beseitigen, aus anderen als asylbezogenen Gründen nach Deutschland einzureisen). Die Public-Health-Forschung aber konzentrierte sich weiterhin auf das Sammeln von Daten zu Infektionskrankheiten bei Asylsuchenden (Bozorgmehr et al. 2016), oftmals mit dem vorrangigen Ziel, die Gesundheit der Mehrheitsbevölkerung zu schützen. Es wurde kaum Gesundheitssystemforschung betrieben, die sich mit den gesundheitlichen *Folgen* des eingeschränkten Anspruchs befasst hätte (Bozorgmehr/Razum 2015). Die normative Agenda, die einer solchermaßen eingeschränkten Forschung zugrunde liegt, betrachtet Gesundheit ganz offensichtlich als ein Bürgerrecht – nicht aber als ein Menschenrecht.

Wäre Gesundheitssystemforschung zu den Folgen des eingeschränkten Anspruchs auf gesundheitliche Versorgung durchgeführt worden, so hätte sie bereits Anfang der 2000er Jahre Folgen des eingeschränkten Anspruchs aufzeigen können – tatsächlich geschah das erst weitere zehn Jahre später. In der Vergangenheit wurde in der Politik wiederholt das Argument vorgebracht, dass ein nicht eingeschränkter Anspruch von Asylsuchenden auf gesundheitliche Versorgung zu untragbar hohen Kosten führen würde. Tatsächlich erweist sich der eingeschränkte Anspruch auf gesundheitliche Versorgung aber als teurer als eine Versorgung Asylsuchender ohne diese Einschränkung. Die zusätzlichen Kosten durch eingeschränkten Anspruch addieren sich in den 20 Jahren von 1994 bis 2013 auf 1,56 Mrd. €, verglichen zu nicht eingeschränktem Anspruch. Die Mehrkosten entstehen durch andere Abrechnungsmodalitäten, teilweise aber auch durch verschleppte Erkrankungen, die zunächst nicht „akut" genug für eine Behandlung waren (Bozorgmehr/Razum 2015). Letztere Erkenntnis stützt sich bislang nur auf die Sekundäranalyse von Krankenversicherungsdaten (Bauhoff/Göpffarth 2018), denn es gibt immer noch keine bundesweite, systematische Erfassung von Gesundheitsdaten von Asylsuchenden während der ersten 15 Monate ihres Aufenthalts in Deutschland. Zumindest hat 2018 ein Sentinel-Surveillance-System in repräsentativen Erstaufnahmeeinrichtungen in ganz Deutschland die Arbeit aufgenommen (Nöst et al. 2019).

Erstaunlicherweise bestehen oft normative Agenden nebeneinander, die sich klar widersprechen. So hat sich die Bundesregierung der UN-Erklärung von 1948 angeschlossen, die einen angemessenen Zugang zu gesundheitlicher Versorgung als ein unveräußerliches Menschenrecht definiert. Die WHO propagiert *Universal Health Coverage* (UHC; siehe den Beitrag von Jahn, Razum und Voss) als die beste Strategie, um dieses Recht umzusetzen und gesundheitliche Chancengleichheit zu erzielen. Natürlich ist *Universal Health Coverage* nicht nur auf Entwicklungsländer beschränkt – sie ist ja *per definitionem* universell und damit weltweit gültig. Die Bundesregierung unterstützt im Rahmen der Entwicklungszusammenarbeit aktiv die Umsetzung von UHC. Zugang zu bestmöglicher Gesundheitsversorgung müsste daher als Menschenrecht interpretiert werden und auch in Deutschland für alle Bevölkerungsgruppen in gleicher Weise gelten – auch für Asylsuchende. Aus der UHC-Perspektive ist der Aufenthaltsstatus kein legitimes Kriterium, um Ansprüche auf gesundheitliche Versorgung einzuschränken. In der Politik finden dazu Abwägungen statt, die nicht nur Menschenrechte und Kosten einbeziehen. Eine Rolle spielten auch Befürchtungen in den Parteien der Regierungskoalition, sie könnten weitere Stimmen an die Rechtspopulisten verlieren, wenn sie den restriktiven § 4 AsylbLG ändern.

Das „Universal" in UHC müsste noch weiter ausgelegt werden, wenn es um die Gesundheit Geflüchteter geht. Den nationalstaatlichen Container zu überwinden bedeutet in diesem Fall, die gesundheitliche Versorgung der Menschen in Kriegsgebieten und auf der Flucht mit zu bedenken und sicherzustellen. Viele dieser Menschen haben zumindest zeitweilig keinerlei Zugang zu gesundheitlicher Versorgung.

4 Angemessener Umgang mit Diversitätsmerkmalen am Beispiel der gesundheitlichen Versorgung von Migrant*innen

Das 4. Kapitel macht Vorschläge, wie das Gesundheitssystem in einer Migrations- und Diversitätsgesellschaft gestaltet werden kann. Es stellt dazu Öffnungskonzepte wie z. B. Diversity Management und interkulturelle Öffnung vor. Eine erfolgreiche Umsetzung solcher Konzepte auf institutioneller Ebene setzt ein Umdenken auf gesellschaftlicher und politischer Ebene voraus. Das anschließende 5. Kapitel beschreibt den dazu notwendigen Wechsel vom Konzept der Integration von Migrant*innen zu einer Rückbesinnung auf zugrunde liegende Ungleichheiten und einem Streben nach gesellschaftlicher Gleichberechtigung.

4.1 Resilienz des Gesundheitssystems

Ein Gesundheitssystem sollte in der Lage sein, mit neuen oder sich beispielsweise hinsichtlich ihrer Größe veränderten Herausforderungen angemessen umzugehen. Diese Fähigkeit bezeichnet man als Resilienz des Systems. Sie lässt sich in absorptive, adaptive und transformative Eigenschaften des Systems untergliedern (Turenne et al. 2019). Migration in ihren unterschiedlichen Formen, einschließlich der Fluchtmigration, ist keine vorübergehende Krisen- oder Ausnahmesituation, wie die Abbildungen 1 und 2 bereits gezeigt haben. Dennoch erweist sich das deutsche Gesundheitssystem als wenig resilient, was die Herausforderungen durch Migration angeht. Am Beispiel der Fluchtmigration 2015/16 wird das besonders deutlich (Razum/Bozorgmehr 2017). So wies das System eine gute absorptive Kapazität auf: Eine sehr große Zahl von Geflüchteten wurde bei oder kurz nach der Ankunft in Deutschland gesundheitlich untersucht; eine ebenfalls große Zahl wurde medizinisch behandelt, häufig durch Freiwillige (Nicolai/Fuchs/von Mutius 2015). Die adaptive Kapazität war insofern gut, als Städte und Gemeinden bei der Aufnahme Geflüchteter schnell eigene Strategien entwickelten. Während dies zwar schnelle lokale Lösungen beförderte, mangelt es bis heute (Stand: August 2019) an einer bundesweiten Standardisierung von Maßnahmen (Bozorgmehr/Razum/Noest 2018). Dieser Mangel betrifft sowohl die Datenerhebung im Sinne einer Gesundheitsberichterstattung (GBE) für Geflüchtete als auch einen einheitlich geregelten Zugang zu gesundheitlicher Versorgung. Ein weiteres Beispiel ist die fehlende Evidenzbasierung einiger lokal eingeführter Screening-Maßnahmen, etwa auf seltene Infektionskrankheiten (Bozorgmehr et al. 2017). Es ist daher davon auszugehen, dass Ressourcen nicht optimal oder – wie nachweislich beim Screening – oft sogar falsch eingesetzt werden. Die transformative Kapazität des deutschen Gesundheitssystems hinsichtlich der Versorgung Geflüchteter war und ist hingegen gering. Während vorangehender Erfahrungen mit großen Flüchtlingszahlen, wie beispielsweise 1992, wurden keine strukturellen Veränderungen wie die Etablierung einer GBE oder einer Sprachmittlung vorgenommen. Vielmehr beschränkte man sich auf die Minimierung der Zahl in Deutschland ankommender Asylsuchender durch die Dublin-Abkommen sowie Einschränkungen im Anspruch auf gesundheitliche Versorgung durch das AsylbLG. Auch im Nachgang zu den gestiegenen Zahlen von Asylsuchenden 2015/16 gab es kaum Bestrebungen, erfolgreiche Strategien systematisch zu erfassen, zu evaluieren und sie deutschlandweit bekannt zu machen und einzuführen. Mit Blick auf

Migration als zukünftiger Herausforderung weist das deutsche Gesundheitssystem somit auch weiterhin eine nicht zeitgemäße, suboptimale Resilienz auf. Verbesserungen könnte die Etablierung standardisierter und evidenzbasierter Praktiken unter Einbeziehung der Zielgruppen Migrant*innen einschließlich Geflüchteter schaffen. Solange sich die Politik aber auf Migration regulierende und restriktive Maßnahmen baut und diese sogar verstärkt, sind den Verbesserungsmöglichkeiten durch Akteure des Gesundheitssystems Grenzen gesetzt.

4.2 Migrationsspezifische Ansätze

Um eine gute gesundheitliche Versorgung von Menschen mit Migrationshintergrund zu gewährleisten, wurde in den vergangenen Jahrzehnten wiederholt vorgeschlagen, spezifische Angebote für diese Gruppe zu schaffen – bis hin zu eigenen Abteilungen oder ganzen Institutionen (wie etwa Altersheimen), die sich auf die Versorgung von Menschen mit Migrationshintergrund spezialisierten. In bestimmten, umschriebenen Situationen können migrations- und kulturspezifische Angebote notwendig sein, etwa Schulungsangebote oder Informationsmaterial in verschiedenen Sprachen. Für weitergehende spezifische Angebote mangelt es nicht nur an Evidenz, sondern es gibt auch zwei wichtige Gegenargumente: Erstens ist die Bevölkerung mit Migrationshintergrund sehr heterogen. Nicht nur wandern vermehrt „neue" Gruppen ein, beispielsweise Geflüchtete oder Migrant*innen aus Südasien oder afrikanischen Ländern. Auch die Menschen aus einem Herkunftsland wie beispielsweise der Türkei unterscheiden sich voneinander, etwa hinsichtlich ihrer gesundheitsbezogenen Vorstellungen, ihrer Sprache und ihrer Kultur. Das bedeutet: Migrationsspezifische Einrichtungen mit engen Zielgruppen können eine nachhaltige, flächendeckende und qualitätsgesicherte Versorgung nicht leisten. Migrationsspezifische Einrichtungen mit breiten Zielgruppen können der Heterogenität nicht besser gerecht werden als sich öffnende Einrichtungen der Regelversorgung.

Der zweite Grund wiegt noch schwerer: Werden parallele Versorgungsstrukturen speziell für Menschen mit Migrationshintergrund (oder geringeren Deutschkenntnissen) geschaffen, so kann dies – auch wenn es eigentlich gut gemeint ist – zu ihrer Ausgrenzung beitragen (Wagner 2017). Zudem könnten die nicht auf Menschen mit Migrationshintergrund spezialisierten Versorger in Versuchung geraten, Anstrengungen zur Öffnung ihrer Angebote für diese Bevölkerungsgruppe zu verringern, was die Ausgrenzung weiter verstärken würde. Es gibt also starke Argumente, migrationsspezifische Strategien nicht weiter zu verfolgen. Ziel sollte vielmehr sein, bestehende Angebote der Regelversorgung migrations- oder noch besser diversitätssensibel auszurichten und so die soziale sowie gesundheitliche Teilhabe zu erleichtern.

Eine Ausnahme stellen möglicherweise die niederschwelligen Ambulanzen in Aufnahmeeinrichtungen oder großen Gemeinschaftsunterkünften für Geflüchtete dar. Sie sind zwar „Sonderversorgungsstrukturen", könnten aber den Zugang in die Strukturen des regulären Gesundheitssystems erleichtern.

4.3 Von migrationssensiblen Ansätzen zu diskriminierungssensibler Diversitätspraxis

Ein Minimum an Migrationssensibilität lässt sich in Einrichtungen der Gesundheitsversorgung vergleichsweise einfach umsetzen. Beispiele sind Piktogramme, um Patient*innen sprachunabhängig zu informieren oder ein vielfältiges Angebot an Speisen (Droste et al. 2015). Eine diversitätssensible Ausrichtung erfordert aber mehr als das. So sollte das Gesundheitspersonal diskriminierungssensible Handlungskompetenzen erwerben und bei Bedarf durch Sprachmittler*innen unterstützt werden. Entsprechende Bedarfe und Bedürfnisse lassen sich am besten identifizieren, wenn Diversitätssensibilität mit einem diskriminierungskritischen Ansatz in allen Aspekten der Versorgung (also ganzheitlich) mitgedacht wird.

Es sind aber nicht nur Menschen mit Migrationshintergrund, die sich Barrieren beim Zugang zur gesundheitlichen Versorgung gegenübersehen. Dies gilt insgesamt für Menschen mit geringer sozialer Teilhabe, also auch für andere marginalisierte Gruppen. Dazu gehören so unterschiedliche Gruppen wie Menschen mit geringer Bildung oder mit anderer sexueller Orientierung. Nicht selten vereinigen Menschen gleich mehrere Diversitätsmerkmale, wie beispielsweise in der Gruppe der geflüchteten LGBTQ-Menschen. Angesichts dieser Herausforderungen gibt es konzeptionelle Überlegungen und Entwicklungen, nicht mehr nur auf ein Diversitätsmerkmal wie beispielsweise den Migrationshintergrund eingehen. Vielmehr zielen sie darauf ab, die Diversität von Menschen in der Gesundheitsversorgung stärker zu berücksichtigen. Während das Bewusstsein für eine diversitäts- und migrationssensible Ausrichtung in der Versorgungspraxis zunimmt, kommen diversitätssensible Maßnahmen bislang eher unsystematisch und nur punktuell zum Einsatz.

Ein ganzheitlicher Ansatz, der dies in systematischer Weise ermöglicht, ist das Diversity Management. Es berücksichtigt, dass sich alle Nutzer*innen von Versorgungsangeboten untereinander unterscheiden und daher unterschiedliche Bedürfnisse und Bedarfe haben. Diversity Management zielt darauf ab, die Kultur einer Institution so zu verändern, dass Offenheit gegenüber der Vielfalt von Nutzern*innen sowie ihren Bedürfnissen gefördert wird. Das erfordert zum einen eine diskriminierungskritische Selbstreflexion des Personals, um zu erkennen, auf welche Merkmale von Nutzer*innen man befremdet und mit Abgrenzung reagiert. Zum anderen sind kontinuierliche Aushandlungsprozesse zwischen Anbietern und Nutzer*innen nötig, um Abläufe möglichst gut an die Bedürfnisse anzupassen. Solche Verhandlungen sollten Freiräume bieten, sie haben aber auch klare Grenzen wie beispielsweise Vorgaben des Sozialrechts oder des Grundgesetzes, etwa zur Gleichstellung von Frauen und Männern (Brzoska/Razum 2017).

Diversity Management kann einen Beitrag leisten, gesundheitsbezogene Angebote migrationssensibel auszurichten. Das Potenzial des Konzepts ist jedoch viel größer: Migrationshintergrund wird dabei nicht länger als Merkmal von Andersartigkeit interpretiert, sondern als ein Diversitätsmerkmal unter vielen. Dem liegt die Erkenntnis zugrunde, dass auch andere Merkmale in unserer Gesellschaft wie Geschlecht, Alter und sozialer Status mit unterschiedlichen Bedürfnissen und Bedarfen einhergehen. Anders als bei der interkulturellen Öffnung wird damit die Gefahr einer kulturdeterministischen Sichtweise gemindert. Kultureller Determinismus begünstigt Vorurteile, die sich wiederum nachteilig auf die Kommunikation und das Handeln auswirken (können). Diversity Management stellt daher eine zunehmend akzeptierte und wichtige Alternative zu Konzepten der interkulturellen Öffnung in der Gesundheitsversorgung dar.

Dabei lässt Diversity Management keineswegs eine simple Lösung aller Probleme erwarten. Der zugrunde liegende Ansatz basiert auf der Unterscheidung von relevanten Diversitätsdimensionen wie Alter, Geschlecht, Ethnie, sexueller Orientierung und Religion. Das kann zu einer starren Grenzziehung zwischen einzelnen Diversitätsdimensionen und zu entsprechend einseitigen Maßnahmen führen, die dann der Komplexität realer Personen häufig nicht gerecht werden. So wäre beispielsweise eine deutsche Frau mit muslimischer Zugehörigkeit und einer Behinderung einer einzelnen Kategorie kaum zuzuordnen. Sowohl intra- als auch interkategoriale Dynamiken bleiben im organisationalen Diversity Management bislang weitgehend unberücksichtigt. Eine Weiterentwicklung entlang der Überlegungen zu „*Super diversity*" könnten zu einer konzeptionellen Weiterentwicklung beitragen (Meissner/Vertovec 2015).

Zudem stammt das Konzept des Diversity Management aus der Industrie, wo es letztlich der Steigerung von Produktivität und Effizienz dienen soll. Die gezielte Förderung von Diversität unter der Perspektive der ökonomischen Nützlichkeit ließe jedoch diskriminierungskritische Maßnahmen und Angebote in den Hintergrund rücken. Als explizites Ziel von Diversity Management sollte also die gleichberechtigte Versorgung und eine Verminderung der Diskriminierungsgefahr für marginalisierte Bevölkerungsgruppen formuliert werden. Diversity Management benötigt als Basis eine intersektional ausgerichtete Diversitätspolitik, die einer mehrdimensionalen Betrachtung auf gesundheitliche Ungleichheit analytisch und praktisch gerecht wird.

Zusammengefasst ergeben sich eine Reihe von Herausforderungen an gesundheitliche Versorger, zuvorderst aber auch an die Gesundheitswissenschaften: Um eine diversitätsgerechtere Versorgung zu ermöglichen, bedarf es neuer Konzepte, die mehrere Diversitätsdimensionen in den Blick nehmen. Angesichts intersektional wirkender Diversitätsdimensionen müssten solche Konzepte die unterschiedliche soziale Ungleichheitssituation marginalisierter Gruppen berücksichtigen. Werden diversitätssensible Veränderungen vorangetrieben, so sollten sie sich nicht allein auf die Versorgungspraxis beschränken; vielmehr müssten sie auch auf die Organisationsstruktur sowie -prozesse abzielen und damit die transformative Kapazität des Gesundheitssystems stärken. Und auch im Kontext der Diversitätspraxis ist nochmals die rechtliche Gleichstellung der gesundheitlichen Versorgung von Geflüchteten durch Anpassungen des AsylbLG zu fordern.

5 Integration oder Gleichberechtigung?

Während Teile von Politik und Gesellschaft in Deutschland bereits über einen angemessenen Umgang mit Diversität diskutieren, bestehen andere Gruppierungen weiterhin auf einer schnellen Integration der Menschen mit Migrationshintergrund. Der Begriff „Integration" markierte ursprünglich einen grundlegenden und positiven Wandel in der Migrationsgeschichte der Bundesrepublik Deutschland – die paradigmatische Wende von einer eher auf Rückführung gerichteten Sicht von Migration („Gastarbeiterpolitik") hin zu einer aufnehmenden Migrationspolitik, wie ihn die Süssmuth-Kommission vollzog. Forderungen nach Integration beinhalten heute zwar nicht mehr zwangsläufig das Streben nach Assimilation, also eines vollständigen „Unsichtbarwerdens" der Eingewanderten in der Mehrheitsbevölkerung. Es werden mit dem Begriff „Integration" jedoch in erster Linie einseitige Anpassungserwartungen und Ansprüche an die Menschen mit Migrationshintergrund gestellt – viel weniger oder gar nicht dagegen an die Mehrheitsgesellschaft. „Integration" beinhaltet also auch eine Verpflichtung der Gesellschaft zu einem Abbau von diskriminierenden Zugangshindernissen zu sozialen und gesundheitlichen Leistungen. Dies muss für Menschen mit Migrationshintergrund mindestens in gleichem Maße geschehen, wie solche Hindernisse auch für andere, nicht-migrantische Gesellschaftsmitglieder verringert oder beseitigt werden. Im aktuellen Migrationsdiskurs bleibt der Begriff der Integration aber assimilationistisch geprägt und überlagert. Das Integrationsparadigma spiegelt sich nicht nur in der politischen Agenda wider (Integrationsgipfel, nationaler Integrationsplan, Fachkommission „Integrationsfähigkeit" etc.), sondern auch in einer migrationswissenschaftlichen Forschung, die explizit oder implizit den Blick auf die Frage einer „notwendigen Angleichung von anderen an die Einheimischen" richtet. Eine auf Integration zentrierte Perspektive auf Migration wird so zum Hindernis für die Analyse und Entwicklung diversitätsgerechter Strukturen, da sie zu stark und einseitig Änderungsprozesse im individuellen bzw. gruppenbezogenen Kontext fokussiert („Migrantenförderprogramme"). Die gegenwärtig omnipräsente Verwendung des Integrationsbegriffs im Kontext von Migration erscheint daher als wenig zielführend. Notwendig – besonders auch für die Verbesserung der gesundheitlichen Versorgung – ist daher eine konzeptionell neue migrationspolitische Ausrichtung auf nationaler und europäischer Ebene.

Maßnahmen zur Steigerung der Kultur- und Migrationssensibilität von Gesundheitseinrichtungen (also auf der Meso-Ebene) leisten einen Beitrag zu einem solchen Ziel. Sie sind aber nur ein Schritt und benötigen Unterstützung sowie eine fundierte, diskriminierungskritische Diskussion, wie *alle* zentralen gesellschaftlichen Systeme – neben Gesundheit also beispielsweise auch Bildung – im Kontext zunehmender Diversität durchlässiger gestaltet werden können. Ein Weg könnte sein, auf gesellschaftlicher und politischer (also der Makro-) Ebene das Konzept „Integration" aufzugeben und durch „Gleichstellung" zu ersetzen. „Gleichstellung" nimmt (anders als Integration) viel stärker Bezug auf die strukturelle und soziale Ungleichheit, der viele unterschiedliche Bevölkerungsgruppen in Deutschland ausgesetzt sind. Dazu gehören Menschen mit Migrationshintergrund, aber auch Gruppen, die aufgrund ihrer sexuellen Orientierung, Religion, Bildung oder ihrer Wohnregion benachteiligt werden. Auch andere Gruppen mit tatsächlichen oder zugeschriebenen Diversitätsmerkmalen stehen nachweislich Zugangsbarrieren in der gesundheitlichen Versorgung gegenüber.

Eine solche Sichtweise folgt der Argumentation der Sozialwissenschaftlerin Naika Foroutan, nach deren Beobachtungen die aktuelle Debatte um Migration und Flucht eine grundlegende Auseinandersetzung mit sozialer Ungleichheit und deren Verminderung in Deutschland überdeckt und verhindert. Foroutan (2019) postuliert eine postmigrantische Gesellschaft, welche die Bearbeitung von strukturellen Herausforderungen wie ungleich verteilten Teilhabechancen in den Vordergrund stellt, um die Akzeptanz von Vielfalt und damit letztlich auch Migration zu fördern.

Mit Blick auf das Ziel einer integrativen Gesellschaft und besseren Gesundheitschancen von Menschen mit Migrationshintergrund sollte Migrationspolitik zukünftig durch das Gleichstellungskonzept gerahmt werden. Das erfordert zum einen, das Integrationsparadigma zu verwerfen. Zum anderen sollte das Sicherheitsparadigma kritisch hinterfragt werden, das vor allem den sogenannten „Flüchtlingsdiskurs" beherrscht, also die politischen, medialen oder gesellschaftlichen Debatten zur Frage des Umgangs mit Menschen, die nach Deutschland fliehen. Es ist gleichermaßen selbstverständlich wie unvermeidlich, dass im Kontext von Migration und Flucht auch über Sicherheit und mögliche, der Sicherheit dienliche politische Steuerungsmaßnahmen diskutiert wird. Eine einseitige Konzentration auf das Sicherheitsthema unterstützt jedoch verkürzte und tendenziöse Perspektiven, die nicht förderlich sind für die Gleichstellung und das Bearbeiten von Herausforderungen, die mit Migration verbunden sind. Eine Engführung von Migration auf Sicherheit und die damit oft einhergehende Degradierung des Themas zu einem Sicherheitsthema wird dadurch verstärkt, dass der Themenkomplex „Migration, Flucht und Integration" in die überwiegende Zuständigkeit des Bundesministeriums des Innern verlagert wird. Migration und damit zusammenhängende Inhalte sind aber vielmehr ein Querschnittsthema, das alle gesellschaftlichen Bereiche, Strukturen und Institutionen durchdringt und prägt. Auf politischer Ebene erfordert das die systematische Einbindung des Themas in die Fachabteilungen *aller* Ministerien und ein viel stärker koordiniertes interministerielles Handeln als bisher – ähnlich dem Konzept (oder sogar als Bestandteil des Konzepts) der Bundesregierung zu Deutschlands globaler Gesundheitspolitik (siehe auch den Beitrag von Jahn/Razum/Voss) (Kickbusch et al. 2017). Vor allem aber sollten Wissenschaft und Politik neben den Herausforderungen auch die positiven Seiten und die Chancen, die Migration für ein Land wie Deutschland und seine Bevölkerung mit sich bringt, untersuchen, herausarbeiten und öffentlich vertreten.

Teile des Textes sind eine Weiterentwicklung von Razum, O./Wenner, J. (2019). Health of migrants and ethnic minorities in Germany. Reflecting on normative agendas. In: K. Kühlmeyer/C. Klingler/R. Huxtable (Hrsg.): *Ethical, Legal and Social Aspects of Healthcare for Migrants. Perspectives from the UK and Germany.* London and New York: Routledge, 21–32. Verwendung mit freundlicher Genehmigung von Routledge.

Literatur

Arnold, M./Razum, O./Coebergh, J. W. (2010). Cancer risk diversity in non-western migrants to Europe: An overview of the literature. European Journal of Cancer, 46(14), 2647–2659.

Bade, K. J. (2017). *Migration – Flucht – Integration: Kritische Politikbegleitung von der „Gastarbeiterfrage" bis zur „Flüchtlingskrise". Erinnerungen und Beiträge.* Karlsruhe: Von Loeper Literaturverlag.

Bauhoff, S./Göpffarth, D. (2018). Asylum-seekers in Germany differ from regularly insured in their morbidity, utilizations and costs of care. PLoS ONE, 13(5), e0197881.

Ben Shlomo, Y./Kuh, D. (2002). A life course approach to chronic disease epidemiology: conceptual models, empirical challenges and interdisciplinary perspectives. *International Journal of Epidemiology, 31*(2), 285–293.

Bermejo, I./Nicolaus, L./Kriston, L./Holzel, L./Harter, M. (2012). Vergleichende Analyse psychosomatischer Beschwerden bei Personen mit spanischem, italienischem, turkischem und russischem Migrationshintergrund. *Psychiatrische Praxis, 39*(4), 157–163.

Bozorgmehr, K./Mohsenpour, A., Saure, D./Stock, C./Loerbroks, A./Joos, S./Schneider, C. (2016). Systematische Übersicht und „Mapping" empirischer Studien des Gesundheitszustands und der medizinischen Versorgung von Flüchtlingen und Asylsuchenden in Deutschland (1990–2014). *Bundesgesundheitsblatt – Gesundheitsforschung – Gesundheitsschutz, 59*(5), 599–620.

Bozorgmehr, K./Razum, O. (2015). Effect of Restricting Access to Health Care on Health Expenditures among Asylum-Seekers and Refugees: A Quasi-Experimental Study in Germany, 1994–2013. *PLoS ONE, 10*(7), e0131483.

Bozorgmehr, K./Razum, O./Noest, S. (2018). Germany: optimizing service provision to asylum seekers. In: WHO Europe (Hrsg.): *COMPENDIUM of health system responses to large-scale migration in the WHO European Region*. Copenhagen WHO Europe, 48–58.

Bozorgmehr, K./Wahedi, K./Noest, S./Szecsenyi, J./Razum, O. (2017). Infectious disease screening in asylum seekers: range, coverage and economic evaluation in Germany, 2015. *Eurosurveillance, 22*(40), 16-00677.

Brzoska, P./Razum, O. (2017). Herausforderungen einer diversitätssensiblen Versorgung in der medizinischen Rehabilitation. *Rehabilitation, 56*, 299–304.

Brzoska, P./Voigtländer, S./Spallek, J./Razum, O. (2010). Utilization and effectiveness of medical rehabilitation in foreign nationals residing in Germany. *European Journal of Epidemiology, 25*(9), 651–660.

David, M./Borde, T./Brenne, S./Ramsauer, B./Henrich, W./Breckenkamp, J./Razum, O. (2014). Comparison of Perinatal Data of Immigrant Women of Turkish Origin and German Women – Results of a Prospective Study in Berlin. *Geburtshilfe und Frauenheilkunde, 74*(5), 441–448.

David, M./Borde, T./Brenne, S./Ramsauer, B./Henrich, W./Breckenkamp, J./Razum, O. (2017). Obstetric and perinatal outcomes among immigrant and non-immigrant women in Berlin, Germany. *Archives of Gynecology and Obstetrics, 296*(4), 745–762.

de Maizière, T. (2014). *Deutschland ist ein Einwanderungsland. Rede zum Einzelplan des Bundesministeriums des Innern am 09.09.2014*. Berlin: Bundesministeriums des Innern. Verfügbar unter https://www.cducsu.de/themen/wirtschaft-und-energie-haushalt-und-finanzen/deutschland-ist-ein-einwanderungsland (Zugriff am 11.08.2019).

Droste, M./Kemal Gün, A./Kiefer, H./Koch, E./Naimi, I./Heike Reinecke, H./Wesselman, E. (2015). *Das kultursensible Krankenhaus. Ansätze zur interkulturellen Öffnung*. Berlin: Beauftragte der Bundesregierung für Migration, Flüchtlinge und Integration. Verfügbar unter https://www.bundesregierung.de/resource/blob/975292/729152/faf92058a4f377b8cb7c8ae889d677e5/das-kultursensible-krankenhaus-09-02-2015-download-ba-ib-data.pdf?download=1 (Zugriff am 11.08.2019).

Eribon, D. (2016). *Rückkehr nach Reims*. Frankfurt am Main: Suhrkamp.

Foroutan, N. (2019). *Die postmigrantische Gesellschaft: Ein Versprechen der pluralen Demokratie*. Bielefeld: transcript.

Gomolla, M./Radtke, F. O. (2000). Mechanismen institutionalisierter Diskriminierung in der Schule. In: I. Gogolin/B. Nauck (Hrsg.): *Migration, gesellschaftliche Differenzierung und Bildung. Resultate des Forschungsschwerpunktprogramms FABER*. Opladen: Leske + Budrich, 321–341.

Gomolla, M./Radtke, F. O. (2009). *Institutionelle Diskriminierung: die Herstellung ethnischer Differenz in der Schule*. 3. Auflage. Wiesbaden: VS Verlag für Sozialwissenschaften.

Kickbusch, I./Franz, C./Holzscheiter, A./Hunger, I./Jahn, A./Köhler, C./Razum, O./Schmidt, J. O. (2017). Germany's expanding role in global health. *The Lancet, 390*(10097), 898–912.

Mecheril, P./Castro Varela, M./Dirim, İ./Kalpaka, A./Melter, C. (2010). *Migrationspädagogik*. Weinheim und Basel: Beltz.

Mecheril, P./Vorrink, A. (2018). Heterogenität als wirksamer Diskurs. In: I. Dirim/P. Mecheril (Hrsg.): *Heterogenität, Sprache(n), Bildung: Die Schule der Migrationsgesellschaft*. Bad Heilbrunn: Julius Klinkhardt/UTB.

Meier-Braun, K. H. (2019). In der Migrations- und Flüchtlingspolitik ist Deutschland in einer „Dauerkrise". *Informationsdienst Soziale Indikatoren*(61), 29–30. Verfügbar unter https://www.gesis.org/fileadmin/upload/forschung/publikationen/zeitschriften/isi/isi-61.pdf (Zugriff 11.08.2019).

Meissner, F./Vertovec, S. (2015). Comparing super-diversity. *Ethnic and Racial Studies, 38*(4), 541–555.

Nicolai, T./Fuchs, O./von Mutius, E. (2015). Caring for the Wave of Refugees in Munich. *New England Journal of Medicine, 373*(17), 1593–1595.

Nielsen, R./Akey, J. M./Jakobsson, M./Pritchard, J. K./Tishkoff, S./Willerslev, E. (2017). Tracing the peopling of the world through genomics. *Nature, 541*(7637), 302–310.

Nöst, S./Jahn, R./Aluttis, F./Drepper, J./Preussler, S./Qreini, M./Breckenkamp, J./Razum, O./Bozorgmehr, K. (2019). Surveillance der Gesundheit und primärmedizinischen Versorgung von Asylsuchenden in Aufnahmeeinrichtungen: Konzept, Entwicklung und Implementierung. *Bundesgesundheitsblatt Gesundheitsforschung Gesundheitsschutz, 62*(7), 881–892.

Ooms, G./Keygnaert, I./Hammonds, R. (2019). The right to health: from citizen's right to human right (and back). *Public Health, 172*, 99–104.

Razum, O. (2009). Migration, Mortalität und der Healthy-migrant-Effekt. In: M. Richter/K. Hurrelmann (Hrsg.): *Gesundheitliche Ungleichheit. Grundlagen, Probleme, Perspektiven* (267–282). Wiesbaden: VS Verlag für Sozialwissenschaften.

Razum, O./Bozorgmehr, K. (2017). Refugee migration to Germany: did the health system show resilience? *European Journal of Public Health, 27* (suppl 3), 225.

Razum, O./Twardella, D. (2002). Time travel with Oliver Twist – towards an explanation for a paradoxically low mortality among recent immigrants. *Tropical Medicine and International Health, 7*(1), 4–10.

Razum, O./Wenner, J./Bozorgmehr, K. (2016). Wenn Zufall über den Zugang zur Gesundheitsversorgung bestimmt: Geflüchtete in Deutschland. *Gesundheitswesen, 78*(11), 711–714.

Razum, O./Zeeb, H./Meesmann, U./Schenk, L./Bredehorst, M./Brzoska, P./Dercks, T./Glodny, S./Menkhaus, B./Salman, R./Saß, A. C./Ulrich, R. E. (2008). *Migration und Gesundheit. Schwerpunktbericht der Gesundheitsberichterstattung des Bundes*. Berlin: Robert Koch-Institut.

Rolke, K./Wenner, J./Razum, O. (2019). Shaping access to health care for refugees on the local level in Germany – Mixed-methods analysis of official statistics and perspectives of gatekeepers. *Health Policy* (ePub).

Scherr, A. (2017). Soziologische Diskriminierungsforschung. In: A. Scherr/A. El-Mafaalani/G. Yüksel (Hrsg.): *Handbuch Diskriminierung*. Wiesbaden: Springer, 39–58.

Schott, T./Razum, O. (Hrsg.) (2013). *Migration und medizinische Rehabilitation*. Weinheim und Basel: Beltz Juventa.

Spallek, J./Zeeb, H./Razum, O. (2011). What do we have to know from migrants' past exposures to understand their health status? A life course approach. *Emerging Themes in Epidemiology, 8*(1), 6.

Statistisches Bundesamt (2018). *Bevölkerung und Erwerbstätigkeit. Bevölkerung mit Migrationshintergrund. Ergebnisse des Mikrozensus 2017*. Wiesbaden: Statistisches Bundesamt.

Süssmuth, R. (2001). *Zuwanderung gestalten – Integration fördern. Bericht der Unabhängigen Kommission „Zuwanderung"*. Berlin. Verfügbar unter www.fluechtlingsrat.org/download/berkommzusfas.pdf (Zugriff am 11.08.2019).

Turenne, C. P./Gautier, L./Degroote, S./Guillard, E./Chabrol, F./Ridde, V. (2019). Conceptual analysis of health systems resilience: A scoping review. *Social Science & Medicine, 232*, 168–180.

United Nations (2017). *International Migration Report 2017 (Highlights)* (ST/ESA/SER.A/404). New York: United Nations. Verfügbar unter www.un.org/en/development/desa/population/migration/publications/migrationreport/docs/MigrationReport2017_Highlights.pdf (Zugriff 11.08.2019).

Wagner, C. (2017). *Öffentliche Institutionen als weiße Räume? Rassismusreproduktion durch ethnisierende Kategorisierungen in einem schweizerischen Sozialamt*. Bielefeld: Transcript.

Wimmer, A./Glick Schiller, N. (2002). Methodological nationalism and the study of migration. *European Journal of Sociology, 43*(2), 217–240.

Geschlecht und Gesundheit

Birgit Babitsch, Antje Ducki und
Ulrike Maschewsky-Schneider

„Frauen und Männer sind anders krank!" Zahlreiche Studienergebnisse und auch Daten der Gesundheitsberichterstattung belegen die vielfachen Unterschiede zwischen Frauen und Männern in der Entstehung und Prävalenz von Krankheiten, im Krankheitsverlauf und in der Prognose. Die frauen-, männer- und genderspezifische Gesundheitsforschung wie auch die sich etablierende Gender-Medizin konnten inzwischen zahlreiche Erklärungsfaktoren und Wirkungsketten aufdecken, die den Einfluss des biologischen (sex) und des sozialen (gender) Geschlechts getrennt und in ihrer Interaktion aufzeigen. Zudem hat die Einbeziehung der Kategorie Geschlecht im Forschungs- und auch im Praxiskontext zu nachhaltigen Veränderungen in der Analyse von Gesundheit (respektive Krankheit) geführt. Dies bildet sich darin ab, dass die Bedeutung sozialer Lebensverhältnisse mit ihrer Unterschiedlichkeit und Kontextualität hervorgehoben wurde, neue Versorgungsstrategien entwickelt wurden, die von einem umfassenden Gesundheitsbegriff ausgehen, und Standards für die (Gesundheits-)Forschung gesetzt wurden, mittels derer Erkenntnisverzerrungen nach Geschlecht, zunehmend auch anderer Diversity-Merkmale, aufgedeckt und minimiert werden können. Doch trotz dieser Entwicklungen ist bis dato weder in der Forschung noch in der Versorgungspraxis eine systematische Verankerung der Geschlechterperspektive geglückt.

1 Die Vielfalt der Perspektiven auf Geschlecht und Gesundheit

Gesundheit ist vielfältig. Sie setzt sich nicht nur aus unterschiedlichen Komponenten, wie beispielsweise dem physischen, psychischen und sozialen Wohlbefinden (World Health Organization [WHO] 1946/48), zusammen, sondern sie variiert auch nach biologischen und sozialen Merkmalen. Besonders deutlich wird dies bei den Kategorien Alter und Geschlecht, die als Einzelmerkmale und in ihrer Wechselwirkung die Gesundheit wesentlich prägen. Darüber hinaus nehmen auch gesellschaftliche Vorstellungen und Normen und nicht zuletzt auch der technologische Fortschritt einen Einfluss darauf, was als gesund bzw. krank eingeordnet wird. Damit ist Gesundheit neben objektivierbaren (medizinisch geprägten) Krankheitszuordnungen in hohem Maße relational, stark subjektiv und folglich variabel in Raum und Zeit; gleichwohl stellt sie eine feste Bezugsgröße individueller und kollektiver Erfahrungen dar.

Dies zum Ausgangspunkt nehmend, stellt sich die Frage, ob und welche Differenzen in der Gesundheit von Frauen und Männern bestehen und wie sich diese erklären lassen, ohne dabei Geschlechterstereotypen Vorschub zu leisten. Neben einer Perspektive auf kollektiv zu beschreibende Merkmale, ließen sich die Fragen auch aus einer stark individualisierenden Betrachtung, jede*r ist Träger*in unterschiedlicher biologischer und sozialer Merkmale – als Extremform einer Diversity-Orientierung – beantworten. Wenngleich die zweite Perspektive im Grundsatz nicht falsch ist und auch Gruppen sich aus Individuen zusammensetzen, lassen sich doch kollektive Merkmale identifizieren, die erheblich zur Lebensrealität und auch zur Gesundheit der Gruppenmitglieder beitragen und in der Folge Differenzen und Ungleichheiten implizieren (können). Dies ist die Perspektive, die in diesem Beitrag eingenommen wird.

In Forschung und Praxis der Gesundheitswissenschaften wird neben Alter und sozialem Status seit vielen Jahren auch die Kategorie Geschlecht aufgenommen. Begonnen wurde der Geschlechterdiskurs bereits in den 1980er Jahren durch die Frauengesundheitsforschung, die einen Gender *Bias* (Eichler 1991) und hier vor allem den Androzentrismus in der Gesundheitsforschung nachgewiesen und sich in Folge den frauenspezifischen Besonderheiten der Gesundheit zugewendet hat. Es folgte eine ebenfalls intensive Auseinandersetzung mit den Besonderheiten der Männergesundheit.

Bis dato steht jedoch eine Deskription geschlechterbezogener Merkmale, z. B. bei der Beschreibung der gesundheitlichen Lage, im Vordergrund. Deutlich seltener ist die Kategorie Geschlecht eine theoretisch-konzeptionelle Bezugsgröße, die bereits bei der Planung und schließlich der Bewertung der Ergebnisse und den abzuleitenden Empfehlungen Eingang findet. Erschwerend kommt hinzu, dass bereits bei der Begriffsbestimmung der Kategorie Geschlecht und ihrer Differenzierung in ein biologisches (*sex*) und soziales Geschlecht (*gender*) eine Definitionsvielfalt herrscht, die zum Teil auf ein atheoretisches Verständnis bei der Begriffswahl hinweist und damit nicht nur die Rezeption der Ergebnisse, sondern auch die Möglichkeiten des Dialoges erschwert.

Im Rahmen des Beitrages werden zunächst Entwicklungslinien einer geschlechterbezogenen Forschung in den Gesundheitswissenschaften aufgezeigt. Hieran wird verdeutlicht, was eine frauen-, männer- und genderspezifische Herangehensweise methodisch und theoretisch umfasst. Daran anschließend werden aktuelle Daten zur Gesundheit von Frauen und Männern dargestellt, für die im Folgenden theoretische Konzepte zur Erklärung aufgezeigt werden. Zusammenfassend werden Ansatzpunkte für eine geschlechtergerechte Gesundheitsforschung und -praxis gegeben.

2 Entwicklungslinien einer geschlechterbezogenen Gesundheitsforschung und -praxis

Vorhandene epidemiologische Daten weisen darauf hin, dass die Gesundheit von Frauen und Männern unterschiedlich ist. Die Differenzen, die man dabei beobachten kann, lassen sich allerdings nicht allein auf biologisch-genetisch bedingte Unterschiede (*sex*) zurückführen, sondern sind Ausdruck sozialer Unterschiede (*gender*), die aus unterschiedlichen Lebensrealitäten und in diese eingebettete Verhaltensweisen resultieren. Mit dem sozialen Geschlecht manifestieren sich die in dem Geschlechterverhältnis festgelegten Geschlechterrollen und -zuschreibungen, auf deren Basis für die Genusgruppen jeweils typisierende Erwartungen und Normen an das Verhalten formuliert werden. Zugleich sind hiermit spezifische Chancen und Beschränkungen im Lebensalltag assoziiert, die jedoch nicht als fixe, d. h. einmal manifestierte Ordnungen und Orientierungen zu verstehen sind, sondern stetig individuell und gesellschaftlich wiederhergestellt werden (*Doing Gender*). Entsprechend wundert es nicht, dass trotz eines feststellbaren gesellschaftlichen Wandels, der sich in neuen und veränderten Lebensentwürfen von Frauen und Männern ausdrückt, die Zuschreibungen zu den Geschlechterrollen eine hohe Pertinenz aufweisen. Dies zeigt sich nicht nur darin, dass typisierende Vorstellungen zur Frauen- und Männerrolle sich nur marginal verändert haben, sondern auch in der Verteilung von produktiven und reproduktiven Aufgaben. In Bezug auf die Gesundheit hat dies sowohl einen unmittelbaren Einfluss auf die gesundheitliche Lage als auch einen vermittelnden Einfluss der beispielsweise durch das Gesundheits- bzw. Inanspruchnahmeverhalten krankheitsbegünstigend oder -abmildernd wirkt.

Nachstehend werden wesentliche Entwicklungslinien aufgezeigt, die dazu beitrugen, dass die Geschlechterperspektive in gesundheitsbezogenen Fragestellungen aufgegriffen wurde und auf deren Basis wesentliche Erkenntnisse zu Geschlecht und Gesundheit erarbeitet wurden. Nach Rosser (1993) lassen sich spezifische Entwicklungsphasen differenzieren, die erforderlich sind, um eine systematische und dauerhafte Integration der Geschlechterperspektive in der Gesundheitsforschung zu erreichen. Zu Beginn steht die Phase der Leugnung von Unterschieden zwischen den Geschlechtern, auf die im nächsten Schritt die Untersuchung geschlechterbezogener Verzerrungseffekte in den Forschungsmethoden, Theorien und Ergebnissen (*Gender Bias*) folgt und im letzten Schritt zu einer systematischen Berücksichtigung der Unterschiede zwischen beiden Geschlechtern (*Gender-sensitive Research*) übergeht.

2.1 Geschlecht und Gesundheit im Kontext der Frauen- und Frauengesundheitsforschung

Die Auseinandersetzung mit den gesellschaftlichen Normen stand im Beginn der Frauen- und Frauengesundheitsforschung im Vordergrund. Damit, dass selbstverständliche Gegebenheiten der gesellschaftlichen Wirklichkeit hinterfragt wurden, enthüllten diese ihre Gestalt als historisch-gesellschaftlich geformte Setzungen, denen keine „natürliche" Gesetzmäßigkeit zugrunde liegt. Bislang unangetastete Rollenzuschreibungen an Frauen und Männer wurden aufgedeckt und die damit verbundenen Mechanismen einer Ungleichbehandlung bis hin zur Diskriminierung einer Genusgruppe aufgezeigt. Bahnbrechende Arbeiten entstanden in dieser Phase, neben anderen zur Arbeitsteilung, zur Reproduktion und zur Sozialisation, die die Grundlage bildeten, Gesellschaften und ihre Subsysteme als Produzenten und Garanten des bestehenden Geschlechterverhältnisses zu verstehen. Zudem wurde die Forschung selbst Gegenstand feministischer Kritik, bis dato unangetastete Kriterien, beispielsweise der Objektivität, wurden hinterfragt und neue Ansätze für die Forschung wurden entwickelt.

Dieser Diskurs kennzeichnet auch die Frauengesundheitsforschung, in der sowohl kritisch die gesundheitsbezogene Forschung als auch die Versorgungspraxis betrachtet wurden. In diesem Zuge wurden die impliziten Normen und Zuschreibungen, die Grenzen des bis dato herrschenden Verständnisses von Gesundheit und der Umgang mit Patient*innen explizit. In Auseinandersetzung mit der Dominanz der Medizin über die reproduktive Gesundheit der Frauen, formulierte die Frauengesundheitsbewegung und -forschung den Anspruch auf die Selbstbestimmung der Frauen über ihren Körper. Gegen ein technisches, organ- und funktionsbezogenes Verständnis der Medizin setzten die Frauen die Bedeutung sozialer und psychischer Bedingungen, unter denen Krankheit entsteht und behandelt wird und unter denen Gesundheit erhalten bleibt (siehe z. B. Schneider 1981). Waren es bis dahin die Gynäkologie und Onkologie, die sich mit Krankheiten bei Frauen befassten, wurden nun von den Sozialwissenschaften gesellschaftlich orientierte Konzepte in die Auseinandersetzung mit der Gesundheit von Frauen hineingetragen. Dieser Prozess entstand nicht zufällig mit der Rückbesinnung auf die soziale Verantwortung der Medizin und die Rolle der Gesellschaft für die Entstehung von Krankheit bzw. den Erhalt von Gesundheit und damit der Entwicklung der Gesundheitswissenschaften in Deutschland.

Im Zusammenspiel mit der Frauengesundheitsbewegung wurden zudem neue Ansätze für eine frauengerechte Versorgung erarbeitet, die mittlerweile als Prämissen einer angemessenen (medizinischen) Versorgung von Patient*innen gelten. Diese lassen sich wie folgt zusammenfassen (Helfferich/von Troschke 1994):

- dem am Defizitmodell orientierten Krankheitsbegriff wurde ein positiver Gesundheitsbegriff gegenüber gestellt;
- die Gesundheit der Frauen sollte nicht auf ihre reproduktive Gesundheit und in einem erweiterten Sinne auf ihre soziale Verantwortung für die Gesundheit anderer, insbesondere der Familie, reduziert werden;
- Frauen sollten lernen, den Anspruch auf Gesundheit zu stellen und durchzusetzen;
- nicht nur spezifische medizinische oder biologische Risiken, sondern auch die Arbeits- und Lebensbedingungen von Frauen in Beruf und Familie sollten in den Mittelpunkt gerückt werden;
- der potenziellen Medikalisierung und Pathologisierung der Frauen in der Medizin wurde ein Konzept der Gesundheitsförderung entgegengesetzt, nach dem für Frauen gesundheitsförderliche Lebenswelten geschaffen werden, und sie die Chance erhalten, sich selbst aktiv für ihre Gesundheit einzusetzen.

Wissenschaftliche Bestandsaufnahmen in Ländern mit einem hohen Stand der *Public-Health*-Forschung, wie z. B. in den Vereinigten Staaten von Amerika, zeigten ebenfalls, dass Frauengesundheitsprobleme bislang unzureichend untersucht worden waren (z. B. Institute of Medicine 1994). In Auseinandersetzung mit der Epidemiologie, der klinischen Forschung, der Versorgungsforschung, der Gesundheitspsychologie und -soziologie fanden sich gravierende Wissensdefizite: Unterschiede in der Mortalität und Morbidität zwischen Männern und Frauen waren nicht ausreichend in Hinblick auf ihre Bedeutung für die zukünftige gesundheitliche Versorgung beider Geschlechter bewertet worden; wenig war über die unterschiedliche Bedeutung der Risiken für chronische Krankheiten (z. B. Herz-Kreislauf- bzw. Krebserkrankungen, Rheuma) und die Genese und Verlauf dieser Krankheiten bei beiden Geschlechtern bekannt; Unterschiede in der Diagnostik und Therapie bei Männern und Frauen wurden beobachtet, ohne dass die Ursachen dafür erforscht und die daraus resultierenden Konsequenzen für die Versorgung abschätzbar gewesen wären (Wenger/Speroff/Packard 1993). Ergebnisse klinischer Studien, z. B. für medikamentöse Therapien, wurden in der Versorgungspraxis auf Frauen übertragen, obwohl die Wirkungen nur an männlichen Populationen untersucht worden waren (Institute of Medicine 1994). Dass dieses Herangehen zu Fehlsteuerungen im Gesundheitssystem führt und mit immensen Kosten verbunden sein kann, liegt auf der Hand. In den Vereinigten Staaten von Amerika wurden vor diesem Hintergrund in den 1990er Jahren Strukturen in Forschung und Lehre geschaffen, die einen systematischen Einbezug von Frauen in die Forschung gewährleisten und dazu beitragen sollten, Forschungsdefizite aufzuholen. Somit waren die Frauengesundheitsbewegung und -forschung wesentliche Promotoren für die Berücksichtigung von Patient*inneninteressen und trugen damit zur Stärkung der Selbsthilfebewegung in Deutschland bei. Zudem haben sie national und international zur Entstehung neuer *Public-Health*-Konzepte einen bedeutsamen Beitrag geleistet. Ein wichtiger Meilenstein war der erste Bericht zur gesundheitlichen Situation von Frauen in Deutschland, der 2001 vom Bundesministerium für Familie, Senioren, Frauen und Jugend herausgeben wurde (Verbundprojekt zur gesundheitlichen Situation von Frauen in Deutschland [Verbundprojekt] 2001). Auch Bundesländer und Kommunen publizierten Frauengesundheitsberichte oder geschlechtsbezogene Gesundheitsberichte. Der Frauengesundheitsbericht für Deutschland hatte für die Frauengesundheitspolitik und die Versorgung eine wichtige Orientierungsfunktion. Es wurden erstmalig in Deutschland die für Frauen relevanten Gesundheitsthemen in einer umfassenden Publikation aufgegriffen (z. B. reproduktive Gesundheit, neuere Trends in der Entwicklung chronischer Erkrankungen wie Herzinfarkt und Brustkrebs, gesundheitliche Belastungen von Frauen im Berufsleben, Frauen im mittleren Lebensalter, gesundheitliche Versorgung von Prostituierten), und die Daten in den Kontext wissenschaftlicher Erkenntnisse zu den lebensweltlichen Einflussfaktoren und zum Versorgungsbedarf von Frauen im Gesundheitswesen gestellt.

2.2 Geschlecht und Gesundheit im Kontext der Männergesundheitsforschung

Aufbauend auf den grundlegenden Erkenntnissen der Frauengesundheitsforschung entwickelte sich die Männergesundheitsforschung (Stiehler 2016; Faltermaier 2018). Thematisiert wurden unter anderem die kürzere Lebenserwartung von Männern (*Gender Gap*) und ihre Ursachen. Erklärungsansätze wurden entwickelt, die neben lebensweltlichen Besonderheiten auch die gesellschaftlichen Vorstellungen und Bilder zur Männlichkeit und die damit verbundenen Geschlechterrollen und -stereotypen kritisch hinterfragen. Denn obgleich die Medizin androzentrisch geprägt war und ist, d. h. ihr auf Männer ausgerichtete Normen implizit sind, verfehlte sie ebenso ein über diese Normen hinaus gehendes Verständnis zur Gesundheit von Männern und lässt bis heute Fragen einer männergerechten Versorgung offen. Stiehler (2016) fasst diese Problematik unter den Begriff Männerblindheit in der Medizin und erweitert diese auch auf die Gesellschaft. Bei Letztgenanntem argumentiert er, dass auch in der gesellschaftlichen Wahrnehmung die Männergesundheit insbesondere im Vergleich zur Frauengesundheit zu kurz gerät. Neben dieser Problematik führt Stiehler (2016) noch zwei aktuelle Problemfelder für die Männergesundheit an: die verlorenen Lebensjahre und die psychische Gesundheit. In Bezug auf die verlorenen Lebensjahre zeigt er zum einen auf, welche Ursachen dazu beitragen, dass Männer in jüngeren Lebensjahren versterben und damit, wie der bestehende Gender Gap zustande kommt; zum anderen hebt er hervor, dass eine negative und in Teilen individualisierende Risikozuschreibung bei Männern vorherrscht, wodurch soziale Einflüsse und die Bedeutung unterschiedlicher Lebensrealitäten von Männern vernachlässigt werden (siehe auch Faltermaier 2018). Ähnlich argumentiert Stiehler (2016) bei seiner Analyse zu geschlechterbezogenen Unterschieden bei den psychischen Erkrankungen, wo er am Beispiel der Depression die Unterdiagnostik und damit verbunden die schlechtere Versorgung von Männern herausstellt.

Neben der Analyse epidemiologischer und versorgungsbezogener Daten widmet sich die Männer(gesundheits)forschung auch der Konstruktion der Männlichkeit und den damit verbundenen gesellschaftlichen Vorstellungen und Normierungen sowie den davon abgeleiteten Geschlechterrollen. Insbesondere der darin explizierten Vorstellung des „starken Geschlechtes" wird eine Verletzungsoffenheit (Stiehler 2016) und die Vielfalt von männlichen Lebensentwürfen (Robert Koch-Institut [RKI] 2014; Faltermaier 2018) entgegengestellt und ihre Bedeutung für die Männergesundheit analysiert. Die Wahrnehmung einer Verletzungsoffenheit bei Männern eröffnet nicht nur die Chance, Risiken, Einschränkungen und Krankheiten wahrnehmen und artikulieren zu können, sondern auch einer Reproduktion der damit assoziierten Geschlechterrollen entgegenzuwirken (*Doing Gender*). Zudem haben sich die Lebensvorstellungen und -konzepte insbesondere im Bereich Familie und (Erwerbs-) Arbeit von Männern gewandelt, mit denen neue Lebensarrangements und damit Chancen und Belastungen auch für die Gesundheit einhergehen können. Die Umsetzbarkeit ist dabei an die Rahmenbedingungen einer durch das Geschlechterverhältnis geprägten Gesellschaft gebunden, sodass individuelle Lebensplanungen von Männern und auch Frauen nicht immer einfach zu realisieren sind.

Ein wichtiger theoretischer Bezugspunkt der Männerforschung, der auch in der Männergesundheitsforschung rezipiert wird, ist das Konzept der hegemonialen Männlichkeit von Connell (1987), das sich nach Scholz (2019) zu einer Leitkategorie in der Männlichkeitsforschung entwickelt hat, was ihrer Ansicht nach daran liegt, dass in diesem Konzept die „Männlichkeit konsequent aus einer herrschafts- und machtkritischen Perspektive analysiert" (Scholz 2019, 420) wurde und sich damit sehr gute Anknüpfungspunkte zur Frauen- und Geschlechterforschung bieten. Innerhalb dieser Theorie werden die Konfigurationen der Männlichkeit im Kontext des Geschlechterverhältnisses herausgearbeitet und verdeutlicht, dass es „verschiedene sozial konstruierte Formen von Männlichkeit in einer Gesellschaft gibt, die in einem hierarchischen Verhältnis zueinander stehen" (Scholz 2019, 421). Dies impliziert ein dominantes Männlichkeitsmuster in der Gesellschaft, mittels dessen Weiblichkeit und andere Männlichkeitsformen abgewertet werden, welches allerdings im Zuge des gesellschaftlichen Wandels an Legitimität verloren hat (Riegraf 2010; Faltermaier 2018). Durch diesen Ansatz, an dem inzwischen auch zahlreiche Kritik geäußert wird, wird es möglich, die Vielfalt von Männlichkeit kontextbezogen zu erfassen und bestehende Machtverhältnisse auch unter Männern zu erkennen.

Anhaltspunkte zur Männergesundheit liefern inzwischen zahlreiche Studien sowie national und international erschienene Männergesundheitsberichte (RKI 2014). In diesen werden nicht nur relevante Daten zur Gesundheit dargestellt, sondern auch zentrale Einflussfaktoren und diverse Lebenslagen thematisiert. Der erste bundesweite Männergesundheitsbericht wurde in 2014 durch das Robert Koch-Institut (RKI 2014) erstellt. Neben der Aufbereitung epidemiologischer Daten lag das Augenmerk auch auf Erklärungsfaktoren sowie auf ausgewählten Aspekten der gesundheitlichen Versorgung und sozialen Lebenslagen. Die berichteten Ergebnisse werden dabei sowohl zwischen den Genusgruppen als auch innerhalb der Gruppe der Männer unter Einbeziehung weiterer sozialer Merkmale differenziert. Zudem werden konkrete Herausforderungen für die Männergesundheit im engeren und eine gendersensible Gesundheitsberichterstattung im weiteren Sinne benannt (RKI 2014). Neben der Schließung von Forschungslücken und der Verfügbarkeit einer breiten Datenbasis sollten die Erkenntnisse vor dem Hintergrund gesellschaftlicher Kontexte und unter Einbeziehung theoretischer Erklärungsansätze interpretiert werden. Allerdings ist nach Faltermaier (2018) eine solche auf Männer ausgerichtete Forschung eher selten und eine Vielzahl von Forschungsfragen ist noch nicht annähernd beantwortet, was sich auch in einem Mangel an empirisch gut belegten Modellen zur Erklärung der Gesundheit von Männern ausdrückt.

2.3 Geschlecht und Gesundheit aus der Perspektive der Geschlechterforschung und der Gender-Medizin

Aus der Frauenforschung entwickelte sich im Zuge bestehender Kritik an der Frauenforschung sowie einer zunehmenden Institutionalisierung die soziologische Geschlechterforschung (Riegraf 2010). Damit rückte die „Relationalität zwischen den Geschlechtern, das Verhältnis zwischen Männlichkeit und Weiblichkeit verstärkt in den Blick" (Riegraf 2010, 16). Die Analyse der sich ergebenden Fragestellungen erfolgt dabei in Bezug auf das bestehende Geschlechterverhältnis und dem Fokus auf die damit verbundenen Ungleichheits- und

Machtstrukturen. Neben einer vergleichenden Betrachtung der Lebensrealitäten von Frauen und Männern, wird das Augenmerk verstärkt auf die Heterogenität innerhalb der Genusgruppen gerichtet (Intersektionalität). Dies trägt auch der Kritik an der Frauenforschung Rechnung, Differenzen und Ungleichheiten in der Kategorie Frauen, die mit erheblichen Zugangs- und Machtunterschieden assoziiert sind, nicht ausreichend beleuchtet und aufgegriffen und somit auch zur Reproduktion dieser Ungleichheiten beigetragen zu haben (Aulenbacher 2010). Damit stehen die Wechselwirkungen von Geschlecht und anderen sozialen Differenzen, wie z. B. sozialer Status, Ethnizität, sexuelle Orientierung, im Fokus, die zu spezifischen Ausprägungen von Macht- und Ungleichheitsstrukturen führen (Riegraf 2010). In der Konsequenz kann die Betrachtung einer dieser Dimensionen nur einen Teilausschnitt gesellschaftlicher Ungleichheitslagen abbilden. Darüber hinaus wird in der Geschlechterforschung die Kategorie Geschlecht infrage gestellt und deren Existenz als Ergebnis gesellschaftlicher Diskurse betrachtet. Als Resultat dieser Debatte hält Riegraf (2010, 29) fest, dass

„[...] weibliche (und männliche) Subjektivität bzw. geschlechtliche Identitäten als durch und durch sozial und diskursiv konstruiert erscheinen, sie wirken als das Resultat sozialer Institutionalisierungsprozesse und sind nur relational zu bestimmen. Die grundlegende erkenntnistheoretische Infragestellung der Kategorie Geschlecht bedeutet keineswegs, dass Geschlecht und die Geschlechtszugehörigkeit an Bedeutung verlieren."

Mit dem Ansatz des Gender Mainstreamings, der im Zuge entwicklungspolitischer Debatten entwickelt wurde, fand die Kategorie Geschlecht auf politischer und administrativer Ebene systematisch Einzug. Im Kern wird der Anspruch verfolgt, bei allen Entscheidungen die Kategorie Geschlecht zu berücksichtigen und resultierende Ungleichbehandlungen zugunsten einer Genusgruppe zu erkennen und entsprechend zu verhindern. Die Gender-Mainstreaming-Strategie wurde auch in Deutschland ratifiziert und ist damit eine verbindliche Strategie, die inzwischen in weiten Teilen der öffentlichen Administration umgesetzt und beispielsweise auch in der Forschungsförderung aufgegriffen wird. Mit dem § 2b SGB V sind auch die gesetzlichen Krankenversicherungen dazu angehalten, bei den Leistungen geschlechtsspezifischen Besonderheiten Rechnung zu tragen.

In den Gesundheitswissenschaften werden die Ansätze der Geschlechterforschung und des Gender Mainstreamings zunehmend aufgegriffen (siehe Kapitel 5). Die Entwicklung in Deutschland konnte dabei von internationalen Konzepten, wie der Methode der *Gender-based Analysis* (Eichler 1991) oder des *Bias-free Framework* (Burke/Eichler 2006), profitieren.

Waren die Initiativen für Frauengesundheit zunächst auf Versorgungsstrukturen und -konzepte und insbesondere auf die Gesundheitsförderung und Prävention ausgerichtet, so entwickelte sich erst später in der Medizin – und auch hier durch großes Engagement von Medizinerinnen gegen den Mainstream ihrer Disziplin – eine medizinisch-biologische Forschungsrichtung zu geschlechterbezogenen Besonderheiten von Krankheit und medizinischer Behandlung. Diese als Gender-Medizin (Oertelt-Prigione/Regitz-Zagrosek 2012) bezeichnete Forschung befasst sich mit geschlechterbezogenen Unterschieden in den biologisch-physiologischen Bedingungen der Krankheitsentstehung und des Krankheitsverlaufs sowie in der Diagnostik und Therapie. Die Gender-Medizin hat sich historisch aus der Frauengesundheitsforschung entwickelt und beschäftigt sich mit folgenden Kernbereichen: Etablierung einer geschlechterangemessenen medizinischen Forschung und Praxis, die Etablierung der Gender-Medizin in der Aus-, Fort- und Weiterbildung sowie die Schaffung von Strukturen zur Verankerung der Gender-Medizin als eigenständige Disziplin (Oertelt-Prigione/Hiltner 2019).

Dabei galt es zunächst analog der Frauengesundheitsforschung, Grundlagenwissen zu Geschlechterunterschieden zu schaffen. Als Vorreiter ist die Kardiologie zu nennen; inzwischen liegen jedoch auch umfangreiche Erkenntnisse zu anderen medizinischen Fachgebieten, wie beispielsweise der Endokrinologie, der Pharmakologie und der Psychiatrie vor. Folgende Erkrankungen sind inzwischen vergleichsweise gut aus der Geschlechterperspektive untersucht: der Myokardinfarkt, der Diabetes Mellitus, die Osteoporose und die Depression (Oertelt-Prigione/Hiltner 2019). Die Forschungsergebnisse weisen auf Unterschiede zwischen Frauen und Männern nicht nur in der Ätiologie und der Progression von Krankheiten, die mit differenten Symptomen einhergehen können, sondern auch bei der eingesetzten Diagnostik bzw. Therapie und deren Wirksamkeit hin (siehe als Überblick: Oertelt-Prigione/Regitz-Zagrosek 2012).

2.4 Zwischenfazit

Die Frauen-, Männer- und Geschlechterforschung hat die Forschung zu Gesundheit und Krankheit sowie zur gesundheitlichen Versorgung geprägt und stellte für den Aufbau nicht nur der *Public-Health*-Forschung wichtige Weichen. Auf dieser Basis konnten wesentliche Erkenntnisse zur Gesundheit von Frauen und Männern in unterschiedlichen Lebenskontexten erarbeitet werden. Auch die gesundheitswissenschaftliche Forschung selbst war und ist Gegenstand einer geschlechterbezogenen Auseinandersetzung, auf deren Basis inzwischen unterschiedliche Standards für eine geschlechterangemessene *Public-Health*-Forschung und -praxis entwickelt wurden (siehe Kapitel 5).

Auffallend ist jedoch in der Debatte um die Kategorie Geschlecht, dass – trotz einem unterstellten ähnlichen Interesse, die Gesundheit aller Menschen zu fördern und zur Chancengleichheit beizutragen – keine übergreifende Strategie zu ihrer Berücksichtigung in Forschung und Praxis gelungen ist. Vielmehr erscheint es, dass sich aus Partialinteressen heraus eine Kultur des Gegeneinanderausspielens – im Sinne der Priorisierung der eigenen Adressatengruppe – etabliert hat, die wenig dazu geeignet ist, die Erkenntnisse zu verbinden und damit einen wesentlichen Schritt zu einem vertieften Verständnis zu nehmen.

Zudem ist man trotz vieler neuer Erkenntnisse sowie frauen- und gesundheitspolitischer Aktivitäten in den vergangenen Jahrzehnten in Deutschland von einer systematischen Verankerung der Geschlechterperspektive in Forschung und Versorgung noch recht weit entfernt. Damit wurde die von Rosser (1993) definierte letzte Stufe (*Gender-sensitive Research*) noch nicht erreicht. Positiv ist jedoch hervorzuheben, dass in den letzten Jahren eine Gender-Medizin in Deutschland etabliert werden konnte und somit das Zusammenspiel zwischen biologischem und sozialem Geschlecht zunehmend nicht nur aus gesundheitswissenschaftlicher, sondern auch aus medizinischer Perspektive beleuchtet wird – wenngleich bis dato die Potenziale einer solchen interdisziplinären Zusammenarbeit noch unzureichend genutzt werden. Dies wird exemplarisch an den Schwierigkeiten einer gemeinsamen Begriffsbestimmung zu Sex und Gender deutlich (Zeitler/Babitsch 2018). Damit liegt die Zukunft darin, das Wissen interdisziplinär zu synthetisieren und zu verstetigen. Die Chancen, die sich daraus ergeben, dürfen jedoch in ihrer Umsetzung nicht als Selbstläufer interpretiert werden, sondern bedürfen kontinuierlicher und nachhaltiger Anstrengungen und damit auch der Bereitschaft auf den unterschiedlichen Ebenen in diese Perspektive zu investieren.

3 Zur gesundheitlichen Lage von Frauen und Männern

Einen wichtigen Ausgangspunkt für die Darstellung der gesundheitlichen Lage von Frauen und Männern stellen epidemiologische Daten dar, die auf biologisch und sozial bedingte Unterschiede zwischen den Genusgruppen hinweisen. Diese bestehen sowohl in der Morbidität als auch in der Morbidität. Zur Beschreibung dessen wurden die Begriffe *Gender Gap* und *Gender-Paradox* (Verbrugge 1990) geprägt. Erstgenanntes beschreibt die geschlechterbezogenen Unterschiede in der Lebenserwartung. Letztgenanntes hinterfragt, weshalb Frauen ihre Gesundheit schlechter einschätzen bzw. stärker durch Erkrankungen belastet sind und dennoch länger als Männer leben und umgekehrt. Nachstehend werden ausgewählte epidemiologische Daten dargestellt, um auf deren

Basis ein aktuelles Bild zur Gesundheit (respektive Krankheit) von Frauen und Männern zu zeichnen. Erfreulicherweise steigt die Lebenserwartung in Deutschland kontinuierlich an; seit den 1990er Jahren bei den Frauen um 3,7 Jahre und bei den Männern um 5,3 Jahre (RKI 2015). Die Lebenserwartung bei Geburt ist bei den Frauen im Vergleich zu Männern mit 83,2 Jahren im Vergleich zu 78,4 Jahren deutlich höher (Statistisches Bundesamt 2019a; Referenz: 2015/2017). In den letzten Jahren hat sich der Gender Gap in der Lebenserwartung jedoch verringert: Aktuell beträgt er nunmehr 4,8 Jahre und hat sich damit seit 1990 um 1,5 Jahre reduziert (RKI 2015). Ein Anstieg in der Lebenserwartung zeigt sich auch weltweit. Im Zeitraum von 2000 und 2016 stieg die mittlere Lebenserwartung insgesamt um 5,5 Jahre (von 66,5 Jahre auf 72 Jahre) an (WHO 2019). Dabei ist die Lebenserwartung bei Geburt in 2016 bei Frauen um 4,4 Jahre höher als bei Männern (74,2 Jahre vs. 69,8 Jahre) (WHO 2019).

Zur geringeren Lebenserwartung von Männern tragen unterschiedliche Ursachen bei (siehe auch Kapitel 4), die sich auch in einem unterschiedlichen Krankheitsspektrum widerspiegeln. In ihrer jüngsten Datenanalyse zur weltweiten Gesundheit untersuchte die WHO (2019) die Frage, welche Todesursachen am stärksten zum Geschlechterunterschied in der Lebenserwartung beitragen. 33 der insgesamt 40 Todesursachen gingen mit einer geringen Lebenserwartung bei den Männern im Vergleich zu den Frauen einher. Eine Übersterblichkeit bei den Männern besteht im Vergleich zu den Frauen bei folgenden Erkrankungen in der Reihenfolge ihres Einflusses: Ischämische Herzkrankheiten (−0,84 Jahre), Verkehrsunfälle (−0,47 Jahre), Lungenkrebs (−0,40 Jahre), chronisch-obstruktive Lungenkrankheit (COPD) (−0,36 Jahre), Schlaganfall (−0,32 Jahre), Leberzirrhose (−0,27 Jahre), Tuberkulose (−0,23 Jahre), Prostatakrebs (−0,22 Jahre), interpersonelle Gewalt (−0,21 Jahre) und weitere.

Auch für Deutschland finden sich zum Teil deutliche Geschlechterunterschiede in den Todesursachen. Die beiden häufigsten Haupttodesursachen sind für beide Genusgruppen die Herz-Kreislauf-Krankheiten (ICD-10: I00–I99) (35,1 % aller Todesursachen bei Männern, 41,8 % bei Frauen) und die bösartigen Neubildungen (ICD-10: C00-C97) (27,3 % zu 21,7 %) (Statistisches Bundesamt 2017). Bei den zehn häufigsten Todesursachen lassen sich folgende geschlechterbezogene Differenzen erkennen: Bei den drei häufigsten Todesursachen, den chronisch ischämischen Herzkrankheiten, dem akuten Myokardinfarkt und dem Lungen- und Bronchialkrebs ist der Anteil der Verstorbenen bei den Männern gegenüber dem der Frauen zum Teil deutlich erhöht. Eine umgekehrte Relation findet sich für die Herzinsuffizienz und die nicht näher bezeichnete Demenz, die auf den Rangplätzen vier und fünf stehen.

Um diese mortalitätsbezogenen Geschlechterunterschiede besser beurteilen zu können, ist eine Differenzierung nach Alter sinnvoll; insbesondere kann die

Betrachtung der Mortalität in jüngeren Lebensjahren hilfreich für die Erklärung der geringeren Lebenserwartung von Männern im Vergleich zu Frauen sein (siehe Tabelle 1).

Im Unterschied zur Verteilung über alle Altersgruppen stehen bei den 35- bis 64-Jährigen die Krebserkrankungen gefolgt von den Herz-Kreislauf-Erkrankungen im Vordergrund. Für 49,3 % der Frauen und 33,4 % der Männer dieser Altersgruppe waren sie die Todesursache, wobei bei Frauen inzwischen nicht mehr der Brustkrebs, sondern ebenso wie bei den Männern der Bronchial- und Lungenkrebs die häufigste krebsbedingte Todesursache ist (Frauen: 11,1 % vs. Männer: 9,6 %). Bei den kardiovaskulären Todesfällen liegen die Raten bei den Männern deutlich über denen der Frauen, mit Ausnahme der Herzinsuffizienz und den zerebrovaskulären Krankheiten. Insgesamt sind 24,1 % der Todesfälle unter Männern in dieser Altersgruppe 35 bis 64 Jahre auf eine Erkrankung dieser Diagnosegruppe (ICD I00-I99) zurückzuführen; der Anteil bei den gleichaltrigen Frauen liegt bei 15,8 %.

Tabelle 1: Ausgewählte Todesursachen bei Frauen und Männern in Deutschland 2015 (Angaben in %)

	% an allen Gestorbenen bezogen auf			
	alle Altersgruppen		35 bis 64 Jahre	
Todesursache (ICD-10)	Männer	Frauen	Männer	Frauen
Krebs (C00-C97)	27,3	21,7	33,4	49,3
Bronchien/Lunge (C34)	6,5	3,3	9,6	11,1
Brust (C50)	0,0	3,8	0	10,6
Prostata (C61)	3,1	-	1,2	-
Herz-Kreislauf-Krankheiten (I00-I99)	35,1	41,8	24,1	15,8
Ischämische Herzkrankheiten (I20-I25)	15,2	12,6	11,8	5,3
Akuter Myokardinfarkt (I21)	6,2	4,5	7,3	3,3
Herzinsuffizienz (I50)	3,9	6,3	1,7	1,4
Zerebrovaskuläre Krankheiten (I60-I69)	5,2	7,1	2,8	3,1

Quelle: Todesursachenstatistik, Destatis 2017, eigene Berechnungen

Obwohl vor dem Hintergrund der längeren Lebenserwartung der Frauen eine Übersterblichkeit der Männer in nahezu allen Altersgruppen und für alle Todesursachen zu beobachten ist, variiert diese erheblich nach Alter und Todesursache. Sie ist z. B. für ischämische Herzkrankheiten bei den 35- bis 64-jährigen Männern fast doppelt so hoch wie bei den gleichaltrigen Frauen, kehrt sich aber bei den 80-jährigen und Älteren in eine deutlich höhere Betroffenheit bei den Frauen um.

Um die gesundheitliche Lage von Frauen und Männern einschätzen zu können, werden nachstehend ausgewählte Indikatoren der Morbidität dargestellt. Neben der subjektiven Gesundheit werden häufige und im Geschlechtervergleich stark differierende Erkrankungen vorgestellt. Hierbei ist von Interesse, ob und in welchem Umfang sich Veränderungen hinsichtlich der im Geschlechterparadox (Verbrugge 1990) formulierten Annahmen im zeitlichen Trend ergeben haben.

Ein wichtiger Indikator zur Beschreibung der Gesundheit stellt die Einschätzung der subjektiven Gesundheit dar, die sogar prädiktiv für Erkrankungen und auch die Mortalität ist. Nach den aktuellen Ergebnissen der GEDA 2014/2015-EHIS-Befragung bewerteten 68,2 % der Erwachsenen ihre Gesundheit als sehr gut oder gut (Lampert et al. 2018). Die Einschätzung fiel dabei bei den Frauen mit 66,6 % geringfügig schlechter als bei den Männern mit 69,9 % aus. Im zeitlichen Trend hat sich damit eine Annäherung zwischen den Genusgruppen ergeben, da in den 1990er Jahren die Beurteilung der subjektiven Gesundheit bei den Frauen deutlich negativer als bei den Männern ausfiel (RKI 2015).

Tabelle 2: Ausgewählte Erkrankungen und gesundheitliche Risiken bei Frauen und Männern in Deutschland (12-Monats-Prävalenzen, Angaben in %)

Erkrankungen	55–64 Jahre		65–74 Jahre		⩾ 75 Jahre		Gesamt	
	Männer	Frauen	Männer	Frauen	Männer	Frauen	Männer	Frauen
Koronare Herzkrankheit[1]	7,7	3,4	13,0	7,1	24,1	16,0	6,0	3,7
	30–44 Jahre		45–64 Jahre		⩾ 65 Jahre		Gesamt	
	Männer	Frauen	Männer	Frauen	Männer	Frauen	Männer	Frauen
Diabetes Mellitus Typ 2[2]	2,0	1,4	9,3	5,2	21,1	17,6	8,6	7,0
Übergewicht[3]	42,6	24,2	48,2	30,5	50,4	37,6	43,3	28,8
Adipositas[3]	17,3	17,3	21,9	19,6	20,9	21,3	18,3	18,0
COPD[4]	2,0	3,4	6,3	5,1	12,5	11,0	5,7	5,8
Arthrose[5]	4,1	4,3	16,6	23,2	31,2	48,1	13,9	21,8
Depression[6] (ärztlich diagnostiziert)	5,7	9,3	8,5	11,8	5,0	8,0	6,3	9,7

Datenbasis: GEDA 2014/2015-EHIS: [1](Busch/Kuhnert 2017); [2] (Heidemann/Kuhnert/Born/Scheidt-Nave 2017); [3] (Schienkiewitz/Mensink/Kuhnert/Lange 2017); [4] (Steppuhn/Kuhnert/Scheidt-Nave 2017); [5] (Fuchs/Kuhnert/Scheidt-Nave 2017); [6] (Thom/Kuhnert/Born/Hapke 2017)

Bei den in der Tabelle 2 dargestellten Erkrankungen nimmt die Prävalenz, hier als 12-Monats-Prävalenz gemessen mit dem Alter zu – ein Muster, welches sich bei beiden Genusgruppen findet. Deutliche geschlechterbezogene Unterschiede bestehen bei der koronaren Herzkrankheit, dem Übergewicht, nicht jedoch der Adipositas, der Arthrose und der Depression. Bei den Erstgenannten finden sich höhere Prävalenzen für die Männer; bei den Letztgenannten trifft dies für die Frauen zu.

Damit haben sich die in Deutschland bestehenden Geschlechterunterschiede in der Morbidität zwischen den Genusgruppen verringert. Entsprechend sind im zeitlichen Trend Annäherungen in der Morbidität, Mortalität und Lebenserwartung von Frauen und Männern zu beobachten, aus denen eine geringere Ausprägung des *Gender Gap* bzw. des Geschlechterparadox resultiert.

4 Erklärungsansätze für Unterschiede in der gesundheitlichen Lage von Männern und Frauen

Es konnte gezeigt werden, dass Männer und Frauen sich durch ein unterschiedliches Krankheitsspektrum, die aus verschiedenen Risiko- und Belastungskonstellationen resultieren. Wie sind diese Unterschiede zu erklären und welche Wege muss die Forschung gehen, um nach Ursachen dafür zu suchen? Die amerikanische Gesundheitswissenschaftlerin Verbrugge (1990) benennt fünf Wirkungsebenen, die im Prinzip ein ganzes Forschungsprogramm umreißen und eine gute Orientierung darstellen:

- Sie benennt erstens unterschiedliche biologische Risiken, insbesondere genetische und hormonelle Faktoren.
- Zweitens spielen Risiken aus der Arbeits- und sonstigen Umwelt eine Rolle. Hierunter fasst sie auch Risiken, die gesellschaftlich induziert sind und sich als gesundheitsbezogenes Verhalten (z. B. Rauchen oder Ernährung) auf das Krankheitsgeschehen niederschlagen.
- Drittens nennt sie psychosoziale Risiken. Diese umfassen Aspekte des Krankheitsverhaltens wie die Wahrnehmung und Zuschreibung von Symptomen, Suche nach Behandlung und Umgang mit Behinderung und Beeinträchtigung. Hier ist v. a. die psychosozial vermittelte Sichtweise und Bewertung von Gesundheit und Krankheit gemeint.
- Viertens spielt die Bereitschaft über Krankheit, Gesundheit und Befinden zu berichten bzw. diese nach außen darzustellen (*Health Reporting Behavior*) eine wichtige Rolle. Dies ist sowohl unter methodischen Gesichtspunkten von Bedeutung, als auch für die Versorgung. Wenn Frauen und Männer in Befragungen oder in der Anamnese ihre Symptome in unterschiedlicher Weise präsentieren, kann das zur Folge haben, dass der/die Ärzt*in oder der/die Forscher*in daraus für Männer und Frauen unterschiedliche Kon-

sequenzen ziehen, auch wenn vielleicht die zugrunde liegende Gesundheitsstörung dieselbe ist.
- Fünftens werden die bisherigen Erfahrungen mit dem Gesundheitssystem und der gesundheitlichen Versorgung als wichtige Einflussfaktoren für die Beurteilung der eigenen Gesundheit genannt.

Die vorliegenden Studienergebnisse zeigen, dass die biologisch-genetischen Einflussfaktoren, die unter die Kategorie Sex gefasst werden, in einem geringeren Umfang zu den Geschlechterunterschieden insbesondere in der Lebenserwartung beitragen. Sie ergeben sich damit wesentlich aus den sozialen Determinanten und dem in den Lebenskontexten eingebetteten Gesundheits- und Inanspruchnahmeverhalten, die die Kategorie Gender beschreibt. Zudem bestehen bei diesen fünf Erklärungsebenen erhebliche Wechselwirkungen, die zu einer Verstärkung bzw. einer Abschwächung resultierender Gesundheitseffekte führen. Dies soll zunächst exemplarisch für die Herz-Kreislauf-Krankheiten erläutert werden. Im Mittel erkranken Frauen etwa sieben bis zehn Jahre später als Männer an einer Herz-Kreislauf-Krankheit (Oertelt-Prigione/Regitz-Zagrosek 2012), was auch durch biologisch-genetische Ursachen, wie beispielsweise der protektiven Wirkung von Östrogenen, bedingt wird. Zudem unterscheiden sich Männer und Frauen in ihrem Gesundheitsverhalten und den damit verbundenen Risiken (Maas et al. 2011). Ob Stressbelastungen oder Persönlichkeitscharakteristika als primäre Risikofaktoren oder als Auslöser für den Herzinfarkt eine Rolle spielen, konnte wissenschaftlich bislang nicht endgültig gezeigt werden; wichtige Hinweise liegen aber inzwischen vor (Maas et al. 2011). Forschungen zu sozialer Unterstützung und Einbindung deuten darauf hin, dass diese vermutlich nicht das Risiko für eine Neuerkrankung senken. Sie haben aber einen erheblichen Einfluss auf die Überlebensdauer nach einem Koronarereignis (Härtel 2016). Fakt ist auch, dass sozial benachteiligte Frauen ein höheres Infarktrisiko haben als sozial besser gestellte Frauen. Zudem belegten Studien Geschlechterunterschiede in der Diagnostik und in der Therapie des Herzinfarkts und anderer kardiovaskulärer Erkrankungen. Hinweise liegen vor, dass Frauen möglicher Weise relevante diagnostische und/oder therapeutische Verfahren seltener erhalten, dass die bestehenden diagnostischen Methoden für Frauen öfter zu Fehleinschätzungen führen oder dass bei Frauen andere Risikokonstellationen (z. B. Medikamentennebenwirkungen) oder Wirkmechanismen im Vergleich zu Männern bestehen (Maas et al. 2011; Oertelt-Prigione/Regitz-Zagrosek 2012; Härtel 2016). Es gibt auch begründete Hypothesen darüber, dass die nach einem Infarkt entstehenden psychischen Reaktionsweisen (z. B. Depressionen, Angstzustände) bei Männern und Frauen verschieden sind (Shumaker/Smith 1996). Welche Rolle die geschlechtsspezifischen Lebensumstände, unterschiedlichen Konzepte über Krankheit und Gesundheit, unterschiedlichen Selbstwertvorstellungen oder Bewältigungsmuster bei beiden Geschlechtern spielen, dazu besteht noch erheblicher Forschungsbedarf (Härtel 2016).

Gerade vor dem Hintergrund gesellschaftlicher Transformationsprozesse und beobachtbarer Angleichungen zwischen den Genusgruppen ist es bedeutsam, die Lebenskontexte von Frauen und Männern im Detail zu betrachten und in diesen die Formung und die (Re-)Produktion des Geschlechterverhältnisses zu identifizieren. Wie das Beispiel deutlich macht, nehmen diese über unterschiedliche Pfade Einfluss auf die Gesundheit von Frauen und Männern und tragen zu spezifischen Differenzen zwischen und innerhalb der Genusgruppen bei. Auf zwei Bereiche soll unter dieser Perspektive im Folgenden kurz näher eingegangen werden: die (Erwerbs-)Arbeit und der soziale Status im Kontext von Geschlecht und Gesundheit.

Die spezifische Lebenslage von Frauen und Männern wird grundlegend durch die Erwerbsarbeit und den Lebensbereich Familie determiniert. Die Erwerbsquote von Frauen im erwerbsfähigen Alter[4] liegt bei 75 % und hat sich damit im letzten Jahrzehnt der Erwerbsquote der Männer (83 %) kontinuierlich angenähert (Statistisches Bundesamt 2018b). Gleichzeitig belegen die Daten der Wohlfahrtsforschung, dass dem Lebensbereich Familie nach wie vor von beiden Geschlechtern ein zentraler Stellenwert zugemessen wird (Statistisches Bundesamt 2018b). In Hinblick auf die Vereinbarung dieser beiden Lebensbereiche zeigen sich jedoch bis heute Geschlechterunterschiede. Nach der Familiengründung schränken Mütter ihre Erwerbstätigkeit in Abhängigkeit vom Alter und der Anzahl der Kinder bzw. aufgrund von Pflegeaufgaben in der Familie erheblich ein oder geben diese auf (Statistisches Bundesamt 2018b). Der Anteil der Frauen, die mit einem Kind unter drei Jahren erwerbstätig sind, liegt bei 36 % (Wissenschaftszentrum Berlin für Sozialforschung [WZB] 2018) bzw. bis unter sechs Jahren bei 46,9 %. Zudem gibt mit dem dritten Kind ein beträchtlicher Teil der Mütter die Erwerbstätigkeit ganz auf (Statistisches Bundesamt 2019b). Männer hingegen bleiben auf hohem Niveau erwerbstätig (Statistisches Bundesamt 2018b). Auch der Wiedereinstieg nach einer längeren Familienpause ist mit erheblichen Nachteilen verbunden. Frauen wählen deutlich häufiger als Männer die Teilzeitarbeit als Möglichkeit, Beruf und Familie zu verbinden. 9 % der Männer, aber 47 % der Frauen arbeiteten im Jahr 2017 in Teilzeit (Statistisches Bundesamt 2018b). Ein Grund für Teilzeitarbeit ist der nach wie vor größere Anteil der Betreuungs- und Pflegeaufgaben von Frauen. So sind 67 % der häuslich Pflegenden weiblich (Rothgang/Müller 2018). Teilzeitarbeit zementiert jedoch die geschlechtliche Arbeitsteilung, führt häufig zu einem unterqualifi-

---

4 In den Altersgruppen zwischen 15 und 65 Jahren.

zierten Arbeitseinsatz und verringert Karrierechancen. Das Einkommen ist geringer, was auch eine schlechtere Altersversorgung zur Folge hat (Ducki/ Hoppe/Stade 2015). Für die Erwerbsarbeit haben zahlreiche Untersuchungen einen wesentlichen Einfluss auf die Gesundheit für beide Geschlechter belegt (Bundesanstalt für Arbeitsschutz und Arbeitsmedizin [BauA] 2017). Ob dieser eher positiv oder negativ ist, hängt von den jeweils vorhandenen Belastungen und Ressourcen ab (siehe auch den Beitrag von Staiger).

Neben einer graduellen Besser- bzw. Schlechterstellung in der sozialen Lage, die sich aus Unterschieden in der Bildung, der beruflichen Stellung und dem Einkommen ergibt, lassen sich soziale Gruppen beschreiben, die über sehr geringe Ressourcen verfügen und einer hohen sozialen Deprivation ausgesetzt sind (z. B. Langzeitarbeitslose, Alleinerziehende, Einkommensarme). Damit weben sich das Geschlechterverhältnis und die mit diesem assoziierten Schließungs- und Verteilungsmechanismen in die Formung sozialer Lebenslagen und sozialer Ungleichheit ein. Dies spiegelt sich in der bis dato bestehenden Geschlechterungleichheit in der beruflichen Stellung und im Erwerbseinkommen wie auch in der Verteilung vulnerabler Lebenslagen wider, die sich auch in Differenzen der damit verbundenen Lebensrealitäten niederschlägt. So lag beispielsweise der Anteil der Alleinerziehenden, die armutsgefährdet waren, in 2016 bei insgesamt 32,6 % (Statistisches Bundesamt 2018a). Diese Lebensform charakterisiert jedoch eher die Lebenssituation von Frauen, da nach Analysen des Mikrozensus auch in 2017 der Anteil alleinerziehender Frauen zum Anteil Männer bei 9:1 liegt (Statistisches Bundesamt 2018b). Damit tragen vor allem Frauen die Konsequenzen aus Ehe- und Partnerschaftsproblemen und den daraus resultierenden Verschlechterungen der wirtschaftlichen Situation, die u. a. auf erschwerte Möglichkeiten der Erwerbsaufnahme sowie auf Rollenstereotypen zurückgeführt werden können (Statistisches Bundesamt 2018b).

Unbestritten ist, dass mit dem sozialen Status bessere bzw. schlechtere Chancen für die Gesundheit einhergehen, in dem Sinne, dass Menschen die sozial schlechter gestellt sind, auch kränker sind bzw. früher sterben (siehe auch den Beitrag von Lampert). Manche Studien deuten auf einen stärkeren Zusammenhang zwischen sozialer Ungleichheit und Morbidität/Mortalität bei den Männern hin, während andere Studienergebnisse ähnliche Verteilungsmuster berichten oder sogar einen stärkeren Zusammenhang bei den Frauen finden. Diverse Erklärungsansätze für diesen Befund werden diskutiert, wie u. a. die Wahl des Indikators sozialer Ungleichheit, der Einfluss anderer Faktoren der sozialen Lebenslage, geschlechtsspezifische Unterschiede in den Belastungen, Risiken und Ressourcen, unterschiedliche Wirkungsweisen sozialer Ungleichheit auf die Gesundheit von Frauen und Männern, geschlechtsspezifische Unterschiede in der Morbidität und Mortalität sowie zeitliche Trends. Diese Einflussfaktoren sind bislang jedoch noch nicht ausreichend empirisch belegt (siehe z. B. Babitsch/Götz 2016). Gleichwohl es Hinweise gibt, dass diese unterschiedlich zur Erklärung gesundheitlicher Ungleichheit beitragen, steht eine systematische Berücksichtigung der Kategorie Geschlecht bei der Erklärung gesundheitlicher Ungleichheit noch aus. Neuere Studienergebnisse weisen zudem darauf hin, dass das Ausmaß der Geschlechterungleichheit in einer Gesellschaft ein eigenständiger Einflussfaktor auf die Gesundheit und damit auch auf das enge Zusammenspiel zwischen sozialer und geschlechtsbezogener Ungleichheit ist. Entsprechend sind sowohl die ermittelten Erklärungsfaktoren als auch deren Wirkungspfade und Wechselwirkung systematisch unter Einbeziehung der Kategorie Geschlecht zu analysieren (Babitsch/Götz 2016). Dabei sollte das Augenmerk auf qualitative Unterschiede und die subjektiven Erfahrungswelten gelegt werden.

An diesen beiden ausgewählten Bereichen wird deutlich, wie umfassend eine Berücksichtigung der Kategorie Geschlecht auch für die Beurteilung gesundheitlicher Unterschiede ist und welche Rolle Kontextfaktoren dabei spielen.

5 Geschlechtergerechte Wissenschaft und Praxis

Eine zunehmend größere Aufmerksamkeit gewann in den letzten Jahren die Frage nach geschlechtsspezifischen Verzerrungen (*Gender Bias*) in der Forschung und Möglichkeiten, diese zu entdecken und zu verhindern (*Gender-based Analysis*) (Babitsch/Maschewsky-Schneider 2010). Einen wichtigen konzeptuellen Beitrag leisteten hierfür die nicht-sexistischen Forschungsmethoden von Eichler (1991), auf deren Basis sowohl eine inhaltliche Differenzierung möglicher Verzerrungen nach Geschlecht eröffnet wird als auch Methoden zur Diagnose ebensolcher den Forscher*innen an die Hand gegeben wurden. Als Hauptformen des *Gender Bias* werden der Androzentrismus, die Geschlechterinsensibilität und der doppelte Bewertungsmaßstab unterschieden. Beim Androzentrismus (Gegenteil: Gynozentrismus) unterliegt die Forschung einer einseitig männlichen (oder einseitig weiblichen) Perspektive. Dagegen wird bei der Geschlechterinsensibilität Geschlecht nicht als relevante Kategorie wahrgenommen, d. h. es wird keine Unterscheidung zwischen den Genusgruppen vorgenommen. Von einem doppelten Bewertungsmaßstab wird gesprochen, wenn ähnliche Situationen von Frauen und Männern unterschiedlich behandelt und bewertet werden. *Gender Bias* kann in allen Phasen des Forschungsprozesses vorkommen. Der zunächst nur auf das Geschlecht bezogene Ansatz wurde später von Burke und Eichler (2006) zum *Bias Free Framework* weiterentwickelt. Neben dem Geschlecht wurden auch weitere soziale Determinanten (z. B. soziale Lage, Migrationshintergrund, Alter, Behinderung, sexuelle Orientierung), die in der Gesellschaft zu Hierarchisierungen, ungleichen Chancen und Machtverhältnissen führen können, einbezogen. Eichlers Konzept ist explizit dem Gerechtigkeitsprinzip verpflichtet.

Inzwischen liegen einzelne Studien in Deutschland in unterschiedlichen Themenfeldern vor, die übereinstimmend einen erheblichen *Gender Bias* feststellen konnten. Verschiedene Initiativen, wie z. B. die Integration von Gender in Richtlinien für Forschung, bei der Antragstellung von Forschungsgeldern, in den Prozess der Leitlinienerstellung und -bewertung, in den Vorgaben für Manuskripte, in die Gesundheitsberichterstattung und bei der Ausarbeitung und Evaluation von Gesundheitszielen, unterstützen die Etablierung einer geschlechtersensiblen Forschung.

In der Theoriebildung hat die Frauengesundheitsforschung sich von Anbeginn an mit der Frage des Verhältnisses von biologischen und sozialen Faktoren für Gesundheit und Krankheit befasst (Maschewsky-Schneider 2018) und damit in einer besonderen Weise eine Theorie-Praxis-Verknüpfung erzielt, die sowohl wichtige Impulse für die Forschung als auch für eine wissenschaftlichbasierte Veränderung der Versorgungspraxis gab. In der Theorie der weiblichen somatischen Kultur werden Gesundheit und Krankheit aus dem hierarchischen Geschlechterverhältnis heraus erklärt (Maschewsky-Schneider 2018). Um die Untersuchung von gesundheitlichen Vor- und Nachteilen, die mit der sozialen Lage der Menschen verbunden sind, geht es im Konzept der sozialen Determinanten (u. a. sozialer Status, Alter, Geschlecht, Umweltbelastungen) (siehe auch Beitrag von Lampert). Die Theorie der Intersektionalität geht über dieses eher additive Modell hinaus. Determinanten sind danach soziale Kategorien (Aulenbacher 2010), die – multiplikativ – wie ein Netz zusammenwirken. Sie bestimmen die Position der Menschen an den Schnittstellen ihrer verschiedenen Lebensbereiche und sind dort mit Nachteilen oder Privilegien verbunden. So ergeben sich unterschiedliche Szenarien von Dominanz, Hierarchien und Unterdrückung, die es durch Forschung aufzudecken gilt und an denen Gesundheitspolitik anzusetzen hat.

Die Theorie von Krieger (2014) geht weit über diese Theorien hinaus. Ihre sozialökologische Theorie der Gesundheit basiert auf dem Konzept der Diskriminierung. Diese sei in der epidemiologischen Forschung bislang als psychosozialer Stress verstanden und oft als biologisch interpretiert worden (z. B. Hautfarbe, Geschlecht). Sie entstehe aber aus der hierarchischen Struktur von Gesellschaften, und die gesundheitliche Ungleichheit und Ungerechtigkeit seien strukturell mit diesen sozialen Hierarchien verbunden. Eine weitere zentrale Kategorie in Kriegers Theorie ist die des *Embodiment*. Die sozialen und äußeren Umweltbedingungen, unter denen die Menschen leben, werden von ihnen verinnerlicht, d. h. körperlich und psychisch angeeignet. Sie sind im historischen und kulturellen Kontext gewachsen, können sich verändern und an die nachfolgenden Generationen weitergegeben werden. Wirkungspfade der Aneignung (*Trajectories of biological and social development*) ergeben sich aus den gesellschaftlichen Rahmenbedingungen und sozialen Konstellationen einerseits und der Biologie der Menschen andererseits. Sie vollziehen sich auf den verschiedenen gesellschaftlichen Ebenen (strukturell bis individuell), können kumulieren oder sich auch gegenseitig ausgleichen. Sie finden als typische Verläufe in historischen Kontexten, in verschiedenen Phasen des Lebens und im gesamten Lebensverlauf der Menschen statt, und sie sind abhängig von der körperlichen und psychischen Suszeptibilität und Widerstandsfähigkeit der Menschen. Der Körper sei Ausdruck unserer historisch gewachsenen menschlichen Existenz; aus ihm selbst sei die Geschichte der Menschen ablesbar.

Krieger (2014) vertritt einen radikalen soziologischen und gesellschaftspolitischen Ansatz, in dem Gesundheit und Krankheit aus den sozialen Machtverhältnissen heraus verstanden werden. Mit dem Begriff des *Embodiment*, der körperlichen und psychischen Aneignung sozialer Erfahrungen gelingt es ihr, den jeweils disziplinären Rahmen der Sozial- und der Biowissenschaften zu überwinden.

„Solche Brücken zu bauen und zu nutzen, eröffnet die Chance, in interdisziplinärer und verantwortungsvoller Zusammenarbeit tiefere Einblicke in die soziale Konstruktion von Gesundheit und Krankheit zu gewinnen und Maßnahmen in Politik und Gesellschaft zu entwickeln, die zu mehr gesundheits- und geschlechtsbezogener Gerechtigkeit beitragen." (Maschewsky-Schneider 2018, 143)

Somit kann ein Verständnis zu den Differenzen und Gemeinsamkeiten in der Gesundheit (respektive Krankheiten) zwischen Frauen und Männern nur über theoriegeleitete und damit an den Lebenskontexten der beiden Genusgruppen orientierte Analysen erzielt werden. Dies setzt voraus, dass bereits bei der Erfassung der Geschlechterunterschiede bis hin zur Diskussion der Forschungsergebnisse geprüft wird, ob und in welcher Weise die (Re-)Produktion von Geschlecht (*Doing Gender*) und das Geschlechterverhältnis auf die jeweils zu erfassenden Konstrukte wirken. Dies bedingt, dass die Kategorie Geschlecht nicht nur als eine „einfache" Stratifizierungsvariable mit nominaler Ausprägung betrachtet wird, sondern die mit dem biologischen und sozialen Geschlecht assoziierten Merkmale theoretisch fundiert reflektiert werden.

Nichtsdestotrotz sind noch viele Anstrengungen zu unternehmen, bis eine für beide Geschlechter angemessene Forschung und Praxis erreicht worden ist. Hierfür ist auch eine stärkere Berücksichtigung der theoretisch-konzeptionellen Annahmen der Frauen- und Geschlechterforschung erforderlich als es bisher geschieht (Hammarström/Hensing 2018) und in den Anfängen der Frauengesundheitsforschung noch üblich war, um theoriegeleitete Erklärungen für empirische Befunde geben und darüber einen Beitrag zur gesundheitswissenschaftlichen Theorieentwicklung leisten zu können. So kann auch verhindert werden, dass einer (Re-)Produktion von Geschlecht (*Doing Gender*) und Geschlechterunterschieden sowie einer Festigung von Geschlechterverhältnissen Vorschub geleistet wird.

6 Ausblick

Die dargestellten Forschungsergebnisse zeigen die Bedeutung einer geschlechtsspezifischen Sicht in der Gesundheitsforschung und Versorgungspraxis. Es wurde herausgearbeitet, wie komplex die Kategorie Geschlecht ist, in welchem Zusammenhang sie zur Gesundheit steht und was für eine systematische Integration in der Gesundheitsforschung erforderlich ist.

Jedoch sind für eine nachhaltige Verankerung der Geschlechterperspektive in der gesundheitswissenschaftlichen Forschung in Deutschland noch viele Arbeitsschritte nötig. Dieser Weg setzt eine gründliche und laufende Bewertung der gesundheitswissenschaftlichen Forschung mit den von Eichler (siehe z. B.: Burke/Eichler 2006) und anderen (Institute of Medicine 1994) entwickelten Instrumenten voraus. Die strukturelle Verankerung geschlechtersensibler Gesundheitsforschung in den Gesundheitswissenschaften und in der Medizin, die Überbrückung der Kluft zwischen beiden in der Beforschung der gesundheitlichen Belange von Frauen und Männern und die Vernetzung der bestehenden wissenschaftlichen Ressourcen sind weitere notwendige Schritte für eine nachhaltige und qualitätsgesicherte Umsetzung der Frauen- und Geschlechterforschung in Deutschland.

Ohne jedoch auch das Wissen und die Einstellungen hinsichtlich der Relevanz, des Ausmaßes und des Einflusses von Geschlechterunterschieden bei Forschenden und Praktikern bzw. Praktikerinnen zu verändern (Zeitler/Babitsch 2018), führen auch strukturelle Neuerungen – so wichtig sie auch sind – nicht zum Erfolg, wodurch wichtige Potenziale, Verbesserungs- und Innovationsmöglichkeiten für eine geschlechtergerechte Gesundheitsversorgung nicht ausgeschöpft werden. Damit kommt der Aus-, Fort- und Weiterbildung eine zentrale Rolle zu, indem die theoretisch-konzeptuellen und methodischen Fähigkeiten vermittelt werden, auf deren Basis sich ein Verständnis entwickelt, warum es bedeutsam ist, sich in den Forschungsarbeiten sowie in der Praxis mit Fragen der Geschlechtergerechtigkeit auseinanderzusetzen.

Literatur

Aulenbacher, B. (2010). Intersektionalität. Die Wiederentdeckung komplexer sozialer Ungleichheiten und neue Wege der Geschlechterforschung. In: B. Aulenbacher, M. Funder, H. Jacobsen/S. Völker (Hrsg.): *Arbeit und Geschlecht im Umbruch der modernen Gesellschaft*. Wiesbaden: VS Verlag für Sozialwissenschaften, 211–224.

Babitsch, B./Götz, N. A. (2016). Soziale Ungleichheit und Gesundheit aus Geschlechterperspektive. In: P. Kolip/K. Hurrelmann (Hrsg.): *Handbuch Geschlecht und Gesundheit. Männer und Frauen im Vergleich*. 2., vollständig überarbeitete und erweiterte Auflage. Bern: Hogrefe, 88–100.

Babitsch, B./Maschewsky-Schneider, U. (2010). Gender Bias in der gesundheitsbezogenen Forschung. In: I. Hartmann-Tews/B. Dahmen/D. Emberger (Hrsg.): *Gesundheit in Bewegung: Impulse aus Geschlechterperspektive*. Sankt Augustin: Akademia Verlag, 21–26.

Bundesanstalt für Arbeitsschutz und Arbeitsmedizin (2017). *Psychische Gesundheit in der Arbeitswelt – Wissenschaftliche Standortbestimmung*. Dortmund: BAuA.

Burke, M./Eichler, M. (2006). *The BIAS FREE Framework: A Practical Tool for Identifying and Eliminating Social Biases in Health Research*. Verfügbar unter www.biasfree.org/full_BF.pdf (Zugriff am 25.01.2019).

Busch, M./Kuhnert, R. (2017). 12-Monats-Prävalenz einer koronaren Herzkrankheit in Deutschland. *Journal of Health Monitoring, 2*(1), 64–69.

Connell, R. W. (1987). *Gender and power. Society, the person and sexual politics*. Stanford: Stanford University Press.

Ducki, A./Hoppe, A. K./Stade, J. C. (2015). Prävention und Gesundheitsförderung für prekär Beschäftigte Frauen und Männer im Niedriglohnsektor. In: B. Badura/A. Ducki/H. Schröder/J. Klose/M. Meyer (Hrsg.): *Fehlzeiten-Report 2015. Neue Wege für mehr Gesundheit – Qualitätsstandards für ein zielgruppenspezifisches Gesundheitsmanagement*. Berlin: Springer, 215–226.

Eichler, M. (1991). *Non-Sexist Research Methods. A Practical Guide*. New York: Routledge.

Faltermaier, T. (2018). Männergesundheit: Stand und Perspektiven eines gesundheitswissenschaftlichen Forschungs- und Praxisfeldes. In: U. M. Gassner/J. von Hayek/A. Manzei/F. Steger (Hrsg.): *Geschlecht und Gesundheit*. Baden-Baden: Nomos, 149–174.

Fuchs, J./Kuhnert, R./Scheidt-Nave, C. (2017). 12-Monats-Prävalenz von Arthrose in Deutschland. *Journal of Health Monitoring, 2*(3), 55–60.

Hammarström, A./Hensing, G. (2018). How gender theories are used in contemporary public health research. *International Journal for Equity in Health, 17*, 34.

Härtel, U. (2016). Geschlechterunterschiede bei Krankheiten des Herz-Kreislauf-Systems. In: P. Kolip (Hrsg.): *Geschlecht und Gesundheit. Männergesundheit und Frauengesundheit im Vergleich*. 2., vollständig überarbeitete und erweiterte Auflage. Bern: Hogrefe, 152–169.

Heidemann, C./Kuhnert, R./Born, S./Scheidt-Nave, C. (2017). 12-Monats-Prävalenz des bekannten Diabetes mellitus in Deutschland. *Journal of Health Monitoring, 2*(1), 48–56.

Helfferich, C./von Troschke, J. (1994). *Der Beitrag der Frauengesundheitsforschung zu den Gesundheitswissenschaften/Public Health in Deutschland*. Freiburg: Koordinierungsstelle Gesundheitswissenschaften/Public Health.

Institute of Medicine (1994). *Women and health research. Ethical and legal issues of including women in clinical studies*. Washington: National Academy Press.

Krieger, N. (2014). Discrimination and Health Inequities. In: L. F. Berkman/A. Krishna/M. M. Glymour (Hrsg.): *Social Epidemiology*. 2. Auflage. New York: Oxford University Press, 63–125.

Lampert, T./Schmidtke, C./Borgmann, L.-S./Poethko-Müller, C./Kuntz, B. (2018). Subjektive Gesundheit bei Erwachsenen in Deutschland. *Journal of Health Monitoring*, 3(2), 64–71.

Maas, A. H./van der Schouw, Y. T./Regitz-Zagrosek, V./Swahn, E./Appelman, Y. E./Pasterkamp, G. et al. (2011). Red alert for women's heart: the urgent need for more research and knowledge on cardiovascular disease in women. *European Heart Journal*, 32(11), 1362–1368.

Maschewsky-Schneider, U. (2018). Geschlecht und Gesundheit in Public Health. In: U. M. Gassner/J. von Hayek/A. Manzei/F. Steger (Hrsg.): *Geschlecht und Gesundheit. Gesundheitsforschung. Interdisziplinäre Perspektiven*. Baden-Baden: Nomos, 119–147.

Oertelt-Prigione, S./Hiltner, S. (2019). Medizin: Gendermedizin im Spannungsfeld zwischen Zukunft und Tradition. In: B. Kortendiek/B. Riegraf/K. Sabisch (Hrsg.): *Handbuch Interdisziplinäre Geschlechterforschung, Geschlecht und Gesellschaft*. Wiesbaden: Springer, 741–750.

Oertelt-Prigione, S./Regitz-Zagrosek, V. (2012). *Sex and Gender Aspects in Clinical Medicine*. London: Springer.

Riegraf, B. (2010). Soziologische Geschlechterforschung: Umrisse eines Forschungsprogramms. In: B. Aulenbacher/M. Meuser/B. Riegraf (Hrsg.): *Soziologische Geschlechterforschung. Eine Einführung*. Wiesbaden: VS Verlag für Sozialwissenschaften, 15–32.

Robert Koch-Institut (2014). *Gesundheitliche Lage der Männer in Deutschland*. Berlin: RKI.

Robert Koch-Institut (2015). *Gesundheit in Deutschland. Gesundheitsberichterstattung des Bundes*. Berlin: RKI.

Rosser, S. V. (1993). A Model for a Speciality in Women's Health. *Journal of Women's Health*, 2(2), 222–224.

Rothgang, H./Müller, R. (2018). *BARMER Pflegereport 2018*. Berlin: BARMER.

Schienkiewitz, A./Mensink, G. B. M./Kuhnert, R./Lange, C. (2017). Übergewicht und Adipositas bei Erwachsenen in Deutschland. *Journal of Health Monitoring*, 2(2), 21–28.

Schneider, U. (Hrsg.) (1981). *Was macht Frauen krank? Ansätze zu einer frauenspezifischen Gesundheitsforschung*. Frankfurt am Main: Campus.

Scholz, S. (2019). Männlichkeitsforschung: die Hegemonie des Konzeptes „hegemoniale Männlichkeit". In: B. Kortendiek/B. Riegraf/K. Sabisch (Hrsg.): *Handbuch Interdisziplinäre Geschlechterforschung, Geschlecht und Gesellschaft*. Wiesbaden: Springer, 419–428.

Shumaker, S. A./Smith, T. R. (1996). Frauen und koronare Herzkrankheiten – eine psychologische Perspektive. In: U. Maschewsky-Schneider (Hrsg.): *Frauen – das kranke Geschlecht? Mythos und Wirklichkeit*. Opladen: Leske + Budrich, 19–42.

Statistisches Bundesamt (2017). *Todesursachen in Deutschland 2015. Fachserie 12, Reihe 4*. Wiesbaden: Destatis.

Statistisches Bundesamt (2018a). *Alleinerziehende in Deutschland 2017*. Wiesbaden: Destatis.

Statistisches Bundesamt (2018b). *Arbeitsmarkt auf einen Blick. Deutschland und Europa*. Wiesbaden: Destatis.

Statistisches Bundesamt (2019a). *Durchschnittliche Lebenserwartung (Periodensterbetafel): Deutschland, Jahre, Geschlecht, Vollendetes Alter*. Verfügbar unter www.destatis.de/DE/Themen/Gesellschaft-Umwelt/Bevoelkerung/Sterbefaelle-Lebenserwartung/_inhalt.html >> Lebenserwartung, Sterbetafel (Zugriff am 06.07.2019).

Statistisches Bundesamt (2019b). *Qualität der Arbeit. Dimension 3: Arbeitszeit, Ausgleich von Beruf und Privatleben*. Wiesbaden: Destatis.

Steppuhn, H./Kuhnert, R./Scheidt-Nave, C. (2017). 12-Monats-Prävalenz der bekannten chronisch obstruktiven Lungenerkrankung (COPD) in Deutschland. *Journal of Health Monitoring*, 2(3), 46–54.

Stiehler, M. (2016). Gesellschaftliche Zuschreibungsprozesse und ihre Folgen für die Männergesundheit. In: C. Hornberg/A. Pauli/B. Wrede (Hrsg.): *Medizin – Gesundheit – Geschlecht*. Wiesbaden: Springer, 51–70.

Thom, J./Kuhnert, R./Born, S./Hapke, U. (2017). 12-Monats-Prävalenz der selbstberichteten ärztlich diagnostizierten Depression in Deutschland. *Journal of Health Monitoring, 2*(3), 72–80.
Verbrugge, L. M. (1990). Pathways of Health and Death. In: R. D. Apple (Hrsg.): *Women, Health and Medicine in America. A Historical Handbook.* New Brunswick: Rutgers University Press, 41–79.
Verbundprojekt zur gesundheitlichen Situation von Frauen in Deutschland (2001). *Untersuchung zur gesundheitlichen Situation von Frauen in Deutschland. Eine Bestandsaufnahme unter Berücksichtigung der unterschiedlichen Entwicklung in West- und Ostdeutschland.* Stuttgart: Kohlhammer.
Wenger, N. K./Speroff, L./Packard, B. (1993). Cardiovascular Health and Disease in Women. *New England Journal of Medicine, 329,* 247–256.
Wissenschaftszentrum Berlin für Sozialforschung (Hrsg.) (2018). *Datenreport 2018. Ein Sozialbericht für die Bundesrepublik Deutschland.* Bonn: Bundeszentrale für politische Bildung.
World Health Organization (1946/48). *Verfassung der Weltgesundheitsorganisation.* Genf: WHO.
World Health Organization (2019). *World Health Statistics Overview 2019. Monitoring Health for the SDGs.* Geneva: WHO.
Zeitler, J./Babitsch, B. (2018). Barrieren und Förderfaktoren für die Entwicklung von geschlechtersensiblen medizinischen Leitlinien – Eine qualitative Befragung. *Zeitschrift für Evidenz, Fortbildung und Qualität im Gesundheitswesen, 135–136,* 65–71.

Gesundheitskompetenz

Doris Schaeffer, Dominique Vogt und Eva-Maria Berens

Gesundheitskompetenz – verstanden als Fähigkeit mit gesundheitsrelevanter Information umzugehen – gewinnt in modernen Gesellschaften immer größeren Stellenwert. Gleichzeitig aber haben Studien in vielen Ländern – auch in Deutschland – gezeigt, dass die Gesundheitskompetenz der Bevölkerung schlechter ist als vermutet und niedrige Gesundheitskompetenz ein ernstes Problem darstellt. Zudem weisen sie auf die vielfältigen gesundheitlichen Auswirkungen geringer Gesundheitskompetenz hin, wie beispielsweise ungesünderen Lebensstil und größeres Krankheitsrisiko sowie extensivere Nutzung des Gesundheitssystems und geringere Selbstmanagementfähigkeiten. Die Stärkung der Gesundheitskompetenz stellt daher eine wichtige Public-Health-Aufgabe dar, ist in ihrer gesellschaftlichen Bedeutung jedoch noch längst nicht ausreichend erkannt und bedarf, wie die Ausführungen zeigen, intensiverer Aufmerksamkeit auf wissenschaftlicher, politischer und praktischer Ebene. Die wichtigsten Entwicklungsschritte und die bei der Förderung von Gesundheitskompetenz bestehenden Herausforderungen werden in dem nachfolgenden Beitrag diskutiert.

1 Gesundheitskompetenz – Definition

Gesundheitskompetenz – international als *Health Literacy* bezeichnet – ist in den letzten zwei Jahrzehnten zu einem bedeutsamen gesundheitswissenschaftlichen Thema geworden. Schon vor vier Jahrzehnten tauchte der Begriff *Health Literacy* erstmals in der US-amerikanischen Literatur auf (Simonds 1974). In den 1990er Jahren begann international die Forschung zu *Health Literacy*, begleitet von einer intensiven Begriffsdiskussion. Auch sie war zunächst auf die USA konzentriert, weitete sich aber rasch aus.

Zu Beginn wurde unter *Health Literacy* vornehmlich die Anwendung literaler Fähigkeiten, also basaler Lese-, Schreib- und Zahlenfähigkeiten, auf medizinische Information (etwa Behandlungshinweise) verstanden. Dieses funktionale Verständnis zielte vor allem auf klinische Aspekte und die Sicherung von Compliance. Schon bald erwies sich dieses Verständnis als zu eng und wurde sukzessive weiterentwickelt. Eine bedeutsame Erweiterung erfolgte, als der Begriff Eingang in die Public-Health-Debatte fand und in das *Health Promotion Glossary* der WHO aufgenommen wurde. Nach der dort vorgenommenen Definition geht *Health Literacy* über Literalität hinaus und zielt generell auf den kompetenten Umgang mit Gesundheitsinformation und dies in einer Weise, die nicht mehr einzig auf Compliancesicherung begrenzt ist, sondern zur Erhaltung und Förderung der *Gesundheit* beiträgt (World Health Organization [WHO] 1998) und – wie später ergänzt wurde – auch die Fähigkeit zur kritischen Auseinandersetzung einbezieht (Nutbeam 2000).

Prägend für die europäische und auch die deutschsprachige Diskussion ist die im Rahmen des *European Health Literacy Survey* (HLS-EU) entwickelte Definition. Danach ist Gesundheitskompetenz

> „[...] linked to literacy and entails people's knowledge, motivation and competences to access, understand, appraise, and apply health information in order to make judgments and take decisions in everyday life concerning healthcare, disease prevention and health promotion to maintain or improve quality of life during the life course." (Sørensen et al. 2012, 3)

Hier wird unter Gesundheitskompetenz die Fähigkeit zum Umgang mit Gesundheitsinformation verstanden, um im Alltag tragfähige Entscheidungen treffen und umsetzen zu können, von denen die eigene Gesundheit (und Lebensqualität) profitiert. Endpunkt ist danach also die *informierte Entscheidung*. Damit wird sowohl auf den Zuwachs an Entscheidungs- und Informationsoptionen in modernen Gesellschaften wie auch das veränderte Verständnis der Patientenrolle hin zu mehr Autonomie, Selbstbestimmung und Ko-Produktion reagiert.

Betont wird in der einschlägigen Diskussion, dass Gesundheitskompetenz immer als *relational* zu verstehen ist (Parker/Ratzan 2010), d. h. sie beruht auf den persönlichen Fähigkeiten und Fertigkeiten des Einzelnen, wird aber zugleich durch die situativen Anforderungen und die Komplexität der Lebensumwelten bestimmt, in denen Fähigkeiten erworben und genutzt werden. Das ist nicht nur für das Verständnis von Gesundheitskompetenz, sondern auch für die Konzipierung von Interventionen bedeutsam, denn sie sollten nicht auf die Verbesserung der persönlichen Kompetenz reduziert sein. Vielmehr bedarf die Veränderung der Anforderungen und Bedingungen in den Lebensumwelten ebenso große Beachtung.

Ganz in diesem Sinn gilt *Health Literacy* inzwischen als Schlüsseldeterminante für die Gesunderhaltung wie auch für die Verbesserung der Gesundheitsversorgung und die Realisierung gesundheitsförderlicher Lebensbedingungen (Parker/Ratzan 2010).

2 Wachsende politische und gesellschaftliche Bedeutung von Gesundheitskompetenz

2.1 Politische Bedeutung von Gesundheitskompetenz

Parallel zur wissenschaftlichen Diskussion hat das Thema auch auf politischer Ebene zunehmende Bedeutung erhalten und wurde in wichtige internationale politische Strategiepapiere aufgenommen, so auch – wie erwähnt – in das *Health Promotion Glossary* der WHO. 2007 wurde die Förderung von *Health Literacy* in der Gesundheitsstrategie der Europäischen Kommission aufgegriffen und fand 2013 im Rahmenkonzept „Gesundheit 2020" der WHO Europa und 2014 im Helsinki Statement „*Health in all Policies*" von 2014 Berücksichtigung. In der WHO-Publikation „*Solid Facts*" wurde *Health Literacy* sogar explizit zum Thema erhoben (Kickbusch et al. 2013). Wichtige jüngere Meilensteine sind die Deklaration der WHO von Shanghai von 2016, in der Gesundheitskompetenz unter Bezugnahme auf die Ottawa-Charta als eines von drei prioritären Handlungszielen benannt wird, und die 2018 folgende WHO-Erklärung von Astana, in der dies bestärkt wird und die hohe Bedeutung von Gesundheitskompetenz für die Primärversorgung hervorgehoben wird. Exemplarisch zeigt dies, dass sich *Health Literacy* in der Tat „*to an issue of health policy and reform*" entwickelt hat, wie Parker und Ratzan (2010, 21) schon vor einigen Jahren konstatiert haben.

Auch in Deutschland steht das Thema – hier als Gesundheitskompetenz bezeichnet[5] – inzwischen auf der politischen Agenda. Angeregt durch die Ergebnisse des Europäischen *Health Literacy Surveys* (HLS-EU Consortium 2015) wie auch erster deutscher Studien, wurde 2016 von den Gesundheitsministern der fünf deutschsprachigen Länder die Gründung einer gemeinsamen Arbeitsgruppe zur Verbesserung der Gesundheitskompetenz beschlossen. Mitte 2017 wurde vom Bundesministerium für Gesundheit (BMG) und den Spitzenverbänden im Gesundheitswesen die „Allianz Gesundheitskompetenz" gegründet und 2018 wurde dem Vorbild anderer Länder folgend ein Nationaler Aktionsplan zur Förderung der Gesundheitskompetenz vorgelegt (Schaeffer/Hurrelmann/Bauer/Kolpatzik 2018). Im gleichen Jahr wurde die Stärkung der Gesundheitskompetenz in den Beschluss der 91. Gesundheitsministerkonferenz aufgenommen.

---

5 Obschon sich der Begriff „Gesundheitskompetenz" durchgesetzt hat, ist diese Übersetzung nach wie vor umstritten, denn sie suggeriert, dass die Kompetenz gemeint sei, generell mit Gesundheitsfragen umgehen zu können. Dies wäre jedoch eine Überdehnung des Konzepts, denn es zielt einzig auf den Umgang mit Gesundheitsinformation.

Dieser kurze Abriss zeigt, dass die Stärkung der Gesundheitskompetenz auch in Deutschland inzwischen als wichtige Public-Health-*Policy*-Aufgabe angesehen wird.

2.2 Gesellschaftliche Bedeutung von Gesundheitskompetenz

Der hohe Bedeutungszuwachs des Themas ist auf gesellschaftliche Entwicklungen zurückzuführen. Allem voran ist hier der enorme Zuwachs an Informationsmöglichkeiten anzuführen. Denn die Expansion von Wissen und Information schreitet in ungeahnt raschem Tempo voran. Durch sie steht eine bisher nicht gekannte Menge an Information zur Verfügung und das wird aktuell durch die Digitalisierung enorm befördert. Zugleich sind neue Informationsmedien entstanden und der Zugang zu Information ist niedrigschwelliger geworden.

Mit der Vielzahl an Information und dem Zuwachs an Informationsmedien hat allerdings auch die Unübersichtlichkeit zugenommen, sodass das Auffinden individuell relevanter Information nicht einfach ist. Auch die Filterung, Beurteilung und Nutzung von Information stellt eine Herausforderung dar, die nicht von allen Menschen kompetent bewältigt werden kann. Denn auch die Qualität und Evidenz von Information ist trotz langer Diskussion oft unzureichend und zugleich haben Falsch- und Fehlinformation sowie interessengeleitete Information zugenommen.

Das gilt auch für gesundheitsrelevante Informationen, deren Bedeutung durch die demografische Alterung und Zunahme chronischer Krankheiten, die veränderte Patientenrolle hin zu mehr partnerschaftlicher Kooperation, Ko-Produktion, aktiver Beteiligung und gemeinsamer (informierter) Entscheidungsfindung sowie den Anstieg an Navigationsherausforderungen infolge der wachsenden Komplexität des Gesundheitssystems gestiegen ist. Dadurch ist jede und jeder Einzelne heute gefordert, mit Gesundheitsinformation umzugehen, sei es im Bereich der Gesundheitsversorgung, der Prävention und Gesundheitsförderung oder in den alltäglichen Lebenswelten, wie mit der Metapher von der Gesundheitsgesellschaft zum Ausdruck gebracht werden soll.

3 Gesundheitskompetenzforschung – Status Quo

3.1 Ausmaß der Gesundheitskompetenz in der Bevölkerung

Wichtige Meilensteine für die Entstehung von *Health-Literacy*-Studien sind der US-amerikanische *National Adult Literacy Survey* (NALS) (Kirsch et al. 2002) und der wenig später folgende *National Assessment of Adult Literacy* (NAAL) (Kutner/Greenberg/Baer 2005). Beide Untersuchungen zeigten, dass ein Großteil der US-amerikanischen Bevölkerung über ein relativ niedriges Literalitäts-Niveau verfügt. Nach dem NAAL, der erstmals auch gesundheitsbezogene Fragen enthielt, hatten 36 % der Befragten zudem Schwierigkeiten, gesundheitsrelevante Information zu verstehen (Kutner et al. 2006). Die Frage, welche gesundheitlichen Konsequenzen daraus erwachsen, zog rasch die Aufmerksamkeit der Gesundheitsforschung auf sich und wurde alsdann zum Gegenstand zahlreicher Studien, die zunächst noch oft auf einem funktionalen Verständnis von Gesundheitskompetenz basierten. Samt und sonders wiesen sie auf die geringe *Health Literacy* in der US-amerikanischen Bevölkerung hin.

Zu ähnlichen Ergebnissen gelangten bald darauf weitere internationale Untersuchungen, so beispielsweise eine kanadische und eine australische Studie (Australian Bureau of Statistics [ABS] 2008; Canadian Council on Learning [CCL] 2008). Auch die in den letzten 10 Jahren vermehrt in Asien und Europa entstandenen Studien zeigen, dass niedrige *Health Literacy* kein Problem von Minderheiten ist, sondern große Teile der Bevölkerung betrifft (exemplarisch: Nakayama et al. 2015; Sørensen et al. 2015).

Im deutschsprachigen Raum wurde die Diskussion über *Health Literacy* bzw. Gesundheitskompetenz lange Zeit eher verhalten geführt. Auch in der Forschung fand das Thema – von Ausnahmen abgesehen (Kickbusch/Marstedt 2008; Soellner et al. 2010) – lange Zeit keine große Resonanz.

Größere Aufmerksamkeit erhielt das Thema erst mit dem Europäischen *Health Literacy Survey* (HLS-EU), mit dem erstmals repräsentative Daten über die Gesundheitskompetenz in acht europäischen Ländern – darunter auch Deutschland mit dem Bundesland Nordrhein-Westfalen – erhoben wurden. Danach weisen 46,3 % eine limitierte Gesundheitskompetenz auf (HLS-EU Consortium 2015). Deutschland befand sich im Vergleich der Länder überraschenderweise nur im Mittelfeld.

Sowohl die Tatsache, dass Deutschland nur mit einem Bundesland an der EU-Studie teilgenommen hatte, wie auch die Ergebnisse bildeten den Anlass, dass in der Folgezeit auch in Deutschland erste populationsorientierte Untersuchungen der Gesundheitskompetenz entstanden. Durchgängig zeigen sie, dass der Anteil eingeschränkter Gesundheitskompetenz auch in Deutschland sehr hoch ist. Nach der repräsentativen Studie zur „Gesundheitskompetenz der Bevölkerung in Deutschland" liegt er bei 54,3 % und fällt damit noch höher aus als in der HLS-EU Studie (Schaeffer/Berens/Vogt 2017). Über die Hälfte der Bevölkerung sieht sich danach vor Schwierigkeiten im Umgang mit Gesundheitsinformation gestellt.

Die vorliegenden internationalen und nationalen Studien weisen zudem darauf hin, dass Gesundheitskompetenz einem sozialen Gradienten unterliegt und ein niedriges Bildungsniveau, geringe sozioökonomische Ressourcen, das Vorhandensein eines Migrationshintergrunds, ein höheres Lebensalter und das Vorliegen chronischer Krankheit(en) häufiger mit einer niedrigen Gesundheitskompetenz einhergehen (exemplarisch: ABS 2008; CCL 2008; Kutner et al. 2006; Schaeffer et al. 2017; Sørensen et al. 2015). Gesundheitskompetenz ist somit eng an soziale und gesundheitliche Ungleichheit geknüpft. Menschen, die ohnehin als vulnerabel gelten, weisen auch häufiger eine niedrige Gesundheitskompetenz auf.

3.2 Gesundheitliche Auswirkungen geringer Gesundheitskompetenz

Der hohe Anteil niedriger Gesundheitskompetenz in vielen Studien hat zu weiteren Untersuchungen über die Konsequenzen niedriger Gesundheitskompetenz geführt.

Gezeigt wurde, dass niedrige Gesundheitskompetenz mit einem schlechteren subjektiven Gesundheitszustand assoziiert ist (exemplarisch Berkman et al. 2011; HLS-EU Consortium 2015). Bei älteren Erwachsenen ist niedrige Gesundheitskompetenz sogar mit einem höheren Mortalitätsrisiko verknüpft. Aus Public-Health-Perspektive ist zudem als kritisch einzuschätzen, dass niedrige Gesundheitskompetenz bei Menschen mit chronischer Krankheit mit geringerem Krankheitswissen und schlechteren Selbstmanagementfähigkeiten verbunden ist.

Niedrige Gesundheitskompetenz ist zudem mit ungesünderen Verhaltensweisen wie höherem Alkohol- und Tabakkonsum und weniger körperlicher Bewegung assoziiert (exemplarisch: HLS-EU Consortium 2015).

Ein enger Zusammenhang besteht auch zwischen Gesundheitskompetenz und der Nutzung des Gesundheitssystems: Menschen mit niedriger Gesundheitskompetenz nehmen häufiger Einrichtungen der Akutversorgung wie Krankenhäuser oder den ärztlichen Notfalldienst in Anspruch und haben eine höhere Zahl an Arztkontakten (exemplarisch: Berkman et al. 2011; HLS-EU Consortium 2015). Präventions- und Vorsorgeuntersuchungen werden von ihnen dagegen deutlich seltener in Anspruch genommen (exemplarisch: Berkman et al. 2011; HLS-EU Consortium 2015).

Festhalten lässt sich, dass die Forschung zur Gesundheitskompetenz in den letzten zwei Jahrzehnten stark expandiert ist und die vorliegenden empirischen Befunde die hohe Public-Health-Relevanz des Themas unterstreichen.

4 Interventionen zur Stärkung der Gesundheitskompetenz

In Reaktion auf die dargestellten Befunde sind mittlerweile eine ganze Reihe an Interventionsansätzen und -strategien entstanden. Auch sie wurden anfänglich vornehmlich in den USA entwickelt. Oft handelt es sich um edukative Strategien, strukturbezogene Ansätze sind noch eher rar. Mehrheitlich intendieren sie, die Gesundheitskompetenz der Bevölkerung zu verbessern oder die Verständlichkeit von Gesundheitsinformationen zu optimieren – sei es durch Vereinfachung der Information oder Verbesserung der Kommunikationsfähigkeit der Gesundheitsprofessionen.

Nicht alle zielen, wie inzwischen beklagt wird, wirklich auf die Förderung von *Health Literacy*, obschon der Titel dies verspricht (exemplarisch: Nutbeam/McGill/Premkumar 2018). Nicht selten handelt es sich um Umetikettierungen bereits existenter, anders gelagerter Konzepte, etwa zur Gesundheitsförderung – eine Tendenz, die sich auch hierzulande bemerkbar macht. Vielfach konzentrieren sie sich auf die Stärkung der funktionalen Gesundheitskompetenz und hier auf klinische Aspekte und folgen dabei einem eher traditionellen Verständnis der Krankenrolle. Beklagt wird auch, dass noch nicht alle Zielgruppen im Blick sind und die Entwicklung evidenzbasierter Interventionen sowie deren Evaluation noch eine Herausforderung darstellt. Das gilt für alle Interventionen, besonders jedoch für Online-Interventionen, bei denen inzwischen – infolge der Digitalisierung – eine rapide Zunahme zu beobachten ist. Zudem fehlen systematische Übersichtsarbeiten (Nutbeam/McGill/Premkumar 2018).

Betrachtet man die *international* vorliegenden Interventionen unter inhaltlichen Gesichtspunkten, lassen sich folgende Strategien und Ansätze identifizieren:

- Bereitstellung von Leitfäden und Guidelines, die Hinweise zur Erstellung von verständlichen Gesundheits- und Patienteninformationen enthalten
- Bildungsmaßnahmen zur Verbesserung der *Health Literacy* der Bevölkerung und einzelner Bevölkerungsgruppen
- Online-Konzepte zur Förderung der Gesundheitskompetenz
- Konzepte und Maßnahmen zur Verbesserung der Kommunikation zwischen Health Professionals und Patientinnen und Patienten sowie der kommunikativen Kompetenz der Gesundheitsprofessionen
- Entwicklung gesundheitskompetenter Organisationen des Gesundheitssystems (*Health Literate Organizations*).

Auch in Deutschland hat die Interventionsdiskussion inzwischen zugenommen und es sind erste Projekte zur Stärkung der Gesundheitskompetenz entstanden.

Zwar steht hier nach wie vor an, die Datenlage zu verbessern und eine solide Basis für die Interventionsentwicklung zu schaffen, doch gleichzeitig wird die Konzipierung von Interventionen angesichts der empirischen Befundlage als wichtige Aufgabe angesehen.

Bislang befindet sich die Interventionsentwicklung hier allerdings noch oft im Stadium von Literaturreviews. Aktuell entstehen viele solcher Reviews, auf deren Basis geeignete evaluierte Interventionen identifiziert oder entwickelt werden sollen.

Daneben sind Bemühungen zu finden, in anderen Ländern bereits erprobte Konzepte zu *disseminieren*. Dazu gehört u. a. die „Material- und Methodensammlung zur Förderung der Gesundheitskompetenz" (Schmidt-Kaehler et al. 2017). Diese Sammlung, die eine Einführung in das Thema und einen Überblick über Methoden zur Förderung der Gesundheitskompetenz für die Gesundheitsberufe enthält, wird aktuell „helvetisiert", also an die Besonderheiten in der Schweiz angepasst und außerdem für die Zielgruppe „Kinder und Jugendliche" weiterentwickelt. Ebenfalls in diesem Kontext anzuführen ist das europäische IROHLA-Projekt (*Intervention Research on Health Literacy among Ageing Population*), an dem auch Deutschland beteiligt war und in dem existente Interventionen zur Stärkung der *Health Literacy* von Menschen im höheren Lebensalter auf einer Internetplattform präsentiert werden.

Zu erwähnen sind außerdem die aktuellen Bemühungen des Bundesministeriums für Gesundheit zum Aufbau eines integrierten „Nationalen Gesundheitsportals", wie es in anderen Ländern bereits existiert. In ihm sollen evidenzbasierte, zumindest aber qualitätsgesicherte gesundheits- und krankheitsrelevante Informationen zusammengeführt und integriert angeboten werden. Auf diese Weise soll es Bürgerinnen und Bürgern ermöglicht werden, sich an einer einzigen Stelle umfassend über Gesundheit und Krankheit informieren zu können.

Ferner sind *edukative Interventionskonzepte* anzuführen, so etwa die Erprobung und Verbreitung von Selbstmanagementprogrammen, die sich an Menschen mit chronischer Erkrankung richten und auch auf die Förderung der Gesundheitskompetenz zielen. Entstanden sind auch Projekte, die sich der Stärkung der Gesundheitskompetenz von funktionalen Analphabeten oder Kindern und Jugendlichen widmen.

Daneben existieren Bemühungen, die auf die Verbesserung der *Kommunikations- und Informationskompetenz* durch die Gesundheitsprofessionen im Rahmen der Aus-, Fort- und Weiterbildung in der Medizin oder der Pflege zielen. Auch gibt es Bestrebungen, das Konzept der *Health Literate Organizations* (Brach et al. 2012) auf breiterer Basis zu erproben, sei es im Krankenhaussektor oder in anderen Institutionen der Gesundheitsversorgung.

Dieser skizzenartige Überblick zeigt, dass die Interventionsentwicklung auch hierzulande voranschreitet. Sie wird auch künftig zu den wichtigen Aufgaben gehören. Dabei ist es möglich und sinnvoll, weiter von anderen Ländern zu lernen und an international vorliegende Ansätze anzuknüpfen, die Prüfung der Übertragbarkeit darf dabei aber nicht vergessen werden. Oft sind zudem Anpassungen und Weiterentwicklungen andernorts entwickelter Interventionsstrategien erforderlich und für viele Bereiche sind neue Konzepte notwendig.

5 Herausforderungen

Die Ausführungen haben gezeigt, dass eingeschränkte Gesundheitskompetenz auch in Deutschland ein gravierendes Public-Health-Problem darstellt. Deshalb ist es wichtig, sich künftig intensiver mit dem Ausmaß und den Folgen eingeschränkter Gesundheitskompetenz auseinanderzusetzen, sei es auf politischer oder auf wissenschaftlicher Ebene. Unter Public-Health-Gesichtspunkten ist außerdem beachtenswert, dass nicht nur Gesundheit, sondern auch Gesundheitskompetenz sozial ungleich verteilt ist und einige Bevölkerungsgruppen häufiger über eine eingeschränkte Gesundheitskompetenz verfügen. Auch deshalb bedarf das Thema künftig höherer Beachtung. Zwar haben auch in den deutschsprachigen Ländern die Diskussionen und Forschungsaktivitäten zur Verbesserung der Gesundheitskompetenz zugenommen. Doch in der Summe betrachtet ist das Thema hier noch nicht seiner Bedeutung entsprechend in der gesundheitswissenschaftlichen Diskussion verankert.

Ähnliches gilt für die *politische* Ebene. Seit geraumer Zeit erfährt das Thema hier größere gesundheitspolitische Aufmerksamkeit, wozu vor allem die internationalen und nationalen empirischen Befunde und der Nationale Aktionsplan Gesundheitskompetenz beigetragen haben. Gleichwohl werden künftig weitere Anstrengungen nötig sein. Denn eine Verbesserung der Gesundheitskompetenz der Bevölkerung ist auf entsprechende Voraussetzungen und Ressourcen durch die Politik angewiesen (Schaeffer/Pelikan 2017, 315).

So ist beispielsweise erforderlich, auch in Deutschland die Forschung zur Gesundheitskompetenz auszubauen und entsprechende Fördermittel zur Verfügung zu stellen. Beides ist unverzichtbar, um die Gesundheitskompetenz verbessern zu können und eine geeignete Datenbasis für die Konzipierung von Interventionen und Strategien zur Stärkung der Gesundheitskompetenz zu schaffen. Notwendig ist außerdem eine regelmäßige Messung der Gesundheitskompetenz der Bevölkerung, denn sie ermöglicht, Problem- und Interventionsfelder zu identifizieren, die Entwicklung der Gesundheitskompetenz zu beobachten und sie bildet die Basis für die Konzipierung und Evaluation evidenzbasierter, passgenauer Interventionen (Schaeffer/Pelikan 2017).

Wichtig ist außerdem, die Forschung zur Gesundheitskompetenz vulnerabler Bevölkerungsgruppen auszubauen und die Interventionsforschung zur Verbesserung von Gesundheitskompetenz voranzutreiben. Nicht übersehen werden darf dabei, dass die Interventionsforschung dem relationalen Verständnis von Gesundheitskompetenz folgend dual angelegt sein sollte und neben der Untersuchung der Stärkungspotenziale der persönlichen Gesundheitskompetenz auch die Verbesserungsmöglichkeiten der systemischen, organisatorischen und professionellen Gesundheitskompetenz im Blick haben sollte. Der zuletzt genannte Aspekt wird in der Forschung noch zu wenig beachtet.

Nicht weniger bedeutsam ist, die Interventionsentwicklung selbst weiter zu befördern und auch dabei ist ein duales Vorgehen gefordert. Notwendig ist einerseits – wie die Befunde zeigen – Interventionen zu konzipieren, die auf Förderung der persönlichen Gesundheitskompetenz zielen und dabei auch die kritische Gesundheitskompetenz stärken. Angesichts wachsender sozialer Ungleichheit und Diversifizierung der Gesellschaft kommt der Förderung der Gesundheitskompetenz vulnerabler Gruppen dabei hoher Stellenwert zu. Dazu bedarf es neuer zielgruppenspezifisch zugeschnittener Interventionskonzepte, die den jeweiligen lebensweltlichen und kulturellen Besonderheiten entsprechen und alle Settings einbeziehen (siehe hierzu den Beitrag von Bauer und Bittlingmayer).

Zugleich besteht die Herausforderung, sich bei der Interventionsentwicklung und -erprobung nicht auf die Förderung der persönlichen Fähigkeiten einzelner Bevölkerungsgruppen zu beschränken, sondern auch Strategien dafür zu entwickeln, wie der Erwerb von Gesundheitskompetenz und der Umgang mit Gesundheitsinformation strukturell erleichtert werden kann. Darüber besteht in der Diskussion Konsens, die Umsetzung steht jedoch noch am Anfang.

Parallel ist deshalb erforderlich, Interventionen zu entwickeln, die eine bessere Verständlichkeit von Systemen, Organisationen und Professionen ermöglichen, die Navigierbarkeit im Gesundheitswesen (aber auch die Vielfalt an Information) erleichtern und die die Förderung von Gesundheitskompetenz zum Anlass für Reformen nehmen, um zu einem nutzerfreundlichen, patientenzentrierten Gesundheitssystem zu gelangen (Parker/Ratzan 2010).

Darüber hinaus ist die Entwicklung neuer und anderer Informationen notwendig, konkret zur Vereinfachung, adressatengerechten Aufbereitung und Gestaltung sowie zur Qualitätssicherung und Evidenzbasierung von Information, ebenso zur Erstellung präferenzsensibler Information. Auch die Verbesserung der Nutzerfreundlichkeit und *Usability* digitaler oder elektronischer Information und von Apps bedarf größerer Beachtung. Generell wird der Digitalisierung künftig bei der Interventionsentwicklung hohe Bedeutung zukommen, denn sie bringt viele neue Möglichkeiten und Vereinfachungen des Erwerbs von Gesundheitskompetenz mit sich. Gleichzeitig erhöht sie die Anforderungen an die Gesundheitskompetenz und birgt das Risiko der Verstärkung bestehender Ungleichheit. Über Herausforderungen wie diese ist das Wissen jedoch noch gering und es fehlen geeignete Konzepte zur Förderung der Gesundheitskompetenz – besonders im Bereich „e-health literacy" (siehe hierzu den Beitrag von Dockweiler). Zu erwähnen ist abschließend ein anders gelagerter Aspekt: Bislang erfolgt die Interventionsentwicklung eher verstreut in Einzelinitiativen. Es fehlt ein systematisches Vorgehen – ein Mangel, dem mit den Nationalen Aktionsplänen, wie sie für einige Länder vorliegen, darunter auch Deutschland, zu begegnen versucht wird. Deren Umsetzung zu fördern und die Effekte dieser Instrumente (vergleichend) zu untersuchen, gehört ebenfalls zu den der Zukunft vorbehaltenen Aufgaben.

Die Liste an Herausforderungen ließe sich zweifelsohne verlängern, zeigt aber, dass die Förderung von Gesundheitskompetenz künftig einen festen Platz in der Public-Health-Diskussion und auch der Gesundheitspolitik erhalten sollte. Ähnliches gilt für die angrenzenden Bereiche, so beispielsweise im Erziehungs- und Bildungssektor, im Bereich der Ernährung, des Konsums und der Medien, der Arbeitswelt etc., denn schlussendlich erfordert die Verbesserung der Gesundheitskompetenz die Anstrengung aller gesellschaftlichen Kräfte.

Literatur

Australian Bureau of Statistics. (2008). *Adult Literacy and Life Skills Survey 2006. Summary Results*. Canberra: ABS.

Berkman, N. D./Sheridan, S. L./Donahue, K. E./Halpern, D. J./Viera, A./Crotty, K. et al. (2011). Health literacy interventions and outcomes: an updated systematic review. *Evidence Report Technology Assessment, 199*.

Brach, C./Keller, D./Hernandez, L./Baur, C./Parker, R./Dreyer, B. et al. (2012). *Ten attributes of health literate care organizations*. New York: Institute of Medicine.

Canadian Council on Learning (2008). *Health Literacy in Canada. A healthy under-standing*. Ottawa: CCL.

HLS-EU Consortium (2015). Comparative Report of Health Literacy in eight EU member states. The European Health Literacy survey HLS-EU. *European Journal of Public Health, 25*(6), 1053–1058.

Kickbusch, I./Marstedt, G. (2008). Gesundheitskompetenz: eine unterbelichtete Dimension sozialer Ungleichheit. In: J. Böcken/B. Braun/R. Amhof (Hrsg.): *Gesundheitsmonitor 2008. Gesundheitsversorgung und Gestaltungsoptionen aus der Perspektive der Bevölkerung*. Gütersloh: Bertelsmann Stiftung, 12–28.

Kickbusch, I./Pelikan, J. M./Haslbeck, J./Apfel, F./Tsouros, A. (2013). *Health Literacy. The solid facts*. Copenhagen: WHO Euro.

Kirsch, I. S./Jungeblut, A./Jenkins, L./Kolstad, A. (2002). *Adult Literacy in America. A First Look at the Findings of the National Adult Literacy Survey*. 3. Ausgabe. Washington: National Center for Education Statistics.

Kutner, M./Greenberg, E./Baer, J. (2005). *National Assessment of Adult Literacy (NAAL). A first look at the literacy of America's adults in the 21st Century.* Jessup: National Center for Education Statistics.

Kutner, M./Greenberg, E./Jin, Y./Paulsen, C. (2006). *The Health Literacy of America's Adults. Results from the 2003 National Assessment of Adult Literacy.* Washington: National Center for Education Statistics.

Nakayama, Y./Osaka, W./Togari, T./Ishikawa, H./Yonekura, Y./Sekixo, A. et al. (2015). Comprehensive health literacy in Japan is lower than in Europe. A validated Japanese-language assessment of health literacy. *BMC Public Health, 15,* 505.

Nutbeam, D. (2000). Health literacy as a public health goal. A challenge for contemporary health education and communication strategies into the 21st century. *Health Promotion International, 15,* 259–267.

Nutbeam, D., McGill, B./Premkumar, P. (2018). Improving health literacy in community populations. A review of progress. *Health Promotion International, 33,* 901–911.

Parker, R./Ratzan, S. C. (2010). Health Literacy. A Second Decade of Distinction for Americans. *Journal of Health Communication, 15,* 20–33.

Schaeffer, D./Hurrelmann, K./Bauer, U./Kolpatzik, K. (Hrsg.) (2018). *Nationaler Aktionsplan Gesundheitskompetenz. Die Gesundheitskompetenz in Deutschland stärken.* Berlin: KomPart.

Schaeffer, D./Berens, E.-M./Vogt, D. (2017). Gesundheitskompetenz der Bevölkerung in Deutschland. Ergebnisse einer repräsentativen Befragung. *Deutsches Ärzteblatt, 114,* 53–60.

Schaeffer, D./Pelikan, J. M. (2017). Health Literacy – künftige Herausforderungen. In: D. Schaeffer/J. M. Pelikan (Hrsg.): *Health Literacy: Forschungsstand und Perspektiven.* Bern: Hogrefe, 325–320.

Schmidt-Kaehler, S./Vogt, D./Berens, E.-M./Horn, A./Schaeffer, D. (2017). *Gesundheitskompetenz – verständlich informieren und beraten. Material- und Methodensammlung zur Verbraucher- und Patientenberatung für Zielgruppen mit geringer Gesundheitskompetenz.* Bielefeld: Universität Bielefeld.

Simonds, S. K. (1974). Health education as social policy. *Health Education Monograph, 2,* 1–25.

Soellner, R./Huber, S./Lenartz, N./Rudinger, G. (2010). Facetten der Gesundheitskompetenz – eine Expertenbefragung. Projekt Gesundheitskompetenz. In: E. Klieme/D. Leutner/M. Kenk (Hrsg.): *Kompetenzmodellierung. Eine aktuelle Zwischenbilanz des DFG-Schwerpunktprogramms.* Weinheim und Basel: Beltz, 104–114.

Sørensen, K./Pelikan, J. M./Röthlin, F./Ganahl, K./Slonska, Z./Doyle, G. et al. (2015). Health Literacy in Europe: comparative results of the European health literacy survey (HLS-EU). *European Journal of Public Health, 25*(6), 1053–1058.

Sørensen, K./van den Broucke, S./Fullam, J./Doyle, G./Pelikan, J. M./Slonska, Z. et al. (2012). Health literacy and public health. A systematic review of definitions and models. *BMC Public Health, 12*(80), 1–13.

World Health Organization (1998). *Health Promotion Glossary.* Geneva: WHO.

Gesundheitsförderung und Prävention

Krankheitsprävention und Gesundheitsförderung: Begründung, Konzepte und politischer Rahmen[6]

Petra Kolip

Prävention und Gesundheitsförderung in Deutschland haben mit dem 2015 in Kraft getretenen Präventionsgesetz eine deutliche Stärkung erfahren. Dies lässt sich gut begründen: Dem gesundheitsrelevanten Verhalten kommt bei der Reduktion chronischer Erkrankungen und vorzeitiger Sterblichkeit eine Schlüsselrolle zu. Sozial benachteiligte Gruppen weisen zwar ein besonders großes Präventionspotenzial auf, sie werden jedoch von traditionellen verhaltensbezogenen Ansätzen wenig erreicht. Dies verweist darauf, dass diese Interventionen nur eingeschränkt wirksam sind und den sozialen und gesellschaftlichen Determinanten von Gesundheit mehr Aufmerksamkeit gelten sollte.

Der Beitrag liefert zunächst eine epidemiologisch fundierte Begründung für die Investition in Prävention und Gesundheitsförderung. Anschließend werden die Einflussfaktoren auf vorzeitige Sterblichkeit und chronische Erkrankungen betrachtet, ehe die Reduktion gesundheitlicher Ungleichheit als Ziel von Prävention und Gesundheitsförderung herausgearbeitet wird. Ein weiteres Kapitel widmet sich den konzeptionellen Differenzierungen zwischen Gesundheitsförderung und Primärprävention, zwischen Primär-, Sekundär- und Tertiärprävention sowie zwischen verhaltens- und verhältnisbezogenen Ansätzen. Im anschließenden Kapitel werden die Strukturen und Akteure der Prävention und Gesundheitsförderung skizziert. Der Qualitätsentwicklung ist ein weiteres Kapitel gewidmet, ehe ein kurzes Fazit gezogen wird.

1 Warum Prävention und Gesundheitsförderung?

Spätestens mit Inkrafttreten des Präventionsgesetzes (PrävG) im Jahr 2015 haben sich Prävention und Gesundheitsförderung neben Kuration, Rehabilitation und Pflege im deutschen Gesundheitswesen als „vierte Säule" etabliert (Robert Koch-Institut [RKI] 2015). Die gesetzliche Stärkung von Prävention und Gesundheitsförderung lässt sich gut begründen. So ist die Lebenserwartung

---

6 Wichtige konzeptionelle Grundlagen der Prävention und Gesundheitsförderung wurden bereits in der ersten Auflage des Handbuchs durch Klaus Hurrelmann gelegt. Ihm und seinen Mitautoren (zuletzt Ulrich Laaser und Matthias Richter) sei an dieser Stelle herzlich gedankt.

in den vergangenen Jahren zwar angestiegen (sie liegt für männliche Neugeborene bei 78,4, für weibliche Neugeborene bei 83,2 Jahren), der Anstieg hat sich aber verlangsamt und in einigen Bundesländern stagniert die Lebenserwartung sogar. Die Reduktion vorzeitiger Sterblichkeit ist deshalb von hohem gesundheitswissenschaftlichem und gesundheitspolitischem Interesse, denn hier spielen vermeidbare und damit durch Prävention und Gesundheitsförderung beeinflussbare Faktoren eine große Rolle. Die Erhöhung der Lebenserwartung wäre aber ein fragwürdiges Ziel, wenn sie nicht damit einher ginge, die bei guter Gesundheit verbrachte Lebenszeit zu erhöhen, indem der Eintritt chronischer Erkrankungen mit präventiven Maßnahmen hinausgezögert oder verhindert wird (Fries 2005).

1.1 Gesunde Lebenserwartung

In der Gesundheitsberichterstattung wird zwischen der Lebenserwartung und der bei guter Gesundheit verbrachten Lebenszeit unterschieden. Zur Bestimmung der Krankheitslast werden in der *Global-Burden-of-Disease*-Studie (GBD) *Disability-Adjusted Life Years* (DALYs) berechnet, also Lebensjahre, die um Krankheit und Behinderung bereinigt sind. Die Auswertung der GBD-Daten für Deutschland zeigt, dass muskulo-skelettale Erkrankungen, Herz-Kreislauf-Erkrankungen, Krebs, sowie psychische und Verhaltensstörungen fast 65 % der verloren gegangenen gesunden Lebensjahre ausmachen (Plass/Vos/Scheidt-Nave/Zeeb/Krämer 2014). Auch Diabetes mellitus, chronische Atemwegserkrankungen und Verletzungen sowie andere nicht-übertragbare Krankheiten finden sich unter den zehn bedeutsamsten Erkrankungen. Ein Großteil dieser Erkrankungen ist durch eine Verhaltenskomponente mitgeprägt.

Eine Analyse der Daten des Sozio-oekonomischen Panels (SOEP) zeigt, dass in der männlichen Bevölkerung im Mittel gut zehn Lebensjahre mit starken gesundheitlichen Einschränkungen verbracht werden. In der weiblichen Bevölkerung sind es sogar fast dreizehn Jahre (RKI 2015). Die Analyse verweist zudem auf einen sozialen Gradienten, der auch bei zahlreichen anderen Gesundheitsindikatoren zu beobachten ist: So steigt mit zunehmendem Einkommen nicht nur die Lebenserwartung, sondern auch die bei guter Gesundheit verbrachte Lebenszeit ist umso länger, je höher das Einkommen ist (vgl. Abbildung 1) (siehe hierzu auch den Beitrag von Lampert).

Abbildung 1: Mittlere Lebenserwartung bei Geburt und gesunde Lebenserwartung nach Netto-Äquivalenzeinkommen

FRAUEN | MÄNNER

Gesunde Lebenserwartung ■ Gesundheitliche Einschränkungen

Frauen:
- unter 60%: 60,5 / 16,4
- 60 - unter 80%: 66,2 / 15,7
- 80 - unter 100%: 68,7 / 13,3
- 100 - unter 150%: 71,4 / 13
- 150% und mehr: 73,8 / 11,5

Männer:
- unter 60%: 56,8 / 13,3
- 60 - unter 80%: 61,2 / 12,2
- 80 - unter 100%: 64,5 / 10,7
- 100 - unter 150%: 66,8 / 10,4
- 150% und mehr: 71,1 / 9,8

EINKOMMEN (BEZOGEN AUF DEN MEDIAN DES NETTO-ÄQUIVALENZEINKOMMENS)

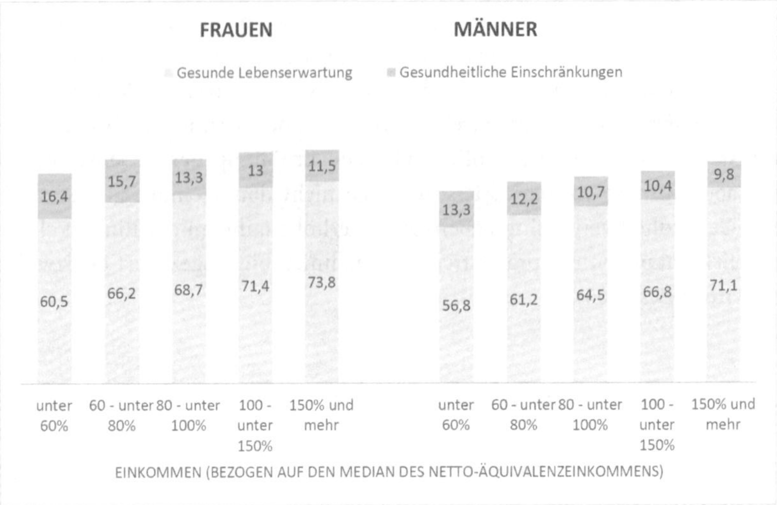

Quelle: RKI 2015

1.2 Vorzeitige Sterblichkeit und vermeidbare Sterbefälle

Auch die vorzeitige Sterblichkeit, definiert als die Sterblichkeit vor dem 65. Lebensjahr (*potential years of life lost*), begründet die Investition in Prävention und Gesundheitsförderung. In Deutschland gingen im Jahr 2016 2.275 Lebensjahre je 100.000 Einwohnerinnen und Einwohner verloren, bei Männern nahezu doppelt so viele wie bei Frauen (vgl. Tabelle 1). Ein Großteil dieser Sterbefälle gilt als vermeidbar, da sie durch Therapie, aber auch Prävention hätten verhindert werden können (z. B. Infektions-, Herz-Kreislauf- und Krankheiten der Verdauungsorgane sowie einige Krebserkrankungen) (RKI 2015). Die Zahl der vermeidbaren Sterbefälle ist zwar in den vergangenen Jahren kontinuierlich gesunken, gleichwohl wird der Prävention weiterhin große Bedeutung zugesprochen.

Tabelle 1: Vorzeitige Sterblichkeit – verlorene Lebensjahre je 100.000 Einwohnerinnen und Einwohner unter 65 Jahre ohne Unter-Einjährige (ausgewählte Todesursachen, ICD 10; Bezugsjahr 2016)

	Insgesamt	Männlich	Weiblich
A00-T98 Alle Krankheiten und Folgen äußerer Ursachen	2.275	2.927	1.601
C00-D48 Neubildungen	711	726	696
I00-I99 Krankheiten des Kreislaufsystems	368	526	205
K00-K93 Krankheiten des Verdauungssystems	159	220	97
R00-R99 Symptome und abnorme klinische und Laborbefunde, die andernorts nicht klassifiziert sind	196	277	112
S00-T98 Verletzungen, Vergiftungen und bestimmte andere Folgen äußerer Ursachen	415	625	194

Quelle: www.gbe-bund.de

Ein Blick auf die wichtigsten Todesursachen – Neubildungen, äußere Ursachen, Krankheiten des Kreislaufsystems und des Verdauungssystems – zeigt, dass auch hier die genannten chronischen Erkrankungen eine große Rolle spielen, sodass die Relevanz des gesundheitsrelevanten Verhaltens einmal mehr deutlich wird.

Nicht-übertragbare Erkrankungen sind häufig der Ausgangspunkt für eine Argumentation zur Stärkung von Prävention und Gesundheitsförderung, denn diese machen den Schwerpunkt des Morbiditäts- und Mortalitätsgeschehens aus. Gleichwohl ist die Prävention übertragbarer Krankheiten ebenfalls ein wichtiges Feld für Public Health. Hierzu zählen zum einen natürlich alle Erkrankungen, die sich durch eine Impfung verhindern lassen. Die Diskussion von Maßnahmen zur Steigerung der Impfquoten bei Kindern und Jugendlichen zeigen, dass hier die Präventionspotenziale noch längst nicht ausgeschöpft sind. Zum anderen verweisen die seit der Jahrtausendwende steigenden HIV-Neuinfektionen und die jährlich bis zu 600.000 Krankenhauspatientinnen und Patienten, die sich in der Klinik mit einem Erreger infizieren (nosokomiale Infektionen), möglicherweise einem, der gegen gängige Antibiotika resistent ist (Methicillin-resistenter Staphylococcus aureus, MRSA), auf die Bedeutung der Prävention auch im Bereich der übertragbaren Krankheiten (RKI 2015).

2 Einflussfaktoren auf vorzeitige Sterblichkeit und chronische Erkrankungen

Die vorzeitige Sterblichkeit und chronische Erkrankungen stehen in einem engen Zusammenhang mit dem gesundheitsbezogenen Lebensstil. Besonderes Augenmerk der Prävention und Gesundheitsförderung liegt deshalb auf gesundheitsrelevanten Verhaltensweisen: Rauchen, Alkoholkonsum, mangelnde Bewegung und ungeeignete Ernährung können zu Übergewicht und Adipositas, Bluthochdruck und Fettstoffwechselstörungen beitragen (siehe hierzu auch den Beitrag von Trautner in diesem Band). Die genannten Verhaltensweisen werden von der Weltgesundheitsorganisation (WHO) als die vier bedeutsamsten Einflussfaktoren auf das Morbiditäts- und Mortalitätsgeschehen bezeichnet und stehen mit dem Globalen Aktionsplan zur Verhinderung nicht-übertragbarer Krankheiten 2013–2020 (WHO Regional Office for Europe [WHO Euro] 2012, 2013) hoch auf der WHO-Agenda. Die Reduktion von Risikofaktoren ist hierbei eines von sechs Handlungsfeldern. Dabei interessieren nicht nur das Risikoverhalten selbst, sondern auch die sozialen und gesellschaftlichen Einflussfaktoren (z. B. Erwerbsarbeit, soziale Sicherung) auf die Gesundheit, um Ansatzpunkte für Prävention und Gesundheitsförderung identifizieren zu können (Wilkinson/Marmot 2004).

Im Folgenden soll kein umfassender Überblick über die Epidemiologie des Gesundheitsverhaltens gegeben werden. Hierzu sei auf die einschlägigen Gesundheitsberichte des Robert Koch-Instituts – vor allem den Gesundheitsbericht für Deutschland (RKI 2015) und die Artikel im *Journal of Health Monitoring* – verwiesen. Die Hauptbefunde seien lediglich kurz skizziert, um das verhaltensbezogene Präventionspotenzial zu beleuchten. Sofern nicht anders angegeben, sind sie dem Gesundheitsbericht für Deutschland entnommen, der die vorhandenen Daten bündelt (RKI 2015).

Körperliche Aktivität gilt als wesentlicher Schutzfaktor für körperliche und psychische Erkrankungen, sofern das Mindestmaß von 2,5 Stunden Aktivität mit moderater Intensität (also mit leicht erhöhter Puls- und Atemfrequenz) pro Woche erreicht wird (Pfeifer/Rütten 2017). 65 % der erwachsenen Frauen und 56,4 % der Männer erfüllen dieses Kriterium nicht. Die jüngeren Altersgruppen sind dabei bewegungsaktiver als ältere Bevölkerungsgruppen. Personen mit niedrigem Sozialstatus sind seltener sportlich aktiv, bewegen sich aber im Alltag mehr (siehe auch den Beitrag von Lampert).

Der *Ernährung* kommt nach Auswertung der GBD-Studie in Deutschland eine zentrale Bedeutung für die Gesunderhaltung zu. Ernährungsempfehlungen, wie sie etwa von der Deutschen Gesellschaft für Ernährung (DGE) formuliert werden, beziehen sich auf die Mengenangaben bestimmter Lebensmittelgruppen (Deutsche Gesellschaft für Ernährung [DGE] 2018). Die Auswertung der Nationalen Verzehrstudie II zeigt, dass mehr Männer als Frauen mehr Fleisch als empfohlen konsumieren. Männer wie Frauen nehmen zu wenig Fisch, Milch und Milchprodukte, Obst und Gemüse sowie Brot und Getreide zu sich. Personen mit niedrigem Sozialstatus ernähren sich gemessen an diesen Empfehlungen ungesünder.

Der *Tabakkonsum* geht seit 2003 zurück, die Prävalenz liegt mittlerweile bei 21,4 % täglich rauchender Frauen und 26,1 % täglich rauchender Männer. Der Rückgang wird mit einer verschärften Tabakkontrollpolitik in Verbindung gebracht (Anhebung der Tabaksteuer, Heraufsetzung der Altersgrenze für Erwerb und Konsum, Nichtraucherschutzgesetze der Bundesländer seit 2007) und gilt als Beleg dafür, dass strukturelle Maßnahmen besonders wirksam sind. Der Geschlechterunterschied hat sich verkleinert. Dies ist darauf zurückzuführen, dass die Tabakprävalenz in der männlichen Bevölkerung seit den 1990er Jahren rückläufig ist, während sie bei den Frauen weiter angestiegen ist – ein Umstand, der sich mittlerweile in den gestiegenen Neuerkrankungsraten an Lungenkrebs in der weiblichen Bevölkerung niederschlägt (RKI 2016). Für das Rauchen lässt sich ein deutlicher sozialer Gradient ausmachen: Je höher die Sozialschicht, desto niedriger die Tabakprävalenz (siehe auch den Beitrag von Lampert).

Auch übermäßiger *Alkoholkonsum* ist ein zentraler verhaltensbezogener Risikofaktor, der u. a. mit Leberzirrhose, einigen Krebserkrankungen sowie Unfällen assoziiert ist. Der Pro-Kopf-Konsum liegt im europäischen Vergleich sehr hoch und verweist auf die kulturelle Bedeutung des Alkoholkonsums, der die Entwicklung wirkungsvoller Präventionsmaßnahmen erschwert. Für Frauen und Männer gelten jeweils unterschiedliche Grenzwerte zur Bestimmung des riskanten Konsums (12 g/24 g Reinalkohol pro Tag, entsprechend etwa 125 ml bzw. 250 ml Wein). Legt man diese Grenzwerte zugrunde, die derzeit in der Diskussion sind, weisen 15,6 % der Frauen und 12,8 % der Männer riskante Konsummuster auf (30-Tage-Prävalenz). Während sich bei den Männern nur ein geringer sozialer Gradient abbilden lässt, weisen Frauen aus den oberen Sozialschichten deutlich riskantere Konsummuster auf als Frauen der unteren Sozialschichten (Lange et al. 2016).

Für eine zielgruppengerechte Interventionsplanung werden Geschlechtsunterschiede sowie Unterschiede nach dem Sozialstatus als besonders relevant hervorgehoben. Zusammengefasst lässt sich festhalten, dass Männer in vielen Bereichen gesundheitsriskantere Verhaltensmuster zeigen (Lange/Kolip 2016). Zugleich werden sie von den Angeboten der Prävention und Gesundheitsförderung schlechter erreicht, wie der Blick in den Präventionsbericht der Gesetzlichen Krankenkassen zeigt. Der Männeranteil an den Angeboten zur Individualprävention nach § 20 SGB V liegt seit Jahren stabil bei 20 % (Medizinischer Dienst des Spitzenverbandes Bund der Krankenkassen und GKV-Spitzenverband [MDS/GKV-Spitzenverband] 2017).

Die geringere Inanspruchnahme von Angeboten der Prävention und Gesundheitsförderung dieser Bevölkerungsgruppen darf aber nicht zu dem Kurzschluss verleiten, sie müssten nur von den Vorzügen gesundheitsförderlichen Verhaltens überzeugt werden. Allzu oft wird geringes Wissen oder gar Unwille, den gesundheitsförderlichen Regeln zu folgen, als Ursache für die geringe Lebenserwartung ausgemacht. Die genannten Gruppen werden einerseits als besonders präventionsbedürftig, andererseits als „schwer erreichbar" etikettiert. Diese Argumentationsfigur blendet aber die sozialen und gesellschaftlichen Rahmenbedingungen für die Gesunderhaltung aus, wie sie bereits von Dahlgren und Whitehead (1991) in ihrem „Modell der Determinanten von Gesundheit" benannt wurden (siehe Abbildung 2) in gesundheitsförderlicher Lebensstil und die Chancen zur Gesunderhaltung sind von vielen sozialen und gesellschaftlichen Faktoren beeinflusst, von den Arbeits- und Wohnbedingungen ebenso wie von Umweltfaktoren und sozialer Sicherung (siehe auch den Beitrag von Bauer und Bittlingmayer in diesem Band). Personen mit niedrigem sozioökonomischem Status verfügen über geringere Ressourcen zur Gesunderhaltung und sie sind deutlich häufiger mit gesundheitlichen Risiken belastet.

Abbildung 2: Determinanten der Gesundheit

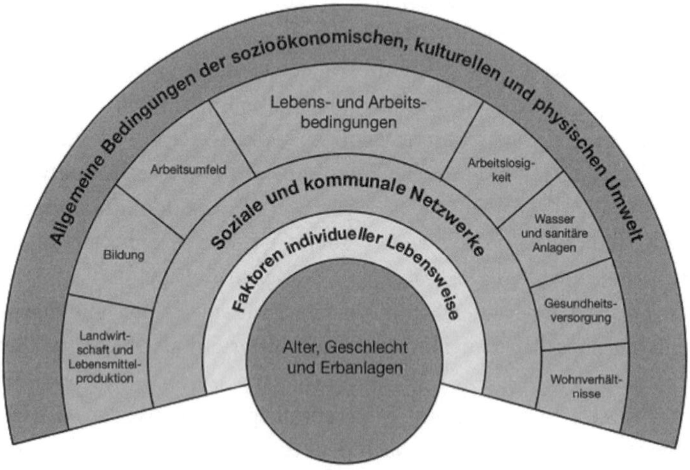

Quelle: Hurrelmann/Richter 2018; nach Dahlgren/Whitehead 1991; mit freundlicher Genehmigung der Autoren

Bettina Schmidt (2017) weist zudem darauf hin, dass das, was als gesundheitsschädlich definiert wird, auch von gesellschaftlichen Vorstellungen und Werturteilen geprägt ist. Gesundheit gehört zum Wertekanon gehobener Schichten und die Definition dessen, was Gesundheit ausmacht und welche Regeln gesundheitsbewussten Verhaltens als prioritär zu befolgen sind, erfolgt durch die oberen sozialen Schichten. So gelten zahlreiche gesundheitsrelevante Verhaltensweisen – zu wenig Schlaf, eine unausgeglichene *Work-Life*-Balance – als kompatibel mit dem Gesundheitsmodell einer Leistungsgesellschaft, während andere Verhaltensweisen – Rauchen, Bewegungsmangel – als Merkmale unterer sozialer Schichten etikettiert werden, die von geringem Willen und Leistungsschwäche zeugen. Gesundheitsbewusstes Verhalten, so Schmidt, ist ein Distinktionsmerkmal:

> „Dass also beispielsweise so viel geredet wird über Übergewicht zielt nicht allein auf Gesundheitsförderung der übergewichtigen Zuhörer. Es befriedigt auch die schlanken Sprecher, die damit ihre sozialen Ordnungsvorstellungen, Ordnungsansprüche und Ordnungsprivilegien artikulieren" (Schmidt 2017, 124).

3 Reduktion gesundheitlicher Ungleichheit als Ziel von Prävention und Gesundheitsförderung

Die starke soziale Variation der Krankheitslast und der damit assoziierten Risikofaktoren lässt den Schluss zu, dass die Reduktion gesundheitlicher Ungleichheit über Prävention und Gesundheitsförderung ein prioritäres Ziel sein sollte. Die Mitgliedsstaaten der WHO Euro haben sich mit ihrer Strategie „Health 2020" hierzu auch verpflichtet (WHO Euro 2013). Entsprechend ist diese Zielsetzung auch im SGB V festgehalten:

> „Die Leistungen (der Krankenkassen) sollen insbesondere zur Verminderung sozial bedingter sowie geschlechtsbezogener Ungleichheit von Gesundheitschancen beitragen." (SGB V, § 20)

Die WHO verfolgt einen Ansatz, der die Verantwortung aller gesellschaftlichen Bereiche für die Förderung der Gesundheit betont: *Health in all Policies* und *Whole of Society Approach* sind hier die zentralen Stichworte. Dieser Politikansatz hat in Deutschland noch nicht Fuß fassen können und die Ausrichtung der Aktivitäten auf die Reduktion gesundheitlicher Ungleichheit ist zwar gesetzlich verankert, wird bislang aber nur partiell verfolgt. Der Kooperationsverbund Gesundheitliche Chancengleichheit (Kilian et al. 2016), der 2003 gegründet wurde, soll die Aktivitäten in diesem Themenfeld bündeln und vorantreiben (siehe Textkasten 1). Eine nachhaltige Wirkung in Bezug auf das zuvor genannte Ziel ist jedoch bislang nicht erkennbar. Im Gegenteil: Zahlreiche Analysen deuten darauf hin, dass die gesundheitliche Ungleichheit in den letzten Jahren weitgehend stabil geblieben ist, sich in einigen Bereichen (z. B. der subjektiven Einschätzung des Gesundheitszustandes, Rauchen, Bewegungsverhalten) sogar vergrößert hat (Lampert et al. 2018). Die Ursachen mögen einerseits darin liegen, dass das von Ullrich Bauer (2005) identifizierte Präventionsdilemma (es profitieren diejenigen von Prävention und Gesundheitsförderung, die diese am wenigsten nötig haben) weiterhin gültig ist. Zum anderen mag man sich fragen, ob die Interventionen für sozial Benachteiligte nicht eher kosmetischer Natur sind, weil sie nicht die Ursachen gesundheitlicher Ungleichheit – nämlich die ungleiche Verteilung gesellschaftlicher Ressourcen (Bundesregierung 2017) – bearbeitet. So stellen Lampert und Kollegen fest, „dass in Deutschland die Entwicklung einer umfassenden politischen Handlungsstrategie zur Verringerung der gesundheitlichen Ungleichheit noch aussteht" (Lampert et al. 2018, 20). Richtungsweisend könnte hier der *Health-in-all-Policies-Ansatz* (HiAP) sein, der z. B. in Großbritannien und Schweden erprobt wird und als intersektorale Gesundheitspolitik alle Politikbereiche (von der Landwirtschaft über den Wohnungsbau bis zur sozialen Sicherung) in die Verantwortung nimmt.

Textkasten 1: Kooperationsverbund Gesundheitliche Chancengleichheit

Der Anspruch, über Prävention und Gesundheitsförderung einen Beitrag zur Reduktion gesundheitlicher Ungleichheit zu leisten, findet sich seit 1999 im Sozialgesetzbuch. Um die Expertise zu bündeln, wurde auf Initiative der Bundeszentrale für gesundheitliche Aufklärung (BZgA) 2003 der „Kooperationsverbund Gesundheitsförderung bei sozial Benachteiligten", später umbenannt in „Kooperationsverbund Gesundheitliche Chancengleichheit", gegründet (Kilian et al. 2016). Er ist ein freiwilliger Zusammenschluss von mittlerweile fast 70 Kooperationspartnern, von den gesetzlichen Krankenkassen über Wohlfahrtsverbände und kommunale Spitzenverbände bis zu den Landesvereinigungen für Gesundheit. Eines der Kernstücke ist die Praxisdatenbank www.gesundheitliche-chancengleichheit.de, in die Akteure der lebenslagenbezogenen Gesundheitsförderung ihre Angebote eintragen können und mit der Transparenz über Angebote hergestellt und ein Austausch der Akteure initiiert wird. Mit der Etablierung der Datenbank wurde früh thematisiert, wie sich gute von weniger guten Projekten unterscheiden lassen – angesichts von über 2.000 Einträgen ging es hierbei auch um die Sichtbarmachung von Projekten, die als Modelle guter Praxis für andere richtungsweisend sein können. Die Diskussion mündete in einen Katalog mit 12 *Good-Practice*-Kriterien, die sich mittlerweile als Qualitätskriterien in der soziallagenbezogenen Gesundheitsförderung in Deutschland etabliert haben (Kilian et al. 2016; Kooperationsverbund Gesundheitliche Chancengleichheit 2016). Im Zusammenhang mit dem Präventionsgesetz kommt dem Kooperationsverbund eine zentrale Rolle zu. In den sogenannten „Koordinierungsstellen Gesundheitliche Chancengleichheit" (KGC), die in allen Bundesländern mit Mitteln der GKV und des jeweiligen Bundeslandes etabliert und ausgebaut wurden, werden die Anliegen des Kooperationsverbundes auf die Ebene der Bundesländer transferiert. So unterstützen sie den Aufbau kommunaler Präventionsketten, mit denen auf kommunaler Ebene die soziallagenbezogene Gesundheitsförderung etabliert wird. Träger der KGC sind die Landesvereinigungen für Gesundheit, die für die Gesundheitsförderung in den Bundesländern eine zentrale Rolle übernehmen (siehe Textkasten 3).

4 Konzeptionelle Differenzierungen

Aus der Darstellung der gesundheitlichen Einflussfaktoren ist deutlich geworden, dass diese sich auf unterschiedlichen Ebenen verorten lassen – von der personalen bis zur gesellschaftlichen Ebene (vgl. Abbildung 2) –, miteinander in multipler Wechselwirkung stehen und sich danach differenzieren lassen, ob sie eine gesundheitsschädigende Wirkung entfalten (Risikofaktoren) oder ob sie sich gesundheitsförderlich auswirken (Protektivfaktoren, Ressourcen). Die Differenzierungen spiegeln sich in den Konzepten wider, die den Interventionen zugrunde liegen. Diese unterscheiden zum einen zwischen Prävention und Gesundheitsförderung, andererseits zwischen verhaltens- und verhältnisbezogenen Ansätzen. Im Feld der Prävention wird zudem nach dem Interventionszeitpunkt (Primär-, Sekundär-, Tertiärprävention) sowie hinsichtlich der Zielgruppe (universelle vs. zielgruppenspezifische Prävention) unterschieden.

4.1 Prävention vs. Gesundheitsförderung

Prävention und Gesundheitsförderung haben beide das gleiche Ziel: die Gesundheit der Bevölkerung durch gezielte Interventionen zu verbessern. Beide Interventionsformen haben aber eine unterschiedliche Historie, sie beziehen sich auf verschiedene theoretische Rahmen und lassen sich konzeptionell hinsichtlich ihres Ausgangspunktes voneinander unterscheiden. Während Prävention den Ausgangspunkt bei den Erkrankungsrisiken nimmt und diese ausschalten oder verzögern bzw. die Folgen einer Erkrankung abmildern will, fokussiert Gesundheitsförderung auf die Ressourcen und gesundheitsförderlichen Lebensbedingungen und zielt darauf ab, diese zu fördern (Altgeld/Kolip 2018). Mit Prävention ist vorwiegend eine pathogenetische, an der Krankheitsentstehung orientierte, mit der Gesundheitsförderung eine salutogenetische, an der Gesunderhaltung orientierte Perspektive verbunden. Es ist Rosenbrock und Gerlinger (2014) aber zuzustimmen, dass die Differenzierung zwischen Prävention und Gesundheitsförderung nicht immer trennscharf ist, weil moderne Interventionen stets einen belastungssenkenden und einen ressourcenfördernden Ansatz miteinander verbinden (sollten). Gleichwohl ist es wichtig, sich dieser konzeptionellen Trennung bewusst zu sein, denn sie lenkt den Blick in unterschiedliche Richtungen und verdeutlicht, dass ein risikominimierender Ansatz nur die eine Seite der Medaille ist. Hinzu kommt, dass die hinter diesen Konzepten liegenden Theoriegerüste jeweils unterschiedlich verankert sind. So basieren Präventionsansätze meist – wenn auch nicht ausschließlich – auf dem Konzept des Risikofaktorenansatzes, der die Präventivmedizin begründet, während Gesundheitsförderung auf den theoretischen Überlegungen Aaron Antonovskys (1987) zur Salutogenese basiert, der den gesunderhaltenden Faktoren besondere Aufmerksamkeit schenkt und damit einen Paradigmenwechsel in der Gesundheitsforschung eingeleitet hat.

Das Konzept der Gesundheitsförderung hat seine programmatische Basis in der WHO Charta zur Gesundheitsförderung, die 1986 im kanadischen Ottawa verabschiedet wurde (World Health Organization [WHO] 1986). Die Ottawa-Charta markiert einen Wendepunkt der Ausrichtung der Arbeit der WHO, die mit dem Slogan „Gesundheit für alle bis zum Jahr 2000" eine klare Zielsetzung hatte (Altgeld/Kolip 2018; Ruckstuhl 2020). Die Ausrichtung auf Gesundheit und ein intersektoraler Ansatz unter Einbezug zahlreicher Akteure spiegeln die Intention wider, Gesundheit aus dem alleinigen Verantwortungsbereich des Gesundheitssektors zu lösen und als gesamtgesellschaftliche Aufgabe zu verankern. Die in der Ottawa-Charta formulierten Leitprinzipien Empowerment und Partizipation zeugen zudem vom emanzipatorischen Charakter des Dokumentes: Menschen sollen in die Lage versetzt werden, ihre Gesundheit in die eigenen Hände zu nehmen und die sozialen Einflussfaktoren auf die Gesundheit mitzugestalten.

Der aus der Ottawa-Charta abgeleitete Settingansatz operationalisiert diese Ideen. Ziel ist es, die sozialen Räume, in denen Menschen „spielen, lernen, arbeiten und lieben" (WHO 1986, o. S.), gesundheitsförderlich zu gestalten, damit Menschen ihr Gesundheitspotenzial ausschöpfen können. In der Folge der Ottawa-Charta wurden zahlreiche Netzwerke gegründet, die die Expertise zur Gesundheitsförderung in dem jeweiligen Setting bündelt: Dem *Healthy-Cities*-Netzwerk folgten bald weitere, die sich auf die Gestaltung von Schulen, Betrieben, Krankenhäusern und sogar Gefängnissen fokussierten. Auch der im SGB V verankerte Lebensweltenansatz hat hier seine Wurzeln.

Nachdem in Folge der Ottawa-Charta in Deutschland zunächst vor allem Bildungseinrichtungen und Betriebe als Settings präferiert wurden (ablesbar z. B. an den Präventionsberichten der GKV, die in diese Settings einen Großteil der für lebensweltbezogene Ansätze zur Verfügung stehenden Ressourcen investieren), ist mittlerweile eine neue Akzentsetzung zu erkennen. Zunehmend wird die Kommune als soziales System in den Blick genommen. Integrierten kommunalen Handlungsstrategien („Kommunale Präventionsketten") kommt eine besondere Bedeutung zu. Zielgruppe sind in der Regel Kinder und ihre Familien, insbesondere in prekären Lebenslagen. Ziel ist es, ein Unterstützungsnetzwerk aufzubauen, in das Akteure aus unterschiedlichen Hilfebereichen sektorenübergreifend eingebunden sind, um ein gesundes Aufwachsen unter guten Bedingungen (gesundheitliche Chancengleichheit) zu ermöglichen (Richter-Kornweitz/Utermark 2013). Präventionsketten arbeiten ressourcen- und lebenslaufbezogen, gehen vom Kind bzw. der Familie aus (Subjektperspektive) und orientieren sich an den Lebenswelten. Zentral sind Teilhabe und Entwicklungschancen.

4.2 Verhaltens- vs. verhältnisorientierte Ansätze

Interventionen können zum einen auf das individuelle Verhalten fokussieren und mit gesundheitspsychologischen Interventionen Menschen dazu bewegen, sich gesundheitsförderlich zu verhalten (zu den theoretischen Grundlagen und Interventionsansätzen der Verhaltensänderung siehe den Beitrag von Finne und Gohres). Sie können aber auch die Gestaltung der materiellen und sozialen Umwelt („Verhältnisse") adressieren. Der Bau von Fahrradwegen, der Einbau von Filtern zur Reduktion von Immissionen im Rahmen des Umweltschutzes oder die Erhöhung der Tabaksteuer sind hierfür prominente Beispiele. Der Slogan der WHO *„Make the healthier choice the easier choice"* thematisiert das Wechselspiel individueller und umweltbezogener Faktoren: Es fällt Individuen leichter, sich gesundheitsförderlich zu verhalten, wenn die Rahmenbedingungen entsprechend gestaltet sind, wenn etwa attraktive Gehwege vorhanden sind, die zum Einkauf zu Fuß einladen oder wenn ein vielfältiges Obst- und Gemüseangebot zu vertretbaren Preisen für alle zugänglich ist. Der mit der Ottawa-Charta für Gesundheitsförderung verbundene Settingansatz nimmt darauf Bezug: Ziel ist es, die sozialen Räume, in denen Menschen aller Altersgruppen sich bewegen, gesundheitsförderlich zu gestalten. Auch die Beeinflussung der Faktoren, die auf den mittleren Ebenen des Determinantenmodells von Dahlgren und Whitehead (1991) angesiedelt ist, lässt sich hier verorten, etwa wenn es um die Förderung eines positiven Arbeitsklimas, den Aufbau kommunaler Netzwerke wie die erwähnten Präventionsketten oder Maßnahmen zur Erhöhung von Partizipation und Inklusion geht.

4.3 Primär-, Sekundär- und Tertiärprävention

Im Feld der Prävention wird nach dem Interventionszeitpunkt unterschieden. Primäre Prävention hat das Ziel, die Risiken für eine Erkrankung oder Störung zu beseitigen. Typische Beispiele hierfür sind Impfungen oder Tabakpräventionsprogramme, die verhindern sollen, dass Kinder und Jugendliche beginnen zu rauchen. Wenn in der Diskussion von „Prävention" die Rede ist, meint dies in der Regel diesen Aspekt der Primärprävention. Auch die Förderung der körperlichen Aktivität und einer ausgewogenen Ernährung zur Verhinderung von Übergewicht und Adipositas sowie weiteren Erkrankungen ist diesem Feld zuzurechnen. Gleiches gilt für ergonomische Maßnahmen am Arbeitsplatz,

Zahnprophylaxe, die Umgestaltung von unfallträchtigen Straßenabschnitten oder die Beratung junger Eltern, Säuglinge in einem Schlafsack auf dem Rücken liegend schlafen zu legen und die Innenräume rauchfrei zu halten, um die Risiken für Plötzlichen Kindstod zu reduzieren.

Primärpräventiven Maßnahmen kommt eine große Bedeutung zu, wie das Beispiel der Impfungen zeigt. Schutzimpfungen gelten als hoch wirkungsvolle Schutzmaßnahme gegen spezifische Infektionskrankheiten. Welche Impfungen empfohlen und damit von der GKV finanziert werden, wird von der Ständigen Impfkommission (STIKO) festgelegt, einem Gremium, das am Robert Koch-Institut angesiedelt ist (siehe Textkasten 2). Die STIKO gibt einen Impfkalender heraus, der eine Übersicht über Impfungen und Impfzeitpunkte bietet. Da in Deutschland keine Impfpflicht besteht, ist es eine Entscheidung des/der Einzelnen – eine Herausforderung für die Gesundheitskommunikation, wie die anhaltenden Debatten um den Impfstatus von Kindern zeigt. So wird das von der WHO gesetzte Ziel einer Impfquote zum Schutz vor Masern von 95 % (zweite Impfung zum Ende des zweiten Lebensjahres) nur in wenigen Bundesländern (Brandenburg, Mecklenburg-Vorpommern) erreicht (RKI 2015). Das für 2015 von der WHO angestrebte Ziel der Masernelimination (WHO Euro 2014) hat Deutschland deutlich verfehlt: Im Jahr 2017 wurden 929 Masernfälle gemeldet, im Jahr 2018 543 Fälle (RKI 2019).

Textkasten 2: Bundesoberbehörden im Geschäftsbereich des Bundesministeriums für Gesundheit: RKI und BZgA

Für die Prävention und Gesundheitsförderung sind zwei Bundesoberbehörden im Geschäftsbereich des Bundesministeriums für Gesundheit (BMG) von besonderer Bedeutung: das RKI und die BZgA

Das *Robert Koch-Institut* hat die Aufgabe, Krankheiten (insbesondere Infektionskrankheiten) zu erkennen, zu verhüten und zu bekämpfen; das Leitmotto „Gesundheit schützen, Risiken erforschen" bringt diese Aufgabe auf den Punkt. Besonderes Augenmerk liegt auf Krankheiten, die für die Bevölkerung besonders gefährlich sind sowie auf Krankheiten, die besonders weit verbreitet und/oder die von hohem öffentlichem Interesse sind. Zu diesen Krankheiten führt das RKI wissenschaftliche (medizinische und epidemiologische) Untersuchungen durch, bewertet und kommuniziert die Ergebnisse und entwickelt Normen und Standards im Auftrag des BMG. Das RKI versteht sich als ein Institut mit klarer Public-Health-Perspektive. Die Erkennung, Verhütung und Bekämpfung von Infektionskrankheiten (z. B. nosokomiale Infektionen, Masern, Mumps und Röteln, sexuell übertragbare Krankheiten) und die Erfassung und Auswertungen von Krankheiten und Erregern, die nach dem Infektionsschutzgesetz an das RKI gemeldet werden müssen (z. B. HIV, Meningokokken-Meningitis, Hepatitis A bis E, Norovirus), gehören ebenfalls zum Aufgabenspektrum. Auch für die Durchführung von bevölkerungsweiten Gesundheitsstudien und die Erstellung von Gesundheitsberichten auf Bundesebene ist das RKI zuständig (siehe hierzu auch den Beitrag von Kurth, Saß und Ziese). Am RKI sind einige Kommissionen angesiedelt, die für die Prävention bedeutsam sind, z. B. die STIKO

(Ständige Impfkommission), die Impfempfehlungen ausspricht, und die KRINKO (Kommission für Krankenhaushygiene und Infektionsprävention).
Das Aufgabenprofil der *Bundeszentrale für gesundheitliche Aufklärung* ist ebenfalls vielfältig. Die BZgA ist gemäß ihrem Errichtungserlass aus dem Jahr 1967 für die Entwicklung und Erarbeitung von Grundsätzen für die Gesundheitserziehung sowie für die Qualifikation von Expertinnen und Experten auf Bundesebene zuständig. Sie koordiniert und verstärkt die gesundheitliche Aufklärung im Bundesgebiet. Thematische Schwerpunkte liegen in der Prävention von sexuell übertragbaren Krankheiten (besonders bekannt dürften die Kampagnen zur HIV-/AIDS-Prävention sein), zur Suchtprävention (z. B. „Alkohol – Kenn dein Limit") und zur Förderung der Gesundheit von Kindern und Jugendlichen. Aber auch die Sexualaufklärung gehört zum Aufgabenbereich der BZgA (allerdings verantwortet vom Familienministerium). Im Zusammenhang mit dem Präventionsgesetz sind weitere Aufgabenfelder hinzugekommen. So ist in der BZgA die Geschäftsstelle der Nationalen Präventionskonferenz (NPK) angesiedelt, die die Mitglieder der NPK bei der Entwicklung und Fortschreibung der nationalen Präventionsstrategie unterstützt. Zudem unterstützt eine Abteilung die GKV bei der Prävention in Lebenswelten. Zu den Aufgaben der BZgA gehört in diesem Zusammenhang auch die Implementierung, wissenschaftliche Evaluation und Qualitätssicherung der GKV-Leistungen.

Mit *sekundärpräventiven Ansätzen* sollen symptomlose Krankheiten und Störungen frühzeitig erkannt werden, um therapeutisch in einem frühen Krankheitsstadium eingreifen zu können. Hierüber sollen die Heilungschancen verbessert werden. Typische Beispiele hierfür sind die Krebsfrüherkennungs-, aber auch die Früherkennungsuntersuchungen für Kinder und Jugendliche (U1 bis J1) und Elemente der Schwangerenvorsorge (dort, wo es um die Entdeckung gesundheitlicher Risiken, etwa Schwangerschaftsdiabetes, geht). Begrifflich unscharf werden auch Maßnahmen zur Verhinderung eines erneuten Auftretens einer Erkrankung (z. B. die Einnahme von Acetylsalicylsäure nach einem Herzinfarkt) als Sekundärprävention bezeichnet.

Screeninguntersuchungen, also bevölkerungsweite Früherkennungsuntersuchungen (siehe den Beitrag von Trautner), dürfen laut SGB V nur dort eingesetzt werden, wo es sich um Krankheiten handelt, die wirksam behandelt werden können, bei denen Vor- und Frühstadien durch diagnostische Maßnahmen eindeutig entdeckt werden können und für die genügend Ressourcen für Diagnostik und Therapie vorhanden sind. Über den Nutzen von Früherkennungsuntersuchungen und die Qualität der Evidenz, die der Einführung von Früherkennungsuntersuchungen zugrunde liegt, wird in Einzelfällen vehement gestritten (Rosenbrock/Gerlinger 2014). So wurde bei der Einführung des Mammografie-Screenings in Deutschland kritisiert, dass die Belege für die Senkung der Sterblichkeit – das beste Maß für die Wirksamkeit – uneindeutig sind (Gøtzsche/Olsen 2000), eine Kritik, die bis heute Bestand hat (Gøtzsche 2015).

Der Begriff der *Tertiärprävention* hat sich wenig durchgesetzt. Ziel ist es hier, die Folgen einer Erkrankung, etwa über rehabilitative Maßnahmen, zu verringern (siehe dazu den Beitrag von Meyer). Auch zahlreiche *Disease-Management*-Programme (DMPs) beinhalten solche Komponenten. Ein Beispiel ist das DMP Diabetes mellitus Typ 2, in dem die regelmäßige Kontrolle der Füße vorgesehen ist, um Durchblutungs- und Wundheilungsstörungen („Diabetischer Fuß") zu erkennen und Amputationen zu verhindern (siehe auch den Beitrag von Trautner).

Mit dieser Differenzierung nach dem Interventionszeitpunkt ist vor allem im Kontext medizinischer Prävention eine weitere Spezifizierung relevant, die die Zielgruppen in den Fokus nimmt (Leppin 2018). Universelle Prävention wendet sich an die gesamte Bevölkerung. Die Plakat-Kampagnen der BZgA (z. B. zu sexuell übertragbaren Krankheiten) sind hierfür ein typisches Beispiel. Selektive Präventionsstrategien wenden sich an Personengruppen, die bereits Risikofaktoren aufweisen, aber noch nicht erkrankt sind. Ein Beispiel hierfür sind Bewegungsprogramme für übergewichtige Personen, um z. B. das Risiko für Herz-Kreislauf-Erkrankungen zu verringern. Indizierte Prävention wiederum nimmt Personen als Zielgruppe, die bereits erste Krankheitsanzeichen aufweisen (zahlreiche Beispiele für krankheitsbezogene Präventionsansätze mit unterschiedlichem Zielgruppenbezug finden sich in Hurrelmann/Richter/Klotz/Stock 2018).

Abbildung 3: Ziele und Zielgruppen von Primär-, Sekundär- und Tertiärprävention sowie Gesundheitsförderung

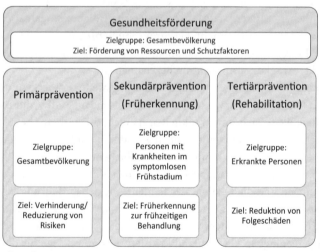

Quelle: eigene Darstellung

Der zeitlichen Logik von Primär-, Sekundär- und Tertiärprävention folgend, unterscheiden sich die Zielgruppen der Prävention (vgl. Abbildung 3): Während sich Primärprävention an die gesamte Bevölkerung (bzw. spezifizierte

Teilgruppen) wendet, fokussiert Sekundärprävention Bevölkerungsgruppen mit bislang unentdeckten Frühstadien einer Erkrankung. Zielgruppe der Tertiärprävention sind wiederum Personen mit einer Erkrankung, bei der sich Folgeschäden verhindern lassen. Für die Gesundheitsförderung gilt eine solche Selektion nicht. Im Gegenteil: Die Perspektive der Ressourcenstärkung ist nicht nur für Gesunde relevant, sondern auch und besonders für Erkrankte, und nicht nur Kinder und Jugendliche sind hier die Zielgruppe, sondern alle Bevölkerungsgruppen über die Lebensspanne hinweg.

5 Strukturen und Akteure der Prävention und Gesundheitsförderung in Deutschland im Lichte des Präventionsgesetzes

Verschiedene Felder der Primärprävention sind seit Jahrzehnten gesetzlich verankert, vom Arbeitsschutz über Infektionsschutz bis hin zu Immissionsschutz, Hygieneverordnungen und der Straßenverkehrsordnung. Die in Gesetz gegossene Gesundheitsförderung blickt auf eine nunmehr 20-jährige Geschichte zurück. Mit dem Gesundheitsreformgesetz von 1988 wurde der „Gesundheitsförderungsparagraph" (§ 20) in das Fünfte Sozialgesetzbuch eingeführt und 1997 vom damaligen Gesundheitsminister Seehofer wieder weitgehend abgeschafft (lediglich die betriebliche Gesundheitsförderung blieb erhalten). Hintergrund war der (nicht ganz von der Hand zu weisende) Vorwurf, die Gesundheitsförderung sei mittelschichtslastig, und Krankenkassen nutzten sie lediglich zur Mitgliederwerbung und legten keinen Wert auf Zielorientierung und Qualität. 1999 wurde die Gesundheitsförderung wieder eingeführt, verbunden mit dem Auftrag, mit Gesundheitsförderung einen Beitrag zur Reduktion gesundheitlicher Ungleichheit zu leisten und die Qualität der Aktivitäten zu verbessern. Die Gründung des Kooperationsverbundes Gesundheitliche Chancengleichheit und die Erarbeitung von *Good-Practice*-Kriterien dienten dem Ziel, diesem Auftrag nachzukommen und das Ziel mit Leben zu füllen (Kilian et al. 2016). Der politische Wunsch nach einer weiteren Stärkung von Prävention und Gesundheitsförderung und einer zielgerichteten Vernetzung und Koordination der Aktivitäten mündete in Überlegungen zu einem Präventionsgesetz (Altgeld 2018; Gerlinger 2018). Nach mehreren Anläufen trat im Juli 2015 das Präventionsgesetz (PrävG) in Kraft, das seitdem die Strukturen der Gesundheitsförderung in Deutschland maßgeblich bestimmt.

Bedingt durch die föderale Struktur in Deutschland ist die Präventions- und Gesundheitsförderungslandschaft durch eine Vielfalt von Trägern und Akteuren auf der Ebene des Bundes, der Länder und der Kommunen geprägt, wie auch eine Vielzahl von Gesetzen unterschiedlicher Ressorts den Rahmen für Interventionen aufspannen (z. B. das Arbeitsschutzgesetz oder die Schulgesetze der Länder). Neben den staatlichen Institutionen auf Bundesebene (z. B. Bundesministerium für Gesundheit, Robert Koch-Institut, Bundeszentrale für gesundheitliche Aufklärung; siehe Textkasten 2), Landesebene (z. B. Landesgesundheitsämter) und Kommune (allen voran der öffentliche Gesundheitsdienst) sind auch halbstaatliche und nicht-staatliche Institutionen zu nennen. Hier spielen die Sozialversicherungsträger sowie die Landesvereinigungen für Gesundheit (siehe Textkasten 3), Wohlfahrtsverbände und Selbsthilfeorganisationen eine große Rolle. Diese Heterogenität ermöglicht einerseits eine große Vielfalt von Aktivitäten unter Einbezug zahlreicher Akteursgruppen, erschwert aber andererseits die Abstimmung und Bündelung der Ressourcen.

Mit dem Präventionsgesetz ist eine stärkere Vernetzung der Akteure in der Gesundheitsförderung intendiert.[7] Zudem sollen die Aktivitäten an einer nationalen Präventionsstrategie ausgerichtet werden. Auch werden inhaltlich neue Akzente gesetzt. So wird die Gesundheitsförderung in Lebenswelten aufgewertet. Nicht mehr nur die etablierten Settings Schule und Betrieb sind nunmehr von Interesse, sondern die Gesundheitsförderung in stationären Pflegeeinrichtungen wurde neu in das Gesetz aufgenommen (und in § 5 SGV XI verankert).

Das Präventionsgesetz zielt u. a. darauf ab, die Qualität der Leistungen zu verbessern, sozial benachteiligte Gruppen besser zu erreichen und Strukturen zu schaffen, um Gesundheitsförderung und Prävention in allen Lebenslagen und über alle Lebensphasen hinweg zu etablieren (siehe auch den Beitrag von Lampert). Für die Lebenswelt Kommune werden mit dem GKV-Bündnis für Gesundheit ab 2019 insgesamt 40 Mio. Euro als Anschubfinanzierung zur Verfügung gestellt, um die strukturellen Voraussetzungen für Gesundheitsförderung und Prävention vor allen in solchen Kommunen zu schaffen, in denen die finanziellen Mittel dafür nicht ausreichen (www.gkv-buendnis.de). Zudem wurden Handreichungen erarbeitet, die Kommunen z. B. beim Aufbau der erwähnten integrierten Handlungsstrategien („Kommunale Präventionsketten") unterstützen sollen.

Ein weiteres wichtiges Ziel ist es, die Kooperation und Koordination der unterschiedlichen Träger auf Bundes-, Landes- und kommunaler Ebene zu verbessern. Zentrales Element ist die neu eingerichtete *Nationale Präventionskonferenz* (NPK), eine gesetzlich verankerte Arbeitsgemeinschaft einschlägiger Akteure. Stimmberechtigt sind die vier Sozialversicherungsträger, die finanziell eingebunden sind (Kranken-, Pflege-, Unfall- und Rentenversicherung, nicht aber – vielfach kritisiert – die Arbeitslosenversicherung); Bund, Länder, Arbeit-

---

[7] Auch die verhaltensbezogene Prävention wird neu akzentuiert, etwa indem die Krankenkassen zukünftig eine hausärztliche oder arbeitsmedizinische Empfehlung berücksichtigen sollen, wie auch Früherkennungsuntersuchungen ausgeweitet, der Impfstatus verbessert, Mittel für die Selbsthilfe und für Rehabilitation erhöht werden.

geber- und Arbeitnehmerorganisationen nehmen nur beratend teil. Die Private Krankenversicherung (PKV) hat ihre Option, stimmberechtigtes Mitglied der NPK zu werden (und sich damit finanziell zu beteiligen), ebenfalls eingelöst. Die NPK hat die Aufgabe, eine nationale Präventionsstrategie zu erarbeiten und weiterzuentwickeln. Inhaltlich beraten wird sie durch das einmal jährlich stattfindende *Präventionsforum*, das als Plattform dem Austausch mit der Fachöffentlichkeit dient. Teil der Strategie sind trägerübergreifende *Bundesrahmenempfehlungen*, in der gemeinsame Ziele, vorrangige Handlungsfelder, Zielgruppen und zu beteiligende Institutionen festgelegt sind. Über den Umsetzungsstand gibt ein *Präventionsbericht* Auskunft, der alle vier Jahre, erstmalig 2019, von der NPK erarbeitet wird. Da die Kompetenz für die Gesundheitsförderung in die Bundesländer fällt, kann die Bundesrahmenempfehlung lediglich Eckpfeiler definieren, die dann in *Landesrahmenvereinbarungen* konkretisiert werden. Hier ist bundeslandspezifisch festgelegt, welche Schwerpunkte gesetzt und welche Akteure mit welchen Verantwortlichkeiten eingebunden werden. Ziel ist es, an die bestehenden Strukturen anzuknüpfen, die Gesundheitsförderungsaktivitäten zu bündeln und Gesundheitsförderung und Prävention entsprechend der landesspezifischen Bedarfe weiterzuentwickeln. Den Landesvereinigungen für Gesundheit kommt hier eine bedeutende Rolle zu, da sie auch bislang schon die Gesundheitsförderung auf Landesebene koordiniert und vorangetrieben haben (siehe Textkasten 3).

Textkasten 3: Landesvereinigungen für Gesundheit

In nahezu allen Bundesländern existieren Landesvereinigungen oder Landeszentralen für Gesundheit(sförderung) (LVG), zum Teil mit einer über hundertjährigen Geschichte (Niedersachsen). In den meisten Bundesländern sind die LVGs als Verein organisiert und engagieren sich in ihrem jeweiligen Bundesland für Prävention und Gesundheitsförderung, auch und gerade in Settings. In einigen Bundesländern (z. B. Bayern, Baden-Württemberg, Nordrhein-Westfalen) werden diese Aufgaben von Landeseinrichtungen (z. B. vom Landesgesundheitsamt) wahrgenommen.

Die Themenschwerpunkte und Aufgabenfelder unterscheiden sich von Bundesland zu Bundesland, ebenso die Größe der Teams und die Finanzierungsquellen. Die Landesvereinigungen sind nicht erst seit dem Präventionsgesetz wichtige Akteure in der Gesundheitsförderungslandschaft, da sie z. B. als Träger der „Koordinierungsstellen Gesundheitliche Chancengleichheit" fungieren. Ihre Rolle wurde durch das Präventionsgesetz aber gestärkt, da sie in den Landesrahmenvereinbarungen als Akteur eingebunden sein sollen.

Ein Dachverband existiert nicht, aber die Landesvereinigungen sind Mitglied der Bundesvereinigung Prävention und Gesundheitsförderung und präsentieren sich auf deren Website (www.bvpraevention.de).

Für die genannten Aufgaben stehen im Vergleich zu den Zeiten vor Inkrafttreten des Präventionsgesetzes erheblich mehr Mittel zur Verfügung. Im Gesetz ist festgelegt, dass die gesetzlichen Krankenkassen sieben Euro je versicherter Person für Prävention und Gesundheitsförderung ausgeben sollen (Richtwert). Davon gehen zwei Euro in betriebliche und weitere zwei Euro in nicht-betriebliche Settings. Zur Stärkung der Prävention in stationären Pflegeeinrichtungen stehen 0,30 Euro je versicherter Person zur Verfügung. Bemerkenswert hieran ist vor allem die deutliche Erhöhung der Mittel für nicht-betriebliche Settings, die sich im Vergleich zu 2015 nahezu vervierfacht haben. Gleichwohl sei angemerkt, dass nach wie vor lediglich 4 % der Gesundheitsausgaben in Prävention und Gesundheitsförderung gehen (Altgeld 2018).

6 Qualitätsentwicklung in Prävention und Gesundheitsförderung

Mit dem PrävG wurden neue Impulse gesetzt: Die erneute Fokussierung auf sozial Benachteiligte, die Stärkung komplexer Settings wie der Kommune und der Anspruch, die verschiedenen Akteure stärker zu vernetzen, stellen neue Herausforderungen an die Qualitätsentwicklung. Für alle GKV-Maßnahmen – so auch für Prävention und Gesundheitsförderung – gilt, dass sie wirtschaftlich, zweckmäßig und evidenzbasiert zu sein haben. Dieser Anspruch ist bei wenig komplexen, verhaltensbezogenen Maßnahmen noch vergleichsweise einfach umzusetzen. Der Leitfaden Prävention (GKV-Spitzenverband 2018) legt hier Minimalstandards für die Planungs-, Struktur- und Prozessqualität vor und die Zentrale Prüfstelle Prävention akkreditiert lediglich solche Angebote der Individualprävention, die einen Wirksamkeitsnachweis vorlegen.

Die Qualitätsentwicklung bei Interventionen in und mit Lebenswelten, etwa beim Aufbau kommunaler Präventionsketten, gestaltet sich weitaus schwieriger. Dies gilt umso mehr, als es nicht nur darum geht, den sozialen Raum als Ort für Interventionen zu nutzen, sondern das Setting selbst zu gestalten (Kolip/Ackermann/Ruckstuhl/Studer 2012). Hier fehlen bislang erprobte Konzepte, sodass die BZgA den gesetzlichen Auftrag erhalten hat, die GKV bei der Qualitätssicherung, Weiterentwicklung und Evaluation zu unterstützen.[8]

---

8 Die BZgA erhält hierfür 0,45 Euro je versicherter Person. Diese Verwendung von Versichertengeldern für staatliche Verwaltungsaufgaben war Anlass für eine Verfassungsklage vor dem Landessozialgericht Berlin-Brandenburg, die bislang nicht entschieden ist.

Abbildung 4: Erweiterter Public Health Action Cycle

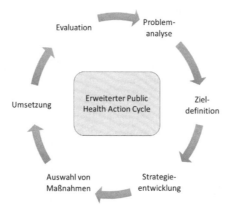

eigene Darstellung

Prävention und Gesundheitsförderung folgen im Idealfall der Logik des *Public Health Action Cycle* (Rosenbrock/Gerlinger 2014) (siehe auch den Beitrag von Gerlinger und Rosenbrock), der in erweiterter Variante die folgenden Schritte umfasst (vgl. Abbildung 4): Einer Problemanalyse folgt die Definition von mittel- und langfristigen Zielen, ehe eine Strategie ausgewählt und evidenzbasiert Maßnahmen ausgewählt und umgesetzt werden. Die Ergebnisevaluation beantwortet schließlich die Frage, ob bzw. zu welchem Grad die Ziele erreicht wurden (Effektivität) bzw. ob die Kosten in einem angemessenen Verhältnis zum Nutzen stehen (Effizienz; zu gesundheitsökonomischen Bewertungsmethoden siehe auch den Beitrag von Greiner). In diesem Schritt wird auch die Frage beantwortet, ob sich der Problembereich verändert hat oder ob der Zyklus erneut durchlaufen werden muss.

Die Qualitätsentwicklung in Prävention und Gesundheitsförderung knüpft an diesen Zyklus an und unterscheidet vier Qualitätsdimensionen (Ruckstuhl/Kolip/Gutzwiller 2003):

- Die *Planungsqualität* nimmt die Grundlagen der Intervention in den Blick. Sie bezieht sich auf die Frage, ob die wissenschaftlichen Grundlagen einer Intervention angemessen aufbereitet sind, ob der Bedarf herausgearbeitet und die Bedürfnisse der Zielgruppe erfasst und ob Erfahrungen aus anderen Projekten angemessen berücksichtigt wurden. Auch die Präzision der Definition der Ziele und deren Eingrenzung der Zielgruppe stehen hier im Fokus.
- Die *Strukturqualität* bezieht sich auf die personelle, technische oder finanzielle Ausstattung eines Projektes einschließlich der Qualifizierung des Personals. Diese Qualitätsdimension bezieht sich zudem auf die administrativen, gesetzlichen und organisatorischen Bedingungen.

- *Prozessqualität* bezieht sich auf die Umsetzung einer Intervention, also auf die Frage, ob die Maßnahme entsprechend der Planungen implementiert wurde.
- *Ergebnisqualität*, die im Rahmen von Evaluationsstudien erfasst wird, bezieht sich schließlich auf die Frage, ob mit einer Intervention tatsächlich die definierten Ziele erreicht wurden.

In den vergangenen Jahren hat sich das Instrumentarium zur Qualitätsentwicklung ausdifferenziert. Mittlerweile existiert mit quint-essenz ein umfassendes Qualitätssystem, das von Gesundheitsförderung Schweiz für die Gesundheitsförderung entwickelt wurde und als Plattform mit zahlreichen Instrumenten (www.quint-essenz.ch) kostenfrei in vier Sprachen zur Verfügung steht (Kolip et al. 2019). Für Akteure, die mit der Qualitätsentwicklung erst am Anfang stehen oder für die ein umfassendes Qualitätssystem zu aufwendig oder unpassend ist, gibt es zudem eine Fülle kleiner Instrumente, die zur Erfassung und Verbesserung von Planungs-, Struktur-, Prozess- und/oder Ergebnisqualität genutzt werden können (Kolip 2019). Auch die Good-Practice-Kriterien des Kooperationsverbundes Gesundheitliche Chancengleichheit bieten einen guten Rahmen, um Qualitätsaspekte gesundheitsförderlicher Interventionen zu reflektieren.

7 Ausblick

Mit dem Präventionsgesetz ist der Versuch unternommen worden, Prävention und Gesundheitsförderung – auch finanziell – zu stärken, um die (gesunde) Lebenserwartung zu steigern und gesundheitliche Ungleichheit zu reduzieren. Ob dies auf lange Sicht gelingt, wird sich zeigen. In der Fachöffentlichkeit wird das Gesetz kontrovers diskutiert (Altgeld 2018) und als „kleine Lösung" (Gerlinger 2018, o. S.) gewertet, das mit zahlreichen Umsetzungsschwierigkeiten (einschließlich des Dauerkonfliktes zwischen GKV und BZgA) zu kämpfen hat. Ein zentraler Webfehler ist die weitgehende Beschränkung auf GKV und Pflegeversicherung als Mittelgeber, die zudem aus Wettbewerbsgründen vor allem ein Interesse an verhaltensorientierten Maßnahmen haben. Dem Ziel des Abbaus gesundheitlicher Ungleichheit steht eine solche Konstruktion sicherlich im Wege, auch wenn mit den KGCs ein wichtiges Strukturelement gestärkt wurde und das GKV-Bündnis für Gesundheit (www.gkv-buendnis.de) beim Aufbau kommunaler Strukturen wichtige Unterstützung bietet. Gleichwohl bleibt festzuhalten, dass mit dem Präventionsgesetz Gesundheit gerade *nicht* als gesamtgesellschaftliche Aufgabe definiert wurde, sondern auf ausgewählte Sozialversicherungsträger beschränkt ist. Von einem *Health-in-all-Policies*-Ansatz ist Deutschland damit leider noch weit entfernt.

Literatur

Altgeld, T. (2018). Entstehung und Wirkung des Präventionsgesetzes. In: K. Hurrelmann/M. Richter/T. Klotz/S. Stock (Hrsg.): *Referenzwerk Prävention und Gesundheitsförderung*. 5., vollständig überarbeitete Auflage. Bern: Hogrefe, 465–476.

Altgeld, T./Kolip, P. (2018). Konzepte und Strategien der Gesundheitsförderung. In: K. Hurrelmann/M. Richter/T. Klotz/S. Stock (Hrsg.): *Referenzwerk Prävention und Gesundheitsförderung*. 5., vollständig überarbeitete Auflage. Bern: Hogrefe, 57–72.

Antonovsky, A. (1987). *Unraveling the mystery of health. How people manage stress and stay well.* San Francisco: Jossey-Bass.

Bauer, U. (2005). *Das Präventionsdilemma. Potenziale schulischer Kompetenzförderung im Spiegel sozialer Polarisierung.* Wiesbaden: VS Verlag für Sozialwissenschaften.

Bundesregierung (2017). *Lebenslagen in Deutschland. Der Fünfte Armuts- und Reichtumsbericht der Bundesregierung.* Berlin: BMAS.

Dahlgren, G./Whitehead, M. (1991). *Policies and strategies to promote social equity in health.* Stockholm: Institutet för Framtidsstudier.

Deutsche Gesellschaft für Ernährung (2018). *Vollwertig essen und trinken nach den 10 Regeln der DGE.* Bonn: DGE.

Fries, J. F. (2005). The compression of morbidity. *The Milbank Quarterly, 83*(4), 801–823.

Gerlinger, T. (2018). Präventionsgesetz. Leitbegriffe der Gesundheitsförderung. Verfügbar unter www.leitbegriffe.bzga.de/alphabetisches-verzeichnis/praeventionsgesetz/ (Zugriff am 01.03.2019).

GKV-Spitzenverband (2018). *Leitfaden Prävention. Handlungsfelder und Kriterien nach § 20 Abs. 2 SGB V.* Berlin: GKV-Spitzenverband.

Gøtzsche, P. C. (2015). Screening: A seductive paradigm that has generally failed us. *International Journal of Epidemiology, 44*(1), 278–280.

Gøtzsche, P. C./Olsen, O. (2000). Is screening for breast cancer with mammography justifiable? *The Lancet, 355*(9198), 129–134.

Hurrelmann, K./Richter, M. (2018). Determinanten von Gesundheit. In: BZgA (Hrsg.): *Leitbegriffe der Gesundheitsförderung und Prävention*. Köln: Bundeszentrale für gesundheitliche Aufklärung. Verfügbar unter www.leitbegriffe.bzga.de/alphabetisches-verzeichnis/determinanten-von-gesundheit/ (Zugriff am 13.11.2019).

Hurrelmann, K./Richter, M./Klotz, T./Stock, S. (Hrsg.) (2018). *Referenzwerk Prävention und Gesundheitsförderung. 5., vollständig überarbeitete Auflage.* Bern: Hogrefe.

Kilian, H./Lehmann, F./Richter-Kornweitz, A./Kaba-Schönstein, L./Mielck, A. (2016). Gesundheitsförderung in den Lebenswelten gemeinsam stärken: Der Kooperationsverbund „Gesundheitliche Chancengleichheit". *Bundesgesundheitsblatt – Gesundheitsforschung – Gesundheitsschutz, 59*(2), 266–273.

Kolip, P. (2019). *Praxishandbuch Qualitätsentwicklung und Evaluation in der Gesundheitsförderung.* Weinheim: Beltz Juventa.

Kolip, P./Ackermann, G./Ruckstuhl, B./Studer, H. (2020). *Gesundheitsförderung mit System. Qualitätsentwicklung in Projekten und Programmen der Gesundheitsförderung und Prävention.* Bern: Hogrefe.

Kooperationsverbund Gesundheitliche Chancengleichheit (2016). *Gute Praxis für gesundheitliche Chancengleichheit – Die Good Practice-Kriterien und Praxisbeispiele.* Köln: BZgA.

Lampert, T./Kroll, L. E./Kuntz, B./Hoebel, J. (2018). Gesundheitliche Ungleichheit in Deutschland und im internationalen Vergleich: Zeitliche Entwicklungen und Trends. *Journal of Health Monitoring, Special Issue 01/2018.*

Lange, C./Kolip, P. (2016). Geschlechterunterschiede in Lebenserwartung, Mortalität und Mobidität. In: P. Kolip/K. Hurrelmann (Hrsg.), *Handbuch Geschlecht und Gesundheit. Männer und Frauen im Vergleich.* 2., vollständig überarbeitete und erweiterte Auflage. Bern: Hogrefe, 136–151.

Lange, C./Manz, K./Rommel, A./Schienkiewitz, A./Mensink, G. B. M. (2016). Alkoholkonsum von Erwachsenen in Deutschland: Riskante Trinkmengen, Folgen und Maßnahmen. *Journal of Health Monitoring, 1,* 2–21.

Leppin, A. (2018). Konzepte und Strategien der Gesundheitsförderung. In: K. Hurrelmann/M. Richter/T. Klotz/S. Stock (Hrsg.): *Referenzwerk Prävention und Gesundheitsförderung.* 5., vollständig überarbeitete Auflage. Bern: Hogrefe, 47–55.

Medizinischer Dienst des Spitzenverbandes Bund der Krankenkassen und GKV-Spitzenverband (2017). *Präventionsbericht 2017. Leistungen der gesetzlichen Krankenversicherung: Primärprävention und Gesundheitsförderung. Berichtsjahr 2016.* Berlin: GKV-Spitzenverband.

Pfeifer, K./Rütten, A. (2017). Nationale Empfehlungen für Bewegung und Bewegungsförderung. *Das Gesundheitswesen, 79*(S 01), S2–S3.

Plass, D./Vos, T./Scheidt-Nave, C./Zeeb, H./Krämer, A. (2014). Entwicklung der Krankheitslast in Deutschland Ergebnisse, Potenziale und Grenzen der Global Burden of Disease-Studie. *Deutsches Ärzteblatt International, 111,* 629–638.

Richter-Kornweitz, A./Utermark, K. (2013). *Werkbuch Präventionskette.* Hannover und Köln: LVG & AFS/BZgA.

Robert Koch-Institut (2015). *Gesundheit in Deutschland.* Berlin: RKI.

Robert Koch-Institut (2016). *Bericht zum Krebsgeschehen in Deutschland 2016.* Berlin: RKI.

Robert Koch-Institut (2019). *Epidemiologische Situation der Masern und Röteln in Deutschland 2018.* Verfügbar unter www.rki.de/DE/Content/Infekt/Impfen/Praevention/elimination_04_01.html (Zugriff am 22.02.2019).

Rosenbrock, R./Gerlinger, T. (2014). *Gesundheitspolitik. Eine systematische Einführung.* 3. Auflage. Bern: Huber.

Ruckstuhl, B. (2020). *Gesundheitsförderung. Entwicklungsgeschichte einer neuen Public Health-Perspektive.* 2. Auflage. Weinheim und München: Juventa.

Ruckstuhl, B./Kolip, P./Gutzwiller, F. (2003). Qualitätsparameter in der Prävention. In: Bundeszentrale für gesundheitliche Aufklärung (BZgA) (Hrsg.): *Qualitätsmanagement in Gesundheitsförderung und Prävention. Grundsätze, Methoden und Anforderungen; eine aktuelle Bestandsaufnahme.* 2. Auflage. Köln: BZgA, 38–50.

Schmidt, B. (2017). *Exklusive Gesundheit. Gesundheit als Instrument zur Sicherstellung sozialer Ordnung.* Wiesbaden: Springer VS.

WHO Regional Office for Europe (2012). *Aktionsplan zur Umsetzung der Europäischen Strategie zur Prävention und Bekämpfung nichtübertragbarer Krankheiten (2012–2016).* Verfügbar unter www.euro.who.int/__data/assets/pdf_file/0011/174629/e96638-Ger.pdf?ua=1 (Zugriff am 16.02.2019).

WHO Regional Office for Europe (2013). *Gesundheit 2020. Rahmenkonzept und Strategie der Europäischen Region für das 21. Jahrhundert.* Verfügbar unter www.euro.who.int/__data/assets/pdf_file/0009/215757/Health2020-Long-Ger.pdf (Zugriff am 06.07.2019).

WHO Regional Office for Europe (2014). *European vaccine action plan 2015–2020.* Verfügbar unter www.euro.who.int/__data/assets/pdf_file/0007/255679/WHO_EVAP_UK_v30_WEBx.pdf?ua=1 (Zugriff am 22.02.2019).

Wilkinson, R. G./Marmot, M. G. (2004). *Soziale Determinanten von Gesundheit. Die Fakten.* Kopenhagen: WHO Euro.

World Health Organization (1986). *Ottawa-Charta für Gesundheitsförderung.* Kopenhagen: WHO Euro.

Zielgruppenspezifische Gesundheitsförderung. Das Beispiel ungleicher Lebenslagen

Ullrich Bauer und Uwe H. Bittlingmayer

Die Problematik sozial ungleicher Lebenslagen wird in doppelter Hinsicht zu einer Problematik zielgruppenspezifischer Gesundheitsförderung: Zum einen wird das Risiko der Gesundheitsschädigung sozial ungleich getragen; Ressourcenarmut bzw. -reichtum besitzen den größten Einfluss auf den individuellen Gesundheitszustand. Zum anderen besteht die Bedeutung benachteiligender Lebensbedingungen in einer Verringerung des Selbsthilfepotenzials der Betroffenen; sowohl die Verteilung von Gesundheitsrisiken als auch die Fähigkeit, Erkrankungen vorzubeugen, sie frühzeitig zu therapieren oder zu bewältigen, ist sozial ungleich verteilt. Dieselben Gruppen, die demnach das größte Risiko tragen, zu erkranken, behindert zu sein oder frühzeitig zu sterben, verfügen zugleich über nur eingeschränkte Möglichkeiten zur Kontrolle ihrer Lebensumstände. Sie haben die geringsten Einkommen und den geringsten Bildungsgrad. Sie besitzen die geringsten Gestaltungsmöglichkeiten und erfahren am wenigsten Unterstützung durch soziale Netze der gegenseitigen Hilfe und Kooperation. Demgegenüber ist die Problematik sozialer Benachteiligung im Kontext einer zielgruppenspezifischen Gesundheitsförderung noch immer nicht hinreichend erkannt worden. Das gilt zum einen für eine verstehende Perspektive (die Analyseebene). Zum anderen ist damit die Ebene der konzeptionellen Arbeit betroffen, der praktische Beitrag der Gesundheitsförderung zur Lösung ihres sozialen Dilemmas ist noch nicht erkennbar. Dieser Beitrag zeigt die Bedeutung ungleicher Lebenslagen für die Gesundheitsförderung auf. Als zielgruppenspezifisch werden die Zugänge bezeichnet, die sich der besonderen Herausforderung sozial ungleicher Lebenslagen stellen. Dabei werden aus einer Theorieperspektive vor allem die Möglichkeiten der Analyse sozialer Ungleichheiten und ihrer Wirkungen hervorgehoben, die nur aus einer interdisziplinären Perspektive erschlossen werden können.

1   Einleitung

Die Weltgesundheitsorganisation (WHO Regional Office for Europe 2013) nennt in ihrem Rahmenkonzept für eine Gesundheitspolitik in der Europäischen Region „Gesundheit 2020" neben der Verbesserung der Gesundheit für alle die Verringerung sozial bedingter Ungleichheiten der Gesundheit als prioritäres Handlungsziel. Eine ähnliche Intention teilt in Deutschland das seit 2004 geplante und 2016 in Kraft getretene Präventionsgesetz. Damit ist das öffentliche Bewusstsein für die Multikausalität von gelingender Gesundheitsförderung gewachsen. Gesundheit wird durch eine Vielzahl von individuellen, sozialen und sozioökonomischen Stellgrößen beeinflusst (Klemperer 2019). Dadurch kommt diesen Faktoren eine besondere Bedeutung zu. Sofern sie nicht veränderbar sind (wie zumeist immer noch biogenetische Faktoren), sind sie Stellschrauben der Beeinflussung von Gesundheit. Im weiteren Sinne ist Gesundheitsförderung deswegen die gezielte Einflussnahme auf individuelle und gesellschaftliche Faktoren, die die Gesundheit beeinflussen können. Dass dabei nicht alle gesellschaftlichen Gruppen einen homogenen Bedarf nach Veränderung ihrer Lebensumstände haben, ist eine Grundkonstante in der Debatte über Gesundheitsförderung (Hurrelmann/Klotz/Haisch 2010). In diesem Sinne ist die zielgruppengerechte oder auch zielgruppenspezifische Gesundheitsförderung der Versuch, die besonderen gesundheitsrelevanten Belastungen und Ressourcen von Bevölkerungsgruppen zu adressieren, die spezifische Bedarfe haben.

Gesundheit zielgruppenspezifisch zu fördern, reagiert damit auf Einsichten in die Diversität ungleicher Lebenslagen in einer Bevölkerung. Diversitäts- oder differenzorientiert zu agieren bedeutet heute, gruppenbezogene Unterschiede wahrzunehmen, die die soziale Lage, die geschlechtliche Zugehörigkeit und sexuelle Orientierung, die ethnische, religiöse und kulturelle Herkunft, das Alter sowie körperliche und geistige Einschränkungen betreffen. In großem Maße sind hiermit Anstrengungen zum Ausgleich von Benachteiligungen verbunden, die sich im Feld der Gesundheitsförderung bisher relativ wenig niederschlagen. Allein die Bedeutung sozialer Ungleichheiten und Benachteiligung hat in der gesundheitswissenschaftlichen Debatte bisher ein breites Echo gefunden. Dies hat vor allem mit einer guten Kenntnislage zum Zusammenhang von sozialer Ungleichheit und Gesundheit zu tun (Lampert et al. 2018): Menschen in sozial benachteiligter Lebenslage haben zum einen ein erhöhtes Schädigungsrisiko ihrer Gesundheit (siehe hierzu auch den Beitrag von Lampert). Sie stellen zugleich aber diejenige Zielgruppe dar, die von Angeboten im Bereich Prävention und Gesundheitsförderung am wenigsten profitiert. Zielgruppenspezifische Gesundheitsförderung, die die Ursachen ungleicher Gesundheit bekämpfen soll, ist ein durchaus virulentes Thema. Im Gegensatz hierzu sind Erfolge der Verringerung gesundheitlicher Ungleichheit begrenzt festzustellen. Schon in der Boomzeit der deutschsprachigen sozial-epidemiologischen Debatte vor etwa 15 Jahren existierten kaum ernsthafte Anzeichen dafür, dass umfassende Handlungsstrategien auf der politischen Lösungsagenda angekommen sind. Netzwerkarbeit und Kampagnen wie die des bundesweiten Kooperationsverbundes Gesundheitliche Chancengleichheit (www.gesundheitliche-chancengleichheit.de) steht gegenüber, dass Rahmenbedingungen, die eine ausreichende Fokussierung auf die von sozialer Benachteiligung betroffenen Bevölkerungsgruppen gewährleisten könnten, noch nicht geschaffen wurden. Entsprechend haben Versuche zielgruppenspezifischer Gesundheitsförderung auch noch nicht den sozialen Gradienten gesundheitlicher Lebenschancen beeinflussen können.

Ziel des Beitrags ist es, die Problematik der Zielgruppenspezifität von Gesundheitsförderung zu erörtern. Dabei steht die Erreichbarkeit von Zielgruppen aus ungleichen sozialen Lagen im Mittelpunkt. Es werden konkret die Anforderungen diskutiert, die an die Entwicklung von Strategien im Bereich der Gesundheitsförderung gestellt werden müssen, wenn in Zukunft die Erreichbarkeit sozial benachteiligter Gruppen gewährleistet werden soll. Einleitend (Kapitel 2) soll hierzu die Ausrichtung von Gesundheitsförderung als Ansatz zur Ressourcenstärkung in Abgrenzung zum Paradigma der Prävention erläutert werden. Im Anschluss (Kapitel 3) wird gezeigt, dass sozial benachteiligte Gruppen trotz ihrer erhöhten Krankheitsrisiken noch nicht ausreichend von dem bestehenden Angebot in der Gesundheitsförderung erreicht werden. Der ausführlichste Abschnitt des Beitrags (Kapitel 4) behandelt dann eine Synopse zum Stand der sozialwissenschaftlichen Ungleichheitsforschung und Sozialstrukturanalyse, in der die Beschreibung der unteren Sozialmilieus im Zentrum steht. Auf diese Weise soll ein differenzierteres Bild der Lebensbedingungen sozial benachteiligter Gruppen entstehen. In kondensierter Form werden nachfolgend (Kapitel 5) die Fallstricke von Gesundheitsförderung skizziert, wenn die Anforderungen an eine ausreichende Zielgruppenspezifität nicht erfüllt werden.

2 Gesundheitsförderung und Zielgruppenspezifität

Prävention und Gesundheitsförderung übernehmen gemeinsam die Aufgabe der Gesundheitssicherung und Krankheitsvorbeugung. Dabei befinden sich präventive und gesundheitsfördernde Angebote in keinem ausdrücklichen Gegensatz zueinander. Vielmehr stehen die dahinter liegenden konzeptionellen Unterschiede in einem Verhältnis der Komplementarität (siehe auch den Beitrag von Kolip in diesem Band). Unabhängig von der Wahl einer dieser beiden Begriffsvarianten wird Gesundheitsförderung auch deutschsprachig mehrheitlich mit der Aufgabe der Ressourcenstärkung gleichgesetzt (Altgeld/Kickbusch 2012). Ausdrückliches Ziel von Gesundheitsförderung ist hiernach die Förderung von strukturellen und individuellen Ressourcen, die zur Minimierung von Gesundheitsrisiken eingesetzt werden können. Diese Ressourcen können spezifisch auf ein gesundheitsrelevantes Handeln ausgerichtet sein. Sie können jedoch gleichzeitig unspezifisch die Lebensführung, Alltags- und Krisenbewältigungsmuster umfassen. Gesundheitsförderung als selbständiges Konzept basiert entsprechend auf dem Versuch, eine Balance zwischen individuellen Ressourcen und gesellschaftlichen Anforderungen herzustellen. Gegenüber solchen Faktoren, die die individuelle Gesundheit beeinträchtigen können (Risikofaktoren) sollen Schutzmechanismen aufgebaut werden, die zum Erhalt oder zur Herstellung des individuellen Gesundheitszustandes führen.

Was bedeutet zielgruppenspezifische Gesundheitsförderung?

Eine empirische Basierung vieler Annahmen der Gesundheitsförderung steht immer noch aus. Dennoch kann aber der zugrunde liegende Bedingungszusammenhang zwischen gesundheitsrelevanten Ressourcen einerseits und einer gesundheitsfördernden Wirkung bei der Vorbeugung, Behandlung und Bewältigung von Krankheit anderseits als gesichert gelten (World Health Organization [WHO] 2017). In weit geringerem Maß gilt diese gute empirische Absicherung für die Frage, ob unterschiedliche Zielgruppen durch Gesundheitsförderung erreicht werden können.

Bisher sind Fragen danach kaum ausreichend behandelt worden, welche Zielgruppen mit Gesundheitsförderung ansprechbar sind, ob die Problematik der Zielgruppenspezifität für den Aufgabenbereich von Gesundheitsförderung überhaupt relevant ist, wer dann als besonderer Adressat von Gesundheitsförderung definiert werden muss und wer schließlich von Gesundheitsförderung zu profitieren vermag. Die grundlegende Ausrichtung von Prävention und Gesundheitsförderung erfolgt immer noch zumeist universal. Ansätze, die selektiv, also zielgruppenorientiert vorgehen oder indiziert, das heißt, auf ein bestimmtes Belastungs- oder Bedarfsprofil ausgerichtet sind, sind immer noch seltener. Dabei beinhaltet gerade der Aspekt der Zielgruppenspezifität wichtige, weitergehende Implikation für die Effektivität von Gesundheitsförderung. Eine erste Präzisierung der Thematik zielgruppenspezifischer Gesundheitsförderung sieht die folgende Unterscheidung vor:

1. Strategien und Maßnahmen der Gesundheitsförderung, die sich an die gesamte Bevölkerung wenden, sind – sofern in Form und Inhalt stets einheitlich – zielgruppenunspezifisch.
2. Als Zielgruppen von Gesundheitsförderung müssen in einem ersten Schritt diejenigen Adressatinnen und Adressaten bezeichnet werden, an die sich eine spezifische Praxis der Intervention richtet (im Sinne der Kompetenzsteigerung und Ressourcenförderung).
3. Zielgruppen können nach individuellen und/oder gruppenbezogenen Merkmalen zusammengesetzt sein. Maßgebliche Indikatoren hierfür sind demografische oder soziale Merkmale der Adressatinnen und Adressaten (Altersstatus, Geschlechtszugehörigkeit, ethnische, sozialräumliche und regionale

Zugehörigkeit, die Berufs- und Schichtzugehörigkeit oder auch Menschen mit spezifischen Beeinträchtigungen und Erkrankungen).
4. Für die Identifikation von Zielgruppen und praktische Effizienz ist relevant, ob das Erkrankungsrisiko miteinbezogen wird. Wenn Zielgruppen aufgrund von Gruppenzugehörigkeiten gebildet werden (nach dem Schema in Pkt. 3), ergeben sich Schwachstellen, weil nicht klar ist, ob sozial vulnerable Adressatinnen- und Adressatengruppen auch tatsächlich gesundheitlich vulnerabel sind. Die Einbeziehung eines gruppenspezifischen Krankheitsrisikos erfüllt darum die Aufgabe, eine Art Relevanzhierarchie von Zielgruppen zu bestimmen. Eine zielgruppenspezifische Gesundheitsförderung muss damit vor allem dafür Sorge tragen, dass diejenigen Gruppen einer Gesellschaft angesprochen und erreicht werden, für die das Angebot der Gesundheitsförderung als Kompensationspotenzial für erhöhte gesundheitliche Risiken dienen kann.

3 Die Bedeutung ungleicher Lebenslagen

Rückschlüsse auf ein spezifisches Krankheitsrisiko ergeben sozial-epidemiologische Befunde. Hiernach existieren für die meisten Erkrankungen deutliche Unterschiede in Inzidenz und Prävalenz, wenn die Gruppenzugehörigkeit Berücksichtigung findet. Dabei ergibt die bisherige Diskussion kontinuierlich eine besondere Bedeutung sozial ungleicher Lebensbedingungen für die erkennbaren Morbiditäts- und Mortalitätsunterschiede innerhalb einer Bevölkerung (siehe auch den Beitrag von Lampert in diesem Band). Offenbar variiert zum einen das Ausmaß von Gesundheitsbelastungen gruppenspezifisch, zum anderen aber auch die Ausstattung mit gesundheitsrelevanten Kompetenzen und Ressourcen. Einzelne Gruppen unterscheiden sich danach aufgrund von Bedingungen ihrer Existenz- und Lebenspraxis, unter denen sie:

- Risiken der Gesundheitsschädigung erfahren (oder, im Falle des gesundheitsschädigenden Verhaltens, selbst Risiken herstellen) und
- unter denen sie Möglichkeiten erhalten oder, wieder im umgekehrten Fall, unter denen ihnen Möglichkeiten vorenthalten werden, Schutzfaktoren für die Bewahrung bzw. Wiederherstellung ihrer Gesundheit auszubilden.

Der Aspekt der Zielgruppenspezifität ist von der Frage der Verteilung kollektiver Krankheitslasten damit nicht zu trennen. Die besondere Relevanz eines zielgruppenspezifischen Vorgehens ergibt sich aus dem besonderen Bedarf der in gesundheitlicher Hinsicht benachteiligten Gruppen. Dass dabei gesundheitliche Unterschiede in Morbidität und Mortalität in einem engen Verhältnis zu Unterschieden in den Lebensbedingungen einer Bevölkerung stehen, unterstreicht die enge Beziehung, in der sich soziale und gesundheitliche Ungleichheiten befinden. Der Konnex aus sozialer und gesundheitlicher Ungleichheit erweist sich in nationaler wie internationaler Hinsicht als besonders stabil (Marmot 2015). Dennoch existieren bis heute wenig vergleichende Untersuchungen dazu: (1) bereits die Maßnahmenentwicklung an die Anforderungen zielgruppenspezifischer Gesundheitsförderung anzupassen und (2) innerhalb der wissenschaftlichen Forschung systematische Analysen zum Zusammenhang zwischen ungleichen Ausgangsbedingungen und den daraus resultierenden Effekten bei den Adressatinnen und Adressaten vorzunehmen. Bekannt ist, dass der Großteil gesundheitsförderlicher Angebote nur geringe Anteile der eigentlichen Risikopopulation erreicht. Gerade die Angehörigen sozial randständiger Gruppen sind dabei noch einmal deutlich unterrepräsentiert (u. v. a. Kooperationsverbund Gesundheitliche Chancengleichheit 2015; Mielck et al. 2016).

Einen theoretischen und begrifflichen Rahmen, der die Problematik schwer erreichbarer, sozial randständiger Gruppen einbezieht, soll zunächst folgendes Interaktionsmodell zwischen den Ausgangsvoraussetzungen der Adressatinnen und Adressaten und den erwarteten Effekten von Gesundheitsförderung bilden. Die Beziehung zwischen unterschiedlichen Ausgangsvoraussetzungen und der Leistungsfähigkeit von Gesundheitsförderung kann hiernach unterschiedliche, auch einander widersprechende Wirkungen ergeben. Die Vierfelder-Tafel in Tabelle 1 stellt vier mögliche Konstellationen solcher Interaktionen idealtypisch dar. Danach wird zunächst das Ausgangsniveau der Adressatinnen und Adressatenunterschieden: Eingeschränkte Ausgangsvoraussetzungen „(-)" bezeichnen erhöhte Krankheitsrisiken bei gleichzeitig verringerten Kompetenzen zur Selbsthilfe auf der Seite der Adressatinnen und Adressaten. Im umgekehrten Fall „(+)" ist das allgemeine Krankheitsrisiko der Vergleichsgruppe geringer und die Kompetenzen zur Selbsthilfe sind stärker ausgeprägt. Die Effektivität von Gesundheitsförderung wird entsprechend idealtypisch danach unterschieden, ob Wirksamkeitseffekte erwartbar „(+)" oder eher nicht zu erwarten sind „(-)".

Tabelle 1: Vierfelder-Tafel zur idealtypischen Interaktion von unterschiedlichen Ausgangsvoraussetzungen der Adressaten und Adressatinnen und der erwarteten Effektivität von Gesundheitsförderung (heuristisches Interaktionsmodell)

	Effektivität der Gesundheitsförderung (+)	Effektivität der Gesundheitsförderung (−)
Ausgangsvoraussetzungen (−)	(1) Kompensation	(2) Risikokumulation
Ausgangsvoraussetzungen (+)	(3) Resilienzkumulation	(4) Status-quo-Erhalt

eigene Darstellung

Für das heuristische Interaktionsmodell sollen die folgenden idealtypischen Fallanordnungen gelten:

(1) Trotz eingeschränkter Ausgangsvoraussetzungen der Adressatinnen und Adressaten können Angebote der Gesundheitsförderung besonderes gut genutzt werden. In diesem Fall wäre von einem *Kompensationseffekt* zu sprechen.
(2) Im umgekehrten Falle, wenn Angebote der Gesundheitsförderung trotz bereits eingeschränkter Ausgangsvoraussetzungen keine Wirkungen zeigen (aufgrund von Ablehnung und Verweigerung), ist von einer weiteren *Risikokumulation* auf der Seite der Adressatinnen und Adressaten mit eingeschränkten Ausgangsvoraussetzungen auszugehen.
(3) Die Situation der Adressatinnen und Adressaten mit guten Ausgangsvoraussetzungen scheint kaum problematisch. Die ohnehin geringeren Krankheitsrisiken und das höhere Maß an bereits vorhandenen Kompetenzen und Ressourcen bezeichnen eine gute Ausgangslage, die durch Angebote der Gesundheitsförderung noch ergänzt werden. Hier wäre von dem positivsten zu erwartenden Fall der *Resilienzkumulation* auszugehen.
(4) Hierzu komplementär soll abschließend der Fall angenommen werden, dass die Adressatinnen und Adressaten trotz guter Ausgangsvoraussetzungen die mögliche Effektivität von Gesundheitsförderung nicht erfahren (wiederum möglicherweise aufgrund von Ablehnung und Verweigerung). Hier wäre auf Seiten der Adressatinnen und Adressaten von einer Null-Bedarf-Haltung oder analog von dem Effekt der *Status-quo-Erhaltung* auszugehen.

Die Praxis der Gesundheitsförderung zeigt, dass Zielgruppen nicht erfolgreich erreicht werden, die bereits ein hohes Risikopotenzial und nur ein geringes Maß an protektiven Faktoren aufweisen können. Einschränkungen in den Lebens- und Arbeitsbedingungen, der sozialen Einbindung sowie mangelnde Fähigkeiten und Kompetenzen stellen gesundheitsrelevante Risikostrukturen dar, die mit ökonomischen und kulturellen Ressourcen, kurz: der Stellung in der Sozialstruktur, korrelieren. Gerade für die Entwicklungsverläufe von Heranwachsenden ergibt sich eine besonders sensible Konstellation. So sind vor allem Kinder und Jugendliche aus sozial und ökonomisch deprivierten Bevölkerungsgruppen von der ungleichen Verteilung individueller Entwicklungsrisiken betroffen. Das gilt für allgemeine Entwicklungseinschränkungen genauso wie für direkte gesundheitsrelevante Beeinträchtigungen (Lampert et al. 2018).

Lässt sich die zielgruppenspezifische Erreichbarkeit erklären? Die Besonderheit der Zielgruppenproblematik ergibt sich daraus, dass benachteiligende Lebenslagen die Wahrscheinlichkeit für die Ausbildung gesundheitsabträglicher Verhaltensmuster erhöhen. Benachteiligende Lebensbedingungen strukturieren das Lern- und Erfahrungsumfeld (etwa durch Anpassungszwänge als Handlungs- und Rollenerwartungen von Menschen). Für die Bedeutung der Geschlechtsspezifität ist die Besonderheit divergierender Lebensweltstrukturen und ihrer Folgen für das gesundheitsrelevante Verhalten bereits anerkannt (siehe auch den Beitrag von Babitsch, Ducki und Maschewsky-Schneider). Das *Doing Gender* als soziale Praxis, sich als Mann oder als Frau zu verhalten, hat als moderierender Einflussfaktor in die Ansätze der Primärprävention Eingang gefunden. Für andere Unterschiede aber, bei denen ähnlich gilt, dass lebensweltliche Ausgangsvoraussetzungen auf gesundheitsrelevante Entscheidungen in der Lebenspraxis Einfluss nehmen, gilt das in einem nicht annähernd vergleichbaren Maße. Dieses augenscheinliche Desiderat ist vor allem einem Mangel an interdisziplinären Forschungsperspektiven geschuldet.

Eine unterschiedliche zielgruppenspezifische Erreichbarkeit lässt sich also noch nicht vollumfänglich erklären. Sie kann indes als zentrales Desideratum der aktuellen Forschungsdiskussion angezeigt werden. Umso mehr ist im Anschluss hieran zu fordern, eine verlässliche Kenntnisbasis zu den gesundheitsrelevanten Wirkungen sozial ungleicher Lebenslagen aufzubauen. Dafür muss aber eine Perspektive vorhanden sein, die soziale Ungleichheiten auf der Lebensstil- und Persönlichkeitsebene abzubilden imstande ist. Als Ansatz für eine solche Basierung von zielgruppenspezifischen Maßnahmen soll daher im Anschluss ein aktuelles und in der sozialwissenschaftlichen Diskussion anerkanntes Sozialstrukturmodell vorgestellt werden. Dabei handelt es sich um das Modell des sozialen Raumes Pierre Bourdieus (1982), das in einer ursprünglichen Version bereits in den 1970er Jahren entwickelt wurde und in der deutschen Rezeption vor allem durch die Arbeiten Michael Vesters (Vester et al. 2001) in ein Modell differenzierter sozialer Milieus übertragen wurde. Dabei werden nun mehr und mehr jene Annahmen überwunden, für die soziale Ungleichheit und Benachteiligung nur noch Randphänomene der gesellschaftlichen Entwicklung darstellten. Mit dieser sehr folgenschweren sozialwissenschaftlichen Fehldiagnose soll die Darstellung zunächst einsetzen, bevor die Übertragung einer durch Pierre Bourdieus Arbeiten inspirierten Sozialstrukturperspektive auf die Diskussion im Rahmen der Gesundheitsförderung dargestellt wird.

4 Das Strukturmodell sozialer Ungleichheit

In der deutschsprachigen Sozialstrukturanalyse und Ungleichheitsforschung hat mit dem Beginn der 1980er Jahre eine grundlegende Revision eingesetzt. Annahmen zur Strukturierung moderner Gesellschaften entlang der Hierarchie ungleicher Güter und Ressourcen wurden zurückgewiesen, dem sogenannten „Stratifikationsmodell" starrer Klassen- und Schichtzugehörigkeit wurde das Entvertikalisierungsmodell einer pluralisierten und enthierarchisierten Sozialstruktur gegenübergestellt. Individuelle Lebenschancen wurden danach nicht mehr als durch die soziale Herkunft vorstrukturiert angesehen, sie galten fortan als gesellschaftlich nivelliert. Die Struktur der Strukturlosigkeit beschreibt, fasst man einmal diese neue Zeitdiagnose in den 1980er Jahren zusammen, den Gegenentwurf zu älteren strukturdeterministischen Auffassungen in der Ungleichheitsforschung. Stellvertretend für diese Entwicklung steht der Individualisierungsansatz des deutschen Soziologen Ulrich Beck (1983), der mit dieser These der Freisetzung aller sozialen Akteure aus traditionellen Normen- und Wert-, Schicht- und Klassenzusammenhängen eine zumindest vorübergehende Neuorientierung der sozialwissenschaftlichen Ungleichheitsforschung bewirkt hat (Mielck 2000).

Die Vorstellung einer nivellierten Sozialstruktur ist nicht folgenlos geblieben. Sie hat gerade auch in den Gesundheitswissenschaften eine hohe Resonanz dadurch erfahren, dass Fragen gesellschaftlicher Chancenverteilung und Chancengerechtigkeit im Gesundheitswesen noch zu Beginn der 1990er Jahre kaum berücksichtigt wurden. Mit dem Ende der 1990er Jahre setzt hingegen erneut ein Gegentrend ein. Mit der individualisierungstheoretischen Dominanz wird mehr und mehr kritisch umgegangen, weil sich die sogenannten „Endstrukturierungsansätze" empirisch nicht bewähren konnten. Im Mittelpunkt der erneuten Revision steht nun der Befund, dass sich die Ungleichheitsstruktur moderner Gesellschaften nicht aufgelöst, sondern allenfalls transformiert hat. Insgesamt kann heute aus sozialstruktureller Perspektive sehr wohl von einem gesellschaftlichen Transformationsprozess ausgegangen werden, der indes durch Restrukturierungstendenzen dominiert wird, die zu neuen sozialen Schließungsprozessen führen.

Mit seinen Untersuchungen zur sozialen Ungleichheitsreproduktion stellen die Annahmen Pierre Bourdieus, die stets durchaus konträr zur Individualisierungsthese Becks verstanden wurden, den heute wahrscheinlich am stärksten befürworteten Sozialstrukturansatz dar. Im Mittelpunkt steht dabei eine Lebensstiltypologie, die individuelle Praxisformen mit der von Bourdieu so bezeichneten Position im sozialen Raum vermittelt. Bourdieus Zugriff ist damit zunächst als eine Theorie der individuellen Handlungspraxis anzusehen. Diese geht – und das macht sie für den Bereich der Ressourcenstärkung in der Gesundheitsförderung so attraktiv – von der bzw. dem einzelnen Handelnden und seinen verfügbaren Ressourcen aus. Sie bestimmt aber zugleich immer sowohl *handlungsermöglichende* als auch *handlungsblockierende* Strukturen in der Lebenswelt der Subjekte. Nach Bourdieu verfügen soziale Akteure über ein durch sozialstrukturelle Ausgangsbedingungen vermitteltes Dispositionssystem individueller Wahrnehmungs-, Denk- und Handlungsschemata. Diese Dispositionen verdichten sich, wie Bourdieu durch umfangreiche Analysen zeigt, in der relativ kohärenten Gestalt eines individuellen Habitus.

4.1 Das Sozialraummodell

Die Studie „Die feinen Unterschiede" (Bourdieu 1982) analysiert sozialstrukturell erstmals umfassend die Reproduktionsmechanismen ungleicher Lebenschancen. Bourdieu entwirft dabei ein Sozialstrukturmodell, in dem der Raum der ungleichen sozialen Positionen primär durch die ungleiche Verteilung materieller und immaterieller Ressourcen strukturiert ist. Bourdieu spricht von der ungleichen Verfügbarkeit unterschiedlicher Kapitalressourcen oder Kapitalformen. Dabei ist die Differenzierung zwischen drei primären Kapitalformen entscheidend. Bourdieu unterscheidet:

- *Ökonomisches Kapital*, das durch die Verfügung über finanzielle Ressourcen gekennzeichnet.
- *Kulturelles Kapital*, das sowohl a) in einem inkorporierten (verinnerlichten, körpergebundenen) Zustand der Fähigkeiten und Kompetenzen, b) in einer institutionalisierten, das heißt, zumeist durch den Bildungstitel legitimierten Form und schließlich c) in einer objektivierten, kurz: vergegenständlichten Form des Kulturkonsums (Güter wie Bilder, antike Möbel etc.) existiert.
- *Soziales Kapital* bezeichnet das Netz der für persönliche Zwecke instrumentalisierbaren Kontakte und Beziehungen (Bourdieu 1997b).

Das sich aus dieser Konzeption ungleicher Ressourcenverteilung entwickelnde Modell des sozialen Raums ist der Anordnung eines geografischen Raums durchaus vergleichbar. Anhand der beiden strukturierenden Hauptprinzipien, dem ökonomischen und dem kulturellen Kapital, lassen sich soziale Positionen nach dem zur Verfügung stehenden Kapitalvolumen vertikal und nach der

Kapitalstruktur, entsprechend dem Mengenverhältnis zwischen ökonomischem und kulturellem Kapital, horizontal differenzieren.

Im sozialen Raum sind die einzelnen Positionen nach dem Prinzip eines Nachbarschaftsverhältnisses durch räumliche Nähe miteinander verbunden oder durch Distanz voneinander getrennt (Bourdieu 1997a). Das sozialstrukturelle Ordnungsraster des Sozialraums arbeitet dabei mit einer zweifachen Raumkonzeption: Zum einen existiert ein Raum der sozialen Positionen (z. B. der Berufszughörigkeit), zum anderen existiert ein symbolischer Raum der Alltagsexistenz, genauer der Lebensstile, die Abstände zu anderen Formen der Lebensführung markieren. Bei Bourdieu ist damit eine Vielzahl von Handlungsweisen, die häufig nur den Nuancen unterschiedlicher Geschmacksmuster zugerechnet werden, an der Hervorbringung und Stabilisation von Ungleichheitsmustern beteiligt. Für diese Verbindung aus objektiven Positionen und subjektiven Praktiken ist die Habitustheorie maßgeblich. Bourdieu verwendet sie als mikrologischen Zugang zu den individuellen kognitiven Schemata, die jeder äußerlich wahrnehmbaren Handlung zugrunde liegen. Der Habitusbegriff fasst die Ausdrucksformen der subjektiven Lebensführung zu einem kohärenten, zeitlich stabilen Muster von Einstellungen und Haltungen, Fähigkeiten, Kompetenzen und Gewohnheiten zusammen. Diese bezeichnen ein System von Dispositionen, das den sozialen Akteuren nicht bloß als Kennzeichen äußerlich, sondern als System der organischen oder mentalen Dispositionen, als Wahrnehmungs-, Denk- und Handlungsschemata individuell „eingeschrieben" ist.

4.2 Der Ertrag einer gesundheitswissenschaftlichen Sozialraumanalyse

Trotz einer mitunter sehr komplexen begrifflichen und theoretischen Zugangsweise wird die Erklärungskraft der Sozialraumtheorie heute als hoch eingeschätzt. In der gesundheitswissenschaftlichen, speziell der sozial-epidemiologischen Forschungsdiskussion setzte die Rezeption der Habitustheorie ein, als der Diskurs über gesundheitswissenschaftliche Ungleichheiten eine rund zehnjährige Hochphase erreichte (ungefähr zwischen 1998 und 2008). Sperlich und Mielck (2003, 172) sahen das analytische Potenzial des Habituskonzepts vor allem darin, die Auswirkungen ungleicher Lebensbedingungen auf der Kompetenzebene sichtbar machen zu können, ohne gleichzeitig auf eine lediglich subjektzentrierte, voluntaristische Sichtweise eingeengt zu werden:

„Mit dem Habitus wird ein gesellschaftlicher Blickwinkel sozialer Praxis eröffnet, da mit ihm nicht die sichtbaren Handlungsäußerungen bzw. Lebensstile ins Zentrum gerückt werden, sondern die Bedingungen fokussiert werden, die die Lebensstile hervorbringen. Damit wird voluntaristischen Lebensstilkonzeptionen eine Absage erteilt, die Handlungspraktiken als Ausdruck autonomer Intentionalität und Lebensstile als Ausdruck rein subjektiver Präferenzen betrachten. Im Gegensatz zum mainstream der jüngsten Lebensstilforschung in der BRD, in der nach einer additiven Logik einzelne Lebensstilvariablen zumeist theorielos aufgrund empirischer Zusammenhänge zu einem Lebensstil vereint werden, ermöglicht es das Konstrukt des Habitus, tiefer vorzudringen und die hinter den einzelnen sichtbaren Verhaltensweisen stehenden ‚Wirkstätten' der Praxisformen zu eruieren."

Die Ergebnisse der epidemiologischen Diskussion über die Bedeutung gesundheitsrelevanter Lebensstile unterlegen die enge Orientierung an der von Bourdieu vorgezeichneten Forschungsperspektive. Somit existieren gute Hinweise darauf, dass die Varianten gesundheitsförderlicher Verhaltensmuster als ein Bestandteil individueller Lebensstile aufzufassen sind, die wiederum selbst nach den zur Verfügung stehenden Lebensbedingungen und Ressourcen, folglich nach der sozialstrukturellen Positionierung variieren (siehe auch den Beitrag von Lampert in diesem Band).

Abbildung 1: Die Vermittlungsfunktion des Lebensstils zwischen individuellem Gesundheitszustand und sozioökonomischem Status

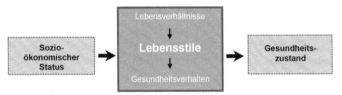

Darstellung in Anlehnung an Mielck 2000, 251

Epidemiologische Lebensstilkonzeptionen operationalisieren in enger Anlehnung an die Sozialraumlehre Bourdieus die Ebene des Individualverhaltens als eine Art Zwischenglied der Vermittlung von gesellschaftlichen Lebensbedingungen (Position im System sozialer Ungleichheit und damit verbundener Belastungen) und dem Outcome auf der organismischen Ebene, den unterschiedlichen Krankheits- oder Gesundheitsrisiken. Andreas Mielck hatte sehr nachdrücklich in der anschwellenden sozialepidemiologischen Diskussion darauf verweisen, dass der Zusammenhang von sozioökonomischem Status und individuellem Gesundheitszustand durch den an die Lebensverhältnisse angepassten Lebensstil vermittelt wird (Abbildung 1). Der Lebensstil stellt, mehrebenenanalytisch gesehen, die *Meso-Ebene* dieser Verbindung dar: Er synthetisiert einerseits Fähigkeiten und Eigenschaften, Einstellungen und Kompetenzen, die mit einer bestimmten sozialen Lebenslage auf der *Makro-Ebene* verbunden sind. Er bildet andererseits ein „Auswahlreservoir" für die tatsächlichen Reaktionsweisen und Handlungsmuster, die auf der *Mikro-Ebene* als Individualverhalten registriert werden und das gesundheitliche Gleichgewicht – etwa durch vermehrte Distresserfahrungen, gesundheitsabträgliche Verhaltensweisen sowie die Kumulation von verhaltensbedingten Risikofaktoren – beeinflussen.

Die Sozialraumperspektive Bourdieus steht hier also für eine bestimmte Modellvorstellung davon, wie Verteilungs- und Lebensstilungleichheiten ineinandergreifen. Insgesamt ergibt sich hieraus erstmals die Möglichkeit, Ungleichheiten auch als Mentalitätsunterschiede zu begreifen, die für Angebote der Gesundheitsförderung unterschiedlich anschlussfähig sind. Damit wird, im Gegensatz zu früheren Thematisierungen von Ungleichheit, von vielschichtigen Ungleichheiten ausgegangen. So ist es jetzt ganz selbstverständlich, dass über Ungleichheiten in der Hinsicht gesprochen wird, dass sowohl klassische Verteilungsungleichheiten in den Blick genommen werden (Vermögen, Einkommen, Besitz), daneben aber auch die Bedeutung des Bildungsabschlusses (ein Aspekt des von Bourdieu so bezeichneten kulturellen Kapitals), der sozialen Netzwerke, Mentalitäten und Lebensstile. Das bedeutet aber auch, dass Ungleichheiten vor allem deswegen bedeutsam sind, weil sie über die Lebenslagen Einfluss auf die individuellen Ressourcenausstattungen nehmen. Ungleiche Lebenslagen sind demnach rahmender Bestandteil gesundheitsrelevanter Lebensstile, sie stellen so etwas wie den sozialen Kontext dar, was gerade aus einer Sozialisationsperspektive hohe Relevanz besitzt. Hier wird deutlich, dass soziale Kontexte in der Regel die maßgeblichen Bedingungen sind, unter denen Orientierungen und Handlungsmuster ausgebildet werden. Kontextbedingungen sind also im engeren Sinne Sozialisationsbedingungen und diese unterscheiden sich danach, in welchen Schul-, Nachbarschafts- und Wohnumwelten Beziehungen zu Gleichaltrigen, Familien- und anderen Bezugsgruppen gepflegt werden. Hiervon hängt wiederum ab, inwieweit Lern- und Erfahrungsräume zur Verfügung stehen, die eine Nähe bzw. Distanz zu gesundheitsrelevanten Themen aufbauen. Gerade weil hier die Thematik der ungleichen Lebenslagen verstehbar wird als sozial ungleiche Lern- und Erfahrungsräume, ist es beispielhaft, die Sozialisationsbedingungen einer heranwachsenden Generation in den Mittelpunkt zu stellen. Hier wird exemplarisch deutlich, wie ungleiche Lebensbedingungen auf die Ausbildung von Handlungsoptionen Einfluss nehmen (Hurrelmann/Bauer 2018). Es ist ein Zusammenhang, der die Sozialisationsmilieus, das Ungleichheitsgefüge und die Erziehungsstile in den Familien beinhaltet.

4.3 Sozial ungleiche Sozialisationsmilieus

Ein inzwischen sehr populärer Ansatz, die Perspektive Bourdieus mit einer Beschreibung von Sozialisationsbedingungen in unterschiedlichen sozialstrukturellen Lagen zu verknüpfen, ist der Annette Lareaus (2003). Lareau stellt Erziehungspraktiken und Muster der Eltern-Kind-Interaktion in sozial ungleichen Milieus (*unequal childhoods*) in den Mittelpunkt. Lareaus Methode, der Vergleich zwischen Arbeiter- und oberen Mittelschichtsfamilien, zeigt klare Mentalitätsunterschiede, die sich in den Praktiken der Kindererziehung reproduzieren. Das Besondere ist dabei, dass die Unterschiede durch teilnehmende Beobachtung (die Anwendung der ethnografischen Methode) erfasst werden. Damit werden vor allem solche Ungleichheiten im Erziehungsverhalten relevant, die unterschiedlich darauf vorbereiten, mit sich selbst, schulischen Anforderungen oder einer *Work-Life*-Balance umzugehen. So identifiziert Lareau in den gehobenen Milieus der US-amerikanischen Mittelschicht ein übergreifendes Erziehungsstilmuster, das sie die „konzertierte Kultivierung" (*concerted cultivation*) nennt. Sie beschreibt hiermit einen spezifischen Typ der elterlichen Erziehungspraktiken, der vor allem auf die teilnehmende Organisation aller schulischen und außerschulischen Aktivitäten der Kinder zielt. Die Eltern sind hiernach in alle Entscheidungsprozesse der Kinder einbezogen, sie organisieren die Schulwahl und das Schulleben und sind die Hauptansprechpartner ihrer Kinder in allen Fragen der Schulvorbereitung, Lernüberwachung und Freizeitgestaltung. Am deutlichsten wird diese Form der konzertierten Vorbereitung am gezielten Training, mit dem Kinder auf die Umgangsformen in den gehobenen Dienstleistungssegmenten eingestellt werden: der höfliche Umgang, die gezielte Ansprache, aber auch das selbstständige Kommunizieren mit Ärztinnen und Ärzten, anderen Eltern und das forschende und interessierte Fragen im Schulbereich.

Demgegenüber ist der Erziehungsstil der Arbeiterfamilien durch etwas gekennzeichnet, das Lareau als die Bereitstellung von Verhältnissen des „natürlichen Aufwachsens" bezeichnet (*accomplishment of natural growth*), ein der konzertierten Kultivierung diametral entgegengesetztes Erziehungsstilmuster. Der Entwicklungsprozess wird nicht überwacht, der Vorbereitungsfunktion der häuslichen Erziehung wird keine große Bedeutung verliehen, der schulischen Erziehungsarbeit wird viel Verantwortung übertragen, und damit wird auch das akzeptiert, was die Schule als Bewertung der Kinder anbietet. Kinder aus sozial privilegierten Familien starten auf diese Weise mit ungleich besseren Voraussetzungen für die Bewältigung der Entwicklungsaufgaben als die aus sozial benachteiligten Familien. Dies zeigen eindrucksvoll die Erkenntnisse von Lareau oder anderer Detailstudien, etwa für das Gesundheitsverhalten und das

Erleben der eigenen Selbstwirksamkeit (Kroll 2010; Weyers 2011) oder den Umgang mit Medien- und Konsumangeboten (Stecher 2005).

4.4 Das AgiS-Milieumodell

Die Perspektive einer milieuspezifischen Sozialisationsforschung erweitert noch einmal der Zugang der milieuspezifischen Ungleichheitsforschung. Bourdieu hatte sein sozialstrukturanalytisches Instrumentarium explizit nur auf die gesellschaftlichen Bedingungen Frankreichs der 1960er und 70er Jahre angewendet. Darin finden regionale und nationale Besonderheiten der deutschen Sozialstruktur, Veränderungen des ökonomischen Feldes seit den 1970er Jahren, voranschreitende Prozesse der Tertiarisierung sowie damit verbunden der Wandel der Arbeitnehmerstruktur nur wenig Berücksichtigung. Zudem wurden eher grobe Differenzierungen innerhalb der drei Hauptklassen vorgenommen. Das betrifft insbesondere im untersten Sozialstruktursegment einer von Bourdieu so bezeichneten Volksklasse vor allem die Unterschiede zwischen un- und angelernter Arbeiterschaft, Kurz- und Langzeitarbeitslosen sowie Sozialhilfempfängerinnen und -empfängern. Dieses Verständnis einer potenziell benachteiligten sozialen Unterschicht hat sich damit immer noch als zu wenig trennscharf für die Beschreibung der Lebensverhältnisse, Mentalitäten, Handlungs- und Bewältigungsstrategien benachteiligter Bevölkerungsgruppen erwiesen.

Das Milieukonzept der Hannoveraner Arbeitsgruppe interdisziplinäre Sozialstrukturanalyse (AgiS) stellt eine Erweiterung dar, die für eine gewisse Dauer als Aktualisierung des Sozialstrukturmodells Bourdieus für die deutschen Verhältnisse verstanden werden kann (Vester et al. 2001).[9] Auf der Grundlage des Milieumodells lassen sich soziale Großgruppen zunächst drei Hauptklassen zuordnen: In der obersten Klasse befinden sich die führenden gesellschaftlichen Milieus. Sie sind durch die differenzierte Verteilung von Bildung, Macht und Besitz charakterisiert und stellen eine, wenn auch keinesfalls homogene, Elite dar (das obere Viertel der Sozialstruktur). Die Mittel-

---

9 Tatsächlich gilt das nur für die westdeutsche Gesellschaft der 1980er und 90er Jahre. Das Milieukonzept hat wesentliche Veränderungen der deutschen Sozialstruktur und der dazugehörigen Mentalitätsmuster (etwa durch die ostdeutschen und migrantischen Milieutraditionslinien) nie vollumfänglich berücksichtigt. Dieses Desiderat geht vor allem darauf zurück, dass eine Aktualisierung dieser Forschung nie in einer engen Weiterführung der Konzeption der Hannoveraner AgiS erfolgte. Dennoch aber sind alternative, eng mit dem AgiS-Ansatz verknüpfte Milieukonzepte kontinuierlich weiterentwickelt worden und können, wie die Sinus-Milieus, die heute als sinnvolle Aktualisierung der Hauptannahmen eine mentalitätsbezogenen Milieuanalyse verstanden werden können (so: www.sinus-institut.de/fileadmin/user_data/sinus-institut/Bilder/Sinus-Milieus_092018/ 2018-09-18_Informationen_zu_den_Sinus-Milieus.pdf).

klasse, auf der Milieulandkarte als mittlere Volksmilieus bezeichnet, besteht aus Arbeiterinnen und Arbeitern, Angestellten und Dienstleistenden sowie kleinen Selbstständigen. Diese bilden etwa zwei Drittel der Gesamtbevölkerung ab. Die Unterklasse, als untere Volksmilieus etikettiert, umfasst das unterste Sozialstruktursegment (10–12 %), bestehend aus gering qualifizierten Arbeitnehmerinnen und Arbeitnehmern sowie Arbeitslosen.

Abbildung 2 gibt das AgiS-Milieumodell als eine Milieulandkarte wieder, die zehn einzelne Milieus unterscheidet. Die sozialen Milieus der Oberklasse unterscheiden sich nach zwei Traditionslinien (hier wie im Folgenden Vester et al. 2001): Die Traditionslinie Macht und Besitz symbolisiert das konservativ-technokratische Milieu (KONT), das einen exklusiven Stil sowie ein klares Elite-, Erfolgs- und Machtbewusstsein kultiviert. Es setzt sich zunehmend aus jüngeren Führungskräften in freien und selbstständigen Berufen, aus Wissenschaftlerinnen und Wissenschaftlern, Managerinnen und Managern und leitenden Angestellten zusammen. Davon scharf abgegrenzt, gleichsam in einer Art Distinktionskampf, ist die Traditionslinie der Akademischen Intelligenz, die sich innerhalb des liberal-intellektuellen Milieus (LIBI) noch einmal nach den Orientierungen einer progressiven Bildungselite (mit humanistischer Tradition) und einer modernen Dienstleistungselite unterscheiden lässt. Ihre Angehörigen entstammen einer gut situierten akademischen Führungsschicht, sind leitende oder höhere Angestellte, Beamtinnen und Beamte und Freiberuflerinnen und Freiberufler. Das postmoderne Milieu (POMO) definiert sich vor allem durch moralisch-idealistische Orientierungen, tritt als kulturelle Avantgarde auf (wie in der 1968er-Bewegung) und rekrutiert sich aus „Ablegern" sowohl des liberal-intellektuellen als auch aus des konservativ-technokratischen Milieus.

In der Mittelklasse lassen sich insgesamt sechs Milieus bündeln. Der historischen Traditionslinie der Facharbeit und praktischen Intelligenz folgen das traditionelle Arbeitermilieu (TRA), das aus einer überwiegend älteren Fraktion besteht, das jüngere leistungsorientierte Arbeitnehmermilieu (LEO), das sich aus Facharbeiterinnen und Facharbeitern und -angestellten zusammensetzt sowie die jüngste Altersfraktion im modernen Arbeitnehmermilieu (MOA), bestehend aus einer hochqualifizierten Arbeitnehmerintelligenz in technischen, sozialen und administrativen Berufen. Nach Vester orientieren sich alle drei Milieus an hohen Ausbildungsabschlüssen, sind leistungsorientiert, wenig hierarchiegläubig, betonen Eigenverantwortung und Gleichberechtigung. Ihre Grundorientierung ist sowohl in politischer als auch in privater Hinsicht auf Flexibilität ausgerichtet. Weniger flexibel und mit einem höheren Altersdurchschnitt sind die mittleren Milieus der kleinbürgerlich-ständischen Traditionslinie. Die Angehörigen des kleinbürgerlichen Arbeitnehmermilieus (KLB) sind zwar hoch diszipliniert, dafür aber moralisch rigoristisch, wenig offen für Innovation und daher als die Verlierer des wirtschaftlichen Strukturwandels zu bezeichnen. Die nachkommende Generation, das moderne bürgerliche Milieu (MOBÜ), ist durch modernere Lebensstile demgegenüber schon toleranter eingestellt, im Vergleich zu dem modernen und leistungsorientierten Arbeitnehmermilieu aber immer noch konservativer in den Grundhaltungen. Das hedonistische Milieu (HED) besteht zumeist aus jungen Erwachsenen im dritten Lebensjahrzehnt, vertritt eine starke Freizeit- und Konsumorientierung, stellt aber im engeren Sinne nur ein „Übergangsmilieu" als Folge verlängerter Moratoriumszeiten vor der Berufseingangs- und Familiengründungsphase dar.

Abbildung 2: Das *AgiS*-Milieumodell: Milieus der alltäglichen Lebensführung im sozialen Raum Westdeutschlands (2000). Prozentanteile an der Gesamtbevölkerung

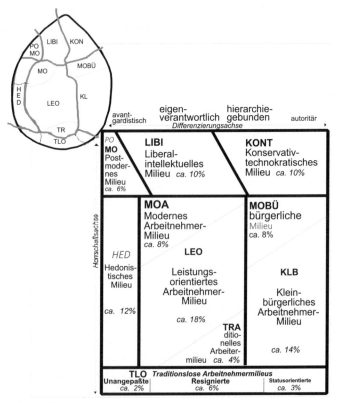

Quelle: Vester et al. (2001)

4.5 Das Milieu sozialer Benachteiligung

Der bedeutsamste Beitrag zu einer Aktualisierung des deutschen Sozialraummodells aus der Milieuperspektive besteht in der empirischen Beschreibung der Traditionslinie der Unterprivilegierten. Michael Vester spricht diesbezüglich primär von dem traditionslosen Arbeitnehmermilieu (TLO), das sich, nach Prosperitätsschüben der Nachkriegszeit und damit vorübergehenden sozialen Abfederungseffekten, gegenwärtig wieder als eine „Unterklasse" unterhalb der großen Arbeitnehmermitte konstituiert (Vester 2004). Die Lebenslage der Unterprivilegierten ist durch einen Teufelskreis aus niedrigem Qualifikationsniveau und Beschäftigungsverhältnissen in Niedriglohnsektoren charakterisiert (wenn nicht sogar vollkommene Abhängigkeit von Transfereinkommen). Den prekären Lebensverhältnissen korrespondiert die Mentalität der Resignation. Von einer Orientierung an langfristigen Lebensentwürfen, dem Ethos planmäßiger Lebensführung, schließt sich das traditionslose Arbeitnehmermilieu selbst aus. Vester grenzt die Milieus der Unterprivilegierten in Anlehnung an Bourdieu vor allem dadurch ab, dass er ihre primären Handlungsorientierungen dem Habitus der Notwendigkeit zuordnet. Dieser ist von der Habitusstruktur der darüber liegenden sozialen Milieus (strebend, arriviert etc.) durch das dominierende Lebensführungsmuster der spontanen Situationsbewältigung und Gelegenheitsorientierung unterschieden. Vester kann milieutheoretisch sehr viel präziser als Bourdieu die konkreten lebensweltlichen Bedingungen gesellschaftlicher Unterprivilegierung nachzeichnen. Die „Gefahren einer Anomie" (Vester et al. 2001, 359) erfasst vor allem die nachwachsende Generation des traditionslosen Arbeitnehmermilieus. Dazu gehört das Aufwachsen in und die Reproduktion von gestörten Familienverhältnissen. Während sich noch das moderne, leistungsorientierte, kleinbürgerliche und traditionelle Arbeitnehmermilieu (die vier Milieus der Mitte) in ihren Wertorientierungen stets durch ein hohes Maß an Eigenverantwortung, Selbstdisziplin, Leistungsorientierung und Leistungsmotivation charakterisieren lassen, bilden die Orientierungsmuster des traditionslosen Arbeitnehmermilieus hierzu ein Gegenmodell. Ihr Lebensstil ist nicht zielgerichtet, sondern eher von „Gelegenheitsorientierungen" abhängig:

> „Ihre Lebensführung ist nicht asketisch auf äußere und innere Stabilität eingerichtet. Sie ist mehr am Heute als an einer Lebensplanung orientiert, mehr an Entlastung und Lebensgenuß als an einem Ethos aktiver Verantwortung und Arbeit. Der Neigung, sich gehenzulassen, wird weniger Selbstkontrolle entgegengesetzt." (Vester et al. 2001, 523)

Der Mentalitätstypus sozialer Benachteiligung ist hiernach zusammenfassend durch fehlende Leistungsorientierung und mangelnde Fähigkeiten zur Selbstmotivation gekennzeichnet. Diese „Mangeleigenschaften" sind einerseits das Ergebnis modaler, an die tradierten Bewältigungsstile der Unterprivilegierten angepassten Verhaltensweisen. Sie sind andererseits – und diese Wechselseitigkeit mündet in eine Art *Circulus vitiosus* ein – das Ergebnis fehlender Anerkennungserfahrungen, eines Mangels an Respektabilität, die das Bewusstsein für die Aussichtslosigkeit der eigenen Lage fördern. Das Reaktionsmuster in sozial benachteiligten Lebenslagen ist durch Fatalismus und Rückzug, Apathie und Abwehr gekennzeichnet. Entsprechend aussichtslos sind die meisten Strategien, in die Abwärtsspiralen sozialer Benachteiligung zu intervenieren.

5 Schlüsselprobleme der Gesundheitsförderung

Zusammenfassend kann zunächst festgehalten werden, dass das Sozialraummodell Bourdieus, die Erweiterung durch eine Milieuperspektive sowie sozialepidemiologische Erkenntnisse und die internationale Armutsforschung sich in einer zentralen Diagnose überschneiden: Lebensstiltypen sind mit der Struktur sozial ungleicher Lebensumstände eng verknüpft, individuelle Handlungsdispositionen sind das Ergebnis sozialstrukturell variierender Lern- und Erfahrungsräume. Zwar wird gerade aus Sicht der Sozialepidemiologie schon seit geraumer Zeit auf die langen biografischen Linien der Entstehung gesundheitsförderlicher Verhaltensmuster und ihre Verwobenheit mit einer entwicklungsfördernden Umwelt verwiesen – und damit ist immer auch die Forderung nach der Verringerung sozial benachteiligender Lebensbedingungen verbunden. Eine solche wichtige Verbindung mit einer explizit strukturorientierten Perspektive wird aber in der Diskussion, die originär den Aufgabenbereich präventiver und gesundheitsfördernder Maßnahmen bestimmt, nicht immer ausreichend hergestellt. Aus diesem ersten Fazit sollen zwei grundlegende Anforderungen an die künftige programmatische Ausrichtung von Gesundheitsförderung abgeleitet werden. Die beiden Bereiche, die dabei als Schlüsselprobleme der Gesundheitsförderung diskutiert werden sollen, betreffen zum einen die theoretisch-analytische Ebene der Sensibilisierung für die Problematik sozialer Benachteiligung; Polarisierungs- und Benachteiligungseffekte müssen hiernach zu einem festen Bestandteil der Diskussion über Gesundheitsförderung werden. Zum anderen berühren sie die Ebene des praktischen Vorgehens, also der konzeptionellen Ausrichtung von Gesundheitsförderung, die mit einer bloßen Ressourcenstärkung im Sinne der Verhaltensprävention zielgruppenspezifische Anforderungen nicht mehr erfüllen kann.

Erstes Schlüsselproblem: Die Analyse des sozialen Dilemmas in der Gesundheitsförderung

Gesundheitsförderung muss die Analyse der Auswirkungen sozialer Benachteiligung berücksichtigen. Ohne genaues Wissen darüber, welche Folgen das Leben unter benachteiligenden Lebensbedingungen heute hat, kann eine zielgruppenspezifische Konzeptionierung nicht sinnvoll erfolgen. Eine entsprechende analytische Ausrichtung kann bereits auf folgende Erkenntnisse zurückgreifen: Die besondere Situation der als benachteiligt angesehenen Bevölkerungsgruppen ist nach sozialepidemiologischen Befunden primär durch den geringen Umfang an sozialen und gesundheitlichen Ressourcen gekennzeichnet. Benachteiligtengruppen sind danach stets gleichermaßen sozial und gesundheitlich.

Gesellschaftliche Ungleichverteilung wird, auch hierauf muss sich eine analytische Perspektive richten, von den handelnden Akteuren kognitiv erfahren und verarbeitet und übersetzt sich in eine Form der sozialen Benachteiligung als psychische Überlastung. Negativeinflüsse sozialer Deprivation auf das Gesundheitsverhalten, die Belastung durch Distresserleben sowie ein eingeschränktes Set von Bewältigungskompetenzen erhöhen die gesundheitliche Vulnerabilität von Benachteiligtengruppen. Sie geben Hinweise auf die immense Bedeutung unterschiedlicher Lebensbedingungen für die Ausbildung individueller Kompetenzmuster, die entweder direkt (als gesundheitliche Kompetenzen, gesundheitliche Kontrollüberzeugungen etc.) oder indirekt (als personengebundene Kompetenzen zur Belastungsbewältigung, hohe subjektive Wirksamkeitserwartungen etc.) zur Ausprägung gelangen. Als zunehmend bedeutsam müssen daher auch in den sogenannten „reichen Gesellschaften" Formen relativer Einkommensungleichheit oder die extreme Ausprägung von Einkommensdisparitäten angesehen werden. Diese haben einen spezifischen Einfluss auf Formen relativer Deprivation, sozialer Isolation und sozialer Anomie. Desintegrationsformen, die durch die Lebenslage sozialer Benachteiligung bedingt sind, stellen vorrangige Verursachungsfaktoren von Missachtungserfahrungen dar. Die der materiellen Lebenssituation korrespondierenden sozialen Beziehungen, die in ihrer Qualität milieuspezifisch variieren, bezeichnen eine Ressource, die als Schutzfaktor oder im negativen Fall als Risikofaktor fungiert. Der britische Sozialepidemiologe Richard Wilkinson bezeichnet entsprechend „psychosoziale kausale Pfade" als „den wichtigsten Einzelbeitrag zur sozioökonomisch bedingten Variation der Gesundheit" (Wilkinson 2003, 36). Dieser Zugang stellt nach Wilkinson das Ergebnis eines wissenschaftlichen Perspektivwechsels von den rein materiellen zu psychischen Faktoren sozialer Ungleichverteilung dar, die heute als zentraler epidemiologischer Analysegegenstand angesehen werden. Dieser wichtigen Perspektive muss hinzugefügt werden, dass sich die Folgen von Benachteiligungserfahrungen offenbar dann noch potenzieren, wenn sie in besonders frühen und sensiblen Entwicklungsphasen gemacht werden.

Eine analytische Perspektive der Gesundheitsförderung muss damit von einem sozialen Dilemma der Gesundheitsförderung ausgehen (Kühn/Rosenbrock 1994; analog die Diagnose eines Präventionsdilemmas, Bauer 2005). In der Gesundheitsförderung setzt sich auf diese Weise das soziale Gefälle gesundheitlicher Ungleichheit fort: Reaktive Belastungssyndrome, die gerade in den unteren sozialen Lagen kumulieren, wirken sich nicht nur auf die Vulnerabilität für ein gesundheitsabträgliches Verhaltensmuster aus. Sie sind zugleich dafür verantwortlich, dass die Ansprechbarkeit für ein Angebot der Ressourcenstärkung, das die Invulnerabilität steigern soll, herabgesetzt ist. Das von Julian Tudor Hart (1971) formulierte *Inverse Care Law*, das das Auseinanderdriften des medizinischen Versorgungsangebots vom tatsächlichen Bedarf unterprivilegierter Gruppen beschreiben soll, findet damit seine aktuelle Entsprechung im Bereich der Gesundheitsförderung. Wird diese Problematik nicht erkannt und existiert somit kein elaboriertes Verständnis gesellschaftlicher Ungleichheitsstrukturen, kann – wie heute erkennbar – die Erarbeitung wirkungsvoller zielgruppenspezifischer Strategien nicht erfolgen.

Zweites Schlüsselproblem: Wie kann Gesundheitsförderung bei sozialer Benachteiligung Wirkung erzielen?

Der Versuch, den Mechanismus der Reproduktion ungleicher gesundheitlicher Lebenschancen zu unterbrechen, erfährt eine zusätzliche Schwierigkeit. Erste Erkenntnisse einer gesundheitswissenschaftlich orientierten Sozialraumanalyse verweisen auf die biografische Verfestigung von Handlungsroutinen, die wie das gesundheitsabträgliche Verhalten auch dann beibehalten werden, wenn sie als objektiv dysfunktional, also als selbstschädigend angesehen werden müssen. Konzeptionen zielgruppenspezifischer Gesundheitsförderung müssen also nicht nur berücksichtigen, dass Krankheitsrisiken sowie die Fähigkeit zur Selbsthilfe durch benachteiligende Lebensbedingungen eingeschränkt werden. Eine zusätzliche Belastung entsteht durch das Risiko der Veränderungsträgheit einmal erworbener Verhaltensdispositionen der individuellen Lebensweise. Die Habituskonzeption steht für einen Korpus relativ stabiler Persönlichkeitseigenschaften, die proportional zu der zeitlichen Dauer ihrer Verfestigung Möglichkeiten zur Korrektur einmal erworbener Denk-, Wahrnehmung- und Handlungsschemata einschränken. Im Ansatz Bourdieus wird dies als Hysteresisoder Trägheitseffekt des Habitus bezeichnet.

Für Gesundheitsförderung ergibt sich hieraus eine gesonderte Problematik. Die heute dominierenden verhaltensbezogenen Interventionsansätze setzen voraus, dass maßgebliche Bestandteile der individuellen Kompetenzstruktur austauschbar seien. Im Besonderen die Konzeptionierung von Gesundheitsförderung als bloße Fokussierung auf das einzelne handelnde Subjekt ist sehr eng an den sogenannten „Ansätzen der Verhaltensprävention" (die Veränderung gesundheitsgefährdender Handlungsroutinen) orientiert. Demgegenüber erfährt der hierzu „konkurrierende" Ansatz der Verhältnisprävention (die Veränderung von Lebensbedingungen, die gesundheitsgefährdende Handlungsroutinen überhaupt erst hervorbringen) als Referenzfolie für Gesundheitsförderung viel geringere Bedeutung. Gerade aber die Annahme, biografisch sehr früh verfestigte Einstellungs- und Mentalitätsmuster könnten durch Kurzzeitinterventionen verändert werden, steht stellvertretend für eine individualisierungstheoretische Verkürzung, die auch im Bereich Prävention und Gesundheitsförderung Ausdruck gefunden hat (siehe auch den Beitrag von Kolip).

Der Ansatz der Verhaltensprävention geht also von einer unterkomplexen Annahme über die Veränderungsfähigkeit grundlegender Persönlichkeitsmerkmale aus. Lern- und persönlichkeitspsychologische Forschungserkenntnisse halten demgegenüber seit geraumer Zeit sehr deutlich fest, dass Persönlichkeitseigenschaften mit hoher transsituativer Konsistenz, zu denen jene Eigenschaften gehören, die das Gesundheitsverhalten regulieren, im biografischen Verlauf kaum noch veränderbar sind (Bandura 1997). Eine solche ernüchternde Perspektive auf die recht geringe Aussicht der Effektivität rein verhaltensorientierter Ansätze ist im Präventionsbereich bisher systematisch ausgeklammert worden. Es bleibt eine Kernanforderung an gesundheitsförderliche Konzeptionen, diese Einseitigkeit der Verhaltensbasierung zu vermeiden.

6 Schluss

Das „Präventionsdilemma" steht stellvertretend dafür, dass universal ausgerichtete Maßnahmen vulnerable und Hochrisikogruppen oft nicht erreichen. Andererseits gehen ausschließlich auf sozial benachteiligte Gruppen ausgerichtete Angebote mit dem Risiko einher, Personengruppen zu stigmatisieren. Daher versuchen Ansätze der *Health-Equity*-Forschung in den letzten Jahren ein Konzept immer stärker diesen sozialen Gradienten der Erreichbarkeit und Wirksamkeit zu adressieren. Hierzu gehören der *Progressive* (Gwatkin/Ergo 2011) bzw. *Proportionate-Universalism*-Ansatz:

> „To reduce the steepness of the social gradient in health, actions must be universal, but with a scale and intensity that is proportionate to the level of disadvantage. We call this proportionate universalism. Greater intensity of action is likely to be needed

for those with greater social and economic disadvantage, but focusing solely on the most disadvantaged will not reduce the health gradient, and will only tackle a small part of the problem." (The Marmot Review 2010, 10).

Angebote im Sinne eines *Proportionate Universalism* sind bereits praktisch geworden, so z. B. im sozialen Wohnungsbau (Egan et al. 2016) und bei Versorgungsleistungen (Carey/Crammond/Leeuw 2015; Gwatkin/Ergo 2011) oder mit Bezug auf die Verringerung von Bildungsungleichheiten (Bronstein/Mason 2016). Es werden also neue Wege gegangen, die den Ungleichheiten sozialer Lebenslagen Rechnung tragen sollen. Gleichzeitig werden damit frühere Zeitpunkte der Intervention und Förderung immer wichtiger. Auch wenn wir noch nicht ausreichend die Zeitfenster optimaler Gesundheitsförderung benennen können, gilt die Faustregel, dass früher besser ist, um gesundheitsfördernde Lebensbedingungen für gesundheitsfördernde Lebensstile zu schaffen. Ergebnisse der entwicklungspsychologischen Forschung bestätigen in diesem Sinne hinreichend, dass Gesundheitsförderung im Sinne der Ressourcenstärkung nur zu einem möglichst frühen Entwicklungszeitpunkt und nur durch ein flankierendes, den sozialökologischen Kontext berücksichtigendes Vorgehen Erfolg versprechen kann. Das gilt besonders für die Zielgruppe, die hier als sozial benachteiligt und damit als besonders risikobelastet kategorisiert wurde. Zeitpunkt und Intensität von Gesundheitsförderung müssen offenbar, wenn sie zielgruppenadäquat durchgeführt werden sollen, einem sozialen Gradienten gesellschaftlicher Unterprivilegierung angepasst werden: Ein hohes Maß an Benachteiligung erfordert frühere und intensivere Formen der Förderung und Begleitung.

Aus dieser Perspektive erscheint die anhaltende Entgegensetzung von Verhaltensorientierung und Verhältnisorientierung widersinnig. Sie entspringt allenfalls noch einer disziplinären Aufgabenteilung zwischen Psychologie und Soziologie, die bis heute viel eher multidisziplinär, anstatt interdisziplinär in die Gesundheitswissenschaften Eingang findet. Eine umfassende Perspektive zielgruppenspezifischer Gesundheitsförderung muss daher von den individuellen Dispositionen ausgehen (Verhaltensebene) und diese mit einer sozialökologischen Betrachtung der Lebens- und Entwicklungsbedingungen (Verhältnisebene) verknüpfen.

Vor diesem Hintergrund ist die idealtypische Unterscheidung von verhaltens- und verhältnisbezogenen Ansätzen in der Gesundheitsförderung zu reflektieren. Sie findet als reale Trennung in der Praxis kaum Entsprechung. Infolgedessen kann es für die künftige Ausrichtung von Gesundheitsförderung, will sie das hier aufgezeigte soziale Dilemma ernsthaft angehen, kaum darum gehen, zwischen zwei polar entgegen gesetzten Programmatiken zu wählen. Verhaltens- und verhältnisbezogene Maßnahmen befinden sich immer in einem Ergänzungsverhältnis. Selbst die radikale Kritik an dem Pol, der lediglich Modifikationen auf der Ebene des einzelnen Individuums anvisiert, soll nicht dazu führen, eine originär verhaltensbezogene Perspektive in der Gesundheitsförderung wieder zu verabschieden. Hinter die richtige Einsicht, dass Prävention und Gesundheitsförderung immer mit der Stärkung von Empowerment und Gesundheitskompetenz (siehe auch den Beitrag von Schaeffer, Vogt und Berens) verbunden sind, kann heute nicht mehr zurückgewichen werden. Eine notwendige Korrektur bezieht sich ausschließlich auf das Mischungsverhältnis, in dem beide Einzelprogrammatiken zueinanderstehen. Die flankierende Aufgabe verhältnisbezogener Ansätze ergibt sich immanent, das heißt, aus der Analyse der Verursachungsfaktoren gesundheitlichen Risikoverhaltens. Defizite in der Kompetenzstruktur können demnach nicht individuumszentriert abgeleitet werden. Sie basieren auf der Einbettung in sozial ungleiche Alltagskulturen. Sie entstammen alltagsweltlichen Rationalitäten kollektiver Handlungsstrategien, die milieuspezifisch variieren.

Dabei weisen die hier referierten Ansätze der Sozialstrukturanalyse stets auf eine doppelte Struktur hin: Zum einen auf die sozial ungleich verteilten ökonomischen und kulturellen Handlungsressourcen, die für die Ausbildung eines gesundheitszuträglichen Lebensstils vorhanden sein müssen. Zum anderen darauf, dass mit den alltäglichen sozialen Praktiken auch symbolische Abwertungen und Missachtungserfahrungen verknüpft sind, die die durchaus vorhandenen Potenziale zur Selbstermächtigung und zur Gesundheitsorientierung im Sinne der Entwicklung eines guten Lebens untergraben. Es ist eine der wichtigsten zukünftigen Aufgaben einer zielgruppenspezifischen und settingorientierten Gesundheitsförderung, praktische Konzepte und kluge Evaluationen zu entwickeln, die der Zweidimensionalität einer solchen Benachteiligung gerecht wird. Das heißt womöglich auch, differente Mentalitäten und Lebensstile nicht zu schnell zu sanktionieren. Dies kann zu Beschämung und Ausgrenzung führen und das Gegenteil von dem erreichen, was die Forderung nach Gleichberechtigung und Autonomie beabsichtigen will. Dann nämlich würden Defizite der Lebensweise nur festgestellt und die Schuld dafür nolens volens individualisiert werden.

Gerade deswegen muss die Herstellung von Lebensverhältnissen, die ein gesundheitsförderliches Verhalten überhaupt erst ermöglichen, im gesamten Bereich der Krankheitsvorbeugung und Gesundheitsförderung viel stärker als bisher berücksichtigt werden (Schnabel 2019). Gesundheitsfördernde Maßnahmen meinen dann immer auch Eingriffe mit strukturintervenierender Absicht, Eingriffe, die sich der ökonomischen Manie kurzsichtiger Machbarkeitsgebote widersetzen müssen. Die Verhinderung der räumlichen Konzentration von Benachteiligtengruppen in segregierten Wohnvierteln, die eine eigene Kultur des gesundheitlichen Risikoverhaltens erzeugen, ist nur ein mögliches

Beispiel. Lebensverhältnisse in Milieus, die die Wahrscheinlichkeit für selbstschädigendes Verhalten erhöhen, dürfen nicht als unantastbar angesehen werden. Es ist schließlich vollkommen unzulänglich anzunehmen, Strukturen sozialer Benachteiligung würden zufällig entstehen. Genauso unzulänglich ist es aber, den Weg zur Kompensation von Benachteiligungseffekten ohne begleitende strukturverändernde Maßnahmen beschreiten zu wollen. Gesundheitsförderung ist ein gesellschaftliches Gut, von dem der Anspruch auf sozial gerechte Verteilung ausgehen muss.

Literatur

Altgeld, T./Kickbusch, I. (2012). Gesundheitsförderung. In: F.-W. Schwartz/U. Walter/J. Siegrist/P. Kolip, R./Leidl, M.-L./Dierks et al. (Hrsg.): *Das Public Health Buch*. 3. Auflage. München: Urban & Fischer, 187–197.

Bandura, A. (1997). *Self-Efficacy. The Exercise of Control*. New York: Worth.

Bauer, U. (2005). *Das Präventionsdilemma. Potenziale schulischer Kompetenzförderung im Spiegel sozialer Polarisierung*. Wiesbaden: VS Verlag für Sozialwissenschaften.

Beck, U. (1983). Jenseits von Stand und Klasse? Soziale Ungleichheiten, gesellschaftliche Individualisierungsprozesse und die Entstehung neuer sozialer Formationen und Identitäten. In: R. Kreckel (Hrsg.): *Soziale Ungleichheiten*. Göttingen: Schwartz, 35–74.

Bourdieu, P. (1982). *Die feinen Unterschiede. Kritik der gesellschaftlichen Urteilskraft*. Frankfurt am Main: Suhrkamp.

Bourdieu, P. (1997a). Die feinen Unterschiede. In: P. Bourdieu (Hrsg.): *Die verborgenen Mechanismen der Macht*. Hamburg: VSA, 31–47.

Bourdieu, P. (1997b). Ökonomisches Kapital – Kulturelles Kapital – Soziales Kapital. In: P. Bourdieu (Hrsg.): *Die verborgenen Mechanismen der Macht*. Hamburg: VSA, 49–79.

Bronstein, L. R./Mason, S. E. (2016). *School-Linked Services. Promoting Equity for Children, Families, and Communities*. New York: Columbia University Press.

Carey, G./Crammond, B./Leeuw, E. de (2015). Towards Health Equity: a Framework for the Application of Proportionate Universalism. *International Journal for Equity in Health, 14*(1), 81.

Egan, M./Kearns, A./Katikireddi, S. V./Curl, A./Lawson, K./Tannahill, C. (2016). Proportionate Universalism in Practice? A Quasi-Experimental Study (GoWell) of a UK Neighbourhood Renewal Programme's Impact on Health Inequalities. *Social Science & Medicine, 152*, 41–49.

Gwatkin, D. R./Ergo, A. (2011). Universal Health Coverage: Friend or Foe of Health Equity? *The Lancet, 377*(9784), 2160–2161.

Hart, J. T. (1971). The Inverse Care Law. *The Lancet, 297*(7696), 405–412.

Hurrelmann, K./Bauer, U. (2018). *Einführung in die Sozialisationstheorie: Das Modell der produktiven Realitätsverarbeitung* (12. Aufl.). Weinheim: Beltz Juventa.

Hurrelmann, K./Klotz, T./Haisch, J. (Hrsg.) (2010). *Lehrbuch Prävention und Gesundheitsförderung*. Bern: Huber.

Klemperer, D. (2019). *Lehrbuch Sozialmedizin – Public Health – Gesundheitswissenschaften*. 4. Auflage. Bern: Huber.

Kooperationsverbund Gesundheitliche Chancengleichheit (Hrsg.) (2015). *Kriterien für gute Praxis der soziallagenbezogenen Gesundheitsförderung*. Berlin: Kooperationsverbund Gesundheitliche Chancengleichheit.

Kroll, L. E. (2010). *Sozialer Wandel, soziale Ungleichheit und Gesundheit. Die Entwicklung sozialer und gesundheitlicher Ungleichheiten in Deutschland zwischen 1984 und 2006*. Wiesbaden: VS Verlag für Sozialwissenschaften.

Kühn, H./Rosenbrock, R. (1994). Präventionspolitik und Gesundheitswissenschaften. Eine Problemskizze. In: R. Rosenbrock/H. Kühn/B. Köhler (Hrsg.): *Präventionspolitik. Gesellschaftliche Strategien der Gesundheitssicherung*. Berlin: Edition Sigma, 29–53.

Lampert, T./Kroll, L. E./Kuntz, B./Hoebel, J. (2018). Gesundheitliche Ungleichheit in Deutschland und im internationalen Vergleich: Zeitliche Entwicklungen und Trends. *Journal of Health Monitoring, Special Issue 01/2018*.

Lareau, A. (2003). *Unequal Childhoods. Class, Race, and Family Life*. Berkeley: University of California Press.

Marmot, M. G. (2015). *The Health Gap*. London: Bloomsbury.

The Marmot Review (2010). *Fair society, Healthy Lives. Strategic Review of Health Inequalities in England Post-2010*. London: UCL Institute of Health Equity.

Mielck, A. (2000). *Soziale Ungleichheit und Gesundheit. Empirische Ergebnisse, Erklärungsmöglichkeiten und Interventionsmöglichkeiten*. Bern: Huber.

Mielck, A./Kilian, H./Lehmann, F./Richter-Kornweitz, A./Kaba-Schönstein, L. (2016). German cooperation-network "equity in health" – health promotion in settings. *Health Promotion International*, 33(2), 318–324.

Schnabel, P.-E. (2019). *Soziopsychosomatische Gesundheit, robuste Demokratie, Suffizienzökonomie und das „glückliche" Leben: Über ein wechselseitiges Verhältnis*. Wiesbaden: Springer.

Sperlich, S./Mielck, A. (2003). Sozialepidemiologische Erklärungsansätze im Spannungsfeld zwischen Schicht-und Lebensstilkonzeptionen Plädoyer für eine integrative Betrachtung auf der Grundlage der Bourdieuschen Habitustheorie. *Zeitschrift für Gesundheitswissenschaften*, 11(2), 165–179.

Stecher, L. (2005). Informelles Lernen bei Kindern und Jugendlichen und die Reproduktion sozialer Ungleichheit. *Zeitschrift für Erziehungswissenschaft*, 8(3), 374–393.

Vester, M. (2004). Die Illusion der Bildungsexpansion. Bildungsöffnungen und soziale Segregation in der Bundesrepublik Deutschland. In: S. Engler/B. Krais (Hrsg.): *Das kulturelle Kapital und die Macht der Klassenstrukturen. Sozialstrukturelle Verschiebungen und Wandlungsprozesse des Habitus*. Weinheim und München: Juventa, 13–53.

Vester, M./Geiling, H./Hermann, T./Müller, D./von Oertzen, P. (2001). *Soziale Milieus im gesellschaftlichen Strukturwandel. Zwischen Integration und Ausgrenzung*. Frankfurt am Main: Suhrkamp.

Weyers, S. (2011). Sozialer Rückhalt und Vernetzung. In: H.-W. Hoefert/T. Rosenthal (Hrsg.): *Selbstmanagement in Gesundheitsberufen*. Bern: Huber.

WHO Regional Office for Europe (2013). *Gesundheit 2020. Rahmenkonzept und Strategie der Europäischen Region für das 21. Jahrhundert*. Verfügbar unter www.euro.who.int/__data/assets/pdf_file/0009/215757/Health2020-Long-Ger.pdf (Zugriff am 06.07.2019).

Wilkinson, R. G. (2003). Gesundheit, Hierarchie und soziale Angst. In: R. Geene/C. Hans (Hrsg.): *Armut und Gesundheit. Gesundheitsförderung: Daten, Ziele, Strategien*. Berlin: b_books, 35–46.

World Health Organization (2017). *Towards a Europe Free of Avoidable Noncommunicable Diseases. The Future Course of Premature Mortality in the WHO European Region*. Copenhagen: WHO. Verfügbar unter www.euro.who.int/__data/assets/pdf_file/0008/340865/Report-1-2.pdf

Partizipation von Zielgruppen in der Prävention und Gesundheitsförderung

Susanne Hartung

Partizipation ist ein anerkanntes Qualitätskriterium, dessen Umsetzung in der Prävention und Gesundheitsförderung insbesondere für die Arbeit mit Zielgruppen in schwierigen sozialen Lebenslagen relevant und herausfordernd ist. Zur Weiterentwicklung und Gestaltung partizipativer Prozesse können Beispiele guter Praxis dienen, sowie Stufenmodelle von Partizipation, die das Ausmaß an Partizipation, z. B. zu verschiedenen Zeitpunkten im Prozess oder in Bezug auf relevante Entscheidungen, reflektieren helfen. Bei welchen Entscheidungen die Zielgruppen zu welchem Grad beteiligt werden, wird einerseits von den zur Verfügung stehenden zeitlichen und personellen Ressourcen für die Vorbereitung, Durchführung und Bewertung der Maßnahmen bestimmt. Andererseits benötigen professionelle Akteur*innen[10] auch Kenntnisse über zielgruppenspezifische Beteiligungsformate und Übung in deren Anwendung, damit Partizipation auf Augenhöhe und möglichst bereits bei den ersten relevanten Entscheidungen z. B. bei der Problembestimmung gelingt. Die Verwendung des Begriffs „Zielgruppe" ist für die Anwendung auf partizipative Prozesse besonders problematisch, denn sie widerspricht dem Anspruch auf eine Zusammenarbeit auf Augenhöhe. Wird die Auseinandersetzung über die Bezeichnung „Zielgruppe" gemeinsam von allen Beteiligten geführt und Einigkeit über einen neuen Begriff erzielt, kann dies bereits für einen gelingenden partizipativen Prozess sprechen. Der Beitrag gibt einen Überblick über einige mit Partizipation verbundene Herausforderungen sowie über Methoden und Ansätze in der Gesundheitsförderung und Prävention, die Partizipation fördern.

1 Einführung

Das Thema Partizipation hat in den Gesundheitswissenschaften und insbesondere im Bereich der Prävention und Gesundheitsförderung in den letzten Jahren stetig mehr Aufmerksamkeit gewonnen. Die Weltgesundheitsorganisation (WHO) empfiehlt die Beteiligung von Zielgruppen ausdrücklich, um Gesundheitsförderungsziele wie die Stärkung von Individuen und Gemeinschaften zu erreichen, soziale Determinanten der Gesundheit zu adressieren und gesundheitsbezogene Ungleichheiten zu bekämpfen (WHO Regional Office for Europe

---

10 Mit Akteur*innen sind hier keine Institutionen sondern vor allem Personen gemeint.

2015). Der Begriff Partizipation wird nicht immer einheitlich verwendet. In den Gesundheitswissenschaften wird Partizipation in der Regel aber mit Einflussnahme verbunden. Definiert wird Partizipation als „die individuelle oder auch kollektive Teilhabe an Entscheidungen, die die eigene Lebensgestaltung und die eigene soziale, ökonomische und politische Situation und damit auch immer die eigene Gesundheit betreffen" (Rosenbrock/Hartung 2012, 9). Im Bereich der Prävention und Gesundheitsförderung bedeutet das, dass die Menschen, die von präventiven und gesundheitsförderlichen Angeboten und Maßnahmen profitieren sollen, an deren Planung, Durchführung und Bewertung beteiligt werden müssen.

Exemplarisch anhand des Themas gesunde Ernährung ausgeführt, steht Partizipation nach diesem Verständnis nicht für die Teilnahme an Angeboten wie z. B. einem Kochkurs zur gesunden Ernährung oder für den Besuch einer Ernährungsberatungsstelle. Stattdessen ist Partizipation die Teil*habe* der „Zielgruppe" an Entscheidungen (von professionellen Akteur*innen wie z. B. Anbieter*innen), ob und welches Kursangebot zur gesunden Ernährung gebraucht und gewünscht wird, wie dieses Angebot zu gestalten ist, wo und wie es angeboten wird sowie die Teilhabe an Entscheidungen, wie und nach welchen Kriterien das Kursangebot bewertet werden soll.

Die partizipative Herangehensweise kann die Wirksamkeit von Angeboten verbessern. Angebote werden durch die Beteiligung von Zielgruppen in der Gestaltung bedürfnisorientierter entwickelt und sind nachweislich nachhaltiger (Funk/Schaefer/Kolip 2019). Zudem wird Partizipation konzeptionell eine direkte und indirekte Wirkung auf Gesundheit zugeschrieben, die ansatzweise auch empirisch belegt ist (Hartung 2012). Die Partizipation von Zielgruppen trägt zu mehr Wissen und zur Stärkung von gesundheitsrelevanten Kompetenzen und Fähigkeiten sowie individuellen Ressourcen wie Selbstwirksamkeit bei und hat zudem gesundheitsrelevante Effekte wie z. B. eine Verbesserung im Gesundheitsverhalten und eine erhöhte Gesundheitskompetenz (Griebler/Rojatz/Simovska/Forster 2017).

In Anbetracht von anhaltender und zum Teil weiter zunehmender gesundheitsbezogener Ungleichheiten (Robert Koch-Institut [RKI] 2018) und der beständigen Herausforderung, gesundheitlich benachteiligte Gruppen zu erreichen, ist Partizipation insbesondere von sozial und gesundheitlich benachteiligten Zielgruppen zu einem allseits geforderten Ansatz in der Prävention und Gesundheitsförderung geworden (siehe auch die Beiträge von Bauer und Bittlingmayer sowie Kolip). In Deutschland wurde Partizipation als ein Kriterium guter Praxis in der soziallagenbezogenen Gesundheitsförderung aufgenommen (Kooperationsverbund Gesundheitliche Chancengleichheit 2015) und mit der Verabschiedung des Präventionsgesetzes (§ 20 SGB V) ist der Anspruch auf Beteiligung seit 2015 nun auch sozialrechtlich verankert.

Der Beitrag gibt einen Überblick über Methoden und Ansätze der Partizipation in der Gesundheitsförderung und Prävention. In Kapitel 2 werden dafür zunächst Beispiele partizipativer Praxis vorgestellt und ein Qualitätsentwicklungsinstrument zur Erhöhung der Partizipation von Zielgruppen wird präsentiert. Was unter Partizipation in der Gesundheitsförderung und Prävention zu verstehen ist und ab wann in der gesundheitsförderlichen Praxis von Partizipation gesprochen werden kann, wird im daran anschließenden Kapitel anhand des Stufenmodells von Wright et al. (2010) vertieft. Das Stufenmodell verdeutlicht die Dimension der Macht und Einflussnahme und kann zur Analyse von Partizipation in den verschiedenen Phasen der Gesundheitsförderung eingesetzt werden, um Partizipation auch in seiner zeitlichen Dimension zu erfassen. Die Verwendung des Begriffs „Zielgruppe/n" für partizipierende Personen ist problematisch. Dies wird ausgeführt bevor abschließend Herausforderungen und Ansatzpunkte von Forschung und Praxis für die Partizipation von Zielgruppen in schwierigen sozialen Lebenslagen benannt werden.

2 Partizipative Praxis der Gesundheitsförderung

Die Entwicklung von Maßnahmen der Gesundheitsförderung bzw. die Weiterentwicklung ihrer Qualität orientiert sich an den vier Phasen, die mit dem *Public Health Action Cycle* (Rosenbrock/Hartung 2015) beschrieben werden: der Problem- und Bedarfsbestimmung, der Planung der Maßnahme, ihrer Umsetzung sowie ihrer Bewertung (siehe auch den Beitrag von Kolip). In allen Phasen sollen die Zielgruppen beteiligt werden. Bereits bei der Bedarfsbestimmung können so wichtige Weichen für den Erfolg von Maßnahmen gestellt werden, wenn die Zielgruppe bei der Definition des für ihre Gesundheit relevanten Problems und der Beschreibung ihres Bedarfs mitbestimmen kann.

In der Praxisdatenbank des Kooperationsverbundes Gesundheitliche Chancengleichheit (www.gesundheitliche-chancengleichheit.de) finden sich Beispiele für die Partizipation von Zielgruppen in schwierigen Lebenslagen. Partizipation von Bewohner*innen in Quartieren und Stadtteilen wird hier in regelmäßigen Bürgerversammlungen, Runden Tischen sowie in Quartiersgremien (z. B. Sprecherrat, Sanierungsrat im Projekt „Gesund und fit 50+") umgesetzt, in denen Bewohner*innen Entscheidungen mittreffen und zum Teil auch über die Vergabe von finanziellen Mitteln z. B. aus einem Verfügungsfonds entscheiden können. Einen informelleren Rahmen für Entscheidungen als diese Versammlungen bietet z. B. das regelmäßige Frauenfrühstück (z. B. im Projekt „Gesundheit jetzt – in sozialen Brennpunkten!"). Im Projekt „Kinder gestalten ihren Naschgarten" werden Kinder auch kontinuierlich gefragt, was sie möchten und ihnen ermöglicht, dazu Projekte zu entwickeln.

Methoden und Verfahren für die Planung von Angeboten finden sich auch in den Projektbeschreibungen, obwohl Bedarfs-/Bedürfniserhebung und die Planungsphase nur idealtypisch getrennt verlaufen. Bewohner*innen werden z. B. durch Planungswerkstätten (im Projekt „Gesund Kurs halten in Lurup"), Mitmachaktionen vor Ort (im Projekt „Denk-Sport-Spiel-Parcours, Wulsdorf"), durch „Wunschbäume" und Dialogtafeln sowie durch Zukunftswerkstätten (z. B. im Projekt „'Unser Platz' in Berlin-Marzahn") beteiligt. Die Beteiligung von Kindern und Jugendlichen verlangt zum Teil eine zusätzliche Anpassung der Methoden an die Zielgruppen. Im Projekt „Kiezdetektive" wurde die Methode *Photovoice* kindgerecht angepasst und Partizipation durch eine spielerische Form der Begehung und Analyse des Stadtteils sowie durch eine anschließende Ausstellung, der durch die Kinder aufgedeckten Problembereiche und „Schätze" im Quartier, erreicht.

In den bisher durchgeführten Projekten liegt eine Reihe von erprobten Methoden und Verfahren für alle Phasen der Gesundheitsförderung vor, die die Partizipation der Zielgruppen fördern können. Übertragen lassen sich die Methoden allerdings in der Regel nicht eins zu eins, sondern müssen jeweils an die Gegebenheiten und die Zielgruppe vor Ort und möglichst auch zusammen mit der Zielgruppe angepasst werden. Die Webseite zur partizipativen Qualitätsentwicklung (siehe www.partizipative-qualitaetsentwicklung.de) bietet dafür zunächst einen nach Phasen systematisierten Überblick über eine Reihe von Methoden wie *Open Space* und Fokusgruppe, die mehr Partizipation möglich machen. Die partizipative Qualitätsentwicklung (Wright 2010) hat sich als Verfahren etabliert, welches sich am *Public Health Action Cycle* orientiert und dabei Zielgruppen und professionelle Akteur*innen aus der Praxis, der Wissenschaft und Geldgeber*innen gleichermaßen in den Qualitätsentwicklungsprozess einbezieht.

3   Dimensionen der Partizipation

Das in der Gesundheitsförderung und Prävention im deutschsprachigen Raum aktuell verbreitetste Modell zur Analyse von Partizipation ist die Stufenleiter der Partizipation von Wright, von Unger und Block (2010) (Abbildung 1). Das Modell der Stufenleiter baut auf dem Leitermodell von Sherry Arnstein (1969) auf, die mit ihrem Modell die Absicht verband, ein Werkzeug anzubieten, um Scheinpartizipation aufdecken zu können. Hiermit sind Beteiligungsformate gemeint, mit denen keine Entscheidungsbefugnisse verbunden sind, und über die Zielgruppen keinen Einfluss auf die Ergebnisse des Prozesses nehmen können und insofern keine Macht haben.

Das Stufenmodell von Wright und Kolleginnen beleuchtet Partizipation aus der Perspektive professioneller Akteur*innen der Gesundheitsförderung und Prävention. Das Modell verdeutlicht die Stufen der Übertragung von Entscheidungsbefugnissen auf die Zielgruppe. Unterschieden werden im Modell dazu Stufen der Nicht-Partizipation (Instrumentalisierung und Anweisung), die Vorstufen (Information, Anhörung und Einbeziehung) und die tatsächlichen Stufen der Partizipation (Mitbestimmung, teilweise Entscheidungskompetenz und Entscheidungsmacht). Nach Wright und Kolleginnen halten professionelle Akteur*innen als Entscheidungsträger*nnen auf der Stufe der Mitbestimmung (Stufe 6) Rücksprache mit der*den Zielgruppe*n, „um wesentliche Aspekte einer Maßnahme mit ihnen abzustimmen. […] Die Zielgruppenmitglieder haben ein Mitspracherecht, jedoch keine alleinige Entscheidungsbefugnis." (Wright et al. 2010, 44). Wird Entscheidungskompetenz (Stufe 7) oder Entscheidungsmacht (Stufe 8) übertragen, erhöht sich der Grad der Partizipation. An bestimmte Mitglieder der Zielgruppe wird dabei die Entscheidungskompetenz für einige Aspekte bzw. die Entscheidungsmacht über alle wesentlichen Aspekte einer Maßnahme übergeben. Erst wenn die professionellen Akteur*innen lediglich eine „begleitende oder unterstützende Rolle" bei den Entscheidungen innehaben, kann von Übertragung von Entscheidungsmacht gesprochen werden (Wright et al. 2010, 44). Die oberste Stufe der Leiter – die Selbstorganisation – geht aus Sicht der professionellen Akteur*innen über die Partizipation der Zielgruppen von Gesundheitsförderung hinaus, da die Zielgruppen bzw. die Bürger*innen den Prozess von Planung, Durchführung und Bewertung von Angeboten und Maßnahmen der Gesundheitsförderung und Prävention selbst initiieren und organisieren, d. h. die Entscheidungsbefugnis von Beginn bei den Bürger*innen liegt und keine Übertragung von Entscheidungsmacht an sie stattfinden muss.

Weitere Modelle im deutschsprachigen Raum sind die 12-Stufen-Leiter von Trojan (2000) und die Partizipationspyramide von Straßburger und Rieger (2014). Diese Modelle fügen der Perspektive der institutionell-professionellen Akteur*innen, die bei der Stufenleiter von Wright und Kolleginnen im Mittelpunkt steht, die Sichtweise der Bürger*innen hinzu. Gemeinsam ist allen diesen Stufenmodellen, dass von Partizipation erst gesprochen werden kann, wenn die Zielgruppe „eine formale, verbindliche Rolle in der Entscheidungsfindung" hat (Wright et al. 2010, 44). Partizipation ist dabei keine Entweder-Oder-Option, sondern wird als Entwicklungsprozess gesehen, der sich an den jeweils zur Verfügung stehenden Rahmenbedingungen und Ressourcen misst. Aufgabe der Akteur*innen ist es, eine den Projektressourcen, den Bedingungen vor Ort und der Zielgruppe und ihren Lebensbedingungen angepasste Stufe der Partizipation zu finden. Es bedarf der Reflektion seitens der Akteur*innen, um einzuschätzen, welche Partizipationsstufe im Projektrahmen und mit dieser Zielgruppe anzustreben und letztendlich möglich ist.

Abbildung 1: Stufen der Partizipation in der Gesundheitsförderung

Selbstorganisation	über Partizipation hinaus
Entscheidungsmacht	
Teilweise Entscheidungskompetenz	Partizipation
Mitbestimmung	
Einbeziehung	
Anhörung	Vorstufen der Partizipation
Information	
Anweisung	Nicht-Partizipation
Instrumentalisierung	

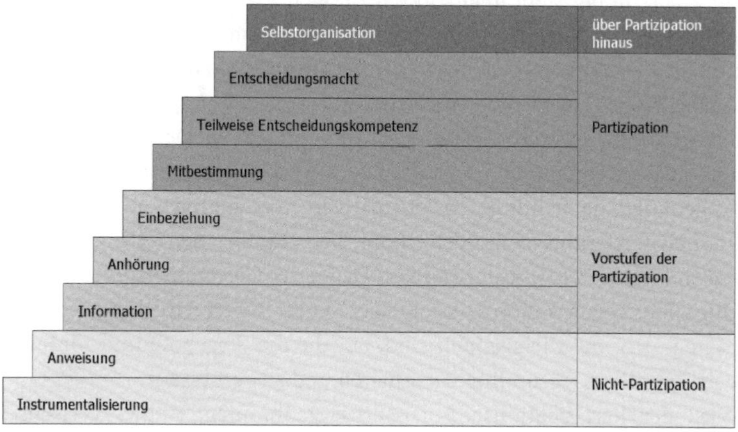

Wright et al. 2010, 42

Neben der Machtdimension ist die Partizipation von Zielgruppen auch in der zeitlichen Dimension zu betrachten (weitere Dimensionen siehe Marent/Forster/Nowak 2015). Die Partizipation von Zielgruppen ist im Ist-Zustand einer aktuellen Phase vom angestrebten Soll-Zustand in den folgenden Phasen der Gesundheitsförderung zu unterscheiden, um Partizipation zielgruppenangemessen planen und beurteilen zu können. Die Reflektion der erreichten Stufe an Partizipation kann in jeder Phase der Gesundheitsförderung stattfinden und dient der Analyse, an welchen Entscheidungen die Zielgruppe beteiligt war. Denn zu Beginn der Planung von Projekten und Maßnahmen werden viele sehr wichtige Entscheidungen getroffen. Eine dieser Entscheidungen ist jene über Thema und Ziel der Intervention sowie die Entscheidung über die Vorgehensweise, um das Ziel zu erreichen. Problematisch dabei ist, dass sich die Zielgruppe in den Anfangsphasen zumeist noch wenig bis gar nicht an dem Prozess beteiligt. Ein Grund dafür ist, dass eine gleichberechtigte Entscheidung Wissen und Kompetenzen voraussetzen, die bei der Zielgruppe häufig erst erworben bzw. gestärkt werden müssen. Partizipation und Empowerment hängen gerade bei der soziallagenbezogenen Prävention und Gesundheitsförderung eng zusammen.

4 Partizipation von Zielgruppen – ein Widerspruch?

Beim Thema Partizipation von Zielgruppen ist neben dem Verständnis von Partizipation auch eine Klärung des Begriffs „Zielgruppe" erforderlich. Der Begriff „Zielgruppe" steht in einem schwierigen Verhältnis zum Thema Partizipation, denn eine Voraussetzung für gelingende Partizipation ist die partnerschaftliche Zusammenarbeit zwischen den professionellen Akteur*innen und den „Zielgruppen", d. h. den Menschen die von den Angeboten für ihre Gesundheit profitieren sollen[11] (Blümel/Lehmann 2015). Der Begriff der „Zielgruppe" liegt allerdings eher quer zu diesem Anspruch der gemeinsamen Arbeit auf Augenhöhe, da er mit einem normativen Verständnis von Prävention und Gesundheitsförderung einhergeht (zur Debatte um den Zielgruppenbegriff siehe u. a. Mielck 2014). Aufgrund von Daten der Gesundheitsberichterstattung und Einschätzungen von professionellen Akteur*innen wird festgelegt, wer die Menschen, d. h. die Zielgruppen sind, auf die die Angebote und Maßnahmen abzielen, um deren Gesundheit zu erhalten und zu verbessern.

Wird der Partizipationsgedanke ernst genommen, ringen Wissenschaftler*innen und Akteur*innen im Projektverlauf häufig mit dem Begriff „Zielgruppe*n" und ersetzen ihn z. B. mit „Adressat*innen", „vulnerable Gruppen", „Menschen, die erreicht werden sollen" oder „unsichtbare/unhörbare Gruppen". Doch auch bei diesen begrifflichen Ersetzungen bleibt die Zielgerichtetheit erhalten und die Definitionsmacht liegt weiterhin bei den professionellen Akteur*innen. Aus der Betrachtung von Projekten, in denen Partizipation auf Augenhöhe mit der zu Beginn definierten Zielgruppe in hohem Maße gelingt, zeigt sich, dass nicht nur Partizipation eine zeitliche Dimension ihrer Entwicklung hat, sondern auch die Verwendung des Begriffs „Zielgruppe". Der Begriff „Zielgruppe" wird von den Akteur*innen zu Beginn nachvollziehbar und sinnvoll verwendet, um Ziele zu setzen und Fördermittel zu beantragen. Im Zuge einer gelingenden und sich intensivierenden Partizipation der „Zielgruppe", vor allem in der Umsetzungsphase, wird der Begriff „Zielgruppe" idealerweise wieder infrage gestellt und in einem gemeinsamen Diskussionsprozess zwischen Akteur*innen und der Zielgruppe ersetzt. Ein Beispiel dafür findet sich im Projekt „Stadtteilmütter" in Berlin-Neukölln (siehe www.stadtteilmuetter.de), in dem sich die anfängliche Zielgruppe – die Frauen mit Migrationshintergrund – heute „Stadtteilmütter" nennt, die „Familien in Neukölln" unterstützen. Die Zielgruppe hat selbst Einfluss auf ihre Zuschreibung und Ansprache genommen. Die Änderung der Begrifflichkeit und damit Wandlung von der Fremd-

---

11 Als Zielgruppe werden auch Multiplikator*innen bezeichnet, d. h. Personen, die Informationen an die Zielgruppe weitergeben, Zugänge erleichtern und zum Teil auch Angebote selber durchführen (Blümel/Lehmann 2015).

zu einer Selbstzuschreibung ist als Zeichen für eine gelingende partizipative Zusammenarbeit zu deuten.

5 Herausforderungen bei der Partizipation von Zielgruppen in schwierigen sozialen Lebenslagen

Individuen und Bevölkerungsgruppen, die sich – aus Expert*innensicht – in schwierigen sozialen Lebenslagen befinden und denen aufgrund dessen geringere soziale und gesundheitliche Chancen zugeschrieben werden, sind im besonderen Fokus von Gesundheitsförderung und Prävention. Sie zu erreichen, ist eine beständige Herausforderung. Mit dem Anspruch auf Partizipation von Zielgruppen in allen Phasen der Gesundheitsförderung erwächst ein doppeltes Dilemma. Denn nicht nur die Angebote der Gesundheitsförderung erreichen sozial und gesundheitlich benachteiligte Menschen schlechter, auch am Prozess der Gesundheitsförderung sind bzw. beteiligen sich diese Zielgruppen unzureichend bzw. eher auf Vorstufen der Partizipation (z. B. Fragebogenerhebung). Partizipation als Entscheidungsteilhabe setzt Wissen und Kompetenzen voraus, die für eine Zusammenarbeit auf Augenhöhe bei Zielgruppen in schwierigen sozialen Lebenslagen häufig gestärkt werden müssen. Strukturelle Benachteiligungen und persönliche Einschränkungen ziehen darüber hinaus verschiedenste Barrieren für partizipative Gesundheitsförderung nach sich.

Der partizipative Prozess der Gesundheitsförderung steht vor einigen Herausforderungen, wenn die Zielgruppe auf Augenhöhe beteiligt und Entscheidungsbefugnisse für relevante Entscheidungen an Zielgruppen übertragen werden sollen. Bär (2012) verweist hierzu auf die Selektivität der vorhandenen Beteiligungsverfahren in der (kommunalen) Gesundheitsförderung, die Menschen mit höherem sozialem Status mehr ansprechen als Menschen mit niedrigem sozialem Status. Förderliche und hinderliche Faktoren für Partizipation werden in den Gesundheitswissenschaften auch mit dem Ansatz der Partizipativen Gesundheitsforschung untersucht. In diesem Forschungsansatz sollen Menschen deren Lebens- und Arbeitsbedingungen im Fokus der Forschung stehen, in allen Phasen des Forschungsprozesses an Entscheidungen beteiligt werden (Netzwerk für partizipative Gesundheitsforschung [Partnet] 2019; Wright 2013). Aus dem Forschungsverbund PartKommPlus (2018), der mit dem Ansatz der Partizipativen Gesundheitsforschung die Bedingungen für gelingende Partizipation in der kommunalen Gesundheitsförderung und im partizipativen Forschungsprozess untersucht, liegen erste Ergebnisse vor, die die folgenden Überlegungen stützen und ergänzen.

Die Herausforderungen für gelingende Partizipation in der Gesundheitsförderung liegen zunächst darin den *Zugang zur Zielgruppe* zu ermöglichen. Im

Forschungsverbund PartKommPlus wurde als Schlüsselfaktor für eine niedrigschwellige Ansprache z. B. sogenannte „Brückenbauer" identifiziert, d. h. Personen, aus dem Lebensumfeld der Zielgruppe, die bereits Zugang zur Zielgruppe haben (z. B. aus dem Sozial- und Gesundheitswesen) ermöglichen den Zugang (PartKommPlus 2018, 6). Das Thema bzw. das Problem, auf welches die geplante Maßnahme ausgerichtet ist, sollte die Zielgruppe des Weiteren interessieren. Aussichten auf eine positive Veränderung ihrer Lebenssituation sollten für die Zielgruppe bereits in der Ansprache und auch während des späteren Prozesses deutlich werden.

Eine weitere Herausforderung liegt in der Verfügbarkeit von *Ressourcen* bzw. in ihrer Entwicklung und Stärkung, sowohl bei den Zielgruppen als auch bei den professionellen Akteur*innen. Beteiligung verlangt von allen Beteiligten Kompetenzen und Fähigkeiten, die zum Teil noch gestärkt und entwickelt werden müssen. Formate zur Kompetenzentwicklung bzw. -stärkung können für die Zielgruppen z. B. eine Reihe von Treffen sein, bei denen sie sich mit der Frage „was ihnen guttut" auseinandersetzen und bei denen sie Wissen z. B. über gesundheitsförderliche Gestaltungs- und Entscheidungsprozesse im Quartier erwerben. Auch eine Weiterbildung der professionellen Akteur*innen in Moderation, zielgruppenspezifischer Ansprache und Beteiligungsformaten und -methoden unterstützt das Gelingen partizipativer Prozesse (PartKommPlus 2018). Bei allen Beteiligten sind eine gemeinsame Wissensbasis (z. B. über die Entscheidungswege, angewendeten Methoden) herzustellen und etwaige Kommunikationsbarrieren abzubauen. Um die Zielgruppe kurz- und längerfristig zu gewinnen, braucht es nicht zuletzt finanzielle Ressourcen wie Aufwandsentschädigungen für die Zielgruppe und zumeist auch mehr Geld für die Akteur*innen, da partizipative Prozesse zeitaufwendig sind (PartKommPlus 2018). Diese Ressourcen sind bereits in der Konzeptionsphase notwendig, können aber selten vorab beantragt werden und werden auch im weiteren Prozess der Gesundheitsförderung noch nicht selbstverständlich genehmigt.

Für einen *Prozess der Beteiligung* der Zielgruppe in den Phasen der Gesundheitsförderung bedarf es einer gemeinsamen Vertrauensbasis zwischen den Akteur*innen und der Zielgruppe. Viele Kontaktgelegenheiten sind dafür einzuplanen (PartKommPlus 2018). Eine für alle verständliche Kommunikation, Transparenz über die Abläufe, Entscheidungsspielräume und Entscheidungsbefugnisse sind förderlich für Partizipation. Eine Herausforderung ist die Auswahl und Anwendung zielgruppenangemessener Beteiligungsformate z. B. zur Bestands- und Bedarfserhebung. Obwohl es eine Vielzahl von Beteiligungsformaten gibt, sprechen sie die Zielgruppe der Menschen in schwierigen Lebenslagen nicht gleich gut an. Niedrigschwellige Beteiligungsverfahren, die Kommunikation, Austausch und Entscheidungsteilhabe informeller gestalten, sind zu bevorzugen (PartKommPlus 2018).

6 Fazit und Ausblick

Partizipation von Zielgruppen in der Gestaltung der Gesundheitsförderung und Prävention trifft auf einen breiten Konsens in Wissenschaft und Praxis. Soll die Partizipation von Zielgruppen als Entscheidungsteilhabe aber wirklich gelingen, braucht es Spielräume für Beteiligungsformate und die Anerkennung des notwendigen Engagements. Praxis- und Forschungsvorhaben benötigen nicht zuletzt flexible Förderbedingungen, unter denen sich die Partizipation gemeinsam mit den Zielgruppen entwickeln und gestalten lässt.

Literatur

Arnstein, S. R. (1969). A Ladder of Citizen Participation. *Journal of the American Planning Association, 35*(4), 216–224.
Bär, G. (2012). Partizipation im Quartier – Gesundheitsförderung mit vielen Adressaten und Dynamiken. In: R. Rosenbrock/S. Hartung (Hrsg.): *Handbuch Partizipation und Gesundheit.* Bern: Huber, 172–196.
Blümel, S./Lehmann, F. (2015). *Zielgruppen, Multiplikatorinnen und Multiplikatoren. Leitbegriffe der Gesundheitsförderung.* Verfügbar unter www.leitbegriffe.bzga.de/alphabetisches-verzeichnis/zielgruppen-multiplikatorinnen-und-multiplikatoren/ (Zugriff am 09.05.2019).
Funk, S. C./Schaefer, I./Kolip, P. (2019). Was fördert die Verstetigung von Strukturen und Angeboten der Gesundheitsförderung? *Das Gesundheitswesen, 81,* 38–42.
Griebler, U./Rojatz, D./Simovska, V./Forster, R. (2017). Effects of Student Participation in School Health Promotion: A Systematic Review. *Health Promotion International, 32*(2), 195–206.
Hartung, S. (2012). Partizipation – wichtig für die individuelle Gesundheit? Auf der Suche nach Erklärungsmodellen. In: R. Rosenbrock/S. Hartung (Hrsg.): *Handbuch Partizipation und Gesundheit.* Bern: Huber, 57–78.
Kooperationsverbund Gesundheitliche Chancengleichheit (2015). *Kriterien für gute Praxis der soziallagenbezogenen Gesundheitsförderung des Kooperationsverbundes Gesundheitliche Chancengleichheit.* Berlin: Kooperationsverbund Gesundheitliche Chancengleichheit. Verfügbar unter: https://www.gesundheitliche-chancengleichheit.de/pdf.php?id=cd82d07635b7a783faaba0d28430f8f9 (Zugriff am 26.02.2020).
Marent, B./Forster, R./Nowak, P. (2015). Conceptualizing Lay Participation in Professional Health Care Organizations. *Administration & Society, 47*(7), 827–850.
Mielck, A. (2014). Wer möchte schon gern „Zielgruppe" sein? *Impulse, Heft 84,* 2–3.
Netzwerk für partizipative Gesundheitsforschung (2019). *Partizipative Gesundheitsforschung – eine Definition.* Verfügbar unter www.partnet-gesundheit.de/index.php/pgf-definition (Zugriff am 10.05.2019).
PartKommPlus (2018). *PartKommPlus – Forschungsverbund für gesunde Kommunen. Erkenntnisse und Empfehlungen im Überblick.* Verfügbar unter www.partkommplus.de/ergebnisse/ergebnisse-und-empfehlungen/ (Zugriff am 10.05.2019).
Robert Koch-Institut (2018). Gesundheitliche Ungleichheit in Deutschland und im internationalen Vergleich: Zeitliche Entwicklungen und Trends. *Journal of Health Monitoring, Special Issue 1.* Verfügbar unter https://www.rki.de/DE/Content/Gesundheitsmonitoring/

Gesundheitsberichterstattung/GBEDownloadsJ/Journal-of-Health-Monitoring_03S1_2018_Gesundheitliche_Ungleichheit.pdf?__blob=publicationFile (Zugriff am 26.02.2020).

Rosenbrock, R./Hartung, S. (2012). Gesundheit und Partizipation. Einführung und Problemaufriss. In: R. Rosenbrock/S. Hartung (Hrsg.): *Handbuch Partizipation und Gesundheit*. Bern: Huber, 8–26.

Rosenbrock, R./Hartung, S. (2015). *Public Health Action Cycle/Gesundheitspolitischer Aktionszyklus. Leitbegriffe der Gesundheitsförderung*. Verfügbar unter www.leitbegriffe.bzga.de/alphabetisches-verzeichnis/public-health-action-cycle-gesundheitspolitischer-aktionszyklus/ (Zugriff am 09.05.2019).

Straßburger, G./Rieger, J. (2014). *Partizipation kompakt*. Weinheim und Basel: Beltz Juventa.

Trojan, A. (2000). Bürgerbeteiligung – Die 12-stufige Leiter der Beteiligung von Bürgern an lokalen Entscheidungsprozessen. In: A. Trojan/H. Legewie (Hrsg.): *Nachhaltige Gesundheit und Entwicklung*. Frankfurt am Main: VAS Verlag für Akademische Schriften, 324.

WHO Regional Office for Europe (2015). *Taking a participatory approach to development and better health: Examples from the Regions for Health Network*. Copenhagen: WHO Euro.

Wright, M. T. (Hrsg.) (2010). *Partizipative Qualitätsentwicklung in der Gesundheitsförderung und Prävention*. Bern: Huber.

Wright, M. T. (2013). Was ist Partizipative Gesundheitsforschung? Positionspapier der International Collaboration for Participatory Health Research. *Prävention und Gesundheitsförderung, 8*, 122–131.

Wright, M. T./von Unger, H./Block, M. (2010). Partizipation der Zielgruppe in der Gesundheitsförderung und Prävention. In: M. T. Wright (Hrsg.): *Partizipative Qualitätsentwicklung in der Gesundheitsförderung und Prävention*. Bern: Huber, 35–52.

Strukturen des Versorgungssystems

Ambulante ärztliche Versorgung

Michael Simon und Bernhard Gibis

In diesem Beitrag werden zunächst die zentralen Merkmale und Grundstrukturen des deutschen Gesundheitssystems insgesamt und daran anschließend des Systems der ambulanten ärztlichen Versorgung vorgestellt. Die Darstellung des Gesundheitssystems konzentriert sich auf die zentralen Aspekte der Regulierung und Leistungserbringung sowie der Ausgaben und ihrer Finanzierung. Die Darstellung der ambulanten ärztlichen Versorgung stellt das System der vertragsärztlichen Versorgung von Versicherten der gesetzlichen Krankenversicherung in den Mittelpunkt, da hier der weitaus größte Anteil der Bevölkerung in der gesetzlichen Krankenversicherung versichert ist. Es wird auf wesentliche Strukturmerkmale und Basisdaten sowie die Organisation und das Vergütungssystem eingegangen. Besonderes Augenmerk wird dabei auf die Institution der Kassenärztlichen Vereinigung gerichtet, die von zentraler Bedeutung für die Funktionsweise der vertragsärztlichen Versorgung ist.

1 Grundstrukturen des deutschen Gesundheitssystems

Gesundheitssysteme lassen sich international vergleichend in staatliche, sozialversicherungsbasierte und marktwirtschaftliche Systeme unterscheiden. Das deutsche Gesundheitssystem wird üblicherweise dem Sozialversicherungsmodell zugeordnet. Diese Zuordnung ist vor allem aus der zentralen Stellung und überragenden Bedeutung der gesetzlichen Krankenversicherung abgeleitet, die Teil des staatlichen Sozialversicherungssystems ist und in der ca. 90 % der Bevölkerung aufgrund einer gesetzlichen Versicherungspflicht versichert sind. Darüber hinaus zeichnet sich das deutsche System durch eine weitreichende staatliche Regulierung, starke berufsständische Prägung und einflussreiche Stellung von Verbänden aus.

1.1 Regulierung

Aus dem Sozialstaatsgebot des Grundgesetzes (Art. 20 und 28 GG) ergibt sich eine Verpflichtung des Staates zur Daseinsvorsorge für seine Bürger und Bürgerinnen, die auch die Letztverantwortung für eine ausreichende Versorgung im

Krankheitsfall einschließt. Diese Verantwortung nimmt der Staat in erster Linie durch eine umfangreiche Regulierung des Gesundheitssystems wahr. Nur in geringem Umfang unterhält er auch eigene Versorgungseinrichtungen wie beispielsweise landeseigene Krankenhäuser und Universitätskliniken.

Im Rahmen des deutschen Föderalismus ist die staatliche Regulierungskompetenz für den Gesundheitsbereich zwischen Bund und Ländern aufgeteilt. Während der Bund vor allem für die Sozialversicherung und Sozialgesetzgebung zuständig ist, haben die Länder in erster Linie Gesetze auszuführen beziehungsweise deren Ausführung zu überwachen. Die Länder sind über den Bundesrat allerdings in erheblichem Umfang an der Gesetzgebung des Bundes beteiligt, wenn deren Zuständigkeiten berührt werden. Ein wesentlicher Teil der Gesundheitsgesetzgebung unterliegt deshalb der Zustimmungspflicht des Bundesrats. Diese Gesetze können nur nach ausdrücklicher Zustimmung der Mehrheit der Länderkammer in Kraft treten.

Unterhalb der Ebene der Gesetzgebung ist das deutsche Gesundheitssystem durch eine starke Stellung von Verbänden gekennzeichnet. Dem liegt ein historisch tief verwurzeltes Grundmodell deutscher Sozial- und Gesundheitspolitik zugrunde, zu dessen charakteristischen Merkmalen es gehört, Aufgaben der Umsetzung politischer Entscheidungen und Ausführung von Gesetzen auf große Verbände zu übertragen und ihnen teilweise auch die Konkretisierung allgemein gehaltener Gesetzesvorschriften zu überlassen. Die Regulierung und Überwachung der Leistungserbringung in Gremien, die gemeinsam von Verbänden der Kostenträger und der Leistungserbringer besetzt werden, ist ein zentrales und tragendes Element des deutschen Gesundheitssystems und wird *gemeinsame Selbstverwaltung* genannt. So stehen beispielsweise im Zentrum des Systems der ambulanten ärztlichen Versorgung die Kassenärztlichen Vereinigungen und die von ihr gemeinsam mit Vertretern der Krankenkassen gebildeten Gremien (Simon 2017). Auch die Umsetzung des DRG-Fallpauschalensystems für Krankenhäuser wird in zentralen Bereichen gemeinsam von der Deutschen Krankenhausgesellschaft, dem GKV-Spitzenverband und dem PKV-Verband sowie einem gemeinsam von den Selbstverwaltungspartnern gegründeten Institut für das Entgeltsystem im Krankenhaus (InEK) vorgenommen. In ihren Entscheidungen ist die gemeinsame Selbstverwaltung allerdings nicht frei, sondern unterliegt staatlicher Aufsicht, entweder durch das Bundesministerium für Gesundheit (BMG) oder die jeweils zuständigen Länderministerien bzw. Senatsverwaltungen.

Oberstes Gremium der gemeinsamen Selbstverwaltung ist der *Gemeinsame Bundesausschuss* (G-BA). Er wird auch „kleiner Gesetzgeber" genannt, da er im Rahmen der gesetzlichen Vorgaben darüber zu entscheiden hat, was zum Leistungskatalog der gesetzlichen Krankenversicherung gehört und somit von den Leistungserbringern zu Lasten der Krankenkassen zu erbringen und von den

Krankenkassen zu finanzieren ist. Darüber hinaus hat er weitere untergesetzliche Regulierungsaufgaben, beispielsweise die Festlegung von Mindestanforderungen an bestimmte Leistungen (u. a. Mindestmengen für einzelne Operationsarten, Anforderungen an Perinatalzentren etc.). Der G-BA besteht aus einem Beschlussgremium und mehreren Unterausschüssen zu bestimmten Themenbereichen, beispielsweise zur Arzneimittelversorgung, zur Qualitätssicherung oder vertragsärztlichen Bedarfsplanung. Das Beschlussgremium ist mit fünf Vertretern und Vertreterinnen der gesetzlichen Krankenversicherung und fünf Vertretern und Vertreterinnen der Leistungserbringer besetzt sowie einem/einer unparteiischen Vorsitzenden und zwei weiteren unparteiischen Mitgliedern. Von den fünf Sitzen der Leistungserbringerseite entfallen zwei auf die Kassenärztliche Bundesvereinigung, einer auf die Kassenzahnärztliche Bundesvereinigung und zwei auf die Deutsche Krankenhausgesellschaft. An den Sitzungen nehmen beratend ohne Stimm-, aber mit Antragsrecht auch Patientenvertreter und Patientenvertreterinnen teil sowie Ländervertreter und Ländervertreterinnen bei Fragen der Bedarfsplanung und der Qualitätssicherung.

Auf Landesebene werden Entscheidungen des Bundesausschusses zur Bedarfsplanung durch den sogenannten „Landesausschuss nach § 90 SGB V" umgesetzt bzw. modifiziert. Neu hinzugekommen ist zudem das Landesgremium nach § 90a SGB V mit breiter Vertretung der Landesakteure, in dem mit beratender Funktion Fragen der Ausgestaltung der Gesundheitsversorgung des Landes erörtert und Beschlussempfehlungen an den Landesausschuss sowie an die Akteure (u. a. Landesregierung, KV, Landeskrankenhausgesellschaft) formuliert werden.

1.2 Leistungserbringung

Die Leistungserbringung für gesetzlich Versicherte und somit knapp 90 % der Bevölkerung erfolgt in der Regel in einem Dreiecksverhältnis zwischen Kostenträgern, Leistungserbringern und Versicherten. Das einzelne Mitglied der GKV entrichtet Beiträge an eine Krankenkasse und hat gegenüber dieser Krankenkasse Anspruch auf die im Sozialrecht (v. a. SGB V, XI) definierten Leistungen für sich und seine mitversicherten Familienangehörigen. Versicherte dürfen zu Lasten ihrer Krankenkasse allerdings nur Leistungserbringer in Anspruch nehmen, die nach den Vorgaben des SGB V zur Versorgung von GKV-Versicherten zugelassen sind. Die Zulassung erfolgt in der Regel durch einen Versorgungsvertrag mit den Kostenträgern, in dem sich die jeweiligen Leistungserbringer unter anderem zur bedarfsgerechten Versorgung der GKV-Versicherten und die Krankenkassen zur Zahlung der vereinbarten Vergütungen verpflichten. Dort wo nicht mit jedem einzelnen Leistungserbringer ein Vertrag abgeschlossen wird, ersetzen in der Regel Kollektivverträge oder andere Regelungen den Einzelvertrag. So ersetzt in der ambulanten vertragsärztlichen Versorgung der jährlich zwischen Kassenärztlicher Vereinigung und Krankenkassen zu vereinbarende Gesamtvertrag den Abschluss von Verträgen mit jedem einzelnen Vertragsarzt und jeder einzelnen Vertragsärztin, und im Krankenhausbereich gilt die Aufnahme eines Krankenhauses in den Krankenhausplan des Landes als Abschluss eines Versorgungsvertrages.

Die Leistungen erhalten Versicherte als Sachleistungen oder personenbezogene Dienstleistungen, und die Vergütung für die erbrachten Leistungen wird von den Kranken- oder Pflegekassen an die Leistungserbringer gezahlt (Sachleistungsprinzip). Art und Höhe der Vergütungen werden in der Regel in Vergütungsverhandlungen zwischen den Verbänden der gesetzlichen Krankenversicherung und denen der Leistungserbringer vereinbart. Das Gesamtsystem der Leistungserbringung einschließlich der Vergütungsvereinbarungen unterliegt staatlicher Rechtsaufsicht, die auf Bundesebene durch das Bundesministerium für Gesundheit (BMG) und dessen nachgeordnete Behörden und auf Landesebene durch die zuständigen Landesbehörden ausgeübt wird.

1.3 Basisdaten: Einrichtungen und Beschäftigte

Die Organisationen des Gesundheitswesens können unterteilt werden in Einrichtungen des öffentlichen Gesundheitsdienstes, der Krankenversicherung sowie der ambulanten und stationären Versorgung (Simon 2017).

- Die Aufgaben des *öffentlichen Gesundheitsdienstes* nehmen Gesundheitsämter wahr, zu ca. drei Viertel kommunale und einem Viertel Gesundheitsämter der Länder (siehe hierzu auch den Beitrag von Kuhn und Wildner).
- Der *Krankenversicherungsschutz* wird in Deutschland von ca. 110 Krankenkassen und ca. 50 Unternehmen der privaten Krankenversicherung gewährt. Die Krankenkassen sind Träger der gesetzlichen Krankenversicherung, in der knapp 90 % der Bevölkerung versichert sind.
- Die *ambulante Versorgung* erfolgt in erster Linie durch ca. 172.000 Vertragsärzte und Vertragsärztinnen, ca. 70.000 niedergelassene Zahnärzte und Zahnärztinnen, ca. 20.000 Apotheken mit 54.000 Apothekern und Apothekerinnen sowie ca. 14.500 ambulante Pflegeeinrichtungen mit ca. 390.000 Beschäftigten (Stand: 2017) (siehe auch den Beitrag von Simon und Gibis).
- Die *stationäre Versorgung* erfolgt durch ca. 1.900 Krankenhäuser mit 500.000 Betten und ca. 1,1 Mio. Beschäftigten, ca. 1.100 Vorsorge- und Rehabilitationseinrichtungen mit 160.000 Betten und ca. 120.000 Beschäftigten

sowie ca. 14.500 Pflegeheime mit ca. 952.000 Plätzen und ca. 712.000 Beschäftigten (Stand: 2017) (siehe auch den Beitrag von Blum).

In den Einrichtungen des Gesundheitswesens waren 2017 insgesamt ca. 5,6 Mio. Beschäftigte tätig, darunter ca. 1,6 Mio. Pflegekräfte, 630.000 medizinische/zahnmedizinische Fachangestellte, 457.000 Ärzte und Zahnärzte bzw. Ärztinnen und Zahnärztinnen, 238.000 Physiotherapeuten und Physiotherapeutinnen, Masseure bzw. Masseurinnen und medizinische Bademeister und Bademeisterinnen sowie ca. 66.000 Apotheker und Apothekerinnen.

1.4 Ausgaben und Finanzierung

Die Ausgaben für das Gesundheitswesen lagen 2015 bei ca. 344 Mrd. Euro. Dies entsprach einem Anteil am Bruttoinlandsprodukt von 11,3 % (Tabelle 1). Der in den 1990er Jahren zu verzeichnende Anstieg von 10,1 % im Jahr 1992 auf 10,8 % im Jahr 2000 ist vor allem auf die Einführung der Pflegeversicherung im Jahr 1995 zurückzuführen. Die Ausgaben der sozialen Pflegeversicherung lagen im Jahr 2017 bei ca. 39 Mrd. Euro.

Tabelle 1: Ausgaben für Gesundheit in Deutschland

	2006	2010	2015
Ausgaben in Mio. Euro	248.073	291.115	344.153
Ausgaben in % des Bruttoinlandsprodukt	10,4	11,3	11,3

Quelle: Fachserie 12 Reihe 7.1.1 „Gesundheitsausgabenrechnung", Destatis

Die Finanzierung des deutschen Gesundheitssystems erfolgt weit überwiegend durch Sozialversicherungsbeiträge, vor allem zur gesetzlichen Krankenversicherung (Tabelle 2). Auf die gesetzliche Krankenversicherung entfielen 2017 ca. 57 % der Gesamtausgaben und damit gegenüber 1992 fünf Prozentpunkte weniger. Der Anteil der öffentlichen Haushalte lag 2017 bei 4,3 % und wurde somit gegenüber 1992 erheblich reduziert. Beide Rückgänge sind zu einem wesentlichen Teil auf dieselbe Ursache zurückzuführen: die Einführung der Pflegeversicherung und die damit verbundene Verlagerung von Finanzierungszuständigkeiten. Die Einführung der ambulanten Leistungen der Pflegeversicherung zum 01.04.1995 entlastete die Krankenkassen bei der Finanzierung von Leistungen bei Schwerpflegebedürftigkeit und die Einführung der stationären Leistungen zum 01.07.1996 führte zu einer deutlichen Entlastung der Sozialhilfeträger bei den Kosten der vollstationären Heimpflege. Zum Rückgang des Anteils der öffentlichen Haushalte hat zudem die in zahlreichen Bundesländern zu verzeichnende Reduzierung der öffentlichen Investitionsförderung für Krankenhäuser beigetragen.

Tabelle 2: Ausgaben für Gesundheit nach Ausgabenträgern in Mrd. Euro

Ausgabenträger	1992	2005	2016
Ausgabenträger insgesamt	159.381	241.326	356.537
Öffentliche Haushalte	17.822	13.827	16.391
Gesetzliche Krankenversicherung	98.336	135.320	207.181
Soziale Pflegeversicherung	–	17.805	29.445
Gesetzliche Rentenversicherung	3.530	3.598	4.527
Gesetzliche Unfallversicherung	2.838	3.998	5.577
Private Krankenversicherung	11.459	21.790	31.016
Arbeitgeber	6.957	10.185	15.015
Private Haushalte / Private Organisationen	18.439	34.803	47.384

Quelle: Destatis 2019

2 Ambulante ärztliche Versorgung

2.1 Grundlagen

Die ambulante ärztliche und zahnärztliche Versorgung erfolgt in Deutschland weit überwiegend durch niedergelassene Ärzte/Ärztinnen und Zahnärzte/Zahnärztinnen in eigener Praxis (Kassenärztliche Bundesvereinigung [KBV] o. J.). Träger und damit Abrechnende ambulanter ärztlicher Leistungen sind in erster Linie selbstständige, „zugelassene" Ärzte und Ärztinnen sowie Medizinische Versorgungszentren (MVZ). Selbstständige Ärzte und Ärztinnen können bis zu drei angestellte Ärzte oder Ärztinnen beschäftigen, die unter deren Aufsicht arbeiten und deren Leistungen durch den selbstständigen Arzt oder Ärztin abgerechnet werden. Medizinische Versorgungszentren hingegen sind Trägereinrichtungen, die z. B. in der Form einer GmbH gegründet werden können und die ihre Leistungen in erster Linie durch angestellte Ärzte und Ärztinnen erbringen. Medizinische Versorgungszentren sind fachübergreifende oder fachgleiche, ärztlich geleitete Einrichtungen, in denen mindestens zwei Ärzte oder Psychotherapeuten bzw. Ärztinnen oder Psychotherapeutinnen als Angestellte oder selbständige Vertragsärzte tätig sind (§ 95 SGB V). Waren im Jahr 2004 noch lediglich 70 MVZ zugelassen, so lag ihre Zahl Ende 2017 bereits bei ca. 2.821 (KBV, o. J.). In MVZ waren Ende 2017 insgesamt ca. 17.756 Ärzte und Ärztinnen tätig. Gründer von MVZ können selbstständige Ärzte und Ärztinnen, Krankenhäuser, Kommunen, Dialyseleistungserbringer und anerkannte Praxisnetze nach § 87b Abs. 4 SGB V sein. Da die medizinische Versorgung nicht zuletzt durch den technischen Fortschritt immer ambulanter wird ist die MVZ-Gründungsberechtigung für Kliniken ein wichtiger Weg zur Teilhabe an der ambulanten Versorgung geworden. Unbenommen davon wurden in den letzten Jahren zahlreiche weitere Wege der Erbringung ambulanter Leistungen für Kliniken durch den Gesetzgeber eröffnet (z. B. Institutsambulanzen, ambulante spezialärztliche Versorgung, vor- und nachstationäre Versorgung, Hochschulambulanzen, ambulante Operationen, integrierte Verträge nach § 140 SGB V, strukturierte Behandlungsprogramme), wobei ein strukturelles Kostenproblem bleibt, da die Vergütungen der vertragsärztlichen Versorgung nicht kostendeckend für Kliniken sind. Eine weitere, traditionelle Form der Teilnahme von Krankenhäusern an der ambulanten ärztlichen Behandlung ist die „Ermächtigung" entweder einzelner Ärzte und Ärztinnen oder ganzer Abteilungen bzw. Krankenhäuser (§ 116 SGB V).

Niedergelassene Ärzte und Ärztinnen sind in der Regel die erste Anlaufstelle bei gesundheitlichen Problemen, führen den weit überwiegenden Teil der Diagnostik und Therapie durch, verordnen Arznei-, Heil- und Hilfsmittel und weisen im Bedarfsfall zur weiteren Abklärung und Behandlung einer Erkrankung in ein Krankenhaus ein. Da ca. 90 % der Bevölkerung in einer der Krankenkassen versichert sind, ist ambulante ärztliche Versorgung in Deutschland im Grunde gleichbedeutend mit ambulanter ärztlicher Versorgung von Krankenkassenpatienten. An der ambulanten ärztlichen Versorgung von GKV-Versicherten dürfen Ärzte und Ärztinnen allerdings nur teilnehmen, wenn sie hierzu als *Vertragsarzt* bzw. Vertragsärztin der GKV ausdrücklich zugelassen sind. Im Sozialrecht wird die ambulante ärztliche Versorgung von Kassenpatienten darum seit 1993 als „vertragsärztliche Versorgung" bezeichnet. Ambulant tätige Ärzte und Ärztinnen, die nicht zur vertragsärztlichen Versorgung zugelassen sind, können als *Privatarzt* oder *Privatärztin* in der Regel nur Privatpatienten und Privatpatientinnen oder aber Kassenpatienten und Kassenpatientinnen auf deren eigene Rechnung behandeln. Da ca. 95 % der niedergelassenen Ärzte und Ärztinnen Vertragsärzte und Vertragsärztinnen der GKV sind, beschränkt sich die nachfolgende Darstellung auf die vertragsärztliche Versorgung.

Es muss allerdings darauf hingewiesen werden, dass in der ambulanten zahnärztlichen Versorgung die Einnahmen aus privatärztlicher Tätigkeit mittlerweile ca. die Hälfte der Praxiseinnahmen ausmachen. Dies ist vor allem eine Folge von Leistungskürzungen in der gesetzlichen Krankenversicherung, die dazu geführt haben, dass die gesetzliche Krankenversicherung im Bereich des Zahnersatzes nur noch den Charakter einer Teilkaskoversicherung hat, die eine Grundversorgung abdeckt. Wesentlichen Anteil hat daran die 2004 vollzogene

Umstellung der Leistungen bei Zahnersatz auf befundbezogene Festzuschüsse. Leistungen, die nicht vom Festzuschuss abgedeckt sind, müssen seitdem von den Versicherten selbst bezahlt werden. Ihnen wird dafür eine privatärztliche Rechnung ausgestellt. Um diese Kosten abzudecken, hat mittlerweile ein erheblicher Teil der Versicherten private Zusatzversicherungen abgeschlossen.

Approbierte Psychotherapeuten und Psychotherapeutinnen können ebenfalls nach Zulassung als Vertragspsychotherapeuten und Vertragspsychotherapeutinnen Leistungen zu Lasten der gesetzlichen Krankenversicherung abrechnen. Dies gilt zwischenzeitlich für über 25.000 Psychotherapeuten und Psychotherapeutinnen (Stand: 2/2019), die somit fester Bestandteil der ambulanten Versorgung der GKV sind und ebenfalls Mitglied einer Kassenärztlichen Vereinigung sein müssen. Für sie gelten grundsätzlich die gleichen Regeln wie für Vertragsärzte und Vertragsärztinnen.

2.1.1 Strukturmerkmale

Die ambulante ärztliche Versorgung in Deutschland weist eine Reihe zentraler Strukturmerkmale auf (Simon 2017).

Niederlassungsfreiheit

Jeder Bürger und jede Bürgerin der Bundesrepublik Deutschland hat das Grundrecht auf freie Wahl des Berufes (Art. 12 GG). Dieses Grundrecht gilt auch für den ärztlichen Beruf. Insofern besteht in Deutschland für Ärzte und Ärztinnen im Grundsatz die Freiheit der Niederlassung und Eröffnung einer Praxis. Will ein niedergelassener Arzt oder eine niedergelassene Ärztin allerdings an der vertragsärztlichen Versorgung von GKV-Versicherten teilnehmen, braucht er oder sie eine Zulassung als Vertragsarzt oder Vertragsärztin. Die Zulassung wird vom Zulassungsausschuss der jeweiligen Kassenärztlichen Vereinigung (KV) ausgesprochen, der paritätisch mit Vertretern und Vertreterinnen der KV und der Krankenkassen besetzt ist.

Freie Arztwahl

Im Grundsatz haben Patienten und Patientinnen die Wahl, sich von einem Arzt oder einer Ärztin ihres Vertrauens behandeln zu lassen. Für GKV-Versicherte gelten allerdings Einschränkungen (§ 76 SGB V). Auf Kosten der Krankenkasse können sie sich nur durch zugelassene Vertragsärzte/Vertragsärztinnen oder zur vertragsärztlichen Versorgung ermächtigte Ärzte und Ärztinnen behandeln lassen (z. B. ermächtigte Krankenhausärzte).

Kassenärztliche Vereinigungen

Eine wesentliche Besonderheit des Systems der ambulanten ärztlichen Versorgung ist die zentrale Stellung der Kassenärztlichen Vereinigungen (KVn). Sie sind eine Institution ganz besonderer Art. Einerseits sind sie Körperschaft des öffentlichen Rechts und erfüllen Aufgaben einer mittelbaren Staatsverwaltung. Ihnen ist vom Staat der sogenannte „Sicherstellungsauftrag" für die ambulante vertragsärztliche Versorgung übertragen worden und sie haben gegenüber den Krankenkassen eine ordnungsgemäße Durchführung der Versorgung und Leistungsabrechnung zu gewährleisten (§§ 77–81 SGB V). Somit sind Kassenärztliche Vereinigungen neben der Interessensvertretung ihrer Mitglieder per Gesetz für die wirtschaftliche und qualitätsgesicherte Leistungserbringung (einschließlich der Verordnung von Medikamenten, Heil- und Hilfsmitteln) ihrer Mitglieder verantwortlich.

Bedarfsplanung und begrenzte Zulassung

Die Kassenärztlichen Vereinigungen verhandeln mit den Verbänden der Krankenkassen prospektiv eine fixe Gesamtsumme als Vergütung für ihre Mitglieder. Werden weitere Leistungserbringer zugelassen, müssen deren Leistungen aus der vereinbarten Vergütung honoriert werden. Somit ist die Begrenzung von weiteren Zulassungen im Interesse sowohl der Wirtschaftlichkeit der ambulanten Versorgung insgesamt als auch der einzelnen, zugelassenen Ärzte/ Ärztinnen und MVZ. Daneben ist eine wesentliche weitere Funktion der Bedarfsplanung die angemessene Verteilung der zugelassenen Ärzte und Ärztinnen nach Behandlungsbedarfen (und nicht etwa nach Kaufkraft) der Bevölkerung. Abweichungen vom Mittelwert werden dabei als rechnerische „Überund Unterversorgung" definiert, wobei die Festsetzung dieser Mittelwerte einer normativen und nicht evidenzbasierten Entscheidung gleichkommt (§§ 99–105 SGB V). Überversorgte Gebiete sind entsprechend gesetzlicher Vorgaben bei 10 %iger Überschreitung mit einer Zulassungssperre für weitere Zulassungen zu belegen, bei 40 %iger Überschreitung ist der Aufkauf von Praxen durch die KV zu forcieren. Für unterversorgte Gebiete sind Maßnahmen zu ergreifen, um Ärzte und Ärztinnen zur Niederlassung in diesen Regionen zu motivieren. Verantwortlich für die Durchführung der Bedarfsplanung sowie die notwendigen Maßnahmen der Regulierung ist die zuständige Kassenärztliche Vereinigung im Einvernehmen mit den Landesvertragspartnern. Aufgrund von Sicherstellungsschwierigkeiten insbesondere in ländlichen Gebieten haben die Länder durch den Bundesgesetzgeber in den letzten Jahren weitergehende Beteiligungsrechte in den zuständigen Entscheidungsgremien der Selbstverwaltung auf Bundes- wie auf Landesebene erhalten.

Gliederung in hausärztliche und fachärztliche Versorgung

Die vertragsärztliche Versorgung wird in einen hausärztlichen und einen fachärztlichen Teil unterschieden (§ 73 SGB V). Im Zentrum der vertragsärztlichen Versorgung sollen Hausärzte und Hausärztinnen stehen, die das persönliche Umfeld der Patienten und Patientinnen kennen, alle wesentlichen Befunde zusammenführen und Patienten und Patientinnen als Lotse durch das Gesundheitssystem begleiten. Zur hausärztlichen Versorgung werden auch Kinderärzte und Kinderärztinnen gezählt. Die Inanspruchnahme von Fachärzten und Fachärztinnen sowie anderen Leistungserbringern, insbesondere Krankenhäusern, soll nach Möglichkeit nur auf Überweisung durch einen Hausarzt oder eine Hausärztin geschehen (*Gatekeeper*-Funktion, Hausarztmodell). Psychotherapeuten und Psychotherapeutinnen werden der fachärztlichen Versorgung zugerechnet.

Gemeinsame Selbstverwaltung

Wichtige und zentrale Entscheidungen über die Ausgestaltung der vertragsärztlichen Versorgung werden auf Landes- und Bundesebene in Gremien getroffen, die paritätisch durch die Kassenärztlichen Vereinigungen und Krankenkassen besetzt sind. In den Gremien der gemeinsamen Selbstverwaltung werden zentrale Entscheidungen nach Möglichkeit im Konsens getroffen. Ist eine Einigung nicht möglich, sieht das Sozialrecht die Einschaltung paritätisch besetzter Schiedsstellen vor. Sie werden von einem oder einer unparteiischen Vorsitzenden geleitet, und ihnen gehören in der Regel zwei weitere unparteiische Mitglieder an. Der Spruch der Schiedsstelle ist für alle Beteiligten bindend, gegen ihn kann allerdings vor dem Sozialgericht geklagt werden. Somit kann kein „vertragsloser" Zustand eintreten, ein Umstand, der wesentlich zur Stabilität der ambulanten Versorgung beiträgt.

2.1.2 Basisdaten

Ende 2017 nahmen an der ambulanten vertragsärztlichen Versorgung insgesamt ca. 173.000 Ärzte und psychologische Psychotherapeuten bzw. Ärztinnen und Psychotherapeutinnen teil, darunter ca. 147.000 Vertragsärzte und Vertragsärztinnen und ca. 25.300 psychologische Psychotherapeuten und Psychotherapeutinnen (KBV, o. J.). Der weit überwiegende Teil der Vertragsärzte und Vertragsärztinnen ist in eigener Praxis, Praxisgemeinschaft oder Gemeinschaftspraxis tätig. Als angestellte Ärzte und Ärztinnen, die keine eigene Zulassung hatten, sondern von dem jeweiligen Vertragsarzt oder der jeweiligen Vertragsärztin vergütet oder an den Honorareinnahmen beteiligt werden, waren ca. 33.000 Ärzte/Ärztinnen und Psychotherapeuten/Psychotherapeutinnen tätig, und als „ermächtigte Ärzte und Ärztinnen" wurden ca. 9.500 vorwiegend Krankenhausärzte und Krankenhausärztinnen an der ambulanten vertragsärztlichen Versorgung beteiligt. Der überwiegende Teil der Vertragsärzte und Vertragsärztinnen sind Gebietsfachärzte und Gebietsfachärztinnen, lediglich knapp 30 % sind Facharzt bzw. Fachärztin für Allgemeinmedizin oder Praktische Ärzte bzw. Praktische Ärztinnen. Zwar ist die Zahl der Vertragsärzte und Vertragsärztinnen in den letzten Jahrzehnten kontinuierlich gestiegen, dabei ist jedoch zu beachten, dass in den letzten Jahren ein deutlicher Anstieg der Teilzeitbeschäftigungen bei angestellten Ärzten und Ärztinnen und eines reduzierten Umfangs der Teilnahme an der vertragsärztlichen Versorgung bei Praxisinhabern und Praxisinhaberinnen zu verzeichnen ist. Somit blieb die Entwicklung der effektiv verfügbaren ärztlichen Arbeitszeit hinter der Entwicklung der Kopfzahl zurück. Trotz des deutlichen Anstiegs der vertragsärztlichen Kopfzahl zeigt die Betrachtung nach Teilnahmeumfang, dass der Zuwachs von Teilzeitstellen und der zunehmenden Tätigkeit in Anstellung mit reduzierten Stundenkontingenten die zur Verfügung stehende Arztzeit nicht in gleichem Maße ansteigen lässt.

Die *Ausgaben* für die ambulante Versorgung in Arztpraxen, vertragsärztliche und privatärztliche, betrugen im Jahr 2016 ca. 53 Mrd. Euro (Tabelle 3). Dies entsprach 14,8 % der Gesamtausgaben für das Gesundheitswesen. Die Finanzierung trägt überwiegend die *gesetzliche Krankenversicherung*. Auf sie entfielen im Jahr 2016 ca. 39,2 Mrd. Euro oder ca. 73 % der Ausgaben. An zweiter Stelle folgte die *private Krankenversicherung* mit 6,4 Mrd. Euro oder 12 %. Drittgrößter Finanzierungsträger waren mit einem Anteil von 7,1 % die *Arbeitgeber*. Dabei ist allerdings zu bedenken, dass in dieser Abgrenzung nur die Zahlungen den Arbeitgebern zugerechnet werden, die sie direkt an Einrichtungen des Gesundheitswesens leisten. Arbeitgeberbeiträge zur Sozialversicherung werden ebenso wie Arbeitnehmerbeiträge den Sozialversicherungen als Ausgabenträgern zugerechnet. Direkte Zahlungen der *öffentlichen Haushalte* trugen mit 0,9 % zur Finanzierung der ambulanten ärztlichen Versorgung bei. Dabei handelte es sich beispielsweise um Vergütungen für die ärztliche Behandlung von Sozialhilfeempfängern und Sozialhilfeempfängerinnen, die in keiner Krankenkasse versichert waren. Der Anteil der *privaten Haushalte* lag 2016 bei 1,9 Mrd. Euro und hat sich damit gegenüber 1992 verfünffacht.

Der *Honorarumsatz* aus vertragsärztlicher Tätigkeit lag im Jahr 2016 für Hausärzte und Hausärztinnen bei durchschnittlich ca. 221.000 Euro und für Fachärzte und Fachärztinnen bei ca. 220.000 Euro pro Jahr (KBV o. J.) und erhöht sich durch weitere Einkommensquellen wie Privatabrechnung und Gutachten. Nach Abzug der Praxiskosten verblieben Praxen 2015 durchschnittlich bei Berücksichtigung aller Einnahmearten als Reinertrag (nach Abzug der Praxisaufwendungen) ca. 258.000 Euro. Der Reinertrag ist zu versteuern, und aus ihm sind auch die Beiträge zur Kranken- und Pflegeversicherung sowie zur berufsständischen ärztlichen Altersvorsorge zu finanzieren. Der Reinertrag variiert je nach Fachgruppe und Praxisform erheblich, Einkünfte aus der Behandlung von Privatpatienten und Privatpatientinnen fallen zudem je nach Arztgruppe und sozialem Umfeld der Praxis in sehr unterschiedlicher Höhe an.

Tabelle 3: Ausgaben für Arztpraxen

	1992	2005	2016
Ausgaben in Mrd. Euro	23,091	35,748	53,025
Davon in Mrd. Euro			
Öffentliche Haushalte	0,231	0,301	0,524
Gesetzliche Krankenversicherung	18,284	24,532	39,164
Soziale Pflegeversicherung	0,0	0,0	0,0
Gesetzliche Rentenversicherung	0,108	0,125	0,174
Gesetzliche Unfallversicherung	0,481	0,618	0,919
Private Kranken- und Pflegeversicherung	2,058	4,549	6,443
Arbeitgeber	1,519	2,549	3,811
Private Haushalte und private Organisationen ohne Erwerbszweck	0,41	3,073	1,991

2.2 Organisation

Primärer Ort der ambulanten ärztlichen Versorgung ist die vertragsärztliche Praxis. Neben der immer noch vorherrschenden Organisationsform der *Einzelpraxis* finden zunehmend auch andere Organisationsformen Verbreitung. So sind mittlerweile ca. ein Drittel der Vertragsärzte und Vertragsärztinnen in einer Gemeinschaftspraxis tätig. Als *Gemeinschaftspraxis* gilt der Zusammenschluss zweier oder mehrerer Ärzte/Ärztinnen in einer Praxis mit gemeinsamer Patientenkartei und gemeinsamer Abrechnung. Davon unterschieden wird die *Praxisgemeinschaft*, in der die zusammengeschlossenen Ärzte und Ärztinnen die Praxisräume und Einrichtungen zwar gemeinsam nutzen, ansonsten aber eigenständig bleiben. Sie haben jeweils eigene Patientenkarteien und rechnen getrennt ab. Durch das GKV-Modernisierungsgesetz 2003 wurde diesen bisherigen Organisationsformen mit den *Medizinischen Versorgungszentren* (MVZ) eine weitere hinzugefügt (Berner 2014; Orlowski 2004). Medizinische Versorgungszentren sind definiert als fachgruppengleiche oder fachübergreifende ärztlich geleitete Einrichtungen, in denen Ärzte/Ärztinnen als Vertragsärzte/Vertragsärztinnen oder angestellte Ärzte/Ärztinnen tätig sind (§ 95 Abs. 1

SGB V). Neben der Einzel- und Gemeinschaftspraxis und MVZ können auch lokale Verbünde von Ärzten/Ärztinnen und MVZ als sogenannte „Praxisnetze" auf der Grundlage einer Vereinbarung der KBV und des GKV-Spitzenverbandes nach § 74b, Abs. 4 SGB V gebildet werden. Praxisnetze stellen damit eine Weiterentwicklung der bisherigen Kooperationsformen dar und bieten insbesondere für kleinere Einheiten wie Einzel- und Gemeinschaftspraxen eine Möglichkeit, Anschluss an moderne, populationsbezogene Versorgungsformen zu finden. Derzeit sind 72 Praxisnetze bundesweit anerkannt (Stand: Februar 2019).

Für das Verständnis des Systems der vertragsärztlichen Versorgung ist eine Institution ganz besonderer Art zentral: die *Kassenärztliche Vereinigung* (KV). Sie und nicht der einzelne Vertragsarzt ist primärer Vertragspartner der Krankenkassen, und der niedergelassene Arzt bzw. die niedergelassene Ärztin sind nur dann zur ambulanten Behandlung von GKV-Versicherten zugelassen, wenn sie Mitglied der KV sind. An der vertragsärztlichen Versorgung teilnehmende Ärzte und Psychotherapeuten bzw. Ärztinnen und Psychotherapeutinnen sind damit weitgehend unabhängig von einzelnen Krankenkassen und ihren Verbänden was beispielsweise Überprüfungen des medizinischen Dienstes der Krankenkassen in den Praxen ausschließt (siehe auch den Punkt „Gewährleistungspflicht" in Kapitel 2.2.1). Da der Versorgungsvertrag jährlich neu von der betreffenden Kassenärztlichen Vereinigung kollektiv für alle Vertragsärzte und Vertragsärztinnen einer KV abgeschlossen wird, wird dieses System auch *Kollektivvertragssystem* genannt. Das System der vertragsärztlichen Versorgung ist zwar immer noch im Kern ein Kollektivvertragssystem, neben die Kollektivverträge sind in den letzten Jahren allerdings in zunehmendem Maße Verträge zwischen einzelnen Krankenkassen und einzelnen Arztgruppen getreten. Diese Art von Verträgen wird „Selektivverträge" oder „Direktverträge" genannt. Damit wird zum Ausdruck gebracht, dass sie nur selektiv und direkt mit einzelnen Leistungserbringern abgeschlossen werden, im Falle der vertragsärztlichen Versorgung in der Regel ohne Beteiligung einer KV. Die bekanntesten Direktverträge in der vertragsärztlichen Versorgung sind die Verträge zur hausarztzentrierten Versorgung (HzV-Verträge) nach § 73b SGB V. Sie haben in einzelnen Regionen wie in Baden-Württemberg zu einer erheblichen Verlagerung des hausärztlichen Leistungsgeschehens weg von der KV geführt. Voraussetzung für die Teilnahme an einem solchem Vertrag ist auch weiterhin die Zulassung als Vertragsarzt oder Vertragsärztin durch die KV.

Gerade durch die immer weitergehende Verlagerung von Leistungsgeschehen in die ambulante Versorgung sind in den letzten Jahren neue Versorgungsbereiche bzw. -sektoren entstanden. Mit der spezialärztlichen Versorgung nach § 116b SGB V sollen komplexe ärztliche Leistungen durch interdisziplinäre Behandlungsteams erbracht werden. Teilnehmen können an dieser Form der

Versorgung Kliniken und Vertragsärzte bzw. Vertragsärztinnen, wobei nur eine überaus schleppende Entwicklung dieses Bereiches zu verzeichnen ist. Da der technische Fortschritt immer häufiger die Verlagerung eines ehemals nur stationär erbringbaren Leistungsgeschehens in die ambulante Versorgung erlaubt, wird derzeit (Frühjahr 2019) die Einrichtung eines sogenannten „Hybridsektors" diskutiert. Leistungen dieses Sektors sollen episodenbezogene, komplexe Teamleistungen wie z. B. in der Onkologie oder der Intensivpflege umfassen und sollen von Kliniken und Vertragsärzten nach gleichen Qualitätsanforderungen und Vergütungen erbracht werden.

Zwar gab es in den letzten Jahren immer wieder auch Diskussionen über die Frage, ob Kassenärztliche Vereinigungen noch erforderlich sind oder nicht besser abgeschafft werden sollten. Gegenwärtig sind sie jedoch immer noch die zentrale Institution der ambulanten vertragsärztlichen Versorgung und werden auch nicht grundsätzlich infrage gestellt. Aufgrund ihrer besonderen Stellung und Bedeutung soll im Folgenden darum zunächst auf die Institution „Kassenärztliche Vereinigung" eingegangen werden, bevor anschließend die Stellung des einzelnen Vertragsarztes erläutert wird.

2.2.1 Kassenärztliche Vereinigung

Kassenärztliche Vereinigungen sind durch Gesetz geschaffene Körperschaften des öffentlichen Rechts und ebenso wie die Krankenkassen mittelbare Staatsverwaltung (Quasdorf 2014). Sie haben den gesetzlichen Auftrag, hoheitliche – also staatliche – Aufgaben in der ambulanten ärztlichen Versorgung wahrzunehmen und unterliegen staatlicher Aufsicht. Die Institution der Kassenärztlichen Vereinigung wurde 1931 geschaffen und nach Gründung der Bundesrepublik Deutschland durch das Kassenarztgesetz von 1955 auch in das westdeutsche Gesundheitssystem dauerhaft übernommen (Berner 2014; Quasdorf 2014). Bis Ende 2004 gab es insgesamt 23 Kassenärztliche Vereinigungen, deren Grenzen sich an den ehemaligen Besatzungszonen nach dem zweiten Weltkrieg orientierten. Aufgrund der Vorgaben des GKV-Modernisierungsgesetzes wurden sie 2005 durch Zusammenlegung von KVn auf 17 reduziert, die sich nun bis auf die beiden KVn Nordrhein und Westfalen-Lippe an den Grenzen der Bundesländer orientieren.

Die Kassenärztlichen Vereinigungen werden gebildet von den Vertragsärzten und Vertragsärztinnen des jeweiligen KV-Bezirks. Bei diesem Zusammenschluss handelt es sich allerdings nicht um einen freiwilligen Zusammenschluss, sondern um einen gesetzlich vorgeschriebenen (§ 77 SGB V). Wer an der ambulanten vertragsärztlichen Versorgung teilnehmen will, muss Mitglied einer Kassenärztlichen Vereinigung werden. Mit der Zulassung zur vertragsärztlichen Tätigkeit werden ein Arzt bzw. Ärztin darum zugleich auch ordentliches Mitglied der zuständigen Kassenärztlichen Vereinigung. Sie erwerben damit Rechte und Pflichten eines KV-Mitglieds und werden in das System öffentlich-rechtlicher Verträge eingebunden, die ihre Kassenärztliche Vereinigung abschließt (Quasdorf 2014). Die von der Kassenärztlichen Vereinigung geschlossenen Verträge sind für ihre Mitglieder bindend. Ein Verstoß gegen die Verträge kann von der Kassenärztlichen Vereinigung geahndet werden, je nach Schwere des Verstoßes bis hin zum Entzug der Zulassung als Vertragsarzt oder Vertragsärztin.

Organe der Kassenärztlichen Vereinigung sind die Vertreterversammlung und der Vorstand (§ 79 Abs. 1 SGB V). Die *Vertreterversammlung* wird von den ordentlichen Mitgliedern der Kassenärztlichen Vereinigung gewählt. Sie beschließt über die Satzung und Satzungsänderungen und wählt den Vorstand sowie die ärztlichen Vertreter für die Ausschüsse der gemeinsamen Selbstverwaltung aus Ärzten und Krankenkassen (z. B. den Zulassungsausschuss). Sie entscheidet in Grundsatzfragen und beschließt über den Haushalt. Der *Vorstand* vertritt die Kassenärztliche Vereinigung nach außen, überwacht die laufende Geschäftsführung und schließt Verträge und Vereinbarungen. Die laufenden Verwaltungsgeschäfte einer Kassenärztlichen Vereinigung liegen in der Hand einer hauptamtlichen *Geschäftsführung*, die je nach Größe der KV aus einer oder mehreren Personen besteht.

Die *Finanzierung* der Kassenärztlichen Vereinigungen erfolgt durch Mitgliedsbeiträge der Vertragsärzte und Vertragsärztinnen. Der Beitrag wird in der Regel als Prozentsatz der vertragsärztlichen Vergütung von der Vertreterversammlung festgesetzt und bei der Verteilung der Gesamtvergütung an die einzelnen Vertragsärzte und Vertragsärztinnen von der Kassenärztlichen Vereinigung einbehalten (Quasdorf 2014).

Durch Gesetz sind den Kassenärztlichen Vereinigungen eine Reihe von *Aufgaben* und Pflichten übertragen worden, deren Erfüllung durch die Aufsichtsbehörden überwacht wird. Die wichtigsten Aufgaben und Pflichten sind:

- Sicherstellungsauftrag,
- Gewährleistungspflicht,
- Steuerung veranlasster Leistungen,
- Interessenvertretung,
- Trägerfunktion und Mitarbeit in der gemeinsamen Selbstverwaltung.

Sicherstellungsauftrag

Vorrangige Aufgabe der Kassenärztlichen Vereinigungen ist die Sicherstellung einer ausreichenden ambulanten ärztlichen Versorgung einschließlich des Notdienstes außerhalb der Sprechstundenzeiten (§ 75 Abs. 1 SGB V). Problemzonen der Sicherstellung stellen derzeit die ärztliche Versorgung in ländlichen und sozial schwachen Gebieten sowie außerhalb der Sprechstundenzeiten dar. Der Sicherstellungsauftrag bezieht sich nicht nur auf die Zahl der Vertragsärzte und Vertragsärztinnen, sondern auch auf die Qualität der Behandlung. Sie muss ausreichend, zweckmäßig und wirtschaftlich sein und dem allgemein anerkannten Stand der medizinischen Erkenntnisse entsprechen (§ 72 SGB V). Sowohl um die Wirtschaftlichkeit der Versorgung sicherzustellen als auch um eine ausreichende und zweckmäßige Versorgung gewährleisten zu können, sind die Kassenärztlichen Vereinigungen verpflichtet, eine *Bedarfsplanung* durchzuführen (§§ 99–105 SGB V). Die Bedarfsplanung hat arztgruppenbezogen und auf Grundlage der Bedarfsplanungs-Richtlinien des Gemeinsamen Bundesausschusses zu erfolgen. Die Kassenärztlichen Vereinigungen sind verpflichtet, für ihren Bezirk zu diesem Zweck im Einvernehmen mit den Landesverbänden der Krankenkassen einen Bedarfsplan zu erstellen und jeweils der Entwicklung anzupassen. Der Bedarfsplan bildet die Grundlage für Entscheidungen über Anträge auf Zulassung zur vertragsärztlichen Versorgung. Die Eröffnung neuer Praxen ist nur zulässig in Planungsbereichen, die nicht überversorgt sind.

Gewährleistungspflicht

Die Kassenärztlichen Vereinigungen haben gegenüber den Krankenkassen die Gewähr dafür zu übernehmen, dass die vertragsärztliche Versorgung den gesetzlichen und vertraglichen Erfordernissen entspricht (§ 75 Abs. 1 SGB V). Zu diesem Zweck haben sie die Vertragsärzte und Vertragsärztinnen ihres Bezirks zu beraten und die Einhaltung der Pflichten zu überwachen. Darunter fällt insbesondere die Überprüfung der Abrechnungen der Vertragsärzte und Vertragsärztinnen (ordnungsgemäße Abrechnung) sowie die Durchführung von Wirtschaftlichkeitsprüfungen einzelner Vertragsärzte (Freund 2013). Bei Verstößen eines Vertragsarztes oder einer Vertragsärztin gegen die gesetzlichen und vertraglichen Pflichten kann die zuständige Kassenärztliche Vereinigung Disziplinarmaßnahmen ergreifen, beispielsweise Verwarnungen oder Verweise aussprechen oder Geldbußen verhängen. Das Spektrum der Sanktionen reicht bis hin zum Entzug der Kassenzulassung bei sehr schwerwiegenden Verstößen. Gleiches gilt für die Einhaltung von Qualitätssicherungsrichtlinien und -vorschriften der gemeinsamen Selbstverwaltung, wie sie beispielsweise durch den G-BA oder GKV und KBV als Partner der Bundesmantelverträge vereinbart werden. Darin eingeschlossen sind auch Vorgaben zur Einführung eines einrichtungsinternen Qualitätsmanagements der Praxen.

Steuerung veranlasster Leistungen

Teil der Aufgaben von Vertragsärzten und -ärztinnen ist die Verordnung bzw. Veranlassung von Leistungen zu Lasten der gesetzlichen Krankenversicherung. Hierzu gehört die Ausfertigung von Rezepten für Medikamente genauso wie die Verordnung von Physio- oder Ergotherapie. Die Verordnungen belaufen sich auf ein Ausgabenvolumen, dass die Vergütung der Vertragsärzte jährlich deutlich übersteigt, weswegen zu allen verordneten Leistungen umfangreiche Regelwerke zur evidenzbasierten Auswahl von Medikamenten und zur wirtschaftlichen Verordnung von Heilmitteln vereinbart werden. Die KBV vereinbart auf Bundesebene hierzu Rahmenvorgaben, die die Verordnungsvolumina der Vertragsärzte quantifiziert und mit jährlichen Steigerungsraten versieht. Die Kassenärztlichen Vereinigungen müssen diese Rahmenvorgaben auf Landesebene mit den Landesvertragspartnern konkretisieren und umsetzen. Aufgrund der potenziell erheblichen Auswirkungen dieser Regelungen auf die finanzielle Situation von Arztpraxen („Regress") im Einzelfall wurden die bislang sanktionierenden Regelungen bis hin zu Geldrückforderungen zwischenzeitlich durch gestaffelte Beratungsangebote ersetzt.

Interessenvertretung

Obwohl die Kassenärztliche Vereinigung als Körperschaft hoheitliche Aufgaben wahrnimmt, ist sie doch zugleich auch gesetzlich zur Interessenvertretung der Vertragsärzte und Vertragsärztinnen verpflichtet (§ 75 Abs. 2 SGB V). Dazu gehört vor allem die Vertretung der wirtschaftlichen Interessen der Vertragsärzte in den jährlichen Vergütungsverhandlungen mit den Krankenkassen. Darüber hinaus vertreten die Kassenärztlichen Vereinigungen die berufspolitischen Interessen der Vertragsärzte und Vertragsärztinnen in der Öffentlichkeit und werden in der Regel in alle wichtigen gesundheitspolitischen Entscheidungen und Gesetzgebungsprozesse auf Landesebene einbezogen. Die Möglichkeiten der Kassenärztlichen Vereinigungen, Forderungen gegen Widerstand durchzusetzen, sind allerdings begrenzt. Da sie mittelbare Staatsverwaltung sind und einen Sicherstellungsauftrag zu erfüllen haben, steht ihnen kein Streikrecht zu. In der Vergangenheit haben Teile der Vertragsärzteschaft als eine Art Kampfmaßnahme mehrfach damit gedroht, gemeinsam und organisiert ihre Kassenzulassung zurückzugeben. Daraufhin wurden in das Sozialrecht Sanktionsandrohungen für den Fall einer organisierten Rückgabe der Zulassung aufgenommen. So dürfen Krankenkassen mit Vertragsärzten und Vertragsärztinnen, die ihre Zulassung zurückgegeben haben, keine Verträge abschließen (§ 72a Abs. 3 SGB V). Eine erneute Zulassung dieser Ärzte und Ärztinnen ist erst nach Ablauf von sechs Jahren nach Rückgabe der Zulassung erlaubt (§ 95b SGB V). Wesentliches Gremium der Interessensvertretung ist die

Vertreterversammlung einer KV, die den Vorstand wählt und diesen – analog zum parlamentarischen System – auch überwacht.

Trägerfunktion und Mitarbeit in der gemeinsamen Selbstverwaltung

Die Mitarbeit in der gemeinsamen Selbstverwaltung ist zwar eine gesetzliche Pflicht, vor allem aber auch ein Recht, denn wichtige Entscheidungen über die Ausgestaltung der ambulanten ärztlichen Versorgung werden häufig vom Gesetzgeber auf Gremien der gemeinsamen Selbstverwaltung übertragen. Da diese Gremien in der Regel paritätisch mit Vertretern/Vertreterinnen der Vertragsärzte und Vertragsärztinnen und der Krankenkassen sowie einem oder einer unparteiischen Vorsitzenden und zwei weiteren unparteiischen Mitgliedern besetzt sind, hat die Kassenärztliche Vereinigung wesentlichen Einfluss auf die Gestaltung der Rahmenbedingungen vertragsärztlicher Tätigkeit. Auf der Bundesebene vertritt die *Kassenärztliche Bundesvereinigung* die Position der Vertragsärzte und Vertragsärztinnen. Sie ist ebenfalls eine Körperschaft des öffentlichen Rechts, Mitglieder sind allerdings nicht die Vertragsärzte und Vertragsärztinnen, sondern die Kassenärztlichen Vereinigungen der Länder.

Kassenärztliche Vereinigungen unterliegen *staatlicher Rechtsaufsicht* durch die für die Sozialversicherung zuständigen Landesbehörden. Die Rechtsaufsicht erstreckt sich auf die gesamte Tätigkeit der Körperschaft. Sie reicht von der Genehmigung von Satzungsänderungen und Überwachung der Einhaltung von Gesetzen und sonstigem Recht über die Prüfung der Geschäfts- und Rechnungsergebnisse und Überwachung des Haushaltsplans bis hin zur Rechtmäßigkeitsprüfung von Vergütungsvereinbarungen und Genehmigungspflicht für Vermögensanlagen, Grundstückserwerb etc.

Gegenstand fortwährender Auseinandersetzungen ist die Abgrenzung der Rechtsaufsicht von einer Fachaufsicht durch die Ministerien. Im Grunde sieht der bisherige Rechtsrahmen nur eine Interventionsmöglichkeit des Ministeriums in Verfahrensfragen (Rechtsaufsicht), nicht aber in inhaltlichen Fragen (Fachaufsicht) vor, z. B. bei der Frage der Nutzenbewertung eines Arzneimittels. In neuerer Zeit ist allerdings zu beobachten, dass der Gesetzgeber zunehmend dem BMG oder den Landesministerien auch Funktionen der Fachaufsicht zuweist.

An den vorhergehenden Ausführungen dürfte deutlich geworden sein, dass es sich bei den Kassenärztlichen Vereinigungen um Organisationen eines ganz besonderen Typs handelt. Einerseits sind sie als Körperschaft des öffentlichen Rechts und mittelbare Staatsverwaltung mit hoheitlichen Aufgaben und Sanktionsgewalt gegenüber ihren Mitgliedern ausgestattet, andererseits sind sie demokratisch gewählte quasi gewerkschaftliche Interessenvertretung der Vertragsärzte und Vertragsärztinnen. Zusätzlich erbringen sie Dienstleistungen für ihre Mitglieder wie beispielsweise Unterstützungsangebote zur Einführung und Umsetzung eines einrichtungsinternen Qualitätsmanagements. Diese „janusköpfige Stellung" (Quasdorf 2014) ist immer wieder kritisiert worden, weil Zweifel an der Vereinbarkeit der beiden einander widerstrebenden Aufgaben geltend gemacht wurden. Zwar wurde verschiedentlich auch die Forderung nach Abschaffung der Kassenärztlichen Vereinigungen erhoben, dennoch aber hat die Institution Kassenärztliche Vereinigung bislang alle gesundheitspolitischen Kontroversen überstanden.

2.2.2 Vertragsärzte/Vertragsärztinnen

Wer als Arzt oder Ärztin an der ambulanten ärztlichen Versorgung von GKV-Versicherten teilnehmen will, bedarf der Zulassung als Vertragsarzt bzw. Vertragsärztin der GKV. Der Zugang zur vertragsärztlichen Tätigkeit sowie die vertragsärztliche Tätigkeit selbst sind durch das Sozial- und Vertragsarztrecht reglementiert. Über die Zulassung entscheidet die jeweilige Kassenärztliche Vereinigung in einem Antragsverfahren (Berner 2014; Hartz 2014). Zunächst muss der Arzt oder die Ärztin die Eintragung in das Arztregister der Kassenärztlichen Vereinigung beantragen. Voraussetzung für die Eintragung ist die Approbation als Arzt oder Ärztin und der erfolgreiche Abschluss einer allgemeinmedizinischen Weiterbildung oder Weiterbildung in einem Fachgebiet bzw. Ausbildung zum Praktischen Arzt oder zur praktischen Ärztin. Nach erfolgter Eintragung in das Arztregister entscheidet der Zulassungsausschuss der KV über den Antrag auf Zulassung zur vertragsärztlichen Versorgung. Hat ein Arzt oder eine Ärztin die Zulassung erhalten, werden diese dadurch ordentliches Mitglied der zuständigen Kassenärztlichen Vereinigung und sind berechtigt, aber auch verpflichtet, an der vertragsärztlichen Versorgung von GKV-versicherten Patienten und Patientinnen teilzunehmen.

Zur vertragsärztlichen Versorgung gehören gemäß § 73 SGB V vor allem:

- die ärztliche Diagnostik und Behandlung,
- die Durchführung von Maßnahmen der Früherkennung von Krankheiten,
- die ärztliche Betreuung bei Schwangerschaft und Mutterschaft,
- die Verordnung von Leistungen zur medizinischen Rehabilitation,
- die Anordnung von Hilfeleistungen anderer Personen,
- die Verordnung von Arznei-, Verband-, Heil- und Hilfsmitteln, Krankentransporten sowie Krankenhausbehandlung oder Behandlung in Vorsorge- oder Rehabilitationseinrichtungen,
- die Verordnung häuslicher Krankenpflege und

- die Ausstellung von Bescheinigungen und Berichten für die Versicherten oder ihre Krankenkassen,
- die Verordnung von Soziotherapie sowie
- die Verordnung von spezialisierter ambulanter Palliativversorgung.

An dieser Aufzählung wird erkennbar, dass die Vertragsärzte und Vertragsärztinnen im deutschen Gesundheitssystem eine zentrale Stellung einnehmen. Sie führen nicht nur die ärztliche Behandlung selbst durch, sondern entscheiden auch weitgehend über die Gewährung der wichtigsten übrigen Leistungen durch entsprechende Verordnung oder Überweisung an einen anderen Arzt/ eine andere Ärztin oder in ein Krankenhaus.

2.3 Vergütungssystem

Das vertragsärztliche Vergütungssystem ist außerordentlich komplex und war in den letzten beiden Jahrzehnten mehrfach Gegenstand von Gesundheitsreformen. Die letzte größere Reform trat zum 01.01.2009 in Kraft und löste das seit 1993 geltende System einer strikten Grundlohnsummenanbindung der Gesamtvergütungen und damit verbundener „floatender" Punktwerte ab.

In dem bis Ende 2008 geltenden System war die jährliche Erhöhung der Gesamtvergütungen relativ strikt an die jeweilige Veränderungsrate der durchschnittlichen beitragspflichtigen Einnahmen je Krankenkassenmitglied gebunden (die sogenannte „Deckelung"). Da das zur Verteilung stehende Volumen – die Gesamtvergütung – feststand, war die Höhe der Einzelleistungsvergütung vor allem abhängig von der Zahl der abgerechneten Leistungen. Stieg die Summe der abgerechneten Leistungen, sank der Wert der Einzelleistung. Nahm dagegen die Summe der Leistungen ab, stieg der Wert der Einzelleistung. Dieses durch das Gesundheitsstrukturgesetz 1993 eingeführte System hatte vor allem in den ersten Jahren nach seiner Einführung zu einem Punktwertverfall und sogenannten „Hamsterradeffekt" in der vertragsärztlichen Leistungserbringung geführt (Gerlinger 1997). Ein Teil der Vertragsärzte und Vertragsärztinnen versuchte, ihre Einnahmen trotz Deckelung auszuweiten und erbrachte mehr Leistungen, dadurch fiel der Wert der Einzelleistung. Diejenigen Vertragsärzte und Vertragsärztinnen, die ihre Leistungen nicht ausgeweitet hatten, erhielten bei gleicher Leistung ein geringeres Honorar. Um einen weiteren Honorarverlust zu verhindern, blieb ihnen im Grunde nur, ebenfalls ihre Leistungen auszuweiten, um zumindest die gleichen Gesamteinnahmen aus der vertragsärztlichen Tätigkeit zu erzielen wie im Vorjahr. Je mehr aber an Leistungen insgesamt erbracht wurde, desto stärker verfielen Vergütungen für Einzelleistungen.

Die nachfolgende Darstellung des gegenwärtig geltenden Systems beschränkt sich auf dessen Grundzüge und kann nur den Stand zum Zeitpunkt der Fertigstellung dieses Beitrags berücksichtigen (März 2019). Für eine detaillierte Darstellung des Vergütungssystems sei auf die zitierte Fachliteratur verwiesen, Informationen zum jeweils aktuellen Stand der Regelungen bietet insbesondere die Kassenärztliche Bundesvereinigung auf ihrer Internetseite (www.kbv.de).

Bestimmende Gremien sind dabei der Bewertungsausschuss der Ärzte und Krankenkassen auf Bundes- und die Partner der Gesamtverträge auf Landesebene. Der Bewertungsausschuss der Ärzte und Krankenkassen, der paritätisch mit Vertretern der GKV-Spitzenverbandes und der Kassenärztlichen Bundesvereinigung besetzt ist, legt insbesondere den Einheitlichen Bewertungsmaßstab (EBM) als auch den sogenannten „Orientierungswert" (OW) zur Entwicklung der Gesamtvergütung fest. Im Falle der Nichteinigung tritt der erweiterte Bewertungsausschuss unter dem Vorsitz einer Schiedsperson zusammen, wobei die Arbeit des Bewertungsausschusses vom Institut des Bewertungsausschusses (https://institut-ba.de) unterstützt wird. Auf Landesebene verhandeln auf dieser Grundlage die Gesamtvertragspartner bestehend aus KV und Landeskrankenkassen die Gesamtvergütung und legen den für die Abrechnung der Vertragsärzte und Vertragsärztinnen maßgeblichen regionalen Punktwert fest.

2.3.1 Gesamtverträge und Gesamtvergütung

Zentrale Grundlage der vertragsärztlichen Vergütung sind sogenannte „Gesamtverträge", die die jeweilige Kassenärztliche Vereinigung mit den Landesverbänden der Primärkassen und den Landesvertretungen der bundesweit organisierten Ersatzkassen für jede einzelne Kassenart vereinbart (§ 83 SGB V). In einem *Gesamtvertrag* wird die vertragsärztliche Versorgung der Versicherten der jeweiligen Kassenart, die ihren Wohnort im Bezirk der Kassenärztlichen Vereinigung haben, geregelt. Bestandteil des jeweiligen Gesamtvertrages ist eine *Vergütungsvereinbarung* (§ 85 Abs. 1 SGB V). Für Gesamtverträge und Vergütungsvereinbarungen gelten allgemeine Vorgaben, die als sogenannte „Bundesmantelverträge" zwischen der Kassenärztlichen Bundesvereinigung und den Spitzenverbänden der GKV vereinbart werden. Sie sind zugleich auch Bestandteil der Gesamtverträge auf Landesebene (Schröder/Röhrig 2014).

Die Gesamtvergütung der vertragsärztlichen Versorgung besteht aus drei Teilen:

- der morbiditätsbedingten Gesamtvergütung (MGV) und
- extrabudgetäre Vergütungen außerhalb der morbiditätsbedingten Gesamtvergütung (EGV) sowie
- Vergütungen für unvorhergesehene Ausgaben (z. B. Epidemien).

Mit der morbiditätsbedingten Gesamtvergütung wird der überwiegende Teil der vertragsärztlichen Leistungen abgegolten. Vergütungen außerhalb der Gesamtvergütung werden für einige gesetzlich festgelegte Leistungen gezahlt und darüber hinaus für solche Leistungen, die vertraglich vereinbart besonders gefördert werden sollen (Kriedel 2012). War bis vor einigen Jahren der Anteil der außerhalb der Gesamtvergütung honorierten Leistungen noch relativ gering, so hat er durch die Ausweitung sogenannter „extrabudgetärer Leistungen" deutlich an Bedeutung gewonnen und ist für einzelne Fachgruppen wie die Psychotherapeuten bestimmend geworden. Diese extrabudgetären Leistungen werden ohne Mengenbegrenzungen zu dem vereinbarten Punktwert ausgezahlt wozu beispielsweise Leistungen der Prävention (Früherkennung), der Substitutionsbehandlung von Drogenabhängigen oder des ambulanten Operierens nach § 115b SGB V gehören. Von der Gesamtvergütung der kassenärztlichen Leistungen grundsätzlich unabhängig sind Verträge zur hausarztzentrierten Versorgung (HzV-Verträge) oder Leistungen der spezialfachärztlichen Versorgung nach § 116b SGB V. Die in Selektivverträgen vereinbarten Vergütungen werden außerhalb der Gesamtvergütung von den einzelnen vertragsschließenden Krankenkassen direkt an die jeweiligen Arztgruppen gezahlt, beispielsweise an Vereinigungen von Hausärzten und Hausärztinnen. Dennoch steht aber die Gesamtvergütung immer noch im Mittelpunkt des vertragsärztlichen Vergütungssystems und wird dies vermutlich auf absehbare Zeit auch noch bleiben, allerdings zeigen sich bereits erhebliche regionale Unterschiede.

Die *Gesamtvergütung* ist definiert als „das Ausgabenvolumen für die Gesamtheit der zu vergütenden vertragsärztlichen Leistungen" (§ 85 Abs. 2 SGB V). Sie ist keine Vergütung für einzelne ärztliche Leistungen, sondern eine Vergütung für die Übernahme des Sicherstellungsauftrages durch die KV. Deshalb wird sie auch an die KV gezahlt. Die Zahlung der Gesamtvergütung erfolgt „mit befreiender Wirkung" (§ 85 Abs. 1 SGB V). Das bedeutet: Mit der Überweisung der Gesamtvergütung an die Kassenärztliche Vereinigung hat die Krankenkasse ihre Vertragspflicht zur angemessenen Vergütung der vertragsärztlichen Leistungen erfüllt. Die Vergütungsansprüche der einzelnen Vertragsärzte und Vertragsärztinnen richten sich an die Kassenärztliche Vereinigung, die die Gesamtvergütung erhält und nach festgelegten Regeln an die Vertragsärzte und Vertragsärztinnen auszuzahlen hat.

Damit der Gesamtvergütung alle vertragsärztlichen Leistungen für die Versicherten mit Wohnsitz im Bezirk der Kassenärztlichen Vereinigung abgegolten sind, hat die Kassenärztliche Vereinigung aus dieser Gesamtvergütung auch Honorare für ambulante ärztliche Leistungen zu zahlen, die nicht von den Vertragsärzten der betreffenden Kassenärztlichen Vereinigung erbracht werden. Dazu zählen insbesondere Leistungen der zur ambulanten Behandlung ermächtigten Krankenhausärzte und -ärztinnen sowie Leistungen von sogenannten „Fremdärzten und Fremdärztinnen". *Fremdärzte* sind im Sprachgebrauch des Sozialrechts aus Sicht der jeweiligen Kassenärztlichen Vereinigung Vertragsärzte und Vertragsärztinnen, die ihren Sitz im Bezirk einer anderen Kassenärztlichen Vereinigung haben (Sydow/Bollmann 2008). Wenn Versicherte Leistungen eines Fremdarztes oder Fremdärztin in Anspruch nehmen, beispielsweise Reisende oder Berufspendler/Berufspendlerinnen zwischen zwei KV-Bezirken, so stellt die KV des Fremdarztes oder der Fremdärztin (Empfänger-KV) der für den Versicherten zuständigen KV (Zahler-KV) die erbrachten Leistungen in Rechnung. Dieser durch die KBV organisierte Fremdkassenzahlungsausgleich (FKZ) stellt sicher, dass alle Versicherte unabhängig vom Wohnort unbürokratisch Leistungen der GKV bundesweit in Anspruch nehmen können.

Bis 2009 wurden die Gesamtvergütungen als versichertenbezogene Pauschalen (Kopfpauschalen) vereinbart und hatten sich an der Entwicklung der beitragspflichtigen Einnahmen der GKV-Mitglieder (Grundlohnsumme) zu orientieren. Seit 2009 ist die Gesamtvergütung als *morbiditätsbedingte Gesamtvergütung* zu vereinbaren (§ 87a SGB V). Zentrale Kennzahl für deren Berechnung ist der voraussichtliche Behandlungsbedarf der Versicherten einer Krankenkasse. Er wird gemessen in sogenannten „EBM-Punkten". EBM steht für den *Einheitlichen Bewertungsmaßstab*, die Gebührenordnung für die vertragsärztliche Versorgung. Die Einführung der morbiditätsbedingten Gesamtvergütung sollte dazu dienen, die Entwicklung der vertragsärztlichen Honorare stärker als bislang an die Morbiditätsentwicklung der Bevölkerung anzubinden und die Mittelanforderung der KV an die Krankenkassen am Leistungsbedarf der Versicherten auszurichten. Allerdings wurde die Anbindung an die beitragspflichtigen Einnahmen der Krankenkassenmitglieder nicht vollständig abgeschafft, auch bei der Vereinbarung der morbiditätsbedingten Gesamtvergütung ist der Grundsatz der Beitragssatzstabilität zu beachten.

Seit der Orientierung der Gesamtvergütung an der Morbidität der Bevölkerung und der weitgehenden Loslösung von der Grundlohnsummenentwicklung berechnet der Bewertungsausschuss in einem komplexen Verfahren jährlich den sogenannten „Orientierungswert" (OW), in dem sich u. a. die bundesweite Demografie- und Morbiditätsentwicklung der Bevölkerung auf der Grundlage eines diagnosebezogenen Klassifikationssystems widerspiegelt Anfang 2019 belief sich der bundesweite Orientierungswert auf 10,8226 Eurocent pro Punkt des EBM. Auf Landesebene wird darauf aufbauend der regionale Orientierungswert zwischen den Vertragspartnern landesspezifisch verhandelt und festgeschrieben. Aus dem Behandlungsbedarf der Bevölkerung, dem regionalen Orientierungswert sowie der Anzahl der Versicherten in einer Region ergibt sich die Gesamtsumme der morbiditätsbedingten Gesamtvergütung, die den

Vertragsärzten und Vertragspsychotherapeuten bzw. Vertragsärztinnen und Vertragspsychotherapeutinnen insgesamt zur Verfügung steht.

2.3.3 Einheitlicher Bewertungsmaßstab (Bund) und Honorarverteilungsmaßstab (Land)

Der *Einheitliche Bewertungsmaßstab* (EBM) wird gemeinsam von der Kassenärztlichen Bundesvereinigung und den Spitzenverbänden der GKV im Bewertungsausschuss vereinbart und „bestimmt den Inhalt der abrechnungsfähigen Leistungen und ihr wertmäßiges, in Punkten ausgedrücktes Verhältnis zueinander" (§ 87 Abs. 2 SGB V). Im EBM sind alle gegenüber den Krankenkassen abrechnungsfähigen Leistungen aufgelistet (mittlere Spalte) und mit einer Abrechnungsziffer (linke Spalte) sowie einer Punktzahl (rechte Spalte) versehen (Tabelle 4). Der EBM ist dabei in sechs Bereiche einschließlich mehrerer Anhänge gegliedert und regelt allgemeine, arztgruppenübergreifende und arztgruppenspezifische Leistungen. In den Punktzahlen wird nur das relative Wertverhältnis der verschiedenen Leistungen zu einander ausgedrückt, die tatsächliche Vergütung ergibt sich erst durch die Multiplikation der angegebenen Punktzahl mit dem jeweils geltenden KV-spezifischen Auszahlungspunktwert.

Tabelle 4: Einheitlicher Bewertungsmaßstab (Stand: 1. Quartal 2019). Auszug mit exemplarischen Leistungspositionen

Ziffer	Leistungsbeschreibung	EBM-Punktzahl
01	Arztgruppenübergreifende allgemeine Leistungen	
...	...	...
01 410	Besuch eines Kranken, wegen der Erkrankung ausgeführt	22,94 € 212 Punkte
...	...	...
02	Allgemeine diagnostische und therapeutische Leistungen	
...	...	...
02 100	Infusion (Dauer mind. 10 Minuten)	6,17 € 57 Punkte
...	...	...

Ziffer	Leistungsbeschreibung	EBM-Punktzahl
III	Arztgruppenspezifische Leistungen	
IIIa	Hausärztlicher Versorgungsbereich	
...	...	...
03 110	Versichertenpauschale für Versicherte bis zum vollendeten 5. Lebensjahr bis zum vollendeten 18. Lebensjahr	16,23 € 150 Punkte
03 111	Versichertenpauschale für Versicherte ab Beginn des 55. bis zum vollendeten 75. Lebensjahr	16,99 € 157 Punkte
03 112	Versichertenpauschale für Versicherte ab Beginn des 76. Lebensjahres	22,84 € 211 Punkte
...	...	...
03 321	Belastungs-Elektrokardiographie (Belastungs-EKG)	21,65 € 200 Punkte
...	...	...
IIIb	Fachärztlicher Versorgungsbereich	
...	...	...
6	Augenärztliche Leistungen	
...	...	...
06 333	Binokulare Untersuchung des gesamten Augenhintergrundes	5,52 € 51 Punkte
...	...	...
8	Frauenärztliche Leistungen, Geburtshilfe und Reproduktionsmedizin	
...	...	...
08 411	Betreuung und Leitung einer Geburt	301,63 € 2787 Punkte
...	...	...
08 550	In-vitro-Fertilisation (IVF) mit anschließendem Embryo-Transfer (ET) ...	949,36 € 8772 Punkte

Die Verteilung der Gesamtvergütung auf die einzelnen Vertragsärzte/-ärztinnen ist Aufgabe der Kassenärztlichen Vereinigung. Ausgangspunkt der Honorarverteilung ist die vierteljährliche Abrechnung des Vertragsarztes bzw. der Vertragsärztin gegenüber der Kassenärztlichen Vereinigung. Der Vertragsarzt bzw. die Vertragsärztin rechnet die tatsächlich erbrachten Leistungen ab und legt dabei die bundesweit geltende Gebührenordnung für die vertragsärztliche Versorgung, den Einheitlichen Bewertungsmaßstab, zugrunde.

Ist die Prüfung aller Abrechnungen abgeschlossen, kann die Kassenärztliche Vereinigung das Gesamthonorar auf die Vertragsärzte aufteilen. Wichtigstes

Regelwerk für diese Aufteilung ist der *Honorarverteilungsmaßstab* (HVM). Der HVM wird seit 2011 durch die jeweilige Kassenärztliche Vereinigung als Satzungsrecht festgelegt und beinhaltet die Grundsätze und Regeln für die Aufteilung der Gesamtvergütung. So werden spezifische Fachgruppentöpfe für Haus- und Fachärzte/-ärztinnen festgeschrieben, aus denen sich die jeweilige Fachgruppenvergütung berechnen lässt. Der Fachgruppentopf wird geschmälert um Beträge für einzelne Leistungsbereiche wie die Notdienstversorgung, die im Vorwegabzug von der zur Verfügung stehenden Gesamtvergütung abgezogen werden. Die Honorarverteilung ist Gegenstand eines mitunter schwierigen Verhandlungs- und Ausgleichssystems der Vertragsärzteschaft und führt immer wieder zu erheblichen Auseinandersetzungen zwischen den Fachgruppen. Von der Honorarverteilung ausgenommen sind die extrabudgetär vergüteten Leistungen, die ohne Abschlag nach ordnungsgemäßer Erbringung durch den Vertragsarzt voll vergütet werden.

Nachdem der Vertragsarzt oder die Vertragsärztin ihre Daten übermittelt haben, erfolgt eine mehrstufige Prüfung der Abrechnung durch die Kassenärztliche Vereinigung. Hierzu gehört insbesondere die Prüfung der eingereichten Daten auf ihre sachliche und rechnerische Richtigkeit (Fallaufbereitung), die Prüfung der Plausibilität von Diagnosen und abgerechneten Leistungen (Plausibilitätsprüfung) und der Vergleich der Abrechnungsdaten mit Durchschnittswerten anderer Praxen (Wirtschaftlichkeitsprüfung).

Das *Honorar des einzelnen Vertragsarztes bzw. der einzelnen Vertragsärztin* ergibt sich in diesem System in erster Linie durch die Multiplikation seiner von der KV anerkannten EBM-Leistungspunkte mit dem für ihn geltenden Abrechnungspunktwert. In dem bis Ende 2008 geltenden System war dieser Punktwert von der Gesamtzahl der erbrachten Leistungen abhängig und fiel umso niedriger aus, je mehr Leistungen erbracht worden waren. Durch die Honorarreform 2009 wurde für alle Leistungen im Rahmen eines sogenannten „Regelleistungsvolumens" (RLV) ein fester, im Voraus festgelegter Punktwert eingeführt. Das Regelleistungsvolumen eines Vertragsarztes oder einer Vertragsärztin ergibt sich aus der Multiplikation der arztspezifischen Fallzahl des Vorjahresquartals mit dem durchschnittlichen Fallwert der Arztgruppe, der der Arzt oder die Ärztin angehören. Der arztgruppenspezifische Fallwert wird ermittelt, indem das Vergütungsvolumen für das RLV aller Ärzte und Ärztinnen der betreffenden Arztgruppe der KV durch die Zahl der Behandlungsfälle der Arztgruppe dividiert wird. Leistungen, die über das Regelleistungsvolumen hinausgehen, werden nicht mit dem vollen Punktwert, sondern nur mit einem gekürzten (abgestaffelten) Punktwert vergütet. Dies führt zu unterschiedlichen Auszahlquoten, also Anteilen, wie viele der erbrachten Leistungen tatsächlich vergütet werden. Leistungen, die außerhalb der morbiditätsbedingten Gesamtvergütung erbracht werden, unterliegen diesen Regelungen nicht und werden je erbrachte Leistungen vergütet.

Nachdem die zuständige KV die zuvor angesprochenen Prüfungen und Berechnungen durchgeführt hat, teilt sie das Ergebnis dem einzelnen Vertragsarzt oder einzelnen Vertragsärztin in einem sogenannten „Honorarbescheid" mit. Der Bescheid gibt Auskunft über das anerkannte Leistungsvolumen eines Kalendervierteljahres, also auch über Berichtigungen, Kürzungen oder Beanstandungen, und informiert über das zu zahlende Honorar. Da die Kassenärztliche Vereinigung eine Körperschaft des öffentlichen Rechts ist, handelt es sich beim Honorarbescheid um einen Verwaltungsakt, der mit einer Rechtsmittelbelehrung zu versehen ist und gegen den der Arzt oder die Ärztin Widerspruch einlegen und gegebenenfalls auch vor dem Sozialgericht klagen kann.

2.3.4 Vergütung privatärztlicher Leistungen

Neben ihrer vertragsärztlichen Tätigkeit für Versicherte der gesetzlichen Krankenversicherung erbringen Vertragsärzte und -ärztinnen in der Regel auch *privatärztliche Leistungen*. Damit sind sowohl Leistungen für Privatpatienten und Privatpatientinnen gemeint als auch Leistungen für GKV-Versicherte, die diese als Selbstzahler oder Selbstzahlerinnen selbst tragen. Die Vergütung privatärztlicher Tätigkeiten erfolgt nicht auf Grundlage des EBM, sondern auf Grundlage einer *Gebührenordnung für Ärzte* (GOÄ) bzw. einer *Gebührenordnung für Zahnärzte* (GOZ). Beide Gebührenordnungen sind Rechtsverordnungen des Bundes und für die Vergütung privatärztlicher Leistungen verbindlich vorgeschrieben. Anders als im EBM enthalten sie auch einen bundesweit einheitlichen und verbindlichen Punktwert. Seit dem 01. Januar 2002 beträgt er 5,82873 Cent.

Die GOÄ ist im Prinzip ähnlich aufgebaut wie der Einheitliche Bewertungsmaßstab und ist in seiner jetzigen Form aus der Gebührenordnung der Ersatzkassen hervorgegangen. In einer mittleren Spalte sind die Leistungen sprachlich definiert, in der linken Spalte die betreffende Gebührenziffer für jede Einzelleistung aufgelistet, und in zwei rechten Spalten sind die jeweilige Punktzahl und – im Unterschied zum EBM – daneben die jeweilige einfache Gebühr in Euro aufgeführt. Bei der Berechnung seiner Gebühr kann der Arzt oder die Ärztin über den einfachen Gebührensatz hinausgehen, wenn die Erbringung der betreffenden Leistung einen überdurchschnittlichen Aufwand erforderte. In der Regel ist ein Steigerungssatz bis zum 3,5fachen des einfachen Gebührensatzes zulässig, üblich ist mittlerweile vielfach die Berechnung des 1,8–2,5fachen des einfachen Satzes.

Schuldner der privatärztlichen Rechnung ist der Privatpatient bzw. die Privatpatientin oder der selbstzahlende Kassenpatient bzw. die selbstzahlende Kassenpatientin. In der privaten Krankenversicherung werden die Leistungen nicht wie in der gesetzlichen Krankenversicherung als Sachleistungen oder personenbezogenen Dienstleistungen gewährt, sondern als Übernahme der Kosten (Kostenerstattung). Der Privatpatient oder die Privatpatientin reichen die vom Arzt oder von der Ärztin erhaltene Rechnung ihrer Versicherung ein und die Versicherung erstattet ihnen den Teil der Kosten, der im individuellen Versicherungsvertrag vereinbart wurde. In der gesetzlichen Krankenversicherung steht Versicherten die Kostenerstattung als Wahloption offen, allerdings ist die Erstattung auf die in der GKV üblichen Gebührensätze beschränkt. Zudem ist gesetzlich vorgeschrieben, dass als Ausgleich für den zusätzlichen Verwaltungsaufwand der Kasse ein Abzug vom Erstattungsbetrag vorzunehmen ist.

Literatur

Berner, B. (2014). *Einführung in das Vertragsarztrecht. KBV-Fortbildung, Heft 3*. Verfügbar unter www.kbv.de/media/sp/2014_11_20_Fortbildungsheft_3_webVersion.pdf (Zugriff am 03.07.2019).

Freund, S. (2013). *Die Wirtschaftlichkeit in der vertragsärztlichen Versorgung und die Wirtschaftlichkeitsprüfung. KBV-Fortbildung, Heft 9*. Verfügbar unter www.kbv.de/media/sp/2014_11_20_Fortbildungsheft_9_webVersion.pdf (Zugriff am 03.07.2019).

Gerlinger, T. (1997). Punktlandungsübungen im Hamsterrad. Über Handlungsanreize und Steuerungswirkungen der kassenärztlichen Vergütungsreform. *Jahrbuch für Kritische Medizin, 28*, 99–124.

Hartz, B. (2014). *Die Teilnahme an der vertragsärztlichen Versorgung. KBV-Fortbildung, Heft 4*. Verfügbar unter kbv.de/media/sp/2014_11_20_Fortbildungsheft_4_webVersion.pdf (Zugriff am 03.07.2019).

Kassenärztliche Bundesvereinigung (o. J.). *Fakten und Zahlen*. Verfügbar unter www.kbv.de/html/gesundheitsdaten.php

Kriedel, T. (2012). Gesamtverträge und Gesamtvergütung. *KBV-Fortbildung*, (6). Verfügbar unter www.kbv.de/media/sp/2014_11_20_Fortbildungsheft_6_webVersion.pdf (Zugriff am 08.07.2019).

Orlowski, U. (2004). Medizinische Versorgungszentren. *Gesundheits- und Sozialpolitik, 58*, 60–72.

Quasdorf, I. (2014). *Aufgaben und Organisation ärztlicher Körperschaften und Verbände. KBV-Fortbildung, Heft 1*. Verfügbar unter www.kbv.de/media/sp/2014_11_20_Fortbildungsheft_1_webVersion.pdf (Zugriff am 03.07.2019).

Schröder, J./Röhrig, D. (2014). *Die Bundesmantelverträge. KBV-Fortbildung, Heft 5*. Verfügbar unter www.kbv.de/media/sp/2015_02_03__Bundesmantelvertrag.pdf (Zugriff am 08.07.2019).

Simon, M. (2017). *Das Gesundheitssystem in Deutschland*. 6. Auflage. Bern: Hogrefe.

Sydow, U./Bollmann, D. (2008). *Abrechnung vertragsärztlicher Leistungen, Fremdkassenzahlungsausgleich und Honorarverteilung. KBV-Fortbildung, Heft 12*. Verfügbar unter www.kbv.de/media/sp/Fortbildungsprogramm_12.pdf (Zugriff am 03.07.2019).

Aktuelle Informationen über die Weiterentwicklung des Systems der ambulanten vertragsärztlichen Versorgung sind insbesondere auf den Internetseiten des Bundesministeriums für Gesundheit (www.bmg.bund.de) und der Kassenärztlichen Bundesvereinigung zu finden (www.kbv.de). Für die vertiefende Beschäftigung mit dem System der vertragsärztlichen Versorgung sind insbesondere die im Literaturverzeichnis aufgeführten Fortbildungshefte der KBV zu empfehlen. Sie stehen als kostenlose Downloads auf der Internetseite der KBV zur Verfügung.

Wichtigste Quelle für Daten des Gesundheitswesens ist das Statistische Bundesamt, das auf einer gesonderten Internetseite umfangreiches, laufend aktualisiertes und frei zugängliches Datenmaterial bereitstellt (www.gbe-bund.de).

Krankenhausversorgung

Karl Blum

Krankenhäuser nehmen in Deutschland eine zentrale Funktion in der Gesundheitsversorgung ein. Im Jahr 2017 wurden dort 19,4 Millionen vollstationäre Fälle behandelt. Mit rund 1,2 Mio. Beschäftigten sind die Krankenhäuser der größte Arbeitgeber in der Gesundheitswirtschaft. Die Gesamtkosten der Krankenhäuser liegen bei über 100 Mrd. Euro. Die Krankenhausversorgung ist hochgradig reguliert. Die Krankenhausplanung und Investitionsfinanzierung der Krankenhäuser werden zentral über die Bundesländer gesteuert. Die Preisbildung für die Leistungsentgelte erfolgt zentral auf Bundes- bzw. Landesebene. Die künftig größten Herausforderungen der Krankenhausversorgung bilden die nachhaltige wirtschaftliche Sicherung der Krankenhäuser und eine quantitativ wie qualitativ hinreichende Personalausstattung.

1 Krankenhausbehandlung

1.1 Krankenhäuser und Patienten

Ende 2017 gab es in Deutschland 1.942 Krankenhäuser (Abbildung 1). Sie verfügten über gut 497.000 aufgestellte Betten. Die Krankenhausstatistik unterscheidet grundsätzlich nach Krankenhaustypen zwischen allgemeinen Krankenhäusern und sonstigen Krankenhäusern. Allgemeine Krankenhäuser sind Krankenhäuser, die über Betten in vollstationären Fachabteilungen verfügen, wobei die Betten nicht ausschließlich für psychiatrische oder neurologische Patientinnen und Patienten vorgehalten werden. Bei den sonstigen Krankenhäusern handelt es sich demgegenüber um reine Tages- oder Nachtkliniken mit ausschließlich teilstationärer Behandlung oder um Einrichtungen, die ausschließlich über psychiatrische oder neurologische Betten verfügen („Psychiatrien"; siehe hierzu auch den Beitrag von Koch-Stoecker und Kölch). 1.592 Krankenhäuser mit insgesamt gut 450.000 Betten wurden 2017 als allgemeine Krankenhäuser ausgewiesen. Differenziert nach Krankenhausarten gab es unter den Allgemeinkrankenhäusern 35 Hochschulkliniken, 1.329 Plankrankenhäuser, 58 Krankenhäuser mit und 170 Häuser ohne Versorgungsvertrag (Statistisches Bundesamt [Destatis] 2017a).

Abbildung 1: Krankenhäuser in 2017

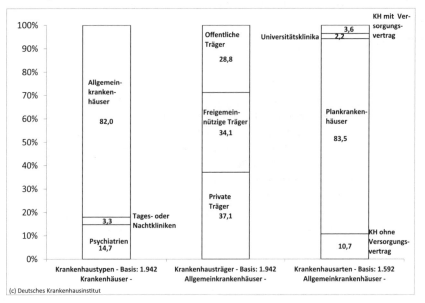

(c) Deutsches Krankenhausinstitut

Kennzeichnend für das deutsche Krankenhauswesen ist die große Trägervielfalt von öffentlichen, freigemeinnützigen und privaten Krankenhausträgergruppen. Öffentliche Krankenhausträger sind insbesondere die Gebietskörperschaften (z. B. Kreis, Stadt, Gemeinde), daneben aber auch Sozialversicherungsträger, Landesversicherungsanstalten und Berufsgenossenschaften. Freigemeinnützige Krankenhäuser werden von Trägern der kirchlichen oder freien Wohlfahrtspflege, Kirchengemeinden, Stiftungen oder Vereinen betrieben. Bei privaten Krankenhäusern handelt es sich um gewerbliche Unternehmen in privater Trägerschaft. Im Jahr 2017 waren von den 1.942 Krankenhäusern insgesamt 560 öffentliche Krankenhäuser und 662 freigemeinnützige Krankenhäuser. 720 Häuser befanden sich in privater Trägerschaft, darunter rund 320 Krankenhäuser, die von den drei größten privaten Klinikkonzernen betrieben werden. Gemessen an den Bettenzahlen standen 235.000 Betten in öffentlichen Krankenhäusern, 163.000 in freigemeinnützigen Krankenhäusern, hingegen nur 93.200 in Privatkliniken. Allerdings nimmt der Marktanteil von Häusern in privater Trägerschaft – vor allem zu Lasten öffentlicher Krankenhäuser – seit Jahren zu (Destatis 2017a; Deutsche Krankenhausgesellschaft [DKG] 2018b).

Im Jahre 2017 gab es in deutschen Krankenhäusern insgesamt 19,4 Mio. vollstationäre Krankenhausfälle. Bei einer durchschnittlichen Verweildauer von 7,3 Tagen wurden gut 141 Mio. Pflegetage erbracht. Die Bettenauslastung, d. h. der Anteil der durchschnittlich belegten Betten, lag bei 78 %. Weitere Belegungszahlen können der Tabelle 1 entnommen werden (Destatis 2017a).

Tabelle 1: Belegung in 2017

	Belegung 2017
Stationäre Fälle	19,4 Mio. Fälle
Pflegetage	141,2 Mio. Tage
Verweildauer	7,3 Tage
Bettenauslastung	77,8 %
Vorstationäre Behandlungen	4,7 Mio. Fälle
Nachstationäre Behandlungen	1,1 Mio. Fälle
Teilstationäre Behandlungen	0,8 Mio. Fälle
Ambulante Operationen	2,0 Mio. AOP

Quelle: Statistisches Bundesamt 2017a

Die Behandlungsanlässe der vollstationären Patient*innen nach Hauptdiagnosegruppen sind aus Abbildung 2 ersichtlich. Krankenhauspatient*innen wurden mit deutlichem Abstand am häufigsten wegen Krankheiten des Kreislaufsystems behandelt. Bei knapp 15 % der Krankenhausaufenthalte bildeten Krankheiten des Kreislaufsystems den Behandlungsanlass. Bei jeweils rund 10 % der Patient*innen waren Neubildungen, Krankheiten der Verdauungsorgane und des Muskel-Skelett-Systems sowie Verletzungen und Vergiftungen, insbesondere Frakturen, die Ursache des Krankenhausaufenthaltes. Fünf Krankheitsgruppen gemäß ICD-Kapitel decken somit mehr als die Hälfte aller stationären Behandlungsanlässe ab (Destatis 2016).

Abbildung 2: Hauptdiagnosen der vollstationären Krankenhauspatienten nach ICD-Kapiteln in 2017

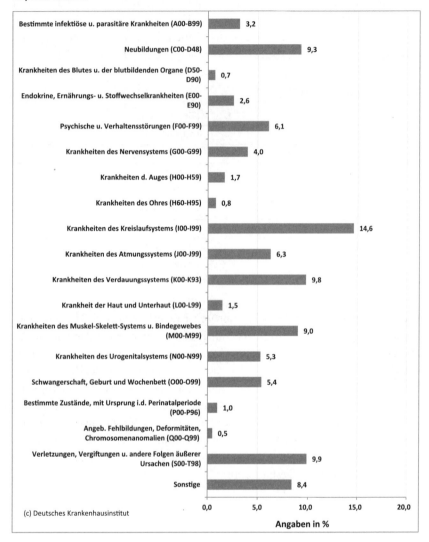

(c) Deutsches Krankenhausinstitut

Angaben in %

1.2 Rechtliche Grundlagen

Die maßgeblichen rechtlichen Grundlagen der Krankenhausversorgung ergeben sich insbesondere aus dem Krankenhausfinanzierungsgesetz (KHG), dem Krankenhausentgeltgesetz (KHEntgG), der Krankenhaus-Fallpauschalenverordnung (KFPV) bzw. der Fallpauschalenvereinbarung (FPV), dem Fünften

Buch des Sozialgesetzbuches (SGB V) sowie den Krankenhausgesetzen der Länder. Das KHG beinhaltet vor allem die allgemeinen Grundlagen der Krankenhausplanung, der Investitionsförderung und der Krankenhauspflegesätze. Das KHEntgG und die KFPV bzw. FPV regeln die Einzelheiten des fallbezogenen Entgeltsystems. Im SGB V sind u. a. die Legaldefinition der Krankenhäuser, die Formen der Krankenhausbehandlung und die Grundlagen der Inanspruchnahme stationärer Leistungen durch GKV-Versicherte festgelegt. In Umsetzung bundesgesetzlicher Rahmenvorgaben bestimmen die Landeskrankenhausgesetze – in Verbindung mit den Krankenhausplänen und -investitionsprogrammen – insbesondere die Einzelheiten der Krankenhausplanung und Investitionsförderung im Land (Hauser 2017).

Der § 107 Abs. 1 SGB V definiert Krankenhäuser als

„Einrichtungen, die
- der Krankenhausbehandlung oder Geburtshilfe dienen,
- fachlich-medizinisch unter ständiger ärztlicher Leitung stehen, über ausreichende, ihrem Versorgungsauftrag entsprechende diagnostische und therapeutische Möglichkeiten verfügen und nach wissenschaftlich anerkannten Methoden arbeiten,
- mithilfe von jederzeit verfügbaren ärztlichem, Pflege-, Funktions- und medizinisch-technischem Personal darauf eingerichtet sind, vorwiegend durch ärztliche und pflegerische Hilfeleistung Krankheiten der Patienten zu erkennen, zu heilen, ihre Verschlimmerung zu verhüten, Krankheitsbeschwerden zu lindern oder Geburtshilfe zu leisten, und in denen
- die Patienten untergebracht und verpflegt werden können."

Das SGB V grenzt auch für den Bereich der Gesetzlichen Krankenversicherung (GKV) den Begriff des *Krankenhauses* von dem der *Vorsorge- und Rehabilitationseinrichtungen* ab. Gemäß § 107 Abs. 2 SGB V handelt es sich bei letzterem um Einrichtungen, in denen nach einem ärztlichen Behandlungsplan vorwiegend unter Anwendung von Heilmitteln einschließlich u. a. physiotherapeutischer und beschäftigungstherapeutischer Leistungen der Gesundheitszustand der Patient*innen verbessert werden soll. Vorsorge- und Rehabilitationseinrichtungen sind keine Krankenhäuser im Sinne des KHG. Eine Förderung dieser Einrichtungen durch die öffentliche Hand nach Maßgabe des KHG bzw. die Anwendung des KHEntgG sind somit ausgeschlossen (Hauser 2017).

1.3 Formen der Krankenhausbehandlung

Der Begriff der Krankenhausbehandlung umfasst die vollstationäre und die teilstationäre Versorgung, die vorstationäre und die nachstationäre Behandlung, das ambulante Operieren, die stationsäquivalente psychiatrische Behandlung sowie ein Entlassmanagement zur Unterstützung einer sektorenübergreifenden Versorgung der Versicherten beim Übergang in die Versorgung nach Krankenhausbehandlung (Hauser 2017) (Tabelle 2).

Tabelle 2: Krankenhausleistungen

Krankenhausleistungen	Rechtsgrundlage
Krankenhausbehandlung	
Vollstationär	§ 39 SGB
Teilstationär	§ 39 SGB
Vor- und nachstationäre Behandlung	§ 115 a SGB V
Ambulantes Operieren	§ 115 b SGB V
Stationsäquivalente psychiatrische Behandlung	§ 115 d SGB V
Entlassmanagement	§ 39 Abs. 1a SGB V
Ambulante ärztliche Leistungen im Krankenhaus	
Medizinische Versorgungszentren	§ 95 SGB V
Ambulante Behandlung durch Krankenhausärzte (persönliche Ermächtigung)	§ 116 SGB V
Ambulante Behandlung durch Krankenhäuser bei Unterversorgung (Institutsermächtigung)	§ 116 a SGB V
Ambulante spezialärztliche Versorgung	§ 116 b SGB V
Hochschulambulanzen	§ 117 SGB V
Psychiatrische Institutsambulanzen	§ 118 SGB V
Geriatrische Institutsambulanzen	§ 118a SGB V
Sozialpädiatrische Zentren	§ 119 SGB V
Medizinische Behandlungszentren	§ 119c SGB V
Wahlleistungen	
Wahlärztliche Leistungen	§ 17 KHEntgG
Wahlleistung Unterkunft	§ 17 KHEntgG
Sonstige wahlärztliche Leistungen	§ 17 KHEntgG

Eine stationäre Krankenhausversorgung ist medizinisch indiziert, wenn das Behandlungsziel nicht durch andere Behandlungsformen erreicht werden kann, mithin die Patientin oder der Patient der ärztlichen und pflegerischen Betreuung oder Beobachtung durch qualifiziertes Krankenhauspersonal bedarf und zu diesem Zwecke physisch und organisatorisch in das Versorgungssystem des Krankenhauses eingegliedert wird, wobei aber diesbezüglich keine inhaltlich exakten Legaldefinitionen gibt. Im Hinblick auf die stationäre Krankenhausbehandlung ist zwischen der vollstationären und der teilstationären Versorgung zu unterscheiden.

Ein auf eine gewisse Dauer (Tag und Nacht) ausgerichteter Verbleib im Krankenhaus bildet ein hinreichendes, aber kein notwendiges Definitionskriterium der vollstationären Versorgung, da auch Patient*innen, bei denen eine Krankenhausbehandlung im definierten Sinne medizinisch indiziert ist und die am Aufnahmetag wieder entlassen werden (z. B. wegen schneller Verbesserung des Allgemeinzustandes oder Tod), zu den vollstationären Fällen zählen.

Ein zeitlich eng begrenzter Krankenhausaufenthalt (nicht ununterbrochen Tag und Nacht) stellt seinerseits ein notwendiges Definitionskriterium der teilstationären Versorgung dar. Faktisch ist lediglich die Zuordnung von Tages- und Nachtkliniken zur teilstationären Versorgung unstrittig. Daneben wird in der Praxis die Dialyse chronisch Nierenkranker weitgehend als teilstationäre Leistung behandelt. Darüber hinaus haben die Vertragspartner auf Landesebene (Landeskrankenhausgesellschaft, Landesverbände der GKV) die Möglichkeit, in zweiseitigen Verträgen einen Katalog von Leistungen festzulegen, die in der Regel teilstationär erbracht werden können. Sofern für stationäre Leistungen keine teilstationären Entgelte vereinbart werden, handelt es sich demzufolge grundsätzlich um vollstationäre Krankenhausbehandlung (Dietz/Bofinger 2018).

Im internationalen Vergleich stellt die relativ starke Separierung zwischen stationärer und nicht-stationärer medizinischer Versorgung eine Besonderheit des deutschen Gesundheitswesens dar. Diese äußert sich insbesondere darin, dass die Möglichkeiten der ambulanten Leistungserbringung im Krankenhaus begrenzt bzw. stark reguliert sind. So ist international die ambulante fachärztliche Versorgung vielfach (auch) am Krankenhaus angesiedelt. Seit Anfang der 1990er Jahre gibt es aber hierzulande eine Reihe gesetzlicher Neuregelungen, welche die strenge Trennung der verschiedenen Versorgungssektoren aufbrechen (Hauser 2017) (Tabelle 2).

So können die Krankenhäuser unter Voraussetzung der Verordnung von Krankenhausbehandlung (Einweisung) Versicherte in medizinisch geeigneten Fällen ohne Unterkunft und Verpflegung vor- und nachstationär behandeln. Die vorstationäre Behandlung dient der Klärung der Erforderlichkeit einer vollstationären Behandlung oder die Vorbereitung auf einen vollstationären Krankenhausaufenthalt (z. B. Diagnostik, Indikationsstellung, Aufklärung). Die nachstationäre Behandlung dient der Festigung und Sicherung des Behandlungserfolgs im Anschluss an eine vollstationäre Krankenhausbehandlung (z. B. medizinische Nachsorge).

Des Weiteren können die Krankenhäuser in den Leistungsbereichen, in denen sie auch stationäre Krankenhausbehandlung erbringen, bestimmte Operationen bzw. sonstige Eingriffe ambulant durchführen. Durch das ambulante Operieren, bei dem die Patientin oder der Patient die Nacht vor und die Nacht nach dem Eingriff nicht im Krankenhaus verbringt, soll eine kostenaufwendigere vollstationäre Behandlung vermieden bzw. ersetzt werden. Die Auswahl beschränkt sich dabei auf in einem Katalog ambulant durchführbarer Operationen und sonstiger stationsersetzender Eingriffe ausdrücklich aufgeführte Leistungen.

Darüber hinaus können psychiatrische Krankenhäuser sowie Allgemeinkrankenhäuser mit psychiatrischen Fachabteilungen in medizinisch geeigneten Fällen, wenn eine Indikation für eine stationäre psychiatrische Behandlung vorliegt, anstelle einer vollstationären Behandlung eine stationsäquivalente psychiatrische Behandlung im häuslichen Umfeld der Patient*innen erbringen (siehe hierzu auch den Beitrag von Koch-Stoecker und Kölch). Der Krankenhausträger stellt sicher, dass die erforderlichen Ärzte und nichtärztlichen Fachkräfte und die notwendigen Einrichtungen für eine stationsäquivalente Behandlung bei Bedarf zur Verfügung stehen.

Die Erbringung verschiedener Formen der Krankenhausbehandlung ist nicht in das Belieben des Krankenhauses gestellt. Vielmehr bestimmt das SGB V ausdrücklich die Nachrangigkeit vollstationärer Behandlung bzw. den Vorrang der übrigen Formen der Krankenhausbehandlung. Demnach haben Versicherte nur dann und insoweit Anspruch auf vollstationäre Behandlung in einem zugelassenen Krankenhaus, wenn die Aufnahme nach Prüfung durch das Krankenhaus erforderlich ist, weil das Behandlungsziel nicht durch teilstationäre, vor- und nachstationäre oder ambulante Behandlung einschließlich häuslicher Krankenpflege erreicht werden kann.

1.4 Leistungen im Krankenhaus

Die Krankenhausleistungen lassen sich in allgemeine Krankenhausleistungen und Wahlleistungen unterteilen. Allgemeine Krankenhausleistungen sind Leistungen, die im Einzelfall nach Art und Schwere der Krankheit für die Versorgung der Patient*innen notwendig sind. Dies sind neben Unterkunft und Verpflegung insbesondere die erforderlichen ärztlichen und pflegerischen Leistungen sowie die Versorgung mit Arznei-, Heil- und Hilfsmitteln. Das Krankenhaus ist im Rahmen seiner Leistungsfähigkeit verpflichtet, die notwendigen

Leistungen zu erbringen. Die Patientin bzw. der Patient hat einen Anspruch darauf, diese Leistungen gegen Zahlung eines Pflegesatzes zu erhalten.

Neben den allgemeinen Krankenhausleistungen dürfen Wahlleistungen gesondert berechnet werden, wenn eine entsprechende Vereinbarung mit der Patientin bzw. dem Patienten getroffen worden ist. Bei Wahlleistungen handelt es sich im Unterschied zu den allgemeinen Krankenhausleistungen um Leistungen, die über das hinausgehen, was allen Patient*innen allgemein als Regelleistung angeboten wird. Wahlleistungen lassen sich in wahlärztliche Leistungen und sonstige nicht-ärztliche Wahlleistungen unterteilen (Tabelle 2). Letztere erfassen insbesondere die Wahlleistung *Unterkunft*, also die Unterbringung in einem Einbett- oder Zweibettzimmer, daneben beispielsweise auch die Bereitstellung u. a. eines Internetanschlusses, von besonderer Verpflegung oder anderer hausindividueller Wahlleistungen. Wahlärztliche Leistungen betreffen die Möglichkeit, im Rahmen der stationären Behandlung die persönliche Leistungserbringung durch leitende Ärztinnen und Ärzte auszuwählen („Chefarztbehandlung").

Ausdrücklich ausgenommen vom Begriff der Krankenhausleistung sind hingegen belegärztliche Leistungen. Belegärzt*innen sind nicht am Krankenhaus angestellte niedergelassene Vertragsärzt*innen, die ihre Patient*innen (Belegpatient*innen) im Krankenhaus unter Inanspruchnahme der hierfür bereitgestellten Infrastruktur stationär behandeln, ohne vom Krankenhaus eine Vergütung zu erhalten. Belegärztliche Leistungen (v. a. die persönlichen Leistungen der Belegärztin oder des Belegarztes) werden – für den Bereich der gesetzlich Versicherten – aus der vertragsärztlichen Gesamtvergütung entgolten und stellen deswegen vergütungsrechtlich keine allgemeinen Krankenhausleistungen dar, obwohl Belegkrankenhäuser oder -abteilungen einen Teil der stationären Versorgung bilden. Belegpatient*innen zahlen reduzierte Pflegesätze, da die belegärztlichen Leistungen gesondert vergütet werden (Dietz/Bofinger 2018). Belegbetten werden beispielsweise überproportional in der Gynäkologie und Geburtshilfe, der Urologie und Hals-Nasen-Ohren-Heilkunde vorgehalten (Destatis 2017a).

Des Weiteren können die Krankenhäuser unter bestimmten Voraussetzungen eine Reihe ambulanter ärztlicher Leistungen erbringen (Leber/Wasem 2016): Das betrifft insbesondere die ambulante Leistungserbringung in sogenannten „Institutsambulanzen". Zu den Institutsleistungen gehören beispielsweise die ambulante Notfallbehandlung (Notfallambulanz) oder die ambulante Tätigkeit im Rahmen von Hochschulambulanzen, geriatrischen und psychiatrischen Institutsambulanzen, sozialpädiatrischen Zentren und medizinischen Behandlungszentren für Erwachsene mit geistiger Behinderung oder schweren Mehrfachbehinderungen. Daneben können Krankenhäuser unter bestimmten Bedingungen eine ambulante Behandlung bei Unterversorgung im niedergelassenen Bereich sowie eine spezialärztliche Versorgung zur Diagnostik und Behandlung komplexer, schwer therapierbarer Krankheiten durchführen (z. B. Krebs, HIV). Schließlich ist auch im Rahmen neuer Versorgungsformen (wie den *Disease-Management*-Programmen, der Integrierten Versorgung oder den Medizinischen Versorgungszentren) eine ambulante Behandlung möglich (Tabelle 2). Krankenhausärzt*innen können darüber hinaus zur Teilnahme an der vertragsärztlichen Versorgung persönlich ermächtigt werden, wenn ansonsten eine ausreichende ärztliche Versorgung der Versicherten nicht sichergestellt ist (Offermanns/Sowa/Kolb 2012). Die persönliche Ermächtigung beschränkt sich in der Regel auf ausgewählte Leistungen.

1.5 Organisation und Personal

Die Organisationstruktur deutscher Krankenhäuser lässt sich grob unterteilen in nach medizinischen Fachgebieten ausgerichtete bettenführende Fachabteilungen (z. B. Chirurgie, Innere Medizin etc.), in Funktionsbereiche für diagnostische und therapeutische Leistungen (z. B. OP, Labor, Radiologie) sowie in Verwaltung und Versorgungsdienste (wie Küche, Reinigung, Wäsche). In den bettenführenden Bereichen ist dabei zum einen eine zunehmende Spezialisierung nach Teilgebieten oder Schwerpunktfächern einzelner Fachgebiete zu beobachten. Zum anderen erfolgt zusehends die Bildung medizinischer Zentren im Sinne einer organisatorischen Zusammenfassung von ehemals eigenständigen Fachdisziplinen oder Schwerpunkten mit interdisziplinärer Leitung und interdisziplinären Fallmanagement (z. B. Zentrale Notaufnahme, Bauch- oder Brustzentrum). In den Funktions- sowie vor allem in den Versorgungsdiensten werden Leistungen zunehmend an eine Fremdfirma bzw. an ein anderes Krankenhaus übertragen (Outsourcing) oder intern an ein vom Krankenhaus oder dem Krankenhausträger gegründetes Unternehmen ausgelagert (Deutsches Krankenhausinstitut [DKI] 2000 ff.).

Traditionell ist das Krankenhauswesen in Deutschland stark berufsständisch organisiert (Simon 2017). Die Führungs- und Organisationstruktur beruht auf den drei Säulen des Ärztlichen Dienstes, des Pflegedienstes und des Wirtschafts- und Verwaltungsdienstes. Für den Aufbau der Leitungsspitze des Krankenhauses hat sich dementsprechend ein organisatorisches Grundmodell herausgebildet, das eine als Krankenhausdirektorium bezeichnete kollegiale Führung vorsieht. Entsprechend der berufsständischen Organisation des Krankenhauses gehören dem Direktorium im Allgemeinen die Leitung des Verwaltungsdienstes (Verwaltungsdirektor*in), die Leitung des Ärztlichen Dienstes (Ärztliche*r Direktor*in) und die leitende Pflegekraft (Pflegedirektor*in) an. Im Unterschied zum Verwaltungs- und Pflegedirektor übt der Ärztliche Direktor dabei sein Amt in der Regel nebenamtlich aus, also zusätzlich zu seiner hauptamtlichen Tätigkeit als Leiter einer Fachabteilung des Krankenhauses (Chefarzt/Chefärztin). Die Direktor*innen tragen die Verantwortung jeweils für ihren Geschäftsbereich. Die Mitarbeiter*innen der einzelnen Bereiche sind ihnen dienstrechtlich unterstellt.

Jedoch werden zunehmend mehr Krankenhäuser in der Rechtsform einer GmbH bzw. gGmbH geführt. Die singuläre Führungsspitze in Person einer Geschäftsführerin oder eines Geschäftsführers, die/der fast durchweg dem kaufmännischen oder Verwaltungsbereich entstammt, bildet für diese Rechtsform in den deutschen Krankenhäusern einstweilen die Regel. Die singuläre Führungsspitze verdrängt damit die traditionelle kollegiale Betriebsführung, in der Verwaltungsdirektor*in, Ärztliche*r Direktor*in und Pflegedirektor*in gleichberechtigt vertreten waren. Letztere sind im Rahmen eines Klinikvorstandes, Klinikdirektoriums o. ä. der Geschäftsführerin bzw. dem Geschäftsführer untergeordnet. Daneben gibt es zunehmend medizinische Geschäftsführer*innen oder hauptamtliche Ärztliche Direktor*innen, die nicht mehr ärztlich tätig sind, sondern eine umfassende Produktverantwortung für die medizinisch-pflegerischen Kernprozesse sowie das strategische Management des Gesamtbetriebs übernehmen.

Das Krankenhaus nimmt volkswirtschaftlich eine bedeutende Beschäftigungsfunktion und eine wichtige Aus-, Fort- und Weiterbildungsfunktion wahr. Ende 2017 waren insgesamt fast 1,2 Mio. Personen hauptamtlich in Krankenhäusern beschäftigt. Das entspricht einem Personalbestand von gut 894.000 Vollkräften. Rund 84.000 Assistenzärzt*innen absolvierten ihre Weiterbildung im Krankenhaus. Und rund 100.000 Ausbildungsplätze stellt der Krankenhaussektor für nicht-ärztliche Heilberufe zur Verfügung.

Unter den einzelnen Dienstarten stellt der Pflegedienst die stärkste Personalgruppe dar (Abbildung 3). Im Jahr 2017 waren 328.300 Vollkräfte bzw. rund 37 % aller Krankenhausmitarbeiter*innen im Pflegedienst beschäftigt. 161.200 Vollkräfte (ca. 18 %) entfallen auf den ärztlichen Dienst. Die zunehmende Arbeitsteilung, Spezialisierung und Differenzierung der Krankenhausarbeit zeigt sich auch darin, dass der medizinisch-technische Dienst (z. B. MTA, Krankengymnasten) sowie der Funktionsdienst (v. a. Pflegepersonal im OP und anderen nicht bettenführenden Funktionsbereichen) zunehmend an Bedeutung gewinnen und mit insgesamt 258.900 Vollkräften schon mehr als ein Viertel aller Krankenhausmitarbeiter*innen stellen. Das restliche Personal verteilt sich insbesondere auf den Wirtschafts- und Versorgungsdienst (z. B. Küche, Wäscherei), den Verwaltungsdienst und das klinische Haus- und Reinigungspersonal (DKG 2018b; Destatis 2017b).

Abbildung 3: Personalstruktur der Krankenhäuser in 2017

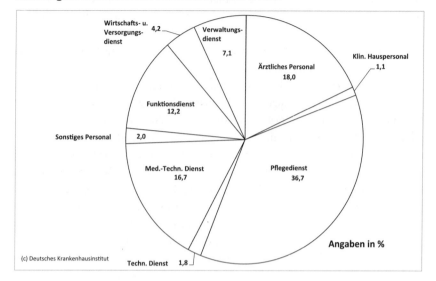

2 Krankenhausplanung

2.1 Krankenhauspläne und Investitionsprogramme

Die Krankenhausplanung ist primär Aufgabe der Bundesländer. Die Länder sind dem KHG zufolge verpflichtet, zur Sicherung einer bedarfsgerechten Versorgung mit leistungsfähigen Krankenhäusern zu sozial tragbaren Pflegesätzen Krankenhauspläne und Investitionsprogramme aufzustellen bzw. fortzuschreiben. Der Krankenhausplan und das jeweilige Investitionsprogramm sind die wichtigsten Steuerungsinstrumente, um eine bedarfsgerechte und wohnortnahe Versorgung der Bevölkerung mit Krankenhäusern sicherzustellen. Die Aufnahme in den Krankenhausplan ist Voraussetzung der öffentlichen Förderung eines Krankenhauses. Nach Urteilen des Bundesverwaltungsgerichtes zur Krankenhausbedarfsplanung müssen die Krankenhauspläne in jedem Fall die folgenden Inhalte haben (Dietz/Bofinger 2018):

- Krankenhauszielplanung, also die Auflistung der allgemeinen Versorgungsziele, die mit dem Krankenhausplan verwirklicht werden sollen (z. B. bedarfsgerechte und wohnortnahe Versorgung).
- Bedarfsanalyse, die eine Beschreibung des Versorgungsbedarfs der Bevölkerung umfasst (z. B. Prognose der Bevölkerungsentwicklung, der Krankenhaushäufigkeit oder des Bettenbedarfs).

- Krankenhausanalyse, die die Versorgungsbedingungen (etwa hinsichtlich des Leistungsspektrums) der in den Plan aufgenommenen Krankenhäuser ausweist.
- Versorgungsentscheidung, d. h. die Festlegung darüber, durch welche Krankenhäuser der festgestellte Bedarf gedeckt werden soll.

Das Nähere zu Einzelheiten und Inhalten der Krankenhausplanung wird in den Krankenhausgesetzen der Länder bzw. den Landeskrankenhausplänen bestimmt (DKG 2018a). Die Bundesländer haben die landesrechtlichen Vorgaben zur Krankenhausplanung bzw. die Krankenhauspläne selbst unterschiedlich ausgestaltet. Üblicherweise führen die (ggf. nach Versorgungsgebieten gegliederten) Krankenhauspläne die für eine bedarfsgerechte Versorgung der Bevölkerung notwendigen Krankenhäuser nach Standorten, Bettenzahlen, Fachrichtungen und Ausbildungsstätten auf.

Darüber hinaus werden in den Krankenhausplänen der Bundesländer die Krankenhäuser in der Regel nach Versorgungsstufen oder auch Anforderungs- und Leistungsstufen ausgewiesen. Insbesondere in Abhängigkeit von Bettenzahl und Anzahl der Fachrichtungen wird in den meisten Bundesländern zwischen drei bis vier Versorgungsstufen unterschieden (z. B. Grund-, Regel-, Schwerpunkt- und Zentralversorgung). Kleinere Häuser der unteren Versorgungsstufe(n) sichern normalerweise die flächendeckende bzw. wohnortnahe Grundversorgung insbesondere in den Grunddisziplinen Chirurgie, Innere Medizin sowie Gynäkologie und Geburtshilfe, ferner ggf. in einigen Spezialdisziplinen (wie Pädiatrie, Urologie, HNO- und Augenheilkunde – oftmals als Belegabteilungen). Häuser der oberen Versorgungsstufen haben einen überörtlichen Einzugsbereich, verfügen über eine größere Zahl von Spezialdisziplinen und sind zum Teil nach Teilgebieten und Spezialbehandlungen differenziert (Niederfahrenhorst 2015).

Die Investitionsprogramme haben ihrerseits zwei Funktionen: die Festlegung der im Landeshaushalt für den Krankenhausbau zur Verfügung stehenden Mittel (hauswirtschaftliche Funktion) und die sachgerechte Aufteilung des in der Regel begrenzten Investitionsvolumens auf die Krankenhäuser (Verteilungs- und Steuerungsfunktion). In den Investitionsprogrammen werden konkrete Investitionsvorhaben der Länder aufgelistet. Sie umfassen in jedem Fall die sogenannten „Errichtungskosten der Krankenhäuser", also die Investitionen für den Neu-, Erweiterungs- oder Umbau eines Krankenhauses, inklusive der Erstausstattung mit den für den Krankenhausbetrieb erforderlichen Anlagegütern. Es ist den Ländern vorbehalten, weitere Investitionen in die Programme aufzunehmen (Dietz/Bofinger 2018).

Für die Krankenhausplanung sind zwar in der Regel die Gesundheits- und Sozialministerien der Länder letztverantwortlich. Die zuständigen Landesbehörden sind aber verpflichtet, die betroffenen Krankenhäuser anzuhören und bei den Krankenhausplänen und Investitionsprogrammen einvernehmliche Lösungen mit den an der Krankenhausversorgung im Lande unmittelbar Beteiligten anzustreben. In Umsetzung dieser Vorgabe gibt es in allen Bundesländern einen Krankenhausplanungsausschuss o. ä., dem in der Regel neben Mitarbeiter*innen der Behörde Vertreter*innen der Kostenträger, der Ärztekammer, der Landeskrankenhausgesellschaft sowie der Krankenhausträger (wie kommunale Spitzenverbände oder Kirchen) angehören. Der Ausschuss berät die Landesbehörde bei der Krankenhausplanung und spricht ggf. Planungsempfehlungen aus (DKG 2018a).

2.2 Bettenbedarf

Krankenhausplanung ist – neben der Vorgabe von Fachrichtungen je Krankenhaus – maßgeblich Bettenplanung (DKG 2018a). Die einwohnerbezogene Bettendichte spielt in den meisten Bundesländern eine zentrale Rolle. Der Bettenbedarf der Bevölkerung im Planungszeitraum wird aus der Relation der erwarteten Pflegetage – unterteilt nach Krankenhaushäufigkeit und Verweildauer – sowie einen vorgegebenen Nutzungsgrad je Krankenhausbett von in der Regel 75 bis 90 % ermittelt; Zehn bis 20 % der maximalen Bettenauslastung dienen dem Ausgleich von Belegungsschwankungen. Allgemein lautet die Bettenbedarfsformel wie folgt (Hill-Burton-Formel):

$$Bettenbedarf\ (PLanbetten) = \frac{E \times KH \times VD \times 100}{1000 \times 365 \times BN}$$

Dabei bedeutet:

E = (prognostizierte) Einwohnerzahl im Planungszeitraum
KH = Krankenhaushäufigkeit, also Zahl der Patient*innen pro tausend Einwohner*innen
VD = durchschnittliche Verweildauer in Tagen
BN = vorgegebene Bettennutzung in % (in der Regel 80–90 %)

Die Bettenbedarfsformel kann ggf. differenziert werden, z. B. nach Fachrichtungen oder Bevölkerungsgruppen. Mit Blick auf die Entwicklung der Einwohnerzahl, der Krankenhaushäufigkeit und der Verweildauern werden in der Regel Prognosen herangezogen. Zwar wird zur Ermittlung des Bettenbedarfs nach wie vor überwiegend die Hill-Burton-Formel verwandt, allerdings kommen in den letzten Jahren auch verstärkt Methoden einer morbiditäts- oder leistungsorientierten Krankenhausplanung zur Anwendung. Dabei fließen das Krankheitsspektrum bzw. die Morbiditätsentwicklung der Bevölkerung, aber auch Erwartungen hinsichtlich des medizinischen und medizintechnischen

Fortschritts oder der Substitution stationärer durch ambulante Behandlung in die Prognosemodelle ein (DKG 2018a).

2.3 Versorgungsvertrag und Versorgungsauftrag

Das SGB V trennt grundsätzlich zwischen zwei Arten von Krankenhäusern: zugelassenen und nicht zugelassenen Krankenhäusern. Die gesetzlichen Krankenkassen dürfen Krankenhausbehandlungen nur durch zugelassene Krankenhäuser erbringen lassen, mithin durch Krankenhäuser, für die ein Versorgungsvertrag besteht. Bei den Hochschulkliniken gilt die Anerkennung als Hochschulklinik nach landesrechtlichen Vorschriften, bei den Plankrankenhäusern die Aufnahme in den Krankenhausplan des Landes als Abschluss des Versorgungsvertrages. Sie sind somit kraft Gesetzes zugelassene Krankenhäuser. Krankenhäuser, die nicht im Landeskrankenhausplan aufgeführt sind, können aufgrund eines gesonderten Versorgungsvertrages mit den Landesverbänden der GKV zur Krankenhausbehandlung zugelassen werden (Vertragskrankenhäuser).

Sonstige Krankenhäuser ohne Versorgungsvertrag, die nicht unter die drei genannten Krankenhausarten fallen, gehören somit nicht zu den zugelassenen Krankenhäusern gemäß SGB V. Das betrifft beispielsweise Privatkliniken, die sich auf die Behandlung selbstzahlender Patientinnen und Patienten beschränken oder bestimmte stationäre Einrichtungen, die der Gesetzgeber ausdrücklich aus dem Anwendungsbereich des KHG ausgeschlossen hat (z. B. Bundeswehr- oder Justizvollzugskrankenhäuser).

Die zugelassenen Krankenhäuser sind im Rahmen ihres Versorgungsauftrages zur Krankenhausbehandlung der gesetzlich Versicherten verpflichtet. Der Versorgungsauftrag, also das vorzuhaltende Leistungsangebot bzw. der Leistungsrahmen für die Bemessung des Budgets und der Pflegesätze, ergibt sich bei den Plankrankenhäusern v. a. aus den Festlegungen des Krankenhausplans, bei den Hochschulkliniken nach landesrechtlichen Vorschriften und bei den Vertragskrankenhäusern aus den jeweiligen Versorgungsverträgen (Dietz/ Bofinger 2018; Niederfahrenhorst 2015).

3 Krankenhausfinanzierung

3.1 Duale Finanzierung

Mit Blick auf die wirtschaftliche Sicherung der Krankenhäuser gilt das sogenannte „duale" oder „dualistische Finanzierungssystem" (Dietz/Bofinger 2018).

Dabei ist nach der Art der Finanzierungsquelle zwischen Betriebs- und Investitionskosten zu unterscheiden. Unter die Betriebskosten fallen insbesondere die Personalkosten, die Kosten für Verbrauchsgüter (z. B. Lebens-, Arznei- und Verbandsmittel) und Gebrauchsgüter mit einer durchschnittlichen Nutzungsdauer von bis zu drei Jahren (z. B. Dienstkleidung, Wäsche, Gebrauchsgüter des medizinischen Bedarfs). Die Betriebskosten werden über leistungsgerechte Erlöse aus den Pflegesätzen sowie Vergütungen für vor- und nachstationäre Behandlung und für ambulante Operationen von der Patientin oder vom Patienten bzw. den Kostenträgern übernommen.

Investitionskosten sind die Kosten der Errichtung (Neu-, Um-, Erweiterungsbau) eines Krankenhauses einschließlich der Erstausstattung, der Erstausstattung eines Krankenhauses außerhalb der Errichtung und der Wiederbeschaffung von Anlagegütern. Anlagegüter sind definiert als Gegenstände, die dazu bestimmt sind, dauernd dem Geschäftsbetrieb zu dienen (z. B. Gebäude, technische Anlagen, Einrichtungs- und Ausstattungsgegenstände). Von bestimmten gesetzlichen Ausnahmen abgesehen, werden die Investitionskosten der Krankenhäuser weitgehend im Wege öffentlicher Förderung aus Steuermitteln durch die Bundesländer getragen. Daneben sind in einer Reihe von Bundesländern nach Maßgabe landesrechtlicher Regelungen die Kommunen an der Investitionsfinanzierung der Krankenhäuser beteiligt. Auch der Bund unterstützt punktuell Krankenhausinvestitionen in finanzschwachen Gemeinden und Gemeindeverbänden über einen Kommunalinvestitionsförderungsfonds (DKG 2018a).

Hinsichtlich der Art der öffentlichen Förderung ist zwischen Pauschalförderung und Einzelförderung zu unterscheiden. Die Wiederbeschaffung kurzfristiger Anlagegüter mit einer durchschnittlichen Nutzungsdauer von mehr als drei Jahren (z. B. Geräte, Apparate, Mobiliar) sowie kleinere bauliche Maßnahmen werden über pauschale Fördermittel finanziert. Deren Höhe und Bemessung variiert mittlerweile stark zwischen den Bundesländern: Bemessungsgrößen sind etwa Betten- und Fallzahlen, die Fall- und Fachabteilungsstruktur sowie die Versorgungsstufen.

Nicht-kurzfristige Anlagegüter (also v. a. größere Investitionen mit einer längeren Nutzungsdauer) werden auf Antrag des Krankenhausträgers im Rahmen der Einzelförderung (Investitionsprogramm) finanziert. Voraussetzung der öffentlichen Förderung ist die Aufnahme des Krankenhauses in den Krankenhausplan des Landes durch Feststellungsbescheid an den Krankenhausträger sowie im Falle der Einzelförderung die Aufnahme einer Maßnahme in das Investitionsprogramm mit einem entsprechenden Bewilligungsbescheid.

3.2 Investitions- und Betriebskosten

Bei den tatsächlichen Investitionskosten ist zwischen öffentlichen Fördermitteln und Eigenmitteln der Krankenhäuser zu unterscheiden Die öffentlichen Fördermittel der Länder für Krankenhausinvestitionen nach dem KHG beliefen sich im Jahr 2017 auf 2,8 Mrd. Euro. Davon entfallen 1,5 Mrd. auf die Einzelförderung und 1,3 Mrd. auf die Pauschalförderung. Seit vielen Jahren sind die KHG-Fördermittel rückläufig. Allein zwischen 2000 und 2005 sanken die KHG-Fördermittel der Länder um rund 700 Mio. Euro von 3,4 Mrd. Euro auf 2,7 Mrd. Euro (–21 %). Seitdem haben sich die Werte weitgehend auf diesem Niveau stabilisiert (DKG 2018b). Der zwischenzeitlich eingerichtete Kommunalinvestitionsförderungsfonds trägt mit rund 158 Mio. Euro nur relativ gering zur öffentlichen Investitionsfinanzierung der Krankenhäuser bei.

Die zur Verfügung stehenden öffentlichen Fördermittel reichen allerdings bei weitem nicht aus, um den Investitionsbedarf der Krankenhäuser zu decken. Weniger als die Hälfte der tatsächlichen Krankenhausinvestitionen von geschätzt rund sieben Mrd. Euro pro Jahr stammt mittlerweile aus öffentlichen Fördermitteln. Mehr als die Hälfte der Investitionen müssen die Krankenhäuser anderweitig aufbringen, vor allem über Eigenmittel des Krankenhauses und Kreditfinanzierung (DKI 2018) (siehe Abbildung 4). Schwerpunktmäßig werden die Investitionsmittel für den Neu- oder Umbau von Gebäuden sowie für Medizintechnik und IT verwendet.

Abbildung 4: Herkunft der Investitionsmittel der Krankenhäuser in 2017

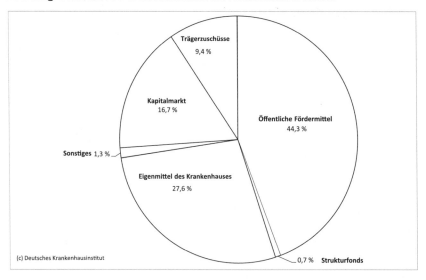

In den deutschen Krankenhäusern entstanden 2017 Brutto-Gesamtkosten (Betriebskosten) in Höhe von 105,7 Mrd. Euro. Krankenhäuser sind personalintensive Dienstleistungsbetriebe. Gut 60 % der Gesamtkosten (63,8 Mrd. Euro) entfallen daher auf die Personalkosten, 38 % auf die Sachkosten (39,1 Mrd. Euro), der Rest auf Steuern, Zinsen für Betriebsmittelkredite und Ausbildungskosten. Beim Personal bilden der Ärztliche Dienst und der Pflegedienst mit jeweils rund 20 Mrd. Euro den größten Kostenblock, gefolgt vom medizinisch-technischen Dienst und dem Funktionsdienst mit insgesamt 15,2 Mrd. Euro. Unter den Sachkosten macht der medizinische Bedarf (z. B. Arznei- und Hilfsmittel, Blut, Laborbedarf) mit 19,2 Mrd. Euro bzw. knapp der Hälfte dieses Kostenblocks den größten Anteil aus (Abbildung 5).

Abbildung 5: Kostenstruktur der Krankenhäuser in 2017

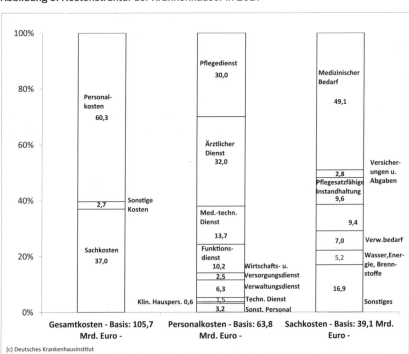

3.3 Fallpauschalensystem

Für (somatische Fachabteilungen der) Allgemeinkrankenhäuser gibt es seit 2004 ein leistungsorientiertes und pauschalierendes Vergütungssystem (Institut für das Entgeltsystem im Krankenhaus [InEK] 2019a; Simon 2017). Grundlage des Vergütungssystems bilden diagnosebezogene Fallpauschalen oder DRGs (*Diagnosis Related Groups*). Im DRG-System werden die Patient*innen primär anhand von Diagnosen und Prozeduren (weitgehend) kostenhomogenen Fallgruppen zugeordnet, welche die Basis der Abrechnung bilden. Mit den Fallpauschalen werden die gesamten allgemeinen Krankenhausleistungen für einen bestimmten Behandlungsfall vergütet. Fallpauschalen sind für alle Benutzerinnen und Benutzer des Krankenhauses einheitlich zu berechnen. Für welche Behandlungsfälle Fallpauschalen zu berechnen sind, ergibt sich aus einem bundeseinheitlichen Fallpauschalen-Katalog. Dieser wird, jährlich neu, entweder von den Vertragsparteien auf Bundesebene, das sind der Spitzenverband Bund der GKV, der Verband der Privaten Krankenversicherung sowie die Deutsche Krankenhausgesellschaft als Bundesverband der Krankenhausträger in der FPV vereinbart oder – bei Nicht-Einigung – durch das Bundesgesundheitsministerium über die KFPV bestimmt. Der Katalog ist seinerseits in zwei Teile untergliedert: in Fallpauschalen bei Versorgung durch Hauptabteilungen und in – geringer bewertete – Fallpauschalen bei belegärztlicher Versorgung.

Abbildung 6: DRG-Systematik

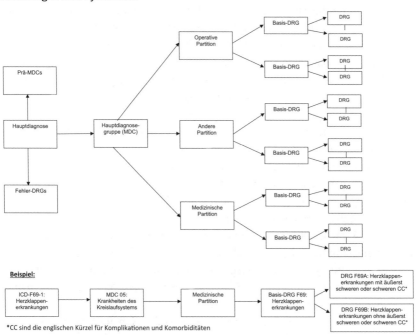

Im Rahmen des DRG-Systems wird jeder Behandlungsfall einer bestimmten Fallpauschale mit einem bestimmten Entgelt zugeordnet. Datengrundlage für die DRG-Gruppierung bilden insbesondere Haupt- und Nebendiagnosen der Patient*innen, diagnostische und therapeutische Verfahren sowie ggf. weitere Daten wie Alter und Entlassungsgrund. Die Gruppierungsregeln sind in sehr umfangreichen und komplexen Kodierrichtlinien und DRG-Definitionshandbüchern hinterlegt (InEK 2019a, 2019b). Im Krankenhaus selbst erfolgt die konkrete Zuordnung der Behandlungsfälle zu den abrechenbaren DRGs nach Maßgabe dieser Regeln durch eine zertifizierte Gruppierungssoftware (sogenannte „Grouper") auf Basis eines eingegebenen Datensatzes. Verfahrenslogisch sind bei der Fallzuordnung mehrere Schritte zu durchlaufen (Abbildung 6).

Zunächst wird geprüft, ob bestimmte Sonderfälle vorliegen, die nicht das Gruppierungsverfahren durchlaufen. Bei diesen sogenannten „Prä-MDCs" (*Major Diagnostic Categories*) handelt es sich etwa um besonders aufwendige Leistungen (z. B. Transplantationen) oder Sondertatbestände (wie eine Langzeitbeatmung). Daneben werden sogenannte „Fehler-DRGs" herausgefiltert. Das sind Fälle, bei denen etwa Fehlkodierungen, der fehlende Bezug einer Operation zur Hauptdiagnose oder für eine stationäre Aufnahme unzulässige Diagnosen vorliegen. Liegt keine Pre-MDC oder Fehler-DRG vor, erfolgt über die Hauptdiagnose die Zuordnung eines Falls zu einer Hauptdiagnosegruppe oder MDC. Die Hauptdiagnose ist die Diagnose, die hauptsächlich für die Veranlassung des stationären Krankenhausaufenthaltes verantwortlich zeichnet. Der Aufbau der MDCs orientiert sich dabei im Wesentlichen an den Organsystemen (z. B. Krankheiten des Kreislaufsystems, der Atmungs- oder Verdauungsorgane). Derzeit gibt es 23 Hauptdiagnosegruppen. Die MDCs sind – nach Art der Hauptleistung – wiederum in drei sogenannten „Partitionen" untergliedert: eine operative Partition bei Operationen, eine „andere" Partition bei sonstigen Eingriffen (außerhalb des OPs, z. B. Endoskopien) und eine medizinische Partition, wenn keine entsprechenden Eingriffe vorliegen.

Aus der genauen Bestimmung der Hauptdiagnose sowie ggf. der Hauptleistung ergeben sich die sogenannten „Basis-DRGs". Diese werden in einem letzten Gruppierungsschritt evtl. noch entsprechend dem Fallschweregrad unterteilt (z. B. mehrfach abgestuft von keine bis äußerst schwere Komplikationen und Komorbiditäten). In der Regel wird jedoch nicht für jede Schweregradstufe eine eigene DRG gebildet. Bei vergleichbaren Fallkosten werden vielmehr verschiedene Schweregrade zu einer DRG zusammengefasst oder DRGs überhaupt nicht nach Schweregraden differenziert. Die Ermittlung der Schweregradstufen erfolgt vor allem über Art und Anzahl vorliegender Nebendiagnosen, teilweise auch über Nebenleistungen oder andere Kriterien, wie Alter oder Tagesfall. Die äußerst komplexen Einzelheiten der Berücksichtigung und Gewichtung von Nebendiagnosen und sonstigen Parametern sind im Definitionshandbuch hinterlegt. Im Krankenhaus erfolgen die Schweregradermittlung und damit die

Bestimmung der letztlich abzurechnenden DRG automatisch über den *Grouper*. Als Ergebnis des Gruppierungsprozesses gab es im Jahr 2019 rund 1.300 vollstationäre DRGs. Diese bilden die Grundlage der Entgeltberechnung.

3.4 Entgeltarten und Abrechnung

Im DRG-System gibt es ein zweistufiges Verfahren der Preisbildung (Simon 2017) (Tabelle 3). Auf der ersten Stufe werden für alle DRGs Bewertungsrelationen gebildet, d. h. jeder DRG ist ein relativer Preis bzw. ein Relativgewicht zugeordnet. Die Bewertungsrelationen sind – analog dem Verfahren der Fallpauschalendefinition – bundeseinheitlich vorgegeben und jährlich neu im Fallpauschalen-Katalog ausgewiesen. Das Relativgewicht entspricht dem relativen Preis einer bestimmten DRG im Vergleich zu einer Bezugsleistung mit dem Relativgewicht 1,0. Die Bewertungsrelation 1,0 entspricht den normierten mittleren Fallkosten aller kalkulierten DRG-Fälle. Die entsprechende Kostenkalkulation erfolgt jährlich durch ein DRG-Institut (InEK) auf Basis von Kostendaten ausgewählter Krankenhäuser. Beispielsweise ist eine DRG mit dem Relativgewicht 2,0 doppelt so aufwendig wie die Bezugsleistung, eine DRG mit dem Relativgewicht 0,5 nur halb so kostenintensiv.

Tabelle 3: Zentrale Begriffe im DRG-System

Fallpauschale (DRG)	Kostenhomogene Fallgruppe mit bestimmten Diagnose-, ggf. auch Prozedurenschlüsseln (evtl. nach Fallschweregrad differenziert)
Fallschweregrad (PCCL)	Gewichtete Anzahl von Komplikationen und Komorbiditäten je Fall (ggf. ergänzt um weitere Parameter)
Relativgewicht	Relativer Preis einer DRG
Landesbasisfallwert (Baserate)	Landeseinheitlicher Preis für die DRG mit dem Relativgewicht 1
Preis einer DRG	Landesbasisfallwert x Relativgewicht
Case-Mix	Summe der Relativgewichte
Case-Mix-Index	Summe der Relativgewichte / Anzahl der DRGs
Erlösbudget	Summe der Case-Mix-Punkte x Landesbasisfallwert (bereinigt um bestimmte Zu- und Abschläge)

Die Summe der (effektiven) Relativgewichte aller in einem Jahr erbrachten DRGs eines Krankenhauses (oder die Fallstruktur gemessen in relativen Preisen) bezeichnet den sogenannten „Case Mix". Bei gleichen Fallzahlen ist der *Case Mix* eines Krankenhauses demnach umso höher, je mehr schwere, im Sinne von ökonomisch aufwendigen Fällen, es behandelt. Dividiert man den *Case Mix* durch die Fallzahlen (Anzahl der DRGs) des Hauses, resultiert der sogenannte „*Case-Mix*-Index" (CMI). Der CMI entspricht der durchschnittlichen ökonomischen (nicht medizinischen) Fallschwere der DRGs eines Krankenhauses. D. h. je höher der CMI eines Krankenhauses, desto kostenaufwendiger sind seine Fälle im Durchschnitt. Da die Ermittlung des CMI auf Basis der Relativgewichte erfolgt, haben Häuser mit überdurchschnittlicher Fallschwere dementsprechend einen CMI größer eins, während er in Häusern mit unterdurchschnittlicher Fallschwere unter eins liegt.

Auf der zweiten Stufe der Preisbildung erfolgt eine monetäre Bewertung der Relativgewichte. Der Preis einer DRG ergibt sich dabei aus der Multiplikation ihres Relativgewichtes mit dem sogenannten „Landesbasisfallwert" (oder *Baserate*). Der Landesbasisfallwert wird landeseinheitlich von den Vertragsparteien auf Bundeslandebene vereinbart, das sind die jeweilige Landeskrankenhausgesellschaft und die Landesverbände der GKV und PKV. Dieser Basisfallwert entspricht dem Preis der Bezugsleistung mit der Bewertungsrelation 1,0. Bei einem Relativgewicht von 2,0 und einem Basisfallwert von beispielsweise rund 3.450 Euro für Nordrhein-Westfalen in 2018 liegt der Preis der entsprechenden DRG demnach bei 6.900 Euro.

Die Vertragsparteien der Pflegesatzvereinbarung, das sind der Krankenhausträger und die jeweiligen Kostenträger, vereinbaren prospektiv für das folgende Kalenderjahr ein Krankenhausbudget (Gesamtbetrag) auf Basis der voraussichtlichen Leistungsstruktur und -entwicklung. Weicht die tatsächliche Belegung im Pflegesatzzeitraum von der vereinbarten Belegung ab, werden daraus resultierende Mehr- oder Minderlöse partiell ausgeglichen, um belegungsabhängige Gewinne aus einer Fixkostenüberdeckung bzw. entsprechende Verluste aus einer Fixkostenunterdeckung zu vermeiden.

Den in der Regel größten Teil des Gesamtbetrages bildet das sogenannte „Erlösbudget" mit den vereinbarten Erlösen aus den DRGs (nach Art und Anzahl) sowie den Zusatzentgelten und den ergänzenden Entgelten. Zusatzentgelte können für bestimmte nach Art und Höhe bundeseinheitlich festgelegte Leistungen zusätzlich zu einer DRG abgerechnet werden (z. B. Dialyse, wenn Nierenversagen nicht die Hauptdiagnose ist). Ergänzende Entgelte können für Langlieger in Rechnung gestellt werden: Überschreitet eine Patientin oder ein Patient eine für jede DRG ausgewiesene obere Grenzverweildauer, kann das Krankenhaus für jeden zusätzlichen Belegungstag einen Zuschlag abrechnen, dessen Höhe – abermals in Form eines Relativgewichts – im Fallpauschalen-Katalog vorgegeben ist. Umgekehrt muss es bei Unterschreiten einer unteren Grenzverweildauer Abschläge von der DRG hinnehmen.

Darüber hinaus werden außerhalb des Erlösbudgets die allgemeinen voll- und teilstationären Krankenhausleistungen mit folgenden Entgelten abgerechnet (Tabelle 4): Die sonstigen Entgelte erfassen zum einen Leistungen, die mit den DRGs und den Zusatzentgelten (noch) nicht sachgerecht vergütet werden können. Zum anderen betrifft dies Leistungen in sogenannten „besonderen Einrichtungen" (z. B. Isolierstation, Station für Schwerbrandverletzte). Gesonderte Zusatzentgelte können in eng begrenzten Ausnahmefällen zusätzlich zu Fallpauschalen oder Zusatzentgelten vereinbart werden (z. B. aufgrund einer Spezialisierung von bundesweit sehr wenigen Krankenhäusern mit überregionalem Einzugsgebiet). Für die Vergütung neuer Untersuchungs- und Behandlungsmethoden (Innovationen) können zeitlich befristet Entgelte außerhalb des Erlösbudgets vereinbart werden, solange sie nicht über die Fallpauschalen- oder Zusatzentgeltkataloge erfasst sind. Daneben werden allgemeine Krankenhausleistungen noch in Form diverser (fallbezogener) *Zu- oder Abschläge* abgerechnet (z. B. Zuschläge für Qualitätssicherungsmaßnahmen nach § 137 SGB V und ein Ausbildungszuschlag oder Abschläge für nicht an der Notfallversorgung teilnehmende oder gegen die Vorgaben zur Qualitätssicherung nach § 137 SGB V verstoßende Krankenhäuser). Form und Höhe der genannten Entgelte werden, von Ausnahmen für bestimmte Zu- oder Abschläge abgesehen, von den Vertragsparteien vor Ort individuell vereinbart. Das Gleiche gilt für teilstationäre Leistungen (von wenigen teilstationären DRGs abgesehen).

Tabelle 4: Entgeltarten im Krankenhaus

Entgeltart	Rechtsgrundlage
Erlösbudget	
Fallpauschalen	§ 7 Abs. 1 Satz 1 Nr. 1 KHEntgG
Zusatzentgelte	§ 7 Abs. 1 Satz 1 Nr. 2 KHEntgG
Ergänzende Entgelte	§ 7 Abs. 1 Satz 1 Nr. 2 KHEntgG in Verbindung mit § 9 Abs. 1 Nr. 2 KHEntgG
Sonstige Entgelte für allgemeine voll- und teilstationäre Leistungen	
Sonstige Entgelte für nicht mit dem DRG-Katalog vergütete Leistungen	§ 6 Abs. 1 KHEntgG
Sonstige Entgelte für besondere Einrichtungen	§ 6 Abs. 1 KHEntgG
Gesonderte Zusatzentgelte in eng begrenzten Ausnahmefällen	§ 6 Abs. 2a KHEntgG
Zusatzentgelte für Bluter	§ 3 Nr. 4 KHEntgG
Entgelte für neue Untersuchungs- und Behandlungsmethoden	§ 6 Abs. 2 KHEntgG
Zu- und Abschläge	§ 9 Abs. 1a KHEntgG

Entgeltart	Rechtsgrundlage
Sonstige Entgelte	
Vor- und nachstationäre Behandlung	§ 115a Abs. 3 SGB V
Ambulante ärztliche Leistungen im Krankenhaus	§§ 95, 115a–120 SGB V
Belegärztliche Behandlung	§ 18 KHEntgG
Wahlleistungen	§ 17 KHEntgG

Mit den DRGs und den übrigen Entgelten werden im Wesentlichen nur die allgemeinen bzw. die stationären Krankenhausleistungen im Rahmen der voll- oder teilstationären Behandlung vergütet. Die vor- und nachstationäre Behandlung, das ambulante Operieren, sonstige ambulante Leistungen des Krankenhauses bzw. von Krankenhausärzt*innen sowie Wahlleistungen werden außerhalb des Budgets bzw. der Pflegesätze abgerechnet (Offermanns et al. 2012).

4 Ausblick

Die Krankenhausversorgung in Deutschland hat, maßgeblich bedingt durch das Fallpauschalensystem, die Einführung neuer Versorgungformen und andere gesundheitspolitischer Interventionen der letzten Jahre, einen tiefgreifenden Strukturwandel erfahren. Die Veränderungen werden weitergehen. Abschließend sollen einige wesentliche Entwicklungslinien der stationären Versorgung aufgezeigt werden:

In keinem anderen Land werden DRGs so umfassend zur Finanzierung von Krankenhäusern eingesetzt wie in Deutschland. Die damit verbundenen Herausforderungen, etwa hinsichtlich der Personal- und Ablauforganisation, haben die Krankenhäuser größtenteils gemeistert. Das DRG-System hat die Leistungs- und Kostentransparenz, die Wettbewerbsintensität und Wirtschaftlichkeit der stationären Versorgung erhöht. Maßgebliche Ziele des Fallpauschalensystems wurden damit erreicht. Trotz dieser Erfolge ist davon auszugehen, dass sich der ökonomische Druck auf die Krankenhäuser in den nächsten Jahren weiter erhöhen wird. Dabei sehen sich die Krankenhäuser vor allem mit drei zentralen Problemen konfrontiert:

- Aufgrund der Besonderheiten der Preisbildung im Krankenhausbereich (Standardisierung über Relativgewichte auf Basis von Durchschnittskosten und Landesbasisfallwerte als Verhandlungspreise) können unabwendbare Kostensteigerungen bei den Betriebskosten nur begrenzt auf die Leistungs-

entgelte abgewälzt werden. Die Krankenhäuser sind daher weiterhin gezwungen, ihre Kosten durch Rationalisierungen, Kapazitätsabbau oder Outsourcing zu senken.
- Das zweite zentrale Problem bildet die unzureichende Refinanzierung der ambulanten Notfallversorgung der Krankenhäuser. Die Versorgung der ambulanten Notfälle durch die Krankenhäuser kann flächendeckend nicht kostendeckend erbracht werden. Hochgerechnet lag die Kostenunterdeckung in der ambulanten Notfallversorgung der Krankenhäuser 2016 bundesweit bei fast einer Mrd. Euro (DKI 2017).
- Das dritte zentrale Problem betrifft die völlig unzureichende Investitionsfinanzierung der Krankenhäuser. Die öffentlichen Fördermittel reichen bei weitem nicht aus, um den notwendigen Investitionsbedarf der Krankenhäuser zu decken. Deswegen hat sich in den letzten Jahrzehnten ein erheblicher Investitionsstau entwickelt. Die Krankenhäuser sind daher zusehends darauf angewiesen, die erforderlichen Investitionen aus Eigenmitteln zu finanzieren. Die stellt die Krankenhäuser vor ein grundsätzliches Dilemma. Auf der einen Seite schmälern eigenmittelfinanzierte Investitionen zwangsläufig das Betriebsergebnis bis hin zum Verlustrisiko; dies gilt umso mehr, als die Fallpauschalen kalkulatorisch keine Investitionskosten enthalten. Auf der anderen Seite führt eine unzureichende Investitionsquote zu einer Überalterung und zu Substanzverzehr bei der baulich-technischen Infrastruktur der Krankenhäuser mit möglicherweise abträglichen Folgen für die Patientenversorgung.

In Zukunft wird der wirtschaftliche Druck auf die Krankenhäuser weiter zunehmen, vorhandene Kapazitäten abzubauen oder umzuwidmen, die Bettenzahlen zu reduzieren, die Verweildauern zu verkürzen und vollstationäre Leistungen durch andere Behandlungsformen zu ersetzen. Ein größerer Spezialisierungsgrad der Krankenhäuser, eine weitere Leistungsverdichtung, eine stärkere Konzentration von Krankenhausleistungen auf weniger Standorte sowie Einschränkungen bei der wohnortnahen Versorgung könnten mögliche Folgen dieser Entwicklung sein.

Der Trend zur Privatisierung in der stationären Versorgung wird sich weiter fortsetzen. Insbesondere bei schwierigen strukturellen und finanziellen Rahmenbedingungen dürfte die Bereitschaft von Krankenhausträgern im Non-Profit-Bereich steigen, ihre Häuser zu privatisieren, bzw. an private Klinikbetreiber zu veräußern. Gerade die privaten Klinikketten werden ihrerseits expandieren und weitere Einrichtungen anderer Trägergruppen übernehmen. Deswegen werden sie, zumindest gemessen an der Zahl der Betriebsstätten, ihre Marktführerschaft weiter ausbauen. Unter den größeren Krankenhäusern sind Einrichtungen in öffentlicher Trägerschaft weiter deutlich überrepräsentiert.

Gemessen etwa an den Betten- oder Fallzahlen werden öffentliche Krankenhäuser infolgedessen auf absehbarer Zeit die Marktführerschaft behalten. Der Versorgungsschwerpunkt der freigemeinnützigen Krankenhäuser wird nach wie vor die wohnortnahe Grund- und Regelversorgung bilden. Neben den Kosten und Leistungen wird die Qualität der Krankenhausbehandlung künftig eine noch größere Rolle spielen. Schon heute sind die Krankenhäuser gesetzlich verpflichtet, ein einrichtungsinternes Qualitätsmanagement einzuführen, jährlich Qualitätsberichte zu erstellen, sich an Maßnahmen der externen Qualitätssicherung zu beteiligen und zahlreiche Qualitätsrichtlinien einzuhalten. Auch bei der Krankenhausplanung und Krankenhausfinanzierung gewinnt die Qualität an Bedeutung. So können Krankenhäuser, die bei sogenannten „planungsrelevanten Qualitätsindikatoren" nicht nur vorübergehend und in einem erheblichen Maß unzureichende Qualität aufweisen, ganz oder teilweise nicht in den Krankenhausplan aufgenommen werden. Für definierte Leistungen oder Leistungsbereiche gibt es eine qualitätsabhängige Vergütung mit Zu- und Abschlägen für die Einhaltung bzw. Nicht-Einhaltung qualitätsbezogener Vorgaben. Darüber hinaus sind freiwillige Verfahren der Qualitätsbewertung und Zertifizierung im Krankenhaus weit verbreitet. Patientinnen- und Patienten-, Einweiserinnen und Einweiser- sowie Mitarbeiterinnen- und Mitarbeiterbefragungen gehören mittlerweile zum Standard in deutschen Krankenhäusern. Systematische Problem- und Prozessanalysen, Qualitätszirkel und Qualitätsverbesserungsprojekte kommen regelmäßig zum Einsatz. Ein systematisches klinisches Risikomanagement befindet sich vielerorts in der Einführung.

In Zukunft wird es darum gehen, die vorhandenen Ansätze im Sinne eines umfassenden Qualitätsmanagements systematisch weiter zu entwickeln, kontinuierlich vor allem im Sinne der Ergebnisqualität zu verbessern und intern wie extern zu integrieren. Das sektorübergreifende Qualitäts- und Fallmanagement bildet angesichts einer alternden Bevölkerung mit kontinuierlichem Behandlungsbedarf in unterschiedlichen Versorgungssegmenten eine zentrale Herausforderung der Gesundheitsversorgung. Angesichts der fortschreitenden Ökonomisierung im Krankenhaus dürften überdies Fragen der Bedarfsgerechtigkeit, der Mitarbeiter*innen- und Patient*innenorientierung der Versorgung künftig wieder verstärkt in den Fokus der gesundheitspolitischen Diskussion rücken.

Eine zentrale Herausforderung der nächsten Jahrzehnte bildet eine quantitativ wie qualitativ hinreichende Personalausstattung in den Krankenhäusern bzw. die Bekämpfung des Fachkräftemangels in den Gesundheitsberufen. Schon heute haben zahlreiche Krankenhäuser Stellenbesetzungsprobleme vor allem im Ärztlichen Dienst, Pflegedienst und Funktionsdienst (DKI 2016). Dafür zeichnen vor allem steigende Patientenzahlen infolge der demografischen

Entwicklung, zunehmende Personalvorgaben von Politik und Selbstverwaltung sowie die wachsende Konkurrenz der Gesundheitswirtschaft mit anderen Branchen um qualifizierten Nachwuchs verantwortlich. Ohne einen rechtzeitigen und gezielten Ausbau von Aus- und Weiterbildungskapazitäten sowie von Studienplätzen in den akademischen Gesundheitsberufen ist eine bedarfsgerechte Gesundheitsversorgung der Bevölkerung daher auf Dauer nicht mehr zu gewährleisten.

Der Trend, dass die Krankenhäuser neben dem traditionellen stationären Leistungsspektrum zusehends andere Leistungen anbieten, wird sich fortsetzen. Der Wettbewerb zwingt die Krankenhäuser dazu, ein attraktives Angebot vorzuhalten. Eine bessere Verzahnung von Versorgungsbereichen und Leistungsangeboten verbessern Qualität und Wirtschaftlichkeit. Das Krankenhaus der Zukunft wird sich zum regionalen Gesundheitszentrum entwickeln, das Versorgungsprozesse sektorübergreifend integriert und steuert. Neben der vollstationären Akutbehandlung wird es eine Reihe unterschiedlichster Gesundheitsleitungen „unter einem Dach" vorhalten, z. B. ambulante und stationäre Pflege, geriatrische und palliativmedizinische Versorgung, ambulante und teilstationäre Leistungen bis hin zu Angeboten der Gesundheitsberatung und Gesundheitsförderung. Eine in diesem Sinne integrierte Versorgung setzt voraus, dass die Sektorengrenzen zwischen ambulanter und stationärer Versorgung sozialrechtlich insgesamt durchlässiger gestaltet werden.

Literatur

Deutsche Krankenhausgesellschaft (2018a). *Bestandsaufnahme zur Krankenhausplanung und Investitionsfinanzierung in den Bundesländern.* Berlin: DKG.
Deutsche Krankenhausgesellschaft (2018b). *Zahlen, Daten, Fakten.* Berlin: DKG.
Deutsches Krankenhausinstitut (2000 ff.). *Krankenhaus Barometer.* Düsseldorf: DKI.
Dietz, O./Bofinger, W. (2018). *Krankenhausfinanzierungsgesetz, Bundespflegesatzverordnung und Folgerecht.* Wiesbaden: Kommunal- und Schulverlag.
Hauser, A. (Hrsg.) (2017). *Krankenhausrecht 2017.* Düsseldorf: DKV.
Institut für das Entgeltsystem im Krankenhaus (2019a). *Deutsche Kodierrichtlinien.* Siegburg: InEK.
Institut für das Entgeltsystem im Krankenhaus (2019b). *G-DRG German Diagnosis Related Groups.* Siegburg: InEK.
Leber, W.-D./Wasem, J. (2016). Ambulante Krankenhausleistungen. In: J. Klauber/M. Geraedts/J. Friedrich/J. Wasem (Hrsg.): *Krankenhausreport 2016.* Stuttgart: Schattauer, 3–28.
Niederfahrenhorst, H. (2015). *Krankenhausfinanzierungsrecht.* Berlin: Erich Schmidt.
Offermanns, M./Sowa, D./Kolb, T. (2012). *Krankenhaus und ambulante Versorgung.* Kulmbach: Baumann.
Simon, M. (2017). *Das Gesundheitssystem in Deutschland. Eine Einführung in Struktur und Funktionsweise.* 6. Auflage. Bern: Huber.

Statistisches Bundesamt (2016). *Diagnosedaten der Krankenhäuser. Fachserie 12, Reihe 6.3.* Wiesbaden: Destatis.

Statistisches Bundesamt (2017a). *Grunddaten der Krankenhäuser und Vorsorge- und Rehabilitationseinrichtungen. Fachserie 12, Reihe 6.1.* Wiesbaden: Destatis.

Statistisches Bundesamt (2017b). *Kostennachweis der Krankenhäuser. Fachserie 12, Reihe 6.2.* Wiesbaden: Destatis.

Regionale Variationen in der Versorgung

Verena Vogt und Hanna Ermann

Innerhalb des letzten Jahrzehnts wurden in Deutschland und anderen Industrienationen ausgeprägte regionale Variationen in der Versorgung dokumentiert. Diese lassen sich sowohl für die Inanspruchnahme von Versorgungsleistungen (wie z. B. Früherkennungsuntersuchungen), das Angebot der Versorgung (wie z. B. der Krankenhausbettendichte) als auch die Kosten der Gesundheitsversorgung finden. Ein Teil dieser Variationen lässt sich durch Unterschiede in der Morbidität und damit einem unterschiedlichen Bedarf nach Leistungen oder durch unterschiedliche Präferenzen der Patientinnen und Patienten erklären. Daneben können diese Variationen aber auch durch Unterschiede in den Einstellungen der Ärztinnen und Ärzte bzgl. der besten Behandlung oder Unsicherheiten bei der Diagnosestellung zustande kommen. Diese sogenannten „unwarranted oder ungerechtfertigten Variationen" liefern Anhaltspunkte, um Über-, Unter- und Fehlversorgung zu identifizieren und Handlungsbedarfe zur Verbesserung der Versorgung abzuleiten.

Der folgende Beitrag gibt einen Überblick über den aktuellen Stand der Forschung zu regionalen Variationen der Versorgung und deren Relevanz für das deutsche Gesundheitssystem. Es werden aktuelle Konzepte und Theorien in der Erforschung regionaler Variationen der Versorgung sowie mögliche Ursachen und Strategien zur Reduzierung der Variationen dargestellt.

1 Entwicklung der Forschung zu regionalen Variationen in der Versorgung

Bereits im Jahr 1938 machte Alison Glover auf ausgeprägte regionale Variationen in Tonsillektomie-Raten (Gaumenmandelentfernungen) bei Schulkindern zwischen den Bezirken in England aufmerksam (Glover 1938). Zum Zeitpunkt dieser Veröffentlichung fand dieses Thema jedoch nur wenig Beachtung in der Öffentlichkeit. Erst ca. 30 Jahre später wurde die Arbeit von John Wennberg und Alan Gittelsohn zu regionalen Variationen in der Versorgung in dem US-amerikanischen Bundesstaat Vermont veröffentlicht. Diese, bis heute mehr als 1000-mal zitierte Arbeit (vgl. *Web of Science*), gilt seitdem als Pionierarbeit auf dem Gebiet regionaler Variationen in der Versorgung. Wennberg und Gittelsohn haben in den US-amerikanischen Daten ebenfalls ausgeprägte regionale Variationen in den Tonsillektomie-Raten gefunden. So variierte der Anteil der Kinder, denen bis zum 20. Lebensjahr die Mandeln entfernt wurden, zwischen

19 % in der Region mit der niedrigsten Rate und mehr als 66 % in der Region mit der höchsten Rate (Wennberg/Gittelsohn 1973). Auch für andere häufige chirurgische Prozeduren wie Appendektomien oder Prostatektomien dokumentierten die Autoren ausgeprägte regionale Unterschiede. Diese Unterschiede blieben auch nach Kontrolle für die unterschiedliche Altersstruktur in den Regionen bestehen.

Da die medizinische Versorgung innerhalb dieser Regionen größtenteils von den Ärzt*innen vor Ort erbracht wird, schlussfolgerten die Autoren, dass die beobachteten kleinräumigen Variationen auf Unterschiede in den medizinischen Handlungspraktiken (*practice style*) der Ärzt*innen zurückzuführen sind (Wennberg/Gittelsohn 1973). Diese Unterschiede gehen laut den Autoren auf das Fehlen an verlässlicher Evidenz und Unsicherheiten über die Effektivität der entsprechenden Versorgungsleistung zurück. Seit dieser Veröffentlichung hat das in Dartmouth ansässige Team um John Wennberg eine Vielzahl weiterer Untersuchungen zu regionalen Variationen in der Versorgung auf Basis der *Medicare*-Daten für die über 65-jährige Bevölkerung im US-amerikanischen Raum durchgeführt. Die Ergebnisse werden mit dem *Dartmouth Atlas of Health Care* (www.dartmouthatlas.org) der Öffentlichkeit zugänglich gemacht.

Inspiriert durch die Studien des Teams um John Wennberg wurden auch in anderen Ländern regionale Variationen in der Gesundheitsversorgung analysiert, um Hinweise auf Verbesserungsbedarf der medizinischen Versorgung zu generieren. Der Großteil der Literatur zu regionalen Variationen in der Versorgung fokussiert dabei auf Variationen in den Operationshäufigkeiten. Ein Bericht der OECD (2014) liefert einen Überblick über regionale Variationen in 13 Ländern, darunter Australien, Frankreich, Kanada, Italien und Deutschland. Der Bericht weist auf erhebliche regionale Variationen für jede der ausgewählten Prozeduren hin. Die deutlichsten Unterschiede finden sich bei kardiologischen Prozeduren wie der koronaren Bypass-Operation (Überbrückung verengter Herzkranzgefäße) oder der perkutanen transluminalen Koronarangioplastie (Erweiterung verengter Herzkranzgefäße). Auffällig ist, dass die beobachteten Unterschiede innerhalb der Länder häufig größer sind als die Unterschiede zwischen den Ländern.

Auch in Deutschland gibt es Portale, die Informationen zu regionalen Variationen der Versorgung bereitstellen. Zu nennen sind hier insbesondere die „Faktenchecks Gesundheit" der Bertelsmann Stiftung und der Versorgungsatlas (www.versorgungsatlas.de) des Zentralinstituts für die kassenärztliche Versorgung. Die Faktenchecks Gesundheit wurden mittlerweile für neun chirurgische Prozeduren wie die Kaiserschnittentbindung, die Entfernung der Prostata oder Knieoperationen veröffentlicht (Grote-Westrick et al. 2015). Die größten regionalen Unterschiede treten dabei für die Tonsillektomien auf. So wurden in Deutschland in den Jahren 2010 bis 2012 zwischen 13 und 107 Tonsillektomien pro 10.000 Kindern und Jugendlichen durchgeführt. Die Raten unterscheiden sich zwischen den Kreisen damit um bis zu dem Achtfachen (Grote-Westrick et al. 2015).

2 Eine Typologie zur Untersuchung regionaler Variationen in der Versorgung

Die meisten vorliegenden Studien zu regionalen Variationen in der Versorgung befassen sich mit der Inanspruchnahme medizinischer Prozeduren. Einen wesentlichen Stellenwert in der Erforschung der Variationen nimmt dabei die Differenzierung in gerechtfertigte (*warranted*) und ungerechtfertigte (*unwarranted*) Variationen ein. Ungerechtfertigte Variationen sind, im Gegensatz zu gerechtfertigten Variationen, nicht durch Unterschiede in der Morbidität, dem Bedarf nach medizinischen Leistungen oder den Präferenzen der Patient*innen zu erklären (Wennberg 2002). Diese ungerechtfertigten Variationen liefern Hinweise auf Über-, Unter- und Fehlversorgung und sind daher ein wichtiger Ansatzpunkt, um Verbesserungspotenzial in der Versorgung aufzudecken.

Um Versorgungsleistungen für die Untersuchungen von Variationen in der Versorgung einzuordnen und die Ursachen von Unterschieden in der Versorgungspraxis zu identifizieren (und ungerechtfertigte von gerechtfertigten Variationen zu differenzieren), haben sich die folgenden drei Kategorien etabliert (vgl. Wennberg/Fisher/Skinner 2002):

- Effektive Versorgung (*effective care*),
- präferenzsensitive Versorgung (*preference-sensitive care*) und
- angebotssensitive Versorgung (*supply-sensitive care*).

Die Einordnung basiert auf der jeweils unterschiedlichen Bedeutung von medizinischer Theorie (bzw. wissenschafts- und erkenntnistheoretischen Grundlagen der Medizin), Evidenz, dem Angebot an Versorgung und den Präferenzen der Patientinnen und Patienten für die Wahl bzw. Inanspruchnahme einer Versorgungsleistung (vgl. Tabelle 1).

Tabelle 1: Kategorien medizinischer Versorgungsleistungen

	Beeinflussende Faktoren der Inanspruchnahme			
	Medizinische Theorie	Medizinische Evidenz	Versorgungsangebot (pro Kopf)	Patientenpräferenz
Effektive Versorgung	stark	stark	schwach	schwach
Präferenzsensitive Versorgung	stark	variabel	variabel	stark
Angebotssensitive Versorgung	schwach	schwach	stark	variabel

vgl. Wennberg 2002, eigene Übersetzung

2.1 Effektive Versorgung

Unter der Kategorie „effektive Versorgungsleistungen" sind Leistungen zusammengefasst, die sowohl in der medizinischen Theorie als auch durch die Evidenz eindeutig als effektiv bzw. richtige Wahl ausgewiesen sind. Dementsprechend sollten alle Erkrankten mit einer entsprechenden klinischen Indikation diese Leistungen erhalten.

Als evidenzbasiert gilt eine Versorgungsleistung, wenn sich die Effektivität der Leistung in qualitativ hochwertigen Studien wie z. B. in Metaanalysen oder systematischen Übersichten von randomisierten kontrollierten Studien erwiesen hat. Hierzu zählen z. B. Leistungen wie regelmäßige Untersuchungen der Augen für Diabeteserkrankte (Bundesärztekammer (BÄK), Kassenärztliche Bundesvereinigung (KBV), Arbeitsgemeinschaft der Wissenschaftlichen Medizinischen Fachgesellschaften [AWMF] 2015), die Gabe von ACE-Hemmern bei systolischer Herzinsuffizienz/Linksherzinsuffizienz (AWMF 2017), aber auch Krebsfrüherkennungsuntersuchungen für z. B. Darm-, oder Gebärmutterhalskrebs (Atkin et al. 2010; IARC Working Group on the Evaluation of Cancer-Preventive Strategies 2005). Das Versorgungsangebot und die Präferenz der Patient*innen spielen bei der effektiven Versorgung nur eine untergeordnete Rolle.

In der Kategorie der effektiven Versorgung sollten theoretisch also nur geringe regionale Variationen vorliegen, da hier die Unsicherheiten über die richtige Behandlungsentscheidung gering sind (Wennberg 2010). Dennoch zeigen sich auch bei Leistungen in der Kategorie der effektiven Versorgung, wie zum Beispiel der leitliniengerechten Pharmakotherapie von Patientinnen und Patienten mit Linksherzinsuffizienz, regionale Variationen. Der Anteil der Erkrankten, die eine leitliniengerechte Therapie mit ACE-Hemmern bzw. AT1-Antagonisten erhalten, schwankt auf Bundeslandebene zwischen 70,1 und 82,7 % (Riens/Bätzing-Feigenbaum 2014). Auch bezüglich der Krebsfrüherkennungsuntersuchungen zeigen sich regionale Variationen. Der Anteil der zur Inanspruchnahme berechtigten Bevölkerung, der pro Jahr im Durchschnitt an der Koloskopie (Früherkennungsuntersuchung für Darmkrebs) teilgenommen hat, schwankt zwischen 0,5 % und 3,2 %. Der Anteil der Frauen, die am Screening für Gebärmutterhalskrebs teilgenommen haben, variiert zwischen 24 % und 56 % (Vogt/Siegel/Sundmacher 2014).

Da in der Kategorie der effektiven Versorgung theoretisch alle Erkrankten mit der entsprechenden Indikation die Leistung erhalten sollten, sind regionale Variationen bei diesen Versorgungsleistungen ein Indiz für ungerechtfertigte Variationen und tendenziell als Unterversorgung einzuordnen (Wennberg 2010). Mögliche Ursachen für diese beobachteten regionalen Variationen in der effektiven Versorgung sind z. B. Unterschiede in der Infrastruktur, unterschiedliche Arzneimittelbudgets der Ärzt*innen oder Unterschiede im Marketing der Pharmaindustrie (Riens/Bätzing-Feigenbaum 2014). Aber auch Unterschiede in der Organisation und Koordination der Versorgung können regionale Variationen der effektiven Versorgungsleistungen erklären. So zeigt sich eine geringere Unterversorgung insbesondere in solchen Regionen, in denen weniger Ärzt*innen an der Koordination der Versorgung der chronisch Erkrankten beteiligt sind. Auch in Regionen mit einer höheren Quote an Hausärzt*innen im Vergleich zu den Fachärzt*innen ist die Unterversorgung geringer (Wennberg 2010).

2.2 Präferenzsensitive Versorgung

Als präferenzsensitiv werden Versorgungsleistungen bezeichnet, bei denen sich mindestens zwei alternative Behandlungsstrategien mit unterschiedlichem Nutzen und Schaden für die Betroffenen ergeben. Die letztendliche Behandlungsentscheidung bei diesen Versorgungsleistungen stellt im Optimalfall das Ergebnis eines Abwägungsprozesses der Erkrankten zwischen verschiedenen Behandlungsstrategien dar. Die Entscheidung für oder gegen eine bestimmte Alternative sollte also im Rahmen einer partizipativen Entscheidungsfindung (*shared decision making*) und im Einklang mit den Interessen der informierten Patientinnen und Patienten gefällt werden (O'Connor/Llewellyn-Thomas/Barry Flood 2004). Regionale Variationen, die aufgrund unterschiedlicher Präferenzen zustande kommen, sind bei diesen Versorgungsleistungen gerechtfertigt.

Ein Beispiel für präferenzsensitive Leistungen sind operative Eingriffe bei einer symptomatischen stabilen koronaren Herzkrankheit. Hier können die Betroffenen entscheiden, ob im Falle einer Verengung der Herzkranzgefäße ein Stent eingesetzt oder ein Bypass gelegt werden soll. Die Entscheidung für oder gegen eine dieser Behandlungsalternativen hängt von der Präferenz der Erkrankten hinsichtlich der Beschwerdelinderung ab (Ärztliches Zentrum für Qualität in der Medizin [ÄZQ] 2016). Eine von der Bertelsmann Stiftung veröffentlichte Analyse der standardisierten Raten der Bypass-Operationen zeigt, dass diese auf Kreisebene im Durchschnitt in den Jahren 2010 bis 2012 zwischen fünf und 26 Operationen pro 10.000 Einwohnerinnen und Einwohnern schwanken (Grote-Westrick et al. 2015). Diese Variationen lassen sich nicht mit den regionalen Unterschieden in der Prävalenz der koronaren Herzkrankheit erklären.

Aufgrund der methodischen Herausforderungen, die mit der Erforschung der Ursachen der regionalen Variationen verbunden sind, lässt sich noch nicht abschließend festhalten, wie die unterschiedlichen regionalen Muster in den präferenzsensitiven Leistungen zu erklären sind. So bleibt offen, ob diese Unterschiede tatsächlich allein auf die unterschiedlichen Präferenzen der Erkrankten zurückzuführen sind oder sogenannte „ungerechtfertigte Variationen" darstellen. Als Erklärung für die beobachteten Variationen werden, neben den Präferenzen, auch Faktoren auf der Angebotsseite in Betracht gezogen. Mögliche Erklärungsansätze gehen etwa davon aus, dass eine unterschiedliche Tendenz zur Spezialisierung der Ärztinnen und Ärzte für spezifische Prozeduren mit regionalen Unterschieden in der Inanspruchnahme einhergeht (Wennberg 2010). Daneben kann das Fehlen von Leitlinien dazu führen, dass sich in den Regionen unterschiedliche „Faustregeln" für die Durchführung einer bestimmten Prozedur etabliert haben (Skinner 2012). Aufgrund der hohen dokumentierten regionalen Variationen der präferenzsensitiven Leistungen gehen die Forscher*innen aktuell davon aus, dass vermutlich eine Kombination verschiedener Wirkfaktoren auf Angebots- und Nachfrageseite die beobachteten Variationen bedingt (Skinner 2012).

2.3 Angebotssensitive Versorgung

Unter die Kategorie „angebotssensitive Versorgung" fallen Leistungen, für die es keine eindeutige Empfehlung aus der medizinischen Theorie oder Evidenz gibt. Dies betrifft zum Beispiel die Häufigkeit oder das optimale Intervall, mit der Ärzt*innen zum Monitoring einer chronischen Erkrankung aufgesucht werden sollen. Aber auch die Wahl des Versorgungssektors, wie z. B. die Verlegung auf eine Intensivstation, ist häufig nicht durch medizinische Theorie oder Evidenz begründbar. Der Kategorie der angebotssensitiven Versorgungsleistungen liegt die Überlegung zugrunde, dass diese Versorgungsleistungen durch das Angebot induziert werden können. Demnach nutzen die Ärzt*innen die Informationsasymmetrien im Gesundheitswesen aus, um eine erhöhte Nachfrage zu generieren (Rochaix 1989). Die Betroffenen hätten die Leistung also nicht nachgefragt, wenn Sie umfassend über ihren Gesundheitszustand sowie alle Diagnose- und Therapiealternativen informiert gewesen wären.

Wennberg et al. (2002) haben die Kategorie der angebotssensitiven Versorgung eingeführt, da ein starker Zusammenhang zwischen der Versorgungsdichte (insbesondere des fachärztlichen Personals und der Krankenhausbetten) und Verlegungen auf die Intensivstation von Patient*innen am Lebensende beobachtet wurde. So wurden 41 % der regionalen Variationen in der Versorgungsintensität am Ende des Lebens durch die vorhandene Angebotsstruktur erklärt (Wennberg et al. 2002). Auch in Deutschland zeigen sich regionale Variationen im Bereich der potenziell angebotssensitiven Leistungen, wie der Inanspruchnahme ambulanter Versorgung. So variiert die Inanspruchnahme der hausärztlichen Versorgung um mehr als 30 % zwischen den Regionen mit der niedrigsten und der höchsten Inanspruchnahme. Darüber hinaus zeigt sich eine positive Korrelation zwischen dem Versorgungsangebot (bzw. der Dichte der hausärztlichen Versorgung) und der Inanspruchnahme: mit zunehmender Versorgungsdichte steigt die Inanspruchnahme der hausärztlichen Versorgung signifikant an (Kopetsch/Schmitz 2014).

Aus der Beobachtung eines Zusammenhangs zwischen Angebot und Nachfrage lässt sich jedoch die These der angebotsinduzierten Nachfrage noch nicht empirisch belegen. Neben einer angebotsinduzierten Nachfrage könnte der beobachtete Zusammenhang beispielsweise auch auf einen verbesserten Zugang zur Versorgung in den Regionen mit höherer Versorgungsdichte zurückzuführen sein. Der Frage, ob Variationen in der Inanspruchnahme durch angebotssensitive bzw. angebotsinduzierte Leistungen erklärt werden können, haben sich in den letzten Jahren daher einige gesundheitsökonomische Studien gewidmet. Bisher gibt es jedoch noch keine eindeutige Evidenzlage, die die These der angebotsinduzierten Nachfrage belegt.

3 Strategien zur Reduktion der ungerechtfertigten Variation

Ungerechtfertigte Variationen in der Versorgung können sich negativ auf den Zugang zur Gesundheitsversorgung, die gesundheitlichen Outcomes und die effiziente Nutzung der Ressourcen auswirken (Skinner 2012). Daher sollte der Reduktion der ungerechtfertigten Variation ein zentraler Stellenwert zukommen. Die Analyse regionaler Variationen in der Versorgung kann dazu beitragen, Faktoren zu identifizieren, die adressiert werden müssen, um die ungerechtfertigten Variationen zu reduzieren. Eine zentrale Herausforderung ist dabei die Differenzierung zwischen gerechtfertigter und ungerechtfertigter Variation. Während bei den effektiven Versorgungsleistungen regionale Variationen häufig auf Unterversorgung hindeuten, da diese Leistungen theoretisch bei allen Patient*innen mit der entsprechenden Indikation gerechtfertigt sind, ergibt sich für präferenz- und angebotssensitive Versorgungsleistungen ein weniger eindeutiges Bild. Hier sind aufgrund der fehlenden Evidenz die idealen, „richtigen" Werte nicht bekannt und können damit nicht als potenzielle Referenzwerte für eine Einordnung in „gerechtfertigt" und „ungerechtfertigt" herangezogen werden. Variationen, die aufgrund unterschiedlicher Präferenzen oder Bedarfen der Patient*innen entstehen, werden ebenfalls als gerechtfertigt betrachtet und bedürfen keiner Intervention. Lediglich die Variationen, die mit negativen Konsequenzen für die Gesundheitsversorgung einhergehen, sollten durch Interventionen adressiert werden.

Mögliche Strategien zur Reduktion der ungerechtfertigten Variationen können sowohl auf der Makroebene des Gesundheitssystems als auch auf der Mikro-Ebene an der Arzt-Patient-Beziehung ansetzen. Interventionen auf der *Makroebene* können zum Beispiel anhand von Regulierungs- und Bedarfsplanungsmechanismen möglicherweise vorhandene Über- oder Unterkapazitäten des Versorgungsangebots abbauen. Oder sie können anhand von finanziellen Ansätzen wie der Modifikation des Leistungskataloges oder der Optimierung von Vergütungsmechanismen (z. B. über *Pay-for-Performance*-Modelle), die Aktivitäten der Leistungsanbieter beeinflussen. Diese Mechanismen sind jedoch häufig mit komplexen Änderungen der rechtlichen und organisatorischen Rahmenbedingungen des Gesundheitssystems verbunden. Zudem können sie mit nicht beabsichtigten und nur schwer vorhersehbaren Nebeneffekten einhergehen (McCulloch et al. 2013).

Auf der *Mikro-Ebene* wird, neben der Bereitstellung von klinischen Leitlinien (Reames/Shubeck/Birkmeyer 2014), vor allem die Förderung partizipativer Entscheidungsfindung und die Bereitstellung von Patienteninformationen als eine vielversprechende Strategie zur Reduktion der ungerechtfertigten Variationen betrachtet. Zahlreiche randomisierte kontrollierte Studien konnten nachweisen, dass über klinische Entscheidungshilfen die Überversorgung mit Prozeduren, welche die Patient*innen nach umfassender Aufklärung nicht nachgefragt hätten, reduziert werden kann (O'Connor/Llewellyn-Thomas/ Barry Flood 2004).

Auch wenn in Deutschland bereits erste Ansätze zur Förderung der patientenorientierten Entscheidungsfindung existieren (wie z. B. die Entscheidungshilfen zu Krebsfrüherkennungsuntersuchungen des G-BA), ist die Umsetzung dieser Ansätze im klinischen Alltag noch kaum etabliert (Braun/Klemperer 2015). Mögliche Interventionen sollten insbesondere an der Verbesserung der Kommunikation zwischen dem ärztlichen Personal und den Betroffenen sowie der Bereitstellung von evidenzbasierten und laienverständlichen Informationen für die Betroffenen ansetzen (Härter et al. 2017).

Literatur

Ärztliches Zentrum für Qualität in der Medizin (2016). *Entscheidungshilfe für Patientinnen und Patienten. Verengte Herzkranzgefäße: Stent oder Bypass?* Verfügbar unter www.leitlinien.de/mdb/downloads/nvl/khk/khk-4aufl-vers1-eh3.pdf (Zugriff am 28.02.2019).

Atkin, W. S./Edwards, R./Kralj-Hans, I./Wooldrage, K./Hart, A. R./Northover, J. M. A. et al. (2010). Once-only flexible sigmoidoscopy screening in prevention of colorectal cancer: a multicentre randomised controlled trial. *The Lancet, 375*(9726), 1624–1633.

Braun, B./Klemperer, D. (2015). Patientenorientierung ernst nehmen. *Public Health Forum, 23*(1), 17–18.

Bundesärztekammer (BÄK)/Kassenärztliche Bundesvereinigung (KBV)/Arbeitsgemeinschaft der Wissenschaftlichen Medizinischen Fachgesellschaften (2015). *Nationale Versorgungsleitlinie Prävention und Therapie von Netzhautkomplikationen bei Diabetes.* Kurzfassung. 2. Auflage. Version 2. 2015. Verfügbar unter www.netzhautkomplikationen.versorgungsleitlinien.de (Zugriff am 02.02.2019).

Bundesärztekammer (BÄK)/Kassenärztliche Bundesvereinigung (KBV)/Arbeitsgemeinschaft der Wissenschaftlichen Medizinischen Fachgesellschaften (2017). *Nationale VersorgungsLeitlinie Chronische Herzinsuffizienz.* Kurzfassung. 2. Auflage. Version 2. 2017. Verfügbar unter www.herzinsuffizienz.versorgungsleitlinien.de (Zugriff am 02.02.2019).

Glover, J. A. (1938). The incidence of tonsillectomy in school children. *Proceedings of the Royal Society of Medicine, 31*, 1219–1236.

Grote-Westrick, M./Zich, K./Schwenk, U./Nolting, H.-D./Deckenbach, B./Schiffhorst, G. (2015). *Faktencheck Gesundheit. Regionale Unterschiede in der Gesundheitsversorgung im Zeitvergleich.* Gütersloh: Bertelsmann-Stiftung.

Härter, M./Dirmaier, J./Scholl, I./Donner-Banzhoff, N./Dierks, M.-L./Eich, W. et al. (2017). The long way of implementing patient-centered care and shared decision making in Germany. *Zeitschrift für Evidenz, Fortbildung und Qualität im Gesundheitswesen, 123–124,* 46–51.

IARC Working Group on the Evaluation of Cancer-Preventive Strategies (2005). *Cervix cancer screening. IARC Handbooks of Cancer Prevention* (vol. 10). Lyon: IARC Press.

Kopetsch, T./Schmitz, H. (2014). Regional Variation in the Utilisation of Ambulatory Services in Germany. *Health Economics, 23,* 1481–1492.

McCulloch, P./Nagendran, M./Capbell, W. B./Price, A./Jani, A./Birkmeyer, J. D. et al. (2013). Strategies to reduce variation in the use of surgery. *The Lancet, 382*(9898), 1130–1139.

O'Connor, A. M./Llewellyn-Thomas, H. A./Barry Flood, A. (2004). Modifying Unwarranted Variations. Health Care: Shared Decision Making Using Patient Decision Aids. *Health Affairs, 32* (Suppl. 2), 63–72.

OECD. (2014). *Geographic Variations in Health Care: What Do We Know and What Can Be Done to Improve Health System Performance? OECD Health Policy Studies.* Verfügbar unter https://doi.org/10.1787/9789264216594-en (Zugriff am 05.02.2019).

Reames, B. N./Shubeck, S. P./Birkmeyer, J. D. (2014). Strategies for reducing regional variation in the use of surgery: a systematic review. *Annals of Surgery, 259*(4), 616–627.

Riens, B./Bätzing-Feigenbaum, J. (2014). *Leitliniengerechte Therapie bei Herzinsuffizienz.* Verfügbar unter www.versorgungsatlas.de/fileadmin/pdf/Bericht_Herzinsuffizienz_20140516.pdf (Zugriff am 07.02.2019).

Rochaix, L. (1989). Information asymmetry and search in the market for physicians' services. *Journal of Health Economics, 1989*(8), 53–84.

Skinner, J. S. (2012). Causes and consequences of regional variation in health care. In: M. V. Pauly/T. G. McGuire/P. P. Barros (Hrsg.): *Handbook of health economics*. 2. Auflage. Amsterdam: Elsevier, 46–94.
Vogt, V./Siegel, M./Sundmacher, L. (2014). Examining regional variation in the use of cancer screening in Germany. *Social Science & Medicine, 110,* 74–80.
Wennberg, J. E. (2002). Unwarranted variations in healthcare delivery: implications for academic medical centres. *British Medical Journal, 325,* 961–964.
Wennberg, J. E. (2010). *Tracking medicine: A researcher's quest to understand health care.* Oxford: Oxford University Press.
Wennberg, J. E./Fisher, E. S./Skinner, J. S. (2002). Geography and The Debate Over Medicare Reform. *Health Affairs, 21* (Suppl. 1), 96–114.
Wennberg, J. E./Gittelsohn, A. (1973). Small Area Variations in Health Care Delivery: A population-based health information system can guide planning and regulatory decision-making. *Science, 182*(4117), 1102–1108.

Öffentlicher Gesundheitsdienst

Joseph Kuhn und Manfred Wildner

Der öffentliche Gesundheitsdienst (ÖGD) hat historisch gesehen Public-Health-Wurzeln, d. h. eine Orientierung auf die Bevölkerung, die Lebensverhältnisse und darunter insbesondere auch auf die sozialen Verhältnisse. Damit einher ging lange auch eine enge Anbindung an den jeweiligen Stand der wissenschaftlichen Diskussion. Durch die Diskreditierung bevölkerungsmedizinischen Denkens im Gefolge der nationalsozialistischen Medizinverbrechen sowie den in der Bundesrepublik dominierenden Ausbau der kassenfinanzierten Kuration verlor der öffentliche Gesundheitsdienst in der Nachkriegszeit an Bedeutung. Auch seitens der Wissenschaft wurde der ÖGD kaum mehr als Partner wahrgenommen. Der Aufbau der Public-Health-Einrichtungen an den Hochschulen seit den 1980er Jahren beispielsweise blieb für den ÖGD weitgehend folgenlos. Seit einigen Jahren zeichnet sich jedoch eine Wiederannährung von Public Health und öffentlichem Gesundheitsdienst ab.

1 Öffentliche Gesundheit als Aufgabe des Staates

Der öffentliche Gesundheitsdienst (ÖGD) als institutionalisierte Form staatlicher Verantwortung für die Gesundheit der Bevölkerung ist eine neuzeitliche Erscheinung. Zwar lassen sich medizinhistorisch Regelungen für die Gesundheitsberufe, Vorkehrungen zur Seuchenbekämpfung oder städtische Maßnahmen zur Krankenversorgung weit zurückverfolgen, aber ein systematisches Interesse an der Gesundheit der Bevölkerung hat sich erst im späten Merkantilismus herausgebildet. Die Wahrnehmung der Gesundheit der Bevölkerung als Grundlage des Reichtums und der militärischen Kraft eines Landes und die Entstehung des modernen Territorialstaats mit der Ablösung persönlicher Herrschaftsbeziehungen durch eine bürokratische Verwaltungsstruktur im 18. und 19. Jahrhundert bilden den historischen Boden staatlicher Gesundheitsverwaltung (Flügel 2012).

Exemplarisch für den damit verbundenen Bewusstseinswandel sind die damaligen Abhandlungen zur „medicinischen Polizey", also der Medizinalverwaltung. Sie zeichnen bereits ein Bild umfassender staatlicher Zuständigkeit, das hippokratische Traditionen über die Einflüsse auf die Gesundheit durch die Umwelt (*De aere aquis locis*) aufnimmt und bis zu den sozialen Lebensumständen der Bevölkerung weiterführt. Der öffentliche Gesundheitsdienst hat hier seine grundlegenden thematischen Prägungen erfahren. Die Themenfelder, die beispielsweise das vielzitierte sechsbändige „System einer vollständigen medicinischen Polizey" von Johann Peter Frank anspricht, z. B. Gesundheitshilfen rund um die Geburt, Ernährung, gesundes Bauen oder Wohnungshygiene, finden sich bis heute in den Aufgabenkatalogen des öffentlichen Gesundheitsdienstes. Health in all Policies hat eine lange Geschichte.

Abbildung. 1: Johann Peter Frank, Titelblatt des ersten Bandes des „Systems einer vollständigen medicinischen Policey"

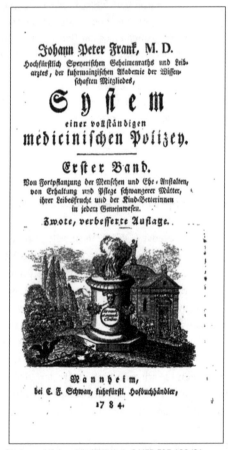

Quelle: Niedersächsische Staats- und Universitätsbibliothek, 8 MED FOR 138/21

Staatliche oder kommunale Gesundheitsämter gab es im 19. Jahrhundert allerdings noch nicht. Die in der Medizinalverwaltung tätigen Stadt- bzw. Kreisärzte waren überwiegend niedergelassene Ärzte.[12] Der Schutz der öffentlichen Gesundheit war eher eine Nebentätigkeit, für die sie auch nur über begrenzte Durchsetzungsbefugnisse verfügten (Labisch/Tennstedt 1985). Während die staatlichen Kreisärzte vor allem Aufgaben der Sanitätsaufsicht wahrnahmen, kam es in den Städten in der zweiten Hälfte des 19. Jahrhunderts, bedingt durch die mit der Industrialisierung einhergehenden Gesundheitsprobleme, zu einer Vielfalt gesundheitsfürsorgerischer Aktivitäten, z. B. in der Säuglingsfürsorge oder der Schulgesundheitspflege, die zunächst in starkem Maße von Vereinen und Verbänden getragen wurden. Die Vielfalt und Heterogenität dieser Aktivitäten hat zur Anstellung koordinierender Stadtärzte geführt, die häufig auch kreisärztliche Aufgaben wahrnehmen (Labisch/Tennstedt 1985). Für die Kreisärzte selbst brachte in Preußen das Kreisarztgesetz 1899 erweiterte Zuständigkeiten und eine Neuregelung der Dienststellung, auch im Verhältnis zu den niedergelassenen Ärzten.

In der ersten Hälfte des 20. Jahrhunderts war damit eine Parallelstruktur staatlichen und kommunalen Gesundheitswesens auf der Kreisebene entstanden. Angesichts der durch die prekären hygienischen Verhältnisse wie der Fortschritte in der Bakteriologie gleichermaßen gestiegenen Ansprüche an die Seuchenbekämpfung wurden zudem um die Jahrhundertwende auf der mittleren Verwaltungsebene Medizinaluntersuchungsämter unter der Leitung von Kreisärzten und Medizinaluntersuchungsstellen unter der Leitung von Kreisassistenzärzten eingerichtet (Labisch/Tennstedt 1985). In diesen Entwicklungen spiegelt sich auch die damals enge Verbindung zwischen bevölkerungsmedizinischer Praxis und den entsprechenden Wissenschaften wider, zunächst der Bakteriologie, dann der Sozialhygiene, später allerdings auch der pseudowissenschaftlichen Rassenhygiene.

Nach dem ersten Weltkrieg stand die Strukturreform des öffentlichen Gesundheitswesens mehr oder weniger permanent auf der Tagesordnung. Moniert wurde ein „Dualismus" staatlicher und kommunaler Ärzte, der zu Abstimmungsproblemen und Doppelarbeit führe. Labisch und Tennstedt (1985) dokumentieren exemplarisch die „Vorschläge zur Reform des öffentlichen Gesundheitswesens" von Gustav Bundt (u. a. Mitglied des Preußischen Landesgesundheitsrates und Vorsitzender des Deutschen und Preußischen Medizinalbeamtenvereins) und Nathanael Wollenweber (u. a. Vorstandsmitglied des Preußischen Medizinalbeamtenvereins) aus dem Jahr 1932. Sie sahen die Einrichtung eines Gesundheitsamtes unter Leitung eines Kreisarztes in jedem Kreis vor, das Aufgehen kommunaler Gesundheitsämter in dieser Struktur, die Beiordnung der Kreisärzte zum Landrat bzw. Oberbürgermeister, die Übernahme

---

12 Die männliche Schreibweise ist hier beabsichtigt. Frauen in der Medizinalverwaltung gab es damals nicht.

der kommunalen Gesundheitseinrichtungen in die Gesundheitsämter, eine starke Rolle von gutachterlichen Funktionen (für die Landgerichte und Versicherungsträger), die Einrichtung von Landesgesundheitsämtern auf Provinzialebene und die Einrichtung eines Staatsgesundheitsamtes als Organ eines noch zu schaffenden Gesundheitsministeriums. Die Wiedergewinnung „der Staatshoheit auf dem Gebiet des ganzen öffentlichen Gesundheitswesens" war explizit eines der Reformziele (Bundt, zitiert nach Labisch/Tennstedt 1985, 112).

Die Umsetzung dieser Strukturreformen mit der flächendeckenden Einrichtung von Gesundheitsämtern ist jedoch erst mit dem Gesetz zur Vereinheitlichung des Gesundheitswesens 1934 unter nationalsozialistischen Vorzeichen erfolgt. Die Gesundheitsämter wurden darin von Anfang an in die Umsetzung der nationalsozialistischen Rassenpolitik eingebunden und waren nach der Zweiten Durchführungsverordnung explizit zur Zusammenarbeit mit den gesundheitlichen Einrichtungen der NSDAP verpflichtet. Im Zusammenwirken mit dem „Gesetz zur Verhütung erbkranken Nachwuchses" von 1933 und dem „Gesetz zum Schutz der Erbgesundheit des deutschen Volkes" von 1935 wurde Bevölkerungsgesundheit biologistisch auf den gesunden Volkskörper reduziert. Die Gesundheitsämter waren auf dieser Grundlage aktiv an hunderttausenden Zwangssterilisationen und dem Mord an schätzungsweise 300.000 Behinderten beteiligt (siehe dazu z. B. Donhauser 2007; Schleiermacher 2017 sowie die materialreiche Studie zum Gesundheitsamt München von Christians 2013). Das Vereinheitlichungsgesetz galt nach dem Krieg in der Bundesrepublik weiter und wurde erst ab den 1980er Jahren schrittweise durch Ländergesetze ersetzt, zuletzt 2007 in Hessen.[13] Als Bundesrecht wurde es am 14. August 2006 ohne öffentliche Resonanz aufgehoben (Kuhn/Wildner/Zapf 2012).

Die Beteiligung der Gesundheitsämter an den Medizinverbrechen im Nationalsozialismus ist nur zögerlich und sehr spät aufgearbeitet worden (Donhauser 2007). Nach dem Krieg war man vielmehr um die Verdrängung dieses Kapitels des öffentlichen Gesundheitsdienstes bemüht. Fritz Pürckhauer, Vorsitzender des Bundes der Deutschen Medizinalbeamten, schrieb beispielsweise 1954:

> „Zum Glück für die spätere Zeit wurde das GA. nur wenig in die Politik des Dritten Reiches und gar nicht in den verbrecherischen Teil derselben hineingezogen."
> (Pürckhauer 1954/55, 281)

Er argumentiert im Anschluss an diesen wider besseres Wissen geschriebenen Satz wie damals so häufig, dass man sich natürlich „nicht dem Dienst des Regimes entziehen" konnte, aber „die Gesundheitsämter bei den Unfruchtbarma-

---

13 Auf die Entwicklung des Gesundheitswesens in der DDR kann hier nicht eingegangen werden. Siehe dazu z. B. Schagen und Schleiermacher (2004).

chungen, an denen sie mitwirkten, sich streng an das Gesetz hielten". Vorwürfe gegenüber den Gesundheitsämtern kämen von Leuten, „denen aus irgendeinem Grund eine Ablehnung eines Wunsches im Gesundheitsamt zuteil geworden war" und die nun „ihre Aversion gegen den Amtsarzt" abreagierten (Pürckhauer 1954/55, 281 f.), eine nachträgliche Verunglimpfung der Opfer.

Die Rolle der Gesundheitsämter im Nationalsozialismus hatte erhebliche Folgen für das Selbstverständnis, die Zuständigkeiten und die organisatorische Verfasstheit des öffentlichen Gesundheitsdienstes in der Nachkriegszeit. Die Gesundheitsämter wurden in vielen Bundesländern auch vor diesem Hintergrund kommunalisiert, um den Durchgriff des Staates zu erschweren, und es kam zu einem partiellen Rückzug der Gesundheitsämter aus der Bevölkerungsgesundheit, einschließlich einer Auflösung der traditionell engen Verbindung zwischen den Gesundheitsämtern und den bevölkerungsmedizinisch relevanten Wissenschaften. Traditionelle Aufgaben wie das Impfen oder die Mütterberatung wurden abgegeben, die Schulgesundheitspflege stark reduziert, neue Aufgaben im gesundheitlichen Umwelt- oder Verbraucherschutz nicht aufgegriffen. Ein konsistentes, bevölkerungsmedizinisches Profil für den öffentlichen Gesundheitsdienst konnte sich unter diesen Umständen nicht entwickeln. Auch die Übernahme von Public-Health-Konzepten aus dem angelsächsischen Sprachraum Ende der 1980er Jahre hat nur bedingt zu einer entsprechenden Orientierung im öffentlichen Gesundheitsdienst beitragen können. Teilweise wurden die aus der Public-Health-Debatte abgeleiteten Aufgaben, z. B. Gesundheitsberichterstattung und Gesundheitsförderung, sogar bewusst außerhalb der Gesundheitsämter angesiedelt, etwa in Berlin in den 1990er Jahren in sogenannten „Plan- und Leitstellen".

Seit einigen Jahren scheint sich jedoch eine substanzielle Wiederannäherung von öffentlichem Gesundheitsdienst und Public Health anzubahnen. Damit geht eine Modernisierung der Arbeitsweise der Gesundheitsämter und ihres Selbstverständnisses im Verhältnis zu Bürgerinnen und Bürgern sowie anderen Akteuren im Gesundheitswesen einher (siehe dazu das dritte Kapitel dieses Beitrags).

2 Struktur und Aufgaben des öffentlichen Gesundheitsdienstes in Deutschland

Deutschland hat ein plurales Gesundheitswesen mit öffentlichen und privaten Akteuren. Unter den öffentlichen Akteuren gibt es solche der mittelbaren Staatsverwaltung, z. B. die Sozialversicherungsträger als Körperschaften des öffentlichen Rechts, sowie unmittelbar staatliche Akteure. Dabei ist die Zuständigkeit für Gesundheit im staatlichen Bereich nicht in einem Ressort „Gesundheit" gebündelt. Arbeitsschutz, gesundheitlicher Umweltschutz, gesundheitlicher Verbraucherschutz oder die Verkehrssicherheit sind beispielsweise jeweils eigenen Ressortverwaltungen mit ihren Behörden zugeordnet.

Der öffentliche Gesundheitsdienst im engeren Sinne wird in Deutschland von Behörden auf Bundes-, Landes-, Regierungsbezirks- und kommunaler Ebene wahrgenommen (Tabelle 1).

Tabelle 1: Behörden des öffentlichen Gesundheitsdienstes

Behörden des öffentlichen Gesundheitsdienstes in Deutschland	
Bundesebene	Bundesministerium für Gesundheit mit nachgeordneten Behörden: Robert Koch-Institut (RKI) Paul-Ehrlich-Institut (PEI) Bundeszentrale für gesundheitliche Aufklärung (BZgA) Bundesinstitut für Arzneimittel und Medizinprodukte (BfArM) Deutsches Institut für Medizinische Dokumentation und Information (DIMDI)
Länderebene	Gesundheitsministerien der Länder mit nachgeordneten Behörden, z. B. Landesgesundheitsämter Landesuntersuchungsanstalten Sonderbehörden Gemeinschaftseinrichtungen der Länder, z. B. die Zentralstelle der Länder für Gesundheitsschutz bei Arzneimitteln und Medizinprodukten
In einigen Ländern: Regierungsbezirke	Mittlere Verwaltungsebene, teilweise mit Wahrnehmung von überregionalen Aufgaben z. B. in der Anerkennung ausländischer Gesundheitsberufe oder im Begutachtungswesen
Kommunale Ebene	Ca. 380 Gesundheitsämter, meist auf der Ebene von Kreisen und kreisfreien Städten Baden-Württemberg: 38 Bayern: 76 Berlin: 12 Brandenburg: 18 Bremen: 2 Hamburg: 7 Hessen: 24 Mecklenburg-Vorpommern: 8 Niedersachsen: 45 Nordrhein-Westfalen: 54 Rheinland-Pfalz: 24 Saarland: 6 Sachsen: 13 Sachsen-Anhalt: 14 Schleswig-Holstein: 15 Thüringen: 23

Die Gesundheitsämter sind in Deutschland überwiegend kommunalisiert, d. h. Teil der Kommunalverwaltung. In Bayern sind von den 76 Gesundheitsämtern 71 staatliche Ämter, die aber verwaltungsorganisatorisch ebenfalls in die Landratsämter eingegliedert sind.

Die Aufgabenverteilung zwischen Bund und Ländern gibt das Grundgesetz vor. Demnach haben nach Art. 30 und 70 GG die Länder sowohl in der Gesetzgebung als auch im Vollzug der Gesetze die „grundsätzliche" Zuständigkeit, soweit sich nicht der Bund die Zuständigkeit vorbehalten hat. Dabei hat sich der Bund in Art. 73 GG die ausschließliche Gesetzgebung insbesondere im Strahlenschutz vorbehalten, in Art. 74 GG über die konkurrierende Gesetzgebung insbesondere die Zuständigkeit für den Arbeitsschutz sowie für Maßnahmen gegen gemeingefährliche oder übertragbare Krankheiten, die Zulassung zu den Heilberufen und zum Heilgewerbe, sowie das Recht des Apothekenwesens, der Arzneien, der Medizinprodukte, der Heilmittel, der Betäubungsmittel und der Gifte.

Unterhalb der Bundesebene regeln die Gesundheitsdienstgesetze der Länder (bzw. in Thüringen eine Rechtsverordnung) die Aufgaben und Zuständigkeiten. Die Gesundheitsdienstgesetze der Länder haben das erwähnte Gesetz zur Vereinheitlichung des Gesundheitswesens abgelöst. Je nach Bundesland unterscheiden sich die Aufgaben des öffentlichen Gesundheitsdienstes und hier vor allem der Gesundheitsämter etwas. So nehmen in manchen Ländern die Gesundheitsämter auch zahnärztliche Aufgaben oder sozialpsychiatrische Aufgaben wahr, in manchen nicht. Die Kommunalisierung der Ämter hat zudem zu einer weiteren Ausdifferenzierung der Tätigkeiten beigetragen (soweit diese im eigenen Wirkungskreis der Kommunen angesiedelt sind). Der gemeinsame Kern lässt sich in drei große Bereiche gliedern:

- Gesundheitsschutz (Hygiene und Infektionsschutz, umweltbezogener Gesundheitsschutz, Medizinalaufsicht),
- Beratung und Information, Prävention,[14] Gesundheitsförderung und Gesundheitshilfen (z. B. Schwangerenberatung, Suchtberatung, Schuleingangsuntersuchungen, Begutachtungswesen),
- Koordination, Moderation, Politikberatung, Qualitätssicherung (Gesundheitsberichterstattung, Gesundheitsplanung, Gesundheitskonferenzen, Öffentlichkeitsarbeit etc.).

---

14 Gesundheitsschutz und Prävention sind keine trennscharfen Begriffe. Sie stammen aus unterschiedlichen Kontexten, wobei Prävention eher als Gesundheitsschutz mit Projekten und Angeboten über die gesetzlichen Aufgaben hinaus verbunden wird.

Für die Gesundheitsämter liegt eine partielle Übersicht über die Tätigkeiten aus einer bundesweiten Befragung im Jahr 2015 vor, welche die Arbeitsgemeinschaft der Obersten Landesgesundheitsbehörden (AOLG) in Auftrag gegebenen hatte (Poppe/Starke/Kuhn 2016). Demnach sind alle Gesundheitsämter mit Aufgaben des Infektionsschutzes und der Hygiene befasst, auch die Schuleingangsuntersuchungen und das Begutachtungswesen („Amtsärztlicher Dienst") gehören praktisch in allen Ämtern zum Aufgabenspektrum. Bei vielen Aufgaben zeigen sich aber auch erhebliche Unterschiede, was ihre Wahrnehmung durch die Gesundheitsämter angeht (Abbildung 2).

Abbildung 2: Tätigkeiten in den Gesundheitsämtern, AOLG-Befragung 2015

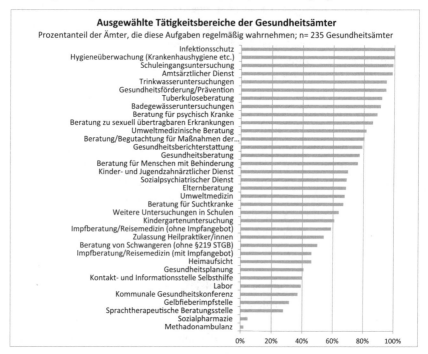

Diese Heterogenität erklärt sich einerseits aus den gesetzlichen Grundlagen: Für den Infektionsschutz gibt es mit dem Infektionsschutzgesetz eine für alle Gesundheitsämter verbindliche bundesgesetzliche Regelung, die Schuleingangsuntersuchungen sind in allen Landesgesetzen als Aufgabe des öffentlichen Gesundheitsdienstes definiert. Bei vielen anderen Aufgaben ist das von Land zu Land unterschiedlich. Andererseits kommen darin aber auch die personellen Ressourcen der Gesundheitsämter und die damit verbundenen Möglichkeiten der Priorisierung von Aufgaben zum Ausdruck. In den Gesundheitsämtern wurde über viele Jahre Personal abgebaut. In der AOLG-Erhebung 2015 gaben etwa 40 % der Ämter an, mit weniger als 20 Vollzeitäquivalenten ausgestattet zu sein, bei einem Drittel der Ämter waren es 20-40 Vollzeitäquivalente und bei einem Viertel mehr als 40 Vollzeitäquivalente (Poppe et al. 2016). Vergleichbare Größenangaben hatte zwar bereits eine ebenfalls bundesweite Befragung der Gesundheitsämter 2007 ergeben (Stockmann et al. 2008), aber diese Klassifikation verdeckt den Abbau bei den für die Profilentwicklung des öffentlichen Gesundheitsdienstes besonders wichtigen ärztlichen Stellen. So waren nach Angaben des Bundesverbands der Ärztinnen und Ärzte des öffentlichen Gesundheitsdienstes 1995 noch 3.780 Ärztinnen und Ärzte in den Gesundheitsämtern tätig, 2018 mit 2.514 ein Drittel weniger (Korzilius 2018). Für die Übernahme von Public-Health-Aufgaben, die nicht an spezifisch ärztliche Qualifikationen gebunden sind, wurden bisher kaum gesundheitswissenschaftliche Stellen geschaffen. Dies betrifft z. B. die Gesundheitsberichterstattung, die in praktisch allen ÖGD-Gesetzen der Länder vorgesehen ist, oder die Mitwirkung an der Prävention entsprechend den Landesrahmenvereinbarungen nach § 20 f SGB V. Solche Aufgaben müssen in der Regel vom ärztlichen und sozialpädagogischen Personal mit oft kleinen Stellenanteilen übernommen werden.

Beim Personal der Gesundheitsämter ist jeweils ein Fünftel ärztliches Personal, Verwaltungspersonal und sozialpädagogisches Personal sowie je ein Zehntel Hygienekontrolleure bzw. -kontrolleurinnen und medizinische Fachangestellte (Tabelle 2). Diese prozentuale Verteilung ist nahezu unverändert gegenüber der letzten Personalerhebung im öffentlichen Gesundheitsdienst durch das Statistische Bundesamt vor 20 Jahren (Bundesministerium für Gesundheit [BMG] 2002).

Tabelle 2: Personal der Gesundheitsämter, AOLG-Befragung 2015

Berufe in den Gesundheitsämtern
Anteil an allen Beschäftigen nach Vollzeitäquivalenten, n = 193 Gesundheitsämter

Verwaltungsangestellte	20,1 %
Ärzt*innen	18,5 %
Sozialpädagog*innen	18,3 %
Hygienekontrolleur*innen	10,5 %
Medizinische Fachangestellte	9,8 %
Sozialmed. Assistent*innen	4,7 %
Zahnmedizinische Fachangestellte	3,7 %
Zahnärzt*innen	2,2 %
Gesundheitsingenieur*innen	1,9 %
Psycholog*innen	1,3 %

Berufe in den Gesundheitsämtern
Anteil an allen Beschäftigen nach Vollzeitäquivalenten, n = 193 Gesundheitsämter

Med.-techn. Assistent*innen	1,0 %
Sozialwissenschaftler*innen	0,4 %
Gesundheitswissenschaftler*innen	0,4 %
Heilpädagog*innen	0,2 %
Naturwissenschaftler*innen	0,1 %
Sonstige (Logopäd*innen, Apotheker*innen etc.)	6,7 %

3 Die Entwicklung des ÖGD: Reformbestrebungen und Restriktionen

Der öffentliche Gesundheitsdienst befindet sich seit seiner unzureichend aufgearbeiteten Geschichte im Nationalsozialismus in einer Dauerdiskussion um sein Selbstverständnis, seine Aufgaben, sein Verhältnis zu den anderen Akteuren des Gesundheitswesens und damit verbunden um Reformerfordernisse und -perspektiven. Die Rolle des Staates im Gesundheitswesen war in der Bundesrepublik nicht nur durch die Geschichte der Gesundheitsämter im Nationalsozialismus fragwürdig geworden. Schon in den 1950er Jahren war die niedergelassene Ärzteschaft auch aus finanziellen Motiven heraus daran interessiert, ihre Zuständigkeiten auszuweiten. 1951 forderten Standesvertreter auf dem Ärztetag, auch Prävention und Gesundheitsfürsorge aus dem öffentlichen Gesundheitsdienst, der „Staatsmedizin", herauszunehmen. Die Gesundheitsämter sollten sich auf hoheitliche Aufgaben beschränken (Leidel 2007). Eine gesetzliche Absicherung der Aufgaben der Gesundheitsämter in der Prävention scheiterte (einen solchen Ansatz hatte Wilhelm Hagen, damals im Bundesinnenministerium für Gesundheit zuständig, in den 1950er Jahren verfolgt). Mit dem neuen Kassenarztrecht 1955 war dann im Gesundheitswesen die Engführung der Gesundheitspolitik an die Sozialversicherungspolitik endgültig festgeschrieben (Leidel 2007). Für die Gesundheitsämter begann damit eine Zeit, in der sie im Gesundheitswesen über die Wahrnehmung unverzichtbarer hoheitlicher Aufgaben hinaus mehr oder weniger auf die Rolle von subsidiären Akteuren oder Lückenbüßern der Versorgung eingeengt waren.

Diese zurückgenommene Rolle der Gesundheitsämter war aber nie eine beruhigte Rolle, sondern immer in der Diskussion. Ende der 1980er Jahre sah beispielsweise Erich Kröger, der damalige Leiter der Akademie für öffentliches Gesundheitswesen in Düsseldorf, beim Symposium „ÖGD 2000" die Aufgaben der Gesundheitsämter auf das Begutachtungswesen, die Aufsicht über das Medizinalwesen und die Beobachtung des Krankheitsgeschehens in der Bevölkerung mit dem Ziel, drohende Gefahren rechtzeitig zu erkennen, beschränkt.

Zuständigkeiten in der Gesundheitsplanung bzw. in der kommunalen Steuerung stand er kritisch gegenüber, sie würden von den anderen Akteuren nicht akzeptiert (Kröger 1990). Der Medizinsoziologe Christian von Ferber nahm dagegen eine Position am anderen Ende des Spektrums ein: Er halte es

„[…] für weiterführender, in einem Gesundheitsgesetz Regiekompetenzen für staatliche Instanzen im Gesundheitswesen zu fixieren, z. B. für kommunale und regionale Gesundheitsplanung und Gesundheitspolitik, für Gesundheitsförderung, für Selbsthilfeförderung, für wohnortnahe Rehabilitation, für eine Sozialleistungsträger und Sozialleistungssparten übergreifende Zusammenarbeit bei Schwerpunktaufgaben, etwa Beratung und Unterstützung von Eltern mit behinderten Kindern oder Übergang von Krankenhauspflege in ambulante Pflege oder Betreuung von Suchtkranken oder zur Eindämmung von AIDS etc." (von Ferber 1990, 120)

Daraus leitet er die Notwendigkeit ab, das „Berufsbild eines Arztes im öffentlichen Gesundheitsdienst" zu überdenken (von Ferber 1990, 120). Bei den epidemiologischen Aufgaben, einem Kernbereich von Public Health, darauf sei hingewiesen, sah auch Kröger einen Bedarf, den öffentlichen Gesundheitsdienst auszubauen (Kröger 1990).

Diese Heterogenität in den Perspektiven einer Public-Health-Verantwortung des öffentlichen Gesundheitsdienstes findet ihren Niederschlag nicht nur in diskrepanten Selbstbildern der Beschäftigten im öffentlichen Gesundheitsdienst (siehe z. B. Grunow/Grunow-Lutter 2000; Grunow/Trojan 2002), sondern auch in den ÖGD-Gesetzesreformen, die zu Gesetzen mit weiterreichenden gesundheitsplanerischen und koordinierenden Aufgaben wie z. B. in Berlin oder enger gefassten Gesetzen wie z. B. in Bayern geführt haben. Koordinierende und planerische Aufgaben finden sich jedoch in nahezu allen Gesundheitsdienstgesetzen der Länder (Kuhn/Trojan 2017; Wissenschaftliche Dienste 2015). Die Diskussion um die Rolle des öffentlichen Gesundheitsdienstes wurde dabei wiederholt von grundlegenderen gesellschaftlichen Entwicklungen stimuliert. Dies gilt für die 1980er Jahre und die Frage, ob die Gesundheitsämter mehr Aufgaben im Umweltbereich übernehmen sollten ebenso wie für die 1990er Jahre und die Diskussion um die Rolle der Gesundheitsämter in der Gesundheitsförderung oder für die letzten Jahre angesichts mehrerer infektionsepidemiologischer Krisen (SARS, EHEC, Ebola, COVID-19).

In der jüngeren Vergangenheit war dabei vor allem die zunehmende Bedeutung der Gesundheitsförderung im Gefolge der Ottawa-Charta der Weltgesundheitsorganisation von 1986 relevant. Gesundheit wurde dort als Prozess und Ergebnis einer gemeinsamen Gestaltung der Lebensverhältnisse verstanden, mit einem Blick vor allem auch auf Chancengleichheit, Selbstbestimmung, die Rolle der Lebenswelt sowie eine Stärkung individueller und kollektiver Ressourcen für eine bessere Gesundheit (World Health Organization [WHO] 1986). Explizit werden auch eine gesundheitsförderliche Gesamtpolitik und eine Neuorientierung der Gesundheitsdienste gefordert. Als Programmatik hat die Ottawa-Charta auch nach über 30 Jahren nichts von ihrem wegweisenden Charakter verloren.

Mit der Debatte um die Gesundheitsförderung verbanden sich auch erneut Hoffnungen für eine Reformperspektive für den öffentlichen Gesundheitsdienst:

„Der öffentliche Gesundheitsdienst ist eine der ungewöhnlichsten Institutionen im bundesdeutschen Gesundheitssystem. Einerseits gilt er als Fossil, im Hinblick auf eine moderne, problembezogene Gesundheitspolitik unbeweglich und völlig veraltet, andererseits ist er seit Jahrzehnten immer wieder zum Ziel von Modernisierungsforderungen geworden, die ihn als Motor und Manager der Gesundheitspolitik auf kommunaler Ebene sehen wollen. Bezugspunkt solcher Forderungen ist seit Mitte der achtziger Jahre das Konzept der Gesundheitsförderung, wie es in der Ottawa-Charta der WHO formuliert wurde." (Müller 1997, 77)

Diese Reformhoffnungen wurden auch durch die Gesundheitsministerkonferenz (GMK) mitgetragen, d. h. dem Gremium, in dem sich die Länder auf oberster Ebene über gemeinsame Prioritäten verständigen. Die 64. GMK beschloss beispielsweise schon 1991,

„[...] dass dem öffentlichen Gesundheitsdienst (ÖGD) bei der Gesundheitsförderung, Gesundheitsvorsorge und Krankheitsfrüherkennung eine wichtige Koordinierungs- und Steuerungsfunktion gemeindenaher Maßnahmen zukommt."

Die GMK hat auch die dafür notwendige Weichenstellung klar benannt:

„Diese [Funktion] kann jedoch nicht kostenneutral sichergestellt werden. Die GMK empfiehlt, die Priorität der Gesundheitsförderung für die präventive Gesundheitspolitik in der Aufgabenverteilung und Stellenbesetzung im ÖGD stärker zu berücksichtigen." (zitiert nach Allhoff et al. 1997, 20)

Ein weitgehendes und ausformuliertes Reformkonzept hat dann 1998 die damalige Kommunale Gemeinschaftsstelle für Verwaltungsvereinfachung (heute: Kommunale Gemeinschaftsstelle für Verwaltungsmanagement) vorgelegt (Kommunale Gemeinschaftsstelle für Verwaltungsmanagement [KGSt] 1998). Das Papier war einerseits geprägt vom Geist des *New Public Managements*, d. h. des Versuchs, betriebswirtschaftliche Methoden in die Verwaltung zu übernehmen, andererseits nahm es die Reformbestrebungen für einen öffentlichen

Gesundheitsdienst auf, der bürgernah, vernetzt und über die Ressortgrenzen hinweg kommunale Gesundheitspolitik unterstützen sollte.

Die in den 1980er Jahren aufkommende Diskussion um Staatsversagen, Bürokratieabbau und Privatisierung von Dienstleistungen ließ solchen Reformbestrebungen jedoch bestenfalls symbolische und punktuelle Umsetzungschancen. Die finanzpolitischen Restriktionen, die mit der Agenda des Staatsrückbaus verbunden waren, erwiesen sich als erdrückend. Müller (1997, 87) konstatierte:

„Den Forderungen nach einer Neuorientierung, die anschließend an das Konzept der Gesundheitsförderung für den ÖGD programmatisch formuliert werden, steht bislang in der Praxis keine erkennbare Gesamtentwicklung gegenüber."

4 ÖGD und Public Health: Neue Aufbrüche

Seit den 1980er Jahren befand sich der öffentliche Gesundheitsdienst gewissermaßen in einer Situation „verbaler Aufgeschlossenheit bei weitgehender Verhaltensstarre", um ein Bonmot des Münchner Soziologen Ulrich Beck aufzugreifen. Diese Situation hat sich in den letzten Jahren aufgrund vielschichtiger, teilweise auch unverbundener Entwicklungen aufgelöst.

- In den Gesundheitsämtern sind im Laufe der Jahre die Offenheit gegenüber modernen Public-Health-Ansätzen und die Fachkompetenz zur Übernahme entsprechender Aufgaben wie der Gesundheitsberichterstattung oder der Koordination auf regionaler Ebene durch Veränderungen der Aus- und Weiterbildung gewachsen. Immer mehr Ärztinnen und Ärzte im öffentlichen Gesundheitsdienst haben ein Public-Health-Studium durchlaufen oder im Amtsarztkurs entsprechende Inhalte kennengelernt. In Bayern ist beispielsweise der Amtsarztkurs mit einem Public-Health-Studiengang verschränkt, interessierte Ärztinnen und Ärzte können mit Zusatzmodulen auch einen speziellen *„Master of Health Administration and Management"* erwerben. Aber auch in den traditionellen Aufgabenfeldern hat sich die Arbeitsweise der Gesundheitsämter teilweise erheblich verändert und sich modernen Public-Health-Strategien angenähert. Die Steigerung von Impfraten ist beispielsweise ebenso wie die Bekämpfung multiresistenter Erreger heute eher über Kooperationen möglich, „vernetzt", auf hohem fachlichen Niveau, durch Evaluationen begleitet, in eher wissenschaftlich geprägten Arbeitsweisen, als in klassisch „behördlichem" Handeln (Robert Koch-Institut [RKI] 2019). Auch die soziale Arbeit im ÖGD hat konzeptionell Anschluss an moderne Public-Health-Konzepte gefunden, über die individuelle Beratung Hilfesuchender hinaus zu einer stärkeren Berücksichtigung etwa von Sozialräumen und Lebenslagen (Steen 2005). In Bayern hat dies zur Entwicklung eines dezidiert Public-Health-orientierten Leitbilds der sozialen Arbeit im ÖGD geführt (Rappenglück 2015).

- Auf der gesellschaftlichen Ebene hat die Doktrin vom notwendigen Staatsabbau wieder einer pragmatischeren Sichtweise Platz gemacht. Nicht zuletzt haben die erwähnten infektionsepidemiologischen Krisen (SARS, EHEC, Ebola, COVID-19) deutlich gemacht, wie wichtig ein handlungsfähiger öffentlicher Gesundheitsdienst schon allein unter dem Aspekt der Krisenbewältigung und Gefahrenabwehr ist. Eine schnelle Identifikation von Infektionsquellen und die Durchsetzung von effizienten Infektionsschutzmaßnahmen wäre ohne die Möglichkeiten einer Eingriffsverwaltung nicht möglich. Gleiches gilt für die Wahrnehmung der Misserfolge bei der Elimination der Masern in Deutschland. Mit Blick darauf hat auch der damalige Gesundheitsminister Daniel Bahr (FDP) festgestellt:

„Die Länder sind insbesondere gefordert, ihre Gesundheitsämter so auszustatten, dass diese in der Lage sind, Impflücken ausfindig zu machen und Impfangebote zu unterbreiten." (Bahr 2013, 4)

Die Flüchtlingskrise 2015 mit der Notwendigkeit, für die Asylsuchenden kurzfristig eine medizinische Erstbetreuung sicherzustellen, hat die Bedeutung des öffentlichen Gesundheitsdienstes für die Handlungsfähigkeit des Staats im Krisenfall erneut sichtbar werden lassen.

- 2013 hat der Deutsche Landkreistag (DLT) einen Beschluss „Weiterentwicklung des Öffentlichen Gesundheitsdienstes" gefasst, der in sieben Punkten die unverändert aktuellen Reformvorstellungen für einen zeitgemäßen öffentlichen Gesundheitsdienst aufgriff, von den Aufgaben im Gesundheitsschutz über die Gesundheitsförderung bis zur Gesundheitsplanung (Deutscher Landkreistag).
- Im Gesundheitsversorgungssystem hat man durch die überregionale Orientierung der Krankenkassen regionalen Besonderheiten lange Zeit keine große Aufmerksamkeit zukommen lassen. Stimuliert auch durch Analysen der Versorgungsforschung zu regionalen Unterschieden der Gesundheit und der Versorgungsleistungen wird aber zunehmend die Rolle kleinräumiger Bedarfslagen erkannt und anerkannt. Damit einher ging die Einsicht, dass zumindest freiwillige Formen der Abstimmung auf der regionalen Ebene geboten sind und der öffentliche Gesundheitsdienst dabei eine hilfereiche Rolle spielen kann, z. B. über die kommunale Gesundheitsberichterstattung oder über kommunale Gesundheitskonferenzen (Hollederer 2015; Kuhn/Trojan 2017).

- Im Jahr 2015 ist das Präventionsgesetz in Kraft getreten. Es bindet den öffentlichen Gesundheitsdienst zwar nicht unmittelbar, sieht aber in den Vorgaben zum Abschluss von sogenannten „Landesrahmenvereinbarungen" nach § 20 f SGB V dessen Einbindung in die Umsetzung des Gesetzes vor. Im öffentlichen Gesundheitsdienst ist diese „zweite Chance", als Partner in der Gesundheitsförderung mitzuwirken, überwiegend positiv aufgenommen worden, wenngleich wiederum verbunden mit dem Hinweis auf die angespannte Personalsituation. Anders als zur Zeit der Verabschiedung der Ottawa-Charta kann der öffentliche Gesundheitsdienst inzwischen mit einer Vielzahl an Modellprojekten aufwarten, die sein Potenzial in der Gesundheitsförderung erkennbar machen, z. B. in der regionalen Koordination, aus denen auch verallgemeinerbare Konzepte abgeleitet werden konnten (Kuhn/Heyn 2015; Szagun/Kuhn/Starke 2016; Trojan/Reisig/Kuhn 2016).

Ein konzeptionell wichtiger Meilenstein war die Stellungnahme der Wissenschaftsakademien 2015 zu Public Health in Deutschland mit den dort formulierten Erwartungen an den öffentlichen Gesundheitsdienst. Auf die Gesundheit der Bevölkerung haben Maßnahmen in allen Politikbereichen Einfluss. Das hat die achte Weltkonferenz zur Gesundheitsförderung der WHO 2013 zu einem *Health-in-all-Policies*-Ansatz als Public-Health-Strategie geführt. Deutschland hat bisher keine Nationale Public-Health-Strategie. Die Wissenschaftsakademien haben dies in ihrer Stellungnahme eingefordert und darin dem öffentlichen Gesundheitsdienst eine tragende Rolle zugeschrieben (Leopoldina 2015). Ein Ergebnis dieses Impulses war die Ausarbeitung eines „Johann-Peter Frank Kooperationsmodells" durch eine Arbeitsgruppe des Bundesverbands der Ärztinnen und Ärzte des öffentlichen Gesundheitsdienstes (Teichert et al. 2016). Das Papier skizziert die potenzielle Rolle des öffentlichen Gesundheitsdienstes im Zusammenspiel mit den anderen Public-Health-Akteuren und geht insbesondere auf Aspekte der Aus- und Weiterbildung sowie der ÖGD-bezogenen Forschung ein. Dabei wird u. a. auch der in den letzten Jahren wiederholt diskutierte Vorschlag zur Einrichtung von ÖGD-Professuren aufgegriffen. In einer umfassenderen Initiative wurde mit organisatorischer Unterstützung durch das Robert Koch-Institut das „Zukunftsforum Public Health" auf den Weg gebracht, um Eckpunkte für eine Nationale Public-Health-Strategie zu entwickeln. Auch in der Arbeit des Zukunftsforums wird dem öffentlichen Gesundheitsdienst ein hoher Stellenwert zugedacht (https://zukunftsforum-public-health.de).

2016 schließlich hat die 89. Gesundheitsministerkonferenz einen weitreichenden Beschluss zur Stärkung des öffentlichen Gesundheitsdienstes gefasst, der ebenfalls Aspekte der Aus- und Weiterbildung, des Verhältnisses ÖGD-

Wissenschaft, der Mitwirkung an der Umsetzung des Präventionsgesetzes, der Personalsituation und des Selbstverständnisses des öffentlichen Gesundheitsdienstes beinhaltet (Gesundheitsministerkonferenz 2016). Unter konzeptionellen Aspekten von besonderer Bedeutung war dabei die Beauftragung eines neuen Leitbilds für den öffentlichen Gesundheitsdienst. Dieses Leitbild wurde von einer Arbeitsgruppe der Länder vorbereitet und in einem breiten Konsultationsprozess, der maßgeblich von der Akademie für öffentliches Gesundheitswesen in Düsseldorf organisiert wurde, mit den Gesundheitsämtern diskutiert. Die 91. Gesundheitsministerkonferenz hat das abgestimmte Leitbild 2018 verabschiedet (Korzilius 2018). Das Leitbild bringt schon im Titel „Der Öffentliche Gesundheitsdienst – Public Health vor Ort" die programmatische Grundlinie zum Ausdruck. Wichtige Aspekte sind die „doppelte Kompetenz" des öffentlichen Gesundheitsdienstes im Hinblick auf hoheitliche Aufgaben einerseits und eher koordinierende, partnerschaftlich ausgerichtete Aufgaben andererseits, seine Zusammenarbeit mit der Wissenschaft, die Orientierung auf eine multiprofessionelle und interdisziplinäre Personalstruktur und die Hervorhebung ethischer Leitgedanken wie Menschenwürde, Chancengleichheit und Gemeinwohlorientierung. Damit ist auch das Selbstverständnis der Gesundheitsämter angesprochen, ein Punkt, der eng mit ihrer Wahrnehmung in der Bevölkerung verbunden ist. Dort werden sie nach wie vor häufig als „Kontrollbehörden" gesehen, ihr Profil als bürgernahe Dienstleister ist noch wenig ausgeprägt. Der GMK-Beschluss befürwortet zudem die Einrichtung von ÖGD-Professuren, um diesem wichtigen Handlungsfeld von Public Health wieder eine akademische Präsenz zu geben und die wissenschaftliche Fundierung der Arbeit der Gesundheitsämter zu verbessern.

Zusammen mit den anderen Punkten des GMK-Beschlusses 2016 kann dieses Leitbild dem öffentlichen Gesundheitsdienst eine Zukunftsperspektive geben, die ihn aus dem jahrzehntelangen Kreislauf aus Hoffnungen und Stagnation herausführt. Ohne die notwendigen personellen und finanziellen Ressourcen wird das, wie schon die 64. GMK 1991 festgestellt hat, jedoch nicht gelingen. Diese Einsicht hat sogar Eingang in den Koalitionsvertrag der Bundesregierung 2018 gefunden. Es heißt dort:

„Der Öffentliche Gesundheitsdienst ist eine wichtige Säule des Gesundheitswesens, insbesondere bei der Prävention und Gesundheitsförderung. Wir stehen für eine Stärkung des Öffentlichen Gesundheitsdienstes ein." (CDU/CSU/SPD 2018).

Der Stellenwert, den der Staat seinen Gesundheitsämtern einräumt, ist auch ein Lackmustest dafür, wie ernst er das Thema Public Health insgesamt nimmt.

Literatur

Allhoff, P. G./Leidel, J./Ollenschläger, G./Voigt, H.-P. (Hrsg.) (1997). *Präventivmedizin. Praxis – Methoden – Arbeitshilfen*. Berlin: Springer.

Bahr, D. (2013). Skeptische Amtsärzte. *Ärzte Zeitung*. Verfügbar unter www.aerztezeitung.de/politik_gesellschaft/oegd/article/843129/masern-impfung-skeptische-amtsaerzte.html

Bundesministerium für Gesundheit (2002). *Statistisches Taschenbuch Gesundheit 2002*. Bonn: BMG.

CDU/CSU/SPD. (2018). *Ein neuer Aufbruch für Europa. Eine neue Dynamik für Deutschland Ein neue Zusammenhalt für unser Land. Koalitionsvertrag zwischen CDU, CSU und SPD. 19. Legislaturperiode*. Berlin.

Christians, A. (2013). *Amtsgewalt und Volksgesundheit*. Göttingen: Wallstein.

Deutscher Landkreistag. *Weiterentwicklung des Öffentlichen Gesundheitsdienstes. Beschluss des Präsidiums des Deutschen Landkreistages vom 09./10.4.2013*. Verfügbar unter www.landkreistag.de/images/stories/themen/MedVersorgung/Papier_Weiterentwicklung_des_GD.pdf (Zugriff am 01.07.2019).

Donhauser, J. (2007). *Das Gesundheitsamt im Nationalsozialismus. Der Wahn vom „gesunden Volkskörper" und seine tödlichen Folgen. Eine Dokumentation. Sonderheft „Das Gesundheitswesen"*. Stuttgart: Thieme.

Flügel, A. (2012). *Public Health und Geschichte. Historischer Kontext, politische und soziale Implikationen der öffenlichen Gesundheitspflege im 19. Jahrhundert*. Weinheim und München: Beltz Juventa.

Gesundheitsministerkonferenz (2016). *Beschlüsse der 89. GMK (2016). TOP: 4.1 Perspektiven zur Stärkung des Öffentlichen Gesundheitsdienstes*. Verfügbar unter www.gmkonline.de/Beschluesse.html?id=416&jahr=2016

Grunow, D./Grunow-Lutter, V. (2000). *Der öffentliche Gesundheitsdienst im Modernisierungsprozess*. Weinheim und München: Juventa.

Grunow, D./Trojan, A. (2002). Öffentlicher Gesundheitsdienst: Deutliche Unterschiede zwischen Status quo und Wunschbild. *Deutsches Ärzteblatt*, 99(25), A1737–A1742.

Hollederer, A. (2015). Gesundheitskonferenzen in Deutschland: ein Überblick. *Das Gesundheitswesen*, 77(3), 161–167.

Kommunale Gemeinschaftsstelle für Verwaltungsmanagement (1998). *Ziele, Leistungen und Steuerung des kommunalen Gesundheitsdienstes. Bericht Nr. 11/1998*. Köln: KGSt.

Korzilius, H. (2018). Öffentlicher Gesundheitsdienst (ÖGD). Ärzte streiten für mehr Geld. *Deutsches Ärzteblatt*, 115(44), A1987.

Kröger, E. (1990). Analyse und Bewertung des ÖGD in der modernen Industriegesellschaft. In: Ministerium für Arbeit, Gesundheit und Soziales NRW (MAGS) (Hrsg.): *Der öffentliche Gesundheitsdienst der Zukunft*. Düsseldorf: MAGS.

Kuhn, J./Heyn, M. (Hrsg.) (2015). *Gesundheitsförderung durch den öffentlichen Gesundheitsdienst*. Bern: Huber.

Kuhn, J./Trojan, A. (2017). Daten bereitstellen, Vernetzen, Koordinieren: Der Beitrag des Öffentlichen Gesundheitsdienstes zu regionaler Kooperation und Integration. In: A. Brandhorst/H. Hildebrandt/E.-W. Luthe (Hrsg.): *Kooperation und Integration – das unvollendete Projekt des Gesundheitssystems*. Wiesbaden: Springer, 353–372.

Kuhn, J./Wildner, M./Zapf, A. (2012). Der öffentliche Gesundheitsdienst – Standortbestimmung mit hoffnungsvollem Ausblick. *Deutsches Ärzteblatt*, 109(9), A413–A416.

Labisch, A./Tennstedt, F. (1985). *Der Weg zum „Gesetz über die Vereinheitlichung des Gesundheitswesens"*. Düsseldorf: Akademie für öffentliches Gesundheitswesen.

Leidel, J. (2007). Engagiert für die Gesundheit der Bevölkerung – der öffentliche Gesundheitsdienst. *Bundesgesundheitsblatt – Gesundheitsforschung – Gesundheitsschutz, 52*(7), 791–797.

Leopoldina. (2015). *Public Health in Deutschland. Strukturen, Entwicklungen und globale Herausforderungen.* Halle (Saale): Leopoldina.

Müller, P. (1997). Gesundheitsförderung – Ansatzpunkt für eine Neuorientierung des öffentlichen Gesundheitsdienstes? *Jahrbuch für Kritische Medizin, 26,* 77–90.

Poppe, F./Starke, D./Kuhn, J. (2016). Personalstruktur an den Gesundheitsämtern in Deutschland. *Blickpunkt Öffentliche Gesundheit, 32*(3), 8.

Pürckhauer, F. (1954/55). Das Gesundheitsamt im Wandel der Zeit. *Der Öffentliche Gesundheitsdienst, 16,* 279–296.

Rappenglück, C. (2015). Ein Leitbild für soziale Arbeit im ÖGD. *Public Health Forum, 22*(4), 23–25.

Robert Koch-Institut (2019). *Regionale MRE-Netzwerke.* Verfügbar unter www.rki.de/DE/Content/Infekt/Krankenhaushygiene/Netzwerke/Netzwerke_node.html

Schagen, U./Schleiermacher, S. (2004). Gesundheitswesen und Sicherung bei Krankheit und im Pflegefall. In: Bundesministerium für Arbeit und Sozialordnung und Bundesarchiv (Hrsg.), *Geschichte der Sozialpolitik in Deutschland seit 1945. DDR 1949–1961. Im Zeichen des Aufbaus des Sozialismus.* Baden-Baden: Nomos, 387–452.

Schleiermacher, S. (2017). Amtsärzte und öffentlicher Gesundheitsdienst im Nationalsozialismus und in der frühen Nachkriegszeit. Aufgaben, Arbeitsfelder, Orientierung. In: M. Busch/S. Kroll/M. Maksymiak (Hrsg.): *Hippokratische Grenzgänge – Ausflüge in kultur- und medizingeschichtliche Wissensfelder.* Hamburg: Dr. Kovac, 231–252.

Steen, R. (2005). *Soziale Arbeit im Öffentlichen Gesundheitsdienst.* München: Ernst Reinhardt.

Stockmann, S./Kuhn, J./Zirngibl, A./Mansmann, U. (2008). Kommunale Gesundheitsberichterstattung in Deutschland: eine empirische Erhebung. *Das Gesundheitswesen, 70,* 679–683.

Szagun, B./Kuhn, J./Starke, D. (2016). Kommunale Gesundheitsförderungspolitik und das Präventionsgesetz. *Prävention und Gesundheitsförderung, 11*(4), 265–270.

Teichert, U./Kaufhold, C./Rissland, J./Tinnemann, P./Wildner, M. (2016). Vorschlag für ein bundesweites Johann-Peter Frank Kooperationsmodell im Rahmen der nationalen Leopoldina-Initiative für Public Health und Global Health. *Das Gesundheitswesen, 78,* 473–476.

Trojan, A./Reisig, V./Kuhn, J. (2016). Gesundheitsförderung in Städten und Gemeinden. *Prävention und Gesundheitsförderung, 11*(4), 259–264.

von Ferber, C. (1990). Der öffentliche Gesundheitsdienst der Zukunft. In: Ministerium für Arbeit, Gesundheit und Soziales NRW (MAGS) (Hrsg.), *Der öffentliche Gesundheitsdienst der Zukunft.* Düsseldorf: MAGS, 115–121.

Wissenschaftliche Dienste (2015). *Die Gesundheitsdienstgesetze der Länder. Ausarbeitung der Wissenschaftlichen Dienste des Deutschen Bundestags.* WD 9-3000-027/14.

World Health Organization (1986). *Ottawa-Charta für Gesundheitsförderung.* Kopenhagen: WHO Euro.

Versorgungsstrukturen und -bedarfe psychisch kranker Kinder, Jugendlicher und Erwachsener in Deutschland

Steffi Koch-Stoecker und Michael Kölch

Die Prävalenz psychischer Störungen hat in Deutschland in den letzten 20 Jahren nicht zugenommen. Dennoch ist ihre gesellschaftliche Bedeutung in diesem Zeitraum deutlich angestiegen. Dies erklärt sich einerseits dadurch, dass für einen Teil psychischer Erkrankungen, z. B. depressive Störungen, die Stigmatisierung reduziert und in der Folge die Inanspruchnahme von psychiatrisch-psychotherapeutischen Maßnahmen gesteigert werden konnte. Parallel dazu fand ein – wenn auch noch immer nicht ausreichender – Ausbau der psychotherapeutischen Behandlungsmöglichkeiten statt. Andererseits ist der Diskurs durch die Zunahme der gesellschaftlichen Kosten psychischer Störungen angeregt worden. Hintergrund für diese Kostensteigerung ist unter anderem die ansteigende Zahl von Arbeitsunfähigkeitstagen und von bewilligten Erwerbsminderungsrenten aufgrund psychischer Erkrankungen. Schließlich haben auch die Umsetzung des Patientenrechtegesetzes, die gesetzlichen Regelungen zur Verbesserung der Patientenautonomie sowie eine starke Selbsthilfebewegung, welche Inklusion und gesellschaftliche Teilhabe vorantreibt, dazu beigetragen, dass zahlreiche Maßnahmen initiiert wurden, die psychische Gesundheit in Deutschland zu verbessern und das sozialrechtlich zersplitterte Versorgungssystem zu optimieren.

1 Epidemiologie und Bedeutung psychischer Krankheiten

1.1 Epidemiologie psychischer Störungen bei Kindern und Jugendlichen

Fast die Hälfte aller psychischen Störungen, die auch im Erwachsenenalter entweder persistieren oder wieder auftreten, bzw. erstmals manifest behandlungsbedürftig werden, beginnt in der Pubertät (Berglund et al. 2005). Ca. 20 % aller Kinder und Jugendlichen zeigen nach Ergebnissen der KiGGS-Studie einen auffälligen Befund im Screening (Hölling et al. 2014). Dies ist nicht mit behandlungsbedürftigen Diagnosen gleichzusetzen, deren Rate bei ca. 6 % liegen dürfte. Nach den KiGGS-Daten entwickeln 12 % der unauffälligen Kinder im Zeitverlauf neu eine Auffälligkeit; bei 45 % der auffälligen Kinder und Jugendlichen bleibt die Störung bestehen (Baumgarten et al. 2018).

Es zeigt sich, dass insbesondere bis zur Pubertät Jungen vulnerabler für psychische Störungen zu sein scheinen; in diesem Altersbereich treten die typischen externalisierenden Störungen wie ADHS und oppositionelles Trotzverhalten auf. Umgekehrt ist ab der Pubertät eine Mädchenwendigkeit bei den Störungen festzustellen, mit mehr internalisierenden Störungen, wie affektiven Störungen, Angsterkrankungen oder Essstörungen. Von den Kindern und Jugendlichen, die in der ersten KiGGS-Welle auffällig waren, zeigen sich auch abhängig vom Alter Geschlechtseffekte, was die Persistenz der Störungen angeht. So war ein höherer Anteil Jungen, die im Vorschulalter bereits eine Auffälligkeit zeigten, auch im Grundschulalter auffällig (52 % vs. 38 %). Dagegen waren von den Jungen, die im späten Grundschulalter auffällig waren, verglichen mit den Mädchen, weniger im späten Jugendalter auffällig (38 % vs. 47 %).

Die häufigsten entwicklungsbezogenen Störungen sind in der frühen Kindheit Regulationsstörungen, in der Kindheit externalisierende Störungen wie ADHS, oppositionelles Trotzverhalten (ODD) und Ängste; ab der Pubertät treten gehäuft affektive Störungen wie Depressionen auf. Hinzu kommt zunehmend Substanzabusus, der sich in dieser Altersgruppe durch ein polytoxes Konsummuster und durch eine hohe Komorbidität mit anderen psychischen Störungen auszeichnet. Mit dem Übergang zum Erwachsenenalter treten dann auch häufiger bipolare und schizophrene Störungen auf.

Als entwicklungspsychopathologische Besonderheiten sind die Symptome psychischer Störungen in diesem Altersbereich oft nicht so eindeutig ausgeprägt wie im Erwachsenenalter, zudem verändern sich die Störungsbilder über den Entwicklungsverlauf bzw. gehen in andere Störungen über (Kossowsky et al. 2013). Früh auftretende Störungen und psychosoziale Risikofaktoren neigen zur Chronifizierung mit Persistenz ins Erwachsenenalter (McLaughlin et al. 2012). Bei erkrankten Kindern und Jugendlichen zeigt sich zudem, dass sie oft auch soziale Probleme haben, wie geringe Einbindung in eine Peergroup, fehlende Schulerfolge bzw. -abschlüsse aufweisen sowie in schwierigeren sozioökonomischen Bedingungen leben (Wille/Bettge/Ravens-Sieberer 2008). Andererseits verlieren sich manche Störungsbilder mit zunehmendem Alter, wie z. B. nicht-suizidales selbstverletzendes Verhalten (Brown/Plener 2017). Auch die im Jugendalter häufig diagnostizierten Störungen des Sozialverhaltens zeigen einen deutlichen Rückgang mit Eintritt in das Erwachsenenalter.

Die Inanspruchnahme von Hilfen und Versorgung aufgrund psychischer Störungen nimmt in diesem Altersbereich kontinuierlich zu. Dies ist sicherlich auch einem inzwischen besser ausgebildeten Versorgungssystem geschuldet. Im Jahre 2014 wurden 429.760 Kinder und Jugendliche (bis 21 Jahre) bei einer Fachärztin oder einem Facharzt für Kinder- und Jugendpsychiatrie und -psychotherapie behandelt (Jungenanteil 61 %; Aktion Psychisch Kranke [APK] 2017). Dies stimmt mit weltweiten Inanspruchnahmedaten aus der Kinder- und

Jugendpsychiatrie überein (Hölling et al. 2014). Bezogen auf die Gesamtzahl der Kinder und Jugendlichen unter 18 Jahren im Jahr 2014 entspricht dies einem Anteil von 0,3 %. Die häufigsten (gesicherten) F-Diagnosen umfassten nach einer Erhebung der Kassenärztlichen Bundesvereinigung (KBV) mit 43,0 % die hyperkinetischen Störungen (F90), Reaktionen auf schwere Belastungen und Anpassungsstörungen (F43) sowie emotionale Störungen des Kindesalters (22,5 %). Dabei beziehen sich die Prozentangaben auf die Gesamtzahl der Patient*innen von N = 429.760; diese können jeweils mehrere Diagnosen tragen. Im ambulanten Bereich lag die Inzidenz neuer F-Diagnosen 2012 bei 253.539 Kindern und Jugendlichen. Im stationären Versorgungsbereich zeigte sich von 2003 bis 2012 eine Steigerung der Krankenhausaufenthalte aufgrund psychischer Störungen. In 2012 wurden 50.303 Kinder und Jugendliche im Alter von 0 bis 15 Jahren aufgrund einer psychischen Störung im Krankenhaus behandelt, entsprechend ca. 2,6 % aller stationären Krankenhausbehandlungen bei Minderjährigen dieser Altersgruppe. 2003 waren es noch 41.000 gewesen. Einen Anstieg gab es insbesondere bei den kinder- und jugendtypischen Störungen (F9, insbesondere F92, Störung des Sozialverhaltens mit depressiver Störung ($p<0,001$)), sowie bei den affektiven Störungen (F3) und den Störungen im Kapitel F4 (neurotische, Belastungs- und somatoforme Störungen) des ICD-10 (F3 + F4 ($p<0,001$) (Plener et al. 2015; Plener et al. 2015). Gleichzeitig ist eine Zunahme der Notfallquote in deutschen kinder- und jugendpsychiatrischen Kliniken festzustellen: Ca. 40 % aller stationären Fälle in der Kinder- und Jugendpsychiatrie werden notfallmäßig aufgenommen.

Die Bettenzahl kinder- und jugendpsychiatrischer Klinken wurde seit den 1990er Jahren deutlich reduziert, inzwischen ist regional wieder ein leichter Anstieg an Kapazitäten feststellbar, vor allem im teilstationären Bereich. Drastisch verkürzt hat sich auch die durchschnittliche Verweildauer, die von mehr als 100 Tagen in den 1990er Jahren auf ca. 40 Tage heutzutage sank, und in der sich auch die hohe Quote von kurzdauernden Notfallinterventionen widerspiegelt.

Ein weiteres Charakteristikum kinder- und jugendpsychiatrisch behandelter Patient*innen ist, dass viele auch Hilfen aus dem Bereich der Kinder- und Jugendhilfe erhalten. So nahmen vor einer kinderpsychiatrischen Behandlung 38 % der Kinder auch Maßnahmen der Kinder- und Jugendhilfe in Anspruch, während oder nach einer kinderpsychiatrischen Behandlung erhielten 33 % erstmals Leistungen der Kinder- und Jugendhilfe (Beck 2015). Dies zeigt auch, dass psychische Störungen im Kindes- und Jugendalter meist zu starker Beeinträchtigung des psychosozialen Funktionsniveaus mit weitreichenden Folgen für die Entwicklung, aber auch der Notwendigkeit umfassender Hilfen führen. Soziale Probleme, Schulversagen oder ein Misslingen der Integration in eine Ausbildung sind typische Folgen psychischer Probleme in dieser Altersphase.

Zudem ist meist das ganze Familiensystem aufgrund der psychischen Störung belastet. Das Phänomen der verlängerten Übergangsphase zwischen Jugendlichen- und Erwachsenenalter (Seiffge-Krenke 2015) führt zu adoleszenzbedingten besonderen Behandlungsbedarfen, die die Aufgaben der Transition adressieren.

Kinder in institutioneller Erziehung, Kinder psychisch kranker Eltern und Kinder mit Intelligenzminderung haben ein erhöhtes Risiko für eine psychische Störung (APK 2017; Dölitzsch et al. 2014).

1.2 Epidemiologie psychischer Störungen bei Erwachsenen

Psychische Störungen Erwachsener haben eine hohe Prävalenz, die sich in den letzten 20 Jahren nicht wesentlich verändert hat. In der aktuellen DEGS1-MH-Studie mit 4.483 repräsentativen Teilnehmer*innen (Jacobi et al. 2014), die den besten nationalen Überblick über psychische Störungen in Deutschland gibt, wurde für das Jahr 2013 eine 12-Monats-Gesamtprävalenz für psychische Störungen von 27,7 % verzeichnet, im Bundesgesundheitssurvey von 1998 lag sie bei 32 % (Wittchen/Jacobi 2001). Unter den ICD-10 Diagnosen waren Angststörungen mit 15,3 %, gefolgt von der unipolaren Depression (7,7 %) und Störungen durch Alkohol- oder Medikamentenkonsum mit 5,7 % die häufigsten Erkrankungstypen.

Frauen weisen mit 33,3 % eine höhere Prävalenz auf als Männer (22 %). Neben einer höheren Vulnerabilität, z. B. aufgrund einer sozioökonomisch unsichereren Situation (Deutsche Gesellschaft für Psychiatrie und Psychotherapie, Psychosomatik und Nervenheilkunde [DGPPN] 2018), spielen hier vermutlich auch die bessere Wahrnehmung und Erinnerungsfähigkeit an psychische Störungen ein Rolle sowie die höhere Bereitschaft von Frauen, das Gesundheitssystem in Anspruch zu nehmen.

Jüngere (18 bis 34 Jahre) weisen mit 36,7 % deutlich höhere Prävalenzraten auf als ältere Menschen (65–79 Jahre) mit 20,3 %.

Erwartungsgemäß zeichneten sich auch signifikante Prävalenzunterschiede für den sozioökonomischen Status ab: 37,9 % bei niedrigem, 27,6 % bei mittlerem und 22 % bei hohem sozioökonomischem Status, ein deutlicher Hinweis auf die Bedeutung sozialer Bedingungsfaktoren bei der Entstehung und Aufrechterhaltung psychischer Störungen.

Die Inanspruchnahme des Gesundheitssystems wegen psychischer Beschwerden hängt nach den Ergebnissen der DEGS1-MH-Studie stark von der Anzahl der relevanten Diagnosen ab: Während bei einer singulären Diagnose nur 11 % der Betroffenen im letzten Jahr vor der Erhebung Behandlung gesucht hatten, steigerte sich die prozentuale Inanspruchnahme von therapeutischen

Maßnahmen linear bis zu 40 % bei vier und mehr Diagnosen. Dies bedeutet andererseits auch, dass selbst bei vier psychiatrischen Erkrankungen 60 % der Betroffenen keine Hilfe in Anspruch genommen hatten. Auch wenn man davon ausgehen kann, dass nicht jede psychische Störung umgehend Behandlung erfordert, so sprechen diese Zahlen doch deutlich für die Notwendigkeit eines Ausbaus und einer Optimierung des Zugangs zu den Angeboten der Gesundheitsversorgung.

Die epidemiologischen Daten scheinen prima vista im Widerspruch zu stehen zu der Zunahme von Arbeitsunfähigkeitstagen und Erwerbsminderungsrenten durch psychische Erkrankungen, die den statistischen Berichten der Sozialleistungsträger zu entnehmen sind. Daten aus dem AOK-Fehlzeiten-Report 2018 (Meyer/Wenzel/Schenkel 2018) zeigen, dass psychische Erkrankungen als Ursache für Fehlzeiten am Arbeitsplatz im Jahr 2017 mit 11,2 %, nach Muskel- und Skelett-Erkrankungen (22,5 %) sowie Atemwegserkrankungen (12,6 %) auf Platz drei des Fehlzeiten-Rankings stehen. Innerhalb der letzten zehn Jahre steigerte sich die Zahl der Arbeitsunfähigkeitstage wegen psychischer Erkrankungen kontinuierlich um insgesamt 67,5 %. Die Dauer der Arbeitsunfähigkeiten lag mit durchschnittlich 26,1 Tagen pro Fall vor allen anderen Erkrankungen.

Auch bei Langzeiterkrankungen und Erwerbsminderungsrenten steigen psychische Erkrankungen als Ursache an. Nach Berichten der Deutsche Rentenversicherung Bund [DRV Bund] (2018) stieg die Frührentenquote durch psychische Störungen (ohne Sucht!) 2017 auf 43 %, im Jahr 2000 waren es noch 24 % gewesen.

Der scheinbare Widerspruch ist mit einer sensibleren Wahrnehmung und Bedeutungszuschreibung psychischer Störungen zu erklären. Dadurch befindet sich auch die konsekutive Inanspruchnahme des Gesundheitswesens durch Diagnostik und Therapie im Wandel. War es noch vor 20 Jahren in weiten Teilen der Gesellschaft tabu, sich mit einer Depression zu erkennen zu geben, ist heute die Bereitschaft, diese Störung als behandelbare Erkrankung wahrzunehmen, deutlich größer geworden. Dazu beigetragen haben nicht zuletzt intensive Aufklärungskampagnen, wie z. B. über den gemeinnützigen Verein „Deutsches Bündnis gegen Depression e. V." unter dem Dach der Stiftung Deutsche Depressionshilfe (Bündnis gegen Depression).

Auch über das zuletzt häufig thematisierte Burnout-Syndrom, das als Ausdruck der Erschöpfung bei hoher beruflicher Leistungsbereitschaft auftritt und insofern kaum der Stigmatisierung unterliegt, ist psychisches Leiden sozial verträglicher geworden.

Sehr viele psychische Erkrankungen sind chronisch persistierend oder rezidivierend und somit langfristig behindernd. Sie beeinträchtigen die Umsetzung persönlicher Lebenspläne und reduzieren für die Betroffenen die Anzahl gesunder Lebensjahre. Auch die Lebenserwartung ist um etwa zehn Jahre verkürzt (Reisinger Walker/McGee/Druss 2015). Der Verlust gesunder Lebensjahre aufgrund von (chronischen) Krankheiten wird durch „DALYs" quantifiziert (*disability-adjusted life years*) (siehe auch den Beitrag von Kurth, Saß und Ziese), statistische Messgrößen, die unterschiedliche Erkrankungstypen in ihrer Last vergleichbar machen. In einer internationalen Übersicht (GBD 2015 DALYs and HALE Collaborators 2016) wurde gezeigt, dass die allgemeine Krankheitslast bei übertragbaren Krankheiten in den letzten Jahren zurückgegangen ist, während dies für nicht übertragbare Erkrankungen, wie die psychischen Störungen, trotz verbesserter Behandlungsanstrengungen nicht der Fall ist. Die altersstandardisierten DALYs bei psychischen Störungen haben sich für Depression, Angststörungen und Schizophrenie nicht wesentlich verändert, für Drogenabhängigkeit deutlich verschlechtert, verbessert haben sie sich nur für die Alkoholabhängigkeit.

In Deutschland sind unter den zehn Erkrankungen mit den höchsten DALYs zwei psychische Störungen: Auf Platz drei nach Rückenschmerzen und ischämischen Herzproblemen steht die Depression mit 1.027 durch Krankheitslast reduzierten Lebensjahren auf 100.000 Einwohner*innen, den zehnten Platz belegen die Angststörungen mit einer DALY-Rate von 495 (Plass et al. 2014).

Die Krankheitslast wird nicht nur durch die psychische Störung selbst, sondern auch durch begleitende körperliche Beeinträchtigungen bestimmt. Dies erstaunt nicht, legt man ein biopsychosoziales Krankheitsmodell zugrunde, welches auch die Annahme einer gemeinsamen pathophysiologischen Basis körperlicher und psychischer Krankheiten nahelegt. Eine Reihe von Studien zu unterschiedlichen Krankheitsbildern belegt die starken Zusammenhänge zwischen psychischer und somatischer Morbidität. Beispielhaft sei eine Studie erwähnt, welche zeigte, dass die Rate kardialer Todesfälle deutlich von dem Bestehen einer Begleitdepression abhängt: Mit Depression war die kardiale Todesrate mehr als dreifach erhöht, und zwar sowohl beim komorbiden Vorhandensein einer manifesten Herzerkrankung als auch ohne eine solche (Penninx et al. 2001).

Insgesamt zeigen die epidemiologischen Daten zu psychischen Erkrankungen, dass trotz kontinuierlicher Entwicklung in Forschung und Versorgung weiterhin große Herausforderungen für Prävention und Gesundheitsversorgung bestehen und gesellschaftliche Anstrengungen nötig sind, die Gesundheitskompetenzen in der Bevölkerung zu erhöhen (siehe hierzu den Beitrag von Schaeffer, Vogt und Berens).

2 Risiken, Prävention, protektive Faktoren: Forschungsstand

Um die Versorgungsstrukturen für psychisch erkrankte Menschen zu verbessern, lohnt sich der Blick auf Faktoren der Krankheitsentstehung und damit auf die Möglichkeiten der Prävention und Resilienzstärkung von gefährdeten und betroffenen Menschen.

Psychischen Störungen als biopsychosozial determinierten Einheiten liegen genetische und epigenetische Faktoren zugrunde, die die individuelle Vulnerabilität bestimmen, von der wiederum die Auslösung psychischer Erkrankungen abhängt. Bereits 1977 wurde das „Vulnerabilitäts-Stress-Modell" (Zubin/Spring 1977) für schizophrene Erkrankungen beschrieben, welches noch heute als Modell der Entstehung psychischer Krankheiten genutzt wird. Danach besteht eine individuelle, genetisch und durch frühe Erfahrung festgelegte Anfälligkeitsgrenze im Umgang mit Stressoren. Wird diese Grenze überschritten, kommt es zum Auftreten psychotischer Symptome. Dies bedeutet einerseits, dass bei genügend hohen Stressbelastungen auch resiliente Menschen psychotisch dekompensieren können und umgekehrt, dass bei besonders anfälligen Menschen eine geringe Stresszufuhr zur Auslösung einer psychotischen Episode ausreichen kann (Goh/Agius 2010). Das Modell bietet zugleich Ansatzmöglichkeiten für präventive Überlegungen: Die Reduktion von Stressoren und die Herstellung persönlicher Ausgeglichenheit sind wichtige protektive Faktoren zur psychischen Stabilität besonders bei ausgeprägter psychischer Vulnerabilität.

Tatsächlich gibt es inzwischen zahlreiche wissenschaftliche Belege dafür, dass der Faktor Stress mit seinen biologischen, psychischen und sozialen Konsequenzen für die Entstehung und Aufrechterhaltung verschiedener psychischer Störungen bedeutsam ist. Stress, ob akut oder chronisch, bedroht das psychische Gleichgewicht und erfordert biologische Anpassungsleistungen (siehe hierzu den Beitrag von von der Knesebeck und Badura). Es kommt zu hormonellen Reaktionen, einerseits sofort über die Bereitstellung von Adrenalin zur Steigerung der Herz- und Muskelleistungen sowie verzögert über die sogenannte „HPA-Achse" (Hypothalamus-Hypophysen-Nebennierenrinden-Achse), die die Ausschüttung von Cortisol zur Bereitstellung von Energie und Abwehrbereitschaft induziert. Wird durch chronisch persistierenden Stress der Kreislauf der HPA-Achse überfordert, dann werden die regulierenden Feedback-Mechanismen außer Kraft gesetzt. Langfristig kann es hierüber in der Folge sogar zu neurodegenerativen Veränderungen, z. B. im Hippocampus, kommen. Diese im Temporalhirn lokalisierte Struktur ist Teil des sogenannten „limbischen Systems", welches für die Speicherung von Ereignissen (Gedächtnis) und die Steuerung von Emotionen (Angst) zuständig ist. Tatsächlich bestätigen Studien unter anderem, dass Störungen der Emotionsregulation, Traumafolgestörungen und auch depressive Störungen mit Volumenreduktionen der Hippocampusstrukturen verbunden sind (Driessen et al. 2000; Videbech/ Ravnkilde 2004). Diese Verkleinerungen könnten dem degenerativen Abbau durch überforderte hormonelle Stressverarbeitungsprozesse geschuldet sein und damit bio-psychologische Zusammenhänge unterstreichen.

In den letzten Jahren hat die epigenetische Forschung den Wissensstand zur Entstehung und Aufrechterhaltung psychischer Störungen erweitert. In der Epigenetik werden Effekte der Gen-Umwelt-Interaktion analysiert, also Änderungen der genetischen Strukturen durch externe Ereignisse (wie z. B. Stressoren und Traumata). So ist inzwischen bekannt, dass psychische Störungen, die durch traumatische Erlebnisse und nachfolgende Stressreaktionen entstanden sind, durch Spuren im Erbgut an die nächste Generation weitergegeben werden. Auf diese Weise kann eine durch Stress induzierte psychische Störung vererbt werden und bei den Nachkommen auftreten, auch wenn diese selbst gar keine pathogenen Stressoren erlebt haben (Weiss et al. 2018).

Unter Entwicklungsaspekten sind frühe negative Lebensereignisse (*adverse childhood experiences*; ACE), die stärksten Prädiktoren für die Entstehung schwerer psychischer Störungen über den Lebensverlauf, für das Auftreten von Behinderung im höheren Lebensalter und auch für die Genese von zusätzlichen körperlichen Erkrankungen (Clark et al. 2010; Westermair et al. 2018). Zu den ACE zählen Vernachlässigung, Misshandlung und Missbrauch wie auch das Aufwachsen mit einem psychisch kranken Elternteil, Tod von Eltern und schwere Straffälligkeit von Eltern. Das Erleben von ACE in der Kindheit erhöht das Risiko für psychische Störungen, und die Störungen sind zudem schwerer ausgeprägt und sprechen schlechter auf Therapien an (Teicher/Samson 2013). ACE haben epigenetische Effekte (Humphreys/Zeanah 2015), und sie führen transgenerational zu Belastungen. Prävention ist hier vordringlich, aber noch nicht ausreichend etabliert im Versorgungsystem, z. B. bei Eltern mit psychischen Erkrankungen (Hefti et al. 2016). Frühe ungünstige Bindungserfahrungen können zu frühen Regulationsproblemen führen und zu späterer Psychopathologie. Präventive Maßnahmen – gerade in der frühen Kindheit – zielen deshalb auch auf die Erhöhung elterlicher Beziehungs- und Erziehungskompetenzen ab (z. B. frühe Hilfen).

Außerdem zeigt sich, dass das Umfeld beim Auftreten psychischer Störungen in der Kindheit und Jugend entscheidenden Anteil an der Schwere der aus der Störung resultierenden Beeinträchtigung hat. Entwicklungsschwellen wie die Integration in den Kindergarten, die Einschulung, der Beginn der Pubertät und die Phase der Transition in das Erwachsenenalter mit den entsprechenden Entwicklungsaufgaben sind Prädilektionsstellen für die Entstehung einer psychischen Störung in diesem Altersbereich. Bei einem Scheitern oder Problemen in diesen Aufgaben steigt das Risiko für die Entwicklung einer psychischen

Störung. Gerade in der Kindheit und Jugend stellen die Steigerung der Resilienz und die Minderung der Risikofaktoren die effektive Intervention zur Prävention von schweren psychischen Erkrankungen und daraus folgender oftmals lebenslanger Beeinträchtigung dar. Ansatzpunkte sind die bekannten Risikofaktoren in diesem Alter, wie ungünstige intrafamiliäre Beziehungen, psychische Erkrankung eines Elternteils, schwierige sozioökonomische Bedingungen und Bildungsferne (Ford/Goodman/Meltzer 2004; Vostanis et al. 2006).

Die Ergebnisse genetischer und epigenetischer Forschung belegten und erklärten zunächst die Weitergabe psychopathologischer Aspekte. Die Epigenetik bemüht sich aktuell aber auch um den Nachweis der Reversibilität als Chance für Schutz und Prävention epigenetisch erlernter Belastungen. Dieser Nachweis ist inzwischen zumindest im Tiermodell gelungen. Eine anregende Umgebung führte bei epigenetisch veränderten Mäusen zum Verschwinden der vererbten Stresssensibilität (Gapp et al. 2016). Diese neuerliche positive Veränderung wurde dann tatsächlich an die nächste Generation vererbt.

Für die Präventionsforschung sind diese epigenetischen Befunde sehr bedeutsam. Sie bieten Ansatzpunkte für primäre, sekundäre und tertiäre Präventionsmöglichkeiten (zur Differenzierung siehe den Beitrag von Kolip) und sollten die Gesellschaft verpflichten, einerseits Schutzmöglichkeiten zu entwickeln, um frühe Negativerfahrungen bei Kindern zu verhindern, und andererseits Rahmenbedingungen z. B. in Schulen so zu gestalten, dass sie misshandelten Kindern den Umgang mit ihrer epigenetischen Bürde erleichtern und ihnen selbst und ihren Nachkommen positive Entwicklungsmöglichkeiten eröffnen.

Nicht nur für die psychische Entwicklung ist ein gesundheitspolitischer Nachdruck auf stabile Bindung und umfassende Bildung eine existenzielle Notwendigkeit. Die international wie auch in Deutschland bekannten und replizierten Ergebnisse, wonach es bereits für das Kindes- und Jugendalter eindeutige Risiken sind, Eltern mit einem niedrigen sozioökonomischen Status und Bildungsferne zu haben oder alleinerziehende Eltern und solche mit eigener psychischen Störung, fordern zu einer besseren Prävention auf: Diese Risiken kumulieren einerseits, andererseits sind sie oft eng gesellschaftlich miteinander verbunden. Insofern ist es gerade für das psychisch gesunde Aufwachsen unter Resilienzaspekten wichtig, mögliche Risiken durch entsprechende systematische präventive Angebote abzupuffern. Dies gilt insbesondere für Hochrisikogruppen (z. B. Kinder psychisch kranker Eltern, Kinder in der Jugendhilfe).

3 Das Versorgungssystem für psychisch kranke Erwachsene

3.1 Geschichte

Der Mord an chronisch psychisch kranken und geistig behinderten Menschen während der NS-Zeit führte dazu, dass in Deutschland nach Ende des Zweiten Weltkriegs deren Zahl in Versorgungseinrichtungen reduziert war. Die Patient*innen lebten in gemeindefernen „Anstalten", während in Nachbarländern bereits sozialpsychiatrische Entwicklungen begannen (vgl. Engfer/Bauer 2012).

In der DDR wurden bereits 1963 mit den Rodewischer Thesen (Sächsisches Krankenhaus für Psychiatrie und Neurologie 1963) neue Strategien zum Umgang mit psychisch Kranken entwickelt, die in der Folge dazu führten, dass ein Fokus auf Arbeit, Beschäftigung und Rehabilitation gelegt und die Anstaltstradition Zug um Zug beseitigt werden sollte. Gleichzeitig wurde flächendeckend die ambulante Versorgung durch Polikliniken eingeführt. Beide Maßnahmen wurden jedoch nicht konsequent umgesetzt, sodass bis auf wenige Regionen mit funktionierenden psychiatrischen Versorgungsmustern die traditionelle Psychiatrie persistierte (Richter 2001).

In der Bundesrepublik startete mit der Initiierung einer Kommission zur Untersuchung der Lage der Psychiatrie und zur Formulierung von Reformvorschlägen durch den Deutschen Bundestag 1971 eine wegweisende Erneuerung für die deutsche Psychiatrie (Deutscher Bundestag 1975).

Zentrales Ergebnis der Enquete war die Forderung nach Enthospitalisierung und Auflösung der gemeindefernen Verwahranstalten für schwer und chronisch psychisch Erkrankte. Dazu wurde der Aufbau einer geeigneten Komplementärversorgung durch gemeindenahe Dienste vorgeschlagen, wie z. B. beschützende Wohngruppen, Arbeits- und Freizeitangebote, psychiatrische Abteilungen an Allgemeinkrankenhäusern. Auch die ambulante psychiatrische Behandlung für Schwerkranke in den neu zu entwickelnden Psychiatrischen Institutsambulanzen war eine Enquete-Forderung. Die Gleichstellung psychisch mit somatisch kranken Menschen und die Beendigung der Ausgrenzung wurden ebenfalls gefordert. Zur Umsetzung der Vorschläge schien eine koordinierte Vorgehensweise wichtig. Hierzu sollten „Gemeindepsychiatrische Verbünde" implementiert werden als regional zuständige Netzwerke aller an der Versorgung arbeitenden Partner. Später wurde diesen Verbünden auch die Aufgabe zugeschrieben, Partialisierungen und primär wirtschaftliche Ausrichtungen der Anbieter zu verhindern. Fünfzehn Jahre nach dem Enquete-Bericht mahnte eine Folgekommission eine psychiatrisch-psychotherapeutische Basiskompetenz für alle in der Versorgung psychisch kranker Menschen Tätigen an, um damit im Psychiatriebereich den Fokus stärker auf die therapeutischen Beziehungen zu legen.

Es erfolgte ein Rückbau der Großkrankenhäuser. Der Bettenabbau hielt bis in die 1990er Jahre an, die stationären Verweildauern reduzierten sich stetig bis heute. An Allgemeinkrankenhäusern wurden flächendeckend psychiatrische Fachabteilungen aufgebaut, um einerseits regionale und andererseits den somatisch Kranken gleichgestellte Behandlung zu ermöglichen. Regionale Pflichtversorgungsaufträge wurden definiert und damit wohnortnahe Behandlung gewährleistet. Der Ausbau von Wohneinrichtungen und Wohngruppen erfolgte schrittweise und erleichterte die Eingliederung der Patientinnen und Patienten in die Gemeinde. Wesentliches Element der Enquete-Empfehlungen waren die neu zu errichtenden Psychiatrischen Institutsambulanzen (§ 118 SGB V). Sie sollten als ambulanter Arm der Fachkrankenhäuser für schwer und chronisch Erkrankte ein fachärztlich geleitetes multiprofessionelles Behandlungsteam sowie niederschwellige Zugangsbedingungen vorhalten (vgl. Koch-Stoecker/Driessen 2017). Damit wurde gewährleistet, dass schwer psychisch Kranke nach Entlassung nicht allein auf das vertragsärztliche System angewiesen waren, sondern auch ambulant eine höhere Behandlungsdosis beanspruchen konnten. Psychiatrische Institutsambulanzen sind inzwischen flächendeckend vorhanden, insbesondere seit im Jahr 2000 die Ambulanzzulassung auch für Abteilungen an Allgemeinkrankenhäusern gesetzlich verankert wurde (§ 118,2 SGB V).

Die Psychiatrie hat in den letzten Jahrzehnten erhebliche Schritte der Modernisierung, der Ambulantisierung und lebensweltlichen Orientierung unternommen, dennoch fehlt es noch an Vielem. Im Bericht der Arbeitsgemeinschaft der obersten Landesgesundheitsbehörden (AOLG) von 2012 wird weiterhin stärkere Personenzentrierung, der Ausbau ambulanter Behandlungsstrukturen und der sektorenübergreifenden Versorgung gefordert. Auch die Weiterentwicklung kooperierender Gemeindeverbünde, Verbesserung von Krisenmanagement und die Vernetzung von psychotherapeutischen Hilfen mit den übrigen Hilfesystemen werden angemahnt (AG Psychiatrie der AOLG 2012).

3.2 Aktuelle Leitprinzipien der psychiatrischen Versorgung

Aus der kontinuierlichen Fortentwicklung seit den 1970er Jahren haben sich in der aktuellen Psychiatrie wesentliche Leitprinzipien herausgebildet, die den Einstellungswandel von kustodialer, ausgrenzender, paternalistischer Verwahrung hin zu einer Behandlungslandschaft auf Augenhöhe unter Würdigung der Patientenautonomie unterstützen.

Fachgerechte Behandlung

Im Bereich der Behandlung (SGB V) wurde ein differenzierter struktureller Rahmen aufgebaut, der für nahezu alle Diagnosegruppen und Schweregrade psychischer Erkrankungen spezifische Angebote bereithält. Nach wie vor bestehen aber Lücken, insbesondere in der intensiv-ambulanten Behandlung (vgl. Gutachten des Sachverständigenrates zur Entwicklung im Gesundheitswesen 2018). Die psychiatrische Facharztweiterbildung umfasst inzwischen strukturell auch die Psychotherapie, sodass gewährleistet ist, dass alle, auch chronische Patient*innen überall auf psychotherapeutisch vorgebildete Behandler*innen stoßen, selbst wenn diese schwerpunktmäßig keine Psychotherapie anbieten. Zugleich wurde in den stationären Behandlungseinrichtungen die Berufsgruppe der Psycholog*innen deutlich gestärkt, um neben der medikamentösen Behandlung dem psychotherapeutischen Ansatz einen größeren Stellenwert zu verleihen. Über die Fachgesellschaften wurden wissenschaftlich fundierte, praxisorientierte Handlungsempfehlungen als Leitlinien für zahlreiche psychiatrische Störungsbilder erstellt und verbreitet, die als Grundlage der täglichen Praxis und der Weiterbildung dienen. Die Übergänge zwischen stationärer und ambulanter Behandlung wurden über geeignete Strategien des Entlassmanagements geglättet, Stufen der Intensität der Behandlung von vollstationär über teilstationär zu ambulant bestehen, obgleich gerade hier noch Handlungsbedarf besteht.

Gemeindenähe

Psychiatrische Fachkrankenhäuser, die aus den großen Landeskliniken hervorgegangen sind, arbeiten mit regionalen Versorgungsaufträgen und teilen sich in vielen Regionen die Zuständigkeitsbereiche mit Psychiatrischen Abteilungen an Allgemeinkrankenhäusern, allesamt ausgestattet mit ambulanten Möglichkeiten für chronisch Kranke über ihre Psychiatrischen Institutsambulanzen. Letztere stehen in besonders engem Austausch mit den örtlichen Eingliederungshilfe-Einrichtungen, die die Betroffenen im Alltag, in ihrer Häuslichkeit, in ihren Plänen und in der Inanspruchnahme von Behandlung unterstützen. Die Möglichkeit der Eingliederung durch ein „Persönliches Budget" erlaubt es Menschen mit Behinderungen, statt der Standardangebote des ambulant betreuten Wohnens auch eine Geldleistung zu erhalten, mit der sie selbst individuell geeignete Unterstützungsleistungen einkaufen können.

Teilhabeverbesserung

Das Bundesteilhabegesetz von 2016 verbessert die bestehenden Eingliederungshilfen mit neuen und vereinfachten Möglichkeiten der Teilhabe am Arbeitsleben, an Bildung und der sozialen Teilhabe. Darunter fallen die Unterstützung bei geplanten Schulabschlüssen, bei der Arbeitsplatzsuche, sei es in einer Werkstatt oder auf dem ersten Arbeitsmarkt, die Unterstützung bei der Haushaltsführung, bei der Suche nach einem geeigneten Wohnort und der passenden Wohnform (eigenständig, in betreuter Wohngemeinschaft,...). Im Gesetz wird auch festgelegt, dass Rehabilitationsformen zur Verhinderung von dauerhaften Erwerbsminderungsrenten bei psychisch Kranken entwickelt werden sollten. Hierzu sind aktuell Modellprojekte ausgeschrieben.

Trialogisches Denken

Menschen mit Psychiatrieerfahrung und ihre Angehörigen haben sich in den letzten 30 Jahren in Vereinen und Verbänden formiert, um ihre Interessen zu vertreten und ihre Gesundheitskompetenzen gemeinsam mit Gleichgesinnten zu stärken. Beide Gruppen, die Angehörigen und die Psychiatrieerfahrenen, haben einen kooperativen und wenn nötig auch konfrontativen Austausch mit psychiatrisch Professionellen aufgebaut. Unter dem Begriff „Trialog" stehen seither psychisch erkrankte Menschen, ihre Angehörigen und Mitarbeitende psychiatrischer Institutionen in einem offenen Austausch. Fachleute werden seit der Einführung trialogischer Arbeit in ihrer Absicht, Patient*innen als selbstbestimmte Partner*innen auf Augenhöhe zu sehen, deutlich in die Pflicht genommen. Der Trialog ist ein anspruchsvolles und fruchtbares Übungsfeld für Professionelle und eine Quelle des „Empowerments" für Betroffene und Angehörige. Der Austausch regte auch dazu an, gemeinsam über verbindliche vorsorgliche Absprachen im Falle zukünftiger Krankheitsphasen nachzudenken. Hieraus entstanden die „Behandlungsvereinbarungen", die inzwischen partiell als gültige Patientenverfügungen dienen (Dietz/Pörksen/Voelzke 1998).

Peer Counselling

Nach dem neuen Bundesteilhabegesetz besteht für behinderte Menschen ein Anspruch auf unabhängige Beratung, die nach Möglichkeit durch ebenfalls von einer Behinderung betroffene Person durchgeführt werden soll („*Peer Counselling*"). Die Befähigung zur Beratung wird durch Ausbildungskurse für stabilisierte behinderte Menschen erworben (*Experienced Involvement*; „Ex-In").

Ex-In-Kolleg*innen als Mitarbeiter*innen auf psychiatrischen Stationen fordern von den Professionellen ein Umdenken und eine Auseinandersetzung mit den eigenen Absichten, Patient*innen als gleichberechtigte Partner*innen zu betrachten. Es profitieren nicht nur die durch Beratung unterstützen Patient*innen, sondern auch Teams.

Die *Peer*-Beratung wurde in die Leitlinie „Psychosoziale Therapien bei schweren psychischen Erkrankungen" als Empfehlung zur positiven Beeinflussung des Krankheitskonzepts und zur Reduktion des Belastungserlebens aufgenommen (DGPPN 2013). Bei insgesamt noch insuffizienter Studienlage zum Wirknachweis von *Peer Counselling* wurde gezeigt, dass die Beratung die stationäre Wiederaufnahmerate innerhalb eines Jahres signifikant verringerte (Johnson et al. 2018).

Patientenrechte und -autonomie

Ein Meilenstein zur Stärkung der Rechte von Patient*innen war das Inkrafttreten der UN-Behindertenrechtskommission in Deutschland (UN Behindertenrechtskonvention 2009). Seither gilt in der Bundesrepublik die Verpflichtung, jedwede Diskriminierung zu unterlassen und somit die Würde behinderter Menschen zu berücksichtigen. Neben dem Abbau von Barrieren, der Forderung nach Autonomie und Unabhängigkeit und Verbesserung der wirtschaftlichen Lage behinderter Menschen werden durch die Konvention auch Kampagnen zum Abbau von Stigmatisierung gefordert.

Durch die Behindertenrechtskonvention, von deren vollständiger Umsetzung wir heute noch weit entfernt sind, wurden zumindest in Ansätzen ein gesellschaftliches Bewusstsein für die Problemlagen geschaffen, ein Rahmen zur Abarbeitung der Forderungen vorgegeben und Strukturen zur Umsetzung nötiger Maßnahmen hergestellt. Eine Folge der Diskussion war das Inkrafttreten des Patientenrechtegesetzes im Februar 2013. Mit diesem Gesetz werden Patientenrechte in der Behandlung auf eine einklagbare Basis gestellt. Wichtige Bestandteile sind die klare Regelung zur Aufklärung über Therapiemaßnahmen unter Berücksichtigung von Vorteilen, Risiken, aber auch von Alternativen zur geplanten Therapie. Auch das Recht auf Einsichtnahme in die vollständige Patientenakte sowie mehr Transparenz bei Verdacht auf Behandlungsfehler stärkt die Patientenposition. Psychiatrische Patient*innen machen zunehmend Gebrauch von diesen Möglichkeiten der umfangreichen Information über die fachlichen Einschätzungen ihrer Störungen.

Antistigma-Maßnahmen

Psychische Störungen sind noch immer mit einem Stigma belegt. Zwar ist durch Aufklärungskampagnen das allgemeine gesellschaftliche Problembewusstsein für Ausgrenzung von Minderheiten angestiegen, und die Implementierung der UN-Behindertenrechtskonvention bietet den Rahmen, dass zumindest die strukturelle Stigmatisierung abgebaut sein sollte, dennoch sind gerade psychische Krankheiten Ziel von Ausgrenzung, Angst und von sozialer Distanz mit all ihren Folgen (z. B. Erschwernis bei der Arbeitsplatzsuche) (Gaebel/Ahrens/Schlamann 2010). Medienberichte zentrieren sich nach wie vor auf Gewaltdelikte, die psychisch Kranken zugeordnet werden und stabilisieren damit Vorurteile.

Zur Verbesserung der Situation sind kurzfristige Kampagnen weniger gefragt als vielmehr breit angelegte Aufklärungsinitiativen, z. B. in der Schule, die Kenntnisse über psychische Störungen bereitstellen und damit Prävention fördern (Bradshaw 2015; Groschwitz 2017).

Inhaltlich werden zur Aufklärung heute vielfach neurobiologische Erklärungsmodelle genutzt, sowohl um zu zeigen, dass es sich bei psychischen Störungen nicht um schuldhafte Verhaltensstörungen handelt, und auch, um die gesellschaftliche Gleichstellung körperlicher und psychischer Krankheiten zu unterstützen. Durch diese Fokussierung gerät aber die soziale Komponente psychischer Störungen durch belastende oder kränkende Lebenserfahrungen gelegentlich zu sehr in den Hintergrund.

In Deutschland arbeitet seit 2006 das Aktionsbündnis Seelische Gesundheit unter Schirmherrschaft des Bundesgesundheitsministeriums, um dem Ziel der Entstigmatisierung näher zu kommen. Früherkennungszentren für schizophrene Störungen wurden gegründet, Suizidpräventionsmaßnahmen eingerichtet. Die Stiftung Achtung! Kinderseele (www.achtung-kinderseele.org) arbeitet gegen Stigma von psychischen Störungen im Kindes- und Jugendalter und bietet dafür Programme, die vom Kindergartenalter bis hin zur besseren Ausbildungsintegration von psychisch kranken Jugendlichen reichen. Die finanzielle Förderung von Maßnahmen zum Stigmaabbau und zur Prävention gehört zu den zentralen Forderungen in der psychiatrischen Versorgung.

Zusammenfassend ist festzustellen, dass die Psychiatrie aus der kustodialen, tendenziell abwertenden Anstalt auf dem Weg ist zu einer wertschätzenden, kommunikativen und die Patientenautonomie berücksichtigenden Behandlungsinstitution.

3.3 Versorgungsstruktur

In der Bundesrepublik Deutschland gibt es seit langem einen zergliederten, unüberschaubaren Markt der Hilfen. Dieser „Wildwuchs" (vgl. Engfer/Bauer 2012, 903) entstand ungesteuert und häufig primär durch Anbieterinteressen determiniert. Es gab und gibt keine definierte Leitstelle für Menschen mit psychischen Problemen. Den Patient*innen bleibt oft unklar, wer bei psychischen Beschwerden angesteuert werden soll: Hausarzt, Beratungsstelle, Nervenärztin, Psychotherapeut, Klinikambulanz ... In einigen großstädtischen Regionen haben die Psychiatrischen Institutsambulanzen inzwischen diese Leitstellenfunktion übernommen, organisieren ihre Arbeit niederschwellig und sind rasch erreichbar.

Die Probleme bei der individuellen Hilfesuche spiegeln sich in der mangelnden Struktur und Organisation psychiatrischer Versorgungsmöglichkeiten. Eine, wenn auch nicht die einzige, Ursache für die Unübersichtlichkeit besteht in der Kompliziertheit der Sozialgesetzgebung, die keine Möglichkeit zur Beratung, Behandlung, Eingliederungshilfe oder Rehabilitation „aus einem Guss" zulässt. Die Problematik der Fragmentierung und Zerstückelung des Leistungsgeschehens, die die schwer psychisch Kranken am stärksten trifft, wird zunehmend erkannt und kritisiert (vgl. AG Psychiatrie der AOLG 2012).

Durch staatlich geförderte Maßnahmen und Modellprojekte wird in den letzten Jahren nun nach sektorübergreifenden Lösungen gesucht, welche die Akteure verschiedener Versorgungseinrichtungen zusammenbringen und die Ambulantisierung weiter stärken. Im Jahr 2004 wurden, mit einer Anschubfinanzierung von 1 % der Einnahmen der gesetzlichen Krankenversicherungen über mehrere Jahre, Programme der Integrierten Versorgung (§ 140 a-d, SGB V) aufgelegt, in denen Selektivverträge zwischen Krankenversicherern und unterschiedlichen Leistungsanbietern möglich wurden.

Seit 2013 besteht nach § 64b, SGB V für psychiatrische Krankenhäuser die Möglichkeit, regionale Modellprojekte zu entwickeln. In ihnen werden stationäre, teilstationäre oder ambulante Leistungen über ein Gesamtbudget finanziert, sodass u. a. ökonomische Anreize für den Verbleib im stationären Setting nicht mehr bestehen und die Behandlung bedürfniszentriert und bevorzugt ambulant erfolgen soll. Die Verträge laufen über acht Jahre, sodass die Daten zu den Effekten demnächst auszuwerten sind. Es zeichnet sich bereits frühzeitig ab, dass eine Verkürzung stationärer Aufenthalte möglich ist.

Weitere Anregungen zur Entwicklung innovativer Versorgungsmodelle entstanden durch die Fördermittel des Innovationsfonds für 2016 bis 2019 (G-BA, Innovationsfonds). Hier werden auch sozialleistungsträgerübergreifende Projekte erprobt, indem gemeindepsychiatrische Träger gemeinsam mit Versorgungskliniken die sozialgesetzlichen Grenzen für Patientinnen und Patienten gewinnbringend überschreiten.

3.4 Versorgungseinrichtungen für erwachsene psychisch kranke Menschen

3.4.1 Das medizinische Behandlungssystem (SGB V)

Menschen mit psychischen Erkrankungen sind primär auf sozialgesetzliche Leitungen nach SGB V angewiesen. Im Vertragsarztbereich, der in Selbstverwaltung durch die Kassenärztliche Vereinigung einen Sicherstellungsauftrag für die Verfügbarkeit ausreichender Kapazitäten hat, behandeln Hausärzt*innen, Fachärzt*innen und seit 1999 approbierte Psychotherapeut*innen.

Vertragsarztsektor der KV (Kassenärztliche Vereinigung)

Für die meisten psychisch Kranken waren 2017 in Deutschland ca. 60.000 Hausärzt*innen (an der hausärztlichen Versorgung teilnehmende Allgemeinmediziner*innen, praktische Ärzt*innen, Kinderärzt*innen) die erste Anlaufstelle. Die fachlich richtigen Ansprechpartner bei psychischen Störungen sind Fachärzt*innen. Hier sind ältere Kolleg*innen mit Behandlungszulassung für Neurologie und Psychiatrie (Nervenärzt*innen) tätig, die jüngeren haben in der Regel einen Abschluss als Ärztin oder Arzt für Psychiatrie und Psychotherapie und sind auch befugt, Richtlinien-Psychotherapien als vertragsärztliche Leistung durchzuführen. Im Jahr 2017 betrug die Zahl der Vertragsnervenärzt*innen, -psychiater*innen und -neurolog*innen in Deutschland 5.877.

Die *nervenärztliche Behandlung* umfasst Diagnostik und klärende supportive Gespräche, kürzere psychotherapeutische Interventionen sowie zentral die Psychopharmakotherapie und deren Kontrolle. In den letzten Jahren haben sich zahlreiche psychiatrisch arbeitende Fachärzt*innen aus dieser Tätigkeit wegbewegt und ihre Arbeit auf Psychotherapie verlagert, da die Vergütung der psychiatrischen Grundversorgung gering ist, die pro Patient*in verfügbare Zeit sich stark reduziert hat und der Patientendruck zugleich stetig ansteigt. Andere arbeiten nur noch bis zur Ausschöpfung ihres zugemessenen Praxisbudgets und halten am Quartalsende dann, weil nicht gegenfinanziert, keine Sprechstunden mehr ab. Ausscheidende Psychiater*innen finden für ihre primär psychiatrischen Praxen keine Nachfolger (vgl. Roth-Sackenheim/Melchinger 2009). So ist inzwischen ein Trend entstanden, dass gerade für schwer psychisch Kranke, die nur selten in Richtlinien-Psychotherapie gelangen, wichtige Behandlungsstellen wegfallen und Wartezeiten damit noch länger werden. Der Mangel an ambulanter psychiatrischer Versorgung benötigt dringend eine Gegensteuerung durch Ausweitung der Kapazitäten, bessere Vergütung und stärkere Anerkennung der Leistungen.

Seit 1999 arbeiten in der kassenärztlichen Versorgung auch *approbierte Psychologische Psychotherapeut*innen*, die ihre Sitze ebenfalls über den Zulassungsausschuss erwerben. Seither ist die Psychotherapeutendichte von 17 auf 27 je 100.000 Einwohner*innen (Daten aus 2013) gestiegen, wobei eine große Stadt-Land-Differenz (32:13) besteht (Robert Koch-Institut [RKI] 2015). 2017 arbeiteten 25.927 Richtlinienpsychotherapeut*innen in Deutschland. Insgesamt ist die psychologische Psychotherapie in den knapp 20 Jahren seit ihrer Zulassung zu einem starken Standbein der Gesundheitsversorgung geworden.

Schwer psychisch Kranke kommen derzeit allerdings im Bereich der Psychotherapie tendenziell zu kurz. Die Verteilung der therapeutischen Ressourcen und der finanziellen Mittel im Vergleich zwischen psychiatrischer Grundversorgung einerseits und Psychotherapie andererseits ist in einer Schieflage, insbesondere da auch Nervenärzt*innen in den letzten Jahren vielfach ihre psychiatrische Basisversorgung zugunsten von Angeboten der Psychotherapie verschoben haben (Spengler 2012). Die große Gruppe der Schwerkranken findet schwerpunktmäßig ihre Behandlungsmöglichkeiten in den Institutsambulanzen.

Weiterhin gibt es die Fachärzt*innen für *Psychosomatik*, von denen im Jahr 2017 ca. 2.500 ambulant praktizieren, davon die große Mehrheit als Psychotherapeut*innen. Eine große Anzahl der Ärzt*innen dieser Fachrichtung sind in Rehabilitations- oder Fachkliniken für Psychosomatik tätig. Die Abspaltung der Psychosomatik als eigenständiges Fachgebiet ist eine deutsche Besonderheit und scheint unter der Entwicklung des psychiatrisch-psychotherapeutischen Fachgebietes der letzten 30 Jahre antiquiert und nicht mehr zielführend. Allerdings sind auch hier starke Verbände aktiv, die an der Sicherung der bestehenden Trennung festhalten.

Versorgungsangebote der psychiatrischen Fachkrankenhäuser und Abteilungen

Als niederschwellige ambulante Behandlungsoption für Menschen mit schwerwiegenden Psychopathologien bieten die Psychiatrischen Institutsambulanzen in den allermeisten Regionen der Bundesrepublik ihre Dienste an. Sie sind als Einrichtungen der Fachkrankenhäuser ermächtigt. Seit 2000 gilt die Ermächtigung auch für psychiatrische Abteilungen der Allgemeinkrankenhäuser. Laut Krankenhausreport 2016, der sich auf das Datenjahr 2014 bezieht, existierten 482 Psychiatrische Institutsambulanzen an den 584 psychiatrischen Fachkrankenhäusern und Abteilungen. Sie arbeiten multiprofessionell, fachärztlich geleitet, in Gruppen- und Einzeltherapien, durch soziotherapeutische Maßnahmen und durch pflegerische Alltagsunterstützung, auch aufsuchend in der Häuslichkeit der Patientinnen und Patienten. Die beschriebenen vertragsärztlichen Veränderungen haben zu einer starken Zunahme der Kassenausgaben in den Psychiatrischen Institutsambulanzen geführt, die im Jahr 2014 bereits mehr als eine halbe Mrd. Euro betrug. Knapp zwei Mio. Quartalsfälle mit durchschnittlich 3,2 Kontakten je Fall wurden registriert. Die Behandlungen fanden zu 12 % aufsuchend statt. Nur etwa ein Drittel der Ambulanzpatient*innen hatte 2014 auch einen stationären psychiatrischen Aufenthalt, was darauf hindeuten könnte, dass Ambulanzen stationäre Aufnahmen durch ihr Angebot verhindern (Neubert/Richter 2016).

Psychiatrische Tageskliniken sind Behandlungseinrichtungen, in denen das gesamte Spektrum psychiatrischer Diagnosen behandelt werden kann, sofern eine Behandlungsindikation und -bereitschaft besteht und eine nächtliche Überwachung nicht nötig ist. Für viele Patient*innen ist eine tagesklinische Behandlung sozial besser verträglich, da die Abwesenheit von Zuhause einem regulären Arbeitstag ähnelt und der häusliche Rahmen nicht aufgegeben werden muss. Die Angebote der Behandlung sind medizinisch-psychiatrisch, psychotherapeutisch, soziotherapeutisch unter Einbezug der Angehörigen oder anderen Bezugspersonen. Ergotherapie mit lebensweltbezogenen Übungsmaßnahmen stellt einen wichtigen Faktor dar, ebenso wie Sport und Bewegung.

Für diejenigen Patient*innen, denen auch eine tagesklinische Behandlung nicht ausreicht, gibt es das *stationäre Setting*, wobei die Kriterien für die Notwendigkeit einer stationären Behandlung weder fachlich noch durch die Sozialleistungsträger klar definiert sind. Aufnahmeentscheidungen hängen sehr stark vom regionalen Versorgungsnetz ab und werden – abgesehen von zwingender vitaler Indikation oder auch von den öffentlich-rechtlichen Anordnungen über Unterbringungen gegen den Patientenwillen – regional unterschiedlich gehandhabt (Gouzoulis-Mayfrank/Längle/Koch-Stoecker 2016). Im stationären Rahmen findet für akute (lebensbedrohliche) Krisen, für die intensive Behandlung psychischer Erkrankungen und deren chronisch wiederkehrenden Exazerbationen oder auch für schwere, ambulant nicht zu bewältigende psychosoziale Krisen eine fachärztlich geplante und geleitete Diagnostik und Behandlung statt, die neben medizinischen je nach Indikation auch zahlreiche andere multiprofessionelle Maßnahmen umfasst (Psychotherapie, Ergotherapie, sozialarbeiterische Unterstützung, Sport- und Bewegungstherapie, Musiktherapie ...).

Im Jahr 2013 gab es knapp 100.000 psychiatrische und knapp 10.000 psychosomatische Betten; in den 405 Allgemeinkrankenhäusern mit psychiatrischen Fachabteilungen betrug die mittlere Verweildauer 22,4 Tage, in den 268 psychiatrische Fachkrankenhäusern 24,3 Tage (RKI 2015). Die 220 psychosomatischen Kliniken behandelten im Schnitt 40,8 Tage. Insgesamt wurden im Jahr 2013 1,2 Mio. Behandlungsfälle abgerechnet.

Im Sinne der von Politik, Verbänden und Betroffenen für sinnvoll erachteten und seit der Psychiatrie-Enquete propagierten Versorgungsdevise „ambulant vor stationär" wurde 2016 nach dem Gesetz zur Weiterentwicklung der Versorgung und Vergütung für psychiatrische und psychosomatische Leistungen (PsychVVG) eine neue Art der Krankenhausbehandlung gesetzlich verankert, nämlich die dem stationären Setting an Intensität entsprechende Vollbehandlung in der Häuslichkeit der Patient*innen (*stationsäquivalente Behandlung*, kurz „StäB") (SGB V § 115d). StäB wird als psychiatrische Behandlung während akuter Krankheitsphasen im häuslichen Umfeld durch mobile ärztlich geleitete multiprofessionelle Behandlungsteams definiert. Inhalte, Flexibilität und Komplexität entsprechen dabei einer vollstationären Behandlung (§ 39, SGB V). Einzelne Behandlungselemente (z. B. Gruppentherapien) finden im Bereich der Klinik statt, die meisten Therapieeinheiten werden durch tägliche aufsuchende Behandlung am Lebensmittelpunkt der Betroffenen durchgeführt. Dadurch lassen sich passgenaue soziotherapeutische Maßnahmen implementieren und das soziale Umfeld in die Therapie einbeziehen. Das Gesetz sieht auch vor, dass die Krankenhäuser andere an der ambulanten psychiatrischen Versorgung teilnehmende Leistungserbringer beauftragen können, Teile der Behandlung zu übernehmen. Damit bieten sich Möglichkeiten der sektorübergreifenden Kooperation. Erste Erfahrungen zeigen, dass die Zufriedenheit der Patient*innen hoch ist bei etwa vergleichbaren Kosten der Behandlung. Es wird geschätzt, dass etwa 10 % der stationären Patient*innen mit StäB behandelt werden könnten.

Besondere Bedingungen gelten für psychisch kranke Menschen in Haft. Laut einer Studie haben 83,5 % der *Haftinsassen* mindestens eine aktuelle psychische Störung (Driessen et al. 2006). Dem gegenüber steht eine insgesamt ausgesprochen dürftige Behandlungsausstattung in Haftanstalten, die allerdings regional unterschiedlich ausgebaut ist. In einigen Regionen werden aktuell Modellprojekte für haftentlassene Straftäter*innen erprobt, die nach Entlassung aus der Endverbüßung (schwere Straftaten) aufwendig psychiatrisch ambulant behandelt und begleitet werden, um durch Therapie der psychischen Störung die Lebensqualität und Teilhabechancen zu verbessern und Voraussetzungen für die Eingliederung in die Gesellschaft nach langer Haftzeit zu schaffen.

Patient*innen mit Straftaten, die unter der Einwirkung psychischer Erkrankungen begangen wurden und deren Schuldfähigkeit im Strafverfahren als vermindert oder aufgehoben beurteilt wurde, werden in Einrichtungen des *Maßregelvollzugs* untergebracht und dort oft langfristig psychiatrisch behandelt. Sie erreichen bei Besserung der Symptomatik, die zu der Tat geführt hatte, über gestufte Beurlaubungen schrittweise eine Reintegration in ein Lebensumfeld, das eine Teilhabe am sozialen und beruflichen Leben nach eigenen Wünschen ermöglichen soll. Auch hier ist eine Sicherung des Behandlungserfolgs nach der Entlassung durch enge ambulante Begleitung sinnvoll, um Rückfälle in die Erkrankung frühzeitig wahrzunehmen und neue Straftaten im Rahmen von Krankheitsexazerbationen zu verhindern.

3.4.2 Rehabilitation und Teilhabe

Für behinderte oder von Behinderung bedrohte Menschen sieht die Sozialgesetzgebung ein breites Spektrum von Maßnahmen und Einrichtungen der Rehabilitation und Teilhabe vor (SGB IX, siehe hierzu auch den Beitrag von Meyer und Menzel-Begemann).

Den stärksten Behandlungsaspekt im rehabilitativen Sektor haben Einrichtungen der *medizinischen Rehabilitation*. Sie werden immer dann relevant, wenn über die medizinische Regelversorgung im SGB V-Sektor hinaus komplexe Behandlungsmaßnahmen indiziert sind, die eine drohende Schädigung der Erwerbsfähigkeit verhindern sollen. Die medizinische Rehabilitationsbehandlung findet in Rehabilitationskliniken oder auch in ambulanten Einrichtungen statt. Sie wird für verschiedene psychiatrische Diagnosen, am häufigsten für affektive Erkrankungen, als drei- bis vierwöchige Behandlungsphase angeboten. In letzter Zeit gibt es vermehrt Angebote rehabilitativer Behandlungen für Psychosepatient*innen. Bei der medizinischen Rehabilitation geht es auch darum, den potenziell krankmachenden Effekt von Berufstätigkeiten und Arbeitsstressoren zu erkennen und zu reduzieren und damit der Interaktion von psychischem Befinden und beruflicher Belastung präventiv Rechnung zu tragen.

Auf Leistungen der *beruflichen Rehabilitation* (Teilhabe am Arbeitsleben) sind Menschen mit chronischen psychischen Störungen vielfach angewiesen, um trotz krankheitsbedingter komplizierter Berufsbiografien ihren Weg in eine angemessene Betätigung zu finden. Arbeit ist sinnstiftend und existenziell auf dem Weg zur Gesundheit und wird in der UN-Behindertenrechtskonvention als verbrieftes Recht beschrieben. Dennoch sind etwa 50 % der Menschen mit schweren psychischen Krankheiten im erwerbsfähigen Alter nicht erwerbstätig (Gühne/Riedel-Heller 2015).

Um geeignete Einsatzmöglichkeiten für unterschiedlich eingeschränkte Menschen zu finden, werden die Betroffenen bislang üblicherweise zunächst trainiert, um dann Einsatzplätze für sie zu finden. Gühne und Riedel-Heller beschreiben allerdings eindrücklich, dass sich diese Strategie deutlich weniger bewährt als die umgekehrte Vorgehensweise, Betroffene erst zu integrieren und dann an ihrem Einsatzort zu trainieren („First place, then train"). Idealerweise wird der Integrationsprozess durch einen spezialisierten Job-Coach begleitet (supported employment).

In der Regel werden psychisch Kranke aktuell in speziellen Rehabilitationseinrichtungen für psychisch Kranke (RPK) oder beruflichen Trainingszentren (BTZ) rehabilitiert. Wenn auch einrichtungszentriert arbeiten die RPK zunehmend mit individualisierter Unterstützung für die Rehabilitanden.

Ziel der Arbeitsrehabilitation ist die Teilhabe am Arbeitsleben. Bei einer täglichen Belastbarkeit von mehr als drei Stunden geht es um Hilfen zur Integration in den allgemeinen Arbeitsmarkt. Hierzu gehören Arbeitsplätze in der freien Wirtschaft oder Zuverdienstangebote, unterstützt durch Integrationsfachdienste. Auch temporäre Trainings durch Berufsförderungswerke oder durch Berufsbildungswerke zur Erstausbildung oder zu beruflicher Vorberei-

tung beeinträchtigter junger Menschen sind Programme der Arbeitsrehabilitation.
Liegt die Belastbarkeit unter drei Stunden pro Tag, wird eine Integration in den besonderen Arbeitsmarkt gefördert, z. B. in eine Werkstatt für behinderte Menschen (WfbM), in der eine leistungsangemessene berufliche Bildung und Beschäftigung angeboten wird. Tagesstätten zur Förderung der Tagesstruktur sind eher der sozialen als der beruflichen Teilhabe zuzurechnen.

Die dritte Rehabilitationssäule neben medizinischer und beruflicher Rehabilitation ist die *der Teilhabe am Leben in der Gemeinschaft* (Eingliederungshilfe). Eingliederungshilfe soll behinderte Menschen dabei unterstützen, die Alltagsanforderungen zu bewältigen, die sozialen Bedürfnisse zu befriedigen und die Lebensqualität zu verbessern. Für viele chronisch psychisch beeinträchtigte Menschen ist sie eine existenzielle Notwendigkeit, ohne die Krankheitsrezidive, Vereinsamung bis hin zu Obdachlosigkeit deutlich ansteigen würden. Perspektivisch wird im Kontext des Bundesteilhabegesetzes die Eingliederungshilfe neu organisiert und geregelt werden.

Der finanzielle Aufwand für die bundesdeutsche Gesundheitsversorgung (inklusive Rehabilitation) ist mit 338,2 Mrd. Euro beträchtlich (Statistisches Bundesamt [Destatis] 2015). Davon entfielen 13 %, also etwa 44 Mrd., auf psychische Störungen.

Zusammenfassend ist festzustellen, dass psychiatrische Gesundheitsversorgung sehr differenziert und partialisiert und sowohl für Betroffene als auch unter dem Gesichtspunkt gelingender Versorgungssteuerung verbesserungsbedürftig ist. Durch vielfältige Behandlungsleistungen, durch Rehabilitation und Leistungen zur gesellschaftlichen Teilhabe sind zwar gute strukturelle Voraussetzungen gegeben, allerdings sind Abstimmung, Übergänge, Planungsverantwortung und Ressourcenverteilung nicht ausreichend gesteuert, sodass besonders die schwer psychisch Kranken der Gefahr ausgesetzt sind, weniger Berücksichtigung in der Versorgung zu finden als andere Krankheitsgruppen.

4 Das Versorgungssystem für psychisch kranke Kinder und Jugendliche

4.1 Geschichte

Nachdem in der Zeit des Nationalsozialismus die Fürsorge für „Psychopathen", wie psychisch auffällige Kinder schon seit Beginn des 20. Jahrhunderts in der medizinisch-wissenschaftlichen Diskussion bezeichnet wurden, auch eine Frage von lebenswertem oder „unwertem" Leben war, war auch in der Nachkriegszeit die Beschäftigung mit psychischer Auffälligkeit bei Kindern nicht ohne Stigma.

Oft wurden diese Kinder nicht in expliziten Kliniken untergebracht, sondern in Mischformen aus Heimen, Behinderteneinrichtungen etc. Die Entwicklung als eigenes Fachgebiet fand erst ab den 1970er Jahren statt. Die Aufarbeitung von Medikamentenversuchen wie auch die Diskussion um die Entschädigung von ehemaligen Heimkindern und Patient*innen in psychiatrischen Einrichtungen zeigen die Problematik auch der Kinder- und Jugendpsychiatrie in der Nachkriegszeit (Schepker/Beddies 2017). Die Gründung der ersten Lehrstühle sowie die interdisziplinäre und multiperspektivische Forschungsmethodik haben dann die Entwicklung der modernen Kinder- und Jugendpsychiatrie befördert, allerdings bleiben immer noch – oft in sehr komplexen Ursachen begründet – Defizite in der psychiatrischen Versorgung von Kindern und Jugendlichen und in der Forschung, auch zu sicheren Medikamenten (Kölch/Fegert 2010; Kölch/Plener 2016).

4.2 Aktuelle Leitprinzipien der kinder- und jugendpsychiatrischen Versorgung

Die kinder- und jugendpsychiatrische Versorgung erfolgt heute multimodal und unter Einbezug der Bezugspersonen und der wichtigen Bezugssysteme des Kindes (Kindergarten, Schule). Es geht bei allen Therapiemaßnahmen vordringlich darum, die Teilhabemöglichkeiten der durch psychische Störungen und oft auch psychosoziale Belastungen beeinträchtigten Minderjährigen zu verbessern (Fegert/Kölch 2017). Die Versorgung erfolgt in der Regel ambulant, auch in Tageskliniken. Der Aufbau tagesklinischer Kapazitäten spiegelt diesen Paradigmenwechsel wider. Die stationäre Therapie hat bei den schwerst erkrankten bzw. beeinträchtigten Patient*innen bzw. bei Kindern, in deren Umfeld die Ressourcen für eine ambulante Maßnahme fehlen, weiterhin ihre Bedeutung; meist ist das Ziel einer vollstationären Behandlung, die in der Regel notwendige weitere Behandlung im ambulanten oder teilstationären Setting zu ermöglichen.

Auch im kinder- und jugendpsychiatrischen Bereich spiegelt sich der gesellschaftliche Wandel hinsichtlich der besseren Wahrung von Autonomie, der kritischen Hinterfragung von Zwangsmaßnahmen und der Wahrung der Rechte von Patient*innen wider (Müller et al. 2017). Die Freiwilligkeit der Behandlung ist auch in der Kinder- und Jugendpsychiatrie ein hohes Gut, das allerdings etwas komplexer als in der Erwachsenenpsychiatrie gedeutet werden muss, da bei Kindern auch Erziehung und die Rechte der Sorgeberechtigten eine Rolle spielen. Zudem ist in dieser Altersgruppe, die oftmals wenig Eigenmotivation zur Veränderung besitzt, der Aufbau von Krankheits-/Störungseinsicht von besonderer Bedeutung. Gleichwohl ist die Partizipation der Kinder und Jugendlichen an Entscheidungen über Behandlung ein zentraler Inhalt auch in der kinder- und jugendpsychiatrischen und -psychotherapeutischen Versorgung.

4.3 Versorgungsstrukturen

Die Versorgung von Kindern und Jugendlichen mit psychischen Problemen findet in Deutschland in einem hochdifferenzierten System statt, das nicht allein aus einem Angebot im Bereich des SGB V besteht, sondern auch die Bereiche Schule, Kinder- und Jugendhilfe, Behindertenhilfe etc. mit einschließt (vgl. APK 2017). Entsprechend der Altersspezifität von möglichen Störungen sind die Angebote bei unterschiedlichen Institutionen angesiedelt, von pädiatrischen Praxen bis hin zu adoleszenzspezifischen Angeboten in Kooperation von Kinder- und Jugendpsychiatrie und Erwachsenenpsychiatrie. Die Interdisziplinarität und Multimodalität und -professionalität ist ein besonderes Kennzeichen der Versorgung von psychisch kranken Kindern und Jugendlichen; neben Methoden der Psychiatrie, Psychoedukation, Psychotherapie und Pharmakotherapie sind auch Pädagogik und Maßnahmen der Koordinierung und Begleitung von Maßnahmen im Bereich anderer Rechtskreise (z. B. SGB VIII) eingeschlossen, wie auch Heil- und Hilfsmittelverordnungen. Psychisch erkrankte Kinder und Jugendliche sind nie ohne ihr Familiensystem oder das sie betreuende Umfeld behandelbar. Der Einbezug dieses Umfelds, das neben der Familie auch *Peers* und z. B. die Kindertagesstätten, die Schule oder die Ausbildung umfasst, ist eine dringende Notwendigkeit in der Behandlung. Aufgrund der geringeren absoluten Zahl an Kindern im Vergleich zu Erwachsenen, und damit auch der im Vergleich absolut geringeren Zahl psychisch erkrankter Kinder und Jugendlicher, ist es ein Grundproblem in der Versorgung, alle Angebote für alle Bedarfe flächendeckend sicherzustellen (vgl. APK 2017).

Viele Störungen bei psychisch erkrankten Kindern und Jugendlichen sind chronisch; zudem bestehen in den Familien oftmals auch Risikofaktoren eher längerfristig. Von daher ist es naheliegend, dass bei psychisch kranken Kindern Behandlungsansätze eher langfristig angelegt sind. Diese Langfristigkeit bedingt auch den hohen Grad der Notwendigkeit einer kooperativen Behandlung sowohl innerhalb des SGB V (z. B. zwischen ambulant und stationär, zwischen Kinder- und Jugendpsychiatrie und Pädiatrie oder Psychiatrie, zwischen Kinder- und Jugendpsychiatrie und -psychotherapie und Kinder- und Jugendlichenpsychotherapie) als auch zwischen den Sozialsystemen (hier insbesondere SGB VIII und SGB IX/XII) und zwischen Bereichen wie Schule, Ausbildung etc. Da viele Symptome im Alltag der Patient*innen auftreten, bedarf es auch einer Behandlung nah der Lebenswirklichkeit der Patient*innen, z. B. durch aufsuchende Behandlung (Böge/Schepker/Fegert 2019). Bisher sind diese Strukturen in Deutschland nur unzureichend etabliert. Gleichwohl zeichnet sich die Versorgung durch das Primat der ambulanten vor der stationären Behandlung auch bei Kindern und Jugendlichen aus. Differenzierte Versorgungsangebote unterschiedlichster Intensität je nach Störung und Beeinträchtigungsgrad der Patientin bzw. des Patienten und des Familiensystems sind in Deutschland verfügbar.

4.4 Versorgungseinrichtungen für psychisch kranke Kinder und Jugendliche

4.4.1 Das medizinische Behandlungssystem

Es bestehen ambulant wie (teil-)stationär verschiedene Versorgungsangebote, die zum Teil auf spezifischen gesetzlichen Grundlagen arbeiten, um sowohl schwerstkranke Kinder und Jugendliche ausreichend zu versorgen als auch der notwendigen Komplexität und Multimodalität bei der Behandlung Rechnung zu tragen.

Ambulante kinder- und jugendpsychiatrische und -psychotherapeutische Versorgung

Im ambulanten Bereich arbeiten inzwischen mehr als 1.000 niedergelassene Fachärzt*innen zu mehr als zwei Dritteln in sozialpsychiatrischen Praxen (APK 2017; Kurch-Bek/Tenckhoff 2016). Im Zeitraum von 2009 bis 2014 gab es einen Zuwachs an Fachärzt*innen im niedergelassenen Bereich um 31 % (2009, 776; 2014, 1.018). Mit der Sozialpsychiatrie-Vereinbarung (Vereinbarung gemäß § 85 Abs. 2 Satz 4 und § 43 a SGB V über besondere Maßnahmen zur Verbesserung der sozialpsychiatrischen Versorgung von Kindern und Jugendlichen, Sozialpsychiatrie-Vereinbarung, SPV) besteht die Möglichkeit in Kinder- und Jugendpsychiatrie (KJP) Praxen interdisziplinär zu arbeiten, um damit auch komplexe Störungsbilder entsprechend behandeln zu können. An Kliniken für KJP bestehen Institutsambulanzen (§ 118 SGB V) zur Versorgung von chronischen und schwer erkrankten Patient*innen (2012, 186). In unterversorgten Regionen übernehmen die Institutsambulanzen auch den Versorgungsauftrag allgemein wahr. Länderspezifische Vergütungsregelungen bedingen auch unterschiedliche Versorgungsmöglichkeiten in diesem Bereich (Kontaktintensivität etc.). Auch Sozialpädiatrische Zentren (§ 119 SGB V) nehmen gerade bei jüngeren Kindern Aufgaben in der Diagnostik und Versorgung wahr. Zudem nehmen an der Versorgung Hochschulambulanzen bzw. staatlich anerkannte psychotherapeutische Ausbildungsstätten (§ 117 SGB V), psychiatrische Krankenhäuser über ihre Institutsambulanzen (§ 118 Abs. 1 SGB V), Einrichtungen der Behindertenhilfe, die über eine ärztlich geleitete Abteilung verfügen (§ 119 a SGBV), stationäre Pflegeeinrichtungen (§ 119 b SGB V) sowie bei Unterversorgung zugelassene Krankenhäuser (§ 116 a SGB V) teil (vgl. APK 2017).

Nach Angaben der Bundespsychotherapeutenkammer gab es 2010 4.942 Kinder- und Jugendlichenpsychotherapeut*innen und 17.605 Psychologische Psychotherapeut*innen, von denen in den verschiedenen kassenärztlichen Vereinigungen 17 bis 25 % im Umfang von mindestens 25 % auch Kinder und Jugendliche behandelt haben (vgl. APK 2017). Nahezu drei Viertel der psychisch kranken Kinder und Jugendlichen, die 2010 eine genehmigungspflichtige Psychotherapie begonnen hatten, wurden von Kinder- und Jugendlichenpsychotherapeut*innen behandelt. Von Psychologischen Psychotherapeut*innen wurden weitere 14,5 % der Kinder und Jugendlichen behandelt. Etwa ein Drittel der psychotherapeutisch behandelten Kinder und Jugendlichen war unter zehn Jahre alt. Während in den jüngeren Altersgruppen entsprechend der höheren Prävalenzrate noch mehr Jungen als Mädchen psychotherapeutisch behandelt wurden, stieg der Anteil der Mädchen an den behandelten Jugendlichen im Alter von 14 bis 17 Jahren auf knapp 70 % (vgl. APK 2017). Die ambulante aufsuchende Behandlung z. B. im Bereich der Familien und Schule, ist bisher nur vereinzelt oder im Rahmen von Projekten etabliert (Böge et al. 2018).

Stationäre kinder- und jugendpsychiatrische und -psychotherapeutische Versorgung

Über die letzten Dekaden lassen sich im Rahmen der stationären Krankenhausbehandlung von psychisch kranken Kindern und Jugendlichen drei Entwicklungen aufzeigen: (1) Es fand eine Regionalisierung der Behandlung statt, d. h. es wurden kleinere Fachabteilungen eröffnet. (2) Es fand ein deutlicher Abbau stationärer Plätze statt. (3) Teilstationäre Plätze wurden neu geschaffen – letzteres jedoch deutlich weniger als vollstationäre Plätze abgebaut wurden. In 2017 bestanden 6.331 Plätze, d. h. 4,74 Plätze pro 100.000 Einwohner*innen unter 18 Jahren. An 149 Krankenhäusern bestanden 2014 3.319 teilstationäre Behandlungsplätze. Die durchschnittliche Verweildauer sank drastisch auf ca. 40 Tage von ehemals über 100 Tagen. Die Notfallquoten in den Kliniken stiegen an.

Spezialisierte Angebote gibt es regional unterschiedlich ausdifferenziert für den Bereich der Abhängigkeitserkrankungen und des Substanzabusus, für den Bereich von Störungen in der frühen Kindheit sowie für Kinder und Jugendliche mit Intelligenzminderung. Insgesamt ist für diese genannten Gruppen aber die Versorgung in Deutschland im stationären Bereich nicht zufriedenstellend (vgl. APK 2017). Stationsersetzende Behandlung ist bisher nur unzureichend ausgebaut, was auch mit der Größe der Versorgungsgebiete zusammenhängt, die im Falle der KJP-Kliniken etwa dreimal größer sind als bei erwachsenenpsychiatrischen Kliniken.

Behandlung an der Schnittstelle zum Erwachsenenalter

Patient*innen, die aufgrund einer komplexen psychischen Erkrankung eine multimodale, multiprofessionell durchgeführte Behandlung im Rahmen der Sozialpsychiatrie-Vereinbarung erhalten, können diese über die Vollendung des 18. Lebensjahres hinaus fortsetzen, sofern diese Behandlung zuvor begonnen und nicht unterbrochen wurde. Eine Fortführung der Behandlung über das 21. Lebensjahr hinaus ist nur unter Angabe einer besonderen Begründung möglich. Letzteres spielt im Versorgungsalltag keine wesentliche Rolle, es findet nur in seltenen Einzelfällen statt. In psychiatrischen Institutsambulanzen ist die Behandlung über das 18. Lebensjahr nur in begründeten Einzelfällen möglich, was die notwendige Transition in die Erwachsenenpsychiatrie erschwert (vgl. Fegert et al. 2017).

4.4.2 Rehabilitation und Teilhabe

Für Minderjährige mit psychischen Störungen und seelischer Behinderung ist über das SGB VIII (Kinder- und Jugendhilfe) die Eingliederungshilfe geregelt. Damit findet Rehabilitation in diesem Bereich über die Kinder- und Jugendhilfe statt. Der § 35a SGB VIII definiert Leistungen für seelisch behinderte Kinder- und Jugendliche, die in ihrer Teilhabe bereits beeinträchtigt sind oder bei denen eine Beeinträchtigung zu erwarten ist. Der Behinderungsbegriff ist hier zweigliedrig, die Feststellung der zugrundeliegenden psychischen Störung obliegt dem Facharzt/der geeigneten Psychotherapeutin, die Feststellung einer möglichen Teilhabebeeinträchtigung und der daraus abzuleitenden Maßnahmen übernehmen sozialpädagogische Fachkräfte des Jugendamts.

Seit der Einführung des § 35a SGB VIII besteht die Diskussion über die Fraktionierung von Leistungen bzw. die schwierige Trennung der Zuständigkeiten zwischen den Sozialgesetzbüchern. Für körperbehinderte Kinder, Kinder mit Intelligenzminderung oder Mehrfachbehinderte sind primär Leistungen nach SGB IX/XII vorgesehen. Dies führt in der Praxis oft zu problematischen Delegationsketten, die die Patient*innen und ihre Familien belasten. Im Rahmen der anstehenden und seit mehreren Jahren versuchten Reform des SGB VIII und der Einführung des Bundesteilhabegesetzes (BTHG) wird eine sogenannte inklusive Lösung angestrebt, nach der alle Kinder und Jugendliche, gleich mit welcher Behinderung, in die Zuständigkeit der Kinder- und Jugendhilfe fallen sollen. Damit entfielen die bisherigen Schnittstellenprobleme. Die

Leistungen nach SGB VIII umfassen ambulante Hilfen bis hin zu vollstationären Hilfen im Rahmen etwa einer Unterbringung in einer pädagogischen Einrichtung. In Ausnahmefällen können auch ambulante psychotherapeutische Leistungen nach SGB VIII gewährt werden. Seit Jahren steigen die Leistungsbewilligungen nach SGB VIII in Deutschland (vgl. APK 2017).

Die Zusammenarbeit im Rahmen des § 35a SGB VIII ist eine typische interdisziplinäre Schnittstellenaufgabe, die auch Probleme bereiten kann. Die Weiterentwicklung der Kooperation und der interdisziplinären Arbeit ist eine andauernde Aufgabe sowohl für das medizinische System als auch für die Kinder- und Jugendhilfe. Aufgrund der regional sehr unterschiedlichen Organisation wie Ausgestaltung sowohl der Kinder- und Jugendhilfe als auch der Leistungsanbieter nach SGB V, wurden grundlegende Aspekte für eine gute Zusammenarbeit von den Spitzenverbänden der Jugendhilfe sowie der Kinder- und Jugendpsychiatrie erarbeitet (Bundesarbeitsgemeinschaft der Leitenden Klinikärzte für Kinder- und Jugendpsychiatrie, Psychosomatik und Psychotherapie (BAG KJPP u. a. 2019).

Das SGB VIII sieht prinzipiell Hilfen auch für junge Volljährige (bis 21 Jahre, in Ausnahmefällen auch bis zum 27. Lebensjahr) nach § 41 vor. Dies ist unter dem Aspekt von besonderer Bedeutung, dass Jugendliche mit psychischen Störungen oftmals Entwicklungsverzögerungen aufweisen und von daher gerade im jungen Erwachsenenalter spezifischer Maßnahmen der Jugendhilfe weiter bedürfen. Gleichwohl ist zu verzeichnen, dass diese Maßnahmen in der Praxis eher die Ausnahme als die Regel sind.

Im Rahmen des Kinderschutzes hat zudem das SGB VIII eine wichtige Rolle: Das Jugendamt als Institution mit Wächterfunktion über eine mögliche Kindeswohlgefährdung ist entscheidender Partner bei der Einschätzung und Entscheidung über Maßnahmen in diesem Bereich. Da in Familien, in denen psychische Störungen auftreten, das Risiko für eine Kindeswohlgefährdung (Vernachlässigung, Misshandlung, Missbrauch) höher ist, kommt der Zusammenarbeit im Rahmen des 2012 in Kraft getretenen Bundeskinderschutzgesetzes besondere Bedeutung zu (Clemens et al. 2018). Die Beratung und Übermittlung von Informationen durch Geheimnisträger bei Kindeswohlgefährdung ist danach geregelt und erlaubt eine risikoadjustierte Weitergabe von Informationen an das Jugendamt im Falle einer durch Ärzt*innen vermuteten Kindeswohlgefährdung.

Nach SGB XII ergeben sich vorrangig Maßnahmen zur Eingliederungshilfe immer dann, wenn es sich um Mehrfachbehinderung handelt bzw. wenn eine körperliche/geistige Behinderung vorliegt oder wenn die Behinderungsfolgen nicht entwicklungsbedingt sind. Insofern werden bisweilen auch Behinderungsfolgen aus dem Formenkreis der autistischen Störungen diesem Sozialgesetzbuch zugeordnet, wenn nicht erkennbar ist, dass sich die Beeinträchtigung im Rahmen der Entwicklung bessern wird. Gerade im Übergang zum Erwachsenenalter ist zudem die Prüfung wichtig, inwieweit eine dauerhafte Teilhabebeeinträchtigung absehbar ist, um entsprechende Leistungen zur Eingliederung aus diesem Bereich zu erlangen.

Auch in anderen Sozialgesetzbüchern sind Leistungen für psychisch erkrankte Kinder und Jugendliche vorgesehen. Die SGB II und III bieten im Rahmen der Ausbildung und Berufsbildung ebenfalls Leistungen, die für psychisch kranke Jugendliche und junge Erwachsene von Bedeutung sind, zum Teil in Zusammenarbeit mit dem SGB VIII. Maßnahmen wie Berufsbildungswerke mit Wohnbetreuung zur Verselbständigung sind hier beispielsweise zu nennen. Da gerade Jugendliche mit schwereren psychischen Störungen, wie beginnenden Persönlichkeitsstörungen, schizophrenen Psychosen oder Substanzabusus besonders bedroht sind, an der Entwicklungsschwelle der Integration in Ausbildung und Beruf zu scheitern und damit dauerhafte soziale Exklusion zu erleben, sind Maßnahmen an dieser Stelle immens wichtig. Die Zahlen aus verschiedenen Untersuchungen zu aus dem Sozialsystem gefallenen Jugendlichen/jungen Erwachsenen oder Straßenjugendlichen deuten darauf hin, dass hier starker Verbesserungsbedarf besteht (Hoch 2017; König et al. 2014; Tillmann/Gehne 2012).

Im Rahmen des SGB VI sind prinzipiell Maßnahmen der Rehabilitation für Minderjährige möglich, es gibt einige vollstationäre Angebote diesbezüglich in Deutschland (siehe u. a. www.kinder-und-jugendreha-im-netz.de). Die Entwicklung z. B. aufgrund des Flexi-Rentengesetzes, das auch ambulante Reha-Maßnahmen für Kinder und Jugendliche ermöglicht, können erst in der Zukunft eingeschätzt werden.

5 Herausforderungen und Perspektiven

5.1 Versorgungslandschaft optimieren

Ohne Zweifel ist das aktuelle Gesundheitsversorgungssystem sehr differenziert und umfassend ausgebaut und hält auch für chronisch psychisch kranke Menschen ein Spektrum an Behandlung, Rehabilitation und gesellschaftlichen Teilhabemöglichkeiten vor. In der Politik wurden zudem einige gesetzliche Neuerungen eingeführt mit dem Ziel, die medizinische und rehabilitative Versorgung stärker personenzentriert und ambulant zu gestalten. In Modellprojekten werden Möglichkeiten geschaffen, die Grenzen der Sozialgesetzbücher zu überwinden und die Angebote für Nutzerinnen und Nutzer überschaubarer zu machen. Der deutliche Bettenabbau in den Jahrzehnten nach der Psychiatrie-Enquete, der inzwischen allerdings wieder gestoppt ist, hat leider unter finanziellen Gesichtspunkten keine ausreichende Entsprechung im Ausbau des ambulanten Sektors gefunden. Gerade für diejenigen psychisch kranken Menschen, die durch Schwere und Chronizität ihrer Erkrankung zu stark eingeschränkt sind, um sich selbst angemessen für ihre Belange einzusetzen, fehlt es nach wie vor an ausreichenden Angeboten, die flexibel und nötigenfalls auch aufsuchend stattfinden. Im aktuellen Sachverständigenratsgutachten (SVR 2018) wird besonders ein Auf- und Ausbau intensiv-ambulanter Behandlungssettings vorgeschlagen, der aktuell leider noch an personelle und finanzielle Barrieren stößt.

Modellprojekte könnten dazu beitragen, dass die Gruppe der Schwerkranken perspektivisch angemessener versorgt wird. Zugleich muss es ein gesundheitspolitisches Ziel für die nächsten Jahre sein, bestehende Schieflagen zu korrigieren in dem Sinne, dass mehr Behandlungsleistungen bei den schwer Erkrankten ankommen, ohne zugleich die Leistungen für leichter erkrankte Menschen zu kürzen. Das psychiatrische Behandlungssystem muss flexibilisiert und Wartezeiten, die stets auch eine Gefährdung der Arbeitssituation mit sich bringen, müssen verkürzt werden. Die Organisation des Umgangs mit akuten Kriseninterventionen sollte regional ebenso wie die Steuerung und Vernetzung aller psychosozialen Hilfen über eine Leitstelle mit Verantwortungsfunktion verbindlich geregelt werden. Steinhart und Wienberg (2016) haben zur Verbesserung von Transparenz und Klarheit über Verantwortlichkeiten ein Modell vorgestellt, das alle notwendigen Strukturen von Behandlung und Teilhabe integriert. Sie empfehlen, die Steuerungsbefugnisse der sektorübergreifenden Versorgung in den gemeindepsychiatrischen Verbünden, als regionalen Organisations- und Planungsstrukturen, zu verorten. Diese Verbünde haben es allerdings bisher nicht geschafft, Unklarheiten in der Versorgungsstruktur aufzulösen. Geeigneter scheinen hierfür Psychiatrische Institutsambulanzen, die das Versorgungssystem umfassend überblicken und mit fachlicher Expertise Leitstellenfunktion übernehmen könnten. Der Sachverständigenrat (2018) empfiehlt, die Koordinationsverantwortung individuell und in Abstimmung mit den jeweiligen Patient*innen zu verorten. Zunächst, bei leichteren Erkrankungsfällen, käme die Hausärztin bzw. der Hausarzt als Koordinator*in infrage, die/der den „Staffelstab" der Verantwortung an die Nervenärztin bzw. den Nervenarzt weitergeben könnte. Der Aufwand für die jeweilige Koordinationsverantwortung sollte separat vergütet werden.

Im Bereich des betreuten Wohnens besteht aktuell die Herausforderung, wie mit geschlossenen Heimunterbringungen perspektivisch umzugehen ist. Langfristig geschlossene Türen widersprechen den Anforderungen von Patientenautonomie und Gleichstellung und sind weder rechtlich noch ethisch vertretbar. Dennoch bestehen erhebliche Probleme, geeignete Wohnformen für Menschen mit besonders komplizierten Krankheitsverläufen zu finden, die ohne Türschluss als hilflose Personen gefährdet sind oder sich durch exzessiven Konsum von Suchtmitteln vital gefährden. Hier sind Modelle individueller Wohnformen mit engmaschiger professioneller Begleitung (Eins-zu-eins-Betreuung) denkbar, aber unter finanziellen Aspekten eher unrealistisch. Der Sachverständigenrat empfiehlt einen vorsichtigen Aufbau von geschützten Wohnheimplätzen für die Gruppe der erheblich selbst- oder fremdgefährdenden Patient*innen, wobei die Ausstattung der Einrichtungen eine würdige Behandlung sicherstellen müsse (SVR 2018).

Im Bereich der Rehabilitation ins Arbeitsleben steht aktuell die Umsetzung der evidenzbasierten Methoden aus dem angelsächsischen Raum (*first place, then train; supported employment*) im Vordergrund. Berufstrainings sollten zunehmend personzentriert und bedürfnisadaptiert ausgerichtet sein.

5.2 Gesellschaft, Gesundheit, Prävention

Vieles hat sich in unserer Gesellschaft getan, um Menschen mit psychischen Behinderungen zu integrieren und ihre Lebensqualität und ihre Inklusion in die Gemeinschaft zu fördern. Patientenrechtegesetz, Bundesteilhabegesetz und UN-Behindertenrechtskonvention stecken hierzu einen anspruchsvollen Rahmen ab. Die Umsetzung steht jedoch noch am Beginn. Wie eine Befähigung chronisch psychisch kranker Menschen zur Teilhabe aussehen kann, differiert aktuell in Abhängigkeit von regional verfügbaren Unterstützungsangeboten deutlich. Zugleich müssen Vorstellungen darüber, wieviel und welche Art Lebensqualität überhaupt möglich ist, zusammen mit den Betroffenen erst noch entwickelt werden. Solange schwere psychische Erkrankungen in den Köpfen der Betroffenen und der Professionellen primär mit Heimunterbringung und Werkstatttätigkeit verbunden sind, ist eine Imagination dessen, was alles möglich wäre, schwierig (Koch-Stoecker 2017). Gleichstellung und Teilhabe müssen deshalb als gesundheitspolitische Ziele verankert und ihre Umsetzung gesellschaftlich vorangetrieben werden. Wie für andere Patientengruppen muss auch für psychisch kranke Menschen, insbesondere für die schwer und chronisch erkrankten, die Verbesserung von Gesundheitskompetenzen aufgebaut werden (siehe hierzu auch den Beitrag von Schaeffer, Vogt und Berens).

Im Bereich der Gesundheitsförderung und Prävention stehen Maßnahmen zur Reduktion von Gefährdungsfaktoren (Adipositas, Bewegungsmangel ...) auf der Agenda, insbesondere da die medikamentöse Behandlung psychischer Krankheiten Übergewicht und andere Stoffwechselrisiken fördern kann. Hier werden die Stärkung von Angeboten der sporttherapeutischen Rehabilitation einerseits und die Unterstützung durch Genesungsbegleitungen durch ehemals selbst Betroffene andererseits zukünftig eine größere Bedeutung haben.

Aber auch für leichter erkrankte Personen muss Gesundheitsförderung gestärkt werden. Belastungen wie zum Beispiel durch Arbeitsverdichtung, Änderung der familiären Strukturen und zunehmende Vereinsamung erhöhen die Stressbelastung und damit die Anfälligkeit für psychische Erkrankungen.

Die wichtigste Aufgabe der Prävention besteht selbstverständlich darin, die Primärprävention zur Verhinderung psychischer Erkrankungen und die Förderung der psychischen Gesundheit zu stärken.

Im Lichte der Forschungsergebnisse zu den Risikofaktoren bezüglich eines psychisch gesunden Aufwachsens sind Maßnahmen bereits im Frühbereich, zum Teil pränatal notwendig (z. B. führt eine Reduktion eines Substanzabusus in der Schwangerschaft zu einer Reduktion des Risikos für psychische Störungen wie ADHS beim Kind). Das Präventionsgesetz und der Präventionsleitfaden der GKV sowie daraus abgeleitete Maßnahmen müssen gerade auch im Kindes- und Jugendalter hinsichtlich der Stärkung von Resilienz und Minderung von Risikofaktoren ansetzen (Bundeszentrale für gesundheitliche Aufklärung [BZgA] 2015; GKV-Spitzenverband 2018). Die sogenannten „Frühen Hilfen" sind ein wichtiger Baustein, um Familien auch im Bereich der psychischen Gesundheit zu unterstützen (www.fruehehilfen.de). Um den Teufelskreis von ACE und transgenerationalen Folgen zu durchbrechen, bedarf es hier verstärkter Interventionen und Forschung gerade in Risikopopulationen. Nachdem psychische Erkrankungen in Deutschland zu den teuersten, den am meisten beeinträchtigenden und häufigsten Störungen gehören, müssen sie zentrale Ziele von Präventionsmaßnahmen sein, sowohl auf der Ebene der Primärprävention, insbesondere aber auch im Bereich der indizierten Prävention. Schwellensituationen, die als Prädilektionsstellen für die Erstmanifestation von psychischen Störungen und daraus folgender Teilhabebeeinträchtigung erkannt sind, wie auch das Transitionsalter müssen insofern besonders im Fokus stehen. Aber auch Aspekte wie das Paradigma der Inklusion, das z. B. im schulischen Bereich bei unzureichender Umsetzung durchaus zu Problemen für das einzelne Kind führen kann, müssen hinsichtlich präventiver Maßnahmen bedacht werden.

Generell ist zur Förderung von Teilhabe, Inklusion und Partizipation das Vorantreiben von Antistigma-Maßnahmen der bedeutsamste Faktor. Je mehr soziale Nähe zwischen gesunden und erkrankten Personen möglich wird, desto leichter lassen sich geeignete Teilhabemöglichkeiten ausloten und umsetzen.

5.3 Rechtliche, ethische und wissenschaftliche Herausforderungen

5.3.1 Rechtliche Herausforderungen: Zwang, Gewalt und aggressives Verhalten

Traditionell wird die Psychiatrie immer wieder mit Zwang und Disziplinierung assoziiert. Dieses Phänomen hat eine historische Basis, aber auch viele aktuell herausfordernde Facetten. Nach wie vor werden gesellschaftliche Probleme, die anderweitig nicht ausreichend lösbar scheinen, in den Zuständigkeitsbereich der Psychiatrie verlagert. Dies trifft insbesondere beim Auftreten zwischenmenschlicher Gewalt zu, wenn staatliche Ordnungsinteressen nur durch eine Einweisung in die Psychiatrie erreichbar scheinen.

Das Dilemma der Psychiatrie besteht in solchen Situationen darin, dass jede mögliche Entscheidung dazu führt, ihren zweifelhaften Ruf in der Gesellschaft festzuschreiben. Derartige Konstellationen, in denen die Psychiatrie zwischen ordnungsrechtlichen Sicherungen und unklaren Behandlungsaufträgen jonglieren muss, sind sowohl von außen als auch psychiatrieintern schädlich und bedürfen einer raschen Klärung. Für gefährliche Menschen, denen mit psychiatrischem Etikett eine Sicherungsverwahrung in einem Rahmen auferlegt wird, der eigentlich Behandlung und Unterstützung bieten möchte, müssen dringend andere Aufenthaltsorte gefunden werden (vgl. Steinert 2014).

Selbstverständlich gibt es auch eindeutige Fälle krankheitsbedingter Selbst- oder Fremdgefährdung, für die die Psychiatrie einen klaren Behandlungsauftrag hat. Dabei lässt sich leider nicht immer verhindern, dass das psychiatrische Personal und die Patient*innen gefährlichen Situationen ausgesetzt sind. Die aktuell erschienene S3-Leitlinie bietet Behandler*innen eine große Palette an Maßnahmen und Strategien, um aggressives Verhalten zu verringern und das Stationsklima noch unterstützender werden zu lassen (Arbeitsgemeinschaft der Wissenschaftlichen Medizinischen Fachgesellschaften [AWMF] 2018).

Sowohl in Kliniken als auch in Heimen muss kontinuierlich im Blick behalten werden, wie Aggression und Gewalt reduziert werden können. Hierzu gehört, die Türen von psychiatrischen Stationen möglichst durchgängig zu öffnen (vgl. Henking 2017), die erlebte Sicherheit für Mitarbeiter*innen und Patient*innen zu stärken, ein ausgewogenes Verhältnis zwischen Begrenzung und Empathie für gewaltbereite psychisch kranke Menschen herzustellen und ein Klima von Zusammenarbeit und Respekt aufzubauen. Die S3-Leitlinie verweist auch auf moderne Konzepte, ein respektvolles Miteinander auf Stationen zu etablieren, die konflikthaften Interaktionen ausgesetzt sind (Bowers 2014). Der Einsatz von bereits bekannten präventiven Möglichkeiten wie Behandlungsvereinbarungen, Deeskalationstrainings und -visiten, deren Umsetzung an vielen Orten bereits praktiziert wird, muss selbstverständlich fortgesetzt und ausgebaut werden. Zu den positiven Entwicklungen der letzten Jahre gehört die Überarbeitung der Ländergesetze, die die freiheitsentziehende Unterbringung psychisch kranker Menschen in psychiatrischen Fachkliniken für den Fall akuter Selbst- oder Fremdgefährdung regeln (Gesetz über Hilfen und Schutzmaßnahmen bei psychischen Krankheiten, Landesrecht Nordrhein-Westfalen, PsychKG-NRW). Viele Regelungen wurden strenger gefasst, um ihre missbräuchliche Nutzung zu verhindern. So muss bei einer Einweisung am gleichen Tag eine richterliche Anhörung stattfinden, auf der dann die Entscheidung beruht, ob die betreffende Person in der psychiatrischen Klinik verbleiben muss. Anschließend müssen tägliche fachärztliche Kontrollen den Fortbestand der Notwendigkeit der Unterbringung sicherstellen. Sind Zwangsmaßnahmen wie zum Beispiel Fixierungen oder die Gabe einer Medikation gegen den Willen der Patientin bzw. des Patienten erforderlich, muss eine erneute richterliche Genehmigung eingeholt werden. Ähnliche Sorgfalt gilt auch für betreuungsrechtlich wegen Selbstgefährdung untergebrachte Menschen.

Bei Minderjährigen war 2013 nach einer Entscheidung des Bundesgerichtshofs (BGH) zu sogenannten „unterbringungsähnlichen Maßnahmen bei Minderjährigen" die Praxis, nach der auch für Zwangsmaßnahmen bei Kindern und Jugendlichen eine richterliche Genehmigung nach § 1631b BGB einzuholen war, infrage gestellt worden. Der Gesetzgeber hat im Herbst 2017 den § 1631b BGB geändert, der nunmehr auch einen Genehmigungsvorbehalt für Zwangsmaßnahmen vorsieht und damit auch die Beteiligungsrechte von Minderjährigen bei Zwangsmaßnahmen stärkt (Nolkemper et al. 2019).

Eine künftige Herausforderung für die psychiatrische Versorgung besteht darin, für gesellschaftlichen und individuellen Missbrauch der Psychiatrie zu sensibilisieren und ihm entschlossen entgegenzutreten. Dazu gehört auch, die Grenzen zwischen „krank" und „böse" zu fokussieren und die reine Sicherung gefährlicher Personen aus dem Aufgabenpool der Psychiatrie fern zu halten.

5.3.2 Ethische Fragestellungen

Herausforderungen durch Aggressivität und Zwang in der Psychiatrie sind auch unter ethischen Aspekten relevant. In einer aktuellen Stellungnahme hat der Deutsche Ethikrat Empfehlungen zum Thema Zwangsmaßnahmen gegeben (Deutscher Ethikrat 2018). Einerseits wird empfohlen, durch Patientenverfügungen für den Umgang mit krankheitsbedingten Eskalationen Vorsorge zu treffen. Den psychiatrisch Tätigen wird geraten, Entscheidungen über Zwangsmaßnahmen stets im Team zu diskutieren, bevor es zu einer Entscheidung kommt. Aber der Ethikrat weist andererseits auch darauf hin, dass die

Krankenhäuser dafür Sorge tragen müssen, geeignete bauliche Voraussetzungen (ansprechende Rückzugsmöglichkeiten, Gartennutzung ...) für die gegen ihren Willen untergebrachte Patient*innen zu schaffen. Der Ethikrat empfiehlt, Selbstbestimmung und natürlichen Willen der untergebrachten Menschen weitestgehend zu berücksichtigen, Kontakte zu Patientenbeschwerdestellen herzustellen und Aufklärung über rechtliche Möglichkeiten anzubieten, gerade wenn die Selbstbestimmungsfähigkeit krankheitsbedingt eingeschränkt ist.

Die Deutsche Gesellschaft für Psychiatrie und Psychotherapie, Psychosomatik und Nervenheilkunde (DGPPN) hat zur Achtung der Selbstbestimmung 2014 eine Stellungnahme publiziert (Barnikol et al. 2014), in der betont wird, dass Zwangsmaßnahmen und Zwangsbehandlungen unter ethischen Aspekten nur vertretbar sind, wenn bei selbstbestimmungsunfähigen Personen eine konkrete Eigen- oder Fremdgefährdung vorliegt und andere Maßnahmen zur Abwendung der Gefährdung nicht verfügbar sind. Die Beantwortung der Frage, ob im Einzelfall die Selbstbestimmungsfähigkeit vorliegt, sollte durch eine Ärztin oder einen Arzt vorgenommen werden, die bzw. der nicht gleichzeitig die Behandlerin bzw. der Behandler ist.

Ethisch abzuwägen ist stets, welche Art einer Zwangsmaßnahme im Einzelnen zum Einsatz kommen soll. In den letzten Jahren wurden positive Erfahrungen mit einer neuen Methode gesammelt, gefährdende Patient*innen physikalisch eine Weile festzuhalten, anstatt sie mechanisch ans Bett zu fixieren oder in einen Isolationsraum einzusperren. Die individuell passende Art des Umgangs mit selbstbestimmungsunfähigen Patient*innen in gefährdenden Situationen lässt sich am besten über eine Behandlungsvereinbarung vorweg festlegen. Behandlungsvereinbarungen helfen Behandler*innen, in unübersichtlichen Ausnahmesituationen die von der Patientin bzw. dem Patienten vorab konsentierte Behandlungsstrategie auszuwählen, sie können damit dazu beitragen, die Würde der Betroffenen zu wahren, auch wenn Zwangsmaßnahmen stattfinden, indem – wenn auch nicht in der akuten Situation, so doch zumindest zu einem früheren Zeitpunkt – die Patientin bzw. der Patient dieser Methode zugestimmt hat (Stoecker 2019).

Viele Krankenhäuser haben inzwischen Abteilungen für klinische Ethik eingerichtet. Ethisch geschulte Berater*innen bieten beim Vorliegen ethischer Dilemmasituationen moderierte Fallgespräche an, an denen Behandler*innen, Betreuer*innen, Angehörige, aber auch Patient*innen selbst teilnehmen. Ziel der Fallgespräche ist es, dass sich die Beteiligten durch die ethische Moderation ihrer Positionen bewusst werden und Handlungskonsequenzen vertieft reflektiert werden können. Teilnehmende Patient*innen erleben diese ethischen Fallgespräche zugleich auch als Wertschätzung, die manchmal in der Folge zu Verhaltensänderungen führt.

Zusammenfassend werden in der aktuellen Psychiatrie bezüglich des Umgangs mit Patient*innen, deren freier Wille krankheitsbedingt eingeschränkt ist, neben rechtlichen auch ethische Fragen gestellt und beantwortet. Dabei geht es um die Angemessenheit der Feststellung von Selbstbestimmungs(un)fähigkeit, um den angemessenen und wertschätzenden Umgang mit zwangsuntergebrachten Patient*innen und Möglichkeiten von Beschwerden gegen die Unterbringung, um Fragen der räumlichen Ausstattung in den psychiatrischen Kliniken, um den gestiegenen Stellenwert von Vorausverfügungen und Behandlungsvereinbarungen und um die Nutzung von klinischer Ethikberatung als Entscheidungshilfe bei fraglicher Notwendigkeit von Zwangsbehandlung. Auch unabhängig von primär ethischen Fragestellungen haben sich inzwischen die meisten Kliniken Leitbilder und Regeln zur Interaktion zwischen Professionellen und Patient*innen gegeben, die Rechte und Würde von Patient*innen schützen und Zwang vermeiden sollen.

Nachdem in psychiatrischen wie kinder- und jugendpsychiatrischen Kliniken vulnerable Patient*innen behandelt werden, ist hier das Risiko für Missbrauch und Misshandlung erhöht. Zur Qualität von solchen Einrichtungen gehört auch, Schutzkonzepte zu erarbeiten, um diese Gruppe bestmöglich zu schützen. Der unabhängige Beauftragte gegen den sexuellen Missbrauch von Kindern (UBSKM) hat mit der Deutsche Krankenhausgesellschaft (DKG) eine Vereinbarung geschlossen, dass zumindest Krankenhäuser, in denen Minderjährige behandelt werden, solche Schutzkonzepte entwickeln (Fegert et al. 2018). Leitbilder sind ein Teil eines solchen Schutzkonzeptes, ein weiterer wichtiger Aspekt ist die Haltung innerhalb einer Institution zum Thema Gewalt, Missbrauch und eine entsprechende Fehlerkultur.

5.3.3 Forschungsperspektiven

Die Psychiatrie ist eine starke Forschungsdisziplin, deren Ziel zum einen darin besteht, protektive Faktoren zu identifizieren, die vor psychischen Erkrankungen schützen können. Hierzu gehören genetische und epigenetische Untersuchungen, Grundlagenforschung zur Entwicklung und Funktion neuronaler Strukturen, wie Stressforschung, Demenzforschung, Forschung zur Emotionsregulation und viele andere.

Die Psychiatrie beschäftigt sich auch mit der Frage der Zukunft psychiatrischer Diagnosen, die als deskriptive Einheiten eine gewisse Oberflächenvalidität besitzen, aber den neueren neuropsychiatrischen Befunden an vielen Stellen kaum entsprechen.

Am sozialen Ende psychiatrischer Wissenschaft finden sich Projekte zur gesellschaftlichen Wahrnehmung psychischer Störungen, zur Gesundheitskompetenz von Menschen mit psychischen Störungen bis hin zu Modellprojekten, die eine Verbesserung der Versorgungsstruktur zum Ziel haben und Psychiatrie und Gesundheitswissenschaften verknüpfen.

Alle Forschungsfelder leiden unter engen finanziellen Ressourcen, insbesondere wenn es um industriefreie Forschungsförderung geht. Bedenkt man die Bedeutung psychiatrischer Erkrankungen für die Gesellschaft, wäre perspektivisch eine bessere finanzielle Ausstattung im Bereich der psychiatrischen Forschung sicher eine geeignete Maßnahme, um gesundes und stressarmes gesellschaftliches Zusammenleben weiter zu entwickeln. In der Zukunft soll es vom Bundesministerium für Bildung und Forschung (BMBF) geförderte neue Deutsche Zentren zur psychischen Gesundheit und zur Kindergesundheit geben. Dies trägt dem Umstand Rechnung, dass gerade psychische Störungen in Deutschland zu den maßgeblichen Erkrankungen zählen und der Aspekt der Entwicklung auch bei psychischen Störungen inzwischen belegt ist. Die multidimensionalen Aspekte von psychischen Erkrankungen, von genetischen und neurobiologischen bis hin zu sozialen Determinanten von psychischer Gesundheit sollten sich in der Forschung der Zentren abbilden. Zur Forschung bezüglicher transgenerationaler Aspekte haben sich BMBF-geförderte Forschungsverbünde gebildet. Translationale Aspekte, also die Übertragung von Grundlagenforschung in die Praxis, wie auch Versorgungsaspekte werden für Deutschland von besonderer Bedeutung und perspektivisch auch Gradmesser für das Gelingen der Zentren sein. Forschungsmethodische Entwicklungen sind im Bereich psychiatrischer Forschung wichtig (z. B. Kombination von Interventionen, kleine Subpopulationen, konfundierende soziale Aspekte). Gesundheitsökonomisch werden auch Allokationsfragen durchaus in der Forschung bzw. in der Translation der Forschungsergebnisse zu diskutieren sein. Damit werden auch ethische Aspekte tangiert, die gesamtgesellschaftlich eines Diskurses bedürfen. Damit auch die Schwerstkranken entsprechende Hilfen erhalten, muss auch die Versorgung beforscht werden: Im Rahmen des demografischen Wandels und konstatierbarer gesellschaftlicher Veränderungen, die auch die medizinische Gesundheitsversorgung betreffen, wird ein Schwerpunkt in der Forschung sein werden, wie die psychiatrische Versorgung in allen Regionen Deutschlands in der Zukunft sicher zu stellen ist und welchen Anteil die Digitalisierung einschließlich neuer Interventionsmöglichkeiten der Telekommunikation dabei haben wird.

6 Schluss

Psychische Erkrankungen sind eine bedeutende gesellschaftliche Herausforderung. Ihre Prävalenzraten sind stabil, ihre Auswirkungen aber ansteigend (Erwerbsminderungsrenten, Arbeitsunfähigkeiten, Inanspruchnahme von Hilfen).

Die Politik hat erkannt, dass die gesetzlichen Rahmenbedingungen und die Versorgungsstrukturen nicht ausreichend sind und den wissenschaftlichen Erkenntnissen hinterherlaufen. Schieflagen werden jedoch nur halbherzig korrigiert. Die wichtigsten Erfordernisse sind der Ausbau von intensiv-ambulanten Behandlungsstrukturen (SVR 2018) und eine Umverteilung von Mitteln zugunsten der schwer und chronisch Erkrankten.

Zur allgemeinen Verbesserung der Lage psychisch erkrankter Menschen sind darüber hinaus Antistigma-Maßnahmen erforderlich, die am ehesten mit dem Aufbrechen kategorialer Krankheitsbegriffe arbeiten und multidimensionale Aufklärungsmaßnahmen bereits frühzeitig etablieren.

Eine funktionierende Prävention psychischer Erkrankungen wird in erster Instanz durch gesellschaftliche Strukturen unterstützt, die für jeden Bürger von Anbeginn seines Lebens dafür Sorge tragen, dass eine wohlwollende, soziale stabile, finanziell auskömmliche Entwicklung ohne Gewalt und andere schädigende Stressoren möglich ist. Hier sind neben der Gesundheitspolitik auch Sozial-, Bildungs- und Familienpolitik gefordert (SVR 2018). Derartige Rahmenbedingungen, die Kinder von Beginn an in ihrer Persönlichkeit stärken, können auch langfristig durch epigenetische Weitergabe resilienter Strukturen die Basis für ein wohlwollendes, psychisch stabiles Miteinander in der Gesellschaft sein.

Literatur

AG Psychiatrie der AOLG (2012). *Bericht für die GMK 2012*. Verfügbar unter www.gesundheit.bremen.de/sixcms/media.php/13/AOLG%20Bericht%20Psychiatrie.pdf (Zugriff am 13.01.2019).

Aktion Psychisch Kranke (2017). *Versorgung psychisch kranker Kinder und Jugendlicher in Deutschland – Bestandsaufnahme und Bedarfsanalyse. Abschlussbericht* (APK). Verfügbar unter www.apk-ev.de/fileadmin/downloads/Abschlussbericht_Versorgung_psychisch_kranke_Kinder_u_Jugendliche.pdf (Zugriff am 01.07.2019).

Arbeitsgemeinschaft der Wissenschaftlichen Medizinischen Fachgesellschaften (2018). *S3-Leitlinie Verhinderung von Zwang: Prävention und Therapie aggressiven Verhaltens bei Erwachsenen*. AWMF-Register Nr. 038-022. Verfügbar unter www.awmf.org/uploads/tx_szleitlinien/038-022l_S3_Verhinderung-von-Zwang-Praevention-Therapie-aggressiven-Verhaltens_2018-11.pdf (Zugriff am 19.01.2019).

BAG KJPP u. a. (2019). *Gemeinsames Positionspapier zur Zusammenarbeit von Kinder- und Jugendpsychiatrie und Kinder- und Jugendhilfe: „Vom Kind und der Familie aus denken, nicht von den Institutionen"* (Bundesarbeitsgemeinschaft der Leitenden Klinikärzte für Kinder- und Jugendpsychiatrie, Psychosomatik und Psychotherapie (BAG KJPP); Berufsverband für Kinder- und Jugendpsychiatrie, Psychosomatik und Psychotherapie (BKJPP); Deutsche Gesellschaft für Kinder- und Jugendpsychiatrie, Psychosomatik und Psychotherapie (DGKJP); Arbeitsgemeinschaft für Kinder- und Jugendhilfe (AGJ)). Verfügbar unter www.dgkjp.de/aktuelles1/

496-gemeinsames-positionspapier-zur-zusammenarbeti-von-kinder-und-jugendpsychiatrie-und-kinder-und-jugendhilfe (Zugriff am 19.05.2019).

Barnikol, U. B./Finzen, A./Gather, J./Gerlinger, G./Heberlein, A./Heinz, A. (2014). Achtung der Selbstbestimmung und Anwendung von Zwang bei der Behandlung psychisch erkrankter Menschen: Eine ethische Stellungnahme der DGPPN. *Nervenarzt, 85*(11), 1419–1431.

Baumgarten, F./Klipker, K./Göbel, K./Janitza, S./Hölling, H. (2018). Der Verlauf psychischer Auffälligkeiten bei Kindern und Jugendlichen – Ergebnisse der KiGGS-Kohorte. *Journal of Health Monitoring, 3*(1), 60–65.

Beck, N. (2015). Jugendhilfebedarf nach (teil-)stationärer kinder- und jugendpsychiatrischer Behandlung. *Zeitschrift für Kinder- und Jugendpsychiatrie und Psychotherapie, 43*(6), 443–451.

Berglund, P./Demler, O./Jin, R./Merikangas, K. R./Walters, E. E. (2005). Lifetime Prevalence and Age-of-Onset Distributions of DSM-IV Disorders in the National Comorbidity Survey Replication. *Archives of General Psychiatry, 62*(6), 593–602.

Böge, I./Herrmann, J./Wolff, J. K./Hoffmann, U./Kölch, M./Kurepkat, M. et al. (2018). CCSchool: A Multicentre, Prospective Study on Improving Continuum of Care in Children and Adolescents with Mental Health Problems Associated with School Problems in Germany. *BMC Health Services Research, 18*(1), 947.

Böge, I./Schepker, R./Fegert, J. M. (2019). Aufsuchende Behandlungsformen für psychisch kranke Kinder und Jugendliche: Alternativen zur stationären Aufnahme. *Bundesgesundheitsblatt – Gesundheitsforschung – Gesundheitsschutz, 62*(2), 195–204.

Bowers, L. (2014). Safewards: a New Model of Conflict and Containment on Psychiatric Wards. *Journal of Psychiatric and Mental Health Nursing, 21,* 499–508.

Bradshaw, C. P. (2015). Translating Research to Practice in Bullying Prevention. *The American Psychologist, 70*(4), 322–332.

Brown, R. C./Plener, P. L. (2017). Non-suicidal Self-Injury in Adolescence. *Current Psychiatry Reports, 19*(3), 20.

Bundeszentrale für gesundheitliche Aufklärung (2015). *Prävention und Gesundheitsförderung in Deutschland. Konzepte, Strategien und Interventionsansätze der BZgA.* Köln: BZgA.

Clark, C./Caldwell, T./Power, C./Stansfeld, S. A. (2010). Does the Influence of Childhood Adversity on Psychopathology Persist Across the Lifecourse? A 45-Year Prospective Epidemiologic Study. *Annals of Epidemiology, 20*(5), 385–394.

Clemens, V./Berthold, O./Fegert, J. M./Kölch, M. (2018). Kinder psychisch erkrankter Eltern: Auch ein Thema im Rahmen des Kinderschutzes. *Nervenarzt, 89*(11), 1262–1270.

Deutsche Gesellschaft für Psychiatrie und Psychotherapie, Psychosomatik und Nervenheilkunde (2013). *AWMF S3 Leitlinie Psychosoziale Therapien bei schweren psychischen Erkrankungen. AWMF-Registernummer 038–020.* Berlin: AWMF.

Deutsche Gesellschaft für Psychiatrie und Psychotherapie, Psychosomatik und Nervenheilkunde (2018). *Psychische Erkrankungen in Deutschland: Schwerpunkt Versorgung (Dossier).* Berlin: DGPPN.

Deutsche Rentenversicherung Bund (2018). *Rentenversicherung in Zeitreihen.* Berlin: DRV Bund.

Deutscher Bundestag (1975). *Psychiatrie-Enquete 1975 – Bericht über die Lage der Psychiatrie in der Bundesrepublik Deutschland.* Bonn: Deutscher Bundestag.

Deutscher Ethikrat (2018). *Hilfe durch Zwang? Professionelle Sorgebeziehungen im Spannungsfeld von Wohl und Selbstbestimmung.* Verfügbar unter www.ethikrat.org/fileadmin/Publikationen/Stellungnahmen/deutsch/stellungnahme-hilfe-durch-zwang.pdf

Dietz, A./Pörksen, N./Voelzke, W. (1998). *Behandlungsvereinbarungen. Vertrauensbildende Maßnahmen in der Akutpsychiatrie.* Bonn: Psychiatrie-Verlag.

Dölitzsch, C./Fegert, J. M./Künster, A./Kölch, M./Schmeck, K./Schmid, M. (2014). Mehrfachdiagnosen bei Schweizer Heimjugendlichen. *Kindheit und Entwicklung, 23*(3), 140–150.

Driessen, M./Herrmann, J./Stahl, K./Zwaan, M./Meier, S./Hill, A. et al. (2000). Magnetic resonance imaging volumes of the hippocampus and the amygdala in women with borderline personality disorder and early traumatization. *Archives of General Psychiatry, 57*, 1115– 1122.

Driessen, M./Schroeder, T./Widmann, B./Schönfeld, C.-E. von/Schneider, F. (2006). Childhood Trauma, Psychiatric Disorders, and Criminal Behavior in Prisoners in Germany: A Comparative Study in Incarcerated Women and Men. *The Journal of Clinical Psychiatry, 67*, 1486–1492.

Engfer, R./Bauer, M. (2012). Versorgungseinrichtungen für psychisch kranke erwachsene Menschen. In: K. Hurrelmann/O. Razum (Hrsg.): *Handbuch Gesundheitswissenschaften*. 5. Auflage. Weinheim und München: Beltz Juventa, 877–907.

Fegert, J. M./Hauth, I./Banaschewski, T./Freyberger, H. J. (2017). Eckpunktepapier von DGKJP und DGPPN. Übergang zwischen Jugend- und Erwachsenenalter: Herausforderungen für die Transitionspsychiatrie. *Zeitschrift für Kinder- und Jugendpsychiatrie und Psychotherapie, 45*(1), 80–85.

Fegert, J. M./Kölch, M. (2017). Dazugehören! Bessere Teilhabe von Kindern und Jugendlichen sowie jungen Erwachsenen mit psychischen Störungen. *Nervenheilkunde, 36*(3), 127–135.

Fegert, J. M./Kölch, M./König, E./Harsch, D./Witte, S./Hoffmann, U. (Hrsg.) (2018). *Schutz vor sexueller Gewalt und Übergriffen in Institutionen. Für die Leitungspraxis in Gesundheitswesen, Jugendhilfe und Schule*. Berlin: Springer.

Ford, T./Goodman, R./Meltzer, H. (2004). The Relative Importance of Child, Family, School and Neighbourhood Correlates of Childhood Psychiatric Disorder. *Social Psychiatry and Psychiatric Epidemiology, 39*(6), 487–496.

Gaebel, W./Ahrens, W./Schlamann, P. (2010). *Konzeption und Umsetzung von Interventionen zur Entstigmatisierung seelischer Erkrankungen: Empfehlungen und Ergebnisse aus Forschung und Praxis*. Berlin: Aktionsbündnis Seelische Gesundheit.

Gapp, K./Bohacek, J./Grossmann, J./Brunner, A. M./Manuella, F./Nanni, P./Mansuy, I. M. (2016). Potential of Environmental Enrichment to Prevent Transgenerational Effects of Paternal Trauma. *Neuropsychopharmacology, 41*, 2749–2758.

GBD 2015 DALYs and HALE Collaborators (2016). Global, regional, and national disability-adjusted life-years (DALYs) for 315 diseases and injuries and healthy life expectancy (HALE), 1990–2015: a systematic analysis for the Global Burden of Disease Study 2015. *The Lancet, 388*, 1603–1658.

GKV-Spitzenverband (2018). *Leitfaden Prävention. Handlungsfelder und Kriterien nach § 20 Abs. 2 SGB V*. Berlin: GKV-Spitzenverband.

Goh, C./Agius, M. (2010). The Stress-Vulnerability Model. How does Stress Impact on mental Illness at the Level of the Braun and what are the Consequences? *Psychiatria Daubina, 22*, 198–202.

Gouzoulis-Mayfrank, E./Längle, G./Koch-Stoecker, S. (2016). *Kriterien stationärer psychiatrischer Behandlung: Leitfaden für die klinische Praxis*. Stuttgart: Kohlhammer.

Groschwitz, R. C./Munz, L./Straub, J./Bohnacker, I./Plener, P. L. (2017). Strong schools against suicidality and self-injury: Evaluation of a workshop for school staff. *School Psychology Quarterly, 32*(2), 188–198.

Gühne, U./Riedel-Heller, S. G. (2015). *Die Arbeitssituation von Menschen mit schweren psychischen Erkrankungen in Deutschland 2015*. Berlin: Deutsche Gesellschaft für Psychiatrie und Psychotherapie, Psychosomatik und Nervenheilkunde.

Hefti, S./Kölch, M./di Gallo, A./Stierli, R./Schmid, M./Roth, B. (2016). Welche Faktoren beeinflussen, ob psychisch belastete Kinder mit einem psychisch kranken Elternteil Hilfen erhalten? *Kindheit und Entwicklung, 25*(2), 89–99.

Henking, T. (2017). Das Konzept der offenen Türen – offen und doch geschlossen? *Recht und Psychiatrie, 35*, 68–71.

Hoch, C. (2017). *Straßenjugendliche in Deutschland – eine Erhebung zum Ausmaß des Phänomens. Endbericht – zentrale Ergebnisse der 2. Projektphase.* Halle (Saale): Deutsches Jugendinstitut.

Hölling, H./Schlack, R./Petermann, F./Ravens-Sieberer, U./Mauz, E. (2014). Psychische Auffälligkeiten und psychosoziale Beeinträchtigungen bei Kindern und Jugendlichen im Alter von 3 bis 17 Jahren in Deutschland. *Bundesgesundheitsblatt – Gesundheitsforschung – Gesundheitsschutz, 7*, 811.

Humphreys, K. L./Zeanah, C. H. (2015). Deviations from the Expectable Environment in Early Childhood and Emerging Psychopathology. *Neuropsychopharmacology, 40*(1), 154–170.

Jacobi, F./Höfler, M./Strehle, J./Mack, S./Gerschler A./Scholl, L. et al. (2014). Psychische Störungen in der Allgemeinbevölkerung. Studie zur Gesundheit Erwachsener in Deutschland und ihr Zusatzmodul Psychische Gesundheit. *Nervenarzt, 85*, 77–87.

Johnson, S./Lamb, D./Marston, L./Osborn, D./Mason, O. (2018). Peer-Supported Self-Management for People Discharged from a Mental Health Crisis Team: A Randomised Controlled Trial. *The Lancet, 392*, 409–418.

Koch-Stoecker, S. (2017). Weichenstellungen – Noch ambulant oder doch besser stationär behandeln? In: I. Steinhart/G. Wienberg (Hrsg.): *Rundum ambulant.* Köln: Psychiatrie-Verlag, 63–81.

Koch-Stoecker, S./Driessen, M. (2017). Moderne Versorgungsformen in der Psychiatrie. *Der Neurologe und Psychiater, 18*, 40–45.

Kölch, M./Fegert, J. M. (2010). Ethics in Child and Adolescent Psychiatric Care: An International Perspective. *International Review of Psychiatry, 22*(3), 258–266.

Kölch, M./Plener, P. L. (2016). Pharmacotherapy in Psychiatric Disorders of Children: Current Evidence and Trends. *Pharmacopsychiatry, 49*(6), 219–225.

König, J./Köhler, A.-S./Schäfer, S./Ottmann, S./Maschke, D. (2014). *Weiterentwicklung der Jugendsozialarbeit. Marginalisierte und schwer erreichbare junge Menschen mit komplexen Problemlagen als Zielgruppe der Jugendsozialarbeit.* Nürnberg: Evangelische Hochschule Nürnberg.

Kossowsky, J./Pfaltz, M. C./Schneider, S./Taeymans, J./Locher, C./Gaab, J. (2013). The Separation Anxiety Hypothesis of Panic Disorder Revisited: a Meta-Analysis. *The American Journal of Psychiatry, 170*(7), 768–781.

Kurch-Bek, D./Tenckhoff, B. (Aktion Psychisch Kranke [APK]) (Hrsg.) (2016). *APK – Workshop Daten Übersicht zur ambulanten Versorgung von Kindern und Jugendlichen mit psychischen Erkrankungen. Analysen auf Basis von ambulanten Abrechnungsdaten.* Verfügbar unter www.apk-ev.de/fileadmin/downloads/Berg_Workshop_Kinder-_und_ jugendpsychiatrische_und_-psychotherapeutische_Versorgung_im_ambulanten_Setting.pdf (Zugriff am 28.01.2019).

McLaughlin, K. A./Greif Green, J./Gruber, M. J./Sampson, N. A./Zaslavsky, A. M./Kessler, R. C. (2012). Childhood Adversities and First Onset of Psychiatric Disorders in a National Sample of US Adolescents. *Archives of General Psychiatry, 69*(11), 1151–1160.

Meyer, M./Wenzel, J./Schenkel, A. (2018). Krankheitsbedingte Fehlzeiten in der deutschen Wirtschaft im Jahr 2017. In: B. Badura/A. Ducki/H. Schröder/J. Klose/M. Meyer (Hrsg.): *Fehlzeiten-Report 2018.* Berlin: Springer, 331–536.

Müller, S./Salgo, L./Kölch, M./Fegert, J. M. (2017). Zwangsmaßnahmen in der psychiatrischen Behandlung. *Psychotherapeut, 62*(1), 3–11.

Neubert, O./Richter, M. (2016). Psychiatrische Institutsambulanzen. In: M. Geraedts/J. Friedrich/ J. Wasem (Hrsg.): *Krankenhaus-Report 2016. Schwerpunkt: Ambulant im Krankenhaus*. Stuttgart: Schattauer, 63–84.

Nolkemper, D./Wiggert, N./Müller, S./Fegert, J. M./Kölch, M. (2019). Partizipation und Informationspraxis in der Kinder- und Jugendpsychiatrie. *Praxis der Kinderpsychologie und Kinderpsychiatrie.*

Penninx, B. W./Beekman, A. T./Honig, A./Deeg, D. J./Schoevers, R. A./van Eijk, J. T. et al. (2001). Depression and Cardiac Mortality: Results from a Community-Based Longitudinal Study. *Archives of General Psychiatry, 58*, 221–227.

Plass, D./Vos, T./Scheidt-Nave, C./Zeeb, H./Krämer, A. (2014). Entwicklung der Krankheitslast in Deutschland Ergebnisse, Potenziale und Grenzen der Global Burden of Disease-Studie. *Deutsches Ärzteblatt International, 111*, 629–638.

Plener, P. L./Groschwitz, R. C./Franke, C./Fegert, J. M./Freyberger, H. J. (2015). Die stationäre psychiatrische Versorgung Adoleszenter in Deutschland. *Zeitschrift für Psychiatrie, Psychologie und Psychotherapie, 63*(3), 181–186.

Plener, P. L./Straub, J./Fegert, J. M./Keller, F. (2015). Behandlung psychischer Erkrankungen von Kindern in deutschen Krankenhäusern. *Nervenheilkunde, 34*(1/2), 18–23.

Reisinger Walker, E./McGee, R. E./Druss, B. G. (2015). Mortality in Mental Disorders and Global Disease Burden Implications. A Systematic Review and Meta-analysis. *JAMA Psychiatry, 72*, 334–341.

Richter, E. (2001). Psychiatrie in der DDR: Stecken geblieben – Ansätze vor 38 Jahren. *Deutsches Ärzteblatt, 98*, A307–A310.

Robert Koch-Institut (2015). *Gesundheit in Deutschland*. Berlin: RKI.

Roth-Sackenheim, C./Melchinger, H. (2009). Entwicklungen in der ambulanten Versorgung. Unterfinanziert, unterversorgt, ungerecht. *Neurotransmitter, 2*, 28–35.

Sächsisches Krankenhaus für Psychiatrie und Neurologie (1963). *Rodewischer Thesen. Internationales Symposium.*

Sachverständigenrat zur Begutachtung der Entwicklung im Gesundheitswesen (2018). *Bedarfsgerechte Steuerung der Gesundheitsversorgung. Gutachten 2018*. Berlin: SVR Gesundheit.

Schepker, K./Beddies, T. (2017). Hans Heinze und das Forschungsprogramm der Deutschen Gesellschaft für Kinderpsychiatrie und Heilpädagogik. *Praxis der Kinderpsychologie und Kinderpsychiatrie, 66*, 481–497.

Seiffge-Krenke, I. (2015). „Emerging Adulthood": Forschungsbefunde zu objektiven Markern, Entwicklungsaufgaben und Entwicklungsrisiken. *Zeitschrift für Psychiatrie, Psychologie und Psychotherapie, 63*(3), 165–173.

Spengler, A. (2012). Psychiatrische Institutsambulanzen. Leistungsfähig, bedarfsgerecht und innovativ. *Deutsches Ärzteblatt, 109*, A 1981–1983.

Statistisches Bundesamt (2015). *Krankheitskosten (2015)*. Verfügbar unter www.destatis.de/DE/ZahlenFakten/GesellschaftStaat/Gesundheit/Krankheitskosten/Krankheitskosten.html (Zugriff am 06.01.2019).

Steinert, T. (2014). Missbrauch der Psychiatrie. *Psychiatrische Praxis, 41*, 237–238.

Steinhart, I./Wienberg, G. (2016). Das Funktionale Basismodell für die gemeindepsychiatrische Versorgung schwer psychisch kranker Menschen. Mindeststand für Behandlung und Teilhabe. *Psychiatrische Praxis, 43*, 65–68.

Stoecker, R. (2019). Odysseus in der Psychiatrie. In: R. Stoecker (Hrsg.): *Theorie und Praxis der Menschenwürde*. Paderborn: Mentis-Verlag, 193–210.

Teicher, M. H./Samson, J. A. (2013). Childhood Maltreatment and Psychopathology: A Case for Ecophenotypic Variants as Clinically and Neurobiologically Distinct Subtypes. *The American Journal of Psychiatry, 170*(10), 1114–1133.

Tillmann, F./Gehne, C. (2012). *Situation ausgegrenzter Jugendlicher. Expertise unter Einbeziehung der Perspektive der Praxis.* Düsseldorf: Bundesarbeitsgemeinschaft Katholische Jugendsozialarbeit.

UN Behindertenrechtskonvention. (2009). *Übereinkommen über die Rechte von Menschen mit Behinderungen.* Verfügbar unter www.behindertenrechtskonvention.info/uebereinkommen-ueber-die-rechte-von-menschen-mit-behinderungen-3101/ (Zugriff am 04.01.2019).

Videbech, P./Ravnkilde, B. (2004). Hippocampal Volume and Depression: A Meta-Analysis of MRI Studies. *American Journal of Psychiatry, 161,* 1957–1966.

Vostanis, P./Graves, A./Meltzer, H./Goodman, R./Jenkins, R./Brugha, T. (2006). Relationship Between Parental Psychopathology, Parenting Strategies and Child Mental Health – Findings from the GB National Study. *Social Psychiatry and Psychiatric Epidemiology, 41*(7), 509–514.

Weiss, E. M./Parson, W./Niederstätter, H./Marksteiner, J./Lampe, A. (2018). Genetische Grundlagen der Posttraumatischen Belastungsstörung (PTBS). *Psychotherapie, Psychosomatik, Medizinische Psychologie,* 681–689.

Westermair, A. L./Stoll, A. M./Greggersen, W./Kahl, K. G./Hüppe, M./Schweiger, U. (2018). All Unhappy Childhoods Are Unhappy in Their Own Way-Differential Impact of Dimensions of Adverse Childhood Experiences on Adult Mental Health and Health Behavior. *Frontiers in Psychiatry, 9,* 198.

Wille, N./Bettge, S./Ravens-Sieberer, U. (2008). Risk and Protective Factors for Children's and Adolescents' Mental Health: Results of the BELLA Study. *European Child & Adolescent Psychiatry, 17 (Suppl 1),* 133–147.

Wittchen, H. U./Jacobi, F. (2001). Die Versorgungssituation psychischer Störungen in Deutschland. Eine klinisch-epidemiologische Abschätzung anhand des Bundes-Gesundheitssurveys 1998. *Bundesgesundheitsblatt – Gesundheitsforschung – Gesundheitsschutz, 44*(10), 993–1000.

Zubin, J./Spring, B. (1977). Vulnerability. A New View of Schizophrenia. *Journal of Abnormal Psychology, 86,* 103–126.

Rehabilitative Versorgung

Thorsten Meyer und Anke Menzel-Begemann

Mit historischen Vorläufern aus der Krüppelfürsorge und der Versorgung von Kriegsversehrten hat sich in Deutschland Rehabilitation zu einer wichtigen Säule des Versorgungssystems entwickelt. Sie ist aktuell geprägt von der Einführung des SGB IX zur Rehabilitation und Teilhabe von Menschen mit Behinderungen, der Internationalen Klassifikation von Funktionsfähigkeit, Behinderung und Gesundheit (ICF), der Behindertenrechtskonvention der Vereinten Nationen und weiteren Aktivitäten der Weltgesundheitsorganisation (WHO). Rehabilitative Versorgung richtet sich als Gesundheitsstrategie auf die Wiederherstellung bzw. den Erhalt körperlicher und psychischer Funktionen, von Alltagsfunktionen und die Förderung der Teilhabe von Menschen mit (drohenden) Behinderungen am Leben in der Gesellschaft (= Funktionsfähigkeit). Dabei kommen grundsätzlich die Behandlungsstrategien Restitution, Kompensation, Adaptation sowie Sekundärprävention zum Einsatz. Rehabilitation ist eine Antragsleistung, die sich am individuellen Bedarf und gemeinsamer Formulierung von Rehabilitationszielen orientiert. Diese Ziele werden gemeinsam in einem interdisziplinär arbeitenden Team verfolgt. Zu den Formen der Rehabilitation gehören insbesondere die medizinische Rehabilitation, Leistungen zur Teilhabe am Arbeitsleben und in der Gemeinschaft. Zu den wichtigsten Leistungsträgern gehören die gesetzliche Rentenversicherung, Krankenversicherung, Unfallversicherung und Sozialämter. Rehabilitationswissenschaften sind durch das Spannungsfeld von Grundlagenforschung und Praxisbezug gekennzeichnet. Die wissenschaftliche Reflexion der rehabilitativen Praxis fokussiert insbesondere auf klinisch-evaluative und versorgungswissenschaftliche Studien, das Konzept der Evidenzbasierung thematisiert den Brückenschlag zwischen gesicherter Erkenntnis und Umsetzung in die Praxis.

1 Historische und sozialpolitische Entwicklungen

Das Rehabilitationswesen weist verschiedene Vorläufer auf. In europäischen Ländern stellt die insbesondere auf Kinder zielende *Krüppelfürsorge* aus dem 19. und beginnenden 20. Jahrhundert zusammen mit dem sich entwickelnden Fach der Orthopädie eine wichtige Grundlage dar. Von Beginn an wurde eine Trias von medizinischen, pädagogischen und berufsbildenden Maßnahmen gefordert (Rüttimann 1980; Lotze 1999). Es waren zudem die Weltkriege und die von ihnen hervorgebrachten Kriegsversehrten, die einen entscheidenden Einfluss auf die Entwicklung der Rehabilitation genommen haben (Lotze 1999), in Deutschland z. B. mit der Kriegsbeschädigtenfürsorge oder in den USA mit den Einrichtungen der *Veterans Affairs* (Kriegsveteranenministerium) als zentrale Institutionen der Rehabilitation.

Die Nachkriegszeit war geprägt von der Wiederaufnahme und Weiterentwicklung der Versorgung von Menschen mit Körperbehinderungen sowie von einem vermehrten Einbezug von Menschen mit geistigen und Mehrfachbehinderungen (Lotze 1999). In dieser Zeit geriet auch die Notwendigkeit der rehabilitativen Versorgung von chronisch Kranken über die Versorgung von Menschen mit Tuberkulose ins Blickfeld.

Mit Beginn des 21. Jahrhunderts vollzog sich mit der Veröffentlichung der *International Classification of Functioning, Disability and Health* (World Health Organization [WHO] 2001, WHO-Modell der funktionalen Gesundheit) der Weltgesundheitsorganisation (WHO) ein paradigmatischer Wandel in der rehabilitativen Versorgung. In Deutschland war dieser Wandel verbunden mit der Einführung des *Sozialgesetzbuches IX* (SGB IX) im Jahr 2001, dem übergeordneten Recht für Fragen zu Rehabilitation und Teilhabe. 2006 ratifizierten die Vereinten Nationen die *Behindertenrechtskonvention* (UN-BRK) als maßgebliche Grundlage für die Ausgestaltung von Rehabilitation und Teilhabe (United Nations General Assembly 2006; Degener 2006). Die Bundesrepublik Deutschland hat diesen völkerrechtlichen Vertrag 2009 ratifiziert, wie mittlerweile insgesamt 181 Staaten bzw. Staatengemeinschaften.[15] Ausgangspunkt der UN-BRK war die Feststellung, dass Menschen mit Behinderungen zu der am meisten gefährdeten Gruppe in puncto Menschenrechtsverletzungen gehören. Entsprechend dient das Dokument dazu, bestehende Menschenrechte für Menschen mit Behinderungen zusammenzuführen. Die UN-BRK kontextualisiert damit Behinderung in der Menschenrechtspolitik und geht damit über einen primär medizinischen oder sozialpolitischen Kontext hinaus. Der UN-BRK lag das Motto der Behindertenrechtsbewegung „*Nothing about us without us*" zugrunde, d. h. Betroffene werden als Expert*innen in eigener Sache betrachtet. Artikel 26 *Habilitation und Rehabilitation* der UN-BRK fordert u. a. die Organisation, Stärkung und Erweiterung umfassender Rehabilitationsdienste und -programme, die Erreichbarkeit der Dienste in ländlichen Gebieten, die Sicherstellung der Versorgung mit Hilfsmitteln sowie die Förderung von Maßnahmen zur Aus-, Fort- und Weiterbildung von Fachpersonal. Zur Umsetzung der UN-BRK hat die Bundesregierung 2011 einen *Nationalen Aktionsplan* (NAP) entworfen, zu dem auch die Teilhabeberichterstattung (früher Behindertenbericht) gehört.

---

15 Stand: März 2020, Quelle: www.un.org/development/desa/disabilities/convention-on-the-rights-of-persons-with-disabilities.html

Aktuell wird das SGB IX im Sinne eines übergeordneten Bundesteilhaberechts reformiert. Das *Bundesteilhabegesetz* (BTHG), das Gesetz zur Stärkung der Teilhabe und Selbstbestimmung von Menschen mit Behinderungen, betont die Nutzerorientierung und damit die Forderung nach einer individuellen Behandlungs- und Teilhabeplanung für Menschen mit (drohenden) Behinderungen (Bundesarbeitsgemeinschaft für Rehabilitation [BAR] 2017). Wichtige Änderungen stellen Anpassungen der Eingliederungshilfe und die damit einhergehende Abkehr vom Fürsorgeprinzip dar, sowie eine Veränderung von institutionen- zu personenzentrierten Hilfe, die persönliche Bedarfe der Betroffenen zum Ausgangspunkt von Leistungen nehmen.

Auf internationaler Ebene hat die WHO in Zusammenarbeit mit der Weltbank 2011 einen ersten Weltbericht Behinderung vorgelegt (WHO/World Bank 2011; Meyer/Gutenbrunner 2012), der sich der Beschreibung der Lage von Menschen mit Behinderungen widmet und ein Kapitel zur rehabilitativen Versorgung beinhaltet. Dieser Bericht verweist darauf, dass etwa 15 % der Weltbevölkerung mit einer Form von Behinderung leben. Zwischen 2,2 % und 3,8 % der Bevölkerung weisen demnach schwerwiegende Behinderungen wie Blindheit, Querschnittslähmung oder schwere Depression auf. Die WHO hat daran anknüpfend 2017 eine Initiative *Rehabilitation 2030 – A call for action* gegründet, mit der sie *Stakeholder* der Rehabilitation zusammenbringt, um die Rehabilitation in den unterschiedlichen Ländern zu einem festen Bestandteil der gesundheitlichen Versorgung zu machen.

2 Konzeptuelle Grundlagen der rehabilitativen Versorgung

2.1 WHO-Modell der funktionalen Gesundheit

Das WHO-Modell der funktionalen Gesundheit (siehe Abbildung 1) ist grundlegend für das Verständnis von Rehabilitation. Es dient der Beschreibung des multifaktoriell beeinflussten Gesundheitszustands einer Person. Da es das Ausgangsmodell der ICF (WHO 2001) darstellt, wird es auch als *ICF-Modell* bezeichnet. Zudem wird es als *biopsychosoziales Modell* bezeichnet, da es sowohl Funktionen und Strukturen des Körpers (bio) als auch Merkmale und Eigenschaften einer Person (psycho) sowie vielfältige Aspekte ihrer Umwelt (sozial) aufgreift.[16] Konkret umfasst das Modell als zentrale Komponenten die physischen-strukturellen Gegebenheiten einer Person (*Körperfunktionen und*

---

16 Die Einordnung des ICF-Modells als bio-psycho-soziales Modell ist allerdings nur bedingt zutreffend, da zum einen die psychologischen Merkmale der Person keine eigenwertige Bedeutung aufweisen, zum anderen das Modell deutlich über soziale Kontextfaktoren hinausgeht.

-*strukturen*), zu der auch psychische Strukturen und Funktionen gezählt werden; das konkrete Handeln bzw. Handlungsvermögen einer Person in einem Lebensbereich (*Aktivitäten*) sowie das Eingebundensein der Person in unterschiedliche Lebensbezüge (*Teilhabe*). Diese drei Komponenten werden unter dem Begriff der *Funktionsfähigkeit* zusammengefasst. Damit erfährt der im Deutschen stark körperlich konnotierte Begriff der Funktionsfähigkeit eine deutliche definitorische Erweiterung. Im englischen Original wurde mit dem Begriff *Functioning* ein Kunstbegriff geschaffen, der diesem Missverständnis weniger unterliegt. Zum ICF-Modell gehören ebenso *Kontextfaktoren*, d. h. eine Person umgebende normative, strukturelle, materielle und soziale Merkmale (*umweltbezogene Faktoren*) sowie die Person betreffende Merkmale (*personbezogene Faktoren*) wie Alter, Geschlecht, Sozial- und Bildungsstatus, aber auch Krankheitsmodelle und Copingstile.

Abbildung 1: WHO-Modell der funktionalen Gesundheit

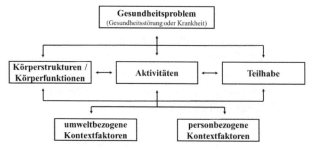

(nach DIMDI 2005, 23)

Das ICF-Modell basiert auf einem *interaktiven Verständnis*. Es bringt zum Ausdruck, dass eine erfolgreiche Teilhabe explizit aus der *Wechselwirkung* zwischen den funktionellen Gegebenheiten einer Person, ihren persönlichen Eigenschaften, den Merkmalen ihrer Umwelt sowie ihrem Gesundheitszustand resultiert. Zudem lässt sich aus diesem interaktiven Verständnis ableiten, dass eine Einschränkung der Teilhabe zum Ausgangspunkt für Beeinträchtigungen in anderen Bereichen (Funktionseinschränkungen, Gesundheitszustand) führen kann. Beispiele hierfür liefern Studien aus der Arbeitslosenforschung, die zeigen, wie sehr die Ausübung einer Erwerbstätigkeit und die strukturellen wie auch sozialen Anforderungen mit anderen Facetten der Gesundheit zusammenhängen können.

Der Gesetzgeber griff bei der Einführung des SGB IX auf die Begrifflichkeiten und Konzepte der ICF, insbesondere den Teilhabebegriff zurück. Das ICF-Modell unterstützt zudem ein fachübergreifendes Verständnis und die Kommunikation in der für die rehabilitative Versorgung zentralen interdisziplinären bzw. interprofessionellen Zusammenarbeit (Deutsche Vereinigung für Rehabilitation [DVfR]/Deutsche Gesellschaft für Rehabilitationswissenschaften [DGRW] 2014). Es stellt damit eine wichtige Weiterentwicklung des biomedizinischen Krankheitsmodells oder auch des Krankheitsfolgemodells der ICF-Vorgängerin, der ICIDH (International Classification of Impairments, Disabilities and Handicaps), dar. Diese Modelle nehmen das Gesundheitsproblem zum Ausgangspunkt und verstehen das Ausmaß der Behinderung als Folge des Gesundheitsproblems. Sie fokussieren auf die Krankheitsentstehung, für die körperliche Ursachen in Betracht gezogen und entsprechend nur darauf bezogene diagnostische und therapeutische Maßnahmen eingeleitet werden. Die ICF *ergänzt* dieses biomedizinische Modell von Behinderung durch das soziale Modell von Behinderung, das von der Bedeutung hinderlicher Kontextfaktoren als notwendige Bedingung für Behinderung ausgeht.

2.2 Funktionsfähigkeit

Funktionale Gesundheit oder *Funktionsfähigkeit* ist nicht mit unbeeinträchtigten Körperfunktionen, Bewegungs- oder Schmerzfreiheit gleichzusetzen. Vielmehr kann sich eine Person trotz funktioneller Beeinträchtigungen (z. B. Einschränkung des Sehvermögens) oder struktureller Schäden (z. B. Unterschenkelamputation) als funktional gesund erleben,

„[…] wenn – vor dem Hintergrund ihrer Kontextfaktoren – […] sie all das tut oder tun kann, was von einem Menschen ohne Gesundheitsproblem (ICD) erwartet wird (Konzept der Aktivitäten), [… und] sie ihr Dasein in allen Lebensbereichen, die ihr wichtig sind, in der Weise und dem Umfang entfalten kann, wie es von einem Menschen ohne gesundheitsbedingte Beeinträchtigung der Körperfunktionen oder -strukturen oder der Aktivitäten erwartet wird (Konzept der Partizipation [Teilhabe] an Lebensbereichen)." (Deutsches Institut für Medizinische Dokumentation und Information [DIMDI] 2005, 4).

Beispielsweise sind wir durch eine Brille in der Lage, ein Kraftfahrzeug zu führen, im Kino einen Film zu sehen oder Wahlunterlagen selbstständig zu lesen und auszufüllen. Durch einen Rollstuhl können wir trotz Unterschenkelamputation mobil sein und uns in unserer Umwelt zumindest soweit bewegen, wie es die strukturellen Maßnahmen (Rampen, Fahrstühle, etc.) oder unsere Bereitschaft, Hilfsmittel zu benutzen, erlauben. Das Verständnis von Gesundheit verschiebt sich demnach von einer körperbezogenen Definition als Abwesenheit von Krankheit hin zu einer *teilhabebezogenen Betrachtung* über das Ausmaß des „nicht-behindert-Werdens" in individuell bedeutsamen Aktivitäten und Lebensbereichen. Teilhabe als zentraler Teil der Funktionsfähigkeit ist entsprechend definiert als das *Eingebundensein in eine Lebenssituation* bzw. *den Zugang zu zentralen Lebensbereichen* wie Familie, Beruf, Freizeit, Kultur, Bürgerwesen etc. (WHO 2001). Mit dem hinter Teilhabe stehenden Konzept ist die gesellschaftliche Zielsetzung verbunden, allen Personen unabhängig ihrer persönlichen Fähigkeiten und Merkmale ein *gleichberechtigtes, selbstbestimmtes Leben* in der Gemeinschaft zu ermöglichen.

2.3 Behinderung

Im Behinderungsbegriff, der auf dem erwähnten wechselseitigen Zusammenspiel der Komponenten basiert und sich damit enger an das Verständnis der UN-BRK anlehnt,

„[…] zählen zu den Menschen mit Behinderung Menschen, die körperliche, seelische, geistige oder Sinnesbeeinträchtigungen haben, die sie in Wechselwirkung mit einstellungs- und umweltbedingten Barrieren an der gleichberechtigten Teilhabe an der Gesellschaft mit hoher Wahrscheinlichkeit länger als sechs Monate hindern können" (Viehmeier/Schubert/Thimmel 2018, 182).

Während *Funktionsfähigkeit* die positiven Aspekte der Körperfunktionen/ -strukturen, Aktivitäten und Teilhabe beschreibt, wird *Behinderung* im Sinne der ICF als Oberbegriff für deren Kehrseite, d. h. Schädigungen der Körperstrukturen und -funktionen sowie Beeinträchtigungen der Aktivitäten und Teilhabe verwendet. Behinderung ist somit mehr als eine kategoriale Einstufung. Sie resultiert nicht zwangsläufig aus einem Gesundheitsproblem, sondern entsteht erst im Zusammenhang mit ungenügenden Möglichkeiten, funktionelle/ strukturelle Defizite bzw. Beeinträchtigungen von Aktivitäten und Teilhabe auszugleichen.

2.4 ICF als Klassifikation von Gesundheit, Behinderung und Funktionsfähigkeit

Neben dem Modell der funktionalen Gesundheit enthält die ICF eine Konkretisierung und Ausdifferenzierung ihrer Komponenten in Form eines Klassifikationssystems. Es stellt neben der *International Classification of Diseases* (ICD), die der Operationalisierung des Gesundheitsproblems im ICF-Modell dient, die zweite Referenzklassifikation der WHO dar.

Diese Klassifikation von Aspekten der Funktionsfähigkeit und Behinderung beinhaltet die im ICF-Modell aufgeführten Komponenten (Körperfunktionen/-strukturen, Aktivitäten/Teilhabe), die jeweils durch Unterebenen ausdifferenziert sind. Das Ausmaß der Schädigungen von Körperfunktionen/-strukturen sowie Beeinträchtigungen von Aktivitäten/Teilhabe lassen sich hiernach kodieren. Zudem können umweltbezogene Kontextfaktoren klassifiziert und danach beurteilt werden, inwieweit sie als Barriere- oder Förderfaktoren wirken (DIMDI 2005). Eine Klassifikation der personbezogenen Kontextfaktoren findet sich in der aktuellen Version nicht, es existieren in der Literatur erste Umsetzungsvorschläge (Viol et al. 2006; Geyh et al. 2011; Grotkamp et al. 2012).

Die ICF kann dazu genutzt werden, zentrale Informationen für den Rehabilitationsprozess in einheitlicher Form zu dokumentieren (Rauch/Meyer 2017). Zur Förderung der Alltagstauglichkeit des Klassifikationssystems wurden erkrankungs- bzw. problemspezifische Listen, sogenannten *Core-Sets* (Bickenbach et al. 2012), entwickelt.

3 Rehabilitation als Gesundheitsstrategie

3.1 Definition der Rehabilitation

Die WHO definiert Rehabilitation im *World Report on Disability* als

„[…] a set of measures that assist individuals who experience, or are likely to experience, disability to achieve and maintain optimal functioning in interaction with their environments. […] Although the concept of rehabilitation is broad, not everything to do with disability can be included in the term. Rehabilitation targets improvement in individual functioning – say, by improving a person's ability to eat and drink independently. Rehabilitation also includes making changes to the individual's environment – for example, by installing a toilet handrail. But barrier removal initiatives at societal level, such as fitting a ramp to a public building, are not considered rehabilitation […]." (WHO/World Bank 2011, 96).

Deutlich wird in dieser Definition der Bezug zum ICF-Modell der funktionalen Gesundheit mit dem zentralen Begriff der Funktionsfähigkeit als Ziel der Rehabilitation und dem Verweis auf die Interaktion von Umweltfaktoren mit der Funktionsfähigkeit. Zugleich adressiert diese Definition den Fall-bezogenen Charakter rehabilitativer Maßnahmen, die gegenüber Maßnahmen zur Verbesserung der Situation von Menschen mit Behinderung auf gesellschaftlicher Ebene abgegrenzt werden. In ihren weiteren Ausführungen verweist die WHO-Definition darauf, dass Rehabilitation in unterschiedlichen Krankheitsphasen ansetzen kann, von der initialen bzw. akuten über die post-akute bis hin zur Erhaltungsphase. Rehabilitation umfasse zudem die Feststellung der individuellen Probleme und Bedarfe auf der Grundlage des ICF-Modells, die Definition von Rehabilitationszielen, die Planung und Implementierung von Rehabilitationsmaßnahmen sowie die Erfassung und Bewertung der erreichten Effekte. Zudem sollen Rehabilitand*innen und ihre An- bzw. Zugehörigen als Partner*innen im Rehabilitationsprozess einbezogen werden (WHO/World Bank 2011).

3.2 Das Konzept der Gesundheitsstrategien

Die genannte Definition der Rehabilitation setzt explizit nicht auf der Ebene der Institutionen an, die sich primär um rehabilitative Versorgung kümmern, d. h. es findet keine Gleichsetzung von dem, was in einer Rehabilitationseinrichtung getan wird, und dem Gegenstand der Rehabilitation statt. Der der WHO-Definition immanente Gedanke, Rehabilitation über ihren Zweck – der Wiederherstellung bzw. Optimierung der Funktionsfähigkeit im Sinne der ICF – zu definieren, lässt sich aus dem Ansatz der sogenannten „Gesundheitsstrategien" ableiten, den Stucki, Cieza und Melvin (2007) ausformuliert haben. Demnach stelle eine Strategie einen Handlungsplan dar, mit dem ein bestimmtes Ziel erreicht werden kann. Der Ansatz unterscheidet aus einer Public-Health-Perspektive vier Schlüsselstrategien im Bereich Gesundheit: Prävention, Kuration, Rehabilitation und Unterstützung. Das zentrale Ziel der Prävention sei die Gesundheit auf Bevölkerungsebene durch die Vermeidung des Neuauftretens von Erkrankungen (siehe hierzu den Beitrag von Kolip). Kuration habe primär die Heilung von Erkrankungen zum Ziel. Rehabilitation ziele entsprechend darauf, die Funktionsfähigkeit (im Sinne der ICF) einer Person wiederherzustellen bzw. zu optimieren. Die unterstützende Strategie ziele auf den Erhalt bzw. die Verbesserung der Lebensqualität einer Person insbesondere durch Symptomlinderung und Betreuung. Das Besondere der rehabilitativen Strategie bestehe zudem darin, dass sie über den Gesundheitssektor hinausgehe und sich auch auf Bildung, Arbeit und soziale Angelegenheit beziehe.

Die Definition von Rehabilitation als Gesundheitsstrategie hat den Vorteil, unterschiedliche rehabilitative Ansätze auch in vermeintlich nicht-rehabilitativen Settings sichtbar und damit besser bewertbar zu machen, z. B. die Frührehabilitation im Krankenhaus oder die multimodale Schmerztherapie. Die genannte Definition der WHO beruht auf diesem Ansatz, ebenso wie die zeitlich parallel von Meyer et al. (2011) publizierte und von internationalen Organisationen der Physikalischen und Rehabilitationsmedizin konsentierte Definition.

Sie ist zudem komplementär zu den im deutschen Sozialrecht festgeschriebenen Zielen der Rehabilitation.

4 Rehabilitation als Teil des deutschen Versorgungssystems

4.1 Rehabilitation im deutschen Sozialrecht

Rehabilitation ist in Deutschland rechtlich in verschiedenen Sozialgesetzbüchern verankert. Zum einen finden sich Regelungen zur Rehabilitation in den einzelnen Leistungsgesetzen wie SGB V (gesetzliche Krankenversicherungen, GKV), SGB VI (gesetzliche Rentenversicherung, GRV) und SGB VII (gesetzliche Unfallversicherungen, GUV). Zum anderen liegt mit dem SGB IX ein übergeordnetes Recht zu Rehabilitation und Teilhabe von Menschen mit Behinderungen vor. In § 1 SGB IX wird der übergeordnete Zweck von Rehabilitationsleistungen festgestellt:

> „Behinderte oder von Behinderung bedrohte Menschen erhalten Leistungen nach diesem Buch und den für die Rehabilitation geltenden Leistungsgesetzen, um ihre *Selbstbestimmung und gleichberechtigte Teilhabe am Leben in der Gesellschaft* zu fördern, Benachteiligungen zu vermeiden und ihnen entgegenzuwirken." (§ 1 SGB IX, Hervorhebungen durch Autorin und Autor)

Diese *Teilhabeorientierung* rehabilitativer Leistungen im SGB IX stellt einen zentralen Orientierungsrahmen für die Rehabilitation dar. Bezogen auf die unterschiedlichen Leistungsträger fordert das SGB VI die GRV auf, die Erwerbsfähigkeit bzw. -tätigkeit als zentralen Bereich gesellschaftlicher Teilhabe zu fördern (Grundsatz „Reha vor Rente"). Die GKV ist insbesondere dazu aufgerufen, Pflegebedürftigkeit zu vermeiden (Grundsatz „Reha vor Pflege"), um Menschen möglichst lange ein selbstbestimmtes Leben insbesondere in ihrer eigenen Häuslichkeit zu ermöglichen. Aus sozialrechtlicher Perspektive ist medizinische Rehabilitation somit nicht eine zusätzliche Therapieoption bei medizinisch komplexen Problemlagen, vielmehr muss sich ihre Praxis daran messen lassen, ob sie die gesellschaftliche Teilhabe der Rehabilitand*innen nachweisbar verbessern kann.

4.2 Medizinische Rehabilitation, Kur und Prävention

Die medizinische Rehabilitation stellt neben der ambulanten und stationären Akutversorgung eine zentrale Säule des deutschen Gesundheitssystems dar (siehe auch die Beiträge von Simon und Gibis sowie Blum). Sie stellt eine Maßnahme bei vorhandener Gesundheitsstörung dar, bei der die Teilhabe in Beruf und/oder Gesellschaft erheblich gemindert oder gefährdet ist. Medizinische Rehabilitation wird durchgeführt mit einem interdisziplinären Rehabilitationsteam und umfasst multimodale Interventionen. Medizinische Rehabilitationsmaßnahmen werden in speziellen Einrichtungen in Form von Fachkliniken durchgeführt.

Fachkliniken liegen historisch bedingt regelhaft in sogenannten „Kurorten" (staatlich anerkannte Heilbäder). Daher werden Rehabilitationsmaßnahmen insbesondere von Nutzer*innen irrtümlicherweise mit dem Begriff *Kur* assoziiert. Im Gegensatz zur Rehabilitation stellt die Kur allerdings keinen sozialrechtlichen Begriff, sondern vielmehr eine *Vorsorgemaßnahme* für *noch gesunde*, jedoch *von einer Teilhabestörung bedrohte Personen* dar. Sie ist ärztlich dominiert und erfolgt in der Regel unter Einsatz ortsgebundener Heilmittel, z. B. Moore für Moorbäder oder Salze für Salinen. Krankenversicherte können Zuschüsse für Vorsorgemaßnahmen von ihrer Krankenkasse erhalten.

Mit der Einführung des Präventionsgesetzes bietet auch die Rentenversicherung Leistungen zur Prävention und Gesundheitsförderung an. Diese zielen auf Personen, die erste gesundheitliche Beeinträchtigungen ohne Krankheitswert aufweisen, die aber die ausgeübte Beschäftigung gefährden könnten. Hinweise liefern auffällige Arbeitsunfähigkeitszeiten, Medikationen, Schmerzproblematiken oder auch ernährungsbezogene Probleme. Präventionsleistungen sollen u. a. zu einem eigenverantwortlichen und gesundheitsbewussten Verhalten motivieren und Strategien im Umgang mit Stress oder auch Bewegung und Körperwahrnehmung fördern.

Ein solches Präventionskonzept unterscheidet sich von Ansätzen, die primär auf die Vermeidung des Auftretens von *Erkrankungen* zielen. Prävention im Kontext von Funktionsfähigkeit bzw. Teilhabe zielt primär auf die Vermeidung von Funktionseinschränkungen bzw. Einschränkungen der *Teilhabe*. Sowohl bei den Vorsorge- als auch den Präventionsmaßnahmen der Rentenversicherung gibt es somit deutliche *Überschneidungen von Prävention und Rehabilitation*. Im Bereich der geriatrischen Rehabilitation ist diese Überschneidung noch auffälliger, da deren Ziele explizit auf den Erhalt elementarer Aktivitäten des täglichen Lebens (Mobilität, Selbstversorgung, Kommunikation) gerichtet sind, d. h. sie dient der Vermeidung von Funktionseinschränkungen oder ihrem verlangsamten Verlauf (Lübke 2018).

4.3 Zielgruppen der Rehabilitation

Angesichts des Zusammenspiels von demografischem Wandel – mit steigender Lebenserwartung, Zunahme chronischer Erkrankungen und multiplen gesundheitlichen Problemlagen – und der Erhöhung der Lebensarbeitszeit sowie der Anzahl älterer Menschen, die allein in der häuslichen Umgebung zurechtkommen müssen/wollen, gewinnen Maßnahmen zum Erhalt und zur Förderung von beruflicher und sozialer Teilhabe zunehmend an Bedeutung. Aufgrund des zu erwartenden deutlich steigenden Bedarfs an rehabilitativen Leistungen wurde Rehabilitation daher als zentrale Gesundheitsstrategie des 21. Jahrhunderts bezeichnet (Stucki et al. 2018), von der sehr unterschiedliche Zielgruppen profitieren können.

Rehabilitative Leistungen können erstens Menschen mit *angeborenen* Beeinträchtigungen[17] adressieren. Eine zweite Zielgruppe stellen Menschen mit Funktionsbeeinträchtigungen nach einem *Akutereignis*, insbesondere nach operativen Eingriffen dar. Bei einer dritten Gruppe handelt es sich um *chronisch kranke* bzw. alte und hochaltrige Menschen (und deren versorgende Angehörige), die Unterstützungsbedarf bei den Aktivitäten des täglichen Lebens und ihrer Teilhabe in relevanten Lebensbereichen aufweisen.

Ein weiteres Differenzierungsmerkmal ist die jeweilige gesundheitsbezogene *Indikation*, für die indikationsspezifische Maßnahmen vorgehalten werden. Die Bundesarbeitsgemeinschaft für Rehabilitation (BAR) unterscheidet auf der Ebene der Fachkliniken 16 Indikationsgruppen.[18] Die größten Indikationen (im Kontext der medizinischen Rehabilitation der Rentenversicherung) sind Krankheiten des Muskelskelettsystems und des Bindegewebes, bösartige Neubildungen und maligne Systemerkrankungen, psychosomatische Erkrankungen, Krankheiten des Kreislaufsystems sowie neurologische Erkrankungen (Deutsche Rentenversicherung Bund [DRV Bund] 2018).

---

17 In diesem Kontext wird insbesondere für die Kinder und Jugendlichen von *Habilitation* gesprochen (vgl. UN-BRK 2006, § 26; WHO/World Bank 2011, 96).

18 Abhängigkeitserkrankungen, bösartige Neubildungen und maligne Systemerkrankungen, geriatrische Erkrankungen, gynäkologische Krankheiten, Krankheiten des Atmungssystems, des Muskelskelettsystems und des Bindegewebes, der Haut und der Unterhaut, des Verdauungssystems, des Auges und der Augenanhangsgebilde, des Kreislaufsystems, des Nervensystems einschließlich Schädel-Hirn-Verletzungen, des Ohres/Hörbehinderungen, psychosomatische/psychiatrische Erkrankungen, Sprachstörungen/Sprachbehinderungen, endokrine, Ernährungs- und Stoffwechselkrankheiten und Krankheiten des Urogenitalsystems. Auflistung basiert auf: www.bar-frankfurt.de/service/datenbanken-verzeichnisse/rehaklinikenverzeichnis/hilfe-krankheitsbilder.html (letzter Zugriff am 20.03.2019).

4.4 Zugang zur Rehabilitation

Leistungen zur Rehabilitation müssen von den betroffenen Personen beantragt werden. Ob diejenigen, die zu einer Zielgruppe gehören, auch tatsächlich Anspruch auf Rehabilitation haben, wird jeweils individuell entschieden. Diese Entscheidung wird auf Basis einer unabhängigen sozialmedizinischen Überprüfung gefällt, die z. B. der Medizinische Dienst der Krankenkassen oder der Sozialmedizinische Dienst der Rentenversicherung anhand der zur Verfügung stehenden Akten oder eines persönlichen Gesprächs durchführt. Dabei wird geklärt, ob die zentralen Zugangskriterien erfüllt sind: *Rehabilitationsbedarf* bzw. *-bedürftigkeit* liegt vor, wenn vorhandene Defizite oder erwartbare Folgen des aktuellen Gesundheitszustands zu einer nachhaltigen Beeinträchtigung von Aktivitäten und Teilhabe führen oder diese gefährden und die Vielschichtigkeit der Bedingungen des Gesundheitszustands eine interdisziplinäre Behandlung erforderlich macht. Die *Rehabilitationsfähigkeit* von Rehabilitand*innen ist gegeben, wenn ihre körperliche und auch psychische Verfassung – und damit u. a. ihre Aktivierbarkeit, Belastbarkeit und Motivation – angemessen ist, um den Anforderungen der Rehabilitationsmaßnahmen gewachsen zu sein, die eine aktive Mitwirkung erfordern. Eine positive *Rehabilitationsprognose* ergibt sich aus der begründeten Annahme, dass mithilfe der rehabilitativen Maßnahme die vorliegenden Beeinträchtigungen beseitigt, ausgeglichen oder abgemildert bzw. erwartbare Folgen abgewendet werden können. Zur Begründung dieser prognostischen Aussage werden u. a. die Erkrankung und ihr Verlauf aber auch das Kompensations- und Adaptationspotenzial betrachtet, das sich auf Basis der Persönlichkeit und des Umfeldes der Betroffenen annehmen lässt.

4.5 Leistungen zur Rehabilitation

4.5.1 Versorgungssettings

Rehabilitative Leistungen können im Rahmen eines stationären Aufenthaltes erbracht werden, bei dem die Rehabilitand*innen in einer Fachklinik behandelt werden und dort auch übernachten. Alternativ kann die Rehabilitation *ganztägig ambulant* (teilstationär) durchgeführt werden. In diesem Fall profitieren die Rehabilitand*innen von der Tatsache, dass alle Angebote unter einem Dach zu finden sind und durch ein zusammenarbeitendes Team erbracht werden, sie jedoch kein Zimmer und keine Vollverpflegung für sich beanspruchen. Ambulante Einrichtungen können zudem wohnortnaher verortet sein und damit eine stärkere Einbindung des privaten und/oder beruflichen Umfeldes ermöglichen. Je nach Gesundheitszustand und damit zusammenhängendem Versorgungsbedarf, aber auch abhängig vom Behandlungsziel sollte individuell über das für die Rehabilitand*innen passendste Versorgungssetting entschieden werden.

4.5.2 Behandlungsstrategien

Ebenfalls abhängig vom Gesundheitszustand, Versorgungsbedarf, Zeitpunkt und von den relevanten förderlichen und hinderlichen Kontextfaktoren kommen vier unterschiedliche Behandlungsstrategien zum Einsatz:

- Die *Restitution* zielt durch direkt an den Körperfunktionen/-strukturen ansetzende Maßnahmen auf die Besserung der Defizite von einer teilweisen bis zu einer vollständigen Rückbildung der funktionellen und/oder strukturellen Beeinträchtigungen.
- Die *Kompensation* kommt insbesondere zum Einsatz, wenn keine Restitution erfolgen kann. Dabei geht es sowohl um den Einsatz von Hilfsmitteln, die ein Überwinden der Einschränkungen ermöglichen und die Patientinnen und Patienten selbst anwenden, als auch um den Erwerb von Bewältigungsstrategien zum Ausgleich oder zum Umgang mit den Defiziten.
- Maßnahmen der *Adaptation* rücken in den Fokus, um z. B. die Komplexität von Situationen zu Beginn einer Behandlung zu reduzieren oder wenn weder eine restitutive Entwicklung der Defizite noch ein kompensatorischer Umgang erfolgreich ist. Bei der Adaptation setzt die Behandlung nicht unmittelbar bei den Patient*innen an, sondern an den Umgebungsbedingungen und damit u. a. an den häuslichen Gegebenheiten, beruflichen Anforderungen oder Personen im sozialen Umfeld.
- Bei der *Sekundärprävention* handelt es sich um ein Maßnahmenangebot für bereits erkrankte Personen. Dieses Angebot ist erforderlich, um eine Progredienz der Erkrankung sowie weitere somatische Folgen und/oder psychische Herausforderungen zu vermeiden.

Die konkreten Leistungsformen der Rehabilitation sind breit gefächert und vielschichtig. Grob kann zwischen Maßnahmen der medizinischen, der beruflichen sowie der sozialen Rehabilitation unterschieden werden.

4.5.3 Medizinische Rehabilitation

In der *medizinischen Rehabilitation* werden unter ärztlicher Leitung in einem eng zusammenarbeitenden interdisziplinären Team Beeinträchtigungen auf den Ebenen der Körperfunktionen/-strukturen, der Aktivitäten und der Teilhabe fokussiert. Hierbei geht es um eine mögliche Wiederherstellung beeinträchtigter Funktionen und/oder Strukturen, um eine Verbesserung auf funktioneller Ebene, um die Erarbeitung von Strategien und den Einsatz von Hilfsmitteln und anderen Unterstützungsmöglichkeiten sowie die Anbahnung der Anpassung von Umgebungsbedingungen. Diese Maßnahmen sollen die Menschen auf einen Umgang mit (häufig) langfristigen oder gar dauerhaften Defiziten vorbereiten, die sich u. a. in einer geminderten Leistungsfähigkeit, einer reduzierten Lebensqualität oder auch einer Einschränkung in der selbstständigen und selbstbestimmten Lebensführung äußern können. Abhängig vom Zeitpunkt des Einsatzes der Maßnahme wird unterschieden zwischen

- Frührehabilitation, die bereits während der Akutbehandlung beginnt
- Anschlussheilbehandlung bzw. Anschlussrehabilitation, die sich an einen Krankenhausaufenthalt anschließt und spätestens 14 Tage nach Entlassung aus dem Akuthaus beginnen soll
- Heilverfahren, die ohne vorherigen Krankenhausaufenthalt möglich sind und
- Nachsorgemaßnahme, die in der Regel im Anschluss an eine stationäre Rehabilitation wohnortnah und ggf. berufsbegleitend durchgeführt wird.

4.5.4 Leistungen zur Teilhabe am Arbeitsleben

Bei den Leistungen zur Teilhabe am Arbeitsleben (LTA, früher: *berufliche Rehabilitation*) liegt der Fokus auf dem Erhalt, der Wiederherstellung oder Verbesserung der Erwerbsfähigkeit und der Wiedereingliederung in den beruflichen Alltag, bei der auch Umgebungsbedingungen wie das soziale Umfeld und die aktuelle Arbeitsmarktsituation eine wichtige Rolle spielen. Entsprechend zählen zu den Leistungen u. a. Weiterbildungsangebote, technische und soziale Arbeitsassistenzen oder auch Arbeitsplätze in Werkstätten für Menschen mit Beeinträchtigungen. Die LTA zielen darauf, die betreffende Person möglichst dauerhaft in den Arbeitsmarkt zu (re)integrieren und ihr die berufliche und damit einen wichtigen Teil gesellschaftlicher Teilhabe zu ermöglichen. Aufgrund der besonderen Bedeutung dieses Rehabilitationsziels für die Rentenversicherung als wichtigem Leistungsträger wurden seit Ende der 1990er Jahre zahlreiche Entwicklungen angestoßen, die eine Berücksichtigung von beruflichen Problemlagen und darauf aufbauend eine frühere und stärkere Ausrichtung des Rehabilitationsprozesses schon in der medizinischen Rehabilitation ermöglichen (Menzel-Begemann 2013; Menzel-Begemann/Hemmersbach 2012). Die medizinische Rehabilitation und die Leistungen zur Teilhabe am Arbeitsleben sind über diese Maßnahmen, die als medizinisch-beruflich orientierte Rehabilitation (MBOR) verankert wurden (DRV Bund 2015a), inhaltlich und strukturell deutlich enger zusammengerückt.

4.5.5 Leistungen zur Teilhabe am Leben in der Gemeinschaft

Als Ergänzung zur medizinischen bzw. beruflichen Rehabilitation können Leistungen zur Teilhabe am Leben in der Gemeinschaft (früher: *soziale Rehabilitation*) gewährt werden. Die Leistungen zielen auf den Erhalt, die Wiederherstellung oder Verbesserung der Integration und Selbstständigkeit und unterstützen Menschen dabei, eine möglichst selbstständige Führung des alltäglichen Lebens zu bewältigen, unabhängig von Pflege zu werden/bleiben und in ihr soziales Umfeld eingebunden zu sein. Dies erfolgt insbesondere durch die Beseitigung von benachteiligenden Faktoren. Daher umfassen die Leistungen zur Teilhabe am Leben in der Gemeinschaft u. a. Wohnraumausstattungen, Schulungsmaßnahmen sowie Betreuungs- und Assistenzleistungen zur Haushaltsführung, zur Kommunikation und Mobilität (siehe auch das Beispiel der Psychiatrie im Beitrag von Koch-Stoecker und Kölch).

Zu diesen drei Leistungsarten kommen noch *unterhaltssichernde und andere ergänzende Leistungen*, z. B. die Auszahlung von Krankengeld, das von der Krankenkasse nach Ende der vom Arbeitgeber über sechs Wochen bestrittenen Lohnfortzahlung im Krankheitsfall an Versicherte gezahlt wird, oder das Übergangsgeld, das Personen von der Rentenversicherung während einer beruflichen Qualifizierungsmaßnahme erhalten oder auch während einer Rehabilitationsmaßnahme, wenn der Arbeitgeber nicht mehr für die Lohnfortzahlung zuständig ist (Sutorius 2018).

4.6 Leistungsträger der Rehabilitation

Die Rehabilitation ist sozialrechtlich bei verschiedenen Leistungsträgern verankert. Eine Übersicht über alle Leistungsträger der medizinischen Rehabilitation und die weiteren Leistungsformen findet sich in Tabelle 1.

Zu den drei wichtigsten Leistungsträgern der *medizinischen Rehabilitation* gehören die GRV, die GKV sowie die GUV. Die Festlegung, welcher Leistungsträger jeweils zuständig ist, ist im Einzelfall nicht immer einfach zu treffen. Folgende Faustregeln helfen zur Orientierung: Leistungen nach dem Entschädigungsrecht[19] gehen vor Leistungen anderer Träger; Versicherungsleistungen (Kranken-, Unfall-, Renten-, Arbeitslosenversicherung) gehen vor Leistungen der Jugend- und Sozialhilfe; Leistungen der Unfallversicherung gehen vor allen

---

19 Das Entschädigungsrecht dient dazu, Menschen, die in besonderen Situationen bzw. im Auftrag des Staates zu Schaden gekommen sind, für das zu tragende Leid zu entschädigen. Es hat sich aus der Kriegsopferversorgung entwickelt und ist im Bundesversorgungsgesetz geregelt, Zum Entschädigungsrecht gehören u. a. das Soldatenversorgungsgesetz, das Zivildienstgesetz, das Infektionsschutzgesetz oder das Opferentschädigungsgesetz (OEG), das auf Opfer von Gewalttaten zielt.

anderen Versicherungsleistungen; Leistungen der Rentenversicherung gehen vor Leistungen der Krankenversicherung und der Arbeitslosenversicherung.

Tabelle 1: Die Leistungsträger der medizinischen Rehabilitation und ihre weiteren Leistungsformen im deutschen Sozialrecht

	Gesetzliche Rentenversicherung	Gesetzliche Krankenversicherung	Gesetzliche Unfallversicherung	Kriegsopferversorgung und -fürsorge	Öffentliche Jugendhilfe	Sozialhilfe
Leistungen zur medizinischen Rehabilitation	X	x	x	x	X	x
Leistungen zur Teilhabe am Arbeitsleben	X		x	x	X	x
Unterhaltssichernde und andere ergänzende Leistungen	X	x	x	x	X	
Leistungen zur Teilhabe am Leben in der Gemeinschaft			x	x	X	x

Die GKV ist in der Regel für Personenkreise zuständig, die nicht im Erwerbsleben stehen, d. h. für Kinder und Jugendliche sowie für Rentner*innen. Im Kontext geriatrischer Rehabilitation werden gezielt Maßnahmen für Menschen angeboten, denen aufgrund von Pflegebedürftigkeit eine eingeschränkte selbstbestimmte Lebensführung droht.[20] Die GKV folgt dem Grundsatz, dass eine Rehabilitation dann notwendig ist, wenn die ambulante Krankenbehandlung nicht ausreicht, um Behinderung bzw. Pflegebedürftigkeit abzuwenden, zu beseitigen, zu mindern, auszugleichen, ihre Verschlimmerung zu verhüten oder ihre Folgen zu mindern. Grundsätzlich sollte eine ambulante Rehabilitationsmaßnahme einer stationären vorgezogen werden. Zu den von ihr durchgeführten Maßnahmen gehören daher insbesondere die Anschlussrehabilitation und die geriatrische Rehabilitation (DIMDI 2018). In aller Regel können Rehabilitationsleistungen für dieselbe Indikation nicht vor Ablauf von vier Jahren durchgeführt werden. Eine besondere Leistungsform der GKV stellen die Mut-

---

20 Für eine Darstellung der erwartbar zunehmenden Erfordernis, rehabilitative Maßnahmen auf hochaltrige Menschen und deren versorgende Angehörige auszurichten, vgl. Menzel-Begemann und Manns (2016).

ter- bzw. Vater-Kind Maßnahmen dar. Aus dem Bereich der GKV wurden im Jahr 2016 etwa 741.000 Maßnahmen der medizinischen Rehabilitation durchgeführt.

Die GRV hat das spezifische Ziel, den Auswirkungen einer Krankheit oder Behinderung auf die Erwerbsfähigkeit entgegenzuwirken bzw. diese zu überwinden. Daher ist die Gefährdung oder Minderung der Erwerbsfähigkeit eine zentrale Voraussetzung. Allerdings finanziert die GRV auch im Sinne einer Doppelzuständigkeit Maßnahmen der Kinder- und Jugendrehabilitation (als zukünftige potenzielle Erwerbstätige) sowie Maßnahmen der onkologischen Nachsorge unabhängig vom Erwerbsstatus. Wie beschrieben finanziert sie ebenfalls bestimmte Leistungen zur Prävention. Die GRV ist der größte Leistungsträger im Bereich der medizinischen Rehabilitation und hat am meisten zur Forschungsförderung, Qualitätsentwicklung und Dokumentation von Leistungen beigetragen. Aus den regelmäßig erscheinenden Reha-Berichten lassen sich die aktuellen Leistungskennzahlen ablesen. Im Jahr 2018 hat die DRV 1.031.000 Leistungen zur medizinischen Rehabilitation durchgeführt (DRV Bund 2019).

Die allein von der Abgabe der Arbeitgeber finanzierte GUV wird dann aktiv, wenn ein kausaler Zusammenhang mit der Arbeit und Ausbildung nachweisbar ist (Kausalprinzip), z. B. ein Arbeitsunfall oder eine Berufskrankheit. Sie ist auch verantwortlich bei Unfällen, die sich auf dem Weg zu oder von der Arbeits- bzw. Ausbildungsstätte ereignen. Die GUV bietet eine eigene, komplette Versorgungskette mit eigenen Einrichtungen zur medizinischen Rehabilitation. Im Gegensatz zur medizinischen Rehabilitation in der GRV oder GKV bestimmt die GUV im Einzelfall Art, Umfang und Durchführung der Maßnahmen, d. h. es gibt keine Vorgaben für ihre Dauer. Leistungen zur Teilhabe sind vorrangig vor Rentenleistungen.

5 Interventionsmerkmale der Rehabilitation

Im Folgenden heben wir eine Auswahl derjenigen Aspekte hervor, die in der rehabilitativen Versorgung eine besondere Rolle spielen: Teilhabeorientierung, Zielorientierung, Interdisziplinarität und Teamarbeit sowie die Erfordernis psychologischer Kompetenzen.

5.1 Teilhabeorientierung

Die explizite Teilhabeorientierung ergibt sich aus dem gesetzlichen Auftrag der Rehabilitation. Sie bedingt, dass rehabilitative Maßnahmen nicht allein auf der

Ebene der Körperfunktionen/-strukturen ansetzen, sondern berücksichtigt wird, in welcher Weise die Aktivitäten und die Teilhabe der individuellen Personen vor ihrem Lebenshintergrund eingeschränkt werden.

Um diese Teilhabeorientierung sowohl im Großen über Sektoren hinweg als auch im Kleinen im Rahmen eines interdisziplinären Teams gewährleisten zu können, ist es erforderlich, den Rehabilitationsprozess über eine adäquate Dokumentation von Informationen sowie eine Koordination der verschiedenen Rehabilitationsmaßnahmen zu steuern. Das Instrument für diese Steuerung ist der *Teilhabeplan* (§ 19 SGB IX). Neben dem an der ICF orientiert formulierten Gesundheitszustand wird in dem Teilhabeplan die Erfüllung der Zugangskriterien (Bedarf, Fähigkeit, Prognose) beschrieben, es werden die vereinbarten Ziele dargestellt und die aus den Informationen abgeleiteten Behandlungsschritte benannt. Für die Koordination rehabilitativer Leistungen über mehrere Träger hinweg enthält er zudem Informationen über Zuständigkeiten und zur trägerübergreifenden Zusammenarbeit, z. B. über sogenannte „Teilhabekonferenzen". Um die rehabilitative Versorgung jeweils angemessen auf die Bedürfnisse und Erfordernisse zur Förderung der Teilhabe der jeweiligen Person abstimmen zu können, muss dieser Teilhabeplan einer fortlaufenden kritischen Sichtung und ggf. Anpassung unterzogen werden.

5.2 Zielorientierung

Rehabilitation zeichnet sich dadurch aus, dass ihre Ziele erst zusammen mit den Betroffenen im Reha-Prozess konkretisiert werden müssen. Sogenannte „Reha-Zielvereinbarungen" sind daher eine Kernkomponente im Rehabilitationsprozess (Meyer/Pohontsch/Raspe 2009). Sie dienen als Grundlage der Rehabilitationsplanung und -behandlung und sind bedeutsam für die Erfolgsbeurteilung der Maßnahmen (Glattacker et al. 2016). Die Erarbeitung und Formulierung der Ziele gehört daher an den Anfang des Rehabilitationsprozesses der Behandlung (Meyer et al. 2009). Eine gemeinsame Zielvereinbarung fördert die Akzeptanz und Mitwirkung durch die Rehabilitand*innen. Solche Vereinbarungen sind allerdings aufgrund möglicher Interessens- und Prozesskonflikte nicht immer einfach zu erreichen.

Individuelle Reha-Zielorientierung ist trotz verschiedener Bemühungen weiterhin nur mäßig verbreitet (Meyer et al. 2009; Glattacker et al. 2016), ebenso wie die partizipative Entscheidungsfindung (Dirmaier/Härter 2012). Daher hat die Deutsche Rentenversicherung ein Arbeitsbuch zur Vereinbarung von Rehabilitationszielen erstellt (DRV Bund 2015b). Hierin wird deutlich, wie unter Berücksichtigung u. a. von aktiver Beteiligung der Rehabilitand*innen, patientenorientierter Kommunikation, persönlicher Bedeutsamkeit der Ziele und ihrer Messbarkeit aber auch einer möglichen Anpassung der Ziele im Verlauf des Behandlungsprozesses zu gemeinsamen und tragfähigen Zielen gelangt werden kann.

5.3 Interdisziplinarität und Teamarbeit

Die in der rehabilitativen Versorgung Arbeitenden entstammen einer Vielzahl von Disziplinen und Professionen: beispielsweise aus der Medizin, Pflege, Physiotherapie, Ergotherapie, Logopädie, Psychologie, Pädagogik, Ernährungsberatung oder der Sozialen Arbeit (DVfR/DGRW 2014). Sie bringen jeweils unterschiedliche fachliche und methodische Expertisen in das Behandlungsgeschehen vor dem Hintergrund ihrer disziplin- bzw. professionsbezogenen Sozialisation ein. Diese Vielfalt stellt einen wichtigen Fundus im komplexen Behandlungsgeschehen der Rehabilitation dar. Die Bedeutung interprofessioneller und interdisziplinärer Arbeit wird daher an verschiedenen Stellen (nicht nur) für den Kontext der Rehabilitation hervorgehoben (Sachverständigenrat zur Begutachtung der Entwicklung im Gesundheitswesen [SVR] 2012). So ist es auch ein dringliches Anliegen, dass Gesundheitsprofessionen sich trotz unterschiedlicher Schwerpunktsetzung in der Perspektive und in der Handlungspraxis als komplementäre Teammitglieder in der Versorgung verstehen: *„When health workers collaborate together, something is there that was not there before"* (WHO 2010, 36). Das gute Zusammenwirken der Gesundheitsberufe wird dabei als wesentlicher Erfolgsfaktor u. a. für patientenzentriertes Arbeiten (Körner/Becker 2017) sowie patientenbezogene Rehabilitationserfolge (Kleineke/Stamer/Zeisberger/Brandes/Meyer 2015) angesehen.

5.4 Erfordernis psychologischer Kompetenzen

Die Relevanz psychologischer Kompetenzen in der rehabilitativen Versorgung ergibt sich nicht nur aus der Zunahme der Berücksichtigung psychischer Erkrankung in der Rehabilitation, sondern aus dem Umstand, dass Rehabilitand*innen keine Heilung erwarten können, sondern vielmehr Unterstützung im Umgang mit ihrer Erkrankung benötigen. Daher erfordert eine erfolgreiche Behandlung Veränderungsprozesse in der persönlichen Lebensführung, von denen das Ablegen von Gewohnheiten und Rollenveränderungen die häufig anstrengendsten bzw. tiefgreifendsten Prozesse für die unmittelbar betroffenen Personen aber auch die Angehörigen und das soziale Umfeld sind (Menzel-Begemann/Klünder/Wippermann/Schaeffer 2014). Vor diesem Hintergrund müssen Gesundheitsprofessionen die Beteiligten durch Selbstmanagementförderung dabei unterstützen, Verantwortung für ihre Erkrankung und die Bewältigungsherausforderungen zu übernehmen und Kompetenzen zu entwickeln, die eine konstruktive und Eigeninitiative fördernde Umgangsweise mit der Situation ermöglichen (Haslbeck 2011). Dieser Prozess der Unterstützung von Krankheitsverarbeitung und Strategieentwicklung setzt psychologische Kompetenzen voraus, dem sowohl über die Besetzung mit psychologisch ausgebildetem Personal als auch über die Vermittlung psychologischer Wissensinhalte und Fertigkeiten an andere Gesundheitsprofessionen Rechnung getragen werden kann.

6   Rehabilitation als Gegenstand von Wissenschaft

Rehabilitationsforschung hat in Deutschland eine lange Tradition. 1908 erschien die erste Ausgabe der *Zeitschrift für Krüppelfürsorge*, sie ist aus dem Umfeld der ein Jahr später gegründeten Deutschen Vereinigung für Krüppelfürsorge hervorgegangen, einer Vorgängervereinigung der heutigen Deutschen Vereinigung für Rehabilitation (DVfR e. V.). 1962 wurde ebenfalls aus dem Umfeld der DVfR die Zeitschrift „DIE REHABILITATION – Zeitschrift für alle Fragen der medizinischen, schulisch-beruflichen und sozialen Eingliederung" gegründet (Lotze 1999). Die wissenschaftliche Reflektion der rehabilitativen Praxis in Deutschland hat dann in den 1990er Jahren ein entscheidendes Momentum erhalten. Insbesondere die Kommission zur Weiterentwicklung der Rehabilitation in der gesetzlichen Rentenversicherung hat wegweisende Impulse gesetzt und nachdrücklich die Schaffung sowohl trägerbezogener als auch trägerunabhängiger Forschungsstrukturen gefordert und befördert (Koch/Bengel 2000), u. a. über die Schaffung von Forschungsverbünden und die Gründung universitärer Lehrstühle. Diese spezifische Entwicklung in Deutschland prägt die Rehabilitationswissenschaften bis heute in der Form, dass ein besonderes Gewicht auf die Erforschung der medizinischen Rehabilitation mit einem Fokus auf die Ziele der Deutschen Rentenversicherung gelegt wird. Rehabilitationsforschung wird wesentlich von Psycholog*innen und Mediziner*innen geprägt. Andere Berufsgruppen und Bereiche der Rehabilitation werden erst in den letzten Jahren zunehmend Protagonisten und Gegenstand der Forschung. Mit der Deutschen Gesellschaft für Rehabilitationswissenschaften e. V. (DGRW) gibt es seit ihrer Gründung im März 2000 eine professionsübergreifende Fachgesellschaft der Rehabilitationswissenschaften.

Eine Systematisierung der Rehabilitationsforschung haben Stucki und Grimby (2007) vorgelegt. Auf zwei Achsen unterscheiden sie das Auflösungsniveau des Untersuchungsgegenstands (*from the cell to society*) sowie das Spannungsfeld von Grundlagenforschung und angewandter bzw. praxisbezogener

Forschung. Zu den Forschungsdisziplinen gehören demnach die Biowissenschaften, sogenannte „Human Functioning Sciences" (d. h. eine Grundlagenforschung zur Untersuchung der Funktionsfähigkeit), biomedizinische Rehabilitationswissenschaften und Ingenieurwissenschaften, integrative Rehabilitationswissenschaften sowie eine professionsbezogene Rehabilitationswissenschaft.

In der rehabilitationswissenschaftlichen Praxis gibt es eine große Tendenz für die Durchführung von Evaluationsstudien in Anlehnung an das Vorgehen der klinischen Studie, sodass mittlerweile für viele Maßnahmen wissenschaftliche Evidenzen zu ihrer Beurteilung vorliegen. Zudem wurden seit vielen Jahren Studien mit versorgungswissenschaftlichen Perspektiven durchgeführt, u. a. zur Entwicklung von Therapiestandards, zur Qualitätssicherung, zu Fragen der Versorgungsvariation oder auch zur Abbildung von Rehabilitationserfolgen mithilfe von Versichertendaten. Einen großen Raum nehmen auch Studien zur Instrumenten-, insbesondere Fragebogenentwicklung ein. Weniger Aktivität ist in theoretischen bzw. konzeptuellen Arbeiten zu verzeichnen sowie in Forschungen aus dem Bereich der Grundlagenforschung.

Eine wichtige Brücke zwischen Forschung und Praxis stellt das Konzept der evidenzbasierten Medizin (EbM) bzw. der evidenzbasierten Praxis dar (siehe auch den Beitrag von Gerhardus). Es zielt darauf, Entscheidungen in der Praxis sowohl auf individueller als auch institutioneller Ebene zu unterstützen. Insbesondere (vergleichende) Studien zu den Folgen des professionellen Handelns für die Betroffenen sind hier hervorzuheben. Allerdings stellt die Übertragung der Prinzipien der EbM auf den Bereich der Rehabilitation diese vor diverse Herausforderungen, u. a. aufgrund der individuellen Zielorientierung der Rehabilitation, ihrer funktions- bzw. teilhabeorientierten Outcomes sowie der notwendigen Berücksichtigung der Komplexität von Setting, Intervention und Problemkonstellationen der Betroffenen. Vor diesem Hintergrund macht die Rehabilitationsforschung vermehrt Anleihen im Konzept der Evaluation komplexer Interventionen des britischen *Medical Research Councils* (Craig et al. 2008) und greift zunehmend Konzepte der Versorgungsforschung auf. Mit der Gründung von *Cochrane Rehabilitation* im Jahr 2016 gibt es eine internationale Institution, die sich für die Verbreitung von rehabilitationsrelevantem Wissen aus systematischen Übersichtsarbeiten im Feld der Rehabilitation einsetzt (Negrini et al. 2016).

Literatur

Bickenbach, J./Cieza, A./Rauch, A./Stucki, G. (2012). *Die ICF Core Sets. Manual für die klinische Anwendung*. Bern: Huber.

Bundesarbeitsgemeinschaft für Rehabilitation. (2017). *Bundesteilhabegesetz kompakt. Die wichtigsten Änderungen im SGB IX*. Frankfurt am Main: BAR.

Craig, P./Dieppe, P./Macintyre, S./Michie, S./Nazareth, I./Petticrew, M. (2008). Developing and Evaluating Complex Interventions: The New Medical Research Council Guidance. *British Medical Journal, 337,* a1655.

Degener, T. (2006). Menschenrechtsschutz für behinderte Menschen. *Vereinte Nationen, 3,* 104–110.

Deutsche Rentenversicherung Bund (2015a). *Anforderungsprofil zur Durchführung der Medizinisch-beruflich orientierten Rehabilitation (MBOR) im Auftrag der Deutschen Rentenversicherung.* Berlin: DRV Bund.

Deutsche Rentenversicherung Bund (2015b). *Arbeitsbuch Reha-Ziele. Zielvereinbarungen in der medizinischen Rehabilitation.* Berlin: DRV Bund.

Deutsche Rentenversicherung Bund (2019). *Reha-Bericht 2019.* Berlin: DRV Bund.

Deutsche Vereinigung für Rehabilitation/Deutsche Gesellschaft für Rehabilitationswissenschaften (2014). *Nutzung der ICF im deutschen Rehabilitationssystem.* Heidelberg: DVfR.

Deutsches Institut für Medizinische Dokumentation und Information. (2005). *Internationale Klassifikation der Funktionsfähigkeit, Behinderung und Gesundheit.* Köln: DIMDI.

Deutsches Institut für Medizinische Dokumentation und Information. (2018). *Internationale Klassifikation der Funktionsfähigkeit, Behinderung und Gesundheit.* Köln: DIMDI.

Dirmaier, J./Härter, M. (2012). Partizipative Entscheidungsfindung in der medizinischen Versorgung. In: R. Rosenbrock/S. Hartung (Hrsg.): *Handbuch Partizipation und Gesundheit.* Bern: Huber, 318–330.

Geyh, S./Peter, C./Müller, R./Bickenbach, J. E./Kostanjsek, N./Üstün, B. T. et al. (2011). The Personal Factors of the International Classification of Functioning, Disability and Health in the Literature – a Systematic Review and Content Analysis. *Disability and Rehabilitation, 33,* 1089–1102.

Glattacker, M./Quaschning, K./Bredehorst, M./Dibbelt, S./Greitemann, B./Farin-Glattacker, E. (2016). Reha-Zielvereinbarungen in der medizinischen Rehabilitation: eine bundesweite Bestandsaufnahme. *Die Rehabilitation, 55*(3), 143–149.

Grotkamp, S./Cibis, W./Nüchtern, E./Baldus, A./Behrens, J./Bucher, P. O./Dommen Nyffeler, I./Gmünder, H. P./Gutenbrunner, C./Hagen, T./Keller, K./Pöthig, D./Queri, S./Rentsch, H. P./Rink, M./Schian, H./Schian, M./Schwarze, M./von Mittelstaedt, G./Seger, W. (2012). Personbezogene Faktoren der ICF. Beispiele zum Entwurf der AG „ICF" des Fachbereichs II der Deutschen Gesellschaft für Sozialmedizin und Prävention (DGSMP). *Das Gesundheitswesen, 74*(7), 449–458.

Haslbeck, J. (2011). Selbstmanagementförderung. Empowerment zu gesundheitsbewusstem Leben mit chronischer Krankheit. *Bildung – Pro Alter, 43*(4), 44–48.

Kleineke, V./Stamer, M./Zeisberger, M./Brandes, I./Meyer, T. (2015). Interdisziplinäre Zusammenarbeit als ein Merkmal erfolgreicher Rehabilitationseinrichtungen – Ergebnisse aus dem MeeR-Projekt. *Die Rehabilitation, 54*(4), 266–272.

Koch, U./Bengel, J. (2000). Definition und Selbstverständnis der Rehabilitationswissenschaften. In: J. Bengel/U. Koch (Hrsg.): *Grundlagen der Rehabilitationswissenschaften. Themen, Strategie und Methoden der Rehabilitationsforschung.* Berlin: Springer, 3–18.

Körner, M./Becker, S. (2017). Reha-Team und Interprofessionalität. *Die Rehabilitation, 56*(6), 361–364.

Lotze, R. (1999). *Von der Krüppelfürsorge zur Rehabilitation von Menschen mit Behinderung. 90 Jahre Deutsche Vereinigung für die Rehabilitation von Behinderten e. V.* Heidelberg: DVfR.

Lübke, N. (2018). Im Alter: Geriatrische Besonderheiten. In: Bundesarbeitsgemeinschaft für Rehabilitation (BAR) (Hrsg.): *Rehabilitation. Vom Antrag bis zur Nachsorge – für Ärzte, Psychologische Psychotherapeuten und andere Gesundheitsberufe.* Berlin: Springer, 139–146.

Menzel-Begemann, A. (2013). Medizinisch-beruflich orientierte Rehabilitation (MBOR) nach neurologischen Erkrankungen. *Aktuelle Neurologie, 40*, 507–512.

Menzel-Begemann, A./Hemmersbach, A. (2012). Interventionen zur beruflichen Orientierung in der medizinischen Rehabilitation nach neurologischen Erkrankungen. *Neurologie & Rehabilitation, 18*(5), 309–317.

Menzel-Begemann, A./Klünder, B./Wippermann, K./Schaeffer, D. (2014). Ein neues Versorgungsmodell für den Übergang von der stationären Rehabilitation in die häusliche (Selbst-)Versorgung bei Pflegebedürftigkeit – das Konzept ProPASS. *Das Gesundheitswesen, 76*, A111.

Menzel-Begemann, A./Manns, P. L. (2016). Die Berufspädagogik der Gesundheitsberufe aus dem Blickwinkel der Rehabilitation und Rehabilitationswissenschaften. In: E. Brinker-Meyendriesch/F. Arens (Hrsg.): *Diskurs Berufspädagogik Pflege und Gesundheit. Wissen und Wirklichkeiten zu Handlungsfeldern und Themenbereichen. Berufsbildungsforschung Pflege und Gesundheit.* Berlin: wvb, 453–479.

Meyer, T./Gutenbrunner, C. (2012). Die Bedeutung des World Report on Disability von Weltgesundheitsorganisation und Weltbank für die Teilhabeforschung. *Die Rehabilitation, 51* (Suppl. 1), S21-S27.

Meyer, T./Gutenbrunner, C./Bickenbach, J./Cieza, A./Melvin, J./Stucki, G. (2011). Towards a conceptual description of rehabilitation as a health strategy. *Journal of Rehabilitation Medicine, 43*(9), 765–769.

Meyer, T./Pohontsch, N./Raspe, H. (2009). Zielfestlegungen in der stationären somatischen Rehabilitation – die Herausforderung bleibt. *Die Rehabilitation, 48*(3), 128–134.

Negrini, S./Kiekens, C./Levack, W./Grubisic, F./Gimigliano, F./Ilieva, E. et al. (2016). Cochrane Physical and Rehabilitation Medicine: A New Field to Bridge Between Best Evidence and the Specific Needs of Our Field. *Archives of Medicine and Rehabilitation, 97*(8), 1226–1227.

Rauch, A./Meyer, T. (2017). Die Implementierung der ICF in das Rehabilitationsmanagement – ein Fallbeispiel. In: R. Crevenna (Hrsg.): *Kompendium Physikalische Medizin und Rehabilitation. Diagnostische und therapeutische Konzepte.* 4. Auflage. Berlin: Springer, 89–111.

Rüttimann, B. (1980). Zur Geschichte der Krüppelfürsorge. *Swiss Journal of History of Medicine and Sciences, 37*, 199–214.

Sachverständigenrat zur Begutachtung der Entwicklung im Gesundheitswesen. (2012). *Wettbewerb an der Schnittstelle zwischen ambulanter und stationärer Gesundheitsversorgung. Gutachten 2012.* Berlin: SVR Gesundheit.

Stucki, G./Bickenbach, J./Gutenbrunner, C./Melvin, J. (2018). Rehabilitation: The Health Strategy of the 21st Century. *Journal of Rehabilitation Medicine, 50*(4), 309–316.

Stucki, G./Cieza, A./Melvin, J. (2007). The International Classification of Functioning, Disability and Health (ICF): a unifying model for the conceptual description of the rehabilitation strategy. *Journal of Rehabilitation Medicine, 39*(4), 279–285.

Stucki, G./Grimby, G. (2007). Organizing Rehabilitation Research into Distinct Scientific Fields. Part I: Developing a Comprehensive Structure from the Cell to Society. *Journal of Rehabilitation Medicine, 39*(4), 293–298.

Sutorius, M. (2018). Ergänzende und unterhaltssichernde Leistungen in der Rehabilitation. In: Bundesarbeitsgemeinschaft für Rehabilitation (BAR) (Hrsg.): *Rehabilitation. Vom Antrag bis zur Nachsorge – für Ärzte, Psychologische Psychotherapeuten und andere Gesundheitsberufe.* Berlin: Springer, 491–500.

United Nations General Assembly (2006). *Resolution R 61/106: Convention on the Rights of Persons with Disabilities.* Geneva: UN General Assembly.

Viehmeier, S./Schubert, M./Thimmel, R. (2018). Rechtliche Grundlagen der Rehabilitation. In: Bundesarbeitsgemeinschaft für Rehabilitation (BAR) (Hrsg.): *Rehabilitation. Vom Antrag bis zur*

Nachsorge – für Ärzte, Psychologische Psychotherapeuten und andere Gesundheitsberufe. Berlin: Springer, 181–195.

Viol, M./Grotkamp, S./van Treeck, B./Nüchtern, E./Hagen, T./Manegold, B. et al. (2006). Personbezogene Kontextfaktoren, Teil I. Ein erster Versuch zur systematischen, kommentierten Auflistung von geordneten Anhaltspunkten für die sozialmedizinische Begutachtung im deutschen Sprachraum. *Das Gesundheitswesen, 68*(12), 747–759.

World Health Organization (2001). *International classification of functioning, disability and health: ICF.* Geneva: WHO.

World Health Organization (2010). *Framework for Action on Interprofessional Education & Collaborative Practice.* Geneva: WHO.

World Health Organization/World Bank (2011). *World Report on Disability.* Geneva: WHO.

Pflegerische Versorgung

Klaus Wingenfeld

Die Entwicklung der pflegerischen Versorgung ist seit einigen Jahren durch eine große Dynamik gekennzeichnet. Eine zunehmende Zahl pflegebedürftiger Menschen, aber auch die Erweiterung von Leistungsansprüchen führen zu einem erhöhten Bedarf an Versorgungsleistungen. Zugleich sind komplexere Anforderungen an die Versorgung zu beobachten, die insbesondere durch Multimorbidität im Alter und die Verknüpfung von körperlichen und psychischen Problemlagen gekennzeichnet sind. Zwar wurden Versorgungsangebote in allen Bereichen – in der ambulanten Pflege, der stationären Langzeitpflege, der Tagespflege und der Kurzzeitpflege – deutlich ausgebaut, und sogar im Krankenhausbereich ist nach Jahren des Kapazitätsabbaus in der Pflege allmählich eine Trendwende zu verzeichnen. Dennoch sind inzwischen in allen Bereichen, sowohl in der Langzeitpflege wie auch in der Akutversorgung, zunehmend Versorgungsengpässe zu verzeichnen, die vielfach mit der angespannten Personalsituation, insbesondere mit dem zunehmenden Fachkräftemangel in der Pflege zusammenhängen. Hinzu kommt das dringende Erfordernis einer Modernisierung des Leistungsprofils der Pflege in Deutschland, die eine wichtige Voraussetzung für die Bewältigung der aktuellen und mittelfristig zu erwartenden Herausforderungen des demografischen Wandels darstellt.

In der pflegerischen Versorgung ist also ein hoher Bedarf an Kapazitätserweiterung und qualitativer Weiterentwicklung festzustellen, der von der Reformgesetzgebung und anderen gesundheitspolitischen Maßnahmen inzwischen auch aufgegriffen wird. Dennoch bleibt die pflegerische Versorgung vorerst durch das Spannungsfeld zwischen schnell wachsenden Aufgaben und den meist etwas zu spät ansetzenden strukturellen Anpassungen gekennzeichnet.

1 Einführung

Die Situation der pflegerischen Versorgung in Deutschland ist geprägt durch einen erheblichen, über viele Jahre nicht ausreichend berücksichtigten Bedarf an struktureller Weiterentwicklung, der seit einiger Zeit verstärkt zum Gegenstand gesundheits- und pflegepolitischer Reformvorhaben gemacht wird. Wie in vielen anderen Bereichen der gesundheitlichen Versorgung stehen letztlich auch hier die Herausforderungen der demografischen Entwicklung im Vordergrund (Becker 2017). Sie werfen vorrangig die Frage nach der Weiterentwicklung der sozialen Sicherungssysteme, der Angebotsstrukturen und der fachlichen Ressourcen auf, die zur bedarfsgerechten Versorgung pflegebedürftiger Menschen benötigt werden. Schon seit vielen Jahren, im Grunde genommen schon seit Jahrzehnten, ist bekannt, welche Anforderungen auf das pflegerische Versorgungssystem durch die erhöhte Lebenserwartung in der Bevölkerung zukommen. Reagiert wurde darauf allerdings zum Teil sehr verhalten, zum Teil mit großem Zeitverzug. Ein Beispiel hierfür ist die Reform der Pflegeversicherung, die seit dem Jahr 2006 vorbereitet wurde, was aber erst im Jahr 2017 zum Inkrafttreten der entsprechenden gesetzlichen Neuerungen führte. Verzögerungen dieser Art haben zur Folge, dass die Auswirkungen der demografischen Entwicklung häufig bereits massive Versorgungsprobleme aufwerfen, bevor die eingeleiteten Reformen zu greifen beginnen. Die Geschwindigkeit, mit der strukturelle Probleme entstehen und Reformerfordernisse hervorrufen, hat die Prozesse, mit denen politische, ökonomische und fachliche Antworten darauf entwickelt werden, schon beinahe abgehängt.

Der vorliegende Beitrag liefert einen Überblick über die wichtigsten Strukturen, Entwicklungen und Entwicklungsanforderungen im Bereich der pflegerischen Versorgung, die durch das Spannungsfeld zwischen demografisch bedingten Anforderungen und Gestaltungsversuchen der Politik und anderer Akteure gekennzeichnet ist.

2 Strukturelle Rahmenbedingungen der pflegerischen Versorgung

2.1 Soziale Sicherungssysteme und pflegerische Versorgung

Die pflegerische Versorgung in Deutschland beruht auf drei sozialen Sicherungssystemen (Simon 2017):

1. der Krankenversicherung (SGB V), mit der in erster Linie die Krankenhauspflege sowie die ambulante Pflege im Rahmen einer ärztlichen Behandlung finanziell abgesichert wird,
2. der Pflegeversicherung (SGB XI), die die Versorgung von dauerhaft pflegebedürftigen Menschen in der Häuslichkeit oder in stationären Einrichtungen (in Teilen) absichert, und schließlich
3. der Sozialhilfe (SGB XII), die mit der Eingliederungshilfe und einigen anderen Leistungen die Unterstützung von Menschen mit Behinderung sowie von psychisch Kranken gewährleistet, die aber auch in Anspruch genommen werden kann, wenn die Möglichkeiten der anderen Sicherungssysteme im Einzelfall ausgeschöpft sind.

Diese drei Systeme weisen unterschiedliche Schwerpunkte auf, sind aber nicht überschneidungsfrei und werfen daher immer wieder die Frage nach der Abgrenzung von Finanzierungsverantwortung auf. Zum Teil entstanden dabei Probleme, die bis heute nicht gelöst sind und im Versorgungsalltag zu aufwendigen Klärungs- und Kommunikationsprozessen führen.

Der Fragmentierung auf sozialrechtlicher Ebene entspricht die institutionelle Differenzierung des Versorgungssystems. Pflege findet in unterschiedlichen Einrichtungen und Bereichen statt, in die sie mit stark voneinander abweichenden Aufgaben, Kompetenzen und Berufsrollen eingebunden ist. Diese Struktur wird zwar in der deutschen Diskussion häufiger kritisiert, ist aber im Vergleich zur Situation in anderen europäischen Ländern nicht besonders ungewöhnlich. So findet sich, wie beispielsweise in Großbritannien, in anderen europäischen Ländern ebenfalls eine Parallelität von teilweise sehr komplexen Strukturen (vgl. Wingenfeld 2014).

Eine Besonderheit in Deutschland stellt die Unterscheidung zwischen Pflegebedürftigkeit und Behinderung dar, die in vielen anderen europäischen Ländern in der Gestaltung der Langzeitversorgung (*long term care*) weniger zum Tragen kommt. Im Begriffsverständnis der internationalen Diskussion gehören ältere, infolge von Krankheit hilfebedürftige Menschen ebenso zu den Adressaten des Systems der Langzeitversorgung wie Menschen, die von Geburt an mit einer Behinderung leben. Charakteristisch für Deutschland ist außerdem, dass Menschen unabhängig von ihrer Einkommenssituation finanzielle Unterstützung erhalten, wenn gesundheitliche Probleme oder funktionelle Beeinträchtigungen zur Abhängigkeit von Pflege führen. Dieses Merkmal findet sich nur in wenigen anderen europäischen Ländern und gilt oftmals als besonderer Vorzug des deutschen Systems der Absicherung von Pflegebedürftigkeit.

Verbunden sind diese Besonderheiten mit einer marktförmigen Organisation der pflegerischen Versorgung (Simon 2017). Leistungen der Pflegeversicherung können von den Leistungsnutzer*innen unabhängig davon in Anspruch genommen werden, ob eine ärztliche Verordnung vorliegt oder ob ein Sozialhilfeträger Leistungen genehmigt hat. Pflegebedürftige Menschen schließen mit Pflegeeinrichtungen Verträge, die sich zwar in einem von Kostenträgern und Leistungserbringern vereinbarten Rahmen bewegen müssen, in die jedoch Dritte nicht einbezogen sind. Die pflegerische Versorgung ist daher in verschiedener Hinsicht durch marktwirtschaftliche Prinzipien gekennzeichnet, die auch Wettbewerbselemente einschließen. Eine Steuerung des Versorgungssystems durch öffentliche Instanzen ist nur begrenzt möglich. Entscheidend bleibt am Ende die Entscheidung von Investoren und potenziellen Trägern, eine Pflegeeinrichtung zu eröffnen. Die Frage nach der Höhe und Legitimität von Renditen beim Betrieb von Pflegeeinrichtungen, vor Einführung der Pflegeversicherung schon fast ein Tabuthema, ist heute eher eine Selbstverständlichkeit in der öffentlichen Diskussion und hat sich sogar in gesetzlichen Vorschriften niedergeschlagen (Berücksichtigung einer angemessenen Vergütung des Unternehmerrisikos – vgl. z. B. § 84 Abs. 2 SGB XI).

2.2 Alter und neuer Pflegebedürftigkeitsbegriff

Das enge sozialrechtliche Verständnis von Pflegebedürftigkeit („Pflegebedürftigkeitsbegriff"), das bei der Einführung der Pflegeversicherung festgeschrieben wurde, hatte maßgeblichen Einfluss auf die Strukturen und Entwicklungen in der pflegerischen Versorgung. Es prägte mehr als zwei Jahrzehnte die Problemsicht und das Handeln der Pflegenden ebenso wie das Leistungsprofil der Pflegeeinrichtungen. Erst mit einer weitreichenden, ab Januar 2017 wirksamen Reform des SGB XI wurden die im alten Recht verankerten Entwicklungshemmnisse beseitigt und wichtige Voraussetzungen für die Weiterentwicklung der Langzeitpflege geschaffen. Dieser Prozess ist ein wichtiger Schlüssel zum Verständnis der heutigen Versorgungsstrukturen.

Schon bei Einführung der Pflegeversicherung war das sozialrechtliche Verständnis von Pflegebedürftigkeit, auf dem dieses neue Sicherungssystem aufbaute, Gegenstand der Kritik. Dieses Verständnis, so wurde bemängelt, führe zur Benachteiligung verschiedener Personengruppen – vor allem von Demenzkranken, aber auch von anderen Personengruppen (vgl. z. B. Landtag NRW 2005). Die Kritik bezog sich vor allem darauf, dass der damalige Pflegebedürftigkeitsbegriff einseitig somatisch und ausschließlich auf Beeinträchtigungen im Bereich bestimmter Alltagsverrichtungen ausgerichtet war (Nahrungsaufnahme, Körperpflege, Mobilität und hauswirtschaftliche Versorgung). Ein Bedarf außerhalb dieser Alltagsverrichtungen hatte keine Bedeutung für Leistungsansprüche gegenüber der Pflegeversicherung. Davon betroffen waren u. a. jene demenziell Erkrankten, die eine intensive Begleitung in der gesamten Lebensführung benötigen, nicht allein Hilfe bei einzelnen Alltagsverrichtungen. Chronisch kranke Kinder waren durch die Fixierung auf die Alltagsverrichtungen ebenfalls betroffen. Da bei Kindern in den Bereichen Nahrungsaufnahme, Körperpflege und Mobilität häufig der altersbedingte Bedarf überwiegt, konnte ein durch Krankheit oder Behinderung bedingter Bedarf schwer geltend gemacht werden. Deshalb waren manche sehr junge Kinder trotz einer schweren Erkrankung und hohem Pflegebedarf nicht pflegebedürftig im Sinne der Pflegeversicherung.

Hinzu kam, dass eine Pflegestufe und damit der Leistungsanspruch der Versicherten anhand der Zeit ermittelt wurde, die eine nicht zur Pflege ausgebildete Person für die Hilfen bei Alltagsverrichtungen benötigte. Dieses Konstrukt warf insbesondere dann Probleme auf, wenn berufliche Pflege vertreten war, gleichgültig, ob ambulant oder stationär (vgl. Bartholomeyczik et al. 2001). Dann nämlich wurde die Pflegestufe auf der Grundlage von Zeiten festgelegt, die angefallen *wären*, wenn unter durchschnittlichen häuslichen Bedingungen eine durchschnittliche Pflegeperson ohne Ausbildung gepflegt *hätte*. Im Heimbereich mussten die beauftragten Gutachter*innen also eine fiktive Situation beurteilen und die Frage beantworten, wie hoch der Aufwand im Falle der häuslichen Pflege gewesen *wäre*. Um übermäßig große Abweichungen infolge unterschiedlicher Vorstellungen zum Zeitbedarf zu vermeiden, legte man sogenannte „Zeitkorridore" fest, die angaben, wie viel Zeit für die jeweiligen Verrichtungen als Bedarf anerkannt werden konnte.

In den Folgejahren gab es verschiedene Bemühungen, die negativen Folgen des engen Pflegebedürftigkeitsbegriffs durch verschiedene Leistungsergänzungen zu kompensieren. Der erste Schritt hierzu war das Pflegeleistungs-Ergänzungsgesetz aus dem Jahr 2002. Seither konnten Versicherte mit sogenannter „eingeschränkter Alltagskompetenz" zusätzliche Ansprüche auf Betreuungsleistungen geltend machen. Sechs Jahre später erfolgte eine Anhebung der betreffenden Leistungssätze auf bis zu 2.400 Euro jährlich. Dieser Kompensationsversuch hatte erhebliche strukturelle Folgen. Damals setzte die Entwicklung eines Systems niedrigschwelliger Betreuungsangebote ein, in dem neue Voraussetzungen dafür entstanden, ehrenamtliches Engagement in die Versorgung einzubinden.

Trotz dieser und anderer Verbesserungen blieb die Beibehaltung der Voraussetzungen für Leistungsansprüche unbefriedigend. Es setzte sich immer mehr die Erkenntnis durch, dass die Herausforderungen der demografischen Entwicklung auf der Grundlage eines somatisch verengten Pflegebedürftigkeitsbegriffs nicht zu bewältigen wären. Im Herbst 2006 setzten nach mehreren Jahren intensiver Diskussion konkrete Schritte zur Neufassung des Pflegebedürftigkeitsbegriffs ein. Im weiteren Verlauf entstand mit dem „Neuen Begutachtungsassessment" ein Verfahren, das die bestehende Verengung aufhob und insbesondere zu einer besseren Berücksichtigung der Problem- und Bedarfslagen demenziell Erkrankter führte (Wingenfeld/Büscher/Gansweid 2011). Doch erst mit dem zweiten Pflege-Stärkungsgesetz Ende 2015 wurde der Übergang zum neuen System definitiv beschlossen: Seit Januar 2017 gelten andere Regeln für die Feststellung von Leistungsansprüchen im Rahmen der Pflegeversicherung.

Der „neue Pflegebedürftigkeitsbegriff" und das dazugehörige Begutachtungsverfahren repräsentieren im Vergleich zur ursprünglichen Regelung im SGB XI einen gänzlich anderen Ansatz zur Ermittlung einer Stufe der Pflegebedürftigkeit (Hoffer 2017). Sie stellen nicht die Pflegezeit, sondern die Selbständigkeit im Umgang mit den Folgen gesundheitlicher Störungen in den Mittelpunkt der Betrachtung. Pflegebedürftigkeit ist danach als Abhängigkeit von personeller, pflegerischer Hilfe bei der Bewältigung von Folgen gesundheitlicher Störungen zu verstehen – was auch bedeutet, dass bei vollständiger Kompensation einer Beeinträchtigung durch Hilfsmittel nicht von Pflegebedürftigkeit gesprochen werden kann, wenn die Nutzung dieser Hilfsmittel ohne Personenhilfe erfolgen kann. Nicht die Schwere einer Erkrankung (oder Behinderung) und die durch sie verursachten Einbußen sind entscheidend, sondern die Fähigkeit zur selbständigen Krankheitsbewältigung und selbständigen Gestaltung von Lebensbereichen. Das Sozialrecht folgte damit einem eigentlich schon recht alten Grundgedanken, dem in der pflegewissenschaftlichen Diskussion, in den bedeutendsten pflegetheoretischen Ansätzen und auch in wichtigen fachpolitischen Programmen internationaler Organisationen eine wichtige Bedeutung zukommt (z. B. American Nurses Association [ANA] 1980; Henderson 1997).

Seit Januar 2017 also wird die Zuordnung einer Stufe der Pflegebedürftigkeit – jetzt nicht länger als „Pflegestufe", sondern als „Pflegegrad" bezeichnet – vom Grad der Selbständigkeitseinbußen abhängig gemacht:

„Pflegebedürftig [...] sind Personen, die gesundheitlich bedingte Beeinträchtigungen der Selbständigkeit oder der Fähigkeiten aufweisen und deshalb der Hilfe durch andere bedürfen. Es muss sich um Personen handeln, die körperliche, kognitive oder psychische Beeinträchtigungen oder gesundheitlich bedingte Belastungen oder Anforderungen nicht selbständig kompensieren oder bewältigen können. Die Pflegebedürftigkeit muss auf Dauer, voraussichtlich für mindestens sechs Monate [...] bestehen." (§ 14 Abs. 1 SGB XI).

Im Rahmen einer Begutachtung werden dementsprechend die Selbständigkeit und die grundlegenden Fähigkeiten zur selbständigen Lebensführung beurteilt. Das neue Begutachtungsassessment unterscheidet hierbei folgende Bereiche (Wingenfeld et al. 2011):

- *Mobilität*: Fortbewegung über kurze Strecken und Lageveränderungen des Körpers.
- *Kognitive und kommunikative Fähigkeiten*: Gedächtnis, Wahrnehmung, Denken, Kommunikation.
- *Verhaltensweisen und psychische Problemlagen*: Verhaltensweisen, die mit einer Selbstgefährdung oder mit der Gefährdung anderer verbunden sein können oder andere Probleme mit sich bringen; außerdem psychisch belastende Probleme wie Ängstlichkeit, Panikattacken oder Wahnvorstellungen.
- *Selbstversorgung*: Körperpflege, sich Kleiden, Essen und Trinken sowie Verrichtungen im Zusammenhang mit Ausscheidungen (hier finden sich die

für die heutige Einstufung ausschlaggebenden Alltagsverrichtungen wieder, mit Ausnahme der hauswirtschaftlichen Versorgung).
- *Umgang mit krankheits-/therapiebedingten Anforderungen und Belastungen*: Aktivitäten, die auf die Bewältigung von Anforderungen und Belastungen infolge von Krankheit oder Therapiemaßnahmen zielen, z. B. Medikamenteneinnahme, Umgang mit Hilfsmitteln oder Durchführung zeitaufwendiger Therapien.
- *Gestaltung des Alltagslebens und der sozialen Kontakte*: Einteilung von Zeit, Einhaltung eines Rhythmus von Wachen und Schlafen, sinnvolles (bedürfnisgerechtes) Ausfüllen von verfügbarer Zeit und Pflege sozialer Beziehungen.

Im neuen System gibt es fünf Pflegegrade (statt der drei Pflegestufen im alten System). Es wird auch solchen Personen ein Pflegegrad zugeordnet, die relativ geringe Beeinträchtigungen aufweisen und damit trotz bestehender Pflegebedürftigkeit nicht die alte Pflegestufe I erreicht hätten. Der vermeintlich hohe Anstieg der Zahl pflegebedürftiger Menschen im Jahr 2017 ist in erster Linie darauf zurückzuführen, dass durch den neuen Pflegegrad 1 Menschen Leistungsansprüche erwerben, die im alten System nicht leistungsberechtigt gewesen wären. Ziel der Einführung dieses Grades 1 war unter anderem, neue Ansatzpunkte zur Stärkung von Prävention in der Pflege zu schaffen. Wenn die betreffenden Menschen – so der zugrunde liegende Gedanke – erst einmal leistungsberechtigt sind, so steigen die Chancen, ihnen Wege zu Präventionsangeboten zu ebnen.

Durch die Reform konnten somit mehr Menschen Ansprüche gegenüber der Pflegeversicherung geltend machen als im alten System. Die Pflegestatistik weist für das Jahr 2017 dementsprechend eine Erhöhung der Zahl pflegebedürftiger (leistungsberechtigter) Menschen um mehr als 500.000 Personen aus (Statistisches Bundesamt [Destatis] 2018b). Zusammen mit anderen Regelungen, die Bestandteil der Reform waren, löste dies einen merklichen Anstieg der Kosten und damit kurzfristig weitere Beitragserhöhungen in der Pflegeversicherung aus.

Weniger offensichtlich als verbesserte Leistungen, aber für das System der pflegerischen Versorgung perspektivisch wichtiger, sind die strukturellen Effekte der Reform. In ihr ist eine Reorganisation der Versorgung angelegt, was sich am deutlichsten am Beispiel der ambulanten Pflege aufzeigen lässt. Hier führte die Begrenzung auf die Alltagsverrichtungen im alten Recht zu einer erheblichen Einengung des pflegerischen Leistungsspektrums. Ambulante Pflege im Rahmen der Pflegeversicherung war bis zum Jahr 2017 weitgehend festgelegt auf Hilfen bei den schon angesprochenen Alltagsverrichtungen.

Mit der Einführung des neuen Pflegebedürftigkeitsbegriffs erweiterte sich der Aufgabenbereich der ambulanten Pflege grundlegend. Die Neufassung der entsprechenden gesetzlichen Vorschriften beschreibt als Aufgaben der ambulanten Pflege

„[...] Maßnahmen in den [...] Bereichen Mobilität, kognitive und kommunikative Fähigkeiten, Verhaltensweisen und psychische Problemlagen, Selbstversorgung, Bewältigung von und selbständiger Umgang mit krankheits- oder therapiebedingten Anforderungen und Belastungen sowie Gestaltung des Alltagslebens und sozialer Kontakte." (neue Fassung des § 36 Abs. 1 SGB XI).

Erweitert wurde außerdem das Verständnis von Hilfe bei der Haushaltsführung, die nunmehr auch Hilfen im Umgang mit Geldangelegenheiten und Dienstleistungen umfasst. Mit dem neuen § 36 Abs. 2 wurden weitere Akzente gesetzt:

- Betonung der ressourcenfördernden, präventiv ausgerichteten Pflege, die nicht nur verlorene Fähigkeiten kompensieren, sondern auch einer Verschlimmerung der Pflegebedürftigkeit entgegenwirken soll.
- Betonung, dass ambulante Pflege auch die Anleitung der pflegenden Angehörigen umfasst.
- Betonung, dass kommunikationsintensive Maßnahmen Bestandteil ambulanter Pflege sind.

Der Auftrag der ambulanten Pflege wurde also erheblich erweitert. Um wirksam zu werden, bedurfte es allerdings einer inhaltlichen und konzeptionellen Konkretisierung der gesetzlichen Vorschriften. Die Wirksamkeit dieser Konkretisierungen ist außerdem auf entsprechende Verträge zwischen den Kostenträger und Leistungsanbietern angewiesen. Erst auf dieser Grundlage können ambulante Dienste ihr Leistungsangebot weiterentwickeln und analog zum Pflegebedürftigkeitsbegriff in umfassender Weise auf die zentralen Problem- und Bedarfslagen im Rahmen der häuslichen Versorgung reagieren.

3 Pflegebedürftige in Deutschland

Die Zahlen zur Pflegebedürftigkeit in Deutschland, die in der öffentlichen Diskussion und im wissenschaftlichen Bereich verwendet werden, beruhen nicht auf definierten Diagnosen oder Klassifikationen funktioneller Beeinträchtigungen (siehe hierzu auch den Beitrag von Meyer), sondern auf den bereits erwähnten sozialrechtlichen Definitionen des SGB XI. Alle verfügbaren

Daten, auf deren Grundlage Statistiken erstellt werden, folgen diesen sozialrechtlichen Definitionen. Ändern sich Kriterien, nach denen Pflegebedürftigkeit im Sinne des SGB XI definiert wird, so ändern sich dementsprechend auch die Zahlen über Pflegebedürftige in Deutschland. Es fällt daher schwer, die Struktur der Pflegebedürftigkeit und ihre Entwicklung in Deutschland bis heute darzustellen, denn die maßgeblichen sozialrechtlichen Definitionen wurden mit dem neuen Pflegebedürftigkeitsbegriff im Jahr 2017 geändert. Die aktuellen Zahlen zur Pflegebedürftigkeit können daher streng genommen nicht mit den älteren Zahlen verglichen werden.

Es kommt hinzu, dass die nach 2017 verfügbaren Daten überwiegend nicht aus der individuellen Begutachtung von Pflegebedürftigkeit resultierten, sondern das Ergebnis einer sogenannten „Überleitungsregelung" waren, die eine automatische Zuordnung der neuen Pflegegrade entsprechend der Merkmale, die im Rahmen der alten, bis 2017 geltenden sozialrechtlichen Vorgaben definiert waren, vorsah. Die Schwere der Pflegebedürftigkeit bildet sich in den derzeitigen Angaben über die Pflegegrade daher nicht zuverlässig ab. Die gesetzliche Überleitungsregelung gilt als großzügig im Sinne der Versicherten, was bedeutet, dass die Schwere der Pflegebedürftigkeit tendenziell überschätzt wurde. Das hat zwar hinsichtlich der Frage, wie viele Pflegebedürftige es in Deutschland insgesamt gibt und wie sie sich auf die verschiedenen Versorgungsbereiche verteilen, keine Relevanz. Angaben über die Schwere von Pflegebedürftigkeit sind jedoch mit Vorsicht zu behandeln.

Abbildung 1: Pflegebedürftige im Sinne des SGB XI am Jahresende (2005 bis 2015)

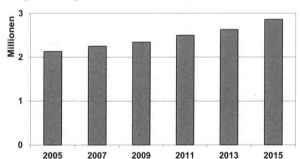

Die verfügbaren Daten dokumentieren allerdings auch unabhängig von dieser Begrenzung eine erhebliche Dynamik in der Entwicklung von Pflegebedürftigkeit (vgl. Schwinger/Tsiasioti 2018). Über die letzten anderthalb Jahrzehnte ist eine stetige und starke Zunahme der Zahl der Pflegebedürftigen in Deutschland zu beobachten (vgl. Abbildung 1). Im Jahr 2005 waren 2,13 Mio. Menschen pflegebedürftig im Sinne der bis 2017 geltenden Kriterien. Ende des Jahres 2015 war diese Zahl bereits auf 2,86 Mio., also um rund 34 % angestiegen (Destatis 2018b).

Die Statistik weist für Ende des Jahres 2017 insgesamt 3,41 Mio. Pflegebedürftige aus, was gegenüber dem Jahr 2015 einer Steigerung um rund 550.000 Personen gleichkommt (Destatis 2018b). Diese Steigerung ist das Ergebnis der angesprochenen Veränderung der sozialrechtlichen Grundlagen, nach denen auch die Daten der Pflegestatistik angepasst wurden. Der neue Begriff der Pflegebedürftigkeit setzt die Schwelle der Leistungsberechtigung, von der an ein Mensch als pflegebedürftig im Sinne der Pflegeversicherung angesehen wird, wesentlich niedriger an. Hieraus resultiert der Sprung in den Zahlen.

Die Entwicklung verlief in den verschiedenen Versorgungsbereichen nicht gleichmäßig. Ein unterdurchschnittlicher Anstieg um 17,9 % ist zwischen 2005 und 2015 bei der stationären Langzeitpflege zu verzeichnen. Die Anzahl der zu Hause versorgten Pflegebedürftigen erhöhte sich im gleichen Zeitraum hingegen um 43,0 % (von 1,45 auf 2,08 Mio.), also wesentlich stärker als die Zahl der Heimbewohner*innen. Dabei stieg die Zahl der Pflegebedürftigen, die zu Hause durch einen ambulanten Pflegedienst versorgt wurden (Sachleistungsbezieher*innen und Bezieher*innen von Kombinationsleistungen), um 46,8 % (Destatis 2018b). Der seit Jahren beobachtete Trend zur Stärkung der häuslichen Versorgung und der Bedeutungszuwachs ambulanter Pflege halten also weiterhin an.

Pflegebedürftigkeit korreliert in hohem Maße mit dem Alter. Andere Einflussfaktoren sind nur selten statistisch nachweisbar (Sachverständigenrat zur Begutachtung der Entwicklung im Gesundheitswesen [SVR] 2014). Im Alter treten bestimmte Erkrankungen, die Pflegebedürftigkeit auslösen, in vermehrtem Maße auf. Belastbare Daten über die Ursache von Pflegebedürftigkeit liegen zwar nicht vor, doch gibt es einige Auswertungen von Daten, die im Rahmen der Begutachtung gesammelt wurden. Sie verdeutlichen, dass die pflegebegründenden Diagnosen je nach Altersgruppe unterschiedlich ausfallen. Zu den typischen Ursachen von Pflegebedürftigkeit im Alter gehören vorrangig psychische bzw. neurologische Erkrankungen, allen voran demenzielle Erkrankungen, aber auch Erkrankungen wie Morbus Parkinson. Krankheiten des Kreislaufsystems sowie Krebserkrankungen spielen ebenfalls eine wichtige Rolle. Besonders in höheren Altersgruppen treten vermehrt Krebserkrankungen und Erkrankungen des Muskel-Skelett-Systems als Ursachen von Pflegebedürftigkeit auf. Außerdem sind vermehrt Multimorbidität und funktionelle Beeinträchtigungen, die sich keiner einzelnen Erkrankung zuordnen lassen, als auslösende Faktoren zu beobachten (Medizinischer Dienst des Spitzenverbandes Bund der Krankenkassen [MDS] 2013).

Unterschiede in der Altersstruktur der Bevölkerung beeinflussen vor diesem Hintergrund die jeweilige Pflegequote, d. h. den Anteil der Personen, die von

Pflegebedürftigkeit betroffen sind, erheblich. Nach den Angaben der Pflegestatistik liegt die Pflegequote im Bundesdurchschnitt bei 4,1 %. In der Gruppe der Personen im Alter ab 90 Jahren ist eine große Mehrheit (70,7 %) von Pflegebedürftigkeit betroffen. Bei Personen im Alter von 75 bis 79 Jahren beläuft sich die Quote lediglich auf 11,5 % (Destatis 2018b).

Der Anteil der Pflegebedürftigen an der Gesamtbevölkerung liegt daher in jenen Regionen besonders hoch, in denen auch die höheren Altersgruppen stark vertreten sind. Im Jahr 2017 wies beispielsweise Mecklenburg-Vorpommern, dessen Bevölkerung einen relativ hohen Altersdurchschnitt aufweist, im Ländervergleich mit rund 5,7 % die höchste Pflegequote auf. Danach folgten Brandenburg (5,3 %) und Thüringen (5,4 %). Eher geringe Anteile lagen für Baden-Württemberg, Bayern und Hamburg vor (zwischen 3,1 und 3,6 %) (Destatis 2018b). Der seit einigen Jahren beobachtete Anstieg der Quote in einigen östlichen Bundesländern hängt insbesondere mit dem wachsenden Anteil der Menschen im hohen Alter zusammen (SVR 2014).

Alle bisherigen Prognosen zur weiteren Entwicklung der Zahl pflegebedürftiger Menschen verweisen auf eine erhebliche Zunahme des Bedarfs an pflegerischer Versorgung. Es wird an dieser Stelle darauf verzichtet, auf diese Prognosen näher einzugehen. Denn alle bislang vorliegenden Berechnungen gingen vom *alten* Begriff der Pflegebedürftigkeit aus. Auf dieser Basis sagten sie beispielsweise für das Jahr 2030 eine Zahl von etwa 3,4 bis 3,5 Mio. pflegebedürftigen Menschen voraus – eine Zahl, die nach den Angaben der Pflegestatistik für das Jahr 2017 bereits erreicht wurde, allerdings auf der Basis des neuen Pflegebedürftigkeitsbegriffs.

Die bisherigen Prognosen haben daher nur noch theoretische Bedeutung. Eine Aktualisierung unter Verwendung des neuen Pflegebedürftigkeitsbegriffs steht noch aus; sie ist so kurz nach der Umstellung der Definition von Pflegebedürftigkeit nicht zu erwarten. Denn es fehlen noch verlässliche Daten, um tatsächliche Entwicklungstendenzen der Pflegebedürftigkeit unter den neuen Vorzeichen zu analysieren. Lediglich wenn man unterstellt, dass die bisherigen Prognosen im Großen und Ganzen zutreffen und lediglich um die 500.000 Personen, die neu im System sind, korrigiert werden müssen, ließen sich grobe Einschätzungen vornehmen. Danach wäre für das Jahr 2030 von etwas mehr als vier Mio. pflegebedürftigen Menschen auszugehen.

4 Versorgungsbereiche

4.1 Versorgung in der häuslichen Umgebung

Der unter quantitativen Gesichtspunkten, aber auch im Hinblick auf die Lebensqualität pflegebedürftiger Menschen wichtigste Ort der pflegerischen Versorgung ist die vertraute häusliche Umgebung. Hier sind pflegende Angehörige die tragende Säule des Versorgungsalltags. Von ihrer Bereitschaft und Fähigkeit, die mit der Pflege verbundenen, vielfältigen Anforderungen und Belastungen zu übernehmen, hängt in hohem Maße ab, wie gut oder schlecht die mit der demografischen Entwicklung verbundenen Herausforderungen bewältigt werden können (Büscher/Schnepp 2011). Rund zwei Drittel der pflegenden Angehörigen sind Frauen. Dort, wo mit der Pflege ein besonders hoher zeitlicher Aufwand verbunden ist, liegt der Frauenanteil noch deutlich höher (Wetzstein/Rommel/Lange 2015) (siehe hierzu auch den Beitrag von Staiger).

Die von ihnen zu bewältigenden Anforderungen sind nicht zu unterschätzen. Die Übernahme der Pflege erfordert Kenntnisse und Fähigkeiten, über die die pflegenden Angehörigen bei der erstmaligen Übernahme von Pflegeverantwortung im Regelfall nicht verfügen. Sie müssen sich mit neuen Aufgaben auseinandersetzen, die ihnen zuvor unbekannt waren. Sie erleben auch im weiteren Verlauf der pflegerischen Versorgung immer wieder Situationen, in denen neue, unbekannte Probleme zu bewältigen sind.

Herausforderndes Verhalten bei Pflegebedürftigen mit einer demenziellen Erkrankung und eine besonders ausgeprägte Belastung durch die nächtliche Versorgung gehören zu den größten Problemen, mit denen sich die Angehörigen konfrontiert sehen. An diesem Punkt kommt es leicht zu Überforderungen, die das häusliche Pflegearrangement infrage stellen.

Ein weiterer Belastungsfaktor ist die Permanenz der zeitlichen und örtlichen Bindung im Alltag, die wichtig ist, um Gefahrensituationen zu vermeiden und auf entstehenden Unterstützungsbedarf zeitgerecht zu reagieren. Diese zeitliche Bindung ist in der Pflege Demenzkranker besonders stark ausgeprägt. Durch die Beeinträchtigung der kognitiven Fähigkeiten und durch den allmählichen Verlust der Fähigkeit, eigenes Verhalten und eigene Gefühle zu kontrollieren, und schließlich auch durch die körperlichen Konsequenzen einer fortschreitenden Demenzerkrankung tritt Unterstützungsbedarf oft unvorhersehbar auf. Jede Planung, Organisation und Kommunikation im Lebensalltag wird für die Betroffenen zu einer Schwierigkeit (Kurz/Wilz 2011).

Auch der Verlust sozialer Kontakte erweist sich als ein erheblicher Belastungsfaktor. Durch die zeitliche Bindung an pflegerische Anforderungen dünnen sich die sozialen Kontakte stark aus. Sie können oft nur dann aufrechterhalten werden, wenn die betreffenden Angehörigen sehr viel Energie investieren, über die sie aber häufig nicht mehr verfügen. Freizeitaktivitäten, die zur Aufrechterhaltung sozialer Kontakte dienen, können immer weniger ausgeübt werden (Seidl/Walter/Labenbacher 2007). Angehörige finden nur noch wenig Zeit, um eigenen Belangen und Interessen nachzugehen. Die Belastungen erreichen häufig ein Ausmaß, in dem sie sich auf die Gesundheit der Angehörigen auswirken (Böttche/Klasen/Knaevelsrud 2013).

Vor diesem Hintergrund wird deutlich, dass die Unterstützung der häuslichen Pflege durch ambulante Pflegedienste nicht allein auf die Unterstützung des pflegebedürftigen Menschen selbst beschränkt bleiben sollte, sondern auch sein soziales Umfeld bzw. die pflegenden Angehörigen einbeziehen muss. Diese eigentlich naheliegende Feststellung ist in den Strukturen der ambulanten pflegerischen Versorgung in Deutschland bislang noch wenig verankert. Es gibt für pflegende Angehörige zahlreiche Beratungsangebote und Möglichkeiten, sich durch Kurse auf die Aufgaben im pflegerischen Alltag vorzubereiten. Es existieren auch verschiedene Entlastungsmöglichkeiten, die von ihnen in Anspruch genommen werden können. Dies reicht jedoch häufig nicht aus. Angehörige benötigen häufig auch eine direkte Beratung und Anleitung im Umgang mit den alltäglichen Anforderungen der Pflege. In vielen anderen Ländern mit einem fortgeschrittenen System der Pflege sind systematische Informationen, Beratung und Anleitung der pflegenden Angehörigen im Versorgungsalltag ein selbstverständlicher Bestandteil des Leistungsprofils ambulanter Pflege. In Deutschland steht die Weiterentwicklung in diese Richtung noch aus. Mit den Pflegereformen der letzten Jahre sind zwar grundlegende Voraussetzungen für eine Erweiterung des Pflegehandelns geschaffen worden, die praktische Umsetzung steht jedoch noch größtenteils aus.

Im Jahr 2017 nahmen rund 1,76 Mio. Pflegebedürftige reine Geldleistungen in Anspruch und verzichteten damit auf Hilfe in Form von ambulanter Pflege im Rahmen der Pflegeversicherung. Infolge der veränderten Lebensstile ist jedoch davon auszugehen, dass der Beitrag der pflegenden Angehörigen mittel- und langfristig spürbar abnehmen wird (Müller 2014). Entgegen mancher Annahmen in der Literatur sind die Hilfen, die pflegende Angehörige leisten, nur in geringem Maße durch ambulante Pflegedienste kompensierbar. Zwar können die Dienste bestimmte, besonders wichtige Bereiche des Pflegebedarfs abdecken, sie können jedoch nicht kontinuierlich im Privathaushalt präsent sein. Die Gewährleistung dieser Präsenz, d. h. letztlich einer Hilfe auf Abruf, ist in vielen Fällen eine elementare Voraussetzung für den Verbleib in der häuslichen Umgebung. Die Präsenz ambulanter Pflegedienste in der häuslichen Umgebung erscheint, gemessen an diesem Erfordernis, zeitlich doch sehr begrenzt.

Abgesehen von den Grenzen der Substituierbarkeit ist die ambulante Pflege zunehmend überlastet und mit einer steigenden Nachfrage nach Pflegeleistungen konfrontiert, die durch die Pflegereformen und den Umstand, dass mit den

Reformen mehr Geld in das System geleitet wurde, möglicherweise weiteren Auftrieb erhalten hat. Einige Zahlen aus der Pflegestatistik mögen die Situation der ambulanten Pflege illustrieren. Sie weist für das Jahr 2017 eine Zahl von 14.050 ambulanten Pflegediensten aus. Verglichen mit dem Jahr 2005 ist die Anzahl der Dienste um 28,5 % gestiegen (Destatis 2007). Sie versorgten insgesamt 830.000 Pflegebedürftige, wobei es sich bei dieser Zahl um Empfänger*innen von Sach- wie auch von Kombinationsleistungen handelt (Destatis 2018b). Gleichzeitig sind die Dienste im Durchschnitt größer geworden: Wurden 2005 durchschnittlich 43 Pflegebedürftige von einem Dienst betreut, waren es im Jahr 2017 bereits 56. Die Anzahl der Pflegebedürftigen, die von ambulanten Diensten versorgt wurden, ist daher stärker angestiegen als es aufgrund der veränderten Einrichtungszahlen vermutet werden könnte. Der Anstieg der Nutzer*innenzahlen in der ambulanten Pflege ist damit, wie schon angemerkt, deutlich größer als der Anstieg der Zahl der Heimbewohner*innen.

Besonders deutlich zeigen sich die Veränderungen, wenn man die Entwicklung der Beschäftigtenzahlen betrachtet. Sie erhöhte sich von 214.000 im Jahr 2005 auf 390.000 im Jahr 2017 (Destatis 2007, 2018b). Der Zuwachs beläuft sich also auf fast 180.000 Beschäftigte. Die Statistik für das Jahr 2017 weist einen Personalzuwachs von jährlich 10 % aus.

Diese Entwicklung stößt jedoch an Grenzen. Infolge des Fachkräftemangels und der vergleichsweise geringen Absolvent*innenzahlen in den Pflegeausbildungen finden die Einrichtungen nicht mehr genügend Mitarbeiter*innen, die es ihnen erlauben würden, die zunehmende Nachfrage abzudecken. Ein Aufnahmestopp, noch vor einigen Jahren in der ambulanten Pflege kaum vorstellbar, ist inzwischen nicht nur in den ländlich strukturierten Regionen eine immer häufigere Konsequenz der zunehmenden Überlastung in der ambulanten Pflege.

4.2 Alternative Wohnformen und quartiersorientierte Versorgungskonzepte

Die große Mehrheit der Bevölkerung in Deutschland hegt den Wunsch nach einem möglichst langen Verbleib in der eigenen Häuslichkeit. Ist dies nicht mehr möglich, so werden die sogenannten „alternativen Wohnformen", die keinen Heimcharakter haben, als wünschenswerte Alternative zu einem Heimeinzug betrachtet (Wolf-Ostermann/Meyer/Worch/Gräske 2014). Wenngleich solche Studienergebnisse wenig erstaunlich sind und das Sicherheitsbedürfnis alter Menschen im Falle von chronischer Krankheit und Pflegebedürftigkeit sowie der Wunsch nach sozialem Kontakt manche Prioritätensetzungen verschieben, stellt diese Orientierung nach wie vor die Haupttendenz in den Vorstellungen von Menschen dar, die auf Hilfe anderer angewiesen sind. Alternative Wohnformen und Konzepte einer vernetzten Versorgung in Stadtteilen oder Wohnquartieren sollen diesen Vorstellungen gerecht werden. Aufgrund ihrer Heterogenität fällt es schwer, das Leistungspotenzial und den tatsächlichen Nutzen solcher Konzepte zu beurteilen. Klare Kriterien zur systematischen Unterscheidung von Wohnformen fehlen. Vorgeschlagen wurde eine grobe Gliederung in Mehrgenerationenwohnen, betreutes Wohnen und Wohn- und Hausgemeinschaften (Wolf-Ostermann et al. 2014). Unter Versorgungsgesichtspunkten bietet eine solche Unterscheidung jedoch nur eine grobe Orientierung. Wissenschaftliche Studien zum Themenfeld sind noch selten (vgl. Klingelhöfer-Noe/Dassen/Lahmann 2015). Auch bezogen auf ambulant betreute Wohngemeinschaften wird die Studienlage als unzureichend beschrieben. Welche Strukturen und Erfahrungen sich hinter den vermeintlich neuen Konzepten verbergen, ist nach wie vor schwer einschätzbar (Gräske/Worch/Meyer/Wolf-Ostermann 2013).

4.3 Teilstationäre Pflege

Die teilstationäre Pflege stellt ein wichtiges komplementäres Angebot für häuslich versorgte Pflegebedürftige dar. Sie umfasst sowohl die Tages- als auch die Nachtpflege, wobei die Nachtpflege in Deutschland als Versorgungsangebot von marginaler Bedeutung ist.

Die *Tagespflege* hingegen ist im Laufe der Jahre immer wichtiger geworden. Unter formalen Gesichtspunkten sind Tagespflegeeinrichtungen eigenständige, solitäre Einrichtungen, auch wenn sie des Öfteren in Räumlichkeiten untergebracht sind, die zum Bestand einer vollstationären Einrichtung gehören. Im Vordergrund steht die Funktion dieses Versorgungsangebotes, die Pflegepersonen (meist die pflegenden Angehörigen) zu entlasten und ihre Abwesenheit zu überbrücken (Büker/Niggemeier 2014). Diese Überbrückung erstreckt sich auf einige Stunden während des Tages. Die Tagespflege ermöglicht es damit, trotz regelmäßiger außerhäuslicher Verpflichtungen der pflegenden Angehörigen weiterhin in der häuslichen Versorgung zu leben. Darüber hinaus hat sie eine wichtige entlastende Funktion. Durch die vorübergehende Abwesenheit des pflegebedürftigen Menschen entsteht im Laufe des Tages eine Situation, die für die pflegenden Angehörigen frei ist von der Notwendigkeit einer ständigen Hilfebereitschaft. Eine weitere Funktion bezieht sich auf den pflegebedürftigen Menschen selbst. Tagespflege bietet eine Möglichkeit des Erlebens von Gemeinschaft, was innerhalb der häuslichen Umgebung mitunter schwer zu realisieren ist. Sie bietet ggf. auch erweiterte Möglichkeiten, sich bedürfnisgerecht zu beschäftigen. In diesem Sinne ist sie eine Ergänzung des Lebensalltags, die zur Erhaltung von Lebensqualität beitragen kann.

Schließlich stellt die Tagespflege eine gewisse Begleitung der häuslichen Versorgung dar, wenn keine anderen professionellen Akteure eingebunden sind. Die Entstehung gesundheitlicher Krisensituationen oder eine Destabilisierung des häuslichen Versorgungssettings beispielsweise kann unter diesen Bedingungen eventuell früher wahrgenommen werden.

Besonders in den letzten Jahren zeigte sich in der Tagespflege eine ausgesprochen dynamische Entwicklung. Im Vergleich der Jahre 2005 und 2017 ist das Angebot von 19.000 auf rund 66.500 Tagespflegeplätze ausgeweitet, also mehr als verdreifacht worden (Destatis 2007, 2018b). Über die tatsächliche Nutzung sagen diese Zahlen allerdings wenig aus. So weist die Pflegestatistik für das Jahresende 2017 insgesamt 103.500 Nutzer*innen von Tagespflegeeinrichtungen aus. Die Differenz zu den Platzzahlen erklärt sich daraus, dass Tagespflegegäste nicht täglich die Einrichtung aufsuchen. Die erhöhte Inanspruchnahme bei der Tagespflege ist auf erhebliche Leistungsverbesserungen zurückzuführen, die seit dem Jahr 2008 gewährt werden.

Die Entwicklung der *Nachtpflege* steht in starkem Kontrast zur Entwicklung der Tagespflege. Sie stellte in Deutschland schon immer ein randständiges Versorgungsangebot dar. Nach den Angaben der aktuellen Pflegestatistik nahmen am Jahresende 2017 in ganz Deutschland lediglich 35 Personen Nachtpflege in Anspruch. Insgesamt waren zu diesem Zeitpunkt 395 Plätze für Nachtpflege vorhanden (Destatis 2018b). Es gibt weder in den vorliegenden Statistiken noch in anderen Quellen nähere Informationen.

Die Nachtpflege ist offenbar kein Versorgungsangebot, das der Nachfrage der Pflegebedürftigen und ihrer Angehörigen entspricht. Sicherlich besteht ein Bedarf an nächtlicher Entlastung in der häuslichen Versorgung. Die stationäre Unterbringung des oder der Pflegebedürftigen während einer Nacht mit anschließender Rückkehr in die häusliche Umgebung für den Tag erscheint jedoch schon unter alltagspraktischen Gesichtspunkten als sehr umständlich und dürfte auch die Bedürfnisse der Pflegebedürftigen in aller Regel verfehlen. In den letzten Jahren ist eher ein wachsendes Interesse an Möglichkeiten der *ambulanten* nächtlichen Versorgung zu verzeichnen. Allerdings liegen keine Daten dazu vor, in welchem Umfang diese ambulante Nachtpflege derzeit stattfindet.

4.4 Kurzzeitpflege

Die Kurzzeitpflege stellt ähnlich wie die Tagespflege eine wichtige Ergänzung des Versorgungsangebots für häuslich versorgte Pflegebedürftige dar. Im Kern dient auch die Kurzzeitpflege der Überbrückung von Situationen, in denen die häusliche Versorgung nicht in üblicher Form geleistet werden kann (Bär/ Schönemann/Süs 2018). Nach den Vorgaben des SGB XI kann die Kurzzeitpflege für eine Übergangszeit im Anschluss an eine stationäre Behandlung im Krankenhaus oder in Krisensituationen, in denen eine häusliche oder teilstationäre Pflege nicht möglich oder nicht ausreichend ist, im Umfang bis zu acht Wochen pro Jahr in Anspruch genommen werden.

Charakteristisch für die Kurzzeitpflege ist häufig eine hohe Leistungsintensität und -komplexität, u. a. im Bereich der Behandlungspflege, der Vorbereitung auf eine neue oder veränderte Pflegesituation, der Organisation von Therapien und Nachfolgeversorgung sowie der Informationsübermittlung und Dokumentation. Vor diesem Hintergrund wird der Kurzzeitpflege eine bedeutende Rolle in Übergangsphasen der Versorgung zugesprochen (Deckenbach/ Stöppler/Klein 2013). Die Kurzzeitpflege fungiert auch als Auffangbecken für schwerstkranke Pflegebedürftige, die frühzeitig aus dem Krankenhaus entlassen werden und zum Teil eine Lebenserwartung von nur noch wenigen Wochen haben. Bereits seit vielen Jahren wird darauf hingewiesen, dass die Konzeption und Ausstattung der Kurzzeitpflege nicht darauf ausgerichtet ist, diese anspruchsvolle Funktion zufriedenstellend wahrzunehmen. Die Funktion der Übergangsversorgung durch stationäre Pflegeeinrichtungen ist im Verlauf der letzten Jahre jedoch immer wichtiger geworden. Vor diesem Hintergrund wurden auch Möglichkeiten für nicht pflegebedürftige Patient*innen geschaffen, Kurzzeitpflege in besonderen Situationen nach der Krankenhausentlassung in Anspruch zu nehmen (vgl. § 39c SGB V).

Bei der Betrachtung der Kurzzeitpflege sollte sinnvollerweise auch der Anspruch von Pflegebedürftigen auf eine sogenannte „Verhinderungspflege" erwähnt werden. Formal gesehen handelt es sich zwar um eine andere Leistungsart, doch wird sie letztlich in vergleichbarer Form genutzt. Ein Anspruch auf Verhinderungspflege besteht auf maximal sechs Wochen pro Jahr und analog zur Kurzzeitpflege (und in einem begrenzten Umfang) in Situationen, in denen die häusliche Pflege nicht sichergestellt ist. Der Unterschied zur Kurzzeitpflege besteht darin, dass die Verhinderungspflege sowohl in der häuslichen wie auch in einer stationären Umgebung geleistet werden kann. Von außen betrachtet ist daher oft gar nicht erkennbar, ob ein Gast in einer stationären Einrichtung über Leistungen der Kurzzeitpflege oder über die Verhinderungspflege finanziert wird. Nach Schwinger et al. (2016) haben von den ambulant versorgten Pflegebedürftigen im Jahresdurchschnitt jeder Vierte mindestens einmal eine Verhinderungspflege und mehr als jeder Zehnte eine Kurzzeitpflege genutzt.

Kurzzeitpflege findet in zwei unterschiedlichen Organisationsformen statt. Es gibt eingestreute Plätze in Einrichtungen der stationären Langzeitpflege und solitäre Kurzzeitpflegeeinrichtungen. Eingestreute Kurzzeitpflegeplätze sind streng genommen Plätze für die Langzeitpflege, die vorübergehend auch für

Kurzzeitpflegegäste genutzt werden können. Dies geschieht je nach Einrichtung in sehr unterschiedlichem Maße, sodass keine genauen Daten dazu vorliegen, wie groß die Versorgungskapazitäten sind. Nach den Angaben der Pflegestatistik werden Kurzzeitpflegegäste überwiegend auf eingestreuten Kurzzeitpflegeplätzen versorgt. Von den rund 877.000 Dauerpflegeplätzen waren laut Pflegestatistik am Jahresende 2017 41.700 eingestreute Plätze und damit flexibel für die Kurzzeitpflege nutzbar. Ausschließlich für die Kurzzeitpflege vorgesehen waren dagegen ca. 8.600 Plätze in Solitäreinrichtungen (Destatis 2018b).

In Deutschland erhielten Ende des Jahres 2017 ca. 26.000 Pflegebedürftige Kurzzeitpflege, was einer Zunahme um 7,2 % gegenüber dem Jahr 2015 entspricht (Destatis 2018b). Da auch dieser Zahl eine Stichtagsbetrachtung zugrunde liegt, kommt darin die tatsächliche Bedeutung der Kurzzeitpflege nicht zum Ausdruck. Nach Angaben der Bundesregierung haben im Jahr 2015 rund 0,5 Mio. Pflegebedürftige Kurzzeitpflege in Anspruch genommen (Bundesministerium für Gesundheit [BMG] 2016).

Die Mehrheit der Kurzzeitpflegeaufenthalte erfolgt, so die Ergebnisse einer Auswertung der Routinedaten der BARMER GEK, im Anschluss an einen Krankenhausaufenthalt (59 %) und stellt häufig die erstmalige Inanspruchnahme von Pflegeleistungen für die betreffenden Personen dar (Rothgang/Kalwitzki/Müller/Runte/Unger 2015).

4.5 Stationäre Langzeitpflege

Stationäre Langzeitpflege ist ein ebenso wichtiges Standbein für die Sicherstellung der pflegerischen Versorgung wie die ambulante Pflege. In der gesundheitspolitischen Diskussion gilt der dauerhafte Heimaufenthalt oftmals als suboptimale Wohn- und Versorgungsform. Diese Sichtweise stützt sich zum Teil auf den Umstand, dass die meisten Menschen den Wunsch haben, in der vertrauten häuslichen Umgebung und nicht in einer Versorgungseinrichtung alt zu werden. Darüber hinaus ist die stationäre Langzeitpflege eine relativ teure Versorgungsform. Und schließlich leitet der Grundsatz „ambulant vor stationär" inzwischen schon einige Jahrzehnte lang die gesundheitspolitischen Prioritätensetzungen.

Trotz des Aufbaus leistungsfähiger ambulanter Dienste und teilstationärer Strukturen zur Realisierung dieses Grundsatzes hat die stationäre Langzeitpflege kaum etwas von ihrer Bedeutung eingebüßt. Die Zahlen über die Entwicklung dieser Versorgungsform zeigen vielmehr eine aufwärts gerichtete Tendenz. Das hängt insbesondere damit zusammen, dass stationäre Pflegeeinrichtungen ein Leistungsprofil aufweisen, das von anderen Versorgungsangeboten für gewöhnlich nicht erreicht wird: Sie gewährleistet eine permanente

Präsenz professioneller Helfer*innen im Alltag des pflegebedürftigen Menschen, während des Tages ebenso wie in der Nacht. Diese Präsenz ermöglicht eine schnelle Reaktion auf gesundheitliche Krisen oder unvorhersehbare Situationen, in denen ein besonderer Pflegebedarf auftritt. Die Heimbewohner*innen befinden sich insofern unter ständiger Begleitung professioneller Akteure, und es ist vor allem dieses Merkmal der Einrichtungen, das ihre Bedeutung im Versorgungssystem ausmacht. Aus fachlicher Perspektive ließen sich weitere wichtige Merkmale benennen: Die Einrichtungen bieten für desorientierte Menschen im Idealfall einen geschützten Rahmen mit überschaubaren Strukturen, die unter bestimmten Umständen als sicherheitsstiftend empfunden werden. Außerdem bietet die vollstationäre Pflege einen Rahmen für spezialisierte Versorgungsangebote, beispielsweise für Personengruppen wie Wachkomapatient*innen, schwerstmehrfachbehinderte Personen oder auch für alte Menschen mit schweren psychischen Störungen.

Vor diesem Hintergrund ist es eigentlich nicht erstaunlich, dass die Entwicklung der stationären Langzeitpflege nur wenig hinter anderen Versorgungsformen zurücksteht. Zum Ende des Jahres 2017 gab es insgesamt 792.000 Heimbewohner in Deutschland. Sie verteilten sich auf insgesamt 11.200 Einrichtungen. Gegenüber 2005 ist die Anzahl dieser Pflegebedürftigen um knapp 150.000 Personen bzw. 23,0 % gestiegen (Destatis 2007, 2018b). Der demografische Wandel sowie der stetige Bedeutungszuwachs chronischer Erkrankungen führen hier ähnlich wie im Falle der ambulanten Pflege zu einem wachsenden Bedarf.

Da es sich um Daten aus einer Stichtagserhebung handelt, unterschätzen die genannten Zahlen den Bedeutungszuwachs der Heimversorgung. Pflegebedürftige, die im Verlauf eines Jahres in eine stationäre Pflegeeinrichtung einziehen und vor dem Stichtag versterben, tauchen in der Statistik nicht auf. Repräsentative Daten zu dieser Thematik sind zwar nicht vorhanden, doch weisen die verfügbaren Studien und die Trägerstatistiken darauf hin, dass die Zahl dieser Pflegebedürftigen mit kurzen Verweilzeiten stark zugenommen hat (vgl. z. B. Techtmann 2010). Die Zahl der Pflegebedürftigen, die *im Verlauf eines Jahres* stationäre Dauerpflege in Anspruch nehmen, dürfte also deutlich oberhalb der von der Pflegestatistik angegebenen Werte liegen – inzwischen vermutlich deutlich über der Millionengrenze.

Der Anteil der Bewohner*innen im Alter ab 85 Jahren ist im Vergleich der Jahre 2005 und 2017 von 45,8 % auf 50,2 % gestiegen. Wenngleich die Pflege hochaltriger Menschen in stationären Pflegeeinrichtungen bereits seit vielen Jahren einen wichtigen Stellenwert einnimmt, ist nach wie vor eine leichte Tendenz zu wachsenden Anteilen der höheren Altersgruppen festzustellen. Von den Bundesbürger*innen im Alter ab 90 Jahren lebten Ende 2017 insgesamt

28,0 % in einer stationären Pflegeeinrichtung (Destatis 2018b). Auch dieser Anteil weist eine leicht zunehmende Tendenz auf.

Vor diesem Hintergrund treten psychische und neurologische Erkrankungen, vor allem demenzielle Erkrankungen immer häufiger in den Einrichtungen auf, denn die Häufigkeit steht in direkter Beziehung zum Lebensalter. Der Heimeintritt resultiert immer häufiger aus den Konsequenzen kognitiver Einbußen und problematischer Verhaltensweisen, deren Bewältigung in der häuslichen Versorgung mit hohen Anforderungen und Belastungen auf Seiten der Angehörigen einhergeht. Dazu gehören Beeinträchtigungen der Orientierung und des Erinnerungsvermögens, der Verlust von Einsicht in Handlungsnotwendigkeiten, Persönlichkeitsveränderungen sowie Verhaltensweisen, die ein hohes Selbstgefährdungspotenzial bergen oder die soziale Umgebung stark belasten (Höhmann/Pöschel/Spannhorst/Lautenschläger 2018). Der daraus resultierende hohe Unterstützungsbedarf führt in der häuslichen Umgebung selbst bei Einbindung ambulanter Pflege zu hohen Belastungen der Angehörigen, die sich leicht zu einer Überforderung entwickeln und schließlich den Übergang in ein Heim nach sich ziehen.

Die Pflegebedürftigkeit von Heimbewohner*innen ist daher mehr und mehr durch eine Kombination von Einbußen bzw. Problemlagen auf körperlicher, psychischer und sozialer Ebene gekennzeichnet (Wingenfeld 2012). Nach den vorliegenden Daten dürfte der Anteil der Bewohner mit kognitiven Störungen gegenwärtig in den meisten Einrichtungen zwischen 60 und 80 % liegen (Wingenfeld 2012; Weyerer et al. 2006).

Die damit einhergehenden fachlichen Herausforderungen sind nicht zu unterschätzen und können in den gegebenen Strukturen noch immer nicht zufriedenstellend bewältigt werden. So wie die Kurzzeitpflege zum Teil damit überfordert ist, schwerkranke Patient*innen aus dem Krankenhaus in der postakuten Phase adäquat zu versorgen, so ist möglicherweise auch ein gewöhnliches Pflegeheim zu wenig darauf eingerichtet, Menschen mit schweren psychischen Beeinträchtigungen und ausgeprägten Verhaltensproblemen zu begleiten. Dies führt zu der Frage, inwieweit das System der stationären Langzeitpflege in Deutschland perspektivisch nicht stärker ausdifferenziert werden muss. Auch in diesem Zusammenhang gab die Reform der Pflegeversicherung einen Anstoß, über die Weiterentwicklung von Versorgungsangeboten für Personengruppen mit einem spezifischen Bedarf stärker nachzudenken.

4.6 Pflegerische Versorgung im Krankenhaus

Die Funktion der pflegerischen Versorgung im Krankenhaus ist in dreierlei Hinsicht von Bedeutung. Zum einen deckt sie den Bedarf der Krankenhauspatient*innen, die aufgrund einer akuten Erkrankung oder den Folgen von Behandlungsprozeduren vorübergehend auf Hilfe angewiesen sind. In dieser Rolle kommt dem Pflegepersonal auch eine wichtige Aufgabe bei der Organisation der Patient*innenströme zu, beispielsweise bei der Krankenhausaufnahme. Darüber hinaus nimmt sie verschiedene Sonderaufgaben wahr, etwa bei der Durchführung chirurgischer Eingriffe oder bei der intensivmedizinischen Behandlung, aber auch im Rahmen von Rehabilitationsmaßnahmen. Die dritte wichtige Funktion ist die Unterstützung von (überwiegend älteren) Patient*innen, die unabhängig vom akuten Anlass des Krankenhausaufenthaltes pflegebedürftig sind.

Die damit angesprochene Versorgung von dauerhaft Pflegebedürftigen gewinnt im Krankenhaus zunehmend an Bedeutung. Der demografische Wandel führt dazu, dass alte und hochaltrige Menschen – damit auch die für diese Bevölkerungsgruppe charakteristischen Erkrankungen und Bedarfslagen – mehr und mehr in den Vordergrund des Versorgungsalltags treten (Schelhase 2018). Krankenhäuser sehen sich daher zunehmend mit veränderten fachlichen Herausforderungen konfrontiert. Bedeutungszuwachs von Multimorbidität und Pflegebedarf, längere Phasen der Rekonvaleszenz, aber auch spezifische Versorgungsanforderungen gehen mit dieser Entwicklung einher.

Zugleich ist zu beobachten, dass die Krankenhausversorgung immer weniger darauf eingestellt ist, pflegebedürftige Menschen zu versorgen. Der allgemeine Kostendruck, die Entwicklung der Personalsituation und schließlich auch die Umstellung des Finanzierungssystems auf *Diagnosis Related Groups* (DRGs) (siehe hierzu auch den Beitrag von Blum) haben zu Rationalisierungsprozessen geführt, die mit den Anforderungen der Versorgung pflegebedürftiger Menschen zunehmend in Konflikt geraten. Schon seit mehr als 30 Jahren gibt es im Krankenhaussektor einen allgemeinen Trend zum Abbau von Ressourcen und zur Steigerung der Effizienz der Patient*innenversorgung. Schließung von Krankenhäusern, Abbau der Bettenkapazität, Verkürzung der Verweildauer und eine Zunahme der Krankenhausfallzahlen sind die vorherrschenden Merkmale dieses Prozesses. Durch den Übergang zu den DRGs haben diese Tendenzen an Bedeutung gewonnen. Geringe Verweildauern und schnelle, reibungslose Abläufe in Diagnostik, Pflege und Behandlung bilden vorrangige Ziele der internen Steuerung. Sie zu erreichen setzt allerdings voraus, dass die Patient*innen kooperieren, sich auf Erwartungen der Mitarbeiter*innen einstellen und keinen Versorgungsbedarf entwickeln, der die Behandlung verkompliziert oder gar längere Verweilzeiten auslöst. Doch je älter die Patient*innen sind, desto weniger entsprechen sie diesen Erwartungen. Diese Problematik lässt sich gut am Beispiel demenziell Erkrankter illustrieren. Da Demenzen im höheren Alter gehäuft auftreten, erhöht sich durch die wachsende Zahl hochaltriger Patient*innen der Anteil der Patient*innen mit einer kognitiven Beeinträchtigung. Neueren Studien zufolge liegt dieser Anteil in den großen Fachbereichen Chirurgie und Innere Medizin bei etwa 15 bis 20 %. Hinzu kommen Personen mit leichten kognitiven Beeinträchtigungen, deren Anteil sich in der gleichen Größenordnung bewegt (Bickel et al. 2018).

In aller Regel werden die Erkrankten nicht wegen der Demenz, sondern einer anderen (somatischen) Gesundheitsstörung im Krankenhaus behandelt (Pinkert/Holle 2012). Diese Störung und nicht die Demenz steht im Mittelpunkt der Behandlung und auch der Disposition der verfügbaren Ressourcen. Und doch bestimmt die Demenz den Versorgungsalltag. Das Verhalten der Erkrankten und ihre Fähigkeit des Umgangs mit behandlungsbedingten Anforderungen sowie die Beziehung zwischen Ärzt*innen oder Pflegekräften und Patient*innen werden maßgeblich durch die Demenz geprägt. Auch ihr Unterstützungsbedarf ist höher und anders gelagert als bei anderen Personengruppen und kann oft nicht ausreichend aufgefangen werden. Nachtaktivität, motorische Unruhe und mangelnde Toleranz von Behandlungsmaßnahmen (wie Katheter entfernen) beispielsweise gehören in Verbindung mit Personalknappheit zu den wichtigsten Anlässen für freiheitsbegrenzende Maßnahmen (Kleina/Wingenfeld 2007).

Demenziell Erkrankte sind insofern ein besonderer Typus vermeintlich schwieriger Patient*innen. Sie verkörpern viele Anforderungen an die Versorgung, die in einem erheblichen Spannungsverhältnis zu den Handlungsprämissen des heutigen Krankenhauses stehen. Möglichst viele Patient*innen sollen in möglichst kurzer Zeit möglichst effektiv behandelt und wieder entlassen werden. Je mehr die Patient*innen kooperieren und sich in die vorgegebenen Abläufe einfügen, je weniger Versorgungsbedarf sie mitbringen und je weniger sie einfordern, desto leichter fällt es, dieses Ziel zu erreichen. Die Bedarfslagen und Beeinträchtigungen demenziell Erkrankter verlangen jedoch etwas anderes: Überschaubarkeit und Langsamkeit, Flexibilität bei der Gestaltung von Abläufen und Zeit für die individuelle psychosoziale Unterstützung jenseits der Hauptdiagnose. Das System der Krankenhausversorgung setzt im Idealfall anpassungsfähige Patient*innen voraus. Demenziell Erkrankte benötigen jedoch umgekehrt ein anpassungsfähiges Krankenhaus – ein Widerspruch, der im Alltag zahlreiche Qualitätsprobleme und Fragen einer bedarfsgerechten Versorgung aufwirft.

Die starke Verringerung der Verweilzeiten hatte auch für das Entlassungsgeschehen Konsequenzen. Die Patient*innen verlassen das Krankenhaus im Vergleich zu früheren Jahren schneller und dementsprechend auch mit einem höheren Unterstützungsbedarf. Dadurch verdichten sich die Versorgungsanforderungen in der postakuten Phase und es wächst das Risiko, dass die weitergehende Versorgung noch nicht hinreichend sichergestellt ist (Bauer/Grebe/Brandenburg 2018). Gesundheitliche Komplikationen, die unter diesen Umständen schlechter beherrschbar sind, führen dann zur Wiedereinweisung (Deutsches Netzwerk für Qualitätsentwicklung in der Pflege [DNQP] 2019). Gerade alte und pflegebedürftige Menschen sind von diesem Risiko betroffen und auf einen sorgsam vorbereiteten und von pflegerischen Hilfen gestützten Übergang in die häusliche Umgebung oder die stationäre Pflege angewiesen. Die Optimierung des Entlassungsmanagements, das inzwischen als Bestandteil der Krankenhausbehandlung definiert ist, bildete daher seit den 1990er Jahren den Gegenstand wiederholter Versuche, über gesetzliche Vorgaben die Situation an den Schnittstellen der Versorgungsbereiche zu verbessern – mit eher mäßigem Erfolg.

Vor dem Hintergrund des zunehmenden Stellenwerts der Versorgung dauerhaft pflegebedürftiger Patient*innen im Krankenhaus mutet es paradox an, dass die Pflege im Krankenhaus über eine lange Zeit von massivem Personalabbau betroffen war (Jahn/Lemke/Ernst/Wittrich 2017). Während die Anzahl der (vollzeitbeschäftigten) Ärzt*innen zwischen 1991 und 2006 um 30 % gestiegen ist, kam es im gleichen Zeitraum zu einem Personalabbau im Pflegedienst um 8 % (vgl. Tabelle 1). Insgesamt hat sich für die Pflege durch den Anstieg der Fallzahlen und den zeitgleichen Personalabbau eine stärkere Arbeitsverdichtung ergeben als für andere Berufsgruppen. Für die Medizin stellt sich die Entwicklung infolge des Personalzuwachses gänzlich anders dar. Sie wurde – rein rechnerisch, gemessen an den Fallzahlen – sogar entlastet.

Tabelle 1: Personal (Vollzeitäquivalente) und Personalbelastung in Krankenhäusern

	Beschäftige		Fallzahl je Vollzeitkraft	
Jahr	Pflegende	Ärzt*innen	Pflegende	Ärzt*innen
1991	326.072	95.208	44,7	153,1
2006	299.328	123.715	56,2	136,1
2017	328.327	161.208	59,2	120,6

Quelle: Deutsche Krankenhausgesellschaft [DKG] 2006; Destatis 2018a, eigene Berechnungen

Erst seit dem Jahr 2006 ist wieder ein (geringer) Personalzuwachs im Pflegedienst zu verzeichnen, der aber die entstandenen Engpässe bislang nicht kompensieren konnte. Vor diesem Hintergrund setzten in den Jahren 2017 und

2018 verstärkte gesundheitspolitische Bemühungen ein, dem drohenden Pflegenotstand in den Krankenhäusern durch besondere Finanzierungsanreize entgegenzuwirken. Zu diesem Zeitpunkt war der Fachkräftemangel auf dem Arbeitsmarkt jedoch schon so weit fortgeschritten, dass kurzfristig keine durchgreifenden Erfolge zu erwarten sind und das Risiko besteht, durch finanzielle Anreize für die Personalentwicklung im Krankenhaus qualifizierte Fachkräfte aus anderen Bereichen der pflegerischen Versorgung, insbesondere aus der ambulanten Pflege, abzuwerben und die Versorgungsengpässe zu verschieben, aber nicht zu schließen.

Es ist davon auszugehen, dass das Problem der Deckung des im Vergleich zu anderen Personengruppen hohen Pflegebedarfs von alten sowie von dauerhaft pflegebedürftigen Menschen an Bedeutung gewinnen und auf absehbare Zeit eines der vorherrschenden Themen bei der Sicherstellung der Krankenhausversorgung bleiben wird.

5 Personalsituation und Versorgungsengpässe in der Pflege

In den Pflegeeinrichtungen gab es im Jahr 2017 rund 1,15 Mio. Beschäftigte, von denen eine deutliche Mehrheit in der Pflege und Betreuung tätig war. Hinzu kommen die Pflegenden aus dem Krankenhaus, die sich auf rund 328.000 Vollzeitstellen verteilen. In allen Versorgungsbereichen liegt der Frauenanteil unter den Beschäftigten in der Pflege bei deutlich über 80 % (Destatis 2018a, 2018b).

Die pflegerische Versorgung weist somit einen hohen Personalbestand auf, der aufgrund der demografischen Entwicklung und des damit verbundenen steigenden Bedarfs an Pflege stetig auf zusätzliche Personalressourcen angewiesen ist, insbesondere auf Pflegefachkräfte mit einer dreijährigen Berufsausbildung. In den vergangenen Jahren sind in allen Bereichen tatsächlich Personalzuwächse zu verzeichnen. So gab es in der ambulanten Pflege zwischen 2015 und 2017 (jeweils zum Jahresende) eine Steigerung der Personalressourcen um 11,4 %, in stationären Pflegeeinrichtungen waren es 5,2 % (Destatis 2018b). Diese Zuwächse hängen zum Teil mit der Ausweitung von Leistungsansprüchen durch Pflegereformen zusammen, die in dieser Zeit wirksam wurden. Auch die Reformgesetzgebung für den Krankenhausbereich hat, beginnend mit dem Jahr 2008, Impulse für die Ausweitung des Personalbestandes gesetzt. Wie die vorliegenden Zahlen zeigen, erstreckten sich die Personalzuwächse allerdings nicht gleichmäßig auf alle Pflegeberufe. Steigerungen gab es zwischen 2015 und 2017 insbesondere bei den staatlich anerkannten Altenpfleger*innen. In der ambulanten Pflege gab es bei dieser Personengruppe eine Steigerung der Personalressourcen um 20 %. Dagegen kam es bei Mitarbeiter*innen mit einer

Qualifikation zur Gesundheits- und Krankenpflege im gleichen Zeitraum sogar zu einem leichten Abbau (Destatis 2018b). Trotz des in der Summe beachtlichen Personalzuwachses ist ein Fachkräftemangel zu verzeichnen, der sich immer stärker bemerkbar macht. Betroffen sind alle Bereiche der pflegerischen Versorgung, mit unterschiedlichen Konsequenzen:

- Es fällt Pflegebedürftigen und ihren Angehörigen zum Teil sehr schwer, Leistungen eines ambulanten Pflegedienstes zu erhalten oder einen Platz in einem Pflegeheim zu finden. Die Versorgungskapazitäten werden, obwohl es eine hohe Nachfrage nach Leistungen gibt, nicht in ausreichendem Maße ausgebaut, weil es an Personal mit der notwendigen Qualifikation fehlt. Insbesondere bei der Durchführung ärztlich verordneter Maßnahmen kommt es zu Engpässen, da hier eine dreijährige Berufsausbildung in vielen Fällen zwingend vorausgesetzt wird.
- Die Aufrechterhaltung einer ausreichenden Pflegequalität steht zum Teil schon infrage. Als besonders betroffen gilt in diesem Punkt die Krankenhausversorgung. Akute Personalengpässe werden mithilfe von Zeitarbeitsfirmen überbrückt. Kontinuität der internen Qualitätssicherung kann unter dieser Voraussetzung allerdings nicht erwartet werden.
- Der Fachkräftemangel betrifft auch Personengruppen mit einer Fachweiterbildung oder anderen Zusatzqualifikationen. Besonders im Bereich der Intensivpflege, in der Chirurgie und in der psychiatrischen Versorgung kommt ihnen eine besondere Rolle zu.
- Schließlich stellt der Fachkräftemangel ein Hemmnis für die qualitative Weiterentwicklung des Leistungsangebots dar. Damit angesprochen ist u. a. die Erweiterung des Leistungsprofils der ambulanten Pflege, die, wie bereits ausgeführt, seit Januar 2017 gesetzlich gefordert ist. Betroffen sind beispielsweise edukative Aufgaben in der Pflege, die mit den neuen rechtlichen Grundlagen erheblich aufgewertet wurden, aber in der Regel nicht durch Hilfspersonal durchgeführt werden können.

Die Ursachen des Fachkräftemangels sind vielfältig. Er ist zum Teil das Resultat einer restriktiven Finanzierungspolitik, die dazu führte, dass wichtige Aufgabenbereiche für Fachkräfte in der Pflege unterfinanziert blieben (Haubrock 2017). Entgelte für die ambulante Pflege im Rahmen der Pflegeversicherung beispielsweise sind so knapp kalkuliert, dass Kostendeckung nur dadurch erreicht werden kann, dass nicht Fachkräfte, sondern Hilfskräfte eingesetzt werden. Unter solchen Voraussetzungen erfolgte über eine lange Zeit keine Personalentwicklung zur Stabilisierung oder Ausweitung des Fachkräfteanteils. Hinzu kommen zahlreiche andere Faktoren, etwa die im Vergleich zu Nachbarländern wie der Schweiz oder Dänemark niedrigen Gehälter, geringe berufliche Aufstiegsmöglichkeiten, ein schlechtes Image der Pflegeeinrichtungen in der Öffentlichkeit, unregelmäßige Arbeitszeiten und hohe Arbeitsbelastungen, die auch durch die in allen Bereichen knappe Personalausstattung verursacht wird.

Vom Erfolg der Bemühungen, dem Fachkräftemangel entgegenzuwirken, wird die Sicherstellung der zukünftigen Versorgung in hohem Maße abhängen. Schon jetzt ist allerdings absehbar, dass es mithilfe der vorhandenen Ausbildungskapazitäten gar nicht möglich ist, den zusätzlichen Personalbedarf in der Pflege, der aufgrund der wachsenden Zahl pflegebedürftiger Menschen zu erwarten ist, aufzufangen. Auch die Anwerbung von Fachkräften aus anderen Ländern bietet keine Möglichkeit, die notwendigen Zuwachsraten zu erreichen. In der Vergangenheit wurde außerdem versäumt, neue Organisationsformen in der Pflege zu entwickeln, in denen das Fachkräftepotenzial effektiver genutzt werden könnte.

Inzwischen gibt es zahlreiche Bemühungen, den Pflegeberuf attraktiver zu machen und die Ausbildungsstrukturen zu modernisieren. Besonders wichtig ist in diesem Zusammenhang die Ausbildungsreform, die mit dem 2017 verabschiedeten Pflegeberufegesetz eingeleitet wurde. Im Kern umfasst diese Ausbildungsreform die Zusammenführung der bislang getrennt durchgeführten Ausbildungen zur Altenpflege und zur Krankenpflege. Statt der Festlegung auf einen bestimmten Zweig der Pflege ermöglicht die Ausbildung nunmehr eine generalistisch ausgerichtete Qualifizierung (Reiber/Reichert/Winter 2019). Nach einer ersten gemeinsamen, zweijährigen Phase verzweigt sich die Ausbildung. Es besteht die Möglichkeit, die generalistische Ausbildung im dritten Jahr weiter fortzusetzen oder einen Schwerpunkt zu wählen, beispielsweise die Pflege alter Menschen oder die Versorgung von Kindern und Jugendlichen.

Zugleich wurde mit dem Pflegeberufegesetz eine neue Zugangsmöglichkeit zur grundständigen akademischen Pflegeausbildung geschaffen. Danach kann der Pflegeberuf sowohl über die schulische als auch über die hochschulische Ausbildung erlernt werden. Mit der akademischen Qualifizierung wird sowohl die Erlaubnis zur Berufsausübung (gleichwertig mit der dreijährigen Pflegeausbildung) als auch ein akademischer Grad (Bachelor) erworben.

Die Förderung der hochschulischen Pflegeausbildung ist ein wichtiger Schritt, um den im europäischen Vergleich großen Nachholbedarf bei der Akademisierung der Pflege aufzuholen (Baumann/Kugler 2019; Lehmann/Schaepe/Wulff/Ewers 2019). Der Wissenschaftsrat hat in seinen Empfehlungen aus dem Jahr 2012 eine akademische Durchdringung der Pflegeberufe im Umfang von 10 bis 20 % als Zielsetzung genannt (Wissenschaftsrat [WR] 2012). Im Jahr 2017 hatten allerdings nur 0,7 % der Beschäftigten von ambulanten Diensten, die über einen pflegerischen Ausbildungsabschluss verfügten (einschl. Pflegehelfer*innen), eine akademische Qualifikation. In stationären Pflegeeinrichtungen lag der Anteil mit 1,2 % etwas höher, doch auch hier ist die Situation von den Empfehlungen des Wissenschaftsrates noch weit entfernt.

6 Ausblick

Die demografische Entwicklung führt dazu, dass sich Umfang und Art des Bedarfs an pflegerischer Versorgung rasch verändern und Anpassungen des Versorgungssystems erforderlich werden. Verschiedene Personengruppen, die wie beispielsweise demenziell Erkrankte bereits heute zu wichtigen Adressat*innen pflegerischer Hilfen zählen, werden zukünftig weiterhin an Bedeutung gewinnen. Es kommen Personengruppen hinzu, die das Bild der Versorgung gegenwärtig noch wenig prägen. Dazu gehören beispielsweise älter gewordene Menschen mit Behinderung (Tiesmeyer 2017) oder Personen mit Migrationshintergrund (Tezcan-Güntekin/Razum 2017), aber auch Schwerkranke, die einer technisch aufwendigen Versorgung in der häuslichen Umgebung bedürfen.

Zugleich wird die Abnahme des informellen Hilfepotenzials deutlicher spürbar werden als bisher. Die häufig prognostizierte Erosion der Pflegebereitschaft von Familienangehörigen scheint sich zwar langsamer zu vollziehen als erwartet, wird aber dennoch im Verlauf der nächsten beiden Jahrzehnte zu erheblichen Engpässen führen. Ohne wirksame Konzepte zur Kompensation dieser Entwicklung wird es vermehrt zu Übergängen in die stationäre Langzeitpflege kommen.

Vor diesem Hintergrund bedarf es einer Modernisierung und strukturellen Weiterentwicklung in nahezu allen Bereichen der pflegerischen Versorgung. Im Falle der *häuslichen Versorgung* wird es besonders wichtig sein, die pflegenden Angehörigen wirksam zu unterstützen, indem die für sie wichtigen Angebote weiter ausgebaut und zielgerichtet Leistungen bereitgestellt werden, mit denen sich die häusliche Versorgung trotz zahlreicher Herausforderungen stabil halten lässt. Dazu gehört ein ausreichendes Angebot an komplementären Angeboten (Kurzzeit- und Tagespflege) und ambulanter Pflege. Hier wird es nicht nur darauf ankommen, Unterstützung in ausreichendem Maße sicherzustellen, sondern auch darauf, dass die begonnenen Entwicklungen zu Erweiterungen des Leistungsprofils ambulanter Pflege konsequent fortgesetzt werden. Dies schließt zielgerichtete edukative Formen der Unterstützung ebenso ein wie die Förderung der Gesundheitskompetenz (Schaeffer/Pelikan 2017).

Eine besonders wichtige Aufgabe betrifft die Mobilisierung informeller Hilfen und ihre Einbindung in den häuslichen Versorgungsalltag. Es gibt vielversprechende Ansätze im Rahmen innovativer Quartierskonzepte, die dem

Erfordernis, stabile Rahmenbedingungen für die Erbringung informeller Hilfen sicherzustellen, Rechnung tragen.

Im Bereich der *stationären Pflege* ist nicht nur eine Verbesserung der Personalausstattung und des Qualifikationsniveaus erforderlich, sondern auch eine konzeptionelle Weiterentwicklung. Dazu gehören eine gezielte Einbindung spezialisierter Kompetenzen und Qualifikationen (z. B. im Bereich der gerontopsychiatrischen Pflege) ebenso wie eine Ausdifferenzierung von Angeboten für Bewohner*innen mit ausgeprägten psychischen Problemlagen (Wingenfeld/ Seidl 2008) und eine bessere Palliativpflege (Kurkowski/Heckel/Volland-Schüssel 2018).

In der Krankenhausversorgung steht u. a. die Berücksichtigung der besonderen Bedarfslagen älterer Patient*innen im Vordergrund der notwendigen Anpassungen. Die heute bereits vorhandenen Ansätze, Ergänzungen des Versorgungsangebots im Krankenhaus für Patient*innengruppen wie demenziell Erkrankte bereitzustellen, sind ausbaubedürftig. Da der Stellenwert von Patient*innen mit einem andauernden Pflegebedarf generell zunehmen wird, bleiben auch das pflegerische Entlassungsmanagement und die Überleitung in das nachfolgende Versorgungssetting eine wichtige Herausforderung (DNQP 2019). Die in Deutschland noch schwach entwickelten Angebote einer Übergangsversorgung – ähnlich der stationären Kurzzeitpflege, aber mit einer Ausstattung, die dem akuten Versorgungsbedarf und etwaigen Rehabilitationserfordernissen Rechnung trägt – könnten zukünftig erheblich an Bedeutung gewinnen. Hierbei verdienen auch jene *Transitional-Care*-Konzepte, die ähnlich wie etwa in den USA eine zeitlich begrenzte Begleitung während der häuslichen Versorgung von besonders vulnerablen Patient*innengruppen durch Mitarbeiter*innen des Krankenhauses vorsehen, mehr Beachtung.

Gegenwärtig gibt es bereits zahlreiche Ansätze, um diesen und weiteren Entwicklungsanforderungen nachzukommen. Die Situation in der pflegerischen Versorgung in Deutschland ist allerdings dadurch gekennzeichnet, dass strukturelle Weiterentwicklungen oft erst nach langer Vorbereitung und dann in einem eher mäßigen Tempo vorankommen. Ein Beispiel hierfür ist die Reform der Pflegeversicherung mit dem Ziel der Neufassung des Pflegebedürftigkeitsbegriffs und einer Erweiterung des pflegerischen Leistungsprofils, deren Vorbereitung im Jahr 2006 begann und die erst Anfang 2017 gesetzlich verbindlich wurde. Erst danach begannen, ebenfalls eher in moderater Geschwindigkeit, die notwendigen strukturellen Anpassungen, für die ebenfalls einige Jahre einkalkuliert werden müssen. Gemessen an der Geschwindigkeit, mit der sich Schwerpunkte des Bedarfs in der Bevölkerung verändern, reagiert das Versorgungssystem bislang zu langsam – mit der Folge, dass erhebliche Versorgungslücken zu entstehen drohen.

Alle hier angesprochenen Entwicklungen sind darauf angewiesen, dass genügend Mitarbeiter*innen mit der erforderlichen Fachkompetenz verfügbar sind. Denn die anstehenden Entwicklungsaufgaben umfassen nicht nur Kapazitätserweiterungen, sondern auch eine qualitative Weiterentwicklung, die mit erhöhten Anforderungen an den Pflegeberuf einhergehen. Der Rückstand im Bereich der Professionalisierung der Pflege in Deutschland könnte sich daher, wie schon angedeutet, ebenfalls als Hemmnis auswirken. Dies unterstreicht noch einmal die Feststellung eines weitreichenden Modernisierungsbedarfs, der mehr oder weniger alle Handlungsfelder der Pflege betrifft – die Versorgung ebenso wie die professionelle Basis in Gestalt von Konzepten und Kompetenzen.

Literatur

American Nurses Association (1980). *A Social Policy Statement.* Kansas City: ANA.
Bär, M./Schönemann, P./Süs, E. (2018). „Werde ich wieder nachhause kommen?". Kurzzeitpflege nach Krankenhausaufenthalt. *Pflege & Gesellschaft, 23,* 293–308.
Bartholomeyczik, S./Hunstein, D./Koch, V./Zegelin-Abt, A. (2001). *Zeitrichtlinien zur Begutachtung des Pflegebedarfs. Evaluation der Orientierungswerte für die Pflegezeitbemessung.* Frankfurt am Main: Mabuse.
Bauer, J./Grebe, C./Brandenburg, H. (2018). Brückenpflege bei geriatrischen Patienten nach der Entlassung aus dem Akutkrankenhaus. Ausgewählte Befunde des Forschungsprojekts EPOS-B. *Pflege & Gesellschaft, 23,* 308–323.
Baumann, A.-L./Kugler, C. (2019). Berufsperspektiven von Absolventinnen und Absolventen grundständig qualifizierender Pflegestudiengänge – Ergebnisse einer bundesweiten Verbleibstudie. *Pflege, 3,* 7–16.
Becker, S. (2017). Demografische Herausforderungen. In: P. Bechtel/I. Smerdka-Arhelger/K. Lipp (Hrsg.): *Pflege im Wandel gestalten – Eine Führungsaufgabe.* 2., aktualisierte und erweiterte Auflage. Berlin: Springer, 17–27.
Bickel, H./Hendlmeier, I./Heßler, J./Junge, M./Leonhardt-Achilles, S./Weber, J. et al. (2018). Prävalenz von Demenz und kognitiver Beeinträchtigung in Krankenhäusern. Ergebnisse der General Hospital Study (GHoSt). *Deutsches Ärzteblatt, 115,* 733–740.
Böttche, M./Klasen, M./Knaevelsrud, C. (2013). Ein internetbasiertes Unterstützungsangebot zur Gesundheitsförderung pflegender Angehöriger – Ergebnisse der Pilotstudie. *Psychiatrische Praxis, 40,* 327–331.
Büker, C./Niggemeier, M. (2014). *Tagspflege für ältere Menschen. Ein Praxisbuch.* Stuttgart: Kohlhammer.
Bundesministerium für Gesundheit (2016). *Sechster Bericht der Bundesregierung über die Entwicklung der Pflegeversicherung und den Stand der pflegerischen Versorgung in der Bundesrepublik Deutschland.* Berlin: BMG.
Büscher, K./Schnepp, W. (2011). Die Bedeutung von Familien in der pflegerischen Versorgung. In: D. Schaeffer/K. Wingenfeld (Hrsg.): *Handbuch Pflegewissenschaft.* Weinheim und München: Juventa, 469–487.
Deckenbach, B./Stöppler, C./Klein, S. (2013). *Qualitätskriterien für die fachgerechte Kurzzeitpflege (§ 42b SGBXI).* Berlin: IGES.

Deutsche Krankenhausgesellschaft. (2006). *Zahlen, Daten, Fakten 2006*. Düsseldorf: DKG.

Deutsches Netzwerk für Qualitätsentwicklung in der Pflege (2019). *Expertenstandard Entlassungsmanagement in der Pflege*. 2. aktualisierte Auflage. Osnabrück: DNQP.

Gräske, J./Worch, A./Meyer, S./Wolf-Ostermann, K. (2013). Ambulant betreute Wohngemeinschaften für pflegebedürftige Menschen in Deutschland. Eine Literaturübersicht zu Strukturen, Versorgungsoutcomes und Qualitätsmanagement. *Bundesgesundheitsblatt – Gesundheitsforschung – Gesundheitsschutz, 56*, 1410–1417.

Haubrock, M. (2017). Sozioökonomische Herausforderungen für die Pflege. In: P. Bechtel/I. Smerdka-Arhelger (Hrsg.): *Pflege im Wandel gestalten – Eine Führungsaufgabe*. 2., aktualisierte und erweiterte Auflage, S3–15. Berlin: Springer.

Henderson, V. (1997). Das Wesen der Pflege. In: D. Schaeffer/M. Moers/H. Steppe/A. Meleis (Hrsg.): *Pflegetheorien. Beispiele aus den USA*. Bern: Huber, 39–54.

Hoffer, H. (2017). Der neue Pflegebedürftigkeitsbegriff im Recht der Pflegeversicherung – Paradigmenwechsel (auch) für die pflegerische Versorgung. In: K. Jacobs/A. Kuhlmey/S. Greß/A. Schwinger (Hrsg.): *Pflege-Report 2017. Schwerpunkt: Die Versorgung der Pflegebedürftigen*. Stuttgart: Schattauer, 13–23.

Höhmann, U./Pöschel, K./Spannhorst, S./Lautenschläger, M. (2018). Komplexe Einweisungsgründe für Menschen mit Demenz in eine Geronto-Psychiatrie – Ergebnisse einer explorativen Dokumentenanalyse in den Jahren 2015–2016. *Pflege & Gesellschaft, 23*, 144–159.

Jahn, P./Lemke, A./Ernst, M./Wittrich, A. (2017). DRG und Pflege – Systemweiterentwicklung für eine bessere Personalausstattung im Krankenhausbereich. In: P. Bechtel/I. Smerdka-Arhelger/K. Lipp (Hrsg.): *Pflege im Wandel gestalten – Eine Führungsaufgabe*. 2., aktualisierte und erweiterte Auflage. Berlin: Springer, 195–200.

Kleina, T./Wingenfeld, K. (2007). *Die Versorgung demenzkranker älterer Menschen im Krankenhaus. Veröffentlichungsreihe des Instituts für Pflegewissenschaft an der Universität Bielefeld (IPW), P07-135*. Bielefeld: IPW.

Klingelhöfer-Noe, J./Dassen, T./Lahmann, N. A. (2015). Vollstationäre Pflegeeinrichtungen vs. „betreutes Wohnen mit ambulanter Versorgung". Ergebnisqualität bezogen auf Dekubitus, Sturz und Mangelernährung. *Zeitschrift für Gerontologie und Geriatrie, 48*, 263–269.

Kurkowski, S./Heckel, M./Volland-Schüssel, K. (2018). Wünsche von Bewohnern stationärer Altenhilfeeinrichtungen für ihr Sterben. *Zeitschrift für Gerontologie und Geriatrie, 51*, 912–920.

Kurz, A./Wilz, G. (2011). Die Belastung pflegender Angehöriger bei Demenz: Entstehungsbedingungen und Interventionsmöglichkeiten. *Der Nervenarzt, 82*, 336–342.

Landtag NRW. (2005). *Situation und Zukunft der Pflege in NRW. Bericht der Enquête-Kommission des Landtags von Nordrhein-Westfalen*. Düsseldorf: Landtag NRW.

Lehmann, Y./Schaepe, C./Wulff, I./Ewers, M. (2019). *Pflege in anderen Ländern: Vom Ausland lernen*. Heidelberg: Medhochzwei.

Medizinischer Dienst des Spitzenverbandes Bund der Krankenkassen. (2013). *Begutachtungen des Medizinischen Dienstes für die Pflegeversicherung – Pflegebericht 2011/2012*. Essen: MDS.

Müller, U. O. (2014). Entwicklung der Anzahl der Pflegebedürftigen unter demographisch-epidemiologischen Aspekten. In: T. Gaertner/B. Gansweid/H. Gerber/F. Schwegler/U. Heine (Hrsg.): *Die Pflegeversicherung – Handbuch zur Begutachtung, Qualitätsprüfung, Beratung und Fortbildung*. 3., aktualisierte, überarbeitete und umfassend erweiterte Auflage. Berlin: de Gruyter, 545–552.

Pinkert, C./Holle, B. (2012). Menschen mit Demenz im Akutkrankenhaus. Literaturübersicht zu Prävalenz und Einweisungsgründen. *Zeitschrift für Gerontologie und Geriatrie, 45*, 728–734.

Reiber, K./Reichert, D./Winter, M. (2019). Implikationen für die Berufseinmündung nach einer generalistischen Pflegeausbildung – eine mehrperspektivische Studie. *Pflege & Gesellschaft, 32*, 47–55.

Rothgang, H./Kalwitzki, T./Müller, R./Runte, R./Unger, R. (2015). *BARMER GEK Pflegereport 2015*. Berlin: BARMER GEK.

Sachverständigenrat zur Begutachtung der Entwicklung im Gesundheitswesen (2014). *Bedarfsgerechte Versorgung – Perspektiven für ländliche Regionen und ausgewählte Leistungsbereiche. Gutachten 2014*. Berlin: SVR Gesundheit.

Schaeffer, D./Pelikan, J. M. (Hrsg.) (2017). *Health Literacy: Forschungsstand und Perspektiven*. Bern: Hogrefe.

Schelhase, T. (2018). Statistische Krankenhausdaten: Diagnosedaten der Krankenhauspatienten 2015. In: J. Friedrich/J. Wasem (Hrsg.): *Krankenhausreport 2018*. Berlin: WIdO, 377–406.

Schwinger, A./Jürchott, K./Tsiasioti, C./Rehbein, I. (2016). *Pflege-Report 2016. Schwerpunkt: Die Pflegenden im Fokus*. Stuttgart: Schattauer.

Schwinger, A./Tsiasioti, C. (2018). Pflegebedürftigkeit in Deutschland. In: K. Jacobs/A. Kuhlmey/S. Greß/A. Schwinger (Hrsg.): *Pflegereport 2018 – Qualität in der Pflege*. Berlin: Springer, 173–204.

Seidl, E./Walter, I./Labenbacher, S. (2007). Belastungen und Entlastungsstrategien pflegender Angehöriger. In: E. Seidl/S. Labenbacher (Hrsg.): *Pflegende Angehörige im Mittelpunkt. Studien und Konzepte zur Unterstützung pflegender Angehöriger demenzkranker Menschen*. Wien: Böhlau, 33–71.

Simon, M. (2017). *Das Gesundheitssystem in Deutschland. Eine Einführung in Struktur und Funktionsweise*. 6. Auflage. Bern: Huber.

Statistisches Bundesamt (2007). *Pflegestatistik 2005. Pflege im Rahmen der Pflegeversicherung. Deutschlandergebnisse*. Wiesbaden: Destatis.

Statistisches Bundesamt (2018a). *Grunddaten der Krankenhäuser*. Wiesbaden: Destatis.

Statistisches Bundesamt (2018b). *Pflegestatistik 2017. Pflege im Rahmen der Pflegeversicherung. Deutschlandergebnisse*. Wiesbaden: Destatis.

Techtmann, G. (2010). Mortalität und Verweildauer in der stationären Altenpflege. *Theorie und Praxis der Sozialen Arbeit, 61*, 346–353.

Tezcan-Güntekin, H./Razum, O. (2017). Pflege von Menschen mit Migrationshintergrund. In: K. Jacobs/A. Kuhlmey/S. Greß/A. Schwinger (Hrsg.): *Pflege-Report 2017. Schwerpunkt: Die Versorgung der Pflegebedürftigen*. Stuttgart: Schattauer, 73–81.

Tiesmeyer, K. (2017). Pflege von Menschen mit Behinderung – Herausforderungen und Handlungserfordernisse. In: K. Jacobs/A. Kuhlmey/A. Greß/A. Schwinger (Hrsg.): *Pflege-Report 2017. Schwerpunkt: Die Versorgung der Pflegebedürftigen*. Stuttgart: Schattauer, 29–50.

Wetzstein, M./Rommel, A./Lange, C. (2015). Pflegende Angehörige – Deutschlands größter Pflegedienst. *GBE kompakt, 6*(3).

Weyerer, S./Schäufele, M./Hendlmeier, I./Kofahl, C./Sattel, H. (2006). *Demenzkranke Menschen in Pflegeeinrichtungen. Besondere und traditionelle Versorgung im Vergleich*. Stuttgart: Kohlhammer.

Wingenfeld, K. (2012). Versorgungsbedarf in der stationären Langzeitpflege. In: C. Günster/N. Schmacke (Hrsg.): *Versorgungs-Report 2012. Schwerpunkt: Gesundheit im Alter*. Stuttgart: Schattauer, 99–109.

Wingenfeld, K. (2014). Soziale Absicherung des Pflegrisikos im europäischen Vergleich. In: T. Gaertner/B. Gansweid/H. Gerber/F. Schwegler/U. Heine (Hrsg.): *Die Pflegeversicherung – Handbuch zur Begutachtung, Qualitätsprüfung, Beratung und Fortbildung*. 3., aktualisierte, überarbeitete und umfassend erweiterte Auflage. Berlin: de Gruyter, 15–28.

Wingenfeld, K./Büscher, A./Gansweid, B. (2011). *Das neue Begutachtungsinstrument zur Feststellung von Pflegebedürftigkeit. Schriftenreihe Modellprogramm zur Weiterentwicklung der Pflegeversicherung.* Berlin: GKV-Spitzenverband.

Wingenfeld, K./Seidl, N. (2008). Verhaltensauffälligkeiten psychisch beeinträchtigter Heimbewohner als Herausforderung für die Pflege. In: D. Schaeffer/J. Behrens/S. Görres (Hrsg.): *Optimierung und Evidenzbasierung pflegerischen Handelns. Ergebnisse und Herausforderungen der Pflegeforschung.* Weinheim und München: Juventa, 56–79.

Wissenschaftsrat (2012). *Empfehlungen zu hochschulischen Qualifikationen für das Gesundheitswesen.* Verfügbar unter www.wissenschaftsrat.de/download/archiv/2411-12 (Zugriff am 01.12.2018).

Wolf-Ostermann, K./Meyer, S./Worch, A./Gräske, J. (2014). Qualitätssicherung in alternativen Wohnformen. *Public Health Forum, 22*(2), 285.

Selbsthilfe

Bernhard Borgetto, Isabel Wünsche, Silke Schwinn und Andrea Pfingsten

Die Gesundheitsversorgung kommt ohne die Eigenverantwortung, Selbsthilfe und aktive Mitarbeit der Patient*innen nicht aus. Die medizinische und psychosoziale Versorgung stößt bei chronischen Erkrankungen und bei Behinderungen an ihre Grenzen. Zusätzlich zu dem professionellen Versorgungssystem leisten daher individuelle und gemeinschaftliche Selbsthilfe einen wissenschaftlich insgesamt gut belegten, wichtigen Beitrag zur Krankheitsbewältigung und zur Verbesserung der Lebensqualität von Menschen mit chronischen Erkrankungen und Behinderungen; Belastungen und „Nebenwirkungen" scheinen sich in engen Grenzen zu halten. Neben gegenseitiger Hilfe in Selbsthilfegruppen gehören Interessenvertretung, Beratung und Information durch und für Betroffene, Kooperation mit dem Versorgungssystem und zunehmend virtuelle Selbsthilfe zu den wichtigsten Selbsthilfe-Aktivitäten. Die gemeinschaftliche Selbsthilfe wird finanziell in erheblichem Umfang durch die gesetzlichen Krankenkassen gefördert. Viele Selbsthilfegruppen erhalten Unterstützung durch lokale Selbsthilfekontaktstellen und überregionale Selbsthilfeorganisationen. Die gemeinschaftliche Selbsthilfe hat sich von einer anfangs primär emanzipativen und medizinkritischen Bewegung zu einem immer stärker integralen Bestandteil des deutschen Gesundheitssystems entwickelt und ist damit facettenreicher geworden. Sie hat damit aber auch ihren Schwerpunkt auf eine Weise verschoben, dass ihre zukünftige Entwicklung im Spannungsfeld weiterer funktionaler Differenzierung und Institutionalisierung, Selbstauflösung und Neustart sowie als Auslöser für Anpassungsprozesse bei den anderen, sie umgebenden sozialen Systemen, diskutiert wird.

1 Begriffliche Klärungen

Selbsthilfe (SH) ist ein Begriff weitgehend alltagssprachlicher Natur. Als solcher ist er genuiner Bestandteil des Sprachschatzes der Bevölkerung, er hat aber auch Eingang gefunden in Konzepte von Politiker*innen, Ausführungsbestimmungen von Sozialgesetzen, Arbeitsplatzbeschreibungen von sozialer Arbeit, Selbstbeschreibungen von Gruppen und Organisationen und natürlich auch in die Terminologie von Wissenschaft und Forschung. Zudem ist seine Bedeutung Veränderungen im Wandel der Zeit unterzogen. Bislang ist es nicht gelungen, einen (wissenschaftlich) konsequenten und allgemein akzeptierten Begriff der Selbsthilfe zu entwickeln – was vermutlich auch auf absehbare Zeit so bleiben wird. Dementsprechend werden der Begriff Selbsthilfe wie auch die darauf basierenden Begriffe wie z. B. individuelle Selbsthilfe, Selbsthilfegruppe, Selbsthilfeorganisation oder Selbsthilfekontaktstelle immer in sozialen Kommunikationszusammenhängen verwendet, die bestimmten Zwecken und auch Interessen dienen. Dennoch muss dieser begriffliche Zusammenhang für Forschung und Wissenschaft systematisiert werden – ohne dass damit der Anspruch einhergeht, diese Definitionen auch außerhalb des wissenschaftlichen Kontextes durchzusetzen.

Von zentraler Bedeutung ist die Unterscheidung zwischen Akteur und Handlung (Borgetto 2004). Bezieht sich das „Selbst" in Selbsthilfe auf die Akteure, so ist „Hilfe" die Handlung, um die es geht. Hilfe kann als eine Handlungsform angesehen werden, bei der eine oder mehrere Personen eine andere oder mehrere andere Personen dabei (auch wechselseitig) unterstützt, (ggf. besser und/oder leichter als allein) eine Mängellage zu überwinden, ein Problem zu lösen oder zu bewältigen oder ein Ziel zu erreichen. Welcher Art die unterstützenden bzw. eigenen Handlungen sind, ist zunächst einmal von untergeordneter Bedeutung.

Hilft jemand sich selbst, so bedeutet dies, dass man in einer Situation, in der Hilfe möglich, üblich, angemessen oder auch sozialstaatlich angeboten bzw. garantiert wird, auf diese (Fremd-)Hilfe (Dritter) verzichtet, um selbst und eigenständig aktiv zu werden. Diese Selbsthilfe (SH) kann als einzelne Person erfolgen (individuelle SH), als Person(en) innerhalb natürlicher sozialer Systeme wie Familie, Nachbarschaft, Freundeskreis u. ä. (erweiterte individuelle SH) und innerhalb eigens zu diesem Zweck „künstlich" geschaffener sozialer Systeme wie Gruppen und Organisationen (gemeinschaftliche SH in Selbsthilfezusammenschlüssen).

Um den Blick auf die personalen Akteure in der SH zu schärfen, ist auch die Unterscheidung zwischen SH-Aktiven und SH-Nutzer*innen wichtig. Während Erstere in dem Sinne aktiv sind, dass sie Angebote und Aktivitäten von Selbsthilfegruppen und -organisationen mit Leben füllen und organisieren, nehmen SH-Nutzer*innen Angebote wie Information, Beratung und/oder Freizeitangebote eher passiv in Anspruch, ohne an deren Erstellung unmittelbar oder mittelbar beteiligt zu sein.

2 Entstehung und Entwicklung

Individuelle SH bei gesundheitlichen Problemen hat es immer schon gegeben. Aber auch die gemeinschaftliche SH in Gruppen, Vereinen und Verbänden ist keine neue Erscheinung. Unterschiedliche Formen der SH jenseits von Gesundheit und Krankheit gab es bereits in vorindustriellen Gesellschaften. Nichts anderes als Selbsthilfevereinigungen waren die in den Städten entstehenden selbstorganisierten Zusammenschlüsse wie Zünfte und ähnliche Gruppierungen. Ebenso ist auf die während der Industrialisierungsphase entstandene Arbeiterbewegung zu verweisen, in deren Zusammenhang sich Arbeiter-Vereine, Arbeiter-Selbsthilfe-Kassen und schließlich die Gewerkschaften herausbildeten (Borgetto 2004; Kofahl/Schulz-Nieswandt/Dierks 2016). SH entstand und entsteht in der Regel dort, wo sich Problemlagen herausbilden, auf die es (noch) keine gesellschaftlich vorgegebenen Lösungen gab.

Die Professionalisierung der Gesundheitsversorgung im Zuge von Industrialisierung und Wohlfahrtsstaatsentwicklung führte folgerichtig zunächst zu einer Verringerung der gesellschaftlichen Bedeutung der SH. Die in dem Deutschland der Nachkriegszeit entstehende *neue* Selbsthilfebewegung zielte jedoch auf alternative Problemlösungen zu den wohlfahrtsstaatlich vorgegebenen bzw. sich entwickelnden Lösungen – auch die insbesondere durch die Entstehung der Anonymen Alkoholiker in ihren Anfängen stark beeinflusste gesundheitsbezogene gemeinschaftliche SH. Neben der Wendung gegen den entmündigenden Paternalismus, Bürokratismus und Rationalismus des modernen professionellen Versorgungssystems wurden die Leistungsgrenzen des Gesundheitssystems und die zunehmende Ökonomisierung Gründe der Entwicklung der neuen SH.

Seit der „Entdeckung" der gesundheitsbezogenen SH in den 1970er und 1980er Jahren durch die Wissenschaft, haben Psycholog*innen, Soziolog*innen und andere Expert*innen des Gesundheitssystems immer wieder versucht, diese theoretisch zu fassen und einzuordnen (Borgetto 2004; Kofahl et al. 2016). Die ersten deutschen Forschungsarbeiten in den frühen 1980er Jahren betonten (nicht immer in wechselseitiger Übereinstimmung)

- die Bedeutung der SH als Alltagshandeln (Grunow et al. 1983),
- den antiprofessionalistischen Impetus der SH (Kickbusch 1981),
- den emanzipativen und medizinkritischen Charakter der SH (Trojan et al. 1986a; Trojan 1986b) und
- die psychologisch-therapeutische Wirkung von SHG (Moeller/Daum/Matzat 1984).

Die Forschungsaktivitäten in dieser Zeit zielten aber nicht nur auf die Untersuchung und Systematisierung der SH ab, sondern auch auf deren Unterstützung, z. B. durch die Konzipierung und Erprobung von Unterstützungsstrukturen, die gemeinsam mit den SH-Aktiven erfolgte. So gründete sich 1982 die Deutsche Arbeitsgemeinschaft Selbsthilfegruppen e. V. (DAG SHG), ein Fachverband zur Unterstützung der Selbsthilfegruppen; 1984 folgte die von der DAG SHG bis heute getragene Nationale Kontakt- und Informationsstelle zur Anregung und Unterstützung von Selbsthilfegruppen (NAKOS), die heute rund 300 lokale Selbsthilfekontakt- und -unterstützungsstellen in ihrer Arbeit begleitet und fördert.

Schon zum Ende der 1980er Jahre wurden die antiprofessionellen Tendenzen deutlich geringer und sind heute ein Randphänomen in der SH. Damit einher ging eine Öffnung in der Ärzteschaft für das Selbsthilfeprinzip und schon bald wurden Selbsthilfegruppen als Ergänzung der medizinischen Versorgung anerkannt und Kooperationen ins Leben gerufen und evaluiert (z. B. Meye/Slesina 1990).

Die 1990er Jahre waren für die SH insofern prägend, als im Zuge der Förderung eines in die Krise gekommenen bürgerschaftlichen Engagements, dem die SH nun vermehrt subsumiert wurde, zwei Modellprogramme zur Erprobung von Selbsthilfekontaktstellen durch die deutsche Bundesregierung mit nachhaltigem Erfolg gefördert wurden (Braun/Kettler/Becker 1997).

Seither entwickelt sich die SH immer mehr zu einem integralen Bestandteil des deutschen Gesundheitssystems (Borgetto 2004). 1993 wurde es den gesetzlichen Krankenkassen dementsprechend erlaubt, und im Jahr 2000 wurden sie gesetzlich verpflichtet, die SH finanziell zu fördern. In seinem Gutachten von 2001 arbeitete der Sachverständigenrat zur Begutachtung der Entwicklung im Gesundheitswesen (SVR) 2012 ein partnerschaftliches Modell der SH aus und betonte die Steuerungsfunktion der Selbsthilfegruppen beim Zugang ins Gesundheitswesen. Ein weiterer Schritt war die Beteiligung von Patient*innen auf Bundesebene an Entscheidungsgremien: 2004 wurde die sogenannte „dritte Bank" in den Gremien des gemeinsamen Bundesausschusses (G-BA) eingerichtet, verbunden mit dem in § 140f des SGB V verbrieften Recht, angehört zu werden und mit zu beraten, allerdings nicht mit zu entscheiden. Mittlerweile ist von den Spitzenverbänden der SH- und Patientenorganisationen die Rede.

Aber auch auf der Ebene einzelner Gesundheits- bzw. Versorgungseinrichtungen hat sich einiges getan. Hier ist insbesondere das Konzept der „Selbsthilfefreundlichkeit" zu nennen, das die an Qualitätskriterien orientierte, institutionalisierte und längerfristig angelegte Zusammenarbeit von Einrichtungen der Gesundheitsversorgung mit der SH vorsieht (Trojan 2019). Aktuell wurde die HAWK Hildesheim vom Bundesministerium für Gesundheit mit der Erstellung einer Expertise zu den Möglichkeiten der gesundheitlichen SH für Terroropfer in Deutschland beauftragt (http://blogs.hawk-hhg.de/exter).

Diese oft als Erfolgsgeschichte dargestellte Integration der SH in das Gesundheits- und Sozialsystem wurde von Anfang an von kritischen Stimmen begleitet (u. a. Matzat 2000; Borgetto 2015).

Eine Konstante in der Entwicklung der SH sind die Geschlechterverhältnisse: Die Gesundheitsselbsthilfe war und ist überwiegend weiblich (Grunow/ Grunow-Lutter 2002). Allerdings muss angemerkt werden, dass sich Frauen eher an den Gruppen- und Gesprächsaktivitäten beteiligen, während Männer vorwiegend in organisatorischen und leitenden Bereichen der SH aktiv sind (Borgetto/Kolba 2007). Zudem kommen Männer mehrheitlich aus oberen Bevölkerungsschichten und Frauen mehrheitlich aus unteren Sozialschichten (Trojan et al. 2006).

3 Charakteristika und Verbreitung der Selbsthilfe in Deutschland

Genaue Zahlen zur Verbreitung der SH in Deutschland liegen nicht vor, und auch die Schätzungen können sich nur auf unterschiedliche, nicht mehr ganz aktuelle Quellen mit verschiedenen Zuverlässigkeitsniveaus stützen. Dies hängt insbesondere damit zusammen, dass viele Selbsthilfehandlungen und Selbsthilfegruppen im Privaten stattfinden und kaum zugänglich bzw. erfassbar sind. Viele der wichtigen und meist aktuellen einschlägigen Datenerhebungen und -zusammenstellungen bieten die Internetseiten der NAKOS (2019), auf die im Weiteren auch mehrfach Bezug genommen wird.

3.1 Individuelle Gesundheitsselbsthilfe

Die individuelle SH wurde bisher qualitativ und quantitativ selten systematisch erfasst und kaum gewürdigt. Daher muss hier noch immer auf die bis heute einzigartige repräsentative Bevölkerungsbefragung (Grunow et al. 1983) zurückgegriffen werden. (Erweiterte) individuelle Selbsthilfeaktivitäten wurden dabei wie folgt angegeben:

- im Rahmen von Familie/Haushalt: 92 % der Befragten
- im Rahmen des Bekannten- und Freundeskreises: 26 % der Befragten
- im Rahmen von Nachbarschaft: 9 % der Befragten und
- im Kreis von Arbeitskolleg*innen: 9 % der Befragten

Wie stark innerhalb der erweiterten individuellen SH der Bereich Familie und Haushalt dominiert, zeigt ein weiteres Ergebnis: Bei der Befragung eines Teils dieser Bevölkerungsstichprobe (87 Haushalte) mithilfe eines sogenannten „Gesundheitstagebuches" wurden insgesamt 6.943 Personen-Tage im Hinblick auf gesundheits- und krankheitsbezogene Aktivitäten beschrieben. In 2.033 Personen-Tagen traten Beschwerden oder Befindlichkeitsstörungen bei den befragten Personen auf. Nur in etwa einem Drittel dieser Fälle (656) wurden Dritte an der „Bearbeitung" bzw. „Bewältigung" der aufgetretenen Beschwerden und

Beeinträchtigungen beteiligt. Der weit überwiegende Teil der auf diese Weise Mitwirkenden bestand aus Haushaltsmitgliedern.

Die große Bedeutung der Haushalts-/Familienmitglieder verweist auf größer werdende Lücken der individuellen SH, die durch die wachsende Zahl von Einpersonenhaushalten und insgesamt die zunehmende Individualisierung in der Gesellschaft entstehen (Borgetto 2009).

Insbesondere im Hinblick auf präventive SH des (noch) gesunden Menschen nimmt die individuelle Zuschreibung von Verantwortung für den eigenen Gesundheitszustand zu (Borgetto 2016). Obwohl die Forschung zum gesundheitlichen Lebensstil zeigt, dass der Mensch nicht einfach über gesundheitsschädliche oder gesundheitsförderliche Verhaltensweisen disponieren kann, sondern dass diese auch in sozialen Milieus verankert sind und sich biografisch entwickeln und stabilisieren (Borgetto 2009) (siehe hierzu auch den Beitrag von Bauer und Bittlingmayer), wird das Handeln in einem voluntaristischen Sinn zunehmend als entweder gesundheitsschädigend oder gesundheitsfördernd begriffen. Gesundheitsfördernde SH als Alltagshandeln wird so zunehmend zur Pflicht.

3.2 Selbsthilfegruppen

Selbsthilfegruppen (SHG) sind künstliche, d. h. zum Zweck der SH geschaffene mikrosoziale Gebilde, deren Mitglieder sich untereinander persönlich kennen. Ein Großteil der SHG hat eine Leitung. Entscheidend dafür, ob es sich um eine SHG handelt, ist die eigene Betroffenheit der Leiter*innen, unabhängig davon, ob diese medizinische/gesundheitsbezogene Laien oder Expert*innen/professionelle Helfer*innen sind. SHG, bei denen die Anliegen und Probleme der eigenen Mitglieder im Vordergrund stehen, werden als innenorientierte Gruppen bezeichnet, SHG, die sich darüber hinaus auch der Beratung und Vertretung der Interessen anderer Betroffener widmen, als außenorientierte Gruppen.

Diese Form der SH – auch wenn sie sich eines erweiterten Spektrums von Kommunikationsmedien und -mitteln bedient – hat sich zunächst jenseits professioneller Beratung sowie öffentlicher Förderung und Regulation völlig autonom im privaten Sozialraum der Betroffenen entwickelt und ist deswegen unter Umständen wenig oder gar nicht sichtbar.

Die mehr oder minder übereinstimmenden Einschätzungen, dass es in Deutschland ca. 70.000 bis 100.000 SHG mit mehr als drei bis 3,5 Mio. Mitgliedern gibt, von denen mehr als zwei Drittel im Gesundheitsbereich arbeiten (Braun et al. 1997; Matzat 2000), haben sich seit rund 20 Jahren kaum verändert (Kofahl 2019; NAKOS 2019).

In neueren bundesweiten repräsentativen Befragungen gaben rund neun Prozent der Befragten an, im Laufe ihres Lebens an einer SHG teilgenommen zu haben und knapp drei Prozent derzeit aktiv teilzunehmen (Gaber/Hundertmark-Mayser 2005; Trojan et al. 2006). Zudem sagten fast doppelt so viele Frauen wie Männer, an SHG teilgenommen zu haben (11,1 % versus 6,9 %).

In Abhängigkeit von dem jeweils zugrunde liegenden gesundheitlichen Problem wird der Anteil der in SHG Aktiven auf sechs bis neun Prozent geschätzt (Grunow et al. 1983), bei seltenen Erkrankungen kann dieser Anteil jedoch deutlich höher liegen.

Allerdings sollten SHG von Therapiegruppen und anderen fachlich geleiteten Gruppen, bei denen die professionelle Leitung nicht auf der Expertise der eigenen Betroffenheit beruht, strikt unterschieden werden (Borgetto 2004). Letztere werden bisweilen als geleitete bzw. koordinierte SHG bezeichnet. Dies ist jedoch irreführend, da auch etwa die Hälfte der „reinen" SHG geleitet werden (Trojan et al. 1986a) – allerdings von betroffenen Mitgliedern der Gruppe und nicht von einer nicht selbst betroffenen Fachkraft. Der auch genutzte Begriff der Semiselbsthilfegruppe würde dieser Unterscheidung eher entsprechen. Im angelsächsischen Sprachraum existiert für diese Gruppen der Begriff der *Support Group*, der mit *Unterstützungsgruppe* übersetzen werden könnte. Im Sinne einer besseren Anschlussfähigkeit an die internationale Literatur wird daher vorgeschlagen, den Begriff *Unterstützungsgruppe* für Gruppen zu verwenden, die von nicht selbst betroffenen Personen geleitet werden.

Die Motive der Teilnehmer*innen für ihr Engagement in SHG sind auf der einen Seite zurückliegende Erfahrungen und Erlebnisse, insbesondere Belastungen durch Krankheitserscheinungen und -folgen, vor allem, wenn sie mit dem Erleben von Mängeln des sozialstaatlichen/professionellen Versorgungssystems einhergehen (Trojan et al. 1986a). Auf der anderen Seite sind es in die Zukunft gerichtete Erwartungen, vor allem die Bereitschaft, anderen zu helfen (Grunow et al. 1983) und die Möglichkeit, sich mit anderen auszusprechen, die die gleichen Probleme haben (Borgetto 2004; Grunow et al. 1983; Moeller et al. 1984). Bei Teilnehmer*innen an Gesprächsselbsthilfegruppen wurde auch ein Interesse an Selbsterfahrung und Selbstveränderung deutlich, das nur mit unbedeutendem körperlichem Leidensdruck verbunden war (Moeller et al. 1984).

Eine Hypothese zur Erklärung, warum sich nur ein relativ kleiner Teil der betroffenen Bevölkerung an SHG beteiligt, lautet, dass dazu ein Rest an Eigenkompetenz bei den Betroffenen vorhanden sein muss. Das Konstrukt „Eigenkompetenz" konnte jedoch empirisch nicht gefasst werden (Trojan et al. 1986a; Trojan 2001). Im Zusammenhang mit der niedrigen Beteiligung wird auch immer wieder darauf verwiesen, dass ausreichende sprachliche und selbstreflexive Kompetenzen nur bei Mittelschichtangehörigen vorhanden und die Möglichkeiten zur Teilnahme daher nur auf bestimmte Bevölkerungskreise begrenzt seien. Die Bemühungen um mehr Aufklärung der Bevölkerung über SHG basieren hingegen auf der Annahme, die Betroffenen seien nicht ausreichend über SHG informiert. Die Anstrengungen insbesondere von Selbsthilfekontaktstellen haben in den Modellprogrammen der Bundesregierung zwar unter anderem zu einem Anstieg der SHG in den Modellregionen geführt (Borgetto 2004), sie haben jedoch bislang noch nicht zu einem entscheidenden prozentualen Anstieg der Beteiligungsraten in bestimmten Krankheitsgruppen geführt.

3.3 Selbsthilfeorganisationen

Im Unterschied zu SHG haben Selbsthilfeorganisationen (SHO) in der Regel überregionale Interessenvertretungen, meist größere Mitgliederzahlen, formalisierte Arbeits- und Verwaltungsabläufe, bestimmte Rechtsformen und meist ausgeprägte Kontakte zu professionellen Systemen. SHO können als Zusammenschluss von SHG entstehen bzw. deren Gründung anregen und SHG unterstützen. Sie erbringen häufig weit über den eigenen Mitgliederbestand hinaus Beratungs- und Informationsleistungen. Die Hauptaufgaben von SHO sind Bereitstellung von Informationen für die Beratung von Betroffenen und Angehörigen, Dienstleistungen für die regionalen Untergliederungen und SHG, Forschung und Forschungsförderung, Mitwirkung im Gesundheitswesen, Bereitstellung therapeutischer Angebote, Öffentlichkeitsarbeit und überregionale Interessenvertretung der jeweiligen Betroffenen.

Trotz des höheren Organisationsgrades lässt sich auch die Verbreitung der gesundheitsbezogenen SHO schon allein aufgrund der unterschiedlichen Definitionen bei deren zahlenmäßiger Erfassung nicht zuverlässig beziffern. Zur ihrer Abschätzung lassen sich folgende Zahlen anführen: Die NAKOS (2019) führt zum Stichtag 21.06.2017 269 Bundesvereinigungen der Selbsthilfe (SH/SHG-Mitgliedsorganisationen, SH-Dachorganisationen, SH-Dachverbände) in ihrer Datenbank. Mit chronischen Erkrankungen und Behinderungen arbeiten dabei 79,9 %, während sich 20,1 % der Bundesvereinigungen der Selbsthilfe mit Problemen aus dem psychosozialen und sozialen Bereich (u. a. Familie, Partnerschaft, besondere Lebenslagen) befassen. Darüber hinaus führt die NAKOS in ihren Datenbanken aktuell 310 bundesweit tätige Selbsthilfevereinigungen, 51 Selbsthilfe-Internetforen und 57 Institutionen mit Selbsthilfebezug. Die Unterstützungsangebote umfassen ein breites Spektrum: von der fachlichen Beratung über Fortbildung, Medienerstellung, Lobbyismus, Organisationshilfen bis zur Forschungsförderung (Möller 2004, 147).

Die Bundesarbeitsgemeinschaft Selbsthilfe von Menschen mit Behinderung und chronischer Erkrankung und ihren Angehörigen e. V. (BAG SELBSTHILFE e. V.) stellt derzeit die Dachorganisation von 116 bundesweiten Selbsthilfeverbänden behinderter und chronisch kranker Menschen und ihrer Angehörigen dar. Sie umfasst dabei 13 Landesarbeitsgemeinschaften sowie fünf außerordentliche Mitgliedsverbände (BAG SELBSTHILFE e. V. 2019).

SHO nehmen stetig an Bedeutung und funktionaler Differenzierung zu. Insbesondere größere Selbsthilfeverbände dehnen ihre Leistungen immer weiter auf das gesundheitliche Versorgungssystem aus und übernehmen vielfältige Aufgaben in der politischen Interessenvertretung sowie den Gremien der gemeinsamen Selbstverwaltung (Danner/Meierjürgen 2015). Gleichzeitig hat auch die Komplexität der Binnenstruktur der SHO zugenommen, was am Beispiel der Deutschen Rheuma-Liga gut zu erkennen ist: von örtlichen SHG, über regionale verbandliche Strukturen, Landes- bis hin zu Bundesverbänden und bundesweiten Dachverbänden (Borgetto/Mühlbacher/Hell 2000; Borgetto et al. 2008).

3.4 Beratung durch Betroffene

Der besondere eigenständige, professionell nicht ersetzbare Beitrag von Betroffenen zur Krankheitsbewältigung und Gesundheitsförderung anderer Betroffener kommt nicht nur in der Arbeit in SHG zum Tragen, sondern auch in solchen Aktivitäten, die zunächst als „normale" Dienstleistung erscheinen. Die Beratung von Betroffenen, die durch Betroffene erfolgt, geschieht nach ganz spezifischen Mustern, die eine eigene Mischung von Information und sozialer Unterstützung beinhalten, wie sie von professionellen Berater*innen nicht reproduziert werden können (Kirchner et al. 2005). Die Beratung durch Betroffene ist daher als eine spezifische Selbsthilfeleistung anzusehen.

In einer groß angelegten aktuellen Befragung (Kofahl et al. 2016) wurde von 78 % der 1.192 befragten Sprecher*innen von SHG Beratung und Information für andere Betroffene als typische Aktivität angegeben; 96 % der 243 befragten SHO nannten individuelle Beratung für Mitglieder, 94 % emotionale Unterstützung der Mitglieder zur Problembewältigung (z. B. durch Beratung, Gespräche), 87 % individuelle Beratung für Nicht-Mitglieder und 78 % emotionale Unterstützung der Angehörigen und Freund*innen der Betroffenen (z. B. durch Beratung, Gespräche) als Angebot bzw. Aktivität.

3.5 Virtuelle Selbsthilfe

Neben den vielen Möglichkeiten zum persönlichen Austausch für Menschen mit einer gemeinsamen Betroffenheit besteht im Bereich der gesundheitlichen SH auch zunehmend die Möglichkeit zur Teilnahme an virtuellen Selbsthilfeangeboten. Virtuelle SH kann in Anlehnung an die Begriffsbestimmung der NAKOS als Kommunikationsgeschehen im Internet definiert werden, bei dem sich Gleich- oder Ähnlichbetroffene auf Augenhöhe und ohne kommerzielle Interessen über ihr Problem oder Anliegen austauschen (Walther/Hundertmark-Mayser 2011). Die Initiative dazu geht in der Regel von Betroffenen selbst aus und wird allenfalls geringfügig von Professionellen unterstützt.

Die Begrifflichkeit Virtuelle SH wird für ein breites Spektrum von Online-Aktivitäten genutzt, das

„[...] von kleinen, geschlossenen Foren, Chats oder Mailinglisten, über die sich eine feste Gruppe von Menschen regelmäßig und bereits seit vielen Jahren miteinander austauscht, bis zu großen offenen Foren, an denen sich eine Vielzahl von Nutzer*innen mit ganz unterschiedlicher Intensität beteiligen." (Walther/Hundertmark-Mayser 2011, 50)

reicht. Immer beliebter werden auch SH-Apps und virtuelle Sitzungen wie Webinare.

Eine von der NAKOS durchgeführte Feldanalyse zeigte, dass 95 % (342) der bundesweiten Selbsthilfevereinigungen über eine eigene Homepage verfügen, auf denen ihre Arbeit und mögliche Angebote vorgestellt werden (Walther/Hundertmark-Mayser 2011). Davon stellen 166 (46,2 %) virtuelle Austauschmöglichkeiten für ihre Mitglieder bereit. Dabei beschränken 152 Anbieter (91,6 %) ihre interaktiven Angebote nicht auf die eigenen Vereinsmitglieder.

Ob und wie sich die Inhalte und Abläufe, aber auch besonders die Wirkungen von „analogen" gesundheitlichen Selbsthilfeangeboten und virtueller SH unterscheiden, ist inzwischen auch Thema im wissenschaftlichen Diskurs der Selbsthilfeforschung. Erste Forschungsergebnisse zu virtueller SH-Kommunikation basieren auf dem von der NAKOS durchgeführten Projekt „Selbsthilfe und Neue Medien" (Walther/Hundertmark-Mayser 2011, 6). Anhand von Befragungen der Nutzer*innen von Selbsthilfeforen in den Foren und der Auswertung der in den Foren dokumentierten Antworten wurde die Schlussfolgerung gezogen, dass die Kommunikation in virtuellen SHG von ähnlicher Qualität wie bei *Face-to-face*-SHG sei. Ebenso sieht Potts (2005) große Übereinstimmungen im Nutzen und Funktionieren von virtuellen und *Face-to-face*-SHG und weist auf besondere Vorteile der Kommunikation im Internet hin, die in herkömmlichen Gruppen nicht zum Tragen kämen. Vorteil der virtuellen Kommunikation ist es, dass das Internet den täglichen Austausch ermöglicht, statt sich nur in größeren Abständen zu treffen (Hundertmark-Mayser/Walther 2012). Zudem ist die Teilnahme zeitlich ungebunden, es stehen umfangreiche, auch internationale Erfahrungen zur Verfügung und ein anonymer Austausch ist möglich, sodass der virtuelle Zugang eine niedrige Hemmschwelle darstellt (Walther/Hundertmark-Mayser 2011). Dabei hat auch eine zunächst nicht-öffentliche Aktivität, bei der Betroffene nur mitlesen und die Kommunikation passiv mitverfolgen, in der Internetfachsprache als *Lurking* bezeichnet, einen gewissen Wert, der möglicherweise noch unterschätzt wird. Der Austausch via Internet bietet somit besondere Chancen für Personen mit körperlichen Einschränkungen, eingeschränkter Mobilität, seltenen Erkrankungen oder eingeschränkten zeitlichen Möglichkeiten für den Besuch einer SHG wie bei Schichtarbeiter*innen oder pflegenden Angehörigen (Hundertmark-Mayser/Walther 2012). Virtuelle SH ist als zukunftsorientiert anzusehen (Walther/Hundertmark-Mayser 2011), da besonders jüngere Menschen virtuelle Möglichkeiten als selbstverständliche Ergänzung und Fortführung ihrer sonstigen Kommunikation nutzen (Hundertmark-Mayser/Walther 2012). Weder die lokale SH, noch andere Angebote wie z. B. die telefonische Seelsorge können eine solche Reichweite bieten.

Neben den genannten Vorteilen der virtuellen SH werden auch potenzielle Nachteile der virtuellen Kommunikation wie die verminderte Möglichkeit, den Wahrheitsgehalt virtueller Identitäten prüfen zu können, oder auch den möglichen Rückzug aus anderen Kommunikationsformen diskutiert. Zudem ist festzuhalten, dass sich die Qualität der sozialen Unterstützung im virtuellen Raum von der *Face-to-face* unterscheidet: So ist die emotionale Unterstützung beispielsweise durch das Medium eingeschränkt, genauer: „kanalreduziert" (Karlheim 2016, 214).

Virtuelle SH kann eine wichtige Ergänzung des Selbsthilfeangebotes vor Ort sein. Dementsprechend sieht die NAKOS ein zukünftiges Ziel darin, „Brücken [zu] bauen" und *Face-to-face*-SHG und virtuelle Angebote zunehmend miteinander zu verknüpfen und deren Kooperation anzuregen (Walther/Hundertmark-Mayser 2011, 78).

3.6 Selbsthilfeunterstützung

In Deutschland hat sich ein nahezu flächendeckendes System von knapp 300 Selbsthilfeunterstützungseinrichtungen entwickelt (Hundertmark-Mayser/ Helms 2019). Unter Selbsthilfeunterstützung wird die Wahrnehmung einer oder mehrerer der folgenden Aufgaben verstanden:

- die Vermittlung von Interessierten in SHG,
- die infrastrukturelle Unterstützung (z. B. Bereitstellung von Räumen) und Begleitung (nicht Leitung!) von SHG,
- die Unterstützung bei der Gründung von SHG,

- die Förderung der Kooperation mit Fachkräften des gesundheitlichen und sozialen Versorgungssystems (z. B. auch die Koordination zum *Selbsthilfefreundlichen Krankenhaus* sowie die Initiierung von Sprechstunden in Pflegestützpunkten) und
- die Durchführung bzw. Unterstützung selbsthilfeförderlicher Öffentlichkeitsarbeit.

Selbsthilfekontaktstellen sind Einrichtungen, die diese Aufgaben als Hauptaufgaben mit entsprechend qualifiziertem Personal themen- und problemübergreifend wahrnehmen, Selbsthilfeunterstützungsstellen nehmen diese Aufgaben als Nebenaufgabe wahr. Im bundesweiten Durchschnitt unterstützt eine örtliche Selbsthilfekontaktstelle 138 SHG. Im Jahr 2017 kamen in Deutschland durchschnittlich 3,6 Selbsthilfekontaktstellen auf eine Mio. Einwohner*innen (Hundertmark-Mayser/Helms 2019).

In mittlerweile sechs Bundesländern werden die örtlichen Selbsthilfekontaktstellen durch landesweit arbeitende Selbsthilfekontaktstellen (z. B. das Selbsthilfebüro Niedersachsen) fachlich unterstützt und begleitet. Die wichtigsten Träger der Kontaktstellen sind: Freie Träger der Wohlfahrtspflege oder kleinere Vereine 54,5 %; öffentliche Träger 30,8 %; private Träger 9,4 %; gesetzliche Versicherungsträger (AOK) 5,3 % (Hundertmark-Mayser/Helms 2019). Finanzielle Unterstützung erhalten 82,1 % der Kontaktstellen durch Krankenkassen, 61,8 % durch Kommunen und 51,4 % durch die Länder. 63,5 % der Kontaktstellen finanzieren sich zusätzlich aus Eigenmitteln. Laut der Statistik KJ 1 der gesetzlichen Krankenversicherung (GKV) wurden im Jahr 2016 die Aktivitäten und Strukturen der SH von den Krankenkassen und ihren Verbänden mit 71,2 Mio. Euro gefördert. Umgerechnet entspricht dies einem Euro pro Versicherten (NAKOS 2019). Die Fördermittel der GKV haben sich von 5,4 Mio. Euro im Jahr 2006 auf 11,5 Mio. Euro im Jahr 2016 erhöht (Hundertmark-Mayser/Helms 2019).

4 Wirkungen der gemeinschaftlichen Selbsthilfe

Im Mittelpunkt der wissenschaftlichen Selbsthilfeforschung standen bislang SHG. Untersucht wurden deren Ziele, Arbeitsweisen, Erfolge und Wirkungen sowie die Beitrittsmotive von SHG-Teilnehmer*innen, selten jedoch differenziert nach unterschiedlichen Diagnosen, sondern meist zusammengefasst in Kategorien wie Gesprächsselbsthilfegruppen, Gruppen von Behinderten, chronisch Kranken und Angehörigen sowie Gruppen im psychiatrischen bzw. Suchtbereich (Borgetto 2004; WiSe-Team 2019).

Die Wirkungsforschung stößt im Bereich der gemeinschaftlichen SH auf ein zentrales methodisches Problem: Das Engagement in Selbsthilfezusammenschlüssen, insbesondere in SHG, kann nicht verordnet werden. Prospektive verblindete Wirksamkeitsstudien mit randomisierten Vergleichs- und Interventionsgruppen sind daher kaum machbar. Die beste wissenschaftliche quantitative Evidenz ist durch – idealerweise prospektive – Beobachtungsstudien zu erzielen. Mit statistischen Methoden können „Störvariablen" ex post kontrolliert werden, aber nur in dem Maße, in dem sie mit erhoben werden, d. h. bekannt sind oder antizipiert werden können. Zusätzliche Schwierigkeiten entstehen bei der Interpretation von Studienergebnissen durch uneinheitliche Operationalisierungen des Begriffs SHG und oftmals unzureichende Angaben zu Methoden und Studiendesign in Forschungsberichten. Zudem gewinnen qualitative Studien in der Wirkungsforschung an Bedeutung (Borgetto et al. 2018).

Wissenschaftliche Forschungsergebnisse allgemeinverständlich und kritisch geprüft der interessierten Öffentlichkeit zugänglich zu machen, ist das Ziel des vom Bundesministerium für Gesundheit geförderten Projektes Wissenstransfer für die Selbsthilfe (WiSe) an der HAWK Hildesheim (WiSe-Team 2019). Dazu wird wissenschaftliche Literatur über die gesundheitsbezogene gemeinschaftliche SH aufgearbeitet und in einem Forschungsbericht zusammengefasst. Der Schwerpunkt liegt hierbei auf der allgemeinverständlichen und systematischen Darstellung sowie methodenkritischen Bewertung von Studien. Die Literaturübersicht in der Datenbank der Website (http://blogs.hawk-hhg.de/wise/) ermöglicht eine fundierte Einschätzung der Arbeitsweisen, Ziele, Erfolge und Wirkungen sowie von den Unterstützungs- und Förderbedarfen der gesundheitsbezogenen gemeinschaftlichen SH. Aktuell (Stand: 2019) sind dort 25 Einzelstudien zur Wirkungsforschung erfasst und kommentiert, davon sieben krankheitsübergreifend, fünf im Bereich von Suchterkrankungen, vier im Bereich von psychischen Störungen und drei im Bereich von Rheuma-Erkrankungen.

Die Aktivitäten von SHG liegen danach in den Bereichen Wissenserwerb und Erfahrungsaustausch, Gespräche zur emotionalen Unterstützung, Veränderungshilfen, Kontakt und Geselligkeit, praktische Unterstützung sowie Öffentlichkeitsarbeit und Interessenvertretung. Die Ziele, die damit verfolgt werden, werden in unterschiedlichem Maße erreicht. Ziele geringer Reichweite, wie die Unterstützung anderer Mitglieder, Informationsaneignung, Menschen zum Reden finden, selbstständiger Umgang mit der Krankheit und gemeinsame Freizeitgestaltung und Ziele mittlerer Reichweite, wie Einstellungsänderungen bei Betroffenen und im sozialen Umfeld sowie Interessenvertretung für Betroffene, werden in recht hohem Maße verwirklicht. Ziele großer Reichweite, wie die Veränderung von Institutionen und Einstellungsänderungen bei Professionellen, werden dagegen in deutlich geringerem Ausmaß erreicht.

Von den Erfolgen bei der Verwirklichung selbst gesteckter Ziele sind Wirkungen von SHG zu unterscheiden, die nicht als Ziel im eigentlichen Sinne verfolgt wurden. Dazu zählen insbesondere die Verbesserung von psychosozialer Befindlichkeit, die Besserung der Hauptsymptome der jeweiligen Krankheit und die Verminderung von Bewegungseinschränkungen. Weitere Wirkungen von SHG sind die Verbesserung der Fähigkeit, Krankheit zu bewältigen, Leben zu lernen (Kompetenzerweiterung und soziale Aktivierung), Beziehungen (in den primären Netzwerken) positiver zu gestalten und professionelle Dienste sinnvoll zu nutzen. Belastungen durch SHG fielen bei den Teilnehmer*innen kaum ins Gewicht. Auch Kosteneinsparungen durch SHG sind wahrscheinlich, bislang jedoch nur durch Modellrechnungen, nicht aber durch direkten Nachweis belegt.

Abbildung 1: Heuristisches Modell der Wirkung von Selbsthilfeaktivitäten

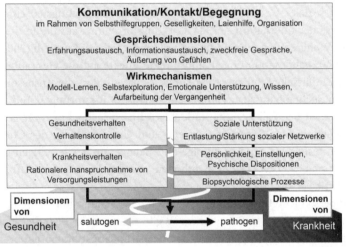

nach Borgetto (2004), überarbeitete Darstellung

Die im Einzelnen wirksamen Mechanismen sind hingegen noch nicht wissenschaftlich untersucht. Im Zusammenhang mit dem besser gesicherten Wissen über die salutogenen und tertiärpräventiven Wirkungsweisen von Kommunikation und sozialen Bindungen kann aus dem Stand der Selbsthilfeforschung jedoch ein allgemeines heuristisches Modell der Wirkung von SHG abgeleitet werden (Abbildung 1).

Ausgangspunkt ist hierbei das Gespräch zwischen Gleichbetroffenen bei der Teilnahme an SHG, bei geselligen Veranstaltungen einer Gruppe oder in der Beratung. Die *Selbsthilfe-Kommunikation* beruht auf der erlebten und erlittenen Kompetenz der Betroffenen. Kommunikation steht dabei nicht nur für sich selbst, sondern auch für die sozialen Bindungen zwischen den Betroffenen, die durch das Engagement in der SH entstehen.

Untersuchungsergebnisse zu den Arbeitsweisen und Aktivitäten von SHG legen nahe, vier Dimensionen der Kommunikation zwischen Betroffenen zu unterscheiden, die in Umfang und Intensität vom Kontext der jeweiligen Selbsthilfeaktivität abhängen: Erfahrungsaustausch, Informationsvermittlung, Verbalisierung von Gefühlen und das zweckfreie Gespräch (Borgetto et al. 2008). Mit diesen Dimensionen sind unterschiedliche Wirkmechanismen verbunden, die aus der Stressforschung und der Psychotherapieforschung bekannt sind, zum Beispiel das Modell-Lernen, die Selbsterforschung, die gegenseitige emotionale Unterstützung, die Verbreiterung der individuellen Wissensbasis, die Aufarbeitung der Vergangenheit und vieles mehr (Borgetto 2004; Matzat 1999).

Primäre Effekte der gemeinschaftlichen SH sind Verhaltensänderungen, die individuelle persönliche Entwicklung und die Entlastung beziehungsweise Stärkung sozialer Netzwerke. Ein Überblick über die wichtigsten empirischen Ergebnisse der internationalen SH-Wirkungsforschung, auf die in dieser Hinsicht im Weiteren Bezug genommen wird, findet sich bei Borgetto (2004).

Von Verhaltensänderungen sind direkte Effekte auf die Gesundheit zu erwarten. Empirische Studien geben Hinweise darauf, dass dies insbesondere bei SHG von Suchtabhängigen, von Patient*innen mit Essstörungen und von Diabetiker*innen der Fall ist. Eine rationalere Inanspruchnahme von Leistungen des professionellen Versorgungssystems und eine Erhöhung der Compliance kann den bisherigen Studien zufolge unabhängig von der jeweiligen Diagnose angenommen werden. Dadurch erhöhen sich Effektivität und Effizienz der Gesundheitsversorgung.

Die persönliche Entwicklung basiert auf den therapieähnlichen Wechselbeziehungen zwischen den Betroffenen. Es gibt Belege dafür, dass die Effekte von Gesprächsselbsthilfegruppen mit denen der Gruppenpsychotherapie vergleichbar sind. SHG verringern dementsprechend psychische Störungen und erhöhen subjektive Gesundheit und Lebensqualität (Quelle ?).

Aus der Stressforschung ist bekannt, dass gelungene soziale Beziehungen die Krankheitsanfälligkeit allgemein herabsetzen und sich durch die Stärkung des körperlichen Abwehrsystems auch direkt auf die Gesundheit auswirken. Eine große Zahl von Untersuchungen hat bestätigt, dass die Teilnahme an SHG Partnerbeziehungen entlastet und stärkt, Beziehungen zu Familienmitgliedern und Freund*innen verbessert, sozial aktiviert und den Umfang des sozialen Netzwerks erhöht.

Ebenso konnten direkte Belege für salutogene und tertiärpräventive Effekte von SHG gefunden werden: Verringerung und Bewältigung von Suchtverhalten und anderem gesundheitsschädigenden Verhalten, Verringerung von Depressionen und depressiven Verstimmungen, Steigerung des subjektiven Wohlbefindens, des Selbstwertgefühls und der Lebensqualität sowie eine bessere Bewältigung von Krankheiten und Behinderungen. Indirekte Hinweise auf die Besserung psychischer Störungen ergeben sich in mehreren Studien aus einer objektiv gemessenen deutlichen Verringerung der Inanspruchnahme von stationären Versorgungsleistungen durch Mitglieder von SHG für psychisch Kranke.

Das Problem der Kontraindikation von SHG ist bislang nur wenig untersucht worden (z. B. Vogel 1990). Hierbei deutete sich an, dass es Personen geben könnte, für die das Scheitern oder Verlassen einer SHG eine ernstzunehmende Belastung darstellt. Die Anlage dieser Studie lässt jedoch keine Schlussfolgerungen über das Ausmaß dieses Problems zu. Die Beschäftigung mit der eigenen Betroffenheit und den oft noch schwereren Problemen der anderen Mitglieder wurde in einer anderen Studie nur von 17 Prozent der Befragten als mäßige oder schwere Belastung empfunden (Trojan/Nickel/Werner 2004, 55).

Zusammenfassend kann also gesagt werden, dass die Ergebnisse in großer Übereinstimmung belegen, dass SHG insgesamt für ihre Mitglieder einen eigenständigen, professionell nicht ersetzbaren Beitrag zur Gesundheitsförderung und Krankheitsbewältigung leisten. Zumindest für diejenigen, die dabeibleiben, scheinen sich die Belastungen und „Nebenwirkungen" in engen Grenzen zu halten. Auf der Ebene der Gesundheit der Bevölkerung wäre allerdings noch zu klären, ob SH einen Beitrag leisten kann, der über ihren gegenwärtig noch relativ kleinen Teilnehmerkreis hinausgeht, insbesondere, ob es gelingen kann, Betroffene aus unteren Schichten der Bevölkerung in größerem Umfang zu einer Teilnahme an SHG chronisch Kranker zu motivieren.

Ebenso schwierig ist zu klären, ob die auf hoher Aggregatsebene vorliegenden Daten einen Schluss auf jeweils einzelne Krankheitsbilder zulassen. Auf der Ebene einzelner Diagnosen gibt es in Deutschland noch immer zu wenige Untersuchungen. Der Vergleich von Angehörigengruppen, Gruppen chronisch Kranker, Gruppen Behinderter, Gruppen psychiatrisch Erkrankter sowie Gruppen von Suchtkranken hat jedoch gezeigt, dass diese unterschiedlich bezüglich der Arbeitsweise, der Erfolge und der Wirkungen sind (Trojan et al. 1986b) und daher zukünftig stärker diagnosebezogen beforscht werden sollten.

5 Selbsthilfe als soziale Bewegung und soziales System – ein Ausblick

Seit der „Entdeckung" der gesundheitsbezogenen SHG durch die Wissenschaft haben Psycholog*innen, Soziolog*innen und andere Expert*innen des Gesundheitssystems immer wieder versucht, diese theoretisch zu fassen und einzuordnen (Borgetto 2004). Es war naheliegend, SHG auch als soziale Bewegung bzw.

Teil einer sozialen Bewegung zu konzeptualisieren. So wurde in den 1970er und 1980er Jahren die Selbsthilfebewegung als Gegenmacht zu einer Medizin diskutiert, die in die Krise gekommen sei. Die Hamburger Forschergruppe um Alf Trojan stellte sich unter Bezugnahme auf die heute eher kritisch gesehenen, damals aber populären Phasenmodelle der Entwicklung sozialer Bewegungen explizit die Frage, ob die Institutionalisierung als letzte Phase der Entwicklung sozialer Bewegungen auch im Falle der Selbsthilfebewegung eher gefürchtet als herbeigesehnt werden muss, da die soziale Bewegung in dieser Phase sich selbst entfremde und durch die Ausbildung formaler Regeln der Kommunikation und der Arbeitsteilung sowie die Formalisierung der Mitgliederrolle die vorherrschenden Muster institutionalisierten Handelns übernehme und sich so in die bekämpften sozialen Strukturen einpasse (Trojan et al. 1986a).

Seither ist die Frage nach der Institutionalisierung der SH immer wieder diskutiert worden – auch bei den in der Selbsthilfebewegung aktiven Menschen und in SHG und SHO. In den letzten Jahren wurde z. B. das zunehmende *Einsickern* der Selbsthilfebewegung in politische Entscheidungsstrukturen wie den Gemeinsamen Bundesausschuss, das oberste Beschlussgremium der gemeinsamen Selbstverwaltung der Ärzt*innen, Zahnärzt*innen, Psychotherapeut*innen, Krankenhäuser und Krankenkassen in Deutschland, und in fachliche Gremien wie die Leitlinienausschüsse von wissenschaftlich-medizinischen Fachgesellschaften, problematisiert (Danner 2012). Dabei wurde die Frage aufgeworfen, ob der Institutionalisierungsprozess, in dem sich die SH befindet, die Maßstäbe des eigenen Handelns der SH-Akteure verändert, ohne dass sich die Akteure dieser Veränderung hinreichend bewusst sind, ob die politisch-fachliche Beteiligung die SH überfordert und angemahnt, dass sich die SH mit der Wirkungsweise der Institutionalisierung näher befassen sollte.

Beide Zugänge unterscheiden sich nicht nur in der Rhetorik, sondern auch in den zugrundeliegenden Problemwahrnehmungen. Auf der Grundlage des Phasenmodells steht die Frage nach der Auflösung bzw. Einpassung der Selbsthilfebewegung in von ihr selbst bekämpfte soziale Strukturen im Vordergrund, auf der Grundlage der Wertschätzung und Stabilisierung sozialer Organisationen wird eher die mögliche Überforderung problematisch. Gemeinsam ist jedoch beiden die Frage nach dem Wandel der Formen und Inhalte des gemeinsamen Handelns in der Selbsthilfebewegung, die Frage nach einer möglichen Selbst-Entfremdung, Überforderung und einer unbewussten und damit möglicherweise ungewollten Verschiebung der eigenen Handlungsmaßstäbe.

Ein großer Teil der Selbsthilfebewegung hat von Beginn an eher institutionalisierte Pfade beschritten (Borgetto 2015). Wenn nun aber die Frage im Raum steht, ob die SH als Bewegung den Weg der Selbstauflösung durch fortschreitende Institutionalisierung geht (Erfolg, Integration, Instrumentalisierung oder Vereinnahmung, je nachdem, wie man werten möchte), so ist wohl Entwarnung möglich, aber gleichzeitig Vorsicht geboten. Der Prozess der Institutionalisierung der SH erscheint vor dem eher an Sozialreform orientierten Ansatz der außenorientierten SH nur folgerichtig. Die organisierte Seite der SH gewinnt an Stärke, Einfluss und Gestaltungsmöglichkeiten innerhalb des Politik- und Gesundheitssystems – ganz im Sinne der Institutionalisierung als zunehmende gesellschaftliche Wertschätzung und Stabilität.

Dass sich damit thematische Schwerpunkte in der Arbeit von SHO verschieben, liegt ebenfalls in der Natur der Sache. Inwieweit damit eine Überforderung einhergeht, ist sicher eine Frage, die in den jeweiligen Selbsthilfezusammenschlüssen diskutiert und entschieden werden muss. Vor dem Hintergrund der positiven Wirkungen, die von Selbsthilfezusammenschlüssen ausgehen, ist der Forderung nur zuzustimmen, dass die SH sich diese Seite der Institutionalisierung bewusstmachen muss, damit sich kein ungewollter Wandel der Formen, Inhalte und Maßstäbe vollzieht. Vorsicht ist geboten, denn sollte die Grundlage der SH auf der organisatorischen Seite verloren gehen, könnten die mit der Institutionalisierung sozialer Bewegungen gerne beschworenen Schreckgespenster Wirklichkeit werden.

Um dies zu verhindern, muss die SH als Ganzes, von der Gruppe bis zum Dachverband, ihren inneren Zusammenhang und Zusammenhalt pflegen. Das Betroffenenwissen und die Betroffenenkompetenz entstehen an der Basis, in der Gruppe. Und sie sind (mit großer Wahrscheinlichkeit) einem ständigen, den sich ändernden Umwelten angepassten Wandel unterzogen. Trennen sich die Diskussions- und Arbeitszusammenhänge durch eine zu einseitige Fokussierung auf die Mitwirkung und Mitgestaltung im Gesundheitssystem und verliert sich die ständige Rückbindung an und Pflege der Basis, so dürfte die Gefahr groß sein, dass sich die organisierte SH in eine Art selbstreferenzielle Patientenvertretung durch professionalisierte Betroffene oder ihre hauptamtlichen Funktionäre verwandelt.

Einerseits wäre wohl davon auszugehen, dass der *Grass-Root*-Teil der Selbsthilfebewegung vor Ort (ergänzt durch die sich verbreitende Online-Variante der SH) auch ohne die SHO lebensfähig wäre, sich vielleicht sogar in gewisser Weise erneuern würde. Es mag vielleicht zynisch klingen, aber eine Stärke der SH ist es, dass es wohl, wenn nicht immer, dann doch zumindest auf absehbare Zeit chronisch kranke und behinderte Menschen geben wird. Vermutlich würden auch neue SHO entstehen, die die etablierten Patientenvertretungen kritisch herausfordern würden. Aber zu befürchten ist andererseits, dass eine vielversprechende Entwicklung im Gesundheitswesen, die auf die Integration der SH baut, ins Stocken geriete, bis sich die ganze Szenerie wieder sortiert hätte und der Funktionszusammenhang zwischen Gruppe und Organisation wiederhergestellt wäre. Da erscheint es naheliegend, alles Notwendige dafür zu tun, um diesen Funktionszusammenhang bei zunehmenden Spagatanforderungen und Zerreißproben zu erhalten.

Mut machen können in dieser Hinsicht Konzepte, die betonen, dass die „drohenden" Institutionalisierungsprozesse im Sinne der Selbstauflösung der Selbsthilfebewegung durchaus durch Selbstreflexion abgewendet werden können (Rucht/Blattert/Rink 1997).

Darüber hinaus gehend, entwickelt sich in der verbandlichen SH aktuell ein systemtheoretisch inspirierter Diskursansatz, der die SH als soziales System betrachtet und es als größte Herausforderung ansieht, nicht nur sich selbst anzupassen, sondern auch Anpassungsprozesse bei den anderen, sie umgebenden sozialen Systemen wie u. a. dem Gesundheitssystem, dem Wissenschaftssystem und Rechtssystem in Gang zu setzen (Danner/Schmacke 2019).

Es wird sehr interessant sein zu verfolgen, inwieweit die Diskurse um die SH als soziale Bewegung bzw. soziales System nicht nur intellektuell herausfordern, sondern auch realitätsmächtig werden.

Literatur

BAG SELBSTHILFE e. V. (2019). *Die BAG SELBSTHILFE.* Verfügbar unter www.selbsthilfe-wirkt.de/bag-selbsthilfe-wer-wir-sind/ (Zugriff am 03.03.2019).

Borgetto, B. (2004). *Selbsthilfe und Gesundheit. Analysen, Forschungsergebnisse und Perspektiven.* Bern: Huber.

Borgetto, B. (2009). Sozialer Wandel und die Bewältigung chronischer Erkrankungen aus individualisierungstheoretischer Perspektive. In: D. Schaeffer (Hrsg.): *Bewältigung chronischer Krankheiten im Lebenslauf.* Bern: Huber, 247–262.

Borgetto, B. (2015). Institutionalisierung von sozialen Bewegungen – das Beispiel Gesundheitsselbsthilfe. In: M. Danner/R. Meierjürgen (Hrsg.): *Gesundheitsselbsthilfe im Wandel. Themen und Kontroversen.* Baden-Baden: Nomos, 51–65.

Borgetto, B. (2016). Soziologie des Kranken: Krankenrollen und Krankenkarrieren. In: K. Hurrelmann/M. Richter (Hrsg.): *Soziologie von Gesundheit und Krankheit.* Wiesbaden: Springer VS, 369–381.

Borgetto, B./Kirchner, C./Kolba, N./Stößel, U. (2008). *Selbsthilfe und Ehrenamt in der rheumatologischen Versorgung: Ergebnisse einer empirischen Untersuchung der Struktur- und Prozessqualität der Selbsthilfeaktivitäten und Versorgungsangebote der Rheuma-Liga Baden-Württemberg.* Münster: LIT-Verlag.

Borgetto, B./Kolba, N. (2007). Männer und Frauen helfen sich und anderen anders. Die Genderperspektive in der gesundheitsbezogenen Selbsthilfe. *Selbsthilfe, 4,* 18–20.

Borgetto, B./Mühlbacher, A./Hell, B. (2000). Evaluation und Qualitätsmanagement in der Selbsthilfe – am Beispiel der Rheuma-Liga Baden-Württemberg e. V. *Sozialwissenschaften und Berufspraxis, 23*(3), 259–272.

Borgetto, B./Tomlin, G./Max, S./Brinkmann, M./Spitzer, L./Pfingsten, A. (2018). Evidenz in der Gesundheitsversorgung. Die Forschungspyramide. In: R. Haring (Hrsg.): *Gesundheitswissenschaften.* Berlin: Springer, 1–13, online.

Braun, J./Kettler, U./Becker, I. (1997). *Selbsthilfe und Selbsthilfeunterstützung in der Bundesrepublik Deutschland*. Stuttgart: Kohlhammer.

Danner, M. (2012). Selbsthilfe im Sog der Institutionalisierung. *Selbsthilfe, 3,* 8–9.

Danner, M./Meierjürgen, R. (2015). Einführung. In: M. Danner/R. Meierjürgen (Hrsg.): *Gesundheitsselbsthilfe im Wandel. Themen und Kontroversen.* Baden-Baden: Nomos, 11–17.

Danner, M./Schmacke, N. (2019). Patientenbeteiligung: Herausforderungen für die verbandliche Selbsthilfe und die Gemeinsame Selbstverwaltung. *Bundesgesundheitsblatt – Gesundheitsforschung – Gesundheitsschutz, 62,* 26–31.

Gaber, E./Hundertmark-Mayser, J. (2005). Gesundheitsbezogene Selbsthilfegruppen – Beteiligung und Informiertheit in Deutschland. Ergebnisse des Telefonischen Gesundheitssurveys 2003. *Das Gesundheitswesen, 67*(8/9), 620–629.

Grunow, D./Breitkopf, H./Dahme, H.-J./Engfer, R./Grunow-Lutter, V./Paulus, W. (1983). *Gesundheitsselbsthilfe im Alltag*. Stuttgart: Enke.

Grunow, D./Grunow-Lutter, V. (2002). Geschlechtsspezifische Formen der Selbstvorsorge und Selbsthilfe. In: K. Hurrelmann/P. Kolip (Hrsg.): *Geschlecht, Gesundheit und Krankheit*. Bern: Huber, 548–564.

Hundertmark-Mayser, J./Helms, U. (2019). Unterstützung von Selbsthilfegruppen – gesellschaftliche Herausforderungen für Selbsthilfekontaktstellen und aktuelle Ansätze. *Bundesgesundheitsblatt – Gesundheitsforschung – Gesundheitsschutz, 62,* 32–39.

Hundertmark-Mayser, J./Walther, M. (2012). Selbsthilfe im Web 2.0: Zwischenbilanz und Perspektiven. In: Deutsche Arbeitsgemeinschaft Selbsthilfegruppen e. V. (DAG SHG) (Hrsg.): *Selbsthilfegruppenjahrbuch 2012*. Gießen: DAG SHG.

Karlheim, C. (2016). *Hilfe@Depressions-Online-Forum. Eine qualitative Studie zu Unterstützungs- und Hilfebestrebungen in Depressions-Online-Foren im Internet*. Dissertation an der Fakultät für Gesundheitswissenschaften der Universität Bielefeld. Bielefeld: Universität Bielefeld.

Kickbusch, I. (1981). Von der Zerbrechlichkeit der Sonne. Einige Gedanken zu Selbsthilfegruppen. In: A. Trojan (Hrsg.), *Gemeinsam sind wir stärker. Selbsthilfegruppen und Gesundheit*. Frankfurt am Main: Fischer, 11–24.

Kirchner, C./Schulte, H./Knapp, U./Hentschel, C./Hill, B./Borgetto, B. (2005). *Beratung in der Selbsthilfe am Beispiel der Frauenselbsthilfe nach Krebs. Ein Leitfaden für Beraterinnen*. Essen: BKK Bundesverband.

Kofahl, C. (2019). Kollektive Patientenorientierung und Patientenbeteiligung durch gesundheitsbezogene Selbsthilfe. *Bundesgesundheitsblatt – Gesundheitsforschung – Gesundheitsschutz, 62,* 3–9.

Kofahl, C./Schulz-Nieswandt, F./Dierks, M.-L. (Hrsg.) (2016). *Selbsthilfe und Selbsthilfeunterstützung in Deutschland*. Münster: LIT-Verlag.

Matzat, J. (1999). Selbsthilfe als therapeutisches Prinzip. Therapeutische Wirkungen der Selbsthilfe. In: P. Günther/E. Rohrmann (Hrsg.): *Soziale Selbsthilfe: Alternative, Ergänzung oder Methode sozialer Arbeit?* Heidelberg: Universitätsverlag Winter, 105–126.

Matzat, J. (2000). Zur Rolle der Forschung bei der Entwicklung der Selbsthilfegruppenbewegung in Deutschland. *Sozialwissenschaften und Berufspraxis, 23*(3), 213–222.

Meye, M./Slesina, W. (1990). *Zusammenarbeit von Ärzten und Selbsthilfegruppen. Erprobung von Kooperationsformen im Bereich der Kassenärztlichen Vereinigung Westfalen-Lippe*. Köln: Deutscher Ärzte-Verlag.

Moeller, M. L./Daum, K.-W./Matzat, J. (1984). *Psychologisch-Therapeutische Selbsthilfegruppen*. Stuttgart: Kohlhammer.

Möller, B. (2004). Arbeits- und Fördersituation der Bundesvereinigungen der Selbsthilfe in Deutschland. Ergebnisse einer Datenerhebung. In: Deutsche Arbeitsgemeinschaft Selbsthilfegruppen e. V. (DAG SHG) (Hrsg.): *Selbsthilfejahrbuch 2004*. Berlin: DAG SHG, 146–152.

NAKOS (2019). *Datenbanken*. Verfügbar unter www.nakos.de/ueber-nakos/ueberblick/ (Zugriff am 27.04.2019).

Potts, H. (2005). *Online support groups: An overlooked resource for patients.* Verfügbar unter discovery.ucl.ac.uk/1406/1/Online_support_groups.pdf (Zugriff am 14.03.2019).

Rucht, D./Blattert, B./Rink, D. (1997). *Soziale Bewegungen auf dem Weg zur Institutionalisierung? Zum Strukturwandel „alternativer" Gruppen in beiden Teilen Deutschlands.* Frankfurt am Main: Campus.

Sachverständigenrat zur Begutachtung der Entwicklung im Gesundheitswesen (2012). *Wettbewerb an der Schnittstelle zwischen ambulanter und stationärer Gesundheitsversorgung. Gutachten 2012.* Berlin: SVR Gesundheit.

Trojan, A. (2001). Empowerment und Selbsthilfe bei sozial benachteiligten Gruppen. In: B. Borgetto/J. von Troschke (Hrsg.): *Entwicklungsperspektiven der gesundheitsbezogenen Selbsthilfe im deutschen Gesundheitswesen.* Freiburg: Koordinierungsstelle Gesundheitswissenschaften/Public Health, 74–89.

Trojan, A. (2019). Selbsthilfefreundlichkeit in ambulanter, stationärer und rehabilitativer Versorgung. Wird die Kooperation mit der Selbsthilfe in Qualitätsmanagementsystemen berücksichtigt? *Bundesgesundheitsblatt – Gesundheitsforschung – Gesundheitsschutz, 62*(9), 40–48.

Trojan, A./Deneke, C./Behrendt, J.-U./Itzwerth, R. (1986a). Die Ohnmacht ist nicht total. Persönliches und Politisches über Selbsthilfegruppen und ihre Entstehung. In: A. Trojan (Hrsg.): *Wissen ist Macht. Eigenständig durch Selbsthilfe in Gruppen.* Frankfurt am Main: Fischer, 12–85.

Trojan, A./Deneke, C./Guderian, H./Schorsch, E. M. (1986b). „Seitdem ich diese Gruppe habe, lebe ich richtig auf …" Aktivitäten, Ziele und Erfolge von Selbsthilfegruppen. In: A. Trojan (Hrsg.): *Wissen ist Macht. Eigenständig durch Selbsthilfe in Gruppen.* Frankfurt am Main: Fischer, 163–210.

Trojan, A./Nickel, S./Amhof, R./Böcken, J. (2006). Soziale Einflussfaktoren der Teilnahme an Selbsthilfezusammenschlüssen. Ergebnisse ausgewählter Fragen des Gesundheitsmonitors. *Das Gesundheitswesen, 68*, 364–375.

Trojan, A./Nickel, S./Werner, S. (2004). 25 Jahre Selbsthilfeunterstützung – Studienergebnisse. In: A. Trojan/A. Estorff-Klee (Hrsg.): *25 Jahre Selbsthilfeunterstützung. Unterstützungserfahrungen und -bedarf am Beispiel Hamburgs.* Münster: LIT-Verlag, 27–97.

Vogel, R. (1990). *Gesprächs-Selbsthilfegruppen: Interviews mit Aussteigern und Dabeigebliebenen.* Dissertation am Fachbereich Gesellschafts- und Planungswissenschaften. Berlin: Technische Universität.

Walther, M./Hundertmark-Mayser, J. (2011). Virtuell ist auch real – Selbsthilfe im Internet. Formen, Wirkungsweisen und Chancen. Eine fachliche Erörterung Ergebnisse aus dem Projekt „Selbsthilfe und Neue Medien – Bestandsaufnahme, Differenzierung, Wirkungsanalyse und Kriterienentwicklung". *NAKOS EXTRA, 38*.

WiSe-Team (2019). *Wissenstransfer für die Selbsthilfe.* Verfügbar unter http://blogs.hawk-hhg.de/wise/ (Zugriff am 15.03.2019).

Organisation und Steuerung
des Gesundheitssystems

Gesundheitspolitik

Thomas Gerlinger und Rolf Rosenbrock

Gesundheitspolitik umfasst sowohl die Gesundheitsförderung und Prävention durch die Gestaltung der gesundheitsrelevanten Lebensbedingungen (Health in All Policies) als auch die Gestaltung der Versorgung bei Krankheit und Behinderung. Wesentliche Ziele von Gesundheitspolitik sind die Verbesserung der gesundheitlichen Lage der Bevölkerung und damit auch die Verminderung gesundheitlicher Ungleichheit. An der Gesundheitspolitik sind zahlreiche Akteure und Institutionen mit eigenen, keineswegs immer mit der Verbesserung der Gesundheit kompatiblen Interessen beteiligt. Die Fragmentierung von Akteuren erschwert in vielen Fällen ein zielgerichtetes politisches Handeln. Gesundheitsförderungs- und Primärpräventionspolitik sind zum einen durch eine Aufwertung und Modernisierung, zum anderen durch fortbestehende Mängel und Strukturdefizite gekennzeichnet. Die lebensweltliche Gesundheitsförderung und Prävention nehmen einen deutlich zu geringen Stellenwert ein. Auf dem Gebiet der Krankenversorgung ist der Dualismus aus gesetzlicher und privater Krankenversicherung ein bedeutendes Strukturmerkmal deutscher Gesundheitspolitik. Diese Koexistenz zweier Systeme bringt vielfältige Gerechtigkeitsdefizite und Fehlsteuerungen hervor. In der gesetzlichen Krankenversicherung konkretisiert die Selbstverwaltung staatliche Rahmenvorgaben zur Gesundheitspolitik. Die Krankenversorgung im Rahmen der gesetzlichen Krankenversicherung ist durch sektoral unterschiedliche Regulierungsregimes (ambulant/stationär) gekennzeichnet, wobei korporatistische Regulierungsformen insgesamt eine große Rolle spielen. Die gesetzliche Krankenversicherung ist in den letzten Jahren durch einen Bedeutungszuwachs wettbewerblicher Regulierungsinstrumente und durch einen Trend zur Privatisierung von Risiken gekennzeichnet. Allerdings hat sie sich im Grundsatz den Charakter einer sozialen Krankenversicherung bewahrt. Gesundheitspolitik in Deutschland unterliegt zwar primär der nationalstaatlichen Zuständigkeit, wird aber zunehmend in ein europäisches Mehrebenensystem eingebunden. Zu wichtigen Zukunftsaufgaben für die Gesundheitspolitik zählen die Entwicklung gesundheitsförderlicher Lebenswelten, die Qualitätsverbesserung in allen Handlungsfeldern sowie die Schaffung einer solidarischen Bürgerversicherung.

1 Gegenstand und Ziele von Gesundheitspolitik

Gesundheitspolitik wird in Wissenschaft und Politik auf höchst unterschiedliche Weise definiert. Im Folgenden soll zwischen einer analytischen und einer normativen Definition unterschieden werden. Analytisch wird Gesundheitspolitik verstanden als die Gesamtheit der organisierten Anstrengungen, die auf die

Gesundheit von Individuen, Bevölkerungsgruppen oder ganzen Bevölkerungen Einfluss nehmen – unabhängig davon, ob sie die Gesundheit fördern, erhalten, (wieder-)herstellen oder auch nur Krankheitsverläufe verzögern, stoppen oder die individuellen und sozialen Folgen von Krankheit lindern. Gesundheitspolitik beschränkt sich also nicht auf die Krankenversorgung, sondern erstreckt sich auch auf die vielfältigen Felder der Krankheitsprävention (z. B. Arbeits-, Umwelt- und Verbraucherschutz) und Gesundheitsförderung. Sie umfasst damit das gesamte Spektrum politisch gestaltbarer Aspekte des gesellschaftlichen Umgangs mit Gesundheit und Krankheit. Diese organisierten Anstrengungen umfassen den gesamten Politikzyklus von der Problemdefinition über die Politikformulierung (Definition von Zielen, Programmen und Instrumenten) bis hin zur Implementation und Evaluation der Maßnahmen (Knill/Tosun 2015). Sie schließen insbesondere die Bemühungen zur Gestaltung der mit Gesundheit befassten Institutionen und zur Regulierung des Handelns der dort tätigen Berufsgruppen ein.

Das normative Ziel von Gesundheitspolitik ist die Verbesserung der gesundheitlichen Lage der Bevölkerung durch die Verringerung krankheitsbedingter Einschränkungen der Lebensqualität und durch die Vermeidung des vorzeitigen Todes. In diesem unserem normativen Leitbild fallen gesundheitspolitisches Handeln und gesundheitspolitische Ziele mit dem Selbstverständnis von Public Health zusammen. Dieses Leitbild schließt die Senkung von Erkrankungswahrscheinlichkeiten (Prävention) durch Reduzierung oder Vermeidung pathogener Belastungen und die Förderung salutogener Ressourcen ebenso ein wie die Gestaltung und Steuerung der Krankenversorgung, der Rehabilitation und der Pflege. Gesundheitspolitik findet demnach überall dort statt, wo durch die Gestaltung von Verhältnissen, Verhaltensbedingungen oder Verhaltensanreizen die Wahrscheinlichkeit der Krankheitsentstehung sowie der Verlauf von und der Umgang mit Erkrankungen – positiv oder negativ – beeinflusst werden (Rosenbrock/Gerlinger 2014). Gesundheitspolitik ist normativ somit eine Querschnittsaufgabe. Kriterien der Gesundheitssicherung bzw. -förderung sollten in unterschiedlichsten gesellschaftlichen Bereichen berücksichtigt werden (*Health in All Policies*). Allen Individuen zu einem größtmöglichen Maß an Gesundheit zu verhelfen schließt das Ziel der Verringerung gesundheitlicher Ungleichheiten ein, insbesondere das der Verringerung sozial bedingter Ungleichheiten von Gesundheitschancen.

Gegenstandsbereich und Interventionsfelder der Gesundheitspolitik lassen sich grob (und keineswegs trennscharf) auf einem Kontinuum darstellen (Antonovsky 1987; Hurrelmann/Richter 2013), das die Zustände menschlicher Gesundheit vom Optimalzustand „Gesundheit und Wohlbefinden" über verschiedene Stufen der Risikoexposition, Gesundheitseinschränkung und Erkrankung bis hin zum Tod umfasst (Tabelle 1). Den verschiedenen Zuständen lassen sich dabei unterschiedliche Interventionstypen sowie unterschiedliche politische, administrative und professionelle Zuständigkeiten zuordnen.

Tabelle 1: Interventionsfelder und Interventionstypen der Gesundheitspolitik

Zustand				
Gesundheit und Wohlbefinden	Spezifische und unspezifische Gesundheitsrisiken, Befindlichkeitsstörungen	Behandlungsfähige Befunde ohne Symptome	Akute und chronische Erkrankungen, Behinderungen	Tod
Interventionstyp				
Gesundheitsförderung	Belastungssenkung und Gesundheitsförderung (Primärprävention)	Früherkennung und Frühbehandlung, Belastungssenkung und Gesundheitsförderung (Sekundärprävention)	Medizinische Behandlungen, medizinische, berufliche und soziale Rehabilitation, Pflege, Belastungssenkung und Gesundheitsförderung (Tertiärprävention)	

Quelle: Rosenbrock/Gerlinger 2014, 27

Gesundheitsförderung, Krankheitsverhütung, Krankheitsfrüherkennung, medizinische Behandlung, Pflege, soziale Betreuung und Rehabilitation sind dabei zunächst gleichrangige Felder der Gesundheitspolitik. Soll die gesundheitliche Wirksamkeit (Effizienz) von Gesundheitspolitik maximiert werden, so hängt die Auswahl und Gewichtung der Interventionsfelder und Interventionsinstrumente von der Beantwortung der Leitfrage ab: In welchem Verursachungsbereich oder auf welchem Streckenabschnitt des Kontinuums zwischen Gesundheitsrisiko und schwerer Erkrankung bzw. vorzeitigem Tod ist mit welchem Interventionstyp und möglichst kostengünstig der epidemiologisch abschätzbar größte Gesundheitsgewinn (z. B. in Form von vermiedenem Leid und vorzeitigem Tod) zu erzielen? Die Antworten auf diese Frage können je nach Gesundheitsproblem, Zielgruppe und verfügbarem Wissen unterschiedlich ausfallen.

2 Akteure, Handlungsebenen und Entscheidungsprozesse in der Gesundheitspolitik

Gesundheitspolitik ist ein staatsnahes Politikfeld (Mayntz/Scharpf 1995). Das institutionelle Zentrum der Regulierung der Gesundheitspolitik ist der Staat – sowohl in seinen legislativen und exekutiven als auch in seinen judikativen

Funktionen. Direkte verfassungsrechtliche Bezüge zum staatlichen Handeln in der Gesundheitspolitik ergeben sich vor allem aus zwei Bestimmungen des Grundgesetzes (GG):

- Erstens weist es dem staatlichen Handeln die Aufgabe zu, das Leben und die körperliche Unversehrtheit eines Jeden zu gewährleisten (Art. 2 Abs. 2 GG). Daraus ergeben sich Handlungsanforderungen in der Prävention, darunter Maßnahmen des Arbeitsschutzes, des Umweltschutzes und des gesundheitsbezogenen Verbraucherschutzes.
- Zweitens schließt seine Verpflichtung als „demokratischer und sozialer Bundesstaat" (Art. 20 Abs. 1 GG) auch verbindliche Bestimmungen für die Erbringung und Finanzierung von Gesundheitsleistungen und die Festschreibung diesbezüglicher Rechte und Pflichten der Beteiligten ein.

Derartige kollektiv verbindliche Entscheidungen zum gesellschaftlichen Umgang mit Gesundheit lassen sich auch als marktkorrigierendes Handeln begreifen: Der Staat verpflichtet die Akteure auf solche Verhaltensweisen, die die Regulierungsmechanismen des freien Marktes selbst zumeist nicht hervorbringen würden (Gerlinger 2009). Damit schafft er einen allgemeinen Ordnungsrahmen für die Gestaltung des Gesundheitssystems.

Allerdings besteht staatliches Handeln in der Gesundheitspolitik – wie in der Politik im Allgemeinen – in der Regel nicht einfach in einer einseitigen, hierarchischen Durchsetzung autonom getroffener Entscheidungen. Vielmehr sind an der Gestaltung des Gesundheitssystems zahlreiche Akteure beteiligt. Die staatliche Willensbildung in der Gesundheitspolitik selbst wird zum einen beeinflusst von der Zusammensetzung von Parlament und Regierung, von den Parteien und Parlamentsfraktionen, den Ministerien und Ministerialbürokratien und gelegentlich auch von einzelnen besonders einflussreichen Expert*innen. Zum anderen sind politische Entscheidungsträger vielfältigen lobbyistischen Beeinflussungsversuchen von Verbänden und anderen Akteuren ausgesetzt, die als Träger von Partikularinteressen auftreten. Zu den wichtigsten von ihnen zählen wirtschaftliche bzw. professionspolitische Interessengruppen, Wohlfahrtsverbände, Unternehmen, die Interessenverbände von Kapital und Arbeit, die auf Gesundheitsrisiken und Krankenversorgung einwirkenden Verbände und Gruppen sowie soziale Bewegungen, die einen Bezug zum Thema „Gesundheit" haben. Dabei sind für die Entwicklung der Gesundheitspolitik häufig nicht primär gesundheitsbezogene, sondern (auch) andere Interessen von Bedeutung. Somit sind gesundheitspolitische Entscheidungen in der Regel Ergebnisse von Konflikten und Aushandlungsprozessen, in die neben dem Staat auch die genannten Akteure ihre Interessen und Machtressourcen einbringen. Sie üben damit eine eigenständige Gestaltungsmacht im Hinblick auf den gesellschaftlichen Umgang mit Gesundheit und Krankheit aus. Ferner verfügen sie als Adressaten politischer Steuerungsversuche gerade auf dem Gebiet der Gesundheitsversorgung in vielen Fällen über – häufig schwer kontrollierbare – Möglichkeiten zur Umgehung staatlicher Steuerungsziele. Auch auf diese Weise nehmen sie Einfluss auf das Ergebnis staatlicher Steuerungsbemühungen. Daraus ergibt sich auch, dass diese häufig nicht zielgenau sind.

Gesundheitspolitische Entscheidungen fallen nicht nur unter Beteiligung unterschiedlicher Akteure, sondern auch auf unterschiedlichen Ebenen. Hilfreich für die Analyse und das Verständnis von Gesundheitspolitik, wenn auch nicht in allen Fällen trennscharf, ist die Unterscheidung einer Makro-, einer Meso- und einer Mikro-Ebene.

Die Makro-Ebene bezeichnet die nationalstaatliche und die supranationale Regulierungsebene der Gesundheitspolitik. Die auf nationalstaatlicher Ebene getroffenen Regelungen betreffen z. B. die institutionelle Struktur der gesundheitlichen Versorgung, die Finanzierung von Gesundheitsleistungen und den Zugang der Bürger*innen zu den Versorgungseinrichtungen. Der Staat trifft hierzu gesetzliche Regelungen und überwacht deren Einhaltung. Dabei ist nationalstaatliche Politik häufig eingebunden in das Handeln supranationaler Institutionen. Für die Gesundheitspolitik in Deutschland ist insbesondere die Europäische Union (EU) von Bedeutung.

Die Meso-Ebene bezeichnet ein Doppeltes: zum einen die regionale Ebene mit der Zuständigkeit der Bundesländer für die Umsetzung des Bundesrechts sowie für eigenständige Handlungsfelder (z. B. für zahlreiche Aspekte der Primärprävention oder für die Sicherstellung der Krankenhausversorgung). Zum anderen bezeichnet sie die Ebene der untergesetzlichen Regulierung bei der Gestaltung des Gesundheitssystems durch die Selbstverwaltung in der gesetzlichen Krankenversicherung, vor allem durch die gemeinsame Selbstverwaltung der Ärzt*innen und Krankenkassen, die bundesstaatliche Rahmenvorgaben – zumeist durch Kollektivverhandlungen – konkretisiert.

Die Mikro-Ebene bezeichnet das Handeln der individuellen Akteure, das Einfluss auf den Umgang mit Gesundheit und Krankheit nimmt. Dies betrifft im Bereich der Prävention z. B. die gesundheitsbezogenen Aktivitäten von Kommunalverwaltungen oder von Unternehmen, im Bereich der Krankenversorgung vor allem das Handeln einzelner Krankenkassen, Krankenhäuser, Ärzt*innen, Pflegeeinrichtungen, Versicherter oder Patient*innen. Handlungsspielräume sind zumeist durch die auf den übergeordneten Ebenen getroffenen Entscheidungen beschränkt. Allerdings bleiben den Akteuren in vielen Fällen auch Gelegenheiten, sich an eigenen Präferenzen zu orientieren, auch weil Akteure auf der Makro- und der Meso-Ebene gerade in der Gesundheitspolitik häufig nicht über angemessene Ressourcen zur Steuerung des Handelns auf der Mikro-Ebene verfügen. Von übergeordneten Ebenen ausgehende Steuerungsversuche können also sowohl zu erwünschten als auch zu unerwünschten Ergebnissen führen. Dabei schränken vorangegangene Entscheidungen die aktuelle Handlungsfreiheit der Akteure häufig ein. Gesundheitspolitik ist somit stark von nationalen Traditionen geprägt, die oftmals eine spezifische Pfadabhängigkeit von Entwicklungen begründen.

Gern und häufig werden politische Entscheidungsprozesse mithilfe des sogenannten „Policy Cycle" dargestellt, der in Gesundheitspolitik und Public Health eben als *Health Policy Cycle* oder als *Public Health Action Cycle* bezeichnet wird. Demnach vollzieht sich das politische Handeln auf diesem Feld in einer Abfolge unterschiedlicher – je nach Modell vier oder fünf – Phasen oder Schritten. Im Modell von Knill und Tosun (2015) z. B. sind dies Problemdefinition, Agenda-Gestaltung, Politikformulierung, Implementation und Evaluation. Bei dieser Abfolge handelt es sich jedoch eher um eine politische Norm oder um einen Idealtypus als um die Beschreibung gesundheitspolitischer Realitäten. Die Wirklichkeit gesundheitspolitischer Prozesse weicht vor allem in folgender Hinsicht von derartigen Zyklusmodellen ab:

- Erstens handelt es sich nicht unbedingt um zeitlich aufeinander folgende Phasen des Politikprozesses. Es ist keineswegs unüblich, dass sich die im Modell unterstellte Handlungssequenz in der gesundheitspolitischen Realität gleichsam umdreht, wenn z. B. Problemdefinition und Politikformulierung im Lichte bestehender Implementationschancen oder Umsetzungsmöglichkeiten vorgenommen werden.
- Zweitens vollzieht sich die Formulierung und Implementation politischer Maßnahmen in aller Regel nicht als administrative Durchsetzung einer von einem einheitlichen staatlichen Akteur autonom formulierten Politik (*Top-down*-Handeln), sondern erfolgt auf jeder dieser Stufen, wie dargelegt, in der Interaktion von staatlichen, parastaatlichen, verbandlichen und privaten Akteuren. Dies bedeutet nicht, dass einzelne Akteure nicht höchst planvoll an Gesundheitspolitik herangehen würden.
- Drittens orientieren sich gesundheitspolitische Entscheidungen – wie ebenfalls bereits erwähnt – häufig nicht oder nicht allein an den Erfordernissen einer gesundheitsbezogenen Sachlogik. Vielmehr beeinflussen Interessen- und Machtkonstellationen im Interventionsfeld häufig die Auswahl der zu bearbeitenden Gesundheitsprobleme sowie die Ursachenzuschreibungen und damit die zu ihrer Bearbeitung verfolgten Strategien.

3 Wohlfahrtsstaat, Gesundheitspolitik und Gesundheitssystemtypen

Gesundheitspolitik in ihrer heutigen Gestalt hat sich in Deutschland wie in allen kapitalistisch industrialisierten Ländern als Antwort auf die ökonomischen, sozialen und politischen Umbrüche des 19. Jahrhunderts herausgebildet. Die stürmische Industrialisierung vor allem im 19. Jahrhundert führte zur Etablierung der lohnabhängigen Arbeit als Existenzform für schnell wachsende Teile der Bevölkerung und als zentralem Bezugspunkt der Gesellschaftsentwicklung. Mit dem Abbau alter Probleme ging die Produktion quantitativ und qualitativ neuer Dimensionen von sozialen Notlagen und Gesundheitsrisiken einher, die von den Betroffenen selbst nicht durch Lohnarbeit und informelle Unterstützungssysteme aufgefangen werden konnten (Alter, Armut, Arbeitslosigkeit, Krankheit, Invalidität, Qualifikationsdefizite, materielle Familiensicherung). Da zugleich ältere Unterstützungs- und Hilfssysteme wegbrachen, wurde der Aufbau einer systematischen staatlichen Sozialpolitik zum Imperativ gesellschaftlicher Bestandssicherung.

In Abhängigkeit von den nationalspezifischen Ausprägungen des vermuteten oder realen Konfliktpotenzials der jeweiligen Arbeiterbewegung, der ideologisch-religiösen Orientierung, der politischen Einigungs- und Handlungsfähigkeit der gesellschaftlich hegemonialen Kräfte bzw. Klassen sowie der vorindustriell gewachsenen institutionellen und professionellen Bearbeitungsmuster sozialer und gesundheitlicher Probleme bildeten sich zunächst in Europa unterschiedliche Formen der sozialen und gesundheitlichen Sicherung heraus. Entstehung und Entwicklung der Sozial- und Gesundheitspolitik sind dabei nicht das Ergebnis einheitlicher gesamtgesellschaftlich durchgesetzter Strategien und folgen auch keiner geradlinig-evolutionären Modernisierungslogik. Sie sind vielmehr das Resultat zum Teil offen kämpferischer, zum Teil stumm und strukturell geführter Auseinandersetzungen zwischen Koalitionen bzw. Bündnissen verschiedener Klassen und Schichten mit dem Ziel der Hegemoniegewinnung und Umsetzung ihrer je unterschiedlichen, zum Teil gegensätzlichen sozial- und gesundheitspolitischen Zielsetzung und Strategien.

3.1 Wohlfahrtsstaatstypen

Esping-Andersen (1990) hat in seiner berühmten Studie über die Welten des Wohlfahrtskapitalismus eine Typologie von Wohlfahrtsstaaten in reichen, kapitalistischen Gesellschaften entworfen, die – trotz mancher Kritik – auch heute noch sehr einflussreich ist. Bezugspunkt für seine Typologisierung sind folgende Kriterien:

- der Grad, in dem die sozialstaatliche Leistungsgewährung die Leistungsempfänger von dem Zwang befreit, zur Sicherung der Lebenslage ihre Arbeitskraft auf dem Arbeitsmarkt zu verkaufen (Dekommodifizierung) – dies betrifft vor allem die Voraussetzungen für den Zugang zu Sozialleistungen sowie das Niveau der Leistungsgewährung;
- der Beitrag des sozialen Sicherungssystems zur Ordnung und Schichtung einer Gesellschaft (Stratifikation), also das Ausmaß, in dem soziale Ungleichheiten durch den Sozialstaat verringert werden und die unterschiedlichen sozialen Schichten zur Finanzierung der sozialen Sicherung herangezogen werden;
- die spezifische Bedeutung, die den Institutionen Staat, Markt und Familie im System der sozialen Sicherung zukommt.

In den fortgeschrittenen kapitalistischen Demokratien lassen sich demnach – trotz mancherlei Konvergenzen, Überschneidungen und Sonderentwicklungen – drei Grundmodelle wohlfahrtsstaatlicher Regime unterscheiden: der liberale, der konservative und der sozialdemokratische Wohlfahrtsstaat.

Im (markt-)liberalen Wohlfahrtsstaat nimmt Sozialpolitik lediglich eine Art Basissicherung auf niedrigem Niveau vor. Sie zielt im Wesentlichen auf streng subsidiäre Armenfürsorge, verbunden mit einer rigiden Bedürftigkeitsprüfung. Für ein auskömmliches Dasein bzw. eine befriedigende Versorgung bedarf es in aller Regel einer privaten Zusatzvorsorge, die – oftmals steuerlich begünstigt – auf einem privaten, wettbewerblich gesteuerten Anbietermarkt befriedigt werden kann, wenn die entsprechende Kaufkraft vorhanden ist. Das liberale Modell setzt in erster Linie auf den Markt als Instanz für die Lösung sozialer Probleme. Der Grad der Dekommodifizierung und das soziale Umverteilungsniveau sind hier gering. Die Mittel- und Oberschichten werden nur in geringem Maße zur Finanzierung der sozialen Sicherung herangezogen. Das liberale Modell ist typisch für einige angelsächsische Staaten, vor allem die USA und Großbritannien.

In einem konservativen Wohlfahrtsstaat ist die Erwerbsarbeit der zentrale Bezugspunkt für die Finanzierung und Zuweisung von Leistungen. Der Erwerbstätigenstatus ist verbunden mit einer Versicherungspflicht, aus der ein Rechtsanspruch auf Leistungen erwächst. Die Höhe der Versicherungsbeiträge richtet sich nach den Arbeitseinkommen; der Umfang der Leistungen orientiert sich an Einkommens- und Statusunterschieden in der Erwerbsarbeit und soll bis zu einem gewissen Grad den Lohnausfall kompensieren. Zugleich werden bestimmte Gruppen von der Versicherungspflicht bzw. von der einkommensäquivalenten Beitragsaufbringung befreit (z. B. Selbstständige, Beamt*innen, Besserverdienende). Auf diese Weise werden soziale Unterschiede, die aus dem System der Erwerbsarbeit erwachsen, durch die Sozialpolitik reproduziert (konserviert). Sozialpolitik dient nicht zuletzt dazu, gesellschaftliche Konfliktpotenziale zu entschärfen und die Loyalität bestimmter Erwerbstätigengruppen zu sichern. Zugleich wird die Familie u. a. durch die Ausweitung von Leistungsansprüchen auf nichterwerbstätige Familienmitglieder gestärkt. Von großer Bedeutung für die soziale Sicherung sind die Sozialversicherungsträger, die unter staatlichen Vorgaben und staatlicher Aufsicht agieren und die insbesondere in Krisenzeiten auch auf staatliche Zuschüsse angewiesen sind. Die Bedeutung des Marktes ist im konservativen Wohlfahrtsstaat zurückgedrängt, allerdings sind wegen der beitragsäquivalenten Leistungsfinanzierung und -gewährung auch die Umverteilungseffekte begrenzt. Das konservative Modell findet sich vor allem in Ländern des kontinentalen Mittel- und Westeuropa (z. B. in Deutschland, Österreich und Frankreich).

Der sozialdemokratische Wohlfahrtsstaat gewährt Sozialleistungen in Abhängigkeit vom Bürgerstatus, ungeachtet der Zugehörigkeit zu bestimmten beruflichen Status- oder Einkommensgruppen. Er zielt dabei auf eine universelle Sicherung und auf eine Angleichung von Lebenslagen. Die Sozialleistungen werden weitgehend über den Staat finanziert. Zwar werden die Mittelschichten stark an ihrer Finanzierung beteiligt, allerdings auch umfassend in das Sicherungssystem einbezogen. Der sozialdemokratische Wohlfahrtsstaat ermöglicht den Individuen ein vergleichsweise hohes Maß an Unabhängigkeit sowohl vom Arbeitsmarkt als auch von der Familie. Das soziale Umverteilungsniveau ist entsprechend hoch. Das sozialdemokratische Modell ist vor allem in den skandinavischen Ländern verbreitet.

Wenn einzelne Länder den unterschiedlichen Wohlfahrtsstaatstypen zugeordnet werden, so bedeutet dies nicht, dass dort jeweils auch alle dazugehörigen Grundmerkmale auf allen Gebieten der sozialen Sicherung anzutreffen wären. Die Entwicklung der Sozialpolitik orientiert sich in ihrer Entwicklung nicht an einem Modell, sondern ist gekennzeichnet durch vielfältige Brüche, Themenverlagerungen und Kompromisse. Insbesondere entwickelt sie sich in Abhängigkeit von ökonomischen Konjunkturen und politischen Kräfteverhältnissen. So hat sich der sozialdemokratische Typus des Wohlfahrtsstaats erst in den Nachkriegsjahrzehnten herausgebildet. In jüngerer Zeit erleben wir, wie vor allem unter dem Druck weltwirtschaftlicher Veränderungen in zahlreichen kapitalistischen Gesellschaften Merkmale des liberalen Wohlfahrtsstaates an Bedeutung gewinnen. Dennoch lassen sich die mit den skizzierten Wohlfahrtsstaatsmodellen jeweils verknüpften Grundmuster sozialer Sicherung und sozialpolitischer Handlungsstrategien auch heute in vielen Ländern wiederfinden.

Der deutsche Sozialstaat ist – dies wurde bereits angedeutet – dem konservativen Modell zuzuordnen. Allerdings ist zu berücksichtigen, dass sich die vorgestellte Typisierung in erster Linie auf jene Sicherungszweige bezieht, mit denen eine unmittelbare monetäre Umverteilung verbunden ist. Bei der sozialen Sicherung im Krankheitsfall geht es hingegen auch um die Organisation der Krankenversorgung mit ihrem hohen Anteil persönlicher Dienstleistungen. So lässt sich das deutsche Gesundheitswesen nicht eindeutig einer der genannten Kategorien zuordnen. Zwar weist es ebenfalls deutliche Züge des konservativen Wohlfahrtsstaates auf, z. B. die Finanzierung und Organisation im Rahmen einer beitragsfinanzierten Pflichtversicherung und die den Status erhaltenden Befreiung von Beamt*innen, Selbständigen und Besserverdienenden von der Versicherungspflicht. Daneben lassen sich aber auch Elemente des sozialdemokratischen (z. B. der umfassende Leistungsanspruch der GKV-Versicherten) und des liberalen Wohlfahrtsmodells (z. B. die Tendenz zu einer Privatisierung von Krankenbehandlungskosten) erkennen.

3.2 Gesundheitssystemtypen

Die Gesundheitssystemforschung beschreibt und analysiert Gesundheitssysteme gemeinhin nach drei Dimensionen: der Versorgungsstruktur, der Finanzierungsstruktur und der Regulierungsstruktur. Unter diese Kategorien fällt jeweils eine Reihe von Merkmalen. Zur *Versorgungsstruktur* zählen der Zugang der Bevölkerung zur Versorgung, die Art der Träger von Versorgungseinrichtungen, die Arbeitsteilung zwischen den Institutionen und Berufen in der Gesundheitsversorgung. Zentrales Merkmal der *Finanzierungsstruktur* ist die Art der Mittelaufbringung für die Finanzierung von Gesundheitsleistungen, insbesondere betrifft dies die Anteile öffentlich und privat aufgebrachter Mittel sowie die Anteile von Steuermitteln und (bruttolohnbezogenen) Versicherungsbeiträgen. Die *Regulierungsstruktur* bezeichnet die Rolle von Staat, Selbstverwaltung (häufig: durch Verbände) und Markt bei der Regulierung des Gesundheitssystems. Mitunter wird auch der Zugang zu Versorgungseinrichtungen und Leistungen als eine eigenständige vierte Dimension der Gesundheitssystemanalyse behandelt,

Die in der Forschung entwickelten Gesundheitssystemtypologien unterscheiden sich erheblich (Reibling/Wendt 2018; Schölkopf/Pressel 2017). Weit verbreitet, obwohl häufig als zu grob kritisiert, ist eine Unterscheidung zwischen staatlichen Gesundheitssystemen, sozialen Krankenversicherungssystemen und privaten Krankenversicherungssystemen. *Staatliche Gesundheitssysteme* sind gekennzeichnet durch vom Staat getragene Versorgungseinrichtungen, die Finanzierung über Steuern und die Regulierung durch staatliche Institutionen. Kernmerkmale von *sozialen Krankenversicherungssystemen* sind gemischtwirtschaftliche Trägerstrukturen, die Finanzierung über (bruttolohnbezogene) Versicherungsbeiträge und eine starke Rolle einer Selbstverwaltung bei der Regulierung. In *privaten Krankenversicherungssystemen* befinden sich die

Versorgungseinrichtungen üblicherweise in privater Trägerschaft, ist die private Finanzierung von Gesundheitsleistungen (private Direktzahlung oder private Versicherung) von besonderer Bedeutung und spielt der Markt bei der Regulierung des Gesundheitssystems eine große Rolle.

Demnach lassen sich – in der reichen, kapitalistischen Welt des „alten Westens"– einzelne Gesundheitssysteme folgenden Typen zuordnen:

- Staatliche Gesundheitssysteme finden sich u. a. in Skandinavien (Schweden, Norwegen, Finnland, Dänemark), in Südeuropa (Griechenland, Spanien, Italien, Portugal) sowie in England und Irland.
- Zu den sozialen Krankenversicherungssystemen zählen die Länder des kontinentalen West- und Mitteleuropa (Deutschland, Frankreich, Österreich, Niederlande, Belgien, Luxemburg).
- Als privates Krankenversicherungssystem werden häufig die USA bezeichnet.

Bei diesen Gesundheitssystemtypen handelt es sich um Idealtypen, denen die vorhandenen Realtypen nicht vollständig entsprechen. Allerdings lassen sich in den einzelnen Gesundheitssystemen zumeist dominante Merkmale identifizieren, die die Zuordnung zu einem bestimmten Idealtyp rechtfertigen. Zugleich lässt sich beobachten, dass zahlreiche Gesundheitssysteme im Zuge der seit den 1990er Jahren durchgeführten Reformen – bei zumeist beobachtbarer Kontinuität der institutionellen Grundstrukturen – dazu neigen, Merkmale zu übernehmen, die jeweils für andere Systemtypen charakteristisch sind. Diese Tendenz wird auch als „Hybridisierung" von Gesundheitssystemen bezeichnet (Schmid/Cacace/Götze/Rothgang 2010). So hat z. B. das deutsche Krankenversicherungssystem bei der Finanzierung Elemente eines staatlichen Gesundheitssystems (Einführung eines steuerfinanzierten Bundeszuschusses), aber auch solche von privaten Krankenversicherungssystemen (Einführung von Wahltarifen in der gesetzlichen Krankenversicherung) aufgenommen. Eine partielle Übernahme von eigentlich systemfremden Elementen ließe sich auch für andere Gesundheitssysteme zeigen.

Die Gesundheitssystemtypologie fällt zum Teil mit der erwähnten Wohlfahrtsstaatstypologie zusammen (sozialdemokratisch/staatlich; konservativ/Sozialversicherung; liberal/Privatversicherung), allerdings sperren sich auch einige Gesundheitssysteme gegen eine entsprechende Zuordnung. Besonders Großbritannien fällt aus diesem Rahmen heraus, denn es verfügt als liberaler Wohlfahrtsstaat über ein staatlich organisiertes, steuerfinanziertes Gesundheitswesen, das den Bürgern einen umfassenden Versorgungsanspruch zubilligt, auch wenn dieser wegen der chronischen Unterfinanzierung des National Health Service nicht vollständig eingelöst werden kann.

4 Gesundheitsförderungs- und Primärpräventionspolitik

4.1 Wandel und fortbestehende Mängel in der Gesundheitsförderungs- und Primärpräventionspolitik

In der deutschen Gesundheitspolitik lässt sich seit einigen Jahren eine wachsende Aufmerksamkeit für Gesundheitsförderung und Primärprävention feststellen. Dies wird auf unterschiedlichen Handlungsfeldern deutlich. Von besonderer Bedeutung sind Maßnahmen, die auf eine Veränderung des individuellen Verhaltens zielen. Dazu zählen z. B. diverse Maßnahmen zur Reduzierung des Tabakkonsums, v. a. durch das 2007 verabschiedete Bundesnichtraucherschutzgesetz, das durch unterschiedlich weitgehende Regelungen in den Ländern umgesetzt wurde und Rauchverbote in öffentlichen Einrichtungen, im öffentlichen Personenverkehr und in der Gastronomie zur Folge hatte. Es zählen dazu aber auch verschiedene Maßnahmen wie etwa die Einschränkung der Werbung für Tabakprodukte, die Pflicht zur Kennzeichnung von Tabakwaren mit Hinweisen auf die Gesundheitsgefahren des Tabakkonsums, das Abgabeverbot für Rauchwaren für Personen unter 18 Jahre und die Pflicht des Arbeitgebers zur Gewährleistung des Nichtraucherschutzes in Arbeitsstätten, auch wenn die in Deutschland ergriffenen Maßnahmen in der Tabakkontrollpolitik nach wie vor zum Teil deutlich hinter denen europäischer Nachbarländer zurückbleiben. Weitere wichtige Handlungsfelder sind die Themenkomplexe „Alkohol", „Ernährung" und „Bewegung". Im Hinblick auf die Abgabe von Alkohol an Jugendliche und die Kennzeichnung von alkoholhaltigen Getränken sind gesetzliche Bestimmungen in den letzten Jahren verschärft worden. Bei den Themen „Ernährung" und „Bewegung" stehen zwar keine gesetzlichen Maßnahmen im Vordergrund, allerdings werden sie seit längerem diskutiert, wie etwa die Auseinandersetzungen über das Für und Wider einer Kennzeichnungspflicht von Lebensmitteln („Ampel") oder einer Steuer auf besonders ungesunde Lebensmittel (z. B. eine Zuckersteuer) zeigen. Auf den genannten Handlungsfeldern weist die Bundeszentrale für gesundheitliche Aufklärung als Bundesbehörde in zahlreichen öffentlichen Aufklärungskampagnen auf epidemiologisch relevante Krankheiten als mögliche Folge einer ungesunden Lebensweise hin, vor allem im Hinblick auf Herz-Kreislauf-Erkrankungen, Krebs und Diabetes. Zugleich lassen sich auch Tendenzen zu einer Hypertrophie von Präventionsleistungen und Präventionsfeldern erkennen, werden in Medien und Politik doch immer neue Gefahren für die Gesundheit und damit Handlungsfelder der Primärpräventionspolitik erschlossen, wie z. B. die Formel „Sitzen ist das neue Rauchen" (Frankfurter Allgemeine Zeitung vom 13.09.2017) zum Ausdruck bringt.

Ein weiteres bedeutendes Merkmal jüngerer Entwicklungen sind Bemühungen um eine Modernisierung von Gesundheitsförderung und Primärprävention. Sie kommt insbesondere im Gesundheitsschutz am Arbeitsplatz zum Ausdruck. Das 1996 verabschiedete Arbeitsschutzgesetz stellt mit der Erweiterung bzw. Neuausrichtung der Schutzphilosophie, der Einführung neuer Präventionsinstrumente, der Orientierung auf Arbeitnehmerpartizipation und der inhärenten Dynamisierung des Schutzhandelns eine bedeutende Innovation des Präventionsrechts dar, auch wenn sie sich bisher nur teilweise in einer entsprechenden Präventionspraxis niederschlug. Ähnliches gilt für die mit der Verabschiedung des Siebenten Sozialgesetzbuchs (SGB VII) vorgeschriebene Erweiterung des Präventionsauftrags der gesetzlichen Unfallversicherungsträger von der Verhütung von Arbeitsunfällen und Berufskrankheiten auf die Verhütung arbeitsbedingter Gesundheitsgefahren. Neben dem rechtsverbindlichen Arbeitsschutz hat auch das freiwillige betriebliche Gesundheitsmanagement in und durch Unternehmen und öffentlichen Einrichtungen – unter Heranziehung wissenschaftlicher Expertise, häufig in Kooperation mit Krankenkassen sowie Betriebs- bzw. Personalräten – erheblich an Bedeutung gewonnen, wie sich an mittlerweile zahlreichen einschlägigen Projekten zeigt.

Zu den Modernisierungsprozessen auf diesem Handlungsfeld zählt auch die 1989 in Kraft getretene Beauftragung der Krankenkassen mit Maßnahmen der nichtmedizinischen Primärprävention und Gesundheitsförderung (§ 20 SGB V). Mit den Krankenkassen etablierte der Gesetzgeber neue Akteure auf diesem Handlungsfeld. Insbesondere ist hier die Neufassung der einschlägigen Bestimmungen im Gesundheitsreformgesetz von 1999 von Bedeutung, die nicht nur eine Wiederaufwertung dieses Handlungsfeldes für die Krankenkassen nach dessen zwischenzeitiger weitgehender Beschränkung durch die damalige konservativ-liberale Koalition im Jahre 1996 darstellte. Vielmehr beinhaltete sie auch innovative Ziele, nämlich eine Verringerung der sozialen Ungleichheit von Gesundheitschancen, und detaillierte Vorgaben für die Qualitätssicherung der von Krankenkassen getragenen Maßnahmen, nämlich die Pflicht, Ziele, Zugangswege und Methoden unter Beteiligung unabhängigen Sachverstandes zu definieren. Dieser Wandel kommt in einer steigenden Zahl von Gesundheitsförderungsprojekten und in einer Professionalisierung des Kassenhandelns zum Ausdruck. Allerdings war diese Professionalisierung durch den Gesetzgeber nach der Erfahrung des vorangegangenen Missbrauchs dieses Handlungsfeldes durch die Krankenkassen für Zwecke der Selektion „guter" Risiken, nämlich die Versuche zur Bindung und Anziehung gesunder und gesundheitsbewusster Versicherter im Kassenwettbewerb, erzwungen worden. Das 2016 in Kraft getretene Präventionsgesetz (siehe Kapitel 4.3) knüpfte an diese vor allem 1999 geschaffenen Grundlagen an und entwickelte sie weiter.

Eine Aufwertung und Modernisierung von Gesundheitsförderung und Primärprävention lässt sich auch auf kommunaler Ebene beobachten. Kommunen räumen dem Thema „Gesundheit" häufig einen größeren Stellenwert ein und entwickeln des Öfteren auch komplexere Interventionsstrategien. Gesundheitsförderung und Krankheitsvermeidung sind hier nicht unbedingt die primären Handlungsfelder, sondern stellen häufig nur eine von mehreren Programmkomponenten dar, sind gleichwohl aber erwünschte Ziele derartiger Interventionen (z. B. Brandhorst/Hildebrandt/Luthe 2017). Häufig werden solche kommunalen Maßnahmen oder Programme unter Rückgriff auf vom Bund oder den Ländern bereitgestellte Mittel auf den Weg gebracht. Auf Bundesebene zählt dazu das Programm „Soziale Stadt", das Mittel für eine soziale Quartiersentwicklung bereitstellt und auf die Integration unterschiedlicher Aspekte der Quartiersentwicklung gerichtet ist. Darunter können z. B. Maßnahmen zur Förderung der wirtschaftlichen Infrastruktur und der Stadtbegrünung fallen. Darüber hinaus verfolgen zahlreiche Kommunen das Ziel, die verschiedenen kommunalen Handlungsfelder, etwa die Kinder- und Jugendarbeit, Familien- und Erziehungsberatung, die Bereitstellung von Förderhilfen (z. B. im Bildungsbereich) und gesundheitsbezogene Maßnahmen, miteinander zu verknüpfen. Auch dies geschieht bisweilen in Umsetzung entsprechender Länderprogramme. Ein prominentes Beispiel für diese Ausrichtung ist das von der damaligen Landesregierung aus SPD und Grünen in Nordrhein-Westfalen ins Leben gerufene Programm „Kein Kind zurücklassen".

Schließlich hat seit den 1980er Jahren die Gesundheitsberichterstattung auf Bundes-, Landes-, Kommunal-, Stadtteil- und Betriebsebene einen beträchtlichen Aufschwung erfahren (siehe den Beitrag von Kurth, Saß und Ziese). Ihr kommt für die zielgerichtete Ausgestaltung der Gesundheitsförderungs- und Primärpräventionspolitik eine Schlüsselfunktion zu, soll sie doch Informationen über den Gesundheitszustand und über Gesundheitsrisiken bereitstellen, bei der politischen Entscheidungsfindung über Art, Richtung und Schwerpunkte von Interventionen helfen und deren Effekte überprüfen.

Bedeutungszuwachs und Modernisierung von Primärprävention und Gesundheitsförderung schlagen sich allerdings nicht in einem entsprechenden Anstieg der Präventionsausgaben nieder. Der Anteil dieser Präventionsausgaben an allen Gesundheitsausgaben ist im Vergleich zum Anfang der 1990er Jahre sogar leicht rückläufig, sank er doch von 3,7 % (5,9 Mrd. Euro) im Jahr 1992 auf 3,2 % der Gesundheitsausgaben (12,1 Mrd. Euro) im Jahr 2017 (Statistisches Bundesamt [Destatis] 2017, 2019a). Ein wichtiger Grund für diese Entwicklung liegt in der Eigenschaft der meisten Präventionsmaßnahmen: Überwiegend handelt es sich bei ihnen um regulative Maßnahmen, die in vielen Fällen nicht oder kaum ausgabenwirksam sind, während auf dem Gebiet der Krankenversorgung der medizinische Fortschritt therapeutische Optionen weiterentwickelt und damit auch als Kostentreiber wirkt. Die Ausgaben der gesetzlichen Krankenkassen für nichtmedizinische Primärprävention und Gesundheitsförderung beliefen sich im Jahr 2017 auf 519 Mio. Euro; dies entsprach 0,24 % der Leistungsausgaben der gesetzlichen Krankenversicherung (GKV) (Bundesministerium für Gesundheit [BMG] 2019a; Medizinischer Dienst des Spitzenverbandes Bund der Krankenkassen [MDS]/GKV-Spitzenverband 2018; Destatis 2019b).

Der beschriebenen Aufwertung und Modernisierung der Gesundheitsförderungs- und Primärpräventionspolitik stehen allerdings fortbestehende gravierende Mängel gegenüber. Dies gilt allein schon im Hinblick auf die erwähnten Handlungsfelder: So setzen Krankenkassen Präventions- und Gesundheitsförderungsprojekte als Instrument zur Umwerbung guter Risiken ein; die deutsche Tabakkontrollpolitik ist gerade im Hinblick auf die Tabakwerbung im Vergleich der EU-Mitgliedstaaten alles andere als vorbildlich. Zugleich gibt es auch auf weiteren zentralen Handlungsfeldern gravierende Unterlassungen. Dies ist in jüngerer Zeit vor allem im Umgang mit der Feinstaubbelastung durch Dieselfahrzeuge deutlich geworden (siehe den Beitrag von Fehr, Hornberg und Wichmann). Aber darin erschöpfen sich die Mängel nicht. Das Interesse an einer Verringerung gesundheitlicher Ungleichheit als übergreifendem Ziel der Präventionspolitik bleibt deutlich hinter der gesellschaftlichen Bedeutung dieses Problems zurück (Kuhn 2013). Den Einsatz von Ressourcen auf diesen Problemkomplex zu konzentrieren ist nicht nur ein Gebot der Herstellung von Chancengleichheit, sondern könnte auch den Wirkungsgrad der eingesetzten Mittel erhöhen.

Ferner haben die die Gesundheitsförderung und die nichtmedizinische Primärprävention in der Gesundheitspolitik – gemessen an ihren Potenzialen – ein viel zu geringes Gewicht. Nach wie vor dominieren die im Allgemeinen als wenig effektiv geltenden Maßnahmen der individuellen Verhaltensprävention wie Schulungen, Kurse und Informationen zu Themen wie Rauchen, Ernährung, Bewegung oder Stressbewältigung. So ist denn auch die Qualitätssicherung bei Interventionskonzepten sehr entwicklungsbedürftig. Zielgruppenspezifische, komplexe, lebensweltbezogene und partizipativ gestaltete Primärprävention und Gesundheitsförderung (Setting-Ansatz), die sowohl auf risikounspezifische und -spezifische Gesundheitsbelastungen als auch auf individuelle und kollektive Gesundheitsressourcen einwirkt, spielen nur eine geringe Rolle. So waren 2017, also dem zweiten Jahr nach dem Inkrafttreten des Präventionsgesetzes, Maßnahmen der individuellen Verhaltensprävention immer noch die bei weitem wichtigste Leistungsart der Krankenlassen gemäß § 20 Abs. 4 SGB V (siehe Tabelle 2). Dabei ist zudem noch zu berücksichtigen, dass sich auch hinter der Leistungsart „Betriebliche Gesundheitsförderung" in nicht geringem Umfang Leistungen der individuellen Verhaltensprävention verbergen dürften.

Tabelle 2: Ausgaben der gesetzlichen Krankenversicherung für nichtmedizinische Primärprävention und Gesundheitsförderung im Jahr 2017

Präventionsform	Ausgaben je Versichertem und Jahr	Ausgaben insgesamt	
	in Euro	in Mio. Euro	in %
Individueller Ansatz	2,87	207,6	40,0
Betriebliche Gesundheitsförderung	2,19*	158,1	30,5
Setting-Ansatz	2,12	153,3	29,5
Insgesamt	7,18	519,0	100

* Einschließlich der Überweisung von 0,46 Euro an die Bundeszentrale für gesundheitliche Aufklärung gemäß § 20a Abs. 3 SGB V.
Quelle: Eigene Darstellung nach MDS/GKV-Spitzenverband 2018

Ein besonderes Problemfeld ist der Bereich „Arbeit und Gesundheit". In der Arbeitswelt haben sich aufgrund eines vielschichtigen Wandels die gesundheitlichen Belastungen und Beanspruchungen deutlich erhöht, ohne dass die überbetriebliche und – in den meisten Fällen – die betriebliche Präventionspolitik diesen Tendenzen bisher wirksam entgegengetreten ist. Zahlreiche der aus der Arbeit erwachsenden Gesundheitsgefahren, wie prekäre Beschäftigung (Leiharbeit, befristete Beschäftigung etc.), die Dauer und Lage der Arbeitszeiten, die deutlich voranschreitende Arbeitsverdichtung mit ihren vielfältigen psychischen und somatischen Folgen (Stress, interessierte Selbstgefährdung, Burnout, psychische und psychosomatische Erkrankungen etc.), finden nicht die ihnen gebührende Beachtung (siehe auch den Beitrag von Staiger). Manche dieser Belastungen sind zudem durch die diversen Arbeitsmarktreformen vor allem seit Beginn der 2000er Jahre erst geschaffen oder verstärkt worden, andere sind Folge von Globalisierung oder technologischer Modernisierung. Im Zuge der fortschreitenden Digitalisierung dürften sich die gesundheitlich negativen oder problematischen Effekte dieses Wandels ohne eine gegentendenzielle Politik noch weiter verstärken.

Im betrieblichen Gesundheitsschutz zählt die unzureichende Implementation vieler Rechtsvorschriften zu den großen Problemen. Im Hinblick auf die Arbeitsstätten sind hier besonders Klein- und Kleinstbetriebe zu nennen (Beck 2011). Im Hinblick auf die Maßnahmen betrifft dies häufig die Durchführung der Gefährdungsbeurteilung, die eine Schlüsselfunktion in einer modernen betrieblichen Gesundheitspolitik einnimmt. Gerade auch die immer dringlicher werdende Gefährdungsbeurteilung psychischer Risiken findet häufig nicht statt oder lässt zu wünschen übrig. Begünstigt werden diese Implementationsprobleme durch einen Abbau der Aufsichts- und Beratungskapazitäten im staatlichen Arbeitsschutz und bei den gesetzlichen Unfallversicherungsträgern. Mit dem Rückgang der Kontrolldichte sinkt auch die Gefahr von Sanktionen; damit steigt der Anreiz für Arbeitgeber, gesetzliche Vorschriften zu umgehen oder nicht so genau zu nehmen.

Hinzu kommt die institutionelle Fragmentierung als ein Strukturmerkmal der deutschen Gesundheitsförderungs- und Primärpräventionspolitik – eine Folge sowohl der föderalen Strukturen als auch der Eigenschaft des deutschen Sozialstaates als eines Sozialversicherungsstaates. Diese Merkmale begründen die große Zahl und die Heterogenität von Akteuren, Aufgaben und Interessen auf diesem Handlungsfeld. Hier wirken nicht nur Bund. Länder und Kommunen mit eigenen Interessen und Problemdeutungen, sondern auch die diversen Sozialversicherungsträger, die ebenfalls jeweils eigene Interesse und Problemsichten mitbringen und zudem noch je eigene Präventionsaufträge zu erfüllen haben. Zudem sollen oder müssen Gebietskörperschaften und Sozialversicherungsträger in Gesundheitsförderung und Prävention zusammenarbeiten und ihr Handeln koordinieren, was in der Vergangenheit nicht in dem wünschenswerten Ausmaß gelang. Zielorientierung und Effektivität der Präventionspolitik haben darunter gelitten.

Somit stellt sich Präventionspolitik in Deutschland höchst vielschichtig und widersprüchlich dar. Es lässt sich ein Nebeneinander von Tatendrang und Untätigkeit, von Präventionsrhetorik und Präventionsrealität feststellen. Trends zur Aufwertung und Modernisierung von Gesundheitsförderung und Primärprävention werden begleitet – und zum Teil überlagert – von der Beharrungskraft struktureller Defizite sowie von der nicht hinreichenden Bearbeitung neu auftretender Probleme. Gesundheitsförderungs- und Primärpräventionspolitik in Deutschland ist somit ein Flickenteppich mit zum Teil ziemlich großen Löchern.

4.2 Gründe und Hintergründe

Die Gründe für diese Widersprüche lassen sich nicht auf einen Nenner bringen. Unterschiedliche Faktoren wirken hier zusammen. Mit der Auswertung der Prävention folgt die Politik einem gesellschaftlichen Makrotrend, genießt doch Gesundheit als Wert und Ziel in der Gesellschaft einen sehr hohen Stellenwert, der zudem in den letzten Jahren noch weiter gestiegen ist. Wenn politische Entscheidungsträger Prävention und Gesundheitsförderung ausweiten, wissen sie sich zumeist in Übereinstimmung mit breiten Teilen der Bevölkerung. Durch die Beschwörung von Gefahren kann sich der Staat als Akteur in Szene setzen, der ihnen als Hüter des Gemeinwohls und des individuellen Wohlergehens entschlossen entgegentritt. Jedenfalls sind Legitimationsrisiken auf diesem Handlungsfeld im Allgemeinen gering, von Ausnahmen – etwa bei der Bekämpfung der Feinstaubbelastung durch Dieselfahrzeuge – einmal abgesehen. Allerdings erschöpft sich Gesundheitsförderungs- und Primärpräventionspolitik nicht in der bloßen Antwort auf den Wertewandel. Vielmehr ist sie zugleich auch Ausdruck einer zielgerichteten Interessenpolitik, die weitgehende gesellschaftspolitische Implikationen aufweist. Sehr wichtige Motive für die Stärkung und Modernisierung der Prävention durch politische Akteure sind der demografische Wandel und seine erwarteten Auswirkungen. Ein breites Bedrohungsszenario wird hier aufgebaut: eine drastische Zunahme chronischdegenerativer Erkrankungen und von Pflegebedürftigkeit und, damit einhergehend, ein erheblicher Kostenanstieg bei der medizinischen und pflegerischen Versorgung, in der Krankenversorgung noch verstärkt durch den medizinischen Fortschritt und die mit ihm verbundene Erweiterung der Behandlungsmöglichkeiten – dies alles bei sich deutlich verschlechternden Verhältniszahlen von Beitragszahlern und Leistungsempfängern. Dabei fängt das Problem – so die Problemdeutung – nicht erst im Rentenalter an. Auch das Durchschnittsalter der Erwerbstätigen erhöht sich, und damit auch die Wahrscheinlichkeit von Produktivitätsverlusten aufgrund krankheitsbedingter Fehlzeiten und von Frühberentungsfällen, gerade angesichts eines jetzt schon in manchen Bereichen anzutreffenden Fachkräftemangels.

Aus Sicht politischer Entscheidungsträger werden die steigende Zahl und der steigende Anteil alter Menschen an der Gesamtbevölkerung also zu einem sozialen und vor allem volkswirtschaftlichen Problem ersten Ranges. Aktives Altern soll dem entgegenwirken und wird zu einem Leitbild für alte Menschen und zu einem Ziel nicht nur der Gesellschafts-, sondern auch der Gesundheitspolitik (van Dyk/Lessenich 2009). Verstärkte Gesundheitsförderung und Primärprävention sollen dazu beitragen, Kosten für medizinische und pflegerische Versorgung zu begrenzen und den Versorgungsbedarf auf einen möglichst kurzen Zeitraum vor dem Ende eines nicht mehr zu verlängernden Lebens zu begrenzen (*compression of morbidity*), um vor allem Arbeitgeber und öffentliche Haushalte zu entlasten. Sie erhöhen die Wahrscheinlichkeit, dass Menschen seltener krank werden, die Belastungen bei der Arbeit besser bewältigen und bis zum Alter von 67 Jahren oder sogar darüber hinaus arbeiten können. Ein aktives Altern kann aber auch dazu befähigen, selbst Familienangehörige zu pflegen oder sich ehrenamtlich auf anderen sozialen Dienstleistungsfeldern zu engagieren und so Ausgaben für professionelle Tätigkeiten zu begrenzen. Gesundheitsförderung und Prävention sind in diesem Sinne Teil einer investiven Sozialpolitik bzw. einer Sozialinvestitionsstrategie, die darauf zielt, nicht mehr primär – wie die klassische, redistributiv-kompensatorische Sozialpolitik – soziale

Benachteiligungen abzufedern, sondern vor allem Ausgaben für die soziale Sicherung zu vermeiden und die mit Gesundheit einhergehenden Produktivitätspotenziale zu erschließen. Der Umbau von Sozialpolitik in Richtung auf Sozialinvestitionen zur Steigerung volkswirtschaftlicher Produktivität wird seit Jahren nicht nur in Deutschland, sondern in zahlreichen anderen EU-Ländern verfolgt (Midgley/Dahl/Wright 2017) und ist auch ein Kernelement der von der Europäischen Kommission und vom Europäischen Rat verfolgten Strategie „Europa 2020" (European Commission 2013). Diese Perspektive kommt nachgerade paradigmatisch in einer Mitteilung der Europäischen Kommission zum Ausdruck:

> „Investing in health, starting from an early age, allows people to remain active longer and in better health, raises the productivity of the work force and lowers the financial pressure on health systems. Health promotion and preventive health care are particularly important throughout life. In this context, it is also important to highlight the advantages deriving from investing in health and safety at work. [...] Later in life, health and active ageing policies enable people to make the most of their potential. The contributions of older people to society as carers for others or volunteers are often overlooked, and they should be given adequate support to pursue this." (European Commission 2013, 14).

Mit der Betonung einer Sozialinvestitionsstrategie geht eine Veränderung gesundheitspolitischer Akzente einher. Das Plädoyer für Prävention wird verknüpft mit einer Infragestellung, wenn nicht einer Delegitimierung des Sinns einer finanziellen Kompensation individueller Nachteile oder Notlagen. Wurde in den Blütejahren des Wohlfahrtsstaats eine auf Redistribution gründende Leistungsgewährung mit positiven Konnotationen versehen – etwa unter Hinweis auf die Eröffnung von Lebens- und Partizipationschancen oder auf die Herstellung von Chancengleichheit –, so gelten Formen der finanziellen Kompensation von Nachteilen oder Notlagen heute als wenigstens ineffiziente, wenn nicht sogar – unter dem Gesichtspunkt der Nachhaltigkeit – vergebliche Hilfe („Fass ohne Boden"), weil sie die Leistungsempfänger*innen in dauerhafter Abhängigkeit belasse, ohne sie in die Lage zu versetzen, sich selbst aus ihrer Bedürftigkeit zu befreien.

Zugleich wirken aber auch eine Vielzahl anderer Faktoren als Hindernisse für die Durchsetzung einer Stärkung und Modernisierung der Präventionspolitik (siehe hierzu und zum Folgenden: Rosenbrock/Gerlinger 2014). Erstens dominieren in Entscheidungen staatlicher und betrieblicher Politik – meist kurzfristige – ökonomische Interessen weithin über gesundheitliche Gesichtspunkte. Die gesundheitsgerechte Gestaltung von Arbeitsplätzen, die partizipative Entwicklung gesundheitsförderlicher Settings oder die Reduktion von

Umweltbelastungen bringen oftmals Kosten mit sich, wohingegen ihr Nutzen oft nur schwer in Geld auszudrücken ist oder jenseits der Interessen der Akteure bzw. ihrer meist kurzfristigen Planungshorizonte liegt, z. B. dem Geschäftsjahr bei Unternehmen oder der Wahlperiode in der Politik.

Zweitens sind bei Ansätzen einer integrierten, lebensweltbezogenen und partizipativen Präventionspolitik der Anpassungsbedarf beteiligter Institutionen, die Komplexität von Handlungsanforderungen und der Koordinierungsbedarf zwischen den Akteuren sehr hoch. So müssen Akteure gewachsene Handlungsroutinen und Problemwahrnehmungen infrage stellen; häufig müssen primärpräventive Maßnahmen in Organisationen implementiert werden, die anderen Zielen und Anreizsystemen folgen und in denen andere Handlungsregeln gelten. Daraus erwächst ein hoher Koordinations- und Anpassungsbedarf, der manche Akteure überfordert – erst recht dann, wenn strukturelle Handlungszwänge (z. B. Finanznot in öffentlichen Haushalten oder ein schwieriges Marktumfeld für Unternehmen) fortbestehen. Entsprechend zahlreich und hoch sind die Hürden für die Implementation solcher Vorhaben. Um überhaupt die Aussichten auf eine Umsetzung von Gesundheitsförderungs- und Primärpräventionsprojekten zu verbessern, reagieren Akteure daher häufig mit dem Bemühen, die Komplexität der Handlungsbedingungen zu reduzieren und sich auf das „Machbare" zu beschränken. In der Konkurrenz unterschiedlicher Präventionskonzepte setzen sich somit zumeist diejenigen durch, die an ihre Umwelt am besten angepasst sind („Darwin'sches Gesetz der Prävention" – Rosenbrock/Kühn/Köhler 1994), also den geringsten gesellschaftlichen Veränderungsbedarf mit sich bringen – ein Mechanismus, der im Übrigen die weit verbreitete gesundheitspolitische Präferenz für verhaltenspräventive Maßnahmen begünstigt.

Drittens bringt die Fragmentierung der Akteure und ihrer Zuständigkeiten für die Umsetzung einer modernen und zielgerichteten Primärprävention und Gesundheitsförderung erhebliche Probleme mit sich. An der Prävention und Gesundheitsförderung sind bekanntlich neben dem Bund auch die Länder und Kommunen sowie Sozialversicherungsträger und eine Vielzahl von freien Trägern beteiligt (Böhm 2017). Die damit einhergehende Heterogenität von Interessen erschwert oder verhindert in vielen Fällen gar eine effektive Handlungskoordinierung. Zu den speziell im politischen System Deutschlands liegenden Hindernissen zählt die im Bismarck'schen Krankenversicherung angelegte Grundentscheidung für den Fokus „Kompensation" sowie die mit dem föderalen Staatsaufbau und der großen Rolle der Sozialversicherung und ihrer unterschiedlichen Zweige für das soziale Sicherungssystem einhergehende Fragmentierung von Zuständigkeiten. Dabei ist insbesondere die schwache Position der Kommunen und Regionen in der Gesundheitsversorgung (im Unterschied zu den Krankenversicherungsträgern) von Bedeutung (Burgi 2013).

Viertens ergeben sich erhebliche Probleme für die Legitimation (und Finanzierung) kontextbezogener primärpräventiver Interventionen aus den Schwierigkeiten der Evaluation und damit des Nutzennachweises für derartige Maßnahmen, denn solche Nachweise sind für etwaige Kostenträger oft eine Voraussetzung oder zumindest ein starkes Argument für die Mittelgewährung.

Die Aufwertung von Gesundheitsförderung und Prävention – so lässt sich zusammenfassen – entspringt keineswegs (nur) dem Willen, Gutes zu tun, sondern ist (auch) Teil einer Sozialinvestitionsstrategie, die darauf zielt, die Produktivitätspotenziale einer verbesserten Bevölkerungsgesundheit für die Stärkung von Standort und Unternehmen in einem zunehmend globalisierten Wettbewerb zu erschließen. Grenzen findet diese Orientierung wiederum dort, wo Gesundheit und vor allem mächtige ökonomische Interessen selbst dazu im Widerspruch stehen. Dafür mögen die erwähnten Beispiele des Arbeitsschutzes und der Feinstaubbelastung durch Dieselfahrzeuge stehen. Diese Entwicklungen zeigen auch, dass „Gesundheit" für sich allein nach wie vor noch kein sonderlich starkes Motiv für die Gesundheitspolitik ist, sondern vor allem dann zum Tragen kommt, wenn sie einen Beitrag zur Erreichung anderer – vor allem ökonomischer – Ziele zu leisten verspricht.

4.3 Das Präventionsgesetz

Das 2016 in Kraft getretene Präventionsgesetz verfolgt das Ziel, einer Reihe der erörterten Probleme und Mängel entgegenzuwirken (Geene/Reese 2017; siehe auch den Beitrag von Kolip). Es soll vor allem dazu beitragen, das Handeln der beteiligten Akteure besser zu koordinieren und die Wirksamkeit von Prävention und Gesundheitsförderung zu erhöhen. Im Wesentlichen besteht das Präventionsgesetz aus einer Überarbeitung und Erweiterung der vor allem mit dem GKV-Gesundheitsreformgesetz im Jahr 2000 in Kraft gesetzten Bestimmungen des Fünften Sozialgesetzbuches (SGB V) zur Prävention und Gesundheitsförderung durch Krankenkassen, die damit auch der wichtigste Adressat dieser Reform sind.

Das Präventionsgesetz beinhaltet Regelungen zu einer Reihe von Handlungsfeldern. Es nimmt eine begriffliche Unterscheidung von Primärprävention und Gesundheitsförderung vor, der zufolge es sich bei „Leistungen zur Verhinderung und Verminderung von Krankheitsrisiken" um primäre und bei Leistungen „zur Förderung des selbstbestimmten gesundheitsorientierten Handelns der Versicherten" um Gesundheitsförderung handelt (§ 20 Abs. 1 SGB V). Ferner unterscheidet es zwischen drei Leistungsarten, nämlich Leistungen der individuellen Verhaltensprävention, Leistungen zur Gesundheitsförderung und Prävention in Lebenswelten sowie Leistungen der betrieblichen Gesundheitsförderung (§ 20 Abs. 4 SGB V). Zudem erweitert das Präventionsgesetz die bei der Qualitätssicherung für die einschlägigen Krankenkassenleistungen zu berücksichtigenden Handlungsfelder sowie die in die Qualitätssicherung einzubeziehenden Akteurstypen (§ 20 Abs. 2 SGB V). Eine Erweiterung betrifft auch die Ziele der Leistungen, die sich neben der Verminderung sozial bedingter Ungleichheit nunmehr auch auf die Reduzierung der geschlechtsbezogenen Ungleichheit von Gesundheitschancen erstrecken (§ 20 Abs. 1 SGB V).

Ein wichtiges Ziel des Gesetzes ist der Versuch, den Bestrebungen von Krankenkassen, Leistungen der individuellen Verhaltensprävention für die Selektion „guter Risiken" zu missbrauchen, gewisse Grenzen zu setzen. Dies geschieht zum einen durch die Festlegung eines Mindestbetrags von jeweils zwei Euro (2016) je Versichertem und Jahr für die Ausgaben in der lebensweltlichen Prävention und in der betrieblichen Gesundheitsförderung. Zum anderen sind die Krankenkassen bei der Prävention und Gesundheitsförderung in Lebenswelten gehalten, „insbesondere den Aufbau und die Stärkung gesundheitsförderlicher Strukturen" zu unterstützen sowie auf diesem Gebiet zusammenzuarbeiten und kassenübergreifende Leistungen zu erbringen (§ 20a Abs. 1 SGB V). Mit der erwähnten Einführung von Mindestausgaben war eine erhebliche Ausweitung des gesamten Ausgabenvolumens für nichtmedizinische Primärprävention und Gesundheitsförderung verbunden. Der entsprechende Soll-Wert belief sich im ersten Jahr des Inkrafttretens der Reform (2016) auf 7,30 Euro je Versichertem und Jahr, während er im Jahr zuvor lediglich 4,49 Euro betrug (MDS/GKV-Spitzenverband 2018). Dies entsprach einem Ausgabenanstieg von gut 317 auf knapp 474 Mio. Euro.

Schließlich schafft das Präventionsgesetz eine Kooperations- und Koordinierungsstruktur, die eine stärkere Zielorientierung und effektive Handlungskoordinierung in der Präventions- und Gesundheitsförderungspolitik gewährleisten soll. Im Zentrum dieser Struktur steht eine gemeinsame nationale Präventionsstrategie (§ 20d SGB V). Diese Präventionsstrategie wird in Form bundeseinheitlicher, trägerübergreifender Rahmenempfehlungen formuliert und schließt die Erstellung eines Präventionsberichts ein. Die Rahmenempfehlungen sollen sich auf die „Festlegung gemeinsamer Ziele, vorrangiger Handlungsfelder und Zielgruppen, der zu beteiligenden Organisationen und Einrichtungen" sowie auf Dokumentations- und Berichtspflichten beziehen (§ 20d Abs. 3 SGB V). Eine nationale Präventionskonferenz, beraten von einem nationalen Präventionsforum, ist für die Entwicklung, Umsetzung und Fortschreibung der nationalen Präventionsstrategie zuständig (§ 20e SGB V). Schließlich verpflichtet das Präventionsgesetz zur Umsetzung der nationalen Präventionsstrategie die Landesverbände der Krankenkassen und die Ersatzkassen zur Verabschiedung von Landesrahmenvereinbarungen mit den Trägern der gesetzlichen Unfall- und der gesetzlichen Rentenversicherung sowie mit den für das

Land zuständigen relevanten Akteuren (§ 20f SGB V). Diese Rahmenvereinbarungen beziehen sich u. a. auf die Definition von Handlungsfeldern, die Koordination der Leistungen, die Klärung von Zuständigkeiten, die Zusammenarbeit mit dem Öffentlichen Gesundheitsdienst und die Zusammenarbeit mit anderen für Gesundheitsförderung und Prävention wichtigen Trägern.

Zwar stellt das Präventionsgesetz einen Fortschritt gegenüber dem Status quo ante dar und eröffnet es Möglichkeiten zur Verbesserung von Prävention und Gesundheitsförderung. Allerdings weist es auch eine Reihe von Schwachstellen auf. So werden Primärprävention und Gesundheitsförderung dem von der WHO propagierten Leitbild *„Health in All Policies"* nicht gerecht. Das Präventionsgesetz weist mit den Krankenkassen jenen Akteuren eine Schlüsselrolle auf diesem Handlungsfeld zu, die aus Wettbewerbsgründen ein starkes Interesse an Maßnahmen der individuellen Verhaltensprävention primär für Gesunde oder Gesundheitsbewusste haben und aus diesem Grund an einer Prävention durch Gestaltung von Lebenswelten nur begrenzt interessiert sind. Es lässt trotz der skizzierten Vorgaben nach wie vor erhebliche Spielräume für Leistungen einer rein individuellen Verhaltensprävention. Die Konzentration auf die Krankenkassen verweist auf einen weiteren Aspekt: Die Präventionspotenziale anderer Institutionen und damit die Chancen für ein umfassend abgestimmtes Präventionshandeln werden nur ansatzweise genutzt und Gesundheitsförderung und Primärprävention damit nicht als gesamtgesellschaftliche Aufgabe gefasst. Schließlich ist auch darauf hinzuweisen, dass trotz einer deutlichen relativen Anhebung der Umfang der Mittel für Primärprävention und Gesundheitsförderung außerordentlich gering bleibt. Nur ein sehr kleiner Teil der Gesamtbevölkerung bzw. der Risikogruppen wird damit erreicht werden können. Bei betrieblichen Gesundheitsförderungsmaßnahmen der Krankenkassen waren dies im Jahr 2017 nur rund 3 % der Beschäftigten (MDS/GKV-Spitzenverband 2018). Weit bedeutendere Handlungsfelder z. B. der betrieblichen Präventionspolitik sind die Themen „Arbeitszeitpolitik", „Lohn-Leistungspolitik" und „prekäre Beschäftigung" (Leiharbeit, Befristung von Arbeitsverträgen usw.) sowie der mit der Digitalisierung einhergehende Wandel in der Arbeitswelt. Vor diesem Hintergrund erscheinen Gewerkschaften, Belegschaften, Personal- und Betriebsräte als nicht weniger bedeutende Akteure der betrieblichen Präventionspolitik als die Krankenkassen. Ob und inwiefern die zur Etablierung einer nationalen Präventionsstrategie geschaffenen Strukturen zu einer besseren Zielorientierung und Handlungskoordination in der Präventions- und Gesundheitsförderungspolitik führen, lässt sich noch nicht abschließend beantworten. Auch wenn das Präventionsgesetz einen Fortschritt darstellt, bleibt es somit doch deutlich hinter den Möglichkeiten und Erfordernissen auf diesem Politikfeld zurück.

5 Krankenversorgungspolitik in Deutschland

Krankenversorgungspolitik ist ein Eckpfeiler des sozialen Sicherungssystems in Deutschland. Das Sozialstaatsgebot des Grundgesetzes („Die Bundesrepublik Deutschland ist ein demokratischer und sozialer Bundesstaat" – Art. 20 Abs. 1 GG und „Die verfassungsmäßige Ordnung in den Ländern muss den Grundsätzen des republikanischen, demokratischen und sozialen Rechtsstaates im Sinne dieses Grundgesetzes entsprechen" – Art. 28 Abs. 1 GG) schließt auch den Krankheitsfall und die Krankenversorgung ein (Simon 2017). Dabei räumt das Grundgesetz dem Staat recht weite Spielräume zur Umsetzung dieser Norm ein. Auf dem Feld der Krankenversorgungspolitik geht es – aus normativer Perspektive – unter dem Gesichtspunkt der sozialen Sicherung vor allem um zwei – eng miteinander verknüpfte – Ziele: Zum einen soll das System der Krankenversorgung den Gesundheitszustand entsprechend dem Stand der medizinischen Erkenntnisse möglichst effektiv verbessern, zum anderen soll die soziale Sicherung im Krankheitsfall allen Bürgerinnen und Bürgern einen bezahlbaren Zugang zur Krankenversorgung ermöglichen und die individuellen materiellen Folgen von Krankheit auffangen bzw. begrenzen.

5.1 Dualismus von gesetzlicher und privater Krankenversicherung

Das deutsche Gesundheitssystem gilt im internationalen Gesundheitssystemvergleich als Prototyp sozialer Krankenversicherungssysteme. Ungeachtet dessen ist die Trennung in eine gesetzliche Krankenversicherung (GKV) und eine private Krankenversicherung (PKV) ein traditionelles Merkmal der Krankenversicherung in Deutschland. Die zahlreichen Gesundheitsreformen der zurückliegenden Jahrzehnte haben weder diese Trennung aufgehoben noch an den Eigenschaften der jeweiligen Systeme Grundlegendes geändert. Die beiden Systeme unterscheiden sich fundamental in ihren Handlungsprinzipien. Pflichtversicherte in der GKV sind vor allem Arbeitnehmer*innen bis zu einer gewissen Einkommensgrenze bei beitragsfreier Mitversicherung nicht erwerbstätiger Familienangehöriger. Arbeitnehmer*innen mit einem höheren Einkommen, Selbstständige und Beamt*innen können zwischen GKV und PKV wählen, unterliegen seit 2009 aber grundsätzlich einer Pflicht zur Krankenversicherung. In der PKV gibt es keine Familienmitversicherung, vielmehr muss für jeden Versicherten ein eigener Versicherungsvertrag geschlossen werden. Während die GKV durch bruttolohnbezogene Beiträge von Versicherten (zumeist Arbeitnehmer*innen) und Arbeitgebern finanziert wird, richtet sich die Höhe der Versicherungsprämien in der PKV nach den individuellen Erkrankungen und Erkrankungsrisiken bei Versicherungseintritt sowie nach dem Alter. Während die Krankenkassen als Träger der GKV alle wechselwilligen Versicherte aufnehmen müssen (Kontrahierungszwang), können die privaten Krankenversicherer Antragsteller*innen abweisen. In der GKV richtet sich der individuelle Leistungsanspruch nach dem individuellen Behandlungsbedarf (Bedarfsprinzip) und ist unabhängig von der Höhe der entrichteten Versicherungsbeiträge (Solidarprinzip). Die Versicherten haben den Anspruch auf alle Leistungen, die zur Behandlung der jeweiligen Erkrankung nach dem Stand des medizinischen Wissens notwendig sind. Dabei gilt das Wirtschaftlichkeitsprinzip: Die Leistungen der Krankenversicherung „müssen ausreichend, zweckmäßig und wirtschaftlich sein; sie dürfen das Maß des Notwendigen nicht überschreiten" (§ 12 Abs. 1 SGB V). Der Leistungskatalog in der GKV ist sehr weitgehend durch gesetzliche Rahmenvorschriften und durch die Entscheidungen der gemeinsamen Selbstverwaltung der Ärzte und Krankenkassen vorgegeben. In der PKV hingegen schließen die Versicherten mit ihrem Versicherungsunternehmen einen individuellen Vertrag ab und können dabei – je nach Angebot des Krankenversicherers – zwischen unterschiedlichen Leistungspaketen wählen und in bestimmten Umfang auch Leistungsausschlüsse vereinbaren (Böckmann 2011). Die Leistungserbringer (Ärzt*innen, Krankenhäuser etc.) werden in der GKV überwiegend nach dem Sachleistungsprinzip vergütet, d. h. sie erhalten ihre Vergütung im Allgemeinen nicht von den Patient*innen, sondern durch die Krankenkassen. Demgegenüber gilt in der PKV das Kostenerstattungsprinzip, d. h. die Patient*innen begleichen die Rechnung zunächst selbst und reichen sie dann zur Erstattung bei ihrem Krankenversicherer ein. Während in der GKV die Krankenkassen auf der Grundlage gesetzlicher Rahmenvorschriften und deren Konkretisierung durch die gemeinsame Selbstverwaltung mit den Leistungserbringern oder ihren Verbänden Versorgungsverträge schließen, besteht in der PKV keine Vertragsbeziehung zwischen der Krankenversicherung und den Leistungserbringern oder deren Kollektivvertretung, sondern nur zwischen dem Versicherten und dem Leistungserbringer (Böckmann 2011). Daher verfügt die PKV auch nicht über wirksame Instrumente, auf die Qualität der Versorgung ihrer Versicherten Einfluss zu nehmen.

Der Anteil der Personen mit einer privaten Krankenvollversicherung ist in den letzten Jahrzehnten gestiegen, seit kurzem aber leicht rückläufig, weil im Zuge des wirtschaftlichen Aufschwungs besonders Arbeitnehmer*innen mit einem Einkommen unterhalb der Versicherungspflichtgrenze den Kreis der Beschäftigten erweiterten. In den Jahren 2017/18 belief er sich auf rund 11 % der Bevölkerung, während rund 89 % in der GKV versichert waren (GKV-Spitzenverband 2019; Verband der Privaten Krankenversicherung 2018). In den 2000er Jahren traten, insbesondere mit dem 2007 verabschiedeten GKV-Wettbewerbsstärkungsgesetz, diverse gesetzliche Regelungen in Kraft, die zunächst als eine vorsichtige Annäherung der Systeme interpretiert wurden. So können die Krankenkassen seitdem allen Versicherten Wahltarife anbieten, die Beitragsermäßigungen bei der Übernahme eines Selbstbehalts (prospektiv) oder bei der Nichtinanspruchnahme von Leistungen (retrospektiv) vorsehen. Diese Wahltarife koppeln de facto die Beitragshöhe an den Behandlungsbedarf, denn für einen Selbstbehalt werden sich in erster Linie Gesunde, in keinem Fall aber chronisch Kranke entscheiden, und eine Beitragsrückerstattung kommt ohnehin nur infrage, wenn Versicherte keine oder nur geringfügige Leistungen in Anspruch genommen haben. Insofern stehen diese Tarife im Widerspruch zu den Grundsätzen einer sozialen Krankenversicherung. Somit haben mit der Einführung von Wahltarifen – sowie mit der Einführung und Erhöhung von Zuzahlungen zu GKV-Leistungen – auch Prinzipien der PKV in den vergangenen Jahren Einzug in die GKV gehalten.

Gleichzeitig wurde den privaten Krankenversicherern auferlegt, ihren Versicherten einen Basistarif anzubieten, dessen Leistungsumfang dem der GKV entspricht. Die Prämie im Basistarif darf nicht höher sein als der Höchstbeitrag in der GKV. Eine individuelle Prüfung des Gesundheitszustands ist hier unzulässig, und die Versicherer sind per Gesetz dazu verpflichtet, Wechselwillige in diesen Tarif aufzunehmen. Diese Maßnahme zielt u. a. darauf, älteren PKV-Versicherten eine Option zu bieten, den im Alter in der PKV häufig stark steigenden Prämien auszuweichen (Böckmann 2011). Mit dem Basistarif sind wiederum einzelne GKV-Prinzipien in die PKV-Finanzierung eingebaut worden. So werden die vermutlichen Unterdeckungen, die den privaten Versicherungen durch den Übertritt von Versicherten in den Basistarif entstehen, auf die Gemeinschaft der PKV-Versicherten umgelegt. Allerdings sind weder die genannten Wahltarife in der GKV noch der Basistarif bei PKV-Versicherten bisher auf große Resonanz gestoßen (Verband der Privaten Krankenversicherung 2018). Seit dem Inkrafttreten dieser Bestimmungen im Jahr 2009 sind keine weiteren Regelungen zu einer Annäherung von GKV und PKV mehr in Kraft getreten.

Der Dualismus von GKV und PKV bringt vielfältige negative Wirkungen hervor. Erstens beteiligen sich privat Krankenversicherte nicht am Solidarausgleich in der GKV, obwohl ihr Durchschnittseinkommen deutlich über dem der GKV-Mitglieder liegt. Zweitens gehen mit dem Status des Privatversicherten Privilegien bei der Krankenversorgung einher, insbesondere sind die Wartezeiten für Termine bei Fachärzt*innen häufig deutlich kürzer als jene für GKV-Patient*innen, weil die Honorare für die Behandlung von PKV-Patient*innen weit höher sind als für die Behandlung gesetzlich Versicherter. Drittens sind diese Unterschiede in der Vergütung von Leistungen auch ein wichtiger Grund für die Ungleichverteilung von Ärzt*innen zu Lasten ökonomisch und infrastrukturell benachteiligter Regionen, denn Ärzt*innen lassen sich bevorzugt in Regionen oder Stadtteilen mit einem hohen Anteil von PKV-Versicherten nieder. Viertens findet zwischen beiden Systemen auch eine Risikoselektion zu Lasten der GKV statt. Unter den Personen mit Wahlfreiheit zwischen beiden Systemen entscheiden sich die „guten" Risiken üblicherweise für die PKV, also diejenigen Personen, die keine Vorerkrankungen oder Risikofaktoren für chronische Erkrankungen mitbringen und keine erwerbstätigen Familienmitglieder zu versichern haben.

Ferner wirkt sich das Nebeneinander der beiden Systeme auch in negativer Weise auf das Solidarsystem innerhalb der GKV aus, weil ein wichtiges Motiv für die Existenz der Besserverdienende begünstigenden Beitragsbemessungsgrenze darin besteht, Personen mit Wahlfreiheit einen finanziellen Anreiz für die Wahl der GKV zu geben. Die GKV hat zwar ein Interesse an der Existenz einer Beitragsbemessungsgrenze, weil sie die Chancen erhöht, dass Besserverdienende sich auch dann für die GKV entscheiden, wenn sie nicht zu den „schlechten" Risiken zählen. Der Preis dafür ist allerdings eine Ungleichbehandlung von GKV-Versicherten bei der Berechnung der Versicherungsbeiträge.

Mit den Plänen für eine solidarische Bürgerversicherung liegen Konzepte vor, die geeignet sind, den skizzierten Dualismus und dessen negativen Auswirkungen zu überwinden. Sie werden unter den Parteien von der Linken, Bündnis 90/Die Grünen und der SPD sowie vom DGB und einigen Sozialverbänden unterstützt. Bei allen Unterschieden im Einzelnen besteht das Kernelelement darin, dass die gesamte Wohnbevölkerung zu denselben Bedingungen in einer gemeinsamen Krankenversicherung zusammengefasst werden soll. Die Versicherungspflichtgrenze für besserverdienende Arbeitnehmer*innen und die Sonderzugangsrechte für Beamt*innen und Selbstständige zur PKV sollen entfallen. Ferner sollen neben den Einkünften aus abhängiger Arbeit künftig auch andere Quellen zur Finanzierung der Krankenversicherung herangezogen werden, gleich ob dies durch die individuelle Erhebung von Beiträgen auf entsprechende Einnahmen, z. B. auf Einkünfte aus Vermietung und Verpachtung, auf Zins- und Kapitaleinkünfte oder Werkverträge (Bündnis 90/Die Grünen, Die Linke) oder über die dauerhafte Einrichtung eines steuerfinanzierten, dynamisierten Bundeszuschusses geschehen soll (SPD). Darüber hinaus unterscheiden sich bisher vorgelegte Modellvarianten in einer Reihe von Aspekten der Ausgestaltung des Versicherungs- und Finanzierungssystems. Die Einführung einer Bürgerversicherung würde existierende Ungerechtigkeiten bei der Finanzierung und beim Leistungszugang verringern oder vielleicht sogar aufheben. Insbesondere in Verbindung mit einer Anhebung oder gar Aufhebung der Beitragsbemessungsgrenze würde sie auch zu einer erheblichen Senkung der Beiträge in der Krankenversicherung führen. Allerdings ist die Einführung einer Bürgerversicherung angesichts der politischen Mehrheitsverhältnisse nicht in Sicht.

5.2 Finanzierung der gesetzlichen Krankenversicherung

Ein Kernmerkmal sozialer Krankenversicherungssysteme ist die Finanzierung der Leistungen durch arbeitseinkommensbezogene Versicherungsbeiträge. In der GKV machen die Versicherungsbeiträge mehr als 90 % der Krankenkasseneinnahmen aus (BMG 2019a). Sie werden paritätisch von Arbeitnehmer*innen und Arbeitgebern aufgebracht, ihre Höhe richtet sich nach dem Bruttoarbeitseinkommen. Alter, Geschlecht, Anzahl der Mitversicherten sowie Vorerkrankungen oder persönliches Krankheitsrisiko der Versicherten spielen hingegen keine Rolle. Die paritätische Finanzierung, die sich in den Nachkriegsjahrzehnten zu einem Traditionsmerkmal der GKV entwickelt hatte, war 2005 durch die Einführung eines nur von den Versicherten aufzubringenden Sonderbeitrags aufgegeben worden. Im Jahr 2009 kam ein ebenfalls nur von den Versicherten zu entrichtender kassenindividueller Zusatzbeitrag hinzu. Die GKV-Finanzierung war seither Gegenstand mehrerer Reformen, in deren Folge die Mehrbelastung der Versicherten unterschiedliche Formen und Größenordnungen annahm (Gerlinger/Greß 2018). Begründet wurde diese Abkehr von der paritätischen Finanzierung mit dem Hinweis auf eine im Interesse der Verbesserung der Wettbewerbsfähigkeit des Wirtschaftsstandortes Deutschland und hier ansässiger Unternehmen vermeintlich notwendige Entlastung der Arbeitgeber von Sozialversicherungsbeiträgen. Erst mit Wirkung von 2019 an zahlen Versicherte und Arbeitgeber wieder Beiträge in gleicher Höhe.

Der GKV-Beitrag setzt sich zusammen aus einem vom Gesetzgeber bundeseinheitlich festgelegten Beitragssatz, der bei einem entsprechenden Beitragsbedarf einzelner Krankenkassen um einen einkommensproportionalen Zusatzbeitrag ergänzt wird. Im Jahr 2019 belief sich der bundeseinheitliche Beitragssatz auf 14,6 % des Bruttoeinkommens. Der kassenindividuelle Zusatzbeitrag schwankt zwischen den Krankenkassen erheblich. Anfang 2019 betrug er bei der günstigsten Krankenkasse 0,2 Prozentpunkte, den höchsten Zusatzbeitrag erhob eine Krankenkasse mit 1,7 Prozentpunkten (GKV-Spitzenverband 2019). Somit lag der Beitragsbedarf der günstigsten Krankenkasse Anfang 2019 bei 14,8 %, derjenige der teuersten Krankenkasse bei 16,3 %. Im Jahr 2018 belief sich der durchschnittliche Zusatzbeitrag aller Krankenkassen auf 0,9 Prozentpunkte. Auch für das Jahr 2019 legte der zuständige Schätzerkreis beim Bundesversicherungsamt den durchschnittlichen Zusatzbeitrag auf 0,9 Prozentpunkte fest. Seit 2004 wird die Beitragsfinanzierung in der GKV durch einen steuerfinanzierten Bundeszuschuss ergänzt, der insbesondere im Zuge der Finanzmarktkrise stark angehoben wurde und sich 2018 auf 14,5 Mrd. Euro (6,0 % der GKV-Leistungsausgaben) belief (BMG 2019a). Da die einkommensproportionale Beitragsaufbringung nur bis zur Beitragsbemessungsgrenze erfolgt, also demjenigen Bruttoeinkommensbetrag, von dem höchstens die GKV-

Beiträge zu berechnen sind (2019: 54.450 Euro/Jahr = 4.537,50 Euro/Monat), sinkt für Versicherte ab diesem Schwellenwert mit steigendem Einkommen die relative Belastung durch Krankenversicherungsbeiträge.

Die GKV-Ausgaben werden im Umlageverfahren finanziert, d. h. die Kosten eines laufenden Jahres werden durch die in diesem Jahr erzielten Einnahmen gedeckt. Dementsprechend gibt es im Verlauf eines jeden Jahres je nach individueller finanzieller Leistungsfähigkeit und individuellem Versorgungsbedarf Nettozahler und -empfänger. Insofern ist das Umlageverfahren auch Bestandteil und Ausdruck des Solidarprinzips. Dabei ist der Zusatzbeitrag so zu bemessen, dass die Einnahmen einer Krankenkasse die Ausgaben im Jahresverlauf decken (Simon 2017).

Darüber hinaus sind seit den 1980er Jahren Zuzahlungen der Patient*innen deutlich angehoben worden. Den letzten gravierenden Eingriff in das Leistungsrecht brachte das 2003 mit dem von einer großen gesundheitspolitischen Koalition unter Beteiligung von Bündnis 90/Die Grünen verabschiedeten GKV-Modernisierungsgesetz (GMG). Es führte zum einen die – 2013 wieder abgeschaffte – Praxisgebühr ein und erhöhte zum anderen Zuzahlungen auf 10 % der Leistungen (mindestens fünf und maximal zehn Euro je Verordnung). Zwar sind Versicherte von Zuzahlungen befreit, sobald diese im laufenden Jahr 2 % ihrer Bruttoeinnahmen (also nicht nur ihres Bruttoarbeitseinkommens, sondern auch ihrer übrigen Einkünfte) erreicht haben (chronisch Kranke: 1 %; „Chronikerregelung"), jedoch müssen sie die entsprechenden Belege sammeln und eine Befreiung bei ihrer Krankenkasse beantragen – eine für viele, gerade ältere Versicherte durchaus hohe Hürde. Im Jahr 2018 waren knapp 5,4 Mio. Versicherte von Zuzahlungen befreit, darunter rund 253.000 nach der Chronikerregelung (BMG 2019b). Die Summe der Zuzahlungen (ohne Aufzahlungen, also Selbstzahlungen für jene Leistungen, bei denen die Krankenkassen nur einen Sockelbetrag finanzieren) durch GKV-Versicherte belief sich 2018 auf 4,1 Mrd. Euro. Unklar ist, ob und inwiefern diese Anhebungen die Versicherten zu einem Verzicht oder einem Aufschub der Leistungsinanspruchnahme veranlasst haben. Schon gar nicht lässt sich eine Aussage darüber treffen, ob solche Reaktionen medizinisch notwendige Leistungen betrafen. Ungeachtet dessen stellen Zuzahlungen aber eine Verletzung des Solidarprinzips dar, weil sie nur Patient*innen belasten.

Neben der Erhöhung von Zuzahlungen nahm der Gesetzgeber seit den 1980er Jahren auch Ausschlüsse und Kürzungen beim GKV-Leistungskatalog vor. Sie betrafen allerdings nicht den Kern der medizinischen Versorgung, sondern überwiegend solche Leistungen, die entweder als versicherungsfremd (z. B. Sterbegeld, Entbindungsgeld) oder als unwirtschaftlich gelten (z. B. Arzneimittel der Negativliste) oder die im Zusammenhang mit Problemen stehen, denen ein Krankheitswert abgesprochen wird, z. B. künstliche Befruchtung,

Sterilisation (Gerlinger 2013). Außerdem wurde die Finanzierung des Zahnersatzes auf einen Festzuschuss umgestellt, sodass den Versicherten erhebliche Zusatzkosten entstehen. Auch bei der Zahnbehandlung müssen Patient*innen häufig erhebliche Aufzahlungen leisten, weil die Krankenkassen hier nur Standardleistungen übernehmen.

Auf den Zugang zu medizinischen Leistungen haben aber nicht nur gesetzliche Leistungsausschlüsse und Zuzahlungsregelungen Einfluss. Jenseits davon sind auch die weithin durch gesetzliche Rahmenvorgaben festgelegten Formen ärztlicher Vergütung für Art und Umfang der tatsächlich erbrachten Leistungen bedeutsam. Seit den 1990er Jahren haben prospektive bzw. pauschale Vergütungsformen in der ambulanten und stationären Versorgung erheblich an Bedeutung gewonnen, vor allem in der Krankenhausversorgung. Diese Vergütungsformen können für Ärzt*innen Anreize schaffen, Patient*innen medizinisch notwendige Leistungen vorzuenthalten oder die betreffenden Leistungen als Privatleistungen anzubieten oder auch nicht notwendige Leistungen zu erbringen. Verlässliche Aussagen über die Verbreitung solcher Verhaltensweisen und die daraus erwachsenden finanziellen Belastungen oder gesundheitlichen Beeinträchtigungen gesetzlich Krankenversicherter lassen sich nicht treffen, aber dennoch gibt es eine Vielzahl von Anhaltspunkten für die Vermutung, dass diese Vergütungsformen zu unerwünschten Wirkungen bei der Leistungserbringung führen (Dieterich et al. 2019).

Insgesamt betrachtet hat sich im Vergleich zu den 1990er Jahren die Belastung von GKV-Patienten mit Krankheitskosten erhöht. Allerdings sind wirklich tiefe Einschnitte in das Leistungsrecht, deren Reichweite mit den Reformen in der Arbeitslosen- und Rentenversicherung vergleichbar wäre, ausgeblieben. Es spricht aber vieles dafür, dass die Etablierung neuer Vergütungsmechanismen auf der Mikro-Ebene der Arzt-Patient-Beziehung zum vermehrten Auftreten einer informellen Rationierung geführt hat. Zwar hat die Gesundheitspolitik die private Finanzierung in den vergangenen Jahrzehnten ausgeweitet und die seit langem existierenden Gerechtigkeitsdefizite in der GKV-Finanzierung nicht angetastet, dennoch ist die GKV im Grundsatz nach wie vor als eine soziale Krankenversicherung wiederzuerkennen.

5.3 Regulierung der gesetzlichen Krankenversicherung

Ein bedeutendes Merkmal der GKV-Regulierung ist die Selbstverwaltung. Damit ist zweierlei gemeint:

- Erstens beschreibt dieser Begriff die (ehrenamtliche) soziale Selbstverwaltung durch Arbeitgeber- und Versichertenvertreter in den Gremien der

Krankenkassen(verbände), die über solche Fragen entscheiden, die für die Krankenkassen von grundlegender Bedeutung sind. Dazu zählen z. B. die Verabschiedung des Haushalts, die Festsetzung des Zusatzbeitrags und von Zusatzleistungen der Krankenkasse, die Entscheidung über Kassenfusionen sowie die Wahl und die Kontrolle des hauptamtlichen Vorstands.

- Zweitens beschreibt er die gemeinsame Selbstverwaltung der Ärzt*innen und Krankenkassen, welche die gesetzlichen Rahmenvereinbarungen zumeist in Kollektivverhandlungen oder in Entscheidungen der jeweils zuständigen Gremien, z. B. dem Gemeinsamen Bundesausschuss konkretisiert.

Die Selbstverwaltung hat sich bei ihren Entscheidungen an den vom Gesetzgeber formulierten Rahmen zu halten. Diese beiden Formen der Selbstverwaltung in der GKV werden auch mit dem Begriff Korporatismus bezeichnet.

5.3.1 Sektorale Regulierungsarrangements: Vertragsärztliche Versorgung und Krankenhausversorgung

Die Regulierung der GKV-Krankenversorgung durch Staat und Selbstverwaltung ist sektoral stark fragmentiert: In den einzelnen Versorgungssektoren (ambulante Versorgung, stationäre Versorgung, Arzneimittelversorgung, Rehabilitation, Pflege etc.) existieren je eigene Regulierungssysteme mit spezifischen Mischungsverhältnissen aus staatlichen, korporatistischen und marktbezogenen Elementen. Bei aller Vielfalt sind für die Gesundheitspolitik in Deutschland korporatistische Regulierungsformen von besonderer Bedeutung. Korporatistische Steuerung ist dadurch gekennzeichnet, dass der Staat bei der Steuerung einzelner Politikbereiche einen Ordnungsrahmen setzt und Kompetenzen zur konkretisierenden Regelsetzung an nachgeordnete Verbände, zumeist der Ärzte, Krankenhäuser und Krankenkassen, delegiert (Rosenbrock/ Gerlinger 2014). Die Verbände füllen diesen Rahmen durch Kollektivverhandlungen und -verträge, also stellvertretend für ihre Mitglieder, aus und setzen damit untergesetzliches Recht. Zumeist über die Schaffung von Pflichtmitgliedschaften für die vertretene Klientel (z. B. die Pflichtversicherung in der GKV oder die Pflichtmitgliedschaft für Vertragsärzt*innen in den Kassenärztlichen Vereinigungen) stattet der Staat die Verbände mit der Fähigkeit aus, die Betroffenen (z. B. Vertragsärzt*innen, Versicherte) auf die Einhaltung dieser Entscheidungen und Verträge zu verpflichten. Die auf der Meso-Ebene in Konkretisierung der staatlichen Rahmenvorgaben getroffenen Entscheidungen und geschlossenen Verträge sind für die Akteure auf der Mikro-Ebene (einzelne Krankenkassen, Ärzt*innen, Krankenhäuser, Versicherte und Patient*innen) bindend. Dabei führt der Staat die Rechtsaufsicht über die Institutionen und Verbände der Selbstverwaltung. Deren Entscheidungen und Verträge stehen also unter dem Vorbehalt der Genehmigung durch die Aufsicht führende Behörde, im Bund das Bundesministerium für Gesundheit oder das Bundesversicherungsamt, auf Landesebene das jeweils zuständige Landesministerium. Unter bestimmten Bedingungen kann die Aufsichtsbehörde auch zu einer Ersatzvornahme greifen, also den fraglichen Gegenstand selbst regeln. Insofern handelt es sich bei einer derartigen Wahrnehmung öffentlicher Aufgaben durch Verbände stets um eine „Selbstorganisation im Schatten des Staates" (Scharpf 2000, 327). Da der Staat mit den skizzierten Steuerungsinstrumenten eine aktive Interessenpolitik betreibt, wird er auch zum wichtigsten Bezugspunkt der beteiligten Akteure und ihrer konflikthaften Handlungen.

Der ambulante Sektor ist derjenige Versorgungsbereich in der GKV, in dem korporatistische Strukturen am stärksten ausgeprägt sind (Rosenbrock/Gerlinger 2014). Er weist mit den Kassenärztlichen Vereinigungen (KVen) die mächtigsten korporatistischen Regulierungsträger auf. Diese haben den sogenannten „Sicherstellungsauftrag" inne, der es ihnen erlaubt, die Angebotsstrukturen zu gestalten und mit den Finanzierungsträgern stellvertretend für alle Vertragsärzt*innen in ihrem KV-Bezirk in Verhandlungen zu treten, um die Gesamtvergütung auszuhandeln und weitere Aspekte der Versorgung zu regeln. Da die Vertragsärzt*innen ihre Leistungen mit den gesetzlichen Krankenkassen (von Ausnahmen abgesehen) nur über die KVen abrechnen können und diese zudem die Verteilung des Geldes unter den Ärzt*innen bestimmen, verfügen die KVen über instrumentelle Macht gegenüber ihren Mitgliedern. Diese Macht wird auf die Probe gestellt, wenn die KVen, wie dies staatliche Vorgaben mitunter erfordern, gegen deren Interessen gerichtete Maßnahmen durchsetzen müssen, z. B. im Hinblick auf die Begrenzung von Ausgaben.

In der Krankenhausversorgung verfügt der Staat insbesondere in Gestalt der Länder über große Regulierungskompetenzen. Die starke Position der Länder beruht auf ihrem verfassungsrechtlich geschützten Sicherstellungsauftrag für die Krankenhausversorgung, in dessen Wahrnehmung sie für die Krankenhausplanung und für die Finanzierung der Krankenhausinvestitionen zuständig sind (Simon 2017). Sie haben auf diesen Handlungsfeldern nicht nur eine eigenständige Rechtsetzungskompetenz, sondern darüber hinaus in allen die Krankenhausversorgung betreffenden Fragen die Möglichkeit, über den Bundesrat Entscheidungen des Bundes zu blockieren oder nachhaltig zu beeinflussen. Diese Rechtsetzungskompetenzen verleihen ihnen in der Krankenhausversorgung eine noch stärkere Position als der Kassenärztlichen Bundesvereinigung (KBV) bzw. den regionalen KVen in der ambulanten Versorgung. Daraus ergibt sich auch, dass die Krankenhausgesellschaften, bei denen es sich im Unterschied zu den (Verbänden der) Krankenkassen und den KVen im Übrigen auch nicht um Körperschaften öffentlichen Rechts, sondern um private Vereine handelt, vor allem auf Landesebene, aber auch auf Bundesebene (Deutsche

Krankenhausgesellschaft) eine deutlich geringere Rolle in der Krankenversorgungspolitik spielen als ihre vertragsärztlichen Pendants. Dies liegt auch daran, dass die Verbände der Krankenkassen Versorgungsverträge mit dem *einzelnen* Krankenhaus und nicht mit einem Verband schließen. Auch auf dem Gebiet der Krankenhausplanung verfügen sie wegen der Zuständigkeit der Länder über keinen maßgeblichen Einfluss (Rosenbrock/Gerlinger 2014). Hinzu kommt, dass die Vielfalt der Krankenhausträger eine große Interessenheterogenität innerhalb der Landeskrankenhausgesellschaften begründet. Staatliche Regulierung spielt somit in der Krankenhausversorgung eine deutlich größere und korporatistische Regulierung eine deutlich geringere Rolle als in der ambulanten bzw. vertragsärztlichen Versorgung.

Der Krankenhaussektor selbst ist durch einen fortschreitenden Bettenabbau, eine Verkürzung der Verweildauer und durch die vollständige Umstellung der Krankenhausvergütung auf diagnosebezogene Fallpauschalen gekennzeichnet. Letzteres soll bei den Krankenhäusern ein Interesse an einer Senkung der Behandlungskosten freisetzen und birgt gerade deshalb auch Gefahren für die Qualität der Versorgung (Dieterich et al. 2019). Krankenhäuser geraten damit in das Spannungsfeld medizinisch-professioneller und ökonomischer Handlungslogiken (Bode/Vogd 2016). Außerdem ist seit den 1990er Jahren der Anteil privat geführter Krankenhäuser (aufgestellter Betten) an allen Allgemeinen Krankenhäusern zwischen 1991 und 2017 von 15,2 (4,0) auf 37,1 (18,7) % angestiegen (Destatis 2018).

5.3.2 Staat, Korporatismus und Wettbewerb

Korporatistische Arrangements sind in Wissenschaft und Politik umstritten. Als Vorteile für den Staat wird gemeinhin angeführt, dass er sich mit ihrer Hilfe von Aufgaben entlasten und das Steuerungswissen der verbandlichen Akteure nutzen könne. Außerdem würden die Interessen involvierter Akteure frühzeitig in die Erarbeitung von Problemlösungen einbezogen, potenzielle Konflikte damit entschärft und die Legitimität kollektiv verbindlicher Entscheidungen erhöht. Für die Verbände, die an korporatistischen Arrangements beteiligt sind, besteht der Nutzen demzufolge in der Möglichkeit, an der Ausgestaltung von Regelungen mitzuwirken, auch – oder vor allem – um auf diese Weise die Interessen ihrer Mitglieder zur Geltung zu bringen. Zu den Nachteilen wird im Allgemeinen gezählt, dass korporatistische Regulierung es den Verbänden erlaube, die Regelung öffentlicher Angelegenheiten mit ihren Partikularinteressen zu überformen und damit eben nicht das Gemeinwohl zu verfolgen, etwa durch Entscheidungen zu Lasten nicht beteiligter Dritter.

Die verbreitete Kritik am korporatistischen Regulierungsregime in der GKV war – auch unter dem Einfluss neoliberaler Ideologie – Hintergrund für den mit der Verabschiedung des Gesundheitsstrukturgesetzes (GSG) im Jahr 1992 eingeleiteten gesundheitspolitischen Paradigmenwechsel in Richtung auf einen regulierten Wettbewerb. Derartige Wettbewerbselemente traten nun neben die traditionellen korporatistischen Arrangements und gewannen in der Gesundheitspolitik nach und nach an Bedeutung. Nun kamen Steuerungsinstrumente in der Gesundheitspolitik zum Einsatz, die für die GKV entweder neu waren oder so an Gewicht gewannen, dass sie die Anreizstrukturen für die beteiligten Akteure erheblich veränderten. Hier stand zunächst die freie Kassenwahl im Mittelpunkt, die einen Kassenwettbewerb um Versicherte etablierte und den Krankenkassen ihre bis dahin auf dem berufsständischen System der Mitgliederzuweisung beruhende Bestandsgarantie entzog. Der mit den Weichenstellungen des GSG 1992 beschrittene Weg wurde in der Folgezeit in einer Vielzahl inkrementeller Reformen weiterverfolgt (Gerlinger 2013). Insbesondere wurden Wettbewerbsbeziehungen, die das GSG zunächst auf die Konkurrenz der Krankenkassen um Versicherte begrenzt hatte, in den Folgejahren auf die Beziehungen zwischen Krankenkassen und Leistungsanbietern ausgeweitet (Götze/Cacace/Rothgang 2009). Das betraf vor allem Teile der vertragsärztlichen Versorgung (Selektivverträge), aber auch die Arzneimittelversorgung (Rabattverträge) und die Hilfsmittelversorgung (Ausschreibungen). Das wichtigste Instrument dabei waren die ab 2000 verstärkt eingeführten Selektivverträge mit einzelnen Leistungsanbietern oder Gemeinschaften von Leistungsanbietern („Vertragswettbewerb"). Nach dem Willen des Gesetzgebers sollten diese Verträge die Leistungsanbieter durch die Konkurrenz um den Abschluss von Versorgungsverträgen mit den Krankenkassen unter Druck setzen, ihr Leistungsangebot im Hinblick auf Preis und Qualität zu verbessern. Festzuhalten bleibt allerdings, dass auch gegenwärtig der überwiegende Teil der Leistungen noch auf der Grundlage von Kollektivverträgen und Kontrahierungszwängen erbracht wird. Ungeachtet dessen sind die erwarteten Segnungen des Wettbewerbs auf wohl keinem seiner Anwendungsfelder eingetreten, sondern hat er eher eine Reihe von unerwünschten Wirkungen hervorgebracht (Bundesversicherungsamt [BVA] 2018).

Der Trend zur Liberalisierung des Vertragsrechts führte – anders, als sich auf den ersten Blick vermuten ließe – nicht zu einem Abbau der Regelungsdichte und der hierarchischen Steuerung durch den Staat (Gerlinger 2013). Im Gegenteil wurde und wird die Einführung von Elementen eines regulierten Wettbewerbs von einer Ausweitung hierarchischer Steuerung in der GKV flankiert. Es kam hier zu einer Zentralisierung und Erweiterung der staatlichen Intervention insbesondere durch das Bundesministerium für Gesundheit (BMG) und – in dessen Auftrag – die Akteure der gemeinsamen Selbstverwaltung auf Bundesebene. Der Gesetzgeber überzieht die gemeinsame Selbstverwaltung der GKV seit Jahren mit einem immer dichteren Netz gesetzlicher

Vorschriften. Die Ausweitung staatlicher Intervention manifestiert sich u. a. in der zunehmenden Einschränkung des Finanzrahmens der Krankenkassen (z. B. durch Vorgaben zur Beitragssatzstabilität und durch die Festsetzung eines bundeseinheitlichen Beitragssatzes) sowie in inhaltlichen Vorgaben zu Vergütungs- und Versorgungsfragen, vor allem im Hinblick auf die Qualitätssicherung und die Etablierung neuer Versorgungsformen. Ein Beispiel hierfür ist das „Gesetz zur Reform der Strukturen der Krankenhausversorgung" (Krankenhausstrukturgesetz), das 2016 in Kraft trat und u. a. neue Regelungen zur Qualitätssicherung und Erbringung von Mindestmengen bei bestimmten Krankenhausleistungen vorsieht. Qualitätssicherung, die bis zum Ende der 1980er Jahre fast ausschließlich eine Angelegenheit der ärztlichen Selbstverwaltung gewesen und noch kaum durch gesetzliche Bestimmungen reguliert worden war, hat sich seit den 1990er Jahren zu einem bedeutsamen und eigenständigen Politikfeld in der GKV entwickelt. Staatliche Vorgaben werden ergänzt durch ein komplexes Regelwerk der zentralisierten korporatistischen Regulierungsgremien, insbesondere des Gemeinsamen Bundesausschusses.

Die Erhöhung der staatlichen Regulierungsdichte kommt aber auch in vielgestaltigen Veränderungen von Verfahrens- und Entscheidungsregeln in der Selbstverwaltung zum Ausdruck: Die Zuweisung oder der Entzug von Kompetenzen nimmt Einfluss auf die Machtressourcen der beteiligten Akteure und soll dazu beitragen, dass sich die Selbstverwaltungsentscheidungen an den staatlichen Zielsetzungen ausrichten. So hat der Gesetzgeber unter dem Eindruck verstärkter regionaler Disparitäten in der vertragsärztlichen Versorgung bei gleichzeitig auftretender oder sich abzeichnender Unterversorgung den Einfluss der Länder auf die vertragsärztliche Bedarfsplanung – wenn auch sehr moderat – gestärkt. Diese haben mit der Einführung des Versorgungsstrukturgesetzes nunmehr ein Recht zur Teilnahme an den Beratungen über die Bedarfsplanung und können auf Landesebene die Entscheidungen des Landesausschusses der Ärzte und Krankenkassen zur Bedarfsplanung beanstanden. Ferner können sie auf Landesebene gemeinsam mit den KVen, mit den Verbänden der Krankenkassen und mit der Landeskrankenhausgesellschaft ein gemeinsames Gremium bilden, das Empfehlungen zur sektorenübergreifenden Versorgung abgeben kann (§ 90a SGB V). Auf diese Weise will der Gesetzgeber den mit der getrennten Bedarfsplanung für die vertragsärztliche und für die stationäre Versorgung einhergehenden Fehlsteuerungen entgegenwirken. Ferner sind auch die Rechte der Kommunen bei einer festgestellten Unterversorgung mit Vertragsärzt*innen gestärkt worden. Sie können mittlerweile – wenn auch nur mit Zustimmung der zuständigen KV – Eigeneinrichtungen betreiben und – auch ohne Zustimmung der KV Medizinische Versorgungszentren betreiben.

Wettbewerb und Liberalisierung von Vertragsbeziehungen einerseits und die Verstärkung staatlicher Regelung andererseits gehen also Hand in Hand.

Der ordnungspolitische Wandel in Richtung auf einen regulierten Wettbewerb schuf für die beteiligten Akteure starke finanzielle Anreize und appellierte an ihr egoistisch-rationales Handeln. Zahlreiche Akteure entwickelten daraufhin Strategien zur Verfolgung ihrer Partikularinteressen. Der Gesetzgeber antwortete und antwortet darauf mit neuen differenzierteren Regelungen, um wahrgenommene oder antizipierte Strategien zur Umgehung gesetzlicher Regelungen zu verhindern oder zumindest einzuschränken. Die Liberalisierung wird begleitet von einer umfangreichen Re-Regulierung – ein Merkmal, das auch auf anderen Politikfeldern anzutreffen ist: *freer markets, more rules* (Vogel 1996).

6 Gesundheitspolitik im europäischen Kontext

Gesundheitspolitik liegt in erster Linie in der Zuständigkeit der Nationalstaaten. Jedoch haben im Zuge der Globalisierung auch internationale Einflussfaktoren für die nationalstaatliche Gesundheitspolitik an Bedeutung gewonnen (Greer 2010). Für die Gesundheitspolitik in Deutschland ist insbesondere die Europäische Union (EU) bedeutsam. Gesundheitspolitik in der EU und ihren Mitgliedstaaten findet in einem Mehrebenensystem statt, dessen Institutionengefüge durch einen vertikalen Aufbau und ein System übereinander geschichteter und auf vielfältige Weise miteinander verflochtener Handlungssysteme gekennzeichnet ist.

Das grundlegende Dokument für den europäischen Integrationsprozess, der Vertrag über die Arbeitsweise der Europäischen Union (AEUV), enthält einige grundsätzliche und zumindest auf dem Papier durchaus weitreichende Bestimmungen zur Gesundheitspolitik. So weist er der EU die Aufgabe zu, „bei der Festlegung und Durchführung aller Unionspolitiken und -maßnahmen [...] ein hohes Gesundheitsschutzniveau sicherzustellen" (Art. 168 Abs. 1 AEUV) – eine Bestimmung, in der man mühelos den Grundsatz „*Health in All Policies*" erkennen kann. Ferner sieht der AEUV vor, dass „die Tätigkeit der Union [...] auf die Verbesserung der Gesundheit der Bevölkerung, die Verhütung von Humankrankheiten und die Beseitigung von Ursachen für die Gefährdung der körperlichen und geistigen Gesundheit gerichtet" ist (Art. 168 Abs. 1 AEUV).

Im Zuge der Vertiefung des europäischen Integrationsprozesses haben die Mitgliedstaaten eine Reihe gesundheitspolitischer Entscheidungskompetenzen auf die EU-Ebene übertragen. Über direkte gesundheitsbezogene Rechtsetzungsbefugnisse verfügt die EU mittlerweile auf einigen präventionspolitisch bedeutsamen Feldern, unter denen der Gesundheitsschutz in der Arbeitsumwelt (Art. 153 Abs. 1 und 2 AEUV), der gesundheitsbezogene Verbraucher- und Umweltschutz (Art. 169 sowie Art. 191 und 192 AEUV) sowie bestimmte Aspekte der öffentlichen Gesundheit hervorzuheben sind. In diesem Zusammenhang nennt Artikel 168 AEUV, der die Zuständigkeit für Gesundheitsfragen regelt, auch Handlungsfelder wie „die Bekämpfung der weit verbreiteten schweren Krankheiten", „die Erforschung der Ursachen, der Übertragung und der Verhütung dieser Krankheiten sowie Gesundheitsinformation und -erziehung" und „die Beobachtung, frühzeitige Meldung und Bekämpfung schwerwiegender grenzüberschreitender Gesundheitsgefahren" (Art. 168 Abs. 1 AEUV).

Die Rechtsetzung auf diesen Gebieten erfolgt durch den zuständigen Ministerrat der EU (mit qualifizierter Mehrheit der Mitgliedstaaten, d. h. mindestens 55 % der Mitgliedstaaten, die mindestens 65 % der EU-Bevölkerung vertreten) und das Europäische Parlament. Besonders bedeutsame Rechtsetzungsakte für die Mitgliedstaaten sind neben den EU-Verordnungen vor allem die EU-Richtlinien. Sie sind für die Mitgliedstaaten bindend, allerdings können diese über die Mittel der Umsetzung einer EU-Richtlinie selbst entscheiden und verfügen sie insofern über einen gewissen Spielraum. Enthält die Richtlinie aber konkrete Vorgaben, so müssen sich diese auch im nationalstaatlichen Rechtsakt wiederfinden. Auf dem Gebiet der Präventionspolitik haben vor allem die zahlreichen Arbeitsschutzrichtlinien erheblichen Einfluss auf die deutsche Gesundheitspolitik genommen. So war die EU-Arbeitsschutzrahmenrichtlinie aus dem Jahr 1989 Anlass für die Verabschiedung des Arbeitsschutzgesetzes und dessen modernes Schutzverständnis (siehe Kapitel 4.1). Auch die EU-Richtlinie für Tabakerzeugnisse hat zu einer Verbesserung der Tabakprävention in Deutschland beigetragen. Allerdings ist die Handlungskompetenz der EU auf diesen Feldern durch das Subsidiaritätsprinzip eingeschränkt, d. h. sie darf auch dort, wo sie über Rechtsetzungskompetenzen verfügt, nur insoweit tätig werden, als die betreffenden Probleme auf europäischer Ebene besser gelöst werden können als in den Nationalstaaten. Außerdem wird die Rolle der EU bei den in Art. 168 AEUV genannten Aufgaben darauf beschränkt, die Politik der Mitgliedstaaten zu ergänzen (Art. 168 Abs. 1 AEUV) sowie ihre Zusammenarbeit zu fördern und die Tätigkeit der Mitgliedstaaten, falls erforderlich, zu unterstützen (Art. 168 Abs. 2 AEUV). Dabei hat die ergänzende, koordinierende oder unterstützende Tätigkeit der EU „unter Ausschluss jeglicher Harmonisierung der Rechtsvorschriften der Mitgliedstaaten" (Art. 168 Abs. 5 AEUV) zu erfolgen. Dennoch hat die EU auf diesen Feldern explizite Handlungsbefugnisse.

Im Unterschied zu diesen Handlungsfeldern ist die direkte Gestaltungsmacht der EU im Hinblick auf die nationalstaatlichen Krankenversicherungs- und Krankenbehandlungssysteme bisher recht gering, denn diese sind Teil der sozialen Sicherungssysteme, deren Gestaltung der nationalstaatlichen Souveränität unterliegt. Die EU verfügt weder im Bereich der Prävention noch im Bereich der Krankenversorgung für die Organisation und Finanzierung des Gesundheitssystems über Kompetenzen. Vielmehr sieht der AEUV ausdrücklich vor, dass die

„[...] bei der Tätigkeit der Union [...] die Verantwortung der Mitgliedstaaten für die Festlegung ihrer Gesundheitspolitik sowie für die Organisation des Gesundheitswesens und die medizinische Versorgung gewahrt [wird]. Die Verantwortung der Mitgliedstaaten umfasst die Verwaltung des Gesundheitswesens und der medizinischen Versorgung sowie die Zuweisung der dafür bereitgestellten Mittel." (Art. 168 Abs. 7 AEUV)

Die Kompetenz zur Gestaltung des Gesundheitssystems liegt damit nach wie vor bei den Mitgliedstaaten. Dies betrifft die Organisation der Prävention einschließlich ihrer institutionellen Gestaltung, die Organisation des Krankenversorgungssystems einschließlich der institutionellen Gliederung und der Arbeitsteilung zwischen den Berufsgruppen, die Verteilung von Kompetenzen bei der Steuerung der Gesundheitssysteme sowie Art und Umfang der Leistungen und Leistungsfinanzierung bei Krankheit und Pflegebedürftigkeit.

Allerdings erlangte die EU auch ohne formelle, direkte Zuständigkeit über verschiedene Kanäle wachsenden Einfluss auf diese Handlungsfelder. Wichtige Hintergründe dieser Entwicklung liegen in den im Zuge der Integration auftretenden Widersprüchen zwischen dem europäischen Marktrecht und dem Sozialrecht der Mitgliedstaaten. Der europäische Binnenmarkt sieht den freien Verkehr von Waren, Dienstleistungen, Personen und Kapital vor. Zudem gelten wettbewerbsrechtliche Regeln wie das Verbot des Missbrauchs einer marktbeherrschenden Stellung oder das Verbot von Preisabsprachen. Dies wirft die Frage auf, ob und inwieweit diese Grundsätze auch auf die Gesundheitssysteme und die Gesundheitspolitik anzuwenden sind. Rechtsstreitigkeiten über die Anwendung des europäischen Marktrechts auf das Politikfeld Gesundheit werden häufig vor dem Europäischen Gerichtshof (EuGH) entschieden. Da dessen Urteile unmittelbar verbindlich sind, erlangt der EuGH für die Gesundheitspolitik in den Mitgliedstaaten eine erhebliche Bedeutung. Dabei lässt sich in den vergangenen Jahren beobachten, dass das europäische Marktrecht zunehmend auf das nationale Sozialrecht, auch auf das Gesundheitsschutz- und das Krankenversorgungsrecht, übergreift (Schmucker 2013). So hat der EuGH geurteilt, dass das europäische Markt- und Wettbewerbsrecht im Grundsatz auch auf die Versorgung mit Gesundheitsleistungen Anwendung findet, auch wenn die europäischen Verträge den Mitgliedstaaten auf weiten Gebieten die alleinige Zuständigkeit zuschreiben. Hier sind unter u. a. der freie Marktzutritt von Leistungsanbietern, aber auch Handlungsfelder wie das Kartellrecht, das Vergaberecht oder das Beihilferecht von Bedeutung. So unterliegen Selektivverträge in der GKV den Bestimmungen des europäischen Kartellrechts und ist bei öffentlichen Aufträgen im Gesundheitswesen das europäische Vergaberecht zu beachten. Nicht abschließend entschieden ist z. B. die Frage, ob die Defizitdeckung öffentlicher Krankenhäuser durch deren Träger als eine unerlaubte staatliche Beihilfe und als eine wettbewerbswidrige Diskriminierung privater Krankenhausträger einzustufen ist.

Ein wichtiger Gegenstand solcher Rechtsstreitigkeiten war seit den 1980er Jahren die grenzüberschreitende Inanspruchnahme von Gesundheitsdienstleistungen. Vor dem Hintergrund einschlägiger EuGH-Urteile schrieben das Europäische Parlament und der Europäische Rat im Jahr 2011 die diesbezüglichen Rechte von Patienten in einer Richtlinie zur Patientenmobilität fest (Rixen 2012). Demzufolge ist seit 2013 eine ambulante Behandlung für EU-Bürger*innen in einem anderen Mitgliedstaat ohne vorherige Genehmigung ihres Kostenträgers möglich. Bei einer stationären Behandlung müssen sie in bestimmten Fällen eine solche Vorabgenehmigung einholen, die ihnen aber nicht willkürlich versagt werden darf (z. B. bei unzumutbaren Wartezeiten auf einen stationären Eingriff). Die EU-Bürger*innen haben bei einer Auslandsbehandlung dieselben Rechte, die auch in ihrem Versicherungsstaat gelten, z. B. im Hinblick auf den Leistungskatalog und den Zugang zu Fachärzt*innen oder zur Krankenhausbehandlung. Sie müssen bei einer Auslandsbehandlung die entstandenen Kosten zunächst vorstrecken und haben Anspruch auf deren Erstattung durch ihren Kostenträger in der Höhe, die bei einer Behandlung im Inland angefallen wäre.

Neben diesen Widersprüchen zwischen EU-Marktrecht und nationalstaatlichem Sozialrecht beeinflussen auch die ökonomischen Kontextbedingungen der europäischen Integration die nationalstaatliche Gesundheitspolitik. So erzeugen vor allem die durch die Schaffung des Binnenmarktes verstärkte Konkurrenz der Unternehmen und Wirtschaftsstandorte sowie die Vorgaben für den „Europäischen Stabilitäts- und Wachstumspakt" und die „Europäische Wirtschafts- und Währungsunion" (z. B. die Begrenzung der jährlichen Neuverschuldung auf 3 % und der Gesamtverschuldung auf 60 % des Bruttoinlandsprodukts) einen Druck zur Begrenzung der Ausgaben für die soziale Sicherung, der sich auch in der Gesundheitspolitik bemerkbar macht. Leistungsausgrenzungen, die Erhöhung von Selbstzahlungen und die Bemühungen um eine Effizienzsteigerung in der Krankenversorgung stehen *auch* im Zusammenhang mit diesen Aspekten der europäischen Integration.

Jenseits der EU sind auf zwischenstaatlicher Ebene jene internationalen Organisationen von Bedeutung, die ausschließlich oder teilweise mit gesundheitsbezogenen Fragen befasst sind (siehe hierzu auch den Beitrag von Jahn, Razum und Voss). Die wichtigsten von ihnen sind die *World Health Organization* (WHO), die *International Labour Organization* (ILO) und die *Food and Agriculture Organization* (FAO). Sie unterscheiden sich in ihren Handlungsmöglichkeiten allerdings ganz erheblich von denen supranationaler Staatenorganisationen, denn sie verfügen kaum über wirksame Sanktionsinstrumente, um ihren politischen Willen durchzusetzen. Für die nationale Gesetzgebung verbindlich werden Beschlüsse lediglich durch eine Selbstverpflichtung der Signatarstaaten, z. B. bei der UN-Konvention über die Rechte von Menschen mit Behinderungen (2008). Auch sind diese Organisationen mit – gemessen an ihrer Aufgabe – unzureichenden Finanzmitteln ausgestattet. Neben der beschränkten materiellen Unterstützung gesundheitsbezogener Projekte bleibt ihnen also vor allem die Möglichkeit, auf Probleme hinzuweisen, zu ermahnen und anzuregen. Bei ihrem Engagement für die Verbesserung der Gesundheit ist ihre hohe moralische Autorität die wohl schärfste Waffe dieser Organisationen.

Die Bundesregierung hat in den letzten Jahren Initiativen zur globalen Gesundheitspolitik auf den Weg gebracht und dafür insbesondere ihre Präsidentschaft auf den G7- und G20-Gipfeln genutzt. Allerdings haben diese Initiativen bisher kaum Einfluss auf die Gesundheitspolitik und die gesundheitlichen Ungleichheiten in der Welt genommen. Zudem steht die Innen- wie die internationale Politik der Bundesrepublik Deutschland selbst in mannigfacher Hinsicht im Widerspruch zur selbsterklärten Anwaltschaft für globale Gesundheitsprobleme (Kickbusch et al. 2017).

7 Fazit und Ausblick

Gesundheitspolitik umfasst analytisch sowohl die Gesundheitsförderung und Prävention durch die Gestaltung der gesundheitsrelevanten Lebensbedingungen (*Health in All Policies*) als auch die Gestaltung der Versorgung bei Krankheit und Behinderung. Normativ richtet sich Gesundheitspolitik auf die Verbesserung der gesundheitlichen Lage der Bevölkerung durch die Vermeidung von Krankheit und vorzeitigem Tod. Gesundheitspolitik geht zurück auf die fundamentalen ökonomischen, gesellschaftlichen und sozialen Umbrüche des 19. Jahrhunderts. Ihre inhaltliche Ausrichtung und ihr institutioneller Zuschnitt sind das Ergebnis sozialer und politischer Auseinandersetzungen. Die Ausgestaltung der Gesundheitspolitik ist in unterschiedliche Wohlfahrtsstaatstypen eingebettet und unterscheidet sich zwischen den Nationalstaaten. An der Formulierung und Umsetzung von Gesundheitspolitik wirken zahlreiche Akteure und Institutionen mit, deren Interessen keineswegs immer auf die Verbesserung der Gesundheit gerichtet sind. Die Fragmentierung von Akteuren sowie ihre Ausrichtung an Partikularinteressen erschweren in vielen Fällen ein zielgerichtetes politisches Handeln und zählen zu den Gründen für die vielfältigen Mängel, die in Gesundheitsförderung und Primärprävention sowie in der Krankenversorgung anzutreffen sind.

Die Gesundheitsförderungs- und Primärpräventionspolitik in Deutschland ist in den letzten Jahren zum einen durch eine Aufwertung und Modernisierung, zum anderen durch fortbestehende Mängel und Strukturdefizite gekennzeichnet. Die Aufwertung und Modernisierung ist nicht nur eine politische Antwort auf den gesellschaftlichen Wertewandel, sondern auch Ausdruck und Bestandteil einer investiven Sozialpolitik, die darauf, zielt, die Produktivitätspotenziale einer verbesserten Bevölkerungsgesundheit für die Verbesserung der Wettbewerbsfähigkeit des Wirtschaftsstandorts Deutschland zu erschließen. Die Erwartung besteht darin, durch eine Effektivitätssteigerung von Gesundheitsförderung und Primärprävention Ausgaben für Krankheit, Pflegebedürftigkeit und Behinderung zu begrenzen, die Arbeitsfähigkeit der Erwerbstätigen zu verbessern sowie ein aktives Altern zu ermöglichen. Die fortbestehenden Mängel und Strukturdefizite bestehen vor allem in einem deutlich zu geringen Stellenwert lebensweltlicher Gesundheitsförderung und Primärprävention, in einem zu geringen Stellenwert der Verringerung sozialer Ungleichheiten von Gesundheitschancen sowie in den durch die Fragmentierung der Akteurslandschaft (Gebietskörperschaften in Bund, Ländern und Kommunen sowie diverse Sozialversicherungsträger) begünstigten Mängeln bei der Entwicklung einer präventionspolitischen Gesamtstrategie. Das Präventionsgesetz stellt den Versuch dar, einige dieser Probleme zu lösen, und schreibt eine deutliche Erhöhung der betreffenden Mittel fest, die absolut aber gering bleiben. Zweifelhaft ist, ob und inwiefern die Krankenkassen, die Hauptadressaten dieser Reform, trotz der in den letzten Jahren zu beobachtenden Professionalisierung ihrer Aktivitäten überhaupt als Akteure von Gesundheitsförderung und Primärprävention geeignet sind, weil sie ein starkes Interesse daran haben, ihre Zuständigkeit auf diesem Handlungsfeld für das Ziel der Umwerbung „guter Risiken" zu nutzen, und sich zu diesem Zweck vor allem der individuellen Verhaltensprävention bedienen. Das Präventionsgesetz bringt zwar einige Besserungen, zu denen auch die neue Kooperations- und Koordinierungsstruktur zählt. Jedoch ist kaum zu erwarten, dass mit dieser Reform die wesentlichen Probleme der Prävention- und Gesundheitsförderungspolitik gelöst werden können.

Auf dem Gebiet der Krankenversorgung existiert eine traditionelle Trennung zwischen gesetzlicher und privater Krankenversicherung. Diese Koexistenz zweier Systeme bringt vielfältige Gerechtigkeitsdefizite und Fehlsteuerungen hervor. Privat Krankenversicherte beteiligen sich nicht am Solidarausgleich, obwohl sie über ein höheres Durchschnittseinkommen verfügen, und sie haben in der ambulanten Versorgung kürzere Wartezeiten und einen besseren Zugang zu manchen medizinischen Innovationen. Der Dualismus aus GKV und PKV ist auch ein wichtiger Grund für die regionale Ungleichverteilung von Ärzt*innen zu Lasten strukturschwacher und ärmerer Regionen. Nicht zuletzt führt er zu einer dem Solidarprinzip zuwiderlaufenden Selbstselektion, denn

„gute Risiken" haben einen starken Anreiz für die Wahl der PKV, „schlechte Risiken" für die Wahl der GKV. Die Gesundheitspolitik hat trotz zahlreicher Reformen an dieser Trennung festgehalten und bisher auch die Eigenschaften der beiden Systeme im Wesentlichen unverändert gelassen.

In der gesetzlichen Krankenversicherung konkretisiert die Selbstverwaltung staatliche Rahmenvorgaben zur Gesundheitspolitik. Die Krankenversorgung im Rahmen der gesetzlichen Krankenversicherung ist durch sektoral unterschiedliche Regulierungsregimes mit unterschiedlichen Kombinationen aus staatlichen wettbewerblichen und marktbezogenen Regulierungsinstrumenten sowie jeweils eigenen Entscheidungsstrukturen und Akteursbeziehungen gekennzeichnet. Korporatistische Regulierungsformen spielen eine traditionell große Rolle und sind vor allem in der vertragsärztlichen Versorgung stark ausgeprägt. Insbesondere seit den 1990er Jahren lässt sich in der gesetzlichen Krankenversicherung ein Bedeutungszuwachs wettbewerblicher Regulierungsinstrumente und ein Trend zur Privatisierung von Risiken erkennen.

Das Gesundheitsstrukturgesetz von 1992 stellte die gesundheitspolitischen Weichen in Richtung auf ein reguliertes Wettbewerbssystem, das seither auf inkrementellem Wege ausgestaltet wurde. Die Wettbewerbsordnung soll zu einer Modernisierung der Versorgungsstrukturen und zu einer effizienteren Versorgung führen. Dieser Wandel wurde und wird begleitet von einer intensivierten hierarchischen Steuerung durch direkte staatliche Re-Regulierung und die fortgesetzte staatliche Beauftragung zentralisierter korporatistischer Entscheidungsgremien durch den Staat. Sie geht zurück auf die Erfahrung, dass sowohl unter der Ärzteschaft als auch unter den Krankenkassen die egoistischrationale Umgehung gesetzlicher Regelungen unter gleichzeitiger Verletzung von Gemeinwohlbelangen (z. B. Risikoselektion, implizite Rationierung, private Abrechnung von Kassenleistungen, Rückzug von Versorgungseinrichtungen aus strukturschwachen Regionen) weit verbreitet ist. Die flankierende Re-Regulierung wettbewerblicher Reformen soll solchen Umgehungsstrategien entgegenwirken. Die mit dem Übergang zum regulierten Wettbewerb geschaffenen Anreize, Interessen und Handlungszwänge bringen Dynamiken hervor, die eine Abkehr wichtiger Akteure von der gesetzlichen Krankenversicherung als einer Sozialversicherung begünstigen. So verstehen sich Krankenkassen häufig als Unternehmen, die nach Unabhängigkeit von staatlicher Regulierung drängen. Allerdings hat sich die GKV im Grundsatz den Charakter einer sozialen Krankenversicherung bewahrt.

Gesundheitspolitik in Deutschland unterliegt zwar primär der nationalstaatlichen Zuständigkeit, wird aber zunehmend in ein europäisches Mehrebenensystem eingebunden. Für die Präventionspolitik ist die Rolle der EU im Arbeitsschutz und im Verbraucherschutz von besonderer Bedeutung. Für das Gebiet der Krankenversorgung ist die EU zwar nicht direkt zuständig, jedoch ergeben sich diesbezügliche Regulierungskompetenzen aus der EU-Zuständigkeit für die Regeln des Binnenmarktes. Zudem haben Widersprüche zwischen dem europäischen Binnenmarktrecht und dem nationalen Sozialrecht sowie die sich aus den Binnenmarktregeln ergebenden ökonomischen Handlungszwänge vielfältige Auswirkungen auf die nationalstaatliche, auch auf die deutsche Gesundheitspolitik.

Zu wichtigen Herausforderungen für die Gesundheitspolitik zählt auf dem Gebiet der Gesundheitsförderung und Prävention die Entwicklung gesundheitsförderlicher Lebenswelten unter Verfolgung von Strategien, die den Zusammenhang zwischen der Veränderung von Kontextbedingungen und einer Stärkung individueller Ressourcen bei gleichzeitiger Fokussierung auf die Reduzierung gesundheitlicher Ungleichheiten berücksichtigen. In ihrer derzeitigen Verfasstheit verursacht die Gesundheitspolitik immer noch erhebliche Allokations- und Koordinierungsprobleme, die eine effektive und effiziente Funktionserfüllung des Krankenversorgungssystems konterkarieren. Auf dem Gebiet der Krankenversorgungspolitik ist der Abbau von nach wie vor existierender Über-, Unter- und Fehlversorgung ein wichtiges Handlungsfeld, nicht zuletzt im Krankenhaus, wo Budgetierung und diagnosebezogene Fallpauschalen vielfältige unerwünschte Wirkungen auf die Krankenversorgung hervorgebracht haben. Ferner erzeugen die heraufziehenden oder bereits eingetretenen Versorgungsmängel in benachteiligten Räumen einen dringenden Handlungsbedarf. Im Hinblick auf die Struktur des Krankenversicherungssystems stellen der Dualismus von GKV und PKV und die mit ihm einhergehenden Steuerungsprobleme und Gerechtigkeitsdefizite eine zentrale Herausforderung für die Gesundheitspolitik dar. Eine solidarische Bürgerversicherung könnte dazu beitragen, zahlreiche dieser Gerechtigkeitsdefizite und Fehlsteuerungen zu reduzieren.

Literatur

Antonovsky, A. (1987). *Unraveling the mystery of health. How people manage stress and stay well.* San Francisco: Jossey-Bass.

Beck, D. (2011). *Zeitgemäße Gesundheitspolitik in Kleinst- und Kleinbetrieben.* Berlin: Edition Sigma.

Böckmann, R. (2011). *Quo vadis PKV?* Wiesbaden: VS Verlag für Sozialwissenschaften.

Bode, I./Vogd, W. (Hrsg.). (2016). *Mutationen des Krankenhauses. Soziologische Diagnosen in organisations- und gesellschaftstheoretischer Perspektive.* Wiesbaden: Springer VS.

Böhm, K. (2017). Kommunale Gesundheitsförderung und Prävention. Elemente, Potentiale und Hemmnisse einer präventiven und gesundheitsförderlichen kommunalen Gesundheitspolitik. *Zeitschrift für Sozialreform, 63*(2), 275–299.

Brandhorst, A./Hildebrandt, H./Luthe, E.-W. (Hrsg.) (2017). *Kooperation und Integration – das unvollendete Projekt des Gesundheitssystems.* Wiesbaden: Springer.

Bundesministerium für Gesundheit. (2019a). *Gesetzliche Krankenversicherung – Kennzahlen und Faustformeln. KF19 Bund.* Verfügbar unter www.bundesgesundheitsministerium.de/fileadmin/Dateien/5_Publikationen/Gesundheit/Broschueren/KF2019Bund_Maerz_2019.pdf (Zugriff am 12.06.2019).

Bundesministerium für Gesundheit. (2019b). *Gesetzliche Krankenversicherung. Vorläufige Rechnungsergebnisse 1.–4. Quartal 2018.* Verfügbar unter www.bundesgesundheitsministerium.de/fileadmin/Dateien/3_Downloads/Statistiken/GKV/Finanzergebnisse/KV45_1-4_Quartal_2018.pdf. (Zugriff am 12.06.2019).

Bundesversicherungsamt. (2018). *Sonderbericht zum Wettbewerb in der gesetzlichen Krankenversicherung.* Berlin: BVA.

Burgi, M. (2013). *Kommunale Verantwortung und Regionalisierung von Strukturelementen in der Gesundheitsversorgung.* Baden-Baden: Nomos.

Dieterich, A./Braun, B./Gerlinger, T./Simon, M. (Hrsg.) (2019). *Geld im Krankenhaus. Eine kritische Bestandsaufnahme des DRG-Systems.* Wiesbaden: Springer VS.

Esping-Andersen, G. (1990). *The Three Worlds of Welfare Capitalism.* Cambridge: Polity Press.

European Commission (2013). *Communication from the Commission to the European Parliament, the Council, the European Economic and Social Committee and the Committee of the Regions: Towards Social Investment for Growth and Cohesion – including implementing the European Social Fund 2014–2020.* Brussels: European Commission.

Geene, R./Reese, M. (2017). *Handbuch Präventionsgesetz. Neuregelungen der Gesundheitsförderung.* Frankfurt am Main: Mabuse.

Gerlinger, T. (2009). Competitive transformation and the state regulation of health insurance systems. Germany, Switzerland and the Netherlands compared. In: I. Dingeldey/H. Rothgang (Hrsg.): *Governance of Welfare State Reform. A Cross National and Cross Sectoral Comparison of Policy and Politics.* Cheltenham: Edward Elgar Publishing, 145–175.

Gerlinger, T. (2013). Gesundheitspolitik in Zeiten der Krise: Auf inkrementellem Weg zur Systemtransformation? *Zeitschrift für Sozialreform, 59*(3), 337–364.

Gerlinger, T./Greß, S. (2018). Umsetzung der paritätischen Finanzierung in der GKV. Gutachterliche Stellungnahme für den Funktionsbereich Sozialpolitik beim Vorstand der IG Metall. *Soziale Sicherheit extra (Sonderausgabe – Januar 2018): Gesetzliche Krankenversicherung: Wege zur Parität,* 10–21.

GKV-Spitzenverband. (2019). *Kennzahlen der Gesetzlichen Krankenversicherung.* Verfügbar unter www.gkv-spitzenverband.de/media/grafiken/gkv_kennzahlen/kennzahlen_gkv_2018_q4/GKV_Kennzahlen_Booklet_Q4-2018_300dpi_2019-03-15.pdf (Zugriff am 12.06.2019).

Götze, R./Cacace, M./Rothgang, H. (2009). Von der Risiko- zur Anbieterselektion. Eigendynamiken wettbewerblicher Reformen in Gesundheitssystemen des Sozialversicherungstyps. *Zeitschrift für Sozialreform, 55*(2), 149–175.

Greer, S. L. (2010). *The Politics of European Union Health Policies.* Maidenhead: Open University Press.

Hurrelmann, K./Richter, M. (2013). *Gesundheits- und Medizinsoziologie. Eine Einführung in sozialwissenschaftliche Gesundheitsforschung.* 8. Auflage. Weinheim und Basel: Beltz Juventa.

Kickbusch, I./Franz, C./Holzscheiter, A./Hunger, I./Jahn, A./Köhler, C. et al. (2017). Germany's expanding role in global health. *The Lancet, 390*(10097), 898–912.

Knill, C./Tosun, J. (2015). *Einführung in die Policy-Analyse.* Opladen: Verlag Barbara Budrich.

Kuhn, J. (2013). Prävention in Deutschland – eine Sisyphosgeschichte. *Gesundheit und Gesellschaft – Wissenschaft, 13*(3), 22–30.

Mayntz, R./Scharpf, F. W. (1995). Steuerung und Selbstorganisation in staatsnahen Sektoren. In: R. Mayntz/F. W. Scharpf (Hrsg.): *Gesellschaftliche Selbstregelung und politische Steuerung.* Frankfurt am Main: Campus, 9–38.

Medizinischer Dienst des Spitzenverbandes Bund der Krankenkassen/GKV-Spitzenverband (2018). *Präventionsbericht 2018. Leistungen der gesetzlichen Krankenversicherung: Primärprävention und Gesundheitsförderung. Leistungen der sozialen Pflegeversicherung: Prävention in stationären Pflegeeinrichtungen.* Berichtsjahr 2017. Essen: MDS.

Midgley, J./Dahl, E./Wright, A. C. (2017). *Social investment and social welfare. International and critical perspectives.* Cheltenham: Edward Elgar Publishing.

Reibling, N./Wendt, C. (2018). Gesundheitssystemtypologien. In: P. Kriwy/M. Jungbauer-Gans (Hrsg.): *Handbuch Gesundheitssoziologie.* Wiesbaden: Springer, 1–19, online.

Rixen, S. (2012). Die Patientenrechte-Richtlinie als „Dienstleistungsrichtlinie des Gesundheitswesens"? *Zeitschrift für Gemeinschaftsprivatrecht, 9*(1), 45–50.

Rosenbrock, R./Gerlinger, T. (2014). *Gesundheitspolitik. Eine systematische Einführung.* 3. Auflage. Bern: Huber.

Rosenbrock, R./Kühn, H./Köhler, B. (Hrsg.) (1994). *Präventionspolitik. Gesellschaftliche Strategien der Gesundheitssicherung.* Berlin: Edition Sigma.

Scharpf, F. W. (2000). *Interaktionsformen. Akteurzentrierter Institutionalismus in der Politikforschung.* Wiesbaden: Springer VS.

Schmid, A./Cacace, M./Götze, R./Rothgang, H. (2010). Explaining Healthcare System Change: Problem Pressure and the Emergence of „Hybrid" Healthcare Systems. *Journal of Health Politics, Policy and Law, 35*(4), 455–486.

Schmucker, R. (2013). Gesundheitspolitik in Zeiten der Krise. *Gesundheit & Gesellschaft – Wissenschaft, 13*(1), 7–14.

Schölkopf, M./Pressel, H. (2017). *Das Gesundheitswesen im internationalen Vergleich: Gesundheitssystemvergleich und europäische Gesundheitspolitik.* 3. Auflage. Berlin: MWV.

Simon, M. (2017). *Das Gesundheitssystem in Deutschland. Eine Einführung in Struktur und Funktionsweise.* 6. Auflage. Bern: Huber.

Statistisches Bundesamt. (2017). *Gesundheit – Ausgaben 2015. Fachserie 12, Reihe 7.1.1.* Wiesbaden: Destatis.

Statistisches Bundesamt (2018). *Grunddaten der Krankenhäuser.* Wiesbaden: Destatis.

Statistisches Bundesamt. (2019a). *Gesundheitsausgaben nach Leistungsarten.* Verfügbar unter www.destatis.de/DE/Themen/Gesellschaft-Umwelt/Gesundheit/Gesundheits ausgaben/Tabellen/leistungsarten.html (Zugriff am 12.06.2019).

Statistisches Bundesamt. (2019b). *Volkswirtschaftliche Gesamtrechnungen. Bruttoinlandsprodukt, Bruttonationaleinkommen, Volkseinkommen. Lange Reihe ab 1925* (Statistisches Bundesamt). Verfügbar unter www.destatis.de/DE/ZahlenFakten/GesamtwirtschaftUmwelt/ VGR/Inlandsprodukt/Tabellen/Volkseinkommen1925_pdf.pdf;jsessionid=49F79E4CC2EBF7 30E8CE2EB2508AC29C.InternetLive1?__blob=publicationFile (Zugriff am 12.06. 2018).

van Dyk, S./Lessenich, S. (2009). Ambivalenzen der (De-)Aktivierung: Altwerden im flexiblen Kapitalismus. *WSI-Mitteilungen, 62*(10), 540–546.

Verband der Privaten Krankenversicherung. (2018). *Zahlenbericht der Privaten Krankenversicherung 2017.* Verfügbar unter www.pkv.de/service/zahlen-u<nd-fakten/archiv-pkv-zahlenbericht/ zahlenbericht-2017.pdf (Zugriff am 12.06.2019).

Vogel, S. K. (1996). *Freer Markets, More Rules. Regulatory Reform in Advanced Industrial Countries.* Ithaca: Cornell University Press.

Inanspruchnahme von Versorgungsleistungen

Holger Gothe und Christoph Ohlmeier

Die wichtigste Aufgabe eines Gesundheitssystems besteht darin, Leistungen zur Behandlung und Vermeidung von Erkrankungen zu erbringen und damit den Gesundheitszustand der Bevölkerung positiv zu beeinflussen. Die Betrachtung der Inanspruchnahme dieser Leistungen ermöglicht daher tiefe Einblicke in Funktionieren und Leistungsfähigkeit eines Gesundheitssystems. Gleichermaßen spiegeln sich in dieser Inanspruchnahme die Morbidität der Bevölkerung sowie die Präferenzen von Ärzt*innen und Patient*innen wider. Mit der Inanspruchnahme von Versorgungsleistungen lässt sich darüber hinaus der größte Teil der im Gesundheitssystem eingesetzten Finanzmittel betrachten. Für die Gesundheitswissenschaften bietet sich somit ein Untersuchungsgegenstand von größter Bedeutung: Die Versorgung der Bevölkerung birgt unter den Gesichtspunkten von Effektivität, Qualität, Bedarfsgerechtigkeit und Wirtschaftlichkeit zahlreiche Probleme und stellt daher viele Fragen an die zunehmend im Interesse der Öffentlichkeit stehende „Versorgungsforschung".

1 Art und Umfang von Versorgungsleistungen

Im Bereich der gesundheitlichen Versorgung werden überwiegend Dienstleistungen in Anspruch genommen. Weiterhin werden Produkte verbraucht, die zur Verbesserung der gesundheitlichen Situation angeboten werden, darunter insbesondere Arzneimittel. Auch finanzielle Transfers zur Unterstützung von Personen, die durch gesundheitliche Schädigungen Nachteile erleiden, werden zu den Versorgungsleistungen gezählt. Der Begriff „Versorgung" (engl.: *health care*) bezieht sich daher auf die Summe aller Aktivitäten, die im Rahmen der Gesunderhaltung einer Bevölkerung unternommen werden. „Versorgung" geht weit über die im allgemeinen gebräuchliche Bedeutung des Wortes hinaus, die sich auf die finanzielle Sicherung des Lebensunterhaltes in Lebenslagen bezieht, in denen die Betreffenden dazu selbst nicht in der Lage sind.

Da bei Dienstleistungen Produktion und Konsum zusammenfallen, ist die Beobachtung ihrer Inanspruchnahme gleichzeitig die Beobachtung ihrer Produktion. Wenn über Inanspruchnahme von gesundheitsbezogenen Dienstleistungen gesprochen wird, ist daher gleichzeitig von ihrer Produktion die Rede. Gleichermaßen finden auch finanzielle Transfers nur statt, wenn sie ihren Empfänger erreichen. Produkte, insbesondere Arzneimittel, können dagegen produziert und im Lager gehalten werden, ohne dass sie sofort verbraucht werden. Vor ihrem bestimmungsgemäßen Verbrauch werden sie in der Regel verordnet, als Verordnung in Besitz genommen und nach Hause getragen. Außer ihrem bestimmungsgemäßen Verbrauch gibt es die Möglichkeit, dass sie von anderen Personen oder unsachgemäß oder gar nicht verbraucht werden. Wenn es sich um „Produkte" handelt, also in der Mehrzahl der Fälle um Arzneimittel, ist der Begriff „Inanspruchnahme" also durchaus in verschiedenen Bedeutungen zu sehen. Im Unterschied zu medizinischen Dienstleistungen können Besitznahme und Gebrauch auseinanderfallen.

Außer nach ihrer bisher diskutierten Beschaffenheit können Versorgungsleistungen nach weiteren Gesichtspunkten klassifiziert werden. Eine wichtige Bedeutung kommt den verschiedenen gesundheitlichen Zielsetzungen zu, denen die Leistungen gewidmet sind. Hier unterscheidet man, ob es sich um Leistungen für die Prävention und Früherkennung handelt, Diagnostik und Therapie im Rahmen der Kuration, Rehabilitation oder der Pflege. Ferner können Leistungen zumindest teilweise einzelnen Gesundheitsproblemen zugeordnet werden. Eine sehr wichtige Einteilung von Leistungen ist darüber hinaus, von welchem Versorgungssektor sie erbracht werden. Hier unterscheidet man vor allem zwischen dem ambulanten und dem stationären Bereich. Andere Sektoren umfassen Apotheken (Arzneimittel), nicht-ärztliche Therapeut*innen („Heilmittel"), Einrichtungen zur Rehabilitation oder Pflegedienste. Es bleibt abzuwarten, ob sich z. B. ein Sektor der digitalen Gesundheitsleistungen etablieren kann oder ob ein solcher vielmehr eine Ergänzung bisheriger Sektoren sein wird. Eine Übersicht über die verschiedenen Leistungsbereiche des deutschen Gesundheitssystems gibt Abschnitt 5 im Bericht „Gesundheit in Deutschland" (Robert Koch-Institut [RKI] 2015).

2 Determinanten der Inanspruchnahme von Leistungen

Inanspruchnahme ist, wie dargestellt, ein Sachverhalt, bei dem sowohl die in Anspruch nehmende Person aktiv ist als auch diejenigen Personen, die eine Leistung erbringen oder ein Produkt erzeugen. Es müssen also beide Seiten dieser Beziehung berücksichtigt werden, wenn ein zutreffendes Bild vom Prozess der Inanspruchnahme entstehen soll. Die ökonomische Konzeption von „Nachfrage" und „Angebot" gibt im Folgenden den Rahmen für die Darstellung der verschiedenen Faktoren, die die Inanspruchnahme von Versorgungsleistungen bedingen können.

2.1 Angebot

2.1.1 Entwicklung und Erzeugung von Leistungen und Produkten

Die Leistungen, die ein Gesundheitssystem zur Verfügung stellt, sind zunächst Produkt der wissenschaftlich-technischen Entwicklung. Leistungen, die uns heute selbstverständlich vorkommen wie z. B. das Einsetzen von metallenen Gefäßstützen (Stents) in verengte Koronargefäße, wurden ab Ende der 1970er Jahre noch im Tierversuch erprobt. Ein erheblicher Teil der heute verordneten Arzneimittel wurde erst in den vergangenen Jahren zugelassen und war vor 30 Jahren noch Gegenstand der Grundlagenforschung. Auch scheinbar seit langem eingeführte Leistungen wie z. B. Operationen von Leistenhernien werden heute mit anderen Verfahren und unter Einsatz von neuartigen Arzneimitteln (z. B. zur Prophylaxe von Thrombosen) durchgeführt und unterscheiden sich damit oftmals stark von der Art und Weise, in der sie früher durchgeführt worden sind (Gothe et al. 2002). Die globale Innovationstätigkeit von Medizin und Industrie hat damit einen sehr starken Einfluss auf die laufende Veränderung der Inanspruchnahme von Leistungen vor allem in den wirtschaftlich entwickelten Ländern. Von der Steuerung der Forschungsaktivitäten ist es abhängig, ob auch bei epidemiologisch weniger bedeutsamen Erkrankungen oder bei Erkrankungen, die hauptsächlich wenig zahlungskräftige Bevölkerungen betreffen, in ausreichendem Umfang neuartige wirksame Behandlungen bereitstehen. Entsprechende Initiativen der Europäischen Union führten z. B. dazu, dass gerade im Bereich der seltenen Erkrankungen vermehrt Arzneimittel (*orphan drugs*) verfügbar wurden.

2.1.2 Umfang und Qualität der Angebotsstruktur

Die Inanspruchnahme von Leistungen ist nicht nur von deren Verfügbarkeit (siehe vorheriger Abschnitt) und Finanzierbarkeit, sondern in hohem Maße auch von Umfang und Qualität des Angebots abhängig. Ein geringes Angebot bedeutet eine geringere Verfügbarkeit und kann somit zu einem Nachfragestau führen. Umgekehrt kann ein hohes Angebot dazu führen, dass die Nachfrage steigt und dass es dabei auch zu einer Inanspruchnahme kommt, die den „wahren" Bedarf übersteigt. Das letztgenannte Phänomen ist im Gesundheitsbereich von zentraler Bedeutung und ist in dem Satz „*a bed built is a bed filled*" formuliert, der auch als *Roemer's Law* bekannt ist. Die damit angesprochene Induktion von Nachfrage und Inanspruchnahme von Leistungen durch ein vorhandenes Angebot wurde in den 1980er Jahren zunehmend Gegenstand von empirischen Untersuchungen. In einer mittlerweile „klassischen" Versorgungsforschungsstudie konnte gezeigt werden, dass es einen starken Zusammenhang gibt zwischen bevölkerungsbezogenen Inanspruchnahmeziffern bei Operationen und der Dichte von chirurgischen Krankenhausbetten in Regionen an der amerikanischen Ostküste (Wennberg/Gittelsohn 1982); entsprechende Zusammenhänge konnten später auch für Deutschland gezeigt werden. Neben der Verfügbarkeit über stationäre Einrichtungen können auch Ärztedichte und die Dichte an Medizintechnik eine Rolle spielen.

Internationale oder auch regionale Unterschiede der medizinischen Berufsausübung bewirken ebenfalls Unterschiede in der Inanspruchnahme von Leistungen. So ist in den 1970er Jahren aufgefallen, dass die Häufigkeit der operativen Entfernung des Appendix in deutschsprachigen Ländern viel höher ist als im internationalen Vergleich. Enorme internationale Unterschiede finden sich im Hinblick auf sehr viele Leistungen, die meist nicht durch die unterschiedliche Erkrankungshäufigkeit oder das unterschiedliche Wohlstandsniveau zwischen Ländern erklärt werden können, sondern durch unterschiedliche medizinische Lehrtraditionen. Beispielsweise findet sich innerhalb der OECD-Länder ein mehr als zweifacher Unterschied an Kaiserschnitt-Entbindungen, worin sich neben Patient*innen-Präferenzen auch medizinische und wirtschaftliche Faktoren widerspiegeln (OECD 2019).

2.1.3 Vergütung und Honorierung von Leistungserbringern

Strukturelle Einflüsse auf Leistungserbringung und Inanspruchnahme ergeben sich ferner aus einer Vielfalt von institutionellen, organisatorischen und gesundheitspolitischen Faktoren. Hierzu trägt auch die Art der Vergütung ärztlicher Leistungen bei, die in Deutschland im ambulanten Bereich auch heute noch im Wesentlichen auf der Vergütung von einzelnen Leistungen basiert. Die Höhe der Vergütung durch die gesetzliche Krankenversicherung spielt insgesamt eine herausragende Rolle für die Motivation der Ärzt*innen, Leistungen anzubieten, und beeinflusst damit auch in starkem Maße die Inanspruchnahme durch die Patient*innen.

Im Krankenhaus wurde seit 2003 mit der Einführung der DRG (engl.: *Diagnosis Related Groups*, deutsch: Diagnosebezogene Fallgruppen) ebenfalls eine tief greifende Reform der Vergütung vollzogen, die zum Ziel hat, die starke Inanspruchnahme des Krankenhauses zu dämpfen, die sich in Deutschland im internationalen Vergleich findet. Indem ein Krankenhaus für eine definierte Aufgabe eine definierte Vergütung erhält, soll der Anreiz gedämpft werden, die Patient*innen möglichst lange im Bett zu halten und damit die in Deutschland vergleichsweise hohe Verweildauer zu senken. In der DRG-Begleitforschung, die die Auswirkungen der DRG-Implementierung auf u. a. die Veränderung der Versorgungsstruktur und die Qualität der Versorgung untersucht, konnte als positiver Effekt der Vergütungsreform festgestellt werden, dass die durchschnittliche Verweildauer von 2004 bis 2010 von rund 7,8 auf 6,8 Tage abnahm (Institut für das Entgeltsystem im Krankenhaus [InEK] 2013).

2.2 Nachfrage

2.2.1 Demografie und Morbidität

Zahlreiche gesundheitswissenschaftliche Betrachtungen lassen den Eindruck entstehen, dass die Vorgänge im Gesundheitswesen ganz überwiegend von wirtschaftlichen und organisatorischen Einflüssen geprägt seien. Vor diesem Hintergrund gerät jedoch außer Acht, dass ein Gesundheitssystem dazu da ist, Krankheiten vorzubeugen, sie zu behandeln und ihre Folgen zu mildern. Da ein großer Teil der Leistungen von Gesundheitssystemen und damit auch des deutschen Gesundheitssystems der Behandlung von Erkrankungen gewidmet ist, soll im Folgenden der Schwerpunkt der Betrachtung hierauf liegen.

Die wesentlichen Einflüsse auf die Morbidität einer Bevölkerung liegen in deren ökonomischer und darauf aufbauend in deren demografischer Situation begründet. Die Situation in Ländern wie Deutschland ist durch eine vergleichsweise hohe Lebenserwartung gekennzeichnet, die es mit sich bringt, dass für die Ausbildung chronischer Erkrankungen längere Zeit besteht und sie das Spektrum der Morbidität prägen: Blutgefäße, Knochen und Nerven sind die Organe, die Alterungsprozessen unterworfen sind und daher das Krankheitsgeschehen unserer Bevölkerung bestimmen (siehe den Beitrag von Trautner). Hinzu kommt die im Alter zunehmende Anfälligkeit für bösartige Neubildungen. Eine Betrachtung der Inanspruchnahme von Krankenhausleistungen zeigt, dass die fünf häufigsten Behandlungsanlässe der gesamten Bevölkerung im Wesentlichen durch die Morbidität der Älteren bedingt sind: Kreislaufkrankheiten, bösartige Neubildungen und Knochenbrüche (wichtigster Bestandteil in der Kategorie „Verletzungen").

Auf der individuellen Ebene ist das Risiko, krank zu werden und Leistungen in Anspruch nehmen zu müssen, stark vom Alter abhängig. Mit dem Alter steigt die Inanspruchnahme von nahezu sämtlichen Leistungen des Gesundheitswesens an. Eine besonders hohe Inanspruchnahme von Leistungen findet sich am Ende des Lebens. Eine 60- bis 65-jährige Person, die sich in ihrem letzten Lebensjahr befindet, hat etwa 25mal höhere Ausgaben als eine gleich alte Person, die erst später stirbt (Breyer 1999). In den vergangenen Jahren hat die Inanspruchnahme von Leistungen in höheren Lebensaltern stärker zugenommen als in jüngeren. Dieses auch unter dem Begriff „Versteilerung" der Ausgabenprofile bekannt gewordene Phänomen zeigt an, dass für Ältere in der Vergangenheit mehr Behandlungsmöglichkeiten erschlossen worden sind als für Jüngere.

2.2.2 Finanzierung und Versicherung

Während der Entwicklungsstand der Medizin und der sie umgebenden Technologien nicht direkt vom Gesundheitssystem beeinflusst werden kann, ist deren praktische Verfügbarkeit im Wesentlichen eine Frage der Finanzierung. Im weltweiten Maßstab tun sich dabei große Unterschiede auf: Während hierzulande in der Regel die breite Allgemeinheit der Bevölkerung auch kurzfristig am medizinischen Fortschritt partizipieren kann, ist dies in Ländern mit weniger weit entwickelten Volkswirtschaften oftmals nicht oder nur für eine äußerst schmale Schicht der Bevölkerung der Fall. In Entwicklungsländern stehen im günstigen Fall Basisleistungen zur Verfügung, die die notwendigsten Bedürfnisse im Bereich von Reproduktion, Prävention und Akutbehandlung abdecken.

Aber auch innerhalb von entwickelten Gesundheitssystemen kann es zu erheblichen Einschränkungen beim Zugang zu Leistungen kommen. Entscheidend hierfür ist die Frage, ob die Finanzierung der Inanspruchnahme bestimmter Leistungen gesichert ist. Dies kann zum einen davon abhängen, ob Personen über genügend eigene Finanzmittel verfügen oder ob sie über eine Versicherung verfügen, die die Finanzierung dieser Leistungen trägt. Im deutschen Gesundheitssystem ist es nicht üblich, dass wichtige verfügbare Leistungen nicht in Anspruch genommen werden können, weil die erforderliche Finanzierung nicht möglich ist. Hierzulande gibt es in gewissem Umfang Unterschiede der Inanspruchnahme zwischen Versicherten der gesetzlichen und der privaten Krankenkassen. So berichten Klein und von dem Knesebeck (2016) in einem narrativen Review, dass gesetzlich Versicherte gegenüber privat versicherten Personen weniger Fachärzteleistungen und Präventionsmaßnahmen wahrnehmen, da der Zugang durch geringere Möglichkeiten zur Zuzahlung und längere Wartezeiten gegenüber privat Versicherten erschwert ist. Von einer allgemeinen Benachteiligung von gesetzlich Versicherten kann in Deutschland aber nicht die Rede sein. Benachteiligungen aus einem ungenügenden oder gar nicht vorhandenen Versicherungsschutz sind allerdings in großem Ausmaß aus den USA bekannt. Dies führt dort zu einer starken Benachteiligung insbesondere ärmerer Bevölkerungsgruppen.

In steuerfinanzierten Gesundheitssystemen nach Beveridge-Vorbild, wie beispielsweise dem britischen, ist die Verfügbarkeit von Leistungen in starkem Maße davon abhängig, in welchem Umfang sie angeboten werden. Bei teuren Leistungen wird die Begrenzung des Zugangs häufig durch ein knapp bemessenes Angebot reguliert, was dann zur Bildung von Wartezeiten führt. Auf dieser

Basis treten auch in einem staatlich finanzierten Gesundheitssystem soziale Disparitäten zu Tage, weil sich zahlungsfähige Personen durch private Zahlungen oder Zusatzversicherungen oftmals an den Wartelisten vorbei eine für sie wichtige Behandlung sichern können.

2.2.3 Patient*innenseitige Einflüsse

Einer der Schlüsselbegriffe für die Erfolgsaussichten, die mit einer medizinischen Versorgungsmaßnahme einhergehen, ist *Compliance*. Haynes, Taylor und Sackett (1982) definieren Compliance als

> „[…] den Grad, in dem das Verhalten einer Person in Bezug auf die Einnahme eines Medikaments, das Befolgen einer Diät oder die Veränderung des Lebensstils mit dem ärztlichen oder gesundheitlichen Rat korrespondiert."

Die Compliance entscheidet unter anderem darüber, ob die Inanspruchnahme einer Leistung über die erforderliche Zeitspanne in erforderlichem Umfang oder auf geringerem Niveau fortgesetzt oder gar abgebrochen wird. Als bedeutendste Parameter werden Charakteristika der Patient*innen, der Erkrankung, der Behandlung und der Ärzt*innen-Patient*innen-Interaktion angesehen.

Seit langem ist bekannt, dass die Compliance als wesentlicher Einflussfaktor neben der Wirksamkeit in den Nutzwert eines Medikamentes und damit einer medikamentösen Behandlungsstrategie eingeht, wie sich am Beispiel der Therapie des Bluthochdrucks veranschaulichen lässt. Schon in den späten 1980er Jahren ergab eine Studie, bei der zur Aufdeckung eines möglichen Zusammenhanges zwischen einem zu geringen Einsatz antihypertensiver Medikamente und Hospitalisierung Einsicht in Krankenakten genommen wurde, dass Patient*innen, die wegen unkontrollierter Blutdruckspitzen rehospitalisiert wurden, signifikant weniger Antihypertensiva eingenommen hatten als Patient*innen, die nicht wiederaufgenommen wurden, indem sie an 26 % der beobachteten Tage (vs. 9 %) ohne Medikation waren (Maronde et al. 1989). Bei Patient*innen, deren Hypertonie nicht durch eine entsprechende Verordnung abgedeckt war, war eine Hospitalisierung zwecks Therapieeinstellung wahrscheinlicher als bei ausreichend therapierten Patient*innen. Nicht verabreichte oder eingenommene Dosen an sich billiger Medikamente gegen Herzinsuffizienz trugen dazu bei, dass teure Krankenhausaufenthalte erforderlich wurden. Derartige Erkenntnisse legen nahe, wie wichtig es ist, Angaben zur Compliance mit Daten über medizinische Ereignisse zu verknüpfen, bevor allgemeine Interpretationen hinsichtlich der Behandlungsergebnisse angestellt werden können. Ein weiteres wesentliches Ergebnis ist, dass Hospitalisierungsraten als Indikator für die Evaluation von Compliance selbst dann genutzt werden können, wenn andere klinische Informationen nicht verfügbar sind.

Solche Untersuchungen sind vor allem interessant, wenn sich aus ihnen Erkenntnisse hinsichtlich der Kosten der *Non-Compliance* gewinnen lassen. Mittlerweile stehen zunehmend gesundheitsökonomische Arbeiten zur Verfügung, die die Compliance in Kosten-Nutzen-Evaluationen berücksichtigen und die volkswirtschaftlichen Kosten der Non-Compliance quantifizieren. Angesichts der ökonomischen Konsequenzen der Non-Compliance wurden in einer schier unüberschaubaren Zahl von empirischen Arbeiten unzählige Versuche zur Erforschung Compliance-steigernder Interventionen unternommen. Wie aus Metaanalysen zu entnehmen ist, sind die Resultate uneinheitlich und lassen eher geringe positive Effekte Compliance-steigernder Maßnahmen erwarten. Die Idee, dass ein medizinisch optimales Behandlungskonzept nutzlos ist, wenn die Patient*innen nicht willens oder in der Lage sind, es umzusetzen, mündete in die Forderung nach mehr Kompromissbereitschaft auf Seiten der Ärzt*innen bei der Entwicklung realistischer Therapieziele und eines pragmatischen Behandlungsplanes.

Diese Sichtweise führte dazu, dass der Compliance-Begriff, dem das Konzept einer Patient*innen-Provider-Hierarchie mit untergeordneter Rolle der Patient*innen zugrunde liegt, durch die Bezeichnung *Adherence* ergänzt, bisweilen gar ersetzt wurde. Im Gegensatz zu Compliance impliziert der Adherence-Begriff eine aktive Einbeziehung der Patient*innen im Sinne einer produktiven Zusammenarbeit mit den Ärzt*innen bei der Planung und Umsetzung eines Behandlungsregimes.

Noch weiter in Richtung Patient*innenbeteiligung erstreckt sich der Begriff *Shared Decision Making* (SDM). Im Gegensatz zu einem paternalistischen Verständnis, bei welchem die Ärzt*innen an Stelle der Patient*innen alle Entscheidungen treffen, sollen im Rahmen des SDM Patient*innen in bestimmte Entscheidungen verantwortlich einbezogen werden. Durch den wachsenden Rationalisierungsbedarf im Gesundheitswesen, leichteren Zugang zu Gesundheitsinformationen sowie die Einsicht, dass der Patient*innenpartizipation gesundheitspolitisch eine zentrale Bedeutung zukommt, war und ist auch in Deutschland ein Trend zum SDM zu beobachten (zur Partizipation siehe auch den Beitrag von Hartung).

Die Einführung von Managementmethoden in der medizinischen Versorgung durch niedergelassene Ärzt*innen kann diese an sich begrüßenswerte Entwicklung allerdings rasch wieder konterkarieren, wie am Beispiel der USA diskutiert werden kann. Dort wurden in den neuen Versorgungsformen nach dem *Managed-Care*-Prinzip die Versicherer Teil der Ärzt*innen-Patient*innen-Beziehung. Die Patient*innen wurden implizit ermuntert, sich als „Konsument*innen" von Gesundheitsleistungen zu verhalten, die Ärzt*innen-Patient*innen-Beziehung nahm Züge eines Geschäftskontraktes zwischen Dienstleister und Kund*innen an. An die Ärzt*innen wurde zudem der Anspruch herangetragen, als Sachwalter*innen (*gate keeper*) über den Zugang (*access*) zu Versorgungsleistungen zu fungieren – eine Konstellation, die Ärzt*innen und Patient*innen gleichermaßen belastet und das Vertrauensverhältnis zwischen Ärzt*innen und Patient*innen nicht unberührt lässt.

Wenngleich das Gesundheitswesen einen Dienstleistungssektor darstellt, auf den sich das ökonomisch orientierte Kundenmodell nicht ohne Friktionen übertragen lässt, so ist doch ein Nachfrageverhalten von Patient*innenseite auch im deutschen Gesundheitssystem durchaus beobachtbar. Die Kunden-Anbieter-Situation wird dadurch begünstigt, dass die Ärzt*innenschaft es gewohnt ist, vor allem nach der Quantität der erbrachten Leistungen honoriert zu werden, und eben auch Versicherte sich rational und marktkonform verhalten, wenn sie für ihre Versicherungsbeiträge möglichst viele und teure Leistungen nachfragen – ein Phänomen, für das im anglo-amerikanischen Sprachraum das Schlagwort „*consumerism*" geprägt wurde. In Deutschland findet die Nachfragehaltung auf Patient*innenseite ihre Entsprechung beispielsweise darin, dass Ärzt*innen zusätzliche vom GKV-System nicht getragene individuelle Gesundheitsleistungen, sogenannte „IGeL", anbieten, die gesetzlich krankenversicherte Patient*innen selbst finanzieren müssen. Entsprechende Leistungen werden von der Kostenerstattung ausgeklammert, da diese nicht dem Wirtschaftlichkeitsgebot der GKV entsprechen. Zu den häufigsten IGeL zählen die Augeninnendruckmessung zur Glaukom-Früherkennung sowie Ultraschalluntersuchungen der weiblichen Brust und Eierstöcke zur Krebsfrüherkennung (Schnell-Inderst et al. 2014). Das Jahresvolumen von IGeL beträgt ca. eine Milliarde Euro; laut IGeL-Report entfallen davon 75 % auf Früherkennungsmaßnahmen (Medizinischer Dienst des Spitzenverbandes Bund der Krankenkassen [MDS] 2018). Mittlerweile erstellt der Medizinische Dienst des Spitzenverbandes Bund der Krankenkassen (MDS) den „IGeL-Monitor", welcher als onlinebasiertes Informationsangebot Versicherten eine Orientierung über die angebotenen IGeL bieten soll. Damit den Versicherten eine informierte Entscheidung zur Inanspruchnahme der Privatleistung möglich ist, wird neben der Beschreibung der Maßnahme auch eine evidenzbasierte Bewertung zur Nutzen-Schaden-Relation vorgenommen.

2.2.4 Ärzt*innenseitige Einflüsse

Komplementär zu den patient*innenseitigen Faktoren können, wie bereits erkennbar geworden ist, ärzt*innenseitige Merkmale die Versorgung beeinflussen. Der sogenannte „Physician Factor" hat in der Versorgungsforschung bisher wenig Aufmerksamkeit erfahren, obwohl die Schlüsselstellung der Ärzt*innen – beispielsweise im Hinblick auf die Verordnung von Arzneimitteln – evident ist (Gothe et al. 2007; Linden/Gothe 1993). Seit langem wird vermutet, dass individualspezifische wie auch berufsbezogene Ärzt*innenmerkmale das Verordnungsgeschehen beeinflussen. Differenzierte Untersuchungen zum Zusammenhang von Persönlichkeitseigenschaften im engeren Sinne und dem Verordnungsverhalten von Ärzt*innen sind allerdings bislang kaum publiziert worden.

Neben diesen ärzt*inneninindividuellen Merkmalen rücken in jüngerer Zeit zunehmend die Rahmenbedingungen der ärztlichen Berufsausübung ins Zentrum der Aufmerksamkeit, die als Einflussfaktoren für die Qualität der Versorgung bedeutsam sein können. Entsprechend größere Aufmerksamkeit wird heute dem Thema Arbeitszufriedenheit (*job satisfaction*) von Ärzt*innen geschenkt. Untersuchungen zeigen, dass Arbeitszufriedenheit nicht nur mit der Gesundheit und dem Wohlbefinden der Ärzt*innen selbst eng assoziiert ist, sondern auch mit der Zufriedenheit der Patient*innen und mit der Behandlungsqualität insgesamt. Unter dem Druck ständiger Reorganisation der Versorgungssysteme und zunehmender Regulierung scheint die ärztliche Berufszufriedenheit abzunehmen. Zu dieser Beobachtung passt, dass gesundheitspolitische Steuerungsmechanismen, die in erster Linie auf finanzielle Anreize ausgerichtet sind, (monetäre wie nicht-monetäre Inzentivierungen) an der Berufskultur und dem professionellen Selbstverständnis der Ärzt*innenschaft vorbeizielen.

Eine besonders wichtige Dimension der ärztlichen Arbeitszufriedenheit scheint hingegen die unmittelbar an den Patient*innen gewonnene Wahrnehmung der selbst realisierten Versorgungsqualität zu sein – eher im Sinne eines individuellen Kompetenzerlebens als einer objektiven fachlichen Kompetenz. Dies ist umso wichtiger, als subjektive und objektive Kompetenz oft nicht übereinstimmen und vor allem das subjektive Kompetenzerleben für bestimmte Bereiche ärztlichen Handelns ausschlaggebend sein kann, z. B. für die Therapeut*innen-Compliance, für das Ausmaß, in dem Überweisungen zu Fachkolleg*innen getätigt werden, oder für die Teilnahme an Fortbildungs- und Trainingsaktivitäten.

3   Erkenntnisse aus Analysen der Inanspruchnahme von Leistungen

Der Analyse der Inanspruchnahme von Versorgungsleistungen widmet sich die Versorgungsforschung. Sie kann definiert werden als ein multidisziplinäres Arbeitsgebiet der Anwendungsforschung, das sich mit Struktur, Funktion, Leistungsfähigkeit und Wirksamkeit der ambulanten und stationären gesundheitlichen Versorgung befasst. Versorgungsforschung untersucht Angebot und

Organisation der medizinischen Leistungserbringung, Ressourcen und Zugangswege, Angemessenheit und Qualität, zuschreibbare Resultate (Outcomes) sowie Kosten-Nutzen-Relationen. Als Teilgebiet der Gesundheitssystemforschung bezieht sich die Versorgungsforschung auf Subsysteme und Institutionen (z. B. den öffentlichen Gesundheitsdienst, Krankenhäuser, Pflegeeinrichtungen), Programme (z. B. der Gesundheitsförderung oder der Prävention) oder einzelne Gesundheitstechnologien (z. B. chirurgische Eingriffe, Arzneimitteltherapie) (siehe auch den Beitrag von Busse und Röttger). Methodisches Kernelement ist die bevölkerungsbezogene Evaluation von Versorgungsstrukturen, -prozessen und -ergebnissen (*effectiveness*) im Behandlungsalltag (*real life setting*), nicht unter den künstlichen Bedingungen der klinischen Forschung (*efficacy*). Versorgungsforschung, welche auch als Erforschung der „letzten Meile" der Versorgung bezeichnet wird (Pfaff 2003), benötigt daher in der Routineversorgung erhobene Daten, z. B. Abrechnungsdaten von Krankenversicherungen, Daten aus Arzt-, Labor- oder Krankenhausinformationssystemen, die der direkten Behandlungssituation entspringen.

Die Analyse der Inanspruchnahme von Versorgungsleistungen kann Aufschluss geben über Erkrankungshäufigkeiten, sie kann Hinweise liefern zur Morbidität und als Prädiktor für die Kosten einer Erkrankung in der Zukunft herangezogen werden. So lässt sich beispielsweise anhand des Arzneimitteleinsatzes oft eine hinreichend belastbare Einschätzung der epidemiologischen Situation von Erkrankungen geben, wie an einer Reihe von Krankheitsbeispielen (Diabetes mellitus, Asthma bronchiale, Ulcus pepticum, Schizophrenie) und Untersuchungen auf der Basis von Routinedaten von Krankenversicherungen schon zu Beginn des Jahrtausends gezeigt werden konnte (Häussler/Höer/Gothe 2002). In den genannten Beispielen ergab die Plausibilisierung der gewonnenen epidemiologischen Kenngrößen jeweils eine gute Übereinstimmung mit den Ergebnissen epidemiologischer Studien oder Auswertungen des Bundes-Gesundheitssurveys des Robert Koch-Instituts von 1998 sowie weiterer Daten der Gesundheitsberichterstattung des Bundes (www.gbe-bund.de).

Für versorgungsepidemiologische Betrachtungen sowie für die Beurteilung der Diagnose-, Behandlungs- und Versorgungssituation sind Routinedaten prinzipiell eine ergiebige Quelle (Swart et al. 2014). Dies gilt insbesondere dann, wenn – wie bei chronischen Erkrankungen – longitudinale Analysen im Vordergrund stehen, für die mehrjährige Beobachtungszeiträume bedeutsam sind. Erforderlich für derartige Analysen ist allerdings ein möglichst authentisches Erkennen der betroffenen Personen. Die Identifikation und Selektion von Versicherten in Routinedaten wird jedoch dadurch erschwert, dass die Leistungserbringung, z. B. die Arzneimittelverordnung (Gothe 2008), in den Datensätzen nicht mit einer eindeutigen diagnostischen Information bzw. therapeutischen Indikationsstellung mit Kausalbezug hinterlegt ist. Daraus ergeben sich Schwierigkeiten der Zuordnung von Versicherten zu bestimmten Patient*innen- oder Risikogruppen. In den vergangenen Jahren wurde jedoch eine Vielzahl von Arbeiten durchgeführt, die sich mit der Validität von GKV-Routinedaten befassen und Empfehlungen für die valide Identifikation bestimmter Patient*innen- oder Risikopopulation geben (Hoffmann et al. 2008; Ohlmeier et al. 2016). Weiter steht zur Homogenisierung von Patient*innenkollektiven und Kontrolle von Störvariablen (*confounder*) mittlerweile ein umfassendes Set an Methoden zur Verfügung, beispielsweise die Verwendung von *Propensity Scores* bzw. *High-dimensional Propensity Scores* (siehe z. B. Schneeweiss et al. 2009; Matteucci Gothe/Buchberger 2014). Darüber hinaus finden Weiterentwicklungen im methodischen Bereich kontinuierlich statt, u. a. sichtbar in der Anwendung von *Natural Language Processing* (NLP) bei der Versorgungsforschung mit Routinedaten.

Eine weitere Problematik bei der Nutzung von Routinedatensätzen kann darin liegen, dass bestimmte Krankheitsentitäten in den Datensätzen nur unzureichend abgebildet sind, weil beispielsweise nicht alle Erkrankungsausprägungen in den gängigen Klassifikationen (z. B. ICD – *International Classification of Diseases*) repräsentiert sind. Dies lässt sich am Beispiel der Schmerzerkrankung anschaulich verdeutlichen. Eine Identifikation von Schmerzpatient*innen anhand von „Schmerzdiagnosen" ist derzeit nur unzureichend möglich, da eine schmerzverursachende Grunderkrankung häufig auch ohne Schmerzen auftreten kann bzw. nur einige der Schmerzerkrankungen unter den verschiedenen organischen Sektionen des ICD-10 klassifiziert werden (z. B. Rückenschmerz, Kopfschmerz). Insbesondere die Chronifizierung der Schmerzerkrankung ist in der Codierung nach ICD-10 nur unzureichend abbildbar, was methodische Herausforderungen für die Beforschung der Versorgung entsprechender Erkrankungen mit sich bringt.

Die Versorgungsforschung bemüht sich, solchen Herausforderungen zu begegnen, indem methodische Anstrengungen unternommen werden, die eine genauere Zuordnung von Versicherten zu bestimmten Erkrankungen ermöglichen. Ein Beispiel für derartige methodische Zugänge ist die Detektion schmerztypischer Diagnosemuster in Routinedaten und deren Identifikation mittels sogenannter „Classification and Regression Trees" (CART). Dabei werden Versicherte im Datensatz, die Indizien für eine schmerztypische Morbidität aufweisen, mittels eines Patientenklassifikationssystems (*Clinical Classification Software* – CCS) gruppiert. Die so ermittelten ICD-Kategorien in Verbindung mit Alter und Geschlecht dienen anschließend als unabhängige Variable für die Modellierung der Inanspruchnahme von Schmerzmitteln (Opioiden). Mittels einer CART-Analyse werden anschließend CCS-Kombinationen identifiziert, welche Opioid-Nutzer und Vergleichsversicherte maximal differenzieren bzw. Opioid-Nutzer besonders gut charakterisieren. Dieses methodische Vorgehen bildet die Grundlage für weiterführende Analysen der Versorgungssituation innerhalb der umschriebenen Versichertenpopulation (Schiffhorst et al. 2010). Ist allen methodischen Anforderungen adäquat Rechnung getragen, können Inanspruchnahme-Untersuchungen verlässliche Anhaltspunkte für die populationsbezogene Wirksamkeit von Interventionen bieten. Ergebnisse von Inanspruchnahme-Untersuchungen können aber auch Qualitätsmaß bzw. Ausdruck „negativer Outcomes" sein, beispielsweise wenn die Inzidenzraten diabetesbedingter Amputationen und Erblindungen als Indikatoren für Defizite in der Diabetiker-Versorgung herangezogen werden.

Mit ihren Möglichkeiten der bevölkerungsbezogenen Analyse von Versorgungsleistungen, der Analyse der Epidemiologie von Erkrankungen zur Identifikation eines *unmet medical need* sowie der Vorhersage von Erkrankungsrisiken und Behandlungskosten in der Zukunft ist die Versorgungsforschung von zunehmender Relevanz für die Bewertungsprozesse, denen sich medizinische Behandlungstechnologien in Deutschland seit Einführung der frühen Nutzenbewertung von Arzneimitteln nach § 35a SGB V unterziehen müssen.

Insgesamt kann die Erforschung der Inanspruchnahme zur Entwicklung empirisch fundierter Versorgungskonzepte (z. B. der „Integrierten Versorgung") sowie der Evaluierung ebendieser beitragen und kann der Gesundheitspolitik wichtige Impulse zur Weiterentwicklung des Versorgungssystems liefern.

4 Verbesserungspotenziale der Inanspruchnahme

Mit der sich verschärfenden Knappheit der Ressourcen des Gesundheitswesens werden an den Umgang mit Versorgungsleistungen stetig steigende Anforderungen gestellt. Diese reichen vom Bemühen um Angemessenheit des Leistungsangebotes auf der einen Seite und der Nachfrage auf der anderen Seite über das Streben nach Rationalität bei der Leistungserbringung bis hin zu Fragen der Versorgungsqualität und der Kosten.

4.1 Ansätze zur Steuerung der Inanspruchnahme

Als Ansätze der 2000er Jahre zur Steuerung der Inanspruchnahme können Disease-Management-Programme (DMP), integrierte Versorgungskonzepte (IV) und Modelle zur sogenannten „Hausärzt*innenzentrierten Versorgung" (HzV) gelten. Ziel der einzelnen Maßnahmen ist zum einen eine stärkere Orientierung der Inanspruchnahme an Leitlinien. Zum anderen soll durch Implementierung der Maßnahmen eine unkoordinierte Inanspruchnahme von Fachärzt*innen gebremst werden, die mit einer Redundanz von diagnostischen Leistungen (u. a. „Doppeluntersuchungen") assoziiert wird. Vielen dieser Ansätze ist gemein, dass insbesondere bei der Versorgung chronisch Kranker Ineffizienzen z. B. zwischen den Sektoren oder zwischen der Haus- und Fachärzt*innenversorgung (Über-, Unter-, Fehlversorgung) durch eine stärkere Koordinierung vermieden werden sollen. Weiter sollen die Patient*innen durch den Abbau von Informationsasymmetrien befähigt werden, sich aktiver am Versorgungsprozess zu beteiligen. Ohne verstärkte empirische Absicherung in der Routine bleibt solchen Ansätzen zur Versorgungsoptimierung, die auf den ersten Blick sinnvoll erschienen, allerdings die rationale Basis für eine erfolgreiche Implementierung versagt.

4.2 Der Innovationsfonds

Um steigenden Anforderungen an die Inanspruchnahme von Versorgungsleistungen auch in Zukunft gerecht zu werden, werden weiterhin Projekte zur Entwicklung neuer Versorgungskonzepte und ihres Transfers in die Routineversorgung benötigt. Damit erfolgversprechenden Initiativen die Möglichkeit der Pilotierung und Erprobung gegeben sei, wurde zum Januar 2016 mit dem GKV-Versorgungsstärkungsgesetz der Innovationsfonds geschaffen. In den folgenden Abschnitten wird der Innovationsfonds inklusive relevanter Organe vorgestellt und unter Berücksichtigung verschiedener Stakeholder-Perspektiven diskutiert. Außerdem werden Beispielprojekte vorgestellt sowie mögliche Szenarien der Weiterführung des Innovationsfonds aufgezeigt.

4.2.1 Gesetzliche Grundlage

Der in § 92a und b SGB V enthaltene Innovationsfonds sieht vor, dass ab 2016 für drei Jahre finanzielle Mittel in Höhe von 300 Mio. Euro jährlich durch die gesetzlichen Krankenkassen und den Gesundheitsfonds für die Evaluierung neuer Versorgungsmodelle sowie für die Beforschung der derzeitigen Versorgung bereitgestellt werden. Die Gelder werden durch das Bundesversicherungsamt (BVA) verwaltet. Projekte müssen laut Gesetz zwei Voraussetzungen zur finanziellen Förderung erfüllen: Zum einen müssen sie eine auf wissenschaftlichen Standards beruhende Begleitforschung und Analyse aufweisen, zum anderen das Ziel verfolgen, die medizinische Versorgung durch innovative Ansätze sektorenübergreifend aufzuwerten sowie gleichzeitig „ausreichendes Potential für eine dauerhafte Implementierung" erkennen lassen (§ 92a Abs. 1 SGB V).

4.2.2 Struktur

Der Fonds gliedert sich in die zwei Kategorien „Neue Versorgungsformen" mit 225 Mio. Euro pro Jahr (75 % des gesamten Fonds) und „Versorgungsforschung" mit einem Investitionsvolumen von 75 Mio. Euro pro Jahr (25 % des gesamten Fonds) (§ 92a SGB V). Im Rahmen der „Neuen Versorgungsformen" wird es innovativen Versorgungsmodellen ermöglicht, z. B. Ideen zur Überwindung von Sektorengrenzen oder Schnittstellenoptimierungen in der Praxis zu evaluieren, d. h. dass Anwendung und Evaluierung der neuen Versorgungsform zwar im klinischen Alltag erfolgen, jedoch über Fördermittel des Innovationsfonds finanziert werden. Gegenstand der „Versorgungsforschung" ist demgegenüber die Analyse der aktuellen Routineversorgung zur Ableitung von Optimierungsansätzen, welche wiederum in die Entwicklung neuer Versorgungsformen münden können (Innovationsausschuss beim Gemeinsamen Bundesausschuss 2018).

Für den Innovationsfonds wurden verschiedene Gremien und Ausschüsse gebildet. Im Zentrum steht der am GBA angegliederte Innovationsausschuss, welcher in Analogie zur Struktur des GBA Vertreter der verschiedenen Interessensgruppen des Gesundheitswesens sowie zusätzlich auch Vertreter des Bundesministeriums für Gesundheit (BMG) und des Bundesministeriums für Bildung und Forschung (BMBF) umfasst. Der Innovationsausschuss beschließt die Inhalte der Förderbekanntmachungen und entscheidet über die Auswahl der zu fördernden Projekte. Dem Innovationsausschuss steht ein Expert*innenbeirat aus bis zu zehn Wissenschaftler*innen und Personen aus der Praxis beratend zur Seite.

4.2.3 Eingereichte vs. erfolgreiche Anträge

Nach der Initialisierung des Innovationsfonds wurden von 2016 bis 2018 acht bzw. 14 Förderbekanntmachungen innerhalb der Kategorien „Neue Versorgungsformen" bzw. „Versorgungsforschung" veröffentlicht. Dabei wurden allein im ersten Jahr etwa 700 Anträge oder Projektskizzen mit einem Antragsvolumen von ungefähr 1,7 Mrd. Euro eingereicht (Innovationsausschuss beim Gemeinsamen Bundesausschuss 2017). Demgegenüber steht eine Bewilligungsquote, welche abhängig von der Ausschreibungswelle von 24 % bis 38 % reicht. Ende 2018 laufen 195 Projekte mit einer Förderung aus dem Innovationsfonds. Erste Projekte sind bereits beendet, andere befinden sich in der Evaluationsphase (Innovationsausschuss beim Gemeinsamen Bundesausschuss 2018).

4.2.4 Erwartungen und Kritik

Der Innovationsfonds in seiner jetzigen Ausgestaltung erntet sowohl Lob als auch Kritik. Als positiv wird erachtet, dass die deutsche Innovationsförderung sich mit der Einrichtung des Innovationsfonds nun an international bereits seit Längerem etablierten Zuwendungssystemen orientiert und somit die Projektdurchführung von Interessen einzelner Stakeholder unabhängig macht. Weiter wird hervorgehoben, dass nun, im Gegensatz zum Vorgehen bei der Einführung von DMP, zunächst eine Evaluierung neuer Versorgungsformen erfolgt, bevor diese in der Fläche ausgerollt werden. Durch die Art und Weise seiner Finanzierung führt der Innovationsfonds dazu, dass sich auch solche Krankenkassen, die bisher kaum in der Versorgungsforschung in Erscheinung getreten sind, auf diesem Gebiet engagieren und idealerweise über die Dauer des Innovationsfonds hinaus engagiert bleiben. Die Formung großer Projektkonsortien mit heterogener Zusammensetzung bewirkt zudem eine stärkere Vernetzung in der Versorgungsforschung.

Kritisch angemerkt wird hingegen, dass die Förderdauer von max. vier Jahren zu kurz sei, da nach dem Aufbau von Versorgungsstrukturen kein ausreichend langer Zeitraum zur Beobachtung relevanter Endpunkte gegeben sei. Ungewiss ist zum gegenwärtigen Zeitpunkt zudem, wie ein erfolgreicher Transfer in die Regelversorgung erfolgen kann, da der Innovationsfonds diesbezüglich kaum Vorgaben macht (Mau 2018). Darüber hinaus wird der Prozess der Entscheidung über die Projektanträge mitunter als intransparent empfunden. So werden weder positive noch negative Antragsbescheide begründet, durch ein strukturiertes Verfahren der Rückmeldung zum Antragsbescheid soll jedoch in Zukunft Abhilfe geschaffen werden.

Neben einzelnen Versorgungsformen wird auch der Innovationsfonds selbst evaluiert – im Hinblick auf die Erreichung des Ziels, erfolgreiche Versorgungskonzepte durch die Übernahme in die Routineversorgung den Versicherten großräumig anbieten zu können. Erste Ergebnisse dieser Evaluation wurden im März 2019 bekannt gegeben; der Endbericht der Evaluation soll im Jahr 2021 vorliegen.

Literatur

Breyer, F. (1999). Lebenserwartung, Kosten des Sterbens und die Prognose der Gesundheitsausgaben. *Jahrbuch für Wirtschaftswissenschaften, 50*(1), 53–65.

Gothe, H. (2008). Pharmakoepidemiologie – Nutzung der Arzneimittelverordnungsdaten. *Bundesgesundheitsblatt – Gesundheitsforschung – Gesundheitsschutz, 51*(10), 1–10.

Gothe, H./Höer, A./Hagenmeyer, E./Häussler, B. (2002). *Die Bedeutung von innovativen Arzneimitteln für die Gesundheit der Bevölkerung in Deutschland*. Berlin: IGES.

Gothe, H./Köster, A. D./Storz, P./Nolting, H.-D./Häussler, B. (2007). Arbeits- und Berufszufriedenheit von Ärzten – Eine Übersicht der internationalen Literatur. *Deutsches Ärzteblatt, 104*(20), A1394–1399.

Häussler, B./Höer, A./Gothe, H. (2002). *Modelling Prevalence, Severity, and Outcome in Health Care Research on the Basis of Claims Data*. Dresden: GAA-Jahrestagung.

Haynes, R. B./Taylor, D. W./Sackett, D. L. (1982). *Compliance-Handbuch*. München: Oldenbourg.

Hoffmann, F./Andersohn, F./Giersiepen, K./Scharnetzky, E./Garbe, E. (2008). Validierung von Sekundärdaten. Grenzen und Möglichkeiten. *Bundesgesundheitsblatt – Gesundheitsforschung – Gesundheitsschutz, 51*(10), 1118–1126.

Innovationsausschuss beim Gemeinsamen Bundesausschuss (2017). Der Innovationsfonds. In: V. E. Amelung/S. Eble/R. Lägel/S. Ozegowski/R. U. Schlenker/R. Sjuts (Hrsg.): *Innovationsfonds. Impulse für das deutsche Gesundheitssystem*. Berlin: Medizinisch Wisschenschaftliche Verlagsgesellschaft, 1–14.

Innovationsausschuss beim Gemeinsamen Bundesausschuss. (2018). *Der Innovationsfonds: Stand der Dinge*. Verfügbar unter https://innovationsfonds.g-ba.de/downloads/media/48/Der-Innovationsfonds-im-Ueberblick_2018-12-19.pdf (Zugriff am 21.06.2019).

Institut für das Entgeltsystem im Krankenhaus (2013). *G-DRG-Begleitforschung gemäß § 17b Abs. 8 KHG – Endbericht des dritten Forschungszyklus (2008 bis 2010)*. Siegburg: InEK.

Klein, J./von dem Knesebeck, O. (2016). Soziale Unterschiede in der ambulanten und stationären Versorgung. *Bundesgesundheitsblatt – Gesundheitsforschung – Gesundheitsschutz, 59*(2), 238–244.

Linden, M./Gothe, H. (1993). Benzodiazepine Substitution in Medical Practice. Analysis of Pharmacoepidemiologic Data Based on Expert Interviews. *Pharmacopsychiatry, 26*(4), 107–113.

Maronde, R. F./Chan, L. S./Larsen, F. J./Strandberg, L. R./Laventurier, M. F./Sullivan, S. R. (1989). Underutilization of Antihypertensive Drugs and Associated Hospitalization. *Medical Care, 27*(12), 1159–1166.

Matteucci Gothe, R./Buchberger, B. (2014). Bias und Confounding. In: E. Swart/P. Ihle/H. Gothe/D. Matusiewicz (Hrsg.): *Routinedaten im Gesundheitswesen. Handbuch Sekundärdatenanalyse: Grundlagen, Methoden und Perspektiven*. 2. Auflage. Bern: Huber, 424–434.

Mau, J. (2018). Zwischenbilanz Innovationsfonds: Vielen Projekten rennt die Zeit davon. *kma – Das Gesundheitswirtschaftsmagazin, 23*(5), 26–29.

Medizinischer Dienst des Spitzenverbandes Bund der Krankenkassen (2018). *IGeL-Report 2018. Ergebnisse der Versichertenbefragung*. Hannover: aserto.

OECD (2019). *Caesarean Sections (Indicator)*. Verfügbar unter https://data.oecd.org/healthcare/caesarean-sections.htm (Zugriff am 07.06.2019).

Ohlmeier, C./Langner, I./Garbe, E./Riedel, O. (2016). Validating Mortality in the German Pharmacoepidemiological Research Database (GePaRD) against a Mortality Registry. *Pharmacoepidemiology and Drug Safety, 25*(7), 778–784.

Pfaff, H. (2003). Versorgungsforschung – Begriffsbestimmung, Gegenstand und Aufgaben. In: H. Pfaff/M. Schrappe/K. W. Lauterbach/U. Engelmann/M. Halber (Hrsg.): *Gesundheitsversorgung und Disease Management: Grundlagen und Anwendungen der Versorgungsforschung*. Bern: Huber, 13–23.

Robert Koch-Institut (2015). *Gesundheit in Deutschland*. Berlin: RKI.

Schiffhorst, G./Freytag, A./Höer, A./Häussler, B./Gothe, H. (2010). Schmerztypische Diagnosemuster in Routinedaten – Identifikation mittels Classification and Regression Trees (CART), *72*(6), 347–355.

Schneeweiss, S./Rassen, J. A./Glynn, R. J./Avorn, J./Mogun, H./Brookhart, M. A. (2009). High-dimensional Propensity Score Adjustment in Studies of Treatment Effects Using Health Care Claims Data. *Epidemiology, 20*, 512–522.

Schnell-Inderst, P./Hintringer, K./Schwarzer, R./Seifert-Klauss, V./Gothe, H./Wasem, J. et al. (2014). Health technology assessment of utilization, practice and ethical issues of self-pay services in the German ambulatory health care setting. *International Journal of Public Health, 59*(1), 175–187.

Swart, E./Ihle, P./Gothe, H./Matusiewicz, D. (Hrsg.) (2014). *Routinedaten im Gesundheitswesen. Handbuch Sekundärdatenanalyse: Grundlagen, Methoden und Perspektiven.* 2. Auflage. Bern: Huber.

Wennberg, J. E./Gittelsohn, A. (1982). Variations in Medical Care Among Small Areas. *Scientific American, 246*(4), 120–135.

Gesundheits- und Sozialprofessionen

Johanne Pundt

In diesem Beitrag wird ein Überblick über das immer breiter werdende Spektrum der Gesundheits- und Sozialprofessionen gegeben. Die zentrale These ist, dass diese Professionen einer lebhaften Zukunft entgegensehen und aufgrund eines umfassenden Strukturwandels im Gesundheits- und Sozialwesen deutlicher strukturiert werden sollten. Die Diskussion wird von zwei Seiten geführt:
- Zum einen wird im Zuge des bestehenden Qualifizierungsbedarfs vermehrt von verschiedenen Interessengruppen ein intensiver Diskurs über die Professionalisierung im Berufsfeld Gesundheit und Soziales geführt, der inzwischen drei Jahrzehnte dauert.
- Zum anderen – und das berührt auch gerade die Multidisziplin Public Health – streben die Angehörigen der Gesundheits- und Sozialberufe selbst nach stärkerer Professionalisierung. Dadurch fordern sie quasi „von innen" eine Steigerung der Professionalität. Ihr dynamisches Streben nach Fort- und Weiterqualifizierung – gerade im Zuge des Bologna-Prozesses – stellt ein zentrales Element ihrer Verberuflichung dar.

Der Beitrag erläutert das theoretische Verständnis von Profession, Professionalisierung und Professionalität und macht auf Entwicklungspotenziale aufmerksam, die in der zukünftigen Diskussion der komplexen Konstellationen im Berufsfeld Gesundheit und Soziales enthalten sind.

1 Hintergrund und thematische Einstimmung

Das Bedürfnis nach Gesundheit und Wohlbefinden hat in der Gesellschaft nach wie vor einen sehr hohen Stellenwert und fördert insbesondere die Nachfrage nach sozialen und personenbezogenen Dienstleistungen. So erweist sich der „Gesundheitsmarkt" als ein besonderer Markt, der – im Gegensatz zu bekannten Konsumentenmärkten – keine vollständige Markttransparenz für die Konsument*innen ermöglicht und ihnen oft auch keine tatsächliche Wahlfreiheit bietet, sondern es muss in der Regel auf das Vertrauen in die beruflich Handelnden, also auf die Angehörigen der Gesundheits- und Sozialberufe, gesetzt werden. Dieser Berufsgruppe, mit ihrer professionsbezogenen Entwicklung, kommt demnach eine besondere Aufgabe und herausragende Rolle zu. Sie sind in der Gesundheits- und Sozialwirtschaft tätig, die als ausgeprägter Wachstumsmotor gilt und sich mit seinen über fünf Mio. Beschäftigten (je nach Betrachtungsweise in mehr als 800 Berufen arbeitend), als die größte deutsche Wirtschaftsbranche erweist. Fast allen Beschäftigten werden im Zuge von Fachkräftemangel und dem altersbedingt zunehmenden Versorgungsbedarf hervorragende Berufsaussichten bescheinigt (vgl. Bundesagentur für Arbeit [BfA] 2017; Dielmann 2015; Kälble/Pundt 2018; Sachverständigenrat zur Begutachtung der Entwicklung im Gesundheitswesen [SVR] 2014). Gründe dafür liegen u. a. in der hohen Nachfrage von qualifiziertem Personal in der Medizin, Pflege, Therapie, Betreuung, Beratung und Prävention. Der zunehmende Personalmangel, Fragen des Berufe- bzw. Professionenmixes und weitere berufsbezogene Entwicklungsdynamiken, wie geänderte und erweiterte Handlungs- und Verantwortungsspektren, neue Arbeitszuschnitte sowie erhöhte Wissensanforderungen, die auch neue Qualifizierungserfordernisse bedingen, sind wichtige Trends, die auch die gesundheits- und sozialberufliche Arbeitswelt in einen beschleunigten Wandel versetzt, in dessen Verlauf sich die Aufgabenstellungen, Tätigkeitsfelder und die Anforderungsprofile für diese Zielgruppen grundlegend verändern (vgl. Pundt/Kälble 2015). Diese berufsbezogenen Prozesse sind damit einerseits als Antwort auf die wachsenden Herausforderungen des Versorgungssystems zu verstehen und kommen andererseits in dem Bedürfnis der Berufstätigen nach Möglichkeiten des beruflichen Aufstiegs und beruflicher Entscheidungsautonomie durch wissensbasierte Höherqualifizierungen zum Ausdruck. Auch haben zahlreiche gesetzliche Änderungen in den vergangenen Jahren dazu beigetragen, das Augenmerk vermehrt auf diese Berufsgruppen und ihre akademische Qualifizierung zu legen, um zukünftig spezifische Akzente der Professionalisierung umzusetzen (z. B. Pflegeberufereform, EU-Richtlinie zur Reform der Berufsgesetze der Hebammen, Modellklausel der akademischen beruflichen Ausbildung der Therapieberufe, Masterplan 2020, der eine Reform der Medizin-Studiengänge vorsieht; vgl. Kälble/Pundt 2018). Von daher sollte die Bildungs- und Gesundheitspolitik den Wandel der gesundheitsberuflichen Bildung und Beschäftigung erkannt haben und der personen- und patientenbezogenen Dienstleistungsberufe eine adäquate Rolle zukommen lassen (vgl. Robert Bosch Stiftung 2013; Wissenschaftsrat 2012).

Direkt für diese Zielgruppen resultiert die genannte Entwicklung in einer zunehmenden Komplexität des Versorgungsauftrags, einer damit verbundenen fortschreitenden beruflichen und innerberuflichen Differenzierung, in erweiterten und veränderten Berufsprofilen, sowie in erhöhten Wissensanforderungen. Dazu zählen Kompetenzen zur wissenschaftlichen Reflexion und Evidenzprüfung, die neue Qualifizierungserfordernisse zur Folge haben. Neben der quantitativen Herausforderung der Sicherstellung von ausreichend qualifiziertem Personal für eine angemessene Gesundheitsversorgung, werden damit in qualitativer Hinsicht für alle Gesundheits- und Sozialberufe Anpassungen der qualifikatorischen Voraussetzungen bzw. Berufsbilder auf die veränderten Versorgungsqualitäten notwendig. Außerdem kann davon ausgegangen werden, dass die künftige Gesundheitsversorgung in Hinsicht auf den Übergang zu einer wirksameren integrierten, sektor- und berufsgruppenübergreifenden Versorgung wesentlich intensiver arbeitsteilig und kooperativ organisiert sein wird (Brandhorst/Hildebrandt/Luthe 2017; Kälble/Pundt 2018). Damit gewinnt die seit ein paar Jahren diskutierte, inzwischen national und international verstärkt geforderte Fähigkeit, in interprofessionellen Teams – auf Basis einer modernen Arbeitswelt – angemessen zu kooperieren, zunehmend an Gewicht (vgl. Ewers/Paradis/Herinek 2019; Gesundheitsministerkonferenz/Kultusministerkonferenz [KMK] 2015; Hochschulrektorenkonferenz [HRK] 2017). Dieses ist der Ausgangspunkt und das Ziel von Professionalisierungsdiskussionen und -bemühungen, die das Berufsfeld Gesundheit und Soziales evident machen. So liegen aktuell umfangreiche Publikationen, Übersichtsarbeiten und zum Teil gründliche Fallstudien zum Thema Professionalisierung dieser Branche vor (allgemein z. B. Bollinger/Gerlach/Pfadenhauer 2016; Borgetto/Kälble 2016; Hensen/Stamer 2018; Pundt/Kälble 2015 und für die Disziplinen der Medizin exemplarisch: Bundesgesundheitsblatt 2018; Klinke/Kadmon 2018). Insbesondere im Erziehungs- und Bildungswesen geben einige ältere Studien als Ausgangspunkt der Diskussion wertvolle Hinweise, die diese im Gesundheits- und Sozialwesen befruchten können (z. B. Nittel 2000). Männle (2013) und Nittel und Schütz (2016) beschreiben aktuell diese Entwicklungen und zeigen Prozesse auf, die zu einer kollektiven und individuellen Professionalisierung beitragen können.

Hinzugekommen sind in den letzten Jahren bzw. Jahrzehnten auch Forschungsdiskurse über Veränderungen und Grenzverschiebungen innerhalb und zwischen Professionen, die für die Berufsgruppe der Therapieberufe (z. B. Borgetto 2015), für das Hebammenwesen (z. B. Zoege 2004) und die Gruppe der Sozialarbeiter*innen und Sozialpädagog*innen (z. B. Kälble 2015; Thole 2016) hier genannt werden. Diese werden ergänzt durch Analysen zur *Professionalisierbarkeit* und *Professionalisierungsbedürftigkeit* wie die der Pflege (z. B. Bickel et al. 2018; Bollinger/Grewe 2002; Sander/Dangendorf 2017; Schaeffer 2012) oder die der Gesundheitswissenschaften/Public Health (z. B. Dierks 2017; Pundt/Dierks 2018). Dierks (2017) plädiert im Rahmen der Kennzeichnung einer Bildungslandkarte für Public Health für eine Schärfung des Profils „[…] einer genuinen Public Health Expertise […]" (957), um sich „[…] nicht in Abgrenzungsdebatten" zu verschleißen (958).

Aber so dynamisch die Facetten und so vielstimmig der wissenschaftliche Diskurs zum Thema sind, so nebulös zeigen sich ihre Strukturen und so unterschiedlich die Ansätze (Bollinger 2018; Hensen/Stamer 2018; Pundt 2006). Klar ist: Eine Fülle von Entwicklungen läuft gleichzeitig ab und beeinflusst einander. Ein breites Spektrum – angelehnt an die komplexen strukturellen Veränderungsprozesse dieser Branche – ist zu entfalten, will man die Diskussionen um diese Berufsgruppen auch nur annähernd darlegen.

2 Zersplitterte Diskussion der Professionalisierungsprozesse

An vielen Orten findet heute eine engagierte Auseinandersetzung um den Wandel der Professionen statt. Professionen existieren nicht einfach, sondern werden ständig neu entworfen und erneut infrage gestellt. Stets müssen sie sich den aktuellen gesundheits- und bildungspolitischen sowie rechtlichen Herausforderungen anpassen, und Herausforderungen gibt es zahlreiche (Pundt/ Kälble 2015). Das eher diffuse Bild in den genannten Entwicklungsprozessen ist zwar davon geprägt, dass Angehörige dieser Berufe ein hohes Maß an nachhaltigem Qualifizierungsinteresse und eine intensive Beteiligung am Fortschreiten der Professionalisierungsschübe aufweisen, dennoch fallen eine beträchtliche Intransparenz (hinsichtlich Qualität und Quantität) und eine offensichtliche Fragmentierung auf.

2.1 Herausforderungen und Umgestaltungen auf vielen Ebenen

Der Einfluss der zum Teil sehr unterschiedlichen Prozesse, Verschiebungen und Spezialisierungen stellt zunächst die gesundheits- und sozialbezogenen Aus- und Weiterbildungseinrichtungen an sich vor Herausforderungen (vgl. Pundt/Kälble 2015), sodass diese in ihren Angeboten und Ausprägungen auf die Anforderungen mit einer Anzahl sinnvoller Tendenzen reagieren: heterogene Angebotsvielfalt, qualitativ und quantitativ veränderte Berufswege und Orientierungsphasen, Beachtung des Wissenschafts-Praxis-Transfers, Durchsetzung der Bedarfsorientierung, Anforderungen an eine professionsbezogene Qualitätsperspektive, Realisierung der internationalen Vergleichbarkeit der Qualifikationen, langsame Implementierung von „Interprofessional Education", Gestaltung individueller Berufs- und Karriereberatungen, Förderung der Berufsangehörigen, Organisation des Qualifizierungsprozesses selbst zu organisieren, qualitätsgesicherte Erschließung der Aufgabenfelder und Zunahme von Flexibilität und von Prozessen des lebenslangen Lernens.

Derzeit werden zudem die verschiedensten Zusammenhänge der Qualifikationsanforderungen, ihrer Bildungsstrukturen und Perspektiven in unterschiedlichen Beziehungen zueinander diskutiert (vgl. Pundt/Kälble 2015. Ausgewählt und auf Stichworte der vielschichtigen Entwicklungen im genannten Berufsfeld reduziert, können diese Aspekte folgendermaßen skizziert werden:

- weitere Akademisierung der Gesundheitsfachberufe wie Pflege, Physiotherapie, Ergotherapie, Logopädie und Hebammenwesen,
- Zunahme gestufter Studiengänge, die Akkreditierungsbestrebungen als zentrales Qualitätssicherungsinstrument nach sich ziehen,
- Durchlässigkeit zwischen Ausbildungs- und Hochschulqualifikationen und Anrechnung von erworbenen Kompetenzen und Fähigkeiten,
- veränderter Zuschnitt von Erststudium und Weiterbildung sowie ergänzende Fragen der Professionalisierbarkeit,
- unübersehbare Erweiterung des Spektrums und dauerhafte Etablierung ganz neuer gesundheitsbezogener Angebotsstrukturen (z. B. *physician assistant*), die zum Teil als „Experimentierfeld" oder „Berufe basteln" eingeordnet werden (vgl. Bräutigam/Evans/Hilbert 2018).
- auffällige Zunahme von akademisch qualifizierten Berufspraktikern (*non traditional students*) und als Folge der steigende Anteil der höher qualifizierten und wissensbasierten Tätigkeitsfelder im Gegensatz zu eher einfachen Aufgabenbereichen,
- gezielte Professionalisierungsprozesse und Neudefinitionen von gesundheits- und sozialbezogenen Kompetenzprofilen (z. B. Managementkompetenzen),
- Auseinandersetzung mit Fragen zur Identität und zum Selbstverständnis der beruflichen Rolle,
- Ausbau betrieblicher Qualifizierungs- und Personalentwicklungsmaßnahmen,
- verstärkte Nachfrage nach Kooperationen der Berufsgruppen bzw. die Bedeutungszunahme multiprofessioneller Kompetenzen (die im Rahmen von Public Health seit ca. 30 Jahren im Zuge der Förderung von Forschungsverbünden und Studiengängen bereits relevant sind [vgl. Dierks 2017]),
- vollständig neue Bildungsprofile und Karrierewege sowie die damit verbundenen zukunftsträchtigen Berufsperspektiven im Zuge des Fachkräftemangels,
- Aufkommen neuer Qualifikationserfordernisse aufgrund von wissenschaftlicher Technikentwicklung im Rahmen der Digitalisierung für viele Arbeitsfelder (z. B. Telemedizin, Telematik, insbesondere *Ambient Assisted Living*),
- problematische Arbeitsbedingungen in zahlreichen Versorgungseinrichtungen,
- Blick auf mehr Qualität und Wirtschaftlichkeit zur Optimierung der Gesundheits- und Sozialversorgung.

Abgesehen von diesen Entwicklungen gilt es weiterhin, sich die übergeordneten gesellschaftlichen Umgestaltungsprozesse und Herausforderungen zu vergegenwärtigen, die auf Bildungsaspekte einwirken: fortschreitende Spezialisierung von Arbeitsvollzügen und damit verbundene Differenzierung und Ausweitung beruflicher Anforderungen; veränderte Versorgungsansprüche der Patient*innen, der Wandel des Arzt-Patienten-Verhältnisses und gleichzeitige Zunahme des Themas Patientensicherheit; zunehmende Durchdringung des Gesundheits- und Sozialwesens mit marktwirtschaftlichen Prinzipien sowie der durch das komplexe Zusammenspiel dieser Entwicklungen bewirkte Anstieg der Gesundheitsausgaben bei gleichzeitig begrenzten Finanzierungsmöglichkeiten; Ausrichtung der Versorgungseinrichtungen an wirtschaftlichen Interessen und zugleich fragwürdigen Wettbewerbselementen; Veränderungen berufspolitischer Rahmungen und fachwissenschaftlicher Verankerungen; verstärkende Verwissenschaftlichung neuer Lebens- und Arbeitsbereiche (Wissensgesellschaft); Veränderung organisationsinterner Leistungsmaßstäbe (z. B. Teamgeist und Sozialkompetenz vor fachlicher Brillanz); Pluralisierung von Lebenswelten unter den Bedingungen der Individualisierung von Lebensbiografien und die damit zusammenhängenden generationsspezifischen Vorstellungen von Arbeitsbedingungen (Generation X, Y, Z) und nicht zuletzt der generelle Wertewandel, der im Rahmen der Diskussion um Gesundheits- und Sozialprofessionen berücksichtigt werden muss.

2.2 Notwendigkeit für professionelles Handeln

Da die aufgeführten Prozesse so unterschiedlich und komplex ans Licht treten, verwundert es nicht, dass parallel dazu in den letzten Jahrzehnten bildungs- und gesundheitspolitische Aspekte der Professionalisierung nicht nur im Hinblick auf die Veränderungen innerhalb der „Leitprofession Medizin" intensiv diskutiert wurden (Klinke/Kadmon 2018; Vogd 2015). Eine entsprechende Debatte wurde auch bezogen auf andere Gesundheits- und Sozialberufe entfacht, sodass sich Ergänzungen dazu, wie „alte und neue" Professionen, *Would-be*-Professionen sowie „klassische und schwache Professionen" – die selten deutlich interpretiert werden – vorfinden (Bollinger 2018; Pfadenhauer 2018). Obwohl folglich diffus bleibt, was Professionalisierung und Professionalität eigentlich bedeuten und ob und wie die Begriffe im medizinischen, pflegerischen oder therapeutischen beruflichen Handeln überhaupt anzuwenden sind, wurde eine wahre Welle an Professionalisierungstendenzen in Bewegung gesetzt. Längst stehen damit die Bedeutung professionellen Handelns und die Auseinandersetzung mit den Bedingungen für Professionen in etlichen nichtärztlichen Gesundheitsfachberufen auf der Tagesordnung und verlangen nach Klärung der Begriffe (Bollinger/Gerlach 2015; Pfadenhauer 2018; Streckeisen 2015).

3 Klare Begrifflichkeiten

Die Termini *Professionalisierung* und *Professionalität leiten sich zwar aus dem Wortstamm Profession* ab, müssen deshalb aber nicht unbedingt zusammengehören oder im Zuge dieser Diskussion einander bedingen. Es ist offen, ob der Prozess der Professionalisierung tatsächlich zum Aufbau einer gelungenen Professionalität führt (Pfadenhauer 2018). Hat jeder „Profi" zwangsläufig Prozesse der Professionalisierung durchlaufen? Ist nicht davon auszugehen, dass sich Professionalität auch außerhalb des begrenzten Rahmens einer Profession ausbreiten kann – oder vielleicht gerade dort? Die Verwendung der Begriffe im logischen Bezug zueinander ist (nicht nur in Hinblick auf Gesundheits- und Sozialberufe) gewiss seltsam und ungewohnt. In der Vielzahl von begrifflichen Kontexten im Versorgungsprozess wird Akteuren ganz selbstverständlich und auch zu Recht Professionalität zugeschrieben, zum Beispiel als Gesundheits- und Krankenpfleger*in oder als Medizinische*r Fachangestellte*r und Physiotherapeut*in. Allerdings genießen die Angehörigen dieser nichtärztlichen Gesundheitsfachberufe dennoch nicht den Status einer Profession. Auch sie selbst sehen ihre Arbeit offenbar selbst auch nicht durchgängig als Profession an.

Die beschriebene Vielfalt der Entwicklungsdynamiken sowie die ungeklärten Beziehungen der Wortbedeutungen Professionalisierung, Profession und Professionalität, erfordern eine grundsätzliche Begriffsklärung, ohne die eine innovative Zukunftsgestaltung innerhalb der Professionalisierungsentwicklungen der Gesundheits- und Sozialberufe nicht möglich wäre.

3.1 Profession

In den sozialwissenschaftlichen beziehungsweise berufssoziologischen Diskursen auf allgemeiner Ebene meint *Profession* schlicht den „besonderen Beruf" und dahinter verbirgt sich der autonome, akademische Beruf (Bollinger 2018). Seine Besonderheit besteht allerdings darin, dass er für die gesellschaftliche Reproduktion ein zentrales Problem bearbeitet und, dass er das dafür erforderliche spezielle Wissen systematisch anzuwenden versteht. Dieses Verständnis scheint evident, war lange Konsens unter den Professionssoziologen, wird aber aktuell kritisch weiterentwickelt, um sie in bestimmten Kontexten fruchtbar zu machen. Allerdings wird aufgrund von gesellschaftlichen Veränderungen betont, dass der „Rahmen der klassischen Profession, von denen die Professionssoziologie einst ausging", gesprengt ist (Streckeisen 2015, 59), auch wenn Professionen immer schon als Sonderfall von Berufen angesehen wurden und deshalb „als Modus der (gelingenden) Bearbeitung von Problemen" (Streckeisen 2015, 40 f.) betrachtet werden.

Die Bedeutung und der Gebrauch des Begriffes Profession umfasst nämlich ein weitaus größeres Spektrum als die genannte Definition. So dienen Professionen auch als Folie für berufspolitische Intentionen. Profession erscheint in der Stufenfolge Arbeit, Beruf, Profession quasi als „Krone" der Tätigkeit und zeigt damit eine besondere Ausprägung (Bollinger 2018; Pfadenhauer 2003; Streckeisen 2015). Heute fehlt zwar die umfassendere Diskussion über die Abgrenzung von Profession und Beruf, von Professionalisierung und Verberuflichung wie sie noch vor etlichen Jahren geführt wurde. Stattdessen – oder vielleicht gerade deshalb – zeigt sich, dass der Begriff Profession heute schneller und leichtfertiger verwendet wird. Er klingt eben fundierter als Arbeit oder Beruf. Profession steht gegenwärtig sowohl für freie, akademische Expertenberufe im Dienstleistungsbereich als ebenso für Fach- und/oder Sachautorität (zum Beispiel der „Profi") und dient zum Teil auch als Zeichen für gewisse soziale Attribute und Personenmerkmale. Profession beinhaltet in der Regel gesteigerte Kompetenzen im Tätigkeitsfeld und besitzt deshalb auch eine sehr positive Konnotation.

Auch wenn keine präzise Definition von Profession existiert, können die vier relevanten Dimensionen beschrieben werden, die Profession kennzeichnen und auch auf Gesundheits- und Sozialprofessionen übertragen werden können (Aly et al. 2011; Schmidt 2008): Wissens-, Leistungs-, Kompetenz- und Sozialdimension. Diese vier beziehen sich auf die Kontexte, die eine Profession ausmachen können und sind durchaus ausbaufähig, in dem sie mit dem Erscheinungsstatus der Berufsgruppe in Verbindung stehen.

3.2 Professionalisierung

Anders als der Begriff Profession zeigt die genaue und einheitliche Begriffsbestimmung der *Professionalisierung* weit mehr Widerstand. Denn der Terminus ist mehrdeutig und könnte unspezifisch gebraucht für Qualifikation stehen (Bollinger/Gerlach 2015). Er resultiert auch als Synonym für die Institutionalisierung von spezifischen Kompetenzen und umfasst auf diese Weise die Herausbildung einer bestimmten Handlungskompetenz. In der Regel beschreibt die Professionalisierung aber im engeren Sinne den Prozess, in dem aus einem Beruf eine Profession wird. Oder er stellt den berufsbiografischen Wandel der Akteure in den Vordergrund, also die persönliche Veränderung von jemandem, der autonom eine Aufgabe mit Spezialwissen erfüllt, zu jemandem, der einen professionellen Habitus an den Tag legt.

Hinzu kommen Indikatoren, wie Verberuflichungs- und Verwissenschaftlichungsprozesse bestimmter Tätigkeiten durch die Systematisierung des relevanten Fachwissens, sowie durch die Herausbildung berufsspezifischer Werte

(z. B. Berufsethos). Professionalisierung ist nicht denkbar ohne am Gemeinwohl orientierte Handlungen, ohne die Kontrolle über Standards der Ausbildung und Berufsausübung, sowie ohne die verbandsbezogene Organisation (Kammern, die eine Professionalisierung ausmachen und überwachen sollen: Ärztekammern, Psychotherapeutenkammern und die in der Etablierung begriffenen Pflegekammern). Auch hier ist schließlich von einem Wandel die Rede, der verbunden ist mit der Zunahme beruflicher Autonomie und beruflichem Prestige (Klinke/Kadmon 2018; Pundt/Kälble 2015).[21]

Das hier skizzierte weite Feld der Bedeutungen ist auch den vielen unterschiedlichen Perspektiven zu verdanken, die derart heterogene Theorien und Begriffsbestimmungen hervorbringen. So erhält man nicht selten den Eindruck, die Diskussion drehe sich im Kreis. Festeren Boden gewinnt die Betrachtung, fasst man einen der wenigen gemeinsamen Nenner ins Auge, der von Seiten der Vertreter der verschiedenen professionstheoretischen Erklärungsansätze angeführt wird. Bei Professionen, so das Diktum, handele es sich um Berufe, die durch bestimmte Attribute von anderen Berufen abzugrenzen sind (z. B. Freidson 2001; Schmidt 2008). Zunächst müssten alle Attribute erfüllt werden, um dann eine tragfähige Professionalisierung initiieren zu können. Erst dann kann von einer gelungenen Professionalisierung gesprochen werden. Fragt man allerdings weiter nach der Auswahl, Gewichtung und Abgrenzung der Kriterien beziehungsweise Attribute der Professionen, finden sich kaum stichhaltige Begründungen in der Betrachtung dieses kriterienorientierten Ansatzes. Er erscheint theoretisch, unbefriedigend und beliebig. Im Zusammenhang der attributorientierten Diskussion ist Oevermann – der die deutsche Professionsdiskussion im Hinblick auf die Struktur professionellen Handelns maßgeblich beeinflusst hat – deutlicher, auch in Bezug auf die Gesundheits- und Sozialberufe. Er reduziert die in der professionellen Praxis auftretenden Probleme der Klient*innen beziehungsweise Patient*innen oder Kund*innen auf drei universelle Handlungsprobleme: die Wahrheits-, Konsens- und Therapiebeschaffung. Damit gelten ihm als *professionalisierbar* solche Berufe, denen es gelingt, eine spezifische Handlungslogik zu entwickeln und diese auf eines der drei Probleme zu beziehen (Oevermann 1996; Streckeisen 2015).

Es ist notwendig, dass man sich von den immer und dauernd während Abgrenzungs- und Anpassungsversuchen zur Profession der Medizin verabschieden sollte. Diese stellt sich nach wie vor als einziges Vorbild und als Pro-

---

21 Hier sei angemerkt, dass gewisse Fragen infolge des hohen Images des Begriffes Profession als besonderer Beruf mit besonderem Status an dieser Stelle nicht bearbeitet werden sollen. Fragen wie „Wer gehört dazu, wer nicht?", „Welche Berufsgruppe befindet sich in welchem Stadium?", „Welche Akteure werden als höherwertig, welche als niedriger eingestuft?", sollen in diesem Zusammenhang ausgeklammert werden.

totyp dar, obwohl die Diskussion nicht mehr zeitgemäß ist, sondern einen eher kontraproduktiven Eindruck vermittelt (Bollinger/Gerlach 2015), zumal auch die Debatten um die Hybridisierung der ärztlichen Profession aufgrund der genannten veränderten Rahmenbedingungen längst Realität ist. Doch so lange sich die Debatte der Professionalisierung von Gesundheits- und Sozialberufen an der Profession der Mediziner abarbeitet, bleiben die (multidisziplinären) Kooperationen in Kliniken, Praxen und sonstigen sozialen Einrichtungen möglicherweise „unprofessionell". In diesem Zusammenhang könnte die Profession nicht nur im Hinblick auf die Professionalisierung des Einzelnen relevant sein, sondern auch in Bezug auf die Fähigkeiten, im Team – auch Behandlungsteam – professionelle Arbeit zu leisten. Zwar liegt im Wesen der Sache, dass die Auseinandersetzungen um Profession und Professionalisierung vor allem die einzelne Berufsgruppe ins Auge fasst, jedoch wäre wichtiger zu diskutieren, welchen Einfluss Aspekte der Kooperation der Berufsgruppen untereinander auf die Begriffe von Profession und Professionalisierung haben. Denn gerade vor dem Hintergrund veränderter Rollenverteilungen und Zuständigkeiten beispielsweise zwischen Mediziner*innen und anderen Angehörigen der Gesundheits- und Sozialberufe finden erste Veränderungen der Verantwortung statt. Hier sind die Erkenntnisse um Diversifizierung des Leistungsgeschehens und um Substitution und Delegation von Aufgaben- und Tätigkeitsfeldern von Bedeutung, die aber differenzierter Auseinandersetzung bedürfen. Sie können dennoch als Innovationsbereiche der Gesundheits- und Sozialberufe angesehen werden, um insbesondere die so dringend benötigten Überwindungen von Schnittstellen zwischen den Gesundheitsversorgungsbereichen zu ermöglichen. Denn unbestritten ist, dass die Versorgungslandschaft nachdrücklich eine konstruktive Zusammenarbeit aller Akteure fordert, und nur eine Zunahme multiprofessioneller Kompetenzen und ein Arbeiten in interprofessionellen Teams gewährleistet positive Effekte für alle Beteiligten (Brandhorst/Luthe 2017). Dieser Trend beginnt sich allerdings erst langsam zu entwickeln (Berücksichtigung des Themas in Curricula der Medizin und anderen Qualifizierungen der Gesundheits- und Sozialberufe), auch wenn international *Interprofessional Education* inzwischen auffälliger implementiert ist als in Deutschland.

Dessen ungeachtet ist festzustellen, dass sich die Impulse um Professionalisierung herum zu radikalisieren versucht, um dem beschäftigungspolitischen Rahmen einen neuen Schub zu verleihen. Tatsächlich scheint die Professionalisierung von Gesundheits- und Sozialberufen zeitweilig nur dann zu gelingen, wenn nicht nur auf dem Feld der akademischen Diskussion gestritten, sondern auch auf der juristischen und politischen Ebene um Zugeständnisse gerungen wird. So ist wiederholt darauf aufmerksam gemacht worden, dass den staatlichen Organen als sogenannte „Professionalisierungsagenten" eine maßgebliche Rolle bei der Entwicklung und Etablierung von Professionen zugedacht wird

(z. B. Bollinger/Gerlach 2015). Die zentralen Einflussgrößen bzw. die eigentlichen Triebkräfte befinden sich demnach stärker im berufspolitischen Bereich. Dies wundert nicht, wenn in der gesamten Debatte berücksichtigt wird, dass einerseits die Arbeitsorganisation der Berufstätigen im Gesundheits- und Sozialsystem – gerade im Vergleich zu anderen Branchen – deutlich durch Hierarchien geprägt ist. Andererseits bestimmen hierarchische Leitideen selbst die Ausrichtung der Gesundheits- und Sozialberufe in Deutschland. Gerade aufgrund dieser Charakteristika könnte die Überwindung tradierter Professions- sowie Standespositionen dazu beitragen, dass Partikularinteressen weniger in den Vordergrund rücken, sondern, dass das Miteinander der „Arbeit am Menschen" neue Gestaltungsspielräume eröffnet.

Auffällig ist zudem, dass im Zuge der Professionalisierungsdebatte auch Fragen nach der Verbesserung von Prestige, Status und Anerkennung zur Diskussion stehen. Hinzu kommt die Möglichkeit, entscheidende und Erfolg versprechende Handlungsfelder im weiten Gesundheits- und Sozialbereich zu okkupieren, um den Zugang zur Ressourcenverteilung zu erlangen. Tatsächlich sind sehr viele Gesundheits- und Sozialberufe (z. B. auch Rettungssanitäter und Medizinische Fachangestellte) dabei, sich zu akademisieren und zu professionalisieren, sodass ihre Absolvent*innen auf dem Arbeitsmarkt selbstverständlich zueinander in Konkurrenz treten und eine steigende Intransparenz auch beim Auf- und Ausbau gesundheits- und sozialbezogener Studiengänge existiert (Pundt/Kälble 2015) und als Folge auch die potenziellen Arbeitgeber vor Unsicherheiten stehen. Für Interessent*innen an sich bieten zahlreiche Datenbanken wertvolle Möglichkeiten der Orientierung (z. B. www. hochschulkompass.de). Die veränderte Studienlandschaft in dieser Branche und die damit verbundene höhere Qualifizierung des Personals soll im Ergebnis ihre professionellen Zuständigkeiten und ihr professionelles Handeln insgesamt vorantreiben. Hochschulbildung soll damit eine Option für viele Angehörige dieser Zielgruppe werden und ist letztendlich auch ein entscheidender Schritt und ein wichtiger Baustein in diese Richtung. Setzt man hier den Fokus auf den Public-Health-Bildungsmarkt, beschreibt Dierks (2017), dass auch diese Angebote intransparenter werden und eine Ausdifferenzierung und gezielte Verbreitung stattfindet: Unter dem Stichwort „Gesundheitswissenschaften /Public Health" sind auf der Website www.gesundheit-studieren.de neun BA- und 17 MA Studiengänge gelistet, die sich neben ca. 190 weiteren BA-Studiengängen mit diversen gesundheitsbezogenen Ausrichtungen finden lassen und zusätzlich ca. 270 Masterangebote, die auch unterschiedliche Schwerpunkte aufweisen. Durch diese Zunahme an Qualifizierungsmöglichkeiten und die Übernahme von Inhalten, Methoden und Techniken, die eben für Public Health wegweisend sind, besteht die Chance, dass das Spezifische – also die „bevölkerungsbezogene Perspektive und der (kritische) Blick auf Systeme" (Dierks 2017, 596) – über diesen Weg verbreitet wird.

Richtet man die Aufmerksamkeit auf die Umsetzung der Professionalisierungsabsichten, ist es gleichwohl essenziell, in der Öffentlichkeit ein positives Renommee und die weitgehende Monopolisierung eines bestimmten Arbeits- und Aufgabenbereichs durchzusetzen. Bei aller Problematik dieser Diskussion: Wenn es um Gesundheits- und Sozialprofessionen und im Speziellen um Professionalisierung geht, spielen machtpolitische Durchsetzungsstrategien eine entscheidende Rolle. Denn die Absicht der Professionalisierung ist es, Laienlösungen durch rationalisierte Lösungen und Argumente der Professionellen zu substituieren (im Überblick: Bollinger et al. 2016; Dewe 2006; Evans/Bräutigam 2015). Professionalisierung ist in diesem Verständnis ein auf einen Endzustand hinstrebender Prozess der Spezialisierung und Akademisierung von Berufswissen. So ist insbesondere der Aspekt der Wissensbestände entscheidend für die Entwicklung und auch Weiterentwicklung einer fundierten Wissensbasis der Gesundheits- und Sozialberufe und damit eine wesentliche Voraussetzung, um sich innerhalb der bereits existierenden Wissenschaften zu behaupten. Außerdem fördert Professionalisierung durch ihre Aufwertung der beruflichen Tätigkeit im Gesundheits- und Sozialsystem direkt die Karrierechancen, die Richtung und das Ausmaß gesellschaftlichen Aufstiegs sowie mögliche Gratifikationen.

3.3 Professionalität

Bestimmt man schließlich den Begriff *Professionalität,* also das, was ein*e professionalisierte*r „Gesundheits- und Sozialberufler*in" am Arbeitsplatz leistet, so stößt man auf zwei Komponenten: Wissen und Können. Allerdings beschränkt sich Professionalität weder auf akademisches Fach- oder Methodenwissen noch auf deren Interaktionsbezüge bzw. die bloße Intuition oder die reine Erfahrung des perfekten Praktikers. Vielmehr stellt Professionalität eine Schnittmenge dar, wird treffend als gekonnte Beruflichkeit bezeichnet und ist damit keine Qualifikation, sondern – wie Pfadenhauer feststellt – eine Kompetenz.[22] Als solches macht Professionalität einen Indikator für qualitativ hochwertige Arbeit aus und ist gleichzeitig nach Pfadenhauer (2018, 52) „institutionalisierte Kompetenzdarstellungskompetenz". Demjenigen, dem man Professionalität im beruflichen Zusammenhang attestiert, hat also bewiesen, dass

---

22 Das wird daran deutlich, dass „Professionalität ein Begriff ist, der suggeriert, das jeweilige Handeln sei sowohl effektiv (ich tue das Richtige), als auch effizient (ich tue es richtig)" (Nuissel 1997, 13 zitiert nach Nittel 2000, 71).

er/sie eine bestimmte Sache beherrscht. Die gebräuchliche Definition professionellen Handelns als eines gekonnten Umgangs mit spezifischen Problemen zeugt von der besonderen Qualität des Handelns („Können").

„Angehörige der Gesundheits- und Sozialberufe können in einem besonderen Lernprozess durch Steigerung ihrer Reflexivität, sich dieses Wissen verfügbar machen und damit die Kontrolle über die Prozesse, in die sie selbst involviert sind, erhöhen." (Dewe 2006, 33).

Das (Professions-)Wissen über die tatsächlichen Handlungsmöglichkeiten befindet sich – im übertragenden Sinne – nicht im Kopf jedes Handelnden, sondern wird im organisatorischen Kontext abgebildet und entsteht in der Praxis zu angeeigneten Routinen (Dewe 2006). Der Gesamtprozess ist demnach komplex gestrickt, sodass Pfadenhauer (2003, 12) zu Recht feststellt: „Professionelles Handeln bleibt im Alltagsgebrauch [...] *unter*bestimmt". Nichtsdestoweniger sind Fragen der Professionalität eine Form des Expertentums in Abgrenzung zur Profession und eine Variante im Konzept des Professionsverständnisses. Dewe (2006) analysiert deshalb treffend unter den Überschriften: „Professionalität ohne Profession?" und „Professionalität statt Professionalisierung" (Pfadenhauer, 31 f.).

Neben den Versuchen, Professionalität in den Gesundheits- und Sozialberufen positiv zu erklären, sei auch auf Gefährdung und Beschädigung der Professionalität dieser Berufsgruppen als solche hingewiesen. Nicht nur der Arztberuf, sondern auch beispielsweise Gesundheitsfachberufe wie die Pflege oder die Physiotherapie, sind der Gefahr ausgesetzt, zwischen Markt und Bürokratie zerrieben zu werden (Bollinger et al. 2016). Dieser Effekt wird zunehmend (vgl. auch Klinke/Kadmon 2018) durch Steuerungsprozesse der Gesundheitspolitik und -ökonomie und durch Eingriffe in die Professionalität der Gesundheits- und Sozialberufe selbst beobachtet und speziell auch durch die ärztliche Profession beeinträchtigt. Somit bieten diese Prozesse auch weitere Schattenseiten, wenn sie sich in Form von Leistungsdruck, Restriktionen und Furcht vor Rationalisierungen zeigen können.

Vor dem Hintergrund der hier skizzierten Entwicklungen haben die gesundheits- und sozialbezogenen Tätigkeiten – wie selbstverständlich fast alle Beschäftigungen – Identitätsrelevanz, auch deshalb, weil sie dem zunehmenden Ökonomisierungsdruck unterliegen. Prägung und Stabilität einer Person entscheiden sich u. a. daran, was der Mensch beruflich leistet und wie sein Beruf anerkannt wird. Erwerbstätigkeit und der Wunsch, im eigenen Beruf zu professionalisieren, dürften die primäre Quelle von Selbstwertgefühl sein, und sie sind – gerade angesichts des Fachkräftemangels – eine tragende Säule des Selbstbildes. Wo berufliche Tätigkeit in Richtung Professionalität aufgewertet wird, sollten sich die Arbeitsbedingungen, die Art, Höhe und Sicherheit des Einkommens, der gesellschaftliche Status und das soziale Prestige, der Zugang zu Macht sowie zu Lebenslage und Lebensstil verbessern (Pundt/Kälble 2015). Über diese identitätsrelevanten Aspekte hinaus entscheidet Professionalität auch darüber, wie groß der mögliche Einfluss und der Zugriff des Einzelnen auf Menschen, Ressourcen und Institutionen sein wird und wie hoch sich der Grad an Autonomie, an Freiheit und damit auch an Lebens- und Arbeitszufriedenheit darstellt.

4   Fazit und Ausblick

Das Berufsfeld Gesundheit und Soziales ist deutlich in Bewegung, sodass insgesamt ein Puzzle unterschiedlicher Ausprägungen auffällt. Als eine wesentliche Aufgabe zur nachhaltigen Zukunftssicherung der Gesundheits- und Sozialprofessionen dürfte es angesehen werden, viel stärker -im Sinne von Public Health – die Professionalität von Teams ins Auge zu fassen. Denn es ist noch nicht erwiesen, dass eine Gruppe von Professionellen, von denen jeder eine einschlägige Professionalisierung durchlaufen hat, auch als Team professionelle Arbeit leistet. Für die wissenschaftliche Debatte heißt das, auch die Begriffsbestimmungen intensiv an der gemeinsam durchzuführenden Arbeit, ob am Krankenbett, in der ambulanten Versorgungspraxis oder im öffentlichen Gesundheitsdienst auszurichten. In dieser Hinsicht besteht ein erheblicher Handlungsbedarf, aber auch eine reelle Chance, damit die Transparenz und Harmonisierung von unterschiedlichen Berufsbildern in diesem heterogenen Arbeitsfeld eindeutige Kompetenzprofile erfährt bzw. diese schärft.

Handlungsbedarf ergibt sich auch im Hinblick auf die Abschätzung und Analyse der Qualifizierungsbedarfslage und auf konkrete Absolventen- bzw. Verbleibsstudien für die verschiedenen Professionen, denn hier mangelt es seit vielen Jahren an empirischen Erkenntnissen und nur schüttere Einzelbelege sind auch im Kontext von Public Health zu verzeichnen.

Fest steht zudem, dass die Relevanz der Tiefe und Breite des hier beschriebenen Themas immer noch in der Gesundheitspolitik – die gleichzeitig auch Bildungspolitik ist – unterbewertet wird und deshalb dringend Priorität haben sollte, damit der Marathon einer Formierung professionellen Handelns übergreifend für alle sichtbarer wird.

Literatur

Aly, A.-F./Menges, K./Haas, C. H./Zimmermann, L./Kaltschmidt, J./Criegee-Rieck, M. (2011). Voraussetzungen für elektronische Systeme zur Prüfung auf Arzneimitteltherapiesicherheit (AMTS). *Bundesgesundheitsblatt – Gesundheitsforschung – Gesundheitsschutz, 54*, 1170–1178.

Bickel, H./Hendlmeier, I./Heßler, J./Junge, M./Leonhardt-Achilles, S./Weber, J. et al. (2018). Prävalenz von Demenz und kognitiver Beeinträchtigung in Krankenhäusern. Ergebnisse der General Hospital Study (GHoSt). *Deutsches Ärzteblatt, 115*, 733–740.

Bollinger, H. (2018). Verortung der ärztlichen Profession im Gesundheitssystem – von der Dienstleistung zur Profession und zurück. In: S. Klinke/M. Kadmon (Hrsg.): *Ärztliche Tätigkeit im 21. Jahrhundert. Profession oder Dienstleistung*. Wiesbaden: Springer VS, 21–53.

Bollinger, H./Gerlach, A. (2015). Profession und Professionalisierung im Gesundheitswesen Deutschlands – zur Refikation soziologischer Kategorien. In: J. Pundt/K. Kälble (Hrsg.): *Gesundheitsberufe und gesundheitsberufliche Bildungskonzepte*. Bremen: Apollon University Press, 83–103.

Bollinger, H./Gerlach, A./Pfadenhauer, M. (2016). *Gesundheitsberufe im Wandel. Soziologische Beobachtungen und Interpretationen*. 4. Auflage. Frankfurt am Main: Mabuse.

Bollinger, H./Grewe, A. (2002). Die akademisierte Pflege in Deutschland zu Beginn des 21. Jahrhunderts – Entwicklungsbarrieren und Entwicklungspfade 37: Qualifizierung und Professionalisierung. *Jahrbuch für Kritische Medizin, Heft 37*, 43–59.

Borgetto, B. (2015). Zwischenbilanz und aktuelle Entwicklungen in der Akademisierung der Therapieberufe. In: J. Pundt/K. Kälble (Hrsg.): *Gesundheitsberufe und gesundheitsberufliche Bildungskonzepte*. Bremen: Apollon University Press, 265–290.

Borgetto, B./Kälble, K. (2016). Soziologie der Berufe im Gesundheitswesen. In: M. Richter/K. Hurrelmann (Hrsg.): *Soziologie von Gesundheit und Krankheit*. Wiesbaden: Springer VS, 383–402.

Brandhorst, A./Hildebrandt, H./Luthe, E.-W. (Hrsg.) (2017). *Kooperation und Integration – das unvollendete Projekt des Gesundheitssystems*. Wiesbaden: Springer.

Brandhorst, A./Luthe, E.-W. (2017). *Kooperation und Integration – das unvollendete Projekt des Gesundheitssystems*. Wiesbaden: Springer VS.

Bräutigam, C./Evans, M./Hilbert, J. (2018). *Berufsbilder im Gesundheitssektor*. Bonn: Friedrich-Ebert-Stiftung.

Bundesagentur für Arbeit (2017). *Blickpunkt Arbeitsmarkt – Fachkräfteengpassanalyse*. Nürnberg: BfA.

Bundesgesundheitsblatt (2018). Themenheft Ausbildung von Ärztinnen und Ärzten, *61*(2).

Dewe, B. (2006). Professionalisierungsverständnisse – eine berufssoziologische Betrachtung. In: J. Pundt (Hrsg.): *Professionalisierung im Gesundheitswesen*. Bern: Huber, 23–35.

Dielmann, G. (2015). Neue Berufe zwischen Medizin und Pflege – Bedarfe und Regelungsnotwendigkeiten. In: J. Pundt/K. Kälble (Hrsg.): *Gesundheitsberufe und gesundheitsberufliche Bildungskonzepte*. Bremen: Apollon University Press, 229–263.

Dierks, M.-L. (2017). Aus-, Fort- und Weiterbildung in Public Health – wo stehen wir heute? *Das Gesundheitswesen, 79*, 954–959.

Evans, M./Bräutigam, C. (2015). Professionalisierung als reflexive Arbeitsgestaltung zwischen Wunsch und Wirklichkeit. In: J. Pundt/K. Kälble (Hrsg.): *Gesundheitsberufe und gesundheitsberufliche Bildungskonzepte*. Bremen: Apollon University Press, 383–404.

Ewers, M./Paradis, E./Herinek, D. (2019). *Interprofessionell Lernen, Lehren und Arbeiten. Gesundheits- und Sozialprofessionen auf dem Weg zu kooperativer Praxis*. Weinheim und Basel: Beltz Juventa.

Freidson, E. (2001). *Professionalism. The Third Logic*. Chicago: The University of Chicago Press.

Gesundheitsministerkonferenz/Kultusministerkonferenz (Hrsg.) (2015). *Gemeinsamer Bericht der Gesundheitsministerkonferenz und der Kultusministerkonferenz „Fachkräftesicherung im Gesundheitswesen"*. Verfügbar unter www.kmk.org/fileadmin/Dateien/veroeffentlichungen_ beschluesse/2015/2015_06_12-Fachkraeftesicherung-im-Gesundheitswesen.pdf (Zugriff am 16.06.2019).

Hensen, P./Stamer, M. (Hrsg.) (2018). *Professionsbezogene Qualitätsentwicklung im interdisziplinären Gesundheitswesen. Gestaltungsansätze, Handlungsfelder und Querschnittsbereiche*. Wiesbaden: Springer VS.

Hochschulrektorenkonferenz (2017). *Handreichung – Interprofessionelles Lehren und Lernen in hochschulisch qualifizierten Gesundheitsfachberufen und der Medizin. Impulspapier des Runden Tisches Medizin und Gesundheitswissenschaften des Projekt nexus der HRK (lange Version)*. Verfügbar unter www.hrk-nexus.de/fileadmin/redaktion/hrk-nexus/07-Downloads/ 07-01_RT_Med_Ges/Impulspapier-Lang_mit_Links.pdf (Zugriff am 01.12.2018).

Kälble, K. (2015). Gesundheitsbezüge in der Sozialen Arbeit und Soziale Arbeit im Gesundheitswesen – interdisziplinäre Konstellationen und Probleme. In: C. Daiminger/P. Hammerschmidt/J. Sagebiel (Hrsg.): *Soziale Arbeit und Gesundheit*. Neu Ulm: AG SPAK Bücher, 93– 112.

Kälble, K./Pundt, J. (2018). Erhalt und Weiterentwicklung einer hochwertigen Gesundheitsversorgung als Ziel gesundheitsberuflicher Bildung und Beschäftigung. *Public Health Forum*, *26*(1), 2–6.

Klinke, S./Kadmon, M. (2018). *Ärztliche Tätigkeit im 21. Jahrhundert. Profession oder Dienstleistung*. Wiesbaden: Springer VS.

Männle, I. (2013). *Professioneller durch Praktika. Individuelle Professionalisierung in erziehungswissenschaftlichen Studiengängen*. Marburg: Tectum.

Nittel, D. (2000). *Von der Mission zur Profession? Stand und Perspektiven der Verberuflichung in der Erwachsenenbildung*. Bielefeld: wbv Media.

Nittel, D./Schütz, J. (2016). Erwachsenenbildung. In: M. Dick/W. Marotzki/H. Mieg (Hrsg.): *Handbuch Professionsentwicklung*. Bad Heilbronn: Verlag Julius Klinkhardt, 566–576.

Oevermann, U. (1996). Theoretische Skizze einer revidierten Theorie professionellen Handelns. In: A. Combe/W. Helsper (Hrsg.): *Pädagogische Professionalität. Untersuchungen zum Typus pädagogischen Handelns*. Frankfurt am Main: Suhrkamp, 70–182.

Pfadenhauer, M. (2003). *Professionalität. Eine wissenssoziologische Rekonstruktion institutionalisierter Kompetenzdarstellungskompetenz*. Opladen: Leske + Budrich.

Pfadenhauer, M. (2018). Professionalität. In: S. Klinke/M. Kadmon (Hrsg.): *Ärztliche Tätigkeit im 21. Jahrhundert. Profession oder Dienstleistung*. Wiesbaden: Springer VS, 40–53.

Pundt, J. (2006). *Professionalisierung im Gesundheitswesen. Positionen – Potenziale – Perspektiven*. Bern: Huber.

Pundt, J./Dierks, M.-L. (2018). Public Health als akademische Ausbildung – wo stehen wir 2018? *Public Health Forum*, *26*(3), 41–58.

Pundt, J./Kälble, K. (Hrsg.) (2015). *Gesundheitsberufe und gesundheitsberufliche Bildungskonzepte*. Bremen: Apollon University Press.

Robert Bosch Stiftung (2013). *Gesundheitsberufe neu denken, Gesundheitsberufe neu regeln. Grundsätze und Perspektiven. Denkschrift*. Stuttgart: Robert Bosch Stiftung.

Sachverständigenrat zur Begutachtung der Entwicklung im Gesundheitswesen. (2014). *Bedarfsgerechte Versorgung – Perspektiven für ländliche Regionen und ausgewählte Leistungsbereiche. Gutachten 2014.* Berlin: SVR Gesundheit.

Sander, T./Dangendorf, S. (Hrsg.) (2017). *Akademisierung der Pflege. Berufliche Identitäten und Professionalisierungspotentiale im Vergleich der Sozial- und Gesundheitsberufe.* Weinheim und Basel: Beltz Juventa.

Schaeffer, D. (2012). Professionalisierung der Pflege – Verheißungen und Realität. *Gesundheits- und Sozialpolitik*, 5–6, 30–37.

Schmidt, A. (2008). Profession, Professionalität und Professionalisierung. In: H. Willems (Hrsg.): *Lehr(er)buch Soziologie. Für die pädagogischen und soziologischen Studiengänge.* Wiesbaden: VS Verlag für Sozialwissenschaften, 835–864.

Streckeisen, U. (2015). Plädoyer für eine kritische Weiterentwicklung der strukturtheoretisch orientierten Professionstheorie. In: J. Pundt/K. Kälble (Hrsg.): *Gesundheitsberufe und gesundheitsberufliche Bildungskonzepte.* Bremen: Apollon University Press, 39–61.

Thole, W. (2016). Soziale Arbeit. In: M. Dick/W. Marotzki/H. Mieg (Hrsg.): *Handbuch Professionsentwicklung.* Bad Heilbronn: Verlag Julius Klinkhardt, 521–526.

Vogd, W. (2015). Warum die (ärztliche) Profession auch in Zukunft nicht verschwindet. In: J. Pundt/K. Kälble (Hrsg.): *Gesundheitsberufe und gesundheitsberufliche Bildungskonzepte.* Bremen: Apollon University Press, 63–81.

Wissenschaftsrat (2012). *Empfehlungen zu hochschulischen Qualifikationen für das Gesundheitswesen.* Verfügbar unter www.wissenschaftsrat.de/download/archiv/2411-12 (Zugriff am 01.12.2018).

Zoege, M. (2004). *Die Professionalisierung des Hebammenberufs. Anforderungen an die Ausbildung.* Bern: Huber.

Evaluation und Qualitätssicherung im Gesundheitswesen

Eva Maria Bitzer, Friedrich W. Schwartz und Ulla Walter

Dieser Beitrag definiert zunächst Grundzüge und Formen der Evaluation im Gesundheitswesen. Evaluation strebt eine nachvollziehbare und transparente Bewertung an und ist Prinzipien der Objektivität und Rationalität verpflichtet. Bei einer Evaluation zu klären gilt es Fragen nach dem Bedarf, der Programmtheorie, dem Monitoring der Umsetzung von Interventionen und nicht zuletzt nach der Wirksamkeit, dem Nutzen und der Wirtschaftlichkeit. Der zweite Teil widmet sich Qualitätsmanagement (QM) und -sicherung (QS), verstanden als Instrumente, wiederkehrende Routinen gesundheitlicher Versorgung zu überwachen und weiterzuentwickeln. Er behandelt u. a. rechtliche Grundlagen und den Grad der Umsetzung in verschiedenen Sektoren gesundheitlicher Versorgung. Es gibt im Vergleich zu den 1980er Jahren erheblich mehr Qualitätssicherung und -management, inwiefern das deutsche Gesundheitssystem eine wirksame und kosteneffektive Versorgung bietet, und welchen Beitrag Evaluation, QS und QM hierzu leisten, wird jedoch kontrovers diskutiert.

1 Evaluation im Gesundheitswesen

1.1 Definition und Formen der Evaluation

„Evaluation" ist ein schillernder Begriff, in ihm steckt das lateinische Wort *valere* (etwas vermögen, wert sein) und der englische Begriff *value* (Wert). In der breitesten Bedeutung geht es bei Evaluation darum, den Wert eines Objekts festzustellen bzw. es zu bewerten. In Anlehnung an Rossi et al. (2019) wird im Folgenden der Begriff „Evaluation im Gesundheitswesen" etwas restriktiver verstanden: als explizites, gesundheitswissenschaftliches Handeln zur Erhebung, Analyse und Interpretation und Kommunikation von Informationen über das Funktionieren und die Wirksamkeit sozialer bzw. gesundheitlicher Interventionen. Evaluation sollte daher grundsätzlich und offen definiert werden als die umfassende wissenschaftliche Beurteilung des Nutzens und Schadens sowie der Kosten interner und externer Wirkungen von Produkten, Verfahren, Projekten, Modellen, Einrichtungen oder Programmen. Die Unterscheidung zu beliebig anderen Analysen im Gesundheitswesen ergibt sich also

nicht aus den Gegenständen, sondern aus der betonten, expliziten und methodisch nachvollziehbaren Bewertung der Nutzendimensionen.
Scriven (1999) unterscheidet zwischen summativer und formativer Evaluation. Formative (bzw. Prozess-)Evaluationen identifizieren Verbesserungsmöglichkeiten der Programmgestaltung. Ziel der summativen Evaluation ist es, alle Effekte eines Programms, einschließlich negativer und unvorhergesehener, zu erfassen. Rossi und Freeman (2019) stellen fünf Fragen in den Mittelpunkt von Evaluation, die in Kapitel 1.2 näher erläutert werden:

- *Needs Assessment*; Einschätzung des Bedarfs: Welches Problem soll eine Intervention lösen, und wie relevant ist es?
- Bewertung der Programmtheorie: Auf welchen theoretischen Grundlagen oder konzeptionellen Überlegungen beruht die Intervention? Sind diese plausibel, dem Problem angemessen und ethisch vertretbar?
- Monitoring als Überwachung der Umsetzung und Durchführung der Intervention (Prozessevaluation, formative Evaluation): Wie gut ist die Intervention akzeptiert und durchgeführt?
- Wirksamkeits- bzw. Nutzenbewertung (Endpunktevaluation; Impact Assessment): Erreicht die Intervention die angestrebten Endpunkte, gibt es unerwünschte Wirkungen?
- Bewertung der Wirtschaftlichkeit (ökonomische Bewertung): In welcher Relation stehen Nutzen und Ressourcenverbrauch einer Intervention?

Evaluation im Gesundheitswesen dient

- der Verbesserung bestehender Interventionen, hier gibt es konzeptionell Überschneidungen zu Qualitätssicherung und -management sowie zur wissenschaftlichen Begleitung und Beratung
- und/oder der Rechtfertigung von (gesundheitspolitischen) Entscheidungen, beispielsweise der Einführung eines neuen Therapieverfahrens in die klinische Versorgung, einer Masern-Impfpflicht gegenüber der Öffentlichkeit oder der Zulassung eines Medikamentes
- oder, ohne direkten Entscheidungs- und Verwertungszusammenhang im Gesundheitswesen, zur Generierung allgemeinen Wissens, beispielsweise über die Wirksamkeit.

Evaluation strebt eine nachvollziehbare und transparente Bewertung an und ist als solche Prinzipien der Objektivität und Rationalität verpflichtet, die sich auch auf den Umgang mit Konflikten zwischen Interessengruppen (z. B. verschiedener Gesundheitsprofessionen) und den Umgang mit Interessenkonflikten beziehen. In ihrer anwendungsorientierten Aufgabenstellung liegt allerdings auch eine Gefahr: Sie ist bei politischem Durchsetzungswillen des Förderers oder der Auftraggeberin und angesichts des natürlichen Überlebenswillens der Einrichtungen häufig einem Druck in Richtung „positiver Ergebnisse" ausgesetzt. Diese Problematik wird umso bedeutsamer, je stärker die Abhängigkeit zwischen Evaluierenden und zu Evaluierenden oder den die Evaluation beauftragenden Akteuren ist.

1.1.1 Qualitätsmanagement und Qualitätssicherung

Qualitätsmanagement (QM) bezeichnet die Gesamtheit aller aufeinander abgestimmten Tätigkeiten zum Leiten und Lenken einer Organisation (z. B. Beratungseinrichtung, Krankenhaus, Arztpraxis, Wohlfahrtsverband) bezüglich Qualität. Basierend auf dieser Definition wird QM als eine durchgängige, alle Bereiche einer Organisation umfassende, auf Qualität gerichtete Unternehmensführung verstanden. Qualitätssicherung (QS) bezeichnet die laufende Beurteilung und Prozesskontrolle auf Basis wissenschaftlich begründeter oder konsensorientierter Kriterien, d. h. die Bewertung der eigenen Arbeit (zur Definition von Qualität siehe Kapitel 2). Während Evaluationen häufig einmalig bzw. zeitlich begrenzt erfolgen, sind QM und QS regelhaft durchgeführte, kontinuierliche Prozesse, die sich auf wiederkehrende Routineaufgaben beziehen, Aufgabe der Organisationen selbst sind und mittlerweile für große Teile der gesundheitlichen Versorgung gesetzlich geregelt sind.

1.1.2 Wissenschaftliche Begleitforschung – Partizipative Qualitätsentwicklung

Wissenschaftliche Begleitforschung ist als Begriff im deutschen Sprachraum im Bereich der anwendungsbezogenen Forschung gut etabliert. Sie hat, ähnlich der Evaluation, das Ziel, Erkenntnisse über die Wirkungen einer Intervention oder einer Technologie für Politik, Verwaltung und Praxis zu generieren. Sie sieht sich aber stärker der Beratung der durchführenden Institutionen und der Unterstützung des Trägers oder Förderers nicht nur bei der Entscheidungsfindung, sondern auch bei dem Prozess der Implementierung eines Modells in die Regelversorgung verpflichtet. Noch „näher" an den Gegenstand des Interesses rückt die partizipative Gesundheitsforschung, verstanden als eine partnerschaftliche Zusammenarbeit zwischen Wissenschaft, Praxiseinrichtungen und engagierten Bürger*innen, um gemeinsam neue Erkenntnisse zur Verbesserung der Qualität zu gewinnen. In Abgrenzung zur Prozessevaluation wird die Objektivierbarkeit, d. h. die Wiederhol- und Übertragbarkeit der Ergebnisse als Ziel teilweise aufgegeben.

1.1.3 Health Technology Assessment

Unter *Health Technology Assessment* (HTA) wird eine umfassende Bewertung neuer oder bereits auf dem Markt befindlicher gesundheitlicher Technologien bezüglich ihrer physikalischen, biologischen, medizinischen, sozialen und finanziellen Wirkungen im Rahmen einer strukturierten Analyse verstanden (Bitzer 1998). HTA dient der Willensbildung und Entscheidungsunterstützung gesundheitspolitischer Akteure. Seit Ende der 1990er Jahre, parallel zur Etablierung der evidenzbasierten Medizin, gibt es national und international Entwicklungen, dem Anspruch an eine umfassende und methodisch transparente Bewertung von Technologien stärker gerecht zu werden und Entscheidungen systematisch unter Verwendung bestehenden Wissens und unter Berücksichtigung der sozioökonomischen Relevanz von Technologien vorzubereiten (Perleth/Busse 2008). HTA basiert hauptsächlich auf publizierten wissenschaftlichen Erkenntnissen, die Erhebung von Primärdaten ist die Ausnahme.

In Deutschland markieren die Deutsche Agentur für Health Technology Assessment am Deutschen Institut für Medizinische Dokumentation und Information (2000–2015) und die gesetzlichen Regelungen zur Einrichtung des Instituts für Qualität und Wirtschaftlichkeit in der Medizin sowie des Gemeinsamen Bundesausschusses (G-BA) mit dem GKV-Modernisierungsgesetz 2004 die strukturelle Verankerung von *Health Technology Assessment* im Gesundheitswesen (Perleth/Gibis/Göhlen 2009). Die Verfahrensordnung des G-BA regelt u. a. wie die Bewertung von Technologien zu erfolgen hat, welche Möglichkeiten der Evidenzsynthese und Generierung bestehen sowie die Zusammenarbeit mit dem IQWiG. Das IQWiG erstellt vorwiegend im Auftrag des G-BA zur Vorbereitung von dessen Entscheidungen fachlich unabhängige, evidenzbasierte (beleggestützte) Gutachten beispielsweise zu Arzneimitteln, nichtmedikamentösen Behandlungsmethoden, Verfahren der Diagnose und Früherkennung (Screening) sowie Behandlungsleitlinien und *Disease-Management-Programmen* (DMP).

1.1.4 Evaluation von Arzneimitteln

Arzneimittel sind gesundheitliche Technologien; die umfassende Evaluation von Wirkungen, Wirksamkeit, Nutzen, Schaden und der mit der Verordnung verbunden Kosten im Rahmen von Entscheidungen zur Marktzulassung und Finanzierung sind Spezialfälle des HTA. Die Zulassung von Arzneimitteln ist gesetzlich geregelt (Arzneimittelgesetz), immer erforderlich sind klinische Prüfungen am Menschen, also Primärdatenerhebungen. Unterschieden werden vier Phasen. In der ersten klinischen Phase wird, nach zumeist mehrjähriger präklinischer Prüfung in Tierversuchen, der Wirkstoff auf Eignung für den

Menschen an gesunden Proband*innen getestet. Bei positiven Befunden erfolgt die klinisch-therapeutische Anwendung an Patient*innen (zweite klinische Phase) zur Überprüfung von Wirksamkeit, Verträglichkeit und Nebenwirkungen wie auch der Festlegung von Dosierungsrichtlinien. Nach der Breitenerprobung unter Klinik- und Praxisbedingungen (dritte Phase) kann ein Antrag auf Zulassung des Arzneimittels (in Deutschland beim Bundesinstitut für Arzneimittel und Medizinprodukte) gestellt werden. Nach der Markteinführung des Präparates soll in einer vierten Phase der therapeutische Wert des Wirkstoffes sowohl allgemein, beispielsweise bezüglich Wirksamkeit, Nebenwirkungen und Gegenanzeigen unter Alltagsbedingungen, als auch gegenüber anderen auf dem Markt angebotenen vergleichbaren Medikamenten bewertet werden (sogenannte „Anwendungsbeobachtung").

Unter dem Eindruck, dass die alleinige Bewertung eines nach der Zulassung nachweisbaren Nutzens (und ggf. Schadens) kein ausreichendes Instrumentarium für die gesundheitspolitisch angestrebte Kostenkontrolle darstellt, wurde 2010 explizit die Kosten-Nutzenabwägung als Aufgabe der Selbstverwaltungspartner (vertreten im G-BA nach § 92 SGB V) definiert und im Arzneimittelmarkt-Neuordnungsgesetz ab 2011 verbindlich die sogenannte „frühe Nutzenbewertung" geregelt. Seither müssen pharmazeutische Unternehmen für alle Arzneimittel, die sie neu auf den Markt bringen wollen, beim G-BA ein Dossier einreichen mit allen Informationen aus den klinischen Studien. Auf dieser Grundlage erstellt das IQWiG im Auftrag des G-BA ein Gutachten, in dem es den Zusatznutzen des Medikaments im Vergleich zu einer zuvor festgelegten Standardtherapie bewertet. Acht Jahre Erfahrung zeigen: Die Transparenz über die Ergebnisse der klinischen Prüfungen ist erheblich gestiegen, häufig fehlen jedoch wichtige Informationen, die für eine Bewertung des Zusatznutzens dringend gebraucht werden (Glaeske/Ludwig/Weißbach 2017).

1.1.5 Evaluation von Medizinprodukten

Medizinprodukte sind Produkte mit medizinischer Zweckbestimmung, die vom Hersteller für die Anwendung beim Menschen bestimmt sind. Sie werden in Abhängigkeit vom Risiko, das mit ihrer Verwendung einhergeht, in vier Klassen eingeordnet: Geringes Risiko entspricht Klasse I (z. B. Lesebrille), Klasse IIa bereits einem mittleren Risiko (z. B. Hörgerät). Klasse IIb beinhaltet Medizinprodukte mit einem hohen Risiko (z. B. Kondome, Röntgengeräte) und Klasse III Produkte mit sehr hohem Risiko (z. B. Herzkatheter).

Auch Medizinprodukte sind gesundheitliche Technologien und unterliegen einer gesetzlichen Regulation, in erster Linie dem Medizinproduktegesetz. Sie unterscheiden sich von Arzneimitteln in drei wichtigen Aspekten, die Auswirkungen auf die Evaluation und Nutzen-Schadeneinschätzung haben. Erstens wirken Medizinprodukte, anders als Arzneimittel, nicht pharmakologisch, immunologisch oder metabolisch, sondern primär auf z. B. physikalischem Weg. Zweitens ist der Entwicklungsprozess von Medizinprodukten typischerweise iterativ und umfasst wiederholte (technische) Anpassungen des Produktes, für die in der Regel kleinere und mittlerer Unternehmen verantwortlich sind. Drittens unterscheiden sich Medizinprodukte von Arzneimitteln in Bezug auf externe Faktoren. Dazu gehört nicht nur die unterschiedliche Regulation (s. u.) sondern auch der Umstand, dass Wirksamkeit, Nutzen und Schaden viel stärker vom Anwendungskontext (z. B. angemessener Begleittherapie) abhängig sind als bei Arzneimitteln (Schnell-Inderst et al. 2015)

Um Medizinprodukte in Verkehr zu bringen oder in Betrieb nehmen zu dürfen, reicht es bislang, dass die Hersteller selbst den Zweck und die Klassifizierung ihres Produktes bestimmen und eine CE-Kennzeichnung erwerben. Diese dokumentiert, dass das Medizinprodukt entsprechend den Richtlinien der EU sicher und im Rahmen der vom Hersteller vorgegebenen Zweckbestimmung medizinisch-technisch leistungsfähig ist (Konformitätsbewertung). Die Anforderungen im Verlauf der Konformitätsbewertung steigen zwar mit zunehmender Risikoklasse, aber ein Nachweis des Nutzens und oder des Schadens ist in keiner Risikoklasse verpflichtend.

Seit 2012 kann der G-BA, wenn der Nutzen einer neuen Methode nicht hinreichend belegt ist, sie aber ein Potenzial hat, für die Erprobung dieser Methode ein unabhängiges Institut mit der wissenschaftlichen Evaluation beauftragen, entsprechend einer Endpunktevaluation.

1.2 Die Einzelaspekte der Evaluation

Bei einer Evaluation zu klären gilt es Fragen nach dem Bedarf, der Programmtheorie, dem Monitoring der Umsetzung von Interventionen und nicht zuletzt nach der Wirksamkeit, dem Nutzen und der Wirtschaftlichkeit (Rossi et al. 2019).

1.2.1 Bedarf

Relevanz betrifft die Frage nach dem Bedarf (bzw. der Nachfrage) nach einem gegebenen oder projektierten Verfahren, Programm etc. Der individuelle Bedarf (*need*) ist von Nachfrage (*demand*) und der Inanspruchnahme bzw. Nutzung eines Systems (*utilization*) zu unterscheiden. Der Nachfrage steht das Angebot einer Leistung (*supply*) gegenüber. Nachfrage drückt das tatsächlich realisierte versorgungsorientierte Verhalten der Nutzer*innen und nicht der Anbieter aus. Dieser subjektive Wunsch nach Versorgung (Nachfrage) wird in der Literatur zur Versorgungsforschung wie von der WHO (Schwartz 1978) auch als „subjektiver Bedarf" (synonym „Bedürfnis") definiert. Diesem subjektiven Bedarf steht ein professionell, fachlich oder wissenschaftlich bestätigter „objektiver" Bedarf gegenüber. Er beinhaltet die objektivierenden Feststellung einer Krankheit oder Behinderung und das Vorhandensein von geeigneten Behandlungsverfahren und Einrichtungen, um die Krankheit oder Behinderung aussichtsreich zu behandeln oder Leiden zu lindern (Schwartz/Bitzer 2003).

1.2.2 Programmtheorie und Interventionsdesign

Um erklären zu können, wie und weshalb welche Komponente einer Intervention einen bestimmten Effekt auslöst, ist ein theoriebasierter Prozess des Interventionsdesigns und der späteren Evaluation erforderlich (Rossi et al. 2019). Eine Theorie der Veränderung bzw. Programmtheorie expliziert die Interventionslogik, indem als relevant postulierte Merkmale, endpunktrelevante Wirkbeziehungen und Wirkungsketten sowie bedeutsame Rahmenbedingungen in einem Modell zusammengefasst werden (Wirtz et al. 2019) (für verhaltensorientierte Interventionen siehe hierzu den Beitrag von Finne und Gohres).

1.2.3 Prozessevaluation

Prozessevaluation hilft, personelle, organisatorische und finanzielle Schwierigkeiten und Barrieren bei der Einführung und Umsetzung von Programmen und Maßnahmen in die Praxis aufzudecken, aber auch mögliche Ressourcen, Schlüsselpersonen und fördernde Netzwerke zu identifizieren. Sie liefert vor dem Hintergrund einer plausiblen Programmtheorie die Basis für fundierte Modifikationen und mögliche strukturelle Veränderungen.

1.2.4 Wirksamkeit – Effektivität

Nachweis der Wirksamkeit

Wirksam (effektiv) ist eine Intervention, wenn sie nachweislich kausal eine beobachtbare erwünschte Wirkung hervorruft. Um die Wirksamkeit nachzuweisen, bedarf es in der Regel eines prospektiv randomisierte kontrollierte Studiendesigns, das durch den hohen Kontrollgrad die Wahrscheinlichkeit erhöht, dass beobachtete Wirkungen auf die Intervention zurückzuführen sind. Wirksamkeit liegt vor, wenn Interventions- und Kontrollgruppe(n) sich in Bezug auf die zu Mittel- oder Anteilswerten aggregierten Wirkungen absolut (Differenz) oder relativ (Raten, Verhältnisse) substanziell und überzufällig, d. h. statistisch signifikant, voneinander unterscheiden (siehe den Beitrag von Stock).

Ein solches Studiendesign kommt bei der Evaluation gesundheitlicher Leistungen bisweilen nicht in Betracht, beispielsweise weil aus organisatorischen und/oder ethischen Gründen die Zuteilung von Proband*innen zu einer (unbehandelten) Kontrollgruppe nicht vertretbar ist. Ergänzend zur prospektiven randomisierten kontrollierten Studie stehen sogenannte „quasi-experimentelle Untersuchungsdesigns" zur Verfügung, bei deren Planung, Durchführung und Auswertung eine sorgfältige Kontrolle systematischer und (soweit möglich) zufälliger Fehler dringend geboten ist und deren ggf. eingeschränkte Aussagekraft bei der Interpretation ausdrücklich zu würdigen ist. Nicht-experimentelle Studiendesigns können Effekte von Intervention deutlich überschätzen (Hemkens/Contopoulos-Ioannidis/Ioannidis 2016).

Ergebnisindikatoren – Zielgrößen – Health Outcomes

Wirkungen gesundheitlicher Interventionen können auf unterschiedlichen Ebenen (Mortalität, Morbidität, Gesundheitszustand, gesundheitsbezogene Lebensqualität), aus verschiedenen Perspektiven (Betroffene, Profession), mit unterschiedlichen Verfahren (z. B. technische Messung oder Selbstauskunft) und zu unterschiedlichen Aspekten erhoben werden.

Die traditionell häufigste Form ist die Bestimmung differentieller Mortalitätsraten mit ihren verschiedenen Modifikationen. Sie sind ungeeignet, den Erfolg von Maßnahmen bei nicht tödlichen Krankheitszuständen oder Befindensstörungen zu bewerten. Das Zählen von Krankheitsereignissen ist nur dann ein ausreichender Beleg für die Wirksamkeit, wenn es Ziel eines Programms oder einer sonstigen Aktivität ist, allein die Ereignishäufigkeit zu reduzieren, und sehr unterschiedliche Ausprägungen und Verläufe dieser Ereignisse nicht existieren oder zunächst nicht interessieren (siehe hierzu den Beitrag von Razum, Breckenkamp und Brzoska).

Die Perspektive der Patient*innen ist eine zentrale Bewertungsdimension gesundheitlicher Versorgung und im SGB V § 35b verankert: Beim Patient*innen-Nutzen sollen insbesondere die Verbesserung des Gesundheitszustandes, Verkürzung der Krankheitsdauer, Verlängerung der Lebensdauer, die Verringerung von Nebenwirkungen sowie eine Verbesserung der Lebensqualität berücksichtigt werden: Gefordert ist die Erhebung patientenberichteter Endpunkte (engl. patient-reported outcomes).

Patientenberichtete Endpunkte lassen sich nach verschiedenen Ordnungsprinzipien einteilen. Werden beispielsweise Symptome und Beschwerden erfragt, handelt es sich um eine proximale Zielgröße geringen Komplexitätsgrades nah an der zugrunde liegenden Erkrankung. Anders dagegen die gut als Evaluationsparameter untersuchte und mittlerweile etablierte gesundheitsbezogene Lebensqualität: Sie wird als mehrdimensionales psychologisches Konstrukt mit mindestens vier Komponenten verstanden (psychisches Befinden, körperliche Verfassung, soziale Beziehungen, funktionelle Kompetenz) und ist von daher ein eher distaler patientenberichteter Endpunkt hoher Komplexität (Koller et al. 2009). Eine weitere Gruppe patientenberichteter Endpunkte betrifft den Aspekt der Patientenzufriedenheit mit dem Ergebnis (treatment satisfaction).

Messinstrumente zur Erfassung patientenberichteter Endpunkte müssen valide und reliable Messungen erlauben, hinreichend sensitiv sein, um durch gesundheitliche Versorgung erzielte Veränderungen nachzuweisen und ggf. national adaptierbar sein.

Erwünschte und unerwünschte Wirkungen

Allein aufgrund des ethisch gebotenen Prinzips der Schadensvermeidung in der gesundheitlichen Versorgung sind die Anforderungen an den Nachweis von unerwünschten Wirkungen niedriger als die an den Nachweis von erwünschten. Während eine erwünschte Wirkung möglichst zweifelsfrei auf eine spezifische gesundheitliche Intervention zurückzuführen sein soll, reichen für die Feststellung unerwünschter Wirkungen schon Hinweise aus Studien mit höherer Anfälligkeit für systematische Verzerrungen aus, z. B. prospektive Kohortenstudien (Arzneimittel-Anwendungsbeobachtungen, Register) oder Fallserien und ggf. Fallberichte.

Zielgrößen gesundheitlicher Maßnahmen in Prävention und Gesundheitsförderung (PGF)

Die gesundheitspolitische Orientierung hin zu mehr PGF hat auch hier zu neuen Indikatoren Anlass gegeben. Vorgeschlagen sind Maße für Gesundheitskompetenz, Empowerment, Selbstmanagement und Gesundheitsverhalten, die vor allem Fähigkeiten im Umgang mit gesundheitsgefährdenden Bedingungen und die Kompetenz- oder Selbstwirksamkeitserwartung von Betroffenen beschreiben.

Bedeutsam sind ferner Maße für die Verbreitung und Zugänglichkeit von PGF, z. B. mit Blick auf benachteiligte Gruppen. Als Schätzer für Dauerhaftigkeit wird auch Capacity Building empfohlen, das sich vor allem mit der Nachhaltigkeit von Effekten bei den angestoßenen Entwicklungen in der Lebenswelt auseinandersetzt (Nickel/Trojan 2015). Ein Fokus liegt dabei auf der Befähigung von Professionellen. In den Blickpunkt rückt die community competence, statt der individuellen Mikro-Ebene wird nun die Meso-Ebene, die vermittelnden Strukturen (mediating structures) betrachtet (Bär 2013).

Komplexe Interventionen

Ein Problem ist die differenzierte Beurteilung des Nutzens komplexer Technologien wie multimodale Programme, Kampagnen und politische Entscheidungen. Streng genommen müsste jede einzelne Facette bzw. jedes Modul einer Intervention separat einer Evaluation unterzogen werden. Dieser Vorschlag muss jedoch theoretisch bleiben, vielmehr beschränkt man sich auf zentrale Elemente der Technologie bzw. versucht, im Rahmen mehrstufiger Evaluationskonzepte und unter Nutzung unterschiedlicher methodischer Zugänge zu einer dem Komplexitätsgrad der Intervention angemessenen Evaluation zu gelangen (Norris et al. 2019; Wirtz et al. 2019).

Unterscheidung von Efficacy und Effectiveness

Unter Efficacy ist die Wirksamkeit einer Intervention unter idealen (maximal optimierten) Bedingungen zu verstehen (oft unter Studienbedingungen). Sie beschreibt das maximal erreichbare Wirkungspotenzial einer Maßnahme. Effectiveness oder Effektivität ist dagegen die Wirkungsbestimmung unter Alltagsbedingungen. Es ist schon theoretisch klar, dass diese Größe extrem unterschiedliche Werte annehmen kann. Eine befriedigende Evaluation muss jedoch über diese mögliche Schwankungsbreite und die wichtigsten Determinanten dafür Aussagen treffen. Die Verfügbarkeit ausgebildeten Personals, der Auslastungsgrad im laufenden Betrieb oder die „Lernkurve" unter Erbringern einer gesundheitlichen Technologie sind hier von Bedeutung. Die Feststellung großer Disparitäten zwischen idealer Efficacy und realisierbarer Effectiveness kann ein wichtiger Grund sein, ein Programm oder eine Technologie nicht einzuführen oder mit Auflagen zur Qualitätssicherung zu verbinden.

1.2.5 Nutzen

Mit der Verankerung der (Kosten-)Nutzenbewertung im SGB V als Aufgabe der Selbstverwaltung und der daraufhin erfolgten Rechtsprechung wird die intuitiv zunächst wenig nachvollziehbare Unterscheidung zwischen „Wirksamkeit" und „Nutzen" verstärkt akzentuiert. Nutzen setzt den Nachweis der Wirksamkeit voraus, darüber hinaus sind folgende Fragen zu klären: (1) Wer profitiert von der Maßnahme? (Nutznießer), (2) Welcher Natur ist der Nutzen? (Nutzenqualität), (3) Wie groß ist der Nutzen? (Nutzenausmaß), (4) Wie oft tritt der Nutzen ein? (Eintrittswahrscheinlichkeit) sowie (5) die Frage „Wann ist der Nutzen zu erwarten? (Zeitlicher Horizont).

Kurz-, mittel- und langfristiger Horizont

In der Mehrzahl beziehen sich die zum Nachweis der Wirksamkeit gewählten Endpunkte oder ihre Messung auf kurzfristige Ziele. Dies stellt aber eine wesentliche Schwierigkeit bei der Evaluation von Vorhaben im Bereich chronischer Erkrankungen oder langfristig wirksamer Risikokonstellationen dar. Genau betrachtet, erzeugen alle langfristig angelegten Vorbeugungs- oder Behandlungsstrategien einen Nutzenstrom in die Zukunft, der ein derzeit kaum lösbares Analyse- und Prognoseproblem darstellt. Ein Beispiel hierfür sind Krebsfrüherkennungsmaßnahmen (z. B. Mammografie-Screening), die zwar bereits kurzfristig zu einer vermehrten Entdeckung von Frühstadien und damit zu einer vermeintlich verbesserten Prognose der Erkrankung beitragen, eine substanzielle Reduktion von erkrankungsspezifischer Mortalität ist aber erst in vielen Jahren zu erwarten. Die Untersuchung solcher langfristigen Bewertungsziele scheitert häufig, teils an der Durchführbarkeit und Finanzierung, teils auch deswegen, weil Ergebnisse erst dann vorliegen würden, wenn entscheidende Merkmale der Behandlungstechnologie sich längst geändert haben oder wenn politische Entscheidungen, z. B. über den Ausbau eines nationalen Screening-Programmes, bereits getroffen sind.

Um dieses Problem zu umgehen, werden teilweise kurzfristig darstellbare klinische Parameter gewählt, die als Surrogatendpunkte mittel- und längerfristige Ergebnisparameter hypothetisch abbilden (sollen). Allerdings zeigt sich vielfach, dass Effekte, die auf der Basis von Ergebnissen mit Surrogatendpunkten geschätzt bzw. angenommen wurden, in nachfolgenden Studien, die die interessierenden Outcomes tatsächlich gemessen haben, nicht bestätigt oder sogar widerlegt werden, sodass vor einer breiten und unkritischen Verwendung von Surrogatendpunkten gewarnt wird (Institut für Qualität und Wirtschaftlichkeit im Gesundheitswesen [IQWiG] 2017).

Eine weitere Option, erst langfristig eintretenden Nutzen abzuschätzen sind komplexe Simulationsmodelle, die unter Berücksichtigung epidemiologischer Parameter sowie von möglichst präzisen Schätzungen zum Krankheitsverlauf, diagnostischen und therapeutischen Optionen, sowie ggf. von Teilnahme und Akzeptanz versuchen, die Effekte von Maßnahmen über einen längeren Zeitraum in die Zukunft zu projizieren.

Negativer Nutzen, Schaden

Negativer Nutzen bezeichnet unerwünschte bzw. unbeabsichtigte Wirkungen und Schäden durch die Intervention. Diese ergeben sich nicht automatisch im Zuge der untersuchten Hauptwirkungen, vielmehr gilt es in der Evaluation von vorneherein, auch unbeabsichtigte Wirkungen zu erfassen. So kann etwa die Einführung eines betrieblichen Präventionsprogramms mit evaluativer Auswertung betrieblich „sensibler" Daten den Betriebsfrieden stören oder in bevölkerungsbezogenen Screening-Programmen der potenzielle Nutzen (reduzierte erkrankungsspezifische Mortalität) mit negativem Nutzen, z. B. Angst und Verunsicherung oder auch Schäden, beispielsweise durch Überdiagnostik und/ oder Übertherapie, erkauft werden. Die Evaluationsforschung kann dazu beitragen, negative Konsequenzen gesundheitlicher Interventionen nicht aus dem Blickfeld zu verlieren, sondern das Bewusstsein für negativen Nutzen (Schaden) zu schärfen.

Netto-Nutzen

Als Netto-Nutzen wird der nach Abzug von Schäden verbleibende Nutzen bezeichnet. Problematisch ist die Frage, wie unterschiedlich dimensionierte Nutzen- und Schaden-Indikatoren (z. B. längere Lebenszeit gegen Überdiagnostik) gegen- bzw. miteinander verrechnet werden können/sollen. Eine implizite Integration von Nutzen und Schaden liegt bei manchen, v. a. patientenberichteten Endpunkten vor: So geht in die „Zufriedenheit mit dem Ergebnis" sowohl die erreichte Verbesserung als auch das Auftreten komplikationsbedingter Schmerzen ein.

Mehrdimensionale Nutzenindikatoren, universelles Nutzenmaß

Für zahlreiche gesundheitsbezogene Fragestellungen wird ein universelles, umfassendes Gesundheitsmaß benötigt. Von ökonomischer Seite kommt u. a. der Vorschlag, eine monetäre Gewichtung vorzunehmen, beispielsweise die Zahlungsbereitschaft. Alternativ gibt es zahlreiche Vorschläge (aus Sozialmedizin, Sozialwissenschaften, Psychologie, nicht-klinischer und klinischer Epidemiologie) für aggregierte *nicht*monetäre Nutzenmaße, von denen die „qualitätsgewichtete Lebensjahre" (QALY) am bekanntesten sind (siehe hierzu den Beitrag von Greiner). Neben zentralen methodischen Problemen der Angemessenheit, Validität und Reliabilität liegen sowohl in der *Auswahl* funktionaler, sozialer und emotionaler Endpunkte als auch bei der für eine Aggregation zu einem eindimensionalen Nutzenmaß erforderlichen relativen *Gewichtung* verschiedener Ebenen, auf denen ein Nutzen möglich ist, wesentliche normative Entscheidungen, über die international bislang kein Konsens vorliegt (Rowen/ Azzabi Zouraq/Chevrou-Severac/van Hout 2017). Denn genau betrachtet liegt bereits eine Wertentscheidung in der Anwendung eines so einfachen Maßes wie der Überlebenszeit. Ihm liegt das Gleichheitsprinzip zugrunde, das, analog dem Grundsatz: „jede Person – eine Stimme", jedes gerettete oder verlorene Jahr gleich wiegt. Es wertet nicht nur jede Person gleich, sondern unterstellt fälschlich, dass eine altersabhängige persönliche Diskontierung des Wertes eines geretteten Lebensjahres nicht stattfindet.

2 Qualitätsmanagement und Qualitätssicherung

2.1 Begriffsklärung

2.1.1 Qualität

Was ist Qualität – im Gesundheitswesen? Weit verbreitet und nicht spezifisch für das Gesundheitswesen ist die Definition der ISO 9000:2015. Danach ist Qualität der „Grad, in dem ein Satz inhärenter Merkmale eines Objektes Anforderungen erfüllt" (Sens et al. 2018). Diese Formulierung besagt zunächst, dass etwas dann von guter Qualität ist, wenn es (zuvor formulierten) Anforderungen genügt. Darüber lässt die Definition viele, für eine Qualitätsdefinition gesundheitlicher Fragen zentrale Aspekte offen: Worauf beziehen sich die Anforderungen? Wer legt sie fest und wie werden sie begründet? Wie stellt man den Ist-Zustand fest? Wie groß darf die Abweichung zur Anforderung sein?

Worauf sich Anforderungen an die „Qualität" gesundheitlicher Leistungen und des Gesundheitssystems beziehen sollen, verändert sich im Laufe der Zeit, vor dem Hintergrund neuer Entwicklungen und dem Wunsch, bestehende Gesundheitssysteme zu verbessern. Eine frühe, instrumentelle Klassifizierung konkreter Ansatzpunkte und Zielbereiche für die Beurteilung der Qualität gesundheitlicher Leistungen bezeichnet die Dimensionen Struktur – Prozess – Ergebnis (Donabedian 1966; Glattacker/Jäckel 2007). *Strukturqualität* umfasst die Rahmenbedingungen für die medizinische Versorgung wie z. B. die personellen Voraussetzungen nach Bestand und Qualifikation, Regelungen über Aus-, Fort- und Weiterbildung, die räumliche und apparative Ausstattung, die organisatorischen und finanziellen Gegebenheiten.

Prozessqualität beinhaltet sämtliche professionelle Aktivitäten. Hierzu zählen Inhalte und Tätigkeiten wie Anamnese, Befunderhebung, Diagnosestellung, Behandlung, Pflege, Medikation usw.

Ergebnisqualität umfasst die End- bzw. Zielpunkte medizinischer Versorgung im eigentlichen Sinne. Sie beschreibt die durch das medizinische Handeln bewirkten Veränderungen des Gesundheitszustands (z. B. Heilung oder Linderung von Gesundheitsstörungen bzw. Mortalität) einschließlich weiterer von der Versorgung ausgehende Wirkungen (z. B. subjektive Befindlichkeit, Einschränkungen in der Verrichtung täglicher Aufgaben, Patientenzufriedenheit mit dem Behandlungsergebnis, Beeinträchtigungen bei der Berufsausübung).

Struktur- und Prozessqualität sind notwendige aber keine hinreichenden Bedingungen für gute Ergebnisqualität. Andere Klassifizierungen gehen normativ bzw. inhaltlich vor, aktuell beschreiben die *National Academies of Sciences, Engineering, and Medicine* (2018) sechs Dimensionen der Qualität gesundheitlicher Leistungen, die explizit Integrität, Zuverlässigkeit und rechtskonformes Handeln der Akteure im Gesundheitswesen einfordern. Im Einzelnen beziehen sie sich auf

- Sicherheit (Vermeiden, dass Patient*innen Schaden nehmen an gesundheitlichen Leistungen, die ihnen helfen sollen)
- Wirksamkeit (auf wissenschaftlichen Grundlagen beruhende gesundheitliche Leistungen denen zur Verfügung stellen, die davon profitieren können und sie *nicht* Menschen anbieten, die aller Wahrscheinlichkeit nicht profitieren können)
- Personenzentriertheit (gesundheitliche Versorgung, in der die Werte der Patient*innen für alle Versorgungsentscheidungen handlungsleitend sind. Im Mittelpunkt steht der/die Patient*in, nicht der Leistungserbringer. Respekt- und würdevoller Umgang von Gesundheitsprofessionen mit Patient*innen)
- eine zugängliche, rechtzeitige und bezahlbare Versorgung,
- Wirtschaftlichkeit (Vermeidung der Vergeudung von Ausrüstung, Material, Ideen und Energie, einschließlich Vergeudung durch schlechtes Management, Betrug, Korruption und missbräuchlichen Praktiken der Versorgung.)
- Gerechtigkeit (Gleichbleibende Qualität gesundheitlicher Leistungen unabhängig von persönlichen Merkmalen wie Geschlecht, Ethnizität, sozioökonomischer Status oder geografischer Lage)

2.1.2 Qualitätsmanagement

Die Verantwortung für das QM (zur Definition vgl. Kapitel 1.1.1) trägt – nicht delegierbar – die Unternehmensleitung, sie muss aktiv für die konsequente Umsetzung auf allen Hierarchieebenen sorgen. Für die Umsetzung hilfreich sind in der Wirtschaft entwickelte Qualitätsmanagementsysteme (QMS), beispielsweise DIN EN ISO 9000:2015 oder das Modell der *European Foundation for Quality Management*. Unter dem Begriff „Integrierte Managementsysteme" gehen Unternehmen zunehmend dazu über, die verschiedenen Managementbereiche wie QM, Risikomanagement, Umweltmanagement, Arbeitssicherheit/Gesundheitsschutz u. a. m. miteinander zu vernetzen und sogenannte „integrierte Managementsysteme" der Unternehmensführung zu entwickeln.

Die beiden genannten QMS sind nicht speziell für die Belange gesundheitlicher Versorgung bzw. der an der Versorgung beteiligten Einrichtungen und Leistungserbringer konzipiert. In den letzten 30 Jahren sind über 30 QMS oder -konzepte spezifisch für Einrichtungen in bestimmten Sektoren des Gesundheitswesens entwickelt und in die Praxis umgesetzt worden. Es gibt beispielsweise QMS für Krankenhäuser, Rehabilitationseinrichtungen, Arztpraxen, Medizinische Versorgungszentren, Pflegeheime.

QM strebt einen kontinuierlichen Verbesserungsprozess an (Sens et al. 2018). Ein zentrales Instrument ist der *Plan-Do-Check-Act*-Zyklus (PDCA), dessen vier Phasen Parallelen zum *Public Health Action Cycle* aufweisen (siehe auch den Beitrag von Gerlinger und Rosenbrock):

- *Plan*: Auswahl und Analyse des ausgewählten Problems (z. B. durch statistische Analysen des vorhandenen Datenmaterials oder auf der Grundlage praktischer Erfahrungen) und Ausarbeitung von alternativen Strategien zur Qualitätsverbesserung,
- *Do*: Auswahl der geeigneten Problemlösungsstrategie und Umsetzung dieser Strategie zur Qualitätsverbesserung in die Praxis,
- *Check*: Messung und Beurteilung der angestrebten Wirkung (Effektivität) der ausgewählten Problemlösungsstrategie unter Alltagsbedingungen,
- *Act*: Sicherung des erreichten Qualitätsniveaus, d. h. Sicherstellung der Dauerhaftigkeit der Problemlösung.

Nach Absolvierung dieses Zyklus werden die beschriebenen Phasen erneut durchlaufen. Die sukzessive Lösung von Problemen soll dabei zu der vom QM angestrebten schrittweisen Qualitätsverbesserung führen.

2.1.3 Externe Qualitätssicherung

QS beinhaltet nur einen Teilaspekt aller Aktivitäten, die ein umfassendes QM auszeichnen, nämlich den Teil, der darauf ausgerichtet ist, Vertrauen zu erzeugen, dass Qualitätsanforderungen erfüllt werden. Hierzu ist die „Qualitätskontrolle", d. h. die regelmäßige (kontinuierliche) Messung und Bewertung der Qualität ein Element der Qualitätssicherung, zu dem darüber hinaus die Maßnahmen gehören, die die mithilfe der Qualitätskontrolle gemessene Qualität auf dem erworbenen (hohen) Niveau halten oder auch „sichern". QS und -kontrolle können als Teil eines umfassenden QM einrichtungsintern durchgeführt werden, d. h. allein bezogen auf die jeweilige Einrichtung bzw. das jeweilige Unternehmen ausgerichtet.

Anders als das QM, das als Aufgabe der Unternehmensführung immer in der Hand der Einrichtungen selbst liegt, kann QS auch unter Einbezug mehrerer Einrichtungen, d. h. einrichtungsübergreifend organisiert sein. Mit dem Terminus „externe QS" werden in Deutschland Verfahren bezeichnet, in denen systematisch Informationen zur medizinischen Versorgungsqualität in definierten Teilbereichen von mehreren Einrichtungen (im besten Fall flächendeckend) erhoben werden und die Ergebnisse den an den Verfahren der externen

QS teilnehmenden Einrichtungen im Vergleich zu den anderer Einrichtungen zurückgemeldet werden.

2.1.4 Qualitätsmanagement und Qualitätssicherung in Prävention und Gesundheitsförderung

Verfahren zu QS und QM in Prävention und Gesundheitsförderung umfassen den gesamten Prozess von der Planung über die Durchführung von Interventionen bis hin zur Ergebnismessung. Dabei sollen Schwachstellen wahrgenommen, behoben und – im Sinne des *Public Health Action Cycles* und der Qualitätsverbesserung – die einzelnen Phasen ggf. modifiziert werden. Wesentlich ist eine frühzeitige Ausrichtung auf die zu erzielenden Gesundheitswirkungen. QM in Prävention und Gesundheitsförderung umfasst dabei nicht nur die klassischen Bereiche der Struktur-, Prozess- und Ergebnisqualität, sondern wird ergänzt um die Konzeptqualität.

Konzeptqualität bezieht sich auf die grundlegende Planung und ihre theoretische Fundierung. Hierzu zählen die Evidenzbasierung der Intervention, die Auswahl der Zielgruppe aufgrund ihres Bedarfs, Wege zu ihrer Erreichbarkeit, Strategien der Umsetzung der Maßnahmen einschließlich einzubeziehender Kooperationspartner. Diese Qualitätsdimension ist grundlegend und bestimmt wesentlich über den Erfolg und das Scheitern des Vorhabens. Übereinstimmend zeigen Studien dabei die hohe Relevanz eines theoretisch basierten Konzeptes.

In der Praxis liegt der Schwerpunkt von QM überwiegend auf den ersten drei Dimensionen, während die umfassende und längerfristige Bewertung des Outcomes überwiegend wenigen Forschungsprojekten vorbehalten bleibt. Qualitätsentwicklung und Evaluation dienen dazu, Präventionspotenziale auszuschöpfen.

2.1.5 Zertifizierung

QM ist zwar eine einrichtungsinterne Aufgabe und sollte als solche im primären Eigeninteresse der Einrichtungen der gesundheitlichen Versorgung sein. Diese haben aber auch ein Interesse gegenüber Dritten, beispielsweise Kostenträgern oder Klient*innen, ihre Bemühungen um eine qualitativ hochwertige Versorgung darzulegen. Ein weitverbreitetes Instrument ist die Zertifizierung. Ein Qualitätszertifikat signalisiert nach außen, dass die Einrichtung vorgegebene Anforderungen an die Erbringung von Leistungen erfüllt. Die Aussagekraft des Zertifikats ist von Art und Umfang der Anforderungen selbst und dem Prozess der Zertifizierung abhängig. Zertifizierbar sind QMS, Produkte und Dienstleistungen (z. B. CE-Zeichen, vgl. Abschnitt 1.1.5 Medizinprodukte) und

Personen. Eine gesetzliche Pflicht zur Zertifizierung von QM gibt es in Deutschland bislang nur in der stationären medizinischen Rehabilitation und Pflegeeinrichtungen (nach SGB XI).

2.1.6 Leitlinien

Leitlinien sind systematisch entwickelte Stellungnahmen, um in erster Linie ärztliches und anderes Gesundheitsfachpersonal bei Entscheidungen über eine angemessene, auf ein spezifisches Problem bezogene gesundheitliche Versorgung zu unterstützen (Graham 2011). Sie sind Orientierungshilfen im Sinne von „Handlungskorridoren", von denen in begründeten Fällen abgewichen werden kann oder sogar muss. Leitlinien sind, anders als Richtlinien, rechtlich nicht verbindlich. Sie können als Maßstab zur Beurteilung der Qualität der Versorgung herangezogen werden.

Kritik an Leitlinien entzündet sich, wenn der Verdacht besteht, sie reflektierten nur die Meinung einzelner Expert*innen, erhöben qualitativ minderwertige Versorgung zum Standard und bedienten die Interessen bestimmter Professionen. Sie werden dann oft als vornehmlich politischer Akt wahrgenommen. National entwickelte Leitlinien reflektieren zudem möglicherweise nicht die lokale Versorgungssituation und/oder werden von lokalen Gesundheitsfachkräften nicht akzeptiert, weil sie nicht selbst an ihrer Erstellung beteiligt gewesen sind. Veraltete und nicht regelhaft auf Aktualisierung geprüft, können Leitlinien Innovation und die Implementierung aktueller Forschungsergebnisse in die Versorgungspraxis behindern (Greenhalgh 2019).

In Deutschland mit Leitlinien befasst sind in erster Linie die unter dem Dach der Arbeitsgemeinschaft der wissenschaftlichen medizinischen Fachgesellschaften (AWMF) zusammengeschlossenen Fachgesellschaften von an der gesundheitlichen Versorgung beteiligten Professionen und Fachgebieten. Die Nationalen Versorgungsleitlinien sind qualitativ hochwertige und unter Beteiligung möglichst aller relevanten Beteiligten erstellte Leitlinien zu bevölkerungsmedizinisch bedeutsamen Versorgungsproblemen. AWMF-Leitlinien und Nationale Versorgungsleitlinien sind im Internet frei zugänglich, international hält das *Guideline International Network* eine Datenbank mit mehr 6.000 Leitliniendokumenten vor.

2.2 Gesetzliche Rahmenbedingungen

Die rechtlichen Rahmenbedingungen zu QS und QM in der GKV finden sich vor allem im 9. Abschnitt des SGB V (§§ 135–139 SGB V), zur medizinische Rehabilitation im SGB IX (v. a. § 37) sowie im ärztlichen Berufsrecht (Weiterbildungsordnung, Heilberufs- und Kammergesetze). Die Qualität der Leistungserbringung betreffende Regelungen finden sich darüber hinaus in den Landeskrankenhausgesetzen, der Röntgenverordnung, dem Eichgesetz und der Eichordnung sowie dem Arzneimittel- und Medizinproduktegesetz. Die heterogene unübersichtliche Landschaft der gesetzlichen Regelungen erschwert eine umfassende Gesamtsicht auf die Qualitätssicherung der gesundheitlichen Versorgung in Deutschland.

Zur Sicherung und Weiterentwicklung der Qualität der erbrachten Leistungen sind nach SGB V § 135a Absatz 2 alle Leistungserbringer verpflichtet. Die Leistungen müssen dabei dem jeweiligen Stand der wissenschaftlichen Erkenntnis entsprechen und in der fachlich gebotenen Qualität erbracht werden. Bestimmte Leistungserbringer, im Einzelnen Vertragsärzte, medizinische Versorgungszentren, zugelassene Krankenhäuser, Erbringer von Vorsorgeleistungen oder Rehabilitationsmaßnahmen und Einrichtungen, mit denen ein Versorgungsvertrag nach § 111a besteht, müssen sich an einrichtungsübergreifenden Maßnahmen der QS beteiligen, die insbesondere zum Ziel haben, die Ergebnisqualität zu verbessern, und sie müssen einrichtungsintern ein QM einführen und weiterentwickeln. In Bezug auf das interne QM sind die Leistungserbringer nicht frei in der Umsetzung, vielmehr muss das System der G-BA-Richtlinie entsprechen.

Die eigentlich bei den zuständigen Gremien der Selbstverwaltung auf Landesebene angesiedelten Kompetenzen für die Einführung, Durchführung und Weiterentwicklung der externen QS (Vertragspartner nach § 112 SGB V) wurden ab 1996 in mehreren Schritten zunehmend auf die Bundesebene verlagert, sodass seit 2007 der G-BA für sehr viele Belange der QS verantwortlich ist und u. a. rechtlich bindende Richtlinien verabschiedet Der G-BA ist auch für eine Richtlinie zu grundsätzlichen Anforderungen an ein einrichtungsinternes QM und Mindeststandards für ein klinisches Risikomanagement verantwortlich.

Zur Erarbeitung der fachlichen Grundlagen kann der G-BA das Institut für Qualität und Wirtschaftlichkeit im Gesundheitswesen (IQWiG), das u. a. für die Bewertung von Behandlungsmethoden sowie des Nutzens und der Kosten von Arzneimitteln zuständig ist (vgl. Kapitel 1 dieses Beitrags) oder das Institut für Qualitätssicherung und Transparenz im Gesundheitswesen (IQTIG) beauftragen. Das IQTIG hat 2016 die Aufgaben nach § 137a SGB V übernommen und liefert – wenn durch den G-BA beauftragt – Verfahrensvorschläge u. a. für die (a) Messung und Darstellung der Versorgungsqualität inkl. ergänzender Patientenbefragungen, (b) die notwendige Dokumentation für die einrichtungsübergreifende QS unter Berücksichtigung des Gebotes der Datensparsamkeit, beteiligt sich (c) an der Durchführung der einrichtungsübergreifenden QS und veröffentlicht die Ergebnisse in einer für die Allgemeinheit verständlichen Form, entwickelt (d) Kriterien zur Bewertung von Zertifikaten und Qualitätssiegeln und informiert (e) die Öffentlichkeit über die Aussagekraft der Zertifikate (Institut für Qualitätssicherung und Transparenz im Gesundheitswesen [IQTIG] 2019).

Die Judikative hat dem obersten Gremium der gemeinsamen Selbstverwaltung damit weitreichende Aufgaben und Befugnisse im Rahmen der QS der kurativen Versorgung übertragen. Auch in ausgewählten Feldern der PGF besitzt der G-BA quasi gesetzgeberische Kompetenzen, beispielsweise in Bezug auf Schutzimpfungen, zahnärztliche Prophylaxe, die mit Früherkennung verbundene Beratungen zur Krankheitsvermeidung sowie in der Sekundärprävention nach § 25 SGB V. Nicht vom G-BA geregelt wird die QS der ambulanten Heil- und Hilfsberufe sowie in der medizinischen Rehabilitation.

Die gesetzlichen Anforderungen an die Medizinische Rehabilitation sind im § 37 SGB V festgehalten: Die Rehabilitationsträger (vor allem GKV, DRV) vereinbaren gemeinsame Empfehlungen zur Sicherung und Weiterentwicklung der Qualität der Leistungen sowie für die Durchführung vergleichender Qualitätsanalysen als Grundlage für ein effektives QM der Leistungserbringer. Die Erbringer von Leistungen in der Medizinischen Rehabilitation stellen ein QM sicher, das durch zielgerichtete und systematische Verfahren und Maßnahmen die Qualität der Versorgung gewährleistet und kontinuierlich verbessert.

Die mit dem Präventionsgesetz (PrävG) 2016 gestärkte Prävention und Gesundheitsförderung in Lebenswelten tangiert zahlreiche rechtliche und unterrechtliche Regelungen auf Bundes-, Landes- und zum Teil kommunaler Ebene. Hierzu zählen Schul- und Kitagesetze, Schulqualitätsrahmen, ÖGD-Gesetze, Länderheimgesetze etc. Eine Analyse der rechtlichen Regelungen, Verwaltungsvorschriften und Empfehlungen für die Qualitätssicherung in Prävention und Gesundheitsförderung zeigt erhebliche Unterschiede in den Lebenswelten auf (Walter et al. 2015). In KiTa, Schule und Pflegeheim findet seit längerem eine (verbindliche) QS statt. Länder- und trägerspezifisch variieren die Vorgaben zur QS, ihre Ausgestaltung hinsichtlich Fokus, Umfang und Routinen (zum Beispiel verbandseigene QMS, allerdings ohne Bezug zu Prävention und Gesundheitsförderung, Evaluationen, Zertifizierungen).

2.3 Verbreitung und Umsetzung

2.3.1 Internes Qualitätsmanagement und Zertifizierung

Die G-BA Richtlinie zum QM bildet den Ausgangspunkt und gesetzlichen Rahmen für die Akteure in der vertragsärztlichen, vertragspsychotherapeutischen und vertragszahnärztlichen Versorgung, Medizinische Versorgungszentren und zugelassene Krankenhäuser. Die Richtlinie sieht auch regelmäßige

Erhebungen und Veröffentlichungen zum Stand der Umsetzung und Weiterentwicklung von einrichtungsinternem QM vor.

Ambulante Versorgung

Erhoben werden seit 2017 Methoden und Instrumente eines umfassenden QM entlang des PDCA-Zyklus (u. a. Regelung von Verantwortlichkeiten, Prozess- bzw. Ablaufbeschreibungen, Teambesprechungen, Patient*innen- und Mitarbeiter*innenbefragungen, Beschwerde- und Risikomanagement) als verpflichtende, nicht anonyme Selbstangabe einer Zufallsstichprobe. Darüber hinaus besteht die Möglichkeit, auf freiwilliger Basis Angaben zur Art des QMS und zur Zertifizierung zu machen. Im Jahr 2017 haben die ca. 100.000 niedergelassenen ärztlichen, psychotherapeutischen und zahnärztlichen Praxen knapp 90 % aller Methoden und Instrumente des QM vollständig oder größtenteils umgesetzt. Geschätzt arbeitet etwa jede vierte Praxis nach einem QM-System – zwei nach einem für die ambulante ärztliche Versorgung spezifischen System, eine nach DIN EN ISO 9000 und eine nach einem sonstigen (Gemeinsamer Bundesausschuss [G-BA] 2018).

Stationäre Versorgung

In der stationären Krankenhausversorgung am weitesten verbreitet ist das QMS der Kooperation für Qualität und Transparenz (KTQ®) gefolgt von DIN EN ISO 9000 (Lindlbauer/Schreyögg/Winter 2016). Im Jahr 2015 befragt, gaben von knapp 600 antwortenden Krankenhäusern (Rücklaufquote 22 %) ca. 400 an, zertifiziert zu sein, aber auch 100 strebten explizit keine Zertifizierung an. Etwa zwei Drittel der Krankenhäuser in der Stichprobe implementieren klinisches Risikomanagement (Manser et al. 2016). In den letzten 20 Jahren wurden von den Fachgesellschaften zahlreiche spezifische Qualitätszertifikate entwickelt, beispielsweise in der Onkologie (Kowalski et al. 2017) und Orthopädie (Arndt/Kladny/Hoffmann 2016).

Medizinische Rehabilitation

Anders als Krankenhäuser und ambulante Praxen sind die ca. 950 stationären Rehabilitationseinrichtungen dazu verpflichtet, ihr, QM nach einem der mehr als 25 von der Bundesarbeitsgemeinschaft Rehabilitation anerkannten Verfahren zertifizieren lassen. Diese unterscheiden sich teilweise erheblich in Bezug auf Umfang und Anspruch – zu vermuten steht, das Verfahren mit geringeren Anforderungen weiterverbreitet sind.

2.3.6 Qualitätsmanagement in der primären Prävention und Gesundheitsförderung

Entwicklung seit den 1980er Jahren

Qualitätsmanagement in der Prävention und Gesundheitsförderung wird in Deutschland und international seit drei Jahrzehnten diskutiert. Eng damit verbunden ist die Auseinandersetzung mit geeigneten Parametern zur Evaluation. Eine besonderer Herausforderung von QM in diesem Feld besteht in ihrer Heterogenität hinsichtlich der Art der Interventionen (von hochstrukturierten verhaltensbezogenen Programmen bis offenen Settingansätzen in Lebensräumen), der Vielfältigkeit der Bereiche (Bewegung, Ernährung, Arbeit, Sucht etc.) und Einrichtungen in den Lebenswelten (Kita, Schule, Betrieb, Pflegeeinrichtung etc.) mit den ihnen eigenen Ansätzen sowie spezifischen zielgruppenbezogenen Herangehensweisen bei insgesamt einer Vielfalt an Akteuren (von sehr enger bis übergreifender Ausrichtung). Damit unterscheiden sich die Anforderungen und Voraussetzungen bezüglich der Datengüte der Qualitätsbefunde, der Verbindlichkeit, d. h. den Konsequenzen und Folgen von Qualitätssicherung sowie der Regelmäßigkeit ihrer Anwendung. Für Prävention und Gesundheitsförderung relevante Bereiche wie z. B. soziale Arbeit, (frühkindliche) Bildung und Pflege weisen eigene QM-Systeme, -ansätze und -entwicklungen auf. Versuche einer Integration erfolgten erst ansatzweise, z. B. zur Schulqualität und Gesundheit.

Eine intensive Auseinandersetzung mit Qualität in der PGF selbst erfolgte im Kontext der Streichung (1996) und Wiedereinführung (2000) der Prävention durch Krankenkassen nach § 20 SGB V. Mit der Aufforderung an die Spitzenverbände der Krankenkassen, gemeinsam prioritäre Handlungsfelder und Kriterien zur Umsetzung in den Bereichen der primären Prävention und betrieblichen Gesundheitsförderung auszuarbeiten, sind erstmalig Anforderung an die Qualität für die GKV in Deutschland gesetzlich verankert worden. Einen wesentlichen Beitrag leistete der Sachverständigenrat für die konzertierte Aktion im Gesundheitswesen (2002), der eindrücklich nicht nur die Notwendigkeit von Prävention, sondern auch ihre Evaluation und ein QM anmahnte. Ruckstuhl (2009) unterscheidet drei Phasen der Entwicklung des QM in Prävention und Gesundheitsförderung, der nun eine vierte hinzugefügt werden kann:

- Erkennung der Bedeutung und der Potenziale für den Einsatz von QM mit dem Fokus auf die Bewertung von Interventionen und das Lernen aus anderen Bereichen (bis ca. 1995).

- Entwicklung von Qualitätskriterien, Instrumenten, Modellen, Qualitätssystemen mit der Herausbildung entsprechender Kompetenzen (ca. 1996–2001).
- Entwicklung und (ansatzweise) Etablierung von Qualitätssystemen und Verfahren von zum Teil hoher Komplexität (ab ca. 2000).
- Integration von QM in Settings und Lebenswelten als Grundlage für eine wissensbasierte PGF (ab ca. 2015).

Inzwischen liegen mehrere Verfahren und Ansätze zum QM, QS und Qualitätsentwicklung vor, die sich insbesondere auf die Struktur-, Konzept-, und Prozessqualität, weniger auf die Ergebnisqualität richten. Sie reichen von Selbsteinschätzungen über strukturierte Planungshilfen und Fremdeinschätzungen bis hin zur Qualitätsmessung. Im Folgenden werden einige zentrale Ansätze vorgestellt.

Qualitätsmanagementverfahren

Zur Förderung der eigenständigen Qualitätsentwicklung in Projekten konzipierte *Gesundheitsförderung Schweiz* das *Qualitätssystem quint-essenz*. Es umfasst 24 Qualitätskriterien in sechs Bereichen und erlaubt neben einer Selbstbewertung einen Vergleich mit anderen Einrichtungen (www.quint-essenz.ch [Zugriff am 21.04.2019]).

Quint-essenz bildete auch die Basis für das *European Quality Instrument for Health Promotion* (EQUIHP), das mit 13 Kriterien und 95 Indikatoren eine Bewertung der Qualität von Projekten bezüglich Rahmenbedingungen, Projektentwicklung, -implementation und -management erlaubt (Bollars et al. 2005). Dieser EU-weite Ansatz fand jedoch keine Verbreitung in Deutschland.

Ein gemeinsam von den Akteuren des Kooperationsverbundes „Gesundheitsförderung bei sozial Benachteiligten" entwickelter Kriterienkatalog dient der Reflexion von Stärken und Schwächen eines Projektes. Extern gut bewertete Maßnahmen werden im Sinne einer Zertifizierung als *Good-Practice-Projekte* in eine Datenbank aufgenommen mit dem Ziel, über Transparenz die Qualität besonders niederschwelliger Interventionen zu verbessern.

Partizipative Qualitätsentwicklung verfolgt das Ziel, Qualität in lebensweltorientierten Projekten zu fördern, die den Einsatz standardisierter Instrumente kaum zulassen. Hierbei sind alle Beteiligten – Akteure, Zielgruppe und Projektträger – von Beginn an kontinuierlich in die Entwicklungs- und Entscheidungsprozesse mit einbezogen. Die Einbindung und Weiterentwicklung ihres Wissens dient nicht nur einer Verbesserung der Qualität, sondern bietet auch die Chance über Perspektivenwechsel die Zusammenarbeit zu verbessern (Wright 2010).

Zertifizierung und Qualitätssicherung

Zur Gestaltung und Bewertung möglicher Angebote zur Förderung durch die GKV dient der GKV-Leitfaden. Grundlage bilden die vier Qualitätsebenen in den Handlungsfeldern Bewegung, Ernährung, Stressbewältigung/Entspannung und Sucht. Die 2014 eingerichtete Zentrale Prüfstelle Prävention begutachtet und zertifiziert von der GKV unterstützte individuelle Maßnahmen durch vier handlungsfeldbezogene Prüfteams. 146.000 Präventionskurse erhielten das Qualitätssiegel Deutscher Standard Prävention (Kooperationsgemeinschaft gesetzlicher Krankenkassen zur Zertifizierung von Präventionskursen – § 20 SGBV 2018)

Mit dem Präventionsgesetz (PrävG 2015) wurden die bestehenden Qualitätsanforderungen bekräftigt und erweitert. Hierzu zählen ein einheitliches Verfahren für die Zertifizierung von Leistungsangeboten durch die Krankenkassen ebenso wie bundeseinheitliche sowie länderbezogene trägerübergreifende Rahmenempfehlungen zur Prävention und Gesundheitsförderung in Lebenswelten sowie ein vierjährlicher Präventionsbericht ab 2019. Aufgrund ihrer jahrzehntelangen Erfahrungen in lebensweltbezogener Prävention und Gesundheitsförderung sowie Qualitätsentwicklung wird zur Sicherung und Weiterentwicklung der Qualität sowie zur Unterstützung insbesondere krankenkassenübergreifender Leistungen, deren Implementation und Evaluation die Bundeszentrale für gesundheitliche Aufklärung (BZgA) mit eingebunden. Nach § 20a (3) SGB V beauftragt der Spitzenverbund Bund der Krankenkassen die BZgA – eine nachgeordnete Behörde des Bundesgesundheitsministeriums – hierzu. In der Praxis erschwert diese einseitige Regelung aufgrund unterschiedlicher Ziele, Perspektiven und Befugnisse die Prävention und Gesundheitsförderung.

Im Vorfeld des Präventionsgesetzes erfolgte eine Bestandsaufnahme zur Umsetzung und zum Weiterentwicklungsbedarf von Qualitätsentwicklung und -sicherung in Lebenswelten in Deutschland einschließlich ihrer rechtlichen Regelungen. Diese weist zwar auf eine Aufgeschlossenheit gegenüber Qualitätsentwicklung hin, zeigt aber zugleich sehr unterschiedliche Ausgangsbedingungen und Strukturen in den Lebenswelten auf. Ausreichende finanzielle Mittel und qualifiziertes Personal – und damit die Strukturqualität – stellen zentrale zum Teil zentrale Hemmnisse in der Umsetzung dar. Zur Förderung der Qualitätsentwicklung werden Qualifizierungen und ein settingbezogener und -übergreifender Austausch über Qualität, eine bundesweite Vernetzung von Qualitätsnetzwerken, der Ausbau einer Koordinierungs-/Transferstruktur für Qualitätsentwicklung in der Prävention und Gesundheitsförderung in Lebenswelten empfohlen. Wesentlich ist zudem, die QS-Verfahren und -instrumente der Prävention und Gesundheitsförderung für bestehende und z. B. in Wohlfahrtsverbänden eingesetzte QMS (besonders in den Lebenswelten: Kita, Pflege) anschlussfähig im Sinne eines Baukastensystems weiter zu entwickeln und diese zu integrieren (Bundeszentrale für gesundheitliche Aufklärung [BZgA] 2015; Grossmann/Noweski 2016; Walter et al. 2015)

2.3.3 Externe Qualitätssicherung

Stationäre Versorgung

Das IQTIG veröffentlicht jährlich einen umfassenden Qualitätsreport zur einrichtungsübergreifenden Qualitätssicherung in der stationären Versorgung und zur sektorübergreifenden QS. Die externe QS bezog sich im Jahr 2017 in 24 Verfahren auf einzelne, klinische Entitäten (z. B. Entfernung der Gallenblase, ambulant erworbene Pneumonie, Hüftendoprothetik), die nahezu ausschließlich operative bzw. interventionelle Leistungen bezeichnen. 1.516 Krankenhäuser mit 1.834 Krankenhausstandorten dokumentierten in rund 2,5 Mio. gelieferte QS-Datensätze 271 Qualitätsindikatoren aus 24 unterschiedlichen QS-Verfahren. Mehr als die Hälfte der Qualitätsindikatoren war unauffällig, es bestand kein besonderer Handlungsbedarf, bei einem Drittel war keine genaue Einschätzung der Versorgungsqualität möglich und 10 Indikatoren zeigten Handlungsbedarf und die Notwendigkeit für Qualitätsverbesserungen auf (IQTIG 2018). Die Umsetzung weiterer gesetzlicher Anforderungen – beispielsweise die seit 2007 gesetzlich geforderte, auch patientenberichtete Endpunkte einbeziehende externe sektorübergreifende QS – steht noch aus, kann hoffentlich in den nächsten Jahren erwartet werden.

Ambulante Versorgung

In der ambulanten Versorgung bündelt die Kassenärztliche Bundesvereinigung seit 2003 in einem Qualitätsreport Kennzahlen und Eckwerte bundesweiter und ggf. landesweiter QS Aktivitäten. Die Inhalte und Anforderungen an die Qualität werden überwiegend vom G-BA in Richtlinien verabschiedet und von den kassenärztlichen Vereinigungen umgesetzt. Die aktuell mehr als 50 Richtlinien umfassen ein sehr breites Spektrum diagnostischer und therapeutischer Optionen (u. a. Akupunktur, ambulantes Operieren, otoakustische Emissionen, Ultraschalldiagnostik und Zervix-Zytologie). Für die 173.000 an der vertragsärztlichen Versorgung teilnehmenden Ärzt*innen und Psychotherapeut*innen wurden 283.000 Genehmigungen aus verschiedenen Bereichen erteilt, 14.000 Stichprobenprüfungen durchgeführt und ca. 135.000 Patientendokumentationen und nahezu 17.000 Fortbildungsnachweise geprüft. In 267 Fällen wurde eine Genehmigung widerrufen wegen des Wegfalls der Qualifikationsvoraussetzungen, in 153 Fällen erfolgte der Widerruf einer Genehmigung aufgrund ungenügender Qualität (Kassenärztliche Bundesvereinigung [KBV] 2019).

Medizinische Rehabilitation

Die externe QS in der medizinischen Rehabilitation wird durch die Programme der beiden größten Reha-Träger in Deutschland (DRV und GKV) geprägt. Ihre Stärken beziehen sich auf die Messung mehrerer relevanter Qualitätsdimensionen, die umfassende Umsetzung über nahezu alle behandelten Erkrankungen, die Einbeziehung der Patient*innenperspektive und die Realisierung prospektiver Studiendesigns mit Katamnesen. Je nach federführendem Beleger ist die Rehabilitationseinrichtung verpflichtet, sich an dem Programm der DRV oder GKV zu beteiligen. Im Programm der DRV, sind zirka 950 Fachabteilungen beteiligt, am „QS-Reha®-Verfahren" der GKV zirka 280 Fachabteilungen. Die Verfahren umfassen Erhebungen zur Strukturqualität von Rehabilitationseinrichtungen, Befragungen von Rehabilitand*innen bzw. Patient*innen zur Zufriedenheit mit der Reha-Maßnahme und Beurteilung des Reha-Erfolges, sowie in der DRV die Bewertung des individuellen Rehabilitationsprozesses durch erfahrene Mitarbeiter*innen der Rehabilitationseinrichtungen, die Dokumentation des therapeutischen Leistungsspektrums der Reha-Einrichtungen und den Erfüllungsgrad von Vorgaben für die Ausgestaltung der Rehabilitation in Form von Reha-Therapiestandards. Beide Verfahren sehen unabhängig von den Ergebnissen der externen QS vor Ort Begehungen vor (Farin/Jäckel 2011). Seit 2018 führt die DRV rentenversicherungsweit ein abgestimmtes Instrument für den einheitlichen Umgang mit auffälligen Qualitätsergebnissen ein. Zu kritisieren sind unter anderem die bislang eine geringe Belegungs- und Vergütungsrelevanz, das Fehlen systematischer Evaluationen und ein Mangel an publizierten Patienteninformationen zu den Resultaten der Qualitätsmessungen.

2.4 Evaluation von Qualitätssicherung und Qualitätsmanagement

Die Sicherung und/oder kontinuierliche Verbesserung der Qualität der Versorgung ist kein Selbstzweck, sondern soll den Nutzer*innen eine hohe Wahrscheinlichkeit für erwünschte Ereignisse garantieren und unerwünschte Ereignisse mit ebenfalls hoher Wahrscheinlichkeit vermeiden. Und dies umso mehr, als dass bei flächendeckendem QM und QS erhebliche Ressourcen alleine für Dokumentation und Verwaltung verbraucht werden. Die Haushalte von IQWiG und IQTIG belaufen sich in 2017 zusammen auf ca. 40 Mio. Euro, allein für Zuschläge, die Krankenhäuser für die Dokumentation im Rahmen der externen QS erhalten, fallen in 2019 ca. 15 Mio. Euro an. Vor diesem Hintergrund ist zu fordern, dass QM und QS selbst Gegenstand von Evaluation bzw. von Nutzen-Schaden oder Kosten-Nutzen-Abwägungen werden. Insgesamt sieht die Datenlage allerdings mager aus: qualitativ hoch wertige Studien zur Wirksamkeit fehlen (Glattacker/Jäckel 2007; Khan/Ollenschläger 2014). Eine Ergebnisevaluation sollte deshalb integraler Bestandteil aller neu eingeführten QM-Programme sein und vom G-BA bei Beauftragung des IQTIG eingefordert werden.

Als wesentlich wird angesehen, Barrieren und fördernde Faktoren zu identifizieren, die einen Wandel auf den Ebenen der Intervention selbst, der Professionellen, der Zielgruppen, des sozialen Kontextes, des organisatorischen Kontextes und des ökonomischen/politischen Kontextes unterstützen bzw. hemmen, ohne dabei das System als Ganzes aus dem Auge zu verlieren (Geraedts et al. 2017).

Inwiefern das deutsche Gesundheitssystem eine wirksame und kosteneffektive Versorgung bietet, und welchen Beitrag Evaluation, QS und QM hierzu leisten, wird sehr kontrovers diskutiert. Auf der einen Seite gibt es im Vergleich zu den 1980er Jahren erheblich mehr Aktivitäten von größerer Reichweite, besserer methodischer Fundierung, breiterer Veröffentlichung, und mit einem stärkeren Fokus auf relevante Aspekte der Prozess- und Ergebnisqualität und die Patientensicherheit. Noch immer bestehen aber auch große Probleme, z. B. eine hohe Rate nosokomialer Infektionen, mangelnde sektorübergreifende Vernetzung, geringe Ausrichtung der Versorgung und der Versorgungsplanung an chronischen Erkrankungen und den Bedürfnissen und Kompetenzen von Patient*innen, die geringe Relevanz von Qualität in Entscheidungen zur Belegungssteuerung und Vergütung.

Evaluation, QS und QM können konsistente, systemweite und regional anpassbare politische und gesetzliche Rahmenbedingungen, die für die Bevölkerung relevante Versorgungsziele verfolgen und die Patient*innen in den Mittelpunkt und über Partikularinteressen stellen, nicht ersetzen (Kolip/Ackermann/Ruckstuhl/Studer 2012).

Literatur

Arndt, J./Kladny, B./Hoffmann, R. (2016). Zertifizierung als Zumutung und als Chance. *Orthopädie und Unfallchirurgie, 08/16,* 382–387.

Bär, G. (2013). Wissenschaftliche Begleitung, formative Evaluation und partizipative Forschung. *Prävention und Gesundheitsförderung, 8(3),* 155–162.

Bitzer, E. M. (Hrsg.) (1998). *Bestandsaufnahme, Bewertung und Vorbereitung der Implementation einer Datensammlung „Evaluation medizinischer Verfahren und Technologien" in der Bundesrepublik Deutschland.* Baden-Baden: Nomos.

Bundeszentrale für gesundheitliche Aufklärung (Hrsg.) (2015). *Gesundheitsförderung in Lebenswelten. Entwicklung und Sicherung von Qualität.* Köln: BZgA.

Donabedian, A. (1966). Evaluating the quality of medical care. *The Milbank Quarterly, 44 (3, Suppl.),* 166–206.

Farin, E./Jäckel, W. H. (2011). Qualitätssicherung und Qualitätsmanagement in der medizinischen Rehabilitation. *Bundesgesundheitsblatt – Gesundheitsforschung – Gesundheitsschutz, 54*(2), 176–184.

Gemeinsamer Bundesausschuss (2018). *Beschluss des Gemeinsamen Bundesausschusses über die Veröffentlichung des Berichts 2017 der Kassenärztlichen Bundesvereinigung gemäß Teil A § 7 Qualitätsmanagement-Richtlinie.* Verfügbar unter www.g-ba.de/beschluesse/3582/ (Zugriff am 29.04.2019).

Geraedts, M./Drösler, S. E./Döbler, K./Eberlein-Gonska, M./Heller, G./Kuske, S. et al. (2017). DNVF-Memorandum III „Methoden für die Versorgungsforschung", Teil 3: Methoden der Qualitäts- und Patientensicherheitsforschung. *Das Gesundheitswesen, 79*(10), e95-e124.

Glaeske, G./Ludwig, W.-D./Weißbach, L. (2017). AMNOG: Pflicht zur späten Nutzenbewertung. *Deutsches Ärzteblatt, 114*(45), A-2086-A-2092.

Glattacker, M./Jäckel, W. H. (2007). Evaluation der Qualitätssicherung – aktuelle Datenlage und Konsequenzen für die Forschung. *Das Gesundheitswesen, 69*(5), 277–283.

Graham, R. (2011). *Clinical practice guidelines we can trust.* Washington: National Academies Press.

Greenhalgh, T. (2019). *How to Read a Paper: The Basics of Evidence-based Medicine and Healthcare.* Oxford: Wiley-Blackwell.

Grossmann, B./Noweski, M. (2016). Qualität in der Primärprävention. Ergebnisse einer Mitgliederbefragung der Bundesvereinigung Prävention und Gesundheitsförderung e. V. *Gesundheitsökonomie & Qualitätsmanagement, 21*(3), 163–167.

Hemkens, L. G./Contopoulos-Ioannidis, D. G./Ioannidis, J. P. A. (2016). Agreement of treatment effects for mortality from routinely collected data and subsequent randomized trials: meta-epidemiological survey. *British Medical Journal, 352,* i493.

Institut für Qualität und Wirtschaftlichkeit im Gesundheitswesen (2017). *Allgemeine Methoden. Version 5.0 vom 10.07.2017.* Köln: IQWiG.

Institut für Qualitätssicherung und Transparenz im Gesundheitswesen (2018). *Qualitätsreport 2017.* Berlin: IQTIG.

Institut für Qualitätssicherung und Transparenz im Gesundheitswesen (2019). *Methodische Grundlagen V1.1.* Verfügbar unter https://iqtig.org/das-iqtig/grundlagen/methodische-grundlagen/ (Zugriff am 26.04.2019).

Kassenärztliche Bundesvereinigung (2019). *KBV-Qualitätsbericht Ausgabe 2018.* Berlin: KVB.

Khan, C./Ollenschläger, G. (2014). Wirksamkeit von Qualitätsprogrammen in der stationären Versorgung in Deutschland – eine Literaturanalyse. *Zeitschrift für Evidenz, Fortbildung und Qualität im Gesundheitswesen, 108*(10), 576–586.

Kolip, P./Ackermann, G./Ruckstuhl, B./Studer, H. (2012). *Gesundheitsförderung mit System. Quint-essenz – Qualitätsentwicklung in Projekten der Gesundheitsförderung und Prävention.* Bern: Huber.

Koller, M./Neugebauer, E. A. M./Augustin, M./Büssing, A./Farin, E./Klinkhammer-Schalke, M. et al. (2009). Die Erfassung von Lebensqualität in der Versorgungsforschung – konzeptuelle, methodische und strukturelle Voraussetzungen. *Das Gesundheitswesen, 71*(12), 864–872.

Kooperationsgemeinschaft gesetzlicher Krankenkassen zur Zertifizierung von Präventionskursen – § 20 SGBV. (2018). *Zentrale Prüfstelle Prävention. Eckdaten – Auftrag – Prüfprozess.* Verfügbar unter www.zentrale-pruefstelle-praevention.de/admin/ (Zugriff am 06.07.2019).

Kowalski, C./Graeven, U./Kalle, C. von/Lang, H./Beckmann, M. W./Blohmer, J.-U. et al. (2017). Shifting cancer care towards Multidisciplinarity: the cancer center certification program of the German cancer society. *BMC Cancer, 17*(1), 850.

Lindlbauer, I./Schreyögg, J. A./Winter, V. (2016). Changes in technical efficiency after quality management certification: A DEA approach using difference-in-difference estimation with genetic matching in the hospital industry. *European Journal of Operational Research, 250*(3), 1026–1036.

Manser, T./Frings, J./Heuser, G./McDermott, F. (2016). The German clinical risk management survey for hospitals: Implementation levels and areas for improvement in 2015. *Zeitschrift für Evidenz, Fortbildung und Qualität im Gesundheitswesen, 114*, 28–38.

Nickel, S./Trojan, A. (2015). *Capacity Building/Kapazitätsentwicklung. Leitbegriffe der Gesundheitsförderung.* Verfügbar unter www.leitbegriffe.bzga.de/systematisches-verzeichnis/strategien-handlungsansaetze-und-methoden/capacity-building-kapazitaetsentwicklung/ (Zugriff am 26.05.2019).

Norris, S. L./Rehfuess, E. A./Smith, H./Tunçalp, Ö./Grimshaw, J. M./Ford, N. P. et al. (2019). Complex health interventions in complex systems: improving the process and methods for evidence-informed health decisions. *BMJ Global Health, 4*(Suppl 1), e000963.

Perleth, M./Busse, R. (2008). *Health Technology Assessment. Konzepte, Methoden, Praxis für Wissenschaft und Entscheidungsfindung.* Berlin: MWV.

Perleth, M./Gibis, B./Göhlen, B. (2009). A short history of health technology assessment in Germany. *International Journal of Technology Assessment in Health Care, 25*(S1), 112–119.

Rossi, P. H./Lipsey, M. W./Henry, G. T. (2019). *Evaluation. A systematic approach.* 8. Auflage. Los Angeles: Sage.

Rowen, D./Azzabi Zouraq, I./Chevrou-Severac, H./van Hout, B. (2017). International Regulations and Recommendations for Utility Data for Health Technology Assessment. *PharmacoEconomics, 35*(1), 11–19.

Ruckstuhl, B. (2009). Ein Gesamtrahmen für die Qualitätsentwicklung in Gesundheitsförderung und Prävention. In: P. Kolip/V. E. Müller (Hrsg.): *Qualität von Gesundheitsförderung und Prävention.* Bern: Huber, 75–95.

Sachverständigenrat für die Konzertierte Aktion im Gesundheitswesen. (2002). *Bedarfsgerechtigkeit und Wirtschaftlichkeit//Zielbildung, Prävention, Nutzerorientierung und Partizipation.* Baden-Baden: Nomos.

Schnell-Inderst, P./Mayer, J./Lauterberg, J./Hunger, T./Arvandi, M./Conrads-Frank, A. et al. (2015). Health technology assessment of medical devices: What is different? An overview of three European projects. *Zeitschrift Für Evidenz, Fortbildung Und Qualität Im Gesundheitswesen, 109*(4–5), 309–318.

Schwartz, F.-W. (1978). Zielvorgaben und Empfehlungen für die kassenärztliche Bedarfsplanung. *Der Praktische Arzt, 14*, 1766–1778.

Schwartz, F.-W./Bitzer, E. M. (2003). Theorien von Bedarf. Terminologie und Konzepte aus der Sicht des Sachverständigenrates. *Praxis Klinische Verhaltensmedizin und Rehabilitation, 63*(4), 240–243.

Scriven, M. (1999). *Evaluation thesaurus* (4th ed.). Newbury Park: Sage.

Sens, B./Pietsch, B./Fischer, B./Hart, D./Kahla-Witzsch, H. A./von Friedrichs, V. et al. (2018). Begriffe und Konzepte des Qualitätsmanagements (4. Auflage). *GMS Med Inform Biom Epidemiol, 14*, Doc04.

Walter, U./Kruckenberg, B./Schauermann, L./Volkenand, K./Weber, J./Castedello, U. et al. (2015). Rechtliche Regelungen zu Prävention, Gesundheitsförderung und Qualitätssicherung sowie ihre Wahrnehmung. Teilprojekt 3. In: Bundeszentrale für gesundheitliche Aufklärung

(BZgA) (Hrsg.): *Gesundheitsförderung in Lebenswelten. Entwicklung und Sicherung von Qualität.* Köln: BZgA, 30–37.

Wirtz, M. A./Bitzer, E. M./Albert, U.-S./Ansmann, L./Bögel, M./Ernstmann, N. et al. (2019). DNVF-Memorandum III – Methoden für die Versorgungsforschung, Teil 4 – Konzept und Methoden der organisationsbezogenen Versorgungsforschung. Kapitel 3 – Methodische Ansätze zur Evaluation und Implementierung komplexer Interventionen in Versorgungsorganisationen. *Das Gesundheitswesen, 81*(3), e82-e91.

Wright, M. T. (Hrsg.) (2010). *Partizipative Qualitätsentwicklung in der Gesundheitsförderung und Prävention.* Bern: Huber.

Internationale Organisationen mit gesundheitspolitischer Bedeutung

Albrecht Jahn, Oliver Razum und Maike Voss

Gesundheitspolitik lässt sich nicht allein innerhalb nationaler Grenzen betreiben. Das zeigen einerseits Kontinente übergreifende Ausbrüche von Infektionskrankheiten (Pandemien), andererseits die großen sozioökonomischen und gesundheitlichen Ungleichheiten zwischen Ländern und Kontinenten.

Die Gesundheitspolitik in Deutschland wird durch internationale Organisationen und Politiken mitbestimmt. Bereits im 19. Jahrhundert gab es internationale Vereinbarungen zur Gesundheitssicherheit, um die Ausbreitung von Seuchen, insbesondere der Cholera, einzudämmen. Im Jahr 1948 wurde die Weltgesundheitsorganisation (WHO) gegründet. Ihr Ziel ist es, die Gesundheit aller Menschen auf das höchstmögliche Niveau zu bringen. Dabei spielt die Kontrolle von Epidemien nach wie vor eine große Rolle. Mit den internationalen Gesundheitsvorschriften hat die WHO dazu ein verbindliches Regelwerk geschaffen. Von zunehmender Bedeutung für Bevölkerungen weltweit ist die Kontrolle nichtübertragbarer, chronischer Krankheiten. Parallel dazu hat die WHO die Aufgabe, das in der internationalen Deklaration der Menschenrechte und in ihrer Satzung festgeschriebene Recht auf Gesundheit umzusetzen. Die WHO sollte eigentlich das Forum für internationale gesundheitspolitische Entscheidungen sein. Sie steht aber in der Kritik wegen angeblich mangelnder Effizienz, fehlendem Profil und zu geringer Evidenzbasierung ihrer Empfehlungen. Gleichzeitig verliert sie Einfluss gegenüber UN-Organisationen wie der Weltbank und privaten Akteuren wie der Bill & Melinda Gates Foundation, die aufgrund ihrer hohen finanziellen Ausstattung nationale und internationale Politiken oft wirksamer beeinflussen können als die WHO.

Weitere Instanzen in der internationalen Gesundheitspolitik sind die Vereinten Nationen (UN) und ihre zugehörigen Organisationen. Die UN waren maßgeblich an der Verabschiedung der Agenda 2030 mit ihren 17 Zielen für nachhaltige Entwicklung, den Sustainable Development Goals (SDGs) beteiligt, die messbare Ziele zur Verbesserung der Gesundheit weltweit vorgeben.

Zudem spielt die Europäische Union (EU) eine wichtige Rolle in der Gesundheitspolitik. Sie leistet sowohl Beiträge zur Vereinheitlichung von gesundheitsbezogenen Vorschriften, Standards und Politiken in den Mitgliedsstaaten als auch von Strategien in der Entwicklungszusammenarbeit. Die EU ist der größte europäische Geldgeber in der Entwicklungszusammenarbeit. Sie fördert zudem länderübergreifende Forschung im Bereich Gesundheit, wenn auch die Förderung von Kooperationsprojekten mit Ländern mit niedrigem Einkommen seit der Finanzkrise von 2008 zugunsten einer Orientierung an den eigenen wirtschaftlichen Interessen zurückgegangen ist.

1 Die internationale Dimension von Gesundheitsproblemen aus historischer Perspektive

Krankheiten kennen keine nationalen Grenzen – diese Erfahrung ist nicht neu. So raffte die im Jahr 1347 von genuesischen Handelsschiffen von der Schwarzmeerküste nach Messina eingeschleppte Pest innerhalb eines knappen Jahrzehnts ein Viertel der europäischen Bevölkerung dahin.

Die extensiven Wanderbewegungen der Menschheit waren von jeher mit der räumlichen Verbreitung von Krankheiten verbunden. Seuchenzüge von internationaler, globaler Dimension, sogenannte „Pandemien", fallen zusammen mit der europäischen Expansion und Kolonisation anderer Kontinente und der Ausdehnung des Handels zu Beginn der Neuzeit. Je intensiver und schneller der transkontinentale Verkehr wurde, desto schneller konnten „lokale" Gesundheitsprobleme an einem Ende der Welt überregionale oder globale Dimensionen annehmen.

Pocken- und Choleraepidemien im Europa des 19. Jahrhunderts waren Nebeneffekte der europäischen Expansion in Asien sowie der Beschleunigung des Verkehrs auf dem Seeweg und mit der Eisenbahn. Immer wiederkehrende Grippepandemien, die Ausbreitung von Malaria, Tuberkulose und vieler anderer übertragbarer Krankheiten wurden durch gesteigerte Mobilität gefördert. Durch wissenschaftliche Fortschritte und politische Veränderungen wurde Gesundheit für viele Länder ab dem 18. Jahrhundert auch auf internationaler Ebene zu einem staatspolitischen und sozialpolitischen Anliegen. Das führte im 19. Jahrhundert zu ersten internationalen Vereinbarungen und der Gründung von Institutionen. Ihr Ziel war es, nationale und lokale Maßnahmen zur Eindämmung von grenzüberschreitenden Seuchen zu koordinieren und internationale Zusammenarbeit der Prävention und Bekämpfung von Epidemien zu organisieren.

Frühe Meilensteine der Public Health in diesem Zusammenhang sind die internationalen Sanitätskonventionen, die zwischen 1851 und 1907 zur Harmonisierung der verschiedenen nationalen Quarantänebestimmungen beschlossen wurden. Zur Eindämmung der lateinamerikanischen Gelbfieberepidemien wurde 1902 das *Pan-American Sanitary Bureau* gegründet. Im Jahr 1907 wurde das Paneuropäische Sanitätsamt ins Leben gerufen und es wurden weitere internationale Abkommen geschlossen, 1933 erstmals auch unter Berücksichtigung der Luftfahrt. Eine umfassende weltweite Zusammenarbeit auf zahlreichen Gebieten der Seuchenbekämpfung und des Gesundheitswesens wurde aber erst durch die Gründung der Gesundheitsorganisation des 1921 gegründeten Völkerbundes (*League of Nations Health Organisation*) mit Sitz in Genf möglich. Spätestens mit der Gründung der WHO 1948 beginnt die systematische Globalisierung internationaler gesundheitlicher Bemühungen. Sie werden heute unter dem Begriff der globalen Gesundheitsgovernance zusammengefasst. Gesundheitsgovernance umfasst alle Strukturen, Prinzipien und Prozesse der Politikformulierung, Regulierung, Rechenschaftspflicht und Kontrolle, die auf dem Kernziel der Prävention von Krankheiten und der Gewährleistung des Wohlergehens der Menschen basieren (Barbazza/Tello 2014). Der Begriff der Gesundheitsgovernance umfasst damit auch am politischen Geschehen beteiligte Akteure. Aufgrund einer wenig koordinierten historischen Entwicklung trägt heute eine Vielzahl an globalen, nationalen, öffentlichen und privaten Gesundheitsakteuren gemeinsam die Verantwortung für die Gesundheit aller Menschen weltweit. Sie werden in den folgenden Unterkapiteln näher beschrieben. Die Vielfalt an Akteuren lässt die globale Gesundheitsarchitektur schnell chaotisch erscheinen; Tendenzen der Ordnung sind jedoch sichtbar.

In der Literatur werden fünf Systemschwächen von globaler Gesundheitsgovernance beschrieben, die vor allem aufgrund von Machtungleichheiten innerhalb und zwischen Nationalstaaten und anderen Akteuren wie der WHO bestehen. Die Akteure, die von dieser Machtungleichheit profitieren, setzen den Maßstab und die Regeln für die Gesundheitsgovernance und stärken damit die bestehenden Machtverhältnisse. Diese Systemschwächen sind

- ein Demokratiedefizit: nicht alle Akteure (besonders die Zivilgesellschaft, Wissenschaft) sind zu gleichen Teilen in Entscheidungsprozesse einbezogen
- eine schwache Übernahme von Verantwortlichkeiten und Transparenz bei politischen Prozessen
- ein Festhalten an bestehenden Strukturen, Prozessen und Normen, die Ungleichheiten hervorrufen und verstärken
- ein unzureichender politischer Spielraum zwischen Sektoren: außerhalb des Gesundheitswesens gibt es andere Interessen und Ziele, die Global Health gefährden
- fehlende und/oder unzureichend ausgestattete Institutionen wie Gerichte, Fonds oder Regularien zum Schutz und zur Förderung der Gesundheit (Ottersen et al. 2014).

2 Die Weltgesundheitsorganisation (WHO)

Während der Gründungskonferenz der Vereinten Nationen 1945 in San Francisco wurde unter dem Schock des Zweiten Weltkriegs und seiner Folgen für die Gesundheit der Völker wie auch in einer internationalen Aufbruchsstimmung der Gedanke einer „Welt-Gesundheits-Organisation" vorgetragen, 1946 wurde ihre Konstitution erarbeitet und am 7. April 1948 wurde sie als World

Health Organisation (WHO) formell als *Specialized Agency* des Systems der Vereinten Nationen gegründet, wobei ihr ein besonderer Autonomiestatus und eine regionale Gliederung zuerkannt wurde.

In der Präambel zu ihrer Verfassung geht die WHO in Übereinstimmung mit der Charta der Vereinten Nationen (*United Nations*; UN) weit über die Ziele ihrer Vorgängerorganisationen hinaus (World Health Organization 1990). Ihr Ziel ist die Erreichung des höchstmöglichen gesundheitlichen Niveaus aller Menschen (Artikel 1). Vier zentrale Prinzipien liegen dieser Vision persönlicher, nationaler und globaler Gesundheit zugrunde:

1. Die Definition von Gesundheit als ein Zustand des vollständigen physischen, mentalen und sozialen Wohlbefindens und nicht nur der Abwesenheit von Krankheit und Gebrechlichkeit.
2. Die Erklärung dieser so definierten Gesundheit als Menschenrecht und die Verpflichtung aller Regierungen der WHO-Mitgliedstaaten hierauf.
3. Die Sicht von Fortschritt und Chancengleichheit in Gesundheit als transnationales Anliegen und Voraussetzung für globale Sicherheit, Stabilität und Frieden (nachdem Armut als eine der mittelbaren Hauptursachen von Krankheit erkannt worden war).
4. Die Ausweitung des Nutzens medizinischer und entsprechender Kenntnisse auf alle Menschen und die Mitbeteiligung einer informierten Gesellschaft als weitere Voraussetzung für verbesserte Gesundheit.

2.1 Mitgliedschaft, Organisation, Struktur, Budget

Die WHO besteht aus drei Organen. Ihr Mandat erhält die WHO von der Weltgesundheitsversammlung, im Englischen *World Health Assembly* (WHA), einem Weltgesundheitsparlament nahezu aller souveränen Staaten (2019: 194 Staaten). Die WHA als oberstes Entscheidungsorgan berät und beschließt nach dem Prinzip *One country – one vote* jährlich die Programme und das Budget der WHO. Daneben besteht ein Exekutivrat (*Executive Board*, EB) und ein Sekretariat, geleitet von dem auf Vorschlag des EB von der WHA für die Dauer von fünf Jahren gewählten Generaldirektor (aktuell Tedros Adhanom Ghebreyesus, gewählt bis 2022). Das WHO-Budget 2018/2019 umfasste 4,42 Mrd. US-Dollar, davon sind jedoch nur rund 957 Mio. (22 %) reguläre Beiträge und rund 3,47 Mrd. freiwillige – und in der Regel zweckgebundene – Zuwendungen (World Health Organization 2018). Da nur das reguläre Budget der Kontrolle der WHO unterliegt, wird das Entscheidungsprinzip *One country – one vote* de facto für den größten Teil des Budgets umgangen.

Die Kernaufgaben der WHO sind:

1. Führung in gesundheitskritischen Fragen und Beteiligung an Partnerschaften, in denen gemeinsame Maßnahmen erforderlich sind
2. Gestaltung der Forschungsagenda und Förderung der Generierung, Übersetzung und Verbreitung relevanten Wissens
3. Festlegung von Normen und Standards sowie Förderung und Überwachung ihrer Umsetzung
4. Formulierung ethischer und evidenzbasierter politischer Optionen
5. Bereitstellung technischer Unterstützung und Aufbau nachhaltiger institutioneller Kapazitäten
6. Überwachung der Gesundheitssituation und Bewertung von Gesundheitstrends.

Die WHO ist die einzige UN-Organisation mit einer dezentralen, regionalen Gliederung. Dies hat sowohl historische als auch sachliche Gründe. So ist das Regionalbüro für den amerikanischen Kontinent in Washington D.C., das *Pan American Health Office* (PAHO), aus dem bereits 1907 gegründeten *Pan-American Sanitary Bureau* hervorgegangen. Die islamische Welt ist weitgehend im *Eastern Mediterranen Regional Bureau* in Alexandria vertreten, die afrikanische Region südlich der Sahara durch Büros in Harare und Brazzaville, die südostasiatische Region in New Delhi und die pazifische Region in Manila. Jedes der sechs Regionalbüros ist ein verkleinertes Spiegelbild der WHO in Genf mit einer Regionalversammlung und einem Exekutivrat.

Die Europäische Region hat ihr Hauptquartier in Kopenhagen (WHO Regionalbüro für Europa, WHO Euro). Die Region reicht von Grönland bis an die Pazifikküste Russlands und bis ins Mittelmeerbecken. Mit der Wende von 1989, der Aufgliederung der Sowjetunion und weiteren Teilungsprozessen umfasst die Europäische Region der WHO heute 53 Mitgliedstaaten. Seit der Osterweiterung der Europäischen Union ist die Zahl der Staaten, die gleichzeitig EU-Mitglieder sind, gewachsen; dies hat zu einer engen Kooperation zwischen EU und WHO Euro geführt, wozu auch das *European Center for Disease Control* (ECDC) in Stockholm beiträgt. Das Regionalbüro Europa in Kopenhagen verfolgt in dem Rahmenprogramm „Gesundheit 2020" die Zukunftsvision „Verbesserung der Gesundheit für alle und Verringerung der gesundheitlichen Ungleichheit" sowie das strategische Ziel „Verbesserung von Führung und partizipatorischer Steuerung für die Gesundheit" (WHO Regional Office for Europe [WHO Euro] 2013). In diesem Rahmenprogramm werden vier vorrangige Handlungsfelder genannt: Investitionen in Gesundheit durch einen Lebenslaufansatz und Stärkung der Handlungsfähigkeit der Menschen; Bekämpfung der großen Krankheitslast durch nichtübertragbare und übertragbare Krankheiten in der Europäischen Region; Stärkung von bürgernahen Gesundheitssystemen und von Kapazitäten in den öffentlichen Gesundheitsdiensten, einschließlich Vorsorge- und Gegenmaßnahmen in Bezug auf Notlagen; sowie Schaffung widerstandsfähiger Gemeinschaften und stützender Umfelder.

Neben den Regionalbüros verfügt die WHO über 154 Länderbüros und über 700 WHO-Kooperationszentren in 80 Ländern. Die WHO unterhält enge Beziehungen zu anderen UN-Organisationen, zu Nicht-Regierungsorganisationen (*Non-Governmental Organisations*, NGOs) und zivilgesellschaftlichen Organisationen (*Civil Society Organisations*, CSOs). In den Gesundheitsministerien der Mitgliedsstaaten unterhält die WHO ein Verbindungsbüro.

2.2 Prioritäten der WHO im Rahmen der nachhaltigen Entwicklungsziele

Die WHO unterstützt die nachhaltigen Entwicklungsziele (*Sustainable Development Goals* – SDGs, siehe Kapitel 3) und setzt ihre Prioritäten dementsprechend. Der Slogan des aktuell 13. Arbeitsprogramms der WHO für die Jahre 2019/2020 ist „*promote health, keep the world safe, serve the vulnerable*". Das Programm gliedert sich in drei miteinander verbundene strategische Prioritäten, um das dritte Nachhaltigkeitsziel „ein gesundes Leben und Wohlbefinden für alle Menschen jeden Alters" zu erreichen:

Die allgemeine Gesundheitsversorgung (*Universal Health Coverage*)
- Konzentration auf die medizinische Grundversorgung, um den Zugang zu qualitativ hochwertigen Gesundheitsdienstleistungen zu verbessern.
- Nachhaltige Finanzierung und finanziellen Schutz in krankheitsbedingten Notlagen
- Verbesserung des Zugangs zu grundlegenden Arzneimitteln und Gesundheitsprodukten
- Schulung des Gesundheitspersonals
- Unterstützung der Beteiligung der Menschen an nationaler Gesundheitspolitik
- Verbesserung der Krankheitsüberwachung, der Daten und der Gesundheitsinformationen

Bewältigung von Gesundheitsnotfällen (*Health Emergencies*)
- Vorbereitung auf Notfälle durch Identifizierung, Minderung und Management von Risiken
- Vermeidung von Notfällen und Unterstützung bei der Entwicklung von Instrumenten, die bei Ausbrüchen erforderlich sind

- Erkennen und Reagieren auf akute gesundheitliche Notfälle
- Unterstützung der Bereitstellung grundlegender Gesundheitsdienste in fragilen Settings

Förderung gesünderer Bevölkerungsgruppen (*Healthier Populations*)
- Fokussierung auf soziale Determinanten
- Förderung sektorübergreifender Ansätze und
- Priorisierung von Gesundheit in allen Richtlinien und Politiken (*Health in All Policies*).

2.3 Beispiele für Errungenschaften der WHO

In den ersten 30 Jahren nach ihrer Gründung hat sich die WHO im Wesentlichen mit der Entwicklung und Verfügbarmachung von Instrumenten zur Bekämpfung von übertragbaren Krankheiten von öffentlichem und internationalem Interesse konzentriert. Ein internationales Meldewesen wurde aufgebaut. Richtlinien für das Impfwesen, zur Quarantäne und zur Seuchenbekämpfung wurden erarbeitet und von der Generalversammlung als verbindlich für die Mitgliedstaaten erklärt. Die internationale Verbreitung von Kenntnissen, die Unterstützung durch Expertenkommissionen und die Förderung von Ausbildung und Forschung war vor allem für die „tropischen" Länder von großer Bedeutung. Eine wichtige Rolle spielen hierbei bis heute WHO-Publikationen, z. B. der *Weekly Epidemiological Record*, die *Technical Report Series* und das *Bulletin of the WHO*.

Mit der regelmäßig aktualisierten Internationalen Klassifikation von Krankheitsdiagnosen (derzeit ICD-10, eine 11. Fassung ist in Bearbeitung) hat die WHO wesentlich zu einer Vereinheitlichung der medizinischen Terminologie beigetragen (siehe hierzu auch den Beitrag von Kurth, Saß und Ziese). Für viele Krankheiten wurden therapeutische und diagnostische Standards erarbeitet sowie toxische Grenzwerte und biologische Standards festgelegt (siehe hierzu auch den Beitrag von Fehr, Hornberg und Wichmann). Dies waren Voraussetzungen für eine Internationalisierung einer modernen evidenzbasierten Medizin, von der – trotz weiter bestehender Ungleichheit – Menschen in Ländern mit geringem Einkommen deutlich profitiert haben.

Im Jahr 1974 wurde das *Expanded Programme on Immunization* (EPI) ausgerufen, das globale Programm zur Immunisierung gegen die sechs auf diese Weise verhütbaren Kinderkrankheiten Poliomyelitis, Masern, Diphtherie, Keuchhusten, Tetanus und Tuberkulose. Das EPI hat maßgeblich zur Senkung der Kindersterblichkeit beigetragen und stellt – über die Jahre weiterentwickelt

– nach wie vor weltweit die Grundlage der Impfprogramme für Kinder dar (Carai et al. 2014; Razum et al. 2019).

Wichtige Meilensteine der WHO waren in den 1970er und 1980er Jahren die Initiativen zur Entwicklung einer *Essential Drug Policy*. Ihr Ziel war die Bereitstellung der wichtigsten Arzneimittel mit nachgewiesener Wirksamkeit zu möglichst günstigen Preisen (Schaaber 2014). Dazu gehörte auch die Durchsetzung von ethischen Standards bei der Vermarktung von Arzneimitteln und Säuglingsnahrungsmitteln in Ländern mit niedrigem Einkommen gegenüber westlichen Industrieinteressen.

Ein spektakulärer Erfolg der WHO ist die Ausrottung der Pocken, einer oft tödlich verlaufenden Infektionskrankheit. Nach einer weltweiten Kampagne, die sich unter anderem auf Massenimpfungen und neuen Strategien zur Kontrolle lokaler Ausbrüche stützte, wurde 1978 der weltweit letzte natürlich vorkommende Pockenfall diagnostiziert. Dies stärkte die Überlegungen, auch andere Krankheiten auszurotten. Im Jahr 1988 beschloss die WHO, bis zum Jahr 2000 die hoch ansteckende und weltweit verbreitete Kinderlähmung (Poliomyelitis) auszurotten. Trotz eines immensen Einsatzes von Ressourcen der WHO, von Regierungen und privaten Geldgebern ist dies der globalen Initiative zur Polio-Eradikation (GPEI) bis heute nicht gelungen. Zwar konnte die Zahl der Krankheitsfälle weltweit von geschätzten 350.000 pro Jahr auf oft weniger als hundert gesenkt werden. Jedoch ist die Krankheit in Pakistan und Afghanistan weiterhin endemisch. Neben der Sicherheitslage in den Grenzgebieten beider Länder und sozialer Impfablehnung sind es vor allem unerwartete Probleme mit dem Impfstoff, die den Erfolg der Ausrottung fraglich erscheinen lassen. Dies wirft die Frage auf, ob der Aufwand der „letzten Meile" bei der Ausrottung von Krankheiten so hoch werden kann, dass eine systematische Kontrolle die bessere Strategie wäre. Auch wenn diese Frage nicht abschließend beantwortet ist, gerät die WHO wegen ihrer Überlegungen zur Ausrottung weiterer Krankheiten immer wieder in die Kritik (Razum et al. 2019).

Die weltweiten Diskussionen über politische Konzepte von Chancengleichheit, Mitbestimmung und Teilhabe an Entwicklung in den 1960er Jahren und das zunehmende politische Gewicht der „Dritte Welt"-Nationen, unter ihnen auch zunehmend sozialistische und „blockfreie" Länder sowie die Volksrepublik China, führten dazu, dass die WHO ihr gesundheitspolitisches Mandat weiter fasste. Nunmehr sollte die WHO in ihren Programmen das Gesundheitsversorgungssystem auch in seinem sozialpolitischen Kontext berücksichtigen und gesundheitspolitische Konzepte und Normen entwickeln. Aus diesem Paradigma entwickelte die WHO Ende der 1970er Jahre das Konzept von *Primary Health Care* (PHC). Die Grundlagen hierfür finden sich bereits in der Präambel zur Verfassung der WHO von 1948. Vorläufer des Konzepts von PHC waren in einigen Ländern vorgedacht und praktiziert worden. Ein Beispiel ist das Basisgesundheitskonzept der VR China, das nach der Unabhängigkeit 1949 aufgebaut wurde. Nach dem Beitritt der VR China in die UN und die WHO Mitte der 1970er Jahre gewann das Konzept dort an Einfluss. Seine Eckpfeiler sind eine kommunale Verantwortung für Gesundheit und von den Gemeinden getragenen Gesundheitsdienste. Eine Reihe von innovativen Basisgesundheitsprojekten der christlichen Kirchen in Ländern Asiens, Afrikas und Lateinamerikas wurden über die medizinische Kommission des Weltrates der Kirchen in die Öffentlichkeit getragen. Es waren die visionären Pioniere der WHO, Kenneth Newell (1975) mit seiner Monografie *Health by the People* und der damalige Generaldirektor der WHO Halfdan Mahler, die Mitte der 1970er Jahre diese Ansätze in die WHO einbrachten und zu einer neuen „Weltgesundheitspolitik" entwickelten, dem PHC-Konzept. Im Jahr 1977 beschloss die Weltgesundheitsversammlung, dass das wichtigste soziale Ziel aller Regierungen und der WHO in den kommenden Dekaden „Gesundheit für Alle bis zum Jahr 2000" sein sollte, d. h. ein Gesundheitsniveau, das es allen Menschen erlauben sollte, ein sozial und ökonomisch produktives Leben zu führen. Dieser Prozess fand seinen Höhepunkt mit der Internationalen Konferenz zu PHC, veranstaltet von WHO und UNICEF in Alma Ata 1978 (damals Kasachische Sowjetrepublik). Delegierte aus 134 Ländern und von 67 UN-Organisationen sowie Nicht-Regierungsorganisationen unterzeichneten diese weltgesundheitspolitisch historische „Deklaration von Alma Ata" (World Health Organization 1978). Ihre Kernaussagen sind auch heute noch relevant und erfahren in den letzten Jahren eine Renaissance (z. B. World Health Organization 2008). Die WHO definiert PHC wie folgt:

> „Primäre Gesundheitspflege, gegründet auf praktischen, wissenschaftlich soliden und sozial annehmbaren Methoden und Techniken, ist wesentliche Gesundheitspflege, allgemein zugänglich für Individuen und Familien der Gemeinschaft durch ihre Teilhabe und zu Kosten, die das Gemeinwesen und das Land auf Dauer und zu jeglichem Stadium seiner Entwicklung im Geiste von Selbstvertrauen und Selbstbestimmung zu tragen im Stand ist. Primäre Gesundheitspflege ist integraler Bestandteil des Gesundheitssystems des Landes, es bildet dessen Schwerpunkt, ist aber auch Bestandteil der gesamten sozialen und wirtschaftlichen Entwicklung." (World Health Organization 1978, 8)

Das Konzept von PHC hatte für die einzelnen Länder aufgrund ihrer verschiedenen sozioökonomischen Entwicklungsstadien unterschiedliche Inhalte und Ausprägungen. Nach Ansicht der WHO konnte es auf die Gesundheitsprobleme der Industrieländer ebenso angewendet werden wie auf die der Länder mit niedrigem Einkommen. Die praktische Umsetzung dieses Konzept reduzierte sich im Laufe der Jahre auf zwei alternative Ebenen:

- *PHC als gesundheitsorientiertes Entwicklungskonzept*, dessen zentrale Forderungen Teilhabe der Bevölkerung und soziale Gerechtigkeit (*participation* und *equity*) sind und das weitere gesundheitsrelevante Bereiche wie Bildung, Wirtschaft, Infrastruktur, Verwaltung und Politik ebenso umfasst wie den Bereich des Gesundheitswesens;
- *PHC als umfassender Reformprozess der Gesundheitsdienste*, weg von einer damals einseitig kurativ und Krankenhaus-orientierten Medizin in der Tradition der christlichen Missionen, und der Krankheitsbekämpfungsprogramme auf der Grundlage kolonialer Gesundheitsdienste.

Tatsächlich hat die „westliche Welt" dieses Konzept erst Mitte der 1980er Jahre aufgegriffen. 1985 wurden für die Europäische Region der WHO 38 Ziele einer „Gesundheit für Alle" der Industriegesellschaft definiert. 1986 fand eine „Erste Internationale Konferenz zur Gesundheitsförderung" unter überwiegender Beteiligung von Industrieländern in Ottawa statt, auf der eine „Charta zur Gesundheitsförderung" verabschiedet wurde. Die „8 Elemente" und „7 Prinzipien" von PHC wurden als sehr wohl anwendbar im sozioökonomischen und gesundheitspolitischen Kontext der Industrienationen interpretiert. Dazu gehören insbesondere:

- Förderung gesundheitsgerechter politischer Entscheidungen
- Erhaltung einer gesundheitsförderlichen Umwelt
- Stärkung gesundheitsbezogener kommunaler Aktivitäten
- Re-Orientierung der Gesundheitsdienste zu mehr präventivem Denken
- Stärkung persönlicher Kompetenzen.

Ein wichtiger Meilenstein für die WHO war im Jahr 2003 die Annahme der Anti-Tabak-Rahmenkonvention, das erste weltweit gültige Gesundheitsabkommen. Die auch von Deutschland ratifizierte Konvention verpflichtet alle Staaten dazu, die Förderung des Tabakkonsums einzuschränken und zu verbieten. Zigarettenschachteln müssen eine Warnung vor den gesundheitlichen Folgen des Rauchens aufweisen. Benutzer*innen öffentlicher Plätze sollen geschützt und der Verkauf an Minderjährige verboten werden. Die USA und Deutschland haben aber durchgesetzt, dass kein totales Werbeverbot erlassen wurde. Bis heute ist die Konvention nicht vollständig umgesetzt.

Trotz der genannten Errungenschaften ist die WHO intern wie extern zunehmender Kritik ausgesetzt. Die wesentlichen Kritikpunkte sind mangelnde Effizienz, Verlust des Profils, Empfehlungen ohne ausreichende Evidenz, Verlust an Glaubwürdigkeit und fehlende Durchsetzungskraft ihrer Führungsaufgabe in der globalen Gesundheitsgovernance. Die strukturellen Schwächen der WHO ergeben sich weitgehend aus ihrer komplexen Struktur, ihrer Finanzierung (Clinton/Sridhar 2017) und ihrer Einbindung in das UN-Reglement. Beklagenswert ist aber insbesondere der Verlust ihrer Führungsrolle. Die weltpolitischen Veränderungen der 1990er Jahre wie auch die Ausbreitung von HIV/AIDS rückten das Thema Gesundheit mehr ins Zentrum der politischen Diskussion. Die WHO war nicht in der Lage, sich an die Spitze dieser Diskussion zu stellen; das taten dafür andere, zunächst hauptsächlich die Weltbank. In einer politischen Kehrtwende wurde im Weltbank-Report 1993 *Investing in Health* von Gesundheit nicht mehr als Kostenfaktor gesprochen, sondern als lohnende Investition der Gesellschaft zur Stärkung ihrer Wirtschaftskraft. Innerhalb weniger Jahre wurde die Weltbank zum wichtigsten internationalen Geldgeber von Gesundheitsprojekten. Vor der Frage stehend, ob sie sich mehr als eine technisch-medizinische Beratungs- und Durchführungsorganisation von Gesundheitsprogrammen versteht oder ob sie weiterhin aktiv an der Entwicklung einer Weltgesundheitspolitik über das Jahr 2000 hinaus beteiligt sein will, zog sich die WHO mehr und mehr auf ihre technische und fachliche Kompetenz zurück und überließ die Gesundheitspolitik weitgehend den anderen *Global Players*. So wurden auch die Kontrollprogramme für HIV/AIDS zunehmend außerhalb der WHO angesiedelt, beispielsweise bei UNAIDS und dem Globalen Fonds zur Bekämpfung von AIDS, Tuberkulose und Malaria (*The Global Fund to Fight AIDS, Tuberculosis and Malaria*, GFATM).

Mit der Ebola-Epidemie 2014–16 in Westafrika wurden die betroffenen Länder und die Staatengemeinschaft, aber auch die Internationalen Gesundheitsvorschriften (IGV) der WHO, auf eine harte Probe gestellt. Diese völkerrechtlich bindenden Vorschriften zielen auf die internationale Bekämpfung von Infektionskrankheiten ab. Sie wurden im Nachgang des Vogelgrippe-Ausbruches in 2005 novelliert (sie gehen auf eine Internationale Sanitätskonvention aus dem Jahr 1892 zurück). Jedoch ist dieses Instrument nicht unumstritten, da Zweifel an der Wissenschaftlichkeit und Unabhängigkeit in Bezug auf Maßnahmen zur Seuchenbekämpfung aufgekommen sind. Mit alarmistischen Prognosen (angeblich bis zu sieben Mio. Tote weltweit) wurde 2004 von WHO-Expert*innen vor der Vogelgrippe gewarnt und damit wurden teure Investitionen in Impfstoffe und die Bevorratung mit Medikamenten ausgelöst; ein ähnliches Muster wiederholte sich 2009 mit der Schweinegrippe (H1N1). So besteht einerseits weiterhin die Gefahr einer Influenzapandemie, die – ähnlich wie 1918/19 – weltweit zu Millionen Todesfällen und immensen wirtschaftlichen und sozialen Problemen führen könnte. Andererseits bestanden im Vorfeld der Vogelgrippe- und H1N1-Ausbrüche nachgewiesene persönliche Verbindungen von Mitgliedern der WHO-Expertengruppe mit der Pharmaindustrie, die geeignet sind, die Unabhängigkeit von beteiligten Expert*innen in Zweifel zu ziehen. Auch während und im Nachgang zur Ebola-Epidemie geriet die WHO stark in die Kritik für ihr spätes, langsames und unkoordiniertes Einschreiten, worauf eine ebenso späte und langsame Unterstützung der Staatengemeinschaft folgte. Auf das Ausmaß des Ausbruches und auch auf dessen anfängliche Verharmlosung durch die WHO und durch westliche Staaten haben Nicht-Regierungsorganisationen wie Ärzte ohne Grenzen frühzeitig hingewiesen. Erst als das Virus den afrikanischen Kontinent verließ (es infizierte sich Gesundheitspersonal, das in Europa und den Vereinigten Staaten behandelt wurde), rief die WHO auf Grundlage der IGV einen Gesundheitsnotstand von internationaler Tragweite aus und aktivierte damit eine späte internationale Antwort. Der Ebola-Ausbruch kostete mehr als 11.000 Menschen das Leben und verursachte für die am stärksten betroffenen Länder Westafrikas wirtschaftlich kaum tragbare Kosten. In der Folge vergrößerte sich die internationale Aufmerksamkeit für das Thema *Global Health Security*, (Bereitschaft zur Reaktion auf internationale gesundheitliche Bedrohungen) und folgende Ebola-Ausbrüche, etwa in der Demokratischen Republik Kongo 2018/19 (Malvy et al. 2019).

3 Weitere Organisationen der UN-Familie mit gesundheitspolitischem Bezug

3.1 Die Vereinten Nationen: von den MDGs zu den SDGs

Während auf internationaler Ebene gesundheitspolitische Diskussionen und Entscheidungen klassischerweise innerhalb der WHO verhandelt wurden, gibt es auf UN-Ebene weitere Foren, bei denen Gesundheitsthemen mitverhandelt werden. Dazu gehörten sowohl die Vollversammlung der Vereinten Nationen als auch der UN-Sicherheitsrat. Im Jahr 2000 hat die UN-Vollversammlung mit der *Millennium Declaration* erstmals Gesundheit zur Voraussetzung für Entwicklung erklärt. Sie bezeichnete den Kampf gegen Armut und Hunger als absolut vorrangig und definierte als *Millennium Development Goals* (MDGs) acht Oberziele und 18 Teilziele, die bis spätestens 2015 hätten erreicht werden sollen. Drei der acht Ziele hatten einen direkten Gesundheitsbezug, nämlich die Senkung der Kindersterblichkeit, die Verbesserung der Gesundheit von Müttern sowie die Bekämpfung von HIV/AIDS, Malaria und anderen Krankheiten.

In der Zeit der Umsetzung der MDGs von 2000 bis 2015 wurden große Institutionen wie die globale Impfallianz (GAVI), der Globale Fonds zur Bekämpfung von AIDS/HIV, Malaria und Tuberkulose (GFATM), die globale Initiative zur Polio-Eradikation (GPEI) und die Bill & Melinda Gates Foundation (BMGF) gegründet oder ausgebaut. Ihre Wirkungsgebiete sind vorrangig Länder mit niedrigem und mittlerem Einkommen. Die MDGs stellten einen normativen Rahmen für die globalen Gesundheitsakteure dar, indem sie Ressourcen und Fachwissen in vertikalen, krankheitsspezifischen Programmen bündelten. Psychische Gesundheit und nicht-übertragbare Erkrankungen sowie Forschung und Ausbildung wurden jedoch in ihrer Bedeutung unterschätzt und unterfinanziert.

Eine Zwischenbilanz zu den MDGs ergab für die einzelnen MDGs und Regionen ein differenziertes Bild (United Nations 2012). Für die drei unmittelbar gesundheitsbezogenen MDGs zeigten sich Fortschritte bei Kinder- und Müttergesundheit; allerdings – besonders in Afrika südlich der Sahara – nicht in dem Ausmaß, das zu Erreichung der gesetzten Ziele bis 2015 erforderlich gewesen wäre. Hinsichtlich HIV/AIDS wurde auf globaler Ebene eine Trendwende bei Neuinfektionen und Mortalität erreicht. Regional breitet sich HIV/AIDS aber weiterhin aus, so in Osteuropa und Russland. Dieses *„unfinished business"* floss auch in die Verhandlungen der Agenda 2030 und in die Ziele für nachhaltigen Entwicklung (*Sustainable Development Goals*, SDGs; siehe Tabelle 1) ein, die im Jahr 2015 von der UN-Generalversammlung angenommen wurden (United Nations 2015, 2017). Das dritte Nachhaltigkeitsziel der Agenda 2030 zielt darauf ab, Gesundheit und Wohlbefinden für alle Menschen in jedem Alter zu gewährleisten. Das Ziel schließt auch die unvollendete MDG-Zielsetzung ein und erweitert diese u. a. um das Konzept der allgemeinen Gesundheitsversorgung (*Universal Health Coverage*, UHC). Dabei handelt es sich um den Schutz vor finanzieller Not im Krankheitsfall, um den Zugang zu grundlegenden Gesundheitsdiensten und den Zugang zu sicheren, wirksamen und erschwinglichen Medikamenten und Impfstoffen für alle Menschen.

Tabelle 1: Die Ziele für nachhaltige Entwicklung (SDGs)

Ziel 1	Armut in allen ihren Formen und überall beenden
Ziel 2	Den Hunger beenden, Ernährungssicherheit und eine bessere Ernährung erreichen und eine nachhaltige Landwirtschaft fördern
Ziel 3	Ein gesundes Leben für alle Menschen jeden Alters gewährleisten und ihr Wohlergehen fördern
Ziel 4	Inklusive, gleichberechtigte und hochwertige Bildung gewährleisten und Möglichkeiten lebenslangen Lernens für alle fördern
Ziel 5	Geschlechtergleichstellung erreichen und alle Frauen und Mädchen zur Selbstbestimmung befähigen
Ziel 6	Verfügbarkeit und nachhaltige Bewirtschaftung von Wasser und Sanitärversorgung für alle gewährleisten
Ziel 7	Zugang zu bezahlbarer, verlässlicher, nachhaltiger und moderner Energie für alle sichern
Ziel 8	Dauerhaftes, inklusives und nachhaltiges Wirtschaftswachstum, produktive Vollbeschäftigung und menschenwürdige Arbeit für alle fördern

Ziel 9	Eine widerstandsfähige Infrastruktur aufbauen, inklusive und nachhaltige Industrialisierung fördern und Innovationen unterstützen
Ziel 10	Ungleichheit in und zwischen Ländern verringern
Ziel 11	Städte und Siedlungen inklusiv, sicher, widerstandsfähig und nachhaltig gestalten
Ziel 12	Nachhaltige Konsum- und Produktionsmuster sicherstellen
Ziel 13	Umgehend Maßnahmen zur Bekämpfung des Klimawandels und seiner Auswirkungen ergreifen*
Ziel 14	Ozeane, Meere und Meeresressourcen im Sinne nachhaltiger Entwicklung erhalten und nachhaltig nutzen
Ziel 15	Landökosysteme schützen, wiederherstellen und ihre nachhaltige Nutzung fördern, Wälder nachhaltig bewirtschaften, Wüstenbildung bekämpfen, Bodendegradation beenden und umkehren und dem Verlust der biologischen Vielfalt ein Ende setzen
Ziel 16	Friedliche und inklusive Gesellschaften für eine nachhaltige Entwicklung fördern, allen Menschen Zugang zur Justiz ermöglichen und leistungsfähige, rechenschaftspflichtige und inklusive Institutionen auf allen Ebenen aufbauen
Ziel 17	Umsetzungsmittel stärken und die Globale Partnerschaft für nachhaltige Entwicklung mit neuem Leben erfüllen

* In Anerkennung des Rahmenübereinkommens der Vereinten Nationen über Klimaänderungen als das zentrale internationale zwischenstaatliche Forum für Verhandlungen über die globale Antwort auf den Klimawandel

Quelle: United Nations 2015, 15

Bis zum Jahr 2030 sollen die Ziele für nachhaltige Entwicklung erreicht werden; dazu müssen sie auf nationaler und lokaler Ebene in Politiken umgesetzt werden. Besonders daran ist, dass sich alle Ziele gegenseitig bedingen und intersektorale Zusammenarbeit unerlässlich wird. So ist beispielsweise eine verlässliche und saubere Energieversorgung erforderlich (Ziel 7), um auf der einen Seite Kühlketten für Impfstoffe dauerhaft aufrechtzuerhalten und auf der anderen Seite Luftverschmutzung und damit einhergehende Atemwegserkrankungen zu reduzieren.

Jährliche Überprüfungen der Erreichung einzelner SDGs findet beim Hochrangigen Politischen Forum für Nachhaltige Entwicklung (*High-level Political Forum*, HLPF) statt. Das Gesundheitsziel wurde im Jahr 2017 begutachtet. Ergebnisse können im „The Sustainable Development Goals Report 2017" und im thematischen Bericht über Gesundheit nachgelesen werden (United Nations 2017; High-level Political Forum 2017).

Seit der Verabschiedung der SDGs im Jahr 2015 wurden mehrere neue Mechanismen und Organisationen geschaffen, und einige länger bestehende globale Gesundheitsinitiativen haben ihren Anwendungsbereich erweitert oder ihre Prioritäten verschoben. So setzt die WHO ihre Priorität derzeit auf UHC. Zusätzlich zu neuen Programmen entstanden 2017 die ersten öffentlich-privaten Partnerschaften in der SDG-Ära, wie z. B. die *Coalition for Epidemic Pre-*

paredness Innovations (CEPI). Sie zielt auf die Finanzierung und Koordination der Entwicklung priorisierter neuer Impfstoffe zur Prävention und Eindämmung von Ausbrüchen ab und hat erste Finanzmittel in Höhe von 460 Mio. Dollar aus Deutschland, Japan und Norwegen sowie von der BMGF erhalten. Die Initiative *Resolve to Save Lives* zielt darauf ab, nicht-übertragbare Erkrankungen wie Herzerkrankungen und Schlaganfälle zu verhindern. Es ist jedoch noch unklar, wie nachhaltig diese Partnerschaften sein werden und ob sie sich konsequent an den Zielen und Indikatoren der SDGs orientieren werden. Während sich die UN-Mitgliedstaaten auf den Weg zur Erreichung der SDGs machen, werfen die vielen Herausforderungen, mit denen sie konfrontiert sind, Bedenken hinsichtlich der Zukunft der globalen Gesundheitspolitik auf. Die erfolgreiche Umsetzung der Agenda von 2030 erfordert weitere Reformen und einen kontinuierlichen Umbau der globalen Gesundheitsgovernance unter Berücksichtigung politischer Machtverschiebungen innerhalb und zwischen Staaten.

3.2 Die Weltbank

Obwohl Mitglied der UN-Familie, hat die Weltbank (WB) einen autonomen Status. Die wichtigste Aufgabe der WB-Gruppe ist es, den wirtschaftlichen und sozialen Fortschritt in Ländern mit niedrigem Einkommen zu fördern und deren Produktivität mit dem Ziel zu steigern, den Menschen zu besseren Lebensbedingungen zu verhelfen. Die Weltbank ist zusammen mit dem Internationalen Währungsfonds (IWF) die einflussreichste und finanzstärkste Einrichtung der internationalen Zusammenarbeit. Bis 1993 hatte die WB im Bereich Gesundheit keine unmittelbare Rolle gespielt. Sie hatte einzelne Programme der WHO und anderer Organisationen mit jährlich etwa eine bis 1,5 Mio. US-Dollar (ca. 5,5 % des Gesamtbudgets) kofinanziert. Ebenso hatte sie sehr gute Länderanalysen und Arbeitspapiere auch zur gesundheitlichen Situation von Ländern geliefert. Die Rolle der WB änderte sich dramatisch mit dem schon erwähnten Weltentwicklungsbericht 1993 *Investing in Health*, in welchem erstmals Gesundheit explizit als Ziel und Voraussetzung für Entwicklung anerkannt wurde. Mit diesem Dokument übernahm die Weltbank die globale gesundheitspolitische Vorreiterrolle, die bis dahin von der WHO beansprucht worden war. In den Bereichen Gesundheit, Ernährung und Bevölkerung verfolgt und priorisiert die Weltbank das Humankapital-Projekt und die Maximierung der Entwicklungsausgaben mit dem Ziel, ein nachhaltiges Wachstum für alle zu fördern.

Anders als die meisten UN-Organisationen wird die WB nicht von den UN-Mitgliedsländern kontrolliert, sondern von den Mitgliedern der Bank in Abhängigkeit von der Höhe ihrer Einlage. Daraus ergab sich für 2017 folgende Stimmenverteilung: USA 16,8 %, Japan 7,2 %, China 4,7 %, Deutschland 4,2 %, Frankreich 3,9 % und Großbritannien 3,9 %. Hier gilt also nicht wie in der WHO das Prinzip *One country – one vote*. Da die Industrieländer deutlich mehr Einfluss haben, ist für sie die Weltbank als globaler gesundheitspolitischer Akteur eine attraktive Alternative zur WHO.

3.3 UNICEF

UNICEF, das Kinderhilfswerk der Vereinten Nationen (*UN Infant and Child Emergency Fund*), ist sowohl vom Bekanntheitsgrad her als auch hinsichtlich der Einnahmen (im Jahr 2016: 4,88 Mrd. US-Dollar) eine der wichtigsten internationalen Organisationen im Bereich der Mutter-Kind-Fürsorge und finanziert sich zu ca. 60 % aus freiwilligen Länderbeiträgen und ca. 40 % aus privaten Spenden und Verkaufserlösen. UNICEF wurde als eine der ersten UN-Unterorganisationen 1946 zur Linderung der Not der Kinder nach dem Zweiten Weltkrieg und seinen Folgen gegründet. Seit 1950 konzentriert UNICEF seine Arbeit auf Länder mit niedrigem Einkommen und Krisengebiete. Trotz der Alma-Ata-Konferenz zu *Primary Health Care* favorisierte UNICEF – im Gegensatz zum umfassenden PHC-Konzept – weiterhin auch vertikale Programme wie Schwangerenvorsorge und Impfungen. Aktuell adressiert UNICEF seine Schwerpunkte auf das geschützte und inklusive Aufwachsen von Kindern, einschließlich Schulbildung und Gleichberechtigung der Geschlechter. Innerhalb der Agenda 2030 adressiert UNICEF eine Vielzahl an SDGs, wie z. B. Reduktion der Armut (SDG 1) Gesundheit und Wohlbefinden (SDG 3) und hochwertige Bildung (SDG 4).

3.4 UNDP

Das UN-Entwicklungsprogramm UNDP (*United Nations Development Programme*) wurde 1965 als Sonderprogramm unter politischer Kontrolle der UN gegründet und ist seit 1970 Koordinierungsstelle aller UN-Organisationen, die der Entwicklungshilfe dienen. Die Finanzierung erfolgt durch freiwillige Beiträge der Mitgliedsländer, wobei ein großer Teil der Mittel über UN-Fachorganisationen, so auch die WHO, abgewickelt werden. Im Jahr 2017 erhielt UNDP 4,9 Mrd. US-Dollar. Die wichtigsten Aufgaben sind Projekthilfe, Planung, Durchführung und Evaluierung von Projekten mit Schwerpunkten auch im Gesundheitsbereich.

Der seit 1991 jährlich herausgegebene *Human Development Report* (HDR) ist ein nützliches Dokument der Entwicklung der Länder aus einer auf die Menschen bezogenen Perspektive. Hier kommen mittel- und unmittelbare Ursachen von Gesundheits-, Sozial- und Bildungsproblemen deutlich zum Ausdruck. UNDP hat einen *Human Development Index* (HDI) eingeführt (United Nations Development Programme 1991). Er zeigt alternativ zu den üblichen ökonomischen oder demografischen Indikatoren Entwicklungstrends der Gesellschaft auf, wie etwa das Verhältnis Militär zu Sozialausgaben, Geschlechterdifferenzen für Einschulung und Berufe und ihre Veränderung über die Zeit im Ländervergleich. Der HDI hat sich trotz anfänglicher Kritik zu einem Standardinstrument in der Entwicklungspolitik entwickelt, mit speziellen HD-Indices zu Ungleichheit, zur Armut und zu Gender. Mittlerweile werden verschiedene HDRs erstellt, etwa für einzelne Länder oder Themenfelder. Sie sind verfügbar unter www.hdr.undp.org/en.

3.5 UNFPA

UNFPA (*United Nations Population Fund*, ursprünglich *UN Fund for Population Activities*), der UN-Bevölkerungsfond, wurde 1969 gegründet und war ursprünglich dem UNDP unterstellt. Seit 1980 ist er als selbstständige Einrichtung direkt der UN-Generalversammlung unterstellt. Zu den Kernbereichen des UNFPA gehören reproduktive Gesundheit, Verminderung geschlechterbezogener Gewalt sowie Datenerhebungen zu Bevölkerung und Entwicklung (siehe auch den Beitrag von Ulrich).

3.6 ILO

Die Internationale Arbeitsorganisation (*International Labour Organization*, ILO) ist eine Sonderorganisation der UN, die soziale Gerechtigkeit, Menschenrechte und Arbeitsrecht zusammenführt. Sie ging 1946 aus Vorläuferorganisationen hervor, die bereits um die vorletzte Jahrhundertwende entstanden waren. Im Unterschied zu anderen UN-Organisationen sind die Gremien der ILO zu je einem Drittel aus Vertreter*innen der Arbeiternehmer*innen, Arbeitgeber*innen und der Regierungen zusammengesetzt.

Die ILO formuliert internationale Standards in Form von Übereinkommen und Empfehlungen für ein grundlegendes Arbeitsrecht, heute vor allem für die Länder des „Südens": Verbesserung der Arbeits- und arbeitsbezogenen Lebensbedingungen, Versammlungsfreiheit, das Recht zur Organisation von Gewerkschaften, Verhandlungen zu Arbeitsstandards, Abschaffung von Zwangsarbeit,

Regelungen zur Frauen- und Kinderarbeit, Mutterschutz, Arbeitssicherheit, Unfallschutz sowie Renten- und Sozialreformen.

3.7 Global-Health-Initiativen (GHIs)

Die Bekämpfung von AIDS, die ja zunächst unter das Mandat der WHO fiel, wurde schrittweise immer mehr außerhalb der WHO organisiert, u. a. durch die Gründung von UNAIDS als Nachfolger des *Global Program on HIV/AIDS* der WHO im Jahr 1996. In Fortsetzung dieses Prozesses wurde ab 2000 angesichts der hohen Kosten der AIDS-Kontrolle – insbesondere der antiretroviralen Therapie – von der G8-Gruppe und der UN das Konzept eines Globalen Fonds verfolgt, der 2002 entstand. Er hat sich inzwischen zum wichtigsten internationalen Finanzierungsinstrument für die Kontrolle der *Big Three* (AIDS, Tuberkulose und Malaria) entwickelt und verwaltet ca. zwei Drittel der weltweit dafür verfügbaren finanziellen Mittel. Bis Juli 2018 hat der Globale Fonds 38 Mrd. US-Dollar für Projekte in über 150 Ländern zur Verfügung gestellt und nimmt für sich in Anspruch, 27 Mio. Todesfälle verhindert zu haben, hauptsächlich durch die Bereitstellung von Medikamenten. Obwohl der Globale Fonds keine offizielle UN-Organisation ist, besteht durch die Beteiligung der WHO, von UNAIDS und der Weltbank eine enge Beziehung zur UN. Der Globale Fonds wird hauptsächlich von den Industrieländern über regelmäßige Geberkonferenzen aufgefüllt. Die Entscheidungen werden von einem 20-köpfigen Gremium getroffen, in dem Geberländer, Empfängerländer, die BMGF und einige NGOs vertreten sind, die Industrieländer aber die Mehrheit haben. Insgesamt wird dem Globalen Fonds eine wirksame Arbeit attestiert. Wesentliche Kritikpunkte sind aber das enge krankheitsbezogene Konzept, die sachlich nicht gerechtfertigte Konzentration auf drei Krankheiten und eine Vernachlässigung präventiver und auf das Gesundheitssystem bezogener Aspekte. Als Reaktion engagiert sich der Fonds nun stärker bei der Förderung der nationalen Gesundheitssysteme. Es wird aber seit Jahren eine weitere Öffnung gefordert, aktuell eine Ausweitung auf UHC.

Neben dem Globalen Fond gibt es eine große Zahl weiterer sogenannter „Global Health Initiatives". So hat die Zahl der Produktentwicklungspartnerschaften (*Product Development Partnerships*, PDPs) im letzten Jahrzehnt stark zugenommen. Dabei haben unterschiedliche PDPs aber unterschiedlich definierte Ziele. Diese können sich auf eine spezielle Krankheit beziehen (z. B. *TB Alliance* für Tuberkulose), auf einen Produkttyp (z. B. GAVI, die *Global Alliance for Vaccines and Immunisation* für Impfungen) oder auch auf eine Gruppe von Krankheiten (DNDI – *Drugs for Neglected Diseases Initiative*). Für manche Produkte, wie HIV- oder Malaria-Impfstoffe, gibt es sogar jeweils mehrere

PDPs, sodass insgesamt ein wenig übersichtliches Konglomerat verschiedenster PDPs entstanden ist. Gemessen am ursprünglichen Enthusiasmus haben die meisten PDPs ihre Ziele nicht erreicht. Dennoch gibt es einige Erfolge, besonders im Bereich neuer Medikamente, sodass das PDP-Konzept insgesamt positiv gesehen wird. Die deutsche Regierung unterstützt nun PDPs mit einem neuen Förderkonzept zu vernachlässigten Krankheiten (Bundesministerium für Bildung und Forschung 2015).

Als neue Initiative der Weltbank wurde die *Global Financing Facility* im Jahr 2015 gegründet. Sie hat zur Aufgabe, Mütter- und Kindergesundheit im Rahmen von UHC mittels innovativer Finanzierungskonzepte zu fördern und Finanzierunglücken zu schließen. Auf der ersten Auffüllungskonferenz im November 2018 sammelte der GFF auf Anhieb eine Milliarde US-Dollar ein.

4 Die Europäische Union

Während die Gesundheitspolitik in den Anfangsjahren der Europäischen Union (EU) keine herausragende Rolle spielte, haben der Schock der BSE-Epidemie („Rinderwahnsinn") und die globale Diskussion um armutsbedingte Erkrankungen zu einer Aufwertung gesundheitsrelevanter Themen geführt. So wurde im Jahr 2005 das Europäische Zentrum für Prävention und Kontrolle von Krankheiten (*European Centre for Disease Prevention and Control*, ECDC, entsprechend dem amerikanischen CDC) in Stockholm gegründet. Die Organisation und Finanzierung der Gesundheitsversorgung blieb jedoch in der nationalen Verantwortung der Mitgliedsländer. Der Lissabon-Vertrag von 2010 betont jedoch die europäische Mitverantwortung im Bereich des öffentlichen Gesundheitswesens und der Gesundheitsvorsorge und fordert bei der Festlegung und Durchführung aller Unionspolitiken und Maßnahmen eine starke Beachtung des Gesundheitsschutzes (*Health in All Policies*).

In der „Exekutive" der EU, der Europäischen Kommission, sind mehrere Generaldirektionen (GD) mit dem Thema Gesundheit befasst; die wichtigsten sind: (1) GD Gesundheit und Lebensmittelsicherheit (SANTE), (2) GD Internationale Zusammenarbeit und Entwicklung (DEVCO) und (3) GD Forschung und Innovation (RTD).

4.1 GD Gesundheit und Lebensmittelsicherheit (SANTE)

Neben der Koordination und Unterstützung der Mitgliedsländer spielt SANTE eine entscheidende Rolle in allen Belangen der Gesundheitssicherheit, so bei:

- Maßnahmen zur Festlegung hoher Qualitäts- und Sicherheitsstandards für Organe und Substanzen menschlichen Ursprungs sowie für Blut und Blutderivate
- Maßnahmen in den Bereichen Veterinärwesen und Pflanzenschutz, die unmittelbar den Schutz der Gesundheit der Bevölkerung zum Ziel haben
- Maßnahmen zur Festlegung hoher Qualitäts- und Sicherheitsstandards für Arzneimittel und Medizinprodukte
- der Bekämpfung der weit verbreiteten schweren grenzüberschreitenden Krankheiten sowie Maßnahmen zum Schutz der Gesundheit vor Tabakkonsum und Alkoholmissbrauch.

Innerhalb der EU gelten die im Lissabon-Vertrag bekräftigten „vier Bewegungsfreiheiten" von Personen, Gütern, Dienstleistungen und Kapital. Die freie Bewegung von Personen schließt die Angehörigen ärztlicher und medizinischer Berufe ein; frühere Barrieren, etwa bei der Niederlassung von Ärzt*innen außerhalb des eigenen Herkunftslandes, wurden durch entsprechende EU-Direktiven weitgehend abgebaut. Die EU drängt auch auf den grenzüberschreitenden Zugang zu medizinischen Dienstleistungen, z. B. durch die europäische Krankenversicherungskarte. Eine im Februar 2011 verabschiedete Richtlinie über Patient*innenrechte legt fest, dass Patient*innen im EU-Ausland dieselbe Kostenerstattung zusteht, die sie bei einer Behandlung im eigenen Land erhalten würden.

Die GD SANTE hat die Aufgabe, die Gesundheit der Menschen in den Mitgliedsländern zu schützen und zu verbessern. Dem ECDC kommt dabei eine Schlüsselrolle zu. Darüber hinaus gibt es eine enge, vertraglich geregelte Kooperation mit der WHO – insbesondere mit dem Regionalbüro für Europa in Kopenhagen – und der OECD, welche auch eine finanzielle Beteiligung von Seiten der Europäischen Kommission einschließt. Das aktuelle dritte Aktionsprogramm „Öffentliche Gesundheit 2014–2020" hatte einen Finanzrahmen von 450 Mio. Euro. Seine im Folgenden dargestellten Schwerpunkte ergeben sich aus der Analyse der häufigsten Todes- und Krankheitsursachen in Europa und den dazugehörigen Risikofaktoren sowie aus den übergeordneten (wirtschafts-)politischen Agenden wie der *Europe-2020*-Strategie für intelligentes, nachhaltiges und inklusives Wachstum. Die vier vorrangigen Ziele des aktuellen Aktionsprogrammes sind:

1. Gesundheitsförderung, Prävention und Unterstützung gesunder Lebensstile: Im präventiven Bereich liegen die Schwerpunkte bei Ernährung, Rauchen, Alkohol- und Drogenkonsum, chronischen Erkrankungen und HIV, TB und Hepatitis. Ein weiterer Schwerpunk liegt bei der Entwicklung neuer Informations- und Wissenssysteme (z. B. e-Health) und der Gesundheitsbe-

richterstattung. Aktuell liegt ein in Kooperation mit der OECD erstellter europäischer Gesundheitsbericht mit dem Titel *Health at a Glance: Europe 2018* vor (OECD/EU 2018).

2. Schutz der Bürger*innen vor schwerwiegenden grenzüberschreitenden Bedrohungen: Als Folge der Ebola-Krise sollen hier die gesetzlichen Regelungen und das Risiko-Management bei drohenden Epidemien verbessert werden.
3. Zu innovativen, effizienten und nachhaltigen Gesundheitssystemen beitragen: Die Schwerpunkte hier sind *Health Technology Assessment* (HTA), Beschleunigung des Transfers von Innovationen in die Routineversorgung und eine bessere Planung und Steuerung des Bedarfs an Gesundheitspersonal.
4. Förderungen des Zugangs zu besserer und sicherer Gesundheitsversorgung für Bürger*innen der Gemeinschaft: Hier finden sich Maßnahmen zur Qualitätssicherung, zur Patientensicherheit, zur Kontrolle antimikrobieller Resistenzen und der grenzüberschreitenden Patientenrechte.

4.2 GD Internationale Zusammenarbeit und Entwicklung (DEVCO)

Mehr als die Hälfte der gesamten offiziellen internationalen Entwicklungshilfe kommt aus der EU und ihren Mitgliedsländern (74,4 Mrd. Euro im Jahr 2018). Im Einklang mit der Weltbank und UN ist die Armutsbekämpfung oberstes Ziel der europäischen Entwicklungszusammenarbeit.

Grundlage der aktuellen Strategie und der Schwerpunkte sind die eingangs dargestellten nachhaltigen Entwicklungsziele und die damit verknüpfte Agenda 2030, wie im Bericht „*Investing in Sustainable Development*" (European Commission 2018) ausgeführt. Die aktuelle entwicklungspolitische Strategie der EU von 2017 (*New European Consensus on Development*) definiert fünf Handlungsbereiche:

- *People* – menschliche Entwicklung und Würde
- *Planet* – Schutz der Umwelt, Schutz natürlicher Ressourcen und Klimawandel
- *Prosperity* – inklusives und nachhaltiges Wachstum und Jobs
- *Peace* – friedliche und inklusive Gesellschaften, Demokratie, Rechtsstaat und Menschenrechte
- *Partnership* – Einsatz für die Umsetzung der SDGs und der Agenda 2030.

In der 2005 beschlossenen und von der EU unterstützen Erklärung von Paris über die Wirksamkeit der Entwicklungszusammenarbeit werden grundlegende

Prinzipien für eine partnerschaftliche und effektive Entwicklungskooperation identifiziert (OECD 2005). Diese umfassen (1) die Eigenverantwortung der Empfängerländer, (2) die Harmonisierung der Maßnahmen der Geberländer, (3) die Ergebnisorientierung sowie (4) die gegenseitige Rechenschaftspflicht. Entsprechend dieser Vereinbarung werden ca. 60 % der EU-Entwicklungshilfe als Budgethilfe geleistet und fließen damit direkt in die Länderhaushalte.

4.3 GD Forschung und Innovation (RTD)

Seit 1984 betreibt die EU Forschungsförderung im Rahmen mehrjähriger Programme. Das aktuelle achte Rahmenprogramm *Horizon 2020* (2014–2020) hat ein Volumen von 80 Mrd. Euro und repräsentiert ca. 5 % der gesamten Forschungsausgaben in der Gemeinschaft. Davon sind ca. 8 Mrd. Euro für Gesundheitsforschung vorgesehen. Während in es in früheren Programmen ein besonderes Budget für Forschungskooperationen mit Ländern mit niedrigem Einkommen gab, wurde dies mit *Horizon 2020* aufgegeben. Unter dem Motto „Mainstreaming" sollte nun das ganze Programm auch Ländern mit niedrigem Einkommen offenstehen. Da aber die Forschungsthemen fast ausschließlich an europäischen Prioritäten orientiert waren, hat diese Änderung zu einem deutlichen Rückgang der Beteiligung von Ländern mit niedrigen oder mittleren Einkommen geführt.

Horizon 2020 steht kurz vor dem Abschluss und das Nachfolgeprogramm unter dem Namen *Horizon Europe* (2021–2027) wird bis Ende des Jahres 2019 beschlossen sein. Das Budget wird bei ca. 100 Mrd. Euro liegen, davon ca. acht Mrd. Euro für Gesundheit. Gesundheitsforschung findet sich in Säule 2 (Globale Herausforderungen und industrielle Wettbewerbsfähigkeit). Diese Zuordnung wird von zivilgesellschaftlicher Seite kritisiert und lässt vermuten, dass die wirtschaftliche Verwertbarkeit wie in *Horizon 2020* eine große Rolle spielen wird. Anderseits verweist das aktuelle Dokument auch auf die Notwendigkeit von Forschung für die SDGs. Gerade die Forschungsförderung für globale Gesundheit ist nach dem Engagement von Universitäten und Zivilgesellschaft noch in der Diskussion. So ist zu hoffen, dass *Horizon Europe* mehr Spielraum für eine partnerschaftliche und an den Bedürfnissen der Partnerländer orientierte Forschung zu Global-Health-Themen zulässt als *Horizon 2020*.

Zusätzlich zum traditionellen Forschungsrahmenprogramm wurde 2002 das EDCTP (*European and Developing Countries Clinical Trials Programme on Poverty-related Diseases*) aus der Taufe gehoben. Es verbindet gemeinschaftliche und nationale Anstrengungen im Bereich der klinischen Studien für neue Behandlungsmethoden und Impfstoffe gegen HIV/AIDS, Tuberkulose und Malaria in Afrika. Hierfür wurde eine Kofinanzierung durch die Mitgliedsländer und die Partnerländer vorgesehen. Die Aufgabenstellung ist auf die Durchführung von klinischen Phase II- und Phase III-Studien beschränkt. Nach Anfangsschwierigkeiten und Verzögerungen beim Aufbau des institutionellen Rahmens gilt das EDCTP inzwischen als Erfolgsmodell, besonders was die Aspekte der Partnerorientierung und den Aufbau lokaler Kapazitäten angeht. Das aktuelle EDCTP 2 (2014–2024) hat ein Budget von 683 Mio. Euro. Im Kontext von *Horizon Europe* wird auch über eine Fortsetzung des EDCTP verhandelt. Es ist davon auszugehen, dass dieses weitergeführt wird, eventuell in einer anderen Rechtsform und mit einem erweiterten Mandat (z. B. Aufnahme weiterer Krankheiten).

5 Stiftungen

Die 1994 gegründete Bill & Melinda Gates Foundation (BMGF) ist eine der größten philanthropischen Stiftungen weltweit; sie hat sowohl durch ihre finanzielle Ausstattung wie auch durch ihre Arbeitsweise die entwicklungs- und gesundheitspolitische Szene nachhaltig verändert. Mit einem an moderner Unternehmenskultur orientierten, effizienten, technokratischen Management-Modell mit kurzen Wegen und schnellen Entscheidungen wurde die Stiftung zum Gegenmodell zur bürokratischen, schwerfälligen und notorisch unterfinanzierten WHO und hat zu deren Bedeutungsverlust beigetragen. Förderschwerpunkt der Stiftung ist nach wie vor die Entwicklung von Impfstoffen und Medikamenten für Infektionskrankheiten, besonders HIV/AIDS, Malaria und Tuberkulose, in der Annahme, dass damit schnelle und kostengünstige Erfolge zu erzielen sind. Dieser rein technologiezentrierte Ansatz wurde inzwischen diversifiziert; so unterstützt die BMGF jetzt auch Programme zur Kinder- und Müttergesundheit, zur reproduktiven Gesundheit und Maßnahmen zur Stärkung des Gesundheitssystems. Während der Beitrag der Stiftung zur Verbesserung der Gesundheitssituation, insbesondere bei HIV/AIDS, Malaria und Tuberkulose, international anerkannt wird, gibt es kritische Stimmen zur Frage der Legitimation, zur Prioritätensetzung und zur Einbeziehung der Partnerländer. Um die Entwicklung neuer Impfungen und Medikamente zu beschleunigen, setzte die Stiftung auf eine Kooperation mit dem privaten Sektor und unterstützt zahlreiche Produktentwicklungspartnerschaften (*Product Development Partnerships*, PDP) und hat damit wesentlich zur Akzeptanz dieses Konzepts beigetragen.

Neben der BMGF ist der *Wellcome Trust* ein weiterer großer philanthropischer Geldgeber mit Global-Health-Bezug. Die britische Organisation unterstützt vor allem tier- und humanmedizinische Forschung. Derzeit verschiebt sich der Fokus des Trusts von ausschließlicher Grundlagenforschung hin zu mehr Anwendungs- und Versorgungsforschung. Ein Beispiel ist das Programm „Our Planet, Our Health".

6 Kooperation und Koordination in der globalen Gesundheitslandschaft

Abschießend soll auf drei aktuelle Trends in der globalen Gesundheitslandschaft hingewiesen werden: erstens auf den Globalen Aktionsplan für gesundes Leben und Wohlbefinden für Alle, der einer weiteren Fragmentierung im Bereich der globalen Gesundheit entgegentreten soll; zweitens auf die Konkurrenz zwischen allgemeiner Gesundheitsversorgung und der Abwehr von Epidemien; und drittens den Erwartungen an Deutschland als neuem „Player" im Bereich Global Health.

Durch die Gründung neuer Organisationen und Initiativen nimmt die Fragmentierung im Bereich der globalen Gesundheit weiter zu und macht ein koordiniertes Handeln der Weltgemeinschaft immer schwieriger. Dem setzt nun eine von Ghana, Norwegen und Deutschland initiierte und der WHO aufgegriffenen Initiative von elf internationalen Gesundheitsorganisationen (darunter die WHO, der GFATM, GAVI, UNICEF, UNDP und die Weltbank) einen gemeinsamen „Globalen Aktionsplan für ein gesundes Leben und das Wohlergehen aller Menschen" entgegen. Mit diesem Plan werden drei Ziele verfolgt: Erstens soll auf globaler Ebene eine Plattform zur Koordinierung unter Führung der WHO entstehen (*align*) und zweitens in allen Ländern weltweit die Umsetzung des SDG 3 beschleunigt werden (*accelerate*). Dafür wurden sieben sogenannte „Accelerators" benannt, darunter nachhaltige Finanzierung sowie Determinanten von Gesundheit, Forschung und Entwicklung. Drittens soll ein Mechanismus entwickelt werden, um den Fortschritt messbar zu machen (*account*). Eine vorläufige Version des Plans wurde im Oktober 2018 unter hohem Zeitdruck präsentiert. Sowohl der weitere Entstehungsprozess des Plans als auch das Endresultat, das im Herbst 2019 auf der Generalversammlung der Vereinten Nationen vorgestellt werden soll, werden Aufschluss darüber geben, ob eine Harmonisierung der globalen Gesundheitsakteure gelingt. Letztendlich wird es darauf ankommen, ob dieser Plan auf lokaler Ebene wirksam ist und die Gesundheitsversorgung verbessert.

Zwei Konzepte konkurrieren aktuell um das Primat in der globalen Gesundheitspolitik: Gesundheit für Alle einerseits und die Kontrolle von Epidemien andererseits. Beide Aspekte sind unstritt wichtig und finden sich in den SDGs als allgemeine (d. h. umfassende) Gesundheitsversorgung – *Universal Health Coverage* (SDG 3.8) und als Management nationaler und globaler Gesundheitsrisiken – *Global Health Security* (SDG 3.d). Je nachdem, welcher Aspekt in den Vordergrund gestellt wird, ergeben sich daraus sehr unterschiedliche Prioritäten. Für UHC liegen sie in der Stärkung des Gesundheitssystems und der Sicherstellung eines allgemeinen Zugangs, z. B. durch eine soziale Krankenversicherung. Für die Sicherheitsagenda steht dagegen die Identifizierung, Surveillance und Kontrolle potenzieller Krankheitserreger im Vordergrund. Darüber hinaus kommen hier auch unterschiedliche Interessenslagen zwischen armen und reichen Ländern zum Tragen. Es wird also darauf ankommen, eine faire Balance zu finden, denn ohne funktionierende Gesundheitsdienste lässt sich eine Epidemie nicht kontrollieren.

Seit Beginn des neuen Jahrhunderts engagiert sich Deutschland viel stärker im Bereich Global Health, als das in der Vergangenheit der Fall war. Das erweckt international die Erwartungen, dass Deutschland zumindest teilweise die Rolle der USA übernimmt, die ihr internationales Engagement im Bereich der Gesundheit reduziert. Deutschland bringt gute Voraussetzungen dafür mit, da solch ein Engagement die Bereiche Menschenrecht auf Gesundheit, Multilateralismus, soziale Sicherung sowie die Verbindung zwischen Gesundheit und wirtschaftlicher Entwicklung abdeckt (Kickbusch et al. 2017). Bereits 2013 hatte die Bundesregierung ein entsprechendes Konzeptpapier unter dem Titel „Globale Gesundheitspolitik gestalten – gemeinsam handeln – Verantwortung wahrnehmen" vorgelegt (Bundesministerium für Gesundheit 2013). Diese Initiative stieß auf großes Interesse, zumal eines ihrer Anliegen die bessere Zusammenarbeit zwischen allen Ministerien war, die Einfluss auf Public Health nehmen – neben dem Gesundheitsministerium also beispielsweise auch das Landwirtschafts- und das Außenministerium. Kritisiert wurde daran beispielsweise, dass diese Zusammenarbeit nicht institutionell gesichert, dass ein vergleichsweiser starker Fokus auf *Health Security* gesetzt wurde, und dass offene Fragen zu Patentrechten bei Medikamenten unbeantwortet blieben (Bozorgmehr et al. 2013). Deutschlands zukünftiges Engagement im Bereich Global Health sollte noch stärker die sozialen und strukturellen Determinanten wie etwa die deutsche und die EU-Handelspolitik in den Blick nehmen. Und Global Health sollte bereits zu Hause beginnen: Das Recht auf Gesundheit gilt nicht nur für Menschen des globalen Südens. Vielmehr sollte es auch für undokumentierte Migrant*innen und Geflüchtete gelten – für diese Gruppen bestehen in Deutschland jedoch Einschränkungen beim Anspruch auf Gesundheitsversorgung sowie Defizite in der Sprach- und Kulturvermittlung (Kickbusch et al. 2017).

Literatur

Barbazza, E./Tello, J. E. (2014). A review of health governance: definitions, dimensions and tools to govern. Health Policy, 116(1), 1–11.

Bozorgmehr, K./Bruchhausen, W./Hein, W./Knipper, M./Korte, R./Tinnemann, P./Razum, O. (2013). Germany and global health: an unfinished agenda? The Lancet, 382(9906), 1702–1703.

Bundesministerium für Bildung und Forschung (2015). Globale Gesundheit im Mittelpunkt der Forschung. Förderkonzept vernachlässigte und armutsassoziierte Krankheiten. Berlin: BMBF, Referat Gesundheitsforschung.

Bundesministerium für Gesundheit (2013). Globale Gesundheitspolitik gestalten – gemeinsam handeln – Verantwortung wahrnehmen. Konzept der Bundesregierung. Berlin: BMG. www.bundesgesundheitsministerium.de/fileadmin/Dateien/Publikationen/Gesundheit/Broschueren/Globale_Gesundheitspolitik-Konzept_der_Bundesregierung.pdf (Zugriff am 24.07.2019).

Carai, S./Meissner, P./Jahn, A./Müller, O./Weber, M. (2014). Gesundheit von Müttern, Neugeborenen, Kindern und Jugendlichen. In: O. Razum/H. Zeeb/O. Müller/A. Jahn (Hrsg.): Global Health. Gesundheit und Gerechtigkeit. Bern: Huber, 135–149.

Clinton, C./Sridhar, D. (2017). Who pays for cooperation in global health? A comparative analysis of WHO, the World Bank, the Global Fund to Fight HIV/AIDS, Tuberculosis and Malaria, and Gavi, the Vaccine Alliance. The Lancet, 390(10091), 324–332.

European Commission. (2018). Investing in Sustainable Development. The EU at the forefront in implementing the Addis Ababa Action Agenda. European Comission Staff Working Document. Brussels. https://ec.europa.eu/europeaid/sites/devco/files/report-investing-sustainable-dev-20180423_en.pdf (Zugriff am 28.07.2019).

High-Level Political Forum on Sustainable Development (2017). 2017 HLPF Thematic Review of SDG3: Ensure healthy lives and promote well-being for all at all ages. New York. https://sustainabledevelopment.un.org/content/documents/14367SDG3format-rev_MD_OD.pdf (Zugriff am 23.07.2019).

Kickbusch, I./Franz, C./Holzscheiter, A./Hunger, I./Jahn, A./Köhler, C./Razum, O./Schmidt, J. O. (2017). Germany's expanding role in global health. The Lancet, 390(10097), 898–912.

Malvy, D./McElroy, A. K./de Clerck, H./Günther, S./van Griensven, J. (2019). Ebola virus disease. The Lancet, 393(10174), 936–948.

Newell, K. W. (Hrsg.) (1975). Health by the People. Geneva: World Health Organization. www.whqlibdoc.who.int/publications/1975/9241560428_eng.pdf (Zugriff am 23.07.2019).

OECD (2005). Erklärung von Paris über die Wirksamkeit der Entwicklungszusammenarbeit: Eigenverantwortung, Harmonisierung, Partnerausrichtung, Ergebnisorientierung sowie gegenseitige Rechenschaftspflicht. Paris: OECD High Level Forum. www.oecd.org/dataoecd/37/39/35023537.pdf (Zugriff am 23.07.2019).

OECD/EU (2018). Health at a Glance: Europe 2018. Paris: OECD Publishing. www.oecd-ilibrary.org/docserver/health_glance_eur-2018-en.pdf?expires=1564569796&id=id&accname=guest&checksum=F3E0AC9FE6C45A6530E2696301D5E5F3 (Zugriff am 31.07.2019).

Ottersen, O. P./Dasgupta, J./Blouin, C./Buss, P./Chongsuvivatwong, V./Frenk, J./Fukuda-Parr, S./Gawanas, B./Giacaman, R./Gyapong, J./Leaning, J./Marmot, M./McNeill, D./Mongella, G. I./Moyo, N./Møgedal, S./Ntsaluba, A./Ooms, G./Bjertness, E./Lie, A. L./Moon, S./Roalkvam, S./Sandberg, K. I./Scheel, I. B. (2014). The political origins of health inequity: prospects for change. The Lancet, 383(9917), 630–667.

Razum, O./Sridhar, D./Jahn, A./Zaidi, S./Ooms, G./Müller, O. (2019). Polio: from eradication to systematic, sustained control. *BMJ Global Health* 4(4), 001633.

Schaaber, J. (2014). Unentbehrliche Arzneimittel und globale Pharmapolitik. In: O. Razum/H. Zeeb/O. Müller/A. Jahn (Hrsg.). Global Health. Gesundheit und Gerechtigkeit. Bern: Huber, 125–132.

United Nations (2012). *Millenniums-Bericht 2012*. New York: United Nations. www.un.org/depts/german/millennium/mdg_report %202012_german.pdf (Zugriff am 23.07.2019).

United Nations (2015). Resolution der Generalversammlung, verabschiedet am 25. September 2015. *Transformation unserer Welt: die Agenda 2030 für nachhaltige Entwicklung.* www.un.org/Depts/german/gv-70/band1/ar70001.pdf (Zugriff am 23.07.2019).

United Nations (2017). *The Sustainable Development Goals Report 2017.* New York. https://unstats.un.org/sdgs/files/report/2017/TheSustainableDevelopmentGoalsReport2017.pdf (Zugriff am 23.07.2019).

United Nations Development Programme (1991). *Human Development Report.* New York: Oxford University Press.

World Health Organization (1978). *Primary Health Care: A joint WHO-UNICEF Report.* Geneva: WHO.

World Health Organization (1990). *Basic Documents, 38th edition.* Geneva: WHO.

World Health Organization (2008). *The World Health Report 2008: Primary Health Care – Now More Than Ever.* Geneva: WHO.

World Health Organization (2018): *Programme budget 2018–2019.* Geneva: World Health Organization. www.who.int/about/finances-accountability/budget/PB2018-2019_en_web.pdf?ua=1 (Zugriff am 23.07.2019).

WHO Regional Office for Europe (2013). Gesundheit 2020. Rahmenkonzept und Strategie der Europäischen Region für das 21. Jahrhundert. Verfügbar unter www.euro.who.int/__data/assets/pdf_file/0009/215757/Health2020-Long-Ger.pdf (Zugriff am 06.07.2019).

Sachregister

Adherence 1006
Adipositas 125
Agenda-Setting 479
Akademisierung 925, 1021
Akteure 957, 1065
Aktivität
　körperliche 690
Akzeptanz 456
Alkoholkonsum 691
Allergien 129
Allokation
　Ressourcen- 358
Altenquote 321
Alter 909
Altern
　aktives 971
Amtsärztlicher Dienst 822
Analyse
　kleinräumige 230
Ancien Régime 51
Angebot 810, 1001
Angehörige
　pflegende 911
Antibiotika 135
Antibiotikaresistenzen 32
Anti-Tabak-Rahmenkonvention 1072
Apotheken 66
Arbeitslosigkeit 537
Arbeitsschutz 966, 990
Arbeitsschutzgesetz 577
Arbeitsunfähigkeit 561, 837
Armuts- und Reichtumsberichterstattung 413
Armutsrisikoquote 535
Arteriosklerose 115, 116
Arzneimittel 240, 1037, 1070
Arzneimittel-Neuordnungsgesetz (AMNOG) 1038
Arzt-Patienten-Kommunikation 470
Arztrolle 172
Arztwahl
　freie 755
Asylsuchende 634
Atemwegserkrankungen 128
Attributables Risiko 271
Aufenthaltsstatus 628
Autonomie 195, 201, 504
Bakteriologie 817

Basistarif 979
Bedarf 435, 436, 739, 1039
Bedarfsgerechtigkeit 499
Bedarfsplanung 436, 756, 763, 812, 988
Bedarfsprinzip 978
Befragungen 327
Behandlungsstrategien 888
Behindertenrechtskonvention 877
Behinderung 881
Beitragsbemessungsgrenze 980
Belastungs- und Beanspruchungskonzept 574
Benachteiligung
　soziale 729
Berliner Perinatalstudie 632
Berufskrankheiten 561
Betreutes Wohnen 862
Betriebliche Gesundheitsförderung 968
Bettenbedarf 790
Beveridge 1004
Bevölkerungsbaum 319
Bevölkerungsdynamik 308
Bevölkerungsgesundheit 10, 31, 46, 252, 524
Bevölkerungsprojektion 310
Bewegung 965
Bewegungsmangel 31
Bias 194, 233, 296, 332, 516
　Gender Bias 665
Bias/systematischer Fehler 280
BIBB/BAuA-Erwerbstätigenbefragung 567
Big Data 244, 418, 505
Bildung 64, 537, 605, 1021
Bill and Melinda Gates Foundation 40
Bill und Melinda Gates Foundation 1085
Biologie 22
Biomedizin 81
Bismarck 421, 426
Black Reports 175
Bluthochdruck 115
Body Mass Index (BMI) 125, 519
Brexit 40
Brustkrebs 130
Brustkrebs/Mammakarzinom 131
Budget-Impact 387
Bundesarbeitsgemeinschaft Selbsthilfe 939

SACHREGISTER

Bundesinstitut für Arzneimittel und
  Medizinprodukte (BfArM) 820, 1038
Bundesministerium für Bildung und
  Forschung 869
Bundesvereinigungen der Selbsthilfe 939
Bundeszentrale für gesundheitliche
  Aufklärung (BZgA) 699, 820, 965
Burden-of-Disease 363, 408
Bürgerversicherung 980
Burnout-Syndrom 837
*Capabilities Approach/Verwirklichungs-
  chancenansatz* 204
CAPI: Computer-Assisted Personal
  Interviewing 328
Case Mix 798
CATI: Computer Assisted Telephone
  Interview 330
Chancengleichheit 500, 657
  gesundheitliche 694, 738
Cholera 54, 60
Cholesterin 116
Chronische Krankheiten 15, 541, 689
Cochrane Collaboration 439, 450, 516
Compliance 379, 1005
Confounder 234, 285, 1010
CONSORT-Statement 515
Constrained-Choice 575
DALYs (disability-adjusted life years)
  838
Darmflora 94
Datenqualität 246
Datenschutz 40, 497
Datenschutzgrundverordnung 350
Deckelung 767
DEGS („Studie zur Gesundheit
  Erwachsener in Deutschland") 401
Deklaration von Alma Ata 75, 422, 1071
Demenz 911, 919, 921
Demografie 12, 73, 303, 395, 1003
Demografische Transition 309
Demografische(r) Wandel/Alterung 319
Demografischer Wandel/Übergang 58,
  187, 545, 900
Demographic and Health Survey 304
Deontologie 200
Depression 837
Deprivation
  soziale 729
Desoxyribunukleinsäure (DNA) 82
Determinanten 23
Deutschen Krankenhausgesellschaft 868

Deutsches Institut für Medizinische
  Dokumentation und Information
  (DIMDI) 820, 1037
DEVCO 1083
Diabetes mellitus 105, 120
Diagnosis Related Groups
  (Diagnosebezogene Fallgruppen) 1002
Diagnosis Related Groups (DRG) 362,
  372, 920
Digitale Spaltung/Digital Divide 505
Disability-Adjusted Life Years 408, 687
Disease-Management-Programme 786
Disease-Management-Programme
  (DMP) 1011
Diskontierung 375
Diskriminierung 12, 25, 38, 72, 623
Disposition, genetische 130
Diversität 11, 196, 615, 622, 711
Diversity Management 639
DNA (Desoxyribonukleinsäure) 85
DNA-Sequenzierung 88
Doing Gender 649, 717
DRGs (Diagnosis Related Groups) 795
Dualismus 979
Ebola 1073, 1083
Ecological Public Health 588
Effectiveness/Effektivität 1009, 1043
Effektivität 173, 715, 808, 1040
Effektmodifikation 290
Efficacy 441, 1009, 1043
Effizienz 173, 359, 443, 501, 956
Eingliederungshilfe 859
Eingliederungsmanagement
  betriebliches 577
Einheitlicher Bewertungsmaßstab (EBM)
  768, 771
Electronic Public Health 12
Elektronische Gesundheitskarte 634
Embodiment 666
Empowerment 500, 733
Endpunktevaluation 1035
Entertainment-Education 487
Entlassungsmanagement 922
Entscheidung, informierte 1007
Entwicklungsstand 1004
Environmental Justice
  (Umweltgerechtigkeit) 603
Epidemie 31, 53, 1064
Epidemiologe 175
Epidemiologie 12, 17, 61, 64, 252, 397,
  550, 1011
  Sozial- 172, 176, 533, 720
  Umwelt- 590

Epigenetik 80, 89, 840
Equity 437
Erkrankung
  chronische 971
Ernährung 124, 126, 605, 690, 737, 965
Erwachsenenalter 836
Erwerbsarbeit 560, 605, 661, 663, 961
Erwerbsfähigkeit 889
Erwerbsminderungsrente 564, 837
Essential Public Health Operations 33
Ethik 37, 192, 488, 503, 866
Eugenik 72
Europa 2020 972
Europäische Union 40, 416, 958, 989, 1081
Europäischen Kommission 972
European Centre for Disease Prevention and Control, ECDC 1081
European Health Interview Survey 416
Evaluation 450, 581, 678, 896, 974, 1012, 1034
  Prozess- 1046
Evidence-based Medicine 439
Evidence-based Medicine (EbM) 514
Evidence-based Public Health 449, 513, 518
Evidenz 37
Evidenzbasierte Medizin (EbM) 896
Evidenzbasierung 9, 501, 681
Evidenzlevel 514
Exposition 271, 551, 596
Fachkräftemangel 802, 913, 924, 1018
Fall-Kontroll-Studie 274
Fallpauschale 362, 372
Fallpauschalen 794
Fehler 1. Art 226
Fehler 2. Art 226
Fehlzeiten 561
Fehlzeiten-Report 837
Feinstaub 597, 600
Fertilität 311
Fetale Entwicklung 550
Fettstoffwechsel 115
Finanzierung 523, 924, 1004
  duale 791
  Investitions- 801
  paritätische 981
Finanzierungssystem 963
Flucht 564, 630, 633
Flüchtlingskrise 828
Fokusgruppe 344
Food and Agriculture Organization (FAO) 992

Forest-Plot 243
Fragmentierung
  institutionelle 970
Framing 479, 483
Framingham-Studie 116
Frauengesundheit 650
Frühe Hilfen 864
Früherkennung 131, 291
Funktionsfähigkeit 880
Gatekeeper 847
G-BA 1038
Gebührenordnung für Ärzte 774
Geburt 61
Geburtendefizit 307
GEDA (Gesundheit in Deutschland aktuell) 402
Gemeindenähe 844
Gemeinsamer Bundesausschuss 749
Gemeinsamer Bundesausschuss (G-BA) 935
Gender 10, 648
Gender Gap 657
Gender Mainstreaming 655
Gender-Medizin 654
Geschlecht 648
Geschlechterrollen 575, 649
Geschlechterunterschiede 562, 602, 658, 691
Geschlechtsspezifität 717
Geschlechtsunterschiede 935
Gesellschaftliche Faktoren 22
Gesellschaftlicher Zusammenhalt 40
Gesetzliche Krankenkasse 47
Gesetzliche Krankenkassen 413
Gesetzliche Krankenversicherung 66, 628, 891
Gesetzliche Krankenversicherung (GKV) 30
Gesetzlliche Unfallversicherung 892
Gesetztliche Rentenversicherung 892
Gesundheit
  Bevölkerungs- 819
  subjektive 660
Gesundheit 2020 1067
Gesundheitliche Chancengleichheit 422
Gesundheitliche Ungleichheiten 27, 174
Gesundheitlicher (oder demografischer/epidemiologischer) Übergang 32
Gesundheits- und Sozialberufe 1018
Gesundheitsamt 820
Gesundheitsausgaben 431, 704, 752, 967

Gesundheitsberichterstattung 256, 390, 609, 821
Gesundheitsdienst, nationaler 421, 425
Gesundheitsfachberufe 1023
Gesundheitsförderliche Interventionen 142
Gesundheitsförderung
  betriebliche 577, 975
Gesundheitsförderung und Prävention 965, 996
Gesundheitsgovernance 1065
Gesundheitsindikatoren 259, 396, 411
Gesundheitsinformation 482, 673
Gesundheitskampagne 700
Gesundheitskampagnen 487
Gesundheitskommunikation 467
Gesundheitskompetenz 195, 733, 737
Gesundheitskompetenz/Health Literacy 484, 672
Gesundheitsmanagement
  betriebliches 576
Gesundheitsministerkonferenz 554, 826
Gesundheitsökonomie 12, 357, 1006, 1029
Gesundheitspolitik 12, 15, 37, 40, 824, 954, 1029
Gesundheitsquote 428
Gesundheitssystem 21
Gesundheitssysteme 12
Gesundheitssystemforschung 185, 423, 963
Gesundheitssystems 677
Gesundheitsverhalten 142, 377, 455, 477, 540, 544, 549, 690
Gesundheitsversorgung 29
Gesundheitswesen
  Inanspruchnahme des 435, 662, 691, 807, 834, 999
  Inanspruchnahme des - 545
Gesundheitswissenschaften 17, 34
gesundheitsziele.de 408, 555
Gesundheitszirkel 578
Gewährleistungspflicht 763
Gewohnheitsbildung 158, 162
GKV-Leistungskatalog 982
GKV-Modernisierungsgesetz 1037
Gleichstellung 642
Global Health 9, 24, 39, 205, 410
Global-Burden-of-Disease 687
Global-Health-Initiativen (GHIs) 1080
Globalisierung 41
Good-Practice-Kriterien 701
Governance 391

Gradient
  sozialer 677, 712
Grenzkosten 358
Grenznutzen 358
Grippe 133
Grippeimpfung 101
Grundgesamtheit 217
Grundgesetz 38
Gute epidemiologische Praxis 279
Gute Praxis
  Gesundheitsberichterstattung 392
Gute statistische Praxis 246
Habitustheorie 720
Handlungsbefugnisse 990
Haus- und Familienarbeit 568, 570
Hausarztmodell 757
Health
  eHealth 466, 495, 941, 1082
  Electronic Health 495
  Global Health 1087
  mHealth 466, 489
  One Health 589
  Planetary Health 589
  Public Health 955, 1027
Health Equity (Gesundheitsgerechtigkeit) 203
Health Impact Assessment 611
Health in all Policies 604, 693
Health in All Policies 34, 497, 955, 976
Health Literacy Survey 676
Health Technology Assessment 1037
Health-Equity 731
Health-in-all-Policies-Ansatz 531, 556, 829
Health-in-All-Policies-Ansatz 205
Health-Literacy 502
Healthy Migrant Effect 631
Herzinfarkt 116
Herzinfarktregister 259
Herz-Kreislauf-Erkrankung 115
HIV/AIDS 102, 1080
Homöopathie 30
Honorarverteilungsmaßstab 773
Hormone 103
Human Biomonitoring 593
Human Development Index 1079
Humane Immundefizienz 102
Humanökologie 586
Humanökologisches Modell 25
Hygiene 31, 33, 51, 60, 71, 136, 821
Hypertonie 115, 1005
Hypertonie/Bluthochdruck 117
Hypothesentest 225

ICD – International Classification of Diseases 1010
ICD-10 1069
ICD-Klassifikation 62
ICF-Modell 878
Immunsystem 30, 97
Impfkampagnen 57
Impfmüdigkeit 32, 135
Impfprogramme 1070
Impfung 135
Impfungen 32, 41, 698
Implementierungsforschung 460
Impulsive Prozesse 155
Incremental Cost-Effectiveness Ratios (ICER) 366
Individualisierungsansatz 718
Individuelle Gesundheitsleistungen (IGeL) 1007
Industrialisierung 934, 960
Industrie 4.0 560
Infektionskrankheiten 31, 56, 133, 398
Infektionsschutz 821
Inferenz
  bayesianische 231
  statistische 224
Informationsasymmetrien 810
Informierte Entscheidung 673
Innovationsfonds 848, 1012
Input-Output-Modell 428, 435
Institut für das Entgeltsystem im Krankenhaus (InEK) 749
Institut für Qualität und Wirtschaftlichkeit im Gesundheitswesen (IQWiG) 367
Institut für Qualitätssicherung und Transparenz im Gesundheitswesen (IQTIG) 1051
Institutionalisierungsprozess 948
Intangible Kosten 374
Integration 641, 840
Integrierte Versorgung 188
Intention-Behaviour-Gap/Intentions-Verhaltens-Lücke 146
Interdisziplinarität 10, 16, 35, 193, 397, 475, 894, 1019
Interdisziplinärität 170, 860
Interessenkonflikt 258, 525
Interessenvertretung 764
International Classification of Diseases (ICD) 29, 881
International Labour Organization (ILO) 992
International Organization for Migration 630
Internationale Arbeitsorganisation (International Labour Organization, ILO) 1079
Intersektionalität 640, 655, 666
Intervention 195, 209, 257, 450, 521, 1040
Interventionen 31, 678
Interventionsforschung 451
Inzidenz 116, 261, 363
IQWiG 361, 1037
Kanzerogene 130
Kardiovaskuläre Erkrankungen 118
Kassenärztliche Vereinigung 756, 761, 765
Kassenärztlichen Vereinigungen 985
Kategorialskala 338
Kausalität 178, 234, 458, 591
KiGGS (Studie zur Gesundheit von Kindern und Jugendlichen in Deutschland 401
KiGGS-Studie 833
Kinder- und Jugendhilfe 860
Kindersterblichkeit 31
Kindes- und Jugendalter 538, 833
Klima 599, 606
Klimawandel 32, 40, 612
Kohärenzsinn 23
Kohorte 305
Kohortenstudien 272
Kollektivvertrag 751
Kommunale Präventionsketten 696
Kommunalverwaltung 821
Kommune 702, 967
Kommunikation 38
Konformitätsbewertung 1039
Konkordanz 223
Konsequentialismus 198
Konsumentensouveränität 377
Kontrahierungszwang 978
Korporatismus 986
Korrelation 223, 228
Kosten 200
  Betriebs- 792
  Investitions- 792
Kostenanalyse 362
Kosteneffektivität 359, 367, 369
Kostenerstattungsprinzip 978
Kosten-Nutzen-Verhältnis 148
Kosten-Wirksamkeitsquotient, inkrementeller 366
Krankenhaus 781

SACHREGISTER

Krankenhausentgeltgesetz 780
Krankenhausfinanzierungsgesetz 780
Krankenhausplanung 788
Krankenhausstatistik 398, 777
Krankenhausträger 778
Krankenkassen 433
Krankenkassendaten 347
Krankenversicherung 748, 901
  gesetzliche 758, 1004
  gesetzliche (GKV) 977
  private 758, 963, 1004
  private (PKV) 977
  soziale 963
Krankenversicherungspflicht 437
Krankenversorgung 977
Krankheit, sexuell übertragbare 134
Krankheitsatlas/Burden of Disease 199
Krankheitsbild 114
Krankheitskosten 362
Krankheitslast 838
Krebserkrankungen 129, 132
Krebsregister 406
Krise
  infektionsepidemiologische 828
Krüppelfürsorge 876
Kultivierungshypothese 478
Landesbasisfallwert 798
Landesgesundheitsamt 820
Landesrahmenvereinbarungen 703
Längsschnittuntersuchung 1009
Lärmaktionsplanung 613
Lasswell 474
Lebensereignisse
  frühe negative (adverse childhood experiences) 840
Lebenserwartung 29, 115, 316, 531, 546, 658, 687
Lebensjahr, qualitätskorrigiertes 367
Lebenslaufmodell 28
Lebenslaufperspektive 550, 630, 730
Lebensmittel 600
Lebensqualität 29, 359, 368, 381
Lebensstil 720
Lebensumstände 26
Lebensverhältnisse 721
Lebenswelten 31, 497, 1054
Lehre 38
Leistung
  belegärztliche 785
  Krankenhaus- 784
  teilstationäre 783
  Wahl- 784
Leistungsanbieter 424

Leistungsträger 890
Leitfaden Prävention 704
Leitlinien 812, 1050
Letalität 265
Likertskala 336
Luftreinhalteplanung 613
Luftverschmutzung 598
Machbarkeit 456
Mammakarzinom 130
Mammografie 132
Mammographie 132
Managed Care 188
Managed-Care 1006
Männergesundheit 652
Markov-Modell 380
Maßregelvollzug 852
Materielle Ressourcen 548
Media-Advocacy 488
Medicare 806
Medikalisierung 61, 651
Medizin 22, 114
Medizinischen Versorgungszentren 786
Medizinischer Dienst der Krankenkassen 887
Medizinisches Versorgungszentrum (MVZ) 759
Medizinprodukte 1038
Medizinsoziologe 175
Medizintechnik 66
Medizinverbrechen 818
Mehrebenenanalyse 722
Meta-Analyse 241
Migrantinnen und Migrationshintergrund 351
Migration 622
Migrationshintergrund 28, 625, 926
Migrationsstatus 564
Mikrobiom 94
Mikroorganismen 587
Mikrozensus 398
Millennium Development Goals 75
Missklassifikation 283
Modell beruflicher Gratifikationskrisen 181, 571, 575
Modell sozialer Determinanten von Gesundheit 26
Modell, Input-Output- 435
Monitoring 609
Morbidität 770, 1003
Mortalität 264, 314, 546
  vermeidbare 688
Mortalität, vermeidbare 441
Mortalitätsrate 115

Motivation 143, 152
Multimethodenansätze/Mixed-Methods 352
Nachfrage 358, 435, 1003
Nachhaltigkeit 588
NAKO Gesundheitsstudie 28, 435
National Institute for Health and Care Excellence (NICE) 360
Nationale Präventionskonferenz (NPK) 702
Nationaler Aktionsplan 680
Nationalsozialismus 71, 395, 818, 824, 842, 854
Nettonutzen 199
Netzwerk
  soziales 946
Neue Versorgungsformen 1013
New Public Health 32, 33
New-Public-Health 185
Nichtraucherschutzgesetz 207, 965
Niedergelassener Arzt 60
Niederlassungsfreiheit 755
Normativität 197, 517, 628
Notfallversorgung
  ambulante 801
Nutzen 371
Nutzenbewertung 1043
Odds Ratio 269, 275
OECD 415
OECD-Health-Data-Datenbank 429
Öffentliche Gesundheitspflege 69
Öffentlicher Gesundheitsdienst 412, 751, 815
Ökosystem des Klimas 25
Orientierungswert (OW) 768
Orphan Drugs 1001
Ottawa-Charta 23, 34, 75, 674, 696, 825, 1072
Outcome 271, 427, 457, 517, 1041
Palliativtherapie 133
Pandemie 1064
Pandemien 41
Paritätischer Beitrag 47
Partikularinteressen 467, 957, 971
Partizipation 466, 500, 739
Paternalismus 69
Pathogenese 22
Pathogenität 97
Patient*innenorientierung 189
Patientenberichteter Endpunkte 1041
Patientenmobilität 992
Patientenrolle 172
Paul-Ehrlich-Institut (PEI) 820

Pay-for-Performance 812
Peer Counselling 845
Pflege
  ambulante 907
  häusliche 911
  Kurzzeit- 915
  -notstand 923
  stationäre Langzeit- 917
  Tages- 914
  Verhinderungs- 916
Pflegearbeit
  familiäre 569, 571
Pflegebedürftigkeit 29, 569, 884, 903, 907
Pflegeberufegesetz 925
Pflegedienst
  ambulanter 912
Pflegegrad 905
Pflegende Angehörige 569
Pflegequote 909
Pflegereport 571
Pflege-Stärkungsgesetz 904
Pflegestatistik 906
Pflegeversicherung 901
Pharmaindustrie 41
Pharmazeutische Industrie 66
PICOS-Kriterien 241
Pocken 135, 1070
Polikliniken 74
Poliomyelitis 135, 1070
Positivliste 360
Prädiktion 235
Prädiktion, positive 132
Präferenzsensitivität/Nachfrage 809
Präsentismus 565
Prävalenz 121, 261, 363, 836
Prävention 114
Prävention und Gesundheitsförderung 12, 56, 136, 141, 198, 298, 484, 566, 608, 686, 695, 712, 736, 821, 841, 863, 885, 972, 1042, 1049, 1054
Präventionsbericht 414, 703, 975
Präventionsdilemma 545, 731, 743
Präventionsgesetz 414, 554, 686, 701, 737, 829, 974, 1052, 1056
Preisbildung 800
Pretest 339
Primärdaten 327
Primärprävention 697
Primary Health Care 1078
Primary Health Care (PHC) 1070
Privatversicherung 421, 426, 964
Profession 1023

SACHREGISTER

Professionalisierung 1018, 1019, 1023, 1024
Professionalität 1028
Programmiersprache 248
Proximale Determinanten 24
Prozessevaluation 1035, 1040
PSA-Screening 132
Psychiatrie 865
Psychiatrische Institutsambulanzen 842, 850
Psychiatrische Tageskliniken 851
Psychische Gesundheit 473, 540
Psychische Störungen 543, 572
Psychologie 141, 180
Psychosomatik 850
Psychosoziale Belastungen 548
Psychotherapeut*innen 849
Public Health 16, 30
Public Health Action Cycle 705, 738, 959, 1048
Public-Health-Zyklus bzw. Action-Cycle 609
P-Wert 225
Qualität 1046
   Ergebnis- 1046
   Prozess- 1046
   Struktur- 1046
Qualitatives Interview 343
Qualitätsentwicklung 705
Qualitätsmanagement 802, 1036, 1047
Qualitätssicherung 975, 1036, 1048, 1057
Quality adjusted life years (QALYs) 367
Quantitative Risikoanalyse (risk assessment) 593
Querschnittstudien 272
quint-essenz 1055
Randomisierte klinische Studien (randomized controlled trials, RCTs) 236
Randomisierte kontrollierte Studien 277
Randomisierte, kontrollierte Studie (Randomised controlled trial; RCT) 514
Randomisierung 237, 277
RAND-Studie 437
Rassismus 623
Rationierung 359
Rauchen 116
Rechtspopulismus 39
Regelleistungsvolumen 773
Regenbogen-Modell 24
Regressionsmodell 228
Regulierung 983

Regulierungsstruktur 963
Rehabilitation 631, 852, 859, 882
   medizinische 885, 1052, 1053, 1058
Rehabilitationswissenschaften 895
Rehabilitative Versorgungsforschung 12
Reichweite 942
Rektangularisierung 318
Relative Risiko 268, 273
Reliabilität 336, 383
Rentenversicherung 889
Repräsentativität 236, 239
Resilienz 637, 716
Responserate/Rücklaufquote 331, 332
Ressourcen 523, 566, 586, 744
   Kapital- 719
Ressourcenallokation 433
Risiko
   biologisches 661
   psychosoziales 661
Risikoadjustierung 438
Risikodifferenz 265
Risikofaktor 116, 176
Risikofaktoren 259, 550, 864
Risikomarker 117
Robert Koch-Institut 396, 400
Robert Koch-Institut (RKI) 820
Rockefeller Foundation 589
Rodewischer Thesen 842
Roemer's Law 1001
Routinedaten 345, 398, 1009
RTD 1084
Sachleistungsprinzip 751, 978
Sachverständigenkommissionen 37
Sachverständigenrat 935
Salutogenese 23, 32
SANTE 1081
SARS-Pandemie 137
Säuglingssterblichkeit 314
Schichtgradient 179
Schlaganfall 116
Schmerz 109, 1010
Schuleingangsuntersuchung 822
Schweinegrippe 41
Schwellenwert 370
Screening 131, 291
Sekundärdaten 346, 403
Sekundärprävention 699
Selbstbestimmung 867, 878
Selbstbeteiligung 437
Selbsthilfe 715, 932
Selbsthilfegruppen 937
Selbsthilfe-Unterstützungsstelle 942

Selbstverwaltung 765
  gemeinsame 749, 757, 984
Selbstwirksamkeit 146, 154, 480, 506
Selektivverträge 760, 987, 991
Semashko-Modell 426
Sensitivität 131, 292, 383
Sensitivitätsanalyse 379
Settingansatz 696, 973
Seuchenbekämpfung 1069
shared decision making 809
Shared Decision Making 1006
Sicherstellungsauftrag 762
Skalenniveau 218
Social Determinants of Health 531, 552
Solidargemeinschaft 358
Solidarität 206
Solidarprinzip 978
Sozial bedingte gesundheitliche
  Ungleichheit 505
Soziale Netzwerke 25
Soziale Ungleichheit 39, 179
Soziale Unterstützung 183, 481
Sozialer Gradient 22
Sozialer Status 506
Sozialhilfe 901
Sozialhygiene 70, 74, 817
Sozialisationsmilieus 723
Sozialkapital 184
Sozialmedizin 15, 32
Sozialpädiatrische Zentren 857
Sozialräumliche Analyse 607
Sozialräumliche Ebene 534
Sozialstaat 553
Sozialstatus 136, 179, 533, 664, 720
Sozialstrukturmodell 719, 724
Sozialversicherung 66, 421, 426, 748,
  901, 964
Soziologie 172
Sozio-oekonomisches Panel 398, 687
Sozio-Ökonomisches Panel (SOEP) 435
Spezifität 131, 132, 292
Staatliches Gesundheitssystem 964
Stakeholder 255, 461, 520
Statistik
  deskriptive 220
Statistische Methoden 215
Statistisches Bundesamt 399
Status
  sozioökonomischer 721
Sterbetafel 315
Sterblichkeit 29
Steuerung
  korporatistische 984

Stichprobe 217
Stichprobenauswahl 331
Stigmatisierung 481, 846
Stoffwechselerkrankung 120
Stress 108, 109, 180, 574, 839, 946
Strukturmodelle 595
Strukturqualität 1046
Studiendesign 520
Studiendesigns 256
Surrogatendpunkte 1044
Surveillance 609
Surveillance/Monitoring 391
Süssmuth-Kommission 627
Sustainable Development Goals 75, 1075
Sustainable Development Goals – SDGs
  1068
Systematische Übersichtsarbeiten 515
Tabakkonsum 965
Tabakkonsum/Rauchen 691
Teilhabe 500, 845, 852, 863, 878, 884,
  890, 892
Telemedizin 1021
Tertiärprävention 699
Todesursachen 658
Todesursachenstatistik 115, 129, 394,
  398
Trägerschaft 943
Transdisziplinarität 36
Transferforschung 459
Trialogisches Denken 845
Tuberkulose 54, 133, 136
Tumorerkrankungen 132
Überlebenszeitanalyse 223
Umlageverfahren 982
Umwelt 12, 22, 24, 25, 165, 585, 661
  -toxikologie 591
Umwelt/Umweltfaktoren 108
UN-Behindertenrechtskommission 846
Ungleichheit
  gesundheitliche 532, 552, 677, 693,
    715, 968
  soziale 532, 623, 677, 711
UNICEF 1078
Universal Health Coverage 636, 1068
Unterstützung
  soziale 933
Unterversorgung 809
Urban Health 614
Urbanisierung 588, 614
Utilitarismus 199
U-Untersuchungen" 538
Validität 237, 336, 382, 456, 498, 521

SACHREGISTER

Variation
  regionale 828
Variationen
  regionale 805
Verbund Gesundheitliche Chancengleichheit 701
Vereinte Nationen 1074
Vereinten Nationen (United Nations; UN) 1066
Vergütungssystem 767, 1002
Verhaltensänderung 142, 148, 156, 477, 484
Verhaltensänderungen 946
Verhaltensprävention 731, 968, 975
Verhältnisprävention 731
Verkehr 607
Versicherungspflicht 961
Versorgung
  ambulante 751, 753, 785, 849, 857, 1053, 1057
  fachärztliche 757
  Gesundheits- 1019
  hausärzt*innenzentrierte 1011
  häusliche 926
  integrierte 786, 848, 1011
  kinder- und jugendpsychiatrische 855
  Krankenhaus- 920
  pflegerische 900
  psychiatrische 843
  rehabilitative 877
  sektorübergreifende 803, 862
  stationäre 751, 777, 851, 858, 985, 1053, 1057
  zahnärztliche 754
Versorgungsauftrag 791
Versorgungsforschung 12, 423, 1001, 1008, 1013
Versorgungskonzepte
  quartiersorientierte 913
Versorgungssettings 887
Versorgungsstruktur 847
Versorgungsstrukturen 856
Versorgungsstufen 789
Versorgungsvertrag 791
Vertragsarzt 766
Vierfelder-/Kontingenztafel 266
Vitamine 127
Volition 143, 159
Weimarer Republik 70, 394
Weltbank 1077
Weltgesundheitsbericht 423
Weltgesundheitsorganisation (WHO) 20, 1065
Wettbewerb 986
WHO Commission on Social Determinants on Health 26
Willingness-to-pay 365
Willingness-to-pay-Ansatz (WTP) 365
Wirksamkeit 240, 440, 454, 456, 944, 1005, 1040
Wirtschaftlichkeit 360, 501, 773, 1021
Wirtschaftlichkeitsprinzip 978
Wissenstransfer/-translation 460
Wohlbefinden 21
Wohlfahrtsstaat 531, 960
Wohnformen
  alternative 914
World Health Organisation (WHO) 415
World Health Organization 992
World Health Organization [WHO] 423
Zeitverwendung 568
Zensus 304
Zertifizierung 1049
Zielgruppe 486, 742
Zielgruppenorientierung 9, 489, 508, 681, 711, 886
Zugangsbarrieren 631
Zukunftsforum Public Health 829
Zusatzbeitrag 981
Zuzahlung 432
Zuzahlungen 982

Autor*innenregister

Name	Institution
Prof. Dr. Birgit Babitsch	Universität Osnabrück, Institut für Gesundheitsforschung und Bildung
Prof. Dr. Bernhard Badura	Universität Bielefeld, Fakultät für Gesundheitswissenschaften
Prof. Dr. Ullrich Bauer	Universität Bielefeld, Fakultät für Erziehungswissenschaft
Prof. Dr. Eva Baumann	Hochschule für Musik, Theater und Medien Hannover, Institut für Journalistik und Kommunikationsforschung
Dr. Hanna Bednarz	Universität Bielefeld, Fakultät für Biologie & Center for Biotechnology – CeBiTec
Dr. Eva Berens	Universität Bielefeld, Fakultät für Gesundheitswissenschaften
Prof. Dr. Uwe H. Bittlingmayer	Pädagogische Hochschule Freiburg
Prof. Dr. Eva-Maria Bitzer	Pädagogische Hochschule Freiburg, Public Health & Health Education
Dr. Karl Blum	Deutsches Krankenhausinstitut, Düsseldorf
Prof. Dr. Bernhard Borgetto	Hochschule für angewandte Wissenschaft und Kunst Fakultät Soziale Arbeit und Gesundheit, Hildesheim
Dr. Jürgen Breckenkamp	Universität Bielefeld, Fakultät für Gesundheitswissenschaften
Prof. Dr. Patrick Brzoska	Universität Witten/Herdecke, Fakultät für Gesundheit
Prof. Dr. Reinhard Busse	Technische Universität Berlin, Fakultät Wirtschaft und Management
Jun.-Prof. Dr. Christoph Dockweiler	Universität Bielefeld, Fakultät für Gesundheitswissenschaften
Prof. Dr. Antje Ducki	Beuth-Hochschule für Technik Berlin, Fachbereich I: Wirtschafts- und Gesellschaftswissenschaften
Hanna Ermann	Technische Universität Berlin, Berlin Centre of Health Economics Research (Berlin HECOR)
Prof. Dr. Rainer Fehr	Universität Bielefeld, Fakultät für Gesundheitswissenschaften
Dr. Emily Finne	Universität Bielefeld, Fakultät für Gesundheitswissenschaften
Dr. Axel Flügel	Universität Bielefeld, Fakultät für Geschichtswissenschaft, Philosophie und Theologie
Dr. Bettina Fromm	Selbstständige systemische Therapeutin und ACT-Therapeutin, Köln
Prof. Dr. Ansgar Gerhardus	Universität Bremen, Institut für Public Health und Pflegeforschung

AUTOR*INNENREGISTER

Prof. Dr. Thomas Gerlinger	Universität Bielefeld, Fakultät für Gesundheitswissenschaften
Prof. Dr. Siegfried Geyer	Medizinische Hochschule Hannover, Medizinische Soziologie
Dr. Bernhard Gibis	Kassenärztliche Bundesvereinigung, Dezernat Versorgungsmanagement, Berlin
Hannah Gohres	Universität Bielefeld, Fakultät für Gesundheitswissenschaften
Dr. Holger Gothe	IGES Institut GmbH, Berlin
Prof. Dr. Wolfgang Greiner	Universität Bielefeld, Fakultät für Gesundheitswissenschaften
Prof. Dr. Kerstin Hämel	Universität Bielefeld, Fakultät für Gesundheitswissenschaften
Prof. Dr. Susanne Hartung	Hochschule Neubrandenburg, FB Gesundheit, Pflege, Management
PD Dr. Jan-Christoph Heilinger	Ludwig-Maximilians-Universität München, Fakultät für Philosophie
Prof. Dr. Claudia Hornberg	Universität Bielefeld, Fakultät für Medizin (in Gründung)
Prof. Dr. Albrecht Jahn	Ruprecht-Karls-Universität Heidelberg, Institut für Global Health
Prof. Dr. Olaf von dem Knesebeck	Universitätsklinikum Hamburg-Eppendorf, Institut für Medizinische Soziologie
Dr. Steffi Koch-Stoecker	Klinik für Psychiatrie und Psychotherapie Bethel, Bielefeld
Prof. Dr. Michael Kölch	Klinik für Psychiatrie, Neurologie, Psychosomatik und Psychotherapie im Kindes- und Jugendalter, Universitätsmedizin Rostock
Prof. Dr. Petra Kolip	Universität Bielefeld, Fakultät für Gesundheitswissenschaften
Dr. Joseph Kuhn	Bayerisches Landesamt für Gesundheit und Lebensmittelsicherheit, Oberschleißheim
Dr. Bärbel-Maria Kurth	Robert Koch-Institut, Berlin
Dr. Claudia Lampert	Leibniz-Institut für Medienforschung, Hans-Bredow-Institut (HBI), Hamburg
Dr. Thomas Lampert	Robert Koch-Institut, Berlin
Prof. Dr. Ulrike Maschewsky-Schneider	Potsdam
Prof. Dr. Anke Menzel-Begemann	Fachhochschule Münster, Fachbereich Gesundheit
Prof. Dr. Thorsten Meyer	Universität Bielefeld, Fakultät für Gesundheitswissenschaften
Dr. Gisela Nellessen-Martens	Universität Köln, Institut für Medizinsoziologie, Versorgungsforschung und Rehabilitationswissenschaft (IMVR)
Prof. Dr. Karsten Niehaus	Universität Bielefeld, Fakultät für Biologie & Center for Biotechnology – CeBiTec
Dr. Christoph Ohlmeier	IGES Institut GmbH, Berlin

Prof. Dr. Holger Pfaff	Universität Köln, Institut für Medizinsoziologie, Versorgungsforschung und Rehabilitationswissenschaft (IMVR)
Prof. Dr. Andrea Pfingsten	Ostbayerische Technische Hochschule, Regensburg
Prof. Dr. Johanne Pundt	Apollon Hochschule der Gesundheitswirtschaft, Bremen
Prof. Dr. Oliver Razum	Universität Bielefeld, Fakultät für Gesundheitswissenschaften
Dr. Julia Röttger	Technische Universität Berlin, Fakultät Wirtschaft und Management
Prof. Dr. Rolf Rosenbrock	Der Paritätische Gesamtverband, Berlin
Dr. Anke-Christine Saß	Robert Koch-Institut, Berlin
Prof. Dr. Doris Schaeffer	Universität Bielefeld, Fakultät für Gesundheitswissenschaften
PD Dr. Peter Schröder-Bäck	Maastricht University, Department of International Health Care and Public Health Research Institute (CAPHRI)
Prof. Dr. Friedrich Schwartz	Medizinische Hochschule Hannover, Institut für Epidemiologie, Sozialmedizin und Gesundheitssystemforschung
Silke Schwinn, M.Sc.	Hochschule für angewandte Wissenschaft und Kunst Fakultät Soziale Arbeit und Gesundheit, Hildesheim
Prof. Dr. Michael Simon	Fachhochschule Hannover, Fakultät V
Prof. Dr. Tobias Staiger	Duale Hochschule Baden-Württemberg, Fakultät Sozialwesen, Villingen-Schwenningen
PD Dr. Christian Stock	Boehringer Ingelheim Pharma GmbH & Co. KG, Global Biostatistics and Data Sciences
Prof. Dr. Christoph Trautner	Medicine Science Consulting, Berlin
Prof. Dr. Ralf Ulrich	Universität Bielefeld, Fakultät für Gesundheitswissenschaften
Jun.-Prof. Dr. Verena Vogt	Technische Universität Berlin, Berlin Centre of Health Economics Research (Berlin HECOR)
Maike Voss, M.A.	Stiftung Wissenschaft und Politik, Deutsches Institut für Internationale Politik und Sicherheit, Berlin
Prof. Dr. Ulla Walter	Medizinische Hochschule Hannover, Institut für Epidemiologie, Sozialmedizin und Gesundheitssystemforschung
PD Dr. Verina Wild	Ludwig-Maximilians-Universität München, Institut für Ethik, Geschichte und Theorie der Medizin
Prof. Dr. Manfred Wildner	Bayerisches Landesamt für Gesundheit und Lebensmittelsicherheit, Oberschleißheim
Dr. Klaus Wingenfeld	Universität Bielefeld, Institut für Pflegewissenschaften
Isabel Wünsche, M.Sc.	Hochschule für angewandte Wissenschaft und Kunst Fakultät Soziale Arbeit und Gesundheit, Hildesheim
Dr. Thomas Ziese	Robert Koch-Institut, Berlin

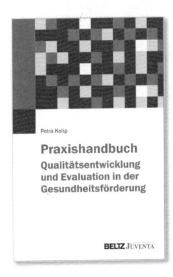

Petra Kolip
Praxishandbuch Qualitätsentwicklung und Evaluation in der Gesundheitsförderung
2019, 228 Seiten, broschiert
ISBN: 978-3-7799-6040-9
Auch als E-BOOK erhältlich

Was macht »Qualität« von Gesundheitsförderung aus? Wie lässt sich die Qualität von Angeboten sicherstellen oder stärken? Mit diesen und ähnlichen Fragen sind Praktiker*innen der Gesundheitsförderung zunehmend befasst. Im Arbeitsalltag gibt es aber häufig nur wenige Ressourcen, sich in umfassende Qualitätssysteme einzuarbeiten. Das Buch nimmt typische Fragen aus der Praxis auf und präsentiert niedrigschwellige und praxistaugliche Instrumente, die zur Förderung von Planungs-, Struktur-, Prozess- und Ergebnisqualität geeignet sind. Schritt für Schritt kann so mehr Qualität in den Angeboten erreicht werden.

www.beltz.de
Beltz Juventa · Werderstraße 10 · 69469 Weinheim

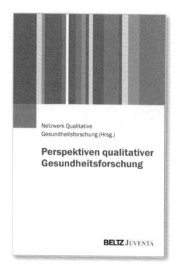

Netzwerk
Qualitative Gesundheitsforschung (Hrsg.)
Perspektiven qualitativer
Gesundheitsforschung
2020, 284 Seiten, broschiert
ISBN: 978-3-7799-3687-9
Auch als E-BOOK erhältlich

Im Bereich der Gesundheitsforschung, in den verschiedenen, an diesem Forschungsgegenstand interessierten Disziplinen wie Medizin, Gesundheitswissenschaften, Pädagogik, Psychologie und Soziologie, lässt sich in den letzten Jahren eine zunehmende Hinwendung zu qualitativen Forschungsstrategien beobachten. Das Buch setzt sich mit den Erkenntnischancen qualitativer Gesundheitsforschung auseinander. Dabei werden folgende aktuelle Forschungsfelder qualitativer Gesundheitsforschung aus interdisziplinärer Perspektive betrachtet: Existentielle Krankheitserfahrungen und Therapieentscheidungen; Partizipation und Gesundheit; Gesundheitsbezogene Versorgung; Biografie und Lebenslauf sowie Arbeit, Beruf und Profession.

www.beltz.de
Beltz Juventa · Werderstraße 10 · 69469 Weinheim